Bekannte Pflegemodelle und die modifizierte Einteilung der Aktivitäten des täglichen Lebens

12 Aktivitäten des täglichen Lebens (ATL) Liliane Juchli		12 Lebensaktivitäten (LA) Nancy Roper		Aktivitäten des täglichen Lebens in der Rehabilitation
Wachsein und Schlafen	1	Schlafen	1	Ruhe und Schlaf
Sich bewegen	2	Sich bewegen	2	Bewegung und Lagerung
Sich waschen und kleiden	3	Sich sauberhalten und kleiden	3	Körperpflege und Kleidung
Essen und Trinken	4	Essen und Trinken	4	Ernährung und Flüssigkeitszufuhr
Ausscheiden	5	Ausscheiden	5	Ausscheidung
Körpertemperatur regulieren	6	Körpertemperatur regulieren	6	Wärme-Kälte-Empfinden
Atmen	7	Atmen	7	Atmung
Sich sicher fühlen und verhalten	8	Für eine sichere Umgebung sorgen	8	Hautzustand
Raum und Zeit gestalten, arbeiten und spielen	9	Arbeiten und spielen	9	Orientierung
Kommunizieren	10	Kommunizieren	10	Kommunikation
Kind, Frau, Mann sein	11	Sich als Mann oder Frau fühlen und verhalten	11	Einstellung zur Krankheit und aktuellen Lebenssituation
Sinn finden im Werden-Sein-Vergehen	12	Sterben		

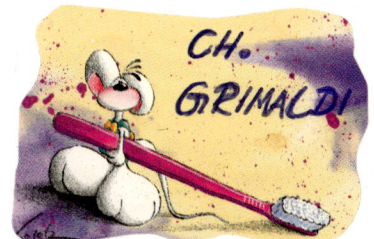
CH. GRIMALDI

Wegmann

Die professionelle Pflege des kranken Kindes

Wegmann

Die professionelle Pflege des kranken Kindes

Mit Beiträgen von
I. Citron, A. Deutner, H. Fiebelkorn, C.-M. Hase-Karnbrock, A. Hennenberger,
B. Killersreiter, A. Körner, M. Maier, B. Ochla, K. Prisett, C. Rau, P. Reinicke,
C. Reschke, G. Schepker, B. Schmitt-Dettmann, Ch. Schützner, U. Schulenberg,
K. Semmler, K. Simon, U. Thieme, K. Vater, M. Wachholz-Kruse, B. Wochele

Mit Geleitworten von
Elisabeth Oltrogge
und
Prof. Dr. med. G. Bein

Mit 258 vierfarbigen Abbildungen, 42 Tabellen und 20 Pflegeplänen

Urban & Schwarzenberg
München – Wien – Baltimore

KursI CH.GRIMALDI

Anschrift der Herausgeberin:

Hedwig Wegmann
Stendaler Straße 20
10559 Berlin

Lektorat, Planung: Annette Heuwinkel,
Dr. med. Dorothea Hennessen
Redaktion: Margit Büttner
Herstellung: Renate Hausdorf
Zeichnungen: Rüdiger Himmelhan
Symbole: Karl Dengler
Fotos siehe Abbildungsnachweis

Die Deutsche Bibliothek –
CIP-Einheitsaufnahme

Die **professionelle Pflege des kranken Kindes** : mit Tabellen
und Pflegeplänen / Wegmann. Mit Beitr. von I. Citron ... Mit
Geleitw. von Elisabeth Oltrogge und G. Bein. – München ;
Wien ; Baltimore : Urban und Schwarzenberg, 1997
   ISBN 3-541-17851-5
NE: Wegmann, Hedwig

Satz: Appl, Wemding
Druck: Appl, Wemding
Bindung: Großbuchbinderei Monheim
Printed in Germany

© Urban & Schwarzenberg 1997

ISBN 3-541-17851-5

Geleitwort

Das vorliegende Lehrbuch für die Kinderkrankenpflege setzt die Tradition fort, die eine bedeutende Lehrerin für Kinderkrankenpflege vor vielen Jahren begann. Die Herausgeberin und ihre Autorinnen und Autoren gehen einen neuen Weg, mit einer inhaltlichen Neubestimmung, die noch mehr Eigenständigkeit der Pflege und ein geändertes Berufsverständnis als notwendig und sinnvoll erachten. Im ständigen Austausch mit den praktizierenden Kolleginnen in der Kinderkrankenpflege ist ein weiteres, aber anders gestaltetes, auf die heutigen Bedürfnisse der Ausbildung erstelltes, sehr praxisbezogenes Buch für die Lehre der Kinderkrankenpflege entstanden. Hier werden die Notwendigkeit eines Pflegemodells als theoretische Grundlage, die Notwendigkeit von fächerübergreifenden, dem Fach „Pflege" zugeordneten Lerneinheiten sowie die notwendige Gewährleistung der Theorie – Praxis-Verknüpfung erkannt und eingefordert.

In einer hervorragenden Ausbildung wird die (der) angehende Kinderkrankenschwester/-pfleger zu einer(m) Assistent(in) mit hoher Qualität ausgebildet und entwickelt sich zu einem wichtigen Glied in dem therapeutischen Team von Mitarbeitern, die für die kranken Kinder zuständig sind.

Der weitgehend wissenschaftlich orientierte Unterricht und die Technisierung im Berufsalltag mit ständig komplizierter werdenden diagnostischen und therapeutischen Maßnahmen dürfen nicht zu einer Vernachlässigung der pflegerischen Tätigkeiten und psychischen Belange des Kindes führen. Im Gegenteil, die umfassende sach- und fachkundige Ausbildung kann und muß sich auch auf die praktische Ausbildung am Krankenbett günstig auswirken. Das Kind mit seinen besonderen Bedürfnissen in gesunden und kranken Tagen hat Anspruch auf eine alters- und situationsgerechte Fürsorge, Pflege und Betreuung. In unserer eher kinderfeindlichen Umwelt wird dieser Forderung viel zu wenig Rechnung getragen.

Die Zeit, in der wir leben, ist eine Zeit des Umbruchs, die uns Pflegende und die in der Ausbildung Stehenden nicht nur herausfordert, sondern uns auch neue Wege und Möglichkeiten zur Professionalität eröffnet.

Die Entwicklung eines durch Tradition geprägten Berufes hin zur Professionalisierung ist ein Prozeß, der allen Betroffenen ein hohes Maß an Flexibilität und Veränderungsbereitschaft abverlangt. Professionelle Pflege steht auf einer Grundlage, für die wir Kinderkrankenschwestern/-pfleger und Auszubildende selbst Verantwortung oder doch ein hohes Maß an Mitverantwortung zu tragen haben.

Professionelle Pflege unterscheidet sich von der nichtprofessionellen dadurch, daß sie erfaßbar, nachweisbar und kontrollierbar ist.

Dieses Lehrbuch scheint mir in echter Teamarbeit entstanden. Die Herausgeberin und ihr engagiertes Autorenteam brachten ihr persönliches Wissen und ihre eigene Erfahrung auch für ihr Spezialgebiet aus der Kinderkrankenpflege zur Bereicherung der Ausbildung mit ein. Es kann nur im Interesse aller liegen, die pflegerische Versorgung gesunder und kranker Kinder zu verbessern.

So dient dieses Lehrbuch nicht nur zur Ausbildung der Kinderkrankenpflegeschülerinnen und -schüler, sondern es kann auch den bereits im Beruf stehenden Kinderkrankenschwestern und -pflegern zur Fortbildung bzw. zur Wiedereingliederung in den Beruf dienen. Insofern eignet sich das Lehrbuch zum Lernen, zum Nachschlagen und auch als Lektüre.

Hannover, im September 1996

Elisabeth Oltrogge

Geleitwort

Die zunehmende Spezialisierung in der Medizin macht auch vor der Kinderheilkunde nicht halt. Sie betrifft nicht nur das ärztliche Vorgehen, sondern beeinflußt in erheblichem Maße auch den gesamten Arbeitsbereich der Pflegekräfte.

Daher ist es außerordentlich zu begrüßen, daß Frau Wegmann mit ihren Mitautorinnen in ihrem Buch diese Entwicklung berücksichtigt, ja sogar in den Vordergrund rückt. Neben einer kurzen Beschreibung der entsprechenden Krankheitsbilder wird immer ausführlich auf die pflegerischen Belange eingegangen, wobei der Leser vom theoretischen Pflegeziel zur praktischen Bewältigung der Probleme geführt wird. Sehr anschaulich sind auch die in einzelne Kapitel eingestreuten praktischen Beispiele, die das Vertrautsein der Autorinnen mit der Materie plastisch vor Augen führen. Wichtige, etwas allgemeiner gehaltene Kapitel werden vorangestellt wie das Thema theoretische Grundlagen der Kinderkrankenpflege, pädagogische und psychologische Grundlagen des Umgangs mit kranken Kindern und Beratung der Eltern oder ausländische Kinder im Krankenhaus sowie das akut kranke und das chronisch kranke Kind. Gerade heute, wo die Kinderkliniken den Eltern ohne limitierte Besuchszeiten offen stehen, wird die Kinderkrankenschwester, der Kinderkrankenpfleger ja mit einem ganz neuen Aufgabengebiet konfrontiert, nämlich den Eltern, die Rooming-in praktizieren.

Mit diesem Buch gehen die Autorinnen einen sehr interessanten, neuen Weg zur Darstellung der Kinderkrankenpflege, wodurch den besonderen pädiatrischen Belangen hervorragend Rechnung getragen wird. Jede Leserin und jeder Leser wird von der Lektüre profitieren und das Buch sicher nicht nur einmal lesen, sondern in der täglichen Praxis gerne immer wieder zu Rate ziehen.

Berlin   Prof. Dr. med. G. Bein

Vorwort

Bei den Vorüberlegungen zu diesem Buch waren sich alle Autorinnen und Autoren einig, daß die Pflege des kranken Kindes aus der Praxis heraus erarbeitet werden sollte. Gleichzeitig wurde eine Zusammenfügung von Theorie und Praxis angestrebt, die sich aus dem Einklang mit pädagogisch geschulten Kolleginnen ergab. So sollte ein harmonisches Gesamtbild der Kinderkrankenpflege entstehen.

Unsere Absicht war, Anregungen für eine zeitgemäße, praktikable, professionelle Pflege zu erarbeiten. Die einzelnen Pflegeschritte sollen begründbar und somit leicht nachvollziehbar sein. Wir versuchten, die berufliche Kinderkrankenpflege umfassend darzustellen. Bei der Ausarbeitung der Kapitel hat sich herausgestellt, daß eine größere Seitenzahl für diese Konzeption vonnöten ist. Das vorliegende Buch soll ein patientenorientiertes, ganzheitliches Pflegeverständnis vermitteln und die Kinderkrankenschwesternschülerinnen und -schüler zu überlegtem, kritischem Handeln und eigenständigem Denken ermuntern. Es ist als Anregung und Lernhilfe für Kinderkrankenschwesternschülerinnen und -schüler konzipiert und kann auch Kolleginnen und Kollegen zur Innovation und Kreativität im Berufsalltag anregen.

Bei der Bearbeitung der Aspekte aus Anatomie, Physiologie, Krankheitslehre, Diagnostik und Therapie standen uns Ärzte verschiedener Fachrichtungen beratend zur Seite. Für die aufmerksame und zugewandte Hilfestellung bedanken wir uns besonders bei Prof. Georg Bein, Dr. Christoph Bührer, Dr. Rüdiger Fengler, Prof. Günter Henze, Prof. Dr. Dr. Bodo Hoffmeister, Dr. Marguerite Marcus, Dr. Petros P. Tzannetakis.

Kinderkrankenschwestern, denen neben vielen anderen besonderer Dank für kritische Anmerkungen gebührt, sind Karin Brunke und Dorothee Tzannetakis.

Herbst 1996   Für die Autorengruppe
Hedwig Wegmann

Inhaltsverzeichnis

Geleitwort V

Geleitwort VI

Vorwort VII

Adressenliste der Autorinnen und Autoren XI

1 Grundlagen der Kinderkrankenpflege
Hedwig Wegmann 1

2 Pädagogisch-psychologische Grundlagen für den Umgang mit kranken Kindern und Beratung der Eltern
Hedwig Wegmann 17

3 Ausländische Kinder im Krankenhaus
Hedwig Wegmann 21

4 Das akut kranke und das chronisch kranke Kind
Hedwig Wegmann 25

5 Bewegungsinteraktion – entwicklungsfördernder Umgang mit Säuglingen, Kleinkindern und Kindern mit Behinderungen
Ina Citron 29

6 Basale Stimulation® in der Kinderkrankenpflege
Birgitt Killersreiter 43

7 Betten und Lagern
Margrit Maier 51

8 Beobachten und Wahrnehmen
Claudia-Marie Hase-Karnbrock, Birgitt Killersreiter, Bettina Ochla, Kirsten Prisett 59

9 Prophylaxen
Claudia-Marie Hase-Karnbrock, Birgitt Killersreiter, Margrit Maier, Bettina Ochla, Hedwig Wegmann 89

10 Physikalische Therapie
Margrit Maier 99

11 Pflege bei Frühgeborenen
Birgitt Killersreiter 119

12 Pflege bei Neugeborenen
Birgitt Killersreiter 187

13 Pflege bei Kindern mit Erkrankungen der Atemwege
Bettina Ochla 231

14 Pflege bei Kindern mit Erkrankungen des Stoffwechsels
Kirsten Prisett 253

Inhaltsverzeichnis

15 Pflege bei Kindern mit Erkrankungen der endokrinen Drüsen
Kirsten Prisett 273

16 Pflege bei Kindern mit Erkrankungen im Urogenitalbereich
Bettina Ochla 293

17 Pflege bei Kindern mit Erkrankungen des Herzens
Birgit Wochele 317

18 Pflege bei Kinder mit Erkrankungen der Haut
Margrit Maier 337

19 Pflege bei Kindern mit Infektionskrankheiten
Margrit Maier 359

20 Pflege bei Kindern mit Erkrankungen der Verdauungsorgane
Kirsten Prisett 383

21 Pflege bei Kindern mit Erkrankungen des Blutes
Kirsten Prisett 407

22 Pflege bei Kindern mit Erkrankungen des Nervensystems
Claudia-Marie Hase-Karnbrock, Christine Reschke 425

23 Rehabilitation und Langzeitpflege in der Neuropädiatrie
Heidi Fiebelkorn 457

24 Pflege bei Kindern mit onkologischen Erkrankungen
Gabriele Schepker, Karin Semmler 487

25 Pflege bei Kindern mit psychischen und psychosomatischen Erkrankungen
Marlies Wachholz-Kruse, Ute Thieme 529

26 Pflege bei Kindern mit chirurgischen Erkrankungen
Anke Deutner, Axel Hennenberger, Birgitt Killersreiter, Margrit Maier, Ute Schulenberg, Kerstin Simon, Hedwig Wegmann 549

27 Pflege bei Kindern nach Operationen im Bereich von Hals, Nase und Ohren und nach kieferchirurgischen Operationen
Birgit Schmitt-Dettmann 617

28 Pflege bei Kindern mit orthopädischen Erkrankungen
Carola Rau, Christel Schützner, Hedwig Wegmann 649

29 Häusliche Kinderkrankenpflege
Angelika Körner, Karin Vater 659

30 Notfälle im Kindesalter
Birgitt Killersreiter, Peter Reinicke, Hedwig Wegmann 669

Selbsthilfegruppen 683

Abbildungsnachweise 685

Register 686

Adressenliste der Autorinnen und Autoren

Ina Citron
Dipl. Sozialpädagogin, Sportlehrerin,
Bewegungstrainerin
Nettelbeckstraße 24
30175 Hannover

Anke Deutner
Kinderkrankenschwester, Stationsleitung
Alte Berner Straße 14
22147 Hamburg

Heidi Fiebelkorn
Kinderkrankenschwester
Wernshauserstraße 11
12249 Berlin

Claudia-Marie Hase-Karnbrock
Kinderkrankenschwester
Fehrbelliner Straße 50
10119 Berlin

Dr. Axel Hennenberger
Arzt für Kinderheilkunde
Liliencronstraße 130
22149 Hamburg

Birgitt Killersreiter
Kinderkrankenschwester,
Studentin der Erziehungswissenschaft,
Psychologie und Soziologie
Lietzenseeufer 5
14057 Berlin

Angelika Körner
Kinderkrankenschwester,
Vorstandsmitglied im Externen
Pflegedienst e.V. Berlin
Niebuhrstraße 61
10629 Berlin

Margrit Maier
Kinderkrankenschwester,
Lehrerin für Kinderkrankenpflege
Leonhardtstraße 16
14057 Berlin

Bettina Ochla
Kinderkrankenschwester,
Lehrerin für Kinderkrankenpflege
Anna-Siemsen-Weg 7
12353 Berlin

Kirsten Prisett
Kinderkrankenschwester,
Praxisanleiterin
Mindener Straße 21
10589 Berlin

Carola Rau
Kinderkrankenschwester,
Stationsleitung
Lange Furche 25
72072 Tübingen

Peter Reinicke
Dipl.-Sozialarbeiter,
Dipl.-Pädagoge,
Professor für Sozialarbeit
Weimarische Straße 1
10715 Berlin

Christine Reschke
Kinderkrankenschwester
Heubnerweg 6
14059 Berlin

Gabriele Schepker
Kinderkrankenschwester,
stellvertretende Stationsleitung
Tegeler Weg 105
10589 Berlin

Birgit Schmitt-Dettmann
Kinderkrankenschwester
Zosener Straße 33
10961 Berlin

Christel Schützner
Kinderkrankenschwester
Im Schönblick 81
72076 Tübingen

Ute Schulenberg
Kinderkrankenschwester,
pädiatrische Intensivschwester,
Stationsleitung
Liliencronstraße 130
22149 Hamburg

Karin Semmler
Kinderkrankenschwester, Soziotherapeutin
Cicerostraße 13
10709 Berlin

Kerstin Simon
Kinderkrankenschwester
Lydiastraße 6
22041 Hamburg

Ute Thieme
Kinderkrankenschwester, Stationsleitung
Ruhrstraße 16 a
10709 Berlin

Karin Vater
Kinderkrankenschwester,
Leiterin des Externen
Pflegedienstes e. V. Berlin
Kaiserstraße 10
13589 Berlin

Marlies Wachholz-Kruse
Kinderkrankenschwester, Stationsleitung
Jenastraße 6
12045 Berlin

Birgit Wochele
Kinderkrankenschwester,
stellvertretende Stationsleitung
Hochbaumstraße 30
14167 Berlin

1 Grundlagen der Kinderkrankenpflege

Hedwig Wegmann

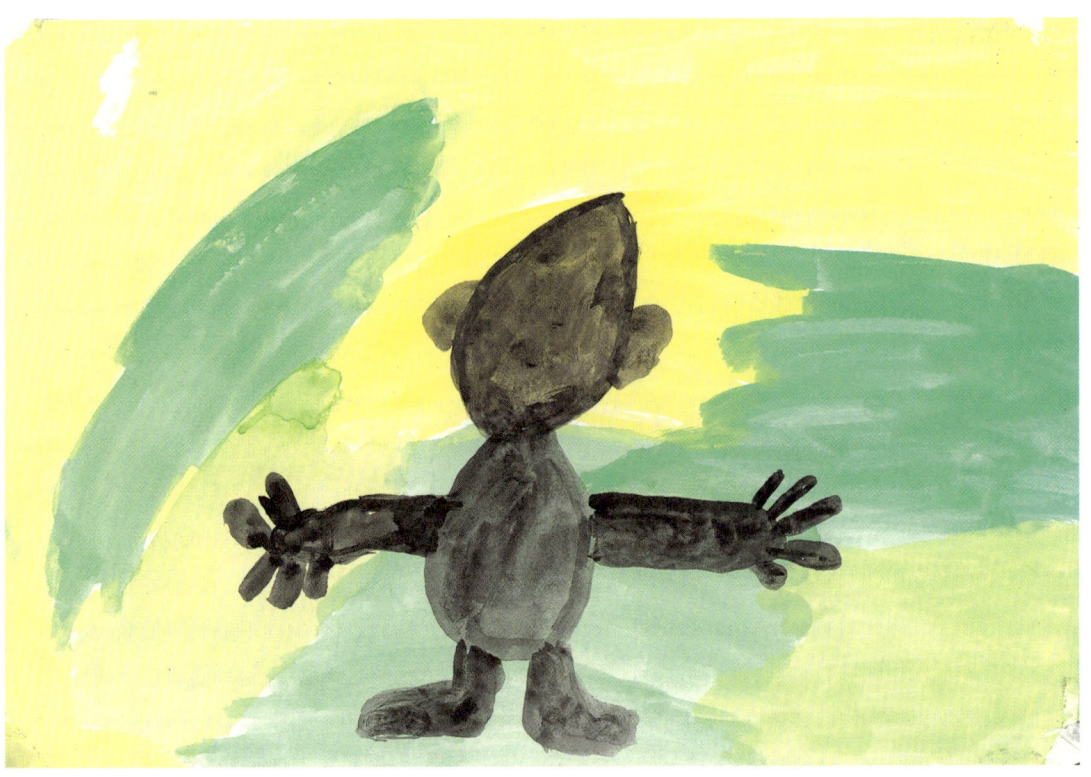

1.1	**Geschichtliches zur Kinder- und Kinderkrankenpflege**	2
1.1.1	Ägypten	2
1.1.2	Indien	2
1.1.3	Griechenland	3
1.1.4	Römisches Reich	3
1.1.5	Mittelalter	3
1.1.6	Neuzeit	5
1.1.6.1	Kinderkrankenpflege im Nationalsozialismus	8
1.1.6.2	Kinderkrankenpflege in den 50 er Jahren	9
1.1.6.3	Kinderkrankenpflege in den 60 er Jahren	10
1.1.6.4	Kinderkrankenpflege in den 70 er Jahren	10
1.1.6.5	Kinderkrankenpflege in den 80 er Jahren	10
1.1.6.6	Entwicklung der Kinderkrankenpflegeausbildung in der DDR	11
1.2	**Aufbau der Pflege am Ende des 20. Jahrhunderts**	11
1.2.1	Der Pflegeprozeß	11
1.2.1.1	Pflegeprobleme und Ressourcen	13
1.2.1.2	Pflegeziele	14
1.2.1.3	Pflegemaßnahmen	14
1.2.1.4	Pflegebericht	14
1.2.1.5	Evaluation	14
1.2.2	Kritik zu den Pflegemodellen	14

1

1.1 Geschichtliches zur Kinder- und Kinderkrankenpflege

1.1.1 Ägypten

Aus den archaischen Hochkulturen Mesopotamien, Ägypten, Indien, China, Mittelamerika und Griechenland gibt es Quellen (Bauwerke, Geräte, Kunsterzeugnisse, Sprache, Schriftgut) zur Geburt, zur Betreuung der Wöchnerin und zur Kinderpflege. Die politische Geschichte der Hochkulturen verlief unterschiedlich. Allen gemeinsam war das Bestreben, zum Bewältigen der Lebensaufgaben eine differenzierte Gesellschaft zu bilden. Später entstanden durch Handel und Gewerbe Städte und Staaten. In dieser Zeit kam es zur Bildung von Berufsgruppen wie den Heilkundigen und zur Arbeitsteilung der Geschlechter.

Die Ägypter kennen 3000 v. Chr. eine Vielzahl von Gottheiten, es gibt erste Bauten aus behauenen Steinen. Die Ägypter zeichnen eine Landkarte, stellen Bier und Brot her; Flachs, Spindel und Webstuhl sind ihnen bekannt. Sie spielen auf der Flöte und Harfe. Sie stellen Papyrus her, entwickeln einen Kalender und bauen Wasseranlagen.

In der Medizin entwickelten sich zwei Richtungen. Die eine Gruppe der Ärzte waren die **Wasserkenner** (Spezialisten der Säftelehre), die andere Gruppe gehörte zu den **Ölkennern** (Spezialisten für Leichenbalsamierung). Daneben gab es vermutlich noch einzelne Gruppen wie Chirurgen (Abschneiden von Nase und Ohren war eine Hauptstrafe), Beschwörer und Fachpersonal, das mit ihnen zusammenarbeitete, wie Masseure, Haarbehandler und Kosmetiker.

Ein in Berlin aufbewahrter Papyrus (3000 v. Chr.) schildert eine königliche Geburt. Zaubersprüche sollen die Geburt beschleunigen, ein Gebärstuhl wird gebracht, das Neugeborene abgenabelt, gewaschen und auf ein Laken gelegt. Die Geburt erfolgt unter Aufsicht einer Oberhebamme, während drei Hebammen der Gebärenden zur Seite stehen. Ein Sohn galt mehr als eine Tochter, ein mißgestaltetes Kind wurde, ohne daß die Mutter es merkte, durch Ersticken getötet. Die Mütter stillten im allgemeinen ihre Kinder bis zu drei Jahren. Das Nähren durch Ammen (Mietver-

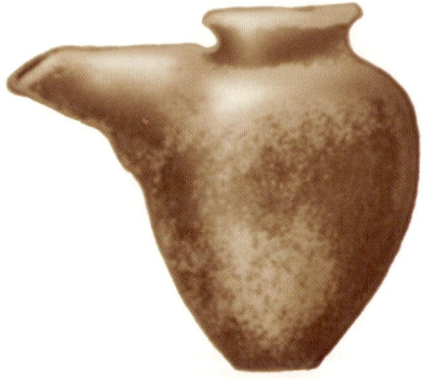

Abb. 1-1 Altägyptischer Saugtopf um 2500 v. Chr. Das Original steht im Museum Scheurleer, Den Haag

träge) war bekannt. Ein ägyptischer Saugtopf um 2500 v. Chr. im Museum Scheuler, Den Haag, läßt vermuten, daß es künstliche Ernährung mit Kuh-, Esels-, Ziegen- oder Schafsmilch gab (Abb. 1-1). Die Kinder spielten mit Puppen mit beweglichen Armen und Krokodilen mit beweglichen Unterkiefern.

1.1.2 Indien

In der vedischen (800 bis 200 v. Chr.) sowie der brahmanischen (800 v. Chr. bis 1000 n. Chr.) Heilkunde finden sich Übergänge von magisch-religiösen Vorstellungen von Gesundheit und Krankheit hin zu Erkenntnissen, die auf praktischen Erfahrungen beruhen. Die Säftelehre steht im Vordergrund. In Benares am Ganges ist das Zentrum der brahmanischen Medizin. Als vorbildlich gelten in dieser Zeitspanne die in der Stadt Mohenscho Daro gebauten Wasserleitungen, Baderäume und Abwassersysteme.

In den buddhistischen Schriften (Gautama Buddha 560 bis 468 v. Chr.) werden männliche Pflegepersonen erwähnt. Um 500 v. Chr., zur Zeit Buddhas, soll Jivaka als erster Arzt für Kinder tätig gewesen sein. Kinderlosigkeit galt in dieser Zeit als Unglück, Kinderreichtum führte zu Ruhm und Ansehen. Abtreibung stand unter höchster Strafe. Das Aussetzen von Kindern wurde als Sünde bezeichnet. Nach der Geburt reinigte man die Mundhöhle des Neugeborenen sorgfältig mit einem sauberen Tuch, das erste Bad war je nach Jahreszeit warm oder kalt. In den ersten Lebenstagen erhielt das Kind ein Gemisch aus Honig und geklärter Butter, ab etwa dem vierten Tag wurde das Kind an die Brust angelegt. Nach dem ersten Zahndurchbruch erhielt das Kind Reisnahrung. Es wurde mit Seide bekleidet und auf weiche Kissen gebettet. Das Abbrennen duftender Drogen sollte böse Geister vertreiben, das Kind schützte man zusätzlich mit Amuletten vor den Dämonen. Die Erwachsenen wurden ermahnt, ihre Kinder liebe- und verständnisvoll zu behandeln, sie nicht zu schelten, sondern mit Spielzeug und Liebkosungen zu erfreuen.

1.1.3 Griechenland

Das siebte Jahrhundert v. Chr. umfaßt die große Zeit der griechischen Lyrik. Die Entwicklung des griechischen Alphabetes wird abgeschlossen. Die Philosophen Sokrates (469 bis 399 v. Chr.), sein Schüler Platon (427 bis 347 v. Chr.) und dessen Schüler Aristoteles (384 bis 322 v. Chr.) haben als Vertreter des Naturrechtes einen wesentlichen Einfluß auf die Medizin. Hippokrates von Kos (460 bis 377 v. Chr.) gilt als Begründer der wissenschaftlichen Heilkunde und legt mit dem „Hippokratischen Eid" die ethische Grundlage des Arztberufes fest.

In Griechenland war um 594 v. Chr. eine Schwangerenfürsorge bekannt. Eine schwangere Frau hatte für die Zeit der Schwangerschaft besondere Rechte und wurde öffentlich gegrüßt. Durch Aufheben des Neugeborenen entschied der Vater über dessen Leben oder Tod. Der Nabelschnurrest wurde mit einem Wollfaden um den Bauch des Kindes festgebunden und der Hautnabel nach dem Abfallen des Nabelschnurrestes gepudert und gesalbt. In Sparta prüfte man durch das Eintauchen in Wein die Gesundheit des Kindes. Nur ein Neugeborenes, das ein solches Weinbad unbeschadet überlebte, galt als gesund. Die Augen und die Ohren des Neugeborenen wurden mit Öl gereinigt. Eine manuelle Afterdehnung sollte eine schnellere Mekoniumentleerung bewirken. Die Aussetzung von lebensunfähigen Kindern war erlaubt. Fand jemand ein solches Kind, galt es als sein Eigentum, das er später als Sklave auch verkaufen konnte, falls es überlebte. Um 700 n. Chr. blühte zeitweise das Ammenwesen. Die Amme sollte vom selben Stamme sein, damit sie das Kind auch Sprechen lehren konnte. Das Kind mußte

dem Vater in regelmäßigen Abständen gezeigt werden, was vertraglich festgelegt war. Die Güte der Muttermilch wurde geprüft. Mit den damals schon bekannten Schröpfköpfen versuchte man bei „schlechtgehenden Brüsten" den Milchfluß in Gang zu bringen.

1.1.4 Römisches Reich

Unter Kaiser Trajan (98 bis 117) erreicht das Römische Reich seine größte Ausdehnung. Die Götter waren den Römern öffentlich und privat stets gegenwärtig. Die christliche Bevölkerung waren ihnen fremd und unheimlich. Die Frage nach der religiösen Wahrheit führte zu Verfolgungen und blutigen Auseinandersetzungen.

Bereits Ende des 1. Jahrhunderts übernahm die Leitung der Gemeinde und des Gottesdienstes ein auf Lebenszeit bestellter Vorsteher, für den sich im 2. Jahrhundert die Bezeichnung „Bischof" fand.

Galenus (129 bis 199 n. Chr.), in Pergamon (Kleinasien) geboren, wirkte als Arzt vorwiegend in Rom. Galen nannte drei Heilmittel gegen den Kummer von Neugeborenen: das Stillen, das Wiegen auf den Armen und das Singen von Wiegenliedern. Gegen Wundsein benutzte man getrocknete Myrthe und Rosenblätter.

1.1.5 Mittelalter

Im frühen Mittelalter ist der Klerus führend. In den Klöstern kommt es zu einer ausgedehnten Kopistentätigkeit, zur Vervielfältigung von wertvollen Handschriften, darunter auch medizinische Schriften. Im Klostergarten werden Heilpflanzen angebaut. Es bilden sich geistliche und weltliche Orden. Das Laienelement tritt als kulturbestimmender Faktor vor allem seit dem 12. Jahrhundert neben die Geistlichkeit. Es kommt zu einem Anwachsen des Hexen- und Zauberglaubens und zur Verfolgung und Ermordung von „Hexen". Das Bildungsideal ist zunächst höfisch-ritterlich, später auch bürgerlich. Die Universitäten gewinnen als Lehranstalten allgemeine Verbreitung und Bedeutung. Die scholastische (schola: Schule) Methode beherrscht die Medizin, Aristoteles die Philosophie.

1

Von 1347 bis 1352 grassiert der schwarze Tod (Pest) in Europa. Das Schießpulver wird erfunden, 1440 die Buchdruckerkunst, 1492 wird Amerika endeckt.

Um 1000 war bei den Germanen die **Hebamme** (hevianna, hevi: heben; ana: Großmutter) die Frau, die der Kreißenden half. Der Vater entschied, ob das Kind in die Sippe aufgenommen oder getötet werden sollte. Ein Kind durfte nur dann ausgesetzt oder getötet werden, wenn es noch keine Speise aufgenommen hatte. Unmittelbar nach der Geburt wurde das Kind ins kalte Wasser getaucht, um die Lebensfähigkeit zu prüfen. Das Wickeln war schon bekannt. Die Mutter stillte ihr eigenes Kind, es gab aber auch eine künstliche Ernährung mit Tiermilch. Der Aberglaube fand auch hier seinen Niederschlag. Man nahm an, daß Elben (unterirdische Wesen) gesunde Kinder gegen Mißgeburten tauschten, daher die Bezeichnung „Wechselbalg".

Um den „Mißstand der unehelichen Kinder" abzuschaffen und das Verbot von Kindstötungen aufrechtzuerhalten, gründete im Jahre 787 Erzbischof Datheus in Mailand das erste **Findelhaus**. Die Säuglingssterblichkeit in den Findelhäusern lag bei 80 Prozent. Die Ursachen waren Fehlernährung, schlechte hygienische Verhältnisse und mangelnde Zuwendung. Im Findelhaus konnten die Kinder bis zum siebten Lebensjahr bleiben. Sie wurden zu unterschiedlichen Beschäftigungen herangezogen, damit sie später für ihren Unterhalt selbst aufkommen konnten. Findelhäuser entstanden bald auch in anderen Städten. In Deutschland soll im Jahr 1200 eine solche Einrichtung in Einbeck gegründet worden sein. Die Findelhäuser unterstanden im 18. Jahrhundert ärztlicher Leitung, was zur Beschäftigung mit Erkrankungen des Kindesalters führte. Gab es keine Findelhäuser, so konnten diese armen Säuglinge in Marmorbecken, die an der Kirchenwand befestigt waren, gelegt und von einem barmherzigen Menschen aufgenommen und zur Taufe gebracht werden. Das Wort Findling besagt, daß das Kind gefunden wurde. Das berühmteste Findelhaus ist das von Papst Innocenz III. gegründete „St. Spiritio" in Rom, das der Leitung des Ordens vom Heiligen Geist unterstand. Hier wurde auch erstmals 1198 die **Drehlade** eingeführt. Darunter ist eine Vorrichtung zu verstehen, die in die Wand des Hauses eingebaut war. Der abzugebende Säugling wurde auf eine Lade oder ein Brett gelegt, sein Körpergewicht setzte eine Läutmechanik in Gang, auf deren Ertönen eine Frau das Kind auf der drehbaren Lade in das Haus hineinholte. Damit war die Anonymität der Mutter gewahrt (Abb. 1-2). Das Kind erhielt von der Anstalt seinen Namen und wurde von einer Amme ernährt oder kam als Pflegekind in eine Familie. Im 17. Jahrhundert fand man heraus, daß die Kinder bei Musik besser tranken, deshalb wurden sie bei Musik gestillt. Die größeren Knaben wurden zum Lautespielen und Flötespielen angehalten. Die Auflösung der Findelhäuser erfolgte in der Mitte des 19. Jahrhunderts.

Das Mittelalter kennt eine Anzahl von Schemata zur Einteilung der Kindheit. **Bartholomäus Anglicus** (Kleriker im 13. Jahrhundert) nannte im Jahr 1250 den Zeitraum nach der Geburt, der durch permanente Pflegebedürftigkeit gekennzeichnet ist, „infantia" und die nachfolgende Periode „dentium plantativa" (Erscheinen der Milchzähne). Die dritte Periode ist die „puertia" und dauert bis zum 14. Lebensjahr. Mit sieben Jahren wurden die Kinder an die Schule oder an den Lehrer zur Erziehung außerhalb der Familie abgegeben oder ins Arbeitsleben integriert.

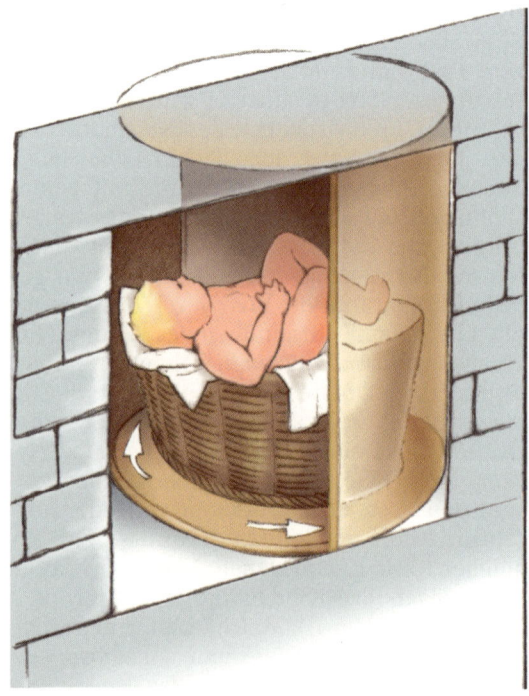

Abb. 1-2 Italienische Drehlade

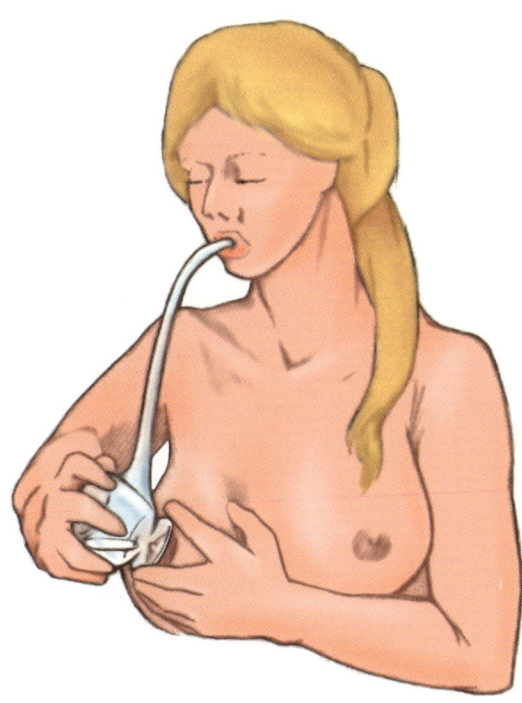

Abb. 1-3 Gläserne Milchpumpe

Im 17. Jahrhundert wurde dem ersten Bade des Neugeborenen Wein zur Stärkung der Glieder zugesetzt. Der Badezuber bestand aus Holz, in späterer Zeit auch aus Zinn. Von einem Milchzusatz des Badewassers versprach man sich eine zarte Haut, die besonders im Winter geschützt werden sollte. Großen Wert legte man auf das richtige Wickeln des Säuglings, um Verkrümmungen zu verhindern.

Die Kinder sollten wegen der Gefahr des Erstickens nicht mit Erwachsenen zusammen schlafen, sondern in ein **Wiegebett** gelegt werden. Während des Mittelalters herrschte die Meinung vor, daß die Vormilch für das Neugeborene schädlich sei. Es wurde empfohlen, als erste Nahrung Zucker und Honig oder gekochte gezuckerte Äpfel zu geben, der Saft süßer Mandeln sollte den Stuhlgang fördern. Nach Möglichkeit legte man das Neugeborene bei einer stillenden Frau an, bis der Milcheinschuß der Mutter erfolgt war. Damit das Anziehen der Muttermilch für das Kind nicht zu anstrengend war, ließ man Erwachsene ansaugen. Das Kind wurde, sooft es wollte, an die Brust angelegt. 1577 wurde eine Milchpumpe beschrieben (Abb. 1-3), ab dem 17. Jahrhundert kannte man Saugansätze aus getrocknetem Ziegeneuter.

Als Stilldauer waren zwei Jahre üblich. Beim Abstillen strich die Mutter die Brustwarzen mit Bitterstoffen ein. Im Notfall sollte man sich eine Amme zu Hilfe nehmen. Die meisten Ammen stammten aus niederen Ständen oder es waren uneheliche Mütter, die sich auf diesem Weg ihren Unterhalt sicherten, auch wenn sie ihr eigenes Kind dabei vernachlässigten. Zur Beruhigung erhielten die Kinder den „Stöpfel", den Vorläufer des heutigen Schnullers. Er bestand aus einem Stück Stoff, in das Brot oder Backwerk gebunden war. Das Bündelchen wurde entweder in Wasser, Bier oder Wein getaucht und dem Kind in den Mund gesteckt.

Im 16. Jahrhundert wurden Laufstühle für Kinder und das Gängelband (Befestigungsleibchen) gebräuchlich. Um den Kopf der Kinder beim Fallen zu schützen, setzte man ihnen Fallmützen (festausgestopfte Tuchringe, die über die Stirn gezogen wurden) auf. Sobald sich das Kind allein fortbewegen konnte, lernte es die Arbeit des Vaters (z.B. Feldarbeit) oder die der Mutter (z.B. Haushalt). Dieses Zusammenleben ohne Unterschied von Kindern und Erwachsenen betraf die Religion, die Sprache und die Sitte. Die Kinder trugen eine ähnliche Kleidung wie die Erwachsenen. Das Kinderspiel und -spielzeug war alters- und geschlechtsspezifisch differenziert. In den ersten Lebensjahren standen Beißringe, Rasseln, später Windräder, Steckenpferde, Reifen, Bälle, Haushalts- und Ritterspiele im Vordergrund. Bei Spielsteinen oder Würfeln ist nicht immer sicher zu unterscheiden, ob es sich um Spielgegenstände von Kindern oder Erwachsenen handelt.

1.1.6 Neuzeit

Das 18. und 19. Jahrhundert ist die Zeit der Revolutionen, der Aufklärung, des technischen Fortschrittes, der Erfindungen, der Differenzierungen in der Wissenschaft. Die Erziehung versteht man als „Haltung der Fürsorge um eine im Zögling zu erweckende und zu entfaltende Selbstfürsorge". Erst durch den Blick in das Ungewisse, die Angst vor der Zukunft, begänne etwas, was als „Menschwerdung" verstanden wird. Durch diese Erziehungsmethode wurden Angstbewußtsein, Furchtverhalten und Sorgehaltung bei Kindern erzeugt. Die notwendige Entwicklung von Angst sollte als

„Überbau-Problem" einer kurzlebigen Gesellschaft (durch Krieg und Naturkatastrophen) verstanden werden. Für diese Erziehung wurden Bücher wie der „Struwwelpeter" verfaßt.

Für das Krankenpflegepersonal entstanden Ausbildungsstätten und die ersten Lehrbücher. Als erstes Kinderkrankenhaus wurde 1802 das **„Hospital des enfants malades"** in Paris mit 300 Betten für zwei- bis fünfzehnjährige Kinder eröffnet. Paris wurde zum Mittelpunkt der pädiatrischen Forschungsarbeit und sollte es auch bis Mitte des 19. Jahrhunderts bleiben. Die wissenschaftlichen Ergebnisse bestätigten, daß die Kinderheilkunde kein Teilgebiet der Inneren Medizin sei und der Begriff Kinderkrankheiten nicht ausschließlich auf solche Krankheiten, die nur im Kindesalter vorkamen, angewandt werden sollte. In Wien errichtet 1837 der Kinder- und Militärarzt **L. W. Mauthner** (1806 bis 1858) eine Kinderabteilung mit einer angeschlossenen Wärterinnenschule. In Deutschland entwickelten sich die Kinderheilkunde und die Errichtung von Kinderkliniken sehr zögerlich: 1840 bis 1852 in Dresden, Würzburg, Ludwigsburg, Hamburg, Stuttgart, Berlin, Frankfurt am Main, Bremen, München, Kassel, Stettin und Lübeck.

Für diese Einrichtungen wurden nicht immer Häuser gebaut, sondern Wohnungen zur Verfügung gestellt oder diese in bereits vorhandenen Einrichtungen wie in Klöstern, Waisenhäusern oder allgemeinen Krankenhäusern untergebracht. Die Einrichtungen gingen meist von Initiativen einzelner Ärzte aus und waren mit gemeinnützigen Wohlfahrtsvereinen verbunden. Um die Unterhaltung dieser Kliniken zu sichern, wurden Geldmittel durch Stiftungen und Sammlungen zusammengetragen. Die Aufnahme von kranken Kindern war auf das Alter von ein bis fünfzehn Jahren begrenzt. Aufgrund der hohen Säuglingssterblichkeit, vor allem durch die schwierige Ernährungssituation (Muttermilch stand nicht zur Verfügung, die künstliche Ernährung war noch nicht ausgereift) und unzureichende Hygiene, wurden Säuglinge in diesen neuen Einrichtungen zunächst nicht aufgenommen (Tab. 1-1).

Tab. 1-1 Erfolge in Medizin und Technik

Jahreszahl	Ereignis
1764 bis 1784	Der schwedische Arzt Rosen v. Rostentein und der englische Geburtshelfer M. Underwood legen mit ihren Veröffentlichungen über Kinderkrankheiten die Grundlagen für das Fachgebiet Pädiatrie
1828	Der deutsche Arzt J. F. Dieffenbach unternimmt die erste Bluttransfusion bei einem „erstickenden Neugeborenen"
1845	Der Gummisauger wird in New York als Patent angemeldet
1870	Der Gummisauger setzt sich in Deutschland durch
1851	Der französische Arzt Marchant empfiehlt die Sondenernährung für Kinder
1878	Erste Anwendung einer Couveuse (Wärmewanne mit doppeltem Boden) zum Warmhalten von Frühgeborenen in Frankreich
1883	Gründung der Gesellschaft für Kinderheilkunde in Deutschland
1886	Entwicklung von Milchsterilisationsgeräten und bakteriensicheren Flaschenverschlüssen
1894	Otto Heubner (1843 bis 1926) wird erster Ordinarius für Kinderheilkunde in Deutschland
1919	Es entstehen Frauenmilch-Sammelstellen (M. E. Kayser)

Um die Wende des 19. zum 20. Jahrhundert steht die Weiterentwicklung der Wirtschaft im Vordergrund. Gleichzeitig vervielfachen sich wissenschaftliche Erkenntnisse, die Frauen erkämpfen ihre Rechte, in der politischen Landschaft tritt eine weitere Differenzierung (Parteienbildung) ein. Durch die Weiterentwicklung der Wirtschaft entsteht aber auch das Wirtschaftselend. Um den Unterhalt der Familie zu sichern, sind die Frauen vermehrt berufstätig.

Um die Jahrhundertwende entstanden Säuglingsheime, meist verbunden mit **Ausbildungsstätten** für das Pflegepersonal. Gefragt waren „weibliche Fähigkeiten" wie Fürsorglichkeit, Empathie, Geduld und Intuition. Die Ausbildungsdauer war in den einzelnen Ausbildungsstätten verschieden lang, die Berufsbezeichnung war nicht einheitlich.

■ Die ersten Ausbildungsstätten zur Pflege von Kindern

- 1837 beginnt Dr. L. W. Mauthner mit der Ausbildung „Praktischer Kinderwärterinnen" in Wien
- 1897 gründet Dr. A. Schloßmann in Dresden das erste deutsche Säuglingsheim und bildet Säuglingspflegerinnen aus
- 1900 beginnt Prof. J. Ibrahim in Heidelberg mit der Ausbildung von Pflegerinnen
- 1900 wird am Kaiser- und Kaiserin-Friedrich-Kinderkrankenhaus Berlin eine Kinderpflegerinnenschule eingerichtet
- 1909 übernimmt das Kaiserin-Auguste-Victoria-Haus (KAVH) in Berlin seine Aufgabe. An der dazugehörenden Ausbildungsstätte werden Säuglingspflegerinnen und Säuglingskrankenpflegerinnen ausgebildet

Um den Pflegeberuf in der Säuglings- und Kinderpflege zu vereinheitlichen, lud Prof. L. Langstein (KAVH) am 18. Januar 1912 die Leiter deutscher Säuglingspflegeanstalten ins Königlich-Preußische Ministerium des Innern nach Berlin zu einer Konferenz ein. Es sollten Grundsätze für eine einheitliche Ausbildung des Pflegepersonals für Säuglinge in Anstalten und Familien beraten und, wenn möglich, eine staatliche Regelung herbeigeführt werden. In den folgenden Jahren wurden **gesetzliche Vorschriften** erlassen:

- 23. Dezember 1913, Prüfungsverordnung für Säuglingspflegerinnen durch die Verordnung des Großherzoglich-Sächsischen Staatsministeriums in Weimar
- 14. Juli 1914, Vorschriften über die staatliche Prüfung von Säuglingspflegerinnen und Kinderkrankenpflegerinnen durch das Großherzoglich-Hessische Ministerium des Innern
- 17. Februar 1915, Verordnung des Senats in Hamburg betreffend das „untere Heil- und Pflegepersonal" (besondere Bestimmungen für Säuglingspflegerinnen)
- 31. März 1917, Einführung der staatlichen Anerkennung für Säuglingspflegerinnen in Preußen, die Ausbildungsdauer betrug ein Jahr

Nach den ersten Erfahrungen mit der Pflege und Behandlung von gesunden und kranken Kindern erschien zwischen 1911 und 1921 eine große Zahl von Büchern, herausgegeben von Kinderärzten. Diese Bücher wurden auch zur Schulung der Pflegepersonen für Säuglinge und Kinder benutzt. Das Resümee dieser Bücher ist, „den Säugling mit einfachen Mitteln gesundzuerhalten". Im Vordergrund standen die Grundbedürfnisse des Säuglings und seine Pflege, die Hygiene und vor allem die Ernährung. Die **Gesundheitsaufklärung** bezog sich auf:

- Motivation zur natürlichen Ernährung, anstelle der noch wenig erforschten künstlichen Ernährung
- Hervorhebung der Mutterliebe
- Ermahnung zum Schutz vor Infektionen
- Abhärtung des Körpers
- Förderung der Entwicklung durch Spiel und Beschäftigung

Nicht nur Ärzte, sondern auch Pflegepersonen veröffentlichten ihre Erfahrungen und Beobachtungen. Einzigartig ist die Säuglingspflegefibel der Schwester **Antonie Zerwer** (1873 bis 1956), die in zehn Auflagen erschien und in acht Sprachen übersetzt wurde. Die Fibel richtete sich vorwiegend an junge Mädchen, die ihre kleinen Geschwister zu betreuen hatten. Die Säuglingspflegefibel beinhaltet: Allgemeines über den Säugling, die Sauberkeit in der Säuglingspflege, das Säuglingsbad, Wickeln, Bekleidung und Wartung des Kindes, das Bett und das Zimmer des Säuglings, die Ernährung des Säuglings und des Kleinkindes, das kranke Kind, einen Anhang mit Maßen und Gewichten im Haushalt, Reime für das Kind, Hinweis auf Versand von Schnittmustern für Mutter und Kind.

Um die Mütter über die Pflege ihrer Kinder zu unterrichten, entstanden Mutterschulkurse und Mütterabende, Fortbildungs- und Frauenschulen, und in allgemeinbildenden Schulen wurden Mädchen auf ihre zukünftige Mutterrolle vorbereitet. Um eine größere Bevölkerungsgruppe zu erreichen, organisierte man Wanderausstellungen zum Thema Säuglings- und Kinderpflege. Auch wurden Filme über Schwangerschaft, Geburt, Pflege der Wöchnerin und des Neugeborenen gedreht und in großen Kinos vorgeführt.

Die Finanzierung der Kinderheilkunde und der Kinderkrankenpflege, die Betreuung von gesunden und kranken Kindern, wurde bis Ende des Kaiserreichs in Deutschland zu einem sehr großen Teil von Spenden des Adels und des wohlhabenden Bürgertums getragen. Diese Unterstützung fiel nach dem Zusammenbruch des Kaiserreichs 1918 aus. Die Finanzierung übernahmen nun die Kommunen oder der Staat. Die nun zufließenden Mittel waren allerdings wesentlich niedriger, und der Verwaltungsweg nahm sehr lange Zeit in Anspruch. Trotz Verzögerungen entstanden in den Städten Kinderkliniken.

Am 20. Februar 1923 erließ Preußen neue Vorschriften für die staatliche Prüfung von Säuglings- und Kleinkinderpflegerinnen. Der Ausbildungslehrgang wurde auf zwei Jahre verlängert. Am 20. März 1930 erfolgte mit den neuen Vorschriften die Umbenennung des Berufes Säuglings- und Kleinkinderpflegerin zur **Säuglings- und Kleinkinderschwester**. Die Ausbildungsdauer beträgt weiterhin zwei Jahre.

Innerhalb des Berufsgruppe der Säuglings- und Kleinkinderschwestern war der Wunsch nach Vereinheitlichung der praktischen Arbeit sehr groß. Mit der Normierung versuchte man, das Berufsbewußtsein der Frauen in der Kinderkrankenpflege anzuregen und zu stärken und damit die Anerkennung der Säuglings- und Kleinkinderschwester zu heben. Da die Berufsorganisation der Krankenpflegerinnen Deutschlands sie nicht als vollwertige Berufsgruppe in ihren Verband aufnehmen wollte, stellte sich die Frage, ob die Berufsgruppe der Säuglings- und Kleinkinderschwestern nicht einen eigenen Verband gründen sollte. Anfang November 1927 trafen sich im Kaiserin-Auguste-Victoria-Haus Berlin leitende Vertreterinnen der Säuglings- und Kleinkinderpflege aus ganz Deutschland zu Vorarbeiten für die Gründung eines Reichs-

verbandes, die am 12. November 1927 stattfand.

Der **Reichsverband der Säuglings- und Kleinkinderschwestern** (RSK) war in Landesverbände gegliedert. Die Mitgliedschaft ermöglichte den günstigen Abschluß einer Lebensversicherung beim Gerling-Konzern. Der RSK organisierte für seine Mitglieder Fortbildungen und machte Angebote für Erholungsziele. Aufgrund von Loyalitätsbekundigungen zur neuen Regierung innerhalb der Mitglieder des RSK legten die erste Vorsitzende Antonie Zerwer und ihre Stellvertreterin Margarete Albrecht-Heydkamp (1885 bis 1966) ihre Ämter nieder. Am 10. April 1934 löste das nationalsozialistische Regime den Reichsverband der Säuglings- und Kleinkinderschwestern auf.

1.1.6.1 Kinderkrankenpflege im Nationalsozialismus

Am 30. Januar 1933 ernannte der Reichspräsident Paul von Hindenburg (1847 bis 1934) Adolf Hitler (1889 bis 1945) zum Kanzler. Am 1. Februar 1933 wurde der Reichstag aufgelöst, und die neuen Machthaber begannen anhand von Notverordnungen, die noch auf den Artikel 48 der Weimarer Verfassung gegründet waren, damit, die anderen Parteien zu behindern, die Pressefreiheit einzuschränken und sich den Beamtenapparat durch „Säuberungen" verfügbar zu machen. Durch die Neuwahlen vom 5. März 1933 hatte die Koalitionsregierung von NSDAP (Nationalsozialistische Deutsche Arbeiterpartei) und DNVP (Deutschnationale Volkspartei) 51,9 Prozent der Stimmen erhalten. Das „Ermächtigungsgesetz" (Gesetz zur Behebung der Not von Volk und Reich) vom 23. März 1933 gab der Reichsregierung das Recht, Gesetze zu beschließen, wie am 1. Januar 1934 das Gesetz „zur Verhütung erbkranken Nachwuchses" oder am 15. September 1935 die „Nürnberger Gesetze". Die NSDAP begann ihrerseits, die Gesellschaft mit einem Netz von Parteigliederungen und -verbänden zu überziehen, wie SA (Sturmabteilung), SS (Schutzstaffel), HJ (Hitlerjugend), NS-Frauenschaft, NS-Ärztebund, NS-Schwesternschaft und andere. Das Leben in den Jahren 1939 bis 1945 ist geprägt durch den Zweiten Weltkrieg.

Ende 1933 wurden die fünf in sich geschlossenen Schwesternschaften (Berufsorganisation, Diakonie, Caritas, Rotes Kreuz, Schwesterngemeinschaft der Nationalsozialistischen Volkswohlfahrt – NSV) zur **Reichsfachschaft** zusammengefaßt. Das „Gesetz zur Ordnung der Krankenpflege" vom 28. September 1938 trat nach mehrmaligen Veränderungen erst am 1. Oktober 1941 in Kraft. In diesem Gesetz war die Bezeichnung „Säuglings- und Kinderschwester" fixiert sowie die Anforderungen über die Säuglings- und Kinderpflegeschulen. Der Lehrgang dauerte 1$^1/_2$ Jahre und wurde mit einer staatlichen Prüfung abgeschlossen. In den Jahren 1940 bis 1945 arbeitete in der **Berliner Tiergartenstraße 4 (T4)** ein unscheinbares Amt, von dem aus die Ermordung von mehr als 200000 Psychiatriepatienten, kranken Lagerinsassen, verzweifelten oder unangepaßten Menschen organisiert wurde. Die „planwirtschaftliche Erfassung" der Patienten aller Heil- und Pflegeanstalten begann am 9. Oktober 1939. Das Reichsinnenministerium verschickte Fragebogen zur Art der Erkrankung, Dauer des Aufenthaltes und Arbeitsfähigkeit an die Heil- und Pflegeanstalten. Anhand der ausgefüllten Fragebogen entschieden drei der etwa dreißig Begutachtungsärzte der „T4" anschließend über Leben und Tod. Wenige Wochen später erhielten die Anstalten namentliche Listen, welche Patienten sie zur Verlegung bereitzumachen hätten. Die Transporte aus den „Ursprungsanstalten" führten bereits nach den ersten Erfahrungen nicht mehr direkt in eines der Tötungszentren, sondern nahmen den Umweg über „Zwischenanstalten". Dieser Umweg ermöglichte es, Spuren der kranken Menschen zu verwischen und Kranke zu entlassen, deren Angehörige schnell und entschieden darauf beharrten. Unter scheinbar humanistischen Grundsätzen wurde das Gesundheitssystem Schritt für Schritt zu einem Instrument der Massenvernichtung. Die Pflege war ein Teil dieses Instruments. Pflegepersonen tolerierten diese Veränderungen im Gesundheitswesen und identifizierten sich damit, von wenigen Ausnahmen abgesehen. In ihrer scheinbaren Pflichterfüllung beteiligten sie sich auch an der Erfassung von behinderten Menschen in Anstalten und in Familien, an der Vorbereitung und Begleitung von Transporten zu Tötungsanstalten bis hin zur Verabreichung totbringender Medikamente. Das Pflegepersonal spürte in direktem Kontakt mit Patienten die Angst vor sogenannten „Verlegungen". Auch erlebten sie verhungernde Patienten, den psychischen Zerfall von Kranken oder behinderten Menschen sowie die tödlichen Auswirkungen von medizinischen Versuchen, bei denen sie auch mitwirkten. Andererseits übermittelten sie Todesnachrichten und trösteten Angehörige. Widerstandshandlungen in der Pflege begründeten sich überwiegend auf individuellen und humanitären Motiven. Hinweise auf einen aktiven berufsständischen Widerstand sind aber nicht zu finden. Beispiele für Proteste und Verweigerungsmaßnahmen sind besonders im Zusammenhang mit der Ausführung des **„Euthanasie-Erlasses"** vom 1. September 1939 bekannt geworden. Hier hat es nachweislich Pflegepersonen gegeben, die Patienten vor einer Verlegung in die Tötungsanstalt bewahrten. Es wurden Patienten vorzeitig zu Angehörigen entlassen, Krankenunterlagen gefälscht oder die zum Abtransport bestimmten Menschen versteckt.

1.1.6.2 Kinderkrankenpflege in den 50er Jahren

In den 50er Jahren beschäftigt sich Deutschland mit dem Wiederaufbau des Landes und der Wirtschaft.

Das Pflegeverständnis der 50er Jahre war, „etwas für das kranke Kind tun". Das Pflegepersonal beobachtete das Kind sorgfältig und führte die pflegerischen Maßnahmen sowie assistierende Handlungen korrekt aus. Das kranke Kind war Objekt pflegerischer Fürsorge. Seine Persönlichkeit und all seine individuellen Bedürfnisse wurden nur wenig berücksichtigt.

Um die Kinderkrankenpflege eigenständig zu erhalten, gründete 1953 eine Gruppe von Kinderkrankenschwestern den **„Fachausschuß Kinderkrankenpflege"** innerhalb der Deutschen Gesellschaft für Sozialpädiatrie. Sie vertraten die besonderen Belange der Berufsgruppe in der Öffentlichkeit, nahmen zu Ausbildungsfragen Stellung und boten Fortbildungen für Kinderkrankenschwestern an. In dem Krankenpflegegesetz vom 15. Juli 1957 wurde die veränderte Berufsbezeichnung **„Kinderkrankenschwester"** fixiert, die Ausbildungszeit auf drei Jahre verlängert. Es waren mindestens 400 theoretische Unterrichtsstunden vorgeschrieben.

1.1.6.3 Kinderkrankenpflege in den 60er Jahren

Die 60er Jahre sind gekennzeichnet durch den Bau der Berliner Mauer, den Vietnamkrieg, den Prager Frühling. Durch den Einfluß der Erkenntnisse der humanistischen Psychologie verändern sich die menschlichen Werte, Normen und Rollenerwartungen sowie Lebensformen und hierarchische Strukturen. Das Streben nach Lebensgenuß ergänzt das Streben nach Wohlstand.

Auch die Pflegeauffassung wurde in diesen Jahren von den Erkenntnissen der humanistischen Psychologie beeinflußt. Im Vordergrund stand nun das kranke Kind mit seinen physischen, psychischen und sozialen Bedürfnissen und nicht in erster Linie die Diagnose seiner Erkrankung. Gleichzeitig wurde wahrgenommen, daß ein gutes Verhältnis zwischen Patient und Pflegeperson einen Einfluß auf das Wohlbefinden und somit auf den Heilungsprozeß hat. Aus diesem Bewußtsein heraus entwickelt sich das **Bedürfnis-Beziehungs-Pflegemodell**. Das Krankenpflegegesetz vom 20. September 1965 nahm diese Erkenntnisse auf und ergänzte die Ausbildungs- und Prüfungsverordnung durch sozialwissenschaftliche Fachgebiete. Die theoretischen Unterrichtsstunden werden dem internationalen Niveau angeglichen und auf 1200 Stunden erhöht. Ende der sechziger Jahre werden zum ersten Mal Männer zu Kinderkrankenpflegern ausgebildet.

1968 gründeten Eltern das **Aktionskomitee Kind im Krankenhaus** (AKIK). Ihr Ziel war und ist es, organisatorische Veränderungen zu schaffen, damit die symbiotische Beziehung (Zusammenleben) von Mutter und Kind auch im Kinderkrankenhaus gewährleistet wurde.

1.1.6.4 Kinderkrankenpflege in den 70er Jahren

Nachdem 1969 die erste Mondlandung erfolgreich verlief, eröffnen sich in den 70er Jahren neue Forschungsmöglichkeiten in der Medizin. Die ersten Warnungen vor Klimaveränderungen und einem Ozonloch gelangen an die Öffentlichkeit. Die Deutsche Demokratische Republik (DDR) erläßt 1972 ein Gesetz gegen die „Republikflucht". Der damalige Bundeskanzler Willy Brandt erhält 1971 den Friedensnobelpreis. In einer Londoner Klinik kommt 1978 das erste durch „In-vitro-Fertilisation" gezeugte Baby zur Welt.

In den 70er Jahren wurde die Pflege von den Erkenntnissen der psychosomatischen Ganzheitsmedizin und der Streßforschung beeinflußt. Im Mittelpunkt stand das Kind mit seinen Problemen der Gesundheit, seinen Beziehungen und seiner Umwelt. Die Hauptaufgabe der Pflege ist, dem kranken Kind, mit seinen Angehörigen, in seinem Anpassungsprozeß beizustehen und ihm zu helfen, in einem physischen, psychischen und sozialen Gleichgewicht zu bleiben oder ein neues Gleichgewicht zu finden, wenn es mit bleibender Behinderung leben muß. Die Pflegetätigkeit wurde somit als Problem-Bewältigungsprozeß verstanden. Da das Kind seine Probleme meist besser in der vertrauten Atmosphäre mit seiner Bezugsperson (Mutter, Vater, Oma etc.) bewältigen kann, lockerten sich die Besuchszeiten. Der Bezugsperson des Kindes wurde es ermöglicht, bei ihm im Kinderkrankenhaus zu bleiben und es zu betreuen. Die vorzeitige Entlassung des kranken Kindes wird durch die häusliche Kinderkrankenpflege ermöglicht.

1.1.6.5 Kinderkrankenpflege in den 80er Jahren

Die 80er Jahre sind geprägt durch die Auseinandersetzung mit der Technik und durch zunehmende, sichtbare Gefährdung der Umwelt (1986 Tschernobyl). Politische Veränderungen (1988 Demonstrationen in der DDR, 2. Mai 1989 „Grüne Grenze" Ungarn, 9. November 1989 Öffnung der Berliner Mauer) sowie ein allmählich einsetzendes Bewußtsein für die Notwendigkeit von umweltschonenden Techniken und Verhaltensweisen kennzeichnen dieses Jahrzehnt.

Die in den USA entwickelten **Pflegetheorien** wurden auch ins Deutsche übersetzt. Pflegetheorien sollen das Gerüst für ein neues **Pflegeverständnis** (ganzheitliche Pflege) bilden und die Grundlage für die Entwicklung verschiedener Pflegemodelle sein. Pflegemodelle können als Basis für die Entwicklung von Planungs- und Dokumentationssystemen genutzt werden. Gleichzeitig wächst auch in

Deutschland die Einsicht für die Notwendigkeit von Pflegewissenschaft und Forschung, um die Pflege effizienter zu gestalten.

• **Weitere richtungweisende Neuerungen in der Kinderkrankenpflege**

- 1980 Gründung des „Arbeitskreis der Kinderkrankenschwestern e. V." in Hannover, seit 1991 Berufsverband für Kinderkrankenschwestern und -pfleger
- 1981 Fachzeitschrift „Kinderkrankenschwester" im Verlag Schmidt-Römhild
- 1988 Charta für Kinder im Krankenhaus (Abb. 1-4)
- 1985 Neufassung des Krankenpflegegesetzes von 1965

1.1.6.6 Entwicklung der Kinderkrankenpflegeausbildung in der DDR

Nach der Entstehung der DDR wurde dort die Kranken- und Kinderkrankenpflege neu geregelt.

- 1946 stellte die Deutsche Zentralverwaltung für das Gesundheitswesen (DZVG) einen einheitlichen Lehrplan für Kranken- und Kinderkrankenpflegeschulen auf. Der theoretische Unterricht beinhaltete auch das neue Unterrichtsfach „Politik"
- 1950 Umwandlung der Kranken- und Kinderkrankenpflegeschulen in „medizinische Fachschulen" mit Integration in das staatliche Bildungssystem. Die Ausbildungsuntergliederung erfolgt in Unter-, Mittel- und Oberstufenausbildung
- 1961 Eingliederung der medizinischen Fachschulen in das System der Berufsausbildung mit einer Ausbildungsdauer von 2,5 Jahren und dem Aufnahmealter von 16 Jahren mit dem Abschluß der 10. Klasse einer allgemeinbildenden Schule
- 1968 Auswahl von Ausbildungsstationen, in denen Lehrbeauftragte die Mentorenbetreuung der Examensschüler/-innen übernehmen
- 1973 erneute Eingliederung der Kranken- und Kinderkrankenpflegeausbildung an medizinische Fachschulen. Die Ausbildungsdauer betrug drei Jahre. Der theoretische Unterricht umfaßte 1900 Stunden und die praktische Ausbildung 2650 Stunden

Bis zur „Wende" gehörten das „Marxistisch-Leninistische Grundlagenstudium" und allgemeinbildende Unterrichtsfächer zur theoretischen Ausbildung.

1.2 Aufbau der Pflege am Ende des 20. Jahrhunderts

Viele Veränderungen in der Kinderkrankenpflege beruhen auf neuen Erkenntnissen der Natur- und Sozialwissenschaften. Die Wahrnehmung des Menschen stützt sich auf diese Erkenntnisse und ist deshalb einem ständigen Wandel unterworfen. Alle diese Veränderungen sind verbunden mit einem kulturellen Umschwung in unserer Gesellschaft. Aufgrund einer Flut von Erkenntnissen in der Pflege ist in den letzten Jahren das Gespräch über die **Pflegephilosophie** (Was ist Pflege?) wieder entstanden. Antonie Zerwer erwartete von Kinderkrankenpflegerinnen mütterliche Hände, Geduld, wahre Liebe, Verständnis für Kinder und deren Bedürfnisse, Beobachtung im Kleinen und Verantwortungsbewußtsein im Handeln. Die heutige Antwort auf die Frage „Was ist Pflege?" wäre, „den Menschen individuell und ganzheitlich sehen. Die Ermittlung der physischen, psychischen und sozialen Bedürfnisse des Menschen als Grundlage des Pflegeprozesses, die Beachtung der Würde des Kindes und seiner Angehörigen und das Recht auf Selbstbestimmung des Patienten im Gesamtgeschehen des „Betriebes Kinderkrankenhaus". Die gleichberechtigte Zusammenarbeit von allen Berufsgruppen. Das Aneignen von neuen Erkenntnissen der Pflegeforschung und der Pflegewissenschaft, um die Pflegequalität aufrechtzuerhalten. Die Pflege richtet sich auch nach ökonomischen und ökologischen Anforderungen, sie setzt ihre Arbeitskraft, Pflegematerial und finanzielle Mittel, sowie die Zeit effizient ein".

1.2.1 Der Pflegeprozeß

Der **Pflegeprozeß** (Prozeß: Erlaß, gerichtliche Entscheidung) ist die umfassende Beschreibung von der Tätigkeit der Pflege, dargestellt im „Pflegeprozeßmodell" der Weltgesundheitsorganisation (WHO) von 1977 (Abb. 1-5).

Das Pflegeprozeßmodell hat zum Ziel, auf geordnete Art und Weise den Patienten ganzheitlich zu erfassen und die pflegerische Betreuung danach auszurichten. Der Pflegeprozeß besteht aus verschiedenen, voneinander abhängigen Überlegungen, Entscheidungs- und Handlungsschritten. Das Ziel dieser Schritte ist, vorhandene Probleme zu lösen.

Charta für Kinder im Krankenhaus

Das Recht auf bestmögliche medizinische Behandlung ist ein fundamentales Recht, besonders für Kinder (UNESCO)

Das bedeutet:

1. Kinder sollen nur dann in ein Krankenhaus aufgenommen werden, wenn die Pflege, die sie benötigen, nicht ebensogut zu Hause oder in Tagespflege erfolgen kann.

2. Kinder im Krankenhaus haben das Recht, ihre Eltern oder eine andere Bezugsperson jederzeit bei sich zu haben.

3. Bei der Aufnahme eines Kindes ins Krankenhaus soll allen Eltern die Mitaufnahme angeboten werden, ihnen soll geholfen und sie sollen ermutigt werden, zu bleiben. Eltern sollen daraus keine zusätzlichen Kosten oder Einkommenseinbußen entstehen. Um an der Pflege ihres Kindes teilnehmen zu können, sollen Eltern über die Grundpflege und den Stationsalltag informiert werden. Ihre aktive Teilnahme daran soll unterstützt werden.

4. Kinder und Eltern haben das Recht, in angemessener Art ihrem Alter und ihrem Verständnis entsprechend informiert zu werden. Es sollen Maßnahmen ergriffen werden, um körperlichen und seelischen Streß zu mildern.

5. Kinder und Eltern haben das Recht, in alle Entscheidungen, die ihre Gesundheitsfürsorge betreffen, einbezogen zu werden.
   Jedes Kind soll vor unnötigen medizinischen Behandlungen und Untersuchungen geschützt werden.

6. Kinder sollen gemeinsam mit Kindern betreut werden, die von ihrer Entwicklung her ähnliche Bedürfnisse haben.
   Kinder sollen nicht in Erwachsenenstationen aufgenommen werden.
   Es soll keine Altersbegrenzung für Besucher von Kindern im Krankenhaus geben.

7. Kinder haben das Recht auf eine Umgebung, die ihrem Alter und ihrem Zustand entspricht, und die ihnen umfangreiche Möglichkeiten zum Spielen, zur Erholung und Schulbildung gibt.
   Die Umgebung soll für Kinder geplant, möbliert und mit Personal ausgestattet sein, das den Bedürfnissen von Kindern entspricht.

8. Kinder sollen von Personal betreut werden, das durch Ausbildung und Einfühlungsvermögen befähigt ist, auf die körperlichen, seelischen und entwicklungsbedingten Bedürfnisse von Kindern und ihren Familien einzugehen.

9. Die Kontinuität in der Pflege kranker Kinder soll durch ein Team sichergestellt sein.

10. Kinder sollen mit Takt und Verständnis behandelt werden, und ihre Intimsphäre soll jederzeit respektiert werden.

Verabschiedet durch die 1. Europäische „Kind im Krankenhaus" Konferenz, Leiden (NL), Mai 1988

Teilnehmende Länder und ihre Initiativen:
Belgien – Kind en Ziekenhuis, BR Deutschland – AKIK, Dänemark – NOBAB, Finnland – NOBAB, Frankreich – APACHE, Großbritannien – NAWCH, Island – NOBAB, Italien – ABIO, Niederlande – Kind en Ziekenhuis, Norwegen – NOBAB, Schweden – NOBAB, Schweiz – Kind und Krankenhaus.

Abb. 1-4 Charta für Kinder im Krankenhaus

Pflegeablauf		Kenntnisse und Mittel zur Ausführung

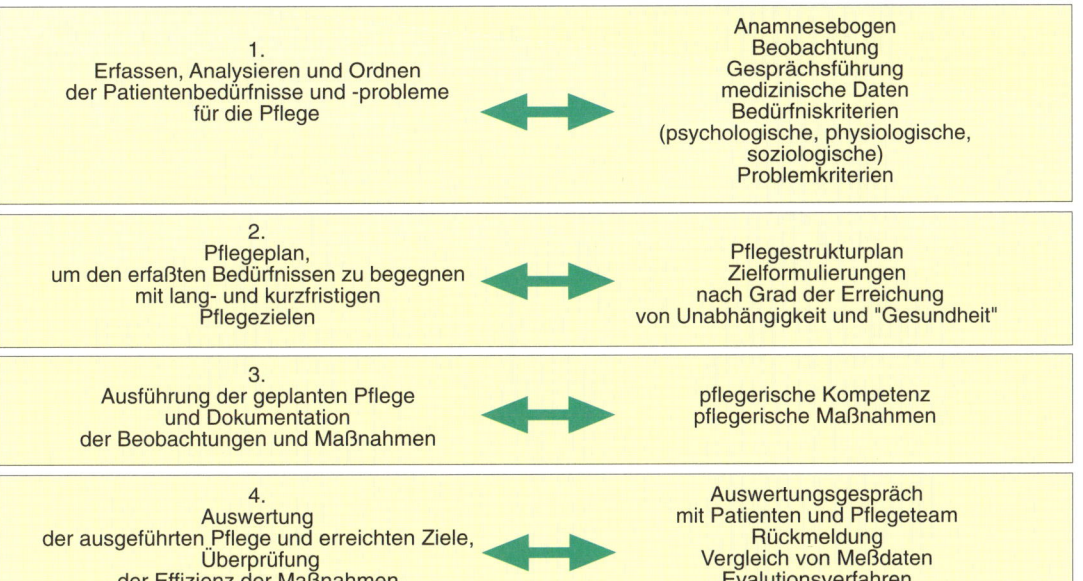

1. Erfassen, Analysieren und Ordnen der Patientenbedürfnisse und -probleme für die Pflege	⟷	Anamnesebogen Beobachtung Gesprächsführung medizinische Daten Bedürfniskriterien (psychologische, physiologische, soziologische) Problemkriterien
2. Pflegeplan, um den erfaßten Bedürfnissen zu begegnen mit lang- und kurzfristigen Pflegezielen	⟷	Pflegestrukturplan Zielformulierungen nach Grad der Erreichung von Unabhängigkeit und "Gesundheit"
3. Ausführung der geplanten Pflege und Dokumentation der Beobachtungen und Maßnahmen	⟷	pflegerische Kompetenz pflegerische Maßnahmen
4. Auswertung der ausgeführten Pflege und erreichten Ziele, Überprüfung der Effizienz der Maßnahmen	⟷	Auswertungsgespräch mit Patienten und Pflegeteam Rückmeldung Vergleich von Meßdaten Evalutionsverfahren zur Korrektur von Zielen und Strategien

Abb. 1-5 Pflegeprozeßmodell, modifiziert nach der WHO

Wenn Abweichungen vor- oder neue **Probleme** hinzukommen, werden zusätzliche Informationen gesammelt, die **Ziele** neu formuliert und die entsprechenden **Maßnahmen** den **Bedürfnissen** des Patienten und den notwendigen Erfordernissen angepaßt. Der Rahmen der Informationssammlung wird bestimmt durch die Pflegephilosophie der Pflegeperson und durch die Beziehungsebene zwischen Pflegeperson und dem kranken Kind und seinen Angehörigen. Die **Informationssammlung** zur Erstellung der **Pflegeanamnese** erfolgt durch das **Pflege-Erstgespräch** und soll individuell gestaltet werden. Checklisten, abgestimmt auf die Pflegephilosophie und das gewünschte Pflegemodell, erleichtern die Informationssammlung. Um der Pflegeplanung einen standardisierten Rahmen zu geben, der eine Evaluation (Auswertung) der Pflege ermöglicht, stehen verschiedene Pflegemodelle zur Verfügung. Die Auswahl richtet sich nach einem dem Pflegemodell zugrundeliegenden Menschenbild und den Erfordernissen des Patienten. Für dieses Lehrbuch haben wir uns für ein Pflegemodell der Lebensaktivitäten nach **Nancy Roper** entschieden, da dieses am häufigsten in der Praxis anwendbar ist. In der Rehabilitation und Langzeitpflege sind wir nach dem Pflegemodell von **Dorothea Orem**

vorgegangen, welches auf ein Gleichgewicht von Fähigkeiten und Anforderungen zur Selbstfürsorge ausgerichtet ist. Das Pflegemodell nach Dorothea Orem wird zu Beginn des Kapitels 23, Rehabilitation, beschrieben.

Nancy Roper suchte Eigenschaften, die allen Menschen gemeinsam, die beobachtbar und meßbar sind (Lebensaktivitäten). Einer der besten Wege, einen Menschen zu beobachten, ist nach Nancy Roper die Beobachtung seiner **Lebenaktivitäten** (LA). Sie unterteilte diese in:

– Schlafen
– Sich bewegen
– Sich sauberhalten und kleiden
– Essen und Trinken
– Ausscheiden
– Körpertemperatur regulieren
– Atmen
– Für eine sichere Umgebung sorgen
– Arbeiten und Spielen
– Kommunizieren
– Sich als Mann oder Frau fühlen
– Sterben

1.2.1.1 Pflegeprobleme und Ressourcen

Eine gute Möglichkeit, **Pflegeprobleme** und **Ressourcen** (vorhandene Fähigkeiten) zu er-

fassen, ist die Analyse der Pflegeanamnese (Checkliste), entsprechend des Pflegemodells. Dabei können der Grad der Einschränkung oder der Abhängigkeit festgestellt und das Pflegeproblem abgeleitet werden. Jedes Pflegeproblem ist kurz und knapp, exakt und spezifisch sowie objektiv zu formulieren. Es gibt:
- **aktuelle, tatsächliche Probleme**, die beobachtbar und meßbar sind
- **potentielle, mögliche Probleme**, die noch nicht aktuell, aber der Erfahrung nach möglich sind und durch prophylaktische Maßnahmen vermieden werden können
- **verdeckte, vermutbare Probleme**, die vom Verhalten des Patienten auf ein mögliches Problem hinweisen

Für eine bestmögliche Problemlösung sind auch die Ressourcen zu erfassen, die dem kranken Kind zum Heilungsprozeß oder zur Bewältigung seiner Lebenssituation zur Verfügung stehen. Man unterscheidet zwischen:
- **äußeren Ressourcen**, z.B. positivem Eltern-Kind-Kontakt, positiven Beziehungen zu Menschen, Interesse an der Umwelt
- **inneren Ressourcen**, z.B. Lebensmotivation und Lebensenergien (Hoffnung, Freude, Kreativität)

1.2.1.2 Pflegeziele

Pflegeziele müssen **realistisch**, **erreichbar** und **überprüfbar** sein. Sie werden in Fern- und Nahziele unterteilt. Das **Fernziel** bezieht sich meist auf die Rehabilitation oder die Entlassung des Patienten. Es beinhaltet Lebenshilfestrategien oder seelsorgerische Sterbehilfe. Die **Nahziele** erfassen kürzere Zeitintervalle. Dabei kann sich das Ziel auf die nächsten Stunden, den nächsten Tag oder die nächste Woche beziehen. Das Ziel soll:
- einen quantitativen oder qualitativen Hinweis enthalten
- ein Zeitelement aufweisen

1.2.1.3 Pflegemaßnahmen

Die Pflegemaßnahmen geben an, wodurch das Pflegeziel erreicht werden kann. Dabei müssen das **Wohlbefinden** und die **Selbständigkeit** des Patienten mitberücksichtigt werden. Damit der Patient seine Ruhepausen und seinen Schlaf erhält, muß eine Abstimmung mit den anderen Berufsgruppen erfolgen. Die Formulierung aller Maßnahmen soll präzise abgefaßt sein.

1.2.1.4 Pflegebericht

Die ausgeführte Pflege muß im Pflegebericht festgehalten werden. Des weiteren sind alle während der Pflege des Patienten beobachteten Veränderungen und neu auftretende Probleme und Ressourcen niederzuschreiben (dokumentieren).

1.2.1.5 Evaluation

Die **Evaluation** ist die Auswertung und Beurteilung des Pflegeergebnisses. Die Basis für die Auswertung der Pflege ist der Pflegebericht. Eine Korrektur des Pflegeplans ist angezeigt, wenn:
- sich das Befinden des Patienten verändert hat
- eine neue Situation eingetreten ist
- neue Einsichten gewonnen wurden

1.2.2 Kritik zu den Pflegemodellen

Durch die Aufteilung des Menschen in verschiedene „Funktionsbereiche" bei den Pflegemodellen besteht die Gefahr, daß die Einheit von Körper, Geist und Seele verlorengeht. Der Mensch entfernt sich von seinem Körper und beobachtet seine Fehlfunktionen die wieder funktionstüchtig gemacht (repariert) werden sollen. Die Vergegenwärtigung der Pflegephilosophie und die Kenntnisse der Grundbedürfnisse des Kindes (Kap. 6) helfen die ganzheitliche Sichtweise wiederherzustellen.

Literaturverzeichnis

Abermeth, H.-D.: Vom Nutzen der Pflegetheorien für die Praxis. In: „Die Diakonieschwester" (Beilage), Heft 7/8, 1988

Aly, G.: Aktion T4. Edition Hentrich, Berlin 1989

Arhelger, U.: Die Lebensaktivitäten des Kindes. Alete Schriftenreihe, München 1990/91

Aries, Ph.: Geschichte der Kindheit im Mittelalter. Deutscher Taschenbuch Verlag, München 1975

Arnold, K.: Kind und Gesellschaft in Mittelalter und Renaissance. F. Schöningh Verlag, Paderborn 1980

Bitz, F.: Kinder der Angst. Bouvier Verlag Herbert Grundmann, Bonn 1986

Bock, G.: Zwangssterilisationen im Nationalsozialismus. Westdeutscher Verlag, Opladen 1986

de Mause, L.: Hört ihr die Kinder weinen? Suhrkamp Verlag, Frankfurt am Main 1994

Fanconi, G.: Der Wandel der Medizin. Hans Huber Verlag, Stuttgart 1970

Fichtner V., M. Meier: Pflegeplanung. Eine Anleitung für die Praxis. Recom Verlag, Basel 1981

Henderson, V.: Grundregeln der Krankenpflege. Deutsche Schwesterngemeinschaft, Frankfurt am Main 1963

Juchli, L.: Krankenpflege (6. Aufl.). Georg Thieme Verlag, Stuttgart 1991

Klee, E.: Euthanasie im NS-Staat. Fischer Taschenbuchverlag, Frankfurt am Main 1993

Müller, U.: Krankenpflegprozeß (2. Aufl.). Recom Verlag, Basel 1986

Peiper, A.: Chronik der Kinderheilkunde (3. Aufl.). VEB, Georg Thieme Verlag, Leipzig 1958

Rutschky, K.: Deutsche Kinderchronik. Kiepenheuer & Witsch, Köln 1983

Schell, I.: Die Geschichte der Kinderpflege und der Kinderkrankenpflege. In: „Die Diakonieschwester", 65. Jg. (1965), Heft 7/8

Schmuhl, H. W.: Rassenhygiene, Nationalsozialismus, Euthanasie. Vandenhoeck & Ruprecht, Göttingen 1992

Shahar, S.: Kindheit im Mittelalter. Rowohlt Taschenbuch Verlag, Hamburg 1993

Steppe, H.: Krankenpflege im Nationalsozialismus. Mabuse-Verlag, Frankfurt am Main 1989

Stiller, S.: Unterrichtseinheit/Planung. Optiplan, Düsseldorf 1989

von Troschke, J.: Psychosoziale Aspekte von Gesundheit und Krankheit (4. Aufl.). Urban & Schwarzenberg, München 1974

Wegmann, H.: Antonie Zerwer. Ein Leben für Kinder. Edition Hentrich, Berlin 1992

– Gesundsein 2000. Wege und Vorschläge. Übertragung der Regionalstrategie „Gesundheit für alle bis zum Jahr 2000" der WHO auf die BRD. Berlin 1984

2 Pädagogisch-psychologische Grundlagen für den Umgang mit kranken Kindern und Beratung der Eltern

Hedwig Wegmann

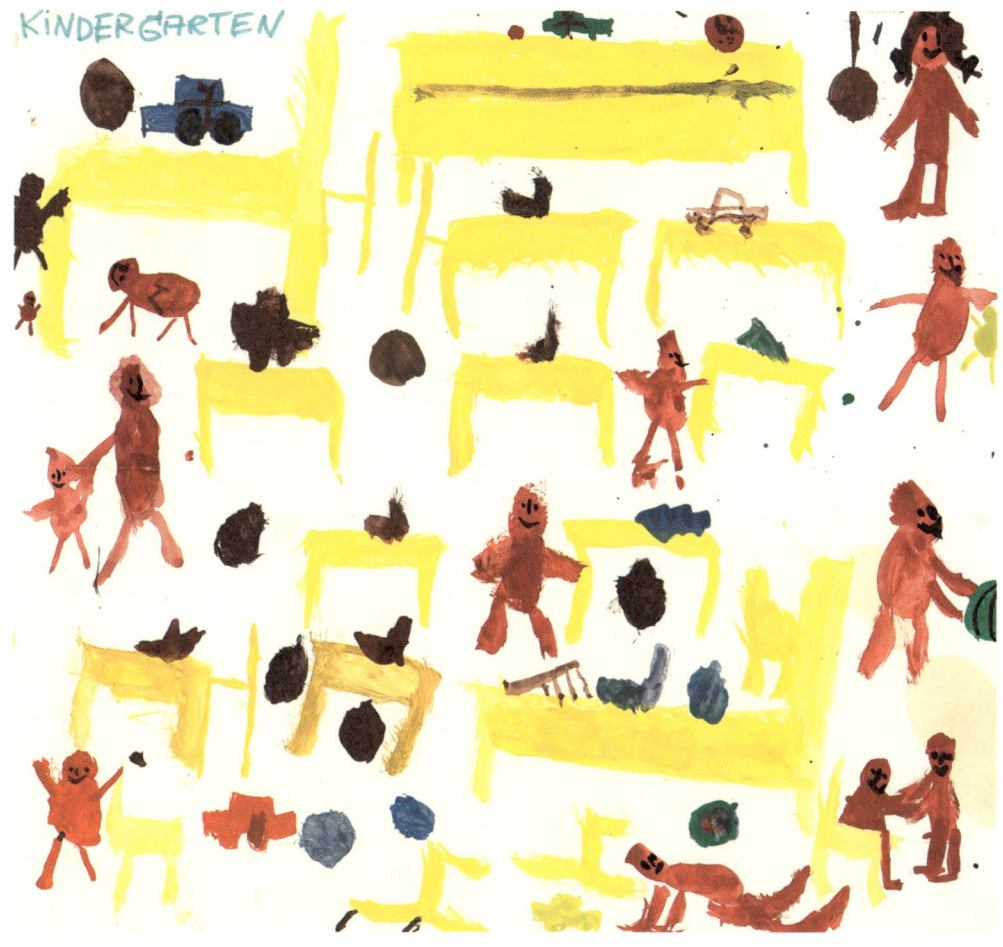

2.1   Reaktionen der Kinder auf einen
Krankenhausaufenthalt   18

2.2   Mutter und Kind im
Kinderkrankenhaus   19

2

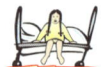

2.1 Reaktionen der Kinder auf einen Krankenhausaufenthalt

Bis vor 20 Jahren wurden kranke Kinder fürsorglich und stets nach den neuesten Erkenntnissen der Medizin betreut und gepflegt. Die Pflege war ausgerichtet nach **mentalen** (vernünftigen) **Erfordernissen**, die rational und analytisch begründet waren. Die Pflegemaßnahmen wurden linear aufgeteilt in Grundpflege, Behandlungspflege und spezielle Pflege. Durch die Erkenntnisse der humanistischen Psychologie in den 60er Jahren kam es zu durchschlagenden Veränderungen der menschlichen Werte, Normen, Rollenerwartungen, Lebensformen und von hierarchischen Strukturen. Im Vordergrund steht nun das kranke Kind mit seinen **physischen, psychischen** und **sozialen Bedürfnissen** und nicht in erster Linie die Diagnose seiner Erkrankung.

Der englische Kinderpsychologe **James Robertson** hat die von dem deutschen Kinderarzt **Rene Spitz** und dem amerikanischen Kinderpsychiater **James Bowlby** gewonnenen Erfahrungen über das Trennungstrauma (Angst vor der Trennung von der Bezugsperson) des hospitalisierten Kindes ab 1958 in England in Kinderkrankenhäusern praktisch umgesetzt.

Selbst liebevolle Zuwendung von seiten des Pflegepersonals kann den Schmerz über die **Trennung** von der **Bezugsperson** (Mutter, Vater, Großmutter etc.) manchmal nicht lindern und dem Bedürfnis des Kindes nach einer dauerhaften liebevollen Zuwendung nicht gerecht werden. Sogar die Anwesenheit einer ängstlichen Mutter wirkt sich in der Situation „Krankenhausaufenthalt" günstig für das Kind aus. Es hört die ihm vertraute Stimme, spürt die gewohnten Liebkosungen und nimmt den bekannten Geruch wahr. All dieses gibt ihm Sicherheit, Geborgenheit und Schutz in der ihm ungewohnten Umgebung und gegenüber unvertrauten Personen, die ihm auch Schmerzen bereiten. Besonders ängstlich sind Kinder vor dem Einschlafen und beim Aufwachen und benötigen hier die Anwesenheit ihrer Bezugsperson. Kinder im Alter zwischen zehn Monaten und fünf Jahren leiden am häufigsten unter der Trennung von ihrer Bezugsperson.

Die Trennungsreaktionen verlaufen in verschiedenen Phasen

- **Proteststadium**
Schreien als unüberhörbares Signal, die Mutter zurückzuholen.
- **Beginnende Depression**
Rückzug von der gewohnten Bezugsperson.
- **Manifeste Depression**
Äußerliche Anpassung ohne innerliche Beteiligung an die neuen Personen.
- **Hospitalismuserscheinungen**
Dazu gehört das rhythmische Hin- und Herbewegen bei längerdauerndem Krankenhausaufenthalt (Dauer richtet sich nach Alter und Vorerfahrungen des Kindes und nach dem Betreuungsangebot) mit Auftreten von neurotischen Symptomen (z.B. Nägelbeißen).
- **Aggressiver Protest**
Nach der Entlassung verhält sich das Kind aggressiv gegen die gewohnte Bezugsperson.
- **Regression**
Das Kind fällt in eine enge, anklammernde Beziehung zur Bezugsperson zurück (regressio: Zurückfallen auf frühere Entwicklungsstufen).
- **Allmähliche Stabilisierung und Normalisierung**
Nach einer gewissen Zeit stabilisiert und normalisiert sich das Verhalten, oder es entwickelt sich eine dauernde Fixierung an die Bezugsperson mit Störungen der Persönlichkeitsentwicklung.

Die Bemühungen James Robertsons um eine fortschreitende Humanisierung des Krankenhausaufenthaltes für Kinder führten zu täglichen Besuchszeiten und zur Mitaufnahme von Müttern (Rooming-in). In Deutschland gingen die ersten Bestrebungen zur Liberalisierung von Besuchszeiten und zum **Rooming-in**, wie in England, von kinderpsychologischer Initiative, besonders durch **Gerd Biermann**, aus. Ende der 60er Jahre bewegten die Angst des Kindes vor der Trennung von seiner Bezugsperson und sein Bedürfnis nach Zuwendung und Vertrautheit auch die Ärzteschaft, die Pflegepersonen und betroffene Eltern. 1970 war das Gründungsjahr des **Aktionskomitees Kind im Krankenhaus**, AKIK. Das Thema wurde auch Gegenstand zahlreicher Tagungen, auf denen die psychologischen Grundlagen besprochen und über die eventuellen Schwierigkeiten bei der praktischen Durchsetzung von Rooming-in und Lockerung der Besuchszeiten diskutiert wurden. Besondere Bedeutung erhielten die

„Harlachinger Symposien" von 1978 und 1981 unter der Leitung des Kinderarztes **Klaus-Dieter Tymper**.

2.2 Mutter und Kind im Kinderkrankenhaus

Auch wenn die Bezugsperson sich entschlossen hat, im Krankenhaus das kranke Kind zu betreuen, bleibt für den Patienten die Umgebung fremd und unnatürlich. Das Kind hat aber die Möglichkeit, bereits gelernte Fähigkeiten, wenn es die Erkrankung erlaubt, nicht wieder aufgeben zu müssen, da die Bezugsperson diese Fähigkeiten bis in Einzelheiten kennt und seine Selbständigkeit fördern kann. Auch reagiert das Kind seine Gefühle eher bei einer gewohnten Person ab und ist somit ruhiger und ausgeglichener. Das Kind fühlt sich sicher und geschützt vor den vielen fremden Personen, die ihm manchmal Schmerzen zufügen. Gemeinsam mit seiner Bezugsperson kann es auch leichter die Einengung seines Lebensraumes und die eventuellen Einschränkung seiner Bewegung verkraften.

Eine wesentliche Rolle spielt die **Vorbereitung** auf den Krankenhausaufenthalt. Durch die **altersgemäße Information** (Mal- und Bilderbücher, Spielzeug-Arztkoffer) über die Ausstattung des Krankenhauses und über Handlungsabläufe entsteht weniger Angst. Ein **Besuch** in der **Klinik** und auf der Kinderstation ermöglicht ein Einfühlen in die dortige Atmosphäre. Dies ist für das Kind und für die Bezugsperson sehr sinnvoll.

Die **Mitaufnahme** stellt für die begleitende Person häufig ein großes Problem dar. Der ganztägige Aufenthalt auf der Station, ohne die Möglichkeit, sich einmal zurückziehen zu können, bedeutet für die besorgte und „miterkrankte" Bezugsperson eine beträchtliche psychische Belastung. Sie ist durch innere und äußere Bedrohungen in ihrem **emotionalen Gleichgewicht** gestört und in ihrer sozialen Rolle den übrigen Familienmitgliedern gegenüber verunsichert. Daneben muß sie sich der neuen Umgebung und der neuen Situation anpassen und sich evtl. mit der latenten Bedrohung des Lebens oder mit dem Sterben auseinandersetzen. Das Pflegepersonal erwartet von der Bezugsperson, daß sie sich um die Körperpflege, um Spiel und Beschäftigung und um die liebevolle Zuwendung zum kranken Kind kümmert. Bei der Aufstellung der Pflegeplanung ist jedoch zu überlegen, ob die Bezugsperson dies in der jeweiligen Situation selbständig und ohne Anleitung ausführen kann oder Hilfe benötigt. In jeder Situation ist die Bezugsperson über die geplante Pflege zu informieren. Die Vorgehensweise bei den Pflegehandlungen sind ihr zu nennen und evtl. mit ihr abzusprechen. Wenn die Bezugsperson zusätzlich pflegerische Aufgaben übernehmen soll, müssen ihr das **Ziel** und der **Inhalt** dieser Handlungen genannt und **begründet** werden. Bei der Anleitung des Pflegeablaufes sind ihre individuellen und umweltbezogenen Erfahrungen in diesem Bereich mit zu berücksichtigen. Es ist aber zu vermeiden, daß die Bezugsperson als „Hilfskraft" eingesetzt wird. Die Zeit, die durch die Übernahme der Pflege des Kindes durch die Bezugsperson entsteht, ist für die **Gespräche** mit der Bezugsperson zu nutzen, in denen Beobachtungen am Kind weitergegeben, besprochen und dokumentiert werden. In diesen Gesprächen hat die Bezugsperson auch Zeit, sich Informationen einzuholen und über ihre Ängste und Eindrücke mit ihrer Umgebung zu sprechen. Die Pflegeperson kann in der **entspannten Gesprächssituation** den Kontakt zum Kind weiterführen und vertiefen. Auf dieser Basis fühlen sich alle Beteiligten wahrgenommen und in ihrer Situation akzeptiert. So kann das kranke Kind seinen Krankenhausaufenthalt mit nur geringer Belastung überstehen.

Literaturverzeichnis

Biermann, G., R. Biermann: Gabi geht ins Krankenhaus. Ernst Reinhardt-Verlag, München–Basel 1973

Biermann, G.: Mutter und Kind im Krankenhaus. Ernst Reinhardt-Verlag, München–Basel 1978

Biermann, G.: Das kranke Kind und seine Umwelt. Ernst Reinhardt-Verlag, München–Basel 1982

Brüder, L. (Hrsg.): Belastende Lebenssituationen. Juventa Verlag, Weinheim und München 1988

Friedrich H., E. Mönkeberg-Tun, Rachel, B.: Familie und Kinderkrankenhaus, Bd. 134, Schriftenreihe des Bundesministers für Jugend, Familie und Gesundheit. Verlag W. Kohlhammer, Stuttgart 1983

Hertl, M.: Eltern-Begleiter bei stationärer Mitaufnahme im Kinderkrankenhaus. Alete wissenschaftlicher Dienst, München 1995

2

Hopf, H.H.: Unser krankes Kind. Besser Verstehen – einfühlsamer helfen. Rowohlt Verlag GmbH, Reinbek 1982

Janosch: Ich mache dich gesund sagte der Bär. Diogenes, Zürich 1985

Jugendwerk der Deutschen Shell (Hrsg.): Das unfallgeschädigte Kind und seine Eltern – Eltern werden Co-Therapeuten. Hamburg 1980

Maymann, U., R. Zerfaß: Kranke Kinder begleiten. Herder Verlag, Freiburg im Breisgau 1981

Mussen, P.H., J.J. Conge, Kagan, J.: Lehrbuch der Kinderpsychologie. Klett Verlag, Stuttgart 1976

Plank, E.N.: Hilfen für Kinder im Krankenhaus. Ernst Reinhardt-Verlag, München und Basel 1973

Robertson, J.: Kinder im Krankenhaus. Ernst Reinhardt-Verlag, München und Basel 1974

Ströder, J.: Unser Kind ist krank – was tun? Herder Verlag, Freiburg im Breisgau 1981

Veeneklaas, G.-M.-H., J.I.G Obee, v.d. Kloot Meijburg, W. J: Kind im Krankenhaus. Georg Thieme Verlag, Stuttgart 1975

Weber, A., J. Blass: Elisabeth wird gesund. Herder Verlag, Freiburg im Breisgau 1978

Wienhues, J.: Das Kind im Krankenhaus. Rehabilitationsverlag, Bonn 1982

3 Ausländische Kinder im Krankenhaus

Hedwig Wegmann

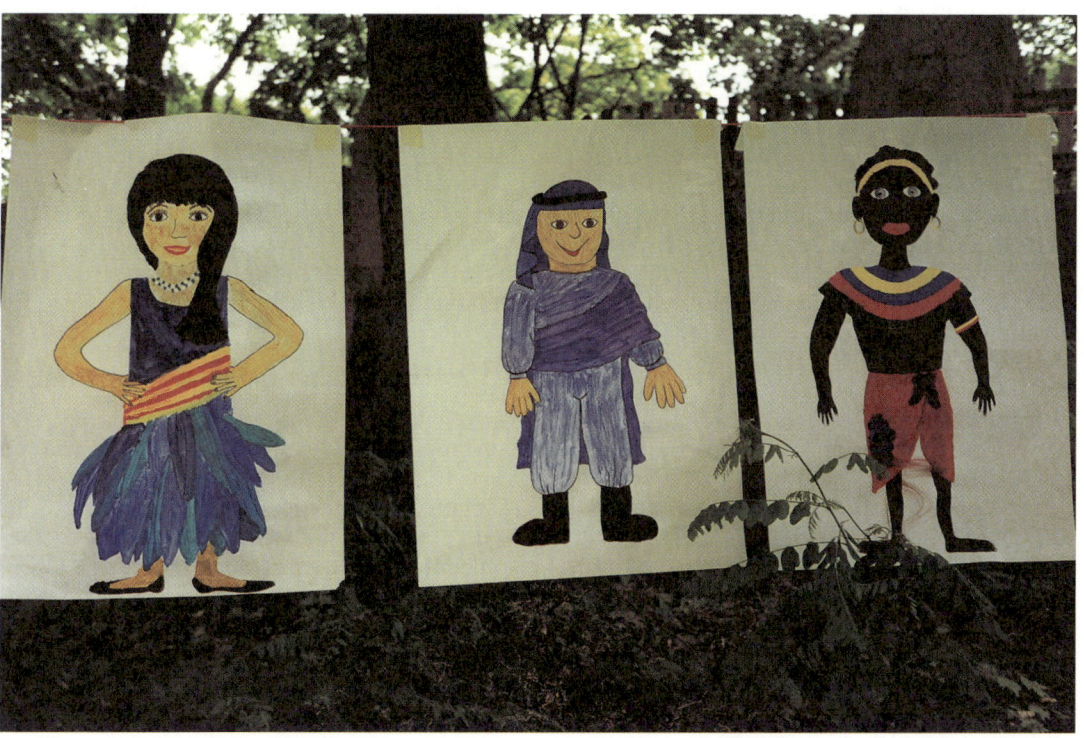

3.1	**Situationsanalyse**	22	3.1.3 Ausländische Kinderkranken-
3.1.1	Sprachunterschiede	22	schwestern und -pfleger im Kinder-
3.1.2	Hierarchie innerhalb der		krankenhaus 23
	Familie	22	3.1.4 Kranke Kinder im Asylverfahren . . . 23

3

3.1 Situations-analyse

Seit Beginn der 70er Jahre sind zahlreiche Ver-öffentlichungen zur Situation von Kindern und ihrer Angehörigen im Kinderkranken-haus erschienen. Das Interesse konzentrierte sich auf die körperlichen, die seelischen und die geistigen Bedürfnisse der ausländischen Kinder. Zum besseren Verständnis der Situa-tion wurden Vergleiche zu den Bedingungen der Krankenhausaufnahme in den Heimat-ländern und in den Gastländern angestellt. Gleichzeitig wurden die Sozialisationsbedin-gungen in den entsprechenden Heimatlän-dern und der soziokulturelle (die soziale Gruppe und ihr kulturelles Wertesystem) Hin-tergrund der Elterngenerationen beleuchtet. Der Großteil der Veröffentlichungen konzen-trierte sich auf die Situation türkischer Kinder, da diese die größte Gruppe der ausländischen Kinder stellten und heute noch stellen.

Das **unterschiedliche Gesundheits- und Krankheitsverständnis**, Vorurteile und Stig-matisierung (stigma: Zeichen, Brandmal) be-dingen ein tiefes Unverständnis zwischen kranken Kindern, Angehörigen und Pflege-personen aus unterschiedlichen Kulturen. Die Folge dieser Mißverständnisse ist ein verzö-gerter Genesungsprozeß. Die Auseinander-setzung mit den Problemen, die ein Kranken-hausaufenthalt nach wie vor für ausländische kranke Kinder mit sich bringt, hilft die Scheu vor dem Anderssein, dem Fremden abzubau-en und die Schwellenangst zu überwinden. Ein „Sich-verstanden-Fühlen" ermöglicht eine gute Zusammenarbeit, Wohlbefinden und eine schnellere Gesundung.

3.1.1 Sprachunterschiede

Die Hilflosigkeit, sich nicht sprachlich ver-ständigen und auseinandersetzen zu können, erzeugt Abhängigkeiten aller Beteiligten. Um Informationen für die Anamnese zu erhalten, das Befinden des kranken Kindes zu kennen, Spiel und Beschäftigung zu ermöglichen, Pfle-gemaßnahmen und Behandlung zu erklären und vorzunehmen, gibt es in den Kinderklini-ken folgende Möglichkeiten:
– Anamnesebogen für ausländische Kinder in Deutschland und deutsche Kinder im Aus-land in zwölf Sprachen
– Einsatz von Sprachmittlern (Dolmetscher)

– Einsatz von Geschwistern, Verwandten als Sprachmittler
– Einsatz von ausländischem Krankenhaus-personal als Sprachmittler, wobei hier der Datenschutz zu bedenken ist
– Einsatz von ausländischem Pflegepersonal, Ärzten und Ärztinnen als Sprachmittler
– Sprachkurse als Angebot des Arbeitgebers

Ein schnelles Kennenlernen der Inhalte der Krankenbetreuung (Hygiene, Ernährung, Eß-gewohnheiten, Geburtshilfe, geschlechtsge-bundene Betreuung) und Sterberitus einer Re-ligion ermöglichen Broschüren der jeweiligen Religionsgemeinschaften oder das Büro der/des Ausländerbeauftragten. Eine Verlet-zung der Religionsvorschriften hat für uns nicht immer nachvollziehbare Folgen für die psychische Verfassung der Angehörigen von kranken Kindern und deren Umgang mit ihnen. Häufig vergessen die Pflegenden das Schamgefühl bei den Pflegemaßnahmen zu beachten und berücksichtigen nicht die not-wendige Ruhe beim Beten.

3.1.2 Hierarchie innerhalb der Familie

Allgemein geht die deutsche Gesellschaft da-von aus, daß ein wesentliches Kennzeichen ausländischer Familien, insbesondere der tür-kischen, ihre patriarchalische Struktur ist. Das heißt, es besteht eine Hierarchie nach Ge-schlecht und Alter, in der Frauen und Mäd-chen eine untergeordnete, eigene Rangposi-tion zugewiesen wird. Es ist aber in jedem Fall davon auszugehen, daß die Familienstruktur durch den Migrationsprozeß Veränderungen und Differenzierungen unterworfen ist.

Als Einflußfaktoren sind hier vor allem zu nennen:
– zeitlich unterschiedliche Einreise der ein-zelnen Familienmitglieder
– Berufstätigkeit der Frau
– Aufenthaltsdauer
– Grad der Religiosität
– Wohnumfeld

Wesentlich für alle Familienmitglieder, Ver-wandten und Freunde ist es, die Liebe, das Mitgefühl und die Unterstützung dem kran-ken Kind und seinen Angehörigen zu zeigen. Dies geschieht durch die häufige Anwesenheit am Krankenbett. Deshalb haben ausländische Patienten immer sehr viele Besucher. Hier sind Information über die Bedeutung von Ruhe im Gesundungsprozeß und viel Ver-ständnis der Pflegepersonen wichtig.

Seit den 80er Jahren schwächte sich die Scheu vor dem Fremden, dem Fremdsein, durch Informationen über unterschiedliche Kulturen, durch Kenntnisse über bestehende Normen und Werte ab. Ein Generationswechsel ist vollzogen, eine Gewöhnung an den anderen eingetreten. Die Sprachunterschiede entfallen meist bei den kranken Kindern, die in Deutschland geboren wurden. Bei den Angehörigen, insbesondere bei den Müttern, spielen Sprachprobleme noch eine Rolle.

Ausländische Kinder erkranken häufiger als deutsche Kinder an Erkrankungen der Atemwege und des Magen-Darm-Traktes und erleiden häufiger Unfälle. Die Ursachen liegen meist in der Fehlanpassung an die Witterungsverhältnisse, in den oft schlechten Wohn- und Spielmöglichkeiten, in Umstellungsproblemen bei der Ernährung sowie in mangelnder Streßbewältigung durch eine fremde und andersartige Umgebung. Aufgrund von Sprachschwierigkeiten werden die ausländische Mutter und der ausländische Vater im Kinderkrankenhaus manchmal nicht gefragt, ob sie die Pflege ihres Kindes übernehmen wollen. In der Anleitung zur Pflege ihres Kindes fühlt sich die ausländische Mutter in ihrer Mutterrolle verletzt. Sie empfindet die Anleitung als Versagen bei ihrer natürlichen Aufgabe als Frau und Mutter.

3.1.3 Ausländische Kinderkrankenschwestern und -pfleger im Kinderkrankenhaus

Ausländische Frauen und Männer, die in Deutschland die Kinderkrankenpflege erlernt haben, gehören zur zweiten Migrantengeneration. Ihre Sozialisation besteht in der Annahme von Normen und Werten des Heimatlandes und den in der Bundesrepublik Deutschland vorherrschenden Orientierungen. Vermittelt wurden diese unterschiedlichen Orientierungen durch ihre (ausländischen) Eltern, deren Erziehungsverhalten und durch außerfamiliäre Einflüsse, wie Kindergarten, Schule und Ausbildungsstätte. Eine bikulturelle Identität ist Voraussetzung, um in anderen Kulturen handlungsfähig zu sein. Ausländische Frauen und Männer in der Kinderkrankenpflege haben (oft) keine Vorbilder, an denen sie sich orientieren könnten. Daher sind sie Verunsicherungen ausgesetzt, wenn es darum geht, zu unterscheiden, welches

Verhalten für ihre Situation angemessen ist. Die Folge davon sind ambivalente Einstellungen gegenüber Werten und Normen und das Gefühl selber nicht mehr zu wissen, was denn „nun" richtig ist. Die Auswegslosigkeit dieser Situationen führt häufig zu Resignation und psychosomatischen Beschwerden.

Die türkische Kinderkrankenschwester ist für das türkische kranke Kind „Abla", die große Schwester, an die es sich stets wenden kann, die für es sorgt. Der türkische Kinderkrankenpfleger ist „Abi", der große Bruder. Von besonderer Bedeutung sind „Abla" und „Abi" während der Pubertät, wo die Gespräche dann auch in der Heimatsprache geführt werden.

3.1.4 Kranke Kinder im Asylverfahren

Kranke Kinder und ihre Familien während des Asylverfahrens können zusätzlich zu ihrer Krankheit noch unter den Folgen der Flucht aus dem Heimatland leiden. Aus diesem Grund erkranken diese Kinder auch häufiger als Kinder ohne den lebensbedrohlichen psychischen Streß. Später kann die Ungewißheit über die Aufenthaltsgenehmigung den Genesungsprozeß erschweren. Da die Familien keine Möglichkeit hatten, sich auf die Kultur des Asyllandes vorzubereiten, sind sie in allen Aktivitäten des täglichen Lebens verunsichert. Im Beziehungsprozeß ist deshalb eine besonders liebevolle und geduldige Zuwendung erforderlich. Um Verunsicherungen und Ängsten vorzubeugen, müssen Handlungsabläufe von Pflegemaßnahmen über Mimik und Gestik sowie durch Zeigen von Gegenständen verdeutlicht werden. Alle Erklärungen sind deutlich zu benennen, damit das kranke Kind und seine Angehörigen die Sprache des Asyllandes lernen.

Literaturverzeichnis

Arbeiterwohlfahrt Bezirksverband Mittelrhein (Hrsg.): Der kleine Dilek wird krank. Beratungshilfe für türkische Eltern und ihre Kinder, Köln 1985

Collatz, J.: Gesundheit für Alle. Die medizinischen Versorgung türkischer Familien in der Bundesrepublik. Hamburg 1985

Diakonisches Werk, Württemberg (Hrsg.): Ausländische Patienten. Informationen für Mitarbeiter im Krankenhaus, Stuttgart

Riesner, S.: Junge türkische Frauen in der Bundesrepublik Deutschland. Frankfurt/M. 1995

4 Das akut kranke und das chronisch kranke Kind

Hedwig Wegmann

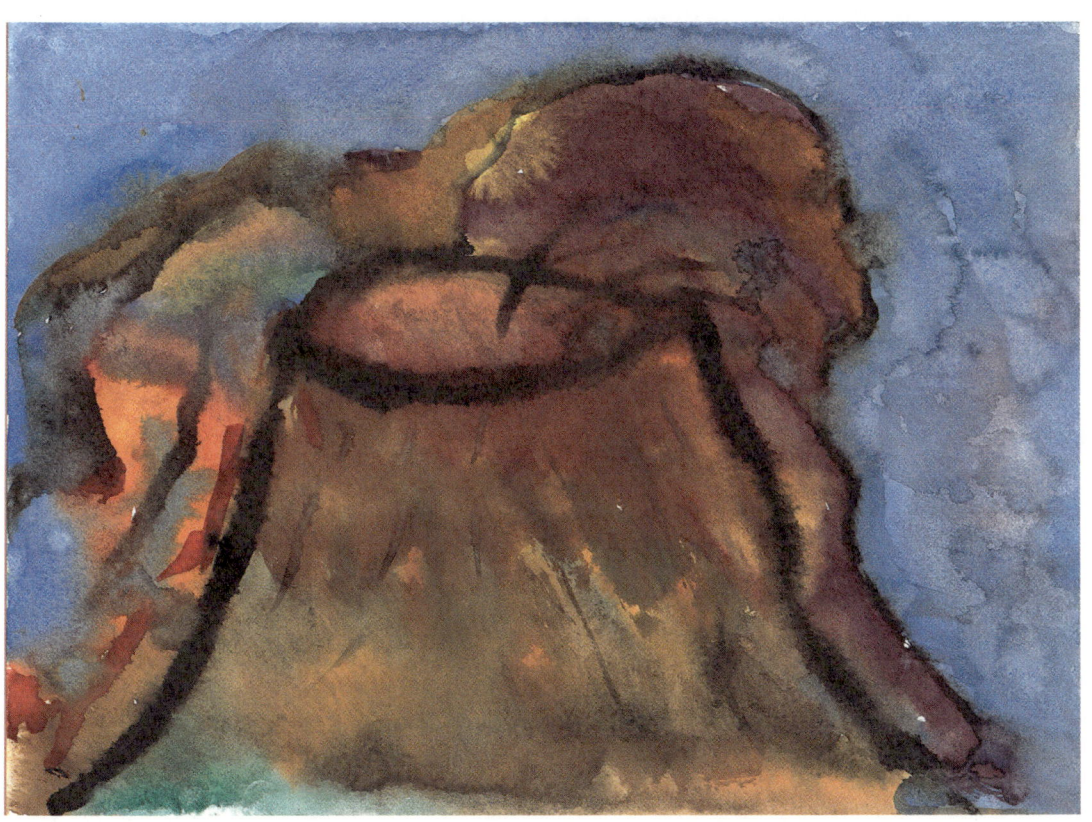

4.1   Das akut kranke Kind 26

4.2   Das chronisch kranke Kind 26

4.3   Situation der Familie mit einem behinderten Kind 27

Der Krankenhausaufenthalt stellt für Kinder, insbesondere für Kleinkinder, eine seelische Belastung dar. Deshalb werden kranke Kinder nur in ernsten Situationen stationär aufgenommen und die Liegedauer so kurz wie möglich gehalten.

4.1 Das akut kranke Kind

Akuterkrankungen (akut: plötzlich auftretend, schnell verlaufend) sind für Kinder **Ausnahmesituationen** in bezug auf ihre Erziehung, auf das Verhalten der Erwachsenen und der anderen Kinder, in dem, was ihnen erlaubt ist und was von ihnen erwartet wird. Das akut kranke Kind leidet nicht so sehr unter der Krankheit, als unter den emotionalen Folgen, die ein Krankenhausaufenthalt mit sich bringt. Die Krankenhauseinweisung wird oft als Entzug von emotionaler Zuwendung erlebt. In manchen Familien ist es üblich, Essenseinschränkungen, Entzug der Liebkosungen oder beschränkte Bewegungsmöglichkeiten als Erziehungsmittel und Strafe für Ungehorsam einzusetzen. Hier läßt sich ausmalen, daß ein Kleinkind, das noch nicht zwischen Krankheit und geplanter Erziehungsmaßnahme unterscheiden kann, die Krankheitsfolgen als Bestrafung erlebt. Diese Kinder erfinden Gründe für die **empfundene Strafe**, leisten Abbitte, wollen wieder „lieb sein". Sie verstehen nicht, warum dies die Eltern nicht besänftigt, sondern sie gefühlsmäßig eher noch mehr durcheinander bringt. Wenn ein Kind erkrankt, ist die ganze Familie „mitkrank". Die **Unsicherheit** der Eltern überträgt sich auf das kranke Kind, was zu einer Störung seiner inneren Ruhe und Harmonie führt. Diese psychosoziale Unsicherheit hat einen nicht geringen Einfluß auf den Behandlungs- und Heilungsprozeß des Kindes. Manchmal fühlen sich kranke Kinder auch ungerecht behandelt. Das Kind fragt sich, warum seine Eltern es nicht von den Schmerzen befreien, sie haben es doch sonst immer beschützt und dafür gesorgt, daß ihm nichts weh tut. In diese Ratlosigkeit mischen sich **Zorn** und **Enttäuschung** darüber, daß die Eltern ihm nicht helfen. Die Kinder reagieren mit **Rachegefühlen**, ziehen sich in sich zurück, reden nicht viel und weisen jede Annäherung schroff zurück.

Durch Unsicherheit, Ängste, Ärger gehen neuerworbene und noch nicht fest verankerte Ich-Fähigkeiten unter Umständen zuerst verloren. Die Regressionserscheinungen (regressio: Zurückfallen auf frühere Entwicklungsstufen) hängen direkt von der oft unnötigen und von außen erzwungenen Passivität und dem Fürsorgeverhalten der Pflegepersonen ab. Kranksein wird als allmählicher Ausnahmezustand aufgefaßt, den das Kind erstmal erlernen muß.

Deshalb gilt bei akut kranken Kindern immer:
– aufrichtige Information mindert Unsicherheit
– Bezugsperson schenkt Geborgenheit
– Selbständigkeit ermöglicht Unabhängigkeit
– Aktivität vermeidet Regression
– Spiel, Beschäftigung und Bewegung helfen soziale Beziehungen zu knüpfen, bringen Spaß, Freude und führen zu Leistungen

4.2 Das chronisch kranke Kind

Als chronisch (chronische Krankheit: sich langsam entwickelnde und langdauernde Krankheit) krank gilt ein Kind, wenn es aus den gleichen Ursachen immer wieder erkrankt oder wenn die Grunderkrankung nur teilweise oder gar nicht medizinisch kontrolliert werden kann. Für das Kind bedeutet dies, daß die Krankheit nicht ein seltener Ausnahmezustand, sondern der **Normalzustand** ist. Da die Übergänge zwischen chronischer Krankheit und Behinderung fließend sind, wird in der medizinischen Literatur keine scharfe Unterscheidung getroffen. Von Bedeutung ist der Unterschied zwischen den Erkrankungen oder Schäden, die angeboren oder in früher Kindheit schon erworben sind, und solchen, die erst auftreten, wenn die Ich-Entwicklung des Kindes schon fortgeschritten ist. Kinder nehmen ihr Anderssein bis zur Pubertät vielfach nicht wahr, sondern leiden in erster Linie unter den für sie unverständlichen Reaktionen der Umwelt. Erkrankungen in späterer Kindheit treten für dieses Kind von außen hinzu und werden meist erst nach längerer Zeit in das **Selbst-Konzept** (Bild des eigenen Ichs) übernommen. Die älteren Kinder versuchen oft die krankheitsbedingten Minderleistungen durch andere Leistungen (z.B. schulische Leistungen) zu kompensieren.

4.3 Situation der Familie mit einem behinderten Kind

Die Aussage „Ihr Kind ist behindert" bedeutet für die Eltern eine große Herausforderung, die sie an die Grenzen ihrer seelischen und körperlichen Belastungen führt. Mitunter kommt es soweit, daß die Störung des Kindes zur „Behinderung" der gesamten Familie wird.

Die Problemverarbeitung von Angehörigen behinderter Kinder läuft in verschiedenen Stufen ab, die oft nicht aufeinanderfolgen, sondern spiralförmig verlaufen.

Die Stufen und Handlungen der Verarbeitung

- Stufe der Verleugnung der Krankheit, der Behinderung
- Stufe der depressiv-passiven Verarbeitung
- Stufe der aggressiven Verarbeitung
- Versuch, das Problem durch besonderes Leistungsstreben bewältigen zu wollen
- Entwicklung von Ritualisierungsformen beim Ausüben von heilpädagogischen Maßnahmen (Versuch, schmerzliche Empfindungen zu verdrängen)

Die **Geschwister** des chronisch kranken Kindes fühlen sich häufig in der Zuwendung ihrer Eltern vernachlässigt. Durch **Leistungslücken** oder **ausgedachte Krankheitszeichen** versuchen sie, die Aufmerksamkeit ihrer Eltern wiederzugewinnen. Nicht selten wirken sich dabei **unbewußte** (verdrängte) **Aggressionen** gegen das chronisch kranke Kind oder gegen die Eltern aus. Dies ist häufig bei kleineren Kindern, denen die Probleme nicht erklärt werden können, zu beobachten.

Das chronisch kranke Kind ist normalerweise meist mit nichtbehinderten Menschen zusammen. **Integration** bedeutet somit für das Kind Schonraum und zugleich Aufforderung, Kräfte zu entwickeln, die unter anderen Um-ständen weniger zur Ausbildung kommen. Für die „Gesunden" bedeutet die Integration von chronisch kranken Kindern eine Auseinandersetzung mit der menschlichen Gesellschaft.

Die Betreuung und Pflege von chronisch kranken Kindern im Kinderkrankenhaus sollte so organisiert und vorgenommen werden, daß sie die **Selbständigkeit** des Kindes **fördert** und **unterstützt**. Eine „Überfürsorge" aus Hilflosigkeit oder aus Zeitdruck heraus hat zur Folge, daß das Kind in seiner Lebensgestaltung (ATL) abhängig wird und langsam aber sicher in eine „erzwungene Regression" fällt. Ernstgenommene Hilfe setzt Wissen und Verstehen voraus. Die geschieht über die **Pflegeanamnese**, durch aufmerksames **Beobachten** und **Einfühlen** in Körpersignale. Die Behandlung, Pflege und Begleitung des chronisch kranken Kindes wird von einem **interdisziplinären Team** übernommen, in dem Personen mit verschiedenen Ausbildungsgängen und unterschiedlichen Berufserfahrungen zusammenarbeiten. Die Kooperation der einzelnen Mitglieder des Teams ist für die Effizienz der Lebensgestaltung und für das Wohlbefinden des Kindes ein wichtiges Kriterium.

Literaturverzeichnis

Angermeyer, M.C., O.Döhner (Hrsg.): Chronisch kranke Kinder und Jugendliche in der Familie. Ferdinand Enke Verlag, Stuttgart 1981

Hertl, M.: Kinderheilkunde und Kinderkrankenpflege für Schwestern, (7.Aufl.). Georg Thieme Verlag, Stuttgart 1989

Juhn, G.: Kinder die anders sind. VEB Verlag Volk und Gesundheit, Berlin 1989

Maymann, U., R.Zerfaß: Kranke Kinder begleiten.Verlag Herder, Freiburg im Breisgau 1981

Wienhues, J.: Das Kind im Krankenhaus. Rehabilitationsverlag, Bonn 1982

5 Bewegungsinteraktion – entwicklungsfördernder Umgang mit Säuglingen, Kleinkindern und Kindern mit Behinderungen

Ina Citron

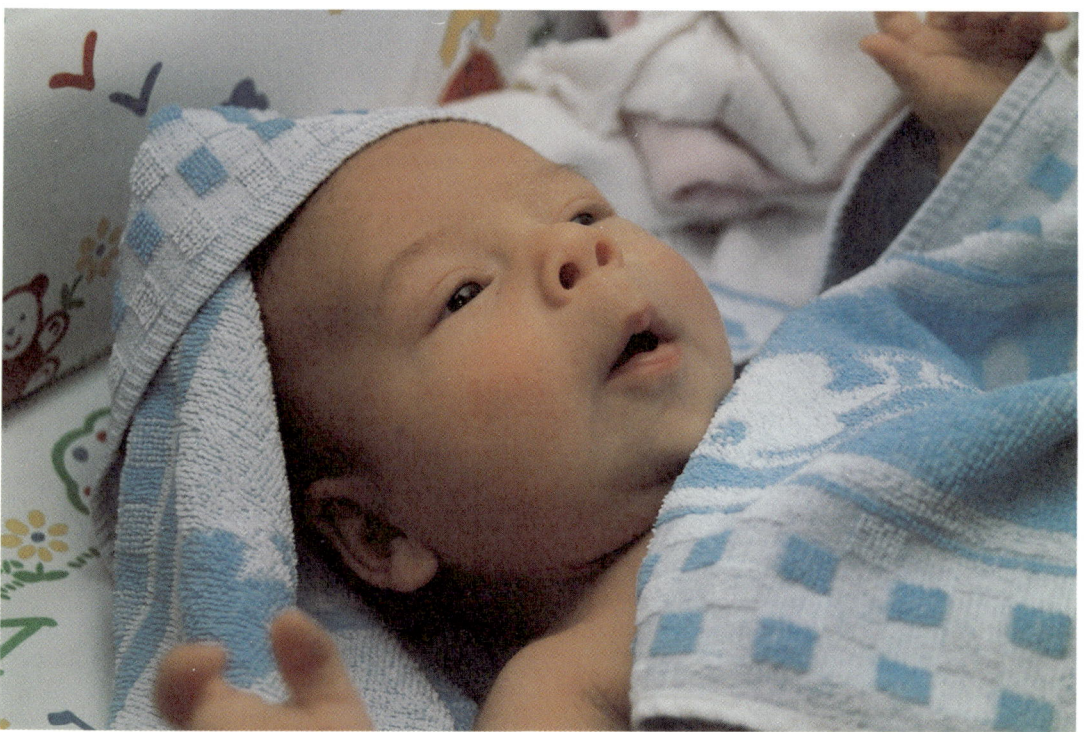

5.1	**Soziale Beziehungen als Faktor der kindlichen Entwicklung**	30
5.1.1	Frühe Eltern-Kind-Interaktion	30
5.1.2	Die vier Entwicklungsstufen der frühen Interaktion nach Brazelton .	31
5.2	**Kinästhetik**	32
5.2.1	Entwicklungsfördernde Bewegungsinteraktionen	32

5.2.2	Die Themenbereiche der Kinästhetik	33
5.2.2.1	Interaktion	33
5.2.2.2	Funktionale Anatomie	34
5.2.2.3	Menschliche Bewegung	36
5.2.2.4	Menschliche Funktion	38
5.2.2.5	Anstrengung als Kommunikationsmittel	39
5.2.3	Kinderkrankenpflege und Kinästhetik	40

5.1 Soziale Beziehungen als Faktor der kindlichen Entwicklung

Die Bedeutung **sozialer Beziehungen** für die Entwicklung von Säuglingen, Kleinkindern und Kindern mit Behinderungen (zur Lesbarkeit des Textes steht „Kind" immer für Säugling, Kleinkind oder Kind mit Behinderung im vergleichbaren motorischen, emotionalen und/oder kognitiven Entwicklungsstand) wird in der Kinderklinik wesentlich weniger beachtet als die Notwendigkeit der Körperpflege, Ernährung und medizinischen Versorgung.

Die **menschliche Entwicklung** in den ersten Lebensmonaten wird oft mit einem genetisch bestimmten, vegetativen Wachstum gleichgesetzt, durch welches das Kind verschiedene Entwicklungsstufen erreicht. Die Beobachtung und Untersuchung des von seiner Mutter oder seinen Eltern getrennten jungen Säuglings unterstützt die irreführende Ansicht, daß es ein unreifes, passives und nur mit angeborenen Überlebensreflexen und Signalen ausgestattetes Lebewesen ist, dessen aktive **Beziehungs- und Lernfähigkeit** im ersten Lebensjahr erst heranreifen muß.

Im Alltag einer Kinderklinik führt diese **einseitig biologisch orientierte Annahme** über die menschliche Entwicklung im frühen Lebensalter bzw. die Zuschreibung von Beziehungs- und Lernunfähigkeit des **Kindes mit schwerer Mehrfachbehinderung** häufig zur Nichtwahrnehmung des Bedürfnisses des jeweiligen Kindes nach vertrauten und konstanten Bezugspersonen, die sich zwischenmenschlich liebevoll zuwenden. Im Idealfall stehen die Eltern oder ein Elternteil in ausreichendem Maße emotional und zeitlich zur Verfügung und besitzen die notwendige Handlungskompetenz. Das Kind mit schwerer Mehrfachbehinderung ist in der Regel allein und ohne täglichen Besuch im Krankenhaus. Der Säugling in den ersten Lebensmonaten wird häufig der umfassenden Sorge des Fachpersonals überlassen, vor allem wenn Geburtsunreife bzw. eine Gesundheitsstörung direkt nach der Geburt zu einem längeren Klinikaufenthalt führen.

Mangelt es den Kindern beider Gruppen an sozialer Interaktion, muß die Kinderkrankenpflegeperson die Interaktion mit natürlichen Bezugspersonen, als notwendigen Faktor einer optimalen kindlichen Entwicklung, zeitweilig, teilweise oder überwiegend ersetzen. Sie ist deshalb nicht „Ersatzmutter oder -vater". Im Gegenteil, je weniger die Eltern anwesend sind, um so wichtiger ist es, die Zugehörigkeit des Kindes zu seinen Eltern zu beachten, die emotionale Bindung und soziale Beziehung zwischen Kind und Eltern zu fördern und gegebenenfalls die Eltern in der Erweiterung ihrer elterlichen Kompetenz zu unterstützen.

5.1.1 Frühe Eltern-Kind-Interaktion

Die **Interaktionsforschung** der letzten 50 Jahre zum Thema Mutter(Eltern)-Kind-Beziehung zeigt ein anderes Bild des menschlichen Neugeborenen als die biologische Betrachtungsweise. Vom Tag seiner Geburt an ist das Kind ein **Individuum**, welches mit all seinen Sinnen nach angemessenen, strukturierten Anregungen sucht und mit seinem Verhalten Bezugspersonen beeinflußt. Diese Sichtweise konfrontiert Eltern und professionelle Bezugspersonen mit einem lernbereiten, sozialen Wesen, dessen **Kommunikationsfähigkeit** beachtet und beantwortet werden muß, damit es sich entwickeln und lernen kann. Zahlreiche Forschungsergebnisse betonen übereinstimmend die Wichtigkeit dieser Eltern-Kind-Interaktion. Sie ist nicht nur die Basis der sozial-emotionalen Entwicklung des Kindes, sondern unterstützt die postnatale psycho-physiologische Anpassung; sie ist grundlegend für die sensomotorische Entwicklung und für den Erwerb von sprachlichen und kognitiven Fähigkeiten.

Darüber hinaus ist die **frühe Kommunikation** ein wesentlicher Faktor für die Eltern, sich emotional und sozial zu binden und zu beginnen, sich in ihren eigenen Beziehungen an das Kind anzupassen. Eltern, die ihr neugeborenes Familienmitglied von Anfang als **Interaktionspartner** anerkennen, entdecken die physischen, emotionalen und sozialen **Bedürfnisse** des Kindes in der Regel schnell und beantworten sie angemessen. Ein Kind, das von Anfang an in seiner **Interaktionsfähigkeit** unterstützt wird, erhält eine stabile Grundlage für alle weiteren Entwicklungs- und Lernprozesse, die seine Persönlichkeit später bestimmen.

Das „Konzept des kompetenten Säuglings" interpretiert beispielsweise das Schreien eines

Säuglings nicht als Zeichen passiver Hilfslosigkeit, sondern als Aktivität, welche eine mütterliche Reaktion auslöst. Durch diese Betrachtungsweise wird der Säugling zu einem **aktivem Teilnehmer** in der Eltern-Kind-Interaktion.

Neuere Studien schätzen die **Qualität menschlicher Interaktionen** unter Umständen als bedeutsamer ein als das tatsächliche Verhalten. Diese Untersuchungen konzentrieren sich im Gegensatz zu früheren Studien nicht mehr auf die Analyse einzelner Verhaltensweisen und die darauf erfolgenden Reaktionen, sondern auch auf die Verhaltensmuster und Reaktionen der Mutter und des Säuglings, im Kontext verschiedener Interaktionsphasen. Eine Mutter-Kind-Interaktion kann beispielsweise in Einleitung, Regulation, Aufrechterhaltung und Beendigung gegliedert sein. Die ausgetauschten **Verhaltensmuster** können in jedem Zyklus der Interaktion qualitativ unterschiedlich als eingreifend, gegenseitig, einfühlsam oder verletzend analysiert werden. Die Interaktionspartner beeinflussen sich gegenseitig. Dies prägt sowohl das eigene Verhalten als auch das des Partners. Jeder Teilnehmer erinnert sich und hat eine bestimmte Erwartung an den anderen, die seine Reaktion mitbestimmt.

5.1.2 Die vier Entwicklungsstufen der frühen Interaktion nach Brazelton

Brazelton beschreibt die Beziehung zwischen Eltern und Säugling als ein Modell der wechselseitigen Rückkopplung und stellt die Fähigkeiten und Voraussetzungen von Eltern und Kind dar. Um Fortschritte definieren zu können, beschreibt er vier Entwicklungsstufen der frühkindlichen Interaktionsfähigkeit:

■ Homöostatische Kontrolle

Ein Neugeborenes muß zuerst die Fähigkeit entwickeln, ein Gleichgewicht zwischen der Aufnahme von Reizen und den eigenen Verhaltensweisen und Reaktionen herzustellen. Dies bedeutet, daß es sich gegen Reize abschirmen, aber auch Reize aufnehmen und zugleich Verhaltenszustände und physiologische Funktionen steuern muß. Erst wenn dem Säugling die Steuerung seiner motorischen Aktivität, seiner Verhaltenszustände und vegetativen Vorgänge gelingt, kann er sich auf

die Interaktionsangebote von Erwachsenen konzentrieren. Gesunde Säuglinge können dies innerhalb der ersten zehn Lebenstage. In dieser Zeit braucht das Kind Ruhe und Geborgenheit. Es darf nicht mit Reizen überflutet werden, da diese seinen labilen Gleichgewichtszustand zerstören. Eltern/Bezugspersonen müssen lernen, sich mit ihrem eigenen Verhalten den individuellen Reizschwellen des Kindes anzupassen.

■ Verlängerung der Aufmerksamkeitsdauer

Sobald das Kind eine gewisse Kontrollfähigkeit seiner motorischen und vegetativen Prozesse erreicht hat, kann es seine Aufmerksamkeit verlängern und komplexere Botschaften empfangen und verinnerlichen. Es verlängert seine Interaktion mit ihm wichtigen Bezugspersonen, indem es mit Hilfe der Signale des Erwachsenen seine Konzentration wahrt. Der Säugling lernt, sich auf das wechselnde Nehmen und Geben einer **synchronisierten Beziehung** (eine durch wechselseitige Rückkopplung entstehende Beziehung in höchster Anpassung an das Verhalten des Interaktionspartners) einzustellen. Diese Entwicklung geschieht in den ersten acht Wochen und gipfelt im sozialen Lächeln und in Lautäußerungen.

■ Erprobung der Grenzen

Sobald Eltern/Bezugspersonen und Kind in der Lage sind, einen längeren Dialog miteinander zu führen, werden die Erwachsenen versuchen, die Grenzen des Kindes zu testen und zu erweitern. Es geht um die Erweiterung der Aufnahmefähigkeit von Informationen und um das Vermögen, nach beendeter Interaktion das Gleichgewicht wiederherzustellen. Im Verlauf des dritten und vierten Lebensmonats werden sensible Erwachsene dem Baby Gelegenheit geben, diese beiden Fähigkeiten zu „üben". Kind und Erwachsener können jetzt in harmonischem Einklang miteinander kommunizieren. Das Baby lernt, sein Kontrollvermögen und seine Fähigkeiten zu erforschen und sich emotional seinem Interaktionspartner anzupassen.

■ Entwicklung von Selbständigkeit

Die vierte Stufe erreicht das Kind nach dem vierten Lebensmonat. Dies setzt die Bereitschaft der Bezugsperson voraus, sich vom Kind führen zu lassen und seine Eigenständigkeit zu akzeptieren. Diese aufkeimende Unabhängigkeit geht mit einer sprunghaften Entwicklung der kognitiven Fähigkeiten des Kindes einher. Aufzeichnungen der hirnelektrischen Aktivität beim Säugling in diesem Alter zeigen die zunehmende Fähigkeit des Gehirns, kognitive und affektive Lernerfahrungen zu speichern. Motorische Fähigkeiten, wie das Ausstrecken eines Armes, das vorwegnehmende Formen der Hände, das Greifen von Gegenständen, um sie in den Mund zu führen oder mit ihnen zu spielen, werden sichtbar. Diese kognitiven, affektiven und motorischen Fähigkeiten sind die Antriebskräfte des Kindes, um eine neue Anpassungsebene zu erreichen, die sich durch größere Unabhängigkeit und Lernbereitschaft kennzeichnet.

5.2 Kinästhetik

Hier soll **Kinästhetik** (als Eigenname verwendet) als ein Ansatz vorgestellt werden, durch den professionell Tätige in der Kinderkrankenpflege die Grundlagen der kindlichen Entwicklung experimentell erlernen und die eigene Interaktionsfähigkeit mit dem Kind erweitern können. Kinästhetik im Umgang mit Säuglingen, Kleinkindern und Kindern mit Behinderungen (Kinästhetik Infant Handling) richtet sich an pflegerische, therapeutische und pädagogische Berufsgruppen und findet überall dort Anwendung, wo Fachleute als Bezugspersonen handeln müssen und Interaktionspartner sein wollen, die die Gesamtentwicklung des Kindes grundlegend unterstützen.

In der **Elternberatung** ist Kinästhetik ein Mittel, die Beziehungsfähigkeit der Eltern zu ihrem Kind durch die Vermittlung eines bewußten Handlings zu unterstützen und/oder sie für das Kind mit besonderem Bedarf zu befähigen, die krankheits- oder behinderungsbedingten Probleme in den Alltag zu integrieren und möglichst zu normalisieren.

Kinästhetik befaßt sich mit den körperlichen Faktoren und den Bewegungsaspekten der **menschlichen Interaktions- und Lernfähigkeit** im weitesten Sinne. Dieser Ansatz ist das Ergebnis der zwanzigjährigen gemeinsamen Arbeit der Amerikaner **Frank Hatch** und **Lenny Maietta**. Sie brachten das jeweilige Wissen und die Erfahrungen aus dem Studium der Verhaltenskybernetik bzw. Psychologie, aus beruflicher Tätigkeit und aus verschiedenen körper- und bewegungspädagogischen Ansätzen zusammen und entwickelten ein eigenständiges methodisch-didaktisches Konzept.

Die verschiedenen berufsspezifischen Anwendungsmöglichkeiten von Kinästhetik ergaben sich durch die Zusammenarbeit mit Fachleuten aus den jeweiligen Berufsgruppen. Die Umsetzung in der Arbeit mit Säuglingen und Kleinkindern basiert auf der Promotionsarbeit von Lenny Maietta zum Thema „The effects of handling training on parent-infant-interaction and infant development" (Die Auswirkungen einer gezielten Anleitung von Eltern im Umgang mit ihren Säuglingen auf die Eltern-Kind-Interaktion und die frühkindliche Entwicklung). Lenny Maietta bezieht sich auf die Ergebnisse zahlreicher Studien der interdisziplinären Säuglingsforschung, die besonders die Eltern-Kind-Interaktion als Entwicklungsfaktor von emotionalen, sozialen und kognitiven Fähigkeiten untersuchten. Diese betrachten überwiegend Mutter(Eltern)-Kind-Interaktionen, die durch visuelle, auditive und taktile Sinnesempfindungen entstehen. Die Untersuchung von Lenny Maietta stellt den **taktil-kinästhetischen Austausch** (taktil: den Tastsinn betreffend, kinästhetisch: bewegungsempfindend) als Entwicklungsfaktor vor.

5.2.1 Entwicklungsfördernde Bewegungsinteraktionen

Kinästhetik im Umgang mit dem Kind basiert auf der Annahme, daß Interaktionen durch taktil-kinästhetische Mittel zwischen Kind und Bezugsperson eine größere Bedeutung für die Gesamtentwicklung des Kindes haben als der Austausch über andere sensorische Mittel. Die Entfaltung eines Kindes in den ersten Lebensjahren ist entscheidend mit der Fähigkeit verknüpft, sein sensomotorisches System zu kontrollieren. Ein Kind, das nicht greifen kann, wird nur unter großen Schwierigkeiten „begreifen" lernen. Taktil-kinästhetische Interaktionen zwischen Bezugsperson und Kind unterstützen das Erlernen einer **eigenständigen Bewegungskontrolle**, sofern sie die bereits vorhandenen Fähigkeiten des Kindes einbeziehen und seinem individuellen Verhaltensmuster folgen.

Ein gesundes Neugeborenes erlangt in den ersten zwei Jahren genügend eigenständige

Bewegungskontrolle, um sich gegen die Schwerkraft zu behaupten, sich fortzubewegen und in einfacher Weise mit seiner personellen und physikalischen Umgebung zu interagieren (Informationen auszutauschen). Die Fähigkeit zur Bewegungskontrolle ist die Voraussetzung für jede willkürliche Handlung des Menschen. Die Grundlagen hierfür erlernt das Kind durch **Interaktionen mit Bezugspersonen**, die es versorgen, es herumtragen und sich mit ihm beschäftigen. Der gleichzeitig stattfindende Austausch von **Bewegungsinformationen** bleibt oft unbemerkt, da er als Interaktionsprozeß nicht beachtet wird. Gestalten Bezugspersonen den Alltag mit dem Kind als gleichgewichtige Interaktion, so daß es **aktiv teilnehmen** kann, unterstützen sie die natürliche Fähigkeit des Kindes, sich zu entwickeln und zu lernen. Alle wichtigen Aktivitäten wie Nahrung reichen, Windeln wechseln, Umkleiden, Waschen, Baden, Fortbewegen und Positionswechsel, aber auch Spielen und Therapiestunden können als **wechselseitiger Informationsaustausch** gestaltet werden. Einseitiges Versorgen und Behandeln des Kindes ohne Einbeziehen seiner schon vorhandenen Bewegungs- und Wahrnehmungsfähigkeiten macht es zum passiven Empfänger der Zuwendung. Dies hemmt seine Entwicklung zur Eigenständigkeit.

Das Gestalten von **Alltagsaktivitäten** als **entwicklungsfördernde Bewegungsinteraktion** setzt eine hohe Anpassungsfähigkeit der Bezugspersonen an das kindliche Bewegungsverhalten voraus. Die meisten Erwachsenen müssen die Muster der kindlichen Bewegungen neu entdecken und bewußt in das eigene Verhalten integrieren. Erst dann können sie die Bewegungssignale kleiner Kinder erkennen und sich in ihrem eigenen Bewegungsverhalten anpassen. Fördernde Interaktionen mit Kindern mit schweren Körper- oder Mehrfachbehinderungen benötigen eine besonders hohe Vertrautheit und Aufmerksamkeit für ihre individuellen Fähigkeiten und ihre oft kaum bemerkbaren Angebote.

Die Inhalte der Kinästhetik werden in speziellen Kursen in **sechs Themenbereichen** vorgestellt und durch Bewegungsaktivitäten erfahrbar gemacht. Das Erkennen der **eigenen Bewegungsmuster** und die Anpassung an kindliches Bewegungsverhalten ist ein wesentlicher Teil im Erwerb dieser spezifischen Interaktionsfähigkeit durch Berühren und Bewegen. Das vermittelte „Handling" besteht

nicht aus **festgelegten Handgriffen**, Bewegungsfolgen oder Halte- und Tragepositionen, die mit dem Kind vorgenommen werden. Es ist vielmehr die Grundlage für die Fähigkeit, mit dem Kind über den **gemeinsamen Bewegungsprozeß** in Beziehung zu kommen, um es effektiv beim Erlernen der Bewegungskontrolle zu unterstützen, die jeder menschlichen Fertigkeit unterliegt. Dieses bedarf einer sich individuell entwickelnden Bewegungsinteraktion und schließt auch die Aufmerksamkeit für andere **gegenseitige sensorische Signale** ein.

5.2.2 Die Themenbereiche der Kinästhetik

5.2.2.1 Interaktion

Interaktion ist ein aufeinander bezogenes Handeln durch den Austausch von Informationen, Reizen und Signalen. Interagierende Menschen geben Informationen über verschiedene sensorische Bahnen und erhalten visuelle, akustische, taktile, olfaktorische, gustatorische oder kinästhetische Rückmeldungen. Beispiele hierfür sind **verbale** und **nonverbale Kommunikation**, **Tanz** und **Spiel**, **pflegerisches Handeln**, **Unterrichten**. Im Grunde können alle menschlichen Funktionen, ob intern, auf Menschen oder auf die Umwelt und Maschinen bezogen, als Interaktion definiert werden.

Jeder Mensch kann durch wechselseitig-gemeinsame Interaktion (englisch: mutual interactions) an Aktivitäten beteiligt werden, die er selbständig nicht, noch nicht oder nicht mehr ausführen kann. Das gilt auch für Neugeborene, Kleinkinder oder Kinder mit Behinderungen, die noch keine oder ungenügende Fähigkeiten zur Bewegungskontrolle besitzen. Während einer **wechselseitig-gemeinsamen Interaktion**, die über taktil-kinästhetische Bahnen läuft, geschehen Information und Rückkopplung zeitgleich. Diese **Synchronisation** in der Bewegung von zwei Personen setzt eine genaue, gegenseitige Anpassung an die Faktoren der **Zeit**, des **Raumes** und des **Kraftaufwandes** in der Bewegung der beteiligten Menschen voraus. Die Anpassungsleistung muß von der Person mit den höheren Fähigkeiten initiiert werden, hier also die Bezugsperson des Kindes. Daneben existieren zwei weitere Interaktionsformen. In der **schrittweisen Interaktion** erfolgen Informa-

5

tion und Rückmeldung zeitverzögert, in der **einseitigen Interaktion** wird die Rückmeldung nicht beachtet oder ist nicht möglich. Die Teilnahme an schrittweisen und einseitigen Interaktionen setzt differenziertere Fähigkeiten voraus als an wechselseitig-gemeinsamen.

Erwachsene kommunizieren mit kleinen Kindern überwiegend über visuelle, auditive und taktile Mittel, sie bieten Mimik und Gestik oder Spielzeug an, sie sprechen, singen und lautieren, sie streicheln und drücken sie. Beobachtet man sie bei ihrer Bewegung, überwiegen vestibuläre Reize. Sie schaukeln ein Kind in vielen Varianten oder verändern seine Position abrupt im Raum. Bewegungsinteraktionen, die das Kind unterstützen, eine Position aktiv zu verändern, sind selten. Gerade die Positionswechsel können als spielerisch gemeinsame Bewegungsinteraktion gestaltet werden. Die Bezugsperson unterstützt das Kind, aus der Rückenlage in die aufgestützte Bauchlage, zum Sitzen bis zur aufrechten Position zu rollen.

5.2.2.2 Funktionale Anatomie

Dieser Themenbereich vermittelt ein einfaches Bild über die **strukturellen Faktoren** der menschlichen Bewegung. **Knochen** und **Muskeln** sind die berührbaren Teile des Bewegungsapparates. Sie arbeiten als Funktionseinheit mit verteilten Aufgaben. Die Knochen sind das stützende, gewichttragende Element, die Muskeln das dynamische Element. Die Körperteile Kopf, Brustkorb, Becken, Arme und Beine können einzeln oder in Beziehung zueinander bewegt werden. Die Beweglichkeit der Körperbereiche Hals, Taille, Schultergürtel und Hüftgelenke ermöglicht die isolierte Bewegung einzelner Körperteile oder ihre zweckhafte Integration in eine Ganzkörperbewegung.

Wird beim Lagern eines Kindes der Schultergürtel beispielsweise durch eine Thoraxrolle blockiert, ist das Rollen zur Seite verhindert und die Atmung erschwert, da die Beweglichkeit des Brustkorbes eingeschränkt ist. Soll der Brustkorb atemaktivierend unterlagert werden, ist es wichtig, eine entsprechend kleine Thoraxrolle tiefer in Richtung Becken zu legen, zumal eine höher unter dem Brustkorb liegende Rolle den Brustkorb beugt. Darf das Kind nicht zur Seite rollen, genügt

es meist, eine passende Nackenrolle unterzulegen, die den Hohlraum zwischen Hals und Bettoberfläche ausfüllt.

In Kopf, Brustkorb, Becken, Armen und Beinen dominiert der **knöcherne Teil** des Bewegungsapparates. Sie fühlen sich im wesentlichen hart und stabil an, obwohl sich auch in sich beweglich sind. Sie drücken Körpervolumen und Körpergewicht aus. Als **Kontaktzonen** des menschlichen Körpers können sie zum Bewegen berührt werden. Mit diesen Körperteilen macht der Mensch Kontakt zur Umgebung und manipuliert sie.

In Hals, Taille, Schultergürtel und Hüftgelenken dominiert der **muskuläre Teil**. Sie sind weich, instabil und beweglich. Werden sie gefaßt oder blockiert, sind die Bewegungsmöglichkeiten der Körperteile zueinander und in sich, also des gesamten Körpers, eingeschränkt oder aufgehoben.

Sobald Erwachsene Säuglinge und Kleinkinder berühren, haben sie die Tendenz, Hals, Taille, Schultergürtel und/oder Hüftgelenke zu blockieren und damit die Körperteile des Kindes zusammenzuhalten. Bei Säuglingen ergibt sich dies fast automatisch durch die Größe der Hände des Erwachsenen. Beim Heben des Kindes werden die scheinbar griffigen Bewegungsräume gefaßt. Zur Kontrolle seiner Körperteile braucht das Kind aber die Bewegungsmöglichkeiten in Hals, Taille, Schulter- und Hüftgelenken.

Der erwachsene und der kindliche Körper sind in diesen grundlegenden Strukturen gleich. Die wesentlichen Unterschiede, die während einer Bewegungsinteraktion mit dem Kind Bedeutung haben, sind Größe, Proportionen, Gewicht und Gewichtsverteilung im Körper, der Reifegrad der Knochen und die Fähigkeit zur selbständigen Bewegungskontrolle.

Funktionale Anatomie beinhaltet ebenfalls Aspekte zur **Orientierungsfähigkeit** des Menschen. Zur Unterstützung der Bewegungsfähigkeit ist es notwendig, sich am „**Körper im Raum**" zu orientieren. Die Bestimmungsfaktoren der Bezugsperson sind dabei ebenso relevant wie die des Kindes. Dabei sind individuelle Körperstrukturen, Bewegungsmöglichkeiten, Körperposition, Raumlage und Gewichtstransfer im Körper wesentlich. Hierfür werden **Orientierungsfaktoren** am menschlichen Körper definiert:

- **höchster Punkt** ist der Scheitelpunkt am Schädel
- **tiefster Punkt** ist die Spitze der längsten Zehe
- **funktionale Mitte** ist die Ebene Schambein–Hüftgelenke
- **Vorderseiten** sind die Beugeseiten
- **Rückseiten** sind die Streckseiten
- **vertikale Mitte** ist die Körperlängsachse

Die Art und Weise, wie Erwachsene kleine Kinder fortbewegen, steht häufig im Gegensatz zu den physiologischen Aspekten der menschlichen Bewegung und Orientierung. Kinder werden rücklings oder bäuchlings „fliegend", manchmal sogar mit dem Kopf zuerst, ins Bett gebracht und ähnlich wieder herausgeholt. Diese starken vestibulären Reize kann das Kind nicht verarbeiten. Die deutlichsten Folgen sind das Auslösen der Moro-Reaktion und eine starke Muskelspannung. Durch dieses „Handling" erlernt das Kind keine Bewegungskontrolle, sondern Abwehrspannung.

Andere **fehlorientierte Verhaltensweisen** sind beispielsweise das Wenden des Kindes aus der Rücken- in die Bauchlage mit Hochheben von der Unterlage und Festhalten der Extremitäten, das Aufnehmen mit Griff unter den Armen oder an den Oberarmen, das Hinsetzen von stehenden Kindern durch Anheben und Absetzen auf das Gesäß, das Blockieren von Hals, Taille, Schultergürtel und Hüftgelenken beim Halten. Bringt man Erwachsene mit Hilfe mehrerer Personen in gleiche Lagen, empfinden die meisten Menschen nur Abwehr, Hilflosigkeit, Angst vorm Fallen und sogar Schmerz.

Kinder in der Weise zu bewegen, wie sie es selbst tun würden, sofern sie es schon könnten, und gleichzeitig ihre Aktivität zu beachten und einzubeziehen, entspricht den Ideen der Kinästhetik. Beim ins Bett bringen aus den Armen der Bezugsperson mit den Füßen zuerst senkrecht ins Bett, über eine Spiralbewegung zum Schneidersitz und weiter in Richtung Bauchlage bis in die Rückenlage. In gleicher Weise können sie herausgenommen werden. Über Drehen–Beugen oder evtl. nur Beugen vom Stehen zum Sitzen, sitzend auf der Hand am Körper anstatt hängend mit Griff unter den Armen, an den Körperteilen unterstützend in klaren Positionen beim Halten, die Bewegungsfreiheit des Kindes beachtend (Abb. 5-1 bis 5-7).

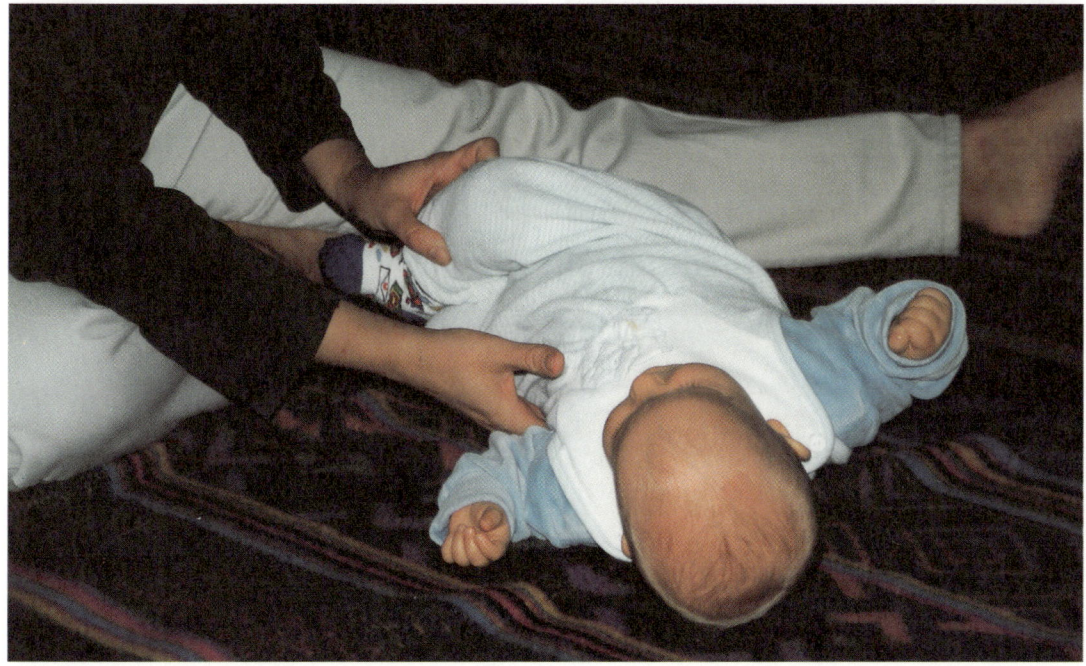

Abb. 5-1 Ein acht Monate altes Kind wird in eine höhere Position bewegt. Hier von der Rücken- in die Bauchlage

5

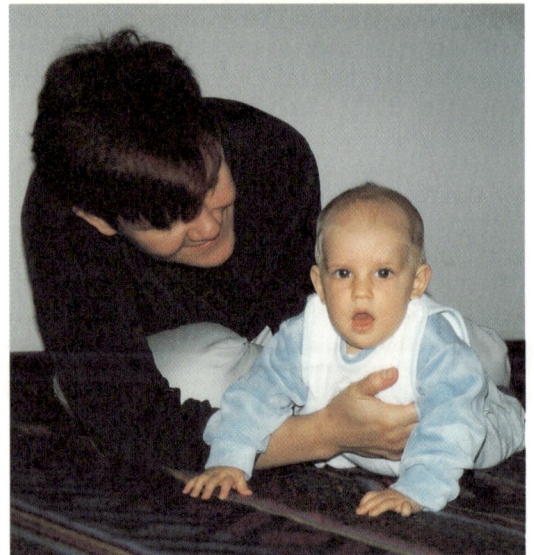

Abb. 5-2 Drehen zur aufgestützten Bauchlage

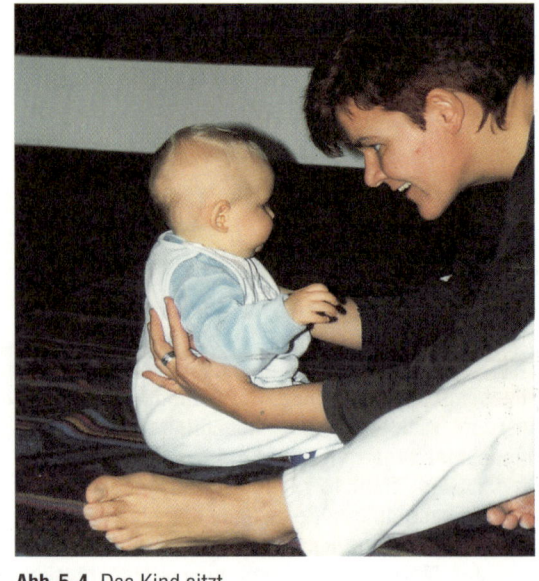

Abb. 5-4 Das Kind sitzt

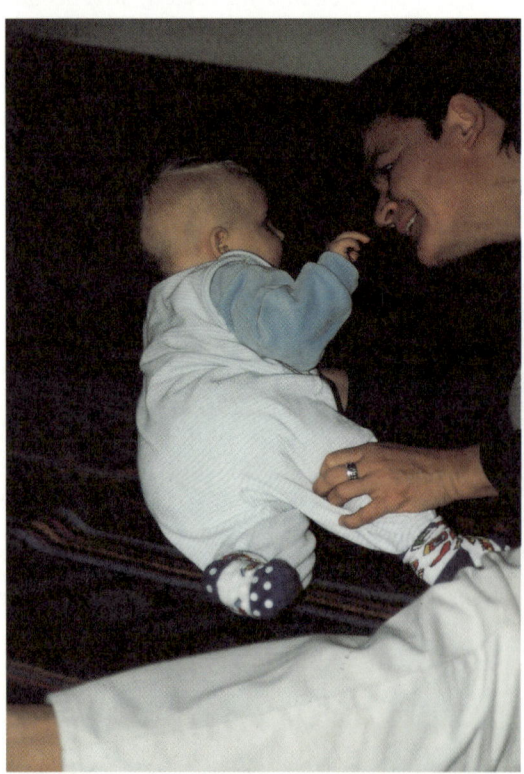

Abb. 5-3 Durch Drehen und Beugen zum Sitzen

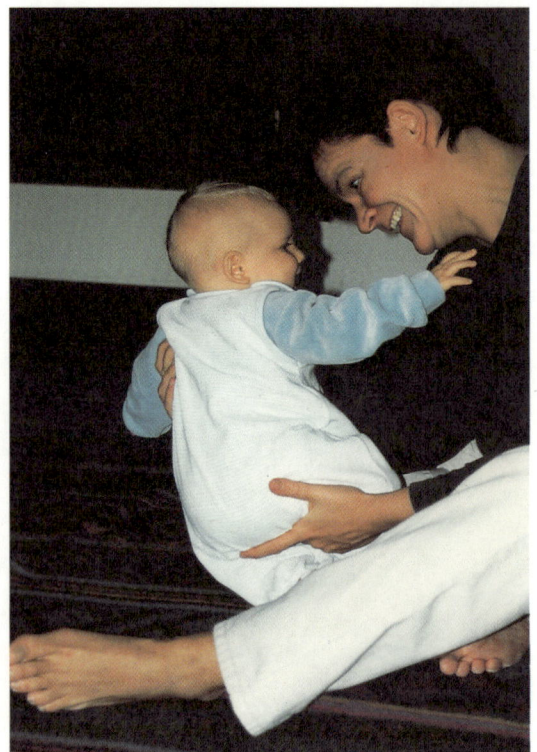

Abb. 5-5 Vom Vierfüßlerstand zum Einbeinstand

5.2.2.3 Menschliche Bewegung

Menschliche Bewegung beinhaltet die Aspekte **Stabilität** und **Instabilität**. Auf der Ebene der Körperbewegung drückt sich Stabilität durch die Fähigkeit des Menschen aus, seine Körperteile in Beziehung zueinander zu halten (Haltungsbewegung). Instabilität zeigt sich in der Fähigkeit, die Beziehung der Körperteile zueinander zu verändern (Transport-

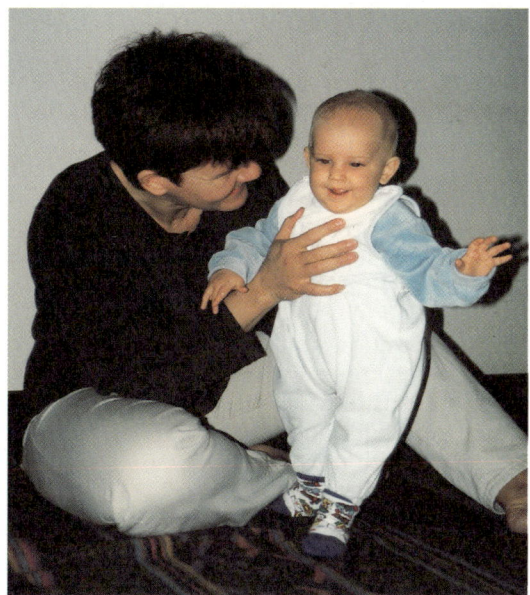

Abb. 5-6 Das Kind befindet sich im Zweibeinstand

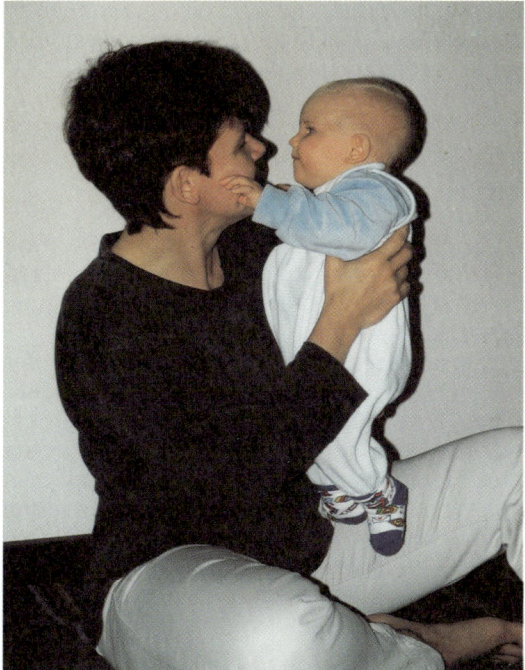

Abb. 5-7 Auf den Arm nehmen in aufrechter Position, Becken und Brustkorb sind unterstützt

bewegung). **Haltungsbewegung** oder **Transportbewegung** allein ist für den Menschen sinnlos, da sich daraus keine Funktionen ergeben. Nur die zweckhafte Integration beider Anteile ermöglicht eine Funktion.

Gesunde Neugeborene und kleine Kinder integrieren Haltungs- und Transportbewegung natürlicherweise in **spiraligen Bewegungsmustern**. Das gesunde, reife Neugeborene kommt mit hohen Bewegungsfähigkeiten auf die Welt, allerdings muß es lernen, seine Körperteile gegen die Schwerkraft in Beziehung zu halten und zu bewegen. Als ersten großen Schritt in seiner Bewegungsentwicklung lernt das Kind, sich durch Drehen–Strecken und Drehen–Beugen von Körperteilen aus der Rückenlage in die aufgestützte Bauchlage zu rollen. Es lernt, in bestimmter Weise in der Umgebung zu interagieren und sich zu orientieren und Kopf, Brustkorb und Arme gegen die Schwerkraft in Beziehung zu halten. Hierbei ist es noch sehr durch Form und Proportion seiner Körperteile unterstützt. Wachstum und Veränderung der Körperform und die Fähigkeit zur Bewegungskontrolle sind miteinander verbunden und unterstützen sich gegenseitig. Soll ein schon zweijähriges Kind diesen ersten Schritt in Richtung zur aufrechten Position erlernen, benötigt es wesentlich mehr Fähigkeiten zur Bewegungskontrolle, da seine Körperform und -proportion diesen Bewegungsablauf nicht mehr so wirksam unterstützen wie in den ersten Lebensmonaten.

Spiralige Bewegungen, welche entweder durch Drehen–Strecken oder Drehen–Beugen einzelner Körperteile entstehen, führen zu den einfachsten Bewegungsmustern des Menschen. Sie folgen den strukturellen Bedingungen des Bewegungsapparates. Spiralbewegung ist das effizienteste Bewegungsmuster des Menschen. Im Bewegungsverhalten von Erwachsenen sind spiralige Muster in großen Körperbewegungen selten. Sie wechseln ihre Position (beispielsweise vom Sitzen zum Stehen) oft ausschließlich parallel (Beugen oder Strecken). **Parallele Bewegungsmuster** benötigen höhere Fähigkeiten zur Bewegungskontrolle und **mehr Muskelkraft**.

Folgt die Bezugsperson den Bewegungssignalen des Kindes, entsteht in der Regel eine Spiralbewegung. Die Bezugsperson kann immer Spiralbewegungen initiieren, indem sie dem Kind Bewegungsinformationen durch Drehen–Strecken oder Drehen–Beugen verschiedener Körperteile gibt. Im spiraligen Muster liegt die Kompetenz des Kindes, seine eigene Entwicklung zu betreiben und zu bestimmen, sofern es nicht durch gesundheitliche Defizite oder Behinderungen daran

5

gehindert wird. Eine einengende und reizlose personelle oder physikalische Umgebung oder Reizüberflutung und hohe Erwartung auf eine schnelle Entwicklung kann diese menschliche Kompetenz allerdings auch reduzieren oder aufheben. Kindern die einfachsten Bewegungsmöglichkeiten anzubieten, sie mit ihnen in einem kommunikativen Prozeß zu finden und auszuüben, unterstützt auch ihre natürliche Kompetenz und somit die Entwicklung eigenständiger Funktionsmöglichkeiten.

In der Versorung und Erziehung von kleinen Kindern wird das spiralige Bewegungsmuster besonders durch einen Umgang, der das Kind blockiert und gradlinig hochhebt, verhindert. Das gleiche entsteht durch den unreflektierten Einsatz von Hilfsmitteln. Typisch hierfür ist der Gebrauch von Sicherheitssitzen für Kleinkinder im Auto, die auch als vielseitige Alltagslagerungssitze vom Hersteller angepriesen werden. Die erzwungene parallele Schräglage in diesen Sitzen gibt dem Kind zwar eine gute Unterstützung, um sich visuell an der Umgebung zu beteiligen, verhindert aber, daß es sich von Seite zu Seite rollt und den Weg zum selbständigen Überrollen findet und hierbei grundlegende Bewegungsfähigkeiten, wie das Gewichtsverlagern von einer Körperseite auf die andere, entdeckt und verfeinert. Was bei Autofahrten zur Sicherheit unbedingt notwendig ist, wird im unreflektierten Einsatz im Alltag eventuell zu einer Entwicklungserschwernis.

Spiralbewegungen können ebenfalls beim **Wickeln** des Kindes gut eingesetzt werden. Sehr häufig ist zu beobachten, daß bei Babys die Beine und das Becken angehoben werden, um die Windel unterzuschieben. Das Kind lernt dadurch eine parallele Bewegungsform, die es selbständig noch nicht vornehmen kann. Sieht man aber das Kind genau an, ist festzustellen, auf welcher Körperseite eine Beugung bereits vorhanden ist, und rollt es dann auf die angebotene Seite, kann es aktiv der Bewegung folgen. Die Windel wird dann von der Seite untergeschoben.

5.2.2.4 Menschliche Funktion

Kinästhetik definiert menschliche Funktion als **sinnhafte**, **zweckmäßige** oder **zielgerichtete Bewegung**. Den menschlichen Funktionsmöglichkeiten liegen zwei Kategorien zugrunde. Das **Halten** verschiedener Körperpositio-

nen ist eine einfache Funktion, die Fähigkeit zur **Fortbewegung** und zur differenzierten Bewegung einzelner Körperteile zum Handeln (Bewegung am Ort) eine komplexe Funktion.

Bewegt sich der Mensch wechselnd durch Drehen–Strecken und Drehen–Beugen aus der Rückenlage bis zum Stand und folgt er dabei exakt der Struktur seines Bewegungsapparates, durchläuft er **sieben Grundpositionen** (vgl. Abb. 5-1 bis 5-7):
- Rückenlage
- Kriechposition
- Sitz mit gekreuzten Beinen
- Krabbelposition
- Einbein-Kniestand
- Schrittposition
- Zweibeinstand

Das Einnehmen dieser Grundposition (einfache Funktionsmöglichkeit) verlangt zunehmend mehr Fähigkeiten, je höher sich der Mensch im Raum befindet. Diese definierten Grundpositionen entsprechen im wesentlichen den Stationen der kindlichen Bewegungsentwicklung, wobei sich das Kind durch zahlreiche Zwischenpositionen bewegt und seinen individuellen Weg findet.

Die Bewegung von einer Grundposition in eine nächste (komplexe Funktionsmöglichkeit) ist **Fortbewegung** durch den **vertikalen Raum**.

Sich im **horizontalen Raum** fortzubewegen, ist noch komplexer. Hier muß eine Position gehalten werden, und gleichzeitig erfolgen spezifische Bewegungen, die Fortbewegung bewirken.

Alle anderen Funktionsmöglichkeiten des Menschen sind als **Bewegung am Ort** definiert. Eine Position muß gehalten werden, während andere Körperteile sich bewegen und Handlung bewirken. Das Manipulieren von Gegenständen (Sitzen und Armbewegung zum Schreiben), das Aufnehmen von symbolischen Informationen (Sitzen und Augenbewegung zum Lesen), das Geben von verbalen Informationen (Stehen und Sprechen) sind Aktivitäten, die als Bewegung am Ort bezeichnet werden.

In den ersten beiden Lebensjahren lernt das Kind, sich durch verschiedene Positionen immer weiter bis in den aufrechten Gang zu bewegen. In jeder Position erlernt es spezifische Verhaltensweisen, wobei die gerade erworbene die Grundlage des nächsten Lernschrittes ist. Natürlich folgt das Kind nicht einem idealtypischen Weg, jedes variiert zwangsläufig schon aufgrund von Umweltfaktoren. Abhängig ist dies natürlich auch von dem Verhalten der Eltern und Bezugspersonen. Der typisierte Weg durch Grundpositionen ist letztlich auch eher ein gutes Lernmittel für Erwachsene, kindliche Bewegungsmuster zu verstehen und sie wieder in das eigene Verhalten zu integrieren, um gezielte Unterstützung beim Bewegen geben zu können.

Kinder, die sich nicht höher im vertikalen Raum bewegen können, werden in der Regel aus der Position aufgehoben, in der sie sich gerade befinden. Bei größeren Kindern geschieht dies häufig zu zweit. In der beruflichen Arbeit mit kleinen Kindern kann jeder Positionswechsel des Kindes im Sinne von Fortbewegung durch Grundpositionen initiiert werden. Selbst ältere Kinder mit schweren Mehrfachbehinderungen können sich beim Aufstehen beteiligen, notfalls nur durch die Stabilität und Tragfähigkeit ihrer Knochen, wenn sie auf einer „siebenstufigen Trittleiter" schrittweise durch Grundpositionen bis in den Stand bewegt werden, unterstützt durch die Bezugsperson, die sich selbst durch entsprechende Grundpositionen bewegt.

5.2.2.5 Anstrengung als Kommunikationsmittel

Jede Bewegung, jede Interaktion benötigt ein gewisses Maß an Anstrengung. Um eine **wechselseitig-gemeinsame Bewegungsinteraktion** zu vollziehen, benötigen die beteiligten Personen gegenseitige Informationen. Über die Spannung in den Körpern der Partner, die durch **Zug** oder **Druck** bzw. durch Zug und Druck an den Kontaktpunkten entsteht, ist es möglich, gegenseitige Bewegungssignale (wie Bewegungsrichtung, Umfang der Bewegung, Zeitablauf, Kraftaufwand) so unmittelbar miteinander auszutauschen, daß Information und Rückmeldung ohne wahrnehmbare Zeitverzögerung beide Beteiligten erreichen. Die mangelnde Bewegungskontrolle von Kindern wird durch die perfekte Anpassung an ihre körperlichen Gegebenheiten und Bewegungsfähigkeiten in der Interaktion (synchronisierte Interaktion) ausgeglichen und dadurch das Erlernen von selbständiger Bewegungskontrolle unterstützt. Die Bezugsperson muß einiges an Bewegungssensibilität und „Handfertigkeit" entwickeln, um wirksame Bewegungsinformationen zu vermitteln.

Gestaltung der Umgebung

Der Mensch ist in einem ständigen Interaktionsprozeß mit seiner Umwelt. Er ist beeinflußt von seiner Umgebung, beeinflußt sie aber auch selbst. Kinästhetik definiert Umgebung als das, was der Mensch um sich herum wahrnehmen kann. Ein Neugeborenes ist beispielsweise noch nicht direkt beeinflußt durch das Mobiliar im elterlichen Wohnzimmer, da es sich darin noch nicht bewegt, es spürt aber schon die Oberflächenstruktur seiner Kleidung oder die Temperatur des Badewassers und reagiert. Es kann das zu kalte Wasser oder die zu rauhe Kleidung noch nicht selbst verändern, aber über Unwohläußerungen seine Bezugspersonen dazu bringen, Abhilfe zu schaffen.

Kinästhetik formuliert den Grundsatz, nicht zu erwarten, daß sich der Mensch an eine Umgebung anpaßt, in der er noch nicht oder nicht mehr funktionsfähig ist. Vielmehr werden Anregungen und Strategien formuliert, die Umgebung in der Weise zu verändern, daß Bewegungs- und Handlungsmöglichkeiten entstehen. Diese Idee führt zu einem wechselseitigen Prozeß der Umgebungsveränderung und der Anpassung an die Umgebung.

Die Thoraxrolle unter dem Brustkorb eines Frühgeborenen, die sich atmungsunterstützend auswirkt, hilft dem Kind, seine Lungenfunktion zu stabilisieren, sich somit den nachgeburtlichen Umweltfaktoren anzupassen und vegetatives Gleichgewicht zu finden. Das „Nest" im Inkubator (Kap. 6.3 und 11.5.1) ist sinnvoll als taktiler Kontakt, als Schutz vor Reizüberflutung oder als Bewegungsunterstützung.

Säuglinge und kleine Kinder haben noch keinen großen Handlungsspielraum, um sich die eigene Umgebung so zu gestalten, daß sie überleben, sich entwickeln und lernen können. Als Embryonen und Feten wuchsen und lernten sie in der effektivsten Umgebung des Menschen, dem Uterus. Dieser hat sich in jedem Entwicklungsstadium dem Ungeborenen angepaßt und seine Entwicklung unterstützt. Die direkt folgende Umgebung, welche die Weiterentwicklung des Kindes am besten unterstützen kann, ist die tragfähige soziale, emotionale und körperliche Beziehung zu den Eltern oder notfalls anderen Bezugspersonen. Die „menschliche Umgebung" kann sich dem Kind sozial und emotional zuwenden, wahrnehmen, überlegen, analysieren, probieren, sich in ihrem Kontakt und ihrer Bewegung dem Kind anpassen, dafür sorgen, daß die sensorische Umgebung des Kindes nicht überflutend, aber auch nicht reizlos ist, für Anregung oder Ruhe sorgen. Die Bezugsperson als „Umgebung Mensch" kann mittels ihrer eigenen Funktionsfähigkeiten die Möglichkeiten des Kindes unterstützen und Rückmeldung geben.

Ein Kassettenrekorder, der ein Märchen abspielt, vermittelt nur Worte und vielleicht Emotionen. Die Maschine schafft eine akustische Umgebung, die durchaus unterstützend ist, aber keine Antwort gibt. Diese Interaktion bleibt einseitig. Die Bezugsperson vermittelt beim Vorlesen Worte, Gestik und Mimik. Sie schafft eine akustische, visuelle und emotionale Umgebung, sie kann auf Reaktionen antworten, so daß sie dem Kind hilft, das Aufgenommene zu verarbeiten. Diese Interaktion geschieht schrittweise.

Hat die Bezugsperson das zuhörende Kind noch an sich gelehnt auf dem Schoß sitzen, vermittelt sie darüber hinaus die Bewegung ihrer Atmung und Sprache, die Bewegung zum Halten der Sitzposition, wie sie sitzt, vielleicht sogar, wie ihr Körper Freude, Spannung oder Traurigkeit ausdrückt. Sie schafft dem Kind zusätzlich noch eine taktil-kinästhetische Umgebung. Ist die Bezugsperson auch noch in der Lage, mit dem eigenen Körper sehr fein auf die Bewegung des Kindes beim Sitzen, beim Bewegen, beim Atmen und Spannung aufbauen zu antworten, sich also anzupassen, erhält das Kind eine menschliche Umgebung, die sich durch wechselseitig-gemeinsame Interaktion an es anpaßt, so daß es sich auch anpassen kann. Das Kind hat somit eine menschliche Umgebung, die ihm auf verschiedenen Ebenen Lernangebote macht und darüber hinaus die Entscheidung läßt, was es sich aus den Angeboten nehmen möchte.

5.2.3 Kinderkrankenpflege und Kinästhetik

Durch Kinästhetik kann die/der Kinderkrankenschwester/-pfleger lernen, die visuelle, auditive und taktil-kinästhetische Interaktionsfähigkeit des Kindes zu erkennen und sie bei den Lebensaktivitäten zu beantworten. In der Arbeit mit frühgeborenen, kranken oder be-

hinderten Säuglingen und Kleinkindern und Kindern mit schweren Mehrfachbehinderungen ist der Austausch von Informationen über taktil-kinästhetische Mittel das zentrale Thema. Die/der Kinderkrankenschwester/-pfleger lernt, den häufig nur unbewußten Austausch von Bewegungsinformationen zu reflektieren und gezielt zu nutzen. Die entstehende synchronisierte Bewegungsinteraktion von Bezugsperson und Kind ist eine wirksame Unterstützung der Gesamtentwicklung des Kindes.

Die ersten praktischen Schritte im Erwerb von bewegungsunterstützenden Interaktionsfähigkeiten geschieht in den Kursen durch die **Gestaltung** von **Bewegungsinteraktionen zwischen** den **lernenden Erwachsenen**. Durch diese in ihrem Charakter spielerisch leichten Aktivitäten werden die Inhalte der Kinästhetik körperlich erfahren. Dies erweitert das persönliche Bewegungsverhalten der Lernenden und hilft ihnen, Bewegungssignale von anderen Menschen zu beachten und zu beantworten. Die Auseinandersetzung mit den spiralförmigen kindlichen Bewegungsmustern, unterstützt Erwachsene, diese Muster wieder in ihre Alltagsbewegungen zu integrieren. Dies hat nebenbei auch eine hohe **präventive** und **rehabilitative Wirkung** gegen berufliche Überlastungsschäden des Bewegungsapparates. Dieses eigene Bewegungslernen läßt häufig auch Bewegungsungeübte aufmerken und die spielerische Leichtigkeit des Austausches genießen.

Die Anpassung an die Bedingungen des kindlichen Körpers beginnt durch die Arbeit mit Puppen. Allerdings ist eine Puppe nur ein unzureichendes Lernmittel. Sie verfügt im Gegensatz zum Kind über keine Eigenaktivität. Trotzdem kann sie helfen, sich den Dimensionen eines kleinen Körpers anzupassen und grundlegende Dinge einzuüben. Das weitere Lernen erfolgt durch das Beobachten der kindlichen Interaktionsangebote und deren Analyse. Die Erweiterung der Interaktionsfähigkeit durch taktil-kinästhetische Mittel mit Kindern kann aber nur in der Interaktion mit Kindern stattfinden. Diese sollte anfänglich unter Anleitung mit kleinen Kindern erfolgen, wobei Säuglinge im Alter von drei bis acht Monaten ohne wesentliche Bewegungseinschränkungen die „besten" Lehrmeister/-innen sind.

Die Form des Lernens über **körperliche Selbsterfahrung** ist für viele Erwachsene ungewohnt und fremd. Sie ist aber sicherlich eine **effiziente Lernmethode**, wenn es um Inhalte geht, die neben dem eigentlichen Fachwissen vor allem eine breite Handlungskompetenz vermitteln wollen. In den Kinästhetikkursen geht es nicht nur um das Fachwissen. Kinästhetik ist auch eine Strategie, persönliche Lernprozesse zu initiieren, die die Reflexion der eigenen Interaktionsfähigkeit mit Kindern und ihre Erweiterung zum Ziel haben. Die Vermittlung einer Handling-Strategie nach Kinästhetik verkürzt die Möglichkeiten dieses Ansatzes und führt allenfalls zu einem schonenden Bewegen von Kindern, aber nicht zur Entwicklungsförderung durch Bewegungsinteraktion.

Literaturverzeichnis

Bower, T.: Die Wahrnehmungswelt des Kindes. Klett-Cotta, Stuttgart 1978

Brazelton, T.B., B.G.Cramer: Die frühe Bindung: die erste Beziehung zwischen dem Baby und seinen Eltern. Klett-Cotta, Stuttgart 1991

Citron, I.: Kinästhetik Infant Handling. Heilberufe 47 (1995) S.28 bis 29, 48 (1995) S.42 bis 44, Urban &Vogel, München

Hatch, F., L.Maietta: The role of kinesthesia in pre- and perinatal bonding. Pre- and Peri-Natal Psychology Journal 5, 1991, Boston USA

Hilsberg, R.: Körpergefühl – die Wurzeln der Kommunikation zwischen Eltern und Kind. Rowohlt, Reinbek bei Hamburg 1985

Klaus, M.H., J.H.Kennell: Mutter-Kind-Bindung, Über die Folgen einer frühen Trennung. dtv, München 1987

Krüll, M.: Die Geburt ist nicht der Anfang – Die ersten Kapitel unseres Lebens neu erzählt. Klett-Cotta, Stuttgart 1992

Maietta, L.: The Effects of handling training on parent-infant-interaction and infant development, 1986, unveröffentliche Dissertation

Papousek, M.: Vom ersten Schrei zum ersten Wort. Huber Verlag, Bern 1994

Pikler, E.: Laßt mir Zeit. Pflaum-Verlag, München 1988

Pikler, E. et al.: Miteinander vertraut werden – Erfahrungen und Gedanken zur Pflege von Säuglingen und Kleinkindern. Arbor, Freiamt 1994

Stern, D.N.: Mutter und Kind – Die erste Beziehung. Klett-Cotta, Stuttgart 1979

6 Basale Stimulation® in der Kinderkrankenpflege

Birgitt Killersreiter

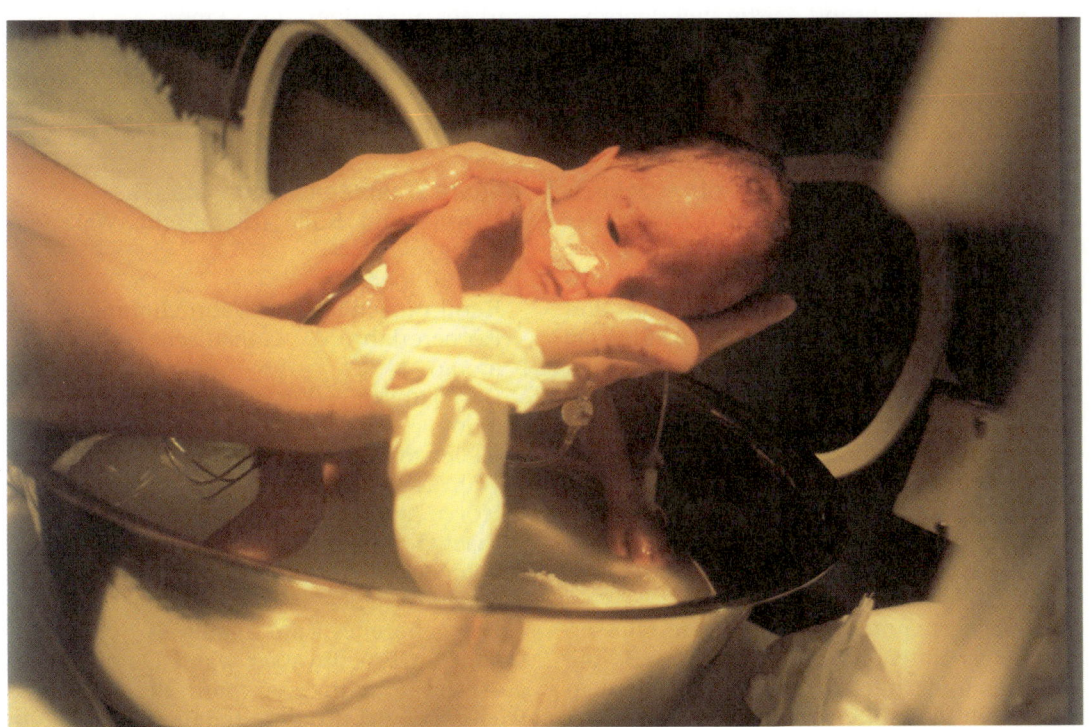

6.1   Wahrnehmung   44

6.2   Grundbedürfnisse   45

6.3   Umsetzung der Basalen Stimulation® in pflegerische Handlungsabläufe   46

6

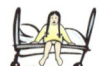 **6.1 Wahr-nehmung**

Durch die Stimulation des Körpers werden bestimmte Reize gesetzt, die auf den gesamten Organismus Einfluß nehmen und anregend wirken. Das Auslösen von bestimmten Reizen wie Berührung oder Geschmacksstimulation bezeichnet man als **Basale** (grundlegende) **Stimulation®**. Der Sonderpädagoge Andreas Fröhlich entwickelte in den 70er Jahren das Konzept der Basalen Stimulation® bei der Arbeit mit körperlich und geistig mehrfach behinderten Kindern, die in ihrer Wahrnehmungsfähigkeit eingeschränkt waren. Im weiteren Verlauf übertrugen Pflegepersonen, vor allem Christel Bienstein, die Basale Stimulation® auf die Krankenpflege, insbesondere auf die Intensivpflege. Mittlerweile gibt es zahlreiche Fortbildungen über das Konzept in der Krankenpflege und Kinderkrankenpflege.

Die Basale Stimulation® ist ein **Kommunikationsmodell**. Unter Kommunikation sind Gespräche und vor allem nonverbale Signale, die der Mensch aussendet, zu verstehen. Ganzheitlich betrachtet hängt die Kommunikation des Menschen noch von weiteren beeinflussenden Faktoren ab, wie:
– Wahrnehmung
– Sozialerfahrung
– Gefühlen
– Körpererfahrung
– Bewegung

Die hier genannten Faktoren beeinflussen sich auch untereinander. So hat z.B. die Wahrnehmung auch immer etwas mit dem Körpergefühl und Bewegung zu tun.

Jeder Mensch in jeder Entwicklungsstufe kann kommunizieren, indem er etwas wahrnimmt, seinen Körper entdeckt, Bewegungen ausführt, Erfahrungen sammelt oder die Einsicht gewinnt, wer er ist. So kann man sagen, daß die Summe aller sensorischen Erfahrungen, Kommunikationserlebnisse, Erfahrungen mit anderen Menschen und mit dem eigenen Körper uns zu dem gemacht haben, was wir sind.

Mit der Kommunikation eng verbunden ist die Wahrnehmung. Sie dient zur Informationssuche, -aufnahme und -verarbeitung. Wir können uns an bestimmte Wahrnehmungen erinnern, wie an den Geruch der Mutter, und dadurch kommunizieren.

Die wichtigsten Wahrnehmungskanäle
– Haut
– Zunge, Mund
– Nase
– Ohren
– Augen

Über Mund, Genitalbereich und Hände sind Reize besonders intensiv wahrnehmbar. Ein Kind in der oralen Phase steckt Gegenstände in den Mund, um sie kennenzulernen. Küssen ist ein Zeichen von Zuneigung, die Berührung des Genitalbereichs kann sexuell stimulierend wirken, und über die Hände werden Berührungen **intensiv** wahrgenommen. Gleichzeitig zeichnet diese Bereiche eine große **Intimität** aus. Jedes noch so schwer kranke Kind verfügt über diese Wahrnehmungen.

Weitere Wahrnehmungskanäle
– Wärme und Kälte (thermische Wahrnehmung)
– Vibrationen
– Berührungen (taktile Wahrnehmung)
– Körpererfahrung (somatische Wahrnehmung)
– Bewegungen (kinästhetische Wahrnehmung)
– Gleichgewichtswahrnehmung (vestibuläre Wahrnehmung)
– Hören (auditive Wahrnehmung)
– Riechen (olfaktorische Wahrnehmung)
– Schmecken (gustatorische Wahrnehmung)
– Sehen (visuelle Wahrnehmung)

Ein ungeborenes Kind nimmt die Schwerelosigkeit im Fruchtwasser wahr. Durch Bewegung im Fruchtwasser wird der Gleichgewichtssinn des Kindes stimuliert. Schaukeln wirkt außerordentlich beruhigend. Im Mutterleib trinkt das Baby Fruchtwasser. Es kann es schmecken und erfährt dadurch eine orale Stimulation. Das Ungeborene führt die Hand zum Mund und saugt. Mit zunehmendem Körperwachstum im Mutterleib entsteht Platzmangel, die Druckverhältnisse im Uterus ändern sich, und die Grenzen zur Uteruswand werden intensiver wahrgenommen. Das Kind fühlt die Begrenzung des Mutterleibs und den eigenen Körper. Es kann nicht mehr im Fruchtwasser schwimmen und nur eingeschränkt Bewegungen ausführen. Eine Mutter bemerkt ihr ungeborenes, tretendes Kind ebenso wie seine Ruhepausen. So hat das ungeborene Baby bereits somatische (körperliche) und taktile (berührende) Erfahrungen gemacht, die für die nachgeburtliche Entwick-

6

lung notwendig sind. Im Mutterleib nimmt das Kind vibratorische statt auditive Reize auf. Die Schallwellen werden durch das Fruchtwasser an das Ohr weitergeleitet. Das Kind kann Schwingungen und Vibrationen wahrnehmen. Erst nach der Geburt bricht der Vibrationskontakt ab und wird durch Schallwellen ersetzt. Auch Gehörlose können solche Vibrationen und Schwingungen fühlen.

Für das ungeborene Kind besteht immer ein gewisser vertrauter Grundrhythmus. Pulsschlag, Atemrhythmus, Herz- und Darmgeräusche der Mutter werden wahrgenommen. Es herrscht niemals absolute Stille im Mutterleib. Ein Fetus von 26 Schwangerschaftswochen fängt an, seine Augen zu öffnen. Nach der Geburt erfährt das Neugeborene zum erstenmal absolute Helligkeit. In der Anfangszeit nimmt es Hell und Dunkel wahr. Erst im späteren Verlauf der Entwicklung erkennt es die Mutter, vertraute Gesichter, Farben und Bilder.

Ein Neugeborenes verfügt bereits über eine enorme Kommunikationsfähigkeit. Es kann die Stirn runzeln, die Nase hochziehen, saugen oder schmatzen, sich bewegen, strampeln, die Hände zu Fäuste ballen und je nach Bedürfnis in jeder Tonlage schreien. Die Kommunikationsfähigkeit des Kindes wächst durch Reize von außen und durch weitere Informationen, die als Erfahrungen gespeichert werden. Jeder wahrgenommene Reiz dient der Kommunikation und fördert den weiteren Entwicklungsprozeß des Kindes. Hier kann auch von einer **positiven Stimulation** gesprochen werden.

Nicht jeder Reiz wird jedoch geschätzt. Es gibt unangenehme Berührungen oder Bewegungen. Schwere Schädigungen des zentralen Nervensystems können zu einer Einschränkung der Wahrnehmungsfähigkeit führen. Organschäden (z.B. Blindheit) setzen Grenzen in der Wahrnehmung, das Kind kann visuell keine Informationen mehr aufnehmen. Es wird jedoch andere Wahrnehmungskanäle intensiver nützen, wie die auditive oder taktile Wahrnehmung. Werden diesen Kindern Stimulationen und somit Wahrnehmungen (Informationen) vorenthalten oder unphysiologische Wahrnehmungsreize angeboten, wie Schmerzen, Dauerbeleuchtung, Störung des Grundrhythmus durch nächtliches Baden, so behindert dies den weiteren Entwicklungsprozeß. Hier spricht man von einer **negativen Stimulation**.

Jede therapeutische und pflegerische Handlung sollte in eine positive Stimulation eingebettet sein. Auf jede negative Stimulation (z.B. Schmerzen bei Blutentnahmen) muß eine positive Stimulation folgen.

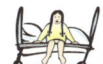

6.2 Grundbedürfnisse

Als Grundbedürfnisse des Menschen versteht man einfache, auch bei geringen Ansprüchen zum Leben notwendige Bedürfnisse. Kommunikation gehört dazu. Schon geringe Stimulationen können das Bedürfnis nach Kommunikation befriedigen. Aus diesem Grunde ist es unerläßlich, in der Pflege eines Kindes das Grundbedürfnis Kommunikation in alle Pflegehandlungen miteinfließen zu lassen (Abb. 6-1).

■ Zärtlichkeit, Angenommensein, Vertrautheit, Sozialisation

Zärtlichkeit ist mit körperlicher Nähe verbunden. Berührungen vermitteln Zärtlichkeit, Angenommensein und Vertrautheit. Sie intensivieren die Bindungen zu den Bezugspersonen. Kranke oder behinderte Kinder können Zärtlichkeit (Nähe) offenbar nur passiv annehmen, manchmal versteift sich ihr Körper, anstatt sich an den anderen anzuschmiegen. Der Allgemeinzustand eines Kindes kann sich auch durch positive Berührung verschlechtern. Die Vitalparameter eines Frühgeborenen beispielsweise können sich während des Känguruhns (Kap. 11.5.2) negativ verändern, ein Kind mit Schmerzen wehrt sich ge-

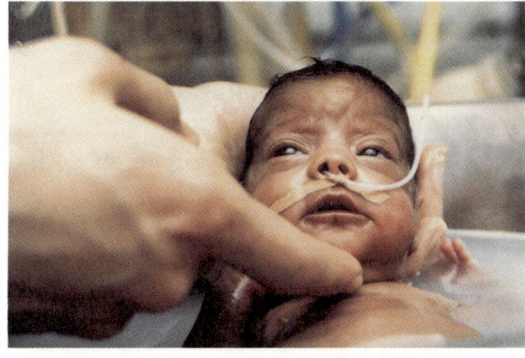

Abb. 6-1 Baden im Inkubator ist auch eine Möglichkeit zur Kommunikation. Dieses kleine Frühgeborene mit 820 Gramm Körpergewicht reagiert auf die Stimme

6

gen jegliche Berührung. Für viele Beteiligte ist dieses Verhalten oft nur schwer zu verstehen. Es kommt einem Affront gleich, der zurückschrecken läßt. Die Passivität des Kindes wird oft fälschlicherweise als Ablehnung von Zärtlichkeit verstanden, aber gerade dieses Kind braucht Nähe. Bleiben Zärtlichkeiten aus, nimmt sich das Kind selbst und andere nicht an.

■ Erleben von Anerkennung und Selbstachtung

Krankheiten schränken das Selbstwertgefühl des betroffenen Kindes oft ein. Es fühlt sich somit nicht mehr von den anderen akzeptiert. Um mit seiner vorübergehenden oder chronischen Erkrankung Probleme bewältigen zu können, benötigt das Kind Selbstachtung.

■ Erleben von Unabhängigkeit, Selbständigkeit, Selbstbewußtsein

Durch Krankheit kann Selbstbestimmung oft nicht zum Ausdruck gebracht werden. Insbesondere bewußtlose, komatöse, apallische oder medikamentös beeinflußte Kinder (z.B. Muskelrelaxanzien) können über sich und ihren Körper nicht bestimmen. Gezeigte Selbstbestimmung (z.B. Essensverweigerung) sieht die Umwelt oft als Verweigerung und Trotz.

■ Erleben von Hunger, Durst, Schmerzen

Ein krankes Kind kann Schluck-, Saugstörungen oder Kauprobleme aufweisen. Es besteht eine Aspirationsgefahr durch den Würgereflex. Schmerzen können die Befindlichkeit so stören, daß das Kind Essen und Trinken verweigert. Schmerzen schränken die gesamte Lebensaktivität des Kindes ein. Die Folge ist eine Beeinträchtigung des Wachstums, des Wohlbefindens und der weiteren Entwicklung.

■ Bewußtwerden von Anregung, Abwechslung, Bewegung

Eine der großen Änderungen für das Kind nach der Geburt ist das Einwirken der Schwerkraft. Die Arme sind viel schwerer zu bewegen als im Fruchtwasser. Die Koordination der Bewegungen kann gestört, Atmen anstrengend sein. Fehlt die Vorstellung über den eigenen Körper, so findet das Kind seine Körpermitte nicht, es „zerfließt". Fehlende Reize liefern keine Informationen, es kommt zur Isolation.

Erfährt ein älteres Kind keine Abwechslung, so langweilt es sich. Aktivitäten werden nicht mehr wahr- oder auch angenommen.

■ Erfahren von Sicherheit, Stabilität, Verläßlichkeit der Beziehungen

Verlust von Nähe und eine totale Abhängigkeit stören die Beziehung zwischen dem Kind und der Bezugsperson. Alleingelassen werden, Enttäuschungen und Ängste vor schmerzhaften Eingriffen oder vor fremden Personen verstärken die Unsicherheit des Kindes. Unangenehme oder unerwartete Veränderungen des Tagesablaufs und ständig wechselnde Betreuungspersonen erfordern eine Neuorientierung des Kindes. Auch die Monotonie durch stets gleiche Handlungsabläufe vermittelt einem Kind keine Sicherheit. Kinder können unter diesen Umständen Trennungsängste entwickeln. Sie ziehen sich zurück, verweigern Kontakte und gehen keine neuen Bindungen mehr ein, da sie Gefahr laufen, wieder enttäuscht zu werden.

6.3 Umsetzung der Basalen Stimulation® in pflegerische Handlungsabläufe

Basale Stimulation® ist in jeder Altersgruppe sinnvoll. Teilweise ist sie bereits unbewußt in die Kinderkrankenpflege integriert.

Es sollte grundsätzlich auf einen geregelten Grundrhythmus geachtet werden. Bestimmte Maßnahmen wie krankengymnastische Übungen, Körperpflege, Essens- oder Ruhezeiten sollten stets im gleichen Ablauf erfolgen. Die Umgebung soll für die „aktiven Zeiten" des Kindes entsprechend gestaltet werden (z.B. Bilder, Gegenstände für Spiel und Beschäftigung). Voraussetzung für die tägliche Pflege und Betreuung des Kindes ist eine feste Bezugsperson, erreichbar mit Rooming-in oder Bezugspflege.

Bei Neugeborenen zeigen Erfahrungen, daß die Stimulation vorsichtig in einer bestimmten Reihenfolge, nach dem jeweiligen Entwicklungsstand eingesetzt werden soll. Zuerst die taktile und vestibuläre, dann die auditive und nachfolgend die visuelle Stimulation. Dies gilt ganz besonders für Frühgeborene.

Die **taktil-somatische Stimulation** ist eingebettet in die tägliche Pflege des Kindes. Dies betrifft die Körperpflege und anschließende

Massage, die Lagerung und die Bewegung. Somatisch stimuliert werden Kinder, indem man mit ihnen schmust und kuschelt.

■ Lagerung

Die Aufliegefläche spielt bei der Lagerung eine wesentliche Rolle. Es ist möglich, das Kind auf unterschiedlichen Materialien wie Fell, glatter Baumwolle, weiches Molton, gebügeltes Laken oder Reiskissen zu lagern. Das Kind soll seinen Körper und die Begrenzungen seiner Umgebung spüren (Abb. 6-2). Durch spezielle Lagerungshilfen kann auch die Atmung unterstützt werden.

Festere Auflagen stimulieren mehr zur Aktivität, indem das Kind versucht, sich umzulagern (bequemer zu lagern). Harte Auflagen erhöhen jedoch die Dekubitusgefahr und sind unbequem. Jedes Kind hat ein anderes Bedürfnis nach Bewegung und Aktivität.

■ Kleidung

Die Kleidung umhüllt den Körper und vermittelt dem Kind ein Körpergefühl. Unterschiedliche Stoffe, Falten oder Knöpfe werden über die Haut wahrgenommen. Taktile Stimulation erhält das Kind auch durch Decken, Kuscheltücher und -tiere oder durch ein Schmusekissen.

■ Berührung

Berührungen werden eingesetzt zur Begrüßung, zum Trösten und zu Massagen (Abb. 6-3). Die Hände der Pflegepersonen sollten trocken und warm sein. Kalte, feuchte Hände erschrecken die Kinder. Die Berührungen sollten behutsam und eindeutig dem Kind zugewandt erfolgen. Bei jeder Pflegehandlung werden die gesamten Handflächen auf den Körper aufgelegt. Nach jeder Kontaktunterbrechung muß durch Berührung wieder eine Beziehung aufgebaut werden. Deshalb sollten die Pflegehandlungen nicht über einen längeren Zeitraum unterbrochen werden. Es ist eine genaue Planung des Pflegeablaufs nötig, um nicht noch vergessenes Pflegematerial holen zu müssen. Jedes Kind hat seine individuellen Berührungsvorlieben. Frühgeborene und reife Neugeborene sind besonders für Berührung am Hinterkopf und am Rücken empfänglich (Kontaktstellen am Uterus). Andere Kinder genießen die Berührung der Fußsohlen oder die Ganzkörpermassage. Bei jeder Berührung muß jedoch die Intimsphäre des Kindes gewahrt bleiben.

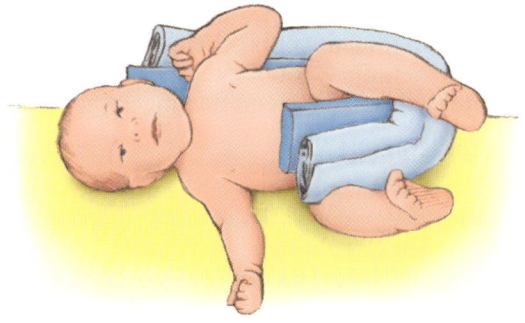

Abb. 6-2 Nestlagerung in Seitenlage. Der Rücken wird einschließlich der Halswirbelsäule unterstützt, als Gegengewicht am Becken dient eine Windel oder ein Waschlappen. Die Arme können sich frei bewegen, der Thorax soll nicht einknicken

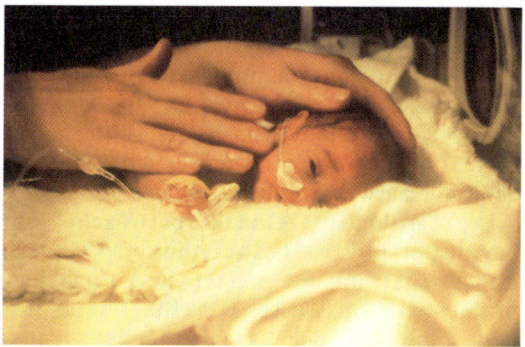

Abb. 6-3 Taktile Stimulation. Das Kind liegt auf einem Fell, während sein Rücken massiert wird. Eine Hand bleibt dabei auf seinem Hinterkopf

■ Bewegung

Während der Pflegehandlungen lassen sich Bewegungsabläufe vornehmen. Das Kind muß dabei die sichere Hand und/oder den Körper der Bezugsperson spüren. Bewegungen dürfen nicht erzwungen werden. Auch kleinste Bewegungen bedeuten für Kinder eine vestibuläre Stimulation. In einer Schaukel oder Hängematte wird das Kind bewegt bzw. es bewegt sich selbst.

Eine ähnliche Stimulation erreicht man durch das Wiegen des Kindes auf dem Arm. Mit Hilfe von speziellen Schaumstoffrollen oder einem Pezziball kann das Kind auf dem Bauch liegend bewegt werden. Plötzliche Richtungsänderungen sind zu vermeiden, da dies wiederum einen irritierenden Faktor im Bewegungsablauf darstellen kann.

Vibrationen stellen eine eigene Form von Bewegung dar. So kann eine watteumwickelte elektrische Zahnbürste durchaus stimulierend Vibrationen weitergeben. Größere Kinder nehmen die Zahnbürste oder ein Massagegerät selbst in die Hand und massieren sich.

■ Körperpflege

Bei der Ganzkörperwäsche unterscheidet man zwischen der aktivierenden und der beruhigenden Ganzkörperwäsche. Hierbei steht nicht die Reinigung des Körpers im Vordergrund, sondern die Stimulation. Bewußtlose, somnolente, inaktive Kinder sollten eine **aktivierende Ganzkörperwäsche** erhalten. Um jeden einzelnen Haarbalg am Körper befinden sich vermehrt Nervenzellen. Alle Körperhaare wachsen in eine bestimmte Richtung (Haarstrich). Werden die Haare bewegt oder gegen die übliche Haarrichtung gestrichen, so erfolgt eine deutlich aktivierende Stimulation. Die Nervenzellen geben die Reize weiter, der Kreislauf und das gesamte Nervensystem werden aktiviert. Bei der aktivierenden Ganzkörperwäsche ist das Wasser etwas kühler (etwa 28 °C). Das Abtrocknen erfolgt ebenfalls gegen die Haarwuchsrichtung.

Die **beruhigende Ganzkörperwäsche** hilft bei hyperaktiven, desorientierten Kindern und solchen mit Schmerzen und Einschlafproblemen. Das Wasser hat eine Temperatur von 37 bis 40 °C, der Waschlappen ist gut ausgewrungen. Die Waschrichtung und das Abtrocknen erfolgen mit dem Haarstrich.

Bei beiden Waschformen sollte sich die Hand der Pflegeperson dem Körper des Kindes anpassen und die Waschrichtung immer in einer Richtung erfolgen. Die Hand wird am Körper immer neu angesetzt, so daß das Kind ein Körpergefühl für die einzelnen Hautbereiche entwickelt.

Duschen stellt eine besondere Form der Stimulation dar. Je nach Wasserstrahlstärke erfolgt die Stimulation stark oder weniger stark. Eine Dusche kann außerordentlich erfrischend sein. Selbst Säuglinge genießen einen Wasserstrahl auf der Haut. Haben Kinder Kontakt zum Element Wasser, von dem oftmals eine besondere Anziehungskraft ausgeht, werden sie angeregt zu spielen und im Wasser zu planschen. Die **Haarwäsche** kann ebenfalls **aktivierend** bzw. belebend sein. Auch hierbei wählt man die Waschrichtung gegen den Haarstrich. Das Wasser wird etwas kühler als die Körpertemperatur gehalten und die gesamte Kopfhaut kräftig mit allen Fingern und kreisenden Bewegungen massiert.

Nach dem Abtrocknen kämmt man alle Haare gegen den Haarstrich und erst anschließend der Frisur entsprechend.

Bei der **beruhigenden Haarwäsche** ist die Wassertemperatur der Körpertemperatur angepaßt, die Wasch- und Kämmrichtung erfolgt in der Haarwuchsrichtung. Das Abtrocknen ist vorsichtig vorzunehmen. Durch das Trockenfönen der Haare kann das Kind ebenfalls stimuliert werden. Es fühlt die unterschiedlichen Temperaturen, die warme Luft und hört das Gerät. Einige Kinder fürchten sich allerdings vor dem Fön.

■ Geschmacks- und Geruchsstimulation, orale Stimulation

Wie schon erwähnt, hat der Mund eine zentrale Bedeutung in der Wahrnehmung, die orale Stimulation kann lustvoll sein (z. B. Essen, Schmecken). Frühgeborene und vorübergehend schwerkranke Kindern benötigen häufig zur Ernährung eine nasogastrische Sonde. Bei chronisch kranken Kindern, die auf längere Sicht keine Nahrung und Flüssigkeit oral aufnehmen können, wird eine Dauermagensonde gelegt, die direkt durch die Bauchdecke in den Magen führt (PEG-Sonde: perkutan-epigastrische Sonde). Während der Nahrungsverabreichung über die Sonde sollte dem Kind die Möglichkeit zum Schmecken und Riechen der Nahrung und zum Saugen gegeben werden. Größere Kinder stecken ihre Hand in den Mund und kauen darauf. Eng gekoppelt an den Geschmackssinn ist der Geruchssinn. Gerüche können zu Erinnerungen führen (z. B. Zimt erinnert an Weihnachten), aber auch stimulieren, wie bei der Aromatherapie. Bekannte Gerüche können in einer fremden Umgebung beruhigend wirken, wie etwa der Geruch der Mutter oder eines bestimmten vertrauten Badezusatzes. In der Kinderkrankenpflege wird deshalb in manchen Kliniken ein T-Shirt oder ein Nachthemd, in dem die Mutter einmal geschlafen hat, ungewaschen ins Bett gelegt. Das geliebte Kuscheltier, die eigenen Kleider oder das Schmusekissen riechen nach zu Hause und vermitteln den Kindern im Krankenhaus ein Gefühl von Sicherheit.

■ Auditive Stimulation

Musik, Stimmen und bestimmte Geräusche wecken manchmal Erinnerungen. Selbst bewußtlose, komatöse Kinder, reife Neugeborene und Frühgeborene können Stimmen oder

Geräusche wahrnehmen. Ältere Kinder haben vielleicht eine Kassette mit einer bestimmten Lieblingsmusik, die sie im Krankenhaus hören können. Die Herztöne der Mutter, auf einer Kassette aufgenommen, werden dem Frühgeborenen im Inkubator auf einem Walkman vorgespielt, vielleicht ist auch Mozart oder Vivaldi für das Kind die richtige Stimulation.

Die auditive Stimulation muß für das Kind eindeutig sein, konkrete Geräusche sollten direkt an das Kind gerichtet sein und nicht diffus wirken. Ruhepausen sind empfehlenswert, da ein dauerndes Berieseln von gleichbleibenden Geräuschen einen Gewöhnungseffekt verursacht. Manche Spieluhren sind sehr laut und klingen metallisch, deshalb sollte weitestgehend auf sie verzichtet werden.

■ Visuelle Stimulation

Säuglinge können klare Umrisse eher erkennen als Farbengemische oder ineinandergehende Bilder. Sie können im Liegen Bilder wahrscheinlich nur in Abständen von etwa zwanzig Zentimetern erkennen. Eine Ansprache erfolgt am besten mit Berührung und direktem Blickkontakt. Je größer die Distanz des Gegenstandes, um so unschärfer ist das Bild. Da auch hier die **Eindeutigkeit des Reizes** wesentlich ist, sollte die **Gestaltung der Umgebung** des kranken Kindes unter diesem Gesichtspunkt erfolgen.

Ein wesentlicher Bestandteil der visuellen Stimulation beim Menschen besteht im Wahrnehmen von hell und dunkel. Dauerbeleuchtung fördert die Orientierungslosigkeit des kranken Kindes, welches in der Zeit des Krankseins auch empfindsamer auf Stimulation reagiert (kein eindeutiger Tag- und Nachtrhythmus). Deshalb ist es besser, als Beleuchtung eine Nachttischlampe oder eine Punktleuchte anstatt der Deckenbeleuchtung einzusetzen. Aktivitäten sollten immer im Hellen, also am Tag vorgenommen werden, damit sie vom Kind eindeutig erkannt werden können. Aus diesem Grunde ist es auch wichtig, **daß Kinder nicht nachts gewaschen** werden. Diese Störung des Grundrhythmus beeinträchtigt die gesamte Körperwahrnehmung des Kindes, **dies gilt auch für intensivpflichtige Kinder**.

Die Gestaltung der Umgebung sollte die kindliche Entwicklung fördern. Günstig sind hier Mobiles, die etwas außerhalb des Gesichtsfeldes aufgehängt werden. So lernt das Kind, den Kopf selbständig zu drehen, um das Spielzeug zu betrachten. Dabei dürfen Kissen oder Bettgitter das Blickfeld des Kindes nicht behindern.

Literaturverzeichnis

Bienstein, Ch., A. Fröhlich: Basale Stimulation in der Pflege (7. Aufl.). verlag selbstbestimmtes leben, Düsseldorf 1991

Fröhlich, A.: Basale Stimulation (7. Aufl.). Verlag selbstbestimmtes leben, Düsseldorf 1991

Glass, P.: The vulnerable neonate and the neonatal intensive care environment. In: Avery Gordon B., Fletcher Mary Ann, MacDonald Mhairi G. (Hrsg.): Neonatology: Pathophysiology and Management of the Newborn (4. Aufl.). J.B. Lippincott, Philadelphia 1994, S. 77–94

Hertl, M.: Die Welt des ungeborenen Kindes. Piper, München 1994

7 Betten und Lagern

Margrit Maier

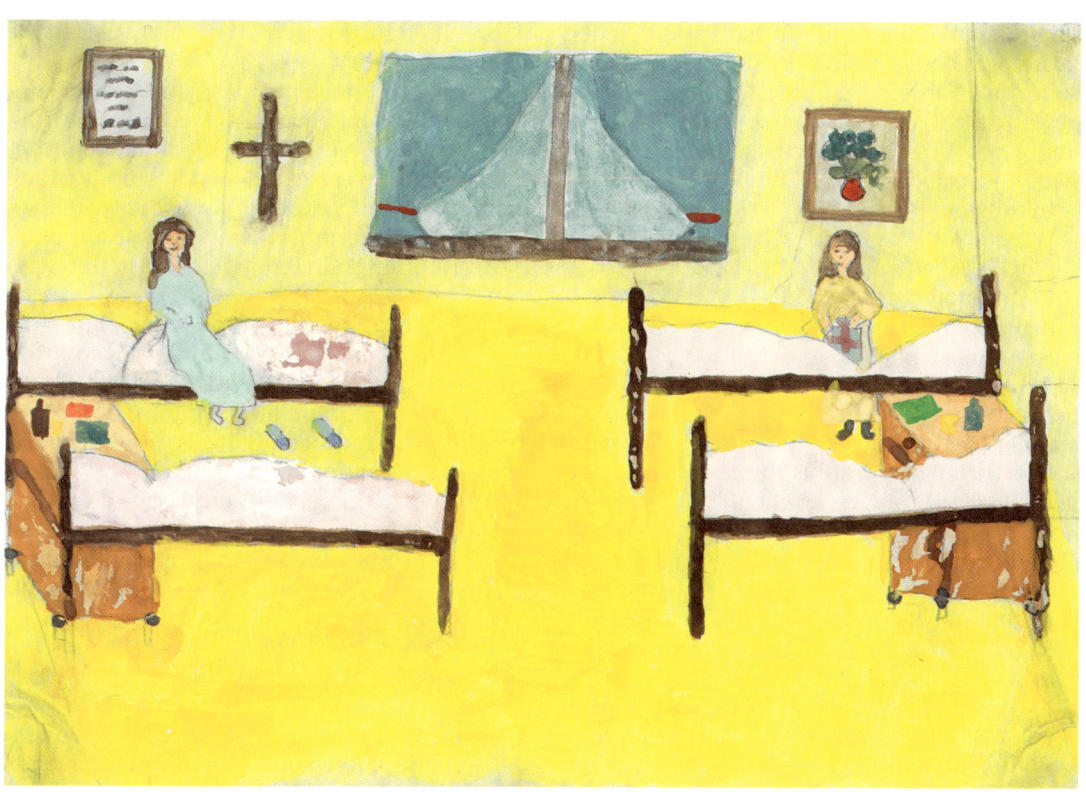

7.1	**Das Bett des kranken Kindes**	52
7.1.1	Das Aufstellen des Krankenbettes	52
7.1.2	Verschiedene Bett-Typen und Bettzubehör	53
7.1.3	Ausstattung eines Krankenbettes	54

7.2	**Das Betten**	54
7.2.1	Betten bei einem mobilen, belastbaren Patienten	55
7.2.2	Betten bei einem bettlägerigen Patienten	55
7.2.3	Umlagern eines bettlägerigen Patienten	56

7

7.1 Das Bett des kranken Kindes

Die Sicherheit und das Wohlbefinden eines kranken Kindes hängen unter anderem auch von der Wahl eines geeigneten Bettes, dessen Beschaffenheit und Ausstattung ab. Ein Bett eines kranken Kindes muß mehr und andere Anforderungen erfüllen als das Bett eines gesunden Kindes zu Hause.

Das **Krankenbett** soll für den Patienten den bestmöglichen Komfort bieten und so groß sein, daß Bewegungsfreiheit und Sicherheit gewährleistet sind. Es gibt deshalb bei Krankenbetten für Kinder verschiedene Bett-Typen in verschiedenen Größen:
– Inkubator
– Wärmebett
– Säuglingsbett
– Kleinkinderbett
– Jugendlichenbett
– Erwachsenenbett

Der Inkubator und das Wärmebett für Frühgeborene und kranke Neugeborene werden in Kapitel 11 erklärt.

Die Betten für kranke Kinder müssen folgende **Anforderungen** erfüllen
– jedes Bett muß mit Gittern ausgestattet sein, oder es müssen Gitter am Bett angebracht werden können
– es müssen Möglichkeiten für Niveau- und Lageänderungen des Patienten vorhanden sein
– die gesamte Liegefläche muß in pflegegerechter Höhe feststellbar sein, Kopf- und Fußteile des Bettes sind getrennt verstellbar
– das Krankenbett muß ohne Kraftaufwand verstellbar und für das Pflegepersonal und den selbständigen Patienten einfach zu handhaben sein, so daß jede Verletzungsgefahr ausgeschlossen ist
– das Krankenbett muß leicht und gefahrlos für Pflegende und Patienten zu bewegen sein und über einzeln feststellbare, leichtgleitende, geräuschlose Rollen (Fußrollen) verfügen
– das Krankenbett muß für das Pflegepersonal eine rationale körperschonende Arbeit ermöglichen:
Säuglings- und Kleinkinderbetten haben unter das Matratzenniveau versenkbare Seitengitter,
die Liegefläche ist so feststellbar, daß die Pflege ohne unnötigen Kraftaufwand erfolgen kann,

das Krankenbett muß so aufgestellt sein, daß es von drei Seiten (linke und rechte Seite, Fußende) aus leicht zugänglich ist
– die Sicherheit des Patienten muß durch entsprechende Bestimmungen gewährleistet sein:
das Krankenbett darf keine scharfen Ecken und Kanten haben,
das Material muß feuchtigkeitsbeständig und kratzfest sein,
bei bunten Kinderbetten darf die Farbe nicht abblättern
– bei Gitterbetten darf der Abstand der einzelnen Gitterstäbe nicht größer als 75 Millimeter (DIN-Norm) sein, die seitlichen Bettgitter sind in verschiedenen Positionen (halbe Höhe und ganz geschlossen) feststellbar
– bei Bedarf kann das Krankenbett mit einer Aufrichthilfe (Bettzügel) ausgestattet werden
– das Krankenbett und das Bettzubehör müssen die hygienischen Anforderungen erfüllen, sie sind leicht zu reinigen und beständig gegenüber Desinfektionsmitteln:
bei Bedarf muß das Bett Sterilisationsmaßnahmen standhalten,
das Bettzubehör wie Bettwäsche, Kopfkissen, Bettdecke und einteilige Matratze ist koch- und desinfektionsmittelbeständig, leicht zu reinigen, waschbar und hautfreundlich
– die Matratze ist körpergerecht (glatte, straffe Liegefläche, die sich federnd der Wirbelsäule anpaßt)
– am Kopf- und Fußende muß das Krankenbett mit Gleit- und Stoßrollen versehen sein, um beim Manövrieren Beschädigungen an Wänden, Türen und Gegenständen zu vermeiden und Erschütterungen zu mildern
– beim Jugend- und Erwachsenenbett müssen Kopf- und Fußteil (Kopf- oder Fußbrett) bei Bedarf leicht zu entfernen sein

7.1.1 Das Aufstellen des Krankenbettes

Das Krankenbett wird so aufgestellt, daß zum Nachbarbett mindestens **ein Meter Abstand** besteht und es von **drei Seiten** leicht **zugänglich** ist. Es soll möglichst nicht zu dicht am Fenster oder an der Heizung stehen. Der Patient soll nicht direkt zum Licht schauen. Neben dem Bett soll möglichst eine separat schaltbare und blendfreie Lichtquelle angebracht sein, die größere Patienten auch leicht selbst einschalten können.

7.1.2 Verschiedene Bett-Typen und Bettzubehör

Wie unter Kapitel 7.1 beschrieben, gibt es unterschiedliche Arten von Betten.
- **Säuglingsbett in verschiedenen Größen**
– für Neugeborene
– für Säuglinge bis zu einem halben Jahr
– für Säuglinge bis zu einem Jahr
Die Liegefläche (mit Matratze) befindet sich in etwa 75 Zentimetern Höhe.
- **Kleinkinderbett**
Das Kleinkinderbett (auch **Krabblerbett** genannt) wird für Kinder von ein bis sechs Jahren verwendet, evtl. je nach Körpergröße auch noch für ältere Kinder.
- **Jugendlichenbett**
Das Jugendbett (Abb. 7-1) kann für Schulkinder bis ungefähr zwölf Jahre verwendet werden. Es hat eine Liegefläche von 160 Zentimetern Länge.
- **Erwachsenenbett**
Das Erwachsenenbett eignet sich für Patienten (Kinder und Jugendliche), die für das Jugendbett zu groß sind. Es hat eine Liegefläche von 200 Zentimetern Länge und ist einen Meter breit. Die Liegehöhe von 60 Zentimetern kann bei Bedarf höhergestellt werden.
- **Spezialbetten**
Es gibt Spezialbetten in den unterschiedlichsten Formen und für Patienten mit den unterschiedlichsten Krankheiten. Dazu zählen,
– Clinitron-Bett (z. B. zur Dekubitusprophylaxe bei Verbrennungen)
– Verbrennungsbett (Kap. 26.8.5.2)
– Drehbett (mit zwei Liegeflächen zum Umlagern des querschnittsgelähmten Patienten)

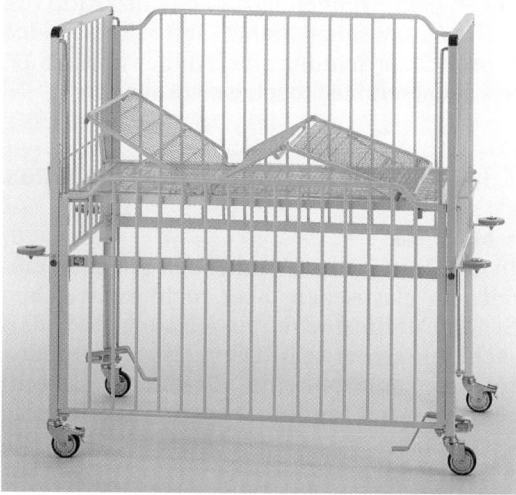

Abb. 7-2 Spezialbett für Kinder mit Herzerkrankungen

– Intensivbett
– Spezialbett für Kinder mit Herzerkrankungen (Abb. 7-2)
- **Kombinierter Nacht- und Krankentisch**
Der Nachttisch (Abb. 7-3) ist fahr- und feststellbar. Die herausziehbare Tischplatte kann bis 120 Zentimeter über dem Fußboden mit einer Klemmvorrichtung (Sicherung) festgestellt werden. Die Tischplatte ist schräg verstellbar, so daß sie dem bettlägerigen Kind als Lese-, Mal- und Arbeitstisch dienen kann.

Der Nachttisch wird meist zum Aufbewahren von persönlichen Gegenständen des Patienten verwendet, er steht in der Regel rechts

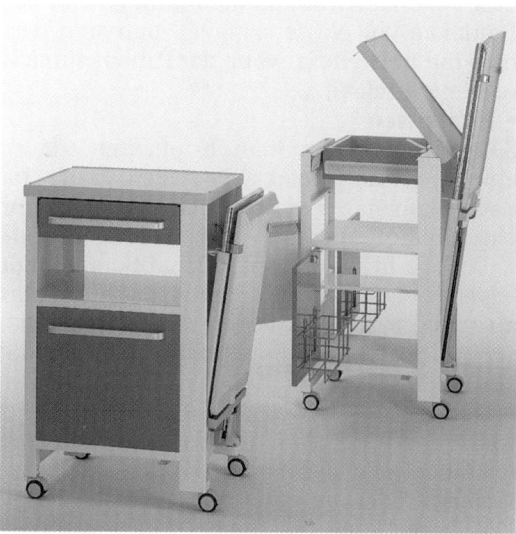

Abb. 7-3 Nachttisch mit verstellbarem Bett-Tisch

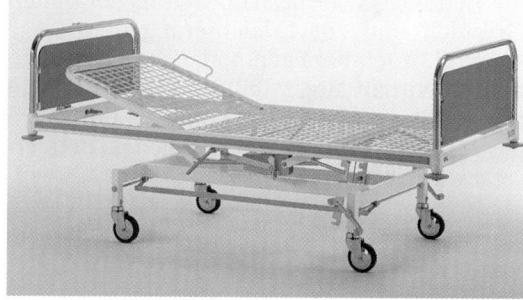

Abb. 7-1 Jugendlichenbett

7

neben dem Krankenbett, so daß das Kind ihn mühelos erreichen kann. Teilweise ist eine Einschubvorrichtung zur Aufbewahrung eines sauberen Steckbeckens vorhanden.

7.1.3 Ausstattung eines Krankenbettes

• **Matratze**

In der Regel ist das Krankenbett mit einer einteiligen, elastischen, aber nicht zu weichen Schaumstoffmatratze ausgestattet. Sie darf nicht zu schwer sein. Die meisten Matratzen für Krankenbetten sind mit einem auswechselbaren und desinfizierbaren Schonbezug versehen.

• **Bettlaken**

Zum Abdecken der Matratze wird ein für die einzelnen Bettenarten entsprechend großes Bettlaken (Leinentuch) verwendet, das in manchen Krankenhäusern mit eingenähten Ecken versehen ist, so daß ein faltenfreier und straffer Sitz besser gewährleistet ist.

• **Gummi- oder Plastikunterlage**

Diese Unterlage wird direkt über dem Bettlaken angebracht. Hautverträglicher ist eine kochfeste gummierte Moltonunterlage (z.B. Liegelind).

• **Spannlaken oder Stecktuch**

Das Spannlaken oder Stecktuch (Diagonaltuch) besteht aus festem, strapazierfähigem Baumwollstoff und wird in Höhe von Gesäß und Oberschenkeln des Patienten straff über das Bettlaken gespannt. Die Enden werden glatt unter die Matratze gesteckt. Unterlage und Spannlaken sollen die Matratze und das Bettlaken vor Nässe schützen und sind deshalb nur notwendig, wenn der Patient einnäßt oder stark schwitzt.

• **Kopfkissen**

Säuglinge erhalten kein Kopfkissen, da es eine Erstickungsgefahr darstellen kann. Im Säuglingsbett verwendet man deshalb nur eine Moltonunterlage oder Kopfwindel als Unterlage für den Kopf. Für größere Kinder eignen sich Schaumstoffkissen, da sie leichter zu reinigen sind als Feder- oder Daunenkissen, die nicht desinfektionsmittelbeständig sind.

• **Decke**

Meist erhält der Patient zum Zudecken eine leichte Decke aus einem Wolle-Kunstfaser-Gemisch oder aus einer pflegeleichten Faser. Die Decke kann mit Bändern oder Knöpfen versehen sein, so daß sie am Deckenbezug be-

festigt werden kann und nicht verrutscht. Teilweise gibt es auch, vor allem für Säuglingsbetten, leichte Steppbettdecken aus einem Daunenersatz (meist Schaumstoff), die aber so angebracht sein müssen, daß das Kind nicht unter die Bettdecke rutschen kann (Erstickungsgefahr). Wenn das Kind friert, wird es mit einer zusätzlichen Wolldecke zugedeckt.

7.2 Das Betten

Das Betten des kranken Kindes gehört zu den sich täglich mehrmals wiederholenden Pflegemaßnahmen. Es ist deshalb wichtig, daß der Patient **vorsichtig** und **schonend** gebettet und nicht unnötig angestrengt wird. Die Pflegeperson arbeitet körper- und rückenschonend und befolgt alle hygienischen Richtlinien.

Folgende **allgemeine Regeln** sind unbedingt zu beachten:

– die einzelnen Arbeitsschritte so vorbereiten und koordinieren, daß keine unnötigen Wege notwendig sind und die einzelnen Pflegeschritte rationell ablaufen

– wenig Staub aufwirbeln, um Schmutz und Keime nicht unnötig im Krankenzimmer zu verteilen

– Schmutzwäsche direkt in den Wäschesack (Wäscheeimer) entsorgen, auf keinen Fall auf den Fußboden legen

– zum Ablegen der frischen Bettwäsche eine saubere (desinfizierte) Ablagefläche wählen, die vom Krankenbett aus möglichst leicht zu erreichen ist

– beim Betten des größeren Kindes sind meist zwei Pflegepersonen notwendig, die möglichst synchron arbeiten sollten

Sehr viele Kliniken verfügen über eine **Bettenzentrale**, die desinfizierte und frisch bezogene Betten direkt auf die Stationen liefert. Bei einem stark verschmutzten Bett ist ein kompletter Bettenwechsel deshalb aus hygienischen Gründen und zur Erleichterung der Pflege sinnvoll. Auch bei Patienten, deren Krankenhausaufenthalt länger dauert, soll das Bett in regelmäßigen Abständen komplett durch ein desinfiziertes und frisch bezogenes Bett ersetzt werden.

7.2.1 Betten bei einem mobilen, belastbaren Patienten

Vorbereitung

– Fenster im Krankenzimmer schließen
– Patienten altersentsprechend über die Maßnahme informieren
– Abwurfbehälter für Schmutzwäsche und Behälter mit Desinfektionslösung und einem Einmalputzlappen bereitstellen
– Stuhl ans Fußende des Bettes stellen
– evtl. Nachttisch verschieben, um mehr Platz zu schaffen
– Händedesinfektion, evtl. Schutzkittel anziehen
– Bereitlegen der frischen Bettwäsche in der Reihenfolge, wie sie zum Beziehen des Krankenbettes benötigt wird (von oben nach unten sortiert: Bettlaken, wasserfeste Unterlage, Spannlaken, Kopfkissenbezug, Deckenbezug)

Vorgehen

Frische Bettwäsche darf nicht mit gebrauchter Bettwäsche in Berührung kommen. Gebrauchte Bettwäsche wird sofort in einem Wäschebehälter entsorgt. Sie darf nicht mit der Kleidung des Pflegenden in Berührung kommen (körperfern transportieren).

Der Patient kann, evtl. mit Hilfe durch eine Pflegeperson, das Bett verlassen.
– Bettwäsche entfernen, darauf achten, daß sie nicht mit der vorbereiteten sauberen Bettwäsche in Berührung kommt
– Bettdecke und Kopfkissen auf dem Stuhl am Fußende des Bettes ablegen
– abwaschbare Teile des Krankenbettes mit der bereitgestellten Desinfektionslösung reinigen
– Bettlaken vom Kopfende zum Fußende über die Matratze legen
– am Kopf-, dann am Fußende straff unter die Matratze schieben
– Seiten des Lakens an Kopf- und Fußende glattfalten (sog. Kuvertecken)
– anschließend unter die Matratze schieben
– Bettlaken möglichst glatt und faltenfrei anbringen, da Falten auf der Liegefläche für den Patienten unbequem sind und zu Druckstellen führen können
– Gummi- oder Moltonunterlage in Höhe des Unterkörpers des Patienten glatt quer auf das Bettlaken legen

– Spannlaken so darüber legen und unter der Matratze befestigen, daß es am oberen und unteren Rand etwas über die Unterlage ragt und ganz glatt gespannt ist
– Kopfkissen beziehen und Kissenfüllung vorsichtig lockern, aber nicht aufschütteln (Staubentwicklung)
– Wolldecke glatt in den Deckenbezug einlegen, evtl. im Bezug mit Bändern befestigen
– Decke über das Krankenbett breiten und passend einschlagen

Um dem Patienten genügend Fußfreiheit zu sichern, ist es wichtig, die Decke am Fußende nur nach innen einzuschlagen, aber nicht unter der Matratze zu befestigen.

Da häufig die Bettwäsche nicht genau paßt, ist es sinnvoll, die Decke so in den Bezug einzulegen, daß sie am oberen Ende glatt am Deckenbezug anliegt. Kopfkissenbezüge sollten aus Sicherheitsgründen keine Knopfleisten, sondern breite Überschläge haben.

7.2.2 Betten bei einem bettlägerigen Patienten

Wenn der Bettwäschewechsel zu belastend für den Patienten ist, wird er schonend in ein frisches Bett umgelagert. Patienten, die wenig beweglich sind, können auch auf einer Kran-

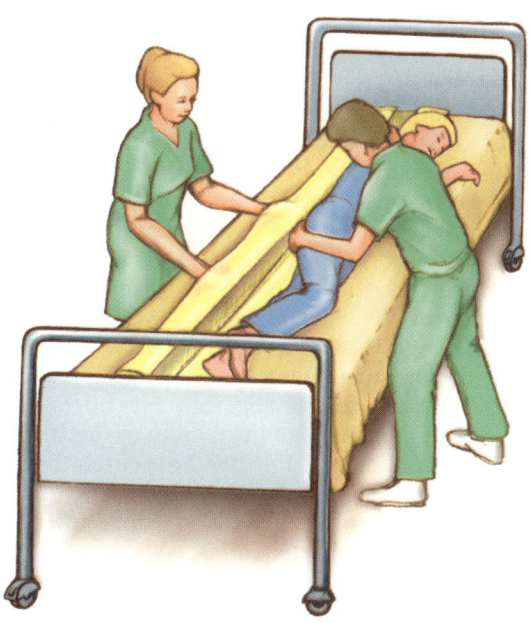

Abb. 7-4 Bettlakenwechsel beim bettlägerigen Patienten

kentrage gelagert werden, während das Bett frisch bezogen wird. Das Betten bei bettlägerigen Patienten sollten nach Möglichkeit immer zwei Pflegende übernehmen (Abb. 7-4).

Vorbereitung
siehe Kapitel 7.2.1

Vorgehen
- Kopfteil des Bettes flachstellen
- Kopfkissen und zusammengefaltete Bettdecke auf den Stuhl am Fußende des Bettes legen
- Bettuch und Spannlaken ringsherum lösen
- von einer Seite zur Mitte hin zusammenrollen
- sauberes Bettlaken mit der Unterlage und dem Spannlaken gemeinsam der Länge nach aufrollen, entweder auf der Krankentrage, einer sauberen Arbeitsfläche oder der sauberen Bettseite
- eine Pflegeperson dreht das Kind auf die Seite und hält es in Seitenlage gut fest
- die zweite Pflegeperson rollt die schmutzige Bettwäsche der Länge nach bis dicht an den Patienten, legt dann die saubere Bettwäsche in Längsrichtung auf die Matratze und entrollt sie bis zum Rücken des Patienten
- das Kind über die aufgerollte Wäsche auf die andere Seite drehen
- gebrauchtes Bett- und Spannlaken entfernen
- Bettwäsche glattziehen und an allen Seiten glatt unter die Matratze schieben
- Kopfkissen und Bettdecke frisch beziehen und in das Bett zurücklegen
- das Kind bequem lagern

Für diese Art des Bettwäschewechsels ist es sinnvoll, den Wäschebehälter für Schmutzwäsche direkt neben das Krankenbett zu stellen.

Nach dem gleichen Prinzip kann ein Bettwäschewechsel auch **von oben nach unten** erfolgen. Das Kind kann sich evtl. hinsetzen oder wird von einer Pflegeperson in sitzender Position gestützt. Die Bettwäsche wird dann der Breite nach aufgerollt und vom Kopfende her bis zur Bettmitte abgerollt. Nachdem das Kind auf dem Rücken liegt, kann es die Beine anziehen oder sich mit der Aufrichtehilfe etwas hochziehen, so daß die Bettwäsche unter dem Gesäß glattgezogen und zum Fußende hin abgerollt werden kann.

Abschluß
- schmutzige Wäsche aus dem Zimmer entfernen
- beide Pflegepersonen desinfizieren sich die Hände
- Krankenzimmer lüften

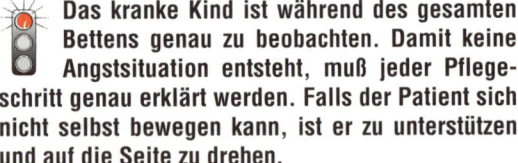 **Das kranke Kind ist während des gesamten Bettens genau zu beobachten. Damit keine Angstsituation entsteht, muß jeder Pflegeschritt genau erklärt werden. Falls der Patient sich nicht selbst bewegen kann, ist er zu unterstützen und auf die Seite zu drehen.**

7.2.3 Umlagern eines bettlägerigen Patienten

Das Umlagern kann zum Bettenwechsel oder zur Lagerung auf der Krankentrage geschehen. Es sind mehrere Variationen möglich (Abb. 7-5). Damit die Pflegeperson(en) beim Heben und Tragen des Patienten möglichst körperschonend vorgehen und dem Patienten dabei Sicherheit vermitteln, ist das Einhalten der folgenden Prinzipien besonders wichtig.

■ **Richtige, zweckentsprechende Körperhaltung**

Beim Heben mit gestrecktem Rücken kann die Belastung gleichmäßig über Gelenkflächen und Bandscheiben der Wirbelsäule verteilt werden. Die großen Körpermuskeln (Bauch-, Brust-, Gesäß- und Beinmuskeln) unterstützen dabei die Arbeit der Rückenmuskulatur und schützen so die Bandscheiben der Wirbelsäule vor einseitiger Belastung und Überlastung.
- zum Entlasten der Wirbelsäule mit flachem, gestrecktem Rücken und aufgerichtetem Oberkörper die Last (in diesem Fall der Patient) aus der Hocke heraus anheben
- die Last anschließend körpernah transportieren
- kinästhetische Richtlinien einhalten (Kap. 5, spiralförmige Bewegungen)

 Die Pflegeperson soll sich nicht bücken, sondern in die Knie gehen.

■ **Entlastende Ausgangsstellung**

Beim Heben von Lasten muß die Unterstützungsfläche (Standfläche) des Körpers des

Erste Variante

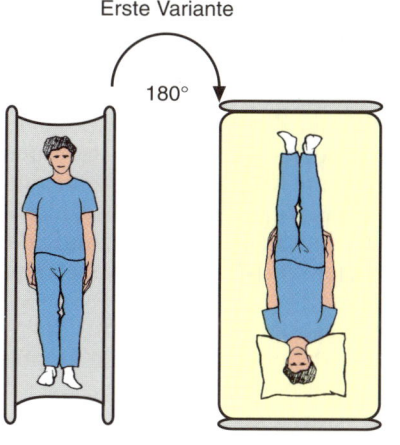

180°

Zweite Variante

90°

Dritte Variante

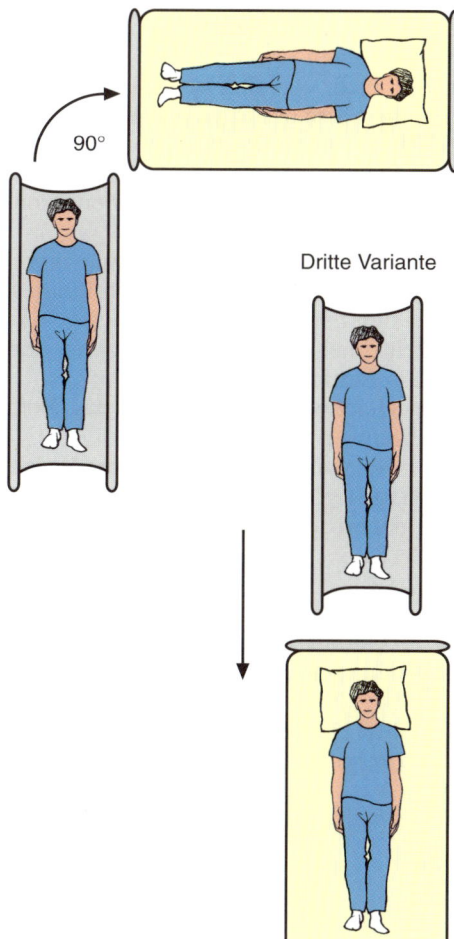

Abb. 7-5 Umlagern des Patienten

Pflegenden beckenbreit und somit der Stand gesichert sein. Durch **Schritt- und Grätsch-stellung** vergrößert sich die Unterstützungs-fläche des Körpers. Die Standfestigkeit des Pflegenden wird dadurch gesichert und die Last besser ausbalancierbar. Der Patient fühlt sich beim Aufgehobenwerden sicherer, der Pflegende verhält sich körperschonend.

 Es darf nicht mit eng aneinandergestellten Füßen gehoben werden.

■ **Unterstützung der Körperstatik durch richtiges Atmen**

Das Anhalten der Atmung während des An-hebens der Last erzeugt eine zusätzliche Spannung der Rücken- und Bauchmuskula-tur. Die Statik der Wirbelsäule verbessert sich. Durch den verbesserten Halt sind Wirbelsäule und Bandscheiben des Pflegenden entlastet.
– Einatmen vor dem Anheben der Last
– Atem anhalten beim Aufheben der Last
– Weiteratmen während dem Befördern
– Ausatmen beim Ablegen der Last

 Richtiges Atmen unterstützt die Dynamik der Muskulatur.

■ **Abstimmen der Rhythmik von verschiede-nen Pflegepersonen beim Heben und Tragen**

Größere Patienten, wie Kinder ab etwa 10 Ki-logramm Körpergewicht, sollten möglichst von zwei oder mehr Personen getragen wer-den. Wenn mehrere Personen eine Last ge-meinsam heben und tragen, so müssen sämtli-che Bewegungen gleichzeitig ausgeführt wer-den, das heißt, alle müssen rhythmisch auf-einander abgestimmt vorgehen,
– alle Körperkräfte aufeinander abstimmen
– die kräftigste Pflegeperson hebt den schwer-sten Teil der Last, dies ist meist die Körper-mitte des Patienten
– Anheben des Patienten nach vorheriger Ab-sprache auf das Kommando der Person, die den leichtesten Teil der Last trägt
– mit der Last gleichmäßig im Kreuzschritt ge-hen, die Tragenden sollen sich aufrechthal-ten und ihren Körper nicht drehen
– das Ablegen der Last geschieht wie das An-heben auf Kommando

7

Vorbereitung
– Stellung der Trage festlegen
– Trage in die richtige Position bringen und Bremse feststellen
– Trage mit Bettlaken, Kopfkissen und Bettdecke versehen

Falls das Kind länger auf der Trage liegen muß, wie zum Transport, sollte evtl. das Kopfteil der Trage etwas höhergestellt werden.

 Die Krankentrage sollte möglichst nahe am Krankenbett stehen, so daß lange Wege mit einem schweren Patienten auf dem Arm vermieden werden.

Vorgehen mit drei Pflegepersonen
Alle Pflegepersonen stehen in Blickrichtung zum Kind auf einer Seite des Bettes.
- **Erste Pflegeperson**
– hält den Oberkörper und den Kopf des Patienten
– der Kopf des Patienten sollte in der Armbeuge der Pflegeperson liegen
- **Zweite Pflegeperson**
– hält den Körper des Patienten am unteren Brustkorb
– anderer Arm liegt in Gesäßhöhe des Patienten
- **Dritte Pflegeperson**
– legt einen Arm unter die Oberschenkel
– den anderen Arm unter die Waden des Patienten
- **Drei Personen gemeinsam**
– Patient von allen drei Personen gleichzeitig von der Bettmitte zum Bettrand heranheben
– Patient gemeinsam anheben
– an die Oberkörper der Tragenden heranrollen und körpernah zur Krankentrage transportieren

Alle Tragenden sollten im Gleichschritt gehen und unnötige Erschütterungen des Patienten vermeiden. Beim Ablegen des Patienten wird erst der gesamte Körper (Gesäß, dann Beine), dann der Kopf zuletzt hingelegt und dabei unterstützt. Während des Umlagerns sollte so vorgegangen werden, daß der Patient sich in jeder Situation sicher fühlt.

 Ein Kind darf nie unbeaufsichtigt auf der Krankentrage liegen.

Vorgehen mit einer Pflegeperson
Auch eine Pflegeperson kann einen Patienten schonend und ohne Kraftaufwand alleine umlagern, sofern das Kind keine Einschränkungen an der Wirbelsäule hat. Dazu muß die Pflegeperson über kinästhetisches Wissen verfügen (Kap. 5.2.2.2).
– der Patient liegt auf dem Rücken
– die Beine des Patienten einzeln ein kleines Stück zu sich herbewegen
– das Becken etwas von sich wegrollen
– eine Hand unter das Becken legen
– Becken mit der anderen Hand vorsichtig zu sich herrollen
– Hand unter dem Becken herausziehen, als Schiene benutzen
– Brustkorb leicht von sich wegrollen
– Hand in die Mitte des Rückens legen
– Brustkorb mit anderer Hand vorsichtig zu sich herrollen
– Hand unter Brustkorb als Schiene benutzen und herausziehen
– den Kopf des Patienten, falls er sich nicht selbst mitbewegt hat, vorsichtig ein kleines Stück zu sich herlegen
– alle Schritte langsam wiederholen, bis der Patient am Bettrand liegt
– Trage in gleicher Liegehöhe vor das Bett stellen, Bremsen festmachen
– Patient in der vorher beschriebenen Weise auf die Trage legen

Dieses Umlagern ist für den Patienten sehr schonend.

Literaturverzeichnis
Fasching, E.: Grundlagen der Kinderkrankenpflege. Schlütersche Verlagsanstalt, Hannover 1983

Juchli, L.: Pflege (7. Aufl.). Georg Thieme Verlag, Stuttgart 1994

Wichmann, V.: Kinderkrankenpflege (3. Aufl.). Georg Thieme Verlag, Stuttgart 1993

8 Beobachten und Wahrnehmen

Claudia-Marie Hase-Karnbrock, Birgitt Killersreiter,
Bettina Ochla, Kirsten Prisett

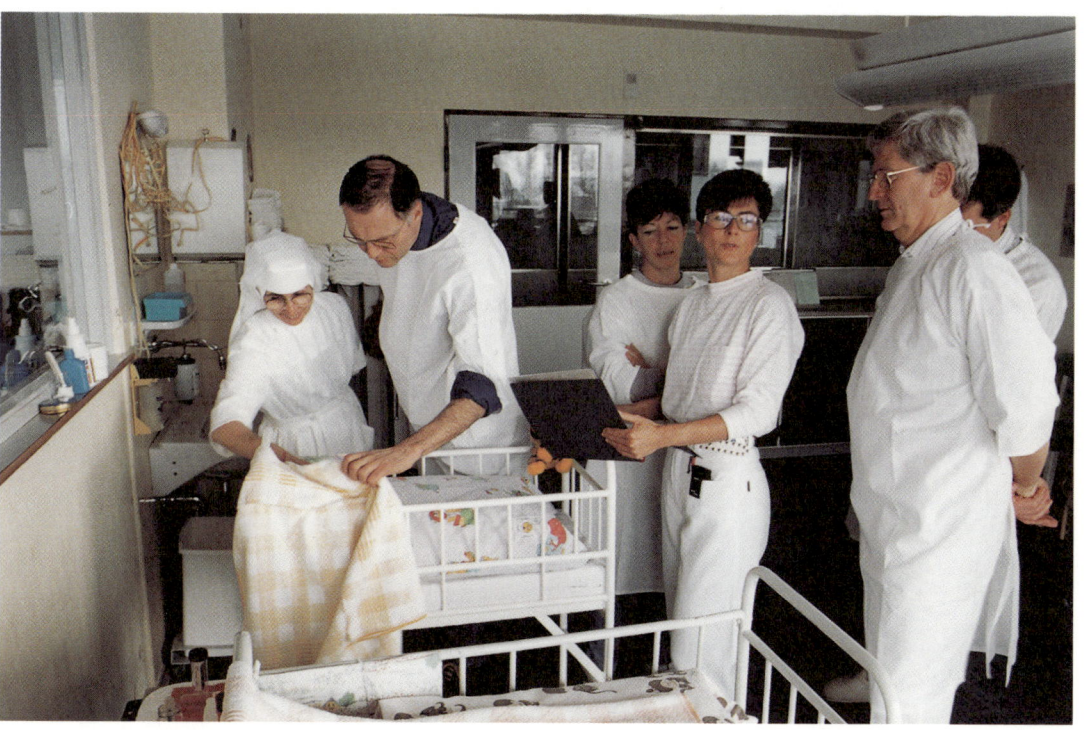

8.1	**Beobachtung von Atmung und Auswurf**	
	Birgitt Killersreiter, Bettina Ochla ..	61
8.1.1	Atemtypen	61
8.1.2	Atemqualität	61
8.1.3	Thoraxveränderungen	62
8.1.4	Atemfrequenz	62
8.1.4.1	Ermitteln der Atemfrequenz	63
8.1.5	Atemrhythmus	63
8.1.6	Atemgeräusche	63
8.1.7	Auswurf	64
8.1.7.1	Das Auffangen des Sputums	65
8.2	**Beobachtung des Pulses**	
	Birgitt Killersreiter	65
8.2.1	Pulsfrequenz	65
8.2.2	Pulsrhythmus	66
8.2.3	Pulsqualität	66
8.2.4	Pulskontrolle	67

8.3	**Beobachtung des Blutdrucks**	
	Birgitt Killersreiter	67
8.3.1	Arterieller Blutdruck	68
8.3.2	Meßarten und Blutdruck-Meßgeräte	68
8.3.3	Meßstellen zum Ermitteln des Blutdrucks	69
8.3.4	Geeignete Blutdruckmanschetten ..	69
8.3.5	Das Blutdruckmessen	69
8.3.5.1	Messen des Blutdrucks mit manuellem Blutdruckgerät	70
8.3.5.2	Messen des Blutdrucks mit elektrischem Blutdruckgerät (Oszillometer)	70
8.3.5.3	Mögliche Fehlerquellen	70
8.4	**Beobachtung der Körpertemperatur**	
	Kirsten Prisett	71
8.4.1	Fieber	71
8.4.1.1	Fieberverlauf	72

8.4.2	Beobachtung des fiebernden Kindes	73
8.4.3	Kontrolle der Körper-temperatur	73
8.4.3.1	Thermometerarten	73
8.4.3.2	Meßmethoden	74
8.4.3.3	Thermometerhygiene	75
8.4.4	Pflegerische Maßnahmen bei Fieber	75
8.4.5	Komplikationen bei Fieber	76
8.4.5.1	Schüttelfrost	76
8.4.5.2	Fieberkrampf	76
8.4.5.3	Fieberphantasien, Fieberdelir	77
8.5	**Beobachtung des Urins** *Bettina Ochla*	77
8.5.1	Urinmenge	77
8.5.2	Harnentleerung (Miktion)	78
8.5.3	Spezifisches Gewicht	78
8.5.4	Farbe und Aussehen	78
8.5.5	Geruch	79
8.5.6	pH-Wert	79
8.6	**Beobachtung von Ausfluß** *Bettina Ochla*	79
8.7	**Beobachtung von Stuhl und Darmentleerung** *Kirsten Prisett*	79
8.7.1	Charakteristische Stühle im Säuglingsalter	79
8.7.2	Menge und Beschaffenheit des Stuhls	80
8.7.3	Häufigkeit der Defäkation	80
8.7.4	Farbe	81
8.7.5	Geruch und pH-Wert des Stuhls . . .	81
8.7.6	Beimengungen	81
8.8	**Beobachtung bei Erbrechen** *Kirsten Prisett*	82
8.8.1	Formen des Erbrechens	82
8.8.2	Beobachtungskriterien beim Erbrechen	83
8.8.3	Pflegerische Maßnahmen beim Erbrechen	83
8.9	**Beobachtung von Haut, Mundschleimhaut und Zunge** *Birgitt Killersreiter*	84
8.9.1	Hautzustand	84
8.9.1.1	Veränderungen der Hautfarbe	84
8.9.1.2	Veränderungen des Hautturgors . . .	85
8.9.1.3	Veränderungen der Feuchtigkeit . . .	85
8.9.1.4	Weitere Hautveränderungen	85
8.9.2	Mundschleimhaut und Zunge	86
8.10	**Beobachtung des Bewußtseins und des Schlafes** *Claudia-Marie Hase-Karnbrock*	86
8.10.1	Beobachtung des Bewußtseins	86
8.10.2	Beobachtung des Schlafes	86

Um die Ressourcen und Probleme eines kranken Menschen schnell und exakt zu registrieren, ist es die Aufgabe des Kinderkrankenpflegepersonals, ihn in seiner Ganzheit von Körper, Geist und Seele zu beobachten und wahrzunehmen. Dazu stehen als geeignetes Hilfsmittel die eigenen Sinne zur Verfügung. Sehen, Hören, Riechen, Schmecken, Tasten ermöglichen gemeinsam mit dem taktil-kinästhetischen Sinn unsere Wahrnehmungen. Besonders in der Kinderkrankenpflege ist die Schulung dieser Sinne von Bedeutung, da die Kinder sich oft nicht verbal äußern können.

 ## 8.1 Beobachtung von Atmung und Auswurf

Atmen bedeutet für den Menschen, sich wohl zu fühlen, und ist eng an das Lebensgefühl gekoppelt. Nur durch die Aufnahme von Sauerstoff und die Abgabe von Kohlendioxid können die Körperzellen existieren und funktionieren. Ist die Atmung durch einen krankhaften Grund behindert, so entstehen Angst, Unwohlsein, Atemnot (Kap. 13). Ein Neugeborenes hat ebenfalls große Angst zu ersticken, kann es jedoch nicht einordnen. Es weiß nicht, was mit ihm geschieht.

> **Ein Leben ohne Atmung ist nicht möglich, deshalb fühlt sich jeder Mensch bei Störungen seiner Atmung existentiell bedroht.**

8.1.1 Atemtypen

• **Abdominelle Atmung (Bauchatmung)**
Durch die vorwiegende Beteiligung des Zwerchfells entsteht eine abdominelle Atmung. Diese Atemform ist physiologisch im Neugeborenen- und Säuglingsalter.

• **Thorakale Atmung (Brustatmung)**
Bewegungen des Thorax beim Einatmen mit Beteiligung der Interkostalmuskulatur (Zwischenrippenmuskulatur) zeichnen die thorakale Atmung aus. Im Übergang vom Säuglings- ins Kleinkindalter findet sich eine Mischform beider Atemtypen. Beim älteren Kind und im Erwachsenenalter überwiegt die thorakale Atmung, die bei Früh- und Neugeborenen pathologisch ist.

8.1.2 Atemqualität

• **Eupnoe**
Die ungestörte Atmung (Eupnoe) erfolgt bei geschlossenem Mund durch die Nase, sie ist ruhig und geräuschlos. Ihre Qualität ist das regelmäßige, unbehinderte Ein- und Ausatmen. Der Sauerstoff- und Kohlendioxidaustausch ist gewährleistet. Der Mensch fühlt sich wohl und in seiner Gesundheit nicht beeinträchtigt.

• **Dyspnoe**
Unter Dyspnoe versteht man Atemnot. Sie kann entstehen bei der Einatmung (inspiratorische Dyspnoe) oder bei der Ausatmung (exspiratorische Dyspnoe). Je nachdem, ob die Atemnot nur bei Anstrengung oder auch unter normalen Bedingungen auftritt, spricht man von einer Belastungs- oder Ruhedyspnoe.

Bei unzureichendem Gasaustausch in der Lunge versucht der Organismus, dies zunächst durch eine Erhöhung der Atemfrequenz (Tachypnoe) auszugleichen. Tachypnoe und Dyspnoe treten also meist gemeinsam auf **(Tachydyspnoe)**. Typische Dyspnoezeichen sind Nasenflügeln, Einziehungen und Mundbodenatmung, bei Neugeborenen auch Stöhnen und Knorksen.

• **Orthopnoe**
Eine Orthopnoe ist eine schwere Form der Atemnot bei Asthma bronchiale oder Herzinsuffizienz. Der Patient versucht aufrechtsitzend, mit abgestützten Armen, die von Nacken und Hals zum Arm und zum Brustkorb ziehende Atemhilfsmuskulatur zu aktivieren.

■ Veränderungen der Atemqualität

• **Nasenflügeln**
Der Patient hat eine massive Atemnot (Dyspnoe). Bei jeder Inspiration (Einatmung) blähen sich die Nasenflügel auf, womit eine erweiterte Atemfläche entsteht.

• **Mundbodenatmung**
Das Kind versucht, durch die Mundbodenatmung eine Atemnot auszugleichen. Bei der Inspiration senkt sich der Mundboden, um das Atemvolumen zu vergrößern.

• **Hyperventilation**
Bei einem Kohlendioxidanstieg im Blut versucht der Patient, durch eine übermäßige und gleichzeitig schnelle Atmung das Kohlendioxid wieder abzuatmen.

- **Schonatmung**

Bei Schmerzen oder einem Pleuraerguß entsteht eine oberflächliche und beschleunigte Atmung. Der Thorax auf der erkrankten Seite ist nur eingeschränkt beweglich.

- **Inspiratorische Stenoseatmung**

Durch eine Behinderung am Kehlkopf oder der Trachea (Luftröhre) ist die Einatmung erschwert, dabei entsteht ein Geräusch (Stridor). Es kommt zu thorakalen Einziehungen.

- **Exspiratorische Stenoseatmung**

Durch Sekretfäden und Entzündungen der mittleren und kleinen Atemwege (Bronchien, Bronchiolen) ist meist die Ausatmung stärker betroffen als die Einatmung, da die Atemwege durch das Einatmen vorübergehend geweitet werden. Bei der Ausatmung entstehen obstruktive oder spastische Nebengeräusche, die als Pfeifen oder Giemen zu hören sind. Die Lungen sind ganz oder teilweise überbläht.

Beobachtbar ist dies bei einer bronchopulmonalen Dysplasie, Bronchiolitis, obstruktiven Bronchitis oder Asthma bronchiale.

8.1.3   Thoraxveränderungen

- **Interkostale Einziehungen**

Die Interkostalmuskulatur ist die Atemhilfsmuskulatur. Sie befindet sich zwischen den Rippen und unterstützt die Atembewegungen des Thorax. Bei angestrengter Einatmung wölben sich die Zwischenrippenräume nach innen.

- **Sternale Einziehungen**

Besonders bei Frühgeborenen sind sternale Einziehungen beobachtbar. Das Sternum ist nicht so starr wie bei größeren Kindern, sondern besteht noch aus einem weicheren Knorpel. Oftmals können Frühgeborene so angestrengt atmen, daß ein trichterförmiges Loch im Brustkorb entsteht. Häufig sind sternale Einziehungen bei Kindern mit einer bronchopulmonalen Dysplasie zu beobachten.

- **Seitendifferente Atmung**

Bei Kindern mit einem Pneumothorax ist zu beobachten, daß die betroffene Seite nicht so gut beatmet wird wie die gesunde. Dies ist an einer unterschiedlichen Atembewegung zu sehen.

8.1.4   Atemfrequenz

Die Atemfrequenz ist die Anzahl der Atemzüge pro Minute. Sie ist immer abhängig vom Alter (Tab. 8-1), der Körperhaltung, Ruhe oder Anstrengung, sowie psychischen Faktoren. In Streßsituationen atmet der Mensch schneller, beim Schlafen verlangsamen und vertiefen sich die Atemzüge.

Atemfrequenz und Atemtiefe stehen immer im Wechsel zueinander.

Tab. 8-1 Normalwerte der Atmung in Ruhe bei verschiedenen Altersstufen

Alter	Atemzüge pro Minute
Frühgeborenes	50 bis 70
Neugeborenes	30 bis 40
Kleinkind	20 bis 25
Schulkind	18 bis 20
Erwachsener	16 bis 17

■   Veränderungen der Atemfrequenz

- **Tachypnoe**

Eine Tachypnoe ist eine beschleunigte Atmung. Physiologisch ist sie bei körperlicher Anstrengung und Aufregung.

Aufgrund von hohem Fieber, Schmerzen oder Schock kann ebenfalls eine Tachypnoe eintreten. Sie kommt oft in Kombination mit einer **Dyspnoe** oder gleichzeitig mit einer Hyperventilation vor.

- **Bradypnoe**

Die Bradypnoe ist eine verlangsamte Atmung. Bei Kindern mit Schädel-Hirn-Trauma oder Vergiftungen ist die Bradypnoe häufig zu beobachten.

- **Apnoe**

Unter einer Apnoe versteht man einen Atemstillstand. Durch die Unreife des Atemzentrums bei Frühgeborenen tritt gehäuft eine Apnoe ein, die Kinder „vergessen" zu atmen. Auf den Sauerstoffabfall im Blut reagiert das Herz mit einem Abfall der Herzfrequenz (Bradykardie). Die kleinen Kinder sind leicht zu stimulieren, und die Atmung setzt im allgemeinen schnell wieder ein. Durch Medikamente, z.B. Coffein, können die Atemstillstände vermindert werden. Jede Apnoe bedingt einen kurzzeitigen Sauerstoffmangel.

Erkranken Säuglinge an Keuchhusten, so reagieren sie bei einem Hustenanfall oder anstatt eines Hustenanfalls mit einer Apnoe.

8.1.4.1 Ermitteln der Atemfrequenz

Sehr viele der Patienten in einer Kinderklinik sind zur Überwachung der Atmung an einen **Monitor** angeschlossen (Kap. 11.9.4.1). Dennoch ist es notwendig, die Atmung auch immer wieder **manuell** zu kontrollieren. Die Kinder sollten sich dabei nicht beobachtet fühlen und sich in **Ruhe** befinden. Die Atemzüge sind an den **Bewegungen** des **Brustkorbs** zu erkennen. Schläft der Patient tief, legt man die **Hand leicht** auf den **Thorax** und zählt die Atembewegungen. Die Atemfrequenz muß über eine **volle Minute** ermittelt werden.

8.1.5 Atemrhythmus

Eine regelmäßige In- und Exspiration (Ein- und Ausatmung) entspricht einem physiologischen Atemrhythmus.

■ **Veränderungen des Atemrhythmus**

• **Periodische Atmung**
Gleichmäßige kräftige Atemzüge wechseln sich mit langen Pausen dazwischen ab (Abb. 8-1a). Dies ist eine typische Atemform bei Früh- und Neugeborenen.
• **Schnappatmung**
Das Kind schnappt nach Luft. Einzelne Atemzüge werden von langen Pausen unterbrochen (Abb. 8–1b). Dies ist eine insuffiziente (nicht ausreichende) Atmung und tritt bei extrem unreifen Frühgeborenen, nach Schädel-Hirn-Trauma oder bei Vergiftungen auf. Eine Schnappatmung ist immer eine Indikation für eine Beatmung.
• **Kussmaul-Atmung**
Bei einer Übersäuerung des Organismus (z.B. Ketoazidose bei Diabetes mellitus, nach einer Asphyxie, versucht der Körper kompensatorisch durch eine vertiefte, rhythmische Atmung, die Kohlensäure (CO_2) wieder abzuatmen (Abb. 8-1c).
• **Cheyne-Stokes-Atmung**
Kleine Atemzüge, die sich vertiefen, schließlich wieder abflachen und in eine Atempause übergehen, um nach einigen Sekunden wieder einzusetzen (Abb. 8-1d). Dieser Atem-

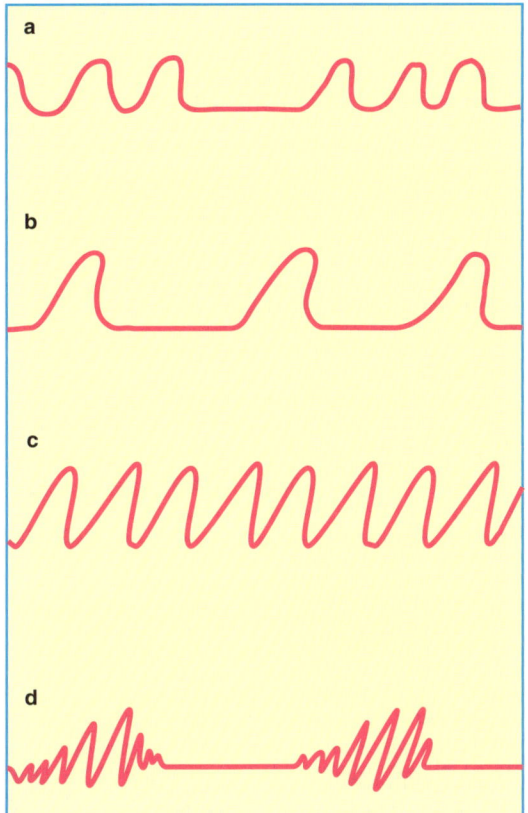

Abb. 8-1 a bis d Veränderter Atemrhythmus. a) periodische Atmung, b) Schnappatmung, c) Kussmaul-Atmung, d) Cheyne-Stokes-Atmung

rhythmus zeigt sich häufig bei sterbenden Patienten, wenn das Atemzentrum langsam erlischt.
• **Biot-Atmung**
Nach einer längeren Atempause treten kräftige Atemzüge von gleicher Tiefe auf, beispielsweise bei Meningitis oder anderen Gehirnerkrankungen.
• **Hechelnde Atmung**
Die Atmung ist oberflächlich und sehr beschleunigt. Die Kinder atmen meist mit offenem Mund, z. B. bei einer interstitiellen Pneumonie.

8.1.6 Atemgeräusche

Zur Beobachtung der Atmung gehört ebenfalls das Feststellen von Atemgeräuschen. Mit Hilfe eines Stethoskops können diese in der Lunge (z. B. bei Sekretansammlungen) abgehört werden, manche sind aber auch ohne Hilfsmittel gut zu hören. Oftmals treten gemeinsam mit einer Dyspnoe Atemgeräusche auf.

● **Inspiratorischer Stridor**

Bei der Einatmung ist ein ziehendes Geräusch hörbar. Ursachen können Behinderungen bei der Einatmung, z.B. Verletzungen im Kehlkopfbereich nach Intubation, Tracheomalazie (weiche Luftröhre, die sich bei der Inspiration zusammenzieht) oder Pseudokrupp (Laryngotracheitis) sein.

● **Exspiratorischer Stridor**

Ein feines Pfeifen und Giemen bei der Ausatmung kann ein Zeichen für verengte Bronchien (obstruktive Bronchitis, Asthma bronchiale) oder Sekretansammlungen in der Lunge sein. Häufig ist gleichzeitig ein in- und exspiratorischer Stridor zu hören.

● **Stöhnen**

Das Kind atmet gegen den Widerstand der halbgeschlossenen Stimmritzen aus und erhöht somit den Druck in den Lungenbläschen. Dadurch wird eine bessere Sauerstoffsättigung ermöglicht. Bei Früh- und Neugeborenen ist in Kombination mit Nasenflügeln kurz nach der Geburt sehr häufig ein Stöhnen zu hören. Dies ist immer ein Hinweis auf eine Anpassungsstörung in Form eines RDS (Respiratory-distress-Syndrom), Fruchtwasseransammlung in der Lunge oder Neugeboreneninfektion (Pneumonie).

● **Rasseln**

Durch die Atemzüge werden Sekretansammlungen in der Lunge bewegt, was zu Rasselgeräuschen führt.

● **Schniefen**

Neugeborene und Säuglinge mit Schnupfen schniefen bei der Ein- und Ausatmung. Neugeborene, deren Mütter heroinabhängig sind und sich nach der Geburt im Drogenentzug befinden, schniefen und niesen ebenfalls (Kap. 12.6.6).

● **Giemen**

Beim Asthma bronchiale entsteht ein giemendes Geräusch, wenn die Luft durch die verengten (durch Schwellung, zähen Schleim und Spasmen) Bronchien hindurchtritt.

● **Singultus (Schluckauf)**

Durch unregelmäßige Kontraktionen des Zwerchfells strömt nur ruckartig Luft in die Lunge ein. Während der Luftstrom die Stimmbänder passiert, entsteht das Geräusch des Schluckaufs.

● **Schnarchen**

Das Schnarchen entsteht beim Schlafen durch das Flattern der erschlafften Gaumensegel bzw. durch das Zurücksinken der Zunge in Rückenlage. Zu hören bei Kindern mit einer Hyperplasie der Rachenmandeln oder bei Schnupfen.

● **Husten**

Husten kann durch verschiedene Reize entstehen. Dabei versucht der Organismus, Schleim oder Fremdkörper aus der Lunge zu befördern.

Mögliche Ursachen sind reizende Stoffe wie Rauch, Staub oder Gas, Infektionen, Erkrankungen der Lunge oder oberen Luftwege oder Nervosität. Der Husten kann stakkatoartig, heiser-bellend, trocken gereizt oder feucht sein. Bei der Beobachtung sind auch der Zeitpunkt und die Häufigkeit des Hustens relevant.

8.1.7 Auswurf

Das Nasensekret oder der Bronchialschleim ist das normale und notwendige **Absonderungsprodukt** der Becherzellen der Nasen-, Rachen- und Bronchialschleimhäute. Als **Auswurf** (Sputum oder Expektoration) bezeichnet man das vermehrt gebildete Sekret mit Beimengungen (z.B. Zellen, Blut, Eiter, Bakterien). Die Konsistenz kann sehr unterschiedlich sein, von wäßrig bis dick-eitrig. Der Geruch hängt von der Ursache des Auswurfs ab. Bei Zersetzungsvorgängen in der Lunge riecht er übel.

● **Eitrig, gelbes Sputum**

Dies tritt besonders bei einem Lungenabszeß auf.

● **Eitrig, münzenförmiges Sputum**

Zu beobachten bei Bronchiektasen (Erweiterungen der Bronchialäste), wobei sich das Sekret in den erweiterten Bronchien sammelt.

● **Schaumiges Sputum**

Tritt z.B. bei Lungenödem auf. Wenn die Alveolen mit Flüssigkeit gefüllt sind, wird die eingeatmete Luft damit benetzt und deshalb schaumig.

● **Rostbraunes Sputum**

Diese Auswurfform entsteht durch geringe Blutbeimengungen, z.B. bei einer Lappenpneumonie.

● **Blutiges Sputum**

Ein hämorrhagischer Auswurf entsteht durch Gefäßverletzungen, z.B. bei einem Bronchuskarzinom oder Verletzungen der Lunge (Messerstich). Dies ist bei Kindern sehr selten zu beobachten.

• **Dreischichtiges Sputum**

Bei dem abgehusteten Sputum sieht man eine Dreiteilung. Unten setzt sich der Eiter ab, darüber eine gelbgrüne, trübe Flüssigkeit, oben sammeln sich Schleim und Schaum. Häufig zu beobachten bei Bronchiektasen.

• **Glasiges Sputum**

Ist vor allem beim Keuchhusten ein charakteristisches Zeichen.

Die meisten Beimengungen (Leukozyten, Lymphozyten, Erythrozyten, Epithelien, Bakterien) sind nur mikroskopisch nachweisbar.

8.1.7.1 Das Auffangen des Sputums

Bei Neugeborenen und Kleinkindern muß das Sputum **abgesaugt** werden (Kap. 11.9.6). Schulkinder werden dazu angehalten, das Sekret **abzuhusten**. Das Kind erhält ein **Auffanggefäß** aus Einwegmaterial mit einem Deckel sowie ein Allzwecktuch zum Auswischen des Mundes.

In der Regel wird Sputum **morgens nüchtern** vor dem Zähneputzen, beispielsweise nach dem Inhalieren, aufgefangen.

Die Pflegeperson muß darauf achten, daß das Kind tatsächlich Sputum und nicht Speichel ausspuckt.

Ältere Kinder setzen sich wenn möglich auf und halten den Sputumbecher vor sich oder bekommen ihn vorgehalten.

Nach dem Abhusten ist eine sorgfältige **Mundpflege** wichtig, da der Auswurf ein bakterielles Zersetzungsprodukt ist und zu Entzündungen der Mundschleimhaut und des Zahnfleischs führen kann. Auch ist es für den Patienten angenehm, wenn er anschließend einen **frischen Geschmack** im Mund hat. Das Sputum wird entsprechend der Arztanordnung (Labor, Versand etc.) versorgt und beschriftet.

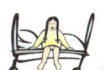 ## 8.2 Beobachtung des Pulses

Das Wort **Puls** stammt von dem lateinischen pulsus (das Stoßen, der Schlag) ab. Durch die Kontraktionskraft der linken Herzkammer wird eine Blutwelle in die Aorta gepreßt und stößt an deren Gefäßwand. Da das Blut wegen der geschlossenen Taschenklappen der Aorta nicht zurückfließen kann, wird es zur Peripherie hin gepreßt (Windkesselfunktion der Arterien). Auf diese Weise verläuft vom Herzen zu den Arteriolen eine wellenförmige

Bewegung über die Arterien, die **Pulswelle**. Die Gefäßwände der Arterien weisen eine gewisse Elastizität auf, die die Pulswelle beeinflußt (Weite der Gefäße). Ein weiterer Aspekt ist das **Blutvolumen**, das das Herz mit jedem Herzschlag in die Arterien pumpt (Füllung der Gefäße). Das **Schlagvolumen** bezieht sich auf die Kraft, mit der das Herz das Blutvolumen in den Körper ausstößt (Spannung). Das Blutvolumen und das Schlagvolumen beeinflussen die **Qualität** des Pulses.

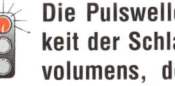 **Die Pulswelle ist abhängig von der Häufigkeit der Schlagfolge, der Größe des Schlagvolumens, der Kontraktionskraft, der Blutmenge und der Elastizität der Gefäßwände.**

8.2.1 Pulsfrequenz

Die Pulsfrequenz ist die Häufigkeit der Pulsschläge pro Minute. Sie ist abhängig vom Alter (Tab. 8-2), der Anstrengung und der seelischen Anspannung.

■ **Veränderungen der Pulsfrequenz**

• **Tachykardie**

Bei der Tachykardie (erhöhte Herzfrequenz) kommt es zu einer beschleunigten Pulsfrequenz. Faktoren, die dazu führen können, sind Erregung oder körperliche Anstrengung,

Tab. 8-2 Normalwerte der Pulsschläge pro Minute in Ruhe

Alter	untere/obere Grenze
Frühgeborenes	100/180
Neugeborenes	70/170
Säuglinge	80/160
1 bis 3 Jahre	80/150
4 bis 7 Jahre	80/130
8 bis 11 Jahre	80/115
ab 12 Jahre	70/110
ab 14 Jahre	60/80

8

Medikamente wie Coffein, Theophyllin oder Muskelrelaxanzien, Reaktion auf Schmerzen oder allgemeines Unwohlsein, Herzinsuffizienz oder Fieber.

• **Bradykardie**

Zu einer verlangsamten Pulsfrequenz kommt es bei einer Bradykardie. Physiologisch tritt sie im Tiefschlaf oder bei durchtrainierten Erwachsenen auf. Ebenfalls ist dies möglich bei Sedierung oder in Narkose gehaltenen Patienten, bei denen die Bradykardie konstant bei einer bestimmten Frequenz bleibt.

Andere Ursachen können sein
– das Auslösen des Vagusreflexes
– eine Apnoe (bei Frühgeborenen häufig)
– gesteigerter Hirndruck
– der Sterbeprozeß

• **Pulsdefizit**

Beim Pulsdefizit ist die Zahl der Herzschläge und der an der Peripherie gezählten Pulsschläge unterschiedlich. Dies ist z. B. bei einer Aortenstenose zu beobachten.

8.2.2 Pulsrhythmus

Normalerweise weist der Pulsrhythmus eine regelmäßige, rhythmische Schlagfolge auf.

■ Veränderungen des Pulsrhythmus

Eine unregelmäßige Schlagfolge wird als Arrhythmie bezeichnet.

• **Extrasystolische Arrhythmie**

In einem regelmäßigen Rhythmus des Pulses folgen zusätzlich unregelmäßige Pulsschläge. Diese Erscheinung ist immer pathologisch und tritt z. B. bei Störungen des Reizleitungssystems des Herzens oder bei Herzmuskelerkrankungen auf. Arrhythmien können eine vorübergehende Nebenwirkung von Medikamenten sein.

• **Absolute Arrhythmie**

Bei einer absoluten Arrhythmie ist die Schlagfolge unregelmäßig. Diese Phänomen tritt typischerweise bei Vorhofflimmern auf.

• **Bigeminus**

Bigeminus (Zwillingspuls) bedeutet eine Doppelschlägigkeit des Pulses. Bei jedem normalen Pulsschlag stellt sich noch ein zusätzlicher ein (Extrasystole). Beobachtbar bei einer Digitalisüberdosierung.

8.2.3 Pulsqualität

Die Pulsqualität setzt sich zusammen aus der **Blutfüllung** und **Spannung** der Gefäße. Der Anstieg der Pulswelle vom niedrigsten bis zum höchsten Stand ist ebenfalls mit ausschlaggebend für die Pulsqualität. Diese Parameter sind fühl- und somit beobachtbar.

■ Veränderungen der Pulsqualität

• **Weicher Puls**

Der weiche Puls (Pulsus mollis) ist beim Ertasten leicht zu unterdrücken. Die Pulsfrequenz ist so hoch, daß keine ausreichende Zeit bleibt, die Gefäße vollständig zu füllen. Diese Erscheinung tritt zum Beispiel bei hohem Fieber oder bei einer Herzinsuffizienz auf.

• **Harter Puls**

Beim harten Puls (Pulsus durus) ist der Pulsschlag schwer unterdrückbar. Die Gefäßwände sind so starr, daß sie einen erheblichen Widerstand darstellen. Dies kommt häufiger bei Erwachsenen als bei Kindern vor. Ursachen können hier Hypertonie, Arteriosklerose und Niereninsuffizienz sein.

• **Springender Puls**

Ein springender Puls hat eine große Amplitude (Ausschlag) und ist typisch für einen offenen Ductus arteriosus Botalli bei Neugeborenen und für eine Aorteninsuffizienz.

• **Druckpuls**

Der Druckpuls ist ein verlangsamter, regelmäßiger, gut gefüllter und gespannter Puls, der bei einer Hirndrucksteigerung (Schädel-Hirn-Trauma) auftreten kann.

• **Gut gefüllter Puls**

Bei Palpation fühlt sich das pulsierende Gefäß voll an. Eine Hypertonie oder eine Hirndrucksteigerung kann hierfür die Ursache sein.

• **Schlecht gefüllter Puls**

Bei Palpation fühlt sich das pulsierende Gefäß schwach gefüllt an. Es ist schwer zu ertasten. Ursachen sind Schock, Herzinsuffizienz oder Hypotonie.

• **Fadenförmiger Puls**

Beschleunigte Pulsfrequenz, regelmäßige Schlagfolge, schlecht gefüllte Gefäße. Der Puls ist schwer zu ertasten und leicht unterdrückbar. Dies ist eine charakteristische Pulsfrequenz bei Patienten im Schock.

8.2.4 Pulskontrolle

Herzfrequenz und -rhythmus werden bei schwerkranken Kindern mit dem EKG-Monitor überwacht. Dies schließt regelmäßige, manuelle Kontrollen nicht aus. In der Früh- und Neugeborenenpflege ist das Ertasten des Pulses äußerst schwierig. Bei reifen Neugeborenen ist der Puls am besten an der Arteria temporalis zu fühlen. Bei bestimmten Herzerkrankungen ist die Kontrolle des Pulses oftmals an allen vier Extremitäten notwendig.

Die Pulswelle ist überall dort zu tasten, wo die **Arterien oberflächlich auf** einem **Knochen** oder einem **Muskel** verlaufen (Abb. 8-2). Voraussetzung für einen objektiven Wert ist, daß sich das Kind während der Pulskontrolle ruhig verhält.

Bei der Pulskontrolle an der **Speichenschlagader** (Arteria radialis) legt man mit leichtem Druck den Zeige- und Mittelfinger an die Arterie am inneren Handgelenk des Kindes. Die anderen Kontrollpunkte findet man ebenfalls mit Zeige- und Mittelfinger auf.

> **Bei manueller Pulskontrolle ist nicht nur auf die Pulsfrequenz und die Schlagfolge des Pulses zu achten, sondern auch auf die Pulsqualität.**

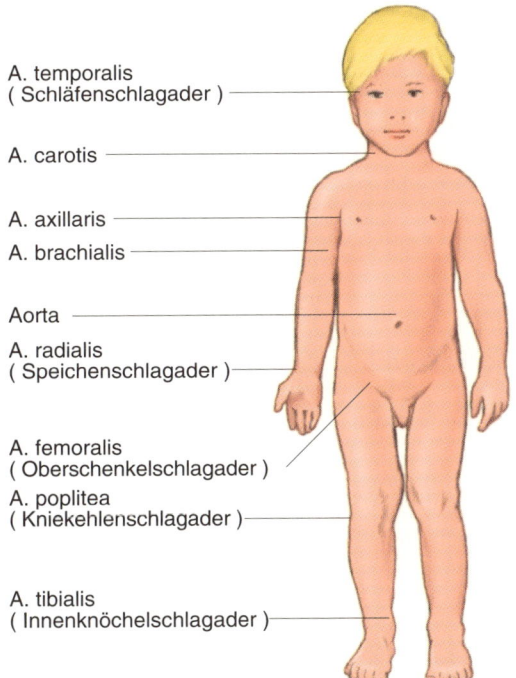

A. temporalis
(Schläfenschlagader)

A. carotis

A. axillaris

A. brachialis

Aorta

A. radialis
(Speichenschlagader)

A. femoralis
(Oberschenkelschlagader)

A. poplitea
(Kniekehlenschlagader)

A. tibialis
(Innenknöchelschlagader)

Abb. 8-2 Geeignete Stellen zur Pulskontrolle

Mit einer Stopp- oder einer speziellen Pulsuhr werden die Pulsschläge **15 Sekunden** lang gezählt und anschließend mit **vier multipliziert**. So erhält man die Pulsschläge pro Minute. Ist der Puls nicht zu ertasten, so kann mit Hilfe eines Stethoskops die Herzfrequenz gezählt werden.

> **Beim Pulszählen nicht zu fest mit den Fingern aufdrücken, da der Puls dadurch speziell bei Frühgeborenen leicht unterdrückt werden kann.**

Eine korrekte Dokumentation des Meßergebnisses und der Pulsqualität ist notwendig. Bei abnormen Werten muß die Pulskontrolle von einer weiteren Pflegeperson oder von einem Arzt kontrolliert werden.

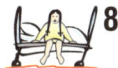 8.3 Beobachtung des Blutdrucks

Die Durchblutung der Organe ist immer abhängig von der Höhe des arteriellen Blutdrucks und der Weite der Gefäße in den Organen. Der Blutdruck paßt sich laufend dem aktuellen Bedarf des Körpers an. Die Gefäßweite in den Organen (jeweilige Organdurchblutung) entspricht den Bedürfnissen der Organe.

Der Blutdruck ist abhängig vom **Blutvolumen** im Kreislauf, von der **Schlagkraft** des Herzens (Blutausstoß), der **Beschaffenheit** der **Gefäße** (Elastizität der Gefäßwand), der inneren **Reibung** des Blutes in den Gefäßen (Viskosität) und von **neurogenen Faktoren**, wie Wut, Angst, Schreien oder Muskelanspannung.

Wird das Blut aus der linken Herzkammer in die Aorta gepumpt, so entsteht eine **Druckwelle**, welche die Wand der Arterien kurzfristig dehnt. Diese Kontraktion entsteht während der **Systole** des Herzens (Zusammenziehen des Herzmuskels), deshalb spricht man vom **systolischen Druck** (erster Ton, Druckmaximum). Der Systole folgt die **Diastole** (Erschlaffen des Herzmuskels). Die Arterien kontrahieren dabei wieder, und das Blut fließt in Richtung Peripherie weiter, deshalb **diastolischer Druck** (zweiter Ton, Druckminimum) genannt. Dieser ist abhängig von der Elastizität der Gefäße. Die hohe Dehnbarkeit der Arterien ermöglicht einen

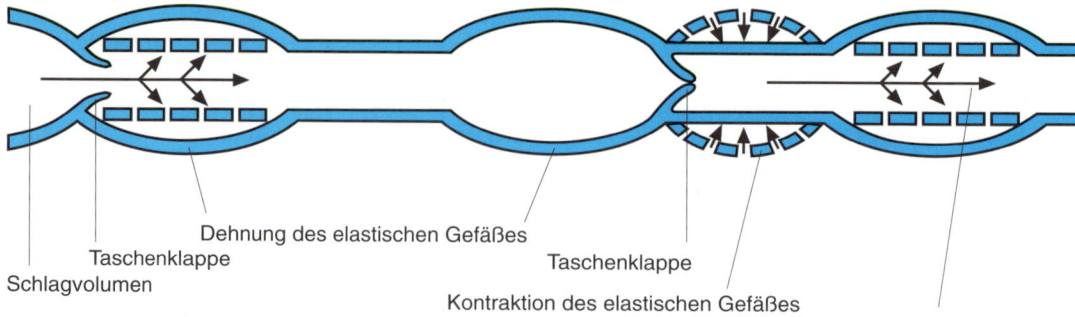

Taschenklappe

Schlagvolumen

Dehnung des elastischen Gefäßes

Taschenklappe

Kontraktion des elastischen Gefäßes

weitergeschobenes Schlagvolumen

Abb. 8-3 Windkesselfunktion

gleichmäßigen Blutfluß im arteriellen Kreislauf (**Windkesselfunktion**, Abb. 8-3).

8.3.1 Arterieller Blutdruck

Der Blutdruck wird in **mmHg** (entspricht einer Quecksilbersäule, die in Millimeter-Abständen graduiert ist) oder in **Kilopascal** (1 mmHg entspricht 0,133 Kpa) gemessen. Die Blutdruckamplitude stellt die Differenz des systolischen und diastolischen Blutdrucks dar. Die **altersabhängigen Blutdruckwerte** sind der Tabelle 8-3 zu entnehmen.

■ **Veränderungen der Blutdruckwerte**

• **Hypertonie**
Die Hypertonie ist ein erhöhter Blutdruck, der vorübergehend (starke körperliche Anstrengung, Freude, Ärger) oder chronisch (Nierenerkrankungen) sein kann.

• **Hypotonie**
Als Hypotonie wird ein erniedrigter Blutdruck bezeichnet, der durch Herzversagen, Blutverlust oder Erschlaffen der Gefäße entstehen kann.

8.3.2 Meßarten und Blutdruck-Meßgeräte

Es stehen verschiedene Meßgeräte zur Verfügung, die je nach Klinik und Alter der Kinder eingesetzt werden.

■ **Riva-Rocci-(RR-)Meßgerät (Standardgerät)**

Scipione Riva-Rocci (1863 bis 1937), ein italienischer Pädiater und Internist, entwickelte dieses einfache Gerät zur **unblutigen** Blut-

Tab. 8-3 Normwerte für den arteriellen Blutdruck (MAD: mittlerer arterieller Druck, entspricht dem Perfusionsdruck in den Organen)

Alter	Wert in mmHg	MAD
Frühgeborene bis 750 Gramm	44/24	
Frühgeborene bis 1000 Gramm	49/26	
Frühgeborene bis 2000 Gramm	53/29	
reife Neugeborene	75/45	55
1 bis 6 Monate	80/50	60
6 bis 12 Monate	90/60	70
1 bis 2 Jahre	95/60	72
2 bis 6 Jahre	100/60	73
6 bis 8 Jahre	105/65	77
8 bis 12 Jahre	110/70	83
12 bis 16 Jahre	120/75	90
Erwachsene	120/80	92

druckmessung. Benötigt werden eine Haken- oder Klettmanschette, ein Aufblasballon, ein Quecksilbermanometer und ein Stethoskop.

■ **Blutdruckgerät nach Recklinghausen**

Dieses Handgerät zur Blutdruckmessung funktioniert nach einem ähnlichen Prinzip wie die Riva-Rocci-Methode, nur daß das Manometer uhrförmig ist. Utensilien sind eine Haken- oder Klettmanschette, ein Aufblasballon kombiniert mit einem Manometer und ein Stethoskop.

■ **Oszillometrie**

Die Oszillometrie (elektrische Meßmethode) wird sehr häufig in der Intensivmedizin und in der Früh- und Neugeborenenpflege verwendet (Abb. 8-4). Das Gerät besitzt ein Anzeigenfeld für den **systolischen**, **diastolischen** und **mittleren arteriellen Druck**. Gleichzeitig wird die Pulsfrequenz angezeigt. Die Abstände der jeweiligen Messungen (von einer Minute bis zu einer Stunde) sind wie die Alarmgrenzen einstellbar. An einem Verbindungsschlauch, der am Gerät festgeschraubt ist, kann die Blutdruckmanschette festgesteckt werden. Der mittlere arterielle Blutdruckwert ist in der Früh- und Neugeborenenmedizin als Orientierung zum Normalwert von Bedeutung.

■ **Auskultatorische Methode**

Bei der auskultatorischen Meßmethode bekommt der Patient eine Blutdruckmanschette mit Manometer angelegt. Mit dem Stethoskop werden dann die Systole und Diastole ermittelt.

■ **Palpatorische Methode**

Bei der palpatorischen Methode bekommt der Patient eine Blutdruckmanschette angelegt, die aufgepumpt wird. Mit dem Finger ertastet man den Puls und fühlt die Systole.

8.3.3 Meßstellen zum Ermitteln des Blutdrucks

Die Blutdruckmessung kann an beiden Oberarmen erfolgen. Bei Früh- und Neugeborenen eignen sich auch die Unterschenkel. Bei bestimmten Herzfehlern (Kap. 17) ist es notwendig, die Blutdruckwerte an allen vier Extremitäten zu ermitteln.

8.3.4 Geeignete Blutdruckmanschetten

Die richtige Größe der Blutdruckmanschetten richtet sich nach dem Umfang des Oberarms des Kindes. Es gibt Blutdruckmanschetten von einem bis zwölf Zentimeter Durchmesser (Tab. 8-4).

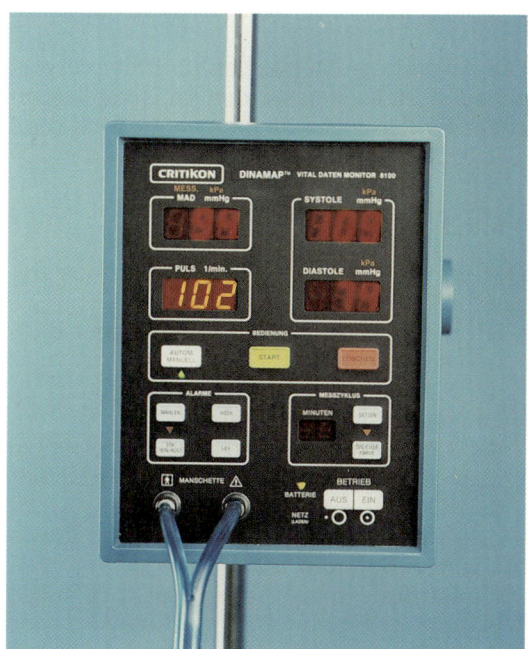

Abb. 8-4 Oszillometrie-Gerät zum Blutdruckmessen

Tab. 8-4 Größe der Blutdruckmanschetten entsprechend dem Oberarmumfang

Oberarmumfang	Manschettenbreite
7,5 bis 10 cm	4 cm
10 bis 12,5 cm	5 cm
12,5 bis 15 cm	7 cm
15 bis 20 cm	9 cm
20 bis 30 cm	12 cm (Erwachsene)

8.3.5 Das Blutdruckmessen

Für das Blutdruckmessen gelten folgende **Prinzipien**:
– bei einer locker angelegten Manschette ist die Blutbahn frei durchgängig

– durch das Aufblasen der Manschette werden die Arterien vollständig komprimiert
– der Manschettendruck lockert sich allmählich durch das Entweichen der Luft
– sobald das Blut in der Arterie das erste Mal wieder frei strömt, ist der erste Ton (Systole) hörbar
– bei weiterem Reduzieren des Manschettendrucks füllt sich die Arterie vollständig, die Blutbahn ist wieder frei, der letzte Ton (Diastole) ist zu hören

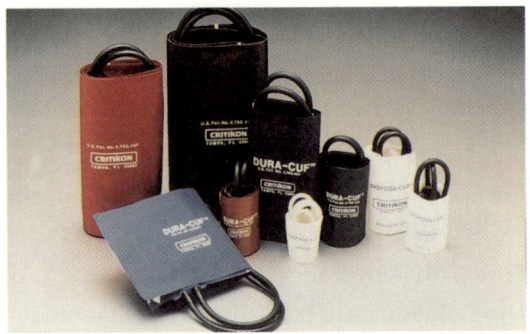

Abb. 8-5 Blutdruckmanschetten in verschiedenen Größen

8.3.5.1 Messen des Blutdrucks mit manuellem Blutdruckgerät

Das Kind sollte während der Blutdruckkontrolle ruhig liegen oder sitzen und die Muskulatur im Oberarm nicht anspannen.

Vorgehen
– entsprechend große **Blutdruckmanschette** (Kap. 8.3.4) am Oberarm befestigen
– auf jeder Blutdruckmanschette ist eine Markierung, die mit **Arterie** bezeichnet ist, diese sollte an der Arminnenseite an der Arterie liegen
– die Pflegeperson setzt das **Stethoskop** auf und legt es an die Ellenbeuge des Kindes
– anschließend die **Ventilschraube** unterhalb des Manometers schließen
– die Manschette mit dem **Aufblasballon** bis maximal 30 mmHg über dem zu erwartenden Wert aufblasen
– langsam die Ventilschraube öffnen
– mit dem Stethoskop den ersten Ton ermitteln und den **Meßwert** gleichzeitig am Manometer ablesen
– Luft weiter entweichen lassen und den letzten Ton abwarten
– Meßwert am Manometer ablesen
– Manschette wieder öffnen
– Meßwert dokumentieren

8.3.5.2 Messen des Blutdrucks mit elektrischem Blutdruckgerät (Oszillometer)

Auch bei dieser Methode wird die entsprechend große Blutdruckmanschette (Abb. 8-5) ausgewählt und um den Oberarm oder Unterschenkel gelegt.
Die **Markierung** der Blutdruckmanschette muß zur **Arterie** zeigen. Die Blutdruckmanschette wird an den zum Gerät führenden Schlauch angeschlossen. Das eingeschaltete

Gerät pumpt nun **automatisch** die Manschette auf, ermittelt den Blutdruckwert, läßt dann Luft entweichen und zeigt bei Beendigung des Meßvorgangs alle Werte auf dem Anzeigenfeld an.

 Bei einer nicht richtig ausgeführten Messung alarmiert das Gerät, und der Vorgang muß wiederholt werden.

Ist eine kontinuierliche Kontrolle des Blutdrucks notwendig, bleibt die Manschette am Kind.

Bei extrem unreifen Frühgeborenen sollte wegen der Hautunreife ein dünner Mullstreifen zwischen die Manschette und den Oberarm gelegt werden, um Hautläsionen zu vermeiden.

Die Anzahl der Messungen und die entsprechenden Meßzeiten werden im Gerät gespeichert. Moderne Geräte können die Meßwerte gleichzeitig aufzeichnen und ausdrucken.

8.3.5.3 Mögliche Fehlerquellen

Der ermittelte Blutdruckwert kann aus folgenden Gründen falsch sein:
– ein Kleidungsstück liegt zwischen der Blutdruckmanschette
– die Manschette liegt nicht straff genug am Oberarm/Unterschenkel an
– die Luft in der Manschette entweicht zu rasch, der Ton kann nicht gehört werden
– das Kind schreit und ist unruhig
– das Kind ist durch eine zusätzliche Lärmquelle, z.B. Radio, aufgeregt
– die Blutdruckmanschette ist zu stark aufgeblasen
– die Luft entweicht bei der elektrischen Messung aus den Verbindungsschläuchen

– zu kleine oder zu große Manschetten verfälschen den Meßwert. Bei einer zu kleinen Manschette werden falsch-hohe Werte gemessen und umgekehrt

 Bei abnormen Meßwerten muß der Blutdruck grundsätzlich erneut kontrolliert werden.

 ## 8.4 Beobachtung der Körpertemperatur

Die Körpertemperatur ist ein **beobachtbares**, **meßbares Vitalzeichen**, das Auskunft über wichtige Lebensvorgänge im Organismus gibt. Daher ist ihre Kontrolle eine wichtige Maßnahme bei einem Kind, dessen Wohlbefinden gestört ist bzw. gestört scheint.

Die Körpertemperatur wird durch einen **Regelmechanismus** konstantgehalten, dessen Steuereinheit, das „Wärmezentrum", im Zwischenhirn liegt.

Bei einem **Frühgeborenen** und selbst noch bei einem **Reifgeborenen** ist die Temperaturregelung noch nicht voll entwickelt. Dieses läßt sich auf verschiedene Ursachen zurückführen:

– noch nicht voll ausgereiftes Wärmezentrum
– zu geringe Wärmeproduktion
– Wärmeverlust durch sehr große Körperoberfläche im Verhältnis zum Körpervolumen
– reduzierte Wärmeisolierung der Haut
– eingeschränkte Schweißsekretion (Abkühlung nach Überhitzung des Körpers ist nicht möglich)

 Die mangelnde Fähigkeit zur eigenständigen Regulation der Körpertemperatur bei Neugeborenen erfordert unterschiedliche Maßnahmen. Diese müssen ein Auskühlen des Körpers verhindern (Inkubator, vorgewärmtes Bett, konstante Raumtemperatur) und einer Überhitzung vorbeugen.

Die normale Körpertemperatur des Menschen liegt zwischen 36,2 und 37,5 °C.

 Jedes Abweichen der normalen Körpertemperatur ist für das Pflegepersonal ein Grund für das Einleiten pflegerischer Maßnahmen (Kap. 8.4.4) und die Benachrichtigung des Arztes, der über die weitere Behandlung entscheidet.

Tab. 8-5 Beurteilung der Körpertemperatur

Bezeichnung	Körpertemperatur
Untertemperatur (Hypothermie)	unter 36 °C
normale Temperatur	36,2 bis 37,5 °C
erhöhte Temperatur (subfebril)	37,6 bis 38,0 °C
leichtes Fieber	38,1 bis 38,5 °C
mäßiges Fieber	38,6 bis 39,0 °C
hohes Fieber	39,1 bis 41,0 °C
hyperpyretisches Fieber	über 41,0 °C

Durch verschiedene Einflüsse verändert sich die Körpertemperatur des Menschen. Die Bezeichnungen für diese verschiedenen Temperaturen sind der Tabelle 8-5 zu entnehmen.

Die **Hypothermie** ist auch therapeutisch einsetzbar. Die Körpertemperatur wird beispielsweise vor großen chirurgischen Eingriffen, besonders am Herzen, oder bei hohem zentralem Fieber künstlich herabgesetzt.

8.4.1 Fieber

Eine Erhöhung der Körpertemperatur (Fieber) ist ein Begleitsymptom bei Infektionskrankheiten oder lokalen Entzündungen. Durch Krankheitserreger werden im Körper fiebererzeugende Stoffe (**exogene Pyrogene**) abgegeben. Ihre Anwesenheit führt zur Freisetzung körpereigener, **endogener Pyrogene**. Diese wirken so auf das Wärmezentrum im Zwischenhirn, daß von dort aus eine Erhöhung der Temperatur eingeleitet wird. Die Bedeutung des Fiebers für den Körper ist noch nicht vollständig erforscht. Sicher ist aber, daß sich bei Fieber vermehrt **phagozytierende Zellen** (weiße Blutkörperchen) im Blut befinden, die der Abwehr von Fremdkörpern im Körper dienen.

 Bei jeder Erhöhung der Körpertemperatur steigt der Sauerstoffverbrauch an.

8

Fieber entsteht, wie schon erwähnt, durch verschiedene Ursachen.

• Infektionsbedingtes Fieber (bakterielles Fieber)

Infektionsbedingtes Fieber wird durch Viren, Bakterien und deren Stoffwechselprodukte (Toxine) ausgelöst.

• Aseptisches Fieber (Resorptionsfieber)

Das aseptische Fieber ist die Folge der Resorption von Wundsekreten oder Blutergüssen (postoperativ, nach Verletzungen).

• Zentrales Fieber

Zentrales Fieber entsteht durch Schädigung des Zentralen Nervensystems (z.B. Hirntrauma). Es handelt sich meist um ein sehr hohes Fieber.

• Durstfieber

Das Durstfieber tritt vor allem bei Säuglingen auf. Ursache ist eine eingeschränkte Wärmeabgabe (Schweiß, Urin) infolge eines Flüssigkeitsmangels.

• Impffieber

Bei einer Impfung erhält der Mensch körper- und/oder artfremde Eiweiße. Dies kann Reaktionen im Körper auslösen, die mit Fieber einhergehen.

8.4.1.1 Fieberverlauf

Der Fieberverlauf erlaubt Aussagen über den gegenwärtigen Zustand eines Patienten. Anhaltspunkte sind dabei die **Geschwindigkeiten** des **Fieberanstiegs**, des **Fieberabfalls** und der **Verlauf** des Fiebers über einen längeren Zeitraum.

 Die Verlaufskurve des Fiebers gibt wichtige Hinweise für die Diagnose einer Krankheit.

Der **Fieberanstieg** kann plötzlich, rasch oder langsam erfolgen. Ein schneller Fieberanstieg bedeutet eine große Kreislaufbelastung, er ist meist von **Schüttelfrost** begleitet.

Der **Fieberabfall** erfolgt ebenfalls rasch oder langsam. Ein langsamer, den Körper nicht so belastender Fieberrückgang erstreckt sich über mehrere Tage (**Lysis**).

Ein rascher Rückgang der Temperatur (innerhalb von 24 Stunden) auf den Normwert bedeutet eine erhebliche Belastung für den Kreislauf (**Krisis**).

■ Typische Formen des Fieberverlaufs

• Kontinuierlicher Fieberverlauf

Die Körpertemperatur bleibt über einen längeren Zeitraum annähernd gleich hoch, dies ist typisch bei Typhus, Scharlach und Pneumonie (Abb. 8-6a).

• Remittierender Fieberverlauf

Die Körpertemperatur zeigt über den Beobachtungszeitraum größere (ca. 1,5 °C), länger-

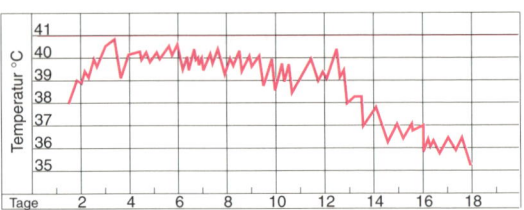

a

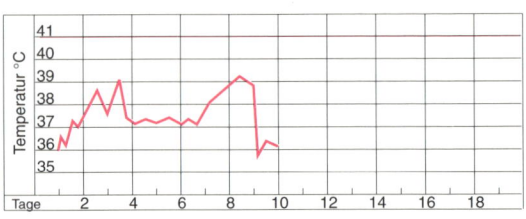

b

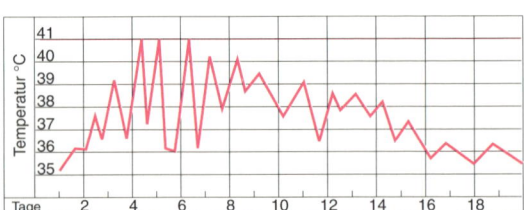

c

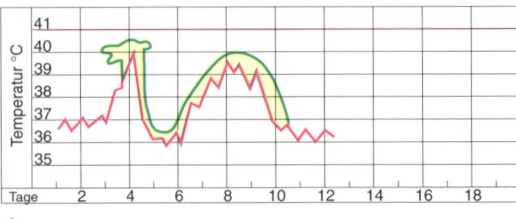

d

Abb. 8-6 a bis d Fiebertypen. a) kontinuierliches Fieber, b) remittierendes Fieber, c) intermittierendes Fieber, d) Fieber vom Dromedartyp

anhaltende Schwankungen. Das Fieber läßt zeitweise nach, ohne auf den Normwert zurückzufallen. Dies ist bei Sepsis und Tuberkulose zu beobachten (Abb. 8-6b).

• **Intermittierender Fieberverlauf**

Die Körpertemperatur unterliegt starken, plötzlichen Schwankungen. Hohe Temperaturen wechseln im Tagesverlauf mit fieberfreien Zeiträumen (Abb. 8-6c), sehr häufig bei einer Sepsis. Eine nicht seltene Begleiterscheinung bei dem schnellen Fieberanstieg ist der Schüttelfrost.

• **Fieberverlauf vom Dromedartyp**

Ein zweigipfeliger Fieberverlauf, der für einige Viruserkrankungen (Masern, Poliomyelitis) typisch ist (Abb. 8-6d).

8.4.2 Beobachtung des fiebernden Kindes

Symptome
– Temperaturerhöhung
– Mattigkeit, Schwäche, Müdigkeit
– erhöhte Pulsfrequenz
– erhöhte Atemfrequenz, oberflächliche Atmung
– die Kinder werden ruhelos und quengelig oder aber plötzlich ausgesprochen „brav", „verordnen" sich Bettruhe
– verminderte Leistung
– Spielunlust
– zunächst kühle, später warme bis heiße Haut
– gerötete, trockene Haut, evtl. Exantheme (Hauterscheinungen)
– bei hohem Fieber häufig blaße Hautfarbe
– beim Sinken der Temperatur Schweißausbrüche
– trockene Mundschleimhaut, belegte Zunge
– gelegentlich schmerzhafte Bläschen auf den Lippen (Herpes labialis)
– glänzende Augen
– Appetitlosigkeit
– Übelkeit und Erbrechen
– vermehrter Durst
– nachlassende Urinmengen, Zunahme der Urinkonzentration (dunkel gefärbter Urin)
– evtl. Obstipation (Verstopfung)
– Kopf- und Gliederschmerzen
– Lichtempfindlichkeit

8.4.3 Kontrolle der Körpertemperatur

Da die Körpertemperatur wichtige Hinweise über einen **Krankheitsverlauf** geben kann, wird sie häufig zu geregelten Zeiten routinemäßig (z.B. morgens und nachmittags oder bei Aufnahme) gemessen. Bei Fieber und postoperativ ist sie zusätzlich in kürzeren Abständen zu überprüfen.

 Die Kinder sollen vor dem Messen der Temperatur etwa 30 Minuten geruht haben, da bei Aktivitäten wie Bewegung oder Schreien die Körpertemperatur ansteigt. Das Messen erfolgt in der Regel beim liegenden Kind.
Vor dem Messen ist die Funktionsfähigkeit des Thermometers zu prüfen.

8.4.3.1 Thermometerarten

Es stehen zum Messen der Körpertemperatur verschiedene Produkte zur Verfügung.

■ **Digitalthermometer**

Zum Messen der Körpertemperatur sind heute vorwiegend Digitalthermometer gebräuchlich, die die früher üblichen Quecksilberthermometer abgelöst haben. Die Temperatur wird mit einer im Thermometer befindlichen Temperatursonde **elektronisch** (digital) bestimmt. Bei der Erwärmung der Sonde kommt es zu einer veränderten Leitfähigkeit bestimmter Metallegierungen für Strom. Der gemessene Stromfluß wird in Grad Celsius (°C) angegeben. Alle Thermometer sind von 36 bis 42 °C geeicht, ihre Meßgenauigkeit ist in diesem Bereich am höchsten. Diese Art von Thermometer wird auch **Maximalthermometer** genannt, da sie jeweils die erreichte maximale Temperatur bis zum Ausschalten des Gerätes halten. Neuere Thermometer geben bei Erreichen der höchsten Temperatur ein Signal, das erst durch das Abschalten endet. Die Meßdauer variiert zwischen 60 bis 90 Sekunden (Gebrauchsanweisung beachten).

■ **Spezialthermometer für die Messung von Untertemperaturen**

Für die Kontrolle bei Untertemperatur, z.B. bei Frühgeborenen, gibt es digitale Spezialthermometer mit erweiterter Meßskala von 25 bis 42 °C.

8

■ Elektronische Thermometer zum kontinuierlichen Messen der Körpertemperatur

Bei kritisch kranken Kindern empfiehlt sich eine kontinuierliche Kontrolle der Körpertemperatur. Die Temperatur des **Körperkerns** (Temperatur im Inneren des Körpers) wird mit flexiblen, rektalen Temperatursonden gemessen, die **Schalentemperatur** (Temperatur an der Körperwand) mit einem scheibenförmigen Fühler, der beispielsweise an der Fußsohle befestigt ist.

8.4.3.2 Meßmethoden

Die Kontrolle der Körpertemperatur erfolgt **axillar** (unter der Achsel), **oral** (im Mund), **rektal** (im Anus), mit einem Fieberthermometer.

■ Axillare Temperaturmessung

Die Messung der Körpertemperatur in der Achselhöhle ist für die Kinder weniger unangenehm als die rektale Messung und auch aus hygienischen Gründen in der Klinik vorteilhaft. Nachteilig ist die mögliche Verfälschung des Meßwertes bei nicht exaktem Messen oder bei unruhigen Kindern. Sie ist etwas weniger genau als die rektale Messung, da sie die Schalen- und nicht die Kerntemperatur erfaßt. Der axillare Wert liegt etwa 0,5 °C unter der rektal gemessenen Körpertemperatur.

Das Thermometer wird so in die trockene **Achselhöhle** eingelegt, daß die Meßspitze bei angelegtem Arm vollständig von Haut umgeben ist (Abb.8-7). Gegebenenfalls müssen Kinder bei der Armhaltung unterstützt werden, indem man sie am Ellenbogen hält.

■ Rektale Temperaturmessung

Das Messen im Rektum ergibt einen exakten, unverfälschten Wert der Körperkerntemperatur. Die Nachteile dieser Meßmethode liegen in der damit verbundenen Störung der Intimsphäre der Kinder sowie in der Gefahr der Keimverschleppung bei unsachgemäßer Anwendung des Thermometers.

Bei Kindern mit Blutungsneigung und/oder Abwehrschwäche ist diese Meßmethode wegen der damit verbundenen Gefahr der Schleimhautverletzung kontraindiziert.

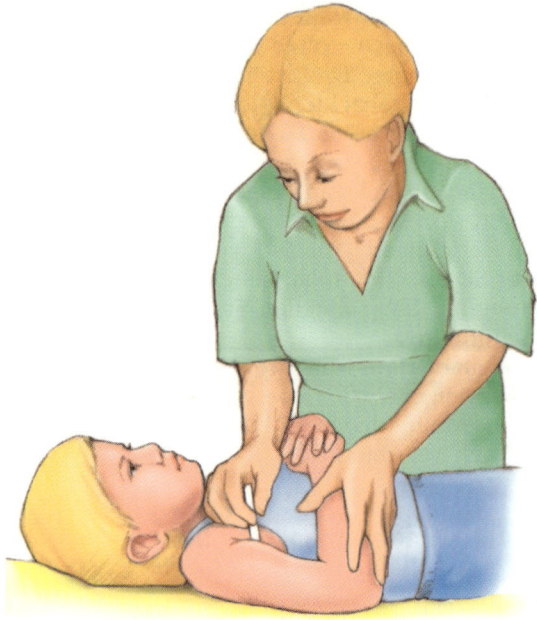

Abb.8-7 Axillare Temperaturmessung

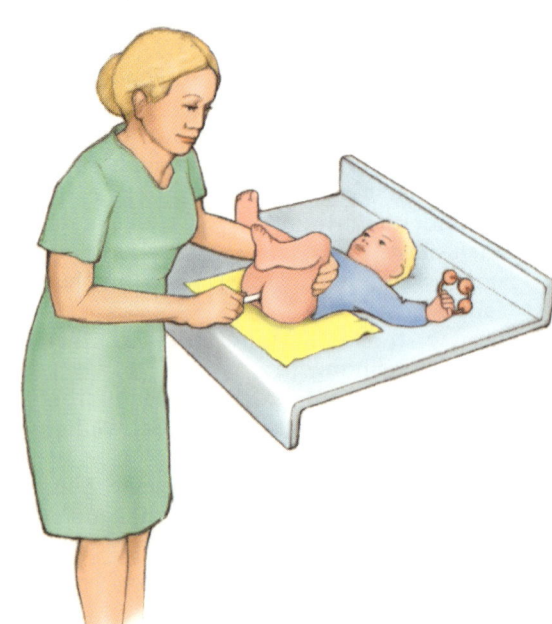

Abb.8-8 Rektales Fiebermessen beim Säugling

Bei Säuglingen dient eine Windel als Unterlage. Ältere Kinder sollten rechtzeitig vor der Temperaturkontrolle gefragt werden, ob sie noch einmal auf die Toilette möchten. Um das Thermometer **gleitfähiger** zu machen, benetzt man die Spitze mit Wasser. Fettende Salben eignen sich nicht dazu, da sie isolierend wirken und die Körpertemperatur dann nicht exakt angezeigt wird.

Viele Kliniken verwenden heute aus hygienischen und zeitsparenden Gründen **Einmalschutzhüllen** für die Thermometer.

Neugeborene und Säuglinge legt man zur Kontrolle der Körpertemperatur auf den **Rücken**. Die Beine des Kindes werden leicht gegen den Bauch angewinkelt und das Thermometer vorsichtig mit leichten Drehbewegungen in den After eingeführt (Abb. 8-8).

 Während der Kontrolle der Körpertemperatur müssen die Beine des Säuglings sowie auch das Thermometer gehalten werden. Dies gilt auch bei unruhigen, unselbständigen oder bewußtlosen Kindern.

Ältere Kinder liegen während der Temperaturkontrolle möglichst mit angezogenen Beinen auf der **Seite**.

 Es ist darauf zu achten, daß die Kinder beim Fiebermessen nicht auskühlen.

■ Orale Temperaturmessung

Die orale Temperaturmessung erfolgt in der Mundhöhle, vorne oder seitlich unter der Zunge (sublingual). Der Meßwert liegt um etwa 0,3 °C über dem axillaren Wert. Die Methode kann aber nur angewendet werden, wenn die Kinder selbständig in der Lage sind, das Thermometer unter der Zunge zu halten.

 Die orale Messung ist bei unselbständigen, unruhigen und unzuverlässigen Kindern nicht geeignet. Ebenfalls scheidet diese Methode bei Kindern mit Spasmen, Fazialisparesen oder Schnupfen aus.

8.4.3.3 Thermometerhygiene

Thermometer werden nach jedem Gebrauch mit einem geeigneten Mittel desinfiziert (Einwirkzeit beachten), anschließend mit Wasser gespült und in einem trockenen Gefäß (evtl. mit Patientennamen) aufbewahrt.

Einmalschutzhüllen zieht man nach Gebrauch ab, die Außenseite stülpt sich dabei nach innen, das Thermometer bleibt sauber.

8.4.4 Pflegerische Maßnahmen bei Fieber

Die Pflege bei einem fieberkranken Kind beinhaltet folgende Aspekte:
- **Psychische Betreuung**
  - aufmerksame Zuwendung
  - Maßnahmen kindgerecht erklären und begründen
  - in Krisensituationen die Kinder nicht allein lassen
  - für Ruhe sorgen (passive Beschäftigung der Kinder, z.B. durch Vorlesen)
- **Überwachung der Vitalfunktionen**

Die Vitalfunktionen müssen regelmäßig kontrolliert werden, um kreislaufbelastende Situationen besonders bei Fieberanstieg und -abfall rechtzeitig zu erkennen. Zu den Zeichen einer solchen **Krise** zählen Tachykardie, Blässe, kalter Schweiß, Übelkeit und Schwindel. Deshalb ist die Kontrolle der folgenden Parameter wichtig:
- Puls
- Atmung
- Körpertemperatur
- Bewußtsein
- Aussehen und Verhalten
- Urin- und Stuhlausscheidung
- Austrocknungszeichen, wie stehende Hautfalten
- **Fiebersenkende Maßnahmen**

nach ärztlicher Anordnung:
- physikalische Maßnahmen wie Waden- und Brustwickel oder Abkühlungsbad (Kap. 10), es darf dabei jedoch nicht zu einer kritischen Fiebersenkung (Krisis) kommen
- Verabreichung von Antipyretika (fiebersenkende Medikamente)
- **Körperpflege**
  - nach Schweißausbrüchen, bei schlechtem Allgemeinzustand schonende Ganzkörperwäsche im Bett
  - Haut gut abtrocknen
  - Wäsche- und Kleiderwechsel bei Bedarf
  - Zugluft vermeiden
  - angemessene Bekleidung (Baumwolle) und Decke
  - sorgfältige Mund- und Lippenpflege
  - das Zimmer gut lüften
- **Prophylaxen**

Je nach Fieberursache und -dauer können folgende vorbeugende Maßnahmen notwendig werden:
- Dekubitusprophylaxe
- Thromboseprophylaxe

– Soor- und Parotitisprophylaxe
– Pneumonieprophylaxe
– Obstipationsprophylaxe

• **Lagerung**

Die Lagerung richtet sich nach der dem Fieber zugrundeliegenden Erkrankung, sie sollte für den Patienten unbedingt bequem sein.

– Bettruhe ist bis zum Abklingen des Fiebers einzuhalten
– im Zimmer sollte es ruhig sein, kein grelles Licht, evtl. ist es etwas abzudunkeln

• **Ernährung**

– reichlich Flüssigkeit (vermehrter Sauerstoffverbrauch, Obstipationsgefahr)
– leichte, fettarme, kohlenhydratreiche Kost (Eiweiß belastet den Stoffwechsel)
– Kind nicht zum Essen zwingen
– kleine Mengen anbieten

8.4.5 Komplikationen bei Fieber

8.4.5.1 Schüttelfrost

Der Verlauf des Schüttelfrostes läßt sich in mehrere **typische Phasen** einteilen.

■ **Erste Phase**

Die erste Phase ist von einem raschen Temperaturanstieg gekennzeichnet. Dieser ist begleitet von Frösteln, Muskelzittern, Zähneklappern und Schütteln des ganzen Körpers. Der Arzt ist grundsätzlich zu benachrichtigen, die Temperatur ist zu kontrollieren, sie ist meist sehr hoch.

 Da die Kinder in dieser Phase frieren, hilft ihnen eine Wärmezufuhr durch zusätzliche Decken, Wärmflasche und heißen Tee.

■ **Zweite Phase**

Die zweite Phase des Schüttelfrostes geht einher mit dem Fieberhöhepunkt. Sie ist begleitet von großer Unruhe der Kinder, von Unbehagen und Angstgefühlen. Die Kinder benötigen vermehrte Zuwendung und einfühlendes Handeln. Das Kältegefühl geht vorüber und wird von einem **Hitzegefühl** und **Durst** abgelöst. Evtl. werden nach ärztlicher Anordnung Wadenwickel angelegt. Die Vitalzeichen (Körpertemperatur, Puls) und Aussehen müssen häufig kontrolliert werden.

 Die zusätzlichen Wärmequellen aus der Phase des Fieberanstieges können entfernt werden. Kühle Getränke, eine Körperwäsche und ein Wäschewechsel verschaffen Erleichterung.

■ **Dritte Phase**

In der dritten Phase kommt es zum Fieberabfall. Es muß zwischen einem langsamen (Lysis) und einem schnellen Fieberabfall (Krisis) unterschieden werden. Die **Krisis** ist begleitet von kaltem, kleinperligem und klebrigem Schweiß, sie ist eine große Belastung für die Kinder und kann zu einem Kreislaufkollaps führen. Die **Lysis**, über mehrere Tage, wird von warmem, großperligem Schweiß begleitet, sie ist für den Kreislauf weniger belastend. Wichtig sind in dieser Phase die Beobachtung und Kontrolle der Atmung und des Kreislaufs (Puls, Blutdruck), der Körpertemperatur und des Aussehens.

■ **Vierte Phase**

In der vierten Phase erholen sich die Kinder von den Fieberstrapazen. Sie sind erschöpft und haben ein großes Schlafbedürfnis (Erschöpfungsschlaf).

 Die Kinder müssen in der vierten Phase ausreichend Zeit bekommen zum Ausruhen und Erholen. Belastungen sind zu vermeiden.

Je nach Verlauf der auslösenden Erkrankung können sich mehrere Schüttelfrostanfälle, die von mehr oder weniger langen Erholungsphasen unterbrochen sind, ereignen.

8.4.5.2 Fieberkrampf

Während eines raschen Fieberanstiegs kommt es durch die plötzliche Kreislaufbelastung bei Säuglingen und Kleinkindern häufig zu Krampfanfällen. **Fieberkrämpfe** sind von zerebralen Krämpfen nicht zu unterscheiden, sie haben aber meist eine gute Prognose (Kap. 22.6.1). Während eines Fieberkrampfs darf das Kind nicht alleine gelassen werden, die Pflegeperson sollte beruhigend auf es einwirken. Es ist darauf zu achten, daß das Kind sich nicht verletzt (z.B. durch Zungenbiß, Bettgitter).

 Bei einem Fieberkrampf ist sofort der Arzt zu benachrichtigen.

Die vom Arzt verordneten **Medikamente** führen zum Unterbrechen des Krampfes und zur Normalisierung der Körpertemperatur. Der Ablauf des Anfalls ist genau zu beobachten und zu dokumentieren (Uhrzeit, Dauer, Verlauf, Bewußtseinslage, Vitalzeichen, Verhalten).

Hat das Kind während des Krampfanfalls eingenäßt, zieht man es nach dem Abklingen der Symptomatik um. Anschließend darf der Patient ausschlafen, erst danach wird er gewaschen.

 Kinder, die anamnestisch Fieberkrämpfe vorweisen, müssen bereits bei mäßigem Fieberanstieg mit fiebersenkenden Maßnahmen therapiert werden.

8.4.5.3 Fieberphantasien, Fieberdelir

Bei anhaltend hohem Fieber kann es zu **Verwirrtheitszuständen**, dem Fieberdelir kommen. Das schwerkranke Kind gibt unzusammenhängende Äußerungen von sich oder hat ängstigende Phantasien (visuelle Halluzinationen). Eine intensive und beruhigende, angstnehmende Pflege ist hier sehr wichtig. Es sollte in diesem Zustand nicht alleine gelassen werden.

Kalte Wickel über der Brust oder dem gesamten Rumpf (Kap. 10.3.1.1) kühlen den heißen Körperstamm. Die kühlen Extremitäten sind durch **Handschuhe** und **Strümpfe** vor einer weiteren Auskühlung zu schützen. Gleichzeitig erfolgt eine medikamentöse Therapie.

8.5 Beobachtung des Urins

Die Urinausscheidung erfolgt, je nach Alter des Menschen und Funktionsfähigkeit der Organe, willkürlich oder unwillkürlich.

Der Urin ist eine in den Nieren gebildete Flüssigkeit, in der Harnstoff, Harnsäure, Kreatinin (Stoffwechselabbauprodukte), Mineralsalze und abgestoßene Zellen aus den ableitenden Harnwegen enthalten sind.

Die **Ausscheidungsgewohnheiten** und das **Schamgefühl** werden durch die Erziehung und die gesellschaftlichen Strukturen beeinflußt. In unserem Kulturkreis geschieht die Urinausscheidung meist verborgen, in einem abgeschlossenen Raum, wo die Intimsphäre gewahrt bleibt.

Können gewohnte Verhaltensweisen nicht beibehalten werden oder erfolgt ein Verlust der Intimsphäre, ist das Wohlbefinden des Menschen stark beeinträchtigt.

 Es ist in der Klinik sehr wichtig, Ausscheidungsgewohnheiten zu erfragen und das Schamgefühl immer zu beachten.

Die Möglichkeiten der Harngewinnung sind in Kapitel 16.2.3 nachzulesen.

8.5.1 Urinmenge

Die Produktion der Urinmenge (Tab. 8-6), wird durch folgende Faktoren beeinflußt:
– Flüssigkeitszufuhr
– Flüssigkeitsabgabe über die Haut, Darm und Lunge
– Herz- und Kreislaufsystem
– Nierenfunktion
– Tageszeit
– Klima
– Alter

Tab. 8-6 Durchschnittliche, altersabhängige Urinmenge pro Tag

Alter	Urinmenge in ml/Tag
Neugeborene	20 bis 50 ml
Säuglinge bis zu einem Jahr	400 bis 500 ml
Kinder bis 5 Jahre	600 bis 800 ml
Kinder bis 10 Jahre	800 bis 1000 ml
Kinder ab 10 Jahre	1000 bis 1200 ml
Erwachsene	1500 bis 2000 ml

■ **Veränderungen der Urinmenge**

● **Oligurie**
Die Oligurie ist eine **verminderte Urinausscheidung** von 100 bis 400 Millilitern/Tag. Ursachen können eine ungenügende Flüssigkeitszufuhr, ein starker Flüssigkeitsverlust (z.B. starkes Schwitzen) oder ein Nierenschaden sein.

8

• **Anurie**

Bei einer Anurie **fehlt die Harnproduktion**, die Harnmenge beträgt unter 50 Milliliter in 24 Stunden. Substanzen, die ausgeschieden werden müssen, bleiben im Blut. Ursache können ein Funktionsverlust des Nierengewebes oder Verletzungen sein.

• **Urämie**

Die Urämie ist eine **Harnvergiftung**, die fünf bis zehn Tage nach einem akuten Nierenversagen mit Anurie auftritt.

• **Polyurie**

Bei der Polyurie kommt es zu einer **vermehrten Harnausscheidung**, beispielsweise bei vermehrter Flüssigkeitszufuhr. Sie kann auch durch Krankheiten (Diabetes mellitus und insipidus), Medikamente (Diuretika) oder psychische Ursachen (Aufregung oder Angst) entstehen.

• **Nykturie**

Bei der Nykturie ist die **nächtliche Urinmenge größer** als die Tagesproduktion. Häufig ist dies bei einer Herzinsuffizienz zu beobachten, wenn die am Tag gebildeten Ödeme bei körperlicher Ruhe ausgeschwemmt werden.

8.5.2 Harnentleerung (Miktion)

Zum **Ende des zweiten Lebensjahres** lernt das Kind die **willkürliche Steuerung** der Miktion. Das Harnlassen erfolgt in der Regel schmerzfrei und im Strahl. Ein **Neugeborenes** scheidet am ersten Lebenstag ein- bis zweimal Urin aus. Bis zum **Ende der ersten Lebenswoche** erfolgt eine Steigerung auf sechs- bis achtmal pro Tag. Danach entwickelt sich eine **physiologische Pollakisurie** (häufiger Harndrang), die eine Häufigkeit bis zu 25mal pro Tag aufweist. Diese Zahl vermindert sich mit Einsetzen der willkürlichen Harnentleerung.

■ Veränderungen bei der Miktion

• **Dysurie**

Die Dysurie ist ein schmerzhaftes, erschwertes Wasserlassen, mit geringem Druck, oft nur tröpfchenweise. Zu beobachten bei Harnabflußbehinderungen oder Harnwegsinfektionen.

• **Pollakisurie**

Bei der Pollakisurie kommt es zu einem häufigen Wasserlassen in kleinen Mengen, wobei die 24-Stunden-Produktion normal sein kann, beispielsweise bei Blasenhalsobstruktionen (Verlegung des Blasenhalses) oder Zystitis (Harnblasenentzündung).

• **Harnretention**

Unter Harnretention versteht man das **Harnverhalten trotz gefüllter Blase**. Ursachen können sein: Krampf des Blasenschließmuskels oder Lähmung der Harnblasenmuskulatur durch Angst, Spannung, Schamgefühl, nach Operationen oder eine Verlegung des Abflußwegs.

• **Inkontinenz**

Bei einer Inkontinenz kann der Urin **nicht willkürlich zurückgehalten** werden, beispielsweise bei Querschnittslähmungen.

• **Enuresis**

Enuresis ist das **Bettnässen** nach dem vierten bzw. fünften Lebensjahr. Es gibt die nächtliche Enuresis (Enuresis nocturna) und die während des Tages (Enuresis diurna, Kap. 25.7.3). Die Ursachen sind meist psychischer Natur.

8.5.3 Spezifisches Gewicht

Das normale spezifische Gewicht beträgt beim Erwachsenen **1010 bis 1030**.

Im **Säuglingsalter** ist es geringer (ab 1001) als beim größeren Kind und beim Erwachsenen. Das spezifische Gewicht hängt von der **Flüssigkeitszufuhr** und der Art der **beigemengten Substanzen** (Salze, Zucker) ab. Es ist hoch bei geringer Flüssigkeitszufuhr (Durst) oder bei hohem Flüssigkeitsverlust (Fieber, Erbrechen). Bei reichlicher Flüssigkeitszufuhr, wenn die harnpflichtigen Substanzen in einer großen Urinmenge gelöst sind, ist das spezifische Gewicht dementsprechend niedriger.

Es gibt nur eine **krankhafte Veränderung** des spezifischen Gewichts, die für die Pflege relevant ist,

• **Isosthenurie**

Das spezifische Gewicht bleibt bei der Isosthenurie bei wenig oder großer Flüssigkeitszufuhr immer gleich zwischen 1008 und 1012. Dies geschieht, wenn die Nieren unfähig sind zu konzentrieren oder zu verdünnen.

8.5.4 Farbe und Aussehen

Je nach **Konzentration** ist die Farbe des Urins hellgelb bis bernsteinfarben. Er ist klar und durchsichtig. Beeinflußt wird die Farbe des Urins von der **Nahrung** (wie Rote Bete), der

Harnmenge und **Konzentration**. Je geringer die Harnproduktion, desto dunkler ist der Urin.

Durch Fett-, Schleim- und Eiterbeimengungen sieht der Urin **milchig-flockig** aus. **Dunkelgelb** bis **bierbraun mit Schüttelschaum** wird er durch Gallenfarbstoffe.

Eine **braune** bis **dunkelbraune** Färbung entsteht durch Erythrozyten bei einer Hämolyse.

Ein **fleischwasserfarbener** bis **rostbrauner** Urin deutet auf Blutbeimengungen hin.

8.5.5 Geruch

Frischer Urin riecht **unauffällig** und **aromatisch**. Nach längerem Stehen entwickelt sich durch die Gärung des Harnstoffs ein stechender **Ammoniakgeruch**. Auch die Ernährung kann den Geruch des Urins beeinflussen (Rhabarber, Spargel).

Der Urin riecht **obstartig** beim Vorhandensein von **Azeton**, das durch Stoffwechselentgleisungen entsteht. Typisches Beispiel hierfür ist der Diabetes mellitus. Bei Entzündungen der Harnwege und Vergiftungen entsteht ein **übelriechender** Harn.

8.5.6 pH-Wert

Die Wasserstoffionenkonzentration im Urin hängt vorwiegend von der **Ernährung** ab. Bei gemischter Kost reagiert der Urin schwach sauer (pH-Wert zwischen fünf bis sieben), bei pflanzlicher Kost alkalisch.

Der pH-Wert des Urins reagiert ebenfalls alkalisch nach längerem Stehenlassen oder Infektionen der Harnwege.

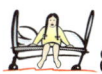

8.6 Beobachtung von Ausfluß

Vor der Pubertät kommt es in der Regel zu keiner Sekretabsonderung aus der Scheide. Tritt der **Fluor vaginalis** (Ausfluß) jedoch früher auf, kann er folgende Ursachen haben:
– Fremdkörper in der Scheide
– Reaktion auf chemische oder allergische Reize (z.B. auf Seife)
– Krankheitserreger wie Escherichia coli, Staphylokokken, Streptokokken
Das Aussehen des Scheidensekrets ist **dünnflüssig** oder **schleimig-eitrig** bei der Vulvovaginitis oder bei Verletzungen durch Fremdkörper **blutig**.

Grundsätzlich muß beim Auftreten eines Fluor vaginalis ein **Abstrich** zur bakteriologischen Untersuchung abgenommen werden. Dabei sind unbedingt **Einmalhandschuhe** zum **Eigenschutz** zu tragen.

8.7 Beobachtung von Stuhl und Darmentleerung

Die Stuhlbeobachtung und seine Beschreibung geben Anhaltspunkte für die Diagnose sowie über den Pflege- und Therapieerfolg. Zu beobachten sind die **Stuhlmenge**, die **Beschaffenheit**, die **Farbe**, die Art der **Beimengungen**, der **Geruch** und der **pH-Wert**.

Um einen Stuhl beurteilen zu können, muß frischer Stuhl betrachtet werden, da sich durch Oxidationsvorgänge an der Luft besonders die Farbe und der Geruch verändern können. Eine durch Medikamente bedingte Farbänderung muß ebenfalls ausgeschlossen bzw. berücksichtigt werden.

Der Stuhl (Fäzes, Kot, Exkrement) eines mit normaler Mischkost ernährten Kindes besteht zu etwa 75 Prozent aus **Wasser**, zu 10 Prozent aus **Abfallprodukten** der Nahrung (vorwiegend unverdauliche Zellulose), zu etwa 7 Prozent aus abgestoßenen **Darmepithelien**, **Salzen** und **Schleim** sowie zu etwa 8 Prozent aus **Bakterienmasse**.

Eine regelmäßige **Darmentleerung** ist bei gesunder Ernährung und ungestörter Peristaltik gewährleistet. Die willkürliche Darmentleerung wird durch den Stuhldrang ausgelöst, sie ist normalerweise schmerzlos und wird im Laufe des zweiten Lebensjahres vom Kind erlernt.

8.7.1 Charakteristische Stühle im Säuglingsalter

• **Mekonium**
Mekonium oder Kindspech ist die Bezeichnung des ersten Stuhls eines Neugeborenen. Es ist grün-schwarz, hat eine zähe Konsistenz und besteht aus verschlucktem Fruchtwasser, Lanugohaaren, abgestoßenen Epithelzellen, Gallensäure und eingedicktem Darmsaft.
• **Übergangsstuhl**
Neugeborene entleeren ungefähr ab dem zweiten Lebenstag Übergangsstühle. Dieser grünliche Stuhl ist weich und schleimig, er besteht aus Milchbestandteilen und Mekoniumresten.

8

• **Muttermilchstuhl**

Mit Muttermilch ernährte Säuglinge scheiden einen salbenartigen, gelegentlich dünnen und schleimigen, goldgelb bis grüngelben Stuhl aus. Er riecht fade bis säuerlich, und der pH-Wert ist sauer. Es ist möglich, daß die Stuhlentleerung nur einmal am Tag erfolgt, da die Muttermilch sehr gut verdaulich ist und keine Restbestandteile ausgeschieden werden.

• **Nahrungsstuhl**

Bei einer Ernährung mit Anfangsnahrung ist der Stuhl meist geformt, massig, hellgelb bis lehmbraun, faulig riechend (durch Colibakterien verdautes Milcheiweiß), mit neutralem bis leicht alkalischem pH-Wert.

• **Karottenstuhl**

Dieser Stuhl ist festgeformt und wird bei entsprechender Ernährung mit Möhren karottenfarben.

• **Massige Stühle**

Massige Stühle (große Mengen) kommen vor allem bei Malabsorption (z.B. Zöliakie) vor.

• **Fettstühle**

Fettstühle (Steatorrhö) sind farblos, salbenartig, im warmen Zustand fettglänzend, beim Erkalten erstarrend. Sie treten bei Pankreaserkrankungen auf und sind eine Folge des gestörten Fettabbaus.

• **Trockener, harter, knolliger Stuhl**

Diese Beschaffenheit des Stuhls findet sich hauptsächlich bei Obstipation (Verstopfung).

• **Kleinbröckeliger, schafskotartiger, bleistiftförmiger Stuhl**

Stühle dieser Art sind vor allem bei Dickdarmspasmen bzw. Stenosen des Enddarms zu beobachten.

• **Breiige, wäßrige Stühle**

Breiig, wäßrig sehen die Stühle bei einer Diarrhö aus.

8.7.2 Menge und Beschaffenheit des Stuhls

Der Stuhl eines älteren Kindes ist eine weiche und homogen geformte Masse. Die Menge der Stuhlausscheidung schwankt stark, je nach Nahrungszusammensetzung und dem Resorptionsvermögen des Darms (Tab. 8-7).

Tab. 8-7 Mittelwerte der Stuhlmenge pro Tag

Alter	Stuhlmenge in Gramm/Tag
Säuglinge	bis zu 120 g
2. bis 3. Lebensjahr	50 bis 100 g
ältere Kinder und Erwachsene	100 bis 300 g

■ **Mögliche Veränderungen**

• **Hungerstühle**

Kinder, die vollständig künstlich ernährt werden oder eine Nahrungskarenz (z.B. nach einer Operation) einhalten müssen, setzen schwarzbraun-grünliche Hungerstühle ab. Diese bestehen aus Schleim, eingedickter Galle, abgeschilferten Darmzellen und Colibakterien. Bei Säuglingen zeigt sich ein Wasserhof in der Windel.

8.7.3 Häufigkeit der Defäkation

Die Häufigkeit der **Darmentleerung** (Defäkation) ist **individuell** sehr verschieden. Sie ist abhängig von der Zusammensetzung und Menge der aufgenommenen Nahrung, der Bewegungsintensität, von Gewohnheiten, von Erziehung und der psychischen Situation des Kindes.

Als normale **Ausscheidungsfrequenz** gilt beim Säugling vier- bis fünfmal pro Tag bis einmal alle zwei Tage. Beim vollgestillten Kind sind selbst Frequenzen von zehn Ausscheidungen täglich bis einmal alle zehn Tage normal. Beim älteren Kind ist eine Stuhlentleerung von zweimal pro Tag bis einmal alle zwei Tage und seltener regelgerecht. Auch ohne Nahrungsaufnahme ist Stuhlgang zu erwarten.

Ein Ausbleiben der Defäkation über zwei bis drei Tage ist als physiologisches Übergangssymptom bei Reisen, Aufenthalt in anderer Umgebung (z.B. Krankenhaus) zu beobachten.

■ **Veränderungen**

• **Obstipation**

Obstipation (Verstopfung) ist die verzögerte und erschwerte Darmentleerung. Der Stuhl ist durch einen übermäßigen Wasserentzug (geringe Zufuhr oder großer Verlust) klein, hart und trocken. Die Kotballen führen bei der Ausscheidung zu Schmerzen. Begleitsymptome sind Völle- und Druckgefühl, Appetitlosigkeit, Unlust, Kopfweh, Mattigkeit.

• **Pseudoobstipation**

Dies ist eine seltene Stuhlentleerung bei ballaststoffmangel- und/oder -arm ernährten Kindern. Sie ist besonders ausgeprägt bei Pylorusstenose.

• **Diarrhö, Dyspepsie**

Diarrhö oder Dyspepsie sind die Bezeichnungen für einen Durchfall. Die Stühle werden häufig abgesetzt, sind flüssig, grünlich und säuerlich- (Gärungsstuhl) oder übelriechend (Colibakterien). Das Abdomen ist gebläht.

• **Stuhlinkontinenz**

Eine Stuhlinkontinenz ist die Unfähigkeit, über die Kontrolle des Schließmuskels den Stuhlgang willkürlich zu regeln. Als Ursachen kommen Lähmungen (z.B. Sphinkterlähmung) oder Tumoren im Anus- oder Rektumbereich in Frage.

• **Tenesmus**

Tenesmus ist der beständige und schmerzhafte Stuhldrang bei sehr geringer oder fehlender Entleerung. Dies kann durch einen krampfhaften Verschluß des Schließmuskels bei entzündlicher Reizung (z.B. Ruhr) entstehen.

8.7.4 Farbe

Die **hell- bis dunkelbraune** Farbe des normalen Stuhls wird durch **Sterkobilin** (Bilirubinstoffwechselendprodukt) verursacht.

Nahrungsmittel können die Farbe verändern. Beim Genuß von Rote Bete färbt sich der Stuhl rötlich-braun, bei ausgesprochener Fleischkost braunschwarz. Eine Schwarzfärbung kann durch die Einnahme von Eisenpräparaten, Kohletabletten oder durch Lebensmittel (z.B. Blaubeeren) hervorgerufen werden.

Bei verschiedenen Erkrankungen **verändert** sich neben der Menge und dem Geruch auch die **Farbe** des Stuhls (Tab. 8-8).

• **Kalkseifenstuhl**

Der Stuhl ist fest, trocken, weiß bis grauweiß und läßt sich aus der Windel schütteln. Er entsteht bei eiweißreicher, schlackenarmer Säuglingskost und kann zu Magnesium- und Calciumverlust führen.

8.7.5 Geruch und pH-Wert des Stuhls

Der Stuhl eines gesunden älteren Kindes ist **leicht alkalisch** (pH-Wert etwa 7 bis 8). Sein Geruch hängt von der **Ernährung** und der

Tab. 8-8 Krankhafte Veränderung der Stuhlfarbe

Krankheitsbild	Stuhlfarbe
Zöliakie	tonfarben, mattglänzend
Verschluß des Ductus choledochus	tonfarben (acholisch)
Gärungsdyspepsie	hell, schaumig
Hämorrhoiden, Darmpolypen	makroskopisch sichtbares Blut
Melaena neonatorum	schwarz durch Blutungen im oberen Magen-Darm-Trakt
Typhus	gelbgrünlich („schlecht gekochte Erbsensuppe")
Cholera	reiswasserähnlich

Dauer der **Darmpassage** ab. Sehr häufig entsprechen sich der Geruch (säuerlich oder alkalisch) und der meßbare pH-Wert des Stuhls. Der Geruch beruht auf Fäulnis- (Eiweiß) und Gärungsprozessen (Kohlenhydrate).

■ **Veränderungen**

• **Obstipation**

Bei einer Obstipation ist der entleerte Stuhl meist übelriechend.

• **Dyspepsien**

Sie gehen mit stinkenden, übelriechenden Stühlen einher.

Bei der Gärungsdyspepsie ist der Geruch stechend, sauer, der pH-Wert unter 6,5 (sauer).

Bei der Fäulnisdyspepsie riecht der Stuhl faulig, jauchig, der pH-Wert liegt über 8 (alkalisch).

8.7.6 Beimengungen

Makroskopisch sichtbar

– Schleim bei entzündeter Darmschleimhaut
– Schleim-Blut-Gemisch bei Colitis ulcerosa
– Schleim-Blut-Eiter bei einer schweren Darmschädigung (Colitis ulcerosa, Ruhr)
– Blutauflagerungen, Blutspritzer bei Erkran-

8

kungen im unteren Darmabschnitt (z.B. Hämorrhoiden, Analfissuren)
- frische hellrote Blutauflagerungen auf einem harten Stuhl, oft als Folge von Rhagaden am Anus
- Madenwürmer (Oxyuris vermicularis), einige Millimeter lang, fadendünn, häufig viele in einem Knäuel
- Spulwürmer (Ascaris lumbricoides), 10 bis 25 Zentimeter lang, regenwurmähnliches, grauweißes Aussehen, meist einzeln oder in geringer Zahl
- Bandwurm (Taeniasis), einzelne, weiße, flache, fingernagelgroße Glieder

Mikroskopisch oder chemisch nachweisbar
- okkultes Blut (geringe Blutungen, weniger als 15 ml/Tag, aus dem oberen Darmtrakt), besonders bei Ösophagitiden, Ulcus pepticum, Nahrungsallergien und Morbus Crohn
- Wurmeier
- Ausnutzungsgrad der Nahrung
- pathogene Keime

8.8 Beobachtung bei Erbrechen

Erbrechen ist ein unspezifisches Symptom, das bei einer Vielzahl von Erkrankungen im Kindesalter auftritt. Unter Erbrechen ist das rasche Herausbefördern von Magen- bzw. Dünndarminhalt durch den Mund nach außen zu verstehen.

Der Brechvorgang beginnt im allgemeinen mit Übelkeit (Nausea) und Würgen. Der Mageninhalt wird in die Speiseröhre gepreßt und mit Hilfe von Bauchpresse, Zwerchfelldruck und Ausatmungsbewegungen nach außen abgegeben. Das Erbrechen ist ein **Reflex**, der durch ein im verlängerten Mark gelegenes Brechzentrum gesteuert wird. Kinder erbrechen in der Regel leichter als Erwachsene. Die begleitende Übelkeit ist bei kleinen Kindern gering.

Ursachen
- Schutzreflex beim Genuß von unverträglichen Nahrungsmitteln
- Magendruckerhöhung nach zu großen Mahlzeiten
- Magen-Darm-Störungen und -Abflußbehinderungen
- zentrales Erbrechen bei Hirndrucker-

höhung durch Schädel-Hirn-Traumen, Tumoren, Entzündungen
- Störung des Vestibularapparates (Gleichgewichtssinn) bei der Reisekrankheit
- forciertes Erbrechen durch Brechmittel oder manuelle Reizung (Bulimiekrankheit, Anorexia nervosa)

8.8.1 Formen des Erbrechens

Es sind verschiedene Formen des Erbrechens zu beobachten.
- **Atonisches Erbrechen**
Beim atonischen Erbrechen fehlen Muskelkontraktionen. Das Erbrochene fließt ohne erkennbare Muskeltätigkeit (z.B. Würgen) aus dem Mund.
- **Spastisches Erbrechen**
Beim spastischen Erbrechen entleert sich der Magen ruck- bzw. explosionsartig durch Kontraktion der Magenmuskulatur, der Bauchpresse und des Zwerchfells und einer Peristaltik der Muskulatur in Richtung Rachen. Meist erbrechen die Kinder aus Mund und Nase. Die ausgeprägteste Form ist das „Erbrechen im hohen Bogen" bei einer Pylorusstenose (Kap. 20.3.2).
- **Speien bei Säuglingen**
Das Speien junger Säuglinge dient dazu, Luft aus dem Magen zu entfernen. Der volkstümliche Spruch „Speikinder sind Gedeihkinder" beschreibt diesen Vorgang und seine Bedeutung treffend. Es ist keine pathologische Erscheinung, und die Gewichtszunahme der Kinder bleibt in der Regel normal.
- **Regurgitation**
Die Regurgitation ist das unwillkürliche Zurückfließen geschluckter Nahrung in den Rachen und Mund.
- **Rumination**
Die Rumination ist eine willkürlich ausgelöste Regurgitation. Ähnlich wie bei Wiederkäuern (Kühe) würgen die Kinder den Mageninhalt durch Fingerlutschen oder Bewegungen mit der Zunge in den Mund zurück. Das Erbrochene wird im Mund hin- und herbewegt, zum Teil wieder verschluckt. Der andere Teil läuft aus dem Mund, so daß es zum Gewichtsstillstand kommen kann. Der Vorgang ist für das Kind mit Lustgefühlen und Hingabe verbunden (psychisch bedingt).
Die Rumination konnte früher häufiger beobachtet werden. Sie tritt vor allem in den ersten vier bis fünf Lebensmonaten auf. Es handelt

sich meist um vernachlässigte und psychisch auffällige Kinder, die bei kontinuierlicher Betreuung und Zuwendung mit der Rumination aufhören.

8.8.2 Beobachtungskriterien beim Erbrechen

Beim Erbrechen müssen bestimmte Kriterien beobachtet werden.

• **Zeitpunkt**
Wann fand das Erbrechen statt? War das Kind nüchtern, war es während oder nach der Mahlzeit oder unabhängig von der Nahrungsaufnahme?

• **Häufigkeit**
Ein einmaliges Erbrechen bei anschließendem Wohlbefinden des Kindes ist in der Regel bedeutungslos. Es ist zu berücksichtigen, daß sich gerade Kinder durch unkontrolliertes Essen gelegentlich den Magen „verderben". Auch psychische Streßsituationen können bei ihnen Erbrechen auslösen.
Häufiges bzw. wiederholt auftretendes Erbrechen ist aber ernstzunehmen und muß auf Ursache und Folgen untersucht werden. Bei anhaltendem oder häufigem Übergeben kommt es rasch zum Gewichtsverlust, zu Dehydratation (Austrocknung), dadurch zu einer Elektrolytverschiebung mit einer Stoffwechselentgleisung, sowie zu psychischer und physischer Erschöpfung.

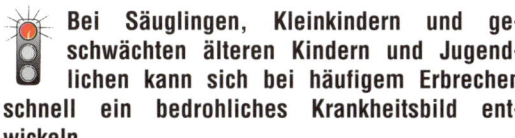 **Bei Säuglingen, Kleinkindern und geschwächten älteren Kindern und Jugendlichen kann sich bei häufigem Erbrechen schnell ein bedrohliches Krankheitsbild entwickeln.**

• **Begleitsymptome**
Zu den Begleitsymptomen zählen Übelkeit, Appetitlosigkeit, Blässe, Bauchschmerzen, vermehrte Speichelabsonderung, verlangsamte Atmung, Würgen unter unkoordinierten Atembewegungen.

• **Farbe des Erbrochenen**
Die **Farbe** ist von der aufgenommenen Nahrung bestimmt. Unabhängig davon ist Magensaft weißlich-hell, Gallensaft grün bis dunkelgrün, Frischblut rot, älteres Blut (z.B im Magen angedautes Blut) schwarz wie Kaffeesatz und rückgestauter Darminhalt braun mit einem Stuhlgeruch (Miserere: Stuhlerbrechen).

• **Menge des Erbrochenen**
Die Menge des Erbrochenen ist von Bedeutung. Ob das Kind die ganze Mahlzeit oder nur einen Teil erbrochen hat, gibt Aufschluß über den Flüssigkeitsverlust.

• **Beimengungen**
Je nach Verdauungszustand sind Nahrungsreste im Erbrochenen zu erkennen. Dazu kommen:
– Speichel und Schleim bei nervösem Erbrechen
– Galle bei anhaltendem Erbrechen oder bei leerem Magen
– Blut bei Blutungen im Bereich von Ösophagus, Magen und Duodenum (Hämatemesis)
– verschluckte Fremdkörper

 Erbrochenes Blut ist in der Regel durch die Salzsäure des Magens kaffeesatzartig verändert.

8.8.3 Pflegerische Maßnahmen beim Erbrechen

Neben den bei den jeweiligen Krankheiten genannten pflegerischen und therapeutischen Maßnahmen ist folgendes zu beachten;
Kinder sollten während des Brechvorgangs **nie alleine** gelassen werden. Sie benötigen Beruhigung und Hilfe. Wichtig ist es, sie zu stützen, zu tiefem und ruhigem **Atmen** anzuhalten und Geduld zu haben.
Für das Kind in dieser unangenehmen Situation ist es hilfreich, wenn ihm jemand beim **Aufsitzen** hilft und vielleicht seinen **Kopf** hält, die Nierenschale und Papiertaschentücher anbietet.
Da das Erbrechen die meisten Kinder belastet, ist ein **liebevoller Umgang** wichtig.
Zu den pflegerischen Aufgaben **nach** dem **Erbrechen** zählen:
– Mund spülen lassen, sorgfältige Mundpflege
– Kind waschen
– bei Bedarf Wäschewechsel
– Zimmer lüften
– Lagerung nach Zustand und Wunsch des Kindes
– bei Säuglingen, Kleinkindern oder bewußtseinsgestörten Patienten Seiten- oder Kopftieflage (Aspirationsgefahr)
– Bettklingel, Schale und Papiertaschentücher in Griffnähe

– bei Bedarf Nahrungs- und Flüssigkeitskarenz
– älteren Kindern evtl. schwarzen Tee (beruhigend) anbieten, sofern kein absolutes
Trinkverbot besteht
– Antiemetika (Antibrechmittel) und Infusionen nur auf ärztliche Anordnung
– Vorgang, Menge und Aussehen des Erbrochenen dokumentieren

**Bei unstillbarem Erbrechen besteht die Ge-
fahr der Exsikkose. Deshalb ist eine gute Beobachtung des Kindes auf Exsikkosezeichen
(wie schlaffe, rauhe, in Falten abhebbare Haut und
trockene, rauhe Schleimhäute) unabdingbar.**

8.9 Beobachtung von Haut, Mundschleimhaut und Zunge

Das größte Organ des Körpers ist die Haut.
Sie stellt eine Schranke zwischen dem Kör-
perinneren und der Außenwelt dar. Der Zustand, die Farbe und das Aussehen von Haut
und Schleimhäuten können ein beobachtbares Zeichen für den momentanen Zustand des
Kindes sein.

8.9.1 Hautzustand

Die Haut eines gesunden Kindes ist rosig,
trocken, warm und ohne Schädigungen. Der
Turgor (Spannungszustand) der Haut ist abhängig von ihrem Flüssigkeitsgehalt. Bei einem guten Turgor ist die Haut glatt und elastisch.

8.9.1.1 Veränderungen der Hautfarbe

■ **Blässe**

Blasses Aussehen der Haut und der Schleimhäute ist bei einer Anämie zu beobachten.
Blasse bis weiße Körperabschnitte und Extremitäten treten als Folge von Mangeldurchblu-
tung, z.B. bei Gefäßverschluß durch falsch
liegende zentrale Venen- und Arterienzugän-
ge, Thrombose oder Embolie auf.
Blasses bis weißes Aussehen bei **schlechten
Kreislaufverhältnissen** deutet auf eine Sepsis,
einen Schock oder Unterkühlung hin.

■ **Rötung**

Eine Rötung ist immer ein Zeichen für eine
verstärkte Durchblutung der Haut, z.B. bei
lokalen Infektionen, Fieber oder nach Gabe
von bestimmten Medikamenten (z.B. Pris-
col®).

■ **Gelbfärbung**

Die gelbe Farbe (Ikterus: Gelbsucht) kommt
durch Bilirubineinlagerungen in die Haut zustande. Zu beobachten beim Neugeborenenikterus und bei Lebererkrankungen.

■ **Blaufärbung**

Bei verminderter Sauerstoffsättigung wird der
rote Blutfarbstoff (Hämoglobin) blau (zyanotisch). Die Blaufärbung der Haut (Zyanose)
ist also Ausdruck eines Sauerstoffmangels.
Dieser tritt auf bei Lungenerkrankungen (zu
geringe Sauerstoffaufnahme in der Lunge),
bei bestimmten Herzfehlern (Mischung von
sauerstoffreichem und sauerstoffarmem Blut)
oder bei erhöhtem peripherem Verbrauch
(z.B. bei Unterkühlung).
Die **generalisierte Zyanose**, die Blaufärbung
des ganzen Körpers, entsteht bei ernsthaften
Lungen- und Herzerkrankungen.
Die **Akrozyanose** ist eine Blaufärbung der
Zehen- und Fingernägel (z.B. bei Schock und
Untertemperatur).
Mit **perioraler Zyanose** ist ein blaues Mund-
dreieck gemeint.
Bei einer Aspiration, bei Frühgeborenen mit
Apnoen oder durch große Anstrengung beim
Trinken verfärbt sich der Mund-Kinn-Nasen-
Bereich bläulich.

■ **Marmorierung**

Weiße Hautstellen, umrahmt von rötlichen
Gefäßen (Marmorierung) sind häufig bei Untertemperatur, schlechter Mikrozirkulation,
instabilem Kreislauf und Schock zu beobachten.

■ **Schmutziges Hautkolorit**

Von einem „schmutzigen" Hautkolorit spricht
man, wenn ein leicht grauer Unterton der
Haut durch die Kombination von Blässe,
Zyanose und Ikterus auftritt. Häufig Zeichen
einer Sepsis.

■ **Wächsernes Aussehen**

Blasses, leicht ikterisches Hautkolorit, die
Haut wirkt durchscheinend. Tritt bei Schmer-
zen, Sepsis, instabilen Kreislaufverhältnissen,
Koma oder Schock auf.

8.9.1.2 Veränderungen des Hautturgors

■ Schlechter Hautturgor

Bei großen Flüssigkeitsverlusten bleiben Hautfalten stehen (schlechter Hautturgor), bei Säuglingen sinkt die Fontanelle ein. Frühgeborene sehen ausgetrocknet aus und bekommen eine sehr spröde, rissige Haut.

Mögliche Ursachen

– massiver Flüssigkeitsverlust (z. B. durch Erbrechen)
– transepidermaler Wasserverlust (z. B. Frühgeborene unter Phototherapie)
– ungenügende Flüssigkeitszufuhr

■ Ödeme

Ödeme sind Flüssigkeitsansammlungen im Unterhautfettgewebe. Die häufigste Lokalisation sind Lid-, Fuß- und Handrückenödeme. Im fortgeschrittenen Zustand kann der gesamte Körper aufgeschwemmt sein. Die Haut ist gespannt, schlecht durchblutet, bei Palpation bleibt eine Delle zurück. In extremen Fällen kommt es zum Aufplatzen der oberen Hautschichten.

Mögliche Ursachen

– schlechte Kreislaufverhältnisse (z. B. Schock, nach Reanimation)
– zu hohe Flüssigkeitszufuhr bei gleichzeitig geringer Urinausscheidung (z. B. Niereninsuffizienz)
– zu geringe Eiweißkonzentration im Blut (z. B. Eiweißmangelernährung, nephrotisches Syndrom, Leberinsuffizienz)

8.9.1.3 Veränderungen der Feuchtigkeit

■ Schwitzen

Kinder schwitzen besonders durch vermehrte Atemarbeit, Fieber, Herzinsuffizienz, Schreien und beim neonatalen Drogenentzug.

■ Kalter Schweiß

Absonderung von kaltem Schweiß tritt häufig bei Kindern mit Herzfehlern, mit bronchopulmonaler Dysplasie (BDP) und generell bei schlechten Kreislaufverhältnissen auf.

■ Trockene, schuppige Haut

Trockene, schuppige Haut ist zu beobachten bei übertragenen Neugeborenen und Kindern mit hohem Flüssigkeitsverlust.

8.9.1.4 Weitere Hautveränderungen

■ Hämatome

Ein Hämatom ist ein durch ein Trauma entstandener Bluterguß im Weichteilgewebe. Bei Neugeborenen können großflächige Hämatome vor allem durch den Geburtsvorgang entstehen. Am häufigsten findet sich das Kephalhämatom (Geburtsgeschwulst), ein subperiostales Hämatom, das durch ein Abschaben des Periosts gegen den Knochen entstanden ist. Da das Periost sehr gut durchblutet ist, kann das Kephalhämatom sehr ausgeprägt sein. Diese Blutung überschreitet nie die Schädelnähte, kann einseitig und beidseitig auftreten und bildet sich erst nach einigen Wochen zurück.

Ein Hämatom am Kopf entsteht regelmäßig bei Vakuumextraktion (Entbindung durch Saugglocke), aber auch bei der Zangenentbindung. Besonders gefährdet durch geburtsbedingte Hämatome am ganzen Körper sind vaginal entbundene Frühgeborene. Jenseits der Neugeborenenperiode entstehen Hämatome durch Unfälle, Kindesmißhandlungen und bei angeborenen Gerinnungsstörungen (Bluter).

■ Petechien

Petechien sind punktförmige Hautblutungen, die im Rahmen einer Gerinnungsstörung (Thrombozytopenie) auftreten (z. B. beim septischen Schock) oder bei idiopathischer thrombozytopenischer Purpura (ITP).

■ Kutanes Hämangiom

Das Hämangiom, der sogenannte Blutschwamm, kann angeboren sein oder sich nach der Geburt entwickeln. Es handelt sich um einen begrenzten, flachen oder erhabenen, rötlich-blauen Knoten.

■ Exanthem

Ein Exanthem beinhaltet groß- oder kleinfleckige Hautveränderungen, die eine rosa bis rote Färbung annehmen können. Exantheme können durch allergische Reaktionen bedingt sein (z. B. durch Antibiotika) und treten bei vielen infektiösen Kinderkrankheiten auf (Masern, Scharlach, Röteln, Ringelröteln, Dreitagefieber).

■ Pyodermien

Pyodermien sind eitrige Hautveränderungen durch Staphylo- oder Streptokokken. Es bilden sich zunächst eitrige Pusteln. Platzt die

8

Blasendecke, entwickeln sich honiggelbe, stark verkrustete Beläge.

■ Erythema toxicum neonatorum

Dieses harmlose Erythem sieht man oft bei einem wenige Tage alten Neugeborenen mit Ikterus, mit oder ohne Phototherapie. Es sind Pickel mit einem ausgeprägten roten Hof, die sich von der übrigen Haut abheben und oft mit wäßriger Flüssigkeit, gelegentlich auch mit sterilem Eiter (enthält eosinophile Granulozyten) gefüllt sind.

■ Milium neonatorum

Die Milien sind kleine, harmlose Hautperlen mit gelblichem Inhalt (Talkzyste).

■ Neugeborenenakne

Die Neugeborenenakne entsteht durch die hohen Hormonspiegel, die gegen Ende der Schwangerschaft von der Plazenta erzeugt werden. Nach der Geburt entfällt die Quelle dieser Hormone, so daß die Akne ohne weitere Maßnahmen nach einigen Wochen von alleine verschwindet.

Weitere Hautveränderungen sind in Kapitel 18 nachzulesen.

8.9.2 Mundschleimhaut und Zunge

Der normale Zustand der Mundschleimhaut ist rosig und feucht, die Zunge ist frei von Belägen.

■ Veränderungen der Mundschleimhaut

Zu beobachten sind an der Mundschleimhaut pathologische Veränderungen wie
– Pilzbefall (z. B. Soor)
– Entzündungen
– Blutungen
– Enanthem (z. B. Koplik-Flecken bei Masern, s. Kap. 19.4.3)
– Aphthen

■ Veränderungen der Zunge

Bei verschiedenen Krankheiten zeigen sich an der Zunge typische Veränderungen:
– **Himbeerzunge** bei Scharlach, die stark gerötet ist, mit großen Papillen
– bei Exsikkose ist die Zunge weißgrau und die Schleimhaut trocken

8.10 Beobachtung des Bewußtseins und des Schlafes

8.10.1 Beobachtung des Bewußtseins

Bewußtsein ist die Gesamtheit der menschlichen Vorstellungs-, Willens- und Phantasietätigkeit. Ist der Patient bei klarem Bewußtsein, so ist er **ansprechbar**, **räumlich**, **zeitlich** und **persönlich orientiert**. Alter und Entwicklungsstand müssen natürlich dabei berücksichtigt werden.

Ursachen einer Bewußtseinstrübung
– Schädel-Hirn-Trauma
– Commotio cerebri
– Vergiftungen
– Synkopen
– Syndrome
– intrakranielle Blutungen
– Hirntumoren

Prüfen der Bewußtseinslage
• **Beobachten**
– Augenbewegungen
– Fixieren von Gegenständen
• **Ansprechen**
– Antworten auf Fragen zum Namen, Alter
• **zu aktiven Bewegungen auffordern**
• **Reaktion auf Reize**
– Schmerz
– Geruch
– Tasten
• **Reflexprüfung**
– Pupillenreflex
– Saugreflex
– Schluckreflex

Bewußtseinsstufen (Tab. 8-9)
– Apathie (Teilnahmslosigkeit)
– Somnolenz (Schläfrigkeit)
– Sopor (schlafähnlicher Zustand)
– Koma (Bewußtlosigkeit)
Das Bewußtsein kann anhand der **Glasgow-Coma-Scale** überprüft werden (Kap. 22.4.3.1, Tab. 22-2).

8.10.2 Beobachtung des Schlafes

Der Schlaf ist eine **physiologische Bewußtseinsveränderung**, die Spontanaktivität ist

Tab. 8-9 Bewußtseinsstufen

Bewußtseinsstufe	Beschreibung	Reflexe	Auftreten u. a.
Apathie	leichter Grad der Bewußtseinseintrübung, erhöhte Müdigkeit, erschwerte Orientierung, jederzeit erweckbar	alle vorhanden	fieberhafte Infekte, Traumen, allergische Reaktionen
Somnolenz	starke Benommenheit, einfache Aufforderungen werden befolgt, kurzzeitig erweckbar	alle vorhanden	Anurie, diabetisches Koma, Kaliummangelsyndrom
Sopor	tiefschlafähnlicher Zustand, nicht mehr erweckbar	alle vorhanden	Anurie, diabetisches Koma
Koma	tiefste Bewußtseinsstörung, durch äußere Reize nicht zu unterbrechen	schwach bis negativ	apallisches Syndrom, Diabetes mellitus, nach Enzephalitis, Intoxikationen

stark vermindert, die Reaktionen auf äußere Reize sind herabgesetzt. Jeder gesunde Mensch ist auch noch aus dem tiefsten Schlaf erweckbar. Die **Schlaftiefe** schwankt während der Schlafdauer. Während der **REM-Phase** (rapid eye movements) mit raschen Augenbewegungen treten die Traumphasen auf, die Herz- und Atemfrequenz ist etwas erhöht. Die Leicht- und Tiefschlafphasen (**Non-REM-Phasen**) wechseln sich pro Nacht vier- bis fünfmal ab. Eine Aussage über die Qualität des Schlafes ist nur über Meßgeräte möglich. Ebenso können Schlaftiefe und -phasen nur durch eine Schlafkurve (Somnogramm) ermittelt werden.

■ **Schlafbedürfnis**

Das physiologische **Schlafbedürfnis** (Tab. 8-10) eines Kindes ist abhängig von seinem **Alter**, dem **Gesundheitszustand** und seinen **körperlichen Aktivitäten**. Ebenfalls bestimmt die Schlaftiefe die Schlafdauer. Je tiefer der Schlaf, desto erholsamer und kürzer das Schlafbedürfnis.

■ **Schlafrhythmus**

Der **Schlafrhythmus** ist individuell. Sogenannte „Morgenmenschen" schlafen früh am Abend ein und sind morgens früh wach und voll aktiv. Die „Morgenmuffel" gehen spät zu

Tab. 8-10 Physiologisches Schlafbedürfnis

Alter	durchschnittliche Schlafdauer in Stunden
Neugeborenes	18
2. bis 3. Lebensmonat	16
bis zu einem Jahr	15
ab 1. Lebensjahr	14
ab 4. Lebensjahr	12
ab 6. Lebensjahr	11
ab 12. Lebensjahr	10
ab 15. Lebensjahr	9

Bett und sind erst nach einigen Stunden des Wachseins ansprechbar und leistungsfähig. Der Schlafrhythmus hängt aber auch von der Jahreszeit ab. Im Winter, wenn es früh dunkel wird, steigt das Schlafbedürfnis an. In Skandinavien, wo es im Sommer kaum dunkel wird, ist die Aktivität in dieser Jahreszeit allgemein höher.

8

- **Beobachtungen bei ungestörtem Schlaf**
- Kind liegt entspannt
- ruhige und gleichmäßige Atmung
- leicht erniedrigte Pulsfrequenz
- geschlossene Augen
- **Voraussetzungen für einen erholsamen Schlaf**
- regelmäßiger Tagesablauf
- Schlafrituale mit der Bezugsperson
- ausreichende körperliche Betätigung am Tag
- Spielen im Freien
- Differenzen oder Probleme, die am Tag aufgetreten sind, müssen gelöst sein
- altersgerechte Reize (keine Krimis vor dem Schlafengehen)
- am Tag keine Reizflut durch visuelle Medien (Video, Fernsehen)
- Nachtessen nicht direkt vor dem Schlafengehen
- angenehme Schlafatmosphäre (ausreichende Belüftung, Zimmertemperatur)
- Lieblingsspielzeug (Puppe, Teddy)
- **Beobachtungen bei einem gestörten Schlaf**
- Einschlafstörungen (stereotype Bewegungen)

- Durchschlafstörungen
- unruhiger Schlaf (häufiges Aufwachen, unruhige Bewegungen)
- schnelles Erwachen bei leichten Reizen (optisch und akustisch)
- plötzliches Aufschreien oder Aufschrecken
- Schlafwandeln
- im Schlaf reden
- häufiger Harndrang
- Zähneknirschen
- gesteigertes Schlafbedürfnis durch Krankheit
- veränderte Schlafdauer

Literaturverzeichnis

Juchli, L.: Pflege (7. Aufl.). Thieme Verlag, Stuttgart 1995

Lüders, Dieter (Hrsg.): Lehrbuch für Kinderkrankenschwestern. Ferdinand Enke Verlag, Stuttgart 1983

Obladen, M.: Neugeborenenintensivpflege (5. Aufl.). Springer Verlag, Berlin 1995

Wichmann, V.: Kinderkrankenpflege (3. Aufl.). Thieme Verlag, Stuttgart 1991

9 Prophylaxen

*Claudia-Marie Hase-Karnbrock, Birgitt Killersreiter,
Margrit Maier, Bettina Ochla, Hedwig Wegmann*

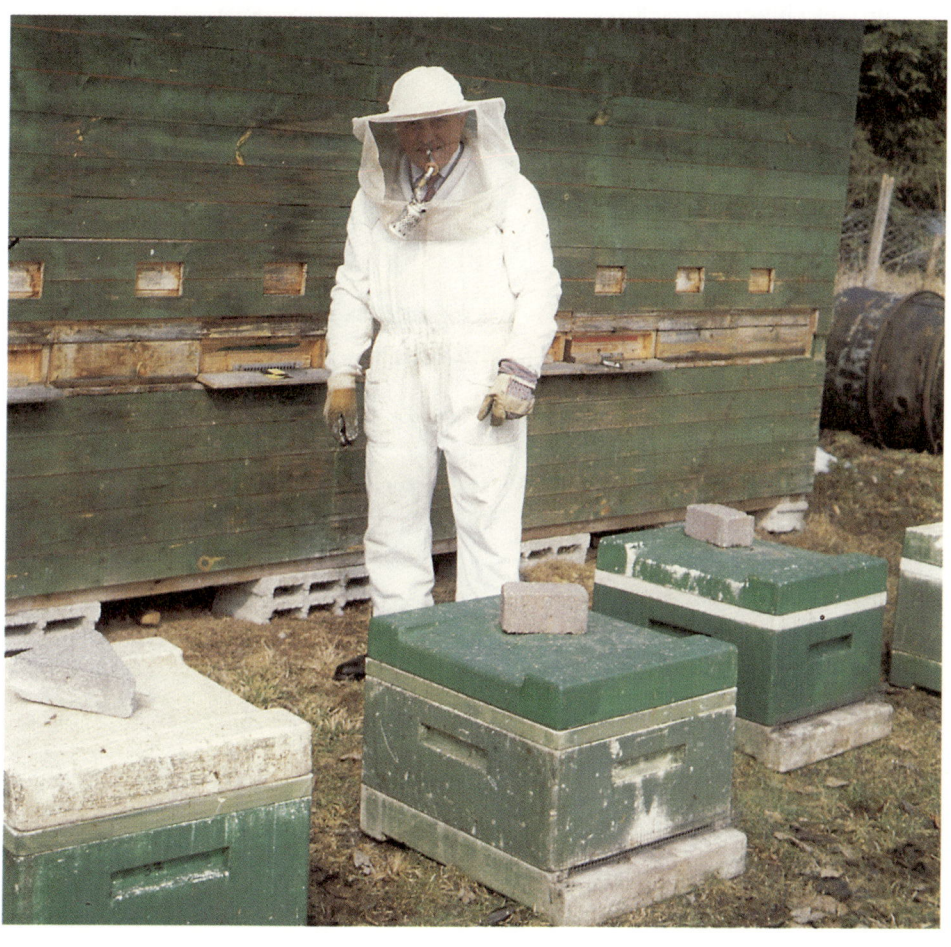

9.1	**Dekubitusprophylaxe**		9.3	**Kontrakturprophylaxe**	
	Claudia-Marie Hase-Karnbrock	90		*Claudia-Marie Hase-Karnbrock*	94
9.2	**Pneumonieprophylaxe**		9.4	**Soor- und Parotitisprophylaxe**	
	Bettina Ochla	91		*Birgitt Killersreiter, Margrit Maier,*	
9.2.1	Lagerung	91		*Hedwig Wegmann*	95
9.2.2	Atemgymnastik und Vibrationen . . .	92	9.4.1	Inspektion der Mundhöhle	96
9.2.3	Weitere atemanregende		9.4.2	Mundpflege beim Frühgeborenen . .	96
	Maßnahmen	93	9.4.3	Spezielle Mundpflege beim	
9.2.4	Inhalationen	93		älteren Kind	96
9.2.5	Lokale Hyperämie	93	9.4.4	Zahnpflege	97
9.2.6	Absaugen des Nasen-Rachen-Raums	93	9.4.5	Parotitisprophylaxe	98

9.1 Dekubitus- prophylaxe

Unter **Dekubitus** (Druckgeschwür) versteht man eine Ernährungsstörung von Geweben (Haut und Unterhautgewebe) durch äußere Einflüsse. Er entsteht bei länger andauerndem **Druck** auf das Gewebe. Die Arteriolen und Venolen werden zusammengedrückt, die Mikrozirkulation dadurch unterbrochen (Ischämie). Dauert die **Ischämie** länger als zwei Stunden, kommt es zum **Gewebezerfall** (Nekrose).

Besonders gefährdet sind Kinder mit
– Ernährungsstörungen wie Exsikkose, Kachexie, Adipositas
– zerebralen Bewegungsstörungen
– langer Bettlägerigkeit
– Immobilität
– Sensibilitätsstörungen (z. B. bei Querschnittslähmung)
– Durchblutungsstörungen (z. B. bei herzkranken Kindern)
– Fieber (erhöhter Sauerstoffverbrauch der Haut, verkürzte Ischämiezeit)
– Hauterkrankungen (Ekzeme, Allergien)

 Je mehr Risikofaktoren bestehen, um so größer ist die Dekubitusgefahr.

Besonders gefährdete Körperstellen
(Abb. 9-1)
– Hinterkopf
– Beckenknochen
– Schultern und Schulterblätter
– Handkanten
– Ohrmuscheln
– obere Wirbelsäule
– Ellenbogen
– Kreuzbein
– Knie
– Fußknöchel, Ferse

Dekubitusgeschwüre lassen sich in **sechs Schweregrade** (Tab. 9-1) einteilen.

■ Prophylaxe

Die Dekubitusprophylaxe umfaßt mehrere Aspekte.
• **Hautpflege**
– regelmäßige Ganzkörperwaschung mit hautschonenden Pflegemitteln
– Teilwaschungen bei Bedarf
– nach dem Waschen die Haut gut abtrocknen, besonders auch in den Hautfalten, da-

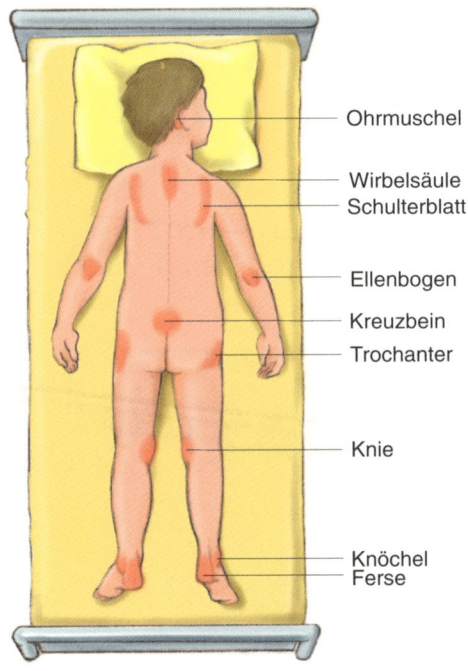

Ohrmuschel

Wirbelsäule
Schulterblatt

Ellenbogen

Kreuzbein

Trochanter

Knie

Knöchel
Ferse

Abb. 9-1 Besonders für Dekubitus gefährdete Körperstellen

Tab. 9-1 Schweregrade des Dekubitus

Schweregrad	Hautläsion
Grad I	Rötung
Grad II	Blasenbildung
Grad III	Nekrose
Grad IV	Druckgeschwür (Ulcus)
Grad IVa	mit oberflächlichem Defekt
Grad IVb	mit tiefem Defekt (Muskulatur bis Knochen)

mit die Normalisierung des äußeren Hautmilieus garantiert ist
– bei allen Pflegemaßnahmen darauf achten, daß keine zusätzlichen Hautläsionen entstehen, z. B. durch Scherkräfte
– die Haut mit Nähr- und Schutzsalben einreiben

 Das häufige Wechseln der Kleidung und Bettwäsche ist sinnvoll, um einen Schutz vor Infektionen zu gewährleisten.

- **Druckentlastung**
- Weichlagerung (Fell, Antidekubitusmatratze)
- regelmäßiges Umlagern nach Plan, in der Regel zweistündlich
- Polsterung der gefährdeten Körperstellen mit Fell, Wasserkissen, Fersen- und Ellenbogenschoner (Abb. 9-2)

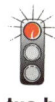 Es ist immer darauf zu achten, daß keine Falten im Bettlaken und/oder in der Kleidung oder Krümel im Bett sind, die einen Dekubitus begünstigen können.

- **Anregen der Hautdurchblutung**

Folgende Maßnahmen stärken die örtliche Blutzirkulation und somit den Hautstoffwechsel:
- gutes Abfrottieren der Haut
- zirkulationsanregende Bäder
- Einreibung der Haut mit gefäßerweiternden Ölen oder Salben (Eukalyptus oder Kampfer)
- regelmäßige Hautmassage
- Mobilisation
- **Ernährung**
- eiweiß- und vitaminreiche Kost
- ausreichende Flüssigkeitszufuhr

Dies stärkt die Widerstandskraft der Zellen, verbessert den Allgemeinzustand und reduziert die Infektionsgefahr.

Zu den pflegerischen Aufgaben gehört auch das regelmäßige **Einschätzen** der **Patientengefährdung**. Hierzu eignet sich die Gefährdungsskala nach **Norton**.

9.2 Pneumonieprophylaxe

Bei allen atemtherapeutischen Pflegehandlungen steht vor allem die **Prophylaxe** (Vorbeugung) im Vordergrund. Besonders gefährdet für Pneumonien (Lungenentzündungen) sind Kinder mit einer abgeschwächten Atemtätigkeit.

Ursachen
- langes Liegen, vor allem in Rückenlage
- ungenügende Belüftung der Lungen (z.B. aufgrund einer Schonatmung durch Schmerzen im Operationsgebiet)
- ungenügendes Abhusten und Ansammlung von Sekret in den Atemwegen (vor allem bei Frühgeborenen und jungen Säuglingen)
- Eindickung des Sekrets bedingt durch Flüssigkeitsmangel
- Sekretstau und ein evtl. Bakterienwachstum (z.B. Atemwegs- und Lungenerkrankungen)

Ideal für den Patienten ist es, wenn vor Beginn einer Atemtherapie eine Absprache zwischen dem Arzt, dem Kinderkrankenpflegepersonal und den Krankengymnasten erfolgt. Nur so ist eine koordinierte Prophylaxe möglich.

Ziel einer **Atemtherapie** ist zunächst, die **Belüftung der Lunge** in allen Abschnitten zu verbessern. Vorhandenes **Sekret** muß **mobilisiert** und sein **Transport** nach außen **unterstützt** werden. Somit erfolgt eine **Verbesserung** der **Lungenfunktion**, und eine Pneumonie kann im allgemeinen verhindert werden.

9.2.1 Lagerung

Um die Lungenfunktion bei längerer Bettlägerigkeit zu unterstützen, hilft es, den Patienten in **unterschiedlichen Stellungen** zu lagern. Vor dem Lagern muß eine detaillierte, patientenorientierte **Pflegeplanung** erstellt werden,

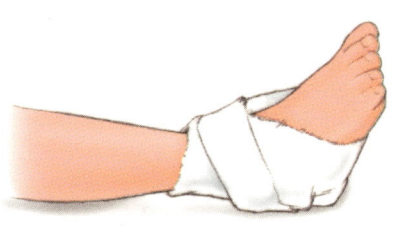

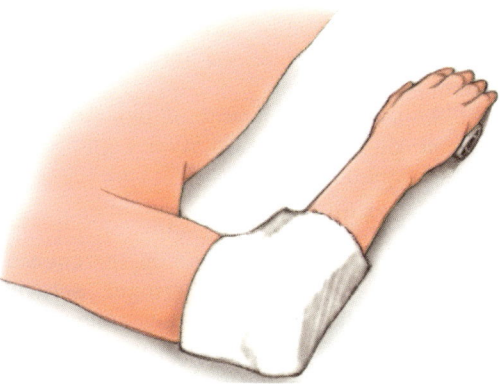

Abb. 9-2 Fersen- und Ellenbogenschoner

9

mit den gewünschten Lagerungspositionen und -zeiten.

Der **Lagerungswechsel** sollte regelmäßig, mindestens **zweistündlich**, erfolgen. Allerdings nur, wenn es den Schlafrhythmus des Patienten dabei nicht nachhaltig stört. Durch das Umlagern werden alle Lungenpartien abwechselnd **belüftet** und **durchblutet**. Jede Lage ist mit entsprechendem, auf die Größe des Patienten zugeschnittenem, **Lagerungsmaterial** (Windelrollen, Schaumgummikissen etc.) zu unterstützen. Damit erhält das Kind eine **stabile** und möglichst **bequeme Position**.

Lagerungsmöglichkeiten

- Rückenlage mit erhöhtem Kopf (das Zwerchfell tritt tiefer, der Widerstand des Bauchinhaltes ist geringer, die Erweiterung der Lungen wird unterstützt)
- waagerechte Rückenlage
- Rückenlage mit Kopf-Tiefstellung (Abb. 9-3)
- rechte oder linke Seitenlage mit erhöhtem Kopf, dabei wird ein Lungenflügel besser belüftet (Abb. 9-4)
- rechte oder linke waagerechte Seitenlage
- Bauchlage

Durch diese verschiedenen Lagerungen wird das Sekret durch die Einwirkung der **Schwerkraft** und die **größeren Atembewegungen** in Richtung Hauptbronchus drainiert. Weitere Lagerungsmöglichkeiten werden bei der speziellen Pflege bei Kindern mit Atemwegserkrankungen, Kap. 13, erörtert.

9.2.2 Atemgymnastik und Vibrationen

Atemgymnastik und **Vibrationen** bewirken ein direktes **Ablösen** des Sekrets von den Wänden der Atemwege und dessen **Transport**.

■ Atemgymnastik

Mit einer Atemgymnastik beginnt man bei Kindern, die **älter als sechs Monate** sind. Da bei Frühgeborenen und Säuglingen im ersten Lebenshalbjahr die Brustkorbbewegungen noch oberflächlich und schnell sind, ist die erläuterte Atemgymnastik nicht möglich.

Vorgehen

- die auf den Thorax gelegten **Hände** der Pflegenden (oder Krankengymnasten) begleiten die **Atembewegungen** des Kindes **synchron** mit

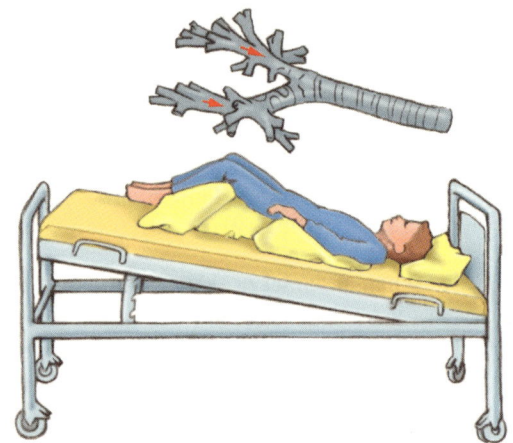

Abb. 9-3 Lagerung der vorderen Unterlappenbronchien. Das Kind liegt im Winkel von 10 bis maximal 15 Grad und dreht sich nach drei bis fünf Minuten von links nach rechts; das Bett ist mit gepolstertem Bettgitter gesichert

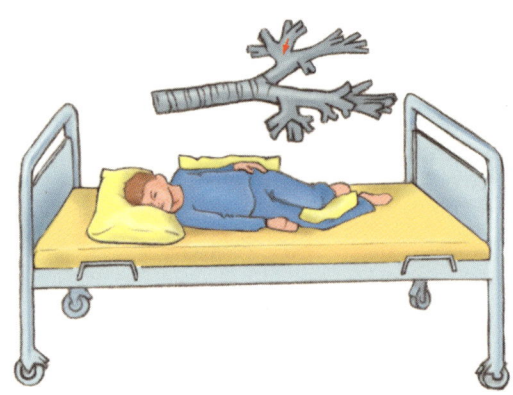

Abb. 9-4 Drainage des linken, unteren Oberlappens im 15-Grad-Winkel; am Rücken liegt ein Kissen zur Unterstützung

- mit zunehmender Auflagekraft vertiefen sich die Atemzüge
- die Handflächen und Finger zu Beginn parallel zum Rippenverlauf am **unteren Thoraxbereich** auflegen
- die Methode evtl. während der Ausatemphase durch Vibrationen der jeweiligen Hand ergänzen

■ Manuelle Vibrationen

Manuelle Vibrationen sind **hochfrequente Schüttelbewegungen** von **geringer Schwingungshöhe**, die die Eigenbewegungen der Bronchien und Bronchiolen während der Ausatmungsphase und dadurch die Sekretelimination verstärken. Im ersten Lebenshalbjahr ist die kontinuierliche manuelle Vibration über mehrere Atemzüge hinweg möglich.

🚦 **Eine Kompression des Thorax ist zu vermeiden, da es durch den auf die Lunge ausgeübten Druck auch zu einer Behinderung der Ausatmung kommen kann. Bei Kindern, beispielsweise mit Asthma bronchiale, kann durch die Vibrationen ein Bronchospasmus ausgelöst werden.**

9.2.3 Weitere atemanregende Maßnahmen

Zu den weiteren atemanregenden Maßnahmen zählen die **Mobilisation**, die **Gymnastik**, **Übungen**, **die die Ausatmung verlängern**, sowie **neurophysiologische Behandlungen**. Sie werden in der Regel von den Krankengymnasten eingeleitet.

Dehnlagerungen oder **aktive Positionswechsel** sollen die Mobilität des Thorax verbessern. Zusätzlich werden der Kreislauf aktiviert und die Atemzüge vertieft. Sinnvoll ist eine Anleitung des Pflegepersonals durch die Krankengymnasten, da somit eine kontinuierliche Therapie gewährleistet ist.

Übungen, die die **Ausatmung verlängern**, machen den Kindern oft viel Spaß. Dazu zählen:
– Seifenblasen und Watte pusten
– durch den Strohhalm blasen
– Hineinpusten in ein Gefäß mit Flüssigkeit
– ins Giebelrohr blasen (Abb. 9-5)
Diese Übungen können sie auch alleine oder mit den Eltern zusammen **mehrmals täglich** wiederholen.

Atelektasen können so verhindert bzw. vorhandene geöffnet werden. Eine Ausnahme sind auch hier Kinder im ersten Lebenshalbjahr. Bei ihnen sollte die Atemtherapie nur in Absprache mit dem behandelnden Arzt und in der Regel von den Krankengymnasten übernommen werden. Dazu gehört auch die neurophysiologische Behandlung nach **Vojta**.

9.2.4 Inhalationen

Durch das Inhalieren von Medikamenten kann das Sekret verflüssigt und/oder gelöst werden (Kap. 10.5.2). Sinnvoll ist eine **Kom-**

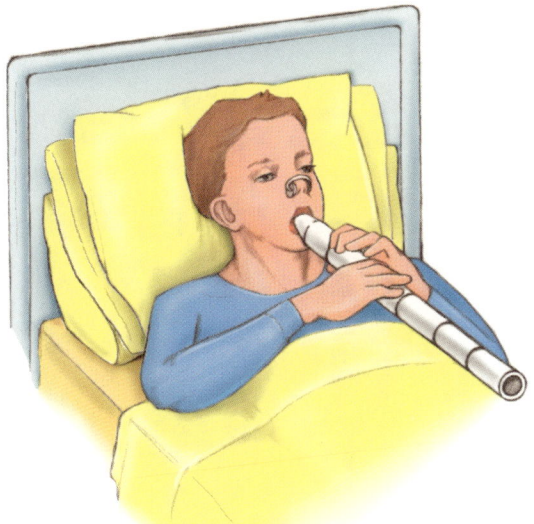

Abb. 9-5 Blasen durchs Giebelrohr zur Totraumvergrößerung

bination von Atemgymnastik und Inhalationen.

🚦 **Generell sollte der Patient vor einer Atemgymnastik inhalieren. Antibiotika sind anschließend zu inhalieren, damit die wirkenden Substanzen weiter in die Lungenperipherie gelangen und dort wirken können.**

9.2.5 Lokale Hyperämie

Mit einer lokalen Hyperämie soll durch das **Einreiben** von bestimmten Substanzen, die **ätherische Öle** enthalten (z.B. Pinimenthol nach Absprache mit dem Arzt), eine **bessere Durchblutung** an verschiedenen Stellen des Thorax erreicht werden. Die Kinder müssen während des Einreibens gut durchatmen. Somit gelangen Anteile des Präparates in die oberen Atemwege und können dort wirken. Neben einer Entspannung spürt der Patient die Zuwendung der Pflegeperson und fühlt sich wohler.

9.2.6 Absaugen des Nasen-Rachen-Raums

Wie schon erwähnt, ist es nicht allen Kindern möglich, das gelöste Sekret abzuhusten, somit ist gelegentlich ein Absaugen notwendig.

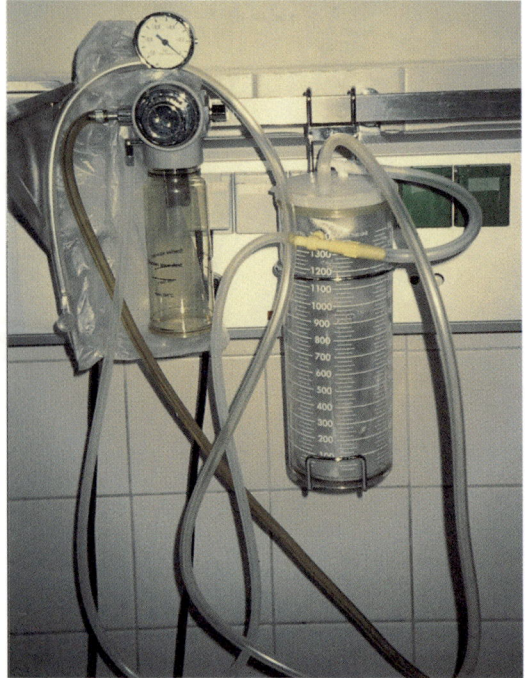

Abb. 9-6 Absaugeinheit

■ Absauggeräte

Die meisten im Handel befindlichen Absauggeräte funktionieren nach dem **Wasserstrahlpumpen-Prinzip**. Bei der Wasserstrahlpumpe wird Wasser in einem Rohr durch eine Verengung (Düse) geleitet. Folglich erhöht sich die Strömungsgeschwindigkeit des Wassers in der Düse. Erweitert sich danach wiederum der Querschnitt des Wasserstrahles auf ein Vielfaches, entsteht an der engen Stelle der Düse ein **Unterdruck** (Sog). Diesen kann man mit einer seitlichen Bohrung in der Düse nutzen, um ein Medium (z.B. Luft) mit der so entstehenden Sogwirkung in die Düse hineinzuziehen und somit abzupumpen. Dieses Wasserstrahlpumpen-Prinzip funktioniert auch mit Druckluft oder Sauerstoff, wie es bei Absauggeräten (Abb. 9-6) üblich ist.

Das Absaugen des Nasen-Rachen-Raums wird ausführlich in den Kapiteln 11.9.6 und 11.9.7 besprochen.

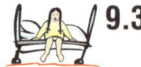

9.3 Kontrakturprophylaxe

Eine **Kontraktur** ist eine Gelenksteife, die zu einer Bewegungsbehinderung und zur Invalidität führen kann.

Besonders gefährdete Körperstellen
- Fußgelenk
- Kniegelenk
- Ellenbogen
- Handgelenk

Ursachen
- falsche Lagerung (Verkürzung von Muskeln und Sehnen)
- Schonstellung (entspannte Lage, die zur funktionellen Einschränkung führen kann)
- lange Ruhigstellung in Gips- oder Streckverband
- Ausfall der Nervenimpulse (bei einer Störung des Nervensystems, fehlendes Wechselspiel der Muskeln)
- Schrumpfung der Gelenkkapsel

Besonders gefährdet sind Kinder mit
- Lähmungen
- Bewußtseinsstörungen (Koma)
- Erkrankungen des Zentralnervensystems
- Verletzungen oder Verbrennungen in Gelenknähe
- entzündlichen Gelenkserkrankungen

Beobachtung
- die betroffenen Gelenke sind in ihrer Funktion und Bewegung eingeschränkt
- unharmonischer Bewegungsablauf
- Bewegungen sind sehr schmerzhaft
- evtl. Verhärtung von Weichteilen tastbar
- Beuge- (Abb. 9-7 a), Streck- (Abb. 9-7 b), Abduktions- und Adduktionskontrakturen
- Spitzfuß, der durch Druck der Bettdecke entstehen kann (Abb. 9-8)

■ Prophylaxe

• Lagerung
Gelenke müssen bei gefährdeten Kindern in **physiologischer Mittelstellung** (Funktionsstellung) gelagert werden. Durch die funktionelle Stellung der Gelenke ist der harmonische Bewegungsablauf sichergestellt. Das Kind muß **schmerzfrei** gelagert werden. Wenn nötig ist eine Schmerztherapie (Analgetikagabe) ärztlich zu verordnen.

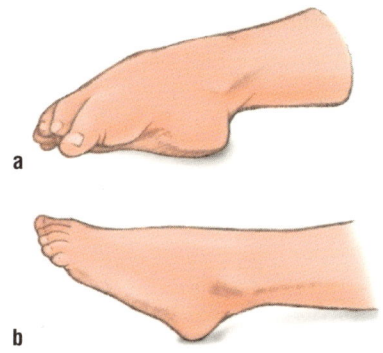

a

b

Abb. 9-7 a und b Kontrakturen. a) Beugekontraktur, b) Streckkontraktur

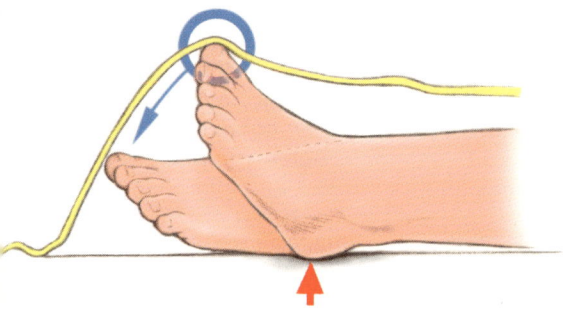

Abb. 9-8 Entstehung eines Spitzfußes

Kinder, die durch zerebrale Schäden bereits eine eingeschränkte Bewegungsfunktion haben, müssen speziell gelagert werden. Zur Dokumentation wird ein **Lagerungsplan** geführt. Die Art der Lagerung richtet sich nach dem Grundleiden des Kindes.

Die zur Lagerung verwendeten **Hilfsmittel** müssen dem Zustand des Kranken angepaßt sein. Es eignen sich Lagerungskissen (z.B. mit Hirse gefüllt), Schaumstoffteile, Fersen- und Ellenbogenringe. Hilfsmittel dürfen nicht krümeln und keine feuchte Kammer bilden, sie müssen stets sauber sein (vor Gebrauch frisch beziehen) und einen hautfreundlichen Überzug besitzen. Die physiologische Stellung der Körperteile darf nicht durch Lagerungshilfsmittel beeinträchtigt sein. Der Kranke muß entspannt liegen. Es ist wichtig, daß der **Auflagedruck** gering ist. Eine flache Lagerung ist besser als eine Oberkörperhochlagerung, da eine Entlastung der Gelenke anzustreben ist.

• **Spitzfußprophylaxe**

Bei der Spitzfußprophylaxe ist darauf zu achten, daß die Bettdecke nicht auf den Vorderfuß drückt. Dazu eignen sich
– Bettdeckenabweiser

– Kissen am Fußende, damit der Fuß Widerstand spürt und nach oben drücken kann

• **Bewegungsübungen**

Je nach Schweregrad der Erkrankung des Kindes müssen passive, assistierte, aktive und/oder resistive Bewegungsübungen vorgenommen werden. Die Bewegungsübungen dienen zur Mobilisation der Gelenke, zur Muskelkräftigung, zum Straffen des Bindegewebes, zum Lockern spastischer Muskelregionen und zur Durchblutungsförderung. Bei den Übungen muß das Kind **schmerzfrei** sein (ärztlich verordnete Analgetikagabe).

– **passive Bewegungsübungen**, die Krankengymnastin oder Pflegeperson bewegt die betroffenen Gelenke, ohne Beteiligung des Kindes, bis an die Bewegungsgrenze
– **assistierte Bewegungsübungen**, der Bewegungsablauf des Patienten wird unterstützt
– **aktive Bewegungsübungen**, das Kind übt die Bewegungen nach Anleitung
– **resistive Bewegungsübungen**, das Kind muß sich zum Kräftigen seiner Muskulatur und Gelenke gegen einen erhöhten Widerstand bewegen

 9.4 Soor- und Parotitisprophylaxe

Eine nachlässige Mund- und Zahnhygiene führt durch Ansiedlung von Bakterien zur **Plaquebildung** (Zahnbelag) und zu **Karies** (Zahnfäule). Sie kann **Entzündungen** des **Zahnfleisches** (Gingivitis) und der **Mundschleimhaut** (Stomatitis) hervorrufen. Bei Schmerzen im Mundbereich wird weniger Speichel produziert, was zu einem Sekretstau und evtl. zu einer **Entzündung** der **Ohrspeicheldrüse** (Parotitis) führen kann.

Intubierte, parenteral ernährte, immungeschwächte Patienten und Frühgeborene ohne ausgeprägten Saugreflex sind für eine Pilzbesiedlung der Mundschleimhaut (Soorpilz) besonders anfällig. Soor ist eine Entzündung der Mund- und Rachenschleimhaut durch den Hefepilz **Candida albicans**. Ein Soorbefall der Mundschleimhaut bei Frühgeborenen gefährdet die Kinder zusätzlich, da sich dieser sehr schnell in einer systemischen Soorinfektion ausbreiten kann.

Ziele der Soor- und Parotitisprophylaxe
– eine intakte Mundschleimhaut, feucht, rosig und unverletzt

– eine belagfreie Zunge und geschmeidige Lippen
– beschwerdefreie Nahrungsaufnahme
– Erhalt der Kautätigkeit und des Speichelflusses
– Erhalt oder Wiederherstellung des Wohlbefindens

9.4.1 Inspektion der Mundhöhle

Mit Hilfe eines **Zungenspatels** und einer **Taschenlampe** sollte mindestens einmal täglich die Mundhöhle auf Schleimhautdefekte, Aphthen, Blutungen und Soorbeläge inspiziert werden.

• **Soorbeläge**
Bei Soorbefall finden sich weißliche, pelzige Beläge auf der Zunge und Mundschleimhaut. Diese Beläge lassen sich schwer entfernen, darunter ist die Schleimhaut rötlich, eventuell blutig.

• **Aphthen**
Aphthen sind weißliche, mit klarer Flüssigkeit gefüllte Bläschen. Ihre Ränder sind gerötet, was auf eine Infektion der Schleimhaut zurückzuführen ist. Aphthen sind besonders schmerzhaft.

• **Schleimhautdefekte**
Speziell bei einer oralen Intubation ist es möglich, daß die Zunge oder die Wangenschleimhaut beschädigt wurde. Die Schleimhautdefekte sind meist kleine Rißwunden, die schnell verheilen.

• **Rhagaden**
Rhagaden sind Einrisse an den Mundwinkeln. Sie sind sehr schmerzhaft. Bei Bewegung der Lippen vertiefen sich die Risse und bluten, bilden Krusten und entzünden sich schnell.

• **Herpes labialis**
Herpes labialis, auch Fieberbläschen genannt, sind kleine schmerzhafte, virale Erhebungen, die sehr schnell in Bläschen übergehen. Häufig werden sie von Fieber begleitet, unterliegen aber auch psychischen Einflüssen.

9.4.2 Mundpflege beim Frühgeborenen

Vorbereitung des Materials
– sterile Watteträger
– Absauggerät und Absaugsonden
– Reinigungslösung (z.B. Bepanthen®-Mundlösung, Kamillenlösung)

– pflegende Fettcreme für Lippen (z.B. Panthenolcreme)
– Tupfer
– Einmalhandschuhe

Vorgehen
Zu Beginn sollte der Rachenraum schonend abgesaugt werden, um die Gefahr einer Aspiration zu vermeiden.
– Einmalhandschuhe anziehen
– sterile Watteträger in die Reinigungslösung tauchen
– sorgfältig Wangentaschen, Zahnfleisch und Zunge auspinseln
– Vorgang mit neuen sterilen Watteträgern wiederholen, eventuell nochmals absaugen
– liegt bereits eine Soorinfektion der Mundschleimhaut vor, diese mit dem ärztlich angeordneten Antimykotikum einpinseln
– Lippen und Mundwinkel mit einer pflegenden Fettcreme eincremen, um Risse und Rhagaden zu vermeiden

 Gröbere Verunreinigungen an den Lippen wie Borken oder Milchreste können mit einem ölgetränkten (unparfümierten) Tupfer entfernt werden.

9.4.3 Spezielle Mundpflege beim älteren Kind

Zur Linderung bei **trockener Mundschleimhaut** sollte dreimal täglich nach dem Essen eine regelmäßige **Mundpflege** erfolgen. Gleichzeitig muß dem Patienten viel Flüssigkeit angeboten werden. Günstig sind häufige kleine Mengen von kühlen, säuerlichen **Getränken** (Lieblingsgetränke berücksichtigen), die gleichzeitig den Speichelfluß anregen. Dieses Ziel ist auch erreichbar mit dem **Kauen** von frischen Früchten wie Orangen und Ananas oder dem **Lutschen** von Fruchtwassereis. Ist der Patient dazu nicht mehr in der Lage, können vorübergehend **Glycerin-Lemon-Stäbchen** benutzt werden. Diese führen bei längerfristiger Anwendung zum Austrocknen der Mundschleimhaut, die deshalb genau zu beobachten ist.

 Zeitlich unbegrenzt kann die Mundschleimhaut feucht und geschmeidig gehalten werden, indem man drei- bis viermal täglich ein Butterflöckchen auf die Zunge legt.

Bei vielen Patienten ist aber eine **umfassende Mundpflege** notwendig.

 Um einen Pflegeerfolg zu gewährleisten, muß die spezielle Mundpflege mindestens fünfmal täglich vorgenommen werden.

Vorbereitung des Materials
(Mundpflegeset)
– Zungenspatel
– Taschenlampe
– sterilisierte Watteträger oder sterilisierte Péan-Klemme und sterilisierte Mulltupfer
– ärztlich verordnete Lösungen bei Stomatitis, Gingivitis oder Soorbefall
– Salben wie Vaseline, Bepanthen® oder Fettstift zur Lippenpflege
– ärztlich verordnete Salben bei Rhagaden (Vitamin-B-Präparate), Herpes labialis oder zur Schmerzlinderung
– Abwurfschale, Papiertücher
• **Schälchen mit Lösungen wie**
– Bepanthen®-Mundlösung 5 %, 1:1 mit Wasser verdünnt zur Borkenlösung
– Kamillen- oder Salbeitee, befeuchtend und entzündungshemmend
– Betaisodona (Mundantiseptikum) bei infektiösen Erkrankungen, ein bis zwei Teelöffel auf ein Glas Wasser
  (nicht bei Jod-Allergie, nur ab dem Schulalter anwenden)
– verdünnter Zitronensaft, adstringierend, desinfizierend, regt den Speichelfluß an

Vorbereitung und Lagerung des Patienten
– Patienten altersgemäß und dem Zustand entsprechend informieren
– Mundschleimhaut mit dem Zungenspatel und der Taschenlampe inspizieren
– den Oberkörper des Patienten mit einem Papiertuch vor Verschmutzung schützen
– Patient möglichst in sitzende Position bringen oder seitlich lagern

Vorgehen
– Watteträger oder in die Péan-Klemme eingespannten Tupfer in die vorgesehene Lösung tauchen, am Becherrand ausdrücken
– die gesamte Mundschleimhaut vom hinteren Teil der Mundhöhle in Richtung Lippen und unter der Zunge reinigen
– Watteträger oder Tupfer nach Bedarf mehrmals wechseln
– feste Beläge mit Butter abreiben

– Verletzungen an Mundschleimhaut und Lippen mit ärztlich angeordneten Lösungen oder Salben behandeln
– Lippen mit Salbe oder Fettstift eincremen
– Patient bequem lagern
– Material entsorgen
– Beobachtungen und pflegerische Maßnahmen dokumentieren

Um eine Keimansiedlung zu vermeiden, ist das Mundpflegeset einmal täglich zu reinigen und mit frischem Material aufzufüllen.

 Besonderes Augenmerk ist auf die Sauberkeit von Spielzeug, Beruhigungssauger und Eßgeschirr zu richten, da über unsaubere Gegenstände Keime auf die Mundschleimhaut verschleppt werden können.

9.4.4 Zahnpflege

Die Voraussetzungen für eine ungestörte Zahnentwicklung, die Erhaltung der Zähne und des gesunden Zahnfleisches sowie eine altersentsprechende ungehinderte Nahrungsaufnahme und Ernährung sind eine **gepflegte Mundhöhle** und **saubere Zähne**.

 Das gründliche Zähneputzen nach jeder Mahlzeit verhindert die Säurebildung in den Zahnbelägen und im Speichel und somit eine schädliche Einwirkung auf den Zahnschmelz. Die Massage mit der Zahnbürste fördert gleichzeitig die Durchblutung des Zahnfleisches.

Besonders wichtig ist die Zahnpflege am Abend **nach** der **letzten Mahlzeit**. Da nachts der Speichelfluß eingeschränkt ist, werden die Zähne weniger mit Speichel umspült und gereinigt.

Nach der abendlichen Zahnpflege sollen keine Süßigkeiten, Fruchtsäfte, Limonaden oder gesüßte Medikamente (wie Hustensaft) verabreicht werden.

Sobald das Kleinkind eine Kinderzahnbürste halten kann, sollte es durch das Beispiel der Erwachsenen oder älteren Geschwister, spielerisch das Zähneputzen üben. Schon mit 18 Monaten kann die Reinigung der Zähne auf dem Arm oder Schoß eines Erwachsenen vorgenommen werden.

Dazu befeuchtet man eine weiche Zahnbürste mit etwas Wasser, bürstet vorsichtig die Schneidezähne, wenn das Kind den Mund freiwillig weit aufmacht, auch die Kauflächen der Eck- und Backenzähne.

Die Zahnpflege erfolgt nach Möglichkeit **nach jeder Mahlzeit**, mindestens zweimal täglich für etwa **drei Minuten** mit einer weichen (Kleinkind) bis mittelharten (auch abhängig vom Zustand des Zahnfleisches) Kinderzahnbürste mit **Kunststoffborsten**. Diese sind hygienischer und robuster als Naturborsten.

Sobald das Kind den Mund nach dem Zähneputzen ausspülen kann, soll es eine spezielle Kinderzahnpasta verwenden.

Zahnpasta ersetzt jedoch nicht die gründliche mechanische Reinung der Zähne und die Massage des Zahnfleisches mit der Zahnbürste.

Vorbereitung des Materials
– Kinderzahnbürste
– Kinderzahnpasta mit Fluorzusatz, für ältere Kinder die familienübliche Zahnpasta
– Zahnputzbecher mit lauwarmem Wasser
– Handtuch oder kleines Mundtuch
– Nierenschale für bettlägerige Patienten

Vorgehen
– Zahnbürste mit Wasser befeuchten
– Zahnpasta auf die Zahnbürste geben (erbsengroße Menge)
– Zähne bürsten, zuerst die Zahnaußen-, dann die -innenflächen, vom Zahnfleisch ausgehend zur Zahnkrone, von „Rot nach Weiß", leichte Kreisbewegungen, um die Zahnzwischenräume zu erreichen (Abb. 9-9)
– anschließend Kauflächen bürsten
– zum Abschluß noch einmal die Zahnaußenflächen mit kreisenden Bewegungen bürsten
– nach drei Minuten den Mund kräftig mit Wasser ausspülen, dieses dabei kräftig durch die Zahnzwischenräume pressen
– Mund abtrocknen

Harte Zahnbürsten könnten das empfindliche Zahnfleisch eines Kindes verletzen. Zahnbürsten müssen mindestens alle sechs Wochen erneuert werden, spätestens dann, wenn sich die Borsten verbiegen.

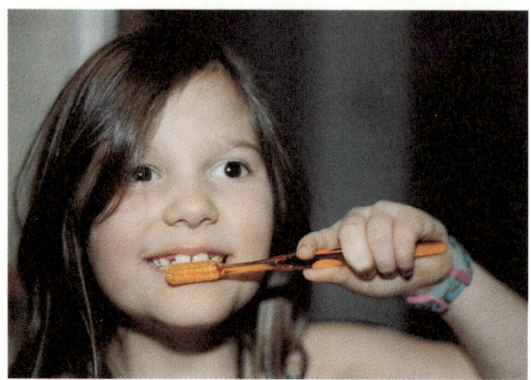

Abb. 9-9 Zähneputzen

Ein in kindgerechter Höhe angebrachter Spiegel, eine Sanduhr oder ein auf drei Minuten eingestellter Kurzzeitwecker erleichtert dem Kind das Erlernen des Zähneputzens.

Entsorgen des Materials
– Zahnbürste gründlich unter fließendem Wasser abspülen, bis alle Zahnpastareste entfernt sind
– Zahnbürste trocknen lassen
– Zahnbecher ausspülen und austrocknen
– Zahnbecher und Zahnbürste mit Name des Patienten beschriften und aufbewahren

Ab dem dritten Lebensjahr ist ein regelmäßiger, etwa **halbjährlicher Zahnarztbesuch** angezeigt, um Zahnkrankheiten und Anomalien von Kiefer und Gebiß frühzeit zu erkennen und behandeln zu können.

9.4.5 Parotitisprophylaxe

In der Früh- und Neugeborenenpflege spielt die Gefahr einer Parotitis keine große Rolle. Trotzdem sollte bei diesen Kindern durch einen Mundsauger der Saugreflex und somit der Speichelfluß angeregt werden.

Die älteren Kindern erhalten zur Anregung des Speichelflusses Weingummi (Gummibärchen) oder Kaugummi und sollten beim Essen zum gründlichen Kauen angehalten werden.

10 Physikalische Therapie

Margrit Maier

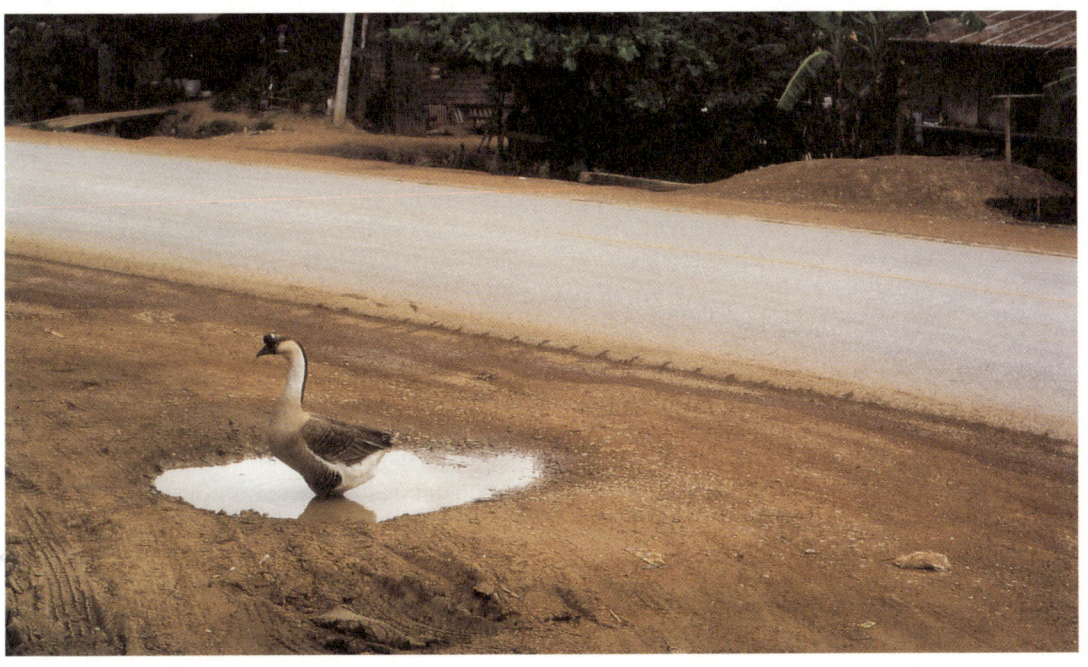

10.1	**Grundlagen der physikalischen Therapie**	100
10.2	**Wärmeanwendung**	101
10.2.1	Warme Wickel	101
10.2.1.1	Warmer Bauchwickel	102
10.2.1.2	Warme, heiße und Dampfkompressen	103
10.2.2	Kataplasmen	104
10.2.3	Wärmeelemente	105
10.2.3.1	Gummiwärmflasche	105
10.2.3.2	Metallwärmflasche	106
10.2.3.3	Plastikkompresse	106
10.2.4	Warme Bäder	106
10.2.4.1	Wechselwarmes Fußbad	107
10.2.4.2	Sitzbad	107
10.2.4.3	Vollbad	107
10.2.5	Medikamentöse Bäder	107
10.2.5.1	Bad mit Kaliumpermanganat	108
10.2.5.2	Bad mit Kamille	108
10.2.6	Wärmestrahler	109
10.2.6.1	Rotlicht- und Infrarotlichtbestrahlung	109
10.2.6.2	Wärmelampe	109
10.2.6.3	Heizdecke und Heizkissen	109

10.3	**Kälteanwendung**	110
10.3.1	Kalte Wickel	110
10.3.1.1	Kalter Brustwickel nach Kneipp	110
10.3.1.2	Kalte Halswickel	111
10.3.1.3	Wadenwickel	112
10.3.1.4	Eisblase und Eiskompresse	113
10.4	**Lichttherapie**	113
10.4.1	Phototherapie	114
10.4.2	UV-Bestrahlung	114
10.4.2.1	UV-Lampe	114
10.4.2.2	Sonnenbad	114
10.5	**Anwendung von Frischluft, Dämpfen und Gasen**	115
10.5.1	Freiluftbehandlung	115
10.5.2	Inhalationen	115
10.5.2.1	Medikamentöse Aerosolinhalation .	116
10.5.2.2	Kamillendampfbad	117
10.5.3	Sauerstofftherapie	117
10.6	**Massagen**	118
10.6.1	Bauchmassage	118
10.6.2	Rückenmassage	118
10.6.3	Fußmassage	118

10

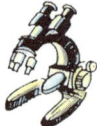

10.1 Grundlagen der physikalischen Therapie

Wenn sich zwei verschieden temperierte Körper berühren, so fließt Energie (Wärme) vom wärmeren zum kälteren Körper (Wärmeleitung). Es erfolgt eine Temperaturangleichung zwischen den beiden Körpern, der kältere Körper wird erwärmt, der wärmere Körper gekühlt. Dieses Prinzip nutzt man bei der physikalischen Therapie. Unter **physikalischer Therapie** versteht man die Behandlung von Krankheiten und die Sorge für körperliches und seelisches Wohlbefinden mit natürlichen Mitteln wie **Wärme**, **Kälte**, **Wasser** (Feuchtigkeit, Gase und Dämpfe), **Luft** und **Licht**. Auch die Anwendung von **Massagen**, **Heilgymnastik** und **Elektrizität** ist der physikalischen Therapie zuzuordnen.

Es sind zu unterscheiden:

– **Thermotherapie**, die Anwendung von Wärme und Kälte in trockener oder feuchter Form
– **Hydrotherapie**, die Anwendung von Wasser in verschiedenen Aggregatzuständen, die **Balneotherapie** ist die Behandlung mit Wasser aus natürlichen Heilquellen (Heilbäder)
– **Heliotherapie**, die Anwendung von natürlichem und künstlichem Licht
– **Inhalationstherapie**, die Anwendung von Gasen und Dämpfen, die als kleinste Aerosole eingeatmet werden
– **Massage**, die Beeinflussung des gesamten Organismus durch mechanische Behandlung der Haut und des darunterliegenden Gewebes
– **Bewegungstherapie**, durch Heilgymnastik, in Form von aktiver und passiver Körperbewegung

Bei der **Wärmeeinwirkung** auf die Haut kommt es zu einer **Vasodilatation**, die Blutgefäße und Kapillaren (kleinsten Arterien und Venen) erweitern sich. Die Durchblutung des Gewebes verbessert sich, es folgt eine **Hyperämie**, erkennbar an einer **Hautrötung**. Plötzlich einsetzende Hitze führt zu einer raschen Erweiterung der Blutgefäße nach kurz anhaltendem Zusammenziehen. Der **Gefäßtonus** bleibt bei der einsetzenden reaktiven Hyperämie erhalten. Diese reaktive Hyperämie kann auch als „Kühlstrom" des Blutes in das von Wärme „bedrohte" Gebiet verstanden werden.

Erkennbar ist sie, wie bei der Reaktion auf kurzfristige Kälte, an einer Hautrötung.

Wirkt Wärme über **längere Zeit** auf das Körpergewebe ein, so läßt der Gefäßtonus nach. Bei der dadurch entstehenden **Hyperämie** mit deutlicher Hautrötung durch die verbesserte Durchblutung nimmt zwangsläufig das Blutvolumen des entsprechenden Körperteils zu. Die verbesserte Versorgung von Gewebe und Körperzellen mit Sauerstoff und Nährstoffen hat eine **Steigerung** des **Stoffwechsels** mit einer gesteigerten Arbeitsleistung der Organe zur Folge. Abbauprodukte können schneller abtransportiert werden. Als Beispiel sei hier das warme Bad bei Muskelkater genannt. Die Muskulatur entspannt sich, Schmerzen durch Verspannungen lassen nach.

Bei kurzer **Kälteanwendung** kommt es zur **Vasokonstriktion**, die Blutgefäße wie Arteriolen, Kapillaren und Venolen (kleinste Gefäße) verengen sich, die Hautdurchblutung wird gedrosselt.

Die verminderte **Hautdurchblutung** kann auch als Schutz nach außen dienen, denn durch sie wird ein zu rasches Eindringen von Kälte in den gesamten Körper verhindert. Gleichzeitig ist diese verminderte Hautdurchblutung von einer deutlichen **Kälteempfindung** begleitet.

Durch die Kälteeinwirkung werden **Schmerzen verringert**. Sekundär erfolgt nach einem kurzen Kältereiz eine **Erweiterung** der oberflächlichen Gefäße und als Folge davon eine **reaktive Hyperämie**, die als Gegensteuerung auf die Drosselung der Durchblutung auftritt. Die Kälteempfindung verschwindet, es folgt ein **Wärmegefühl**, verbunden mit einer **Hautrötung**. Ein kurzer Kältereiz erregt den Sympathikus mit einem **Weckeffekt** als Folge. Als Beispiel sei hier die erfrischende Wirkung von kaltem Wasser am Morgen genannt.

Läßt man Kälte längere Zeit auf den Körper einwirken, so ziehen sich die Blutgefäße erneut zusammen. Die Haut verfärbt sich bläulich, und die reaktive Hyperämie, die gemeinsam mit dem relativen Wärmeempfinden auftrat, weicht einem erneuten Kältegefühl. Über längere Zeit erfolgt als Gegenreaktion des Körpers Muskelzittern. Dabei wird durch Verbrennung Energie gewonnen und somit Wärme produziert. Diese **Wärmeproduktion** hat einen Anstieg der Körpertemperatur zur Folge. Nach sehr **langer Kälteeinwirkung** kommt es zu einem **Gefäßkrampf**. Die Haut verfärbt sich bläulich, mit anschließender wächserner

Blässe, die besonders schnell an Fingern und Zehen auftreten kann.

🚦 **Die Reaktion auf Kälte- und Wärmereize ist bei jedem Menschen verschieden. Sie ist abhängig vom Alter, dem individuellen Wärmebedürfnis und der Konstitution.**

Die **Kälte- und Wärmeempfindung** bei der Anwendung von Temperaturreizen (Tab. 10-1) unterscheidet sich deutlich von der Kälte- oder Wärmeempfindung bei unterschiedlichen Temperaturen der Luft. Eine Lufttemperatur von 25 °C empfinden Menschen meist als angenehm warm, während 25 °C warmes Wasser meist als kalt empfunden wird. Ein etwa 40 °C warmes Getränk bezeichnet der Mensch als eher lauwarm, während er ein 40 °C warmes Vollbad als heiß und unangenehm empfindet.

Tab. 10-1 Kälte- oder Wärmeempfinden bei der Behandlungstemperatur

Kälte- oder Wärmeempfinden	Behandlungstemperatur
sehr kalt	10 bis 15 °C
kalt	16 bis 30 °C
indifferent	31 bis 36 °C
warm	37 bis 38 °C
sehr warm	39 bis 40 °C
heiß	über 40 °C

10.2 Wärmeanwendung

🚦 **Bei akuten entzündlichen Prozessen, bei Verdacht auf Appendizitis, bei Bauchschmerzen in Verbindung mit Fieber und bei schmerzhaften, geschwollenen und überwärmten Gelenken darf keine direkte Wärme angewendet werden. Bei Unsicherheit immer erst Rücksprache mit dem Arzt nehmen.**

Es ist immer zu beachten, daß Wärmequellen gleichzeitig Heil- und Gefahrenquellen sein können.

Mögliche Gefahrenquellen
– Wärmflaschen und Thermoelemente dürfen nie direkt mit der Haut des Patienten in Kontakt kommen, es besteht Verbrennungs- und Verbrühungsgefahr
– Wärmestrahler, wie die Rotlichtlampe, nur genau dosiert und unter ständiger Kontrolle anwenden, den geforderten Abstand zum Patienten genau abmessen, es besteht Verbrennungsgefahr
– elektrische Geräte wie Heizkissen oder Wärmestrahler dürfen nicht bei Feuchtigkeit (z.B. im Badezimmer) benutzt werden, es besteht Gefahr eines Stromschlags bei Nässe

Aus den genannten Gefahrenquellen ergeben sich folgende **Richtlinien** für die Anwendung von Wärme:
– Anwendungstemperatur beachten und einstellen
– Anwendungszeit einhalten (Zeit am Gerät einstellen oder Uhr, z.B. Kurzzeitwecker, verwenden)
– bei Wärmestrahlern oder Lichtquellen den geforderten Abstand zum Patienten einhalten
– Kinder nie mit einer Wärmequelle alleine lassen
– Säuglinge und Kleinkinder bei der Anwendung auf den Arm nehmen und sicher festhalten, Schulkinder beaufsichtigen
– Beginn und Ende der Maßnahme dokumentieren
– Wirkung und Nebenwirkungen beobachten und dokumentieren
– vor der Anwendung von elektrischen Geräten die Geräteverordnung genau durchlesen und das Gerät auf seine Funktionstüchtigkeit prüfen
– Risikopatienten nur unter größter Vorsicht in die Nähe einer Wärmequelle bringen

🚦 **Zu den Risikopatienten zählen Kinder, bewußtseins- und empfindungsgestörte, bewegungsbehinderte und gelähmte Patienten, Früh- und Neugeborene.**

10.2.1 Warme Wickel

Warme oder heiße Wickel und Kompressen wendet man zur **passiven Wärmezufuhr** an. Wie schon beschrieben, führt Wärme zur Entspannung der Muskulatur, erhöht das Wohlbefinden, und verspannungsbedingte Schmerzen lassen nach. Die Hyperämie fördert den Transport von Abbaustoffen und Bakteriengiften.

10

Unter einem **Wickel** versteht man die **Umhüllung einzelner Körperteile** mit einem oder mehreren Wickeltüchern.

Bei einer **Kompresse** handelt es sich um eine **Auflage** auf einzelne Körperteile mit einem zusammengefalteten Tuch. Eine Kompresse wirkt weniger intensiv als ein Wickel, da die Einwirkungsfläche kleiner ist. Wickel können kalt, warm oder heiß angelegt werden, bei Kindern ist ein warmer Wickel empfehlenswert, da sie häufig auf heiße Wickel empfindlich reagieren.

Einwirkdauer

Der Wickel bleibt so lange auf dem Körper, wie er sich angenehm warm anfühlt, dies entspricht etwa 15 bis 30 Minuten. Er ist zu entfernen, **bevor er abgekühlt** ist. Er kann nach Belieben wiederholt werden.

Grundsätze zur Anwendung von warmen Wickeln

– Material vor Beginn der Maßnahme komplett vorbereiten
– Patienten altersentsprechend informieren
– Wickel nur in einem warmen Zimmer verabreichen, Patienten vor Abkühlung und Zugluft schützen
– Wickeltücher und Bett vorwärmen
– Wickel rasch anlegen, da sie sonst zu schnell auskühlen
– Wickel eng, aber nicht einschnürend, an dem betreffenden Körperteil anlegen
– Wärmespeicherung unterstützen, z.B. mit einer Wärmflasche und/oder heißem Tee
– Patienten warm zudecken, um die Wirkung des Wickels zu intensivieren

10.2.1.1 Warmer Bauchwickel

Bei **Bauchschmerzen** wirkt ein warmer Bauchwickel schmerzlindernd, entspannend und beruhigend. Bei Durchfall kann die Wärme begleitende Darmkrämpfe lindern und beruhigend wirken. Warme Bauchwickel sind bei Verdacht auf eine Appendizitis kontraindiziert. Bei Durchfall kann die Wärme begleitende Darmkrämpfe lindern und beruhigend wirken. Der Durchfall selbst wird nicht wesentlich beeinflußt.

Vorbereitung des Materials

– wasserundurchlässige Unterlage als Bettschutz
– warmes Außentuch (Wolltuch oder Molton)
– Innentuch (saugfähiges Material wie Frottiertuch)
– Tuch zum Anfeuchten und Auswringen
– Wärmflasche mit Schutzhülle
– Waschschüssel
– Badethermometer
– warmes bis sehr warmes Wasser, je nach Alter des Patienten
– evtl. Zusätze wie die beruhigende und krampflösende Kamille (ein Eßlöffel Kamillenblüten in einem Liter kochendem Wasser, fünf bis zehn Minuten ziehenlassen, abseihen)

🚦 **Kleinkinder und Säuglinge reagieren empfindlich auf Temperaturreize. Nur milde Temperaturreize anwenden, da die Gefahr einer Verbrennung bei heißen Temperaturen groß ist. Die Wassertemperatur immer mit einem Badethermometer überprüfen.**

Vorgehen

– Kind altersentsprechend informieren
– Bettschutz anbringen (sollte etwas länger und breiter sein als der Bauchwickel). Wird ein Gummituch verwendet, zusätzlich Tuch auflegen, damit Patient nicht direkt auf dem Gummi liegt
– Außentuch von beiden Seiten her aufrollen, unter den Rücken des Patienten legen (es sollte so lang sein, daß es etwa einanderhalbmal um den Körper gelegt werden kann)
– Innentuch von beiden Seiten einrollen (ebenfalls einanderhalbmal um den Körper passend), im warmen bis sehr warmen Wasser anfeuchten und im Auswringtuch möglichst kräftig ausdrücken, je trockener, desto besser
– Innentuch erst am Bett des Kindes aus dem Auswringtuch herausnehmen, damit es nicht auskühlt
– der Patient setzt sich nach Möglichkeit aufrecht hin, damit das Wickeltuch glatt unter den Rücken gelegt werden kann
– sicherheitshalber die Verträglichkeit der Wärme durch vorsichtiges Betupfen des Rückens mit dem Innentuch überprüfen
– Innentuch enganliegend um den Bauch übereinanderlegen, straff, aber nicht einschnürend (Abb. 10-1a)
– Außentuch darüberlegen und ebenfalls übereinanderschlagen

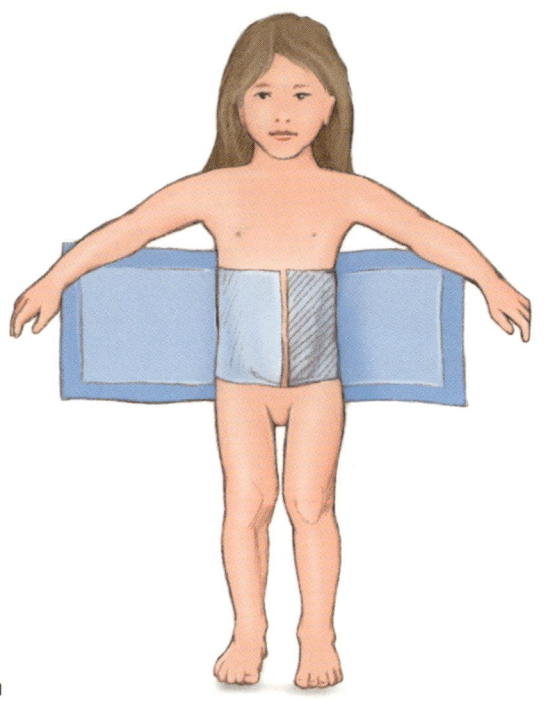

a

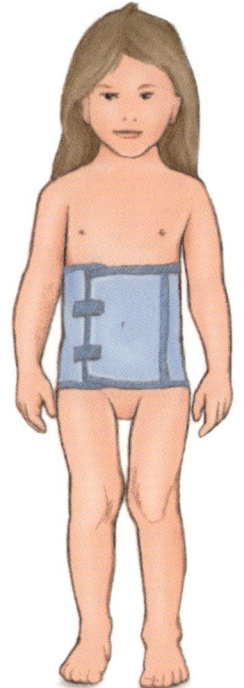

b

Abb. 10-1 a und b Warmer Bauchwickel. a) Anlegen des Wickels, b) Fixierung des Wickels

– Wärmflasche vorsichtig anlegen, mit einem zusätzlichen Tuch (z. B. Frottiertuch) fixieren (Abb. 10-1b)
– Kind warm zudecken

 Wenn der Bauchwickel faltenfrei und schnell, ohne Luftzirkulation zwischen Wickeltuch und Haut, anliegt, bleibt er 15 bis 30 Minuten warm und kann danach erneuert werden.

Nachsorge des Patienten

Der Patient soll nach Beendigung des Wickels noch etwa 30 Minuten ausruhen.

Besteht das Innentuch des Wickels aus mehreren Lagen (großes Tuch, glatt gefaltet), so hält sich die Wärme länger.

Anstelle eines aufwendigen zirkulären Bauchwickels kann auch eine **warme Kompresse** auf den Bauch gelegt und zirkulär mit einem warmen Tuch umhüllt werden.

10.2.1.2 Warme, heiße und Dampfkompressen

Das Anlegen einer warmen Kompresse eignet sich ebenfalls bei Bauchschmerzen.

Bei größeren Kindern sind auch **Dampfkompressen** möglich. Bei Säuglingen ist Vorsicht geboten, da die Gefahr von Hautreizungen und Blasenbildung besteht. Bei einer Dampfkompresse kommt es, wie bei einem warmen Wickel, zu einer Zufuhr von feuchter Wärme. Die in einem trockenen Tuch eingewickelte Dampfkompresse entwickelt mehr Wärme, da sie Dampf an das trockene Innentuch abgibt. Die Wärme breitet sich über das Innentuch, das nur leicht feucht wird, auf die Haut aus. Die größere Wärme ist dadurch besser verträglich, und die Kompresse bleibt durch die mehrfache Faltung länger warm.

Vorbereitung des Materials für einen warmen oder heißen Wickel

– Bettschutz und Außentuch (vgl. Bauchwickel)
– Zwischentuch (kommt direkt auf die Haut)
– Frottiertuch als Auswringtuch
– ein bis zwei mehrmals gefaltete Innentücher (z. B. Stoffwindeln)
– flache Waschschüssel
– Befestigungstuch oder -material (z. B. Verbandklammern)

10

– sehr heißes, bei einer Dampfkompresse kochend heißes Wasser
– evtl. Wärmflasche

Vorgehen
– Zwischentuch auf einer Wärmflasche, evtl. auf der Heizung vorwärmen
– Frottiertuch über der Waschschüssel ausbreiten
– das mehrfach gefaltete Zwischentuch darüberlegen
– mit heißem Wasser vollständig übergießen
– Kompresse im Frottiertuch gut auswringen
– auf das vorgewärmte Zwischentuch legen und mit der warmen Seite auf die Haut bringen
– die nasse Seite der Kompresse ist sehr heiß, sie sollte die Haut nicht direkt berühren
– Kompresse mit dem Außentuch befestigen, evtl. mit zwei Verbandklammern sichern
– weiteres Vorgehen wie beim Bauchwickel

Vorbereitung des Materials für eine Dampfkompresse
Vorbereitung wie bei einer warmen oder heißen Kompresse, nur mit kochend heißem Wasser.

Vorgehen
Die Dampfkompresse wird genauso angelegt wie eine warme oder heiße Kompresse.
– das mehrfach gefaltete Zwischentuch mit kochend heißem Wasser vollständig übergießen (Abb. 10-2 a)
– die Kompresse im Frottiertuch gut auswringen (Abb. 10-2 b)
– Warmhalten der Kompresse mit einer Wärmflasche (Abb. 10-2 c)

10.2.2 Kataplasmen

Kataplasmen sind heiße **Breiumschläge**, die zur Einschmelzung von eitrigen Prozessen, wie bei Lymphadenitis oder bei einem Abszeß, verwendet werden. Als Grundlage für ein Kataplasma eignen sich:
– frisch gekochte, heiße, zerdrückte Kartoffeln
– gemahlener Leinsamen, zu einem Brei gekocht
– warme oder heiße Heilerde
– Antiphlogistika, z. B. Enelbin®

■ Kataplasma mit Enelbin® als Halswickel

Ein Enelbin®-Kataplasma kann auch an anderen Körperteilen angelegt werden.

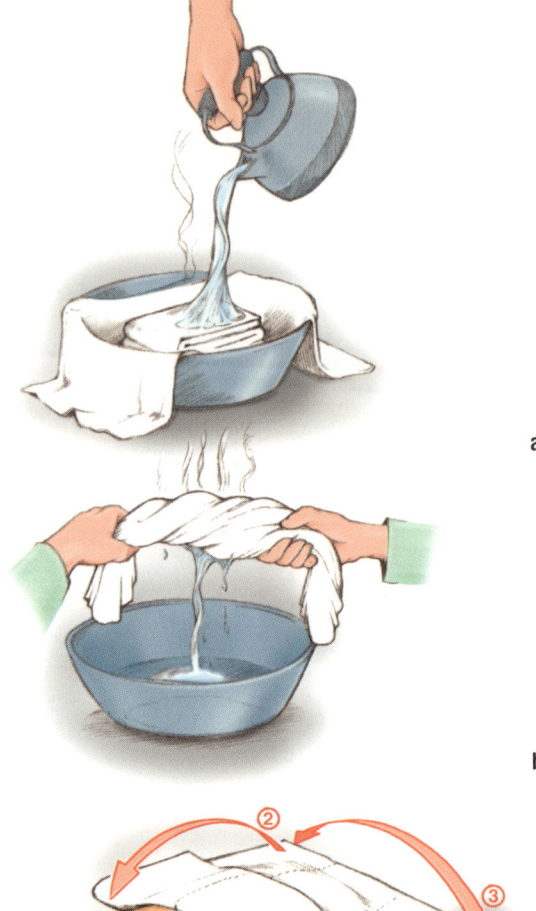

a

b

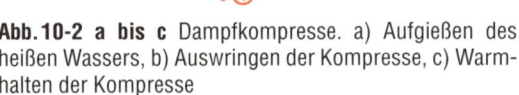

c

Abb. 10-2 a bis c Dampfkompresse. a) Aufgießen des heißen Wassers, b) Auswringen der Kompresse, c) Warmhalten der Kompresse

Vorbereitung des Materials
– Tube mit Enelbin® auf den Deckel stellen
– Tube im heißen Wasserbad erwärmen
– Mullkompressen, Breite je nach Größe des Körperteils
– Verbandwatte
– Flanelltuch zum Fixieren, gefaltet, evtl. angewärmt
– evtl. Verbandklammern
– Holzspatel

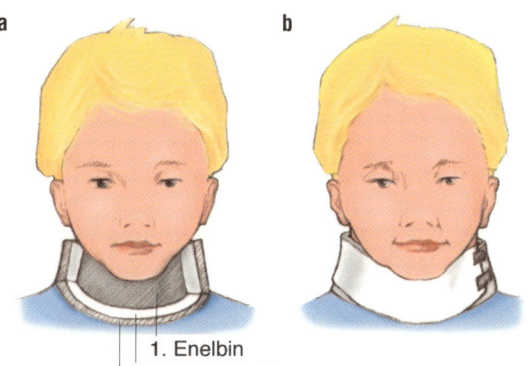

a   b

1. Enelbin
2. Verbandwatte
3. Wollschal oder Flanelltuch

Abb. 10-3 a und b Kataplasma am Hals mit Enelbin®.
a) Anlegen des Wickels, b) seitliche Fixierung

Vorgehen

– Enelbin® aus dem Wasserbad nehmen
– Tube gründlich durchwalken, um das heiße Enelbin® gleichmäßig zu verteilen
– Enelbin® mit Holzspatel etwa messerrückendick auf der auseinandergefalteten Mullkompresse verteilen
– Temperatur kontrollieren, evtl. das heiße Enelbin® mit weiterer dünner Lage Mull abdecken
– Kataplasma nach erneuter Prüfung der Temperatur von Ohr zu Ohr am Hals anlegen (Abb. 10-3a)
– mit Flanelltuch und Verbandklammern seitlich am Hals fixieren (Abb. 10-3b)
Da Enelbin® die Wärme sehr gut hält, kann das Kataplasma mehrere Stunden einwirken.

 Beim Anlegen eines Kataplasmas mit Enelbin® am Hals sollten die Haare zurückgestrichen und das Enelbin® nicht zu nahe am Haaransatz angebracht werden, da es sehr fest klebt und deshalb beim Abnehmen des Wickels Schmerzen verursacht.

Nachsorge des Patienten
Nach dem Entfernen des Kataplasmas muß die Haut mit lauwarmem Wasser von Enelbinresten befreit werden. Um Hautreizungen zu verhindern, eignet sich das anschließende Auftragen einer Hautschutzsalbe.

10.2.3 Wärmeelemente

Die Anwendung von Wärmeelementen zählt zur Thermotherapie. Dafür setzt man trockene Wärme entweder in Form einer Wärmflasche (Gummi- oder Metallwärmflasche) oder als Plastikkompresse (mit Paraffin gefüllter Plastikbeutel, z. B. Cold- oder Hot-Pack) ein. Wärmeelemente und -flaschen sind sinnvoll beim Aufwärmen und zum **Warmhalten von Wickeln** und zur **Schmerzlinderung**, vor allem bei Bauchschmerzen. Metallwärmflaschen sind sehr schwer und dürfen deshalb nicht auf den Bauch des Patienten gelegt werden.

 Es ist wichtig, die Körpertemperatur vor und nach der Anwendung von wärmenden Maßnahmen zu kontrollieren.

10.2.3.1 Gummiwärmflasche

Es ist darauf zu achten, daß die Wärmflasche absolut dicht ist. Vorsicht beim Einfüllen des heißen Wassers, da Verbrühungsgefahr besteht.

Vorbereitung des Materials
– Gummiwärmflasche
– heißes Wasser
– Wärmflaschenbezug, Moltontuch oder zwei Stoffwindeln

Vorgehen
– Wärmflasche liegend füllen
– Hals der Wärmflasche dabei hochhalten, damit die Luft entweichen kann
– Wärmflasche nur zur Hälfte füllen, ist sie zu voll, wird sie sehr schwer, die sich entwickelnden Dämpfe können sich nicht ausdehnen, die pralle Flasche schmiegt sich nicht an und kann platzen
– aus der halb gefüllten Flasche die Luft mit der Hand herausdrücken
– Flasche zuschrauben und auf Dichtigkeit prüfen (mit dem Verschluß nach unten halten, etwas drücken)
– Wärmflasche abtrocknen
– in den Wärmflaschenbezug stecken
– mit dem Verschluß in Richtung Fußende in das Bett legen
– das Wasser in der Wärmflasche etwa nach ein bis zwei Stunden erneuern

10

Es dürfen nur absolut dichte Wärmflaschen verwendet werden. Die Wärmflasche darf nicht direkt mit dem Kind in Berührung kommen, und es muß sicher sein, daß es nicht mit dem Verschluß spielt, da Verbrühungsgefahr besteht.

Besonders **Vorsicht** ist bei Früh- und Neugeborenen angebracht. Sie reagieren empfindlicher auf Wärme. Ist die Wassertemperatur zu hoch, kann die Wärme nicht über den Blutstrom abgeleitet werden, es kommt zur Überwärmung des Gewebes und zu Verbrennungen. **Bewußtlose Patienten** können sich nicht äußern, wenn die Wärme unangenehm ist.

Nachsorge des Patienten

Nach Entfernen der Wärmflasche soll der Patient auch weiterhin gut zugedeckt bleiben. Die Körpertemperatur muß anschließend kontrolliert werden.

Entsorgen des Materials

Nach Gebrauch die Wärmflasche desinfizieren, trocknen und zum Aufbewahren mit etwas Luft füllen, damit die Innenseiten nicht verkleben. Verklebte und spröde gewordene Wärmflaschen dürfen nicht mehr verwendet werden.

10.2.3.2 Metallwärmflasche

Metallwärmflaschen sind mit Öl gefüllt und zugelötet und werden in einem speziellen Flaschenwärmeschrank aufbewahrt und aufgeheizt. Da Metallwärmflaschen sehr heiß werden, besonders lange Hitze speichern und sehr schwer sind, ist die Gefahr einer Verbrennung besonders groß.

Vorbereitung des Materials

– Wärmflasche mit einem Tuch oder Topflappen aus dem Wärmeschrank nehmen
– in einem Moltontuch oder dicken Wärmflaschenbezug gut einpacken

Vorgehen

– Metallwärmflasche nicht direkt mit dem Kind in Berührung bringen, zur Sicherheit eine Moltonrolle zwischen Kind und Wärmflasche legen

Es ist sicherzustellen, daß das Kind nicht mit der Wärmflasche spielen kann. Eine Metallwärmflasche hält die Wärme wesentlich länger (sechs bis acht Stunden) als eine Gummiwärmflasche und muß deshalb nicht so oft erneuert werden.

10.2.3.3 Plastikkompresse

Da sich die mit Paraffin gefüllten Plastikkompressen (Hot- bzw. Cold-Pack) sehr gut anschmiegen, verwendet man sie auch anstelle einer Gummiwärmflasche zum direkten Aufbringen von Wärme. Es ist wichtig, immer vor der Anwendung die **Gebrauchsanweisung** zu lesen. Das Produkt ist nicht toxisch. Der Inhalt ist zusätzlich bitter, um Kinder davon abzuhalten, ihn zu probieren.

Vorbereitung des Materials

– 750 Milliliter Wasser zum Kochen bringen und von der Hitzequelle nehmen
– Packung mit Zimmertemperatur für sieben Minuten darin eintauchen (falls sie aus dem Gefrierfach kommt, für zehn Minuten)
– Gebrauchsanweisung beachten
– Hülle und Tuch zum Einschlagen bereitlegen

Vorgehen

– Packung aus dem Wasser nehmen, in eine Hülle stecken
– evtl. zusätzlich in ein Tuch einschlagen
– auf das erkrankte Gebiet legen

Wenn die Applikation unangenehm ist, sollte die Packung für einige Minuten entfernt werden, danach den Vorgang wiederholen, wenn der Gelbeutel etwas abgekühlt ist.

10.2.4 Warme Bäder

Ein warmes Bad von 37 bis 38 °C wirkt krampflösend, entspannend und beruhigend.

■ **Vollbad**

Die Badewanne ist ganz gefüllt, und der Patient befindet sich bis in Schulterhöhe im Wasser. Es eignet sich als Reinigungsbad und als physikalisches oder medikamentöses Heilbad.

■ **Halbbad**

Der Patient befindet sich nur bis zur Nabelhöhe im Wasser.

Besonders geeignet bei Kindern mit Herzerkrankungen, um Angstzustände oder Atemnot zu verhindern, da die Kreislaufbelastung bei einem Halbbad geringer ist.

■ **Teilbad**

Das Teilbad eignet sich für einzelne Körperteile und kann als Sitz-, Hand-, Arm- oder als Fußbad erfolgen.

Teilbäder sind sinnvoll bei Durchblutungsstörungen, entzündlichen Hautaffektionen, infizierten Wunden, Infektionen und Wundsein im Genital- und Windelbereich sowie als Wechselbad zur Erwärmung von kalten Händen und Füßen.

🚦 **Die Wirkung eines Heilbades hängt im wesentlichen von der Temperatur des Badewassers, der Dauer des Bades und der Art des medikamentösen Badezusatzes ab.**

10.2.4.1 Wechselwarmes Fußbad

Ein wechselwarmes Fußbad kann bei **schlechter Durchblutung** der Haut und kalten Füßen angewandt werden. Die thermische Reizbehandlung fördert die Durchblutung, wirkt beruhigend und schlaffördernd, außerdem erfolgt eine sanfte Kräftigung der Fußmuskulatur.

Vorbereitung des Materials
– Fußwanne mit 38 °C warmem Wasser (bei größeren Kindern bis zu 40 °C, soweit es für sie angenehm ist)
– zweite Wanne mit 20 °C warmem Wasser
– die Wasserhöhe in beiden Wannen soll bis mindestens zur oberen Hälfte des Unterschenkels des Patienten reichen
– Frottiertuch

Vorbereitung des Patienten
– der Patient sitzt bequem auf einem Stuhl
– Füße und Unterschenkel des Kindes sind unbekleidet

Vorgehen
– beide Beine des Patienten etwa zwei Minuten in das warme Wasser tauchen
– anschließend beide Beine gleichmäßig für etwa 20 Sekunden in das kalte Wasser tauchen
– Wechsel zwischen warmem und kaltem Wasser je nach Verordnung, in der Regel 20 Minuten, wiederholen
– mit kaltem Wasser abschließen
– Füße und Unterschenkel gut abtrocknen und frottieren
– warme Söckchen oder Strümpfe anziehen,

um die Wirkung des Wechselbades zu unterstützen

10.2.4.2 Sitzbad

Bei einem Sitzbad bleibt der Oberkörper des Kindes bekleidet. Es gibt spezielle **Sitzbadewannen**, in denen nur Gesäß und Genitalbereich gebadet werden. Steht eine solche Wanne zur Verfügung, bleiben auch Beine und Füße des Patienten bekleidet. Für kleine Kinder ist es günstiger, das Sitzbad in der Badewanne vorzunehmen. Die gebräuchlichen Sitzbadewannen sind zu groß, und die Kinder fühlen sich darin unbehaglich.

Vorbereitung des Materials
– Wanne so weit mit 37 °C warmem Wasser füllen, daß noch etwas Wasser nachgefüllt werden kann
– das Becken und der obere Teil der Oberschenkel des Patienten sollen mit Wasser bedeckt sein
– evtl. Zusätze wie Kamille, Kaliumpermanganat, Eichenrinde nach Anordnung

Vorgehen
Die übliche Badedauer beträgt 15 bis 20 Minuten. Zwischendurch vorsichtig warmes Wasser nachgießen, um ein Auskühlen des Kindes zu verhindern. Anschließend den Patienten gut abtrocknen.

10.2.4.3 Vollbad

Das Vollbad dient üblicherweise als Reinigungsbad (Kap. 18.3.4). Verschiedene medikamentöse Zusätze werden, vor allem bei Patienten mit flächenhaften Hauterkrankungen, als Vollbad verordnet.

Grundsätzlich gilt, falls keine anderen ärztlichen Verordnungen vorliegen:
– Wassertemperatur 37 °C
– Badedauer in der Regel zehn Minuten
– Badezeit genau kontrollieren (Kurzzeitwecker)
– Badezusätze nach Packungsbeilage oder nach Verordnung des Arztes dosieren

10.2.5 Medikamentöse Bäder

Das medikamentöse Bad ersetzt nicht das Reinigungsbad und erfolgt erst nach abgeschlossener Körperreinigung (Waschen, Du-

10

schen). Seife darf nicht zusätzlich verwendet werden, da sie die Wirkung des medikamentösen Zusatzes beeinträchtigt.

 Ein warmes Bad wirkt, je nach Badezusatz, entspannend und beruhigend oder auch anregend. Die Badezeit sollte deshalb von der Art des verwendeten Badezusatzes abhängig gemacht werden. Daher eignet sich z.B. ein Bad mit beruhigenden Zusätzen besonders am Abend.

10.2.5.1 Bad mit Kaliumpermanganat

Kaliumpermanganat wirkt **desinfizierend**, **adstringierend**, **desodorierend** und **gerbend**. Ein Kaliumpermanganatbad wird vor allem bei eitrigen Hauterkrankungen und bei infizierten Wundflächen verordnet. Bei längerer Anwendung von Kaliumpermanganatbad kommt es zu einer **bräunlichen Verfärbung** der Haut, besonders an Fingern, Zehen und den Nägeln (braungelb). Diese Verfärbung ist harmlos und verschwindet nach einiger Zeit wieder.

Vorbereitung des Materials
– Kaliumpermanganatkristalle im Verhältnis ein Teelöffel Kristalle mit 100 Milliliter sehr heißem Wasser auflösen
– das Auflösen dauert acht bis zehn Stunden
– diese konzentrierte Lösung dem Badewasser zusetzen
– alle Kristalle müssen vollständig aufgelöst sein (sonst besteht Gefahr von Verätzungen der Haut)
Viele Klinikapotheken liefern eine fertige Kaliumpermanganatlösung (10%), dann:
– die fertige Lösung dem 37 °C warmen Badewasser zusetzen
– so viel, daß das Badethermometer auf dem Wannenboden noch gut abzulesen ist, das Wasser ist dann kräftig rosarot gefärbt

 Die Lösung sollte nicht verspritzt werden, da sie braune Flecken hinterläßt, die sich nicht mehr entfernen lassen.

Vorbereitung des Kindes
– gründliche Körperreinigung
– bei Säuglingen darauf achten, daß keine Rückstände von Pflegecreme oder Babyöl auf der Haut vorhanden sind

– Kinder altersentsprechend informieren (Badedauer, Farbe des Badewassers, mögliche Verfärbungen der Haut nach dem Baden)

 Die Haut kurz vor dem Bad möglichst nicht eincremen, da der Fettfilm die Wirkung des Kaliumpermanganatbades mindert.

Vorgehen
– Kind bis zur Schulterhöhe in das Badewasser setzen
– Badedauer mindestens zehn Minuten
Das Gesicht wird normalerweise nicht mit dem Badewasser benetzt, auch die Haare sollten nur bei eitrigen oder entzündlichen Prozessen auf dem Kopf damit in Berührung kommen, da es Haut und Haare stark austrocknet.

Nachsorge des Patienten
Nach dem Bad das Kind gut abtrocknen und warmhalten. Bräunliche Verfärbungen von Badetüchern und Wäsche sind möglich. Da Kaliumpermanganat austrocknend wirkt, sollten die gesunden Hautpartien nach dem Bad besonders gründlich mit Hautcreme gepflegt werden.

Entsorgen des Materials
Die Kaliumpermanganatlösung ist so sicher aufzubewahren, daß sie nicht in die Hände von Kindern gelangt. Da der Badezusatz in der Badewanne bräunliche Ränder hinterlassen kann, muß sofort eine gründliche Reinigung erfolgen.

10.2.5.2 Bad mit Kamille

Kamille wirkt **entzündungshemmend**, **wundheilungsfördernd**, **krampflösend** und leicht **desinfizierend**. Kamillenbäder finden Anwendung bei Windeldermatitis, empfindlicher Haut, allergischen Reaktionen und Intertrigo.

Handelsfertige **Kamillenlösung** (Kamillenextrakt wie Kamillosan®) kann dem Badewasser zugesetzt werden. Man verwendet etwa fünf Milliliter Kamillenextrakt auf zehn Liter Wasser. Das Badewasser sollte die kräftige hellgelbe Farbe von starkem Kamillentee haben. Die Badedauer beträgt in der Regel zehn bis zwanzig Minuten.

Es ist auch möglich, 50 Gramm **Kamillenblüten** in einem Liter Wasser etwa fünf Minuten zu kochen und den abgeseihten Sud dem

Badewasser zuzusetzen (Verwendung meist in der häuslichen Pflege).

10.2.6 Wärmestrahler

Wärmestrahler werden entweder zur Erwärmung des gesamten Körpers oder zur Wärmetherapie einzelner Körperpartien eingesetzt.

 Wärmestrahler dürfen nur vorsichtig, unter strenger Kontrolle des Patienten (Körpertemperatur-, Kreislauf- und Hautbeobachtung) und genau nach Verordnung und Hinweisen des Geräteherstellers verwendet werden.

Allgemeine Regeln zur Anwendung von Wärmestrahlern und Wärmequellen:
– eine zu starke oder zu lange Anwendung von Wärmestrahlern führt zur Überwärmung, die sich auf den gesamten Organismus auswirkt. Der Wärmestau kann, besonders bei Früh- und Neugeborenen, zu starken Belastungen und zu einer destabilisierenden Wirkung auf den Kreislauf führen
– bei reduzierter peripherer Durchblutung (wie bei Schock oder Kollaps) sind Hautverbrennungen möglich, wenn die eingestrahlte Wärme nicht über den Blutstrom abtransportiert wird (fehlende Konvektion)

Der angegebene Abstand zum Patienten und die verordnete Bestrahlungsdauer müssen unbedingt genau eingehalten werden.

10.2.6.1 Rotlicht- und Infrarotlichtbestrahlung

Durch die kurzwelligen Infrarotstrahlen erfolgt eine tiefe Wärmewirkung auf das Gewebe. Sie findet Anwendung bei Sinusitis, Otitis media, Infektion der oberen Luftwege, evtl. bei posttraumatischen Schwellungen und chronischen Gelenkerkrankungen nach Verordnung des Arztes.

Vorbereitung und Lagerung des Patienten
– der Patient bekommt eine Schutzbrille aufgesetzt
– Patient vor die Lampe setzen oder bequem hinlegen
– kleinere Kinder und Säuglinge festhalten oder auf den Arm nehmen, dann trägt die Pflegeperson ebenfalls eine Schutzbrille

– Kettchen, Ringe, Spangen und Uhren aus Metall unbedingt abnehmen (sie werden heiß, es können Verbrennungen entstehen)
– Abstand vom Patienten zur Lampe so einstellen, daß die Wärme als angenehm empfunden wird

Bei Kleinkindern und Säuglingen beträgt der Mindestabstand zur Lampe etwa 30 Zentimeter und ist mit einem Maßband zu kontrollieren.

Vorgehen
Die Behandlungsdauer beträgt 15 bis 20 Minuten, das Kind darf in dieser Zeit nicht alleine gelassen werden. Die Bestrahlungstemperatur ist während der Behandlung mehrmals zu prüfen.

Nachsorge des Patienten
Nach Beendigung der Behandlung muß der Patient warmgehalten und vor Zugluft geschützt werden. Bei Bestrahlung im Gesichtsbereich ist eine Gesichts- und Lippenpflege mit Fettcreme oder Hautschutzcreme und/oder Vaseline notwendig.

10.2.6.2 Wärmelampe

In einer Wärmelampe befindet sich eine Birne mit 750 bis 1000 Watt, die eine gleichmäßig starke Wärme abgibt. Eine Wärmelampe schützt Früh- und Neugeborene sowie Säuglinge bei Untersuchungen und während der täglichen Körperpflege vor **Auskühlung**. Während der Versorgung unter einer Wärmelampe muß das Kind genau **beobachtet** werden, um es vor **Überwärmung** zu schützen, Schwitzen und Unruhe sind zu beachten.

10.2.6.3 Heizdecke und Heizkissen

Heizdecke und Heizkissen kommen in seltenen Fällen zur Anwendung, wenn der Patient ausgekühlt ist und/oder friert. Bei Kleinkindern sind diese elektrischen Geräte nur zu verwenden, wenn sichergestellt ist, daß das Kind nicht damit spielt. Heizkissen und -decken nicht auf höchster Stufe einschalten und nur für eine kurze Zeit, maximal 20 bis 30 Minuten, anwenden. Das Kind darf nicht auf der Wärmequelle gelagert werden, und diese soll nicht in den direkten Kontakt zur Haut kommen (Verbrennungsgefahr).

10.3 Kälte-anwendung

Kälte leitet Wärme ab und wirkt **kühlend**. Sie senkt die Durchblutung und hat eine abschwellende Wirkung. Sie verhindert den Austritt von Blutflüssigkeit ins Gewebe, hemmt Entzündungsprozesse und setzt die Schmerzempfindung herab.

10.3.1 Kalte Wickel

Je nasser ein kalter Wickel aufgelegt wird, desto intensiver ist der Kühlungseffekt. Der Körper muß mehr Wärme abgeben, um eine größere Menge Flüssigkeit zu erwärmen. Wickel mit feuchter Kälte sind leitungsfähiger und entziehen deshalb dem Körper mehr Wärme als Wickel mit trockener Kälte (z.B. Eisbeutel).
Man unterscheidet:
– Wickel mit intensiver Kältewirkung wie tiefgekühlte Salzwasserkompressen, Eiswickel, Eisbeutel, Gelbeutel, Eiswasserwickel
– Wickel mit mittlerer Kältewirkung wie fiebersenkende Wadenwickel, Alkohol- oder Zitronenwickel

Beim Umgang mit tiefen Temperaturen ist äußerste Sorgfalt notwendig. Eine Unterkühlung mit drohender Gewebeschädigung bei zu intensiver Kälteeinwirkung kann unter Umständen von der behandelten Person nicht sofort wahrgenommen werden.

10.3.1.1 Kalter Brustwickel nach Kneipp

Die Wickellösung besteht aus kaltem Wasser. Der anfängliche Schreck beim Umwickeln des kalten Tuches ist kurz. Eine Erfrischung setzt kurz darauf ein. Der Kältereiz fordert den Körper zur Reaktion heraus, denn er führt zu kurzdauernder Gefäßverengung mit anschließender Gefäßerweiterung. Dadurch bewirkt er eine Hyperämie, die um so stärker ist, je kürzer und intensiver der Kältereiz ist. Der Brustwickel eignet sich zur Prophylaxe von Atemwegserkrankungen und bei chronischen Entzündungen der Atemwege. Er fördert die Schleimlösung und wirkt schmerzlindernd.

Ein kalter Wickel mit kurzer Einwirkdauer hat gleichzeitig eine Wärmewirkung.

Voraussetzungen
– der Körper, einschließlich Hände und Füße, muß völlig warm sein
– der Organismus ist nur bei ungestörter Blutzirkulation fähig, auf den Kältereiz in der richtigen Weise zu reagieren
– ein kalter Brustwickel eignet sich nur für Menschen mit guter Reaktionsfähigkeit auf Kältereize und bei korrekter Anwendungsweise

Vorbereitung des Materials
– Leinentuch (etwa 30 Zentimeter breit für große Kinder und Jugendliche)
– Baumwolltuch (etwa acht Zentimeter breiter)
– Wolltuch, evtl. dickes Flanelltuch (etwa 34 Zentimeter breit)
– Verbandklammern oder Sicherheitsnadeln, breite Pflasterstreifen nur wenn der Wickel relativ trocken ist, sie lösen sich sonst ab
– große Waschschüssel mit 10 bis 18°C kaltem Wasser (leitungskalt)
Bei der Kneipp-Methode verwendet man immer drei Wickeltücher, die so lang sein sollen, daß sie eineinhalbmal um die Brust gewickelt werden können.

Vorbereitung und Lagerung des Patienten
– der Patient liegt in Rückenlage im Bett
– trockenes Woll- und Baumwolltuch um die Brust wickeln, von den Achselhöhlen bis zum Oberbauch (Trockenwickel)
– den Patienten zudecken, er soll sich aufwärmen
– sobald er sich am ganzen Körper angenehm warm fühlt, Brustwickel anlegen

Bei einem Brustwickel nach Kneipp soll es innerhalb von zehn Minuten zu einer angenehmen Erwärmung kommen. Fröstelt der Patient nach dieser Zeit, so muß der Wickel sofort abgenommen werden.

Vorgehen
– Leinentuch in das kalte Wasser legen, vollständig naß machen und dann fest ausdrücken
– Trockenwickel auseinanderfalten
– nasses Tuch enganliegend, ohne die Atmung zu behindern, um die Brust legen
– Baumwolltuch darüberlegen und übereinanderschlagen
– Wolltuch darüber anlegen und die Tuchen-

den mit Verbandklammern oder bei älteren Kindern mit Sicherheitsnadeln befestigen
- zwischen Körper und nassem Tuch dürfen keine größeren Luftblasen sein, da sonst keine Erwärmung einsetzt
- der Wickel bleibt etwa 45 bis 90 Minuten am Körper
- der Patient soll in dieser Zeit liegen und warm zugedeckt sein

 Je mehr das Tuch ausgewrungen ist, desto leichter kann es vom Körper angewärmt werden.

Nachsorge des Patienten
Da der Patient durch die Erwärmung zum Schwitzen kommt, muß die Haut nach Abnehmen des Wickels sorgfältig getrocknet werden.

Der Patient soll noch eine weitere halbe Stunde ausruhen. Anschließend ist es wohltuend, den Körper kühl oder lauwarm zu waschen.

10.3.1.2 Kalte Halswickel

Kalte Halswickel können mit einer Eiskrawatte (mit Eis gefüllter Gummibeutel), kalten Plastikkompressen und Gelbeuteln oder mit Zitronenscheiben und Zitronensaft angelegt werden. Je nach dem verwendeten Wickelmaterial ist der Kältereiz mäßig (Zitronenwickel) oder stark (Eiskrawatte) und hält unterschiedlich lange an. Halswickel werden immer nur von Ohr zu Ohr angelegt.

■ Eiskrawatte

Mit einer Eiskrawatte (Gummibeutel) kann die Blutstillung unterstützt werden, z.B. nach Tonsillektomie, Adenotomie, Zahnextraktion, evtl. auch bei starkem Nasenbluten.

Vorbereitung des Materials
- Eiskrawatte mit zerstoßenem Eis oder kleinen abgerundeten Eiswürfeln bis zur Hälfte füllen
- Luft aus dem Gummibeutel entfernen und diesen gut verschließen
- Eiskrawatte (Beutel) auf Dichtheit prüfen
- in ein Tuch (Windel) einschlagen
- Verbandklammern

Vorgehen
- Eiskrawatte so auflegen, daß sie sich gut am Hals anschmiegt, aber diesen nicht einengt

- Einschlagtuch mit Verbandklammern befestigen oder seitlich verknoten

 Der Knoten darf nicht im Nacken befestigt sein oder auf den Kehlkopf drücken.

■ Eis-Plastikkompresse oder Gelbeutel

Eis-Plastikkompressen (Cold-Pack) und Gelbeutel werden im Kühlschrank oder im Gefrierfach aufbewahrt und bei Bedarf entnommen. Cold-Packs sind vor der Anwendung mindestens zwei Stunden im Gefrierfach zu lagern.

Bei einem Halswickel mit einem Gelbeutel ist darauf zu achten, daß der Beutel nicht zu fest gefroren ist, da er sich sonst nicht am Hals anlegen läßt. Grundsätzlich ist er vor dem Anlegen in ein Tuch einzuschlagen, damit durch direkten Kontakt mit der Haut keine Kälteschäden entstehen.

 Wendet man Kälte zur Blutstillung an, so muß die Auflage ständig erneuert werden, damit der Kälteeffekt erhalten bleibt.

■ Zitronenwickel

Ein Halswickel mit Zitronensaft oder -scheiben eignet sich bei Halsschmerzen. **Zitronensaft** wirkt **adstringierend**, **abschwellend** bei Entzündungen und **kühlend**. Vor allem im Sommer empfinden Kinder die milde Kühlung eines Zitronenwickels als sehr angenehm. Bei jüngeren Kindern verwendet man für den Halswickel nur verdünnten Zitronensaft, da sonst Hautreizungen möglich sind. Für Zitronenwickel werden immer nur **unbehandelte Zitronen** verwendet.

Vorbereitung eines Wickels mit Zitronenscheiben
- eine unbehandelte Zitrone
- dünnes Innentuch (etwa 20 bis 25 Zentimeter)
- Wolltuch oder Wollschal
- Küchenbrett, scharfes Messer
- Befestigungsmaterial

Vorgehen
- die gewaschene Zitrone in vier bis sechs Scheiben schneiden
- Zitronenscheiben nebeneinander in die Mitte des Innentuchs legen

- den oberen und unteren Rand des Innentuchs übereinanderlegen
- mit der Faust so auf das Tuch drücken, daß der Saft aus den Zitronenscheiben austritt
- den Wickel mit der Unterseite von Ohr zu Ohr so auf den Hals legen, daß sich eine Lage Stoff zwischen Zitronenscheiben und Haut befindet
- den Wickel mit einem gefalteten Wolltuch oder Schal umbinden, evtl. fixieren
- den Wickel etwa eine Stunde, evtl. auch länger, angelegt lassen

💡 **Falls die Zitronenscheiben Juckreiz oder Brennen auf der Haut verursachen, muß der Wickel abgenommen werden. In diesem Fall ist es sinnvoll, einen Wickel mit verdünntem Zitronensaft anzulegen.**

Vorbereitung eines Wickels mit verdünntem Zitronensaft
- eine halbe ungespritzte Zitrone
- Innentuch (einmal gefaltet)
- Wolltuch oder Wollschal
- kleine Schüssel und scharfes Messer
- Befestigungsmaterial
- eine halbe Tasse kaltes Wasser

Vorgehen
- die halbe Tasse kaltes Wasser in die Schüssel geben
- die gewaschene Zitrone hineinlegen
- Zitrone im Wasser halbieren und mehrmals kreuzweise einritzen, um möglichst viel ätherisches Öl zu erhalten
- Zitronenhälfte unter Wasser gut auspressen
- gefaltetes Innentuch in Zitronenwasser tränken und gut auspressen
- Wickel von Ohr zu Ohr anlegen und mit dem Wolltuch abschließen
- der Wickel kann 20 bis 30 Minuten angelegt bleiben
- anschließend den Hals mit einem Schal warmhalten

10.3.1.3 Wadenwickel

Wadenwickel werden zur **schonenden Fiebersenkung** angelegt. Sie bringen dem Patienten eine allgemeine Erleichterung und lindern unangenehme Begleitsymptome des Fiebers, wie Hitzegefühl und Unruhe. Wadenwickel dürfen nur dann angelegt werden, wenn Beine und Füße warm und gut durchblutet sind. Zur Unterstützung der kühlenden Wirkung der Wickellösung eignet sich als Zusatz etwas Essig oder Zitronensaft.

Vorbereitung des Materials
- Bettschutz
- zwei Woll- oder Flanelltücher
- zwei Innentücher aus Baumwolle
- evtl. zwei zusätzliche Frottiertücher
- kaltes oder lauwarmes Wasser
- Uhr
- Fieberthermometer

Vorbereitung und Lagerung des Patienten
- Kind altersentsprechend informieren
- es soll eine bequeme und entspannte Rückenlage einnehmen
- unmittelbar vor dem Anlegen der Wadenwickel Körpertemperatur kontrollieren

Vorgehen
Die Wadenwickel reichen vom Fußgelenk bis zur Kniekehle und werden immer beidseitig angelegt.
- Bettdecke vom Fußende her zurückschlagen
- Bettschutz und die Woll- oder Frottiertücher einzeln und glatt unter beide Unterschenkel legen (Abb. 10-4 a)
- Innentücher so falten, daß sie die Unterschenkel ganz bedecken (Abb. 10-4 b)
- aufrollen, im kalten Wasser anfeuchten und nur mäßig ausdrücken
- Tücher zügig um die Unterschenkel legen
- mit den trockenen Tüchern umwickeln, alle Wickeltücher glatt und faltenfrei anlegen

Die Wickel erwärmen sich schnell. Sie werden deshalb dreimal im Abstand von zehn Minuten erneuert. Für jeden neuen Wickel frisches Wasser verwenden.

💡 **Bei hohem Fieber soll kein kaltes Wasser verwendet werden. Man beginnt mit einer Wickellösung mit etwa 2 °C unter der Körpertemperatur und senkt die Wassertemperatur dann langsam. Bei Kleinkindern ist die Körpertemperatur schon nach 10 bis 15 Minuten zu kontrollieren, da sie bei ihnen rasch sinken kann und dann die Gefahr der Auskühlung besteht.**

Nachsorge des Patienten
Die Körpertemperatur unmittelbar nach Beendigung des Wadenwickels und etwa nach einer Stunde kontrollieren.

10

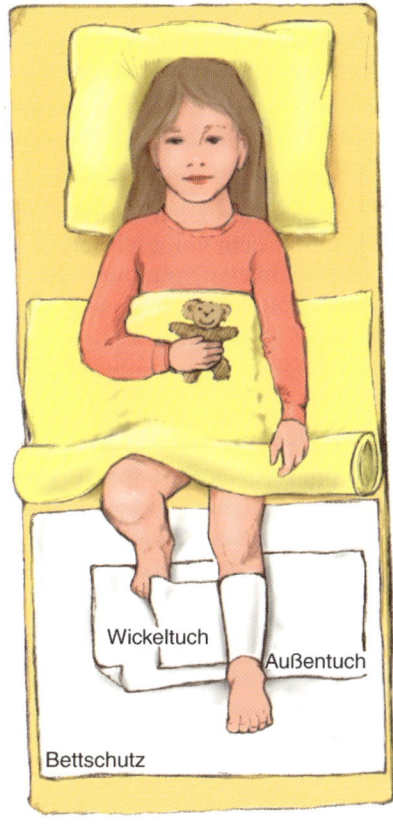
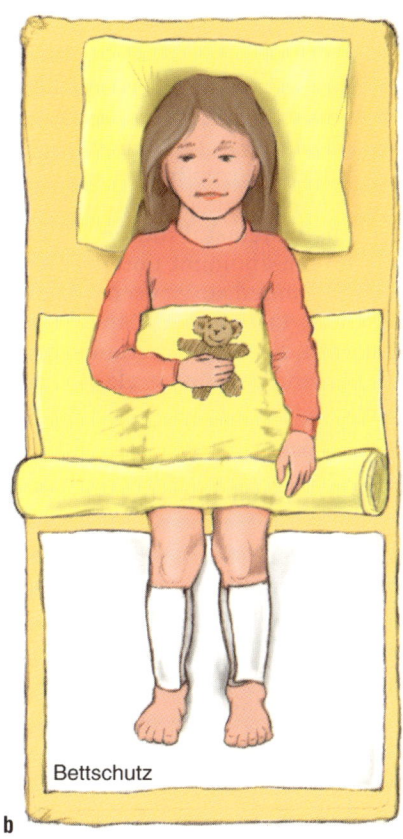

Wickeltuch

Außentuch

Bettschutz

a

Bettschutz

b

Abb. 10-4 a und b Wadenwickel. a) Vorbereitung, b) angelegter Wadenwickel vom Knöchel bis zur Kniekehle

10.3.1.4 Eisblase und Eiskompresse

Eisblasen und Eiskompressen eignen sich:
– zur Unterstützung der Blutstillung, z.B. nach Tonsillektomie, Adenotomie (vgl. Eiskrawatte)
– nach Zahnextraktionen
– bei Nasenbluten
– bei inneren Blutungen
– bei Ergüssen
– bei schmerzhaften Schwellungen
– bei akuten Gelenkschmerzen

Bei Blutungen, Ergüssen und Gelenkbeschwerden muß vor der Anwendung von intensiver Kälte immer zuerst eine Rücksprache mit dem Arzt erfolgen.

 Eisauflagen dürfen nicht direkt auf die Haut aufgelegt werden, um Kälteschädigungen des Gewebes zu verhindern.

Vorbereitung des Materials für eine Eisblase

– Eisblase mit zerkleinerten Eiswürfeln (vgl. Eiskrawatte) bis zur Hälfte füllen
– Dichtheit prüfen
– in ein Tuch einschlagen

Anstatt der Eisblase kann auch eine Gel- oder Plastikkompresse (Plastikbeutel mit Gelfüllung, wiederverwendbar) aufgelegt werden (Kap. 10.2.3.3).

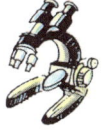 ## 10.4 Lichttherapie

Bei der Lichttherapie kommt vor allem Licht aus dem ultravioletten Bereich (Sonnenlicht, Ultraviolett-Strahler) und aus dem blauen Spektralbereich (Phototherapie) zur Anwendung. Auch Infrarotbestrahlung ist zur Lichttherapie zu zählen, obwohl hier die Wärmeeinwirkung den therapeutischen Wert erzielt (Kap. 10.2.6.1).

10.4.1 Phototherapie

Bei der Phototherapie werden Lichtstrahlen aus dem blauen Spektralbereich mit einer Intensität von 4000 bis 5000 Lux zur Bestrahlung von Früh- und Neugeborenen mit Hyperbilirubinämie eingesetzt. Die Phototherapielampe enthält Leuchtstoffröhren, deren Wirksamkeit langsam abnimmt und die nach etwa 100 Betriebsstunden ausgewechselt werden. Ein am Gerät installierter Zähler registriert die Brennzeit. Die Phototherapielampe gibt mit dem blauen Licht auch gleichzeitig Wärme ab (Kap. 12.6.2).

10.4.2 UV-Bestrahlung

Ultraviolette Strahlen können künstlich, durch **Quecksilberdampf** in einem Quarzglas, erzeugt werden. Sie finden Anwendung zur Bestrahlung des ganzen Körpers (Höhensonne) oder von einzelnen Körperteilen (UV-Lampe). Sonnenlicht hat durch seine ultravioletten Strahlen eine ähnliche Wirkung (Kap. 10.4.2.2) und ist in der Regel, bei nicht zu langer Einwirkung, schonender.

Eine Bestrahlung mit ultraviolettem Licht wirkt sich bei einigen **Hauterkrankungen** günstig auf den Heilungsprozeß aus. Erfahrungsgemäß verbessert sich der Zustand der Haut, z.B. bei **Psoriasis**, durch Sonnenlicht oder Höhensonne.

Ultraviolettes Licht aktiviert die Bildung von **Provitamin D** in der Haut und wirkt auf die Steuerung des Calcium- und Phosphatstoffwechsels im Blut. **Nebenwirkungen** des ultravioletten Lichts sind starke Wärmentwicklung, Hautschädigungen schon nach kurzer Bestrahlungsdauer und Reizungen der Bindehaut der Augen.

10.4.2.1 UV-Lampe

Das ultraviolette Licht (das unter anderem eine keimreduzierende Wirkung haben soll) der UV-Lampe eignet sich zur kurzen Bestrahlung von einzelnen Körperteilen. Das kurzwellige Licht wirkt auf den gesamten Organismus. Neben der schon beschriebenen Aktivierung von Provitamin D und der Aktivierung des Calcium- und Phosphatstoffwechsels kommt es durch Hautreizung zu einer **Rötung der Haut** mit anschließender verstärkter **Pigmentierung** (Melaninbildung).

Die Haut bildet bei mehrmaliger Bestrahlung eine sog. Lichtschwiele als Schutz vor der Einwirkung der Strahlen. Die bestrahlte Haut bekommt eine gelb-bräunliche Farbe. Hautläsionen heilen in der Regel schneller ab.

Umgang mit UV-Lampe und Höhensonne

- Behandlung nur nach ärztlicher Verordnung
- gezielter Einsatz mit dem vorgeschriebenen Abstand (Gerätehinweis) von mindestens einem Meter zum Patienten
- Bestrahlungsdauer nur sehr kurz
- langsame Steigerung bei Höhensonne (Bräunungseffekt, die Haut wird weniger empfindlich, durch Verdickung der Hornschicht), z.B. Beginn mit einer Bestrahlung von zwei Minuten, Steigerung um je zwei Minuten jeden zweiten Tag
- Behandlung nur mit Schutzbrille
- die Pflegeperson muß ebenfalls eine Schutzbrille tragen, wenn sie das Kind bei der Bestrahlung festhält
- Kettchen oder ähnliche Gegenstände aus Metall abnehmen, es besteht Verbrennungsgefahr, da sich das Metall sehr stark erhitzt
- Eincremen der Haut mit Vaseline nach der UV-Bestrahlung

Für die Bestrahlung mit UV-Licht gelten die Regeln der Wärmebehandlung. Kleinkinder müssen gut festgehalten und der Abstand zum Gerät muß möglichst groß sein (Gefahr von Sonnenbrand und schweren Verbrennungen).

10.4.2.2 Sonnenbad

Kinder mit Hauterkrankungen sollen in den Sommermonaten ihren Körper möglichst viel dem Sonnenlicht aussetzen.

Je kleiner das Kind ist, desto größer ist die Gefahr von **Hautschädigungen** durch kurzwellige UV-Strahlen. Säuglinge und Kleinkinder dürfen nicht ohne **Kopf- und Augenschutz** (Sonnenhut, Sonnenbrille) und nur für wenige Minuten ohne **Hautschutz** (Sonnenschutzcreme) ein Sonnenbad nehmen.

Dauert das Sonnenbad länger als zehn Minuten, muß eine **Sonnenschutzcreme mit hohem Lichtschutzfakor** (mindestens 12 bis 15, bei Säuglingen 20 bis 25) aufgetragen werden.

Sonnenbäder dürfen, besonders im Frühjahr, nicht länger als maximal zehn Minuten dauern. Je jünger das Kind ist, desto weniger ist die Haut in der Lage, eine Lichtschwiele und damit

einen Schutz vor Hautschädigungen durch Sonnenlicht aufzubauen.

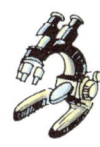

10.5 Anwendung von Frischluft, Dämpfen und Gasen

Die einfachste Methode der Anwendung von Gasen oder Dämpfen ist die Freiluftbehandlung mit frischer Luft, gefolgt von Dampfbädern (wie Kamillendampf) und Aerosolinhalation mit einem Inhaliergerät. Alle Anwendungen dienen der **Atemerleichterung**, sie sollen tiefes Durchatmen bei Atemwegserkrankungen, eine gezielte **Schleimlösung** und das **Abhusten** von Sekreten aus den Atemwegen ermöglichen.

10.5.1 Freiluftbehandlung

Eine Freiluftbehandlung kann bei Erkrankungen der Atemwege angewandt werden. Sie wirkt **beruhigend**, **schlaffördernd** und **atmungserleichternd**.

Eine Freiluftbehandlung darf nicht bei heißem oder nebligem Wetter und bei erhöhter Schadstoffkonzentration der Luft (Smog) vorgenommen werden, da dies die Atemprobleme des Patienten verstärken könnte.

Vorbereitung des Patienten
– Kontrolle der Körpertemperatur
– je nach Außentemperatur Kind warm anziehen mit Mütze, Söckchen, Handschuhen und zudecken

– bei Bedarf Wärmflasche in das Bett legen

Vorgehen
– Bett des Kindes an das offene Fenster oder auf den Balkon stellen
– bei Kleinkindern und Säuglingen darauf achten, daß sie sich nicht freistrampeln
– das Kind kann unter Aufsicht, solange es sich wohlfühlt und schläft, an der frischen Luft bleiben

Nach der Freiluftbehandlung erfolgt eine Kontrolle der Körpertemperatur.

10.5.2 Inhalationen

Unter einer Inhalation versteht man das zeitlich begrenzte **Einatmen** von medikamentösen Gasen, Dämpfen und sehr fein zerstäubten Flüssigkeiten. Durch die Inhalation gelangen Medikamente direkt in die Atemwege und entfalten ihre Wirkung schneller als oral verabreichte Medikamente. Da das Medikament direkt in die Atemwege gelangt, benötigt man im Vergleich zu anderen Verabreichungsarten eine wesentlich kleinere Menge. Unerwünschte Nebenwirkungen treten seltener auf, die Zufuhr des Medikaments kann bei Bedarf sofort gestoppt werden. Für die Inhalationstherapie stehen verschiedene Inhalationsgeräte zur Verfügung:

■ **Dosieraerosole**

Dosieraerosole (Taschensprays) sind klein und können unterwegs mitgeführt werden, da sie unabhängig von einem Stromnetz sind (Abb. 10-5 a). Dosieraerosole sind meist als

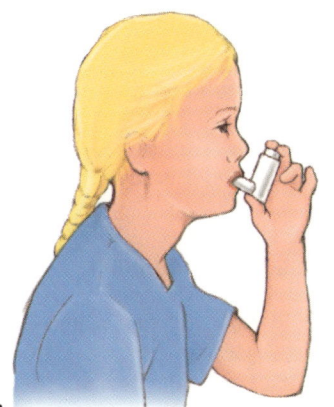
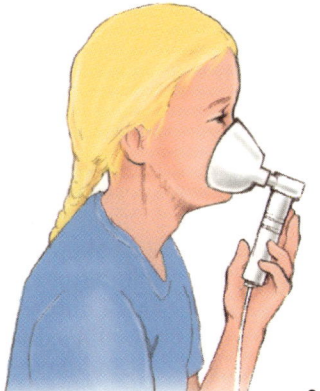
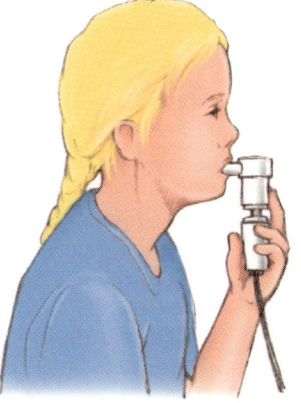

a   b   c

Abb. 10-5 a bis c Inhalationsarten. a) mit Dosieraerosol, b) mit Maske, c) mit Mundstück vom Membrankompressor

Notfallinhalationsgeräte, z.B. bei Patienten mit Asthma bronchiale, im Einsatz. Diese Inhalationsart geht zwar schneller als mit einem üblichen Inhalationsgerät, sie hat aber einen Wirkungsverlust des Medikaments zur Folge, da die Teilchen nicht so fein zerstäubt werden und durch den geringeren Druck (im Vergleich zu einem kompressorgesteuerten Inhalationsgerät) nur schwer in die unteren Atemwege gelangen.

Dosieraerosole sind nur bei größeren Kindern geeignet, da Säuglinge und Kleinkinder das Gerät nicht handhaben können oder Angstgefühle und Würgereiz entwickeln.

■ Inhalationsgeräte

Inhalationsgeräte werden mit einem elektronischen Kompressor netzabhängig betrieben und können mit einer Inhalationsmaske (Abb. 10-5 b) oder einem speziellen Mundstück (Abb. 10-5 c) ausgestattet sein. Das Medikament ist besser zu vernebeln als mit einem Dosieraerosol.

■ Druckluftgeräte der zentralen Gasversorgung

Druckluftgeräte, die an die zentrale Gasversorgung angeschlossen sind, bestehen aus einem Wandabnahmeventil mit Schlauch, einem Medikamentenbehälter mit Düse zur Vernebelung des Medikaments sowie einem Aufsatz mit Mundstück. Da weniger Druck entsteht als bei einem kompressorgesteuerten Inhalationsgerät, wird das Medikament nicht so fein zerstäubt.

Inhalationszusätze
- **Physiologische Kochsalzlösung**
  – sekretlösende Wirkung, Trägersubstanz für Medikamente
- **Broncholytika**
  – bewirken ein Abschwellen der Schleimhäute und eine Lockerung der Bronchialmuskeln (Broncholyse)
  – tropfenweise, nach Verordnung, zur Trägerlösung (NaCl 0,9 %) geben
- **Sekretolytika**
  verflüssigen das Bronchialsekret (Sekretolyse) durch eine Reduzierung der Oberflächenspannung und der Viskosität des Sekrets
- **Pantothensäure (Bepanthen)**
  – schützt die Schleimhaut

> **Broncholytika (z.B. Alupent®)** können vasodilatierend wirken und zu Tachykardie und Arrhythmien führen. Vor, während und nach der Inhalation muß eine genaue Pulskontrolle erfolgen. Bei Kindern, die bereits eine veränderte Pulsfrequenz und -qualität während einer Inhalation zeigten, ist die erneute Inhalation nur unter ständiger Pulskontrolle (Monitoring) vorzunehmen.

10.5.2.1 Medikamentöse Aerosolinhalation

Physiologische Kochsalzlösung wird mit und ohne medikamentöse Zusätze in einem kompressionsbetriebenen Inhalationsgerät zu Aerosolen (Schwebstoffen) vernebelt. Die **Inhalationsdauer** richtet sich entweder nach der Medikamentenmenge, der Anzahl der Atemzüge oder nach der ärztlich angeordneten Zeit. Meist dauert die Inhalation 10 bis 15 Minuten. Für die Häufigkeit der Inhalationen wird nach Verordnung ein genauer **Zeitplan** erstellt.

> **Inhalationen** sollten nicht direkt oder kurz nach einer Mahlzeit erfolgen, da das Kind bei Hustenreiz erbrechen und aspirieren kann. Orale, schleimlösende Medikamente sind vor der Inhalation zu verabreichen. Eine Vibrationsmassage des Brustkorbs zur Lockerung des Sekrets schließt an die Inhalation an.

Vorbereitung des Materials
Jeder Patient erhält täglich sein eigenes, desinfiziertes und sterilisiertes Inhalationsgerät (Schlauchsystem, Medikamentenbehälter und Inhalationsmaske oder -mundstück).
- Kompressor an den Netzstrom anschließen
- verordnetes Medikament mit zwei Milliliter NaCl 0,9 % in den Medikamentenbehälter füllen
- Medikamentenbehälter zuschrauben
- auf Dichtheit prüfen, bei Bedarf Dichtung gerade einlegen

Vorgehen bei der Inhalation mit einer Inhalationsmaske
Inhalationsmasken eignen sich vor allem für Säuglinge und Kleinkinder.
- Kind bequem hinsetzen oder so auf den Schoß nehmen, daß der Oberkörper aufrecht gelagert ist

– Vernebelungsmaske locker vor Mund und Nase halten, so daß möglichst wenig Aerosol verlorengeht
– die Maske darf nicht fest angedrückt werden, dies führt zu Unruhe und Angst, die Kinder drehen den Kopf weg
– bei Bedarf zur Beruhigung einen Schnuller anbieten

Vorgehen bei der Inhalation mit einem Mundstück

Bei größeren, aktiv beteiligten Patienten eignet sich die Inhalation mit einem Mundstück. Das Kind sollte vorher Gelegenheit haben, das Mundstück auszuprobieren und das Inhalieren zu üben.

– Mundstück auf die Zunge legen, der Mund muß das gesamte Mundstück fest umschließen
– das Kind soll während der Inhalation nicht durch die Nase einatmen (Nase zuhalten)
– das Kind soll langsam und tief bei aufgerichtetem Oberkörper einatmen, die Luft kurz anhalten (das Medikament verteilt sich) und, nachdem die Unterbrechertaste am Handstück gedrückt ist, langsam durch die Nase ausatmen

Nachsorge des Patienten

Angeordnete Vibrationsmassagen des Brustkorbs zur Sekretlockerung erfolgen immer nach der Inhalation.

Entsorgen des Materials

Das Inhalationsgerät wird nach jedem Gebrauch zerlegt, mit heißem Wasser ausgespült, abgetrocknet und in einem fusselfreien Tuch oder einer sauberen Papierhülle patientenbezogen aufbewahrt.

10.5.2.2 Kamillendampfbad

Bei einem Kamillendampfbad atmet der Patient die Wirkstoffe der Kamillenblüte (**Azulen**) mit dem **Wasserdampf** ein. Ein Kamillendampfbad ist sinnvoll bei Husten und Schnupfen oder Sinusitis. Es eignet sich nur für große Kinder und Jugendliche. Die Gefahr einer Verbrühung durch die heiße Flüssigkeit ist bei Kleinkindern zu groß. Ein Kamillendampfbad darf auch bei selbständigen Patienten nur unter Aufsicht angewandt werden.

Vorbereitung des Materials

– zwei bis vier Eßlöffel Kamillenblüten
– Kamillenblüten mit zwei Litern kochendem Wasser übergießen
– Kamillenaufguß fünf bis zehn Minuten zugedeckt und warmgestellt ziehenlassen (nicht mehr kochen)
– anschließend Aufguß abseihen (kräftige Farbe, dampfend heiß)
– Waschschüssel
– feste Ablage (Tisch)
– Badetuch zum Abdecken von Kopf, Hals und Schultern
– vorgewärmtes Handtuch
– Gesichtscreme

 Statt der Kamillenblüten kann man auch ein bis zwei Eßlöffel Kamillenextrakt (keine Badekamille) auf zwei Liter dampfend heißes Wasser geben.

Vorgehen

– Kind altersentsprechend informieren
– Kind vor die mit der dampfenden Kamillenlösung gefüllte Waschschüssel setzen, es soll den Kopf ohne Anstrengung darüberbeugen können, bei Bedarf die Schüssel ins Waschbecken stellen (sicherer Stand)
– Kopf, Hals und Schultern mit Badetuch bedecken, so daß der Dampf nicht entweichen und das Kind zehn Minuten bequem inhalieren kann
– die Augen sollen während des Dampfbades geschlossen bleiben

 Die Waschschüssel mit der dampfenden Kamillenlösung darf wegen der Verbrühungsgefahr auf keinen Fall schräg gehalten werden.

Nachsorge des Patienten

Nach Dampfbad das Gesicht mit klarem Wasser abwaschen lassen und mit dem vorgewärmten Handtuch abtrocknen. Meist sind auch die Haare feucht und müssen abgetrocknet werden.

Das Gesicht evtl. eincremen, den Patienten vor Zugluft schützen und ihm eine Kopfbedeckung aufsetzen.

10.5.3 Sauerstofftherapie

Die Sauerstofftherapie ist im Kap. 17.2.3 ausführlich besprochen.

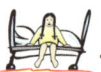

10.6 Massagen

Die Wirkung der Massage beruht auf der **mechanischen Behandlung der Haut** und dem tieferliegenden Gewebe. Dadurch erfolgt eine nervalreflektorische Beeinflussung von inneren Organen. Stoffwechsel und Kreislauf werden angeregt und positiv beeinflußt. Eine Massage kann sowohl anregend als auch beruhigend auf den gesamten Organismus wirken.

Massagemethoden

– Streichen
– Kneten
– Reiben
– Walken
– Klopfen
– Vibration
– Klatschen

Durch eine Massage entsteht ein **intensiver Kontakt** zwischen Kind und Pflegeperson, der durch die verstärkt spürbare Zuwendung Schmerzen lindern und Unwohlsein mildern oder beheben kann.

Im folgenden werden ein paar Massagebeispiele aufgeführt.

10.6.1 Bauchmassage

Bauchmassagen kommen vor allem bei Säuglingen und Kleinkindern mit Blähungen, Bauchschmerzen und Koliken zur Anwendung. Aber auch ältere Kinder empfinden eine sanfte Bauchmassage als sehr wohltuend. Bauchkrämpfe können durch eine sanfte, streichende Bauchmassage wesentlich gemildert werden. Eine etwa **zehn Minuten** dauernde Bauchmassage lindert Blähungen, regt die Verdauungsfunktion an (bei Obstipation) und fördert die Peristaltik des Darms.

Vorgehen

– Fingerspitzen mit etwas Baby- oder Massageöl geschmeidig machen

– die Massage in Höhe des Bauchnabels beginnen
– mit den Fingerspitzen in sanft kreisenden Bewegungen um den Bauchnabel herum massieren, den Kreis bis zum Rand des Rippenbogens ausdehnen

10.6.2 Rückenmassage

Bei Unruhe und Einschlafstörungen fördert eine Rückenmassage die Entspannung der gesamten Muskulatur. Das Kind sollte sich dazu in Bauchlage befinden. Eine sanft knetende und streichende Rückenmassage, unter Aussparung der Nierengegend, wirkt beruhigend und schlaffördernd.

10.6.3 Fußmassage

Bei einer Fußmassage werden reflektorische Nervenbahnen angesprochen. Der Körper entspannt sich, es erfolgt ein wohliges Wärmegefühl. Diese Massageart eignet sich bei unruhigen Kindern und Säuglingen mit Koliken.

Man beginnt mit vorsichtigen, kreisenden Bewegungen am Fußballen, streicht die gesamte Fußsohle kräftig aus und massiert mit dem Daumenballen die Fußsohle, den Fußrücken bis zum Knöchel hin. Zum Abschluß erfaßt man die Zehen einzeln mit Daumen und Zeigefinger und streicht sie vorsichtig zur Zehenspitze hin unter leichtem Zug aus.

Literaturverzeichnis

Beckert/Preuner: Hygiene für Krankenpflege- und medizinisch-technische Berufe (4. Aufl.). Georg Thieme Verlag, Stuttgart 1992
Juchli, L.: Pflege (7. Aufl.). Georg Thieme Verlag, Stuttgart 1994
Thüler, M.: Wohltuende Wickel (3. Aufl.). Maya Thüler Verlag, CH Worb 1990
Wichmann, V.: Kinderkrankenpflege (3. Aufl.). Georg Thieme Verlag, Stuttgart 1991

11 Pflege bei Frühgeborenen

Birgitt Killersreiter

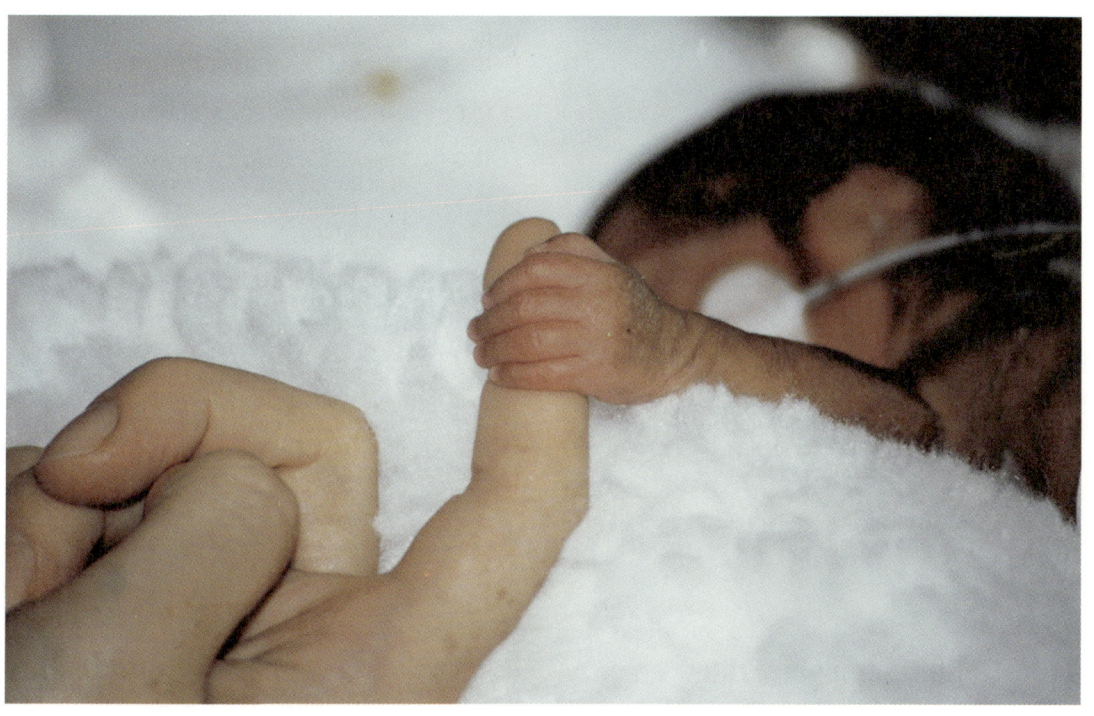

11.1	**Definitionen von Früh- und Neugeborenen**	120
11.1.1	Gestationsaltersbestimmung nach Finnström	121
11.1.2	Ursachen der Frühgeburtlichkeit . . .	121
11.2	**Patientenplatz auf einer Intensivstation für Früh- und Neugeborene**	123
11.2.1	Inkubator	126
11.3	**Erstversorgung im Kreißsaal**	127
11.3.1	Reanimation im Kreißsaal	128
11.3.2	Verlegung des Kindes	129
11.4	**Aufnahme eines Frühgeborenen** . .	129
11.5	**Pflege eines Frühgeborenen**	130
11.5.1	Minimal Handling, Sanfte Pflege . . .	130
11.5.2	Känguruh-Methode	131
11.5.3	Umgang mit Eltern von Frühgeborenen	133
11.5.4	Pflege im Inkubator	136
11.5.4.1	Thermoneutralpflege	136
11.5.4.2	Kontrolle der Körpertemperatur . . .	137
11.5.5	Pflege im Wärmebett	138
11.5.6	Beurteilung des Allgemeinbefindens	138
11.6	**Spezielle Beobachtungen bei Frühgeborenen**	139
11.6.1	Vitalzeichen	139
11.6.1.1	Puls	139
11.6.1.2	Blutdruck	139
11.6.1.3	Atmung	139
11.6.2	Ausscheidungen	140
11.6.2.1	Stuhlausscheidung	140
11.6.2.2	Urinausscheidung	140
11.6.2.3	Erbrechen	140
11.6.3	Haut und Schleimhäute	141
11.6.4	Augen	141
11.6.5	Abdomen	141
11.6.5.1	Ermitteln des Bauchumfangs	142
11.6.6	Körpergewicht und -länge, Kopfumfang	142
11.6.6.1	Ermitteln des Körpergewichts	142
11.6.6.2	Ermitteln der Körperlänge	143
11.6.6.3	Ermitteln des Kopfumfangs	143

11.7	**Sondierung des Magens bei Frühgeborenen**	143
11.7.1	Magenverweilsonden	144
11.7.1.1	Legen einer Magenverweilsonde über die Nase (nasal)	144
11.7.1.2	Legen einer Magenverweilsonde über den Mund (oral)	145
11.7.2	Ernährung über die Magenverweilsonde	146
11.8	**Komplette parenterale Ernährung**	147
11.9	**Das beatmete Früh- und Neugeborene**	148
11.9.1	Intubation	148
11.9.2	Extubation	150
11.9.3	Beatmungsgeräte	150
11.9.3.1	Funktionsprinzip der Beatmungsgeräte	151
11.9.3.2	Umgang mit Beatmungsgeräten	152
11.9.4	Überwachung des beatmeten Frühgeborenen	153
11.9.4.1	Monitoring	153
11.9.4.2	Arterielle Blutgasanalyse	155
11.9.4.3	Kapilläre Blutgasanalyse	156
11.9.5	Pflege eines beatmeten Frühgeborenen	157
11.9.5.1	Pflegeplanung bei einem extrem unreifen Frühgeborenen	158
11.9.5.2	Pflege eines Kindes mit Nasen-CPAP	163
11.9.6	Orales und nasales Absaugen	164
11.9.7	Endotracheales Absaugen	165
11.10	**Pflege und Krankheitsbilder Frühgeborene**	167
11.10.1	Soormykose	167
11.10.1.1	Pflege bei Kindern mit Soormykose	167
11.10.2	Nekrotisierende Enterokolitis	168
11.10.2.1	Pflege bei Kindern mit nekrotisierender Enterokolitis	170
11.10.3	Retinopathie	171
11.10.3.1	Prophylaktische Pflege zur Vermeidung von Retinopathien	171
11.10.4	Bronchopulmonale Dysplasie	172
11.10.4.1	Pflege bei Kindern mit bronchopulmonaler Dysplasie	173
11.10.5	Atemnotsyndrom	174
11.10.5.1	Pflege bei Kindern mit Atemnotsyndrom	175
11.10.6	Persistierender Ductus arteriosus Botalli	176
11.10.6.1	Pflege bei Kindern mit persistierendem Ductus arteriosus Botalli	177
11.10.7	Peri- und intraventrikuläre Hirnblutung	177
11.10.7.1	Pflege bei Kindern mit peri- oder intraventrikulärer Hirnblutung	178
11.11	**Das Entlassungsgespräch**	179
11.12	**Sterben und Trauer auf einer neonatologischen Intensivstation**	180
11.12.1	Trauerphasen der Eltern	180
11.12.2	Pflegerische Aspekte	180
11.12.3	Nottaufe bei einem sterbenden Kind	182
11.12.4	Hilfen für die Eltern während des Sterbeprozesses und in ihrer Trauer	182
11.12.5	Die Trauer des Pflegepersonals	184

11.1 Definitionen von Früh- und Neugeborenen

Die Auflistung der Definitionen von Früh- und Neugeborenen soll helfen, Diagnosen und Therapieschemata besser verstehen zu können.

Die **Neugeborenenperiode** dauert vom ersten bis zum 28. Lebenstag. Die **frühe Neugeborenenperiode** umfaßt die Zeit zwischen dem ersten und siebten Lebenstag, die **späte Neugeborenenperiode** den achten bis 28. Lebenstag.

Neugeborene mit niedrigem Geburtsgewicht, **LBW** (low birth weight infants), haben ein Geburtsgewicht unter 2500 Gramm.

Sehr untergewichtige Neugeborene, **VLBW** (very low birth weight), wiegen unter 1500 Gramm.

Extrem untergewichtige Neugeborene, **ELBW** (extremely low birth weight), wiegen unter 1000 Gramm.

Das **rechnerische Gestationsalter** (intrauterines Alter) bezeichnet die Zeit, die zwischen dem ersten Tag der letzten Periodenblutung und der Geburt vergangen ist. Das exakte Gestationsalter, gerechnet vom Zeitpunkt der Verschmelzung von Ei und Samenzelle, ist also kürzer, im Mittel um etwa zwei Wochen.

Durchschnittlich dauert eine Schwangerschaft, gerechnet vom ersten Tag der letzten Regelblutung, 280 Tage (40 Wochen oder 10 Mondmonate).

> Nach der Naegele-Regel errechnet sich der zu erwartende Geburtstermin wie folgt: erster Tag der letzten Periodenblutung plus sieben Tage, minus drei Monate

Neben der Einteilung nach dem Geburtsgewicht unterscheidet man noch, ob ein Kind zu früh, normal oder zu spät geboren (übertragen) wurde.

Ein **Frühgeborenes** ist ein Kind, das nach weniger als 37 Schwangerschaftswochen (weniger als 260 Tagen) geboren wurde (Abb. 11-1).

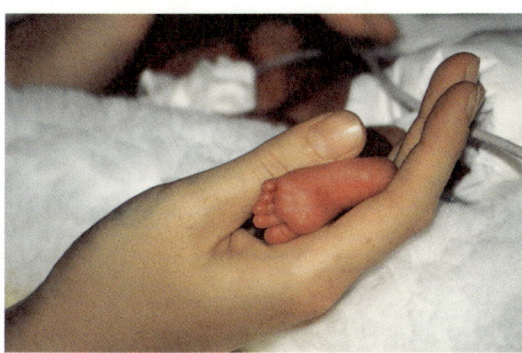

Abb. 11-1 Fuß eines kleinen Frühgeborenen

Ein **reifes Neugeborenes** wird mit einem Gestationsalter zwischen 37 und 41 vollendeten Schwangerschaftswochen geboren (260 bis 293 Tage).

Das **übertragene Neugeborene** hat ein Gestationsalter von 42 Schwangerschaftswochen oder mehr (über 294 Tage).

Ein weiteres Unterscheidungsmerkmal ist das Geburtsgewicht im Verhältnis zum Gestationsalter. Ist ein Neugeborenes bezogen auf sein Gestationsalter normalgewichtig, bezeichnet man es als **eutroph**, ist es untergewichtig als **hypotroph**, bei Übergewicht **hypertroph**. Wiegt beispielsweise ein reifes Neugeborenes 2000 Gramm, so ist es hypotroph, mit gleichem Gewicht mit einem Gestationsalter von 34 Schwangerschaftswochen ist es eutroph, nach 30 Schwangerschaftswochen hypertroph.

11.1.1 Gestationsaltersbestimmung nach Finnström

Für die klinische Bestimmung des **Gestationsalters nach Finnström** gibt es sieben zu beurteilende Kriterien:
– Hautdurchsichtigkeit
– Ohrmuschelknorpel
– plantare (an den Fußsohlen) Hautfältelung
– Brustdrüsengewebe
– Brustwarzenbildung
– Fingernägel
– Kopfhaar

Die Kinder erhalten anhand der Gestationsalterstabelle nach Finnström (Tab. 11-1) Punkte. Aus deren Summe läßt sich das Alter bestimmen (empirische Genauigkeit von +/– zwei Wochen). Unter dem Gestationsalter von 28 Schwangerschaftswochen werden die Ergebnisse ungenau. Einen sicheren Hinweis bieten fusionierte (noch verschlossene) Augenlider. Diese öffnen sich beim Feten mit 26 bis 27 Schwangerschaftswochen.

11.1.2 Ursachen der Frühgeburtlichkeit

Für die Frühgeburtlichkeit gibt es verschiedene Ursachen. Sie kann vom Kind aus, von der Mutter aus oder durch äußere Ursachen bedingt sein.

Vorzeitige Wehen sind durch eine **Infektion der Fruchthöhle** und des Kindes (Amnioninfektionssyndrom) möglich. Dabei gelangen über die Vagina Bakterien in die Fruchtblase und infizieren diese. Mutter und Kind erkranken an einer Infektion. Die Infektionsparameter im Blut der Mutter steigen an, sie entwickelt Fieber.

Bei **Mehrlingsschwangerschaften** (Zwillinge, Drillinge oder mehr) ist zu wenig Platz in der Gebärmutter. Diese Kinder müssen vorzeitig durch einen Kaiserschnitt (Sectio caesarea) entbunden werden.

Durch künstliche Befruchtung ist die Mehrlingsrate höher als im Normalfall.

Erkrankt die Mutter während der Schwangerschaft an einer **EPH-Gestose**, so muß die Frau vor einer **Eklampsie** geschützt und die Schwangerschaft vorzeitig beendet werden.

Das **soziale Umfeld**, z.B. ungenügende Wohnsituationen, schlechte finanzielle Verhältnisse und/oder Arbeitslosigkeit, gestörte Partnerschaften, sind Faktoren, die die Lebensumstände einer Schwangeren negativ beeinflussen und eine Frühgeburt begünstigen können.

Bei einer **Muttermundschwäche** (Zervixsuffizienz) verschließt sich der Muttermund während der Schwangerschaft nicht fest genug, was zu einer vorzeitigen Geburt führen kann.

Myome können in der Uterusschleimhaut Deformitäten verursachen. Aufgrund einer erhöhten Wehenbereitschaft besteht ein größeres Risiko für eine Frühgeburt.

Eine Frühgeburt kann jede schwangere Frau zu jedem Zeitpunkt der Schwangerschaft treffen. In der Geburtsmedizin gilt es, durch die Schwangerschaftsvorsorge und enge Überwachung von Risikoschwangeren Frühgeburtlichkeit zu verhindern. Eine optimale Betreuung von Frauen, bei denen eine Frühgeburt zu erwarten ist, erfolgt in einem

11

Tab. 11-1 Gestationsaltersbestimmung nach Finnström

Klinisches Kriterium	1 Punkt	2 Punkte	3 Punkte	4 Punkte
Hautdurchsichtigkeit	zahlreiche Venen, Verzweigungen und Venulae klar erkennbar, besonders über Abdomen	Venen und Verzweigungen erkennbar	wenige große Gefäße klar über Abdomen erkennbar	wenige große Gefäße undeutlich erkennbar oder keine Gefäße sichtbar
Ohrmuschelknorpel	im Antitragus nicht fühlbar	im Antitragus fühlbar	im Anthelix vorhanden	im Helix vollständig vorhanden
plantare Hautfältelung	keine Hautfältelung	nur vordere transverse Hautfalte	einige Falten über den vorderen zwei Dritteln	gesamte Sohle mit Hautfalten bedeckt, einschließlich Ferse
Brustdrüsengewebe (Durchmesser)	< 5 mm	5–10 mm	> 10 mm	
Brustwarzenbildung	Mamille kaum erkennbar, kein Warzenhof	Mamille gut erkennbar, Warzenhof vorhanden, nicht erhaben	Mamille gut erkennbar, Rand des Warzenhofs über Hautniveau	
Fingernägel	Fingerkuppen noch nicht erreicht	Fingerkuppen erreicht	Fingerkuppen erreicht bzw. überragt, distaler Nagelrand deutlich ausgebildet	
Kopfhaar	zart, wollen, flaumig, einzelne Haare nicht zu unterscheiden	kräftig, seidig, jedes einzelne Haar erkennbar		

Gesamtpunktzahl (7 Kriterien)		Schwangerschaftsdauer Tage	Wochen/Tage
7		191	27 + 2
8		198	28 + 2
9		204	29 + 1
10		211	30 + 1
11		217	31
12		224	32
13		230	32 + 6
14		237	33 + 6
15		243	34 + 5
16		250	35 + 5
17		256	36 + 4
18		263	37 + 4
19		269	38 + 3
20		276	39 + 3
21		282	40 + 2
22		289	41 + 2
23		295	42 + 1

Perinatalzentrum, wo das Frühgeborene nach der Geburt nicht außerhalb des Gebäudes transportiert werden muß. Durch die Anbindung einer neonatologischen Abteilung kann ein Frühgeborenes bedürfnisgerecht durch ein gut eingearbeitetes Team gepflegt und betreut werden.

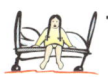

11.2 Patientenplatz auf einer Intensivstation für Früh- und Neugeborene

Auf einer Intensivstation ist der Patientenplatz ein hochtechnisierter Bereich. Durch die notwendigen Anschlüsse kann eine Vielzahl an technischen Geräten eingesetzt werden. Ein Patientenplatz wird jeweils für eine Aufnahme vorbereitet (Notfallplatz).

■ Versorgungsschiene

Sauerstoff-, Druckluft-, Vakuumanschluß und elektrische Leitungen mit Notstromleitungen befinden sich in der sogenannten Versorgungsschiene (Abb. 11-2). Dies ist eine Leiste,

die sich entweder an der Wand oder im Raum stehend befindet. Die Notfallsteckdosen sind speziell gekennzeichnet (arbeiten bei Stromausfall weiter).

■ Mischbox und Blender

Diese beiden Geräte sind an der Versorgungsschiene befestigt. Die Mischbox besteht aus drei Sauerstoffbuchsen und ist mit dem Blender verbunden. Der Blender ist das Einstellungsventil für die Sauerstoffkonzentration. Der Sauerstoff aus der Versorgungsschiene hat eine Konzentration von 100 Prozent. An einem Regelventil (Blender) kann der Sauerstoff reguliert und mit Raumluft gemischt werden. Der Blender hat einen Schlauch mit einem entsprechenden Anschlußadapter für die Sauerstoffbuchse in der Versorgungsleiste. An diese Mischbox wird z. B. ein Flowmeter angeschlossen, das wiederum mit dem Beatmungsbeutel verbunden ist.

■ Flowmeter

Das Flowmeter besteht aus einem Behälter, der mit Aqua dest. gefüllt werden kann, um so den benötigten Sauerstoff zu befeuchten. Durch einen graduierten Zylinder mit einer

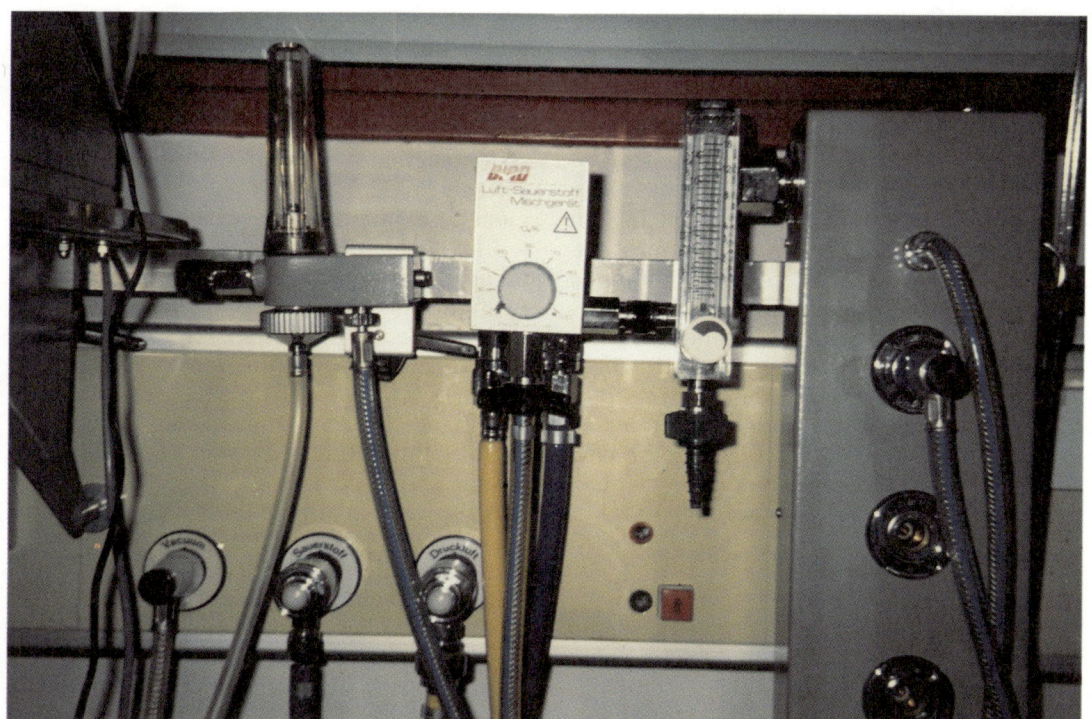

Abb. 11-2 Versorgungsschiene

11

Plastikkugel, die vom einfließenden Sauerstoff hochgedrückt wird, ist es möglich, den Fluß (Menge) des Sauerstoffs abzulesen. Die Flußgeschwindigkeit wird in Liter pro Minute eingestellt und abgelesen. Der graduierte Zylinder ist mit einem Stab versehen, der auf den Behälter aufgeschraubt werden kann und über den der Sauerstoff einströmt. Gleichzeitig besteht auf der Rückseite des Meßzylinders ein Anschlußadapter für die Sauerstoffbuchse. Ein Anschlußadapter für alle Arten von Latexschläuchen verbindet den Beatmungsbeutel mit dem Flowmeter.

■ **Absaugeinheit**

Die Absaugeinheit (s. Kap. 9, Abb. 9-6) besteht aus:
- Auffangbehälter mit einem Plastikbeutel für das abgesaugte Sekret
- Manometer mit Soganzeige
- Manometerschraube zum Einstellen des Sogs
- Vakuumschraube zum An- und Ausstellen
- zuführendem Schlauch (unterhalb des Manometers befestigt, stellt Vakuum her)
- Vakuumschlauch (an der Versorgungsleiste)
- Schlauch, mit dem der Absaugkatheter durch Fingerschloß verbunden ist

Das gesamte System ist luftdicht. Der Auffangbehälter wird bei Verlegung oder Entlassung des Patienten desinfiziert, der Plastikbeutel mit Sekret und der Schlauch mit dem Absaugkatheter bestehen aus Einwegmaterial.

■ **Manometer**

Dieses Meßgerät sieht einer Uhr ähnlich. Sein Zifferblatt ist in Zehnereinheiten eingeteilt. Das Manometer zeigt den momentanen Druck an, mit dem Sauerstoff in die Lunge gepreßt wird. Die Meßeinheiten sind in Zentimeter Wassersäule (cmH$_2$O) eingeteilt. Diese Meßeinheit ist separat an der Versorgungsschiene festzuschrauben und kann mit einem Druckschlauch mit dem Beatmungsbeutel verbunden werden. In den Beatmungsgeräten befindet sich ebenfalls ein Manometer.

■ **Verneblerheizung**

Die Verneblerheizung kann ebenfalls an der Versorgungsschiene befestigt werden und wärmt und feuchtet Sauerstoff oder Raumluft an. Sie ist aufgebaut in:
- Netzstecker
- Tastenfeld für Temperatureinstellung

- Alarmunterdrückung
- Anzeigenfeld für Temperatur und mögliche Fehler
- Buchse für den Verneblertopf
- Klemme für das Einlegen des zuführenden Wassersystems

Ein zuführender Schlauch verbindet die Heizung mit einem Flowmeter. Der Sauerstoff oder das Sauerstoff-Luft-Gemisch wird darüber in den Verneblertopf geleitet. Ein wegführender Schlauch mit einem Adapter ist am Verneblertopf festgesteckt. Eine Öffnung für die Heizsonde befindet sich am Adapter, eine weitere am Ende des wegführenden Schlauchs. In dieser Öffnung ist eine Heizsonde zu befestigen, um die Temperatur der angefeuchteten Luft nochmals zu überprüfen, bevor sie zum Kind geleitet wird.

Der Verneblertopf nimmt den zugeleiteten Sauerstoff und das angesaugte Aqua dest. auf und erwärmt es. Die Heizsonde wird mit der Verneblerheizung verbunden und an den jeweiligen Öffnungen angebracht. Sie gibt die gemessenen Temperaturen an die Verneblerheizung weiter, die am Anzeigenfeld angezeigt werden.

■ **Beatmungsbeutel**

Mit dem Beatmungsbeutel kann der Patient manuell über eine Maske oder über den Tubus beatmet (bebeutelt) werden.
• **Anforderungen an einen Beatmungsbeutel**
- leicht zu handhaben
- leicht zu reinigen
- sterilisierbar
- wenig Fehlerquellen
- gut zusammensetzbar
- schnell zu reparieren

Es gibt mehrere Größen und entsprechende Beatmungsmasken:
- kleine Beatmungsbeutel für Kinder bis zu einem Jahr mit den entsprechenden Masken 0 für Frühgeborene, 1 für Neugeborene
- mittlere Beatmungsbeutel für Kinder bis fünf Jahre mit den Masken 2 für Säuglinge, 3 für Kleinkinder
- große Beatmungsbeutel für Jugendliche und Erwachsene mit den Masken 4 und 5
• **Bestandteile eines Beatmungsbeutels**
- Reservoirbeutel für Raumluft und Sauerstoff
- Anschlußadapter für den zuführenden Sauerstoffschlauch
- Einlaßventil zwischen Reservoir- und Beatmungsbeutel
- Beutel für die Kompression

– Ventilmembran, Exspirationsstutzen, Überdruckventil
– Adapter für das PEEP-Ventil und für die entsprechende Beatmungsmaske

Ein Beatmungsbeutel funktioniert in der Regel wie folgt:

Über den zuführenden Sauerstoffschlauch füllt sich durch das Einlaßventil der **Reservoirbeutel.** Beim Zusammendrücken des Beatmungsbeutels wird der Sauerstoff über eine Membran mit Ventilfunktion (Inspirationsventil) im Kopfstück des Beatmungsbeutels in die Lunge gepreßt. Dabei schließt sich gleichzeitig das untere Einlaßventil. Dieser Vorgang wird als Inspiration bezeichnet.

Erschlafft nun der Beutel, so öffnen sich die Exspirationsventile. Gleichzeitig bleibt das Inspirationsventil geschlossen.

Die Ausatemluft kann über den Exspirationsstutzen, an dem gleichzeitig ein **PEEP-Ventil**, also ein Widerstand, eingebaut ist, entweichen. Dieser Vorgang wird als Exspiration bezeichnet.

Atmet das Kind spontan, so wird durch den Atemzug der Sauerstoff aus dem Reservoirbeutel hochgezogen. Die Ventile öffnen sich und schließen sich je nach In- oder Exspiration. Das Kind muß auch hier gegen den Widerstand des PEEP-Ventils atmen. Somit entsteht in der Lunge ein Mindestdruck, der verhindert, daß die Lungenalveolen bei der Ausatmung zusammenklappen.

■ **Ablagen, Pflegeutensilien**

An die Versorgungsschiene sind diverse Ablagen geschraubt. Somit können Absaugutensilien (Absaugkatheter, NaCl 0,9%), Windeln etc. übersichtlich und hygienisch gelagert werden. Für die Pflegeutensilien empfiehlt sich eine Schale oder ein Körbchen (evtl. an der Versorgungsschiene festgeschraubt).

• **Zusätzliche Bedarfsgegenstände**
– Bespannungsset für Transoxode/Kapnode
– Kleberinge und Elektrolytflüssigkeit
– EKG-Elektroden
– Stethoskop
– Perfusor
– rektale Temperatursonde
– sterile Einmalhandschuhe
– sterile Absaugkatheter entsprechender Größe
– 2-ml-Spritzen
– Ampullen mit NaCl 0,9%
– Aqua dest. zum Durchspülen des Absaugschlauchs

■ **Monitor**

An jedem Patientenplatz befindet sich ein Monitor. Dieser ist über eine spezielle Anschlußbuchse mit der Versorgungsschiene verbunden. Es gibt Monitore, die über eine Direktleitung mit einem Zentralcomputer verbunden sind. Hierüber können alle Daten des Kindes innerhalb von 24 Stunden gespeichert, abgerufen und in einer Übersichtsgraphik ausgedruckt werden.

■ **Beatmungsgerät**

Siehe Kapitel 11.9.3

■ **Transoxode und Kapnode**

Das Meßgerät für die Sauerstoff- und Kohlendioxidmessung im Blut muß für eine Neuaufnahme vorbereitet werden. Das Meßkabel wird mit dem Monitor verbunden, die Schutzkappe vom Glaskopf entfernt und auf 44°C aufgeheizt. Dieser Vorgang dauert etwa zehn Minuten. Anschließend wird die feine Membran auf dem Glaskopf entfernt, der Glaskopf mit einem feinen Filterpapier gereinigt und ein Tropfen einer speziellen Elektrolytlösung aufgetragen. Der Glaskopf wird mit der neuen Membran, mit Hilfe einer Hülse, in der sich innen ein Stempel befindet, bezogen. Anschließend ist der Sensor zu eichen. Dabei wird der Glaskopf in ein Kalibriergerät (Eichgerät) gelegt und geeicht. Eine fertig geeichte und funktionstüchtige Transoxode/Kapnode muß an der Luft pCO_2 0 und pO_2 163 anzeigen (evtl. kleine Abweichung nach geographischer Höhe und aktuellem Luftdruck).

■ **Pulsoxymeter (spektralphotometrische Ermittlung der Sauerstoffsättigung mittels Oxymetrie)**

Dieses Gerät überwacht die Sauerstoffsättigung im Blut und gleichzeitig die Pulsfrequenz. Bei einer funktionierenden Transoxode/Kapnode erübrigt sich das Gerät (Kap. 17.2.3.1)

■ **Elektrisches Blutdruckgerät (Oszillometrie)**

Siehe Kapitel 8.3.5.2

■ **Invasive (blutige) Blutdruck- und Venendruckmessung**

Dafür werden ein Druckaufnehmer, Meßkabel, mit NaCl 0,9% gefülltes Infusionssystem für die Druckmessung und mehrere Perfusoren aufgebaut (Kap. 17.2.1, 17.2.2).

11

■ Wärmelampe

Für die Aufnahme des Frühgeborenen empfiehlt es sich, eine zusätzliche Wärmelampe bereitzustellen, um ein Auskühlen des Kindes zu vermeiden (Kap. 11.5.4.1).

■ Röntgenplatte

Beatmete Kinder benötigen bei Aufnahme meist ein Röntgenbild der Lunge. Die Röntgenplatte wird zum Anwärmen in den Inkubator gelegt.

■ Waage

Bei Aufnahme eines Kindes wird das Körpergewicht ermittelt. Für diesen Zweck wird die Waage entsprechend bereitgestellt und vorgewärmt.

11.2.1 Inkubator

An jeden Patientenplatz wird ein Inkubator gestellt (Abb. 11-3). Die Temperatur ist bei 35 °C eingestellt und wird bei Aufnahme nach dem Bedarf des Kindes reguliert. Der Inkubator ist mit Laken, Handtuch, Gelkissen, Fell etc. ausgestattet. Für die Anfeuchtung der Luft ist ein Flüssigkeitsbehälter für Aqua dest. angebracht.

Ein Inkubator ermöglicht
– ein konstantes, regulierbares Raumklima
– ständig zirkulierende Luft
– regulierbare Luftfeuchtigkeit bis 85 Prozent
– Sauerstoffzufuhr
– gute Beobachtungsmöglichkeit
– Infektionsschutz

■ Aufbau des Inkubators

Die **Doppelwände** bewirken einen Warmluftvorhang, der die Temperatur im Inkubator konstanthält, auch wenn die Inkubatorklappen geöffnet werden. Leise verschließbare **Eingriffsklappen**, die auch mit den Ellenbogen geöffnet werden können, ermöglichen ein hygienisches und geräuscharmes Arbeiten. Spezielle Öffnungen am oberen und unteren Ende des Inkubators sind mit einem Gummiring abgedichtet und ermöglichen eine problemlose Einführung von Beatmungsschläuchen und Infusionsleitungen.

Die stufenlos verstellbare **Liegefläche** ist evtl. mit integrierter Waage und einer Ablage für die Röntgenplatte bestückt. Die **Arbeitshöhe** ist verstellbar. Die meisten Inkubatoren

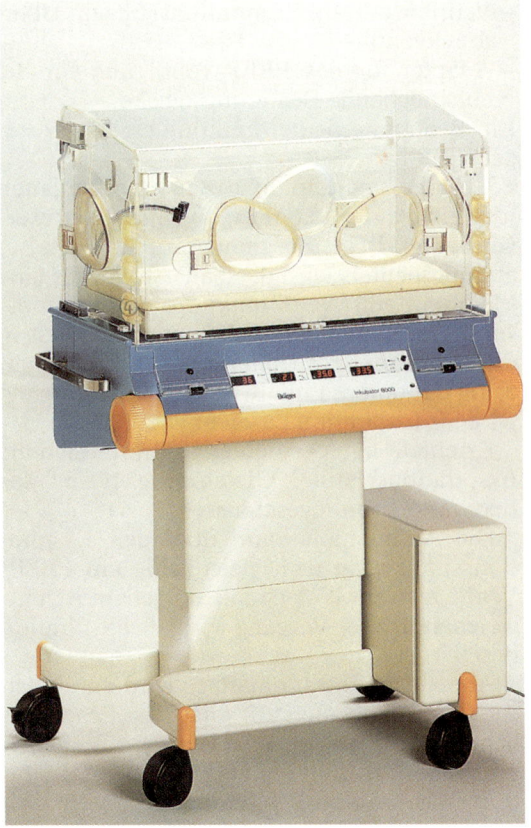

Abb. 11-3 Inkubator

haben eine geneigte Haubenoberseite, die Lichtreflexionen verringert.

An der Außenseite befindet sich das Bedienungsfeld für Sauerstoffkonzentration, Luftfeuchtigkeit und Temperatur (Regelung der Sauerstoffkonzentration und Luftfeuchtigkeit nur bei neueren Modellen möglich). Ebenfalls ist ein akustischer und optischer Alarm, mit verstellbaren Alarmgrenzen, angebracht.

■ Funktion des Inkubators

Steriles Aqua dest. wird über eine Heizspirale verdampft. Ein Ventilator verteilt die feuchte Luft im Inkubator. Gleichzeitig saugt ein Motor über einen Bakterienfilter Frischluft an. Diese nun keimfreie Luft wird durch die Heizspirale angewärmt und im Inkubator durch den Ventilator verteilt.

Die Einstellung von Luftfeuchtigkeit, Lufttemperatur und Sauerstoffbedarf erfolgt am Bedienungsfeld. Dabei müssen die Alarmgrenzen beachtet und die Daten alle zwei bis vier Stunden kontrolliert und dokumentiert werden.

■ Reinigung und Desinfektion des Inkubators

Ein Inkubator, in dem ein Kind liegt, wird nach drei bis sechs Tagen gewechselt. Bei älteren Geräten ist es möglich, das Inkubatorwasser regelmäßig auf Keime untersuchen zu lassen. Zusätzlich kann dem Wasser Micropur® zugesetzt werden, um ein Keimwachstum zu verhindern. Bei neueren Inkubatoren ist dies nicht mehr nötig, eine Untersuchung auf Keimwachstum erübrigt sich. Der Inkubator wird zur Reinigung mit einer Desinfektionslösung benetzt, die eine Stunde einwirken soll. Anschließend werden alle Flächen gründlich mit Aqua dest. abgespült und abgetrocknet. Bei bekannter Keimkontamination (z.B. Pseudomonas) werden die Konzentration des Desinfektionsmittels und die Einwirkzeit (je nach Herstellerangaben) erhöht. Der Bakterienfilter ist einmal pro Woche zu wechseln (Datum des Wechsels wird am Inkubator dokumentiert).

Wichtig ist es, alle gereinigten Inkubatoren mindestens 24 Stunden zu lüften, um zu verhindern, daß das Frühgeborene schädliche Dämpfe der Desinfektionslösung einatmet.

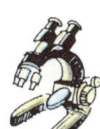

11.3 Erstversorgung im Kreißsaal

Bei einer Reanimation müssen das Pflegepersonal und die Ärzte einer Intensivstation Hand in Hand in einem Team perfekt zusammenarbeiten. Ruhe bewahren und jeden Handlungsablauf im voraus ahnen gehören ebenso dazu wie eine korrekte Vorbereitung der technischen Geräte und Medikamente sowie die Maßnahmen selbst. Dies setzt eine regelmäßige Schulung aller Personen voraus.

Für das Team einer neonatologischen Intensivstation gibt es drei Varianten einer Reanimation:
– die Erstversorgung im Kreißsaal
– die Reanimation auf der Intensivstation bei einem sich akut verschlechternden Zustand des Kindes
– die Reanimation in der Kinderklinik, in der sich die neonatologische Intensivstation befindet

■ Erstversorgung

Zuerst erfolgt ein Telefonat zwischen Gynäkologen und Pädiatern mit Angabe der Dringlichkeitsstufe und des Grundes (Schwangerschaftswoche, Zustand des Kindes, Art der Entbindung), weswegen das pädiatrische Team gerufen wird.

Anschließend wird auf Station das **Reanimationsteam** zusammengestellt.

Vorbereitung des Materials
- **Grundsätzlich**
– funktionsgeprüfter Beatmungsbeutel mit passender Maske (Frühgeborene „0"er-Maske, Neugeborene „1"er-Maske) und einem eingestellten PEEP-Ventil auf 3 mmH$_2$O
– Flow des Flowmeters sollte auf 4 bis 8 Liter/Minute eingestellt sein
– Absaugeeinheit überprüfen, Sog 0,2 bar, entsprechenden Absaugkatheter anschließen
– Stethoskop
– vorgewärmte Handtücher
– Kontrolle der Wärmelampen und eingestellten Heizungen am Reanimationstisch
- **Zur Messung der Vitalparameter**
– Blutdruckmanschette Größe 1 bis 2 für Frühgeborene, Größe 3 bis 4 für reife Neugeborene
– Blutdruckgerät
– digitales Fieberthermometer zur rektalen Ermittlung der Körpertemperatur
– Materialien zur Kontrolle der Blutgase (Kap. 11.9.4.2, Kap. 11.9.4.3)
- **Zur Intubation**
Siehe Kapitel 11.9.1
- **Zur Reanimation**
– Nabelvenen- bzw. -arterienkatheter (Größe 3,5 für Frühgeborene, Größe 5 und 8 für reife Neugeborene)
– Materialien zum Legen eines Nabelvenen- bzw. -arterienkatheters (Kap. 12.6.3.3)
– vorbereitetes Blutplasma als Volumenersatz (z.B. Serumar®)
– Notfallblutkonserve mit Anstechdorn, Blutfilter, Perfusorspritze
– Suprarenin 1:10000 in einer Fertigspritze (Adrenalin zur Anregung der Herztätigkeit bei Bradykardie oder Herzstillstand)
– Natriumbikarbonat 8,4% 1:1 verdünnt mit Glukose 5% (als Pufferung bei einer weißen Asphyxie)
- **Zur Verlegung**
– Materialien zur Venenpunktion

11

– Materialien für Blutentnahmen
– Materialien zum Anlegen einer Dauertropf-infusion
– Abstrichröhrchen
– Skalpell und Nabelklemme
– Material zur Injektion
– Konakion® 1 mg s.c. (Vitamin K)
– Magenverweilsonde Größe 3,5 Charr. für kleine Frühgeborene, Größe 5 Charr. für reife Neugeborene
– EKG-Elektroden

11.3.1 Reanimation im Kreißsaal

Die Reihenfolge der Tätigkeiten kann sich je nach dem Zustand des Kindes verändern (Abb. 11-4).

Vorgehen
• **Grundsätzlich**
– das Kind wird von der Hebamme auf den Reanimationstisch gelegt
– eine Pflegeperson saugt sofort oral ab, Vorsicht, der **Vagusreiz** ist auslösbar
– der Arzt hört die Lungen und das Herz des Kindes ab

– Kind abtrocknen, dabei sanft stimulieren und in ein frisches, warmes Handtuch umlagern
– Kind oral und nasal absaugen
– bei Bedarf Lunge des Kindes mit Beatmungsbeutel leicht überblähen und/oder Sauerstoff vorlegen

 Bei allen Maßnahmen gilt es, das Kind warmzuhalten und Durchzug zu vermeiden.

Haben sich die Vitalwerte des Kindes schnell normalisiert und sind stabil, können weitere Maßnahmen unterlassen und das Kind der Mutter auf den Bauch gelegt werden. Zeigt das Kind noch Anpassungsstörungen, erfolgt die Ermittlung der Vitalparameter.
• **Kontrolle der Vitalparameter**
– Blutdruckmessung (Kap. 8.3.5)
– Kontrolle der Körpertemperatur (Kap. 8.4.3)
– Blutgasanalyse
– Blutzuckerschnelltest

Extrem unreife Frühgeborene oder Kinder, deren Herz- und Atmungsaktivität auch nach einer gewissen Zeit sehr instabil sind, werden **intubiert** (Kap. 11.9.1).

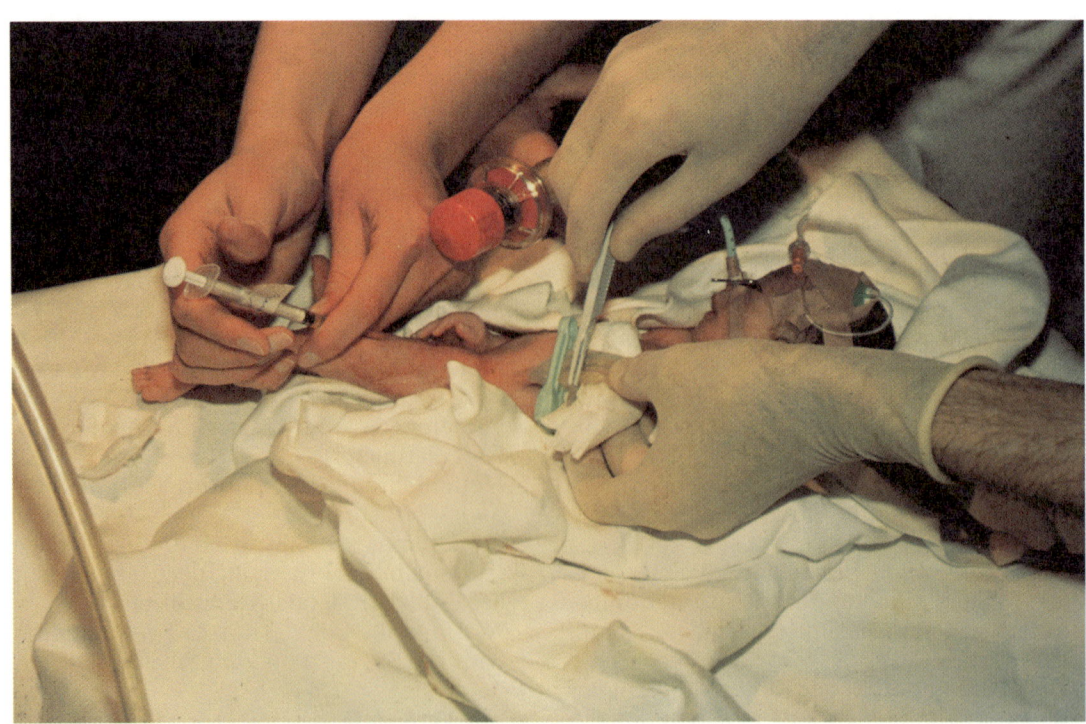

Abb. 11-4 Erstversorgung im Kreißsaal

■ Reanimation

Zeigt das Kind nach der Geburt keine Lebenszeichen, so ist eine erweiterte Reanimation erforderlich. Zusätzlich zur sofortigen **Intubation** (Atemwege freimachen) muß ein zentraler Zugang in Form eines Nabelvenen- oder -arterienkatheters gelegt werden. Durch einen Kreislaufstillstand sind periphere Venen oft schwer zu finden, und ein Legen eines peripher-venösen Zugangs ist dadurch erschwert.

Vorgehen

- Assistenz beim Legen eines zentralen Nabel-venen- oder -arterienkatheters (Kap. 12.6.3.3)
- Aufziehen von Volumenersatzmittel (z.B. Serumar®)
- Aufziehen der Notfallblutkonserve
- Vorbereitung der erforderlichen Medikamente nach ärztlicher Anordnung

Gegebenenfalls muß eine erfahrene Pflegeperson in dieser Situation die Medikamente und Volumenersatzmittel selbständig venös verabreichen. Die Gabe von Suprarenin® kann über den Tubus erfolgen (endotracheal).

Es ist eine genaue Absprache über die Zuständigkeiten erforderlich. Eine Person beatmet das Kind mit dem Beatmungsbeutel, eine weitere Person ist für die Herzmassage zuständig, eine Person verabreicht die Medikamente, eine vierte Person zieht die Medikamente auf und dokumentiert die verabreichten Medikamente, die Menge und den Zeitpunkt des Beginns der Reanimation.

11.3.2 Verlegung des Kindes

Liegt der Kreißsaal außerhalb eines Perinatalzentrums, so muß ein Krankentransport bestellt werden. Das Kind wird nur kreislauf- und atmungsstabil verlegt. Das Kürzen des Nabels, Legen einer Magensonde, erforderliche Abstriche, Blutentnahmen und die Gabe von Vitamin K subkutan sollten noch im Kreißsaal erfolgen.

Zur Verlegung wird das Kind in einen vorgewärmten **Transportinkubator** gelegt. Hier kann das Kind beatmet und am EKG-Monitor überwacht werden. Zusätzlich sind der Sauerstoffbedarf und die Sauerstoffsättigung im Blut meßbar.

Vor jeder Verlegung sollte es möglich sein, daß die Mutter und/oder der Vater das Kind nochmal sehen kann. Die Erstversorgung und Verlegung sollten sehr schonend erfolgen. Für das Kind bedeuten die ersten Lebensstunden außerordentlich viel **Streß**. Lange Transportwege und heftiges Schütteln während des Transports erhöhen die Gefahr einer Hirnblutung.

 Der Kopf des Kindes muß vor Erschütterungen geschützt werden, und die Transportwege sind so kurz wie möglich zu halten.

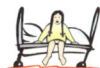 11.4 Aufnahme eines Frühgeborenen

Das Kind wird im Transportinkubator oder Inkubator auf die Intensivstation gefahren. Dort erfolgt eine kapilläre Blutgasanalyse. Je nach Ergebnis stellt der Arzt das Beatmungsgerät ein und gibt die Sauerstoffdosierung vor. Der **Notfallplatz** ist für das angekündigte Kind bereits vorbereitet (Kap. 11.2). Alle Überwachungsgeräte wie EKG-Elektroden oder Sauerstoffsättigungssensor werden entfernt, die Perfusorspritze aus dem Perfusor genommen, das beatmete Frühgeborene vom Beatmungsgerät des Transportinkubators getrennt, sofort in den Inkubator gelegt und an das vorbereitete Beatmungsgerät angeschlossen.

Das beatmete Frühgeborene darf keinesfalls zu lange ohne Beatmung bleiben. Leitungen, Kabel etc. dürfen nicht an Geräten oder anderen Gegenständen hängen bleiben.

Besteht keine Möglichkeit, das Kind im Inkubator zu wiegen, so kann dies vorher geschehen. Hierfür legt man das Kind auf eine bereitgestellte Waage, liest das Gewicht ab, legt das Frühgeborene anschließend in den Inkubator und schließt es an das Beatmungsgerät an. Die mitgeführten Handtücher oder Windeln müssen dann gewogen und vom Gesamtgewicht abgezogen werden. Besser ist es, das Kind bereits im Kreißsaal zu wiegen, um den Streß zu reduzieren.

Das beatmete Frühgeborene wird an die **Überwachungsgeräte** angeschlossen (Kap. 11.9.4.1) und seine Körpertemperatur ermittelt. Je nach Stabilität des Kindes können nun der Kopfumfang und die Körperlänge gemessen werden.

11

Das Kind ist durch die Erstversorgung im Kreißsaal und die Aufnahme auf Station sehr gestreßt. Die Körpermeßwerte können deshalb auch noch zu einem späteren Zeitpunkt, beispielsweise am nächsten Tag, ermittelt werden.

Je nach Zustand des Kindes erfolgen nun die weiteren medizinischen und pflegerischen Maßnahmen. Bei beatmeten Kindern wird die Lunge geröntgt, bei Sauerstoffbedarf ist eine arterielle Blutgasanalyse erforderlich. Es folgen Blutabnahmen, evtl. benötigt das Kind Medikamente, Volumen zur Kreislaufstabilisation oder Surfactant®.

Die Pflegeperson
– versorgt den Nabel (offene Nabelpflege)
– klebt einen Urinbeutel an
– fixiert bei Bedarf erneut den Tubus
– saugt das Kind bei Bedarf oral, nasal, endotracheal ab
– legt eine nasale oder orale Magensonde
– dokumentiert die Vital- und Beatmungsparameter, Tubusgröße und -länge
– beobachtet den Allgemeinzustand des Kindes
– überwacht die laufende Infusion
– lagert das Kind bequem
– dokumentiert die Aufnahme

Gerade bei der Aufnahme eines Kindes gilt Minimal Handling. Zügig am Kind arbeiten und ihm so schnell wie möglich Ruhe gönnen.

Der Arzt ermittelt die **Reifezeichen** des Kindes, untersucht es auf seinen Allgemeinzustand und dokumentiert ebenfalls die Untersuchungsergebnisse. Bei der Aufnahme eines Kindes ist **Teamarbeit** äußerst wichtig. Die vielen gleichzeitig anfallenden Tätigkeiten können nicht alleine von einer Pflegeperson geleistet werden.

Nach der Aufnahme müssen der Transportinkubator gereinigt, bei Bedarf der Notfallkoffer kontrolliert und aufgefüllt und verwaltungstechnische Aufgaben erfüllt werden.

11.5 Pflege eines Frühgeborenen

11.5.1 Minimal Handling, Sanfte Pflege

Schwerstkranke Patienten, Früh- und Neugeborene benötigen ihre **Ruhe**. Es ist sehr schwierig, Eingriffe zu vermeiden und von größeren Manipulationen Abstand zu nehmen. Dabei sollte jeder daran denken, daß jegliche Handlung für das Frühgeborene und kranke Neugeborene **Streß** bedeutet.

Auf neonatologischen Intensivstationen findet eine Überstimulation mit Reizen statt, die die kleinen Patienten nicht verarbeiten können. Zusätzlich sind die meisten Eingriffe unangenehm oder gar schmerzhaft. Da ist beispielsweise die harte Röntgenplatte, der feuchte Tupfer, mit dem das Gesicht gewaschen wird, oder die ständigen kapillären Blutentnahmen und das tracheale Absaugen.

Diese Kinder können sich nicht verbal äußern, sondern nur durch Mimik, Gestik, mit einer erhöhten Herzfrequenz, Weinen, Grimassieren, Sauerstoffabfällen und Bradykardien.

Für das **Pflegepersonal** und die **Ärzte** bedeutet dies:
– sich den Bedürfnissen des Kindes anzupassen
– koordiniertes Arbeiten des Teams am Kind
– ständiges Hinterfragen, ob eine Handlung wirklich nötig ist
– Prioritäten setzen (Wichtiges muß sein, Unwichtiges ist zu unterlassen)
– dem Kind Ruhepausen gönnen (mindestens vier Stunden)
– längere Eingriffe unterbrechen, darauf hinweisen, daß es dem Kind zuviel sein kann
– Handlungen zügig vornehmen, ständiges „fummeln" bedeutet ebenfalls Streß

Es ist nicht zu vergessen, daß das Frühgeborene sich zu diesem Zeitpunkt noch im Mutterleib befinden müßte. Die Wahrnehmungsfähigkeit ist gerade so entwickelt, daß sich der Fetus in seinem Mikrokosmos zurechtfindet. Im Mutterleib hat alles einen bestimmten Rhythmus, Bewegungsmuster werden geübt, Körperempfinden (Hand in den Mund stecken) entdeckt. Das gesamte Umfeld ist dunkel, warm, der Herzschlag der Mutter vertraut und beruhigend. Die Gebärmutterwand bildet eine beschützende Begrenzung, in die der Fetus treten, von der er sich abstoßen, drehen und wenden kann.

Nach der zu frühen Geburt tun Hebammen, Geburtshelferinnen/-helfer, Kinderkrankenschwestern/-pfleger und Neonatologen ihr Möglichstes, um diesen Kindern zu einem guten Start zu verhelfen. Dieser Start hat jedoch nichts mehr mit der Geborgenheit im Mutterleib zu tun. Für eine kontinuierliche

Überwachung oder eine notwendige Reanimation müssen diese Kinder auf einer Intensivstation behandelt, gepflegt und überwacht werden, was nur durch einen sehr hohen technischen Aufwand möglich ist. Gerade hier beginnen die Ansätze, trotz allem eine dem Kind entsprechende Pflege vorzunehmen, die Frühgeborenen **sanft** und **individuell** zu pflegen und vor Überstimulationen zu schützen. Um diese Pflege bedürfnisgerecht auszuführen, müssen einige Grundsätze beachtet werden.

• **Lichteinwirkung**

Im Mutterleib ist es dunkel, und die Kinder schlafen die meiste Zeit während der Schwangerschaft. Deshalb gehört zur sanften Pflege:
– auf einen bedürfnisgerechten Tag- und Nachtrhythmus achten
– grelle Neonlichtbeleuchtung vermeiden
– Punktleuchten am Pflegeplatz anbringen (damit andere Kinder nicht gestört werden)
– dunkelrote Tücher über den Inkubator legen (ahmen die Lichtverhältnisse im Uterus nach)
– Kinder mit Kuscheltuch bedecken

• **Geräuschkulisse**

Im Mutterleib kann das Baby die Geräusche von außen nur gedämpft wahrnehmen. Um diesem Zustand gerecht zu werden, ist zu beachten:
– Alarmgeräusche so leise wie möglich und nur kurz alarmieren lassen
– Unterhaltung mit anderen Personen leise im Raum führen
– keine lauten Diskussionen am Inkubator
– Telefonklingeln leiser stellen (evtl. tragbares Telefon)
– nichts auf den Inkubator stellen
– Inkubatorklappen leise öffnen und schließen
– Walkman oder Kassettenrecorder im Inkubator mit Musik oder Stimme von Mutter (evtl. Herztöne) und Vater

• **Lagerung**

Die Bewegungen des Kindes im Mutterleib werden durch die Berührungen der Gebärmutterwand ausgelöst. Das Baby bewegt sich in allen Lagen, die es im späteren Leben erst wieder erlernen muß (Kap. 5). Im Inkubator liegt es in der Regel auf dem Rücken, es ist keine unmittelbare Begrenzung spürbar. Es bekommt kein Gefühl für seinen Körper und seine Mitte, deshalb:
– aus Handtuchrollen und Dekubitusfell ein Nest bauen

– Embryonalstellung mit Hilfe von weichen Lagerungskissen in U-Form ermöglichen (Zwischenräume des Körpers nicht blockieren, Kap. 5.2.2.2)
– in einer Hängematte aus Moltontüchern lagern
– mit wassergefüllten Handschuhen die jeweilige Lagerung stabilisieren (darauf achten, daß Bewegungen aber möglich sind)
– Begrenzungen anbieten
– vorsichtiger Lagewechsel des Schädels mit Hilfe eines Watteringes, um Schädeldeformationen zu vermeiden

 Keine Sandsäcke verwenden, da diese zu hart sind, nicht ausreichend stabilisieren und keine Geborgenheit vermitteln.

Die **sanfte Pflege** umfaßt die medizinische und pflegerische Behandlung des ganzen Kindes. Alle Pflegehandlungen sind den individuellen Bedürfnissen des Kindes anzupassen. **Baumwollmützchen**, **Socken** und **Handschuhe** verhindern den Verlust von Körperwärme.

Zittrige und aufgeregte Kinder mit stabilem Gesundheitszustand dürfen in einer **Waschschüssel baden**. Dabei ist zu beachten, daß dies langsam und ohne Hektik geschieht, sonst geht der Effekt verloren. Die Fußsohlen, den Bauch und den Rücken bei der täglichen Hautpflege sanft **massieren**. Hautverletzungen durch Nasentubus, Pflasterstreifen, Elektroden und zu straffes Wickeln von Sättigungssensoren sind zu vermeiden.

Nur Überwachungsgeräte einsetzen, die wirklich **sinnvoll** sind.

Medizinische Eingriffe, wie das Legen einer Infusionskanüle, zu zweit vornehmen. Wechseln des Inkubators, tracheales Absaugen, Wechseln der Beatmungsschläuche und tägliches Wiegen außerhalb des Inkubators sollten zu zweit erfolgen.

Auf mögliche Schmerzen des Frühgeborenen, z.B. Weinen, Grimassieren, Tachykardie, Bradykardie, Sauerstoffschwankungen, Apnoen, Veränderung der Hautfarbe, sensibel reagieren.

11.5.2 Känguruh-Methode

Ein Känguruh-Baby wird im Beutel der Mutter geboren. Dort trägt sie es so lange mit, bis das kleine Tier sich selbständig fortbewegen

11

kann. Im Beutel der Mutter findet das Känguruh-Baby in der ersten Zeit alles, was es zum Überleben braucht, Muttermilch, Wärme, Schutz und Geborgenheit. Nur im Beutel der Mutter kann es überleben.

1979 bestand in **Bogotá** (Kolumbien) ein erheblicher Mangel an Inkubatoren und Pflegepersonal. Aus dieser Not heraus, in Anlehnung an die Känguruh-Mutter, nahmen die verantwortlichen Ärzte und Kinderkrankenschwestern/-pfleger die Frühgeborenen und legten sie nackt und nur mit einer Windel bekleidet auf die Brust der Mutter. Es handelte sich dabei um Frühgeborene von 32 Schwangerschaftswochen mit einem durchschnittlichen Geburtsgewicht von 1250 bis 1750 Gramm. Zusätzliche Tücher schützten die Kinder vor Wärmeverlust. Es stellte sich heraus, daß diese Babys viel schneller an Gewicht zunahmen, früher als sonst gestillt werden konnten, die Aspirationsgefahr durch die aufrechte Halteposition erheblich vermindert wurde und keine Temperaturprobleme auftraten.

1989 wurde dieses mittlerweile von der **UNICEF** unterstützte Projekt vom Hammersmith Hospital in London aufgegriffen und zusammen mit der Universitäts-Kinderklinik Düsseldorf in einer Studie überprüft. Die Ergebnisse entsprachen denen aus Bogotá. Zusätzlich war festzustellen, daß die Eltern dadurch eine große Bereitschaft entwickelten, mit ihren Kindern zu schmusen und sie zu pflegen. Zudem besuchten sie ihre Kinder häufiger als die Eltern in einer Vergleichsgruppe, deren Kinder ausschließlich im Inkubator gepflegt wurden.

Einige Kliniken in Deutschland, Österreich, Schweden, Finnland und in der Schweiz haben diese Methode bereits mit ebenfalls großem Erfolg übernommen. Die Frühgeborenen, teilweise mit einem Geburtsgewicht von weniger als 1000 Gramm, werden zwischen die Brüste der Mütter oder auf die Brust des Vaters gelegt, mit Fellen und Tüchern geschützt (Abb. 11-5). Eine Wärmelampe ist meist nicht notwendig. Die Kinder können mit allen Elektroden und Beatmungsschläuchen aus dem Inkubator herausgenommen und gut überwacht werden (z.B. Herz- und Atemfrequenz, Temperatur). Eine Kinderkrankenschwester/-pfleger sollte im Zimmer anwesend oder in erreichbarer Nähe sein.

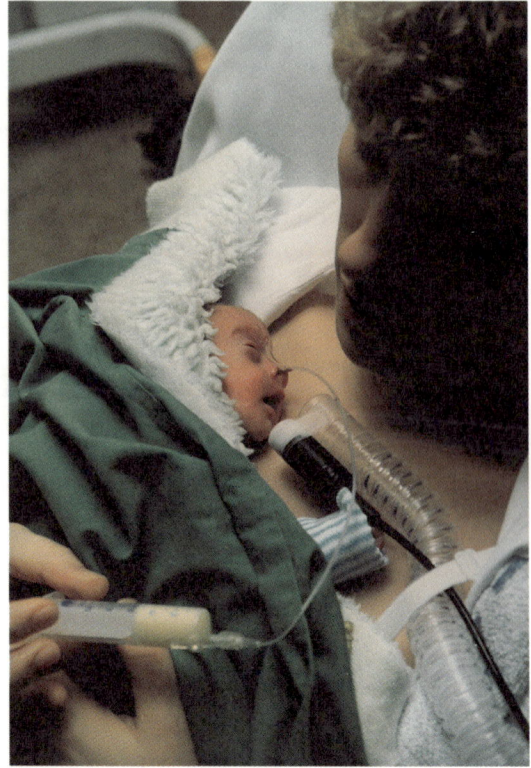

Abb. 11-5 Ein Frühgeborenes beim Känguruhn

Für temperaturinstabile, aggressiv beatmete oder akut kranke Kinder (z.B. bei Sepsis oder Schock) stellt das Känguruhn eine zusätzliche Belastung dar und ist deshalb nicht zu empfehlen.

Für langzeitbeatmete Frühgeborene mit beginnender oder schon vorhandener bronchopulmonaler Dysplasie (Kap. 11.10.4) kann das Känguruhn eine Besserung des Zustandes bewirken. Dafür gibt es noch keine Studien. Es besteht allerdings ein Erfahrungswert vieler Pflegepersonen (Kliniken).

Räumliche Voraussetzungen

– ausreichend Platz neben dem Inkubator
– Liegestühle oder bequeme Stühle, auf denen die Eltern gut sitzen oder liegen können
– geschlossene Fenster
– Durchzug vermeiden

Personelle Voraussetzungen

Das gesamte Pflegeteam und die betreuenden Ärzte müssen hinter dieser Methode stehen.

Im Umgang mit Eltern ist sehr viel Geduld nötig, denn sie sind in der Regel sehr unsicher bei der Pflege ihres winzigen Kindes.
– Eltern motivieren und anleiten
– Eltern das Gefühl der Sicherheit geben
– kontinuierliches Monitoring

Vorgehen
Mit den Eltern wird in aller Regel ein Termin abgesprochen. Vorzugsweise zu einer Tageszeit, in der es auf Station im allgemeinen ruhiger ist.
– Bereitstellen eines bequemen Liegestuhls
– Körpertemperatur des Kindes messen
– alle angebrachten Meßgeräte überprüfen
– Eltern auffordern, die Brust freizumachen
– Kind aus dem Inkubator nehmen
– auf die nackte Brust der Mutter oder des Vaters legen
– Kind mit einem Fell oder angewärmten Tüchern umhüllen
– Meßdaten überprüfen
– sich vergewissern, daß es dem Kind gut geht und sich die Eltern wohlfühlen
– die Dauer des Känguruhns bestimmen das Kind und die Eltern

Nachsorge des Patienten
– Kind wieder in den Inkubator legen
– Meßwerte überprüfen
– Körpertemperatur messen
– Vorgang und Dauer dokumentieren

11.5.3 Umgang mit Eltern von Frühgeborenen

Um eine optimale Elternbetreuung gewährleisten zu können, ist es notwendig, deren problematische Situation zu erkennen. Ein frühgeborenes Kind wird nur dann ganzheitlich gepflegt, wenn gleichzeitig auch eine effektive Elternarbeit erfolgt.

■ Die akute Situation

Die Mutter hat oft eine belastende Schwangerschaft, lange Klinikaufenthalte und eine schwere Geburt hinter sich. Diese Ereignisse müssen die neuen Eltern erst einmal verkraften. Gehören noch weitere Kinder zur Familie, treten diese nun zwangsläufig etwas in den Hintergrund.

Die Eltern müssen sich neben dem Schock der Frühgeburt in den Gesprächen mit Pädiatern und Geburtshelfern mit einer Fülle von Informationen auseinandersetzen und auch entscheiden, was das Beste für ihr Kind ist. Falls es sich um ein extrem unreifes Frühgeborenes handelt (unter 24 Schwangerschaftswochen), obliegt ihnen die schwere Aufgabe, einer Behandlung ihres Kindes zuzustimmen oder sich gegen medizinische Maßnahmen zu entscheiden. Da in den Gesprächsverlauf die Einstellung, die Hoffnung und die berufliche Erfahrung des Arztes miteinfließen, kann diese Mitteilung oder Information nur teilweise objektiv sein. Das Ausmaß dieser Entscheidungen ist den Eltern in dieser Situation noch nicht bewußt.

Das bedeutendste Problem der Eltern und vor allem der Mutter eines frühgeborenen Kindes ist die **Trennung von ihrem Baby**. In Perinatalzentren können Mütter ihre Kinder gleich nach der Geburt sehen und auf der Intensivstation besuchen. Für Frauen mit einer Kaiserschnittentbindung ist dies ein wichtiger Aspekt.

■ Selbstzweifel und Partnerschaft

Die Eltern müssen die Ereignisse erst verarbeiten. Schnell drängen sich bei der Frau Gewissensbisse auf. Habe ich alles für mein Kind getan? Habe ich mich während der Schwangerschaft falsch verhalten? Kann ich überhaupt ein gesundes Kind bekommen? Hätte ich nur dieses oder jenes während der Schwangerschaft nicht getan. Wie hätte ich die Katastrophe vermeiden können? Habe ich nun meinen Partner enttäuscht? War unsere Entscheidung richtig? Wie geht es unseren anderen Kindern? Überlebt unser Kind? Wird unser Kind behindert?

Diese Fragen begleiten die Eltern während der gesamten Zeit, die sie zusammen mit ihrem Kind auf der Intensivstation verbringen. Die Verarbeitung der Probleme muß in der Partnerschaft erfolgen. Manche Beziehungen überstehen diese extreme Situation nicht, da Schuldzuweisungen verletzen und kränken. Überdurchschnittlich häufig trennen sich Eltern von frühgeborenen Kindern.

■ Der Erstkontakt zum Kind

Der Vater sieht in der Regel sein Kind zuerst alleine auf der Intensivstation und kann seiner Partnerin davon berichten. Die Umgebung ist ihm fremd. Laute Geräusche, grelles Licht und ein professionelles Team ist rund um die Uhr im Einsatz. Alle kümmern sich um sein Kind, das er kaum unter den vielen Kabeln und Zugängen sieht. Ein betroffener Vater kann sich vorher schwer vorstellen, wie beispielsweise ein Kind mit 700 Gramm aussieht. Selten wird er versuchen, sein zartes und zerbrechlich aussehendes Kind anzufassen, wenn er nicht wiederholt und ausdrücklich dazu ermuntert wird. Das Aufklärungsgespräch mit der Einwilligung in den Behandlungsvertrag wird von einem Arzt geführt. In aller Regel kann der Vater in dieser Situation nur etwa ein Viertel dessen aufnehmen, was er an aufklärenden Informationen erhält. Seine Gedanken gelten dem Kind und seiner Partnerin. Der Vater ist somit einer Doppelbelastung ausgesetzt.

Mit vielen Eindrücken und Informationen muß er der Mutter Bericht erstatten. Er ist oft der Überbringer von schlechten Nachrichten.

Für die Mutter ist der erste Besuch bei ihrem Kind ebenfalls belastend. Oft quälen sie Selbstzweifel und das fehlende Muttergefühl. Normalerweise trauen sich jedoch die Mütter sofort, ihr Kind anzufassen. Fragen, die den Zustand und das Weiterleben des Frühgeborenen betreffen, werden von beiden Eltern bei jedem Besuch gestellt.

■ Beginn des Alltags auf der Intensivstation

Im Vordergrund stehen hier die aktuellen Probleme des Kindes. Sein Gesundheitszustand kann sich jeden Tag verändern und den Heilungsprozeß hinauszögern. Die Mutter will soviel wie möglich für ihr Kind tun und wenigstens die Muttermilch geben. Doch der Streß und das Gefühl, keine Mutter zu sein, bremsen evtl. den Milchfluß. Hoffnung und Trostlosigkeit wechseln sich ab. Über einen Zeitraum von Wochen befinden sich die Eltern in einem Wechselbad der Gefühle. Die Probleme der Geschwister kommen im Laufe der Zeit hinzu. Sie fühlen sich zurückgesetzt und können sich ihre Schwester oder ihren Bruder nicht vorstellen.

Je nach Unreife des Frühgeborenen oder nach der Ursache der Frühgeburtlichkeit ist das Kind unterschiedlich gefährdet. Lange Beatmungszeiten, die Gefahr einer Gehirnblutung oder sonstiger Komplikationen stehen immer im Raum. Gleichzeitig besteht die Angst der Eltern, daß ihr Kind evtl. später einmal behindert sein könnte. Die Unmöglichkeit, eine konkrete Aussage über die spätere Entwicklung ihres Kindes geben zu können, verunsichert noch mehr. Im Laufe der Zeit lernen die Eltern den Ablauf der Station kennen, die unterschiedlichen Persönlichkeiten und Arbeitsweisen. Haben die Eltern alle Hürden hinter sich gebracht, kommt eine neue Herausforderung. Ihr Kind wird demnächst entlassen, und die Frage „Schaffen wir das überhaupt?" steht im Vordergrund (Kap. 11.11).

■ Unterstützende Maßnahmen für die Eltern

Tägliche **Kinderarztvisiten**, zusammen mit dem Geburtshelfer bei der Wöchnerin oder Risikoschwangeren in der **Geburtsklinik**, können für die Mutter eine Vertrauensbasis schaffen. Sie lernt bereits jetzt die Personen kennen, die ihr Kind betreuen.

Informationsbesuche der Eltern auf der Intensivstation helfen, die Angst vor der Station abzubauen. Die Eltern lernen die Räumlichkeiten, den Tagesablauf und die dort arbeitenden Menschen kennen.

Besuche von Pflegepersonen und Aufklärungsgespräche über die pflegerische Vorgehensweise bei der Verlegung des Kindes können für die Eltern hilfreich sein. Die Mutter eines Frühgeborenen sollte mit Frauen, die ein gleiches Schicksal haben, in einem Zimmer liegen. Es ist für die Mutter eines Frühgeborenen schwer, andere mit ihren gesunden Neugeborenen zu sehen, während sie von ihrem Kind getrennt ist. Eine **psychologische Betreuung** sollte bereits in der Entbindungsklinik angeboten werden. Bei den Aufklärungsgesprächen des Arztes bei der Wöchnerin sollte immer eine Pflegeperson mit anwesend sein. Es ist von Vorteil, das Gespräch zu dokumentieren. So können Unsicherheiten des Pflegepersonals ausgeschlossen werden. Gegenseitiger **Informationsaustausch** zwischen Geburtshelfer, Hebammen, Pädiatern und Kinderkrankenschwestern/-pflegern verbessert die Zusammenarbeit zwischen den Abteilungen.

Beim **ersten Besuch** auf der Intensivstation sollte die betreuende Pflegeperson sich dem Vater und später der Mutter mit ihrem Namen vorstellen und die Eltern bereits an der Eingangstür empfangen. Eine genaue **Anleitung** in den **Hygienevorschriften** sollte von der Pflegeperson erfolgen. Anschließend begleitet die Pflegeperson die Eltern zum Kind.

Informationen über die jeweiligen Geräte können gegeben werden, jedoch nur, wenn die Eltern es wissen wollen. Am Anfang stehen diese Fragen noch nicht im Vordergrund.

Ein **Polaroidbild** von dem Neugeborenen wird dem Vater mitgegeben, damit sich die Mutter ihr Baby ansehen kann. Aussagen über den momentanen Zustand des Kindes kann eine kompetente Pflegeperson geben und den Eltern den behandelnden Arzt vorstellen.

Aufmunterungen, das Kind anzufassen, sind gerade in dieser Situation sehr wichtig. Die Eltern sollten sanft dazu gedrängt, jedoch nicht genötigt werden. Eine Möglichkeit ist, das Kind auf die Hände des Vaters oder der Mutter zu legen, „weil das Tuch unter dem Kind unbedingt gewechselt werden muß" und die betreuende Pflegeperson dabei Hilfe benötigt.

Ein **Informationsheft** der Intensivstation, das einfach, aber genau die wichtigsten Probleme eines Frühgeborenen, medizinische Betreuung und Pflege beschreibt, erweist sich meist als hilfreich.

Uneingeschränkte Besuchszeiten und die Möglichkeit, jederzeit auf der Station anrufen zu können, sind selbstverständlich. In manchen Kliniken dürfen auch Geschwisterkinder, Freunde und Verwandte das Frühgeborene nach Absprache besuchen. Für sie ist es dann viel leichter, die schwere Situation zu begreifen, und sie können die Eltern besser unterstützen, wenn sie das kleine Wesen selbst gesehen haben. Geschwister können sich ein Bild von ihrer Schwester oder ihrem Bruder machen und verstehen besser, warum die Mutter oder der Vater immer in der Klinik ist. Die Erfahrung zeigt, daß Kinder der Anblick eines so kleinen Kindes mit allen Schläuchen und Zugängen nicht abschreckt, sondern sie interessiert. Oftmals wird ihr Geschwisterchen mit der Puppe verglichen. Die Tatsache, daß die Lieblingspuppe größer ist als die Schwester oder der Bruder, finden sie beeindruckend.

Auch beatmete Kinder sollten von ihren Eltern gepflegt werden, die damit ein Stück Verantwortung erhalten.

Damit die Eltern das Gefühl erhalten, noch etwas zum Wohlbefinden ihres Kindes beigetragen zu haben, können sie ihm einen Walkman mit sanfter Musik oder den Stimmen der Eltern, selbstgestrickte Söckchen oder eine bunte Baumwollmütze mitbringen. Den Eltern ist es rechtlich erlaubt, Einsicht in die Krankenunterlagen ihres Kindes zu nehmen. Vorteilhaft ist es, wenn sie dies gemeinsam mit einer Pflegeperson tun. Dadurch können Verunsicherungen vermieden und Erklärungen sofort gegeben werden (z.B. medizinische Fachwörter).

■ **Kommunikation zwischen dem Krankenpflegepersonal und den Eltern**

Ein frühgeborenes Kind kann nur dann gesund werden und wachsen, wenn es geliebt und angenommen wird. Eltern und Kind bilden eine Einheit. Pflegende müssen das Zusammenwachsen in eine solche Einheit fördern. Dieser Prozeß läuft im wesentlichen über die Kommunikation ab. Eine sorgfältige Wortwahl, ein offenes Ohr für Probleme, eine Umarmung in Krisensituationen können eine Ebene schaffen, auf der Interaktion und Gespräche möglich sind. Gegenseitiges Verstehen der Probleme auch von seiten der Eltern, offene Aussprachen und Fragen sollten selbstverständlich dazugehören. Auf der Intensivstation ist das Pflegepersonal oftmals nervlich überbelastet. Streß, hoher Arbeitsaufwand und das Erkennen der eigenen Grenzen führen zu Anspannungen, die in die Gesprächsverläufe mit Eltern einfließen und zu Konflikten führen können. Die Gesprächsführung von seiten des Krankenhauspersonals muß erlernt werden. Fortbildungen und Rückmeldungen nach einem Gespräch unterstützen dies.

■ **Elterngruppen**

Eine Selbsthilfegruppe für Eltern von Frühgeborenen oder geleitete Elterngruppen, in oder außerhalb der Klinik, sind eine wichtige Unterstützung. Eine Elterngruppe kann ein Ort der Ruhe sein. Mal in sich hineinhorchen, die Probleme verarbeiten, sich aussprechen, die bedrückende Last von der Seele reden, sind oft ein Anliegen der Eltern. Gleichzeitig treffen sich hier auch andere Betroffene. Pflegerische oder medizinische Fragen, für die auf der Station keine Zeit war, können hier beantwortet werden. In der Selbsthilfegruppe bekommen Eltern Informationen von anderen Paaren und können evtl. auch einmal ein ehemaliges Frühgeborenes sehen. Informationen und Trost von anderen Eltern sind wesentlich glaubwürdiger als die von Ärzten und Kinderkrankenschwestern/-pflegern. Die Elterntreffs können unter einem bestimmten Thema stehen, z.B. „Wie war das Geburtserlebnis?" oder „Wir sind betroffen, wir haben ein behindertes Kind".

Die Leitung der Elterngruppen wird von betroffenen Eltern, Kinderkrankenschwestern/-pflegern, Sozialpädagogen oder Ärzten übernommen. 1991 wurde in Frankfurt der Bundesverband „Das Frühgeborene Kind e. V." ge-gründet. Diese Organisation ist ein Dachver-band, der alle Elterngruppen vereinigt, Infor-mationsmaterial erstellt, ein Mitteilungsblatt unter Beteiligung von betroffenen Eltern herausgibt, Adressenlisten weitergibt, Work-shops veranstaltet, Elterngruppen koordiniert und interessierte Eltern vermittelt. Gleichzei-tig wurde durch diesen Bundesverband eine breitere Öffentlichkeit über die Probleme der Frühgeborenen und ihrer Eltern angespro-chen.

11.5.4 Pflege im Inkubator

Der Inkubator (Kap. 11.2.1) wird eingeteilt in eine **obere** (saubere) **Hälfte**, die von Kopf- bis Nabelhöhe des Kindes verläuft, und in eine **untere** (unsaubere) **Hälfte**, vom Abdomen bis zu den unteren Extremitäten.

Alle Pflegeutensilien, saubere Wäsche oder Instrumente, die für die Versorgung des Früh- oder Neugeborenen steril bzw. keimarm sein müssen, werden in der oberen Hälfte des In-kubators eingeschleust.

Unsaubere Materialien, wie kontaminierte Wäsche, schmutzige Windeln, gebrauchte Tupfer, werden in der unteren Hälfte abgelegt und durch eine eigens dafür vorgesehene Öff-nung am Fußende des Inkubators ausge-schleust.

Bei **Dienstbeginn** muß eine gründliche **Rei-nigung** der **Hände** und Unterarme mit Wasser und Seife gemäß den Hygienerichtlinien erfol-gen. Anschließend ist eine **Händedesinfek-tion** mit einer Einwirkzeit von einer Minute notwendig.

> **Vor jedem Öffnen des Inkubators und Berühren des Kindes erfolgt eine Hände-desinfektion, ebenso nach dem Entsorgen schmutziger Gegenstände oder Unterbrechen der Pflege.**

Ein Beispiel aus dem Alltag: Das Notfalltele-fon läutet, die Pflegeperson unterbricht die Pflege und nimmt den Hörer ab, anschließend erfolgt eine erneute Händedesinfektion, bevor die Tätigkeit am Kind wieder fortgeführt wird.

> **Inkubatorpflege und die damit verbundene häufige Händedesinfektion sind nicht gerade hautfreundlich, deshalb ist es wichtig, sich so häufig wie möglich die Hände einzucremen.**

Während der Pflege sollten nur **zwei Eingriffs-öffnungen** benutzt und nach Beendigung oder Unterbrechung der Pflege sofort wieder ge-schlossen werden, um eine Auskühlung des Kindes zu vermeiden. Eine Ausnahme bilden Maßnahmen, bei denen zwei Personen zu-sammenarbeiten müssen (z.B. endotracheales Absaugen).

Bei größeren Eingriffen, wie dem Legen ei-nes zentralen Katheters, wird die **vordere In-kubatorklappe** ganz geöffnet, die Liegefläche horizontalgestellt und herausgezogen. Die Liegefläche kann nun mit sterilen Tüchern ab-gedeckt werden. So wird gewährleistet, daß der Eingriff unter sterilen Bedingungen erfol-gen kann.

Einmal täglich sollte der Innenraum des In-kubators mit sterilem Aqua dest. ausgewa-schen und nachgetrocknet werden. Alle übri-gen Metallteile und die Ablageflächen reinigt man mit einer Desinfektionslösung.

> **Niemals den Innenraum des Inkubators mit Desinfektionslösung auswaschen. Desinfek-tionsmitteldämpfe reizen die Haut und die Schleimhäute des Kindes.**

Ein **Vollbad** oder eine **Ganzkörperwaschung** ist auch im Inkubator möglich. Für das Baden ist es günstig, kleine Schüsseln zu verwenden, die problemlos im Inkubator Platz haben.

Das tägliche **Wiegen** findet, falls keine inte-grierte Waage vorhanden ist, außerhalb des Inkubators statt. Sehr unreife Frühgeborene sollten generell im Inkubator gewogen wer-den.

Um im Inkubator die **Bettwäsche** zu wech-seln, hält eine zweite Pflegeperson das Kind hoch, damit die andere problemlos arbeiten kann. Bei sehr kleinen Frühgeborenen wird nur verschmutzte Wäsche erneuert, um zu ge-währleisten, daß das Kind so wenig wie mög-lich belastet wird (Minimal Handling).

Beim Öffnen der vorderen Inkubatorklappe muß gleichzeitig eine Wärmelampe benutzt werden, um das Auskühlen des Kindes zu ver-meiden.

11.5.4.1 Thermoneutralpflege

Das reife Neugeborene kann geringe Wärme-verluste durch den Abbau der Glykogenvor-räte und des körpereigenen Fettgewebes aus-gleichen. Im Gegensatz zu größeren Kindern ist es hingegen auch dem reifen Neugeborenen nicht möglich, Wärmeverluste durch Muskelzittern auszugleichen.

Das Frühgeborene besitzt noch kein ausreichendes Fettgewebe. Außerdem ist der Regler des Temperaturzentrums im Gehirn noch unreif. Somit kann ein Frühgeborenes die Körpertemperatur nicht aufrechterhalten und Temperaturschwankungen nicht ausgleichen.

 Aus der genannten Unreife resultiert, daß ein Frühgeborenes erheblichen Gefahren durch Unterkühlung ausgesetzt ist.

Gefahren
- gesteigerter Verbrauch von Energie (Glukose) und Sauerstoff
- Gewichtsverlust durch den gesteigerten Verbrauch von Energie
- Hypoglykämien durch erhöhten Glukoseverbrauch
- gestörte Mikrozirkulation
- erhöhter Sauerstoffbedarf durch vermehrten Sauerstoffverbrauch
- Gefahr der Hirnblutung
- **Wärmeverluste entstehen durch**
- Verdunstungskälte
- Zugluft
- Abstrahlung von Wärme
- respiratorischen Wärmeverlust (über die ausgeatmete Luft gehen Wärme und Wasser verloren, wenn die eingeatmete Luft nicht ebenfalls eine Temperatur von 37 °C hat und angefeuchtet ist)
- transepidermalen Wasser- und Wärmeverlust (über die noch unreife Haut des Frühgeborenen geht Wasser verloren und bedingt ebenfalls einen Wärmeverlust)

Das Frühgeborene ist besonders durch **Auskühlung** gefährdet.
- **Im Kreißsaal**
- durch Verdunstungskälte (kommt naß auf die Welt)
- Zugluft durch offene Türen
- bei einer Reanimation durch unzureichende Wärmequellen

Prophylaxe
- Tücher vorwärmen
- Raumtemperatur bedarfsgerecht regulieren (mindestens 28 °C)
- Türen schließen
- Wärmelampe benutzen
- das Frühgeborene sofort abtrocknen, in vorgewärmte trockene Tücher umlagern und zudecken

- vorgewärmter Transportinkubator (37 °C)
- **Ärztliche Eingriffe**
- z.B. bei Blutentnahmen, Intubation

Prophylaxe
- Inkubatorklappen nur einseitig öffnen
- Wärmelampe wenn nötig
- Eingriffe so schnell wie möglich beenden
- bei Bedarf Kind zudecken
- **Diagnostische Eingriffe**
- Ultraschall, Echokardiographie, Röntgen

Prophylaxe
- Sonographiegel vorwärmen
- Röntgenplatte vorwärmen
- Türen schließen
- nur eine Seite des Inkubators öffnen
- Untersuchung unterbrechen, falls das Kind auskühlt
- **Pflegerische Tätigkeiten**
- z.B. beim Waschen, Wickeln, Umlagern, Physiotherapie

Prophylaxe
- im Inkubator Baumwollmützchen, Söckchen und Handschuhe anziehen
- unreife Haut mit Vaseline gut eincremen
- mit weichen Tüchern abdecken
- alle pflegerischen Tätigkeiten so schnell und behutsam wie möglich vornehmen

Über die noch unreife Haut kommt es bei einem Frühgeborenen zu einem Flüssigkeitsverlust (transepidermaler Wasserverlust). Dadurch bedingt, gehen Elektrolyte verloren, und es entsteht zusätzlich Verdunstungskälte. Bei älteren Inkubatoren ist es nicht möglich, die Luftfeuchtigkeit auf 80 Prozent zu halten. Hier ist es notwendig, die Kinder mit Vaseline einzufetten und zusätzlich mit einer Plastikfolie zu bedecken. Bei neueren Inkubatoren ist diese Methode nicht mehr notwendig. In manchen Kliniken wird die Haut der Kinder weiterhin mit Vaseline eingefettet.

11.5.4.2 Kontrolle der Körpertemperatur

Bei Früh- und Neugeborenen werden folgende **Meßmethoden** zur Kontrolle der Körpertemperatur (Kap. 8.4.3.2) angewandt:
- axillar bei Frühgeborenen unter 1500 Gramm, um Verletzungen am Anus zu verhindern
- rektal bei Früh- und Neugeborenen über 1500 Gramm
- mit **Thermofühler** über die Haut an der vorderen Bauchwand oder über eine Rektalsonde im Anus

Die Meßmethode mit Thermofühler ist besonders günstig bei extrem unreifen Frühgeborenen mit massiven Temperaturschwankungen. Die unreife Haut wird nicht zusätzlich belastet, das Kind nicht ständig gestört, und die Temperaturschwankungen können schnell ausgeglichen werden.

Die verschiedenen Thermometerarten sind im Kapitel 8.4.3.1 nachzulesen.

Rektale Messungen mit einer Schutzhülle sind bei Frühgeborenen verboten. Die Plastikhüllen haben eine sehr scharfkantige Schweißnaht, und die Verletzungsgefahr ist dadurch sehr hoch.

Bei extrem veränderter Körpertemperatur muß das Kind unbedingt nachgemessen werden. Eine gute Beobachtung ist besonders wichtig, da **Fieber** oder **Hypothermie** bei Frühgeborenen im Inkubator oft nicht erkannt wird, da die Inkubatortemperatur dem Kind angepaßt ist. **Hyperthermie** ist für den Kreislauf eines Frühgeborenen ebenfalls belastend. Das Frühgeborene versucht durch Tachykardie, Tachypnoe und Unruhe, die erhöhte Temperatur wieder auszugleichen.

11.5.5 Pflege im Wärmebett

Reife Neu- oder Frühgeborene, die ihre Körpertemperatur selbständig halten können, aber leichte Temperaturschwankungen aufweisen oder aus dem Inkubator ausgeschleust werden, liegen in einem Wärmebett.

Forderungen an ein Wärmebett
– leicht zu reinigen
– von allen Seiten zu öffnen
– Öffnungen für zuführende Leitungen
– vorhandene Abdeckplatte (besserer Wärmeschutz)
– regulierbare Temperatur (25 bis 30 °C)
– leicht zu reinigende Matratze
– Heizplatte
– Ablagefläche unterhalb des Bettes (für Pflegetablett)
– leicht und geräuscharm zu schieben
– arretierbar
Wenn das kleine Frühgeborene in das Wärmebett kommt, sollte es bekleidet und mit einer Mütze in eine Decke eingewickelt werden. Zusätzlich empfiehlt es sich, zwei Decken

darüberzulegen und die Temperatur des Wärmebettes auf die niedrigste Stufe zu stellen. Nach einer Stunde sollte die Körpertemperatur des Kindes rektal nachgemessen werden. Entsprechend der Körpertemperatur kann dann die Temperatur des Wärmebettes reguliert bzw. die zweite Decke entfernt werden.

11.5.6 Beurteilung des Allgemeinbefindens

Es gibt viele Ausdrucksmöglichkeiten, wie sich reife Neugeborene und auch Frühgeborene äußern können. Schmerzen werden von reifen Neugeborenen und natürlich auch von Frühgeborenen sehr wohl registriert und signalisiert (Kap. 26.2.5, Tab. 26-1). Von der achten bis zur 21. Schwangerschaftswoche führt jeder Schmerzreiz beim Feten zur Schmerzempfindung. Nach der 28. Schwangerschaftswoche ist es wahrscheinlich, daß der Fetus ein Erinnerungsvermögen für Schmerz besitzt.

■ Berührungsempfindlichkeit

Ein schrilles Schreien bei Berührung, oder schrilles Aufschreien, deutet immer darauf hin, daß das Kind sich sehr krank fühlt. Der gesamte Körper tut weh, es will in Ruhe gelassen werden. Dies ist häufig bei Kindern mit einer Sepsis zu beobachten. Berührungsunempfindlichkeit bei extrem unreifen Frühgeborenen kann ebenfalls auf eine Sepsis hinweisen. Sie sind schlapp, müde, nicht weckbar und haben keine Kraft für Aktivitäten.

Lokaler Schmerz im Zusammenhang mit einer Berührung an bestimmten Körper- oder Hautstellen kann auf eine Infektion, Thrombose bei liegendem zentralem Venenkatheter oder eine paragelaufene Infusion hindeuten.

■ Ausdrucksmöglichkeiten

Grimassieren ist eine häufige Ausdrucksmöglichkeit bei Frühgeborenen. Mit dem Einsatz der Gesichtsmuskulatur verändert sich der Gesichtsausdruck. Frühgeborene und reife Neugeborene können die Stirn runzeln, die Mundwinkel hoch- und herunterziehen und die Nase rümpfen. Je nach Ereignis kann dies Zustimmung oder Abneigung bedeuten.

Mit **Bewegungen**, wie dem Greifen mit den Händen und Fingern an den Mund, suchen die kleinen Frühgeborenen die vertraute Abgrenzung. Vor allem bei einer kapillären Blutentnahme werden die Beinchen ruckartig zurückgezogen.

Eine **Veränderung der Herzfrequenz** kann ebenfalls etwas über das Erleben eines Frühgeborenen ausdrücken. Eine hohe Herzfrequenz (Tachykardie) kann auf Schmerzen, Fieber und allgemeines Unwohlsein hinweisen. Eine niedrige Herzfrequenz (Bradykardie) deutet auf Überanstrengung oder Schmerzen hin.

 Bei einer Bradykardie ist genau darauf zu achten, ob sie auf eine zuvor erfolgte Apnoe (Unreife des Atemzentrums) oder durch eine anstrengende Manipulation wie bei Blutentnahmen oder einer Lumbalpunktion eintritt.

Oftmals ist die **Herzfrequenz** die einzige Möglichkeit, Rückschlüsse auf des Befinden des Kindes zu ziehen. Früh- und Neugeborene im Schock, mit massiven Ödemen und einer hochfrequenten Beatmung können sich durch Bewegung oder Grimassieren nicht mehr äußern. Gerade hier sollte mit dem Stationsarzt gemeinsam eine adäquate Schmerztherapie besprochen werden. **Allgemeines Wohlbefinden** ist sehr deutlich zu erkennen. Die Babys kuscheln sich in Embryonalstellung mit angezogenen Beinen in die bequemste Lage und schlafen friedlich. Werden sie hochgenommen, so machen sie ihre Augen weit auf und beobachten sehr genau die Umgebung. Ein Lächeln ist gar nicht so selten, was als ein Zeichen der Entspannung zu deuten ist.

11.6 Spezielle Beobachtungen bei Frühgeborenen

11.6.1 Vitalzeichen

Vitalzeichen sind beobachtbare und registrierbare Zeichen, die über lebenswichtige Körperfunktionen des Organismus Auskunft geben. Dazu gehören
– Atmung (Kap. 8.1)
– Puls (Kap. 8.2)
– Blutdruck (Kap. 8.3)
– Körpertemperatur (Kap. 8.4)
Vitalfunktionen müssen bei Früh- und kranken Neugeborenen regelmäßig kontrolliert und dokumentiert werden.

11.6.1.1 Puls

Ein Frühgeborenes hat normalerweise eine **Pulsfrequenz** von 100 bis 200 Pulsschlägen pro Minute. Pathologisch für ein Frühgeborenes ist eine Pulsfrequenz unter 100 Schlägen pro Minute. In Ausnahmefällen (z.B. hohe Körpertemperatur, Coffeingaben) sind 200 Schläge pro Minute zu registrieren. Diese hohe Pulsfrequenz reguliert sich im allgemeinen schnell wieder auf Normalwerte.

Bei reifen Neugeborenen und schon älteren Frühgeborenen sollte der Puls alle vier bis acht Stunden kontrolliert, bei akut kranken Neugeborenen kontinuierlich überwacht werden.

11.6.1.2 Blutdruck

Arterielle Blutdrucknormalwerte in mmHg bei Neugeborenen am ersten Lebenstag:
Frühgeborene bis 750 Gramm: 44/24 mmHg
Frühgeborene bis 1000 Gramm: 49/26 mmHg
Frühgeborene bis 2000 Gramm: 53/29 mmHg
Frühgeborene bis 2500 Gramm: 57/28 mmHg

 Um in der Früh- und Neugeborenenpflege die normalen Meßwerte des Blutdrucks besser behalten zu können, besteht die Möglichkeit, sich an dem mittleren arteriellen Druck (MAD) zu orientieren. Hierfür gilt folgende Faustregel: Schwangerschaftswoche vollendet plus Lebenstage.

Beispiel: Ein Neugeborenes von 28 vollendeten Schwangerschaftswochen sollte am ersten Lebenstag einen MAD von 28 mmHg haben.

11.6.1.3 Atmung

Jede geringste Veränderung des Gesundheitszustandes äußert sich bei einem reifen Neu- und Frühgeborenen in der Veränderung der Atmung. Aufregung gehört ebenso dazu wie eine Infektion. So können durch eine Beobachtung der Atemfrequenz, des Atemrhythmus, der Atemgeräusche, der Atemtypen und der Qualität der Atmung, zusammen mit den Veränderungen am Thorax, Rückschlüsse auf den Gesundheitszustand des Kindes gezogen werden.

11.6.2 Ausscheidungen

Bei der Pflege von Frühgeborenen ist die Beobachtung der Ausscheidungen für die Diagnose und die Kontrolle des Heilungsverlaufs bedeutend. Alle Ausscheidungen müssen beobachtet, regelmäßig kontrolliert, beurteilt und dokumentiert werden.

11.6.2.1 Stuhlausscheidung

Ein Neugeborenes kann die Stuhlausscheidung noch nicht selbst kontrollieren. Ist der Enddarm mit Stuhl gefüllt, so öffnet sich reflektorisch der Anus, und der Stuhl wird ausgeschieden (Kap. 8.7). Der Stuhl besteht aus eingedickten Verdauungssäften (Galle), Wasser, Darmbakterien (Colibakterien), Darmepithelien und Schleim.

Das **Mekonium** (Kap. 8.7.1) sollte sich in den ersten 24 bis 48 Stunden entleeren. Ist dies nicht der Fall, so muß an einen **Mekoniumpfropf** als Ursache einer zystischen Fibrose (Mukoviszidose) oder an Fehlbildungen im Magen-Darm-Trakt gedacht werden. Der klebrig-zähe Stuhl läßt sich am besten mit Wasser von der Haut entfernen. Für die Hautpflege am Gesäß genügt eine Vaselineschicht.

Durch Ernährungsprobleme, Flüssigkeitsmangel und allgemeine Darmträgheit können Störungen bei der Stuhlentleerung auftreten. Durch ausreichende Flüssigkeitszufuhr und Milchzuckerzusatz in der Anfangsnahrung bei reifen Neugeborenen ist eine **Obstipation** (Kap. 8.7.3) oftmals zu beheben. Gelingt dies nicht, so kann mit einem Mikroklist (Babylax®) die Stuhlentleerung angeregt werden. Weitere Beobachtungen bei der Darmentleerung sind Kap. 8.7 zu entnehmen.

11.6.2.2 Urinausscheidung

Urin (Harn) ist die von den Nieren gebildete Flüssigkeit, die Stoffwechselprodukte enthält. Diese Flüssigkeit wird über die Harnwege ausgeschieden. Bei gefüllter Blase wird der Harndrang ausgelöst, und es kommt zur Blasenentleerung. Ein Neugeborenes kann den Harndrang noch nicht kontrollieren. Die Blase entleert sich automatisch. In der Früh- und Neugeborenenintensivpflege werden bei der Beurteilung des Harns Rückschlüsse auf den momentanen Gesundheitszustand gezogen, z.B. Flüssigkeitsmangel oder Schock.

Frühgeborene können durch ihre unreifen Nieren den Urin nicht ausreichend konzentrieren, die Ausscheidungsmenge ist im Verhältnis zu ihrem Körpergewicht relativ hoch.

Mit Hilfe eines **Schnellteststreifens** können die Urinbestandteile analysiert werden. Bei positiv pathologischen Befunden muß der Urin im Labor untersucht werden. Unter dem Mikroskop lassen sich die Bestandteile genauer beobachten und differenzieren.

Bei einem Nachweis von Bakterien und Infektionszeichen beim Kind sollte eine **Urinkultur** angelegt werden.

Bei schwerkranken Früh- und Neugeborenen ist die Menge der Urinausscheidung wichtig für die weitere Therapie und Flüssigkeitszufuhr. Generell sollte bei diesen Kindern täglich über 24 Stunden die gesamte Ein- und Ausfuhr **bilanziert** werden (Kap. 24.2.4).

• **Die Einfuhr berechnet sich aus**
– Infusionsmenge
– Nahrungsmenge
– gelösten Medikamenten
– Kurzinfusionen

Blut und Blutbestandteile, einschließlich Humanalbumin, werden in die Einfuhr nicht miteingerechnet. Sollte es notwendig sein, die Transfusionsmengen ebenfalls zu erfassen, so geschieht dies gesondert.

• **Die Ausfuhr besteht aus**
– Urinmenge
– Stuhlmenge
– Erbrechen
– Körperflüssigkeiten aus Drainagen

Um bei Frühgeborenen eine genaue Flüssigkeitsausscheidung messen zu können, werden die trockene **Windel abgewogen** und der Wert notiert. Beim nächsten Windelwechsel wiegt man die nasse Windel. Aus der Differenz der zwei Meßwerte kann die Ausscheidungsmenge ermittelt werden. Auf einem speziellen **Bilanzbogen** werden vierstündlich die Einfuhr- und Ausfuhrmengen eingetragen und zusammengerechnet.

11.6.2.3 Erbrechen

Erbrechen ist ein wichtiger Schutzreflex des Körpers, der vom sogenannten Brechzentrum im verlängerten Rückenmark gesteuert wird. Durch die Retroperistaltik wird unter Einsetzen der Bauchpresse und durch Kontraktionen der Speiseröhre der Mageninhalt in den Mund entleert (Kap. 8.8).

Mögliche Ursachen

- bei Ernährungsbeginn zu viel Fruchtwasser im Magen
- Stenosen oder Fehlbildungen im Magen-Darm-Trakt (z. B. Pylorusstenose)
- zu hastiges Trinken
- zu schnelle Nahrungsverabreichung über Magensonde
- Magenreflux
- Virusinfektionen (z. B. Rotaviren)
- beginnende nekrotisierende Enterokolitis
- Nebenwirkung von Medikamenten
- Hirndrucksteigerung (z. B. Hydrozephalus)

Die **Menge** des Erbrochenen ist nur schwer zu bestimmen. Da das Erbrechen immer überraschend geschieht, sollten das Erbrochene begutachtet und die Menge abgeschätzt werden. Dabei ist besonders zu **beachten**:

- Häufigkeit (Flüssigkeitsverlust)
- Zeitpunkt (vor, während, nach der Mahlzeit, nüchtern)
- Art (schwallartig)
- Geruch (säuerlich, vergoren, süßlich)
- Beimengungen, Farbe
- Konsistenz

Als **Komplikation** durch das Erbrechen ist beim Frühgeborenen besonders die **Aspiration** zu erwähnen. Bei unreifen Kindern schließt sich der Kehldeckel beim Erbrechen nicht vollständig, und sie können den Kopf nicht zur Seite drehen, da dieser Reflex noch nicht ausgebildet ist. Durch häufiges Erbrechen ist der **Flüssigkeitsverlust** des Kindes hoch, gleichzeitig werden wichtige Elektrolyte über die Magensäure ausgeschieden.

11.6.3 Haut und Schleimhäute

Die allgemeine Beobachtung der Haut und Schleimhäute ist in Kap. 8.9 nachzulesen. Die häufigste Lokalisation von **Ödemen** bei Früh- und Neugeborenen sind Lid-, Fuß- und Handrückenödeme. Im fortgeschrittenen Zustand kann der gesamte Körper ödematös sein. Ursachen hierfür sind meist schlechte Kreislaufverhältnisse (z. B. Schock, nach Reanimation) oder auch zu hohe Flüssigkeitszufuhr bei gleichzeitig geringer Urinausscheidung (z. B. Niereninsuffizienz).

Die Haut ist gespannt, schlecht durchblutet, bei Palpation bleibt eine „Delle" zurück. In extremen Fällen kann es zum Aufplatzen der oberen Hautschichten kommen. Zunge, Lippen und Schleimhäute können bei einem Frühgeborenen auch eine Aussage über die aktuelle Oxygenisierung des Kindes geben. **Bläuliche Lippen** deuten auf einen Sauerstoffmangel mit Anstieg des Kohlendioxids hin, **blasse Schleimhäute** auf eine Anämie. Befinden sich auf der Zunge und auf den Schleimhäuten der Wangentaschen weißliche Beläge, so kann dies ein Hinweis auf eine Soorinfektion sein (Kap. 8.9.2).

11.6.4 Augen

Erst ab 25 bis 26 Schwangerschaftswochen öffnen sich die Augenlider beim Feten. Das bedeutet, daß Frühgeborene bis zu 26 Schwangerschaftswochen mit **fusionierten** (noch geschlossenen) Augenlidern zur Welt kommen. Schon ab 20 Schwangerschaftswochen verengt sich bei Lichteinfall die Pupille. Frühgeborene können Hell und Dunkel unterscheiden. Das Scharfsehen stellt sich erst Wochen nach der Geburt ein. Der gegebene Augentiefendurchmesser verhindert noch ein optisch scharfes Bild, die mangelnde Konvergenz und damit Schielneigung macht Doppelkonturen.

11.6.5 Abdomen

Nicht nur das Aussehen der Haut wird bei Früh- und Neugeborenen besonders beobachtet, auch der Blick auf den Bauch hat einen wichtigen Stellenwert. Besonders bei Frühgeborenen besteht die Gefahr einer nekrotisierenden Enterokolitis (NEC). Frühzeitige Wahrnehmung von Veränderungen des Abdomens können bei dieser Erkrankung das Leben des Kindes retten.

Veränderungen des Abdomens

- aufgetriebener Bauch, stehende Darmschlingen (Hinweise auf Luftansammlung im Darm, z. B. am Beginn einer NEC)
- harte Bauchdecke (Abwehrspannung des Peritoneums bei einer Peritonitis)
- weiches, geblähtes, schmerzunempfindliches Abdomen (z. B. Hinweis auf Meteorismus: Luftansammlung im Darm)
- verstärkte Bauchvenenzeichnung (sichtbare Venen bei aufgetriebenem Abdomen und hart gespannter Bauchdecke, z. B. Zeichen einer Peritonitis oder Sepsis)

- rötliche Flecken, Lokalisation meistens an den Flanken (Hinweis auf eine Peritonitis als Folge einer NEC)
- Druckempfindlichkeit, Schmerzen bei Palpation (z.B. Meteorismus, Peritonitis)
- Leistenbruch (Leistenhernie)
- Nabelbruch (Nabelhernie)

11.6.5.1 Ermitteln des Bauchumfangs

Bei Frühgeborenen mit Verdacht auf nekrotisierende Enterokolitis muß der Bauchumfang zweistündlich kontrolliert werden. Hier empfiehlt es sich, mit einem Filzstift die Meßstelle über dem Nabel zu markieren. Damit ist gewährleistet, daß immer dieselbe Ausgangsposition besteht und die Meßwerte vergleichbar sind.

Vorgehen
- Maßband zirkulär oberhalb des Nabels anlegen
- Meßwert ablesen

11.6.6 Körpergewicht und -länge, Kopfumfang

Um das Gedeihen eines Kindes beurteilen zu können, ist die tägliche Gewichtskontrolle notwendig. Außerdem müssen die Körperlänge und der Kopfumfang regelmäßig dokumentiert werden.

11.6.6.1 Ermitteln des Körpergewichts

Normalerweise wird das Früh- oder Neugeborene während der täglichen Körperpflege, oder nach Anordnung, gewogen.
  Dafür stehen verschiedene **Waagen** zur Verfügung:
- Digitalwaage
- Anzeigen- oder Neigungswaage
- integrierte Waage im Inkubator

Waagen bestehen in der Regel aus
- Wiegeschaale
- Anzeigenfeld (Digital- oder mit Grammskala)
- Hebel zum Feststellen der Waage

■ Wiegen eines Kindes auf einer Waage außerhalb des Inkubators
Vorbereitung des Materials
- Kontrolle der Gewichtsskala, Anzeige muß auf Null stehen

- Wiegeschaale mit einer Stoffwindel abdecken
- Windel wiegen, Gewicht notieren

Vorgehen
- Kind auf die Wiegeschaale legen
- Meßwert ablesen
- Gewicht der Windel abziehen

Das Kind sollte sich so wenig wie möglich bewegen. Das ist am besten möglich, wenn es nicht schreit. Deshalb ist es bei manchen Babys sinnvoll, sie in ein Fell oder in eine Stoffwindel gewickelt, also geborgen, auf die Waage zu legen (Kap. 5.2.2.3).

■ Wiegen eines Kindes im Inkubator mit integrierter Waage
Vorbereitung
- alle überflüssigen Gegenstände und Tücher aus dem Inkubator entfernen
- darauf achten, daß nichts an der Inkubatorwand anliegt

Vorgehen
- Pflegeperson hebt Kind von der Unterlage hoch
- eine weitere Pflegende eicht Waage auf den Nullpunkt
- Kind auf Unterlage zurücklegen
- Meßwert an der Anzeige ablesen

Der **Vorteil** bei dieser Wiegemethode ist, daß das Kind nicht aus dem Inkubator gehoben werden muß, was wiederum weniger Streß für das Frühgeborene bedeutet. Der **Nachteil** besteht darin, daß diese Waagen sehr störanfällig sind. Sie erfordern eine exakte Austarierung, und es darf nichts an der Inkubatorwand anliegen.

■ Wiegen eines beatmeten Kindes außerhalb des Inkubators

Schwieriger ist es, ein beatmetes Frühgeborenes zu wiegen. Ist im Inkubator keine Waage integriert, so muß das Kind außerhalb des Inkubators auf einer Digital- oder Anzeigenwaage gewogen werden. Dazu sollten immer zwei Personen zusammenarbeiten.

Vorbereitung
- Wärmelampe über die Waage stellen (Gefahr der Auskühlung)

Vorgehen

- Kind im Inkubator nackt in warme Unterlage (z.B. im Inkubator befindliches Handtuch oder Fell) einhüllen
- alle zuführenden Systeme sichern (genügend Handlungsspielraum beim Herausnehmen)
- Überwachungsgeräte am Kind belassen (plötzliche Verschlechterung möglich)
- Kind aus Inkubator nehmen (erste Pflegeperson)
- auf die Waage legen
- zweite Pflegeperson sichert die Beatmungsschläuche und hebt die sonstigen zuführenden Systeme hoch (sonst verfälschtes Gewicht)
- Meßwert ablesen
- Kind in Inkubator zurücklegen
- die auf der Waage verbleibende Unterlage wiegen und vom Gewicht abziehen

11.6.6.2 Ermitteln der Körperlänge

Bei Frühgeborenen wird in der Regel die Körperlänge im Inkubator gemessen. Auch dieser Meßwert ist wichtig, um die Entwicklung des Kindes kontrollieren zu können.

■ Ermitteln der Körperlänge im Inkubator

Vorgehen

- Kind auf Rücken legen
- Maßband (bei 0 Zentimeter) an Scheitelhöhe anlegen
- Beinchen sanft und vorsichtig ausstrecken
- Länge am Maßband an der Fersenhöhe ablesen

■ Ermitteln der Körperlänge mit Meßbrett

Bei kreislauf- und temperaturstabilen Kindern, z.B. auch reifen Neugeborenen, wird zum Ermitteln der Körperlänge ein Meßbrett oder eine Meßmulde verwendet.

Die Meßmulde besteht aus einer abwaschbaren Plastikschale. Ein feststehendes Brett zeigt den Nullpunkt an, ein weiteres Brett ist verschiebbar an der Seite befestigt. Auf dieser Seite ist eine Meßskala eingraviert, an der die Länge abgelesen werden kann (Abb. 23-12).

Vorgehen

- Meßmulde mit Stoffwindel auslegen
- Kind in Meßmulde legen
- mit dem Scheitel an das feststehende Ende mit Nullpunkt legen (erste Pflegeperson)

- Knie des Kindes sanft auf Unterlage drücken (zweite Pflegeperson)
- Beine etwas in die Länge ziehen
- bewegliches Meßbrett unter die Fußsohlen des Kindes schieben
- Meßwert an der Skala ablesen

11.6.6.3 Ermitteln des Kopfumfangs

Der Kopfumfang wird normalerweise einmal pro Woche gemessen. Anders verhält es sich bei Kindern mit Hirnblutung. Hier sind tägliche Kontrollen des Kopfumfangs erforderlich, um die Ausbildung eines Hydrozephalus (Kap. 22.4.1) zu erfassen.

Vorgehen

- Maßband zirkulär über die stärkste Stirn- und Hinterhauptsvorwölbung anlegen (sog. Hutmaß)
- Meßwert ablesen

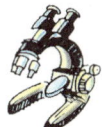

11.7 Sondierung des Magens bei Frühgeborenen

Bei Frühgeborenen bestehen unterschiedliche Indikationen zur Sondierung des Magens.

Indikationen

- **Zur Ernährung**
- bei nicht ausreichendem Saug- und Schluckreflex
- Gefahr der Aspiration
- häufige Apnoen bei Spontanatmung
- kranke Neugeborene, für die das Saugen zu anstrengend ist, z.B. bei Herzfehler
- Fehlbildungen am Kiefer (z.B. Pierre-Robin-Syndrom, Choanalatresien)
- Verletzungen im Kiefer- und Gaumenbereich
- allgemeine Trinkschwäche (Morbus Down, Neugeborenenikterus, Neugeboreneninfektion, Asphyxie)
- beatmete Kinder
- Kinder mit Nasen-CPAP (Kap. 11.9.5.2)
- komatöse Kinder
- **Zur Therapie**
- Magenablaufsonde nach Operationen (Operation bei nekrotisierender Enterokolitis)
- Magenablaufsonde, z.B. Reploglesonden mit Dauersog bei Ösophagusatresie
- Luftentleerung im Magen nach Intubation

11

– Magenspülung
– Schienung des Operationsgebietes, z.B. bei Ösophagusatresie
• **Zur Diagnostik**
– Gewinnung von Magen- oder Duodenalsaft
– Instillation von Röntgenkontrastmitteln zum Ausschluß einer Fehlbildung

11.7.1 Magenverweilsonden

Es stehen verschiedene Magenverweilsonden zur Verfügung (Kap. 20.2.1).
• **Früh- und Neugeborenenmagensonden**
Sie haben eine Größe von 2,5 bis 5,0 Charr. (Charrière-Skala, 1 Charrière: 0,33 mm). Sie bestehen aus Kunststoff mit einem Röntgenkontraststreifen.
• **Dauerernährungssonden**
Sie bestehen aus weichem, biegsamem Gummi, können, ebenfalls mit einem Führungsstab versehen, in den Magen eingeführt werden und dort dauerhaft verbleiben. Sie haben zusätzlich noch einen aufsetzbaren Konus, der auf die Ernährungsspritze paßt.
• **Reploglesonden**
Diese Sonden ähneln einem Absaugkatheter. Sie sind innen zweilumig und haben zwei Öffnungen am Ende, um darüber Magensekret und Schleim zu fördern. Das obere Ende ist aufgeteilt in ein Ansatzstück für das Vakuumsauggerät und in ein weiteres offenes Stück, über das eine Magenspülung vorgenommen werden kann. Diese Sonden fördern durch Sog ständig Sekret, was bei einer Ösophagusatresie besonders wichtig ist.

■ **Aufbau von Ernährungssonden**

Sonden sind **Schlauchstücke** aus Kunststoff oder einem weichen latexähnlichen Material mit einer Markierung, die am Naseneingang liegen muß. Achtung, diese Markierung bezieht sich auf die Durchschnittsgröße eines Patienten, ein Nachmessen ist immer nötig. An einem Sondenende befindet sich ein **Adapter** und/oder zusätzlich aufsteckbarer Konus mit Verschlußstopfen.

11.7.1.1 Legen einer Magenverweilsonde über die Nase (nasal)

Die **Größe** der Magensonde muß so gewählt sein, daß das Kind noch leicht durch die Nase **atmen** kann. Dünnlumige Magensonden eignen sich nicht als Ablaufsonden, da das Ma-

gensekret nicht zurücklaufen und keine Luft entweichen kann (Kap. 20.2.1).

Vorbereitung des Materials
– Magenverweilsonde
– 2-ml-Spritze
– hautfreundliches, vorgeschnittenes Pflaster zum Fixieren
– Indikatorpapier
– Stethoskop
– Einmalhandschuhe
– Ampulle NaCl 0,9% oder Aqua dest.
– Zellstoff zum Säubern der Nase
– Absauggerät (überprüfen)
– Absaugsonden bereitlegen
– Beatmungsbeutel und Maske
– wasserfester Filzstift
Frühgeborene und kranke Neugeborene müssen zusätzlich durch einen EKG-Monitor überwacht werden.

Vorbereitung und Lagerung des Patienten
Das Kind auf dem Rücken lagern, der Kopf sollte in Mittelstellung zum Brustkorb hin geneigt sein. Damit wird ein versehentliches Einführen der Magensonde in die Trachea vermieden. Bei Bedarf die Nase mit Tupfer reinigen.

Vorgehen
– hygienische Händedesinfektion
– Abmessen der Magensonde über äußeren Ohrhilus zur Nase, von der Nase zum Epigastrium (etwas unterhalb der Sternumspitze)
– abgemessene Länge mit Filzstift an der Magensonde markieren
– bei Bedarf Einmalhandschuhe anziehen
– Magensonde mit NaCl 0,9% oder Aqua dest. anfeuchten
– Magensondenverschluß öffnen
– Magensonde etwa fünf Zentimeter vor dem Magensondenende anfassen
– zügig über die Nase einführen
– am Nasenboden entlang nach hinten-unten über die Choanen in den Nasen-Rachen-Raum bis zur Markierung
Während des Legens der Magensonde ist auf evtl. Hustenreiz oder Zyanose zu achten, da dies Zeichen dafür sein können, daß die Magensonde in die Trachea (Luftröhre) gelangt ist.

Bei Hustenreiz oder Zyanose muß die Magensonde sofort gezogen werden. Das Kind benötigt in diesem Fall kurz eine Sauerstoffgabe über den vorgelegten Beatmungsbeutel.

Erbricht das Kind infolge des Würgereizes, der entstehen kann, wenn das Gaumensegel berührt wird, so ist evtl. ein **orales Absaugen** notwendig (Kap. 11.9.6). Nach einer Pause, und sobald sich das Kind wieder beruhigt hat, kann versuchsweise eine neue Magensonde gelegt werden. Während des Legens der Magensonde ist das Kind sorgfältig zu **beobachten**.

 Bei einer Apnoe oder Bradykardie (Monitoralarm) ist immer an einen Vagusreiz zu denken.

Die Lagekontrolle der Magenverweilsonde ist in Kapitel 20.2.1 nachzulesen.

■ Fixieren der Magensonde

Bei Frühgeborenen kann die Magensonde mit einem dünnen Pflasterstreifen an der Wange fixiert werden. Damit die Magensonde nicht verrutscht, wird dabei das Pflaster unter die Sonde gelegt, gekreuzt umgeschlagen und oberhalb der Oberlippe angeklebt. Es ist darauf zu achten, daß die Magensonde am Naseneingang nicht zuviel Spielraum hat. Durch das ständige Hin- und Herbewegen der Sonde könnte ein Vagusreiz ausgelöst werden.

Wird die Magensonde am Nasenrücken fixiert, so geschieht dies ebenfalls mit einem hautfreundlichen Pflaster.

 Es ist unbedingt darauf zu achten, daß die Magensonde beim Fixieren nicht nach oben gezogen wird, da es sonst zu Nekrosen am Naseneingang kommen kann.

Gefahren beim Legen einer Magensonde

Der **Vagusnerv** gehört zum vegetativen Nervensystem. Er entspringt im Gehirn und versorgt die gesamte Rachenhinterwand, den Magen und das Herz. Schon die geringste Manipulation (wie Legen einer Magensonde) kann bei den Frühgeborenen eine **Bradykardie** auslösen, die mit einer **Apnoe** einhergeht. Deshalb ist es äußerst wichtig, stets einen einsatzfähigen Beatmungsbeutel bereitzulegen, um bei Bedarf das Kind bebeuteln zu können. In jedem Fall ist die Tätigkeit sofort zu unterbrechen und die Magensonde zu ziehen.

Die Magensonde kann sich auch im Kehlkopfbereich aufrollen. Dabei besteht die Gefahr der **Aspiration** und wiederum die Gefahr eines **Vagusreizes**.

Liegt die Magensonde an der Magenschleimhaut an, kann dies zu **Schleimhautverletzungen** oder **Ulkus** führen.

Bei Kindern im Koma, mit fehlendem Hustenreflex oder mit nach oben geklapptem Kehlkopfdeckel gelangt die Magensonde leicht in die **Trachea**.

Manchmal wird die Magensonde zu tief vorgeschoben und befindet sich im **Duodenum**. Die verabreichte Nahrung wird dann im Magen nicht mehr verdaut.

Liegt die Magensonde zu hoch im Ösophagus (Speiseröhre), besteht ebenfalls eine **Aspirationsgefahr**.

Entfernen der Magensonde

– Pflaster mit Hautöl aufweichen
– Pflaster vorsichtig lösen
– Magensonde verschließen (sonst Aspirationsgefahr)
– Magensonde zügig ziehen
– Kind nasal absaugen bzw. mit einem gedrehten Zellstofftupfer die Nase reinigen
– Pflasterreste mit Benzin (Achtung Benzindämpfe) oder Hautöl entfernen

■ Pflege eines Kindes mit einer nasalen Magenverweilsonde

Die Magenverweilsonde wird in der Regel alle drei bis sieben Tage gewechselt, falls die Kinder sie sich nicht selbst ziehen. Die Nase wird mehrmals täglich mit einem gedrehten, NaCl 0,9 % getränkten Tupfer gereinigt. Borken lösen sich mit Hautöl. Wunde Stellen am Naseneingang werden mit einer speziellen Nasensalbe gepflegt. Das Fixationspflaster sollte, falls es noch ausreichend klebt und sauber ist, nicht gewechselt werden, da mehrmaliges Ablösen zusätzlich die Haut reizt. Weiteres ist in Kap. 20.2.1 nachzulesen.

11.7.1.2 Legen einer Magenverweilsonde über den Mund (oral)

Oral gelegte Magensonden lösen meist einen Würgereiz aus und lassen sich schlecht fixieren. Sie eignen sich bei einmaliger Verabreichung von Nahrung, nicht aber als Verweilsonde. Es gibt aber Indikationen, bei denen nicht darauf verzichtet werden kann.

11

Indikation
- **Zur Ernährung**
- bei Choanalatresie
- bei Fehlbildungen im Nasen- und Rachenraum
- **Zur Therapie**
- Absaugen im Kreißsaal von Fruchtwasser aus dem Magen
- hohes Kohlendioxid bei spontanatmenden Frühgeborenen durch eine Atembehinderung bei nasaler Magensonde
- **Zur Diagnostik**
- Gewinnen von Magensaft
- Gewinnen von Duodenalsaft
- Einbringen von Röntgenkontrastmittel
- Feststellen einer Ösophagusatresie

Vorgehen
- Magensonde abmessen, über Mund anliegend zum Kinn und Hals bis unterhalb der Sternumspitze
- Mund öffnen
- Magensonde etwa fünf Zentimeter vor der Spitze anfassen und über den Rachen nach hinten-unten zügig einführen
- nicht an der Rachenhinterwand stochern
- das Gaumensegel nicht berühren
- Fixieren der Magensonde mit hautfreundlichem Pflaster an der Wange oder am Kinn

Der restliche Vorgang entspricht dem Legen einer nasalen Magensonde (Kap. 11.7.1.1).

11.7.2 Ernährung über die Magenverweilsonde

Alle Milchnahrungen für Früh- und Neugeborene können problemlos über die Magenverweilsonde verabreicht werden. Kreislauf- und temperaturstabile Babys fühlen sich dabei auf dem Arm oder Schoß der Pflegenden oder Eltern besonders wohl. Die **Erwärmung** der Sondenkost erfolgt in einem Flaschenwärmer auf 37 °C.

Vorbereitung des Materials
- Nahrungsflasche in Flaschenwärmer stellen
- Spritze zum Verabreichen der Nahrung (entsprechend der Nahrungsmenge)
- Schutztuch (Wäscheschutz)
- 5 ml vorgewärmte Glukose 5 % oder Tee in einer Spritze
- 2-ml-Spritze zum Aspirieren

Vorgehen
- Nahrungsflasche aus dem Wärmer nehmen
- Nahrung in die Spritze einfüllen
- Schutztuch vor das Kind legen
- mit 2-ml-Spritze Lage der Magensonde kontrollieren
- Nahrungsspritze mit der Magensonde am Konus verbinden
- vorsichtig Nahrung verabreichen
- je nach Nahrungsmenge Pausen einlegen
- während der Pausen Nahrung im Flaschenwärmer lassen
- Magensonde mit vorgewärmter Glukose 5 % oder Tee spülen

 Bei sehr kleinen Frühgeborenen mit einem geringen Fassungsvermögen des Magens sollte die Magensonde nicht mit Flüssigkeit, sondern mit Luft gespült werden.

Die Sondiergeschwindigkeit richtet sich nach der Geschwindigkeit, die das Kind selbst für die Nahrungsaufnahme benötigen würde, da sonst der Magen überläuft und Aspirationsgefahr besteht.

Eine andere Möglichkeit der Nahrungsverabreichung besteht darin, die **Nahrung portionsweise** über eine Spritze durch **Schwerkraft** einlaufen zu lassen. Dabei wird die Spritze ohne Kolben mit einem Pflaster am Bett über dem Kind befestigt. Die Spritze wird mit der Magensonde verbunden. Dafür benötigt man meist ein Verlängerungsstück, da sonst ein zu großer Zug an der Nase entstehen könnte.

Vorteil
Die Verabreichung der Sondennahrung erfolgt in der richtigen Geschwindigkeit, da die Nahrung nur einläuft, wenn es das Fassungsvermögen des Magens zuläßt. Kinder, die häufig spucken und würgen, vertragen so die Nahrung besser.

Nachteil
Es besteht bei dieser Methode immer die Gefahr der Dekonnektierung und Aspiration. Da diese Nahrungsverabreichung meist länger dauert, muß die Pflegeperson entsprechend lange im Zimmer bzw. beim Kind bleiben und es beobachten.

Zur kontinuierlichen Nahrungszufuhr mit der Ernährungspumpe siehe Kap. 20.2.1.

■ Nahrungsreste im Magen

Bei Frühgeborenen ist es möglich, **Nahrungsreste** im **Magen** über die Magenverweilsonde zu bestimmen. Vor jeder Nahrungsverabreichung aspiriert man Magensekret aus der Magenverweilsonde. Dies geschieht, wie beschrieben, zur Lagekontrolle. Sind diese Reste groß, wird regelmäßig vor jeder Mahlzeit diese Menge bestimmt. Sie ist ausschlaggebend für den weiteren Nahrungsaufbau. Die Nahrungsreste, die über die Magenverweilsonde abgezogen werden können, beinhalten angedaute Nahrung. Je nach Menge der unverdauten Nahrung ist evtl. eine **Nahrungskarenz** angezeigt. Beimengungen wie grünliche Galle oder Blutflocken können ein Hinweis auf eine Magen-Darm-Erkrankung sein (z.B. NEC).

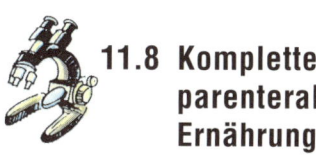

11.8 Komplette parenterale Ernährung

Ist ein Nahrungsaufbau nicht möglich, muß mit einer parenteralen Ernährung (intravenös unter Umgehung des Magen-Darm-Traktes) begonnen werden.

Zu den **Inhaltsstoffen,** die bei einer kompletten parenteralen Ernährung den Infusionslösungen beigefügt sind, zählen:
– Glukose (Kohlenhydrate)
– Aminosäuren (Eiweiß)
– Lipide (Fettemulsionen)
– Vitamine A, D_2, K (fettlösliche Vitamine)
– Mineralstoffe (Natriumchlorid, Calcium, Kalium, Phosphat)
– Vitamine C, B_1, B_2, B_6, B_{12}, Biotin, Niacin, Folsäure, Pantothensäure (wasserlösliche Vitamine)

Indikationen
– nekrotisierende Enterokolitis (NEC, Kap. 11.10.2)
– Kurzdarmsyndrom
– Gastroschisis, Omphalozele (Kap. 26.5.4, Kap. 26.5.3)
– Fehlbildungen im Magen-Darm-Trakt, Ösophagusatresie (Kap. 26.5.2), Duodenalatresie (Kap. 26.5.5)

Kontraindikationen
• **Cholestase**
Bei dieser Erkrankung kann das direkte Bilirubin in der Leberzelle nicht richtig ausgeschieden werden. Aminosäuren, die einen Bestandteil der parenteralen Ernährung darstellen, hemmen noch zusätzlich die Ausscheidung des direkten Bilirubins, die Cholestase verstärkt sich. Das direkte Bilirubin staut sich in der Leberzelle und tritt in die Blutbahn ein. Die Kinder haben eine dunkelbraune Hautfarbe.

• **Thrombozytopenie**
Dabei ist die Gabe von Fetten kontraindiziert. Fette hemmen in der Blutbahn die Gerinnungsaktivität der Thrombozyten. Dadurch erhöht sich die Gefahr einer Gerinnungsstörung.

• **Hyperglykämie**
Ist der Organismus nicht fähig, mit Hilfe von Insulin den Blutzuckerspiegel auszugleichen, erhöht sich bei Zufuhr von Glukose noch zusätzlich der Blutzuckerspiegel.

■ Aufbau der parenteralen Ernährung

Das Infusionsschema wird den individuellen Bedürfnissen des Kindes angepaßt. Ausschlaggebend hierfür sind die Elektrolytwerte im Blut, der Blutzuckerspiegel und die Triglyzeride sowie Calcium- und Phosphatausscheidung im Urin. Nach erfolgter Laborkontrolle werden die Nährstoffanteile in der Infusion langsam gesteigert und täglich neu berechnet.

■ Zubereitung der Infusionslösungen

Um eine parenterale Nährlösung korrekt aufziehen und infundieren zu können, müssen einige Hinweise beachtet werden.

Präparate, die **fettlösliche Vitamine** enthalten, sind nur **zwölf Stunden** haltbar. Das bedeutet, diese Lösung darf nur in einer eigenen Spritze zusammen mit der ersten Portion Fette innerhalb von zwölf Stunden infundiert werden. Die zweite Portion mit Fetten wird anschließend infundiert.

Präparate mit **lichtempfindlichen Vitaminen** können direkt in die Infusionslösung gegeben werden. Allerdings muß diese **lichtgeschützt**, in dunklen Perfusorspritzen und -leitungen oder mit Alufolie abgedeckt, infundiert werden. Es eignen sich auch Kurzinfusionen über einen Kurzschluß zur Hauptperfusorleitung.

Fettemulsionen dürfen nicht über einen Bakterienfilter infundiert werden. Die Fetttröpfchen bleiben im Filter hängen. Infusionsleitungen mit Partikelfilter sind einsetzbar, da hier die Filter grobporiger sind.

11

Zusätzliche Medikamente nie zur Hauptinfusion infundieren, da chemische Reaktionen (Ausfallen der Medikamente) entstehen können. Die Medikamente sollten immer über eine Kurzinfusion mit einer eigenen Infusionsleitung verabreicht werden.

Das **Vorgehen** bei der Infusionstherapie ist im Kapitel 24.2.3 nachzulesen.

Nachsorge des Patienten

Hat ein Kind eine parenterale Ernährung, so muß es sorgfältig auf **Ödeme** (Infusionsgeschwindigkeit zu hoch), **Hautturgor** (Infusionsgeschwindigkeit zu niedrig: stehende Hautfalten) und **allgemeines Wohlbefinden** (Übelkeit: Leberschaden; Hungergefühl: keine optimale Kalorienzufuhr) beobachtet werden.

Ist für die parenterale Ernährung ein **zentraler Venenkatheter** notwendig, so muß dieser nach Standard versorgt werden (Kap. 24.2.3.2). Die Infusionslösungen sind steril zu infundieren.

Bei **peripheren, venösen Zugängen** ist die Eintrittsstelle der Infusionskanüle sorgfältig zu beobachten. Bei Rötung oder Schwellung muß der Verweilkatheter neu gelegt werden.

 In das Gewebe infundierte Nähr- sowie calciumhaltige Infusionslösungen können Hautnekrosen verursachen.

Kontrollparameter
– einmal täglich Gewichtskontrolle
– Blutzuckerkontrollen
– Blutgasanalysen
– Elektrolytwerte im Blut
– direktes und indirektes Bilirubin
– Gesamteiweiß
– Thrombozyten
– Triglyzeride, Transaminasen, Harnstoff, Kreatinin, alkalische Phophatase, Ammoniak, Magnesium, Phosphat
– spezifisches Gewicht des Urins
– Bilanz von Ein- und Ausfuhr

Komplikationen
– Cholestase
– Hyperglykämien (erhöhte Zufuhr von Glukose)
– Sepsis durch Staphylococcus epidermidis (Fettlösungen idealer Nährboden)
– Infektionen (zentrale Venenkatheter)
– Nekrosen (paravenöse Infusionen)

11.9 Das beatmete Früh- und Neugeborene

Können Früh- und kranke Neugeborene nicht selbständig atmen, oder ist die Atmung durch eine Erkrankung erheblich eingeschränkt, so muß das Kind künstlich beatmet werden (Abb. 11-6).

Diese **maschinelle Unterstützung** kann erfolgen durch:
– Atemhilfe durch Nasen-CPAP (N-CPAP)
– unterstützte Beatmung, bei kindlicher Eigenatmung
– volle künstliche Beatmung

Die Indikation zu einer künstlichen Beatmung muß sorgfältig erfolgen, da eine Beatmung bei Frühgeborenen die Lunge schädigen kann. Eine Beatmung greift in die natürliche Aufgabe des Körpers, nämlich selbständig zu atmen, ein. Das Kind wird nun in seinen Aktivitäten eingeschränkt und ist von einem Gerät abhängig.

11.9.1 Intubation

Bei einer Intubation wird ein Schlauch (Tubus) durch den Kehlkopf in die Luftröhre oder einen Hauptbronchus eingeführt.

Vorbereitung des Materials
– Laryngoskop mit passendem Spatel (Größe 0 bei Frühgeborenen, Größe 1 bei reifen Neugeborenen)
– Magill-Zange (Abb. 11-7)
– Tubus (Größe 2,0 bis 3,0 mm für Frühgeborene und 3,5 mm für reife Neugeborene)
– Tubuspflaster zum Fixieren

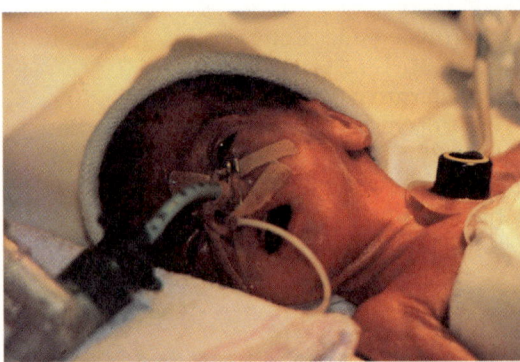

Abb. 11-6 Beatmetes Frühgeborenes

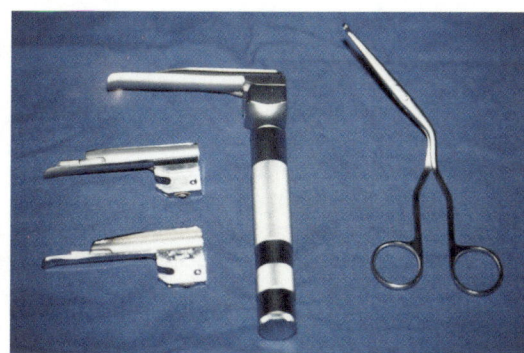

Abb. 11-7 Laryngoskop mit Spatel und Magill-Zange

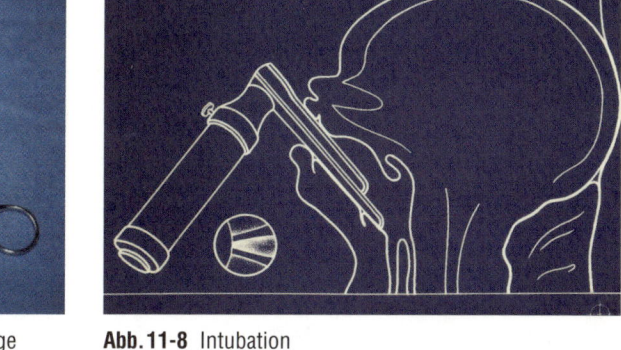

Abb. 11-8 Intubation

🚦 **Es ist möglich, in dem weichen Tubus eine kleine Sicherheitsnadel zu befestigen. Damit wird ein unbemerktes Tieferrutschen des Tubus während eines Transportes verhindert oder eine Fehllage sofort erkannt. Die Sicherheitsnadel darf nur sehr knapp eingestochen sein, damit das Lumen des Tubus nicht eingeengt ist.**

Mit einem **Laryngoskop** und angebrachtem **Spatel** ist es möglich, den Kehlkopf des Kindes einzusehen. Das Laryngoskop besteht aus einem Griff, in dessen Hohlraum sich Batterien für die Lichtquelle befinden. Dazu gehört noch der **Laryngoskopspatel**, der auf dem Kopf des Griffes befestigt wird. Der Spatel kann verschieden groß und breit sein und weist eine kleine Lichtquelle auf, die bei Kontakt zum Laryngoskop leuchtet. Erst durch den Spatel können die Zunge des Kindes nach unten gedrückt und der Kehlkopf mit den Stimmritzen beleuchtet werden (Abb. 11-8).

Die **Magill-Zange** ist eine leicht gebogene Zange in unterschiedlichen Größen. Mit Hilfe dieser Zange kann der Tubus erfaßt und durch die Stimmritzen geführt werden.

Die **Tuben** bestehen aus Kunststoff. Weiche Tuben eignen sich gut für die Intubation durch die Nase. Die Gefahr der Nekrosenbildung ist dadurch vermindert. Starre Tuben eignen sich für die orale Intubation, die Verletzungsgefahr des Kehlkopfes ist jedoch größer als bei weichen Tuben.

An der Außenseite des Tubus befindet sich eine **Graduierung**, die in Zentimeter eingeteilt ist. Diese ist notwendig, um die entsprechende Tubuslage festzulegen und am Naseneingang zu fixieren. Ein eingearbeiteter **Röntgenstreifen** macht den Tubus auf dem Röntgenbild sichtbar. Der Adapter des Tubus paßt auf das Y-Stück der Beatmungsschläuche (Kap. 11.9.3).

Es gibt verschiedene Tubusgrößen, eingeteilt nach Innendurchmesser in Millimeter (ein 2,5-Tubus hat einen Innendurchmesser von 2,5 Millimetern). Die Tubusgrößen sind in 0,5-mm-Schritten gestaffelt, bis 9,0 für Erwachsene.

Die Auswahl der Tubusgröße und -position richtet sich nach dem Körpergewicht, der Körperlänge und den anatomischen Verhältnissen des Kindes. Ein 2,5-Tubus wird bei Frühgeborenen zwischen 750 und 1750 Gramm benutzt, ab drei Kilogramm Geburtsgewicht 3,5-Tuben.

Vorgehen

Der entsprechend große **Tubus** wird vom Arzt **nasal** eingeführt und mit der **Magill-Zange** erfaßt.

Die Pflegeperson hält dabei das **Stethoskop** auf den **Brustkorb** des Kindes. Dadurch kann der Arzt die Herztöne des Kindes kontrollieren und bei einer Bradykardie den Intubationsvorgang rechtzeitig abbrechen. Günstig ist es, das Kind an einen EKG-Monitor anzuschließen.

Nach Anweisung des Arztes schiebt die Pflegeperson den Tubus langsam vor, während der Arzt den Tubus mit Hilfe der Magill-Zange in die Tracheaöffnung plaziert.

🚦 **Entstehen Schwierigkeiten bei der Intubation und werden die Herztöne des Kindes zunehmend instabiler, so muß der Vorgang unterbrochen und das Kind mit dem Beatmungsbeutel beatmet und stabilisiert werden.**

Nach erfolgter Intubation wird der Tubus bis zu einer entsprechenden Länge in die Trachea weitergeschoben und das Kind mit dem Beatmungsbeutel bebeutelt. Der Arzt hört dabei die Lunge ab. Bei korrekter Tubuslage sind beide Lungenseiten gleichmäßig belüftet.

Anschließend wird der **Tubus** bei der entsprechenden Markierung am Naseneingang mit einem Pflaster exakt **fixiert**. Dafür eignen sich Kautschukpflaster, die auf die entfettete Haut geklebt werden. Hautfreundliche Pflaster haben den Nachteil, daß sie sich im Laufe der Zeit von der Haut lösen und der Tubus dann verrutschen kann.

> **Alle Vitalparameter müssen nach der Intubation kontrolliert und dokumentiert werden. Eine anschließende arterielle Blutgasanalyse ist erforderlich.**

11.9.2 Extubation

Bei jedem kreislaufstabilen, beatmeten Kind wird eine baldige Extubation angestrebt. Die betreuenden Personen schätzen durch eine korrekte Beobachtung ein, ob es atmen kann und will. Nach Überprüfen der Blutgaswerte kann die Extubation vorbereitet werden. Die Auswahl eines ruhigen Zeitpunkts, ausreichend Zeit für die Extubation und die folgende Beobachtung des Kindes, ist ausschlaggebend für das Gelingen.

Vorbereitung des Materials
- funktionsfähiger Beatmungsbeutel mit entsprechender Maske
- Watteträger
- Alkohol 80 %
- Benzin
- Panthenolcreme
- Absaugkatheter 8 Charr.
- Vorbereitung für Nasen-CPAP (Kap. 11.9.5.2)
- Kontrolle der Absaugeinheit

Vorbereitung des Kindes
- Vitalzeichenkontrolle
- orales, nasales und endotracheales Absaugen
- notwendige Pflegemaßnahmen, z.B. wickeln, Nabelpflege, Mundpflege

Vorgehen
- Tubuspflaster mit Alkohol benetzen (Tubuspflaster löst sich schonender)
- Tubuspflaster lösen
- Arzt zieht vorsichtig (evtl. unter Blähung mit dem Beatmungsbeutel) den Tubus aus

der Trachea (Überblähung beugt Atelektasenbildung vor)
- nasales und bei Bedarf orales Absaugen
- evtl. Vorlage von Sauerstoff über den Beatmungsbeutel
- evtl. Bauchlage (oftmals erleichtert dies dem Kind die Atmung)
- genaue Beobachtung des Kindes
- Kontrolle der Überwachungsparameter
- Dokumentation

Ist das Kind stabil, so können die **Pflasterreste** mit Benzin entfernt werden. Dabei muß auf einen ausreichenden **Augenschutz** geachtet und das Einatmen der Benzindämpfe möglichst vermieden werden.

> **Durch Pflaster entstandene offene Hautstellen heilen gut, wenn sie mit Panthenolcreme gepflegt werden.**

Nachsorge des Patienten
- Kontrolle der arteriellen Blutgase nach 30 Minuten
- bei Bedarf für ausreichend Sauerstoff im Inkubator sorgen
- bei Bedarf Atemhilfe durch N-CPAP
- Monitoring

> **Physiotherapie nach Extubation ist kontraindiziert. Minimal Handling ist hier besonders wichtig. Das Kind muß nun seine eigene Atmung aufrechterhalten und benötigt dafür viel Kraft und Ruhe. Vibrationen, häufiges Anfassen, Schmerzen oder Störungen können eine Verschlechterung der Atmung bewirken.**

Das nasale und orale Absaugen muß sorgfältig und wenig belastend vorgenommen werden. Um das Sekret zu verflüssigen, können Inhalationen mit NaCl 0,9 % erfolgen.

Das Kind liegt in **30-Grad-Schräglage**, die eine optimale Drainage des Sekrets aus der Lunge bewirkt. Auf dieser Ebene erfolgen die regelmäßigen Umlagerungen (Seiten-, Bauch- und Rückenlage).

11.9.3 Beatmungsgeräte

Es werden viele unterschiedliche Beatmungsgeräte (Abb. 11-9) von den Herstellern angeboten. Die Funktionen und Prinzipien sind dabei stets gleich.

Ein **Beatmungsgerät** setzt sich zusammmen aus:

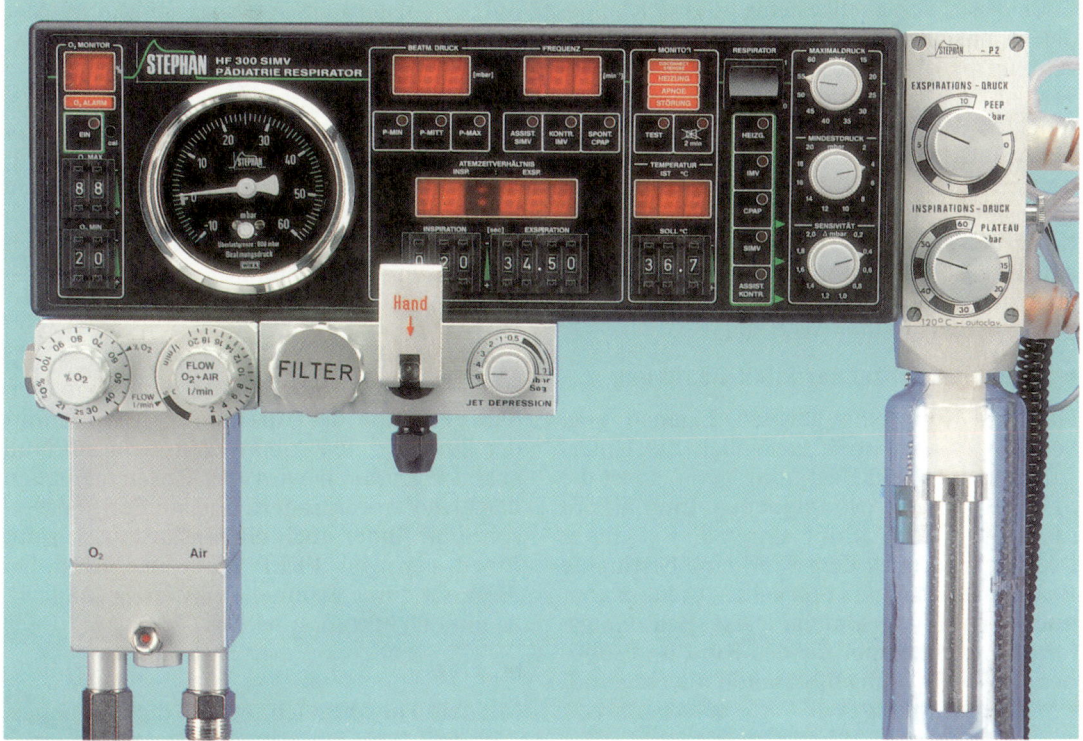

Abb. 11-9 Beatmungsgerät

– Hauptgerät mit einem Anzeigenfeld und Regler für Beatmungsdruck, PEEP, mittleren Atemwegsdruck, Flow (Flowmeter), Beatmungsfrequenz, Sauerstoff, Inspirations- und Exspirationsverhältnis
– zuführenden Leitungen für Druckluft (gelbe Leitung) und Sauerstoff (blaue Leitung)
– Netzstecker
– Inspirationsschlauch mit Heizungsdraht
– Exspirationsschlauch mit Auffangbehälter (Wasserfalle, nicht bei allen Geräten)
– Heizung und Befeuchter für Inspirationsschlauch
– Druckschlauch (Druckaufnehmer) für das Manometer im Hauptgerät
– Sauerstoffmeßgerät in den Beatmungsschläuchen bzw. am Beatmungsgerät
– Y-Stück, das Inspirationsschlauch, Exspirationsschlauch, Tubus und Druckaufnehmer verbindet

■ **Zusammenbau der Beatmungsschläuche**

Beim **Inspirationsschlauch** befindet sich immer die Heizsonde außen und der Heizungsdraht innen, da die vom Kind eingeatmete Luft immer angewärmt und angefeuchtet sein muß.

Am **Exspirationsschlauch** befindet sich, je nach Gerät, ein Auffangbehälter (Wasserfalle), damit das Kondenswasser nicht in das Beatmungsgerät gelangt.

Der **Druckschlauch** wird am Beatmungsgerät befestigt und dient zur Messung des Beatmungsdrucks.

Die **Heizung** befindet sich im Gerät oder als Einheit außen und ist mit dem Befeuchter verbunden. So ist es möglich, daß der Sauerstoff angewärmt und gleichzeitig angefeuchtet wird.

> **Nach jedem Zusammenbau der Beatmungsschläuche müssen diese auf ihre Funktion überprüft werden, da schon das geringste Leck zu einem Druckabfall bzw. nicht korrekten Druckaufbau führen kann.**

11.9.3.1 Funktionsprinzip der Beatmungsgeräte

Der **Respirator** erzeugt einen **kontinuierlichen Gasfluß** (Flow) in einem Schlauchsystem, der zum Tubus des Kindes führt. Am

11

Ende dieses Schlauchsystems ist eine Klappe, die in einstellbaren Abständen auf- und zugeht. Ist die Klappe geschlossen, staut sich davor der Gasstrom, und der Druck im System steigt, so daß Luft zum Kind strömt (Inspiration). Am Ende der (einstellbaren) Inspirationszeit öffnet sich die Klappe, der Druck sinkt wieder ab, und das Gas strömt nun vom Kind in das System (Exspiration). Außerdem enthält das System eine einstellbare Druckbegrenzung, die dafür sorgt, daß der Druck nicht über den eingestellten Wert steigt.

■ Funktionsprinzip der SIMV-Beatmung

Hat das Kind eine gewisse Eigenatmung, benötigt es aber noch zusätzlich die Unterstützung durch ein Beatmungsgerät, so ist die SIMV-Beatmung (**S**pontaneous **I**ntermittent **M**andatory **V**entilation) sinnvoll. Bei dieser Beatmungsform ist dem Kind eine bestimmte Beatmungsfrequenz vorgegeben, es kann aber noch selbständig atmen. Diese Beatmungsform ist angenehmer für das Kind und schonender für die Lungenbläschen als eine vollständige Beatmung.

■ Funktionsprinzip des N-CPAP

Bei dieser Form wird ein kontinuierlicher positiver Atemwegsdruck (N-CPAP, **N**asal **C**ontinuous **P**ositive **A**irway **P**ressure) erzeugt. Das Kind atmet selbständig und erhält als Unterstützung einen kurzen Tubus, der in die Nase, nicht in die Trachea, eingeführt wird. Das Beatmungsgerät gibt eine bestimmte Luftmenge und einen PEEP vor. Die Sauerstoffkonzentration wird am Beatmungsgerät eingestellt. Die Alveolen können durch den vorgegebenen PEEP nicht zusammenfallen, das Kind muß diese Arbeit also nicht mehr leisten. Der Luftfluß, der über den Tubus in den Rachenraum geleitet wird, erleichtert die Einatmung.

Auch beim N-CPAP muß die Atemluft angefeuchtet und erwärmt sein.

11.9.3.2 Umgang mit Beatmungsgeräten

Am Beatmungsgerät können verschiedene Parameter eingestellt werden.

■ Sauerstoffkonzentration

Über den Sauerstoffanschluß aus der Versorgungsschiene und der Sauerstoffleitung (blaue Leitung) fließt normalerweise 100% Sauerstoff in das Gerät. Ein Regler (Schraube) mischt den Sauerstoff mit der normalen Raum-luft, es entsteht ein Atemgasgemisch mit der gewünschten Konzentration des Sauerstoffs.

■ Beatmungsdruck

Der Beatmungsdruck ist der Druck, mit dem das Beatmungsgerät die Luft in die Lunge einfließen läßt. Der Beatmungsdruck wird am Manometer in cmH_2O abgelesen. Erhöht sich der Druck in den Alveolen, so steigt dadurch die Sauerstoff-Diffusion.

■ PEEP

PEEP (**P**ositive **E**nd-**E**xpiratory **P**ressure, positiver endexspiratorischer Druck) bedeutet, daß am Ende der Ausatmung (Exspiration) der Druck in den Atemwegen nicht auf Null absinkt. Dadurch wird das Zusammenfallen der Alveolen verhindert, und am Ende der Exspiration findet noch ein Gasaustausch statt. Einen geringen PEEP kann das Kind bei Atemnot durch Stöhnen selbst erzeugen (z.B. Atemnotsyndrom, Infektion).

■ Flow

Mit dem Flow bezeichnet man die Luftmenge, die vom Respirator in das System gepustet wird. Die Einstellung erfolgt in Litern pro Minute am Flowmeter.

■ Inspirations- und Exspirationsverhältnis

Damit bezeichnet man das Verhältnis der Zeit, die jeweils für die Ein- und Ausatmung zur Verfügung steht. Normalerweise ist die Exspirationszeit mindestens doppelt so lange wie die Inspirationszeit (2:1).

■ Beatmungsfrequenz

Die Beatmungsfrequenz errechnet sich daraus, wie häufig pro Minute ein Atemzyklus (Inspiration plus Exspiration) erfolgt, also wie häufig die Klappe am Ende des exspiratorischen Schenkels zu- und wieder aufgeht. Bei einigen Respiratoren ist die Frequenz direkt einstellbar, bei anderen wird statt dessen die Inspirations- und Exspirationszeit eingestellt, woraus sich dann die Beatmungsfrequenz errechnet. Normalerweise wird die Beatmungsfrequenz der normalen Atemfrequenz des Patienten angepaßt. Reicht diese nicht aus, erkennbar am Anstieg des pCO_2, so muß die Beatmungsfrequenz erhöht werden.

■ Atemgastemperatur

Da durch den Wegfall der Nasenpassage das Atemgas vom Körper nicht selbst angefeuchtet und angewärmt werden kann, muß dies durch die Heizung des Beatmungsgeräts geschehen. Das Atemgas wird maximal befeuchtet und bei einer eingestellten Temperatur von 35 °C in den Inspirationsschlauch geleitet.

11.9.4 Überwachung des beatmeten Frühgeborenen

Auf einer neonatologischen (neonatal, das Neugeborene betreffend) Intensivstation müssen die Vitalfunktionen der kranken Kinder **kontinuierlich überwacht** werden. Dazu gehören folgende **Überwachungsparameter**:
– Herzfrequenz
– Atemfrequenz
– Blutdruck
– Sauerstoffsättigung im Blut
– Kohlendioxidanreicherung im Blut

11.9.4.1 Monitoring

Mit der englischen Bezeichnung **Monitoring** ist allgemein die gesamte Überwachung eines Patienten gemeint. Es gehört zu dem Aufgabenbereich der Pflegenden auf einer Intensivstation, alle technischen Geräte korrekt zu bedienen, ermittelte Werte zu dokumentieren und zu kontrollieren, die Monitore auf Fehlfunktionen zu überprüfen und bei möglichen Fehlern den technischen Dienst zu informieren. Eine Fülle von technischen und kindlichen Daten ist kein Ersatz für die Beobachtung des Kindes. Gerade durch den technischen Aufwand ist es besonders wichtig, das kranke Kind durch eine **gute Beobachtung und Pflege** vor möglichen Schäden durch Fehlfunktionen der Überwachungsgeräte zu schützen. Ein Zuviel an Überwachungsgeräten macht kein Kind gesund, es ist eher eine Belastung.

■ Überwachung der Herzfrequenz durch den EKG-Monitor

EKG-Monitore bestehen in der Regel aus:
– Bildschirm mit Digitalanzeige der Herzfrequenz und fortlaufender EKG-Anzeige
– einstellbaren Alarmgrenzen
– einstellbarer Lautstärke der Alarme und Beleuchtung des Bildschirms
– möglicher kontinuierlicher akustischer Überwachung durch Vertonung des Systolentons
– Patientenkabel, verbindet den Monitor mit Elektrodenkabeln am Patienten

Über die am Patienten angeklebten **Hautelektroden** werden die **elektrischen Impulse** des Herzens über die **Elektrodenkabel** zum **Patientenkabel** und an den **Monitor** weitergeleitet. Dieser setzt die elektrischen Impulse in ein fortlaufendes **Bild** um. Gleichzeitig zählt er die Impulse und zeigt sie durch die Digitalanzeige an. Die **Systole** wird vertont und als akustischer Herzschlag **hörbar**. Dies ist vorteilhaft, wenn der Blickkontakt zum Monitor durch eine auszuführende Tätigkeit am Kind, z.B. Intubation, nur reduziert möglich ist. Der akustische Alarm und die Vertonung des Systolentons sollten normalerweise **leise** eingestellt werden (unnötige Geräuschkulisse).

Die **EKG-Elektroden** werden entsprechend der Größe des Kindes ausgewählt. Es gibt spezielle, kleine Frühgeborenenelektroden die aus einem hautfreundlichen, röntgendurchlässigen Material bestehen (Abb. 11-10).

Sind in den Elektroden Metallplättchen eingearbeitet, so ist bei extrem unreifen Frühgeborenen höchste Vorsicht geboten. Unter einer Wärmelampe können sich diese Plättchen erwärmen und Verbrennungen hervorrufen.

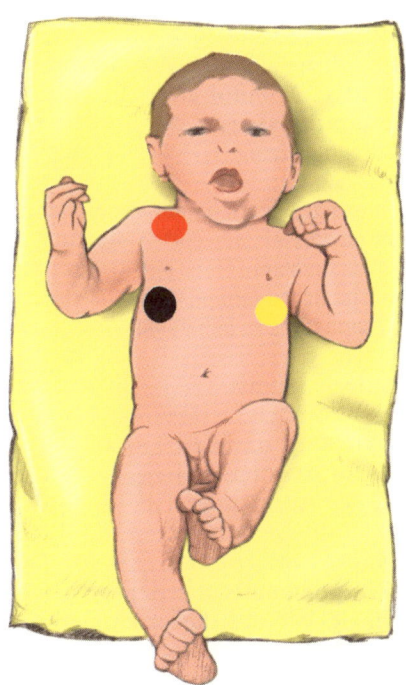

Abb. 11-10 Kleben von Elektroden

Bei Kindern mit einer unempfindlichen Haut kann diese mit Alkohol entfettet werden, besonders wenn noch Käseschmiere vorhanden ist. Nur so kann eine korrekte Ableitung erreicht werden. Bei extrem unreifen Frühgeborenen mit einer äußerst dünnen und noch nicht widerstandsfähigen Haut darf diese unter keinen Umständen mit Alkohol entfettet werden. Hier genügt ein trockener Wattebausch. Falls die Elektroden nicht halten, fixiert man sie mit einer locker um den Thorax gelegten weichen Mullbinde.

■ Überwachung der Atemfrequenz

Durch die apparative Überwachung können Atemstillstände (Apnoen) erkannt werden. Schwankungen der Atemfrequenz, des -rhythmus und der -tiefe sind am Monitor schwer zu erkennen. Die Fehlerquote durch nicht exakt klebende Elektroden ist relativ hoch.

Bei jedem Apnoealarm müssen die Atembewegungen am Kind beobachtet werden. Erst nach dem optischen Eindruck erfolgt dann die entsprechende Stimulation.

In der neonatologischen Intensivmedizin wird für die Atemüberwachung die **Impedanzpneumographie** verwendet. Über die EKG-Elektroden werden die Veränderungen des durch die Brusthöhle (transthorakal) gehenden Widerstandes während der Atembewegung gemessen. Auf dem EKG-Monitor erscheint zusätzlich eine **Respirationskurve**, die optisch die Atembewegungen aufzeigt.

Um eine exakte Ableitung der Respirationskurve zu gewährleisten, dürfen die Elektroden nicht seitlich am Thorax und nicht auf die Rippenknochen geklebt werden, sondern sind in der Nähe des Zwerchfells zu befestigen.

Kontaktmatratzen befinden sich im Kinderbett, das dazugehörende Gerät von der Größe eines Walkman wird am Bett befestigt. Die Thorax- bzw. die Abdomenbewegungen werden während der Atmung über die Matratze an den Druckaufnehmer weitergeleitet und lösen bei einer Apnoe einen akustischen Alarm aus. Ein **pneumatischer Sensor** ist ein Druckaufnehmer, der auf das Abdomen geklebt wird und wie bei der Kontaktmatratze die Bewegungsänderungen aufnimmt und an ein dazugehörendes Gerät weitergibt. Apnoen

lösen einen akustischen Alarm aus. Die regelmäßigen Atembewegungen werden in ein akustisches Signal umgesetzt. Eine weitere Möglichkeit ist, die **Atemgasbewegungen** zu registrieren. Dafür wird ein Sensor am Tubus oder an der Nase des Patienten befestigt (nur in der Intensivpflege von Kindern und Erwachsenen, nicht bei Früh- oder Neugeborenen).

■ Überwachung des Sauerstoffpartialdrucks im Blut

Bei der transkutanen Überwachung mit einer **Transoxode** (Kap. 11.2) handelt es sich um eine nichtinvasive Überwachung des transkutanen **Sauerstoffpartialdrucks**. Der Sensor der Transoxode ist auf der **Haut** an einem Klebering mit Gewinde befestigt und mit einem Monitor verbunden. Über eine Membran des Sensors diffundiert Sauerstoff und wird elektrochemisch an der sich im Sensorkopf befindenden Kathode gebunden. Die dadurch entstehenden elektrischen Impulse werden auf einem Bildschirm als Sauerstoffpartialdruck (mmHg) im Blut des Kindes angezeigt. Eine Einstellung der Alarmgrenzen ist möglich.

■ Überwachung des Kohlendioxidpartialdrucks im Blut

Die Überwachung des **transkutanen Kohlendioxidpartialdrucks** erfolgt mit Hilfe einer **Kapnode**, die sich zusammen mit der Transoxode im selben Sensorkopf befindet (Kap. 11.2). Das Kohlendioxid wandert ebenfalls durch die Haut über eine Membran zu einer pH-empfindlichen Glaselektrode. Durch die Reaktion mit Wasser entsteht aus Kohlendioxid Kohlensäure, dadurch sinkt der pH-Wert. Diese Veränderung löst eine elektrochemische Reaktion aus, die nun wiederum gemessen werden kann. Der Computer im Monitor registriert diese elektrischen Impulse und berechnet danach den Kohlendioxidpartialdruck, der dann auf dem Bildschirm angezeigt wird (mmHg). Am Monitor können auch Alarmgrenzen eingestellt werden.

Ursachen für fehlerhafte Meßwerte

– die Haut des Kindes ist zu dick, eine Diffusion kann nicht in ausreichendem Maße stattfinden
– zu niedrige Betriebstemperatur, die Haut des Kindes wird unzureichend erwärmt, und die Diffusion ist ebenfalls gestört

– zu wenig Elektrolytflüssigkeit zwischen Membran und Haut
– Falten, Luftblasen und Sprünge im Glaskopf des Sensors
– Durchblutung der Haut ist z.B. durch massive Ödeme oder Schock gestört
– Sensorkabel ist defekt

Daraus folgt, daß die ermittelten Meßwerte unbedingt durch regelmäßige Blutgasanalysen kontrolliert werden müssen.

 Eine transkutane Messung des Sauerstoff- und Kohlendioxidpartialdrucks ersetzt nicht die Beobachtung des Kindes.

Vor dem Ankleben der speziellen Kleberinge auf der **Haut** muß diese sorgfältig mit Alkohol **entfettet** werden.

 Bei sehr kleinen unreifen Frühgeborenen empfiehlt es sich, die Klebefläche mit einer Schere kleiner zu schneiden.

Als Klebestelle eignen sich hauptsächlich der rechte oder linke **obere Thoraxbereich**. Bei bereits bestehenden Hautläsionen bleiben oft nur Hautbezirke wie Abdomen oder Oberschenkel zum Kleben. Die **Sensoren** sind auf **43 °C** geeicht und können bei unreifer Haut **Verbrennungen** ersten Grades herbeiführen. Zusätzlich kommt es zu Hautläsionen durch das Entfernen der Kleberinge.

 Um Hautschäden zu vermeiden, sollten alle Kleberinge belassen werden, so daß es möglich ist, nach ein bis zwei Stunden den Sensorkopf an einer anderen Stelle zu befestigen.

Müssen die Kleberinge entfernt werden, wie beim Umlagern eines Kindes von Rücken- in Bauchlage, so sollte dies äußerst vorsichtig geschehen.

 Kind niemals auf die Kleberinge lagern. Es kann zur Nekrosenbildung an der Haut kommen.

Die spektralphotometrische Ermittlung der Sauerstoffsättigung (Oxymetrie) ist im Kap. 17.2.3.1 beschrieben.

11.9.4.2 Arterielle Blutgasanalyse

Um Störungen des **Säure-Basen-Haushalts** feststellen zu können, sind Blutgasanalysen

Tab. 11-2 Normalwerte der arteriellen Blutgasanalyse bei Neugeborenen

	Bei der Geburt aus der Nabelarterie	**Nach fünf Tagen**
pH	7,24	7,37
pCO_2	49 mmHg	35 mmHg
HCO_3	19 mmol/l	21 mmol/l
BE	– 7 mmol/l	– 4 mmol/l
pO_2	16 mmHg	72 mmHg

unentbehrlich. Die Normalwerte der arteriellen Blutgasanalyse bei einem Neugeborenen sind der Tabelle 11-2 zu entnehmen.

Störungen im Säure-Basen-Haushalt
• **Respiratorische Azidose**
Bei einer respiratorischen Azidose ist zu viel CO_2 (Kohlensäure) im Blut vorhanden. H^+-Ionen werden frei und senken den pH-Wert des Blutes (Azidose). Das Kind ist sauer.
• **Metabolische Azidose**
Der pH-Wert im Blut ist kleiner als 7,35, obwohl der pCO_2 normal oder erniedrigt ist. Für diese Form der Azidose ist nicht die Kohlensäure, sondern meistens die Milchsäure verantwortlich. Milchsäure entsteht, wenn bei einem Sauerstoffmangel (Asphyxie) Glukose nicht vollständig verbrannt werden kann. Ein Maß für das Ausmaß einer metabolischen Azidose ist der Base-excess (BE; Basenüberschuß). Ein hoher BE (z.B. minus 8) ist Ausdruck einer schweren metabolischen Azidose.
• **Respiratorische Alkalose**
Das Kind weist einen hohen pH-Wert auf (z.B. 7,5) bei gleichzeitigem niedrigem pCO_2 (z.B. 25). Es ist (wird) hyperventiliert, dabei wird die Kohlensäure abgeatmet. Somit fehlen die H^+-Ionen im Blut, und der Blut-pH wird alkalisch.
• **Metabolische Alkalose**
Durch Erbrechen (z.B. bei einer Pylorusstenose) verliert der Körper die H^+-Ionen der Magensäure. Der Blut-pH wird alkalisch.
• **Metabolische Azidose, respiratorisch kompensiert**
Mehrere Stunden nach einer Geburtsasphyxie kann ein Kind einen fast normalen Blut-pH haben, obwohl noch sehr viel Milchsäure im Blut vorhanden ist. Das Kind gleicht dies aus, indem es vermehrt Kohlensäure abatmet (hy-

11

perventiliert). Der BE ist im negativen Bereich, der pCO_2 niedrig.

• Respiratorische Azidose, metabolisch kompensiert

Ein Kind mit einer bronchopulmonalen Dysplasie kann die Kohlensäure auf Dauer nicht vollständig abatmen. Die Niere kompensiert dies durch die Bereitstellung von Natriumbicarbonat ($NaHCO_3$). Der BE ist hoch (positiv), pCO_2 ist erhöht, der Blut-pH ist im Normbereich.

Zur **arteriellen Blutgasanalyse** entnimmt der Arzt mit einer kleinen **Venenpunktionsnadel** arterielles Blut aus der Arteria radialis oder seltener aus der Arteria temporalis. Eine heparinisierte Glaskapillare wird mit einer geringen Menge Blut gefüllt und in das Blutgasanalysegerät gesteckt. Das Gerät zieht selbständig das Blut in die Meßkammer und bestimmt die arteriellen Blutgaswerte. Aus einem liegenden **Verweilkatheter** in der **Arteria radialis** oder einem **Nabelarterienkatheter** kann ebenfalls arterielles Blut entnommen werden.

Vorteile von arteriellen Verweilkathetern
– arterielle Blutentnahmen sind jederzeit möglich
– Kind wird wenig gestört
– Haut des Kindes wird durch häufige Blutentnahmen nicht beschädigt
– keine Schmerzen bei Blutentnahmen
– optimale Überwachung des arteriellen Sauerstoffgehalts

Nachteile von arteriellen Verweilkathetern
– Infektionsgefahr
– Thrombosegefahr
– Emboliegefahr
– Luftemboliegefahr
– Perforation der Arterie
– Katheterverlegung durch einen Thrombus
– vermehrt Blutverluste, da meist eine größere Menge Blut abgenommen wird als nötig ist

11.9.4.3 Kapilläre Blutgasanalyse

Für eine Bestimmung des Säure- und Kohlendioxidgehalts im Blut eignet sich die kapilläre Blutgasanalyse. Der kapilläre Sauerstoffgehalt ist geringer als der arterielle. Bei der kapillären Blutentnahme werden Arteriolen sowie Venolen punktiert. So befindet sich immer Mischblut in der Glaskapillare. Die ka-

pilläre Blutentnahme und Blutgasanalyse wird auf einer Intensivstation überwiegend vom Pflegepersonal vorgenommen, die Häufigkeit entscheidet der Arzt. Das Ergebnis der Blutgasanalyse wird dokumentiert und dem Arzt vorgelegt.

Vorbereitung des Materials
– Einmalhandschuhe
– Tupfer
– Alkohol 80 %
– heparinisierte Glaskapillare
– Stichlanzette
– hautfreundliches Pflaster

Vorgehen
– Hautdesinfektion mit alkoholgetränktem Tupfer
– Einmalhandschuhe anziehen
– Einstich mit einer Lanzette in Ferse (s. Kap. 15, Abb. 15-1), in seltenen Fällen Fingerbeere
– ersten Blutstropfen mit trockenem Tupfer abwischen
– unter leichter Massage der Haut Blut in Glaskapillare fließen lassen
– Einstichstelle mit trockenem Tupfer komprimieren
– hautfreundliches Pflaster auf Einstichstelle

🚦 **Die Haut muß zum Blutgewinnen leicht massiert werden. Nicht quetschen, denn dadurch zerfallen die Erythrozyten, und der Wert verfälscht sich. Die Extremität nicht hochhalten, da sonst der Blutfluß gestoppt wird.**

Nachsorge des Patienten
Das Kind trösten und beruhigen.

Entsorgen des Materials
– gefüllte Glaskapillare in das Blutgasanalysegerät stecken und die Meßreihe starten
– Lanzette und Kapillare in einem Kanülenabwurfbehälter entsorgen
– ermittelte Meßwerte dokumentieren und den Arzt informieren

■ Verfälschte Blutwerte

Kühle und **blaue Fersen** vermitteln falschhohe Kohlendioxidwerte.

Die **Glaskapillare** darf **nicht geschüttelt** werden, da die Kohlensäure im entnommenen Blut dadurch freiwerden kann, der pCO_2 ist künstlich erniedrigt.

Schreit das Kind bei der kapillären Blutentnahme, so wird das Kohlendioxid durch die einsetzende **Hyperventilation** abgeatmet. Eine optimale Beurteilung des Kohlendioxidwertes im Blut ist somit nicht mehr möglich.

Frühgeborene reagieren bei **Schmerzen** oftmals mit einem **Sauerstoffabfall** und **Kohlendioxidanstieg**. In der Beurteilung der Meßergebnisse muß dies berücksichtigt werden.

Die Glaskapillare muß **luftblasenfrei** mit Blut gefüllt sein. Die Luftblasen werden vom Blutgasanalysegerät mitgewertet. Es entstehen somit erhöhte Sauerstoffmeßwerte.

Dauert die kapilläre Blutentnahme zu lange, so bilden sich **Blutgerinnsel**, die die Glaskapillare verstopfen. Eine Messung ist dadurch nicht mehr möglich, und das Gerät könnte durch das Blutgerinnsel beschädigt werden.

11.9.5 Pflege eines beatmeten Frühgeborenen

Ein beatmetes Kind muß vollständig überwacht werden. Dies gilt insbesondere für den **Sauerstoff- und Kohlendioxidpartialdruck** durch die Transoxode/Kapnode. Die **Beatmungsparameter** werden zusammen mit den Parametern für Sauerstoff- und Kohlendioxidpartialdruck auf einem gesonderten **Beatmungsbogen** dokumentiert. Die kindliche Reaktion auf die Beatmung wird während der Pflege registriert.

Die Beatmungsschläuche müssen frei von **Kondenswasser** und ohne Zug am Tubus des Kindes angeschlossen sein. Das Kondenswasser muß aus den Schläuchen entfernt werden.

Eine **Nekrosenbildung** am Naseneingang durch den Tubus wird durch die entsprechende Pflege mit Panthenol-Nasensalbe verhindert. Das Tubuspflaster und die Lage des Tubus sind mehrmals täglich zu kontrollieren. Tubusgröße und -lage werden in der Kurve vermerkt. Bei Bedarf wird das Tubuspflaster erneuert (z.B. bei Hautreizungen oder verstärktem Sekretfluß).

Endotracheales Absaugen erfolgt nur bei Bedarf (Kap. 11.9.7).

Ein beatmetes Kind ist sehr stark in seinen Aktivitäten eingeschränkt. Das **Aussehen** des Kindes, der **Gesamtzustand** und das **Allgemeinbefinden** geben der Pflegeperson wichtige Informationen über seinen momentanen Zustand und die Effektivität der Beatmung.

Beatmete Kinder werden generell über eine nasogastrische **Magenverweilsonde** (Kap. 11.7.1.1) ernährt. Die **Ausscheidungen** des Kindes sind zu bilanzieren. Je nach Beatmungsgrund wird nach der Bilanz der Flüssigkeitsbedarf des Kindes berechnet.

Ein beatmetes Kind kann in der Regel **ohne** eine **Sedierung** auskommen. Bei einer massiven Dyspnoe wird es die Beatmung als Erleichterung empfinden. Bei einer Beatmung mit hohen Beatmungsfrequenzen oder -drucken oder wenn es sich gegen die Beatmung wehrt, so daß sich der Zustand verschlechtert, muß das Kind evtl. sediert werden. In der Regel versucht der Arzt, die Beatmungsparameter so zu verändern, daß die Beatmung für das Kind effektiv und unterstützend wirkt.

Bei der Körperpflege ist ein **Minimal Handling** notwendig. Eine korrekte **Mundpflege** (Kap. 9.4.2) muß regelmäßig erfolgen, ebenso die Inspektion der Haut auf evtl. Drucknekrosen.

Sanfte Stimulation durch Streicheln, Massagen und eine bequeme Nestlagerung helfen dem Kind, sich trotz der Beatmung in seiner Umgebung wohlzufühlen und Kontakt mit der Umwelt aufzunehmen.

Besondere Aufmerksamkeit sollte der **Lagerung** des **Kopfes** gelten. Durch die Beatmungsschläuche wird der Kopf des Kindes meist in eine ungünstige Seitlage gebracht, die einen immer schmälerwerdenden Gesichtsschädel und die Überdehnung der Halsmuskulatur auslöst. Spätere Probleme beim selbständigen Koordinieren des Kopfes sind die Folge. Ein weicher Wattering als Unterstützung zur Kopfmittellage und weiche Lagerungshilfen, die eine physiologische Mittelstellung des Kopfes ermöglichen, können hier prophylaktisch Verwendung finden.

Selbstverständlich müssen die **Eltern** in die Pflege ihres beatmeten Kindes miteinbezogen werden. Das Ermitteln der Körpertemperatur, Wickeln, Eincremen des Körpers, Mundpflege und Massagen können von ihnen, nach guter Anleitung, übernommen werden. Dabei können sie mit ihrem Kind sprechen, es trösten und streicheln. Das Kind erfährt in dieser Zeit, daß nicht jede Berührung mit einem unangenehmen Reiz einhergeht.

11.9.5.1 Pflegeplanung bei einem extrem unreifen Frühgeborenen

Informationssammlung vom 3. Juni 19..

Name:	Fatma X. (weiblich)
Geburtsdatum/Alter:	3. Juni 19..
Gestationsalter:	25 Schwangerschaftswochen
Staatsangehörigkeit:	türkisch
Religion:	Islam
Familiensituation:	Mutter 18 Jahre alt, Hausfrau, spricht kein Deutsch. Vater 24 Jahre alt, Schweißer, spricht gut Deutsch. Mutter liegt noch in der Entbindungsklinik, hat das Kind noch nicht gesehen. Vater kommt einmal täglich mit seinem Onkel, hat noch Angst das Kind anzufassen. Noch nicht ausreichend über die Probleme und Prognose des Kindes aufgeklärt.
Schwangerschaftsverlauf:	I Gravida, I Para, unzureichend überwachte Schwangerschaft, V.a. partielle, vorzeitige Planzentalösung, offener Muttermund, Wehen
Geburt:	Spontangeburt
Aufnahme:	3. Juni 19..
Körpergewicht:	570 Gramm
Körperlänge:	30 Zentimeter
Kopfumfang:	20 Zentimeter
Vitalzeichen:	Herzfrequenz 140/Minute
	Atemfrequenz nicht ausreichend, Schnappatmung
	Blutdruck 38/24 mmHg
	Körpertemperatur 36,0 °C
Diagnose:	Frühgeborenes von 25 Schwangerschaftswochen, RDS Grad III, Infektion

Erstversorgung im Kreißsaal

Kind mit Maske bebeutelt, Blutgasanalyse pH 7,06, pCO_2 68 mmHg, BE –12,4, Blutdruck 38/24 mmHg, MAD 28 mmHg. Intubation mit einem Tubus 2,5 Charr. Surfactant-Gabe, anschließend war der pH 7,30, der pCO_2 36 mmHg. Legen eines Nabelar-terien- und Nabelvenenkatheters. Kind in stabilem Zustand auf die Intensivstation verlegt. Nach Erstversorgung Körpertempera-tur 36,0 °C.

Istzustand

Reifezeichen: Fingernägel noch nicht richtig ausgebildet, Augen noch verschlossen, keine Verknorpelung der Ohrmuscheln, ausgeprägte Lanugobehaarung, Mamillen nicht abgrenzbar, innere Labien überragen die äußeren Labien.
Diagnostische Maßnahmen: zweistündlich arterielle Blutgas-analysen, Kontrolle von Blutzucker, Elektrolyten, Blutbild, Bilirubin, Ultraschall-Schädel, erneuter Röntgen-Thorax.
Beatmetes Frühgeborenes, Tubus bei 6,5 Zentimetern Naseneingang fixiert. Beatmungsdruck 16 mmHg, Beatmungsfrequenz 42 pro Minute. Sauerstoffkonzentration zwischen 21 und 30 Prozent schwankend. Monitorüberwachung (Alarmgrenzen für Herzfrequenz 100/200 Schläge pro Minute). Transoxodenüberwachung (Alarmgrenzen Sauerstoffkonzentration 40/60 Prozent, Kohlendioxid 35/55 mmHg). Kontrolle der Sauerstoffsättigung (Alarmgrenzen 80/92 Prozent). Invasive Blutdruckmessung über Nabelarterie, MAD sollte nicht unter 30 mmHg sein. Blutdruck ist stabil. Trachealsekret weißlich zäh, vierstündliches Absaugen notwendig. Dabei ist das Kind sehr instabil, wird bradykard und benötigt bis zu 40 Prozent Sauerstoff über Laerdal-Beutel. Zweistündliche arterielle Blutgasanalysen mit Blutzucker- und Elektrolytkontrollen. Blutgasanalyse im Normbereich, pH jedoch bei 7,14. Körpertemperatur schwankend. Einstellung am Inkubator 36 bis 37 °C, Luftfeuchtigkeit 85 Prozent.
Rosiges, ikterisches Hautkolorit, bei Bradykardie ausgeprägte Zyanose. Venenzeichnung deutlich erkennbar. Hämatome an Händen und Füßen durch die Spontanentbindung und Blutentnahmen. Verbrennung ersten bis zweiten Grades im Bereich des Sternums durch Transoxodenüberwachung. Nabelstumpf reizlos. Magensonde 3,5 Charr., Versuch mit oralem Nahrungsaufbau mit sechsmal einem Milliliter Glukose 5% und sechsmal einem Milliliter Muttermilch. Mutter versucht abzupumpen, im Moment steht noch keine Milch zur Verfügung. Hauptinfusion über Nabelvenenkatheter, Gesamtvolumen mit 45 ml Glukose 10%, 2 ml Calcium 10%, 1 ml Kaliumchlorid, 1 ml Natriumchlorid 5,85%. Infusionsgeschwindigkeit 2 ml/Minute. Arterielle Spülung mit isotonischer Kochsalzlösung und Natriumbicarbonat zur Pufferung. Blutzuckerwerte im Normbereich, zentrale Venen- und Arterienkatheter durchgängig. Antibiotische Therapie mit Claforan® zweimal 30 mg und Pen-Bristol® dreimal 30 mg i.v., Humanalbumin 20% viermal 0,75 ml langsam i.v. Soorprophylaxe mit Nystatin®-Lösung oral viermal täglich auspinseln. Urinausscheidung ausreichend. Sechs Stunden nach der Geburt nur eine Spur Mekonium abgesetzt. Abdomen gebläht, aber weich. Gestörte Schlaf-Wach-Phasen, sehr unruhig und instabil bei Manipulationen. Saugt an den Fingern, weint, grimassiert, wehrt sich mit den Händen, strampelt. Sucht Begrenzung im Inkubator. Bei Schmerzen erhöhen sich Herzfrequenz und Sauerstoffbedarf deutlich.

11

Pflegeplan

Pflegeprobleme/Ressourcen	Pflegeziele	Pflegemaßnahmen
1 Schlafen • gestörte Schlaf-Wach-Phasen durch Monitoring und engmaschige Überwachung • kein erkennbarer Tag-Nacht-Rhythmus durch Dauerbeleuchtung im Zimmer • rasche Überstimulation	• verlängerte Ruhephasen • möglichst viele Schlafphasen	• Minimal Handling • Deckenbeleuchtung vor allem nachts reduzieren • Kind mit einem Kuscheltuch zudecken • Alarme leiserstellen, geräuscharm arbeiten • Kind nicht überstimulieren • Eltern dazu ermutigen, das Kind sanft zu streicheln und zu trösten
2 Sich bewegen • findet nicht die Körpermitte • Gefahr der Entwicklung von abnormen Bewegungsmustern • Gefahr der Kopfdeformierung • Lagerungsschäden durch ständige Rückenlage	• Orientierung im Inkubator • langsames Entwickeln von Bewegungsmustern, der Schwerkraft angepaßt • Finden der Körpermitte	• ein Nest aus Handtuchrollen und Fellen bauen • physiologische Stellung der Arme und Beine ermöglichen • soweit wie möglich das Kind in Embryonalstellung bringen • Nabelvenen- und -arterienkatheter müssen noch sichtbar sein • Krankengymnastik anfordern, optimale Lagerung und optimales Handling besprechen und aufzeichnen • Beobachtung und Dokumentation, wie das Kind die jeweiligen Lagerungen akzeptiert • Kopf abwechselnd mit und ohne einen Wattering lagern
3 Sich sauberhalten und kleiden • instabil bei Manipulationen • unreife Haut, Venenzeichnung deutlich erkennbar • Hämatome durch Spontangeburt • Verbrennungen durch Transoxodenüberwachung, Nabelstumpf reizlos • Hautläsionen durch zu festes Umwickeln des Sensorenkabels und Blutentnahmen • ikterisches Hautkolorit durch beginnenden Neugeborenenikterus	• Abheilen der Hämatome und Verbrennungen • keine erneuten Hautläsionen • intakte Haut • kann die tägliche Körperpflege genießen und ist dabei stabil	• nur verschmutzte Hautstellen mit einem warmen Aqua-dest.-getränkten Tupfer reinigen • Genital- und Analpflege mit Hautöl und Watte • Hautfalten inspizieren und mit einem Tupfer gut austrocknen • Nasenpflege • sorgfältige Mundpflege • Soor- und Parotitisprophylaxe • offene Nabelpflege • genaue Inspektion der gesamten Haut • während der Körperpflege auf Aussehen und Beatmungs- und Kreislaufsituation achten (Punkt **7**), ggf. Maßnahmen sofort unterbrechen • Bettwäsche nur wechseln, wenn sie verschmutzt ist • vorsichtige Fuß- und Bauchmassagen • Pausen zwischen den einzelnen Arbeitsschritten einhalten • nach ärztlicher Anordnung Hautläsionen mit Adaptik-Gaze abdecken • Lagerung auf einem Gelkissen oder Antidekubitusfell • vorsichtig soweit wie möglich regelmäßig umlagern • bei Bedarf mit Vaseline und Panthenolsalbe eincremen

Pflegeplan

Pflegeprobleme/Ressourcen	Pflegeziele	Pflegemaßnahmen
3 Sich sauberhalten und kleiden		• Fotodokumentation der Hämatome, Hautläsionen und Verbrennungen • stündlich Transoxodenmeßstellen wechseln • Klebefläche der Transoxodenringe verkleinern • Kleberinge äußerst vorsichtig ablösen, nicht auf Kleberinge lagern • Klebefläche so auswählen, daß sich darunter nur intakte Haut befindet • kein Pflaster kleben, wenn unbedingt nötig, hautfreundliches Pflaster verwenden • jeglichen Druck auf die Haut des Kindes vermeiden • Kontrolle des Naseneingangs auf Drucknekrosen durch den Tubus • Beatmungsschläuche so lagern, daß kein Druck oder Zug auf die Nasenscheidewand entstehen kann • möglichst viele Blutentnahmen durch die zentralen Katheter vornehmen • Sensorkabel mit weichem selbstklebendem Band, nicht zu straff, umwickeln. Meßstelle ebenfalls wechseln • vierstündliche Kontrollen des Bilirubinwerts, Phototherapie bei Bedarf • laut Verordnung Flüssigkeitszufuhr erhöhen von zwei auf drei Milliliter pro Stunde während der Phototherapie (Punkt **4**)
4 Essen und Trinken • unreifes Verdauungssystem • kann nicht selbständig trinken • noch keine Muttermilch vorhanden • Blutzuckerschwankungen • hoher Gewichtsverlust • schwankende Elektrolytwerte im Blut • Saugreflex schon vorhanden • liebt ihren Schnuller • Darmgeräusche hörbar	• normaler Nahrungsaufbau • kontinuierliche Gewichtszunahme • Reifung des Verdauungstraktes • Vermeiden von Infektionen im Magen-Darm-Trakt	• Legen einer Magensonde Charr. 3,5 nach Standard • vorsichtiger Nahrungsaufbau mit sechsmal einem Milliliter Glukose 5% alle zwei Stunden, anschließend Fremdfrauenmilch alle zwei Stunden einen Milliliter • Kontrolle und Dokumentation des Magenrückflusses auf Aussehen, Geruch, Menge • Nahrungsmenge dementsprechend reduzieren oder steigern • Beobachtung des Abdomens • bei Auffälligkeiten Bauchumfang messen, dokumentieren und Arzt informieren • beim Sondieren der Nahrung das Kind mit dem Schnuller zum Saugen anregen • Mutter das Abpumpen der Muttermilch erklären und dabei anleiten • Überwachung und Dokumentation der Infusionstherapie laut ärztlicher Anordnung

11

Pflegeplan

Pflegeprobleme/Ressourcen	Pflegeziele	Pflegemaßnahmen
4 Essen und Trinken		• zweistündlich Blutzucker- und Elektrolytkontrollen • wenn das Kind in einem guten, stabilen Zustand ist, tägliche Gewichtskontrolle im Inkubator mit zwei Pflegepersonen
5 Ausscheiden • nur eine Spur Mekonium abgesetzt • ausreichende Urinausscheidung	• normale Stuhl- und Urinausscheidung	• Bilanzierung der Ein- und Ausfuhr • falls nach 48 Stunden noch keine ausreichende Menge Mekonium abgesetzt wurde, laut ärztlicher Anordnung 2,5 ml Babylax® rektal verabreichen
6 Körpertemperatur regulieren • schwankende Körpertemperatur zwischen 36,5 und 38 °C • kann Körpertemperatur nicht selbständig halten • Temperaturverlust durch Verdunstungskälte	• stabile Körpertemperatur bei einer Inkubatortemperatur von 32 °C und einer Luftfeuchtigkeit von 70 Prozent	• Inkubatorpflege unter Berücksichtigung der Thermoneutralpflege (Kap. 11.5.4.1) • kontinuierliche Überwachung der Körpertemperatur mit rektaler Temperatursonde • Dokumentation von Körper- und Inkubatortemperatur und Luftfeuchtigkeit
7 Atmen • weint und wehrt sich durch Kopfdrehungen gegen den Tubus • keine selbständige Atmung • wenig, sehr zähes Trachealsekret • massive Schwankungen des Sauerstoffbedarfs • instabile Kreislaufsituation • extrem unreifes Frühgeborenes • sehr aktiv, zeigt enormen Lebenswillen • rosiges, ikterisches Hautkolorit • bei Bradykardie ausgeprägte Zyanose	• Stabilisierung der Atmung • Reduzierung der Beatmungsparameter • konstanter Sauerstoffbedarf von 21 Prozent • Verflüssigung und Reduzierung des Trachealsekrets • Entfernen der zentralen Katheter • nichtinvasive Blutdruckmessung • überwiegend kapilläre Blutgasanalysen • Reduzierung des engmaschigen Monitorings • keine Zyanose	• engmaschige und genaue Beobachtung der Beatmungssituation mit Kontrolle und Dokumentation der Beatmungsparameter • Veränderungen des Sauerstoffbedarfs, der -sättigung und der Kohlendioxidkonzentration im Blut dokumentieren und den Arzt informieren • regelmäßige Blutgasanalysen • vierstündlich Lunge auf Sekretansammlungen abhorchen • Thorax vorsichtig mit einer gepolsterten Zahnbürste vibrieren • oral, nasal und endotracheal absaugen, gemäß Standard • 30-Grad-Schräglage • Kontrolle der Tubuslage, ggf. Tubus neu fixieren • Kondenswasser in den Beatmungsschläuchen regelmäßig entfernen • bei Zynose sofort Beatmungsparameter kontrollieren und Lunge erneut abhorchen, wenn nötig endotracheal absaugen • Atemgas anfeuchten und auf 35 °C erwärmen, Temperatur regelmäßig prüfen • Kind äußerst vorsichtig berühren, Minimal Handling • nach jeder Maßnahme durch sanftes Streicheln trösten • kontinuierliches Monitoring

11

Pflegeplan

Pflegeprobleme/Ressourcen	Pflegeziele	Pflegemaßnahmen
8 Für eine sichere Umgebung sorgen • Gefahr einer allergischen Reaktion durch Antibiotikagabe • Gefahr einer Hirnblutung durch zu schnelle Applikation von Humanalbumin • Infektionsgefahr durch unhygienisches Arbeiten an den zentralen Kathetern	• komplikationslose Gabe der Medikamente ohne Nebenwirkungen auf den Organismus • gewünschte Wirkung der Antibiotika • Vermeiden von Infektion und Hirnblutung	• Gabe der Medikamente gemäß den Richtlinien • Injektionen in den zentralen Nabelvenenkatheter unter sterilen Bedingungen • Medikamente, besonders Humanalbumin, sehr langsam injizieren • Dosierung der Medikamente laut ärztlicher Verordnung • Mundschleimhaut viermal täglich mit Nystatin®-Orallösung pinseln • genaue Beobachtung des Kindes während dem Verabreichen
9 Arbeiten und Spielen • nicht relevant		
10 Kommunizieren • das Weinen ist durch den Trachealtubus nicht hörbar • der Gesichtsausdruck ist durch die noch geschlossenen Augenlider sehr schwer zu deuten • bei Schmerzen Grimassieren und gleichzeitig erhöhte Herzfrequenz	• altersentsprechende Kommunikation • rechtzeitiges Reagieren von Pflegepersonal und Ärzten bei Anzeichen von Schmerzen, Unwohlsein, Tachykardie	• bei den kleinsten Veränderungen des Gesichtsausdrucks und der Herzfrequenz begonnene Tätigkeit unterbrechen • bei offensichtlichen Schmerzen mit dem Arzt über eine entsprechende medikamentöse Schmerzlinderung sprechen • Kind trösten, bei der Pflege mit ihm sprechen • wenn möglich eine Bezugsperson bei der Pflege, damit sie Fatma kennenlernen kann • immer wieder mit dem Kind kommunizieren, es streicheln • Eltern sollen Walkman mit Kassette mitbringen, auf der die Herztöne und/oder die Stimme von Mutter und Vater aufgezeichnet sind
11 Sich als Mann oder Frau fühlen und verhalten • nicht relevant		
12 Sterben • nicht relevant		
13 Beziehung der Eltern zum Kind • Mutter kann das Kind noch nicht besuchen (Entfernung der Entbindungsklinik) • Vater hat sehr große Angst um seine kleine Tochter und Ehefrau • er traut sich nicht, das Kind anzufassen • fühlt sich hilflos, noch nicht genügend aufgeklärt • Mutter hat noch keine Muttermilch	• Mutter kann ihr Kind besuchen • Vater hat keine Angst mehr davor, sein Kind zu berühren • Eltern können mit der Angst umgehen, das Kind nicht doch noch zu verlieren, sowie mit der Sorge um eine mögliche Behinderung	• Pflegeperson (Bezugsperson) soll sich mit Namen vorstellen • Polaroidbild von Fatma anfertigen und dem Vater, mit Angaben über Gewicht und Länge, für die Mutter mitgeben • dem Vater die Intensivstation zeigen, bei Interesse kurz die Überwachungsgeräte erklären • ihn dazu ermuntern, das Kind zu streicheln

Pflegeplan		
Pflegeprobleme/Ressourcen	**Pflegeziele**	**Pflegemaßnahmen**
13 Beziehung der Eltern zum Kind		• offene Besuchszeiten für Eltern und Angehörige • Gesprächstermin mit dem Stationsarzt, der Bezugsperson und dem türkischen Dolmetscher vereinbaren • soweit wie möglich alle Fragen beantworten • auf die Elterngruppe hinweisen • Wichtigkeit der Muttermilch nochmal erklären und praktische Hinweise zum Abpumpen mitgeben • mit der betreuenden Hebamme telefonieren, um das Abpumpen der Muttermilch zu beschleunigen

11.9.5.2 Pflege eines Kindes mit Nasen-CPAP

Häufig ist es nach einer Extubation notwendig, die Atmung des Kindes mit einem Nasen-CPAP zu unterstützen.

Vorbereitung des Materials
– geprüftes, vollständiges Beatmungsgerät
– Einstellung des Beatmungsgerätes erfolgt durch den Arzt
– geprüfter Beatmungsbeutel mit passender Maske
– geprüftes Absauggerät mit Absaugkatheter in der entsprechenden Größe
– gekürzter Tubus (Größe entspricht der Größe des Kindes)
– angewärmtes, steriles NaCl 0,9 %
– hautfreundliches Pflaster zum Fixieren des Tubus
– Panthenolcreme

Vorbereitung und Lagerung des Patienten
– Vitalzeichenkontrolle
– Überwachungsparameter kontrollieren
– Pflegemaßnahmen, z.B. Wickeln, Nabelpflege
– nasal und oral absaugen
– Rückenlage, Kopf leicht überstreckt

Vorgehen
– Tubus mit wenig Panthenolcreme bestreichen
– vorsichtig einführen

Beim Passieren der Choanen ist ein ganz leichter Widerstand spürbar, danach liegt die Tubusspitze wie gewünscht im oberen Pharynx.
– Tubus fixieren
– Beatmungsgerät anschließen
Im Zweifel kann beim ersten Mal die Tubuslage durch den Arzt mit einem Intubationsspatel optisch kontrolliert werden. Danach gilt die Markierung am Naseneingang als Anhaltspunkt.

Nachsorge des Patienten
– Beobachtung des Kindes (Allgemeinzustand)
– Kontrolle und Dokumentation der Beatmungsparameter
– Kontrolle der Vitalparameter, einschließlich pO_2 und pCO_2
– Kind so lagern, daß kein Zug oder Druck durch die Beatmungsschläuche entsteht
– Kind trösten (schmerzhafter Vorgang)
Bei Kindern mit Nasen-CPAP muß der Tubus mindestens achtstündlich **gewechselt** werden. Durch die ständige **Schleimhautreizung** besteht eine übermäßige Produktion von Sekret. Der Tubus kann verstopfen und dem Kind damit die Atemarbeit erschweren oder die Atmung behindern.
Der **Tubuswechsel** sollte nur dann vorgenommen werden, wenn das Kind kreislaufstabil ist. Der Tubuswechsel ist für die Kinder sehr anstrengend, und sie reagieren häufig mit Apnoen und Bradykardien. Hier ist

11

eine weitere Pflegeperson hilfreich, die das Kind beobachtet, durch Fußsohlenmassage stimuliert und beim Legen des Tubus assistiert.

> 🚦 **Um eine Schiefstellung der Nasenscheidewand und ungleiche Ausweitung der Nasenlöcher zu vermeiden, muß der Tubus bei jedem Wechsel in das jeweils andere Nasenloch eingeführt werden.**

In manchen Kliniken wird die Magensonde oral gelegt und fixiert, um einen zusätzlichen Atemwiderstand in der Nase zu vermeiden.

Ein Nasen-CPAP ist für das Kind **unangenehm**. Der ständige Tubuswechsel verursacht Schleimhautverletzungen in der Nase und dadurch Schmerzen. Häufiges Absaugen belastet das Kind. Unruhige Babys bekommen manchmal den Tubus zu fassen und ziehen ihn selbst. Ein **hautfreundliches Pflaster** schont die beanspruchte Haut am Nasenrücken und auf den Wangen.

Eine sorgfältige **Beobachtung** der **Überwachungsparameter** und des **Beatmungsgerätes** mit anschließender Dokumentation ist ebenso wichtig wie bei beatmeten Kindern.

Um die Babys von dieser Atemhilfe abzutrainieren, werden N-CPAP-Pausen eingelegt. Hierbei kann überprüft werden, ob das Kind über einen anfänglichen Zeitraum von zwei, später vier Stunden und länger, selbständig atmen kann, ohne sich zu überanstrengen.

Es empfiehlt sich, die N-CPAP-Pausen dann zu beginnen, wenn ohnehin ein Tubuswechsel notwendig ist. Die Nasenschleimhäute des Kindes können sich in den Pausen etwas erholen.

11.9.6 Orales und nasales Absaugen

Grundsätzlich muß genau beobachtet werden, ob und wann bei beatmeten Kindern ein Absaugen notwendig ist. Babys mit N-CPAP müssen regelmäßig oral und nasal abgesaugt werden, da der Tubus die Schleimhäute reizt und diese vermehrt Sekret produzieren. Das Absaugen muß immer den Bedürfnissen des Kindes angepaßt werden, feste Absaugzeiten gibt es nicht (Kap. 9.2.6). Bei Bedarf ist das Absaugen mit der Mund- und Nasenpflege zu verbinden.

Vorbereitung des Materials
– Absaugeinheit (0,2-bar-Sog)
– Beatmungsbeutel mit einer Maske
– gewünschte Sauerstoffkonzentration einstellen
– Absaugkatheter (entsprechende Größe)
– Einmalhandschuhe
– angewärmtes NaCl 0,9% in einer 2-ml-Spritze
– Aqua dest. zum Durchspülen des Absaugschlauches

Der **Durchmesser** des Absaugkatheters richtet sich nach der Zähigkeit des Sekrets und nach der Größe des Kindes. Der kleinste Absaugkatheter in der Kinderkrankenpflege weist einen Innendurchmesser von 1,5 Millimetern (5 Charr.) und der größte von 3,0 Millimetern (10 Charr.) auf. Reife Neugeborene werden mit einem 2,4-Millimeter-(8-Charr.-)Absaugkatheter und Frühgeborene mit einem 1,8-Millimeter-(6-Charr.-)Absaugkatheter abgesaugt.

Das **Einträufeln** von einem Tropfen **NaCl 0,9%** in jedes Nasenloch lockert das Sekret, der Absaugkatheter gleitet besser und erleichtert somit das Absaugen. Da es sich nur um einen Tropfen NaCl 0,9% handelt, ist auch keine Aspirationsgefahr gegeben.

Der Absaugkatheter sollte möglichst weit vorne an der Spitze angefaßt werden. So läßt er sich zügiger und sicherer in die Nase oder in den Mund einführen. Vor allem bei Frühgeborenen ist die Gefahr des **Vagusreizes** durch das Absaugen sehr groß.

Benötigt das Kind **Sauerstoff**, so müssen vor jedem Absaugvorgang die **Überwachungsparameter**, wie Herz- und Atemfrequenz, Sauerstoffsättigung oder transkutane Sauerstoff- und Kohlendioxidwerte kontrolliert und dokumentiert und das Kind während des Absaugens sorgfältig **beobachtet** werden.

> 🚦 **Bei Verschlechterung das Absaugen sofort unterbrechen und gegebenenfalls zusätzlich Sauerstoff vorlegen. Bei Bedarf muß das Kind kurzzeitig über einen Beatmungsbeutel beatmet werden.**

Das Absaugen sollte immer zuerst im **Mund- und Rachenraum** erfolgen, da evtl. Sproßpilze und Nahrungsreste in die Nase eingebracht werden können. Das **Sekret** in der **Nase** ist im allgemeinen **zäher** als das aus dem Mund und bei Kindern mit N-CPAP evtl. blutig. Je nach Hygienevorschrift verwendet man für jeden Absaugvorgang einen neuen Absaugkatheter.

■ Orales Absaugen

Vorgehen

– bei Bedarf Einmalhandschuhe
– Absaugkatheter aus der Hülle nehmen und an das Absaugsystem anschließen
– Absaugkatheter vorne an der Spitze anfassen
– ohne Sog oral einführen (Schleimhautverletzungen)
– Fingerschloß schließen (Sog herstellen)
– kurz, aber gründlich die Mundhöhle absaugen
– bei Bedarf den Absaugvorgang wiederholen
– Absaugschlauch mit Aqua dest. spülen und hygienisch ablegen (vorzugsweise in einen sterilen Handschuh wickeln)
– Absaugeinheit ausstellen

 Nicht unnötig die Rachenhinterwand berühren, da ein Vagusreflex ausgelöst werden kann.

Nachsorge des Patienten

– Kind streicheln und trösten
– Aussehen und den allgemeinen Zustand beobachten und dokumentieren
– Vitalparameter, Sauerstoff- und Kohlendioxidwerte kontrollieren und dokumentieren

Entsorgen des Materials

– Beobachtungen, Aussehen, Zähigkeit und Konsistenz des Sekretes dokumentieren
– Absaugkatheter verwerfen

■ Nasales Absaugen

Vorgehen

– einen Tropfen NaCl 0,9 % in jedes Nasenloch träufeln
– Absaugkatheter wie beim Legen einer nasalen Magensonde ohne Sog in die Nase einführen
– Fingerschloß schließen
– unter drehenden Bewegungen Nasenloch absaugen
Weiteres Vorgehen siehe orales Absaugen.

11.9.7 Endotracheales Absaugen

Vor jedem endotrachealen Absaugen (Absaugen durch den Tubus) muß die Lunge abgehorcht (auskultiert) werden. Bei sehr kleinen Frühgeborenen kann man durch Auflegen der Hand auf den Brustkorb das Sekret in der Lunge spüren. Oftmals deuten Veränderungen der Sauerstoffkonzentration oder ein Kohlendioxidanstieg im Blut auf eine Sekretansammlung in der Lunge hin.

 Intubiertes Kind grundsätzlich nur bei Bedarf absaugen.

Das endotracheale Absaugen ist sehr **belastend** für das Kind. Für einen kurzen Moment, während der Absaugkatheter in den Tubus eingeführt wird, kann es nicht mehr atmen. Der ausgelöste Hustenreiz ist für das Baby unangenehm. Durch versehentliches Berühren der Bifurkation können **Hustenanfälle** und/oder **Schleimhautblutungen** in der **Trachea** entstehen. Diese Verletzungen können zu **Granulationen** in der Luftröhre führen, die mit einer nachfolgenden Behinderung der Atmung einhergehen.

 Um diese Verletzung der Trachea zu verhindern, kann der Absaugkatheter, wie nachfolgend beschrieben, abgemessen werden.

Der Tubus liegt an einer bestimmten Markierung am Naseneingang, z. B. bei 8,5 Zentimetern (8,5 Zentimeter des Tubus befinden sich im Kind). Der restliche Teil des Tubus liegt außerhalb des Kindes. Dieser **Rest** wird zusammen mit dem **Konus** abgemessen. Diese Länge beträgt z. B. sieben Zentimeter.

Nun zählt man die Daten zusammen und markiert sie mit einem Lineal auf einem Pflasterstreifen, den man auf den Inkubator klebt. In unserem Beispiel würde dies 8,5 Zentimeter plus 7,0 Zentimeter gleich 15,5 Zentimeter Gesamtlänge bedeuten. Es wird noch ein Zentimeter dazugerechnet. Dies ist die Länge, die beim korrekten Absaugen noch über den Tubus hinausgeht. Also ist die Markierung auf dem Pflaster 16,5 Zentimeter lang. An das markierte Pflaster wird ein steril abgepackter Absaugkatheter gelegt und auf seiner Hülle die Länge mit einem Stift angezeichnet. Vorsichtig öffnet man dann die Hülle bis zur Markierung, und zeichnet mit einem wasserunlöslichen Stift auf dem Absaugkatheter die entsprechende Länge mit einem Punkt an. Bis zu dieser Markierung kann nun der Katheter in den Tubus eingeführt werden.

11

⚠ **Bei einer Reanimation oder bei einer notwendigen schnellen trachealen Absaugung wird vom Abmessen des Absaugkatheters Abstand genommen.**

Die Größe des Absaugkatheters richtet sich nach der Tubusgröße. Der Durchmesser des Absaugkatheters darf nur die Hälfte bis zwei Drittel des Innendurchmessers des Tubus ausmachen. So kann die Lunge nicht leergesaugt werden.

Um das endotracheale Absaugen für das Kind so schonend wie möglich zu gestalten, sollten immer **zwei Pflegekräfte** daran beteiligt sein. Eine Pflegekraft bebeutelt das Kind, beobachtet es und informiert die Pflegeperson, die gerade absaugt, über den momentanen Zustand. Bei evtl. Verschlechterungen der Vitalfunktionen kann der Absaugvorgang schnell abgebrochen werden.

Vorbereitung des Materials
- geprüfte Absaugeinheit (0,2-bar-Sog)
- überprüfter Beatmungsbeutel, Einstellung entsprechend den Beatmungsparametern
- Sauerstoffkonzentration einstellen nach Bedarf des Kindes
- sterile Handschuhe, für jeden Absaugvorgang neue
- angewärmtes NaCl 0,9% steril aufgezogen in einer 2-ml-Spritze
- sterile Absaugkatheter (abgemessen, markiert, bereits steril geöffnet)
- Aqua dest. zum Spülen des Absaugschlauchs

Vorbereitung des Patienten
- Kontrolle der kindlichen Überwachungsparameter

Vorgehen
- einen sterilen Handschuh anziehen
- Absaugkatheter steril aufnehmen
- mit Fingerschloß und Absaugschlauch verbinden
- Kopf des Kindes auf rechte Seite drehen (linke Lungenseite wird dabei abgesaugt, bei Kopf auf der linken Seite, rechte Lunge)
- Tubus und Beatmungsschläuche trennen (Assistenz)
- Beatmungssystem steril ablegen (Assistenz)
- Tubus mit Beatmungsbeutel verbinden (Assistenz)
- kurze Hyperventilation (mit hoher Frequenz bebeuteln), gleicher Druck wie am

Beatmungsgerät (Druck am Manometer kontrollieren)
- Tubus vom Beatmungsbeutel trennen (Assistenz)
- 0,2 bis 0,5 Milliliter NaCl 0,9% in Tubus träufeln
- Absaugkatheter ohne Sog bis zur Markierung steril einführen
- Absaugkatheter etwas zurückziehen und mit Sog unter drehenden Bewegungen wieder entfernen
- an Beatmungsbeutel anschließen
- Hyperventilation (Assistenz)
- bei Bedarf die Sauerstoffkonzentration erhöhen
- Absaugkatheter abwerfen
- Kopflage ändern
- erneutes Absaugen wie beschrieben
- Tubus wieder mit Beatmungsgerät verbinden
- Absaugkatheter abwerfen
- Absaugschlauch mit Aqua dest. spülen

Nachsorge des Patienten
- Beobachtung des Kindes nach dem Absaugen
- mit Stethoskop Lunge auskultieren
- Tubuslage kontrollieren
- Kind trösten und beruhigen
- Kontrolle und Dokumentation der Überwachungs- und Beatmungsparameter
- Kontrolle und Dokumentation des Absaugsekretes auf Menge, Aussehen und Zähigkeit
- Dokumentation der Stabilität des Kindes während des Absaugens

⚠ **Bei Bradykardie oder Abfall der Sauerstoffsättigung den Absaugvorgang sofort unterbrechen. Eventuell nur eine Lungenseite absaugen und dann eine Pause machen.**

Eine umfassende und sorgfältige Beobachtung des Kindes durch die assistierende Pflegeperson ist notwendig. Diejenige, die absaugt, kann sich meist nur auf den Vorgang konzentrieren. Somit obliegt der assistierenden Person die Verantwortung, über den Zustand des Kindes zu informieren.

Für bakteriologische Untersuchungen die Absaugkatheterspitze steril nach dem Absaugvorgang in eine Nährlösung geben.

11.10 Pflege und Krankheitsbilder Frühgeborene

11.10.1 Soormykose

Der Erreger dieser Infektion der Schleimhäute ist der Sproßpilz **Candida albicans**. **Immunsupprimierte Patienten**, Frühgeborene und reife Neugeborene mit einer momentanen Abwehrschwäche, beatmete und parenteral ernährte Patienten mit intensiver **antibiotischer Therapie** sind anfällig für eine Soormykose. Sproßpilze befinden sich im Kondenswasser von Verneblerschläuchen, auf der Bettwäsche, auf den Händen von Pflegepersonen und Ärzten und auf unsachgemäß gereinigten und sterilisierten Saugern und Spielzeug. Bei oraler Aufnahme besiedeln sie die Mundschleimhaut, den gesamten Magen-Darm-Trakt und die Haut im Windelbereich.

Symptome
- weißliche, schwer ablösbare Beläge auf der Mundschleimhaut
- rötliche Flecken auf der Haut im Windelbereich
- nässende, blutende Hautablederungen (Abb. 11-11)
- Schmerzen an diesen Hautstellen

Diagnostik
Durch Hautabstriche lassen sich Sproßpilze unter dem Mikroskop erkennen oder auf Nährböden anzüchten.

Therapie
Es werden antimykotische Salben und gerbende Badezusätze bei Befall der Haut im Windelbereich angeordnet. Zusätzlich sollte die Mund- und Darmschleimhaut mit einem oralen Antimykotikum behandelt werden. Die orale antimykotische Lösung wird mit Hilfe eines Watteträgers auf die Mundschleimhaut aufgetragen. Zusätzlich sollte man noch eine verordnete Menge nach der Nahrung verabreichen, damit die Lösung die gesamte Darmschleimhaut benetzen kann.

Ist bereits eine systemische Soorinfektion eingetreten, so müssen antimykotische Medikamente intravenös verabreicht werden.

 Intravenös verabreichte Antimykotika sind extrem toxisch und reizen die venösen Blutgefäße. Sie dürfen auf keinen Fall mit anderen Lösungen zusammen infundiert werden.

Gelangen infundierte, antimykotische Medikamente in das Gewebe, so hat dies die Entstehung von ausgeprägten Nekrosen zur Folge.

Komplikationen
Durch offene Hautstellen können die Sproßpilze in die Blutbahn eindringen und eine lebensbedrohliche Soorsepsis (systemische Soorinfektion) auslösen.

Prophylaxe
Eine genaue, regelmäßige **Inspektion** der Mundschleimhaut und der Haut im Windelbereich ermöglicht das frühzeitige Erkennen einer Soorinfektion.

Eine korrekte Händereinigung und -desinfektion, gründlich desinfiziertes Spielzeug und Sterilisation von Schnullern und Saugern sind die besten Vorbeugemaßnahmen. Alle Systeme, die zum Kind führen und ein feuchtes Milieu darstellen, einschließlich Inkubator, müssen regelmäßig gewechselt werden. Bei antibiotischer Therapie eignet sich ein orales Antimykotikum zur Prophylaxe. Bereits erkrankte Patienten sollten mit **Handschuhen** gepflegt werden, um eine Übertragung auf andere Kinder zu vermeiden.

11.10.1.1 Pflege bei Kindern mit Soormykose

Weißliche, pelzige Beläge auf der Zunge und Schleimhaut, die sich schwer lösen lassen, sind ein sichtbarer Beweis auf eine Soorinfektion im Mund.

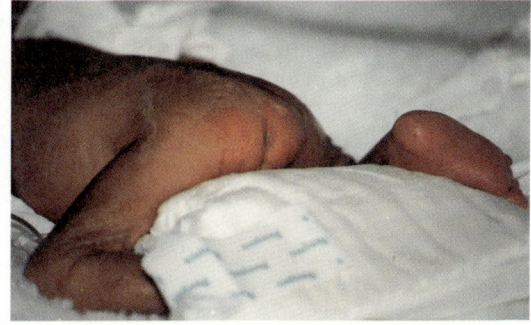

Abb. 11-11 Soormykose

11

 Mit Hilfe einer Taschenlampe kann die Mundhöhle besser inspiziert werden.

Da Sproßpilze das feuchte und warme Milieu bevorzugen, muß die Feuchtigkeit im Inkubator reduziert werden. Es gilt die betroffenen **Hautbezirke auszutrocknen**. Bei der Thermoneutralpflege, bei der extrem unreife Frühgeborene mit Vaseline eingecremt und mit einer Plastikfolie bedeckt sind, müssen diese Maßnahmen bei Soorbefall entfallen. Vaseline bietet den Sproßpilzen einen guten Nährboden, und beim Eincremen verteilen sich die Sporen über den ganzen Körper. Durch die Plastikfolie entsteht eine feuchte, warme Kammer, die das Wachstum der Pilze begünstigt.

Bei Soorbefall im Windelbereich sollte die betroffene Haut generell offenliegen. Falls die Kinder dennoch Windeln benötigen, müssen sie in kurzen Abständen gewickelt werden. Gerbende, leicht desinfizierende Zusätze in **Sitzbädern** wie Kaliumpermanganat oder Eichenrinde trocknen die nässenden Hautstellen aus, normalisieren den pH-Wert der Haut und fördern den Heilungsprozeß. Die zusätzliche Anwendung von **Rotlicht** zum Abtrocknen der Hautstellen ist vorteilhaft. Es muß ein ausreichender Abstand berechnet werden, da das Rotlicht zu Verbrennungen führen kann.

Verschmutzte Hautstellen sollten vorsichtig mit **Wasser** gereinigt werden. Hautöl bildet einen schützenden Ölfilm über der betroffenen Hautstelle, der die Wirkung von aufgetragenen antimykotischen Salben beeinträchtigen kann. Alle Pflegemaßnahmen müssen einheitlich über einen längeren Zeitraum vorgenommen werden. **Regelmäßige Abstriche** und **Fotodokumentationen** geben Auskunft über den Erfolg der Pflege und Therapie. Stellt sich kein Erfolg der Behandlung ein, so können während einer Pflegevisite die Pflegeplanung und die Therapie überdacht und entsprechend geändert werden.

11.10.2 Nekrotisierende Enterokolitis

Eine nekrotisierende Enterokolitis (**NEC**) ist eine Entzündung der Darmschleimhaut durch **Bakterien**, wie Klebsiellen, Escherichia coli oder Enterobacter.

Diese Erkrankung tritt fast nur bei Frühgeborenen auf, wobei sehr unreife und kleine Kinder am häufigsten davon betroffen sind.

Bei der **Entstehung** einer NEC wirken drei Faktoren zusammen:
– Unreife
– Schädigung der Schleimhaut durch Sauerstoffmangel (Hypoxie) und unzureichende Durchblutung (Ischämie)
– Infektionen durch Bakterien

Eine **Vorschädigung** der Darmschleimhaut kann durch eine Hypoxie während der Geburt, Apnoen, Herzfehler, einen persistierenden Ductus Botalli oder Volumenmangel im Rahmen der Frühgeborenenanämie entstehen. Bakterien, die normalerweise im Darm zu finden sind und nicht krank machen, werden nun aggressiv und verursachen eine Entzündung.

Einen gewissen **Schutz** gegen die Entwicklung einer NEC bietet die **Muttermilch** mit ihrem schleimhautschützenden Immunglobulin IgA und Abwehrzellen (Makrophagen). Sterilisierte Frauenmilch enthält weder aktives IgA noch Makrophagen, während Einfrieren der Muttermilch zwar die Makrophagen tötet, das IgA aber nicht schädigt.

Symptome
Der Beginn einer NEC ist schleichend und wird in verschiedene Stadien eingeteilt.
• **Stadium I**
Zunächst fühlt sich das Frühgeborene unwohl, verweigert die Nahrung und spuckt häufig. Gleichzeitig ist die Körpertemperatur instabil. Apnoeanfälle häufen sich oder können wieder neu auftreten. Nach mehreren Stunden ist das **Abdomen gebläht** und **berührungsempfindlich**. Häufig kann **unverdaute Nahrung** aus dem Magen über die Magensonde abgezogen werden. Das Kind setzt einen fade riechenden, **schleimig-blutigen Stuhl** ab. Insgesamt sieht das Baby blaß, marmoriert und grau aus. Es bewegt sich sehr selten und liegt nur ruhig da.
• **Stadium IIa**
Das Kind befindet sich nun in einem **schlechten Allgemeinzustand**. Es bewegt sich nicht mehr, reagiert kaum mehr auf Schmerzen. Das Gesicht wirkt apathisch und alt. Die **Körpertemperatur** ist nun eher **niedrig**, die **Extremitäten** sind **kühl**. Das Kind sieht grau-blaß aus. Die **Apnoen** und **Bradykardien** häufen sich. Das **Abdomen** ist aufgetrieben und glänzend, die **Venenzeichnung** ist sichtbar (Hyperämisierung). Aus dem Magen kann nun **galliger Magensaft** abgezogen werden. Im **Stuhl** sind nun deutlich **Blutauflagerungen** sichtbar.

- **Stadium IIb**

Es kommt zu allgemeinen Störungen der vitalen Funktionen. Das Kind wird **beatmungspflichtig**. Es zeigt keine Reaktionen mehr und alle Anzeichen eines beginnenden **septischen Schocks**. Vom Stadium IIb erfolgt oftmals rasch der Übergang in das Stadium III.

- **Stadium III**

Es tritt nun eine **Peritonitis** ein mit zunehmender **Nekrose** des **Darms** bis hin zur **Perforation**. Die Bauchdecke weist rötliche Flecken auf und ist massiv gespannt. Gleichzeitig ist das Kind ödematös, kreislaufinstabil, atem- und niereninsuffizient.

Ohne sofortige therapeutische Maßnahmen stirbt das Kind. Diese verschiedenen Stadien können der Reihe nach schleichend eintreten. Es ist jedoch auch möglich, daß eine NEC so gravierend verläuft, daß das Kind innerhalb von Stunden an den Zeichen eines septischen Schocks verstirbt und die antibiotischen Maßnahmen zu spät kommen.

Diagnostik

Röntgenaufnahmen des Abdomens. Im Stadium I sind ein Darmwandödem und aufgeblähte Darmschlingen erkennbar. Im Stadium IIa sind außer dem Darmwandödem schaumiger Kot und bläschenförmige Gasansammlungen im Darm erkennbar. Im Stadium IIb nimmt der Gasgehalt im Darm ab, dafür die freie Flüssigkeit im Bauchraum zu. Im Stadium III sind zusätzlich typische sichelförmige Luftansammlungen in den Darmschlingen zu erkennen. Veränderungen der Blutwerte (Leberwerte, Nierenwerte, Infektionszeichen im Blutbild, CRP-Anstieg, Blutgerinnungsstörung) sind weitere Diagnostikparameter. Ausschlaggebend sind die Symptome und deren frühzeitiges Erkennen. Gerade die Pflegenden, die das Kind pflegen und gut kennen, beobachten die ersten Anzeichen einer NEC.

> ⚠ **Beim geringsten Anzeichen einer NEC muß die Pflegeperson den behandelnden Arzt sofort informieren. Die diagnostischen Maßnahmen sind oftmals nur eine Bestätigung der erkannten Symptome.**

Therapie

Eine sofortige antibiotische Therapie kann das Leben des Kindes retten. Bei den ersten Symptomen muß umgehend eine Nahrungskarenz erfolgen und eine Magenablaufsonde gelegt werden. Gleichzeitig sollten großzügig Bluttransfusionen und/oder Plasmatransfusionen verabreicht werden. Bei Bedarf kommen weitere Medikamente zur Kreislaufstabilisierung und Sicherung der Nierenfunktion zur Anwendung. Oft sind eine Intubation und Beatmung erforderlich. Im Stadium III (mögliche Perforation des Darms) muß unverzüglich durch einen chirurgischen Eingriff das nekrotische Darmgewebe entfernt und die Bauchhöhle gespült werden. Häufig wird bei einer solchen Operation gleichzeitig ein vorläufiger Anus praeter angelegt. Ist ein oraler Nahrungsaufbau über längere Zeit nicht möglich, so beginnt die parenterale Ernährung.

Komplikationen

Im Stadium III kann als Komplikation der NEC eine Perforation entstehen. Eine Peritonitis durch einen perforierten Darm macht eine sofortige Operation notwendig. Durch Volumenmangel und/oder Eindringen der Erreger in die Blutbahn (Sepsis) befindet sich das Kind im Schock. Ein Kurzdarmsyndrom durch notwendige Resektion des nekrotischen Darms ist möglich.

Prognose

Die Prognose ist bedingt durch die Früherkennung und Behandlung der NEC. Frühbehandelte Kinder müssen unter Umständen nicht operiert werden und haben gute Chancen, die Erkrankung zu überleben. Kinder mit einer NEC Stadium III haben eine deutlich schlechtere Prognose.

Prophylaxe

Die Vorbeugemaßnahmen ergeben sich aus den beeinflussenden Faktoren. Jede Gewebeschädigung des Darms ist zu vermeiden. Daher sind eine frühzeitige Beatmung oder Nasen-CPAP bei andauernden Apnoen und Bradykardien, großzügige Volumengaben und Ernährung mit frischer Muttermilch anzustreben. Manche Kliniken verabreichen schleimhautschützendes Immunglobulin oral.

Strenge hygienische Maßnahmen bei der Pflege eines erkrankten Kindes und bei der Herstellung und Verabreichung der Nahrung sind erforderlich. Oftmals treten NECs in kleinen Epidemien auf, mehrere Kinder erkranken gleichzeitig oder in kurzen Abständen hintereinander. Manche Kliniken haben das Problem der NEC-Erkrankungen nur selten, andere hingegen häufiger. Die zunehmende

11

Überlebenschance von extrem unreifen Frühgeborenen trägt sicher dazu bei, daß diese Erkrankung häufiger auftritt als in früheren Jahren.

11.10.2.1 Pflege bei Kindern mit nekrotisierender Enterokolitis

■ **Pflege im akuten Krankheitsstadium**

Engmaschige Überwachung der **Kreislaufsituation** und der **Atmung**. Die **Körpertemperatur** wird mit einer Hautsonde kontrolliert. Die Beurteilung des **Gesundheitszustands** des Frühgeborenen ist besonders wichtig. Mehrmals täglich muß der **Bauchumfang** gemessen werden. Die Kinder erhalten eine **Magenablaufsonde**, der Auffangbeutel hängt in Brusthöhe. Vom Chirurgen gelegte Magensonden dürfen nur nach Anordnung entfernt werden, ansonsten erfolgt der Magensondenwechsel nach Klinikstandard. Da das Kind eine **Nahrungskarenz** hat, gehören die Überwachung der **Infusionstherapie** und Pflege der Infusionseinstichstelle zu den Aufgaben der Pflegenden. Die Ausscheidungen, einschließlich des abgelaufenen Magensekrets, sind zu **bilanzieren**. Es gilt strenges **Minimal Handling**. Wenn möglich, sollte die tägliche Ermittlung des Körpergewichts entfallen.

 Schon die geringste Bewegung des Kindes kann zu einer Perforation des Darms führen. Nicht auf den Bauch drücken.

Lagerungen oder Wechseln der Bettwäsche sollte möglichst mit **zwei** Pflegepersonen erfolgen. Eine Lagerung auf einem **Fell** oder Gelkissen und **Entlastung** der **Bauchdecke** durch Knierollen können schmerzlindernd wirken. Gegebenenfalls ist mit dem behandelnden Arzt eine adäquate **Schmerztherapie** zu besprechen. Das Kind wird in **30-Grad-Schräglage** gelagert, dies dient der **Pneumonieprophylaxe**. Eine Physiotherapie ist nur möglich, wenn sich das Kind in einem stabilen Zustand befindet.

 Frisch operierte oder sich im Schock befindende Kinder dürfen nicht vibriert werden (Minimal Handling).

Die Indikation zur **Beatmung** und/oder **Sauerstofftherapie** hängt vom Zustand des erkrankten Kindes ab. Im NEC Stadium III und bei septischem Schock sind die Kinder stets beatmet.

Die gespannte Haut kann mit einer Panthenolsalbe gepflegt werden, ebenso der Windelbereich.

Ein ausführliches, informatives **Elterngespräch** mit Darlegung der momentanen Lage, Erklärung des Krankheitsbildes und evtl. der Prognose durch den Arzt und die betreuende Pflegeperson ist notwendig. Dieses Gespräch sollte dokumentiert werden. Gerade weil ihr Kind so krank ist, sollten die Eltern die Möglichkeit haben, es zu streicheln und zu trösten.

■ **Pflege im abklingenden Krankheitsstadium**

Wurde das Kind operiert und mit einem Anus praeter versorgt, so erfolgt eine **Anus-praeter-Pflege** (Kap. 26.2.12). Nach der Operation wird das Stoma zunächst mit einem in **NaCl 0,9%** getränkten **Tupfer** oder mit **Vaseline** abgedeckt. Erst nachdem das Kind den ersten Stuhl aus dem Stoma abgesetzt hat, beginnt die eigentliche Anus-praeter-Pflege. Für Frühgeborene müssen die üblichen zu großen **Stomaplatten** zurechtgeschnitten werden. Leider kleben sie dann nicht mehr richtig, und der sehr dünnflüssige, enzymhaltige Stuhl des Dünndarms läuft unter die Platte und daut die Haut an. Als besonders günstig erweist sich eine **Paste**, die in ihren Bestandteilen der Stoma- oder Honigplatte gleicht und sich gut um das Stoma herum verteilen läßt. Sie klebt gut auf der Haut, deckt die gefährdeten Hautareale ab und kann auch auf die bereits wunde Haut aufgetragen werden.

Ein weiteres Problem sind nichtpassende **Stomabeutel**. Urinbeutel können zwar einen Ersatz darstellen, sie kleben jedoch nicht auf der Paste. Oftmals bleibt als einzige Möglichkeit, mehrere saugfähige Tupfer auf das Stoma zu legen, die gesamte Haut zusätzlich mit Zinköl als Hautschutz zu bedecken und eine Einmalwindel anzulegen. Es ist nötig, die Tupfer je nach Stuhlmenge, evtl. stündlich, zu erneuern. Ist die Haut um das Stoma bereits geschädigt, können Bäder mit gerbenden Zusätzen die nässenden Stellen austrocknen. Anschließend werden medizinische Salben nach ärztlicher Anordnung aufgetragen.

 Für den Heilungsprozeß günstig ist die offene Lagerung. Die Einmalwindel bleibt unverschlossen, der betroffene Hautbezirk kann an

der Luft austrocknen und abheilen. Um Wärmeverluste zu vermeiden, setzt man Rotlicht oder eine Wärmelampe ein. Die Kinder werden so gelagert, daß nur der betroffene Hautbezirk offenliegt. Die Körpertemperatur ist mehrmals zu kontrollieren, der Stuhl muß sofort entfernt werden.

Die **Operationswunde** kann offengelassen werden. Somit ist die Beobachtung der Wunde (Kap. 26.3.4.2) besser gewährleistet, und durch die Luftzufuhr kann der Heilungsprozeß schneller einsetzen.

Gleichzeitig können mit der Stabilisierung des Zustandes des Kindes das engmaschige Monitoring, das Ermitteln der Körpertemperatur und das Messen des Bauchumfanges gelockert werden. Der langsame Nahrungsaufbau erfolgt nach Anordnung des Arztes. Auch im abklingenden Krankheitsstadium gilt es, das Kind gut zu beobachten und geringste Veränderungen zu registrieren.

11.10.3 Retinopathie

Die Retinopathie ist eine nichtentzündliche, degenerative **Netzhauterkrankung**, verursacht durch **akute Sauerstoffschwankungen** und eine dadurch bedingte Hyperoxygenierung (hohe Sauerstoffsättigung) im **Blut**. Sauerstoff ist ein Gas, das in zu hohen Dosen schädlich sein kann. Die Anfälligkeit für eine Retinopathie steigt, je unreifer ein Kind ist. Die Netzhauterkrankung entwickelt sich frühestens nach vier bis sechs Wochen. Die meisten Augenveränderungen werden in den letzten Wochen vor dem ursprünglich errechneten Geburtstermin erstmalig sichtbar.

Zusätzlich beeinflussende **Faktoren** sind:
– extreme Unreife, unter 1000 Gramm Geburtsgewicht
– Sauerstoffgabe länger als sechs Stunden
– starke Sauerstoffsättigungsschwankungen im Blut (z.B. bei gehäuften Apnoeanfällen)
– Behandlung mit Indometacin (dadurch Verengung der Retinagefäße und Sauerstoffschwankungen)
– unkorrekte Sauerstoffzufuhr (zu frühe und zu hohe Sauerstoffgaben)
– hohe Beleuchtungsstärke auf der Intensivstation rund um die Uhr
Durch die zu hohe Sauerstoffsättigung im Blut kommt es zu einer vermehrten Bildung von neuen Blutgefäßen in der Retina. Es kann zu Blutungen der neuen Gefäße, Vernarbun-

gen und Netzhautablösung kommen. Dies hat eine erhebliche **Seheinschränkung** und im schlimmsten Fall **Blindheit** zur Folge.

Therapie
Um ein Fortschreiten der Erkrankung zu verhindern, können Gefäßwucherungen mit einem Kältestab, der von außen an die Lederhaut geführt wird, oder mit einem Laser verödet werden. Oft sind mehrere Sitzungen nötig.

Prognose
Durch konsequente Untersuchungen der gefährdeten Frühgeborenen (Gestationsalter unter 32 Wochen, Geburtsgewicht unter 1500 Gramm) kann eine Erkrankung meist, aber nicht immer, in einem Stadium entdeckt werden, in dem durch entsprechende Therapie das Erblinden noch zu verhindern ist.

Prophylaxe
Vermeiden von Sauerstoffschwankungen im Blut und eine genaue Überwachung des Kindes bei Sauerstoffgabe. Sorgfältige regelmäßige augenärztliche Untersuchung bei Kindern mit Sauerstofftherapie.

11.10.3.1 Prophylaktische Pflege zur Vermeidung von Retinopathien

Das Pflegepersonal trägt eine sehr hohe Verantwortung für das Kind. Ein Kind mit **Sauerstofftherapie** muß korrekt und eng mit Transoxode/Kapnode überwacht werden. Die eingestellten Alarmgrenzen und der Sauerstoffbedarf sind ständig zu kontrollieren.

 Hat das Kind eine Apnoe, nützt eine Erhöhung der Sauerstoffzufuhr wenig. Das Kind atmet nicht und muß folglich stimuliert werden. Beginnt das Kind wieder zu atmen, während die Sauerstoffzufuhr erhöht wurde, so kommt es zu einem zu raschen Anstieg der Sauerstoffsättigung im Blut. Bei Kindern mit häufigen Apnoen muß evtl. eine Pflegeperson kontinuierlich am Inkubator bleiben, um durch frühzeitige Stimulation massive Sauerstoffabfälle zu verhindern.

Ausmaß und Häufigkeit solcher Schwankungen fließen in die weiteren therapeutischen und pflegerischen Entscheidungen ein. Dies sind z.B.:
– Duktusligatur
– Coffeingaben

11

– erneute Intubation
– kontinuierliche Sauerstoffzufuhr bei allen pflegerischen Tätigkeiten, sofern das Kind Sauerstoff benötigt
– rechtzeitiges Reagieren auf Transoxoden- oder Sauerstoffsättigungsalarme
– evtl. medizinische und pflegerische Maßnahmen rechtzeitig bei Sauerstoffschwankungen abbrechen und Sauerstoffdosierung an Bedarf angleichen

Ähnliches gilt für die raschen Sättigungsschwankungen bei Kindern mit einem persistierenden Ductus Botalli. Wird die Sauerstoffkonzentration in der Einatemluft erhöht, muß man beim Kind bleiben und beim Ansteigen der Sättigung den Sauerstoff wieder reduzieren.

Ursachen von Apnoen können sein:
– Verlegung der Atemwege durch Sekret
– Fehllage, z.B. überstreckter oder eingeknickter Kopf
– Tonusstörung der Mundbodenmuskulatur (Zunge fällt nach hinten)
– weiche Trachea, weicher Kehlkopf
– unreifes Atemzentrum
– Krampfanfall mit Apnoe bei Hirnblutung
– Symptom einer Infektion, Elektrolytentgleisung oder Hypoglykämie

11.10.4 Bronchopulmonale Dysplasie

Unter einer bronchopulmonalen Dysplasie **(BPD)** versteht man eine **chronische Atemwegserkrankung** mit einer Sauerstoffabhängigkeit und/oder künstlichen Beatmung über den 28. Lebenstag hinaus. Die BPD ist der Preis für das Überleben immer kleinerer Frühgeborener mit Hilfe der künstlichen Beatmung. Mehrere zusammenspielende **Faktoren** können eine BPD auslösen:
– Unreife (Frühgeborene unter 28 Schwangerschaftswochen)
– hoher Beatmungsdruck (unreife Lunge, Pneumonie, schlechte Oxygenierung)
– interstitielles Emphysem (Austritt von Luft aus geplatzten Alveolen und Bronchiolen)
– Pneumothorax (Ansammlung von Luft im Pleuraspalt)
– Barotrauma (ein durch schnellen Luftdruckwechsel eintretender Schaden, z.B. durch zu heftiges Bebeuteln eines Kindes bei der Erstversorgung im Kreißsaal)
– hohe Sauerstoffgaben

– chronische Entzündungen in den Alveolen, Alveolargängen und Bronchiolen

Durch einen hohen Beatmungsdruck kann ein **Pneumothorax** (Ansammlung von Luft in der Pleurahöhle) oder ein interstitielles Emphysem (Überblähung der Lungenalveolen) entstehen. Dies wiederum begünstigt die Entstehung einer bronchopulmonalen Dysplasie.

Durch einen **persistierenden Ductus Botalli** (embryonale Verbindung zwischen Pulmonalarterie und Aorta, die sich nach der Geburt bei Frühgeborenen oftmals nicht sofort verschließt) kann es zu einer Überflutung der Lunge kommen. Der Wassergehalt in der Lunge steigt an, der Gasaustausch verschlechtert sich.

Bei einer BPD sind die **Wände** um die Alveolaren, Alveolargänge und Bronchiolen **verdickt** und **vernarbt**. Dadurch kann ein optimaler Sauerstoffaustausch nicht mehr stattfinden. Die Lungenbelüftung ist vermindert. Die Kinder müssen eine vermehrte Atemarbeit leisten und sind anfälliger für Virusinfekte und Infektionen. Ist die BPD sehr weit fortgeschritten und die gesamte Lunge so steif, daß der rechte Ventrikel eine vermehrte Pumpleistung erbringen muß, um genügend Blut über die Pulmonalarterie in die Lunge zu pumpen, so kann es zu einer Rechtsherzinsuffizienz kommen, die im schlimmsten Fall einen tödlichen Ausgang nimmt (Cor pulmonale).

Symptome
– massive sternale und interkostale Einziehungen
– Dyspnoe mit mittelblasigen Rasselgeräuschen
– zyanotische Anfälle, vor allem beim Schreien
– kaltschweißige Haut mit kühlen Extremitäten
– ängstlicher Gesichtsausdruck durch die dauernde Atemnot
– Gewichtsverlust durch den erhöhten Kalorienverbrauch bei der Atemarbeit
– hypertone Muskulatur
– fahrige Bewegungen und Bewegungseinschränkungen

Durch die chronische Erkrankung ist ein längerer Klinikaufenthalt notwendig. Die ehemaligen Frühgeborenen mit einer BPD sind mehrere Wochen bis Monate in der Klinik und beginnen oft zu hospitalisieren. Begünstigt wird dieser Prozeß durch eine gestörte Eltern-Kind-Beziehung, gleichzeitig erschwert der

Klinikaufenthalt den Kontakt zwischen dem Kind und den Eltern.

Diagnostik

Die bronchopulmonale Dysplasie wird in Schweregrade eingeteilt. Dabei spielen klinische Symptome und röntgenologische Einteilungen eine Rolle.

Bei der klinischen Einteilung werden Atemfrequenz, Dyspnoe, Sauerstoffsättigung und Kohlendioxidanreicherung im Blut des Kindes und die Gewichtszunahme pro Tag berücksichtigt. Die Punkte werden ähnlich wie beim Apgar-Schema zusammengezählt. Man erhält so die Gesamtpunktzahl und die Schweregradeinteilung.

Ist ein Kind künstlich beatmet, so erhält es einen klinischen Gesamtscore von 15 Punkten. Die Gradeinteilung erfolgt in Bezugnahme zur Gesamtpunktzahl (Grade 1, 2, 3).

Bei der röntgenologischen Einteilung werden kardiovaskuläre Anomalien (Herz und Gefäße betreffend abweichende Normen), Überblähung der Lunge, Emphysem, interstitielle Anomalien (Streifen und dicke Narbenbänder) und der Gesamteindruck der Röntgenaufnahme miteinbezogen.

Therapie

Die Behandlung der bronchopulmonalen Dysplasie ist äußerst langwierig und schwierig. Zunächst gilt es, das Kind vom Respirator zu **entwöhnen**. Zahlreiche Beatmungsmöglichkeiten müssen dabei ausprobiert werden. Dabei ist der **Beatmungsdruck** so **niedrig** wie möglich zu halten, um eine Verschlimmerung des Zustandes zu vermeiden. Kortikosteroidgaben (Dexamethason®) erleichtern durch ihre entzündungshemmende Wirkung die Entwöhnung vom Respirator. Die betroffenen Kinder sollten ausreichend mit **Sauerstoff** versorgt werden. Eine hohe Kohlendioxidanreicherung im Blut ist tolerierbar, solange sich der pH-Wert des Blutes im Normbereich befindet. Eine ausreichende **Kalorienzufuhr** ist notwendig, um eine Gewichtsabnahme zu verhindern und den für die vermehrte Atemarbeit und den allgemein erhöhten Grundumsatz nötigen Bedarf auszugleichen. **Diuretika** führen zu einer Flüssigkeitsreduktion in der Lunge. Dies ist notwendig, wenn sich in der Lunge Gewebeflüssigkeit ansammelt und die Sauerstoffaufnahme zusätzlich behindert. Bei bereits bestehender Rechtsherzinsuffizienz kann eine **Digitalisierung** erfolgen. Die **Flüssigkeitszufuhr** muß auf 120 ml/kg/24 Stunden **reduziert** werden. **Inhalationen** mit Theophyllin (zur Erweiterung der Alveolen) erleichtern die Atmung des Kindes. Bei Infektionsanzeichen ist eine **Antibiotikatherapie** sinnvoll.

Prognose

Eine genaue Aussage über die Prognose ist nicht möglich. Es gibt Kinder, bei denen die BPD problemlos ausheilt, obwohl der Sauerstoffbedarf sehr hoch ist. Andererseits gibt es ehemalige Frühgeborene, die trotz niedrigem Beatmungsdruck und geringem Sauerstoffbedarf nur sehr langsam gesunden. Kinder mit einer BPD haben meist motorische und geistige Entwicklungsverzögerungen. Die hohe Anfälligkeit für Atemwegserkrankungen macht oft erneute Krankenhausaufenthalte notwendig. Kinder mit einer BPD leiden häufiger unter obstruktiven Atemwegserkrankungen und haben ein höheres Risiko, an einem plötzlichen Kindstod (SIDS) zu versterben.

Prophylaxe

Generell ist die beste Prophylaxe, nicht zu beatmen, und wenn es doch nötig ist, das Kind so früh wie möglich vom Respirator zu entwöhnen. Die Beatmung ist evtl. durch einen Nasen-CPAP zu vermeiden (Kap. 11.9.5.2). Ist eine Beatmung notwendig, so soll der Beatmungsdruck nicht über 30 cmH$_2$O liegen. Besteht ein offener Ductus Botalli, so kann durch einen frühzeitigen Verschluß der BPD entgegengewirkt werden.

11.10.4.1 Pflege bei Kindern mit bronchopulmonaler Dysplasie

Kinder mit einer BPD leiden ständig unter Atemnot, die sie existentiell gefährdet. Da sie sehr lange im Krankenhaus liegen müssen, fehlt meist auch der ständige Kontakt zu den Eltern. Die Folgen davon sind Hospitalismus und Entwicklungsverzögerungen, die das Krankheitsbild noch zusätzlich erschweren.

Die **Hauptaufgabe** in der Pflege dieser Patienten besteht darin, ein chronisch krankes Kind zu **begleiten**, den **Elternkontakt** zu festigen und Hospitalismus und Entwicklungsverzögerungen entgegenzuwirken.

Ist das Kind beatmet, gelten die Richtlinien für die Pflege beatmeter Patienten (Kap. 11.9.5). Die **Sauerstoffgaben** müssen überlegt dosiert, überwacht und dokumentiert werden.

Inhalationen in Kombination mit einer entsprechenden **Physiotherapie** (Kap. 10.5.2) erleichtern dem Kind die Atemarbeit. Das zähe Sekret kann so besser abgehustet werden. Bei einem Kind mit einer bronchopulmonalen Dysplasie wird kontinuierlich die **Puls- und Atemfrequenz** überwacht.

Da die Patienten durch die vermehrte **Atemarbeit** häufig eine kaltschweißige Haut und eine höhere Körpertemperatur entwickeln, ist eine leichte, luftige **Baumwollkleidung** angebracht. Umkleiden bei Bedarf, einmal täglich ein Bad und ausreichende Frischluftzufuhr tragen zum Wohlbefinden bei. Wichtig ist die **Beobachtung** von Aussehen und Allgemeinbefinden. Nur so können die Kinder vor Hypoxien (Sauerstoffmangel) geschützt werden, beispielsweise durch Sauerstoffgaben bei einer Zyanose. Um den erhöhten Kalorienbedarf zu decken, sollte eine **hochkalorische Nahrung** verabreicht werden. Auch Kinder mit einer BPD können ihre Nahrung trinken, es ist dann darauf zu achten, daß der Sauerstoffbedarf bei Anstrengung steigt. Häufig sind mehrere Pausen während der Mahlzeiten notwendig.

Eine **Bilanzierung**, tägliche **Gewichtskontrolle** und Beobachtung der Haut auf Ödeme sind notwendig, um rechtzeitig eine zu hohe Flüssigkeitsansammlung im Gewebe zu erkennen. **Erholungsphasen**, ausreichend **Ruhe** und **Schlaf** sind für das Kind, das durch die Atmungsproblematik erheblich beeinträchtigt und gestreßt ist, besonders wichtig. Die krankengymnastische Betreuung beinhaltet die Physiotherapie und die ausreichende **Förderung der Bewegungsmuster** (Kap. 5). **Ganzkörpermassagen** nach dem täglichen Bad, **Hochlagerung des Oberkörpers**, das Liegen auf einem weichen **Fell** oder in einer **Hängematte** helfen dem Kind, sich zu entspannen.

Kommunikation, Ablenkung und Spiel wirkt bei chronisch kranken Kindern einem Hospitalismus entgegen und fördert die geistige Entwicklung. Hier ist die Mitarbeit der Eltern besonders wichtig, denn beim Spielen läßt sich leichter eine Beziehung zu ihrem Kind herstellen. Regelmäßige, aufklärende Gespräche mit dem betreuenden Arzt und dem Pflegepersonal unterstützen diesen Prozeß. Feste **Bezugspersonen** sind für das Kind von größter Bedeutung. Durch eine entsprechende Dienstplangestaltung ist es möglich, bestimmte Pflegende für die Betreuung einzuplanen. Ein Kind mit einer BPD ist eine **Herausforderung** an das ganze Team einer Station. Bei optimaler Betreuung lassen sich sogar bei ungünstigen Voraussetzungen (gestörter Eltern-Kind-Kontakt) Hospitalismus und Entwicklungsdefizite weitgehend vermieden. Kinder mit einer BPD fordern die Pflegenden in ihrer täglichen Arbeit stark heraus. Dyspnoe, und damit verbunden ständige Angst und Unzufriedenheit, äußern die Patienten durch lautes Weinen und Unruhe. Oft lassen sich die Kinder nur schwer beruhigen. Fühlt sich eine Pflegeperson überfordert und bringt sie nicht mehr die nötige Geduld auf, so sollte sie von dieser Aufgabe befreit werden. Sind die Eltern in der Pflege entsprechend gut angeleitet, so besteht die Möglichkeit, auch sauerstoffabhängige Kinder nach Hause zu entlassen. Voraussetzung dafür ist, daß ein externer Pflegedienst den Eltern beisteht (Kap. 29). Erfahrungen zeigen, daß die Rehabilitation der Kinder zu Hause besser und schneller gelingt als in der Klinik.

11.10.5 Atemnotsyndrom

Die Ursache des Atemnotsyndroms (Surfactant-Mangelkrankheit, **R**espiratory **d**istress **s**yndrome; RDS) bei Frühgeborenen ist ein durch die Unreife der Lunge bedingter Mangel an Surfactant. Der **Surfactant-Faktor** kleidet wie ein Schutzfilm die Alveolen aus und verhindert so bei jeder Exspiration, daß die Alveolen zusammenklappen. Durch diesen Faktor bleiben die Lungenbläschen stabil, und es findet ein optimaler Gasaustausch statt. Erst ab **35 Schwangerschaftswochen** bildet sich der Surfactant-Faktor, und die sogenannte Lungenreife beginnt. Frühgeborene unter 35 Schwangerschaftswochen sind deshalb besonders gefährdet, an einem RDS zu erkranken.

Symptome
Die Symptome treten innerhalb der ersten sechs Lebensstunden auf.
– Tachypnoe
– sternale und interkostale Einziehungen
– Dyspnoe mit Nasenflügeln
– leichtes Stöhnen (beim Ausatmen versucht das Kind reflektorisch einen Restdruck in den Lungenbläschen aufrechtzuerhalten)
– blaß-graues Aussehen
– evtl. Zyanose

– bei Belastung verstärkte Symptomatik
– bei intubierten Kindern ist kaum Trachealsekret abzusaugen

Diagnostik

Das RDS wird in vier Schweregrade eingeteilt, die durch ein Röntgenbild der Lunge darstellbar sind.

Grad I: feinverästelte Trübung der Lungen
Grad II: Bronchien heben sich dunkel von der Lunge ab
Grad III: Herz- und Zwerchfellrand werden unscharf
Grad IV: weiße Lunge

Therapie

Ist das Atemnotsyndrom nicht schwer ausgeprägt, reicht eine ausreichende Sauerstoffzufuhr, zusammen mit einer Atemhilfe in Form eines Nasen-CPAP. In schweren Fällen muß das Kind intubiert und künstlich beatmet werden. Regelmäßige Blutgasanalysen und Auskultationen der Lunge sind notwendig. Der Surfactant-Faktor wird über den Tubus in die Lunge gespritzt. Eine Antibiotikabehandlung ist meist angezeigt, da eine gleichzeitige Infektion nicht auszuschließen ist.

Prognose

Ein schnelles Ansprechen auf die Surfactant-Gabe, so daß das Kind nach wenigen Tagen extubiert werden kann, spricht für eine gute Prognose. Gelegentlich geht das Atemnotsyndrom in eine BPD über.

Komplikationen

– Pneumothorax
– interstitielles Emphysem
– bronchopulmonale Dysplasie

11.10.5.1 Pflege bei Kindern mit Atemnotsyndrom

Schon die geringste Manipulation am Kind verschlechtert seinen Zustand rapide, deshalb ist ein **Minimal Handling** unbedingt einzuhalten. Es erfolgt eine sorgfältige **Beobachtung** der Atmung, des Aussehens, des Gesundheitszustandes und des Allgemeinbefindens. Weiter ist ein **komplettes Monitoring** mit Überwachung aller Vitalfunktionen, einschließlich Sauerstoff- und Kohlendioxidpartialdruck im Blut, notwendig. Beim Verabreichen des **Surfactant-Faktors** muß eine genaue Ermittlung und Dokumentation des **Blutdrucks** vorgenommen werden, um eine mögliche Nebenwirkung (Blutdruckschwankungen und daraus folgend evtl. Hirnblutungen) zu vermeiden.

Das **Verabreichen** des Surfactants ist eine ärztliche Aufgabe und kann mit Hilfe einer Magensonde oder eines Nabelvenenkatheters geschehen, der wie ein Absaugkatheter steril über den Tubus in die Trachea eingeführt wird. Es ist auch möglich, über einen speziellen Bypass, der in Trachealtuben integriert ist, den Faktor zu applizieren. Der Surfactant wird in die Magensonde instilliert, diese anschließend sofort entfernt, das Kind bebeutelt und wieder an das Beatmungsgerät angeschlossen. **Nach** der **Surfactant-Gabe** darf das Kind vier bis sechs Stunden **nicht tracheal abgesaugt** werden, um den Faktor nicht wieder abzusaugen. Für das beatmete Kind gelten die entsprechenden Pflegerichtlinien (Kap. 11.9.5).

Frühgeborene, die an einem RDS leiden, brauchen oft eine zusätzliche intravenöse **Eiweißzufuhr** (Verlust von Serumeiweiß in die Lungenbläschen). Bei größeren Mengen erhalten die Kinder das Eiweiß über eine **Kurzinfusion**, bei kleinsten Mengen langsam i.v. Dabei wird die Spritze mit einer Injektionskanüle in einen Injektionsstecker am Anfang der Infusionsleitung gesteckt und langsam appliziert. Das Eiweiß vermischt sich so mit der Infusionslösung und wird langsam infundiert. Eine Bilanzierung der Ein- und Ausfuhr ist notwendig.

Die **Körperpflege** muß in jedem Fall reduziert werden. Spezielle Lagerungen in einem Nest, auf einem Fell oder Gelkissen helfen dem Kind, sich zu entspannen und ruhig zu schlafen. Bei jeder Verschlechterung des Gesundheitszustandes müssen die Pflegehandlungen unterbrochen und das Kind getröstet und beruhigt werden. Kinder mit einem RDS sind beatmet oder brauchen einen N-CPAP (Kap. 11.9.5.2). Die **Sauerstoffgaben** werden dem Bedarf des Kindes angepaßt. Bei Beatmung oder Sauerstoffbedarf bettet man die Kinder in einer **Schräglage von 30 Grad** (Pneumonieprophylaxe). Lageänderungen, wie Bauch- oder Seitlage sind möglich. In der Anfangssituation ist eine Physiotherapie kontraindiziert, da absolutes Minimal Handling gilt und die Kinder bei dieser Erkrankung kein Sekret produzieren. Nach Extubation oder verbessertem Zustand beginnt man mit einer **vorsichtigen Vibration**.

11

Extubierte stabile Kinder, die nicht mehr in ihrer Atmung beeinträchtigt sind, können ihre Nahrung **trinken**. Ansonsten erfolgt die Ernährung über eine nasogastrische Sonde. Selbstverständlich werden sie wie alle Säuglinge oral, mit einem Schnuller und ein paar Tropfen Nahrung in den Mund eingebracht, stimuliert. Die Eltern sollten möglichst ihr Kind streicheln, trösten und auf dabei evtl. auftretende Reaktionen reagieren können. Sie können auch pflegerische Maßnahmen wie Wickeln oder Mundpflege übernehmen.

11.10.6 Persistierender Ductus arteriosus Botalli

Intrauterin fließt das vom rechten Ventrikel ausgeworfene Blut durch den **Ductus arteriosus Botalli** in die Aorta und damit in den großen Kreislauf. Nach der Geburt sinkt mit der Entfaltung der Lunge der Lungengefäßwiderstand stark ab, so daß nun das Blut, das den rechten Ventrikel verläßt, die Lungen durchströmt. Der Ductus arteriosus verschließt sich. Bleibt dies aus, so kommt es mit dem weiteren Absinken des Lungengefäßwiderstandes zu einem Blutfluß von der Aorta in die Pulmonalarterie (Links-rechts-Shunt). Dies bedeutet für das Herz Mehrarbeit, für die Lunge eine Überlastung ihrer Gefäße und für die übrigen Organe eine Unterversorgung mit Blut. Kommt es zu einem vorübergehenden Anstieg des Lungengefäßwiderstandes, kann sich die Flußrichtung im Ductus umkehren. Damit fließt dann Blut aus dem rechten Ventrikel statt zur Sauerstoffaufnahme durch die Lunge direkt in den Körperkreislauf, und das Kind wird zyanotisch. Sinkt der Druck im Lungenkreislauf wieder, kehrt sich die Flußrichtung wieder um, und das Kind wird schlagartig rosig.

Symptome

Ein nicht richtig verschlossener Ductus arteriosus wird erst bedeutsam, wenn ein unterschiedlicher Druck ab dem zweiten bis dritten Lebenstag zwischen Körper- und Lungenschlagader besteht. Betroffen sind vorwiegend zu diesem Zeitpunkt noch beatmete Frühgeborene, deren Beatmungssituation sich durch die Lungenüberflutung verschlechtert.
– plötzliche und große Schwankungen der Sauerstoffsättigung
– verschlechterte Organfunktionen (z.B. Nahrung wird nicht vertragen) durch Minderversorgung mit arteriellem Blut

Diagnostik

Mit dem Stethoskop sind „Maschinengeräusche" während des Herzschlags zu hören. Ebenfalls können sehr kräftig zu tastende Pulse spürbar sein. Mit der Echokardiographie (Herzultraschall) kann ein persistierender Ductus arteriosus Botalli diagnostiziert werden.

Therapie

Ein offener Ductus arteriosus Botalli ohne nennenswerte Symptome wird meist nicht behandelt. Sonst sieht das Therapieschema drei Stufen vor, wobei bei Versagen oder Kontraindikationen die jeweils nächste Stufe erfolgt.
• **Stufe I, konservative Behandlung**
Flüssigkeitsreduzierung bei gleichzeitiger Erhöhung des Sauerstoffgehaltes im Blut. Dies gelingt durch die Erhöhung der Sauerstoffkonzentration am Beatmungsgerät und durch die Gabe von Erythrozytenkonzentraten.
• **Stufe II, medikamentöse Behandlung**
Gabe von Indometacin (gefäßverengendes Medikament) intravenös. Als Nebenwirkungen treten auf: vorübergehende Niereninsuffizienz, Blutungen, nekrotisierende Enterokolitis.
• **Stufe III, chirurgische Behandlung**
Kardiochirurgischer Eingriff. In vielen Kliniken wird dies auf der Station vorgenommen, um den meist sehr kleinen Frühgeborenen den Transport und das Risiko eines nicht ausreichend aufgeheizten Operationssaals zu ersparen. Der Eingriff dauert nur etwa zwanzig Minuten. Danach wird Luft aus dem Thoraxraum über eine intraoperativ angelegte Pleuradrainage abgesaugt. Diese kann am nächsten Tag abgeklemmt und nach Röntgenkontrolle gezogen werden.

Prognose

Ein offener Ductus arteriosus muß spätestens mit dem ersten Lebensjahr verschlossen werden, da sonst die Gefahr einer Endokarditis und Eisenmenger-Reaktion besteht.

Komplikationen

Durch massive Sauerstoffschwankungen besteht die Gefahr einer Retinopathie. Die Unterversorgung mit Blut im Magen-Darm-Trakt begünstigt das Entstehen einer NEC (Kap. 11.10.2).

11.10.6.1 Pflege bei Kindern mit persistierendem Ductus arteriosus Botalli

Da die Kinder meistens beatmet sind, sind die entsprechenden Richtlinien zu beachten (Kap. 11.9.5). Durch eine **pulsoxymetrische Überwachung** (Kap. 17.2.3.1) können Sauerstoffschwankungen sehr schnell registriert werden. Das Pflegepersonal muß die Sauerstoffkonzentration bei Bedarf nur geringfügig erhöhen und so lange bei dem Kind bleiben, bis es sich wieder stabilisiert hat.

 Oftmals reicht es, das Kind zu beobachten und mit der Sauerstoffregulation abzuwarten, da sich die Kinder relativ schnell erholen.

Durch die reduzierte Flüssigkeit ist eine **Bilanzierung** mit täglicher Kontrolle des **Körpergewichts** notwendig. Ein **langsamer Nahrungsaufbau** ist möglich, sollte jedoch bei der geringsten Abdomenveränderung unterbrochen werden (Gefahr einer nekrotisierenden Enterokolitis). Die Kinder benötigen keine spezielle Lagerung. Nach einem evtl. chirurgischen Eingriff schlafen die Babys meist noch unter der Einwirkung der **Narkose**. Hier muß auf die physiologische Mittelstellung der Gelenke geachtet werden. Ist das Kind aus der Narkose erwacht, ist es genau auf mögliche **Schmerzreaktionen** hin zu beobachten. Gegebenenfalls muß eine Schmerztherapie mit dem Arzt abgesprochen werden. Bei einer notwendigen **Wunddrainage** ist beim Lagern darauf zu achten, daß keine zusätzlichen Schmerzen verursacht werden oder Zug entsteht. Hierfür können Wattekissen oder Windelrollen hilfreich sein. Die Operationswunde wird in den meisten Fällen nicht verbunden. Die Fäden werden nach ärztlicher Anordnung gezogen, angeordnete Antibiotika nach Standard verabreicht. Minimal Handling ist nach jeder Operation und bei Kindern mit Drainagen angezeigt (Kap. 26.2.10). Kinder mit einer PDA können **Physiotherapie** erhalten, nicht jedoch nach einem operativen Eingriff. Die Eltern können weiterhin ihr Kind pflegen. Es muß ihnen die Problematik der Sauerstoffsättigungsalarme erklärt werden, damit sie nicht unnötig beunruhigt sind.

11.10.7 Peri- und intraventrikuläre Hirnblutung

Besonders Frühgeborene unter 32 Schwangerschaftswochen und unter 1500 Gramm sind in den ersten fünf Lebenstagen gefährdet. Durch Platzen der Blutgefäße am Rande der Ventrikel kann es zu einer Blutung unter die Haut, die den Ventrikel auskleidet, kommen (Grad I). Eine Blutung in den Ventrikel hinein bezeichnet man als **intraventrikuläre Blutung**, Grade II bis III. Im schlimmsten Fall entsteht ein Blutungseinbruch in das umliegende Gehirngewebe (periventrikulär, Grad IV).

Bei einer **hypoxisch-ischämischen Hirnschädigung** (periventrikuläre Leukomalazie) kommt es zum Untergang von Hirngewebe in Folge von Sauerstoffmangel und unzureichender Durchblutung. Dies ist zunächst symptomlos, äußert sich aber im Alter von mehreren Monaten durch abnorme Bewegungsmuster und (meist spastische) Lähmungen.

Risikofaktoren für eine Hirnblutung bei Frühgeborenen
- Frühgeburtlichkeit
- traumatische Geburt (hoher Druck auf den kindlichen Schädel bei vaginaler Entbindung)
- Asphyxie mit Reanimation
- wechselnder Blutfluß im Gehirn durch Ductus arteriosus, Beatmung, abrupter Blutdruckanstieg oder -abfall
- Pneumothorax
- Manipulationen am Kind wie endotracheales Absaugen, lange Transportwege, Erschütterungen
- Hypothermie
- Infusion von hyperosmolarer Lösung, z.B. unverdünntes Natriumbikarbonat

Symptome
- **Bei akutem Verlauf**
- plötzliche Lethargie bis hin zum Koma
- Atemstörungen (Apnoen)
- generalisierte tonische Krampfanfälle
- schlaffe Tetraparese
- fehlende Pupillenreaktion
- evtl. vorgewölbte Fontanelle
- Blutdruckabfall, Störungen der Körpertemperatur
- metabolische Azidose
- Hämatokrit-Abfall

11

• **Bei subakutem Verlauf**

Die Symptome können über mehrere Tage hinweg schleichend auftreten. Dadurch wirken die Kinder weniger auffällig.
– reduzierte Spontanbewegungen
– Muskelhypotonie
– veränderte Bewußtseinslage
– Hämatokrit-Abfall
• **Bei stillem Verlauf**
– fehlende Symptomatik

Diagnostik

Durch eine Ultraschalluntersuchung kann eine Hirnblutung entdeckt werden.

Therapie

Die Therapie orientiert sich an den Symptomen. Bei einem beginnenden Hydrozephalus sind regelmäßige Lumbalpunktionen erforderlich. Auf lange Sicht sind meistens eine externe Liquordrainage und ein Rickham-Reservoir notwendig (Kap. 22.2.1). Ein ventrikuloperitonealer Shunt kann erst gelegt werden, wenn das Kind an Größe und Gewicht zunimmt.

Prognose

Die weitere Entwicklung des Kindes ist abhängig von der Schwere der Hirnblutung, der Bildung eines Hydrozephalus und der hypoxisch-ischämischen Schädigung. Eine genaue Prognose kann nicht gegeben werden. Kinder mit einer geringgradigen Hirnblutung können ebenso schwere zerebrale Störungen und Behinderungen aufweisen wie Kinder mit einer Hirnblutung Grad IV. Es gibt auch Kinder, die kaum oder gar nicht in ihrer Entwicklung beeinträchtigt sind.

Komplikationen

Durch eine externe Liquordrainage können Bakterien in den Körper eindringen. Es kommt zu einer Infektion der Hirnhäute (Meningitis). Die tägliche Lumbalpunktion oder die Punktion des Rickham-Reservoirs verursacht dem Kind zusätzliche Schmerzen. Bei einem Hydrozephalus kann zusätzlich Gehirngewebe zerstört werden.

11.10.7.1 Pflege bei Kindern mit peri- oder intraventrikulärer Hirnblutung

Ein wichtiges Element in der Pflege dieser Kinder stellt die **Prophylaxe** dar. **Minimal Handling** und **Streßreduzierung** sollten in alle pflegerischen Maßnahmen einfließen. Gleichzeitig gilt es, gerade die schleichenden Symptome durch gute **Beobachtung** des Kindes rechtzeitig zu bemerken. Bei bereits bestehender Hirnblutung muß jeder Lagewechsel langsam und schonend erfolgen. **Physiotherapie** ist in der Anfangszeit **kontraindiziert**. Meistens können diese Kinder nicht selbständig saugen oder strengen sich dabei zu sehr an, deshalb werden sie über eine **Magensonde** ernährt. Ist das Kind beatmet oder benötigt es Sauerstoff, erfordert dies eine entsprechende Pflege (Kap. 11.9.5). Bei Obstipation kann ein Klistier verabreicht werden. Engmaschige **Blutdruckkontrollen** ermöglichen ein rasches Erkennen von Blutdruckveränderungen.

Das **Monitoring** beinhaltet je nach Gesamtzustand des Kindes:
– Puls
– Atmung
– Körpertemperatur
– pO_2 und pCO_2

Bei einer notwendigen **Lumbalpunktion** sind die entsprechende Vorbereitung, Assistenz und Nachsorge erforderlich (Kap. 24.2.5.1). Veränderungen des Kindes, Krampfanfälle etc. müssen dokumentiert werden. Die Eltern sind in aller Regel äußerst beunruhigt. Die bestehende Möglichkeit, daß ihr Kind eine Behinderung erleiden könnte, ist für sie ein schwerwiegendes Problem. Gerade die Unmöglichkeit einer konkreten Aussage über die Prognose verunsichert die Eltern. Sie sollten in die Pflege ihres Kindes, soweit es sein Zustand zuläßt, miteinbezogen werden. Alle beteiligten Personen können durch Trösten, Mut machen und aufmunternde Worte weiterhelfen. Bei einem langen Krankenhausaufenthalt ist zu einem späteren Zeitpunkt evtl. **Rooming-in** möglich. Kinder, bei denen sich spastische oder schlaffe Lähmungen entwickeln, benötigen eine **krankengymnastische Behandlung**, mit der die Eltern vertraut gemacht und darin angeleitet werden sollten. In speziellen Zentren, die meist einem Perinatalzentrum angegliedert sind, werden betroffene Kinder betreut, gefördert und untersucht. Eltern können sich hier Rat und Unterstützung holen.

11.11 Das Entlassungsgespräch

Eltern von frühgeborenen Kindern warten unter Umständen sehr lange auf den Entlassungstag, und er trifft sie meistens unerwartet. Die freudige Erwartung ist jedoch mit Unsicherheiten und Zweifeln gekoppelt. Über Wochen haben vorwiegend kompetente Fachkräfte ihr Kind gepflegt. Nun müssen sie diese Aufgabe alleine übernehmen und können niemand fragen. Damit die Eltern bei dieser Aufgabe Hilfe erfahren, sollte das Entlassungsgespräch von Pflegekräften und Ärzten gut vorbereitet werden.

■ Vorinformation

Es ist vorteilhaft, den Eltern den evtl. Entlassungstermin möglichst früh mitzuteilen. Eine Liste, auf der die wichtigsten Utensilien und Vorbereitungen für das Baby zu Hause vermerkt sind, hilft ihnen, überlegt und umfassend planen und sich vorbereiten zu können.

■ Entlassungsvorgespräch

In diesem Gespräch wird den Eltern das Wichtigste für die Pflege ihres Kindes erklärt. Sie haben dann vor der Entlassung noch genügend Zeit, sich Fragen zu überlegen und sie rechtzeitig zu stellen. Dies gilt vor allem auch für Kinder, die mit einem Monitor zur Überwachung von Puls und Atmung nach Hause entlassen werden.

■ Entlassungsgespräch

Für dieses Gespräch sollte am Entlassungstag ein konkreter Termin vereinbart werden. In einem ruhigen Raum können sich nun der Arzt und die Pflegeperson mit den Eltern zusammensetzen und alle Details nochmal besprechen. Dafür muß ausreichend Zeit zur Verfügung stehen. Das Gespräch sollte dokumentiert werden. Vorteilhaft ist es, einen Standard für dieses Gespräch zu erstellen, um einen reibungslosen und umfassenden Ablauf zu gewährleisten. Je sorgfältiger und geplanter ein Entlassungsgespräch verläuft, desto weniger besteht die Gefahr, daß sich die Eltern zu Hause sehr schnell überfordert fühlen und aufgeben. Hier hilft auch das Angebot, daß sie jederzeit auf Station anrufen können, wenn sie Ratschläge benötigen.

■ Inhalte des Entlassungsgesprächs

Die wichtigen Punkte, die für die weitere Pflege des Kindes zu Hause relevant sind, müssen ausführlich erklärt und bei Bedarf schriftlich aufgezeichnet werden.

• **Ernährung**
– Anzahl und Zeitpunkt der Mahlzeiten
– Nahrungsmenge, -art und weiterer -aufbau
– Zubereitung der Nahrung
– Reinigung und Aufbewahrung von Flaschen und Saugern
– Stillen und Stillprobleme
– Kontrolle des Körpergewichts, Gewichtszunahme

• **Medikamente**
– korrektes Verabreichen von Medikamenten und deren Wirkungsweise
– genaue, schriftliche Angaben der Verabreichungszeiten

• **Temperatur und Bekleidung**
– Bekleidung
– Ermitteln der Körpertemperatur
– optimale Zimmertemperatur
– Verhalten bei Spazierfahrten je nach Jahreszeit

• **Schlafen, Kommunikation, Spielen**
– Schlafstörungen
– Hilfsmöglichkeiten beim Einschlafen
– Kommunikation und Interaktion zwischen Eltern und Kind
– Reaktionen bei Reizüberflutung
– richtige Spielangebote

• **Motorische Entwicklung, Frühförderung**
– Beobachtung der motorischen Entwicklung
– krankengymnastische Übungen
– Adressenlisten von Krankengymnasten/-innen
– Termine mit der Frühförderungsstelle vereinbaren

• **Monitoring, Externer Pflegedienst**
Schon während des stationären Aufenthaltes müssen die Eltern in den Umgang mit dem Überwachungsgerät eingewiesen werden. Ebenso müssen sie mit möglichen Reanimationsmaßnahmen vertraut sein. Der Externe Pflegedienst muß rechtzeitig informiert und mit dem Kind und den Eltern bekannt gemacht werden. Im Entlassungsgespräch können die Beteiligten nochmal alle Punkte besprechen.

• **Arzttermine**
Notwendige Arzt- und Kontrolltermine in der Klinik (z.B. Augenarzt) sollten bei der Entlassung schon feststehen und den Eltern genannt

werden. Die Eltern sollten der Klinik die Adresse des weiterbetreuenden Kinderarztes mitteilen.

11.12 Sterben und Trauer auf einer neonatologischen Intensivstation

Die Intensivstation ist ein Ort, an dem die Grenzen des Lebens sehr schnell deutlich werden und der Tod nahe ist. Für das Pflegepersonal bedeutet dies, die Eltern und ihr sterbendes Kind bis zum Tod und darüber hinaus zu begleiten und ihnen den Beginn der Trauerarbeit zu ermöglichen.

■ Die Situation des sterbenden Kindes

Ein sterbendes Kind verbringt auf der Intensivstation oft eine leidvolle Zeit bis zum Eintreten des Todes. Beatmungsgeräte, Infusionen und Medikamente werden eingesetzt, um es am Leben zu erhalten. Viele Menschen kämpfen um das kleine Kind, dabei muß es schmerzhafte medizinische und pflegerische Eingriffe erdulden. Ein Frühgeborenes würde normalerweise noch im geschützten Mutterleib heranwachsen, statt dessen befindet es sich in einer lebensbedrohlichen Situation, in der fremden Umgebung der Intensivstation. Es ist schwer für das Pflegepersonal festzustellen, was ein Kind in dieser Phase fühlt.

11.12.1 Trauerphasen der Eltern

Die unterschiedlichen Reaktionen der Eltern auf das Sterben ihres Kindes können auf das Pflegepersonal manchmal unverständlich wirken. Genauso wie beim Auseinandersetzen mit dem eigenen Tod verläuft die Trauer in mehreren **Phasen**.

Die Eröffnung einer lebensbedrohlichen Diagnose oder eines schwerwiegenden Krankheitsverlaufs wollen die Eltern im ersten Augenblick **nicht glauben**. Gedanken können sein: „Nein, nicht mein Kind", oder „die Ärzte wollen nicht mehr weitermachen, obwohl mein Kind bestimmt noch weiterleben wird". Nehmen die Eltern die bedrohliche Situation ihres Kindes bewußt wahr, so **wirken** sie auf ihre Umwelt **gefühlskalt**. Sie befinden sich wie unter einer Glasglocke. Nichts und niemand kann von außen an die Eltern

herankommen. Sie sehen ihr Kind, sitzen schweigend und **tränenlos** neben dem Inkubator. Alle Tätigkeiten geschehen mechanisch. Sie nehmen augenscheinlich teilnahmslos ihr Kind auf dem Arm und können es nicht begreifen, daß gerade ihr Kind nicht mehr leben kann.

Oft setzt dann ein Durcheinander der Gefühle ein, und damit beginnt die Trauerarbeit. Wut, Haß, Zorn auf die Ärzte, die anderen Mütter, auf das Pflegepersonal, oder auch auf das Kind, wechseln sich mit Erleichterung, Neid, Sehnsucht, Schmerz, Angst und Schuldgefühlen ab. Diese großen **Gefühlsschwankungen** verwirren die Eltern und das Pflegepersonal. Die Trauernden haben das Gefühl, verrückt zu sein. Eltern nehmen zu dieser Zeit vielleicht mit Entsetzen wahr, daß sie gerade einem anderen Paar den Tod ihres Kindes gewünscht haben.

In der nächsten Phase versuchen sich die Eltern ein **Leben ohne das Kind** vorzustellen. Meist tritt, vor allem bei Müttern, das Gefühl ein, mit dem Kind verwurzelt zu sein, ähnlich wie bei einer Schwangerschaft. Das Kind wird in ihrer Seele zum unsterblichen Begleiter. In diesem Prozeß sammeln die Eltern Erinnerungen an das Kind. Oft treten in dieser Phase Träume über das Kind auf, die Trost und Hilfe vermitteln.

Das **innere Gespräch** mit dem verstorbenen Kind kann erst beginnen, wenn die Eltern Abschied genommen haben, es nicht mehr festhalten wollen und ihm einen festen Platz in ihrer Erinnerung und Seele geben können. Dies ist auch die Zeit, in der sich die Eltern oftmals wieder auf der Station melden, auf der ihr Kind gelegen hat, und evtl. nach Fotos fragen und mit den ehemaligen Bezugspersonen des Babys sprechen wollen.

Den trauernden Eltern wird klar, daß die Liebe zu ihrem Kind nicht mit dem Kind gestorben ist, sondern in ihrer Seele weiterlebt. Jetzt treten wieder andere Interessen in den Vordergrund, und ohne Schuldgefühle beginnen sie Tätigkeiten, die ihnen Spaß machen. Ein **neues Leben ohne Kind** beginnt.

11.12.2 Pflegerische Aspekte

Ein sterbendes Kind muß mit den gleichen Maßstäben gepflegt werden wie ein krankes Kind, das sich nicht in einer lebensbedrohlichen Situation befindet. Alle pflegerischen und medizinischen Maßnahmen sind auf ein Mindestmaß beschränkt, und die **Menschenwürde** des Kindes steht im Vordergrund.

Da die meisten Kinder auf einer Intensivstation in der Sterbephase beatmet werden, sind die **Beatmungsparameter** weiterhin zu überwachen und zu dokumentieren. Von einer Überwachung des Sauerstoff- und Kohlendioxidpartialdrucks sollte nach Absprache mit den Ärzten Abstand genommen werden. Die Kontrolle ändert nichts am Zustand des Kindes und verursacht zusätzlich Schmerzen, da durch die schlechterwerdende Durchblutung der Haut zusätzlich Verbrennungen durch den Transoxodensensor möglich sind.

Zusätzlich behindern die vielen **Überwachungsgeräte** den engen Kontakt der Eltern mit dem sterbenden Kind. Wird von den Eltern das Abschalten des EKG-Monitors gewünscht, so sollte dieser Wunsch toleriert werden. Für viele Eltern bedeutet der sichtbare, langsamerwerdende Herzschlag des Kindes eine Ablenkung. Falls Pflegende diesen Wunsch äußern, sollte dies auch das Team respektieren. Orales, nasales und endotracheales **Absaugen** muß auch bei einem sterbenden Kind bedarfsgerecht erfolgen.

Die **Körpertemperatur** des Kindes sinkt im Verlauf des Sterbens. Ist das Kind auf dem Arm der Eltern, so schützen es warme Tücher. Die Inkubatortemperatur wird ebenfalls höhergestellt. Bei Früh- und Neugeborenen verändert sich das **Aussehen** entsprechend dem Sauerstoff- und Kohlendioxidgehalt des Blutes, sie werden blaß bis weiß oder tief zyanotisch. Für Eltern ist dies ein erschreckender Anblick, sie müssen vorsichtig darauf vorbereitet werden. Meistens sind die Augen des Kindes geschlossen, die Muskulatur ist schlaff. **Schmerzreaktionen** äußern sich durch Anspannung und verzerrtes Gesicht.

Auch ein sterbendes Kind muß weiterhin Nahrung und Flüssigkeit erhalten. Dies geschieht meist in Form einer **Infusion**. Die **Nahrung** wird über eine Magenverweilsonde verabreicht. Die **Urin- und Stuhlausscheidung** nimmt im Verlauf des Sterbeprozesses ab. Gegen die verminderte Urinausscheidung werden bei einem sterbenden Kind keine weiteren Maßnahmen eingeleitet. Hat das Kind offensichtlich Schmerzen oder fühlt es sich durch die mangelnde Stuhlausscheidung unwohl, so kann nach Verordnung ein Klistier verabreicht werden.

Ein sterbendes Neugeborenes hat keine sichtbaren Schlaf- und Wachphasen, sondern befindet sich in einem **Dämmerzustand**. Für alle beteiligten Pflegepersonen und Ärzte gilt, das Kind nicht mehr unnötig zu belasten und jede Maßnahme auf ihre Notwendigkeit zu prüfen.

Falls es die Eltern wünschen, sollte das sterbende Kind in ein **Einzelzimmer** verlegt werden. Hier haben die Eltern die Möglichkeit, sich in Ruhe und allein von ihrem Kind zu verabschieden und bei ihm zu sein.

Die **Körperpflege** wird auf den Bedarf und den Zustand des Kindes abgestimmt. Die Mundschleimhaut, die Lippen und die Hornhaut der Augen (seltener Lidschlag) trocknen sehr schnell aus. Mit einer **Augensalbe** und einer Panthenollösung für die **Mundpflege** kann dem entgegengewirkt werden. Die Mund- und Lippenpflege muß schonend erfolgen. Die mangelnde Durchblutung verursacht evtl. Hautschäden, die wiederum zu Schmerzen führen. Deshalb sind eine gute **Hautbeobachtung**, sanftes **Umlagern** auf einem Fell und die **Pflege** der Haut wichtig. Das Kind sollte es so bequem wie möglich haben. Der Inkubator wird nach den Hygienevorschriften täglich gereinigt und die Bettwäsche gewechselt.

Drainagen, Blasenkatheter, zentralvenöse Verweilkatheter können Schmerzen verursachen. Aus diesem Grunde sollte in jedem Fall über eine wirksame **Schmerzbehandlung** und bei Erstickungstod an eine **Sedierung** gedacht werden. Sterbende Früh- oder Neugeborene sollten die letzten Stunden ohne Schmerzen und Angst bei ihren Eltern verbringen können.

Die **Kommunikation** mit dem Kind wird weiterhin aufrechterhalten. Es braucht auch in der letzten Stunde seines Lebens Zuwendung, Wärme und Liebe. Eltern sprechen meist mit dem Kind. Vorteilhaft ist es, wenn eine **Bezugsperson** konstant die Sterbebegleitung übernimmt. Sie ist für die Eltern ständiger Ansprechpartner, erfüllt ihre Wünsche und leitet sie in der Pflege an. Der Umgang der Bezugsperson mit den Eltern in dieser Phase beeinflußt auch deren Trauerprozeß. Es ist hilfreich, wenn der betreuenden Pflegeperson Kollegen und Kolleginnen zur Seite stehen, bei denen sie sich aussprechen und weinen kann. Falls die schwere Aufgabe die Kräfte der betreuenden Pflegeperson übersteigt, ist es keine Schwäche oder Unfähigkeit, wenn

11

sie sich aus der Pflege zurückziehen will, sondern eine Selbstverständlichkeit, die von dem Team getragen werden muß.

11.12.3 Nottaufe bei einem sterbenden Kind

Liegt ein Kind im Sterben, so sollten die Eltern rechtzeitig auf eine mögliche Nottaufe hingewiesen werden. Bei einer geplanten Nottaufe wird nach Wunsch der Eltern ein Klinikseelsorger, Pfarrer oder ein persönlicher Freund der Eltern benachrichtigt. In den meisten Fällen organisieren dies die Eltern selbst. Der Geistliche bringt evtl. die benötigten Gegenstände selbst mit, wie:
– Kruzifix
– Schale für das Taufwasser
– Taufkerze
– Tischdecke oder bestickte Auflage
– Gebetbuch
– evtl. Taufkleid

Diese Utensilien sollten auch auf Station vorhanden sein und im Falle einer Nottaufe in der Nähe des Kindes aufgestellt werden. Evtl. legt man auch das Kind zu diesem Anlaß in einen ruhigen Raum. Mit Blumen kann der Tauftisch zusätzlich geschmückt werden. Ein stilvoll aufgebauter Tisch kann trotz der schwierigen und traurigen Situation eine festliche Atmosphäre bewirken. Es hilft den Eltern, wenn alle mit ihnen und dem Kind vertrauten Personen anwesend sind, dazu zählen auch Geschwister, Freunde, Paten und Verwandte. Während der Taufe sollte die Mutter das Kind im Arm halten können. Nach der Taufe muß feinfühlig beobachtet werden, ob die Eltern mit dem Kind alleine sein möchten oder ein vertrauliches Gespräch mit dem Seelsorger führen wollen.

Bleibt für die Organisation der Taufe keine Zeit mehr, und vermutet die Pflegeperson oder der Arzt, daß die Eltern möchten, daß das Kind im christlichen Sinne (Religionszugehörigkeit evtl. der Dokumentation zu entnehmen) getauft werden sollte, so kann eine rasche Nottaufe erfolgen. Eine gläubige Pflegeperson oder der Arzt, die Ärztin benetzt die Stirn des Kindes mit Wasser, macht das Kreuzzeichen und spricht: „Ich taufe Dich im Namen des Vaters, des Sohnes und des heiligen Geistes". Die Nottaufe wird in den Patientenunterlagen vermerkt und den Eltern mitgeteilt.

11.12.4 Hilfen für die Eltern während des Sterbeprozesses und in ihrer Trauer

Es gibt keine festen Regeln oder Rezepte, wie eine adäquate Sterbebegleitung durch das Pflegepersonal zu erfolgen hat. Erfahrungsgemäß helfen folgende Aspekte: Die Pflegenden, die die Sterbebegleitung des Kindes und der Eltern übernehmen, sollten den Eltern bekannt und sympathisch sein. Auf dieser Basis ergeben sich schneller helfende Gespräche. Dies gilt auch für die betreuenden Ärzte. Eltern sollten sich möglichst eine bestimmte Pflegeperson oder Arzt wünschen dürfen. Die vorhergehenden **Aufklärungsgespräche** sind maßgebend für das Verhalten der Eltern gegenüber dem Kind. Es gibt Eltern, die Angst vor der Situation haben und nicht bei ihrem sterbenden Kind sein möchten. Dies hat für den Trauerprozeß weitreichende Konsequenzen. Die Eltern belasten sich zusätzlich mit Schuldgefühlen, ihr Trauern ist erschwert. Diese Folge ist ihnen jedoch zu diesem Zeitpunkt noch nicht bewußt. Der Kontakt zu ihrem Kind sollte sanft, aber mit Nachdruck hergestellt werden. Eine **ruhige Atmosphäre** trägt zu einem würdigen Rahmen während der Sterbephase bei. Laute Gespräche im Zimmer, laute und anhaltende Alarmgeräusche der Überwachungsgeräte und Visiten im Zimmer sollten unterlassen werden. Nur die Bezugspersonen sind im Zimmer anwesend. Für die Eltern sollten bequeme Stühle oder eine Liege bereitstehen. Es muß auch daran gedacht werden, daß die Eltern evtl. sehr lange bei ihrem Kind bleiben und etwas zu trinken und zu essen brauchen.

Die Eltern müssen sanft dazu gedrängt werden, ihr Kind auf den **Arm zu nehmen**. Es ist vor allem für die Mutter eines Frühgeborenen äußerst wichtig, ihr Kind noch einmal zu spüren und ihm Wärme zu geben. **Fragen** der Eltern werden so konkret wie möglich **beantwortet**. Eine der häufigsten Fragen ist: „Wie wird es sein, wenn mein Kind stirbt, wird es leiden, hat es Schmerzen?" Ausweichende Antworten bemerken die Eltern sofort und verunsichern sie zusätzlich.

Die/der betreuende Kinderkrankenschwester/-pfleger muß spüren, wann die Eltern alleine mit ihrem Kind sein möchten. Sie trauen sich oftmals nicht, darum zu bitten. Eine **Umarmung** zur gegebenen Zeit und **gemeinsames Weinen** verbindet alle beteiligten Personen eng miteinander. Leid und Trauer sind so besser zu verstehen und zu tragen.

Ist das Kind verstorben, sollte es gewaschen werden. Wenn die Eltern es wollen, können sie dabei helfen. Alle zuführenden Katheter, Drainagen, Endotrachealtuben usw. werden gezogen, die Pflasterreste mit Benzin entfernt und die offenen Wunden verbunden. Die benutzten Überwachungsgeräte, Infusionspumpen und Beatmungsgeräte werden leise aus dem Zimmer gebracht. Das Kind wird von den Eltern mit der gewünschten Kleidung bekleidet, das Bett oder der Inkubator nochmals frisch bezogen. Anschließend wollen sich die meisten Eltern von ihrem Kind alleine verabschieden. Es gibt dafür **keine Zeitbeschränkung**. Die religiöse Einstellung der Eltern muß immer beachtet werden. Dazu gehört auch das Einhalten der verschiedenen religiösen Riten.

Können oder wollen die Eltern nicht bei ihrem sterbenden Kind anwesend sein, so muß eine Bezugsperson diesen Platz einnehmen. Für die Eltern muß in jedem Fall nach dem Tod des Kindes ein Foto angefertigt werden. Es verbleibt so lange in der Krankenakte, bis sie später darum bitten. Spielsachen, die letzten getragenen Socken, eine Haarlocke oder ein Fußabdruck des Kindes werden aufbewahrt und später den Eltern gegeben. Diese Dinge haben im späteren Trauerprozeß für sie oft eine große Bedeutung. Es sind die letzten Erinnerungen an ihr verstorbenes Kind. Die Pflegeperson, die das Kind bis zuletzt gepflegt hat, nimmt einen wichtigen **Stellenwert** im Leben der Eltern ein. Es ist möglich, daß die Eltern nach einer gewissen Zeit nochmals den Kontakt zu ihr suchen. Für einen letzten Austausch zwischen Arzt, Pflegeperson und Eltern hat es sich als vorteilhaft erwiesen, nochmal einen **späteren Gesprächstermin** zu vereinbaren. Hier können letzte Hilfestellungen gegeben und Fragen beantwortet werden.

Wenig durchdachte, spontane Äußerungen können die Atmosphäre und den späteren Trauerprozeß der Eltern und Pflegepersonen stören. Eigene Verlustängste, Schuldgefühle und Probleme mit dem Sterben und Tod beeinflussen die Gespräche und die Sterbebegleitung. Deshalb muß genau überlegt werden, was die Eltern und betroffene Personen in dieser Phase brauchen. Verschiedene Gesprächspartner, unterschiedliche Meinungen und Gesprächsverläufe verunsichern die Eltern. Die Verantwortung für den Tod des Kindes darf nicht auf die Eltern übertragen werden. Unverständliche Reaktionen der Eltern sollten nicht verunsichern oder verärgern. Diese Reaktionen, beispielsweise Wut, Schuldzuweisungen oder Abweisung, haben nichts mit der eigenen Person zu tun, sondern sind ein Teil des Trauerprozesses.

Eltern haben ein Recht, ihr Kind zu sehen, auch wenn es in deren Abwesenheit verstorben ist, sie es nur bei der Geburt gesehen haben oder es sich um eine Tot- oder Fehlgeburt handelt. Um trauern zu können, müssen die Eltern erst einmal **sehen**, **um was** sie **trauern**. Auch Geschwister müssen sich von ihrem Bruder oder ihrer Schwester verabschieden, damit sie ebenfalls trauern können und wissen, warum die Eltern traurig sind.

Invasive Eingriffe (z.B. Blutentnahmen) während des Sterbeprozesses und nach dem eingetretenen Tod rufen später schmerzhafte Erinnerungen in den Eltern und bei den betreuenden Pflegepersonen hervor. Sie verletzen die **Menschenwürde** des Kindes. Die Frage nach einer Obduktion sollte nach einem gewissen Abstand, am besten an einem anderen Tag, gestellt werden. Auf keinen Fall sollte diese Frage während des Aufklärungsgesprächs oder während des Sterbeprozesses einfließen.

Die folgenden Sätze, die immer wieder zu hören sind, helfen den Eltern überhaupt nicht, sie verletzen nur und zeigen allein die Hilflosigkeit derjenigen, die sie aussprechen:

– „Sie können ja noch ein Kind bekommen, Sie sind ja noch jung"
– „Es war gut so für das Kind, es wäre ohnehin behindert gewesen"
– „Sie haben ja noch andere Kinder"
– „Früher hätte es auch nicht überlebt"
– „Das wird schon wieder"
– „Das kann Ihrer Frau nicht zugemutet werden"
– „Sie werden es schon wieder vergessen"

Das Wissen um die einzelnen Trauerphasen der Eltern kann eine Hilfestellung für das Pflegepersonal darstellen. Viele Reaktionen werden dadurch erst verständlich. In unserer Gesellschaft sind Sterben und Trauer tabuisiert, deshalb ist es wichtig, daß jeder einzelne, der Sterbende betreut, seine eigene Einstellung zu diesem Thema reflektiert. Die folgenden Aspekte müssen Bestandteil jeder **Sterbebegleitung** sein:

11

– das reife Neugeborene, das Frühgeborene, das totgeborene Kind ist ein menschliches Wesen und hat ein Anrecht auf einen menschenwürdigen Tod in einer menschenwürdigen Umgebung
– eine adäquate Sterbebegleitung ist genauso wichtig wie die medizinischen Maßnahmen
– oft ist weniger mehr
– das sterbende Kind soll keine Schmerzen verspüren und das Leben nicht leidvoll beenden
– den Eltern und Geschwistern muß der Kontakt zu ihrem sterbenden Kind ermöglicht werden

11.12.5 Die Trauer des Pflegepersonals

Auch das Pflegepersonal trauert um das verstorbene Kind. Es entsteht auch in kurzer Zeit eine sehr intensive Beziehung zu ihm. Deshalb bedeutet der Tod des Kindes auch einen Verlust. Die Trauer des Pflegepersonals verläuft ebenfalls in Phasen. Diese werden jedoch nicht alle durchlebt und sehr schnell abgeschlossen. Wut auf die Ärzte, die wieder einmal nicht „aufhören können", oder die Eltern, die „nicht einmal zum Schluß" bei ihrem Kind sind, äußern sich ebenso wie das Erstarren in den eigenen Gefühlen. Mechanisch werden organisatorische Maßnahmen vorgenommen. Dabei gilt es, keine Tränen zu zeigen und stark vor den Kollegen, den Ärzten und den Eltern zu sein. Besonders belastend ist es, wenn beim nächsten Dienstbeginn schon wieder ein neues Kind auf dem Platz oder in dem Zimmer liegt, in dem einen Tag zuvor das („mein") Kind verstorben ist. Das Leben geht weiter und keiner spricht mehr davon. Die Trauer bleibt bei der betroffenen Pflegeperson. Das Gespräch darüber paßt nicht in den täglichen Rhythmus einer Intensivstation. Das Gefühl des „Ausgebranntseins" (**Burn-out**) stellt sich vielleicht in solchen Situationen ein und überfordert die Pflegenden, die sich dem Beruf nicht mehr gewachsen fühlen. Auf Intensivstationen, wo Sterben zum Alltag gehört, sind **Supervisionen** ein unbedingtes Muß. In einer festen Gesprächsgruppe wird die berufliche Problematik bearbeitet.

Literaturverzeichnis

Borg, S., J. Lasker: Glücklose Schwangerschaft, Rat und Hilfe. Ullstein Sachbuch, Frankfurt am Main, Berlin 1983

Bowlby, J.: Das Glück und die Trauer. Klett-Cotta, Stuttgart 1980

Brüggemann, J. H.: Zu früh ins Leben? Trias-Thieme, Stuttgart 1993

Canacakis, J.: Ich begleite dich durch deine Trauer. Kreuz Verlag, Stuttgart 1990

Canacakis, J.: Ich sehe deine Tränen. Kreuz Verlag, Stuttgart 1978

Fässler-Weibel, P.: Wenn Kinder sterben. Paulus Verlag, Schweiz 1993

Goldmann-Posch, U.: Wenn Mütter trauern. Knaur Verlag, München 1990

Hahn-Lepper, M.: Nicht zum Leben geboren. Fischer Taschenbuch Verlag, Frankfurt am Main 1990

Hertl, M.: Die Welt des ungeborenen Kindes. Piper, München, Zürich 1994

Juchli, L.: Pflege (7. Aufl.). Georg Thieme Verlag, Stuttgart 1994

Kast, V.: Trauern. Kreuz Verlag, Stuttgart 1982

Klaus, H. K., J. H. Kenell: Mutter-Kind-Bindung – über die Folgen einer frühen Trennung. dtv-Taschenbuch, München 1987

Leboyer, F.: Geburt ohne Gewalt. Kösel-Verlag, München 1981

Lothrop, H.: Gute Hoffnung – jähes Ende. Kösel Verlag, München 1991

Lutz, G., B. Künzer-Riebel (Hrsg.): Nur ein Hauch von Leben. Verlag Ernst Kaufmann, Zürich 1988

Müller-Rieckmann, E.: Das frühgeborene Kind in seiner Entwicklung. Eine Elternberatung. Reinhardt-Verlag, Frankfurt 1993

Obladen, M. (Hrsg.), G. Bein, E. Kattner, J. Waldschmidt: Neugeborenenintensivpflege. Springer Verlag, Heidelberg 1995

Paritätisches Bildungswerk: Frühgeborene Kinder – frühgeborene Eltern. Bezugsadresse: Bundesverband Paritätisches Bildungswerk, Lyoner Straße 34, 60028 Frankfurt

Rinnhofer, H.: Hoffnung für eine Hand voll Leben. Harald Fischer Verlag, Erlangen 1995

Sarimski, K.: Frühgeborene in den ersten Lebenswochen. Bezugsadresse: Bundesverband „Das Frühgeborene Kind" e. V., Eva Vonderlin, Von-der-Tann-Straße 7, 69126 Heidelberg

Sarimski, K.: Frühgeborene nach der Entlassung. Bezugsadresse: Bundesverband „Das Frühgeborene Kind" e. V.

Schwizer, V.: Januarkinder. Vom Überleben auf einer Intensivstation. Unionsverlag, Zürich 1988

Steidinger, K., K.J.Uthicke: Frühgeborene – Babys die nicht warten können. Mosaik-Verlag, München 1985

Student, J.Ch.: Im Himmel welken keine Blumen. Herder, Freiburg – Basel – Wien 1992

Tausch A., R.Tausch: Sanftes Sterben. Rowohlt Verlag, Reinbek 1985

Tröndle, W.: Ein Kind wird zu früh geboren. Aus dem Tagebuch eines Vaters. Rosengarten-Verlag, Konstanz 1991

Verein zur Förderung von Früh- und Risikogeborenen „Das Frühchen e.V.": Es kam alles ganz anders. Wenn Kinder zu früh auf die Welt kommen (2.Aufl.). Heidelberg 1992, Bezugsadresse: Sabine Schuster, St.-Veit-Weg 8, 76344 Eggenstein-Leopoldshafen

– Wichmann, V.: Kinderkrankenpflege (3.Aufl.). Georg Thieme Verlag, Stuttgart 1991

Weitere Literaturangaben siehe Kapitel 12

11

12 Pflege bei Neugeborenen

Birgitt Killersreiter

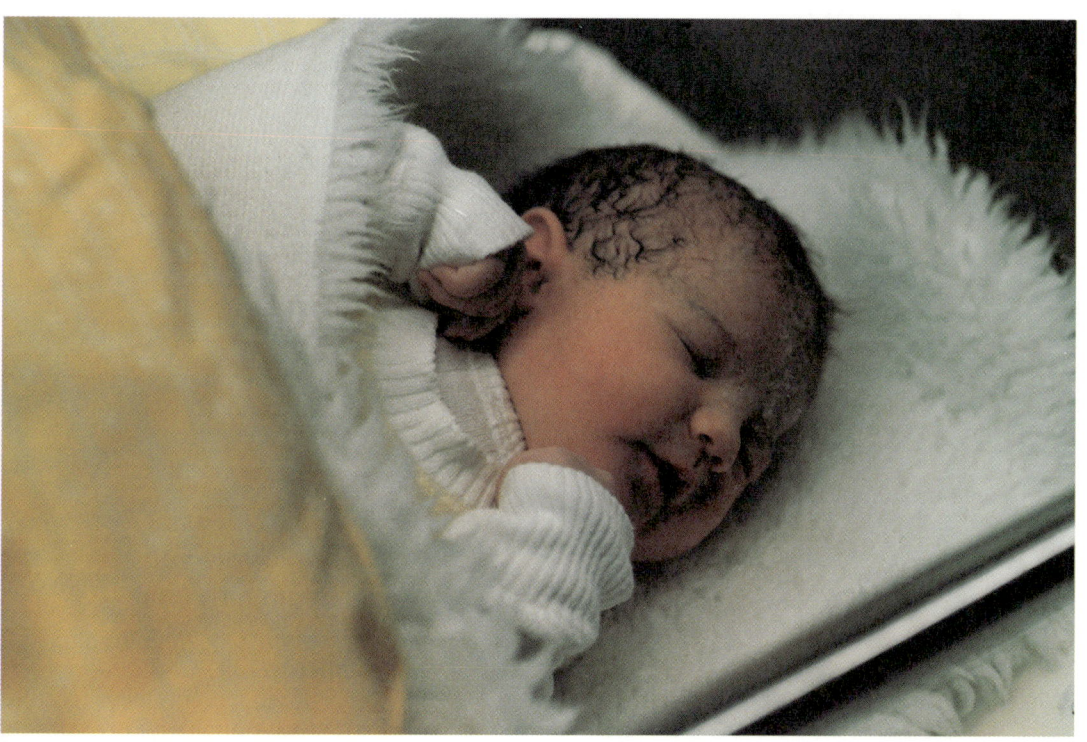

12.1	**Kontrollkriterien nach**	
	der Geburt	188
12.1.1	Apgar-Schema	188
12.1.2	Reifezeichen	188
12.2	**Die natürliche Ernährung**	
	von Neugeborenen	188
12.2.1	Laktation	188
12.2.2	Muttermilch	190
12.2.3	Stilltechnik	191
12.2.4	Mutter-Kind-Bindung	192
12.2.5	Stillzeiten und Stilldauer	192
12.2.6	Hygiene und Brustpflege	193
12.2.7	Mütterliche Stillprobleme	193
12.2.8	Stillverbote	194
12.2.9	Die Ernährung der Mutter	
	während der Stillzeit	194
12.2.10	Das Stillen von Frühgeborenen	195
12.2.10.1	Abpumpen der Muttermilch	195
12.2.10.2	Spezielle Hygiene	
	beim Abpumpen	196
12.2.10.3	Technik des Abpumpens	196
12.2.10.4	Aufbewahrung der	
	abgepumpten Milch	197
12.2.10.5	Nachbereitung der Milchpumpe . . .	197
12.3	**Die künstliche Ernährung**	
	von Neugeborenen	197
12.3.1	Nahrungsaufbau bei reifen	
	Neugeborenen	198
12.3.2	Nahrungsaufbau bei	
	Frühgeborenen	198
12.3.3	Tägliche Trinkmenge	198
12.3.4	Ernährungszeiten	199
12.3.5	Zubereitung der Nahrung	199
12.3.6	Verabreichung der Flaschen-	
	nahrung	199
12.3.7	Nachbereitung von Flasche	
	und Sauger	200
12.4	**Vitaminprophylaxen im**	
	Neugeborenenalter	200
12.4.1	Vitamin-D-Prophylaxe	200
12.4.2	Vitamin-K-Prophylaxe	201

12

12.5	**Körperpflege**	201
12.5.1	Nabelpflege	201
12.5.1.1	Offene Nabelpflege	201
12.5.1.2	Halboffene Nabelpflege	202
12.5.1.3	Geschlossene Nabelpflege	202
12.5.2	Augenpflege	202
12.5.3	Nasenpflege	203
12.5.4	Ohrenpflege	203
12.5.5	Pflege des Genitalbereichs	203
12.5.6	Vollbad	204
12.5.6.1	Aktivierende Körperpflege	204
12.5.6.2	Entspannende Körperpflege	206
12.5.7	Ganzkörperwaschung	206
12.6	**Pflege und Krankheitsbilder**	
	Neugeborenenalter	207
12.6.1	Mekoniumaspirationssyndrom	207
12.6.1.1	Pflege von Neugeborenen mit	
	Mekoniumaspirationssyndrom	207
12.6.2	Hyperbilirubinämie	208
12.6.2.1	Pflege von Neugeborenen	
	mit Hyperbilirubinämie	210
12.6.3	Hämolysekrankheit	
	(Morbus haemolyticus)	210
12.6.3.1	Pflege von Neugeborenen mit	
	Hämolysekrankheit	211
12.6.3.2	Blutaustauschtransfusion	212
12.6.3.3	Legen eines Nabelvenen-	
	Nabelarterien-Katheters	216
12.6.4	Asphyxie	217
12.6.4.1	Pflege von Neugeborenen	
	mit Asphyxie	219
12.6.5	Syndrom der persistierenden	
	fetalen Zirkulation (PFC)	219
12.6.5.1	Pflege von Neugeborenen mit	
	persistierender fetaler Zirkulation . .	220
12.6.6	Neonataler Drogenentzug	221
12.6.6.1	Pflege von Neugeborenen mit	
	neonatalem Drogenentzug	221
12.6.7	Neugeboreneninfektion (Sepsis) . . .	221
12.6.7.1	Pflege von Neugeborenen	
	mit Sepsis	224
12.6.7.2	Pflegeplanung bei einem Neu-	
	geborenen mit Sauerstofftherapie	
	und Verdacht auf Sepsis	224
12.6.8	Fetopathia diabetica	228
12.6.8.1	Pflege von Neugeborenen	
	mit Fetopathia diabetica	229

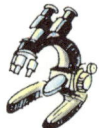

12.1 Kontrollkriterien nach der Geburt

Als **Neugeborenenperiode** wird der Zeitraum von der Geburt bis zur vierten Lebenswoche bezeichnet.

12.1.1 Apgar-Schema

Die amerikanische Anästhesistin Virginia Apgar (1909 bis 1974) entwickelte das nach ihr benannte **Apgar-Schema**, bei dem der Gesundheits- und Vitalitätszustand eines jeden Neugeborenen in der ersten, fünften und zehnten Lebensminute beobachtet wird. Dabei werden nach einem Punkteschema Herzschlag, Atmung, Muskeltonus, Reflexe beim Absaugen und die Hautfarbe überprüft. Aus den vergebenen Punkten errechnet sich der jeweilige Apgar-Wert. Die höchste Punktzahl, und somit **der höchste Apgar-Wert**, **ist zehn** (Tab. 12-1). Als objektives Kriterium eines Sauerstoffmangels vor und während der Geburt gilt zudem der pH-Wert der Nabelschnurarterien (Kap. 12.6.4).

12.1.2 Reifezeichen

Das **Gestationsalter** (Kap. 11.1.1) eines Neugeborenen kann mit Abweichungen von ein

bis zwei Wochen anhand einer Tabelle (Tab. 11-1) abgeleitet werden.

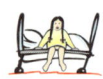

12.2 Die natürliche Ernährung von Neugeborenen

Ein Grund der hohen Säuglingssterblichkeit um die Jahrhundertwende resultierte daraus, daß viele Neugeborene nicht mehr gestillt, sondern mit reiner Kuhmilch ernährt wurden. Tuberkelbazillen in der Kuhmilch verursachten Darmtuberkulose bei Neugeborenen. Auch Ernährungsstörungen, und die damit verbundene Unterernährung, waren die Folge. Wie schon Antonie Zerwer, 1912, in ihrer Säuglingsfibel propagierte: „Am besten bekommt dem Kind die natürliche Nahrung, die der liebe Gott jeder Mutter mitgegeben hat, die Muttermilch."

12.2.1 Laktation

Während der Schwangerschaft kommt es durch den Einfluß der Hormone **Follikulin (FSH) und Lutein (LH)** zur Ausreifung des Brustdrüsengewebes. Das Gewebe gliedert sich in Alveolen (Milchbläschen), Läppchen, Lappen, Milchseen (Vorratsreservoir) und Milchgänge, die zur Brustwarze hin verlaufen

Tab. 12-1 Apgar-Schema

Kriterien	0 Punkte	1 Punkt	2 Punkte	Punkte
Herzschlag	keiner	< 100	> 100	
Atmung	keine	Schnappatmung oder unregelmäßig	regelmäßig	
Muskeltonus	schlaff	träge	aktive Bewegungen	
Reflexe beim Absaugen	keine	Grimassieren	Schreien oder Husten	
Hautfarbe	weiß oder blau	Akrozyanose (Stamm rosig, Extremitäten blau)	rosig	
Der Apgar-Wert entspricht der Summe der Punkte				

(Abb. 12-1). Die **Pigmentierung** des Warzenhofes wird während der Schwangerschaft dunkler.

Das **Saugen** des Kindes an der Brust löst bei der Mutter den **Milchbildungsreflex** aus (Abb. 12-2). Es kommt zu einer Meldung im Hypophysenvorderlappen, durch die das für die Milchbildung verantwortliche Hormon **Prolaktin** in den Blutkreislauf eingebracht wird. Gleichzeitig geht das im Hypophysenhinterlappen gebildete **Oxytocin** in die Blutbahn über. Oxytocin aktiviert die Kontraktion der **Milchdrüsenläppchen** (Milchausscheidungsreflex). Es wirkt auch **kontraktierend** auf die Gebärmuttermuskulatur, so daß sich nach der Geburt während des Stillens der Uterus (Gebärmutter) rascher zurückbildet.

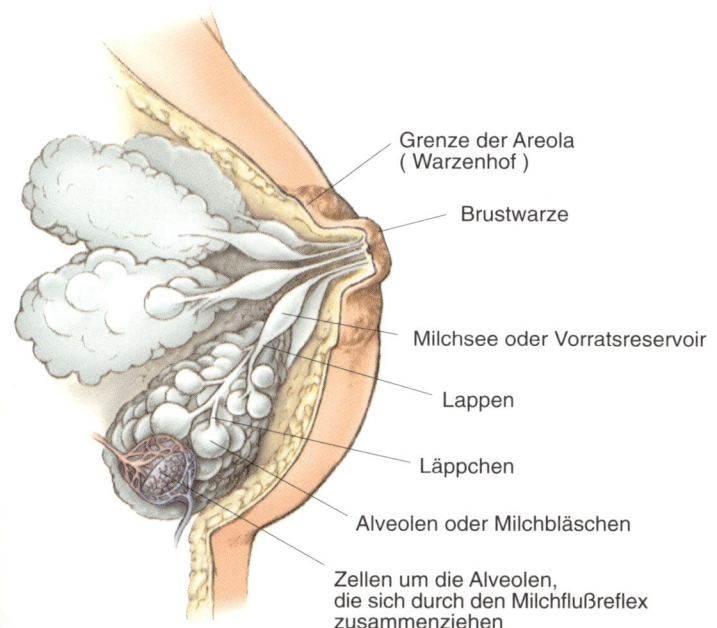

Grenze der Areola (Warzenhof)

Brustwarze

Milchsee oder Vorratsreservoir

Lappen

Läppchen

Alveolen oder Milchbläschen

Zellen um die Alveolen, die sich durch den Milchflußreflex zusammenziehen

Abb. 12-1 Anatomie der weiblichen Brust

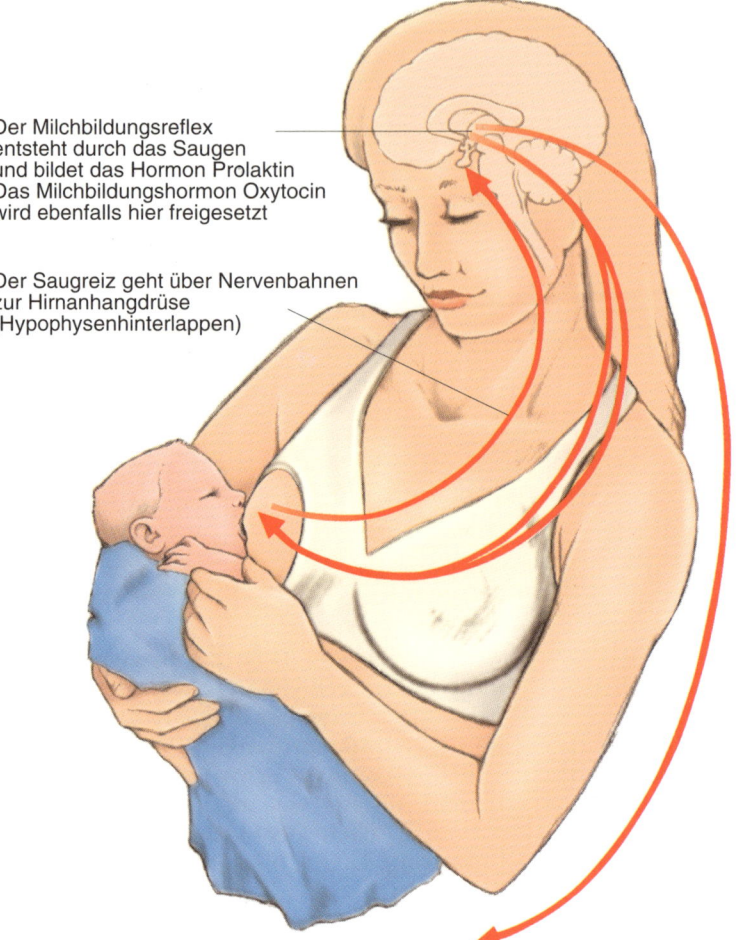

Der Milchbildungsreflex
entsteht durch das Saugen
und bildet das Hormon Prolaktin
Das Milchbildungshormon Oxytocin
wird ebenfalls hier freigesetzt

Der Saugreiz geht über Nervenbahnen
zur Hirnanhangdrüse
(Hypophysenhinterlappen)

Durch den Saugreiz bildet sich die Gebärmutter schneller zurück **Abb. 12-2** Die Laktation

12.2.2 Muttermilch

Nach der Geburt bildet sich die sogenannte **Vormilch** (Kolostrum). Sie enthält einen hohen Anteil an Immunglobulin A und Eiweiß,

Tab. 12-2 Vergleich der Zusammensetzung von je 100 ml Frauen- und Kuhmilch

Inhaltsstoffe	Frauenmilch	Kuhmilch
Fett	3,8 g	3,5 g
Eiweiß	1,2 g	3,3 g
Kohlenhydrate	7,0 g	4,6 g
Mineralstoffe	117 mg	750 mg

aber nur geringe Mengen an Kohlenhydraten, Fetten, Mineralien und Vitaminen. Die Vormilch sieht gelblich aus und ist dickflüssig bis cremig.

Der sogenannte **Milcheinschuß** erfolgt drei bis vier Tage nach der Geburt. Die Brüste können dabei gespannt, heiß und geschwollen sein. Sobald die Milch zu fließen beginnt, bessert sich dieser Zustand. Diese Muttermilch wird nun **Übergangsmilch** genannt. Sie enthält mehr Laktose und Fett, aber weniger Eiweiß.

Ungefähr zwei Wochen nach der Geburt bildet die weibliche Brust die **reife Muttermilch**. Frauenmilch enthält im Vergleich zu Kuhmilch wesentlich **weniger Eiweiß** (Tab. 12-2). Das **Fett** hat einen hohen Anteil an **ungesättigten Fettsäuren**. Dazu kommt das zur Fettverdauung wichtige Enzym **Lipase**. Als Mineralsalze enthält die Frauenmilch **Natrium**, **Kalium**, **Calcium**, **Magnesium und Phosphor**.

Kohlenhydrate finden sich in Form von **Milchzucker** (Laktose), der die Bildung des **Lactobacillus bifidus** fördert und somit das Wachstum der Colibakterien und Streptokokken hemmt.

In ausreichender Menge kommen die **Vitamine A**, **E**, **C**, **B$_1$ bis B$_6$** vor, nicht jedoch Vitamine D und K.

Das in der Muttermilch enthaltene **Immunglobulin A** (IgA) hilft dem Darm, Bakterien und Gifte zu binden, zusätzlich finden sich Abwehrzellen, die sogenannten **Makrophagen**. Das enthaltene Fett stammt hauptsächlich aus den **Depots** des mütterlichen Körpers. Fettlösliche Gifte, z.B. **Dioxin**, werden dabei mobilisiert und sind in höherer Konzentration in der Muttermilch vorhanden als in der Kuhmilch. Ursache hierfür ist, daß sich die Gifte über einen wesentlich längeren Zeitraum im Fettgewebe der Frau ansammeln. Dennoch ist die Konzentration dieser Stoffe meist nicht so hoch, daß deshalb vom Stillen abzuraten wäre.

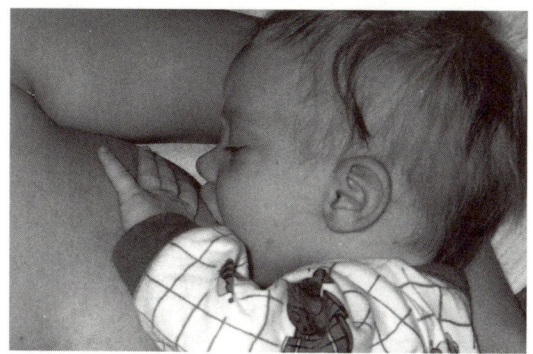

Abb. 12-3 Drei Monate alter Säugling genießt die Mahlzeit an der Brust

Vorteile der Muttermilch

Die **Vorteile der Muttermilch** liegen auf der Hand, sollen aber noch einmal zusammengefaßt werden:
- qualitativ und quantitativ richtige Zusammensetzung an Nährstoffen
- Zufuhr von Antikörpern aus dem mütterlichen Blut
- keine Nahrungszubereitung notwendig
- immer die ideale Temperatur
- immer verfügbar
- leicht verdaulich
- Keimarmut der Nahrung
- keine zusätzlichen Kosten
- bessere Rückbildung der mütterlichen Gebärmutter

12.2.3 Stilltechnik

Heute werden Neugeborene gleich nach der Geburt der Mutter an die Brust angelegt, um so die Bindung zum Kind und die Milchproduktion zu unterstützen. Zum Stillen nimmt die Frau eine **bequeme Haltung** ein. Sie legt sich auf die Seite, an der das Kind trinken soll. Das Kind liegt bequem daneben. Mit der freien Hand wird die Brustwarze mit Zeige- und Mittelfinger gehalten und leicht nach oben ge-

drückt. Das Kind kann nun die Brustwarze gut fassen, die Nase bleibt zum Atmen frei. Jedes gesunde Neugeborene besitzt einen **Saug- und einen Brust-Suchreflex**. Berührt die Mutter mit der Brustwarze die Wange des Kindes, so wendet sich sein Köpfchen automatisch der Brustwarze zu (Abb. 12-3).

Um richtig saugen zu können, muß das Kind mit der Zunge die **Brustwarze von unten** umfassen. Rutscht die Zunge nach oben, ist das Ansaugen unmöglich.

> **Das Kind sollte nicht nur an der Brustwarze „lutschen". Es können dabei leicht Risse an ihr und am Warzenhof entstehen. Das Kind muß, um genügend Milch herauszusaugen, auch einen Teil des Warzenhofes mit dem Mund umfassen.**

Stillt die Frau im Sitzen, wird das Neugeborene auf den Schoß gelegt oder in den Arm genommen. **Kissen unterstützen** diese Haltung. Die Mutter kann sich bequem zurücklehnen und die **Beine hochlegen**. Ideal zum Stillen im Sitzen ist ein Schaukelstuhl.

> **Oftmals sind Neugeborene so hungrig und gierig, daß sie vor lauter Hektik die Brustwarze nicht zu fassen bekommen. Hier hilft es, wenn ein paar Tropfen Milch aus der Brustwarze massiert werden, die dem Kind signalisieren, daß hier die „Quelle" zu finden ist. Sehr hilfreich ist es dabei, den Kopf des Kindes an die Brust zu führen und so lange festzuhalten, bis das Kind angesaugt hat. Klappt es immer noch nicht, so gilt es nicht die Geduld zu verlieren. Je ungeduldiger die Mutter und die betreuende Pflegeperson oder Hebamme, um so aufgeregter wird das Kind. Um den Saugreflex anzuregen, kann es helfen, den kleinen Finger**

12

in den Mund des Kindes zu legen. Langsam wird der Finger nun weggezogen und die Brustwarze mit dem Warzenvorhof in den Mund geschoben. Meist setzt dann der Saugreflex ein.

Der Saugvorgang beim **Stillen** unterscheidet sich vom Saugen mit der **Flasche**. Beim Stillen werden die gesamte Zungenmuskulatur und der Kiefer eingesetzt. Bei der Flasche braucht das Kind nur den Sauger mit der Zunge an den Gaumen zu drücken, leicht zu nuckeln und zu schlucken, um an die Nahrung zu gelangen. Deshalb ist das Saugen an der Brust viel anstrengender.

Normalerweise müssen gestillte Kinder nicht zusätzlich mit der Flasche ernährt werden. Sollte es doch einmal notwendig sein, gewöhnt sich das Kind möglicherweise sofort an die bequeme Art des Saugens an der Flasche und verweigert anschließend die Brust, dies ist die sogenannte **Saugverwirrung**. Da die Saugtechnik an der Flasche eine andere ist, gelingt es dem Kind nicht mehr, genügend Milch aus der Brust zu saugen. Hier hilft nur Geduld. Immer wieder das Kind an die Brust anlegen und nicht mehr die Flasche geben. Die Meinungen hierüber sind vielfältig. In manchen Stillratgebern wird empfohlen, lieber die Nahrung mit dem Löffel zu füttern als eine Flasche zu verwenden. Das aber sollte jede Mutter selbst entscheiden.

 Bei kranken Neugeborenen gilt, daß sie ausreichend Nahrung bekommen müssen. Falls sie die Brust verweigern, müssen sie mit der Flasche ernährt werden.

Besonders wichtig ist dies bei folgenden Erkrankungen.

■ **Neugeborenenikterus**
Beim Neugeborenenikterus ist eine hohe Flüssigkeitszufuhr besonders wichtig, damit das Bilirubin ausgeschieden werden kann (Kap. 12.6.2).

■ **Infektionen**
Bei Infektionen ist eine ausreichende Kalorienzufuhr notwendig, um den Heilungsprozeß zu unterstützen (Kap. 12.6.7).

■ **Fetopathia diabetica**
Die mit der Fetopathia diabetica verbundenen Blutzuckerschwankungen werden durch die Zufuhr von Nahrung ausgeglichen (Kap. 12.6.8).

■ **Zu großer Gewichtsverlust**
Untergewichtige Kinder sind anfällig für sehr viele Erkrankungen.

■ **Herzerkrankungen, Ateminsuffizienz**
Kinder mit Herzfehlern und/oder Ateminsuffizienz haben einen höheren Kalorienverbrauch.

Das zusätzliche Ernähren mit der Flasche ist nicht nur wegen der Saugverwirrung problematisch. Die **Milchproduktion richtet sich nach der Nachfrage**. Nach einer Flaschennahrung meldet sich das Kind nicht mehr so häufig. Die Mutter bildet nicht mehr genügend Milch, das Kind hat jedoch Hunger, wird nicht satt, schreit und bekommt wieder die Flasche – ein Teufelskreis. Das gilt besonders, wenn es noch nicht zum Milcheinschuß gekommen ist und das Kind mit Glukose oder Tee ernährt wird.

Handelt es sich um ein gesundes, reifes Neugeborenes, so sollte es immer dann angelegt werden, wenn es Hunger hat. Alle Personen, die der Mutter unterstützend im Wochenbett zur Seite stehen, haben hier die Aufgabe, sie aufzumuntern und das **Stillvertrauen** zu wecken. Sprüche wie: „Das ist aber nicht viel, was Sie hier stillen" oder „Ich habe vorsichtshalber noch eine Flasche mitgebracht, falls die Muttermilch nicht reicht", gehören nicht ans Wochenbett.

12.2.4 Mutter-Kind-Bindung

Neben den schon erwähnten ernährungsphysiologischen Vorteilen der Muttermilch fördert das Stillen die Entstehung der **Mutter-Kind-Bindung**. Da das Kind dabei die Mutter anschauen kann, ist das Stillen eine ideale Möglichkeit, sich kennenzulernen. Der Herzschlag, die Wärme und der Hautkontakt erinnern an die Umgebung und die Geborgenheit im Uterus. Das Kind lernt den Geruch der Mutter kennen, sein Vertrauen wächst und wird durch das Stillen immer wieder bestätigt.

12.2.5 Stillzeiten und Stilldauer

Die früher üblichen festen Stillzeiten gelten nicht mehr. Ein **Rhythmus** von drei bis vier Stunden stellt sich erst nach ein paar Tagen bis Wochen ein. Natürlich ist jedes Kind anders. Es ist auch möglich, daß ein Neugeborenes tagsüber stündlich trinkt, in der Nacht jedoch Pausen von sechs Stunden macht. Hier muß die Mutter Geduld und Ausdauer aufbringen.

Das Stillen sollte **nicht länger als 20 Minuten** dauern. Das Kind trinkt in den ersten fünf bis zehn Minuten mehr als die Hälfte der gesamten Mahlzeit. Das anschließende Saugen dient größtenteils zur Beruhigung des Babys. Wenn dies zu lange dauert, können an den Brustwarzen Risse entstehen, die einen idealen Zugang für Bakterien darstellen. Eine Entzündung wird dadurch begünstigt.

Protestiert das Kind beim Wegziehen der Brust, und versucht es, dabei vermehrt zu saugen, so hat es noch Hunger.

Bei jeder Mahlzeit sollten beide Brüste angeboten werden. Es ist vorteilhaft, das Kind ungefähr **zehn Minuten an jeder Brust** trinken zu lassen und beim Brustwechsel eine kleine Pause zu machen, in der das Baby **aufstoßen** kann.

12.2.6 Hygiene und Brustpflege

Die spezielle Brustpflege, als Vorbeugung gegen Infektionen, sollte schon in der Schwangerschaft beginnen. Mit einem **rauhen Waschlappen** oder einer **weichen Bürste** massiert die Schwangere regelmäßig ihre Brustwarzen und macht sie so unempfindlich.

Ist das Kind geboren, wäscht sich die Mutter vor jedem Stillen die Hände. Eine Händedesinfektion zu Hause ist nicht notwendig. Die Brustwarze wird mit einem sauberen Lappen und Wasser gereinigt und gleichzeitig stimuliert. Nach dem Stillen genügt es, die Brustwarze mit einem sauberen Tuch abzutupfen und mit einer kochfesten Kompresse oder Stilleinlage zu bedecken.

 Muttermilch und Speichel schützen die Brustwarzen vor Infektionen.

Alle Lappen, Tücher oder wiederverwendbare Kompressen sollten **gekocht und gebügelt** werden. Nur so ist die **Keimfreiheit** auch zu Hause gewährleistet. Dies gilt auch für die speziellen **Stillbüstenhalter**.

12.2.7 Mütterliche Stillprobleme

■ Hohlwarzen, Flachwarzen

Ist die Brustwarze nach innen gestülpt, spricht man von einer **Hohlwarze**, ist sie flach anliegend, von einer **Flachwarze**. In beiden Fällen kann das Neugeborene die Brustwarze nicht umfassen und saugen. Hilfreich ist dann ein **Stillhütchen**. Dies ist eine Latexplatte mit einem brustwarzenähnlichen Sauger. Das Stillhütchen wird auf den Warzenhof gesetzt, und das Kind kann saugen.

Aufgrund der schon erwähnten Saugverwirrung, der Gefahr der Rhagadenbildung an den Brustwarzen und dem gestörten Kontakt zwischen Mutter und Kind, werden in vielen Kliniken die Stillhütchen nicht angeboten. Nach Abwägen der Vor- und Nachteile sollte jede Frau selbst entscheiden, ob sie dieses Hilfsmittel verwenden will.

Vorteilhaft ist eine **gute Vorbereitung der Brüste** während der Schwangerschaft und vor jedem Stillen. Mit weichen Massagebürsten oder durch leichtes Drehen der Brustwarze kann diese stimuliert werden. Um die Situation streßfrei zu machen und die Brustwarze aus dem Warzenhof zu locken, hilft oft die **Massage** mit Hautöl und warmem Wasser.

■ Milcheinschuß

Der Milcheinschuß kann sehr schmerzhaft sein. Die Brüste sind geschwollen und hart. Hier helfen **Umschläge** mit kühlendem **Quark** oder lauwarmen **Kamillenblüten**, **Wechselduschen** und **Massagen** mit Hautölen. Das Kind sollte in dieser Phase so häufig wie möglich angelegt werden, da dies den **Milchausscheidungsreflex** begünstigt.

■ Mastitis

Die Mastitis ist eine eitrige **Entzündung der Brustdrüse**. Die Symptome sind ähnlich wie beim Milcheinschuß. Die Brust ist hart, glänzend, druckempfindlich und gerötet. Die Frau hat Schmerzen und Fieber. Ursache hierfür sind Risse und Rhagaden um Warze und Warzenhof. Bakterien können so in die Milchkanäle einwandern und diese infizieren. Die Milchkanäle schwellen an, es kommt zum **Milchstau**. Dieser wiederum ergibt einen idealen Nährboden für Bakterien. In diesem Fall sollte ein krankes Neugeborenes an dieser Brust nicht angelegt werden. Die durch eiter-erregende Bakterien kontaminierte Muttermilch kann Darm- und generalisierte Infektionen hervorrufen. Um den Milchfluß zu erhalten, muß die **Milch abgepumpt** und verworfen werden.

Therapie

– Bettruhe
– Umschläge aus Quark und entzündungshemmenden Essenzen (z.B. Kamillenkompressen)
– häufiges Abpumpen, um die entzündete Brust leerzuhalten
– Brustmassagen gegen das Spannungsgefühl
– auf ärztliche Anordnung Antibiotika

Komplikationen

Als Komplikation kann sich ein **Abszeß** (Eitergeschwür) bilden, der eine Inzision (operative Eröffnung) nötig macht. Außerdem können die **Milchkanälchen** durch Narbenbildung **zerstört** werden. Um dies zu verhindern, empfiehlt es sich, die Brustwarzen und den Warzenhof **trockenzuhalten**, die Brust durch **Massagen** abzuhärten, das Kind **nicht länger als zehn Minuten anzulegen** und die Brust so sorgsam wie möglich zu pflegen.

12.2.8 Stillverbote

Alkohol und Drogen gehen bei ihrem Konsum direkt in die Muttermilch über. Das Kind erhält also alle diese Giftstoffe. Stillen ist deshalb absolut kontraindiziert. Das gilt auch bei Müttern, die mit **Methadon** oder **Polamidon** entziehen.

Kontraindiziert ist das Stillen auch für **HIV-positive** Mütter und bei Krankheiten wie **Hepatitis B und C**, **Lues und Tuberkulose**, die über die Muttermilch auf das Kind übertragen werden können. Außerdem sind **verschiedene Medikamente** ebenfalls muttermilchgängig. Der Arzt muß entscheiden, ob die Mutter stillen darf. Das **Nikotin** gelangt nicht nur über die Atemluft, sondern auch über die Muttermilch zum Kind. Frauen muß deshalb unbedingt nahegelegt werden, das Rauchen, wie auch schon während der Schwangerschaft, zu unterlassen.

12.2.9 Die Ernährung der Mutter während der Stillzeit

Generell sollte die Mutter mindestens **zwei Liter Flüssigkeit** pro Tag zu sich nehmen. **Fenchel-Anis-Tee und Mineralwasser** sind besonders zur Milchbildung geeignet.

 Salbeitee vermindert die Milchproduktion.

Fruchtsäfte sollten nur in geringen Mengen getrunken werden, da sie einen sehr hohen Säureanteil haben. Dadurch ist es möglich, daß beim Kind **Verdauungsprobleme** und wunde Hautstellen im Windelbereich entstehen. Cola-Getränke, Kaffee, Kakao und schwarzer Tee enthalten **Coffein**, **Tein** und ähnliche anregende Stoffe, die auch das Kind aktivieren. Es ist ratsam, den Genuß dieser Getränke einzuschränken.

Eine **erhöhte Calciumzufuhr** mit Milch und Milchprodukten ist für die Mutter sehr wichtig. In einer **ausgewogenen Ernährung** sind alle nötigen Fette, Eiweiße, Kohlenhydrate, Vitamine und Mineralstoffe beinhaltet. Das gestillte Kind „ißt" mit der Mutter mit, deshalb sollte auf einige Nahrungsmittel verzichtet werden, da sie **Blähungen**, **Geschmacksveränderungen** in der Milch und evtl. **Allergien** auslösen können. Dazu gehören beispielsweise:

• **Allergien**
– Zitrusfrüchte
– Erdbeeren
• **Blähungen**
– Hülsenfrüchte
– Kohl
– Lauch
– Zwiebeln
– Weizenkörner
– Paprika
– Knoblauch
• **Geschmacksveränderungen**
– Kohl
– Lauch
– Zwiebeln
– Knoblauch

Natürlich gibt es auch Kinder, die keine Reaktionen auf diese Nahrungsmittel zeigen. Deshalb muß jede stillende Frau selbst ausprobieren, was ihr und dem Baby guttut. Frühgeborene mit Verdauungsproblemen, die mit abgepumpter Muttermilch ernährt werden, reagieren empfindlicher auf die genannten Nahrungsmittel. In einem Gespräch mit der Mutter läßt sich klären, welche Produkte die Ursache hierfür sein könnten.

Wird das Neugeborene ausschließlich mit Muttermilch ernährt, so entleert es den sogenannten **Muttermilchstuhl**. Dieser ist dünnflüssig, gelblich und riecht säuerlich. Ernährt sich die Mutter ausgewogen und vermeidet sie blähende Lebensmittel, so haben diese Kinder in der Regel keine Verdauungsprobleme.

12.2.10 Das Stillen von Frühgeborenen

Gerade für Frühgeborene ist Muttermilch sehr wichtig. Dem Kind geht die Geborgenheit des Uterus vorzeitig verloren. Die schützende Umgebung gibt es nicht mehr. Durch das Stillen gewinnt das Kind wieder Vertrauen. Das noch **unreife Verdauungssystem** ist sehr anfällig für Infektionen und Verdauungsstörungen. Die Zusammensetzung der Muttermilch ermöglicht eine optimale Ausnutzung der so dringend benötigten Nährstoffe, Mineralien und Vitamine. Die in der Muttermilch enthaltenen **Immunglobuline** unterstützen das noch unreife Immunsystem.

Der durch die Muttermilch angeregten Bildung des **Lactobacillus bifidus** in der Darmflora kommt eine besondere Bedeutung zu, da dieser das vermehrte Wachstum von Colibakterien verhindert, die Ursache für eine **nekrotisierende Enterokolitis** sein können. Für die Ernährung von Frühgeborenen reicht der Kaloriengehalt der Muttermilch meist nicht aus, da sie auf den Kalorienbedarf eines reifen Kindes ausgerichtet ist. Speziell der **Eiweißbedarf** ist bei einem Frühgeborenen in den ersten vier Lebenswochen höher als bei einem reifen Neugeborenen. Erst ab einer Flüssigkeitsmenge von 200 ml/kg wäre der Bedarf gedeckt. Eine solche Menge kann ein Frühgeborenes in den ersten Lebenswochen nicht verdauen. Als weiteres Problem besteht eine **Demineralisierung des Skeletts** (Osteopenia praematurorum) durch eine verminderte Calcium- und Phosphorzufuhr bei sehr unreifen Frühgeborenen. Im Mutterleib bezieht der Fetus im letzten Schwangerschaftsdrittel Calcium und Phosphor für den Knochenaufbau aus dem mütterlichen Organismus. Ein Frühgeborenes hat diese Möglichkeit nicht mehr. Der Calcium- und Phosphorgehalt der Muttermilch reicht in dieser Situation nicht aus. Die Folge der Demineralisierung sind **Knochenbrüche** (Rippen, Extremitäten) und **Skelettdeformierungen**. In Form von bestimmten Präparaten werden in vielen Kliniken der Muttermilch Kohlenhydrate, Eiweiß, Fett und vor allem Calcium und Phosphor zugegeben. Die **Supplementierung der Muttermilch** erfolgt bei Kindern unter 1500 Gramm bis etwa zum errechneten Geburtstermin.

Mütter von Frühgeborenen entwickeln oft **Schuldgefühle**. Sie stellen sich ständig die Frage, was sie falsch gemacht haben. Ihr Kind liegt auf der Intensivstation, es wird von vielen fremden Menschen betreut, und die Mutter sieht kaum eine Möglichkeit zu helfen. Sie würde gerne ihr Kind in den Arm nehmen, pflegen und den so dringend benötigten Körperkontakt ermöglichen. Dies geht jedoch nur begrenzt. Die Tatsache, daß ihre Milch äußerst wichtig ist für das kleine Wesen, gibt ihr einen gewissen Trost. Sie kann damit etwas Wichtiges für ihr Kind tun. Oft ist in der ersten akuten Phase das Stillen noch nicht möglich. Aber die Mutter kann wenigstens ihre **Milch** auf der Intensivstation für ihr Kind **abgeben**. Wichtig ist es zuerst einmal, daß die Milchproduktion nicht versiegt, auch wenn es vielleicht noch Wochen dauert, bis das Frühgeborene zum ersten Mal angelegt werden kann. Ist es dann soweit, so sollte sich die Mutter unter **keinen Leistungsdruck** bringen lassen. Vorerst steht nicht die Ernährung über die Brust im Vordergrund, sondern das **Kuscheln** und **Üben** des Saugens. Die benötigte Nahrung kann anschließend immer noch über eine Magensonde gegeben werden. Vor allem durch die kindlichen Gewichtskontrollen vor und nach dem Stillen entsteht Streß für die Mutter. Ein entspanntes Klima auf der Frühgeborenenstation, aufmunternde Worte und viel Geduld und Ausdauer bewirken Wunder.

Die Kinderkrankenschwestern/-pfleger und Hebammen sollten die Frau in ihrem Vorhaben zu stillen unterstützen. Ob eine Mutter ihr Frühgeborenes später einmal stillen kann, hängt im wesentlichen von der Anleitung und Unterstützung ab.

12.2.10.1 Abpumpen der Muttermilch

Das Abpumpen ermöglicht der Mutter, ihre Milch für ihr frühgeborenes Kind bereitzustellen. Über eine Magensonde oder mit der Flasche bekommt das Baby die notwendige Menge zugeführt.

Es stehen drei Pumparten zur Verfügung:
- elektrische Saugpumpen
- manuelle Pumpen aus Glas mit Gummiball zum Ansaugen
- manuelle Pumpen aus Plastik mit einem Kolbensystem zum Ansaugen

• **Zusammensetzung der elektrischen Pumpen**
- Plastiktrichter
- Auffangbehälter, der unterhalb des Plastiktrichters festgeschraubt werden kann
- Verbindungsschlauch zur Pumpe, über den ein Vakuum hergestellt wird
- Motor mit wählbarer Saugstärke

• **Zusammensetzung der manuellen Pumpe**
- Trichter aus Glas oder Plastik, der auf den Warzenhof aufgesetzt wird
- Kolben oder Gummiball, um ein Vakuum herzustellen
- Auffangbehälter aus Glas oder Plastik für die abgepumpte Milch

12.2.10.2 Spezielle Hygiene beim Abpumpen

Vor jedem Abpumpen werden Hände und Fingernägel gründlich mit Seife gereinigt und anschließend desinfiziert. Die Brust wird mit **warmem Wasser** und einer **medizinischen Seife** gereinigt. Für das Waschen und das Abtrocknen der Brust eignet sich ein **gekochter** und **gebügelter Waschlappen** zum **einmaligen** Gebrauch. In der Klinik stehen dafür sterile Kompressen und steriles Aqua dest. bereit. Günstig ist es, wenn sich nicht mehr als bis zu 10^5 Hautkeime (Staphylococcus epidermidis) in der Muttermilch befinden. Aus diesem Grunde muß die Muttermilch regelmäßig **bakteriologisch untersucht** werden.

 Ist die Milch mit Stuhlkeimen (Escherichia coli), Staphylococcus aureus oder Klebsiellen kontaminiert, darf sie nicht verabreicht werden.

Das Vorhandensein dieser Keime deutet auf **unzureichende Hygiene** hin. Sie können über den Verdauungstrakt in die Blutbahn des abwehrgeschwächten Frühgeborenen gelangen und eine lebensbedrohliche systemische Infektion verursachen.

12.2.10.3 Technik des Abpumpens

Jede Mutter muß in der Handhabung der Milchpumpe (Abb. 12-4) und in der entsprechenden Hygiene genauestens unterwiesen werden. Bereitgestellte Adressen erleichtern den Eltern die Suche nach **Leihstellen** (beispielsweise Apotheken) **für elektrische Milchpumpen**. Die Krankenkassen übernehmen die Leihkosten. Ein Attest für die Krankenkasse füllt der Stationsarzt aus.

Die Milchpumpe sollte in der Klinik in einem angenehmen, ruhigen Raum, in der Entbindungsklinik fahrbar am Bett stehen. Es ist für eine Mutter, die ein frühgeborenes Kind zur Welt gebracht hat, nicht gerade stimulierend, saugende, glückliche Babys zu sehen, während sie sich für ein paar Tropfen Milch an der Milchpumpe abquält. In der Kinderklinik kann ein schöner Ruheraum, der zum Abpumpen genutzt wird, auch zum Treffpunkt für betroffene Eltern werden.

Generell ist es für die Mutter wichtig, sich trotz aller negativen Gefühle zu **entspannen**. Sie soll sich die positiven Eindrücke in Erinnerung rufen, sich ihr kleines Kind vorstellen, das mit Hilfe ihrer Milch wächst und gedeiht. Rhythmische, **streichende Bewegungen** vom Brustansatz zur Brustwarze hin stimulieren den Milchfluß. Eine mit Hautöl oder warmem Wasser getränkte Kompresse auf der Brust entspannt zusätzlich. Die Innenseite des Trichters kann befeuchtet werden, damit die

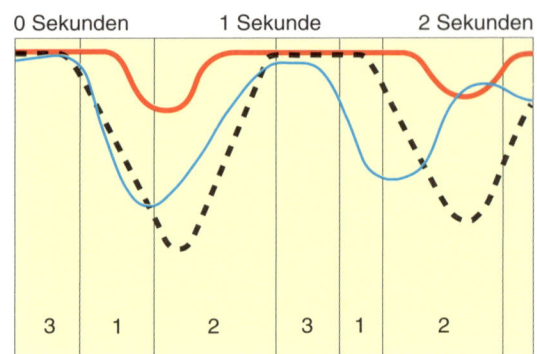

— Saugrhythmus des Neugeborenen

— minimaler Druck der Absaugpumpe

- - - maximaler Druck der Absaugpumpe

Abb. 12-4 Saugrhythmus des Neugeborenen beim Stillen und Saugprinzip der Absaugpumpe; 1) Saugphase, 2) Entspannungsphase, 3) Ruhe(Schluck-)phase

Brust leichter in die Pumpe gleitet und das Abpumpen sich so angenehmer gestaltet. Günstig ist es, wenn die Frau alle zwei bis drei Stunden abpumpt, um den Milchfluß anzuregen.

12.2.10.4 Aufbewahrung der abgepumpten Milch

Die abgepumpte Muttermilch wird in **sterile Glasflaschen** mit einer Mengengraduierung eingefüllt und sofort verschlossen. Auf der Flasche befindet sich ein **Etikett** mit folgenden Angaben:
– Datum
– Uhrzeit
– Name
Die abgepumpte Milch muß **umgehend** in den **Kühlschrank** gestellt werden.

 Beim Transport der Muttermilch in die Kinderklinik auf die geschlossene Kühlkette achten.

Trotz Aufbewahrung im Kühlschrank ist die Gefahr der **Keimvermehrung** groß. Nach 24 Stunden sollte die abgepumpte Muttermilch verworfen werden. Alternativ dazu ist ein **Einfrieren** im Drei-Sterne-Fach möglich. Die Muttermilch hält sich so etwa zwei Wochen. Länger haltbar wird sie durch Schnellfrieren im Vier-Sterne-Gefrierschrank. Allerdings ist die Muttermilch nach dem Einfrieren **nicht mehr so wertvoll** wie zuvor.

 Durch das Einfrieren und Pasteurisieren werden die Makrophagen, einzelne Vitamine und das Immunglobulin A zerstört.

In manchen Kliniken wird die Muttermilch auf 60 °C erhitzt (pasteurisiert). Dieser Vorgang tötet Bakterien ab, und die vorher kontaminierte Muttermilch kann verabreicht werden.

12.2.10.5 Nachbereitung der Milchpumpe

Alle benutzten Milchpumpenteile müssen gründlich mit einem Geschirrspülmittel und einer Flaschenbürste ausgewaschen werden. Anschließend kocht man sie in einem Topf mit klarem Wasser zehn Minuten lang aus. Die einzelnen Teile werden in ein gekochtes, gebügeltes Tuch eingeschlagen und staubfrei aufbewahrt.

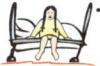

12.3 Die künstliche Ernährung von Neugeborenen

Kann ein Früh- oder Neugeborenes nicht mit Muttermilch ernährt werden, so erhält es eine der Muttermilch angepaßte (adaptierte) Milch. Den Grundstoff für diese Nahrung bildet die **Kuhmilch**. Da diese aber dem Bedarf des Kalbes angepaßt ist, muß die Milch so verändert werden, daß sie annähernd der Muttermilch gleicht (s. Tab. 12-2). Die von den verschiedensten Herstellern angebotenen **Anfangsnahrungen** enthalten Fett, Eiweiß (Casein, Lactalbumin), Laktose, Mineralstoffe, Eisen, Vitamine A, D, E, K, C, B_1, B_6, B_{12}. Die Mengen der Nährstoffe sind weitgehend der Muttermilch angepaßt. Bei Kindern mit nachgewiesenem Calcium- und Phosphatmangel, werden in der Regel der Nahrung **Calciumglukonat und Natrium-Glycerophosphat** beigemengt. Man spricht von einer **Supplementierung** der Nahrung.

Spezielle Nahrungen für Frühgeborene sind auf deren erhöhten Kalorien-, Eiweiß-, Calcium- und Phosphatbedarf ausgerichtet und mit „0F" gekennzeichnet.

Bei bekannter **Kuhmilchallergie** werden spezielle **hypoallergene Nahrungen** angeboten. Diese Milch basiert auf **Sojamilch.** Die Eiweißmoleküle sind chemisch zerkleinert, so daß sie weniger allergisierend wirken; außerdem ist die Verdauung dieser Milch dadurch erleichtert. Ein Nachteil dieser hypoallergenen Nahrungen ist der ausgesprochen **schlechte Geschmack**. Hier sollte noch zusätzlich Milchzucker oder Glukose zur Geschmacksverbesserung zugeführt werden.

Spezielle Diätnahrungen (z.B. Alfaré) bestehen aus ultrafiltriertem Molkeprotein. 50 Prozent der Fette sind **mittelkettige Triglyzeride**, die sofort resorbierbar sind. Die Kohlenhydrate sind so weit verändert, daß nur noch **Spuren von Laktose** vorhanden sind. Dadurch wird die Nahrung leichter verdaulich, schmeckt aber auch nicht mehr süß. Insgesamt haben diese Nahrungen eine **geringe Osmolarität,** was für die Ernährung von Frühgeborenen mit ihrem unreifen Verdauungssystem eine wichtige Rolle spielt.

Kinder, die mit Anfangsnahrung ernährt werden, haben oftmals einen **geformten bis sehr festen Stuhl**. Blähungen sind oft schmerzhaft und belasten die kleinen Kinder.

12

Hier hat es sich als hilfreich erwiesen, der Nahrung **Milchzucker** zuzufügen. Der Stuhl wird dadurch weicher. Auch ist es möglich, statt mit abgekochtem Wasser die Nahrung mit **Fenchel- oder Kümmeltee** zuzubereiten bzw. diesen zu verabreichen. Es gibt aber Neugeborene, die einen regelrechten Widerwillen gegen den Fenchel- oder Kümmelgeschmack haben.

 Bei sehr festem Stuhl die Flüssigkeitszufuhr erhöhen.

12.3.1 Nahrungsaufbau bei reifen Neugeborenen

Bei reifen Neugeborenen, die nicht gestillt werden, beginnt man **nach den ersten sechs Lebensstunden** mit dem oralen Nahrungsaufbau. Ist das Kind wach und hat Hunger, so bekommt es eine **5%ige Glukoselösung** oder Dextrolösung®, bestehend aus 25%iger Glukosesaccharid-Lösung mit Aromastoffen. Wenn das Kind die dreimalige Gabe der Glukoselösung gut vertragen hat, erhält es Anfangsnahrung. Erbricht das Kind, wird der Nahrungsaufbau langsamer gestaltet. Hierbei kann man 5%ige Glukose oder Dextrolösung 1:1 mit Anfangsnahrung mischen. Ab der **sechsten Lebenswoche** können zur Anfangsnahrung **täglich** bis zu **fünf Teelöffel Karottensaft** dazugegeben werden.

 Karotten und Bananen enthalten Pektine, die zu Verstopfung führen können. Bei bereits bestehenden Verdauungsproblemen sollten sie nicht verabreicht werden.

Ab dem Ende des **vierten Lebensmonats** ist es möglich, die Nahrung mit **Obst oder Karottengemüse** anzureichern. Hat das Kind Hunger, und meldet es sich plötzlich alle zwei statt vier Stunden, so reicht die Nahrungsmenge nicht mehr aus. Vielleicht benötigt das Kind auch eine **Folgenahrung** (teiladaptierte Milch). In diesen Nahrungen sind zusätzliche Kohlenhydrate, und somit mehr Kalorien, enthalten. Die Milch ist sämiger und sättigt mehr.

 Wird Durst mit Hunger verwechselt, erhält das Kind durch die teiladaptierte Milch zuviel Kalorien, was zu starker Gewichtszunahme und erhöhtem Durstgefühl führen kann.

12.3.2 Nahrungsaufbau bei Frühgeborenen

Frühgeborene werden in der Regel durch eine Magenverweilsonde ernährt (Kap. 11.7). Im Alter von sechs Stunden erhalten sie darüber alle zwei Stunden ein bis zwei Milliliter Glukose 5%. Nach dreimaliger Gabe, also nach weiteren sechs Stunden, kann mit einer Frühgeborenennahrung begonnen werden, da in der Regel noch keine Muttermilch vorhanden ist. Manche Kliniken greifen deshalb auf **Spendermilch** zurück, die regelmäßig auf Bakterien untersucht wird. Die Spenderin muß serologisch auf HIV, CMV, Lues, Hepatitis B und C getestet sein.

Die Menge errechnet sich aus dem Gewicht des Kindes. Verträgt das Frühgeborene die Nahrung (restlicher Mageninhalt nicht mehr als ein bis zwei Milliliter vor der nächsten Mahlzeit), so kann die Menge um 0,5 bis ein Milliliter pro Tag und Mahlzeit gesteigert werden. Bei **Verdauungsproblemen** ist es sinnvoll, die Nahrungsmenge zu reduzieren, der Aufbau gestaltet sich langsamer.

12.3.3 Tägliche Trinkmenge

In aller Regel trinkt ein reifes gesundes Neugeborenes automatisch die Menge, die es für den täglichen Bedarf braucht (**ad libitum**: nach Belieben). Als Anhaltspunkt wird mit der **Finkelstein-Regel** der Mindestbedarf errechnet: **Lebenstag minus eins mal 70 Gramm** (dies bezieht sich jedoch nur auf die erste Lebenswoche).
Beispiel:
Die Trinkmenge eines fünf Tage alten Säuglings beträgt viermal 70 Gramm, also 280 Gramm, verteilt auf sechs Mahlzeiten, ergibt dies 47 Gramm (Milliliter). Nun trinkt kein Neugeborenes exakt 47 Gramm. Gerade große Babys halten sich nicht an die Lebenstag-Regel. Diese ist vor allem als Orientierung bei Kindern geeignet, die wenig trinken und viel schlafen.

 Ab dem neunten Lebenstag gilt als Orientierung eine Trinkmenge von ungefähr einem Sechstel des Körpergewichts.

12.3.4 Ernährungszeiten

Wie schon erwähnt, meldet sich ein reifes gesundes Neugeborenes zur Mahlzeit. Die Zeiten pendeln sich sehr schnell ein. In der Regel hat das Neugeborene einen **Vier-Stunden-Rhythmus**, also sechs Mahlzeiten in 24 Stunden.

Für kranke Neugeborene und Frühgeborene werden die Zeiten normalerweise festgelegt und die Trinkmenge in kleinere Portionen aufgeteilt. Das ist weniger belastend für den Kreislauf und die Atmung.

12.3.5 Zubereitung der Nahrung

In den meisten Kinderkliniken stellt die **Milchküche** die Nahrungsmengen in numerierten Flaschen für 24 Stunden bereit. Die vorbereitete Nahrung wird im **Kühlschrank bei 4 °C** aufbewahrt.

Zu Hause mißt man das Milchpulver mit einem dazugehörigen Meßlöffel ab, gibt es in die Flasche und füllt es mit abgekochtem Wasser, im richtigen Verhältnis, auf. Die Milchpulvermenge für die entsprechende Nahrungsmenge ist auf der Packung angegeben und muß eingehalten werden. Natürlich kann auch die Mutter zu Hause die Nahrung schon für den Zeitraum von 24 Stunden vorbereiten. Die Kühlkette muß jedoch unbedingt beachtet werden.

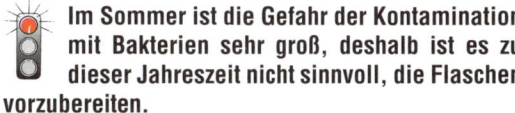 **Im Sommer ist die Gefahr der Kontamination mit Bakterien sehr groß, deshalb ist es zu dieser Jahreszeit nicht sinnvoll, die Flaschen vorzubereiten.**

Die **Flasche** soll aus **hitzebeständigem Glas** oder **Kunststoff** bestehen. Sie muß gut zu reinigen sein und eine Graduierung mit Milliliterangaben aufweisen. Ein drehbarer **Verschluß** aus **hitzebeständigem Plastik** ist günstig für den Transport der Flasche oder die Aufbewahrung im Kühlschrank. Die **Sauger** bestehen meist aus **Kautschuk** (Gummi) oder **Silikon**. Die **Form** des **Saugers** sollte dem **kindlichen Kiefer angepaßt** und **kieferformend** sein.

Es gibt aus England eine Saugerform, die exakt der mütterlichen Brustwarze nachgebildet ist und einen breiten Rand aufweist, der an den Warzenhof erinnert. Das Saugersystem kann an einer hitzebeständigen Kunststoff-flasche befestigt werden, die als Milchreservoir einen Plastikbeutel enthält. Das Kind muß erst die Flasche luftleer saugen, bevor es an die Nahrung kommt. Dieses System hat den Vorteil, daß es dem Stillen sehr ähnlich ist. Der Plastikbeutel wird (leider) verworfen. Alle übrigen Teile sind sterilisierbar.

Das **Loch im Sauger** muß so groß sein, daß die Nahrung nur **tropfenweise** herausfließen kann. Mit einer zum Glühen gebrachten Nadel, die in den Gummisauger gestochen wird, ist es möglich, das Loch zu vergrößern.

Es sind auch **gebrauchsfertige Flaschennahrungen mit Einwegsaugern und -flaschen** erhältlich. Für die Verabreichung von kleinen Mengen ist dies optimal. Ein großer Nachteil ist, daß die Flaschen und Sauger nach der Mahlzeit verworfen werden. Der Rohstoffverbrauch ist dabei extrem hoch.

12.3.6 Verabreichung der Flaschennahrung

Auch beim Verabreichen der Flaschenmahlzeit entsteht eine Beziehung zwischen Mutter und Kind. Da sie nicht ganz so intensiv ist wie beim Stillen, ist es wichtig, daß der Erwachsene bequem, beispielsweise in einem Schaukelstuhl, sitzt. Das Neugeborene liegt geborgen im Schoß von Mutter, Vater oder der Pflegeperson, so daß eine ähnliche Situation und Haltung wie beim Stillen entsteht. Der **Blickkontakt** ist auch bei der Verabreichung der Flaschenmahlzeit sehr wichtig. Manche Autoren empfehlen, das Kind die Haut spüren zu lassen und es **an der nackten Brust zu lagern**, so daß es den Geruch der Eltern wahrnehmen kann. Möglich ist es auch, die Beine auf einem Schemel hochzustellen, das Kind auf den Schoß zu legen und die Flasche „von vorne" zu geben. Wichtig ist immer, daß das Kind seinen Körper spürt, um so die eigenen Grenzen zu erfahren (Kap. 5 und 6).

Die Nahrung wird in einem **Flaschenwärmer** auf **37 °C** erwärmt. Zum Prüfen der Nahrungstemperatur können ein paar Tropfen Nahrung auf die Innenseite des Unterarms geträufelt werden. Die Nahrung sollte angenehm warm sein.

 Das Saugerloch muß nach oben zeigen, die Zunge des Kindes muß unterhalb des Saugers liegen, damit es richtig saugen kann.

12

Während des Trinkens sind **kleine Pausen** sinnvoll. Dabei wird die Flasche wieder in den Flaschenwärmer gestellt und das Kind in eine Lage gebracht, in der es gut aufstoßen kann.

 Die Lage, in der Babys gut aufstoßen können, variiert von Kind zu Kind. Manche möchten hochgenommen werden, andere bevorzugen die Bauchlage auf den Knien des Erwachsenen, und wieder andere stimuliert das Sitzen. Sanftes Streicheln und Klopfen am Rücken beschleunigen das Aufstoßen vielleicht.

Während dem Verabreichen der Nahrung ist das Kind **genau zu beobachten**. Bei Verschlucken immer die Mahlzeit sofort unterbrechen, das Kind in Bauchlage bringen und auf den Rücken klopfen. Hat das Baby zu hastig getrunken, kann sich ein **Schluckauf** (Singultus) entwickeln, der nach Aufstoßen oder ein paar Schlucken Nahrung schnell wieder vergeht.

Die Mahlzeiten sind eine gute Gelegenheit, mit dem Kind zu kommunizieren, mit ihm zu kuscheln und es zu beobachten.

12.3.7 Nachbereitung von Flasche und Sauger

Um Nahrungsreste zu entfernen, wird der **Sauger gründlich mit Salz ausgerieben**. Die Flasche kann mit einem Geschirrspülmittel und einer Flaschenbürste **gewaschen** und mit klarem Wasser **gespült** werden. Flasche und Sauger kocht man in einem nur für die Sterilisation benutzten Topf **zehn Minuten** aus. In der Klinik geschieht dies in der Milchküche mit speziellen Flaschenspülmaschinen und einem Sterilisator.

Sofern keine Einmalsauger vorhanden sind, werden die Sauger auf Station ausgespült und in einem speziellen Gefäß gesammelt und zu bestimmten Tageszeiten gereinigt und ebenfalls sterilisiert. Dies geschieht entweder auf Station, in der Milchküche oder in der Zentralsterilisation.

 Flaschen und Sauger müssen steril und staubfrei aufbewahrt werden.

Die **chemische Sterilisation** ist umstritten und teuer. Geringe Eiweißreste im Sauger beein-

trächtigen die Desinfektionswirkung. Diese sogenannte **Kaltsterilisation enthält Chlor**. Geringe Reste von Chlor am Sauger verändern den Geschmack, so daß die Kinder den Sauger anschließend ablehnen.

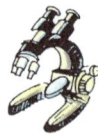 ## 12.4 Vitaminprophylaxen im Neugeborenenalter

12.4.1 Vitamin-D-Prophylaxe

Vitamin D$_3$ (Cholecalciferol) ist eine den Steroiden nahestehende Hormonvorstufe. Es wird aus einem Cholesterinderivat mit Hilfe von UV-Strahlen in der Haut gebildet. In der Leber und den Nieren hängt sich dem Cholecalciferol jeweils eine OH-Gruppe an. Aus dem Cholecalciferol entsteht so **Dihydroxycholecalciferol**. Dieses Hormon trägt dazu bei, daß das **Calcium aus dem Darm resorbiert** und in den **Knochen eingelagert** werden kann.

Weitverbreitet war die Vitamin-D-Mangel-Krankheit **Rachitis** zu Beginn dieses Jahrhunderts in den Industriegebieten und Städten im mitteleuropäischen Raum. Dunstglocken über den Städten und die mangelnde Sonneneinstrahlung in den langen Wintermonaten begünstigen den unzureichenden Umbau von Vitamin D. Kinder spielten überwiegend in den Hinterhöfen der Städte, und Neugeborene waren in der Wohnung. Die Mütter hatten keine Zeit, mit ihnen an die Sonne zu gehen. Besonders gravierend war diese Krankheit in England, wo viele Kinder in den Bergwerken unter Tage arbeiten mußten, daher kommt auch der Ausdruck **Englische Krankheit**. Im ersten Lebensjahr, als einer Zeit raschen Knochenwachstums, reicht der natürliche Vitamin-D-Gehalt der Muttermilch oder Anfangsnahrung nicht ganz aus, besonders, wenn die Babys nicht genügend dem Sonnenlicht ausgesetzt sind. Es kann sich dann als Ausdruck des Vitamin-D-Mangels eine Rachitis entwickeln.

Erst die prophylaktische Substitution von Vitamin D in Form von **Lebertran** hat dazu beigetragen, daß das Krankheitsbild Rachitis fast verschwunden ist. Heute wird Vitamin D hauptsächlich in **Tablettenform** verabreicht.

Neugeborene erhalten ab dem siebten Lebenstag, im ersten Lebensjahr, **einmal täglich**

500 Internationale Einheiten Vitamin D. Frühgeborene erhalten erst dann Vitamin D (1000 IE), wenn der Nahrungsaufbau abgeschlossen ist. Die Tabletten können auf einem Löffel zerdrückt mit etwas Tee oder Nahrung gegeben werden. Es gibt Präparate, die zusätzlich noch mit **Fluor**, zur Kariesvorbeugung, angereichert sind (D-Fluoretten®, Fluor-Vigantolette®).

12.4.2 Vitamin-K-Prophylaxe

Vitamin K ist notwendig, um **Prothrombin** und die **Gerinnungsfaktoren 2**, **7**, **9 und 10** in der Leber zu bilden. Vitamin K_1 kommt in grünen Gemüsen vor, Colibakterien bilden im Dickdarm Vitamin K_2. In der Muttermilch und in der Anfangsnahrung ist Vitamin K nicht ausreichend vorhanden. Gleichzeitig existieren im Dickdarm des Neugeborenen noch keine Colibakterien. Daraus kann ein Vitamin-K-Mangelsyndrom resultieren, in dessen Folge es zu Blutungen vor allem im Magen-Darm-Trakt (**Melaena**) und zu intrakraniellen Blutungen kommen kann. Man spricht von einem **Morbus haemorrhagicus neonatorum**.

Therapie
– Transfusion von Frischplasma (enthält alle Gerinnungsfaktoren)
– Vitamin K, 1 mg s.c. (subkutan)
Um diese Symptomatik zu verhindern, erhalten Neugeborene sofort nach der Geburt 1 mg (Milligramm) **Vitamin K oral** (entspricht einem Tropfen Konakion®), bei der Entlassung aus der Entbindungsklinik (U2) am fünften Tag und bei der U3, etwa in der fünften Woche. Kranke Neugeborene und Frühgeborene, bei denen eine orale Vitamin-K-Zufuhr nicht sicher möglich ist, erhalten nach der Geburt 1 mg Konakion® subkutan.

Diese **Empfehlung ist zur Zeit üblich**, da aus einer englischen Studie hervorgeht, daß eine subkutane Gabe von Vitamin K evtl. die Leukämiewahrscheinlichkeit im Kindesalter erhöhen kann.

12.5 Körperpflege

12.5.1 Nabelpflege

Die Nabelschnur wird von der Hebamme oder dem Vater des Kindes im Kreißsaal mit einer Nabelklemme abgeklemmt und durchtrennt. Dabei muß darauf geachtet werden, daß ein etwa **zwei Zentimeter langer Nabelschnurrest** erhalten bleibt. Dies erleichtert die spätere Nabelpflege, und bei intensivpflichtigen Neugeborenen besteht so die Möglichkeit, bei Bedarf einen Nabelvenen- oder -arterienkatheter zu legen. Die Nabelklemme kann **nach 24 bis 48 Stunden entfernt** werden. Bei Rötung, Schwellung, Schmieren und üblem Geruch des Nabelrings ist ein Abstrich notwendig, der auf Bakterien untersucht wird. Solange das Kind noch eine Nabelklemme hat, soll es nicht auf dem Bauch liegen, da es zu Nekrosen an der Haut und einer eingeschränkten Atmung kommen kann.

Der Nabelschnurrest trocknet ein und **fällt in der Regel zwischen dem fünften und achten Lebenstag ab**. Die zurückbleibende Nabelwunde heilt in den folgenden Tagen aus. Im feuchten Klima des Inkubators kann es allerdings bis zu zwei Wochen dauern, bis der Nabelschnurrest eintrocknet und abfällt.

 Der Nabel soll nicht mit Stuhl und Urin in Berührung kommen.

Bei **Nabelgranulomen** (Neubildung von gefäßreichem Bindegewebe) kann der Nabelgrund durch einen Arzt mit einem Ätzstift behandelt werden. Da die Verletzung der gesunden Haut und somit die Nekrosenbildung im umliegenden Gewebe möglich und die Wirksamkeit fragwürdig sind, wird diese Methode in vielen Kliniken nicht mehr angewandt. Es gibt eine offene, eine halboffene und eine geschlossene Nabelpflege. Die Anwendung ist hausspezifisch.

12.5.1.1 Offene Nabelpflege

Der Nabel wird bei **jedem Wickeln** gepflegt und die Windel unterhalb des Nabels geschlossen.

Vorbereitung des Materials
– sterile Watteträger
– Alkohol 80 %

12

– evtl. Lösung mit desinfizierender und gerbender Wirkung
– Abwurfbehältnis

Vorgehen
– gründliche Händereinigung und Desinfektion
– sterile Watteträger in Alkohol 80 % tauchen
– Nabelring mit dem alkoholgetränkten Watteträger vom Nabelgrund zum Hautnabel abrollen, gemäß der aseptischen Wundreinigung

 Auf Infektionszeichen des Nabelrings achten.

12.5.1.2 Halboffene Nabelpflege

Vorbereitung des Materials
– sterile Watteträger
– sterile Mulltupfer
– Alkohol 80 %
– Abwurfbehältnis

Vorgehen
– gründliche Händereinigung und Desinfektion
– sterile Watteträger in Alkohol 80 % tauchen
– Nabelring mit dem alkoholgetränkten Watteträger vom Nabelgrund zum Hautnabel abrollen, gemäß der aseptischen Wundreinigung
– den desinfizierten Nabelschnurrest mit einem sterilen Mulltupfer umwickeln und evtl. mit einem speziellen Nabelklebeband oder mit hautfreundlichem Pflaster fixieren

12.5.1.3 Geschlossene Nabelpflege

Den Nabelverband **einmal täglich wechseln**, bei Verschmutzung durch Stuhl und Urin entsprechend häufiger.

Vorbereitung des Materials
– sterile Kompressen
– Alkohol 80 %
– sterile Watteträger
– antiseptischer Puder
– sterile Nabelbinde oder Nabelklebeverband
– Abwurfbehältnis

Vorgehen
– gründliche Händereinigung und Desinfektion

– sterilen Watteträger in Alkohol 80 % tauchen
– Nabelschnurrest und Nabelring mit dem in Alkohol getränkten Watteträger gründlich vom Nabelgrund zum Hautnabel hin, gemäß der aseptischen Wundreinigung, abrollen
– ab dem zweiten Lebenstag auf den Nabelring antiseptischen Puder streuen
– Nabelschnurrest mit einer sterilen Kompresse umwickeln
– sterile Kompresse mit der Nabelbinde fixieren
– Nabelbinde dachziegelartig über den Bauch wickeln und die Enden nicht direkt über dem Nabel verknoten

 Die Nabelbinde nicht zu fest wickeln, da dies beim Kind zu Verdauungsbeschwerden und eingeschränkter Atmung führen kann.

Von der geschlossenen Nabelpflege ist **Abstand** zu nehmen. Kranke Neugeborene und Frühgeborene im Inkubator sind durch die Nabelbinde **beeinträchtigt**, die feucht werden kann und einen idealen Nährboden für **Bakterien** bildet. Die **Beobachtung** von Abdomen, Haut, Atmung und dem Aussehen des Kindes ist nur teilweise möglich. Zudem ist Puder in jeglicher Form auf einer Neugeborenenstation wegen der **Aspirationsgefahr** verboten. Studien ergaben, daß antibiotische Puder allergisierend wirken und zusätzlich Hautreizungen auslösen können. Bei der geschlossenen Nabelpflege **heilt** der Nabel deutlich **langsamer** ab als bei der offenen.

12.5.2 Augenpflege

Bei der Augenpflege werden die Skleren (Lederhaut der Augen) gereinigt, vor Austrocknung geschützt und Ulzerationen (Geschwürbildung) vorgebeugt. Gesunde Neugeborene benötigen keine spezielle Augenpflege. Das Reinigen der Augen während der Ganzkörperwaschung oder des Vollbades reicht völlig aus. Bei Früh- und Neugeborenen mit **unvollständigem Lidschluß** oder bei Augeninfektionen muß eine sorgfältige Augenpflege, bei Bedarf mehrmals am Tag, vorgenommen werden.

12

Vorbereitung des Materials
– Einmalhandschuhe
– sterile, angewärmte isotonische Kochsalzlösung
– sterile Mulltupfer
– Panthenol®-Augensalbe
– bei bestehender Infektion antibiotische Augensalbe nach ärztlicher Anordnung
– Abwurfbehältnis
– bei Verdacht auf Infektion der Bindehäute beschriftetes Abstrichröhrchen bereitlegen

Vorgehen
– Händedesinfektion
– bei Bedarf Einmalhandschuhe anziehen
– mit zwei trockenen Mulltupfern die Augenlider spreizen
– bei Bedarf eingetrocknete Verunreinigungen mit isotonischer Kochsalzlösung betupfen und lösen
– mit einem in isotonischer Kochsalzlösung getränkten Mulltupfer die Lidspalte von außen zum Augenwinkel hin reinigen
– Augensalbe in den Bindehautsack von außen nach innen einbringen
– Augenlider schließen und das Kind trösten und beruhigen

12.5.3 Nasenpflege

Eine spezielle Nasenpflege ist bei Neu- und Frühgeborenen nicht notwendig. Bei viralen Infekten, Borken oder Rissen am Naseneingang empfiehlt es sich, die Verunreinigungen mit einem gedrehten, mit **isotonischer Kochsalzlösung** getränkten Wattetupfer unter drehenden Bewegungen zu entfernen. Zur Pflege kann eine spezielle **Nasensalbe** (Panthenol®-Augen- und -Nasensalbe) verwendet werden. Bei schwerkranken Kindern erfolgen die Nasen- und die Mundpflege häufig in einem Arbeitsgang.

12.5.4 Ohrenpflege

Bei Früh- und Neugeborenen ist bei der täglichen Ohrreinigung die **Inspektion der Hautstellen hinter beiden Ohrmuscheln** notwendig. Sie sollten täglich gereinigt, gut getrocknet und anschließend eingecremt werden. Hier entstehen sehr leicht Ekzeme (Ausschlag) und Entzündungen.

Für die Gehörgänge dürfen keine Wattestäbchen benutzt werden, da sie das Trommelfell verletzen können und Verunreinigungen noch tiefer in den Gehörgang gelangen. Eine ausreichende Reinigung erreicht man mit einem gedrehten, mit isotonischer Kochsalzlösung oder warmem Wasser getränkten Wattetupfer.

12.5.5 Pflege des Genitalbereichs

Ein gesundes Neugeborenes sollte **vor oder nach jeder Mahlzeit** gewickelt werden, bei empfindlicher Haut häufiger. Bei kranken Kindern ist das Wickeln vor der Mahlzeit zu empfehlen, da das Trinken sie sehr anstrengt und sie anschließend Ruhe brauchen. Das Wickeln eignet sich, um mit dem Baby zu kommunizieren, es zu massieren und zu streicheln. Durch ein spezielles Handling (Kap. 5) können Bewegungsmuster und die motorische Entwicklung unterstützt und die Verdauung durch Bauchmassage angeregt werden. Es gibt Einmal- und Stoffwindeln.
• **Vorteile der Einmalwindeln**
– schnell und ohne Vorbereitung zu benutzen
– viele Größen (auch für Frühgeborene) sind erhältlich
– hohe Saugfähigkeit
– der noch nicht eingetrocknete Nabelrest ist geschützt vor Stuhl und Urin
– Knie- und Bewegungsfreiheit sind gewährleistet
– exakte Bilanzierung der Ausfuhr in der Intensivpflege durch Wiegen der Windel
• **Nachteile der Einmalwindeln**
– riesiger Müllberg
– Ausstoß von Schadstoffen und Abwasser bei der Produktion
Beim Verwenden von Stoffwindeln ist eine spezielle Wickeltechnik notwendig. Stoffwindeln sind nicht so saugfähig wie Einmalwindeln. Hautempfindliche Kinder müssen deshalb noch häufiger gewickelt werden. Ob der Gebrauch von Stoffwindeln der Umwelt zugute kommt, ist noch nicht abschließend geklärt, denn zum Reinigen der verschmutzten Windeln benötigt man viel Wasser, Energie und Waschmittel und belastet die Gewässer ebenso wie bei der Herstellung von Einmalprodukten.

Vorbereitung des Materials
– Einmal- oder Stoffwindeln
– Windelabwurfeimer

12

– Hautöl (z. B. Weizenkeimöl)
– Wasser, evtl. Seife, Waschlappen
– Hautschutzcreme (z. B. weiche Zinkpaste)
– Zellstofftupfer und Watte

Vorgehen
– Kind auf eine Wickelunterlage legen
– grobe Verunreinigungen mit einem noch sauberen und trockenen Ende der Windel entfernen
– verschmutzte Windel entfernen
– die Haut mit ölgetränktem Tupfer oder lauwarmem Wasser und Waschlappen gründlich reinigen
– beim Mädchen die Schamlippen spreizen und mit einem ölgetränkten Tupfer Creme und Stuhlreste entfernen
– immer vom Schambein zum Anus reinigen, damit Stuhlkeime (z. B. Escherichia coli) nicht in die Harnröhre gelangen können
– frische Windel unterlegen
– bei Bedarf Schutzcreme **dünn** auf der umliegenden Gesäßhaut verteilen
– Windel schließen und das Kind wieder bekleiden

> Die Hautschutzcreme, die sich vielleicht auf der pflegenden Hand befindet, nicht an der Einmalwindel abwischen. Dadurch verstopfen die Poren der Windel und saugen den Urin des Kindes nicht mehr auf. Die Babys werden dann schneller wund.

Wickeltechnik mit Stoffwindeln
(Abb. 12-5 a bis c)
– Plastikfolie als Wäscheschutz
– darauf Windel dreieckig falten (Abb. 12-5 a)
– innere Windel vierfach als Saugfläche legen (Abb. 12-5 b)
– Kind mit dem Gesäß auf die Saugfläche legen
– Dreieckspitze nach oben klappen
– Windelenden gekreuzt um den Bauch legen (Abb. 12-5 c)
– Schutzfolie in gleicher Weise befestigen
– die hinteren Folienenden seitlich zusammenbinden

> Beim Jungen die Vorhaut während des ersten Lebensjahres nicht zurückschieben. Es besteht die Gefahr einer Verletzung an der Vorhaut und somit einer Narbenbildung und Förderung einer Phimose.

a
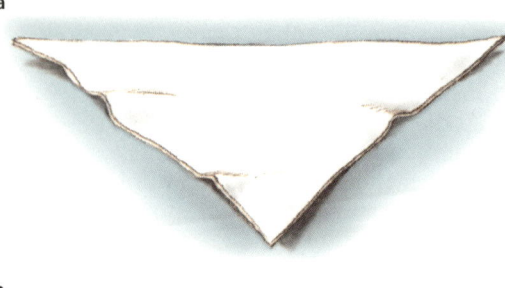

b
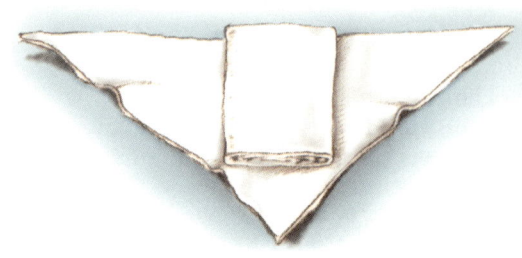

c
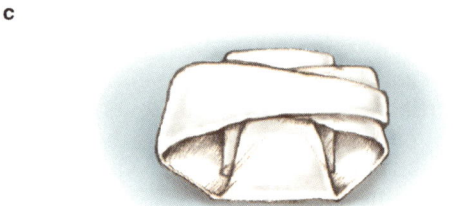

Abb. 12-5 a bis c Wickeltechnik mit Stoffwindel. a) Windeldreieck falten, b) zweite Stoffwindel als Saugfläche auflegen, c) Windelenden über dem Bauch kreuzen

12.5.6 Vollbad

Ein Vollbad bei Früh- und Neugeborenen darf grundsätzlich erfolgen, wenn das Kind kreislauf- und atemstabil ist und Temperaturschwankungen ohne größere Probleme selbst ausgleichen kann. Kinder mit noch bestehendem Nabelschnurrest, ohne Entzündungszeichen am Nabelgrund, können ebenfalls gebadet werden.

12.5.6.1 Aktivierende Körperpflege

Die Körperpflege ist bei entsprechender Technik kreislaufanregend und aktivierend. Dies kann erreicht werden durch **Abfrottieren**, Reizung der Nervenenden in der Haut mit einem **Waschlappen** und mit dem **Kämmen** der Kopfhaare mit einer weichen Bürste „gegen den Strich" (Kap. 6.3).

Angepaßt an die Bedürfnisse des Kindes kann die Badezeit morgens oder abends vor der Mahlzeit sein. Auf viele Kinder wirkt ein Vollbad beruhigend, und sie schlafen anschließend lange, andere Kinder empfinden ein Bad als Erfrischung und werden aktiv.

Vorbereitung des Zimmers
- Fenster schließen
- angenehme Zimmertemperatur für das Kind
- Durchzug vermeiden
- Wärmelampe über Wickeltisch einschalten

Vorbereitung des Materials
- Pflegeutensilien und Kleidung bereitlegen
- Material für Augen- und Nabelpflege
- Badehandtücher vorwärmen
- Babywaage tarieren und Stoffwindel abwiegen

Vorbereitung der Badewanne
- Badewanne reinigen
- Wasser einlaufen lassen
- Wassertemperatur 37 °C
- wenn üblich, Badezusatz hinzufügen

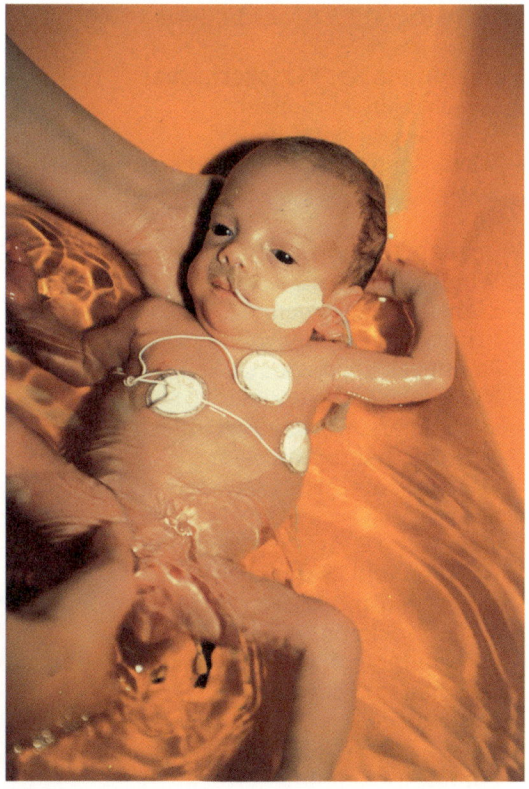

Abb. 12-6 Ehemaliges Frühgeborenes (25 Schwangerschaftswochen), jetzt acht Wochen alt, beim Baden

Vorgehen beim Baden in der Klinik
(Abb. 12-6)
- Händereinigung und Desinfektion
- Kind auf Wickeltisch legen
- Windel entfernen
- Verunreinigungen durch Stuhl und Urin entfernen
- Körpertemperatur ermitteln
- Händedesinfektion
- Kind vollständig entkleiden
- in einem Tuch auf der vorbereiteten Babywaage wiegen (Gewicht des Tuchs vom Gesamtgewicht abziehen)
- Badetemperatur überprüfen
- das Kind in die Wanne heben, dabei Oberkörper und Becken unterstützen
- zuerst mit den Füßen den Wannenboden berühren lassen, dann langsam mit dem Gesäß
- nachdem sich das Kind an das Wasser gewöhnt hat, vorsichtig Haare waschen, darauf achten, daß dem Kind kein Wasser über das Gesicht läuft
- Oberkörper und Arme reinigen
- evtl. Kind mit beiden Händen zur badenden Person hin drehen, um den Rücken zu reinigen
- das Kind liegt mit dem Brustkorb auf dem linken Unterarm
- Kind wieder auf die gleiche Weise zurückdrehen
- Füße und Beine waschen
- Genitale vom Schambein zum Anus reinigen
- Gesäß waschen
- Baby vorsichtig aus der Wanne nehmen und in das vorgewärmte Badetuch hüllen

Während des Badens ist es wichtig, mit dem Kind zu sprechen und es zu streicheln. Durch **Massagen** und mit **sanftem Druck der Hände** kann das Kind ein Gefühl für seine Körpermitte bekommen. Dies geschieht durch Auflegen der Hände auf den Brustkorb und durch das Zusammenführen der kindlichen Hände. Das Baden und die anschließende Körperpflege ermöglichen eine genaue Inspektion der Haut und die Beobachtung des allgemeinen Zustands des Kindes.

Anschließende Pflege
- Gesicht, Kopf und Ohren mit der oberen Handtuchecke abtrocknen
- danach Hals, Oberkörper, Arme und Rücken

– Füße, Zehen und Beine mit der unteren Handtuchhälfte abtrocknen
– anschließend Leistenbeuge und Windelbereich
– Kind in ein vorgewärmtes, trockenes Handtuch umlagern und einwickeln
– Hals und Achselfalten bei trockener Haut einölen
– Hemdchen und Jäckchen anziehen
– Händedesinfektion
– Nabelpflege (Kap. 12.5.1)
– Genitalpflege (Kap. 12.5.5)
– Pflege des Windelbereichs, wickeln
– Kind mit vorgewärmter Kleidung vollständig bekleiden
– Händedesinfektion
– Augenpflege (Kap. 12.5.2)
– bei Bedarf Mundpflege
– bei Bedarf Nasenpflege (Kap. 12.5.3)
– Ohrenpflege (Kap. 12.5.4)
– Haare mit einer weichen Babybürste aus Naturhaar gegen die natürliche Haarrichtung kämmen

Finger- und Zehennägel werden bei Neugeborenen in der Regel nicht geschnitten. Bei übertragenen Neugeborenen mit sehr langen Fingernägeln und deutlich sichtbaren Kratzspuren im Gesicht oder Einrissen in das Nagelbett ist eine Ausnahme möglich.

Das Schneiden der Fingernägel muß äußerst vorsichtig geschehen. Die kleinen Kinder sind oft unruhig, die Nägel extrem weich und biegsam, und es besteht die Gefahr, das Nagelbett zu verletzen.

Pflegemittel sollen pH-neutral, duftstoff- und farbstofffrei sein. Für die Pflege der trockenen Haut genügt Vaseline, zur Reinigung der Haut und des Genitalbereichs Naturöle (z. B. Weizenkeimöl), für rissige Lippen Panthenolcreme. Ausnahme sind ärztlich verordnete medizinische Badezusätze und Hautcremes bei Hauterkrankungen. Bei Kindern mit sehr empfindlicher Haut ist für den Hautschutz im Windelbereich Zinksalbe empfehlenswert. Nicht jedoch bei Frühgeborenen, da über die unreife Haut Zink resorbiert werden und allergisierend wirken kann. Dies gilt auch für alle Duftstoffe, Parfüme, Zusätze usw.

12.5.6.2 Entspannende Körperpflege

Eine entspannende Wirkung kann erreicht werden durch das **Abtrocknen** der Haut, warme Umgebung (Kleidung, Bett) und **Kämmen** der Kopfhaare in **Strichrichtung**. Besonders günstig ist diese Wirkung bei Blähungen, Störungen des Schlafrhythmus, Unruhe im Zimmer oder ständigen Untersuchungen. Ein warmes Bad gibt dem Früh- und Neugeborenen die Möglichkeit, Bewegungsabläufe zu üben und die Umgebung im Wasser zu begreifen. Der Reinigungseffekt hat dabei eine untergeordnete Bedeutung.

12.5.7 Ganzkörperwaschung

Kranke Neugeborene mit einer Infusionstherapie, mit zentralen Venenzugängen, mit Herzfehlern, Infektionen (z. B. Sepsis, Pneumonie) und kurz nach einer Operation sollten nicht gebadet werden. Hier bietet sich die Ganzkörperwaschung an.

Vorbereitung des Zimmers
– siehe Kap. 12.5.6, das Vollbad

Vorbereitung der Waschschüssel
– Waschschüssel reinigen
– Waschwasser einfüllen
– Wassertemperatur sollte etwas über 37 °C liegen, da das Wasser schnell abkühlt

Vorgehen bei der Ganzkörperwäsche
– Windel entfernen
– Stuhlreste entfernen
– Körpertemperatur ermitteln
– Händedesinfektion
– Kind vollständig entkleiden
– auf das vorgewärmte Badetuch lagern, untere Körperhälfte zudecken
– Gesicht, Kopf, Hals waschen und abtrocknen
– Oberkörper, Arme, Achselhöhlen, Hände waschen und abtrocknen
– Hautfalten inspizieren, bei Bedarf reinigen und abtrocknen
– Kind in Bauchlage bringen und den Rücken waschen und abtrocknen
– Rückenlage
– Füße, Zehen, Zehenzwischenräume und Beine waschen und abtrocknen
– Genitalbereich vom Schambein zum Anus waschen und abtrocknen

– Analbereich waschen und abtrocknen
– Badetuch wechseln
– Händedesinfektion

Anschließende Pflege
– trockene Hautstellen, Hautfalten mit Vaseline oder Hautöl eincremen
– Oberkörper bekleiden
– Nabelpflege
– Genital- und Analpflege
– Kind vollständig bekleiden
– Händedesinfektion
– Augenpflege bei Bedarf
– Mundpflege bei Bedarf
– Nasenpflege
– Ohrenpflege
– Gesicht bei Bedarf eincremen
– Haare aktivierend oder entspannend kämmen

Auch die Ganzkörperwaschung soll für das Kind angenehm sein, deshalb mit ihm sprechen und ruhig arbeiten. Das Kind nicht auf dem nassen Badetuch liegen lassen und den Körper mit einem Tuch bedecken, damit es nicht auskühlt. Sorgfältige Inspektion und Pflege der Haut, insbesondere der Hautfalten. Die motorische Entwicklung eines Neugeborenen sollte auch hier beobachtet und unterstützt werden.

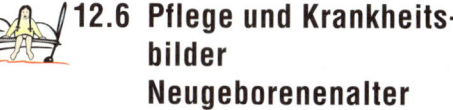

12.6 Pflege und Krankheitsbilder Neugeborenenalter

12.6.1 Mekoniumaspirationssyndrom

Im Mutterleib enthält der Darm des Kindes eine grün-schwarze, geruchlose Masse, das sogenannte **Kindspech** (Mekonium). Das **Mekonium** wird normalerweise innerhalb der ersten zwei Lebenstage entleert. Rund acht Prozent aller Kinder entleeren das Mekonium jedoch schon vor der Geburt im Mutterleib. Auslöser ist meist ein (auch leichter) **Sauerstoffmangel** (prä-/perinatale Asphyxie) in der **Austreibungsperiode**. Geringere Mengen von Mekonium führen lediglich zu einer grünlichen Verfärbung des Fruchtwassers. Dies ist häufig zu beobachten und harmlos. Befinden sich jedoch im Fruchtwasser größere Mengen bröckelig-klebrigen Mekoniums (sogenanntes erbsbreiartiges Fruchtwasser), können diese sehr gefährlich werden, wenn sie bei den ersten Atemzügen in die Lungen des Kindes gelangen. Dort verklebt das Kindspech nicht nur Bronchien und Alveolen, sondern ruft auch eine schwere Entzündung hervor (Pneumonie). Dieser Zustand wird als **Mekoniumaspirationssyndrom** bezeichnet und kann lebensbedrohlich sein.

Betroffen sind fast ausschließlich reife und übertragene Kinder. Das **erbsbreiartige Fruchtwasser** ist über den ganzen Leib verschmiert und füllt Nase, Mund und Rachen teilweise aus. Gelangen Mekoniumbrocken beim ersten Atemzug in die Luftröhre, können sie die Atemwege verlegen, das Kind ringt zyanotisch nach Luft. Im Vordergrund der Erkrankung steht die **Atemstörung**, die von einer leichten Tachypnoe bis zur schweren Ateminsuffizienz reichen kann.

Therapie
Unmittelbar nach der Geburt wird durch Absaugen von Rachen, Mund und Nase soviel Mekonium wie möglich aus den Atemwegen entfernt. Das Kind sollte erst zu schreien beginnen, wenn die größte Menge abgesaugt ist. Zeigt sich bei der Inspektion der Stimmritze Mekonium, muß sofort **intratracheal abgesaugt** werden. Dazu führt der Arzt das Laryngoskop in den Rachen ein und saugt unter Sicht die Trachea ab. Bei einer vorliegenden Mekoniumaspiration wird das Kind in eine Kinderklinik verlegt. Die Neugeborenen erhalten eine prophylaktische intravenöse Antibiotikagabe, bei Bedarf Sauerstoff, wenn nötig, eine maschinelle Beatmung. In seltenen Fällen kann eine **extrakorporale Membranoxygenierung** (ECMO) lebensrettend sein. **ECMO** ist eine **Herz-Lungen-Maschine**, die den Gasaustausch übernimmt, so daß die Lunge Zeit zum Erholen hat. Die Erfolgsrate beträgt über 80 Prozent.

12.6.1.1 Pflege von Neugeborenen mit Mekoniumaspirationssyndrom

Es ist ein **Minimal Handling** (Kap. 11.5.1) erforderlich. Die **Vitalparameter** bei Kindern mit einer leichten Mekoniumaspiration werden in der Regel vierstündlich überwacht und dokumentiert. Dabei ist es wichtig, jede Veränderung der **Atmung** und des **Sauerstoffgehalts im Blut** sofort dem Arzt zu melden. Bei einer liegenden Sauerstoffsonde ist auf eine

12

besonders sorgfältige **Nasenpflege** zu achten (Kap. 12.5.3).

Die Kinder können Zeichen einer **Sepsis** aufweisen. Sie sehen dabei „schmutzig-grau" aus, sind berührungsempfindlich und können Ödeme entwickeln. Der **Nahrungsaufbau** soll langsam erfolgen, da je nach Ursache der Erkrankung (z.B. Asphyxie) Probleme dabei entstehen können. Die Nahrung wird meistens langsamer verdaut, dies kann zu Nahrungsresten, Erbrechen, geblähtem Abdomen, verstärkter Venenzeichnung und kühlen Extremitäten führen. Beatmete Kinder und akut dyspnoische Kinder erhalten die Nahrung über eine Magensonde. Die **Ein- und Ausfuhr** ist auch hier genau zu dokumentieren. Die Verabreichung der **Antibiotika** erfolgt intravenös unter den vorgegebenen hygienischen Gesichtspunkten. Die Kinder mit einem Mekoniumaspirationssyndrom sind schwerstkrank und müssen dementsprechend ruhig und sorgfältig gepflegt werden.

12.6.2 Hyperbilirubinämie

Beim normalen Bilirubinstoffwechsel entsteht beim Abbau roter Blutkörperchen (im allgemeinen in der Milz) aus dem roten Blutfarbstoff (Hämoglobin) das sogenannte **indirekte Bilirubin**, ein gelber, zunächst kaum wasserlöslicher Stoff, der sich im Plasma an Albumin anlagert. In der **Leber** wird das Bilirubin durch Anlagerung von **Glukuronsäure** in das wasserlösliche **direkte** (konjugierte) **Bilirubin** umgewandelt und über die Galle in den Darm ausgeschieden. Ein kleinerer Teil wird nach Abspaltung der Glukuronsäure durch Bakterien im Darm wieder aufgenommen und gelangt zur erneuten Ausscheidung in die Leber.

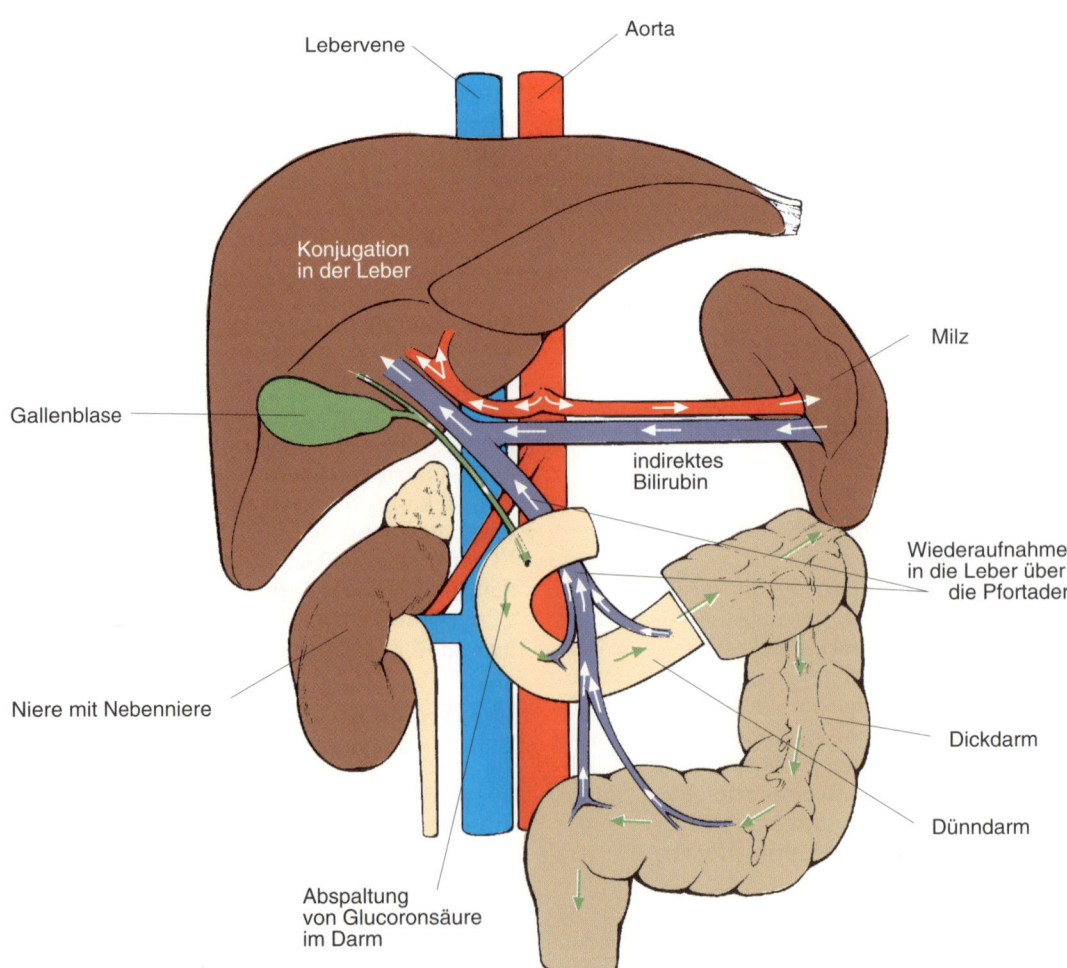

Abb. 12-7 Enterohepatischer Kreislauf

Man spricht vom sogenannten **enterohepatischen Kreislauf** (Abb. 12-7). Ein größerer Teil wird umgewandelt in Stoffe, die für die Braunfärbung des Stuhles verantwortlich sind. Fließt keine Galle mit dem Ausgangsstoff Bilirubin mehr in den Darm, ist der **Stuhl entfärbt**. Die Farbstoffe werden teilweise wieder ins Blut aufgenommen, gelangen so in den **Urin** und färben ihn **gelb**.

Die **Lebensdauer** fetaler roter Blutkörperchen, die als Hämoglobin HbF (fetales Hämoglobin) enthalten, ist mit 70 Tagen kürzer als die von roten Blutkörperchen, die HbA (Erwachsenenhämoglobin) enthalten (rund 110 Tage), wodurch mehr Bilirubin anfällt. Gleichzeitig ist die Fähigkeit der Leber, das indirekte Bilirubin zu glukuronidieren und in die Galle auszuscheiden, noch nicht voll entwickelt. Dadurch kommt es bei allen Neugeborenen in den ersten Lebenstagen zu einem mehr oder weniger stark ausgeprägten **Anstieg des indirekten Bilirubins** (Icterus neonatorum), der seinen Gipfel etwa am fünften Lebenstag erreicht. Der Anstieg ist ausgeprägter, wenn mehr rote Blutkörperchen abgebaut werden, beispielsweise bei der Resorption eines bei der Geburt entstandenen Hämatoms oder bei der Hämolysekrankheit (Kap. 12.6.3).

Symptome

- Schlappheit
- großes Schlafbedürfnis
- Trinkunlust
- gelbe Haut und Skleren
- dunkelgelber bis bierbrauner Urin

Therapie

Durch Kontrolle des Serumbilirubins wird die Höhe des direkten und indirekten Bilirubins festgestellt. **Indirektes Bilirubin** kann durch **blaues Licht** in wasserlösliches Bilirubin umgewandelt werden. Eine einfache, aber wirkungsvolle Therapie der gering ausgeprägten Hyperbilirubinämie besteht deshalb in der Bestrahlung der Haut des Kindes mit blauem Licht (nicht Ultraviolettlicht). Die **Phototherapie** muß über einen gewissen Zeitraum erfolgen, da immer nur der Teil des Bilirubins erfaßt wird, der sich gerade in der Haut befindet. Ein ungeklärter Mechanismus bei der Phototherapie regt außerdem die Darmtätigkeit an, dadurch kommt es zu einem verstärkten Entzug von Bilirubin aus dem enterohepatischen Kreislauf.

Die **Phototherapielampe** besteht aus mehreren Röhren, die blaues Licht abstrahlen. Diese Lampen sind an einem fahrbaren Gerät befestigt. So kann die Phototherapielampe über jeden Inkubator oder über jedes Wärmebett gestellt werden. Die Röhren sind nach einer von dem Hersteller vorgegebenen Betriebsdauer durch den technischen Dienst zu wechseln, da sie in ihrer Wirkung mit der Zeit nachlassen.

Zur Indikation der Phototherapie gelten folgende **Serumbilirubin-Höchstgrenzen** für gesunde, reife Neugeborene:

- Krankheitsverdacht in den ersten 48 Stunden ab 15 mg/dl (260 mmol/l)
- prophylaktische Phototherapie ab 18 mg/dl (310 mmol/l) am dritten Lebenstag
- Phototherapie ab 20 mg/dl (340 mmol/l) am vierten Lebenstag
- Blutaustausch ab 25 mg/dl (430 mmol/l) trotz Phototherapie von vier bis sechs Stunden, in jedem Fall bei Werten von 30 mg/dl (510 mmol/l).

Ein Blutaustausch erfolgt als letzte Möglichkeit bei einer sehr hohen Konzentration des Serumbilirubins und einem unzureichenden Absinken des Serumbilirubins trotz intensiver Phototherapie. Bei untergewichtigen Neugeborenen und unreifen Frühgeborenen ist die **Gefahr der Hirnschädigung** schon durch geringe Konzentrationen des Serumbilirubins gegeben, deshalb liegt hier der Beginn der Phototherapie bei entsprechend niedrigeren Werten.

Komplikationen

Das schlecht wasserlösliche indirekte Bilirubin lagert sich im Blut an Eiweiß an. Außerdem tritt es ins Gewebe über (Gelbfärbung der Haut und der Skleren), wobei das Gehirn durch die **Blut-Hirn-Schranke** vor dem Übertritt des Bilirubins weitgehend geschützt wird. Bei Überschreiten der Bindungsfähigkeit des Albumins oder gestörter Blut-Hirn-Schranke durch Unreife oder Krankheit kann **indirektes Bilirubin ins Gehirn** übertreten und dort **Nervenzellen schädigen (Bilirubinenzephalopathie, Kernikterus)**. Besonders empfindlich sind die Nervenzellen, die für die Steuerung der Bewegung zuständig sind. Kinder mit einem **Kernikterus** entwickeln deshalb **spastische Lähmungen**.

12.6.2.1 Pflege von Neugeborenen mit Hyperbilirubinämie

Das Kind liegt für eine Phototherapie **unbekleidet** in einem **Inkubator** oder **Wärmebett mit Abdeckhaube**. Ein Monitoring während der Phototherapie ist bei einem reifen, gesunden Neugeborenen nicht generell nötig. Da die **Körpertemperatur** durch die Phototherapie **ansteigen** kann, ist eine **regelmäßige Temperaturkontrolle** wichtig. Bei Bedarf wird die Temperatur des Inkubators bzw. Wärmebetts entsprechend korrigiert. Bei extrem unreifen Frühgeborenen, die bei der Thermoneutralpflege (Kap. 11.5.4.1) mit einer Vaselineschicht eingefettet und zusätzlich mit einer Folie bedeckt sind, kann es unter Phototherapie zu einem **Hitzestau** kommen. In diesem Fall muß die Folie entfernt werden.

Unter dem blauen Licht ist das Aussehen des Kindes oft schwer zu beurteilen. Um eine Zyanose auszuschließen, sollte regelmäßig zur Krankenbeobachtung das Licht kurz ausgeschaltet werden.

Durch die Phototherapie kommt es häufig zu einem **Erythema toxicum neonatorum** (fleckige Rötung der Haut mit einzelnen Papeln und Pusteln). Gleichzeitig trocknet die Haut durch **Verdunstung** aus. Eine gute **Hautpflege** mit leicht fettenden Salben oder Ölen ist notwendig. Unter der Bestrahlung ist der **Flüssigkeitsbedarf** des Kindes **erhöht**, deshalb wird zusätzlich ausreichend Flüssigkeit in Form von Infusionen zugeführt. Regelmäßige Kontrollen von Infusion und Einstichstelle sind angezeigt.

Kinder mit einer Hyperbilirubinämie leiden wie schon erwähnt an einer **Trinkschwäche**. Deshalb muß teilweise die Nahrung über eine Magensonde zugeführt werden (Kap. 11.7, Kap. 20.2.1). Bei einer längerdauernden Phototherapie scheiden die Kinder oft wäßrige Stühle aus, die vermehrt Bilirubinabbauprodukte enthalten. Die **Ein- und Ausfuhr** wird bilanziert und dokumentiert (Kap. 24.2.4). Durch das grelle Licht fühlt sich das Kind oft unwohl und in seinem **Schlafrhythmus** gestört. Zusätzlich können Augenschäden auftreten. Um dies zu verhindern, bedeckt man die Augen mit einer schwarzen, gepolsterten **Schutzbrille**, wodurch allerdings der Sehsinn nicht mehr angeregt wird. Bei jedem Abschalten der Phototherapielampe ist deshalb die Schutzbrille zu entfernen. Kinder, die im gleichen Raum neben einem bestrahlungspflichtigen Baby liegen, müssen ebenfalls vor dem grellen Licht mit Tüchern geschützt werden.

Das bestrahlte Kind ist **regelmäßig umzulagern**, damit das blaue Licht an jede Körperstelle gelangt. Verbände sollen so angelegt sein, daß möglichst wenig Haut bedeckt ist. Um dem Kind die unangenehme Situation zu erleichtern, kann es in einem „Nest" (Kap. 11.5.1) und auf einem Fell gelagert werden. Seine **Sinne** müssen regelmäßig angeregt werden, z.B. durch eine Spieluhr. Es ist wichtig, das Kind auch durch Streicheln und Ansprache zu **stimulieren**.

Die Bestrahlung mit einer Phototherapielampe kann **intermittierend**, also in Abständen mit dazwischenliegenden Pausen, geschehen. Dadurch erhält das Kind **Erholungsphasen**. Bei Elternbesuchen sollte nach Absprache mit dem Arzt für kurze Zeit die Bestrahlung unterbrochen werden, damit sich Eltern und Kind ohne Schutzbrille sehen und begrüßen können. Wird das zu bestrahlende Kind gestillt, kann es für diese Zeit aus dem Inkubator oder dem Wärmebett genommen und angelegt werden.

Viele Eltern haben Angst, daß ihr Kind mit krebserregenden UV-Strahlen in Kontakt kommt. „Mein Kind liegt unter der Sonnenbank!" Um keine falschen Annahmen entstehen zu lassen, helfen aufklärende Gespräche über die Wirkweise des blauen Lichts und die Hyperbilirubinämie.

12.6.3 Hämolysekrankheit (Morbus haemolyticus)

Haben Mutter und Kind nicht die gleichen Blutgruppenmerkmale, produziert die Mutter unter bestimmten Umständen **Antikörper**, die sich gegen die kindlichen roten Blutkörperchen richten und diese zerstören können. Hat die Mutter bespielsweise die Blutgruppe A und das Kind AB, so können von der Mutter gebildete Anti-B-Antikörper die kindlichen roten Blutkörperchen angreifen. Anti-A- und Anti-B-Antikörper passieren glücklicherweise nicht die **Plazentaschranke** und gelangen, wenn überhaupt, nur kurz vor oder während der Geburt in kleineren Mengen in den kindlichen Kreislauf. Anders verhält es sich mit Antikörpern gegen die **Rhesus-Antigene**.

Bei einer Rh-(Rhesus-)negativen Frau haben die Erythrozyten kein Rh-Merkmal. Bei einem Rh-positiven Feten tragen die Erythrozyten den Rhesusfaktor auf ihrer Oberfläche. Tritt nun Rh-positives Blut des Kindes in den Organismus der Mutter über, so bildet dieser **Antikörper gegen** den **Rhesusfaktor** des Kindes (Sensibilisierung). Dies geschieht vor allem während der Geburt des ersten Kindes. Bei einer **erneuten Schwangerschaft** gelangen die Antikörper der Mutter über die Plazenta in den kindlichen Kreislauf. Ist das Kind wiederum Rh-positiv, so heften sich die Antikörper (IgG) an die Rh-positiven Erythrozyten. Diese werden nun unbrauchbar und in der Milz des Feten abgebaut. Man nennt dies eine **Rh-Unverträglichkeit (Rh-Inkompatibilität)**. Die Folge sind eine Anämie und ein erhöhter Bilirubinanstieg durch das Blutabbauprodukt Hämoglobin. Die schwerste Form der Rh-Inkompatibilität des Feten wird **Hydrops fetalis** genannt. Es kommt dabei zu einem massiven Abbau von kindlichen Erythrozyten und zu einer ausgeprägten **Anämie**. Der Organismus des Feten versucht nun verstärkt, neue Erythrozyten zu bilden. Dabei werden immer unreifere Erythrozyten (Erythroblasten) in die Blutbahn abgegeben (Erythroblastose). Aufgrund der Anämie bildet sich eine **Herzinsuffizienz**, es kommt zur **Einlagerung von Blutwasser** (Plasma) in das **Gewebe** (Ödeme) und die **serösen Höhlen** (Perikard, Pleura, Peritoneum).

Normalerweise gehört heute zum **Schwangeren-Screening** das Feststellen der Blutgruppe und des Rhesusfaktors. Rh-negative Frauen werden deshalb **nach der ersten Geburt** mit einem **Anti-D-Immunglobulin desensibilisiert**, damit sie beim nächsten Kind keine Antikörper bilden können. Dies gilt auch für Frauen nach einem Schwangerschaftsabbruch. Die Prophylaxe hat dazu geführt, daß die rhesusbedingte Hämolysekrankheit heute sehr selten vorkommt. Ist dennoch eine fetale Hämolyse entstanden, sind **intrauterine Bluttransfusionen** möglich. Eine vorzeitige Geburtseinleitung vermindert das Ausmaß des Hydrops fetalis.

■ **Hydrops fetalis**

Bereits vor der Geburt kann durch eine Ultraschall- und Fruchtwasseruntersuchung ein Hydrops fetalis diagnostiziert werden. Dieser Zustand ist für den Feten lebensbedrohlich durch schwere Anämie, Aszites (Bauchwassersucht), Pleura- und Perikarderguß, Ödembildung, Herz-, Nieren- und Leberinsuffizienz. Aufgrund der Erythrozytenschädigung kommt es bereits **intrauterin** zu einer **Hypoxie** und zu einer **Hyperbilirubinämie**. Das Gewebswasser im Bauchraum drückt auf das Zwerchfell, die Lunge hat keinen Platz, sich ausreichend zu entfalten. Die Ödeme können sich auch bis auf das Lungenparenchym ausdehnen. Die Haut des Kindes ist blaß oder ikterisch (gelb), Milz und Leber sind vergrößert. Die Bilirubinwerte im Blut des Neugeborenen steigen in den ersten Lebensstunden sehr rasch an.

Therapie

Je nach Schweregrad unterscheidet sich die Therapie. Bei der **hämolytischen Hyperbilirubinämie** reicht eine einfache Phototherapie oft nicht aus. Durch eine **doppelseitige Bestrahlung** ist unter Umständen eine Austauschtransfusion zu vermeiden. Bei der doppelseitigen Phototherapie wird ein Gerät benutzt, das oben und unten mit Röhren bestückt ist. In der Mitte des Gerätes ist eine durchsichtige Folie gespannt, die als Liegefläche dient. Das Kind liegt nackt auf der Fläche und wird von allen Seiten bestrahlt. Eine **Infusionstherapie** ist in jedem Fall notwendig.

Bei einer **Anämie** aufgrund der fortgesetzten Hämolyse und einem einsetzenden **Multiorganversagen** durch die Ödembildung in allen Körperorganen und den Höhlenergüssen ist eine **Blutaustauschtransfusion** mit Rh-negativem Blut erforderlich. Damit können der Hämolyseprozeß unterbrochen, ein großer Teil des Bilirubins aus dem Körper entfernt und die Anämie beseitigt werden. Ein **Hydrops fetalis** erfordert einen **Blutaustausch** oft unmittelbar nach der Geburt im Kreißsaal. Um eine ausreichende Ventilation zu ermöglichen, müssen Pleuraergüsse sofort drainiert werden.

12.6.3.1 Pflege von Neugeborenen mit Hämolysekrankheit

Bei einer doppelseitigen Bestrahlung muß eine **rektale Temperatursonde** gelegt werden, da die doppelten Röhren vermehrt Wärme abgeben. Wegen dieser **beträchtlichen Wärmeentwicklung** ist ein Ventilator zur Kühlung erforderlich. Durch die **hohe Leuchtstärke** ist ein absolut sicherer **Augenschutz** notwendig. Die Ausscheidungen des Kindes müssen unterhalb der Folie aufgefangen oder sofort beseitigt werden. Ein Monitoring (Vitalzeichenkontrolle) ist angezeigt. Eine genaue Überwachung der Infusionstherapie und ein langsamer Nahrungsaufbau sind erforderlich, da die Kinder im allgemeinen sehr schlecht trinken.

• **Bei Hydrops fetalis**

Bei diesem Krankheitsbild sind folgende Aspekte besonders zu beachten:
– Pflege im Inkubator
– Minimal Handling
– Umgang mit der Pleuradrainage (Kap. 13.2.2)
– Pflege eines beatmeten Kindes (Kap. 11.9)
– Umgang mit einem zentralen Venenverweilkatheter (Kap. 24.2.3.2)
– Pflege bei Multiorganversagen, Schock und Schockkomplikationen

12.6.3.2 Blutaustauschtransfusion

Bei einer **Blutaustauschtransfusion** wird dem Patienten eine bestimmte Menge Blut entzogen. Gleichzeitig bekommt er die gleiche Menge Spenderblut wieder zugeführt. Die ein- und ausgeführte Blutmenge richtet sich nach dem Gewicht des zu behandelnden Kindes. Das **Austauschvolumen** beträgt normalerweise das Dreifache des kindlichen Blutvolumens; es sind aber auch **Teilaustauschtransfusionen** möglich. Bei einem Teilaustausch wird nur ein Teil des Blutvolumens des Kindes ausgetauscht, er ist dementsprechend weniger belastend. Bei einer **Polyzythämie** (Vermehrung der Erythrozyten) ersetzt man beispielsweise das ausgetauschte Blut des Kindes durch Serumar® (Blutersatzlösung aus Plasma).

Vorbereitung der Blutkonserve

Bei einem Kind mit einer Rh-Inkompatibilität wird mit Rh-negativem Blut „ausgetauscht". In dem Organismus des Kindes befinden sich noch Antikörper gegen Rh-positive Erythrozyten. Würde Rh-positives Blut transfundiert, so zerstörten die Rh-Antikörper auch diese Erythrozyten. Das Kind ist also nach einem Blutaustausch (vorübergehend) Rh-negativ. Der Arzt berechnet die Blutmenge und bestellt sie bei der zuständigen Blutbank.

Damit das Kind keinen Temperaturschock bekommt, wird das **Spenderblut auf 37 °C angewärmt**.
– Blutbeutel mit einem Bluttransfusionssystem anstechen
– an einem speziellen Infusionssystems befestigen
– Infusionssystem führt in einen Beutel, der in Spiralen unterteilt ist
– Beutel in ein Blutwärmegerät einhängen, das aus zwei Heizplatten besteht, die nun das Blut beim Durchfließen anwärmen (Abb. 12-8)

Vorbereitung und Lagerung des Kindes

Da es sich um einen schweren Eigriff handelt, bei dem das Kind in einen lebensbedrohlichen Zustand kommen könnte, ist darauf zu achten, daß es **nüchtern** bleibt. Damit ist die Gefahr einer Aspiration reduziert und eine vielleicht schnell erforderliche Intubation möglich.

Das Kind wird auf einem **Reanimationstisch** gelagert. Dieser ist beheizbar und beleuchtet. Das Kind kann gut beobachtet werden. Zusätzlich ist der Zugang von allen Sei-

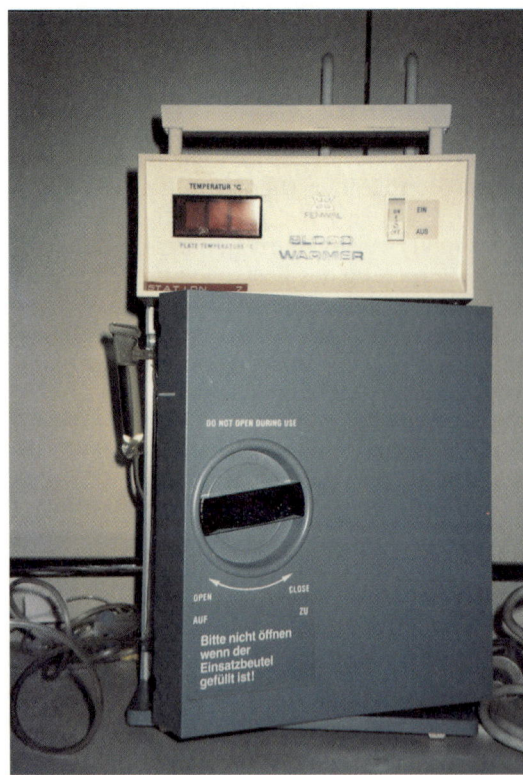

Abb. 12-8 Blutwärmegerät

ten möglich, und alle Überwachungssysteme sind gut zu befestigen. Gleichzeitig befinden sich alle notwendigen technischen Geräte am Platz (Absaugeinheit, Beatmungsgerät, Beatmungsbeutel etc.).

Für eine **intensive Überwachung** aller Vitalfunktionen wird das Kind an Überwachungsgeräte (EKG, RR, Respirationskurve, Pulsoxymeter) einschließlich rektaler Temperatursonde angeschlossen.

Das Kind wird mit einem **sterilen OP-Tuch** abgedeckt. Hände und Beine sind locker fixiert, damit es sich nicht in das sterile Gebiet (Nabelgegend) fassen kann und das OP-Tuch wegstrampelt. Um eine **optimale Hygiene** zu gewährleisten, ist es günstig, einen Urinbeutel zu kleben und das Baby auf eine offene Einmalwindel zu legen.

> Der Eingriff bedeutet für das Neugeborene Streß, es hat Hunger und ist fixiert. Reicht die Beruhigung mit einem Schnuller und Streicheln nicht aus, so kann nach ärztlicher Verordnung ein Sedativum verabreicht werden.

Vorbereitung des Materials

– Material zum Legen eines Nabelvenenkatheters (Kap. 12.6.3.3)
– Materialien zum Legen eines peripheren venösen Zugangs (Kap. 24.2.3.1)
– Infusionslösung nach ärztlicher Anordnung

– sterile OP-Kleidung (Kittel, Haarschutz, Mundschutz)
– sterile Handschuhe (verschiedene Größen)
– sterile Mulltupfer
– sterile OP-Tücher
– sterile Kanülen und Spritzen (verschiedene Größen)
– Infusionsständer
– Wecker
– Blutabnahmeröhrchen (Blutbild, Hämatokrit, Elektrolyte, Blutzucker, Gesamteiweiß, Serumbilirubin, Infektionsparameter, Blutkultur bei Bedarf, Blutgerinnung)
– mehrere Ampullen Calciumglukonat 10 %
– mehrere Ampullen NaCl 0,9 %
– Notfallmedikamente (Kap. 30.2.1.4)
– Intubationsbesteck (Kap. 11.9.1)
– Stethoskop
– Blutaustauschprotokoll (Tab. 12-3)
• **Blutaustauschbesteck**
– Bluttransfusionssystem
– Blutwärmebeutel
– Abfallbeutel
– Vier-Wege-Hahn
– Nabelvenenkatheter
– Maßband
– mehrere verschiedene sterile Spritzen und Kanülen

Vorgehen (Abb. 12-9)

– Kontrolle der Spenderblutkonserve (Bedside-Test) durch Arzt

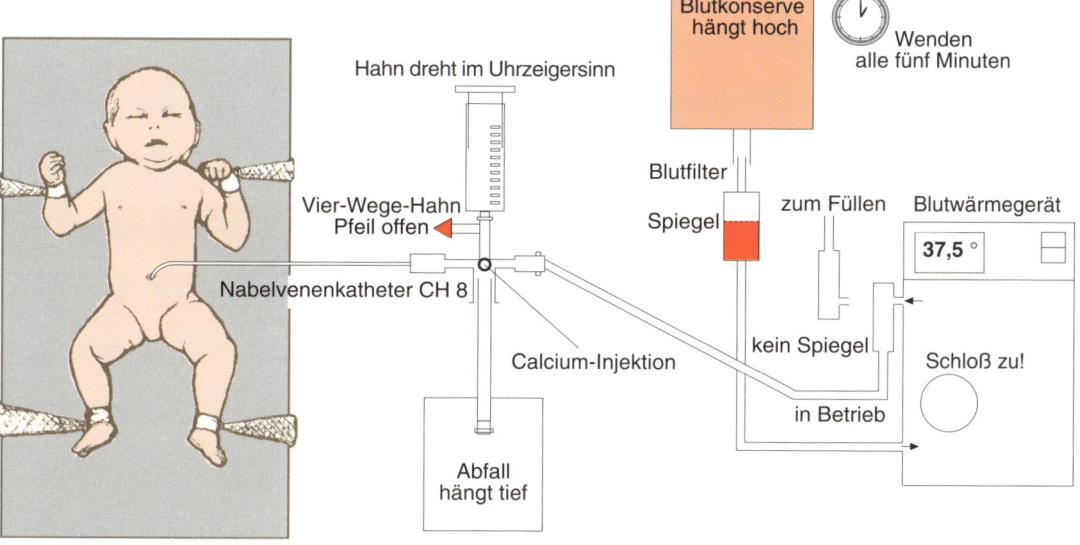

Abb. 12-9 Der Blutaustausch

Tab. 12-3 Blutaustausch-Protokoll

Name . . . . Geburtsdatum . . . .

Gestationsalter . . . . SSW Aktuelles Gewicht . . . . Gramm

Austauschindikation . . . .

Blutgruppe des Kindes . . . . Blutgruppe der Mutter . . . .

Direkter Coombs-Test . . . . Antikörper-Suchtest . . . .

Diagnostik beim Kind

	Aus der ersten Ausfuhr	Aus der letzten Ausfuhr
Blutzucker	mg/dl	mg/dl
Hämatokrit	%	%
Hämoglobin	g/l	g/l
Thrombozyten	/mm^3	/mm^3
Bilirubin (gesamt/direkt)	/ µmol/l	/ µmol/l
Natrium	mmol/l	mmol/l
Kalium	mmol/l	mmol/l
Calcium	mmol/l	mmol/l
Gesamteiweiß	g/l	g/l
TORCH, Hepatitis, Lues	0	
10 ml Heparinblut (spez. Fragen) (Kühlschrank)	0	

Diagnostik aus jeder Konserve
(ggf. nach Auffüllen mit Plasma/bei der ersten Einfuhr)

	Konserve 1	Konserve 2	Konserve 3
Konserven-Nummer			
Blutgruppe			
Hämatokrit	%	%	%
Natrium	mmol/l	mmol/l	mmol/l
Kalium	mmol/l	mmol/l	mmol/l
Calcium	mmol/l	mmol/l	mmol/l

Tab. 12-3 (Fortsetzung)

Nabelkatheter: Größe .... Ch	**eingeführt** .... cm	
ZVD: vor Austausch .... cmH$_2$O	**nach Austausch** .... cmH$_2$O	
Gesamteinfuhr: .... ml	**Gesamtausfuhr:** .... ml	
Einzelportionen zu je .... ml		

	Beginn	**nach 15 Min.**	**nach 30 Min.**	**nach 45 Min.**
Uhrzeit eintragen				
Ausfuhr				
Einfuhr				
Atemfrequenz				
Herzfrequenz				
Blutdruck				
Temperatur				
Calcium 10% (ml)				

Komplikationen/Bemerkungen ....

....

....

Kinderkrankenschwester   ausführender Arzt   Oberarzt

- Legen eines peripheren venösen Zugangs (Arzt)
- Anlegen von steriler OP-Kleidung, Haube und Mundschutz (Arzt)
- Legen eines Nabelvenenkatheters (Arzt) (Kap. 12.6.3.3)
- Vier-Wege-Hahn am Katheter öffnen und 20 ml Blut vom Kind aspirieren
- Blut in die vorbereiteten Blutröhrchen füllen und in das Labor zur Bestimmung der Blutwerte bringen lassen
- restliches Blut in vorbereiteten Beutel verwerfen
- Vier-Wege-Hahn zum Blutwärmer öffnen und 20 ml angewärmtes Spenderblut abziehen
- erneutes Umdrehen des Vier-Wege-Hahns
- angewärmtes Spenderblut langsam mit der Spritze in die Nabelvene des Kindes infundieren
- bei der letzten Blutausfuhr aktuelle Blutwerte bestimmen
- Kreuzblut abnehmen (für evtl. erneuten Blutaustausch)

Die Pflegeperson **dokumentiert** die **Menge der Blutein- und -ausfuhr**, stellt den Wecker (fünf Minuten) und **wendet alle fünf Minuten den Beutel mit dem Spenderblut**, damit die Erythrozyten immer regelmäßig verteilt werden. Gleichzeitig erfolgen die Überwachung und Dokumentation der **Vitalparameter** des Kindes.

12

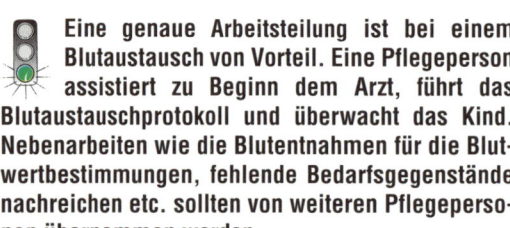 Der Arzt und die Pflegeperson müssen darauf achten, daß der gesamte Blutaustausch etwa zwei Stunden dauert. Ein zu schneller Austausch führt beim Kind zu einer zu großen Kreislaufbelastung.

Bei einem Blutaustausch entzieht man dem Kind bei der Entnahme des Eigenbluts **Calcium**, das dringend wieder zugeführt werden muß, da eine **Hypokalzämie** zu Krämpfen führen kann.

Der Arzt verabreicht **gleichmäßig und langsam Calcium 10 % i.v.** über den Nabelvenenkatheter oder im Nebenschluß (2 ml/100 ml Austauschblut). Eine zu rasche Injektion kann zu einer Bradykardie beim Kind führen.

 Eine genaue Arbeitsteilung ist bei einem Blutaustausch von Vorteil. Eine Pflegeperson assistiert zu Beginn dem Arzt, führt das Blutaustauschprotokoll und überwacht das Kind. Nebenarbeiten wie die Blutentnahmen für die Blutwertbestimmungen, fehlende Bedarfsgegenstände nachreichen etc. sollten von weiteren Pflegepersonen übernommen werden.

Komplikationen

Für das Kind ist ein Blutaustausch ein schwerer Eingriff, der folgende Risiken birgt:
– Embolie (Luft, Blutgerinnsel)
– Thrombose
– Pfortaderstenose
– Infektionen durch das Spenderblut (HIV-Infektion, Zytomegalie, Lues, Transfusionshepatitis)
– Myokardinfarkt durch einen Thrombus
– Arrhythmien, Asystolie
– Hypokalzämie
– Hypoglykämie
– Heparinüberdosierung durch große Mengen heparinisiertes Spenderblut
– Schädigung der Erythrozyten durch die mechanische Blutaspiration
– Hypothermie
– Leberschädigung durch Fehlsondierung des Nabelvenenkatheters in die Pfortader

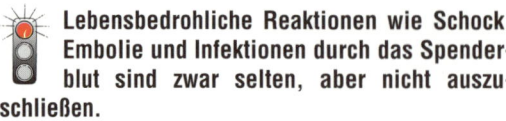 Lebensbedrohliche Reaktionen wie Schock, Embolie und Infektionen durch das Spenderblut sind zwar selten, aber nicht auszuschließen.

Überwachung des Kindes nach dem Blutaustausch

Die intensive Überwachung des Kindes wird auch nach dem Blutaustausch beibehalten. Es können immer noch Reaktionen auf das Spenderblut auftreten. Oft ist es nötig, das Kind sofort wieder unter die Phototherapielampe zu legen, da die restlichen Antikörper erneut versuchen, das Rh-positive Blut zu zerstören, und weiterhin eine Hyperbilirubinämie besteht.

Nach der Blutaustauschtransfusion braucht das Kind viel Ruhe. Der Nahrungsaufbau sollte langsam erfolgen.

12.6.3.3 Legen eines Nabelvenen-Nabelarterien-Katheters

In den **ersten fünf Lebenstagen** ist es möglich, bei reifen Neugeborenen und Frühgeborenen einen zentralen Katheter über die durchtrennte Nabelschnur durch den Ductus venosus Arantii bis in die Vena cava inferior vorzuschieben. Arterielle Katheter werden über die Nabelarterie eingeführt. Hier führt ein späteres Einschieben meist zu Problemen, da es nach der Durchtrennung der Nabelschnur sehr schnell zu einem Arteriospasmus kommt und der Katheter nicht mehr vorzuschieben ist.

Indikationen

Die Indikationen für einen Nabelvenen- oder -arterienkatheter werden sehr eng gestellt:
– extrem unreife Frühgeborene unter 26 Schwangerschaftswochen
– Neugeborene mit Schock (Volumenmangel, weiße Asphyxie)
– Blutaustauschtransfusion (Kap. 12.6.3.2)
– Ermitteln des zentralen Venendrucks (Kap. 17.2.1)
– engmaschige Kontrolle der arteriellen Blutgase
– kontinuierliche invasive Blutdruckmessung

Das Legen eines Nabelvenen- und/oder Nabelarterienkatheters ist für ein Neugeborenes ein gefährlicher Eingriff. Die Infektionsgefahr und Komplikationsmöglichkeiten sind hoch.

Vorbereitung des Materials
– OP-Leuchte
– Wärmelampe

– steriles Lochtuch
– sterile OP-Kleidung
– Haarschutz, Mundschutz, sterile Handschuhe
– sterile Tupfer
– sterile Nierenschale als Ablage für Kanülen, Katheter etc.
– Nahtmaterial
– 5-ml- und 10-ml-Spritzen
– steriles NaCl 0,9%
– Nabelvenenkatheter in verschiedenen Größen (Charr. 3,5 bis 5 für Arterie, Charr. 5 bis 8 für Vene)
• **Nabelgefäßkatheterset**
– anatomische Pinzette
– gebogene Klemme
– kleine spitze Klemme
– zwei gerade Moskitoklemmen
– zwei feine chirurgische und anatomische Pinzetten
– vier Doppelknopfsonden
– Metallmaßstab
– sterile Kompressen, Watteträger, Tupfer, Nadelhalter

Vorbereitung und Lagerung des Patienten
– Rückenlage (Wärmebett, Reanimationstisch oder Inkubator)
– Extremitäten locker, aber sicher fixieren
– Urinbeutel ankleben (Hygiene)
– Nabelstumpf mit sterilem, in NaCl 0,9% getränktem Tupfer feuchthalten
In Notfällen ist eine Fixierung meist nicht notwendig, das Anbringen des Urinbeutels entfällt. Das Kind wird in Rückenlage gebracht und mit einem sterilen Lochtuch bedeckt.

Vorgehen
– erstmalige Desinfektion des Nabelstumpfes
– chirurgische Händedesinfektion
– sterile OP-Kleidung anziehen (Arzt und assistierende Person)
– Nabelkatheter luftblasenfrei mit NaCl 0,9% füllen und bereitlegen
– erneute Desinfektion des Nabelstumpfes durch den Arzt
– Arzt durchtrennt Nabelschnurrest etwa einen halben bis einen Zentimeter oberhalb des Hautansatzes
– Gefäße mit Klemmen oder Nabelband komprimieren
– OP-Gebiet mit sterilen Tupfern sauberhalten
– Arzt ertastet mit einer Knopfsonde das Gefäß

– für das Entfernen von Thromben werden evtl. weitere Instrumente benötigt
– Einführen des Nabelkatheters mit aufgesetzter Spritze
– Aspirationsversuch
– bei Erfolg Kontrolle des zentralen Venendrucks mit dem Meßstab
– Kontrolle der Katheterposition
– Katheter mit Naht fixieren
– Röntgenkontrolle der Katheterlage
– Katheterlage mit wasserunlöslichem Stift auf dem Katheter markieren
– Katheter in sog. Steg mit Kautschukpflaster fixieren

Nachsorge des Patienten
Das Kind wird ausschließlich in **schräger 30-Grad-Rückenlage** gepflegt. Kleine Rollen aus Stoffwindeln, seitlich unter das Kind gelegt, ermöglichen eine **leichte Seitenlage**. Das Kind kann auf einem **Fell** oder **Gelkissen** liegen. Der Nabelbezirk muß offen bleiben, die Windel ist unterhalb des Nabels zu verschließen. Der **Nabelbezirk** wird vierstündlich mit sterilem Alkohol 70% gereinigt und auf Rötungen, schmierige Beläge und Blutungen kontrolliert und die Katheterlage überprüft. Das gesamte Infusionssystem ist alle 24 Stunden zu wechseln. Bei Manipulationen am Katheter (Blutentnahme) ist **Sterilität** erforderlich.

Entsorgen des Materials
Alle Instrumente werden gemäß den Hygienerichtlinien in eine Desinfektionslösung gelegt, anschließend zur Sterilisation und Aufbereitung gegeben. Kanülen werden in einem Kanülenbehälter entsorgt.

12.6.4 Asphyxie

Eine Asphyxie (griechisch: Pulslosigkeit) entsteht durch einen **Sauerstoffmangel** beim Kind, vor, während oder nach der Geburt (prä-, peri-, postnatal) durch unzureichende Blut- und Sauerstoffzufuhr. Aufgrund des Sauerstoffmangels wird die Glukose nur zu Milchsäure verstoffwechselt (metabolische Azidose), gleichzeitig wird das Kohlendioxid (CO_2) nicht abgeatmet (respiratorische Azidose). Eine Azidose geht immer mit dem **Absinken** des **pH-Wertes** im Blut einher, es wird „sauer". Normal ist der pH-Wert von Blut 7,3 bis 7,4. Bei Neugeborenen, die gerade die Anstrengung der Geburt hinter sich haben, ist ein pH-Wert von 7,2 noch tolerierbar. Ab einem pH-Wert unter 7,1 spricht man von einer leichten („blauen") Asphyxie, bei einem pH-Wert unter 7,0 von einer schweren („weißen") Asphyxie. Die Begriffe **weiße** und **blaue Asphyxie** beziehen sich auf den Punkt „Hautfarbe" im Apgar-Schema (Kap. 12.1.1).

Ursachen

- **Pränatale Ursachen**
- chronische Plazentainsuffizienz, oft einhergehend mit einer EPH-Gestose der Mutter (Ödeme, Proteinurie, Bluthochdruck)
- Krampfanfall der Mutter mit einhergehender Bewußtlosigkeit bei einer EPH-Gestose (Eklampsie)
- unzureichende Atmung der Mutter nach Verabreichung von Schmerz- und/oder Narkosemitteln
- vorzeitige Plazentalösung
- Nabelschnurkompression
- Uterusruptur
- akuter Blutverlust des Kindes, z. B. bei einer fetofetalen Transfusion bei Zwillingen (Blutvolumen des einen Zwillings fließt zum anderen)
- fetomaternale Transfusion (Blutvolumen des Kindes fließt zur Mutter)
- chronische Anämie bei einem Hydrops
- **Postnatale Ursachen**
- Mekoniumaspiration (Lungenbläschen verkleben, ein Gasaustausch findet nicht mehr statt)
- Fehlbildungen im Nasen-Rachen-Raum (z. B. Choanalatresie)
- Surfactant-Mangel (Lunge entfaltet sich nicht richtig)
- Fruchtwasser in der Lunge, das nicht abgehustet wird
- gestörter Gasaustausch in der Lunge durch Schock
- Lähmung des Atemzentrums durch eine Hirnblutung
- Unreife des Atemzentrums bei Frühgeborenen
- Atemlähmung als Reaktion auf Narkotika

 Bei den meisten Neugeborenen ist eine Asphyxie vorübergehend, und sie erholen sich rasch von selbst.

Symptome

Die Asphyxie führt zu einer **verlangsamten Herzfrequenz** und lähmt bei andauerndem

Zustand das Atemzentrum **(Schnappatmung)** und die nervale Steuerung der glatten und quergestreiften Muskulatur. Die Kinder sind **schlaff**, **blaß** und **reaktionslos** (Kap. 12.1.1, Apgar-Schema).

- **Weitere Symptome**
- Blutzuckerschwankungen (größerer Verbrauch der Stärkevorräte in der Leber)
- Störungen der Nebenschilddrüse mit Hypokalzämie
- begrenzte Nierenleistung
- reduzierte Ausscheidung bis hin zur Anurie
- Nahrungsunverträglichkeit und die Gefahr einer nekrotisierenden Enterokolitis (NEC)
- verlängerter Neugeborenenikterus (Schädigung der Leber)

In Mitleidenschaft sind besonders folgende Organe gezogen:
- Nebenschilddrüse
- Lungen
- Nieren
- Darm
- Leber

Am stärksten leidet das **Gehirn** unter dem Sauerstoffmangel. Je nach Dauer der Asphyxie können die Schäden **reversibel** (behebbar) oder **irreversibel** (unbehebbar) sein.

- **Symptome bei einem Gehirnschaden**
- zentrale Apnoen
- Temperaturinstabilität
- Lethargie
- nach 12 bis 24 Stunden Krämpfe
- etwa nach einer Woche anomale Reflexmuster, die sich im schlimmsten Fall zu Zerebralparesen ausbilden können

 Dauert eine massive Asphyxie zu lange an, tritt der Hirntod ein.

Therapie

Bei einer schweren Asphyxie ist meist eine Sauerstoffzufuhr und evtl. Intubation und Beatmung notwendig (Kap. 11.9.1). Je nach Ursache der Asphyxie sind entsprechende Maßnahmen relevant. Ist ein **massiver Blutverlust** die Ursache und der Blutdruck des Kindes zu niedrig, so muß eine **Volumengabe** mit Plasma oder Blut erfolgen. Die Zusammenstellung der **Infusion** richtet sich nach den aktuellen Elektrolyt- und Blutzuckerwerten. Regelmäßige **Blutgasanalysen**, **Blutzucker-** und **Elektrolytkontrollen** sind deshalb notwendig. Bei einsetzenden **Krämpfen** wird in der Regel Phenobarbital (Luminal®) intravenös verabreicht. Eine regelmäßige **Ultraschalldiagnostik** des Hirns ermöglicht einen gewissen Einblick in das Ausmaß der Hirnschädigung. Beispielsweise ist ein Hirnödem als Folge einer Asphyxie erkennbar. Als **Spätschäden** können Blutungen und Nekrosen mit Verlust von Hirnsubstanz auftreten.

Prophylaxe

Eine regelmäßige **Überwachung in der Schwangerschaft** hilft, Risiken rechtzeitig zu erkennen und ggf. eine Verlegung in ein Perinatalzentrum zu veranlassen. Notwendig ist auch die **Überwachung der kindlichen Herztöne** während der Geburt. Bei abfallenden kindlichen Herztönen wird rechtzeitig eine **Sectio caesarea** (Kaiserschnitt) eingeleitet. Ein gut vorbereitetes **Reanimationsteam**, das bei der Geburt eines gefährdeten Kindes anwesend ist, kann das Ausmaß einer Asphyxie verringern. Bei einer drohenden Frühgeburt kann die **Lungenreife** durch Celestan®-Gaben herbeigeführt werden. Generell versuchen Gynäkologen, jede drohende Frühgeburt durch z.B. **Tokolyse** (Wehenhemmung) zu verhindern.

12.6.4.1 Pflege von Neugeborenen mit Asphyxie

Ein Neugeborenes mit einer Asphyxie sollte in einem **Inkubator** versorgt werden, da eine gute Beobachtung im Hinblick auf Krämpfe und den Allgemeinzustand notwendig ist. Als **Hirnödemprophylaxe** kann das Kind hochgelagert werden, der Kopf liegt in Mittelstellung. Es erfolgen ein vorsichtiger **Nahrungsaufbau** und bei Verdauungsstörungen eine rechtzeitige **Nahrungskarenz**. Strenges **Minimal Handling** ist angezeigt, da das Kind durch seinen Zustand extrem belastet ist und jeder zusätzliche Streß zu einer Verschlechterung führen kann. Es sollte vor zusätzlichen Reizen durch **Lichtreduktion** und **geräuscharmes Arbeiten** geschützt werden. Jede Pflegehandlung muß vorsichtig und ruhig vonstatten gehen. Braucht das Kind während der Pflege eine Pause, so sollte diese eingehalten werden.

 Wichtig ist ein koordiniertes Zusammenarbeiten aller Berufsgruppen, damit das Kind nicht unnötig irritiert wird.

● **Überwachung des Kindes**
- komplettes Monitoring (Kap. 11.9.4.1)

regelmäßige Kontrollen von
- Blutdruck
- Infusion, Einstichstelle, Infusionsgeschwindigkeit
- Blutzucker
- exakte Bilanzierung der Ein- und Ausfuhr

Ausführliche **Elterngespräche** über den momentanen Zustand des Kindes und die zu erwartende Prognose werden vom Arzt und der Bezugs-Pflegeperson geführt und dokumentiert. Erlaubt es der Zustand des Kindes, müssen die Eltern in die Pflege einbezogen werden. Ist das Kind aufgrund einer schweren Asphyxie beatmet, benötigt es eine entsprechende Pflege (Kap. 11.9).

12.6.5 Syndrom der persistierenden fetalen Zirkulation (PFC)

Normalerweise sinkt nach der Geburt, mit der Entfaltung der Lunge, der Widerstand der Lungengefäße rasch ab, und die Lungendurchblutung steigt entsprechend an. Kommt es aus bestimmten Gründen zum Wiederanstieg des Lungengefäßwiderstandes, so fließt das Blut durch den noch offenen **Ductus arteriosus Botalli** an der Lunge vorbei (Rechts-links-Shunt). Gleichzeitig steigt auch der Druck im rechten Vorhof, so daß durch das **Foramen ovale** auch auf Vorhofebene ein **Rechts-links-Shunt** stattfindet. Wegen der Ähnlichkeit mit den intrauterinen Kreislaufverhältnissen, bei denen ebenfalls die Lunge weitgehend umgangen wird, spricht man von einer **persistierenden fetalen Zirkulation (PFC)**. Da ein Teil des Blutes nicht mehr die Lungen passiert, kann es dort auch keinen Sauerstoff mehr aufnehmen; die Kinder werden **hypoxisch**, und das oft trotz maximaler Beatmung mit 100 % Sauerstoff.

Ursachen

Das PFC-Syndrom kann entweder ohne erkennbare äußere Ursache auftreten (idiopathisch) oder in Folge anderer Erkrankungen wie Zwerchfellhernie, Mekoniumaspirationssyndrom, Sepsis, Pneumonie oder Schocklunge entstehen. Meist sind reife Neugeborene betroffen.

Symptome

Insgesamt ist das Kind äußerst instabil,
- blaß-graues Aussehen wechselt mit rosigen Hautarealen

12

– schlapp
– kranker Eindruck

> **Kühle Extremitäten, Hautödeme und ein geblähtes Abdomen können auf einen Schock hinweisen. Bei geringster Manipulation ist ein rapides Verschlechtern des Zustandes möglich.**

Diagnostik

Der **Rechts-links-Shunt** auf Duktus- und Vorhofebene wird echokardiographisch (Ultraschall des Herzens) nachgewiesen. Außerdem kann dabei ausgeschlossen werden, daß die Hypoxie nicht durch einen Herzfehler bedingt ist. Aufgrund der Zumischung venösen Blutes in den arteriellen Kreislauf durch den Ductus arteriosus Botalli ist die **pulsoxymetrisch gemessene arterielle Sauerstoffsättigung** an der rechten Hand (präduktal) höher als an der linken Hand und den Füßen (postduktal).

Therapie

Die Therapie des PFC-Syndroms ist äußerst schwierig und umfaßt in der Regel folgende Elemente:
– Hyperventilation (pCO_2 30 bis 35)
– Relaxierung und Sedierung
– zusätzliche Alkalisierung durch intravenöse Gabe von $NaHCO_3$ und Tris-Puffer
– Anhebung des Blutdruckes durch Volumengabe und Katecholamine (Dobutrex, Dopamin, Adrenalin, Noradrenalin)
– Medikamente, die die Lungenfäße erweitern, entweder als Zusatz zur Atemluft (z.B. Stickstoffmonoxid, NO, oder vernebeltes Prostacyclin) oder intravenös (Tolazolin, Prostacyclin, Magnesiumsulfat)

Ist trotz Ausschöpfung aller Möglichkeiten auf Dauer keine ausreichende Oxygenierung zu erreichen, kann der Einsatz einer **Herz-Lungen-Maschine** lebensrettend sein (extrakorporale Membranoxygenierung; ECMO).

12.6.5.1 Pflege von Neugeborenen mit persistierender fetaler Zirkulation

Für Neugeborene mit einem PFC-Syndrom ist das **Minimal Handling** extrem wichtig, da sich auch bei geringsten pflegerischen und ärztlichen Maßnahmen der Zustand des Kindes rapide verschlechtern kann. Gleichzeitig erfordert aber dieses Krankheitsbild einen maximalen technischen und personellen Aufwand. Sehr häufig sind **zwei Pflegepersonen** gleichzeitig für die Pflege eines Kindes notwendig, von denen eine am Kind arbeitet, während die zweite mit dem Aufziehen und Vorbereiten der Infusionen, Medikamente und der Dokumentation beschäftigt ist. Damit am Inkubator kein Platzmangel entsteht, sollten sich nur die unmittelbar mit der pflegerischen und ärztlichen Versorgung betrauten Personen dort aufhalten. Damit nicht noch zusätzliche **Lärmquellen** entstehen, sind **Besprechungen** über den Zustand des Kindes möglichst **außerhalb** des **Patientenzimmers** zu führen.

Die **Überwachung** und Dokumentation der Vital- und Beatmungsparameter nehmen einen großen Teil der Pflege dieser Kinder ein. Die **zentralen venösen und arteriellen Zugänge** sind zu beobachten und unter hygienischen Gesichtspunkten zu versorgen (Kap. 24.2.3.2). Ist ein langsamer Nahrungsaufbau nicht möglich, dann erfolgt die Ernährung **parenteral**. Eine engmaschige, exakte **Bilanzierung der Ein- und Ausfuhr** ist notwendig. **Relaxierte und sedierte** Kinder bedürfen einer speziellen Pflege. Dabei gilt das Gebot: **Niemals eine Relaxierung ohne Sedierung**. Durch eine Relaxierung wird die gesamte quergestreifte Muskulatur gelähmt, das Kind kann sich nicht bewegen und nicht atmen, ist jedoch bei vollem Bewußtsein. Geringe Veränderungen der Herzfrequenz bei Manipulation sind oft das einzige Zeichen für Schmerzen oder Unwohlsein. Schmatzen, Grimassieren und Zucken der Extremitäten zeigen, daß die Relaxierung und Sedierung nicht mehr wirksam sind.

Bei einer notwendigen Beatmung sind der Beatmungsdruck und die Beatmungsfrequenz meistens sehr hoch, daher besteht die Gefahr eines **Pneumothorax**, vor allem dann, wenn sich das Kind gegen die hohe Beatmung wehrt und versucht dagegenzuatmen.

Die **Lagerung** muß der physiologischen Mittelstellung der Gelenke entsprechen. Da keine Muskelspannung vorhanden ist, fallen beispielsweise die Beine auseinander, die Hüfte ist überdehnt. Eine „Nestlagerung" ist auch hier eine gute Möglichkeit, dem Kind Sicherheit zu geben.

Bei der Körperpflege sollte nur das Nötigste vorgenommen werden. **Mund- und Augenpflege** sind besonders wichtig, da der Lidschlag durch die Relaxierung fehlt und die **Hornhaut feuchtgehalten** werden muß. Da das Kind den Speichel nicht schlucken kann, ist das Sekret bei Bedarf sorgfältig **abzusau** gen. Die **Mundschleimhaut** muß mit verdünnter Panthenol- oder Kamillenlösung gepflegt und die **Lippen** eingecremt werden.

Bei diesen schwerkranken Neugeborenen ist eine **Dekubitusprophylaxe** sehr wichtig. Durch die Relaxierung sind die Kinder schlaff und bewegen sich nicht. Dadurch ist die Durchblutung behindert und ein Dekubitus (Druckgeschwür) möglich.

Für die Eltern ist der Anblick ihres Kindes vielfach ein Schock. Sie müssen auf das Aussehen und den schwerkranken Zustand ihres Kindes in einem Gespräch gut vorbereitet werden. Eine ständige Gesprächsbereitschaft der Pflegenden und Ärzte ist ihnen zu signalisieren. Auch in dieser Situation sollte es ihnen ermöglicht werden, ihr Kind zu streicheln und beispielsweise bei der Mundpflege mitzuwirken.

12.6.6 Neonataler Drogenentzug

Drogen wie Heroin, Methadon, Polamidon oder Barbiturate beeinflussen im Organismus der Drogenbenützer das gesamte Nervensystem. Bei einem **Drogenabusus** in der Schwangerschaft gelangen die Drogen über die Nabelschnur in den Körper des Feten. Das Kind ist ebenfalls „drogenabhängig". Nach der Geburt wird die Drogenzufuhr plötzlich unterbrochen, das Baby gerät in einen **Drogenentzug**.

Symptome

Die Symptome werden im **Finnegan-Score** (Tab. 12-4) erfaßt. Die zentrale Wirkung der Drogen führt zu:
- Krämpfen
- Fieber
- Muskelzittern
- stark ausgeprägtem Moro-Reflex
- Anschwellen der Nasenschleimhäute (Schnupfen)

Therapie

Je nach Gesamtpunktzahl des Finnegan-Scores (Drogenentzugs-Score) benötigt das Kind Phenobarbital (z.B. Luminal®), das je nach Zustand langsam reduziert wird. Bei extremen Entzugserscheinungen ist zusätzlich die Gabe von Opiaten möglich.

Prognose

Der akute Drogenentzug kann **Wochen** dauern. **Rückfälle** sind möglich. Häufig bestehen die Unruhezustände und die kurzen Schlafperioden noch Monate. Die **geistige Entwicklung** kann evtl. beeinträchtigt sein. Es besteht ein erhöhtes Risiko für einen **plötzlichen Kindstod**. Mütter, die weiterhin drogenabhängig sind, vernachlässigen evtl. ihre Kinder, die dann in einer Pflegefamilie betreut werden müssen.

12.6.6.1 Pflege von Neugeborenen mit neonatalem Drogenentzug

Das Neugeborene wird engmaschig nach dem neonatalen **Drogenentzugs-Score** nach Finnegan beobachtet. Eine regelmäßige Kontrolle der **Vitalfunktionen** einschließlich der **Körpertemperatur** ist erforderlich. Das Kind muß **nicht im Inkubator** liegen. Falls es sehr **stark schwitzt**, wird es bei Bedarf gewaschen und neu angezogen. **Leichte Baumwollkleidung** ist empfehlenswert.

Diese Neugeborenen haben ein **gesteigertes Trinkbedürfnis**, das zum Teil mit einem Schnuller oder Fencheltee beruhigt werden kann. Bei Erbrechen sind **häufige kleine Mahlzeiten** angebracht. Die Kinder beruhigen sich sehr gut in Hängematten. Sind die **Nasenschleimhäute** geschwollen, kann NaCl 0,9 % in die Nase geträufelt werden.

Da die Mütter häufig in schwierigen sozialen Verhältnissen leben, ist es besonders wichtig, sie in die Pflege ihres Kindes einzuweisen. Gleichzeitig müssen eine **Sozialarbeiterin und das Jugendamt** benachrichtigt werden. Nur so können Mutter und Kind auch nach der Entlassung zu Hause begleitet werden und die notwendige Unterstützung erhalten.

Das häufige, schrille Schreien, der Tremor und das gesteigerte Saugbedürfnis beeinträchtigen das Baby. Dies ist auch für die Pflegepersonen sehr belastend. Entlastend ist es, wenn Pflegende bei der Betreuung von Mutter und Kind Hilfe vom ganzen Stationsteam erhalten.

12.6.7 Neugeboreneninfektion (Sepsis)

Erreger, meist Bakterien, dringen in den Organismus des Neugeborenen ein und rufen eine Infektion hervor, bei der alle Organe beteiligt

Tab. 12-4 Neonataler Entzugs-Score, modifiziert nach Finnegan

Untersuchung des Neugeborenen in wachem Zustand zwischen zwei Mahlzeiten

Pharmakotherapie: ≥ 12 Punkte   Entzugsversuch: ≤ 8 Punkte

12

Name: . . . .   Vorname: . . . .   Geburtsdatum: . . . .

	Anzeichen und Symptome	Score	Untersuchungsdatum			Bemerkungen
zentralnervöse Störungen	häufiges schrilles Schreien	2				
	ständiges schrilles Schreien	3				
	schläft < 1 Stunde nach Füttern	3				
	schläft < 2 Stunden nach Füttern	2				
	schläft < 3 Stunden nach Füttern	1				
	verstärkter Moro-Reflex	2				
	extrem ausgeprägter Moro-Reflex	3				
	leichter Tremor bei Störung	1				
	mäßig-starker Tremor bei Störung	2				
	leichter Tremor in Ruhe	3				
	mäßig-starker Tremor in Ruhe	4				
	Muskeltonus erhöht	2				
	Hautabschürfungen (wo?)	1				
	Myoklonie	3				
	generalisierte Krampfanfälle	5				
	Schwitzen	1				
	Fieber 37,2–38,2 °C	1				
	Fieber 38,4 °C und höher	2				
vasomotorische Respirationsstörungen	häufiges Gähnen (> 3–4 mal/Intervall)	1				
	marmorierte Haut	1				
	verstopfte Nase	2				
	Niesen (> 3–4 mal/Intervall)	1				
	Nasenflügeln	2				
	Atemfrequenz > 60/Minuten	1				
	Atemfrequenz > 60/Minuten mit Einziehungen	2				
gastrointestinale Störungen	übermäßiges Saugen	1				
	Trinkschwäche	2				
	Regurgitation	2				
	Erbrechen im Schwall	3				
	dünne Stühle	2				
	wäßrige Stühle	3				
	Summe					
	Unterschrift					
	Phenobarbitaldosierung (mg/Tag)					
	Phenobarbitalspiegel (µg/ml)					

12

sein können. Eine Infektion ist vor, während und nach der Geburt möglich.

■ Infektionen vor der Geburt

In der normalen Schleimhaut der mütterlichen Vaginalflora befindet sich eine Vielzahl von Keimen (z.B. B-Streptokokken, Escherichia coli, Staphylococcus epidermidis, Candida albicans). Erreichen diese während der Schwangerschaft die Fruchthöhle, so wird diese infiziert, und die Erreger gelangen in den kindlichen Organismus. **Eingangspforte** ist hier die Lunge. Ohne antibiotische Behandlung der Mutter besteht kaum eine Chance, daß die Infektion abklingt. Der mütterliche Körper reagiert meist mit einsetzenden Wehen und evtl. Fieber. Das Kind kommt zu früh zur Welt.

■ Infektionen während und nach der Geburt

Durch den **Geburtskanal** können die Keime in den Rachenraum oder in die Lunge des Kindes gelangen. Das noch nicht ganz ausgereifte Immunsystem ist in der Infektionsabwehr eingeschränkt. Eine Eintrittspforte für **Schmierinfektionen** stellt der **Nabel** dar (z.B. für Escherichia coli). Die Erreger gelangen in den Organismus, verbreiten sich auf dem Blutweg (Sepsis) und können verschiedene innere Organe erreichen, einschließlich der Hirnhäute (Meningitis).

Symptome

Die Symptome unterscheiden sich in der Früh- und Spätform der Erkrankung.

● **Frühform**

Die Symptome setzen kurz nach der Geburt oder innerhalb der ersten zwei Lebenstage ein. Im Vordergrund stehen Atemprobleme, die Neugeborenen erkranken an einer Pneumonie (Lungenentzündung).

Kommen die Kinder bereits krank zur Welt, atmen sie stöhnend und erholen sich nur schlecht vom Geburtsvorgang. Weiter zu beobachten sind:
– Tachypnoe
– sternale und jugulare Einziehungen (Kap. 8.1.3)
– Nasenflügeln (Kap. 8.1.2)
– blaß-graues bis zyanotisches Aussehen
Sie können so schwer krank sein, daß eine künstliche Beatmung notwendig wird (z.B. bei einer B-Streptokokken-Sepsis).

● **Spätform**

Das Kind wirkt nach der Geburt gesund. Symptome entwickeln sich erst nach mehreren Ta-

gen. Häufig erkranken diese Kinder an einer Hirnhautentzündung (Meningitis). Klinische Hinweise auf eine Infektion sind:
– Trinkunlust
– schlaffes Kind, apathisches Verhalten
– Berührungsempfindlichkeit
– schrilles Schreien
– Apnoen, Tachypnoen
– marmoriertes, „schmutzig-graues" bis blasses Aussehen
– kühle Extremitäten
– Bauchvenenzeichnung
– verlängerter Neugeborenenikterus
– geblähtes Abdomen
– Erbrechen, Mageninhaltsreste bei sondierten Kindern
– Schwankungen der Körpertemperatur
Typische Aussagen von Müttern oder Pflegenden: „Mit dem Kind stimmt etwas nicht", „das Kind gefällt mir nicht".

 Durch eine zu spät erkannte Sepsis kann das Kind in einen septischen Schock gelangen. Bei einer Meningitis drohen neurologische Spätfolgen.

Diagnostik

Vom Körper werden zur Infektabwehr alle verfügbaren Abwehrzellen in die Blutbahn geleitet, auch die unreifen Zellen. Die unreifen Leukozyten werden **stabkernige Leukozyten** genannt, da ihr Zellkern einem Stab oder einer kleinen Bohne gleicht. Man spricht auch von einer **Linksverschiebung im Blutbild**. Im Differentialblutbild sind gehäuft **unreife Leukozyten** zu erkennen.

Im Blutbild kann eine **erhöhte Leukozytenzahl** (über 30 000/µl) oder eine **verminderte Leukozytenzahl** (unter 5000/µl) erkennbar sein. Gelegentlich ist auch ein **Abfall der Thrombozyten** zu beobachten. Das C-reaktive Protein (CRP; ein Parameter zur Erkennung einer Infektion) ist erhöht (über 1 mg/dl bzw. 10 mg/l). Bei der Frühform lassen sich die auslösenden Bakterien meist aus **Abstrichen** von Nase, Ohr, Rachen und Nabel nachweisen, gelegentlich gelingt auch ein Keimnachweis in der Blutkultur. Bei der Spätform sind nur **Blut- und Liquorkulturen** verwertbar.

Therapie

Sobald sich entsprechende Symptome zeigen, ist eine sofortige Therapie mit einem Antibiotikum, das gegen alle vorkommenden Erreger wirksam ist, notwendig. Vor der ersten Antibiotikagabe müssen Blutkulturen und Abstriche abgenommen werden. Bei einem konkreten Keimnachweis stellt man die antibiotische Therapie gezielt um. Die weitere Behandlung erfolgt je nach Symptomen.

12.6.7.1 Pflege von Neugeborenen mit Sepsis

Vor allem bei der Spätform gilt es, die geringste Veränderung des Kindes ernstzunehmen und rechtzeitig zu reagieren. Besonders dann, wenn die Mutter bemerkt, daß mit ihrem Kind „etwas nicht stimmt". Das erfordert Erfahrung in der **Beobachtung von Neugeborenen** und eine korrekte Dokumentation der Veränderungen.

Auf Krämpfe ist besonders zu achten, da diese auf eine Meningitis hinweisen können. Jedoch steckt nicht hinter jedem Krampfanfall in der Neugeborenenperiode eine Meningitis.

Ist das Kind in Folge einer Sepsis beatmet oder wird es durch einen Nasen-CPAP (Kap. 11.9.5.2) in seiner Atmung unterstützt, so ist eine entsprechende Pflege notwendig (Kap. 11.9). **Minimal Handling** ist selbstverständlich. Die **Überwachung aller Vitalfunktionen**, einschließlich der **Körpertemperatur**, muß engmaschig erfolgen.

Um das Kind nicht noch zusätzlich zu belasten, ist es von Vorteil, es über eine **Magenverweilsonde** zu ernähren. Bei Erbrechen oder größeren unverdauten Mageninhaltsresten kann auch eine **Nahrungskarenz** nach Absprache mit dem Arzt sinnvoll sein.

Die **Ein- und Ausfuhr** sollte bilanziert werden. Da eine ausgedehnte Körperpflege das septische Kind unnötig belastet, wird nur die notwendigste Pflege von **Haut**, **Mund und Genitalbereich** vorgenommen. Das Kind erhält stets eine **Infusionstherapie** (Kap. 24.2.3). Der **venöse Zugang**, über den auch die Antibiotika verabreicht werden, ist entsprechend den Hygieneanweisungen zu pflegen.

Ein an einer Sepsis erkranktes Kind fühlt sich wirklich krank. Es braucht Trost und viele Streicheleinheiten. Die Eltern sollten in die Pflege ihres Kindes integriert werden. **Gespräche** mit dem Arzt und den Pflegenden sind für die Eltern wichtig, um ihre Ängste und Verunsicherungen abzubauen.

12.6.7.2 Pflegeplanung bei einem Neugeborenen mit Sauerstofftherapie und Verdacht auf Sepsis

Informationssammlung vom 28. August 19..	
Name:	Felix A. (männlich)
Geburtsdatum/Alter:	28. August 19..
Staatsangehörigkeit:	deutsch
Religion:	evangelisch-lutherisch
Familiensituation:	28jährige Mutter, verheiratet, laut Auskunft keine psychischen, körperlichen und sozialen Belastungen während der Schwangerschaft
Schwangerschaftsverlauf:	I. Gravida, I. Para, unauffälliger Schwangerschaftsverlauf
Geburt:	problemlose Spontangeburt, gesamte Geburtsdauer drei Stunden, Apgar 5/7/7
Aufnahme:	28. August 19.., Verlegung um 17 Uhr vom Geburtshaus auf die Intensivstation durch pädiatrisches Team
Gestationsalter:	40 Schwangerschaftswochen
Körpergewicht:	2760 Gramm
Körperlänge:	50 Zentimeter
Kopfumfang:	34,5 Zentimeter
Vitalzeichen:	Herzfrequenz 140/Minute
	Atemfrequenz 80/Minute
	Blutdruck 50/35 mmHg, MAD 42 mmHg
	Körpertemperatur 37,8 °C
	Sauerstoffsättigung 79 Prozent, bei 30 Prozent Sauerstoffgabe, Sättigung von 89 Prozent
Arterielle Blutgasanalyse:	pH 7,24
	pCO_2 50 mmHg
	pO_2 28 mmHg
Diagnose:	Anpassungsstörung, Verdacht auf Neugeboreneninfektion

Bisheriger Krankheitsverlauf

Nach der Geburt Tachydyspnoe, Zyanose und reduzierter Allgemeinzustand. Verlegung in Kinderklinik. Kind war bei Aufnahme blaß, Einziehungen interkostal und sternal, tachydyspnoisch, Blutdruckwerte stabil. Auskultation der Lunge ergab grobblasige Respirationsgeräusche (RGs) beidseits.

Istzustand

Erhöhte Körpertemperatur bei Inkubatortemperatur von 33 °C. Luftfeuchtigkeit im Inkubator bei 60 %. Blaß, zyanotisches Hautkolorit. Das Kind wirkt krank. Nahrungsaufbau erfolgt mit achtmal fünf Milliliter Dextro neonatal® über eine 5,0-Charrière-(CH-)Magensonde. Felix verträgt dies im Moment gut. Infusionstherapie Gesamtvolumen in 24 Stunden: 234 Milliliter Glukose 7,5 % und 6 Milliliter NaCl 5,85 %. Pro Stunde 10 Milliliter infundieren. Blutzucker 38 mg%, nach einer Stunde Infusionstherapie 61 mg%.
Urinausscheidung ausreichend, Mekonium abgesetzt. Darmgeräusche hörbar. Gestörte Schlafphasen durch Tachydyspnoe. Berührungsempfindlich und schrilles Schreien. Erhöhter Sauerstoffbedarf beim Schreien, dadurch vermehrte interkostale Einziehungen. Unruhig, fahrige Bewegungen, extrem zittrig und hyperton. Ganzwaschung möglich, dabei stabile Kreislauf- und Atmungssituation, sehr trockene Haut. Antibiotische i.v. Therapie mit Claforan® zweimal täglich 140 mg, Pen-Bristol® dreimal täglich 140 mg, Mundschleimhaut viermal täglich mit Candio Hermal®-Orallösung pinseln. Eltern sind sehr besorgt, streicheln das Kind und sind mehrere Stunden am Tag auf der Intensivstation bei ihrem Kind. An der Brust der Mutter oder des Vaters ist Felix sehr ruhig, braucht deutlich weniger Sauerstoff. Meistens normales Neugeborenenverhalten. Schreit wütend bei Berührung, zieht dabei die Stirn kraus. Schaut sich in Ruhephasen interessiert die Umgebung an.

Pflegeplan

Pflegeprobleme/Ressourcen	Pflegeziele	Pflegemaßnahmen
1 Schlafen • unruhig und schreckhaft im Inkubator • berührungsempfindlich • Abfall von Sauerstoffsättigung, Tachypnoe, Tachykardie beim Schreien	• normale, einem Neugeborenen entsprechende Schlaf- und Wachphasen	• Minimal Handling • Felix mit einem Kuscheltuch zudecken • Deckenbeleuchtung reduzieren, Inkubator mit einem Tuch abdecken • Kind nicht schreien lassen, es sofort trösten • auf weichem Fell lagern und ihn nur vorsichtig berühren • bei einer Besserung des Gesamtzustandes nach Rücksprache mit den Ärzten das Monitoring lockern und ihn anstatt ein- bis zweistündlich vier- bis sechsstündlich überwachen
2 Sich bewegen • berührungsempfindlich, hyperton, zittrig im Wachzustand • teilweise extrem unruhig mit fahrigen Bewegungen	• entspanntes Neugeborenes mit normalen Bewegungen	• auf einem Dekubitusfell im „Nest" lagern • sanft berühren, massieren und mit einem Kuscheltuch zudecken • Eltern dazu anhalten, das Kind zu streicheln • den Eltern auf den Arm geben, sobald es der Allgemeinzustand des Kindes erlaubt
3 Sich sauberhalten und kleiden • trockene Haut • berührungsempfindlich • bei der Ganzkörperwaschung kreislauf- und atemstabil	• Vollbad einmal täglich außerhalb des Inkubators möglich • geschmeidige Haut	• Kind vorsichtig im Inkubator waschen • Sauerstoffzufuhr gewährleisten • bei Zyanose, Schreien und vermehrter Tachydyspnoe das Waschen sofort abbrechen

Pflegeplan

Pflegeprobleme/Ressourcen	Pflegeziele	Pflegemaßnahmen
3 Sich sauberhalten und kleiden		• Haut mit Vaseline eincremen • Mundpflege, offene Nabelpflege • Ohren-, Augen- und Nasenpflege nur bei Bedarf • Transoxodenmeßstellen auf Verbrennungen kontrollieren und die Haut gut eincremen • Meßstellen zweistündlich wechseln • Kind außerhalb des Inkubators wiegen • Mutter oder eine weitere Pflegeperson miteinbeziehen und durch Vorlegen des Beatmungsbeutels die Sauerstoffzufuhr gewährleisten • Sauerstoffsättigung überwachen • am EKG-Monitor angeschlossen lassen • Inkubator reinigen, Wäsche erneuern und Felix wieder vorsichtig hineinlegen
4 Essen und Trinken • schwankende Blutzuckerwerte von 30 bis 140 mg% • langsamer Nahrungsaufbau (Nahrungsunverträglichkeit durch Neugeboreneninfektion) • Milch der Mutter reicht nicht aus • kann nicht zum Stillen angelegt werden oder aus der Flasche trinken (hoher Sauerstoffbedarf) • ungenügender Saugreflex	• Nahrungsaufbau ist abgeschlossen • Felix wird voll gestillt • Blutzucker stabil • normale Gewichtszunahme	• regelmäßige Blutzuckerkontrollen • Nahrungsaufbau mit achtmal zehn Milliliter Muttermilch • unverdaute Mageninhaltsreste über die Magensonde kontrollieren • Mutter in das Abpumpen der Muttermilch einweisen • Adressen für die Milchpumpenausleihe mitgeben, einschließlich einem Attest für Kostenübernahme durch die Krankenkasse • abgepumpte Muttermilch im Kühlschrank aufbewahren und zu den jeweiligen Mahlzeiten verabreichen • Kind während der Nahrungsverabreichung über Magensonde mit einem Sauger zum Saugen anregen • Beobachtung des Kindes • Überwachung und Dokumentation der Infusion • einmal täglich Gewichtskontrolle
5 Ausscheiden • evtl. Verdauungsprobleme und mangelnde Urinausscheidung (durch Infektion) • bisher normale Stuhl- und Urinausscheidung	• normale Stuhl- und Urinausscheidung	• Bilanzierung des Urins • Spontanurin abnehmen (Urinbeutel ankleben) • Urin-Teststreifen-Kontrolle auf Blut, Eiweiß und Urinzucker • Beobachtung des Stuhls auf Menge, Aussehen und Geruch
6 Körpertemperatur regulieren • teilweise subfebrile Temperaturen • gute Regulationsmöglichkeit der Temperatur durch den Inkubator • reifes Neugeborenes	• normale Körpertemperatur erreichen und halten können	• rektale Temperaturkontrolle mit rektaler Temperatursonde • je nach Körpertemperatur die Inkubatortemperatur regulieren • bei steigender Temperatur trotz niedriger Umgebungstemperatur den Arzt informieren

Pflegeplan

Pflegeprobleme/Ressourcen	Pflegeziele	Pflegemaßnahmen
7 Atmen • zähes, gelbes Sekret oral und nasal • Tachydyspnoe in Ruhe bis zu 80 Atemzüge pro Minute • Sauerstoffbedarf von 25 bis 30 Prozent • stabiler Kreislauf • reifes Neugeborenes • schmutzig-graues Hautkolorit • beim Schreien periorale Zyanose • schlechte Mikrozirkulation • Kind ist durch Streicheln gut zu beruhigen	• Stabilisierung der Atmung • Reduzierung des Sauerstoffbedarfs und der Sekretbildung • rosiges Hautkolorit	• engmaschiges Monitoring (EKG-Monitor, Alarmgrenzen Puls: 100/200 Schläge/Minute) • Überwachung des pO_2 und pCO_2 mit Transoxode (Alarmgrenzen pO_2 40/60 mmHg; pCO_2 35/55 mmHg) • einmal pro Schicht die Lunge auf Respirationsgeräusche abhören • bei Bedarf oral und nasal absaugen, gegebenenfalls NaCl 0,9 % in die Nase träufeln und damit das Sekret lockern • Oberkörperhochlagerung bei 30 Grad • Minimal Handling • wenn das Kind schreit, mit einem Kuscheltuch zudecken und mit einem Sauger beruhigen, streicheln • bei Verschlechterung den Arzt informieren • Inkubatorpflege (Kind ist besser zu beobachten) • regelmäßige zweistündige Kontrolle der Mikrozirkulation • bei kühlen Extremitäten den Arzt informieren und Söckchen anziehen
8 Für eine sichere Umgebung sorgen • Nebenwirkung der Antibiotika wie Allergien, allergischer Schock • Gefahr der Nekrosenbildung an Eintrittsstelle der Infusion durch i.v. Applikation • bisher keine Auffälligkeiten	• Abklingen der Neugeboreneninfektion • eine antibiotische Therapie ist nicht mehr notwendig	• genaue Inspektion des venösen Zugangs auf Infektionszeichen (Rötung, Schwellung, Schmerz) • Candio Hermal®-Oral-Pinselungen in Kombination mit der Mundpflege vornehmen • genaue Beobachtung des Kindes auf Veränderungen des Allgemeinzustandes, Kreislauf, Vitalzeichen (Punkt **7**)
9 Arbeiten und Spielen • s. Punkt **10**		
10 Kommunizieren • Kind fühlt sich krank • fremde Umgebung • Trennung von den Eltern • momentanes Befinden läßt sich gut am Gesichtsausdruck erkennen	• ruhiges, ausgeglichenes Neugeborenes, das sich altersentsprechend verhält und sich wohlfühlt	• bei jeder Pflegehandlung mit Felix sprechen • ihn sanft streicheln • Minimal Handling • Kind mit einem Kuscheltuch bedecken und mit einem Schnuller beruhigen • bei Schreien oder deutlich erkennbarem Unwohlsein die Pflege sofort unterbrechen • so oft wie möglich unter Sauerstoffvorlegen und Überwachung Mutter und Vater an die Brust geben
11 Sich als Mann oder Frau fühlen und verhalten • nicht relevant		

Pflegeplan

Pflegeprobleme/Ressourcen	Pflegeziele	Pflegemaßnahmen
12 Sterben • nicht relevant		
13 Beziehung der Eltern zum Kind • Inkubatorpflege (bessere Beobachtung) • durch zusätzlichen Sauerstoffbedarf erschwertes Handling • Mutter ist der Intensivmedizin gegenüber sehr negativ eingestellt • Eltern sind unsicher und haben Angst um ihr Kind, wollen alles Nötige für Felix tun	• liebevolle, ungestörte Eltern-Kind-Beziehung	• Eltern die Intensivstation zeigen und erklären • ausführliches Gespräch mit dem Arzt und der pflegenden Schwester planen • jede Handlung am Kind ausführlich erklären • Eltern sofort in die Pflege miteinbeziehen • so oft wie möglich Felix mit Sauerstoffvorlage an die Brust des Vaters oder der Mutter geben • Eltern eine Übernachtungs- oder Aufenthaltsmöglichkeit anbieten bzw. organisieren • Eltern sollen eigene Söckchen, Hemdchen, eine Spieluhr oder einen Walkman mit der Stimme der Mutter oder des Vaters mitbringen • Elterngesprächskreis anbieten und die Termine vermitteln

12.6.8 Fetopathia diabetica

Durch einen mütterlichen Diabetes mellitus vor und während der Schwangerschaft (Gestationsdiabetes) kommt es infolge des hohen Blutzuckerspiegels der Mutter zu einer **vermehrten Zufuhr von Glukose** über die Nabelschnur zum Kind. Die fetalen Inselzellen im Pankreas sind dadurch überdurchschnittlich stimuliert und produzieren **vermehrt Insulin**. Die vermehrte Glukosezufuhr bewirkt, daß das Kind extrem zunimmt. Es wird **übergroß**, aber mit einer **unreifen Lunge** geboren. Nach der Durchtrennung der Nabelschnur wird die erhöhte **Glukosezufuhr unterbrochen**. Die Inselzellen des Kindes produzieren aber weiterhin vermehrt Insulin, was zu einer **Hypoglykämie** führt.

Die Größe der Kinder führt oft zu **Geburtsverletzungen**. Durch Kaiserschnittentbindung (Sectio) werden bei sehr großen Kindern Geburtsverletzungen vermieden. Durch die Unreife der Lunge kann sich ein **Atemnotsyndrom** entwickeln. Gleichzeitig ist der gesamte **Hormonhaushalt** des Neugeborenen gestört.

Die Nebenschilddrüse produziert nicht mehr genug **Parathormon**, es kommt zur **Hypokalzämie**. In den Nieren entsteht vermehrt **Erythropoietin** (Hormon zur Blutbildung). Deshalb sind **Polyzythämien** (Polyglobulie: Vermehrung der roten Blutkörperchen) bei Kindern von diabetischen Müttern nicht selten. Eine **engmaschige Überwachung während der Schwangerschaft** und eine **genaue Einstellung der Blutzuckerwerte** der Mutter können ein größeres Ausmaß einer Fetopathia diabetica verhindern.

Symptome

– Länge und Gewicht liegen über der 90er Perzentile
– massive Fettpolster
– dicke Halsfalte
– Kopf ist im Verhältnis zum Körper kleiner
– Krämpfe durch die Hypoglykämie (unter 35 mg/dl) oder Hypokalzämie (unter 1,8 mmol/l) möglich
– bei einer Lungenunreife kann das Kind Symptome eines RDS aufweisen
– dunkelrote, teigige Haut

– kühle Extremitäten und erschwerte Blutentnahmen durch Polyzythämie (das Blut fließt sehr schlecht)
– verstärkte Hyperbilirubinämie (durch Polyzythämie)

Infolge einer erschwerten Geburt kann es zu Geburtsverletzungen (z.B. Klavikulafraktur) und Hämatomen kommen.

Diagnostik

Blutzuckertest (engmaschige Kontrolle), Hämatokrit-, Hämoglobin-, Elektrolytbestimmung einschließlich Calcium und Magnesium sind notwendig. Bei einem evtl. Atemnotsyndrom sind eine Röntgenaufnahme des Thorax und eine Blutgasanalyse erforderlich.

Therapie

Infusionstherapie mit 10 % Glukose. Bei Bedarf kann die Konzentration der Glukose gesteigert werden. Gleichzeitig Zufuhr von Calcium und Magnesium bei einer Hypokalzämie- bzw. Hypomagnesiämie. **Cortisongaben**, falls eine hochprozentige Glukose nicht ausreicht. Bei einer Polyzythämie muß ein **Teilaustausch des Blutes** erfolgen. Eine **Phototherapie** ist bei erhöhten Serumbilirubinwerten angezeigt (Kap. 12.6.2).

12.6.8.1 Pflege von Neugeborenen mit Fetopathia diabetica

Alle **Vitalparameter** sind regelmäßig zu überwachen. Wenn möglich, sollte das Kind in einem **Wärmebett** liegen. Übergewichtige Neugeborene haben vermehrt dicke Fettpolster, die wiederum Hautfalten bilden. Die Luftzirkulation in den Falten ist nicht möglich, Feuchtigkeit hält sich darin besonders lange, es kann zu Ekzemen und Infektionen kommen. Eine sorgfältige **Hautpflege**, insbesondere zwischen den **Hautfalten**, ist deshalb notwendig. Meist ist ein **normaler Nahrungsaufbau** mit Muttermilch oder Anfangsnahrung

möglich. Zusätzlich kann noch Dextro neonat® oral verabreicht werden. Eine sorgfältige Beobachtung des Kindes ist erforderlich. **Krämpfe** müssen sofort dem Arzt mitgeteilt werden (Kap. 22.6). Auf eine stabile Seitenlage während des Krampfes ist wegen der Aspirationsgefahr zu achten, evtl. sind die Atemwege durch Absaugen freizuhalten.

Die **Ein- und Ausfuhr** muß bilanziert werden, eine tägliche Kontrolle des **Körpergewichts** ist notwendig. Durch Calcium- und hochprozentige Glukosezufuhr ist bei einer paravenösen Infusion besonders die Nekrosegefahr gefürchtet. Deshalb wird idealerweise die Infusionstherapie über einen zentralen Venenzugang vorgenommen. Dabei sind die entsprechenden Pflegerichtlinien von Bedeutung.

Der Mutter sollte ein **Rooming-in-Zimmer** angeboten werden. So kann sie ihr Kind selbständig bis zur Entlassung pflegen. Schwangere, die an einem Diabetes mellitus oder Gestationsdiabetes leiden, werden in der Regel schon während der Schwangerschaft von den betreuenden Gynäkologen über die möglichen Erkrankungen ihres Kindes aufgeklärt. Trotzdem muß nochmals ein ausführliches Gespräch mit dem Pädiater und der betreuenden Pflegeperson geführt werden.

Literaturverzeichnis

Brill, D., R. Hofmann: Körperpflege neu entdeckt. Deutsche Krankenpflegezeitschrift 44 (1991)

Golding, J., R. Greenwood, K. Birmingham, M. Mott: Childhood cancer, intramuscular vitamin K and pethidine given during labour. British Medicine Journal 305 (1992) 341

Lothrop, H.: Das Stillbuch. Kösel-Verlag, München 1993

Obladen, M., E. Kattner: Neugeborenenintensivpflege. Springer Verlag, Heidelberg 1995

Zerwer, A.: Säuglingspflegefibel. Julius Springer Verlag, Berlin 1912

13 Pflege bei Kindern mit Erkrankungen der Atemwege

Bettina Ochla

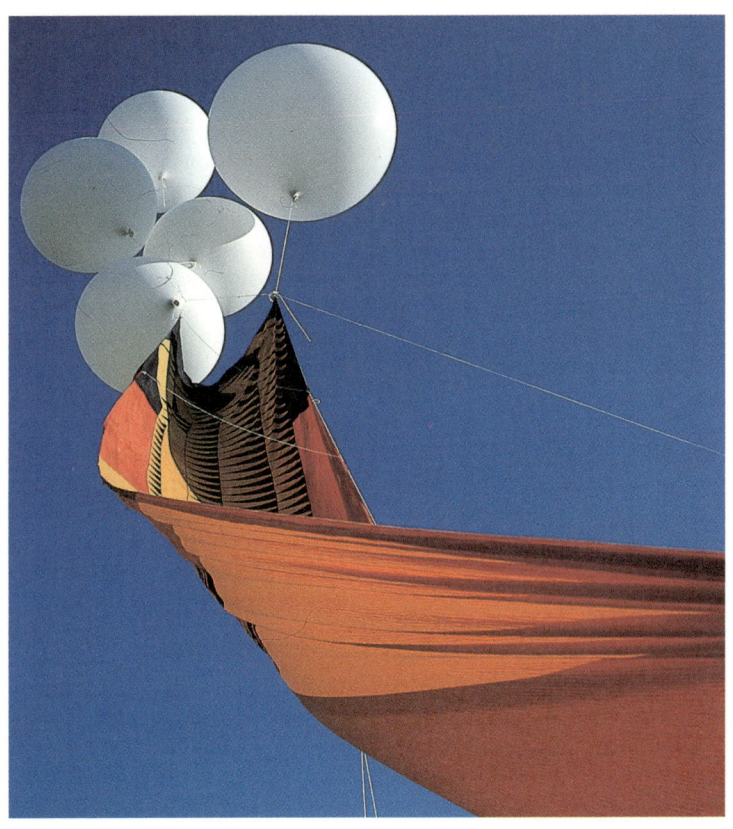

13.1	**Anatomie, Physiologie**	232
13.2	**Maßnahmen zur Diagnostik**	
	und Therapie	233
13.2.1	Pleurapunktion	233
13.2.2	Pleuradrainage	
	(Bülau-Saugdrainage)	235
13.2.3	Bronchoskopie	237
13.3	**Pflege und Krankheitsbilder**	
	Kehlkopf und Luftröhre	238
13.3.1	Katarrh der Nasenschleimhaut	
	(Rhinitis)	238
13.3.1.1	Pflege bei Kindern mit Rhinitis	238
13.3.2	Kehlkopfentzündung (Laryngitis) und	
	Entzündung der Luftröhre (Tracheitis)	239

13.3.2.1	Pflege bei Kindern mit	
	Laryngitis	239
13.3.3	Krupp-Syndrom	239
13.3.3.1	Pflege bei Kindern mit	
	Krupp-Syndrom	240
13.3.4	Entzündung des Kehldeckels	
	(Epiglottitis)	240
13.3.4.1	Pflege bei Kindern mit	
	Epiglottitis	241
13.4	**Pflege und Krankheitsbilder**	
	Bronchien	241
13.4.1	Akute Bronchitis	241
13.4.1.1	Pflege bei Kindern mit	
	akuter Bronchitis	242
13.4.2	Fremdkörperaspiration	242

231

13.4.2.1	Pflege bei Kindern mit Fremdkörperaspiration	242
13.4.3	Asthma bronchiale	243
13.4.3.1	Pflege bei Kindern mit Asthma bronchiale	244
13.4.4	Bronchiolitis	245
13.4.4.1	Pflege bei Kindern mit Bronchiolitis	245
13.4.5	Bronchiektasen	246
13.4.5.1	Pflege bei Kindern mit Bronchiektasen	246
13.5	**Pflege und Krankheitsbilder Lunge**	247
13.5.1	Lungenentzündung (Pneumonie)	247
13.5.1.1	Pflege bei Kindern mit Pneumonie	247
13.5.1.2	Pflegeplanung bei einem Kind mit Bronchopneumonie	248
13.6	**Pflege und Krankheitsbilder Pleura**	250
13.6.1	Pleuritis	250
13.6.1.1	Pflege bei Kindern mit Pleuritis ...	251

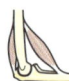

13.1 Anatomie, Physiologie

■ Obere Atemwege

Die beiden Nasenhöhlen sind durch die Nasenscheidewand (Septum) geteilt. Bedingt durch ein dichtes Blutgefäßnetz, direkt unter der Schleimhaut, ist diese rosa gefärbt. Zahlreiche Becherzellen (seromuköse Drüsen) sorgen für die notwendige Feuchtigkeit der Schleimhaut.

Die Nase hat folgende **Aufgaben**:
– Erwärmen der Atemluft durch das Blutgefäßnetz
– Anfeuchten der Atemluft
– Reinigung der Luft. Staub und andere Schmutzpartikel werden durch den Schleimüberzug zum Haften gebracht und durch die Flimmerhaare in Richtung Rachen transportiert
– Analysieren der Einatmungsluft durch Riechzellen in der Schleimhaut

Die luftgefüllten Nebenhöhlen beeinflussen die Klangfarbe der Stimme, sie fungieren als Resonanzboden.

Der **Rachen** (Pharynx) hat in seinem oberen Teil Öffnungen zur Nase. Dort münden die **rechte** und **linke Ohrtrompete**, sie stellen den **Druckausgleich** mit dem Mittelohr beim Schlucken her. Am Dach des oberen Teils liegt die **Rachenmandel**. Sie hat, gemeinsam mit den **Gaumenmandeln**, die Aufgabe, **Infektionen abzuwehren**.

Luft- und Speiseweg kreuzen sich im mittleren Teil des Rachens. **Gaumensegel**, **Zungengrund und Kehldeckel** unterbrechen hier den Atemweg beim Schlucken.

■ Untere Atemwege

Der **Kehlkopf** (Larynx) liegt vor der **Speiseröhre** (Ösophagus) zwischen den oberen und unteren Luftwegen und ist das Stimmorgan für Vokale. Beim **Schlucken** legt sich der Kehldeckel über die Luftröhre und verhindert so, daß Nahrung in die Trachea gelangt. Der **Hustenreflex** sorgt dafür, daß Fremdkörper im Kehlkopf nicht in die Lunge gelangen.

Die **Luftröhre** (Trachea) beginnt beim Kehlkopf und endet in Höhe des fünften Brustwirbels. Dort gabelt sie sich (Bifurkation) und geht in die beiden **Hauptbronchien** über. Auch in der Luftröhre erfolgt ein **Erwärmen**, **Anfeuchten** und **Reinigen** der Atemluft.

Bei der Bifurkation, am Ende der Trachea, beginnen die beiden **Stammbronchien**. Sie teilen sich in der **Lungenwurzel** (Hilus) in die **Lappenbronchien** für die jeweiligen Lungenlappen auf.

Die **Segmentbronchien** gehen aus den Lappenbronchien hervor. Sie teilen sich in immer feinere Äste auf. Die kleinsten Bronchien, die **Bronchiolen**, haben einen Durchmesser von etwa einem Millimeter. Sie bestehen aus **glatter Muskulatur**, mit deren Hilfe Schleim nach außen transportiert werden kann. Die Bronchiolen gehen in die **Lungenbläschen** (Alveolen) über.

■ Atmungsorgan

Die Lunge (Pulmo) ist ein **paariges Organ** und liegt in den Pleurahöhlen. Begrenzt werden die beiden **Lungenflügel** oben, oberhalb der ersten Rippe beim **Schlüsselbein**, seitlich durch die **Rippen** und **Zwischenrippenmuskulatur**, medial durch das **Mediastinum** mit dem Herz und den großen Gefäßen und unten durch das **Zwerchfell** (Diaphragma).

Die **rechte** Lunge wird in **drei Lappen** unterteilt (Ober-, Mittel- und Unterlappen), die **linke** Lunge hingegen nur in **zwei Lappen** (Ober- und Unterlappen).

Die sich in den Lungen befindenden **Alveolen** (Lungenbläschen) sind gegen die Bronchiolen hin geöffnet. Kapillaren des Lungenkreislaufs umgeben jede einzelne Alveole.

Das **Brustfell** (Pleura) umgibt beide Lungenflügel. Das Lungengewebe wird unmittelbar vom **Lungenfell** (inneres Blatt der Pleura) umschlossen.

Beim Lungenhilus (Lungenwurzel) bildet sich das **äußere Blatt** (Rippenfell). Um ein Aneinanderreiben dieser beiden Felle zu verhindern, ist der **Pleuraspalt** mit **seröser** Flüssigkeit gefüllt. Dieser Pleuraspalt ist beim gesunden Menschen **luftdicht**, und es herrscht ein **Unterdruck**.

Hauptsächliche Aufgabe der Lungen ist der **Gasaustausch**, also die Aufnahme von Sauerstoff und die Abgabe von Kohlendioxid.

■ Das Atmen

Bei der **Einatmung** (Inspiration) wird die Luft durch die **Erweiterung** des Brustraums in die Lungen eingesaugt. Durch die **Kontraktion** der Zwischenrippenmuskulatur heben sich die Rippen.

Das **Zwerchfell** zieht sich zusammen, somit kann sich der Spaltraum zwischen der Brustwand und dem Zwerchfell entfalten. Das Rippenfell und auch das Lungenfell folgen, bedingt durch den **Unterdruck**, dieser Bewegung. Folglich kann sich die Lunge ausdehnen und mit Luft füllen.

Bei der **Ausatmung** (Exspiration) hingegen **erschlaffen** die zur Einatmung notwendigen **Muskeln**. Der Durchmesser des Brustkorbs verringert sich, und die Lunge zieht sich, bedingt durch die Elastizität, zusammen.

Gesteuert wird die Atmung vom **Atemzentrum** aus. Chemorezeptoren registrieren ein **Absinken** des Sauerstoffgehalts im Blut (Hypoxie) bzw. des Kohlendioxidgehalts im Blut. Über das **vegetative Nervensystem** erfolgt die Kontraktion des Zwerchfells und der Zwischenrippenmuskulatur.

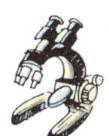

13.2 Maßnahmen zur Diagnostik und Therapie

13.2.1 Pleurapunktion

Eine Pleurapunktion (Punktion in Brust- und Rippenfell) ist ein Eingriff zur Entnahme von Flüssigkeit oder zum Ablassen von Flüssigkeitsansammlungen im Pleuraraum.

Vorbereitung des Materials

– Hautdesinfektionsmittel
– Lokalanästhetikum
– sterile Schutzkleidung und Handschuhe
– Mundschutz
– Pleurapunktionskanüle mit einem Zwei- oder Dreiwegehahn
– mehrere 20-ml-Spritzen
– sterile Röhrchen und Standgläser mit einer

Graduierung (zum Abmessen der Punktionsmenge)
– Medikamente zur Spülung und/oder Injektion (Anordnung)
– Notfalltablett (für den Fall eines Kreislaufkollapses)
– Abwurfschale
– sterile Mullkompressen und breite Pflasterstreifen

Vorbereitung und Lagerung des Patienten

Das Kind wird altersentsprechend über den geplanten Eingriff informiert, es sollte sechs bis acht Stunden davor **nüchtern** bleiben.

Vom Arzt verordnete Medikamente zur Hustenstillung und/oder Beruhigungsmittel sind zu verabreichen.

In der Regel erfolgt die Punktion in der **hinteren Axillarlinie** im sechsten (fünften bis achten) Interkostalraum, die Lagerung richtet sich auch nach dem Zustand des Patienten.
- **Pleurapunktion im Sitzen**
– Patient und Pflegeperson sitzen nebeneinander auf einem Untersuchungstisch
– Pflegeperson fixiert mit einer Hand und dem Arm den Becken- und Hüftbereich des Kindes (Abb. 13-1a)
– mit der anderen Hand zieht sie den Arm der erkrankten Seite über den Kopf des Kindes
– die erkrankte Seite ist dem Arzt zugewandt
- **Pleurapunktion im Liegen**
– Patient liegt auf dem Untersuchungstisch
– eine Pflegeperson hält den Oberkörper und den Arm, der über den Kopf gezogen wird
– zweite Pflegeperson hält mit einer Hand den Beckenbereich, mit der anderen Hand die Beine des Patienten (Abb. 13-1b)

 Das Hochziehen des Armes der erkrankten Seite ist erforderlich, um eine Erweiterung der Zwischenrippenräume zu erreichen.

Vorgehen

Eine **hygienische Händedesinfektion** ist für den Arzt und die Pflegenden erforderlich. Eine Pflegeperson reicht das Material zur Hautdesinfektion an.

Während der Punktion ist eine sorgfältige Beobachtung des Patienten (Hautfarbe, Verhalten, Atmung) wichtig, um einen entstehenden Schockzustand rechtzeitig zu erkennen.
– Arzt markiert und desinfiziert die Punktionsstelle
– Arzt injiziert das Lokalanästhetikum

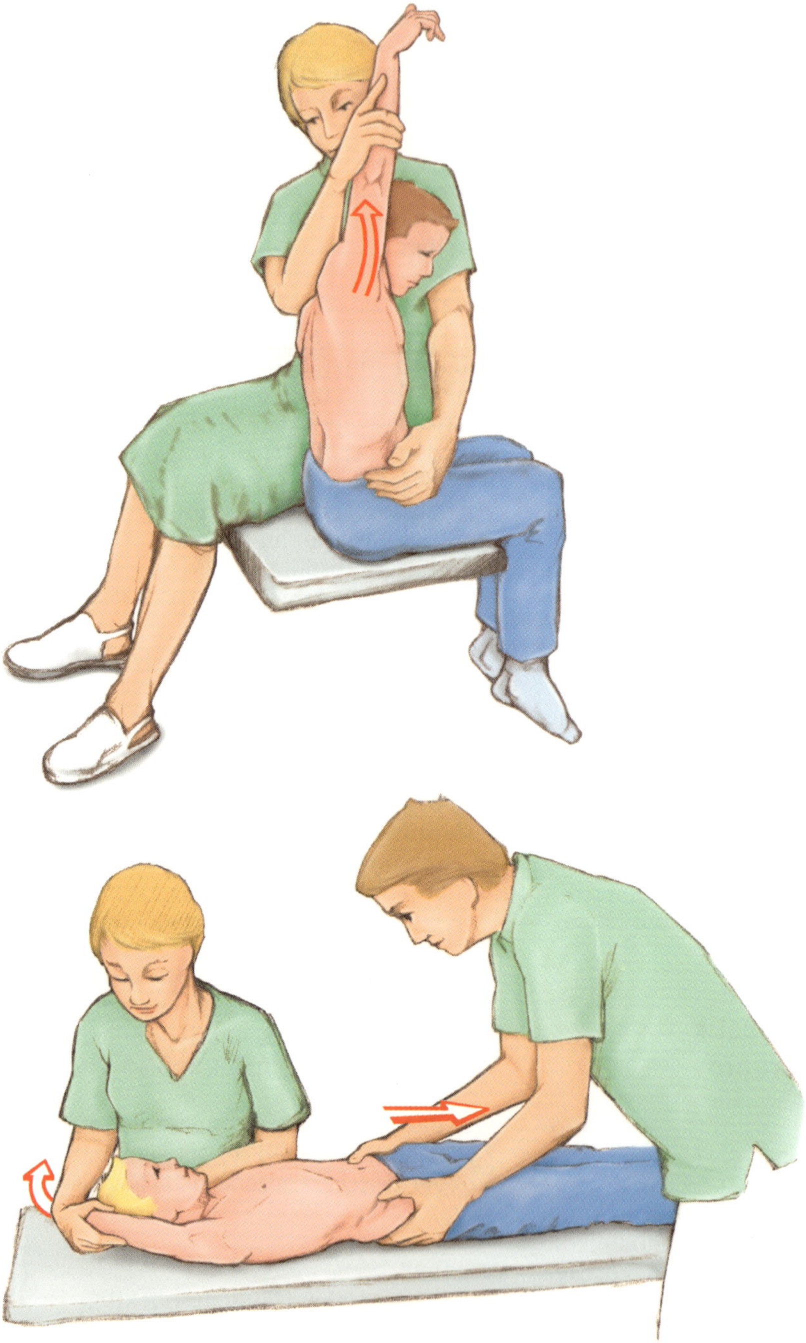

13

Abb. 13-1 a und b Halten
des Patienten zur
Pleurapunktion
a) im Sitzen
b) im Liegen

a

b

In der Regel vergehen etwa fünf Minuten bis
zum Wirkungseintritt des Medikamentes.

Währenddessen legt der Arzt einen **Mundschutz** an, die Pflegeperson assistiert beim An-

ziehen der **sterilen Schutzkleidung** und der
sterilen Handschuhe.
– erneute Hautdesinfektion
– Anreichen der Punktionskanüle unter aseptischen Bedingungen
– Arzt führt die verschlossene Kanüle (damit

keine Luft in das Punktionsgebiet eindringen kann) ein
- Öffnen der Kanüle
- Aspirieren des Punktats
- Einfüllen des Punktats in die entsprechenden Röhrchen und Standgläser

Nachdem die assistierende Pflegeperson die jeweiligen Medikamente vorbereitet hat, spült der Arzt den Pleuraraum und/oder instilliert die Medikamente.
- Entfernen der Punktionskanüle unter einer mit Hautdesinfektionsmittel getränkten sterilen Kompresse
- Pflegeperson legt einen Dachziegelverband an

 Die Pflasterstreifen müssen sich deshalb dachziegelartig überschneiden, damit keine Luft in das Punktionsgebiet eindringen kann.

Nachsorge des Patienten

Das Kind sollte nach der Punktion in einer **ruhigen Umgebung** liegen. Um den Druck auf die Punktionsstelle zu verstärken, ist zunächst eine **Lagerung auf der punktierten Seite** sinnvoll.

Notwendig ist eine spezielle **Krankenbeobachtung** (Häufigkeit vom Arzt verordnet) von:
- Atmung, Puls
- Temperatur
- Aussehen, Verhalten
- Schmerzen
- Kontrolle des Verbandes auf Nachblutungen und Dichtheit, bei Bedarf erneuern

Ein **vorsichtiger** und **schonender Umgang** mit dem Patienten ist wichtig, eine Dehnung der Muskulatur im Punktionsgebiet ist zu vermeiden.

Um die Betreuung für das Kind angenehmer zu gestalten, sollte sich die Pflegeperson altersentsprechend mit ihm beschäftigen (z.B. Vorlesen).

Wenn die Eltern anwesend sind, müssen ihnen die notwendigen Maßnahmen erklärt werden, um sie in die Pflege zu integrieren.

Probleme und Gefahren bei einer Pleurapunktion

Während der Pleurapunktion kann es beispielsweise durch Husten des Patienten oder ein mangelhaftes Halten durch die Pflegeperson zur **Verletzung** der **Lunge** oder der **Gefäße** kommen.

Außerdem bestehen folgende **Gefahren**:
- Pneumothorax durch Lufteintritt in den Pleuraraum
- Kreislaufkollaps durch einen zu schnellen und reichlichen Punktatablauf
- Lungenödem
- Infektion durch eine unsterile Arbeitsweise

13.2.2 Pleuradrainage (Bülau-Saugdrainage)

Die Bülau-Drainage funktioniert nach dem **Heberprinzip**. Überall auf der Erde ist ein bestimmter **Luftdruck** vorhanden, die Luft drückt **je nach Höhenlage** unterschiedlich auf die Erdoberfläche. In höheren Lagen ist der Luftdruck niedriger als auf Meereshöhe.

Das Heberprinzip soll durch das folgende Beispiel erläutert werden:

Bei einem mit Wasser gefüllten Behälter wirkt der Luftdruck auf die gesamte Wasseroberfläche. Wird ein Leitungsende in diesen Behälter eingetaucht und das Wasser angesaugt, bis die Leitung gefüllt ist, setzt sich der auf die Wasseroberfläche des Behälters wirkende Luftdruck über die Wassersäule in der Leitung fort.

Dies ist nur mit Flüssigkeiten möglich, da sich diese nicht zusammendrücken lassen. Existiert zwischen der Ansaugstelle und Austrittsstelle der Leitung noch eine Höhendifferenz, so wirkt das Gewicht der Wassersäule in dieser noch zusätzlich zum Luftdruck.

Wenn man nun die Austrittsstelle der Leitung in einen gefüllten Wasserbehälter einführt, wirkt dem Luftdruck des oberen Behälters der des unteren entgegen. Der Inhalt des **oberen Behälters** kann sich dennoch aufgrund des **höheren Druckes** entleeren. Eine Veränderung der Höhendifferenz beeinflußt die Höhe des Druckes.

Wird das Heberprinzip auf den **stationären Bereich übertragen**, so kann man sich anstelle des oberen Behälters einen Patienten vorstellen, mit einem eingeführten Drainageschlauch. Eine Entleerung des Sekretes ist durch den auf den Patienten wirkenden Luftdruck und den daraus entstehenden Gewebedruck möglich (Abb. 13-2).

Die **Bülau-Saugdrainage** ist eine Thoraxdrainage zur kontinuierlichen Entleerung von Flüssigkeit (z.B. Pleuraerguß) bzw. von Luft (Pneumothorax).

13

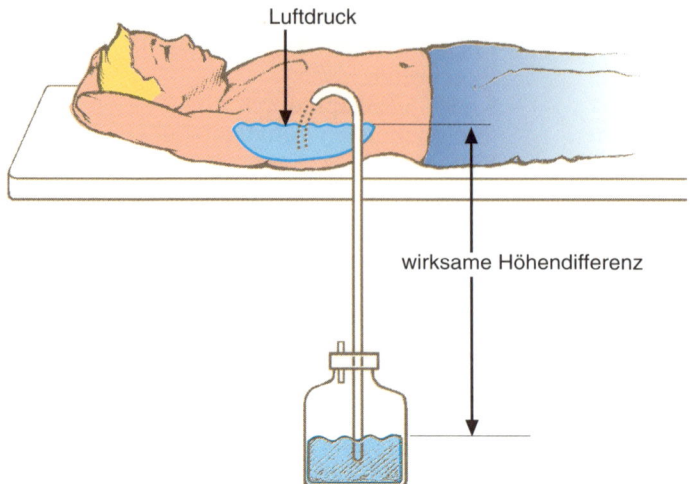

Luftdruck

wirksame Höhendifferenz

Abb. 13-2 Pleuradrainage

Vorbereitung des Materials
– Hautdesinfektionsmittel
– Lokalanästhetikum
– sterile Schutzkleidung und Handschuhe
– Mundschutz
– Pleurapunktionskanüle mit einem Zwei-
  oder Dreiwegehahn
– mehrere 20-ml-Spritzen
– sterile Röhrchen und Standgläser mit einer
  Graduierung (zum Abmessen der Punktionsmenge)
– je nach Verordnung des Arztes Medikamente zur Spülung und/oder Injektion
– Notfalltablett (Kreislaufkollaps)
– Abwurfschale
– sterile Mullkompressen und breite Pflasterstreifen
– Skalpell für den Hautschnitt, bei einem
  Bülau-Drain mit innengeführtem Trokar
– steriler Nadelhalter und Faden (zur Fixierung der Drainage an der Haut)
– Sekretauffangflasche mit Absaugschlauch
– evtl. Saugpumpe
– sterile Tupfer und Kompressen
– hautfreundliches Heftpflaster
– Schlauchklemmen

Vorbereitung und Lagerung des Patienten
Der Patient wird wie bei der Pleurapunktion
(Kap. 13.2.1) gelagert und gehalten.

Vorgehen
Der Arzt desinfiziert seine Hände und das
Drainagegebiet wie bei der Pleurapunktion.
– Arzt durchsticht mit dem Trokar die Brust-
  wand zwischen zwei Rippen

– Drain wird in die Pleurahöhle geschoben
– Entfernen des Trokars
– Drain wird abgeklemmt
– Anschluß an Absaugsystem, Klemme am
  Drain öffnen
– Fixieren des Drains an der Haut mit einem
  Faden
– Einstichstelle mit einem Verband abdecken

Nachsorge des Patienten
Nach dem Drainagelegen erfolgt eine **Rönt-
genkontrolle**, um die Lage des Drains (mit
Röntgenstreifen) zu prüfen.

 **Das Ableitungssystem sollte ein- bis zwei-
stündlich vorsichtig durchgeknetet werden,
um Verstopfungen zu vermeiden.**

Folgende **Kontrollen** der Drainage und **Beobachtungen** sind wichtig, bei **allen Auffälligkeiten** muß der **Arzt informier**t werden:
– Verband auf Blut, Feuchtigkeit (Verbandwechsel durch Arzt bei Bedarf)
– Schlauchsystem und Fixierung der Drainage auf Dichtigkeit und Verschiebungen
– Ableitung der Drainage auf Abknickungen
  oder Verstopfungen
– Menge des Sekrets abmessen, Aussehen
  und Beschaffenheit
– Sogerzeuger (Defekt oder Unterbrechungen
  in den Leitungen)

 **Bei Luftdurchlässigkeit in der Drainage be-
steht die Gefahr des Pneumothorax.**

13

Auswirkungen einer Drainage auf den Patienten und mögliche Komplikationen

Der Patient fühlt sich wohler, weil er durch die Druckentlastung besser atmen kann. Durch die ständige Überwachung ist der Kontakt zum Patienten intensiv, er erhält mehr Zuwendung.

Bei zu reichlichem bzw. zu schnellem Flüssigkeitsablauf kann es zu einem **Kreislaufkollaps** oder einem **Lungenödem** kommen.

Die unbekannten Geräte oder Geräusche rufen oft Angst hervor, was aber durch ein klärendes Gespräch verhindert werden kann. Eine zusätzliche eingeschränkte Bewegung des Patienten entsteht oft aus Furcht, daß etwas passieren könnte.

Bei einer ungünstigen Lage sind **Schmerzen** möglich. Bei kleinen Kindern erkennt man dies an der Mimik oder am Schreien. Größere Kinder äußern ihren Schmerz.

 Jeder geäußerte Schmerz muß ernstgenommen werden. Schmerz empfindet jeder Mensch anders, denn die Schmerzgrenze ist subjektiv und nicht meßbar.

Entfernen der Drainage

Der Patient muß über das Vorgehen informiert werden. Er muß wissen, daß dabei Schmerz entstehen kann.

Der **Sog** der Drainage muß bestehen bleiben, damit weder Luft noch restliches Sekret im Ableitungssystem in das Wundgebiet eindringen können.

Die Drainage wird vom Arzt gezogen, die Einstichstelle sofort mit sterilen Kompressen abgedeckt und mit einem **Dachziegelverband** luftdicht verschlossen. Die Spitze des Drains wird zum evtl. Erregernachweis in ein steriles Röhrchen gelegt.

13.2.3 Bronchoskopie

Eine Bronchoskopie ermöglicht eine direkte Betrachtung des Bronchialsystems. Das Bronchoskop, ein Metall- oder flexibles Fiberrohr mit Optik und Beleuchtungseinrichtung, wird in **Vollnarkose** durch den Mund-Rachen-Raum eingeführt. Zusätzliche Spezialinstrumente ermöglichen die Entfernung von Fremdkörpern oder Schleimpfropfen sowie die Gewebeentnahme.

Vorbereitung des Materials

- Bronchoskop
- Lichtquelle
- Lokalanästhetikum
- sterile Schutztücher, Tupfer und Kompressen
- sterile Schutzkleidung, Handschuhe und Mundschutz
- Laborröhrchen
- evtl. Material für Spülung (vom Arzt verordnet)

Vorbereitung und Lagerung des Patienten

Da bei Kindern eine Bronchoskopie in einer Vollnarkose vorgenommen wird, muß der Patient mindestens acht Stunden vorher **nüchtern** bleiben.

Zahnspangen/Prothesen sind zu entfernen. Die **Prämedikation** wird nach Anordnung des Arztes verabreicht. Vorher sollte der Patient nochmals die Blase, und wenn möglich, den Darm entleeren.

Die **Lagerung** richtet sich nach der **Art** des Endoskops. Ein flexibles Endoskop wird transnasal in halbschräger Oberkörperhochlagerung, ein starres Bronchoskop oral in Rückenlage mit stark überstrecktem Kopf eingeführt.

Vorgehen

Die Aufgaben des Pflegepersonals sind die Betreuung und Beobachtung des Patienten und die Assistenz bei den ärztlichen Maßnahmen.

Trotz einer Vollnarkose erfolgt bei Bedarf noch eine Lokalanästhesie der Schleimhäute.
- Arzt führt Broncho- oder Endoskop ein
- Spiegelung der Bronchien
- bei Bedarf Entnahme einer Gewebeprobe (Biopsie), Entfernen eines Fremdkörpers, Spülung (Lavage) zum Gewinnen von Gewebe oder Absaugen bei Aspiration oder Atelektasen
- Entfernen des Broncho- oder Endoskops

Nachsorge des Patienten

Spezielle Krankenbeobachtung von:
- Vitalzeichen (Häufigkeit vom Arzt verordnet)
- Aussehen, Verhalten, Schmerzen
- Sputum (kann durch geringe Blutbeimengungen rötlich sein)

Bei **Veränderungen** muß sofort der Arzt benachrichtigt werden. Der Nahrungsaufbau erfolgt langsam (Kap. 26.2.6).

13

Probleme und Gefahren bei einer Bronchoskopie

In seltenen Fällen perforiert während der Untersuchung ein Bronchus. Die Kinder müssen dann intensivpflegerisch betreut werden.

Im Falle einer Gewebeentnahme können Blutungen an der Biopsiestelle auftreten.

13.3 Pflege und Krankheitsbilder Kehlkopf und Luftröhre

13.3.1 Katarrh der Nasenschleimhaut (Rhinitis)

Eine Rhinitis wird hauptsächlich durch **Viren** verursacht. Sie gehört zu den häufigsten Erkrankungen in der Kindheit. Im Kleinkindalter sind neun bis zwölf, im Grundschulalter bis zu sechs und später bis zu fünf Infekte pro Jahr noch normal.

Säuglinge allerdings sind durch diesen Infekt in ihrem Allgemeinzustand sehr beeinträchtigt, da **Saugschwierigkeiten** durch die geschwollenen Nasenschleimhäute auftreten. Die **Inkubationszeit**, die Zeit zwischen Erregereintritt und Ausbruch der Krankheit, beträgt wenige Stunden bis zu einigen Tagen. In der Regel klingt eine akute Rhinitis nach ungefähr einer Woche wieder ab.

Symptome

– Niesen, Juckreiz in der Nase
– vermehrte Sekretion, anfangs glasig-serös, danach zäh und weißlich-gelb
– gerötete, geschwollene Schleimhäute im Nasen-Rachen-Raum
– evtl. Fieber
– bei Säuglingen und Kleinkindern Trinkstörungen und Erbrechen durch verschlucktes Sekret
– Schlafstörungen, verstärkte Atmung durch den Mund

Diagnostik

Beim Verdacht auf einen bakteriellen Infekt (eitrige Sekretion) Nasenabstrich zum Erregernachweis. Differentialblutbild, evtl. Blutkörperchensenkungsgeschwindigkeit.

Therapie

Abschwellende Nasentropfen, Antibiotika bei Nachweis von Erregern.

Komplikationen

Nur bei Säuglingen sind Komplikationen möglich, wie Mittelohrentzündung (Otitis media), Entzündung der Nasennebenhöhlen (Sinusitis) oder Lungenentzündung (Pneumonie).

13.3.1.1 Pflege bei Kindern mit Rhinitis

Besonders Säuglinge sind durch eine Rhinitis in ihrem Allgemeinbefinden stark beeinträchtigt. Die Eltern sorgen sich, ob ihr Kind ausreichend Nahrung erhält oder ob sich die Infektion nicht noch auf das Mittelohr, die Nasennebenhöhlen oder die absteigenden Atemwege ausbreitet. Eine ausreichende Nachruhe ist im akuten Stadium meist nicht gewährleistet. Die erforderlichen pflegerischen Maßnahmen sollten **altersentsprechend** erklärt werden. Die Kinder können diese teilweise auch selbst vornehmen, wie das Eincremen der Nase. Eine altersentsprechende **Beschäftigung** lenkt von der Krankheit ab und ist, soweit kein Fieber auftritt, uneingeschränkt möglich.

Besonders wichtig ist die Applikation abschwellender **Nasentropfen**. Vorher muß, wenn erforderlich, die Nase gereinigt werden. Der Arzt verordnet Art, Menge und Häufigkeit des Medikaments.

Säuglinge erhalten die Nasentropfen in der Regel vor jeder Mahlzeit, **ältere Kinder** vor allem abends, um die Atmung während des Schlafens zu erleichtern. Bei Bedarf wird die **Nase** vorsichtig und gründlich **gereinigt** (z.B. mit weichen Tüchern oder Watte). **Angetrocknetes Sekret** im Wangen- oder Lippenbereich läßt sich mit Wasser oder auch mit Kinderöl leicht entfernen.

Um einem **Wundwerden der Haut** um Nase und Mund vorzubeugen, sollte diese regelmäßig nach der Reinigung eingecremt werden.

Die **Eltern** sind über die nötigen Maßnahmen zu informieren und in die Pflege **einzubeziehen**.

13.3.2 Kehlkopfentzündung (Laryngitis) und Entzündung der Luftröhre (Tracheitis)

Normalerweise verursachen die gleichen **Viren**, die eine Rhinitis auslösen, auch eine Laryngitis. Daher tritt diese **entzündliche Schwellung** der **Kehlkopfschleimhaut** und der **Stimmbänder** häufig in Verbindung mit einer **Rhinitis** und einer **Pharyngitis** (Entzündung im Rachen) auf.

Die Laryngitis kommt aber auch als eine isolierte Erkrankung vor.

Symptome
- Heiserkeit bis zur Tonlosigkeit (Aphonie)
- trockener, bellender, schmerzhafter Reizhusten, vor allem nachts
- evtl. Fieber
- beeinträchtigtes Allgemeinbefinden, Appetitlosigkeit, Trinkunlust, evtl. Kopfschmerzen
- später Abhusten von schleimig-eitrigem Sekret

Da die Laryngitis häufig mit einer **Tracheitis** verbunden ist, muß auch auf folgende Symptome geachtet werden:
- harter, bitonaler, bellender, rauh klingender Husten
- Schmerzen hinter dem Brustbein (Sternum)

Diagnostik
Bronchoskopie bei anhaltender Heiserkeit zum Ausschluß anderer Ursachen (Larynxpolypen).

Therapie
Symptomatische Therapie (Kap. 13.3.2.1).

13.3.2.1 Pflege bei Kindern mit Laryngitis

Die Kinder fühlen sich in ihrem Allgemeinempfinden beeinträchtigt. Positiv ist die Anwesenheit der Eltern, da diese beruhigend auf ihr Kind einwirken und einige pflegerische Maßnahmen mit Unterstützung übernehmen können.

Da die **Kommunikation** zwischen Kind, Eltern und dem Pflegepersonal durch die Heiserkeit stark beeinträchtigt sein kann, ist eine sorgfältige **Krankenbeobachtung** (Verhalten, Schmerzäußerungen) sehr wichtig. Der ältere Patient kann seine Bedürfnisse bei Bedarf auch aufschreiben. Dadurch mindern sich Angst und Hilflosigkeit.

Die Beschäftigung richtet sich nach dem Alter und dem Krankheitszustand des Patienten. Vorlesen, Puzzles und Brettspiele sind aber meist möglich.

Je nach Verordnung des Arztes Verabreichung von schleimlösenden, entzündungshemmenden und schmerzstillenden **Medikamenten**. Evtl. Gabe von **Antitussiva** (hustenreizlindernde Medikamente) bei quälendem Hustenreiz. **Inhalationen** mit reizlindernden, heilenden Zusätzen nach Verordnung können hilfreich sein. Eventuell ist eine **physikalische Therapie** angezeigt, mit Anlegen von feucht-warmen oder feucht-kühlen Halswickeln (Kap. 10.3.1.2). Vitaminreiche Wunschkost und **reichliche Flüssigkeitszufuhr** sind sinnvoll. Je nach Verordnung des Arztes ist eine **Freilufttherapie** (Kap. 10.5.1) angezeigt. Der Patient wird so gelagert, wie es ihm angenehm ist.

13.3.3 Krupp-Syndrom

Unter dem Begriff Krupp-Syndrom versteht man alle **entzündlichen Erkrankungen** von **Larynx** und **Trachea**, die zu einer **inspiratorischen Atembehinderung** führen. Ursache ist auch in diesem Falle eine virale Infektion, selten kommen Bakterien in Betracht.

Häufigste Form des Krupp-Syndroms ist die **stenosierende Laryngotracheitis** (akuter infektiöser Krupp). Sie tritt häufig im Winterhalbjahr auf und betrifft überwiegend ältere Säuglinge und Kleinkinder. Rezidive sind bei dieser Form möglich.

Symptome
Meist geht ein Infekt der oberen Luftwege (Schnupfen, Husten, evtl. Fieber) voraus. Durch die Virusinfektion tritt eine **Schleimhautschwellung** im **subglottischen** Bereich auf. Die Krankheit beginnt vor allem nachts:
- plötzlich auftretender, trocken-bellender, rauher Husten
- Heiserkeit, inspiratorischer Stridor
- thorakale Einziehungen
- Angst und Unruhe, bedingt durch die Atemnot
- evtl. Fieber

Der Krankheitsverlauf wird in vier Schweregrade eingeteilt (Tab. 13-1).

Tab. 13-1 Schweregrade und Symptome der stenosierenden Laryngotracheitis

Schweregrade	Symptome
Grad I	bellender Husten (Krupphusten), Heiserkeit oder Stimmlosigkeit
Grad II	inspiratorischer Stridor, beginnende Atemnot, leichte juguläre Einziehungen
Grad III	Atemnot mit ausgeprägten jugulären, sternalen interkostalen und epigastrischen Einziehungen, Unruhe, Blässe, Tachykardie
Grad IV	starker in- und exspiratorischer Stridor, hochgradige Dyspnoe, zunehmende generalisierte Zyanose, Erstickungsgefahr

Therapie

Infusionstherapie, um die Flüssigkeitszufuhr zu garantieren, Medikamente und Atemtherapie (Kap. 13.3.3.1).

Komplikationen

Der Zustand des Kindes kann sich sehr schnell verschlechtern. Bei einer rechtzeitigen Therapie ist Intubation oder Tracheotomie nur noch selten notwendig.

13.3.3.1 Pflege bei Kindern mit Krupp-Syndrom

Eine ständige Anwesenheit der Eltern, eines Elternteils oder einer Pflegeperson ist erforderlich, um dem Kind die durch die Atemnot verursachte Angst zu nehmen. Eine ruhige Umgebung und ein beruhigender Umgang mit dem Kind sind hilfreich. Die notwendigen pflegerischen Maßnahmen sollten altersentsprechend erklärt werden, da seine Angst vor diesen die Atemnot wiederum verstärken kann.

 Die erforderliche Pflege muß koordiniert sein, damit das Kind zur Ruhe kommen kann und sich nicht unnötig aufregen muß.

In leichten Fällen können eine **Freiluftbehandlung** (feucht-kühle Luft, Kap. 10.5.1), eine **Beruhigung** des Kindes auf dem Arm der Eltern, Verabreichung abschwellender **Medikamente** (z.B. Corticosteroide), evtl. Sedativagabe (Beruhigungsmittel) hilfreich sein. Sinnvoll ist in jedem Fall das **Anfeuchten** der **Atemluft** mit einem Verneblergerät. Die Hochlagerung des Oberkörpers erleichtert das Atmen.

Je nach Verordnung des Arztes ist eine **reichliche Flüssigkeitszufuhr** erforderlich, da durch die Atmung vermehrt Flüssigkeit ausgeschieden wird.

• **Krankenbeobachtung** (Häufigkeit je nach Arztanordnung)
– Atmung, Puls, Blutdruck
– Temperatur, Haut
– Aussehen, Verhalten, Bewußtseinslage

Sollte sich der Zustand des Patienten verschlechtern, ist eine **Sauerstoffgabe** (z.B. über einen Trichter oder Sauerstoffbrille) erforderlich.

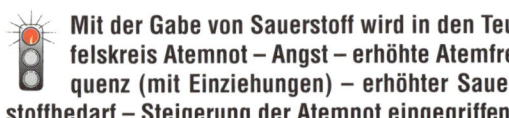 **Mit der Gabe von Sauerstoff wird in den Teufelskreis Atemnot – Angst – erhöhte Atemfrequenz (mit Einziehungen) – erhöhter Sauerstoffbedarf – Steigerung der Atemnot eingegriffen.**

• **Weitere pflegerische Aufgaben**
– Kontrolle und Pflege der Infusion und des venösen Zugangs
– Assistenz bei der intravenösen Gabe abschwellender und beruhigender Medikamente

13.3.4 Entzündung des Kehldeckels (Epiglottitis)

Die Epiglottitis wird meistens durch eine **Infektion** mit dem Bakterium **Haemophilus influenzae** verursacht und tritt überwiegend bei zwei- bis sechsjährigen Kindern auf. Der Kehldeckel und andere supraglottische Strukturen sind entzündet und schwellen an.

 Bei der Epiglottitis besteht Lebensgefahr, die Kinder können durch eine komplette Verengung der Atemwege ersticken.

Symptome

Die Erkrankung beginnt meist am Nachmittag oder gegen Abend mit Hals- und Schluckschmerzen, Nahrungsverweigerung und

leichtem Fieber. Im Laufe der Nacht kommt es zu:
– hohem Fieber
– verstärktem Speichelfluß
– schlechtem Allgemeinzustand des Kindes
– kloßiger Sprache bei leiser, aber klarer Stimme
– inspiratorischem Stridor und exspiratorischem Röcheln
– Lufthunger, Zyanose
– stark ausgeprägten Einziehungen

Das kranke Kind nimmt in der Regel eine sitzende Position mit nach vorn abgestützten Armen ein.

Diagnostik
Racheninspektion, Differentialblutbild (Leukozytose, Linksverschiebung).

Therapie
Infusionstherapie, Sedativa, Antibiotikum, fiebersenkende Mittel.

Komplikationen
Erfolgt eine angemessene Behandlung verzögert, liegt die Letalität bei 40 bis 50 Prozent.

13.3.4.1 Pflege bei Kindern mit Epiglottitis

Die Kinder werden in der Regel auf einer **Intensivstation** behandelt und gepflegt. Wichtig ist, daß das Kind die **Nähe** seiner **Eltern** spürt, damit aufkommende Ängste durch die Atemnot sofort durch beruhigenden Zuspruch und Berührungen abgebaut werden können. Da die Eltern in sehr großer Sorge um ihr Kind sind, benötigen sie die Zuwendung des Pflegepersonals und Informationen über die pflegerischen Maßnahmen.

Da eine Kommunikation zwischen Patient und Eltern bzw. dem Pflegepersonal erschwert ist, ist eine sorgfältige **Krankenbeobachtung** von Vitalfunktionen, Aussehen, Haut, Bewußtseinslage und Schmerzen erforderlich.

Meist müssen die Kinder mit Maske und Sauerstoff **beatmet** und **sitzend** gelagert werden.

Weitere pflegerische Aufgaben
- Kontrolle und Pflege des venösen Zugangs und der Infusion
- Gabe von sedierenden Medikamenten und eines Antibiotikums

– Verabreichung eines Antipyretikums (fiebersenkendes Medikament), um den Sauerstoffbedarf zu senken
– Pneumonieprophylaxe

Dekubitus-, Soor- und Parotitisprophylaxen richten sich nach dem Krankheitszustand des Patienten. Ein **Absaugen** der Atemwege darf nur bei intubierten Kindern vorgenommen werden, da sonst die Gefahr eines Atemstillstands besteht.

Die Pflege bei erforderlicher **Intubation** (Kap. 11.9.1) oder **Tracheotomie** (Kap. 27.5.2) ist in den entsprechenden Kapiteln nachzulesen.

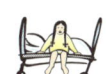 13.4 Pflege und Krankheitsbilder Bronchien

13.4.1 Akute Bronchitis

Eine akute Bronchitis gehört zu den häufigsten Erkrankungen im Kindesalter. Sie wird im allgemeinen durch **Viren** ausgelöst und folgt sehr oft einer Rhinopharyngitis.

Im **Säuglings- und Kleinkindalter** kann aufgrund der kürzeren Atemwege und durch die Sekretansammlung auch eine Lungenentzündung (Pneumonie) folgen.

Symptome
Zunächst ein **trockener Husten**, der einige Stunden bis wenige Tage später produktiv wird, der Patient hustet **schleimig-eitriges Sekret** ab.

Kommt eine **bakterielle Superinfektion** hinzu, ist das Sputum gelb-grünlich verfärbt. Eventuell kommt es zu einer Temperaturerhöhung. Vor allem Säuglinge und Kleinkinder leiden an einer Appetitlosigkeit.

Diagnostik
Auskultation, Röntgenuntersuchung.

Therapie
Gabe von Expektoranzien (sekretlösende Mittel), bei Superinfektion Antibiotikum, Antitussiva (hustenreizlinderndes Medikament).

Komplikationen
Bei einer bakteriellen Superinfektion evtl. Entwicklung einer Bronchopneumonie.

13

13.4.1.1 Pflege bei Kindern mit akuter Bronchitis

Verläuft die Erkrankung, vor allem beim älteren Kind, unkompliziert und ohne Fieber, ist eine wesentliche Einschränkung seiner Aktivitäten nicht erforderlich. Eine altersentsprechende Kommunikation und Beschäftigung ist möglich. Bei Fieber ist Bettruhe einzuhalten.

Die Eltern, besonders von Säuglingen und Kleinkindern, sorgen sich meist wegen der unzureichenden Nahrungsaufnahme.

Die Eltern sollten einige pflegerische Maßnahmen (z. B. Mund- und Lippenpflege) übernehmen. Sie müssen über alle Dinge, die ihr Kind betreffen, ausreichend informiert werden.

Es ist eine **erhöhte Flüssigkeitszufuhr** notwendig, um das Sekret zu verflüssigen (Arztanordnung).

• **Zu den pflegerischen Aufgaben gehören weiter**
- Verabreichung der angeordneten Medikamente
- bei einem quälenden Reizhusten evtl. Antitussiva
- Kontrolle des Gewichts bei Säuglingen und Kleinkindern
- bei Säuglingen evtl. Magenverweilsonde für die verordnete Flüssigkeitsmenge und Nahrung
- Freilufttherapie (Kap. 10.5.1)
- je nach Verordnung Einreibungen von Brust und Rücken mit schleimlösenden Salben
- regelmäßiger Lagerungswechsel, bevorzugt Oberkörperhochlagerung
- sorgfältige Mund- und Lippenpflege, besonders nach Abhusten von Sputum

• **Krankenbeobachtung**
- Atmung, Puls
- Körpertemperatur
- Verhalten
- Hautfarbe

13.4.2 Fremdkörperaspiration

80 Prozent aller Fremdkörperaspirationen treten bei Kindern auf, die jünger als vier Jahre sind. Häufig ist die Aspiration von **festen Nahrungsbestandteilen** (z. B. Nüsse, Möhren- und Apfelstücke), aber auch von **kleinen Gegenständen**, die die Stimmritze passieren können (z. B. Legosteine).

Art und **Schweregrad** der **Symptome** werden beeinflußt durch Größe, Form, Konsistenz, chemische Zusammensetzung, Infektiosität und Einfluß des Fremdkörpers auf den Atmungsvorgang (z. B. Atelektase eines Lungenabschnitts durch Blockade des Fremdkörpers). Ausschlaggebend ist auch der Abstand zwischen Aspiration und Diagnose.

Symptome
Bei Kleinkindern treten nach einer Aspiration oft keine Symptome auf. Dadurch wird sie manchmal erst nach Ablauf einer Woche bis zu Monaten und Jahren zufällig diagnostiziert. Ansonsten sind zu beobachten:
- plötzlich beginnende, pfeifende Atmung
- trockener Husten
- evtl. Atemnot und Zyanose
- Stridor, wenn der Fremdkörper im laryngotrachealen Bereich sitzt

Eventuell folgt ein symptomfreies Intervall, dem ein Abschnitt mit rezidivierenden Bronchitiden und Bronchopneumonien folgt.

Diagnostik
Anamnese, Aspirationsverdacht, Symptomatik und Röntgenuntersuchung.

Therapie
Wichtig ist eine schnelle Entfernung des Fremdkörpers, da schnell **Gewebereaktionen** (Ödem- und Granulombildung) auftreten. In der Regel erfolgt dies mit Hilfe einer **Bronchoskopie** (Kap. 13.2.3).

Bei einer längerbestehenden Aspiration erfolgt vor der Entfernung des Fremdkörpers eine antibiotische und antiphlogistische (lokale Behandlung der Entzündung) Therapie um Komplikationen zu verhindern.

Komplikationen
Abhängig vom Ausmaß, der Art und Dauer der Aspiration können rezidivierende Bronchitiden und Bronchopneumonien, Lungenabszesse, Atelektasen und Bronchiektasen evtl. auch ein Emphysem oder eine Ateminsuffizienz auftreten.

13.4.2.1 Pflege bei Kindern mit Fremdkörperaspiration

Die Eltern müssen informiert und getröstet werden, da sie sich in vielen Fällen zum Vorwurf machen, daß sie nicht ausreichend auf ihr Kind geachtet haben.

13

Das Allgemeinbefinden des Kindes und die Beschäftigung werden durch seinen Krankheitszustand bestimmt. Die Ausprägung der Symptome bestimmt die Möglichkeiten der Kommunikation.

Neben der üblichen Pflege liegt der Schwerpunkt auf der **Beobachtung** von:
– Atmung, Puls
– Körpertemperatur
– Verhalten
– Aussehen, Bewußtseinslage
Evtl. ist eine Assistenz während diagnostischer Maßnahmen (Begleitung des Patienten zum Röntgen) oder einer Bronchoskopie (Kap. 13.2.3) erforderlich.

13.4.3 Asthma bronchiale

Das Asthma bronchiale gehört zu den häufigsten **chronischen Erkrankungen** im Kindesalter. Es wird vermutet, daß fünf bis zehn Prozent aller Kinder in der Bundesrepublik Deutschland daran leiden. Jungen sind häufiger betroffen als Mädchen.

Vielfältige Faktoren können ein Asthma bronchiale auslösen: **Virale** Infektionen, selten bakterielle, bewirken Asthmabeschwerden.

Die **Permeabilität** (Durchgängigkeit) der Schleimhaut wird durch Entzündungsmechanismen verstärkt, somit wird eine Hyperreaktivität der Schleimhaut gegenüber **Allergenen** und **unspezifischen Reizen** (z.B. Tabakrauch, Reizgase, Staub) gefördert.

Beim **Anstrengungsasthma** treten dyspnoische Zeichen während oder nach einer körperlichen Anstrengung auf. Ursache dafür ist die bevorzugte **Mundatmung** in diesen Situationen. Daraus resultiert ein **Wärme-** und **Feuchtigkeitsverlust**, der zu Osmolaritätsveränderungen an der Schleimhaut führt und somit eine Bronchialobstruktion auslöst. Verschiedene **Allergene** (Milben, Tierepithelien, Hausstaub, Gräser-, Getreide-, Baumpollen) können saisonal oder ganzjährig ebenfalls zu einem Asthma bronchiale führen. **Psychische Belastungen** wirken sich über das vegetative Nervensystem auf den Tonus der glatten Muskulatur aus. Häufig führt auch in diesen Fällen eine Hyperventilation zu Asthmaanfällen.

Typisch für das Asthma bronchiale sind **rezidivierende Atembeschwerden** als Folge einer **Obstruktion** der unteren Atemwege. Die-

se Obstruktion entsteht durch einen **Bronchospasmus**, eine **Schleimhautschwellung** und eine **veränderte Schleimproduktion**.

Symptome
– exspiratorische Dyspnoe
– exspiratorisches Giemen, Pfeifen und Brummen
– pulmonale Überblähung, bedingt durch die Obstruktion der unteren Atemwege
– Schweißausbruch, Atemnot verbunden mit einem starken Angstgefühl
– thorakale Einziehungen
– Zyanose, von verschiedener Ausprägung
– Reizhusten, teilweise kombiniert mit Auswurf von zähem glasigem Sekret

 Der Patient nimmt während eines Anfalls eine aufrechte Haltung ein und stützt sich mit den Armen ab.

Erscheinungsformen des Asthma bronchiale
Ein **Asthmaanfall**, beispielsweise durch einen Allergenkontakt, führt zu einer Atemnotsituation mit den oben beschriebenen Symptomen, die Minuten oder Stunden andauern kann.

Dauert ein Asthmaanfall länger als 24 Stunden und tritt auch nach der Verabreichung von Bronchospasmolytika keine Besserung ein, spricht man von einem **Status asthmaticus**.

Bei einer **Asthmaepisode** kommt es über Tage bis Wochen zu bronchialen Beschwerden. Unter Umständen äußern sich diese nur in einem trockenen Reizhusten, eine Atemnot muß nicht beteiligt sein.

Von **Dauerasthma** spricht man, wenn sich Asthmaanfall und Asthmaepisode abwechseln. Ganz selten treten Abschnitte ohne Beschwerden auf.

Bei einem **latenten Asthma** ist ein Reizhusten auf unspezifische Reize und bei körperlichen Belastungen zu beobachten. Diagnostiziert wird in der Regel auch eine Überblähung der Lunge.

Diagnostik
Anamnese, Allergietest, Röntgenuntersuchungen des Thorax und der Nasennebenhöhlen, Blutkörperchensenkungsgeschwindigkeit, Blutbild, Untersuchung des Sputums, psychosoziale Anamnese, evtl. Bronchoskopie.

13

Therapie

Bei der Behandlung des Asthma bronchiale sollen eine Reduktion der Asthmaanfälle und -episoden und eine Normalisierung der Lungenfunktion, um ein normales Wachstum der Lunge zu ermöglichen, erreicht werden. Günstig ist eine Inhalation der Glukokortikoide, da somit eine geringere Dosierung dieser Medikamente möglich ist. Gebräuchlichste Form ist die Inhalation eines Dosier-Aerosols (Kap. 13.4.3.1).

Komplikationen, Prognose

Eine dauerhafte Obstruktion der Atemwege und häufige Infektionen können zu einer verzögerten körperlichen Entwicklung führen. Bei einer unzureichenden Therapie sind die Entwicklung eines Cor pulmonale (Drucksteigerung im Lungenkreislauf, Hypertrophie des rechten Ventrikels) und eine Emphysembildung in der Lunge möglich. Das Emphysem führt evtl. zu einer Verformung des Thorax (faßförmig).

13.4.3.1 Pflege bei Kindern mit Asthma bronchiale

Für Kind und Eltern hat diese Erkrankung einen mehr oder weniger stark beeinträchtigten Alltag zur Folge. Bestimmte **Reize** (bei Allergenen) müssen ausgeschaltet, bestimmte **Verhaltensweisen** geändert werden.

Gerade für Kinder mit chronischen Erkrankungen sind das Aufrechterhalten eines **normalen Tagesablaufs** und die Teilnahme an **sozialen Ereignissen** wichtig, damit sie sich nicht wie Außenseiter fühlen.

Die Eltern müssen lernen, mit dieser Erkrankung umzugehen, und dürfen ihr Kind nicht noch zusätzlich durch eigene, berechtigte Ängste belasten.

Bei einem **schweren Asthmaanfall** sind folgende Maßnahmen erforderlich:
– Verabreichen von Broncholytika, Expektoranzien (auswurffördernde Mittel), Glukokortikoiden, evtl. Sedativa und Antibiotika nach Anordnung
– Inhalation von Glukokortikoiden
– Applikation von Sauerstoff
– Patient und Angehörige beruhigen
– reichliche Flüssigkeitszufuhr, zunächst intravenös

Günstig ist auch der Einsatz der **dosierten Lippenbremse,** wenn das Kind diese beherrscht (Abb. 13-3). Dabei atmet der Patient über die Nase ein und atmet die Luft locker durch die aufeinanderliegenden Lippen (Lippenbremse) aus, dabei sind keine Atemgeräusche hörbar, die Lunge ist entbläht.

 Ein Asthmaanfall löst Angst und eine Hyperventilation aus. Dadurch wird die Obstruktion verstärkt. Wichtig sind folglich eine ruhige Umgebung und eine ruhige Arbeitsweise.

Nach dem Asthmaanfall ist eine gute **Krankenbeobachtung** (nach Verordnung des Arztes) wichtig:
– Vitalfunktionen
– Verhalten
– Bewußtseinslage, Aussehen
– Urinausscheidung

Die Pflege und Kontrolle der Infusionstherapie und des venösen Zugangs gehören ebenfalls zu den pflegerischen Aufgaben.

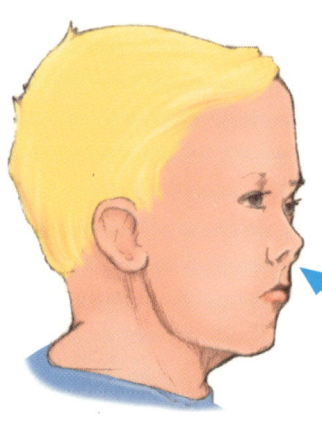

Einatmen

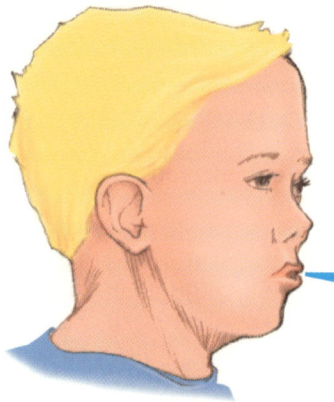

Ausatmen

Abb. 13-3 Lippenbrems

Die Patienten sind intensiv zu überwachen, da sich der Zustand verschlechtern und eine Intubation erforderlich werden kann.

Verschiedene **Lagerungen**, je nach Wunsch, bringen dem Kind Erleichterung bei der Atmung, beispielsweise die **Oberkörperhochlagerung**.

Bei der **Bauchlage** liegt das Kind im Lendenbereich auf einer Rolle, die oberen Teile der Oberschenkel sind ebenfalls mit einer Rolle unterstützt. Der Sekretabfluß wird dadurch erleichtert, und das Kind liegt entspannt.

Beim **Schneidersitz** liegt auf den Knien ein nicht zu weiches Kissen (kein Federkissen). Arme und Kopf können somit abgestützt werden (Abb. 13-4a).

Bei der **Knie-Ellenbogen-Lage** befindet sich das Kind im Vierfüßlerstand, wobei die Atmung durch den frei nach unten hängenden Bauch erleichtert wird (Abb. 13-4b).

Nach einem Asthmaanfall sind in der Regel folgende **Prophylaxen** zum Vermeiden eines neuen Anfalls nötig:

Wenn das Asthma bronchiale allergisch bedingt ist, muß das **Allergen** unbedingt **ausgeschaltet** werden (z. B. Kunstfaserdecke statt Federbett).
– Atemgymnastik unter Anleitung einer Krankengymnastin

– Kurheilverfahren (z. B. an der Nordsee oder im Hochgebirge)
– psychotherapeutische Maßnahmen, um das Selbstvertrauen des Kindes zu stärken
– Ausschalten weiterer Noxen, wie das Rauchverbot im Beisein des Kindes, oder Verzicht auf Tierhaltung

13.4.4 Bronchiolitis

Eine Bronchiolitis tritt in der Regel nur in den ersten beiden Lebensjahren auf. Sie ist meist virus-, seltener bakteriell bedingt. Die Infektion führt zu einer **generalisierten Entzündung der Bronchiolen**, die mit Schleim verlegt sind.

Symptome
Die folgenden Symptome können im Anschluß an einen Infekt der oberen Luftwege, aber auch ganz akut auftreten:
– exspiratorische Dyspnoe, Tachypnoe
– thorakale Einziehungen, Nasenflügelatmung
– periorale Zyanose
– Blässe
– Fieber, Hustenattacken
– Angst, Unruhe, Aufregung

Diagnostik
Auskultation der Lunge, Röntgenuntersuchung, Blutgasanalyse.

Therapie
Die Kinder werden stationär wie bei einer obstruktiven Bronchitis behandelt, zusätzliche Therapie: Sauerstoffgabe, Beseitigung der Azidose durch eine entsprechende Infusionstherapie, Gabe von Kortikosteroiden.

Komplikationen, Prognose
In Westeuropa liegt die Sterblichkeit bei dieser Erkrankung bei einem Prozent. Eine spätere bronchiale Hyperreaktivität kann auftreten.

13.4.4.1 Pflege bei Kindern mit Bronchiolitis

Die Kinder sind in ihrem Wohlbefinden stark beeinträchtigt, da sie **schwerkrank** sind. Deshalb sind auch die Eltern auf Zuspruch und Informationen angewiesen. Um die Situation des Kindes besser einschätzen zu können, ist

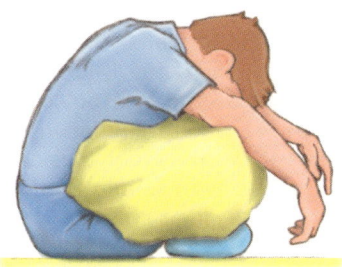

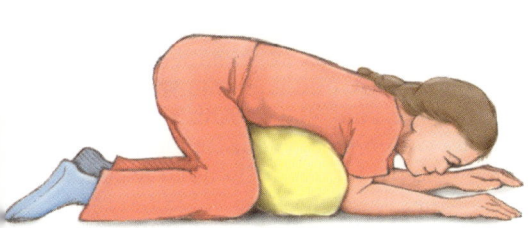

Abb. 13-4 a und b Lagerung beim Asthmaanfall
a) Schneidersitz
b) Knie-Ellenbogen-Lage

13

die **Anwesenheit** der **Eltern** sehr hilfreich, gerade da nur Säuglinge und Kleinkinder betroffen sind. Die Eltern können die Bedürfnisse des Kindes artikulieren, das sich dann geborgen und weniger ausgeliefert fühlt.

Die **Pflege beinhaltet** außer den in Kap. 13.4.1 genannten Aufgaben:
– Überwachung der Sauerstoffgabe
– Vorbereiten der intravenösen Medikamente
– Kontrolle und Pflege der Infusion und des venösen Zugangs
– bei Bedarf Absaugen des Bronchialschleims

13.4.5 Bronchiektasen

Bronchiektasen sind **irreversible Erweiterungen** der **Bronchien**. Selten sind diese angeboren, meist liegt eine **erworbene Schleimhautveränderung**, bedingt durch rezidivierende Infektionen, vor.
Ursachen dafür können sein:
– virale oder bakterielle Pneumonien
– zystische Fibrose (Mukoviszidose)
– Asthma bronchiale
– angeborene Fehlbildungen (z.B. Bronchialstenosen)

Symptome
– chronischer, vorwiegend morgendlicher Husten
– Expektoration von eitrigem, gelblich-grünem Sekret
– Zyanose, Kurzatmigkeit
– evtl. Fieber

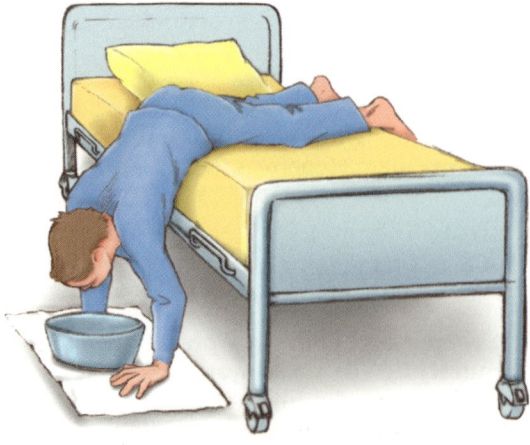

Abb.13-5 Quinke-Hängelage

Wenn Bronchiektasen stark ausgeprägt sind und häufig bakterielle Infektionen auftreten, kommen als weitere Symptome hinzu:
– gestörte körperliche Entwicklung
– beeinträchtigter Allgemeinzustand
– Uhrglasnägel, Trommelschlegelfinger
– periphere Zyanose

Diagnostik
Röntgenuntersuchung des Thorax, Bronchoskopie, Bronchographie.

Therapie
Antibiotika bei akuten fieberhaften Prozessen oder als Langzeittherapie (Kap. 13.4.5.1).

Komplikationen, Prognose
Folgen von ungenügend behandelten Bronchiektasen können sein: chronische Lungenerweiterung, septische Gehirnabszesse, chronische pulmonalarterielle Hypertonie, evtl. mit einem Cor pulmonale. Fortschreitende Pneumonien und eine kardiorespiratorische Insuffizienz sind mögliche Todesursachen.

Bei regionaler Begrenzung der Bronchiektasen und nach Ausschöpfen aller konservativen Maßnahmen ist es unter Umständen nötig, die betroffenen Bereiche operativ zu entfernen.

13.4.5.1 Pflege bei Kindern mit Bronchiektasen

Auch dieses Krankheitsbild stellt eine große **Belastung** für das Kind und seine Eltern dar, da es meist die Folge einer chronischen Erkrankung ist und zu zusätzlichen Einschränkungen führt. Soweit es der Zustand des Kindes zuläßt, sollte es in seinen Bedürfnissen möglichst wenig eingeschränkt werden.

Bei Bronchiektasen ist es vor allem wichtig, das Sekret **abzuhusten**. Dies geschieht mit Unterstützung einer Krankengymnastin. Dazu gehören das regelmäßige Aushusten, **Atemgymnastik** und **Lagerungsdrainagen** wie die **Quinke-Hängelage** (Abb.13-5). Das Sekret wird durch regelmäßige **Inhalation** und orale Gabe von entsprechenden Medikamenten verflüssigt.
• **Die Krankenbeobachtung beinhaltet:**
– Puls, Atmung
– Aussehen
– Verhalten, Bewußtsein

13.5 Pflege und Krankheits-bilder Lunge

13.5.1 Lungenentzündung (Pneumonie)

Eine Pneumonie, die Entzündung der Lunge, kann eine Komplikation einer Infektion der oberen Luftwege bzw. auch einer allgemeinen Erkrankung sein oder als eine isolierte Erkrankung auftreten. Unterschiedliche Erreger (z.B. Pilze, Bakterien, Viren) rufen diese Erkrankung hervor.

Sehr häufig sind Pneumonien im Säuglings- und Kleinkindalter zu beobachten. Für die verschiedenen **Altersgruppen** sind bestimmte Pneumonieformen charakteristisch. Beim **Neugeborenen** und jungen Säugling die primär abszedierende und interstitielle, plasmazelluläre Pneumonie; beim **älteren Säugling** und Kleinkind die Bronchopneumonie und beim **Schulkind** die Lobärpneumonie und die atypischen Pneumonien.

Symptome

• **Bei Neugeborenen und jungen Säuglingen**
– Fieber, Erbechen
– Unruhe, Reizhusten
– Tachypnoe, Tachykardie
– Zyanose
• **Bei älteren Säuglingen, Klein- und Schulkindern**
– Atemnot
– Aufregung, Unruhe
– Tachypnoe, oberflächliche Atmung
– Nasenflügelatmung, thorakale Einziehungen
– Husten
– Zyanose

Diagnostik

Röntgenuntersuchung, Blutbild, Blutgasanalyse, Blutkörperchensenkungsgeschwindigkeit.

Therapie

Atemtherapeutische Maßnahmen, Freilufttherapie, Antibiotikum, evtl. parenterale Ernährung und Sauerstoffgabe (Kap. 13.5.1.1).

Komplikationen

Mögliche Komplikationen sind immer von der Pneumonieform abhängig. Vor allem bei Bronchopneumonien kann eine Sepsis entstehen. Bei der Lobärpneumonie sind vereinzelt Lungenabszesse zu beobachten.

13

13.5.1.1 Pflege bei Kindern mit Pneumonie

Kind und Eltern sind auf den Zuspruch und die sorgfältige Betreuung durch das Pflegepersonal angewiesen, da besonders zu Beginn der Erkrankung das Wohlbefinden des Patienten stark beeinträchtigt ist.

Notwendig ist eine sinnvolle **Koordination** aller **pflegerischen Maßnahmen**, mit dem Ziel, den Patienten nicht unnötig zu stören und zu beanspruchen. Die Eltern sollten in die Pflege und Betreuung ihres Kindes miteinbezogen werden, denn ihre Anwesenheit wirkt sich in der Regel positiv auf das Kind aus. Wichtig sind auch ein **ruhiger Umgang** mit dem Patienten und je nach Zustand eine altersentsprechende Beschäftigung.

• **Zu den pflegerischen Aufgaben gehören**
– Oberkörperhochlagerung, zum Entspannen der Bauchmuskulatur eine Rolle unter die Knie
– Überstrecken des Thorax, zum verbesserten Einsatz der Atemhilfsmuskulatur
– Freilufttherapie (Kap. 10.5.1)
– evtl. Verabreichung von Sauerstoff (Arztanordnung)
– Physiotherapie bzw. Atemgymnastik
– je nach Zustand des Patienten Überwachung der parenteralen Ernährung bzw. Magensondenpflege
– Gesamtmenge der Nahrung bei Säuglingen auf mehrere kleine Mahlzeiten verteilen (belastet weniger)
– Flüssigkeitsbilanzierung
– Verabreichen der angeordneten Medikamente
– Dekubitus- und Kontrakturprophylaxe

 Säuglinge sollten aufgrund ihrer physiologischen Bauchatmung nicht auf dem Bauch gelagert werden, da diese durch die gestörte Atemfunktion noch stärker beeinträchtigt wird.

• Zur **Krankenbeobachtung** gehören:
– Vitalfunktionen
– Aussehen, Hautfarbe
– Verhalten, Bewußtseinslage
– Ausscheidungen

13.5.1.2 Pflegeplanung bei einem Kind mit Bronchopneumonie

13

Informationssammlung vom 11. November 19..

Name:	Marie L. (weiblich)
Geburtsdatum/Alter:	5. Juli 19.., vier Monate alt
Staatsangehörigkeit:	deutsch
Familiensituation:	Einzelkind, Mitaufnahme der Mutter, Vater berufstätig
Aufnahme:	11. November 19.., Einweisung durch Kinderarzt
Körpergewicht:	7 Kilogramm
Körperlänge:	60 Zentimeter
Vitalzeichen:	Herzfrequenz 160/Minute
	Atemfrequenz 52/Minute
	Blutdruck 75/45 mmHg
	Körpertemperatur 39,3 °C
Diagnose:	Bronchopneumonie

Bisheriger Krankheitsverlauf

Wurde in den letzten Nächten oft wach, war tagsüber dann quengelig. Hatte Fieber, da sich der Zustand verschlechtert hat, Arztbesuch.

Istzustand

Zu beobachten sind eine periorale Zyanose, eine Tachypnoe und eine Tachykardie. Marie ist sehr unruhig und hustet häufig, beruhigt sich auf dem Arm der Mutter.
Sie verweigert die Nahrungsaufnahme, die Eltern erwähnen, daß sie heute einmal erbrochen hat. Die Mutter stillt Marie noch, sie erhält keine Beikost. Eine Nahrungspause ist nicht vorgesehen. Das Kind schläft normalerweise von 23.00 bis 7.30 Uhr.

Mutter badet das Kind zu Hause täglich einmal, Marie mag das. Marie ist das erste Kind ihrer Eltern, ihre Mutter möchte mitaufgenommen werden.
Der Arzt verordnet intravenöse Zufuhr von Flüssigkeit, intravenöse Gabe der Medikamente und eine Magenverweilsonde. Der intravenöse Verweilkatheter liegt am linken Handrücken.

Pflegeplan

Pflegeprobleme/Ressourcen	Pflegeziele	Pflegemaßnahmen
1 Schlafen • schläft normalerweise von 23.00 bis 7.30 Uhr durch • jetzt beeinträchtigte Nachtruhe	• ungestörte Nachtruhe ermöglichen • Erholungsphasen am Tag ermöglichen	• Pflege koordinieren, ruhig und zügig verrichten • Ruhepausen in Absprache mit Mutter einplanen • Einschlafrituale beibehalten • Krankenbeobachtung vor Beginn der Nachtruhe, dann in größeren Abständen in Absprache mit dem Arzt und abhängig vom Zustand des Kindes
2 Sich bewegen • eingeschränkte Beweglichkeit (Hand und Arm) durch Venenverweilkanüle am linken Handrücken	• Schonhaltung des linken Armes erkennen • Schwellungen an den Fingern, Bewegungseinschränkungen der betroffenen Gelenke (Hand-, Schultergelenk, Ellenbogen) rechtzeitig registrieren	• Armschiene zum Fixieren der linken Hand einmal täglich erneuern • Mutter soll den Arm und die Finger trotz Schiene regelmäßig bewegen • Kontrolle der Hautfarbe an der betroffenen Extremität • auf Schmerzäußerungen achten

Pflegeplan

Pflegeprobleme/Ressourcen	Pflegeziele	Pflegemaßnahmen
3 Sich sauberhalten und kleiden • Ganzkörperwaschung, Bad ist nicht möglich • Mutter ist sehr unsicher beim Waschen	• Bad ermöglichen, sobald sich Krankheitszustand gebessert hat • Mutter soll sich beim Waschen sicher fühlen	• Mutter übernimmt Ganzkörperwaschung selbständig • Assistenz durch Pflegeperson besonders beim Anziehen (Infusion)
4 Essen und Trinken • verweigert Nahrungsaufnahme • hat einmal erbrochen • wird normalerweise von der Mutter voll gestillt • Magenverweilsonde • unzureichende Zufuhr von Nährstoffen • mögliche Gewichtsabnahme	• Gewichtsveränderungen erkennen • Kind soll wieder voll mit Muttermilch ernährt werden	• einmal täglich (morgens) Kontrolle des Gewichtes • vierstündlich Beobachtung der Haut, des Verhaltens, der Bewußtseinslage • je nach Zustand des Kindes entweder Zufuhr der Nahrung über die Magenverweilsonde oder durch Stillen (etwa achtmal 100 ml/Tag) • Nasenpflege und Pflege der Magenverweilsonde • Mutter das Abpumpen der Milch ermöglichen • nach den Mahlzeiten Mund- und Lippenpflege • Mutter in die pflegerischen Maßnahmen miteinbeziehen, nimmt ihr etwas die Angst und Unsicherheit • Kontrolle und Pflege der Infusion
5 Ausscheiden • erhöhte Flüssigkeitsmenge (erschwerte Atmung, Fieber) erforderlich • Veränderung der Urinkonzentration • mögliche Obstipation • evtl. Ödembildung (Muttermilch und zusätzliche Infusionstherapie)	• Veränderungen von Urinmenge und -konzentration erkennen • Veränderungen des Stuhls und der Stuhlausscheidung erkennen • Veränderung des Hautzustands erkennnen	• Flüssigkeitsbilanzierung, Windel abwiegen • Überwachung der Infusionstherapie, Pflege des venösen Zugangs • Beobachtung der Ausscheidungen (Menge, Urinstix), der Haut (Lider, Hand- und Fußrücken, Schienbeine) und des Verhaltens • Mutter Maßnahmen erklären und in die Beobachtungen miteinbeziehen
6 Körpertemperatur regulieren • Fieber • Gefahr des Flüssigkeitsverlustes, gesteigerten Sauerstoffverbrauchs, erschwerter Atmung (Sekret dickt ein) (Punkte **4, 5, 7**)	• Temperaturveränderungen erkennen	• Kontrolle der Körpertemperatur nach Arztanordnung • leichte Baumwollkleidung • fiebersenkende Maßnahmen nach Arztanordnung • keine Wadenwickel (Kreislaufbelastung)
7 Atmen • Tachypnoe, periorale Zyanose, häufiges Husten • beeinträchtigte Sauerstoffversorgung des Körpers	• Veränderungen der Atmung und Ausbreiten der Zyanose erkennen • Atmung erleichtern	• Beobachtung der Atmung (Häufigkeit verordnet Arzt) • Freilufttherapie nach Arztanordnung (Kap. 10.5.1) • Hochlagerung des Oberkörpers, Kniekehlen unterpolstern • keine Bauchlage

13

13

Pflegeplan		
Pflegeprobleme/Ressourcen	**Pflegeziele**	**Pflegemaßnahmen**
7 Atmen		• Pflege koordinieren, Kind nicht unnötig belasten • Physiotherapie durch Krankengymnastin
8 Für eine sichere Umgebung sorgen • Verletzungs- und Infektionsgefahr durch Infusionstherapie • Gitterbett • Mutter ist mitaufgenommen	• Verletzungen durch Herausrutschen der Kanüle und Infektion vermeiden • Frau L. selbständigen Umgang mit ihrer Tochter ermöglichen	• Mutter den richtigen Umgang mit Gitterbett und Infusionsleitungen erklären • Venenverweilkanüle sorgfältig fixieren und kontrollieren • Beobachtung des Verhaltens • Hygiene- und Desinfektionsvorgaben einhalten
9 Arbeiten und Spielen • s. Punkt **10**		
10 Kommunizieren • Kind ist quengelig (Fieber, erschwerte Nahrungsaufnahme) • beruhigt sich bei Mutter	• Körperkontakt zwischen Mutter und Kind ermöglichen • Verhaltensveränderungen erkennen	• Mutter auf atemerleichternde Lagerung des Kindes auf dem Arm hinweisen (Punkt **7**) • Entlastung der Mutter durch das Pflegepersonal • altersentsprechendes Spielzeug, z.B. Spieluhr, von Vater mitbringen lassen
11 Sich als Mann oder Frau fühlen und verhalten • nicht relevant		
12 Sterben • nicht relevant		

13.6 Pflege und Krankheitsbilder Pleura

13.6.1 Pleuritis

Entzündliche Reaktionen der Brustfellblätter treten meist im Rahmen anderer Erkrankungen, wie Pneumonien, auf. Bei der **Pleuritis sicca** (sicca: trocken) ist keine bzw. eine geringe Exsudatbildung zu beobachten. Bereiche der Pleura sind in unterschiedlicher Ausprägung von Fibrinauflagerungen bedeckt. Eine

Weiterentwicklung zur **Pleuritis exsudativa** (Exsudatio: Ausschwitzung von eiweißhaltiger Flüssigkeit) ist möglich. Im Pleuraspalt kommt es zu Flüssigkeitsansammlungen bis hin zum **Pleuraerguß**.

Symptome
• **Bei der Pleuritis sicca**
– Schmerzen bei der Atmung
– Reizhusten
– während der Atmung schleppt die erkrankte Seite nach
– evtl. Fieber

- **Bei der Pleuritis exsudativa**
- Fieber, evtl. Schüttelfrost
- Husten
- nachschleppende Ausatmung der erkrankten Seite
- schwere Atembehinderung bei einem ausgedehnten Pleuraerguß

Diagnostik

Pleurapunktion, Röntgenuntersuchung.

Therapie

Da die Pleuritis oft als Folge der Pneumonie auftritt, ist die Therapie entsprechend (Kap. 13.5.1). Bei ausgedehnten Pleuraergüssen ist eine Bülau-Saugdrainage erforderlich.

Komplikationen

Ein spontanes Auftreten eines Pneumothorax führt beim Patienten zu einem lebensbedrohlichen Zustand.

13.6.1.1 Pflege bei Kindern mit Pleuritis

Da die Pleuritis, wie erwähnt, oft als Folge der Pneumonie auftritt, ist die Pflege entsprechend (Kap. 13.5.1.1).

Bei ausgedehnten Pleuraergüssen sind eine Pleurapunktion und das Anlegen einer Bülau-Saugdrainage erforderlich. Die Pflege ist dementsprechend zu handhaben (Kap. 13.2.1 und 13.2.2).

Literaturverzeichnis

Faller, A.: Der Körper des Menschen. Georg Thieme Verlag, Stuttgart 1988

Das Neue Lehrbuch der Krankenpflege. Verlag W. Kohlhammer, Stuttgart 1992

Jecklin, E.: Arbeitsbuch Anatomie und Physiologie für Krankenschwestern, Krankenpfleger und andere Medizinalfachberufe. Gustav Fischer Verlag, Stuttgart 1980

Juchli, L.: Krankenpflege. Georg Thieme Verlag, Stuttgart 1991

Palitzsch, D.: Pädiatrie. Ferdinand Enke Verlag, Stuttgart 1990

Rossi, E.: Pädiatrie. Georg Thieme Verlag, Stuttgart 1986

Wichmann, V.: Kinderkrankenpflege. Georg Thieme Verlag, Stuttgart 1991

14 Pflege bei Kindern mit Erkrankungen des Stoffwechsels

Kirsten Prisett

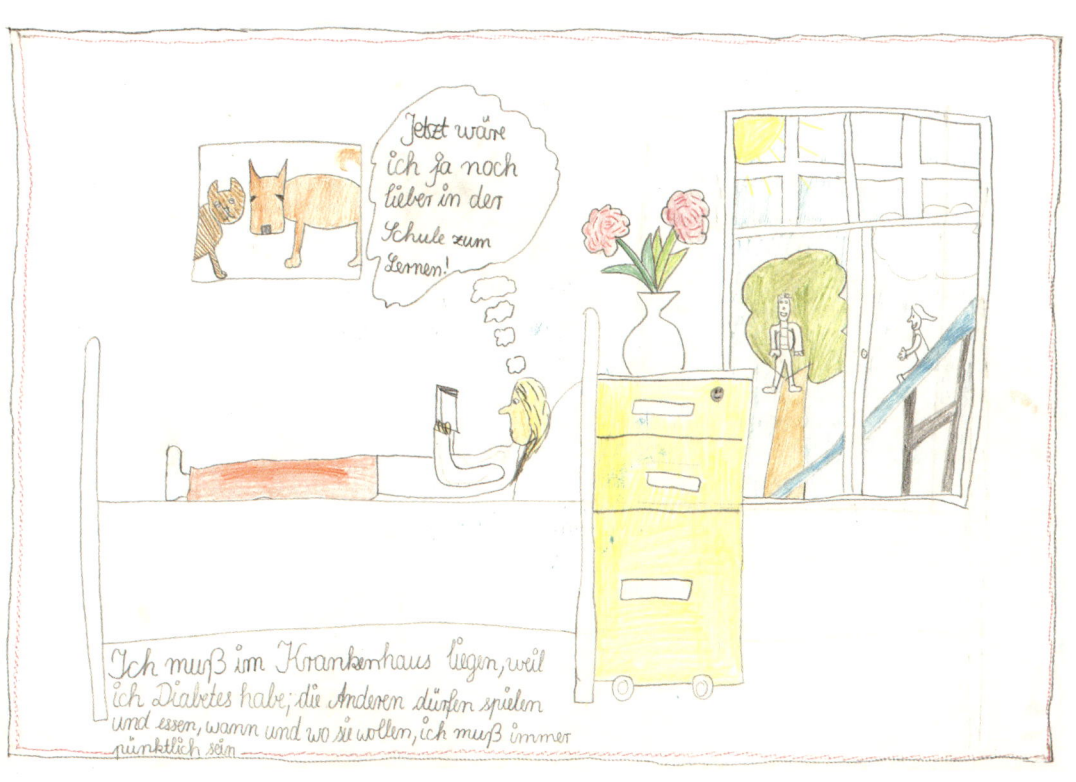

14.1	**Anatomie, Physiologie**	254
14.2	**Maßnahmen zur Diagnostik**	
	und Therapie	254
14.2.1	Subkutane Injektionen	254
14.2.1.1	Subkutane Insulininjektion	256
14.2.2	Blutzuckerbestimmung	257
14.2.3	Urinzuckerbestimmung	257
14.2.4	Ketonkörperbestimmung	258
14.2.5	Früherkennung von Stoff-	
	wechselerkrankungen	258

14.3	**Pflege und Krankheitsbilder**	
	Stoffwechsel	258
14.3.1	Diabetes mellitus	258
14.3.1.1	Pflege bei Kindern mit	
	Diabetes mellitus Typ I	262
14.3.1.2	Pflegeplanung bei einem Kind	
	mit Diabetes mellitus Typ I	265
14.3.2	Glykogenosen	270
14.3.2.1	Pflege bei Kindern mit	
	Glykogenosen	270
14.3.3	Galaktosämie	270
14.3.3.1	Pflege bei Kindern mit	
	Galaktosämie	271
14.3.4	Phenylketonurie	271
14.3.4.1	Pflege bei Kindern mit	
	Phenylketonurie	271

14

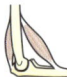

14.1 Anatomie, Physiologie

Der **Stoffwechsel (Metabolismus)** im menschlichen Körper übernimmt die Umwandlung von Stoffen, um die zum Leben erforderliche Energie sowie Baustoffe bereitzustellen. Der **anabole Stoffwechsel** dient dem Aufbau von Körpersubstanz, der **katabole Stoffwechsel** der Energiegewinnung.

Der Stoffwechsel erfolgt mit Hilfe von Enzymen (Eiweiße), die als **Biokatalysatoren** wirken. Ihr Aufbau wird durch Gene bestimmt. Stoffwechselerkrankungen sind in der Regel genetisch bedingte Erbkrankheiten.

■ Bauchspeicheldrüse (Pankreas)

In der Bauchspeicheldrüse werden Verdauungsenzyme und Hormone gebildet. Die Enzyme gelangen in den Darm (exokrin), die Hormone in das Blut (endokrin).

Die exokrinen Drüsen der Bauchspeicheldrüse bilden ein Verdauungssekret, das im Dünndarm für die Spaltung von Eiweißen (Proteinen), Fetten und Kohlenhydraten benötigt wird. Es sind Vorstufen **eiweißspaltender** Enzyme (Trypsinogen, Chymotrypsinogen), **kohlenhydratspaltende** Enzyme (Amylase) und **fettspaltende** Enzyme (Pankreaslipase). Störungen der exokrinen Funktion führen zu Verdauungsstörungen (Kap. 20). Die **Hormonbildung** erfolgt in inselförmigen Zellgruppen, den **Langerhans-Inseln**. In deren A- und B-Zellen werden Hormone gebildet, die im Wechselspiel die Aufrechterhaltung des normalen Blutzuckerspiegels von etwa 5 mmol/l (100 mg/dl) gewährleisten.

Die **B-Zellen** bilden das blutzuckersenkend wirkende Hormon **Insulin**. Dieses versetzt die Körperzellen in die Lage, Glukose aus dem Blut aufzunehmen und zu verwerten. Insulin ermöglicht zudem in der Leber die Umwandlung von Glukose in Glykogen und dessen Speicherung. Den Hauptreiz für die Insulinausschüttung liefert der Blutzuckerspiegel. Ein erhöhter Spiegel (Hyperglykämie) bewirkt eine Steigerung der Insulinabgabe.

Die **A-Zellen** bilden das blutzuckersteigernd wirkende Hormon **Glukagon**. Es versetzt die Leberzellen in die Lage, Glykogen wieder in Glukose zurückzuwandeln und in das Blut abzugeben. Die Abgabe des Glukagons wird von einem niedrigen Blutzuckerspiegel (Hypoglykämie) ausgelöst.

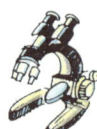

14.2 Maßnahmen zur Diagnostik und Therapie

14.2.1 Subkutane Injektionen

Bei einer subkutanen Injektion wird ein Medikament mit Hilfe einer Spritze und einer Kanüle unter die Haut in das **Unterhautzellgewebe** gespritzt. Die bevorzugten Injektionsorte sind in Abbildung 14-1 dargestellt.

Vorbereitung des Materials
– Injektionslösung (in Glas- oder Stechampulle)
– Spritze
– Aufziehkanüle
– Injektionskanüle
– Ampullenfeile
– sterile Tupfer
– Hautdesinfektionsmittel
– Abwurfschale

Aufziehen des Medikaments
– Händedesinfektion
– Kontrolle des Medikaments

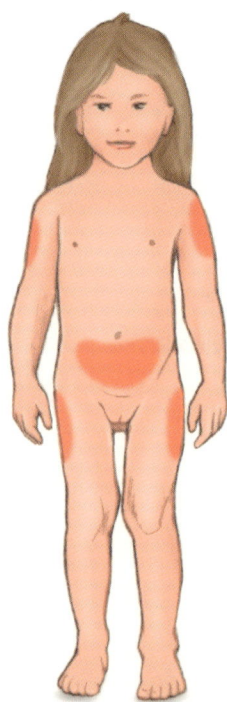

Abb. 14-1 Bevorzugte Stellen zur subkutanen Injektion

- **Bei Glasampullen**
- Medikament aus dem Ampullenhals herausschütteln
- Ampulle anfeilen und aufbrechen
- Spritze mit Aufziehkanüle verbinden
- Medikament aufziehen
- **Bei Stechampullen**
- Metalldeckel der Stechampulle entfernen
- Gummikappe desinfizieren
- so viel Luft in die Spritze aufziehen, wie Lösung aus der Stechampulle benötigt wird
- Gummikappe mit Kanüle durchstechen
- Luft aus der Spritze in die Stechampulle spritzen, nicht in das Medikament, um ein Aufschäumen zu verhindern
- Stechampulle kippen
- gewünschte Medikamentenmenge aufziehen
- Spritze aus Stechampulle ziehen
- Spritze luftleer machen
- **Weiteres Vorgehen**
- verordnete Medikamentenmenge einstellen
- Aufziehkanüle entfernen
- Injektionskanüle aufsetzen
- Kanülenschutz belassen

 Das Medikament immer erst kurz vor der Verabreichung aufziehen, da es sich beim Liegenlassen z. B. durch Licht- oder Temperatureinfluß verändern kann und die Sterilität gefährdet ist.

Vorbereitung und Lagerung des Patienten
- altersentsprechende Information über Vorgang und Zweck der Injektion (Stich, Schmerzen)
- Lagerung je nach Injektionsort und Befinden des Patienten (liegend, sitzend)

Vorgehen
- Händedesinfektion
- Einstichstelle desinfizieren (Einwirkzeit beachten)
- Kanülenschutz der Injektionskanüle entfernen
- Hautfalte abheben (bei mageren Patienten Haut spannen)
- Spritze bleistiftartig anfassen
- leicht schräg ins Unterhautzellgewebe im Winkel von höchstens 45 Grad einstechen (Abb. 14-2)
- bei kurzer Kanüle im Winkel von 90 Grad einstechen (Kap. 14.2.1.1)
- Stempel zurückziehen, bei aspiriertem Blut Injektion unterbrechen
- Medikament langsam injizieren, Patient beobachten
- Kanüle herausziehen
- trockenen Tupfer auf Einstichstelle drücken (verschließt den Stichkanal)
- mit dem Tupfer leichte Kreisbewegungen ausführen (Medikament verteilt sich besser)

 Nicht in gerötetes, geschwollenes, verhärtetes oder anders verändertes Hautgewebe spritzen.

 Es ist wichtig, die Einwirkzeit des Desinfektionsmittels zu beachten. Ist es nicht angetrocknet, kann es in den Stichkanal gelangen und schmerzhaftes Brennen auslösen.

Nachsorge des Patienten
- bei Bedarf Heftpflaster auf Einstichstelle
- Patient auf Reaktionen beobachten (Hautausschlag bei allergischer Reaktion,

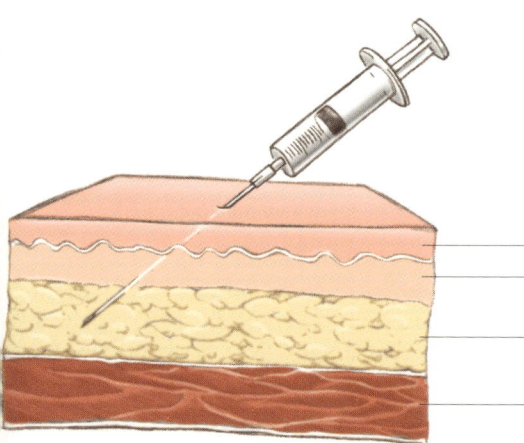

Epidermis (Oberhaut)

Kutis (Lederhaut)

Subkutis (Unterhaut mit Fettgewebe)

Muskulatur

Abb. 14-2 Subkutane Injektion

Schockzeichen bei anaphylaktischem Schock)

14.2.1.1 Subkutane Insulininjektion

Zur Therapie des Diabetes mellitus ist es notwendig, daß der Patient regelmäßig subkutan Insulin erhält (Kap. 14.3.1.1). Nur in Akutsituationen, z.B. Ketoazidosen, wird es intravenös verabreicht.

Vorbereitung des Materials
– Material siehe subkutane Injektion
– Insulin (Durchstichampulle zur mehrmaligen Entnahme)
– Insulinspritze mit eingeschweißter Kanüle

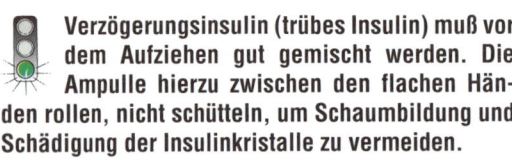
Verzögerungsinsulin (trübes Insulin) muß vor dem Aufziehen gut gemischt werden. Die Ampulle hierzu zwischen den flachen Händen rollen, nicht schütteln, um Schaumbildung und Schädigung der Insulinkristalle zu vermeiden.

Aufziehen von Normal- oder Verzögerungsinsulin siehe Kapitel 14.2.1.

Aufziehen von Mischinsulin
Hierzu werden **Normalinsulin** (rasche Wirkung) und **Verzögerungsinsulin** (langsame Wirkung) in einer Spritze aufgezogen.
– Verzögerungsinsulin mischen
– in Ampulle mit dem Verzögerungsinsulin die entsprechende Luftmenge einspritzen
– in die Ampulle mit dem Normalinsulin die gewünschte Luftmenge einspritzen und Insulin aufziehen
– mit der angeordneten Menge Verzögerungsinsulin auffüllen

■ PEN, die halbautomatische Injektionshilfe

Zur Vereinfachung der Injektionen gibt es eine halbautomatische, füllfederhalterähnliche Injektionshilfe („Pen"). Mit einem Dosierknopf wird die benötigte Insulinmenge durch Drehen des Knopfes eingestellt (Menge ist im Sichtfenster ablesbar) und durch Druck auf diesen Knopf injiziert. Die Kanüle des Pens (spezielle kürzere Kanülen für Kinder) wird nach Gebrauch durch eine sterile ersetzt. Eine Insulin-Patrone des Pens reicht etwa für drei Wochen, sie ist austauschbar. In der Patrone sind drei Milliliter Insulin enthalten, dies entspricht 300 Einheiten (Abb. 14-3).

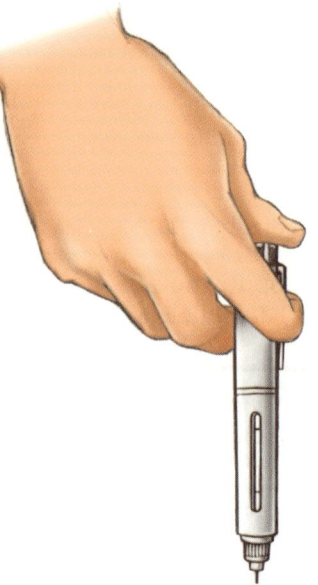
Abb. 14-3 Pen zur Injektion von Insulin

Vorbereitung und **Lagerung** des Patienten siehe Kapitel 14.2.1.

Vorgehen
Die bevorzugten Injektionsstellen sind Vorder- und Außenseiten der Oberschenkel und die seitliche Bauchfalte unterhalb des Bauchnabels. Die Vorgehensweise entspricht der in Kapitel 14.2.1 beschriebenen subkutanen Injektion. Abweichend gilt:
– Kanüle (kurz) im Winkel von 90 Grad einstechen
– nicht aspirieren (Gewebeschädigung)

Die Injektionsstellen sind systematisch zu wechseln, um eine Verhärtung und Atrophie des subkutanen Gewebes an den Einstichstellen zu vermeiden. Die Folge wäre eine verminderte Insulinresorptionsfähigkeit des betroffenen Gewebes und somit eine ungleichmäßige Insulinabgabe in den Kreislauf. Dies könnte zu unerwünschten Blutzuckerschwankungen führen.

Nachsorge des Patienten
Nach der Insulingabe müssen die Patienten ihr Essen erhalten. Hierbei ist der **Spritz-Eß-Abstand**, der je nach dem verwendeten Insulin verschieden sein kann (Kap. 14.3.1.1), zu berücksichtigen.

14.2.2 Blutzuckerbestimmung

Der Blutzuckerwert gibt einen Hinweis auf die Stoffwechsellage eines Menschen (Nachweis einer **Hypo-** oder **Hyperglykämie**).

Dazu gibt es spezielle **Teststreifen**. Man sticht mit einer Lanzette in die Fingerbeere oder in ein Ohrläppchen und benetzt den Teststreifen mit einem kapillären Blutstropfen. Nach 60 Sekunden wischt man das Blut mit einem trockenen Tupfer ab, vergleicht

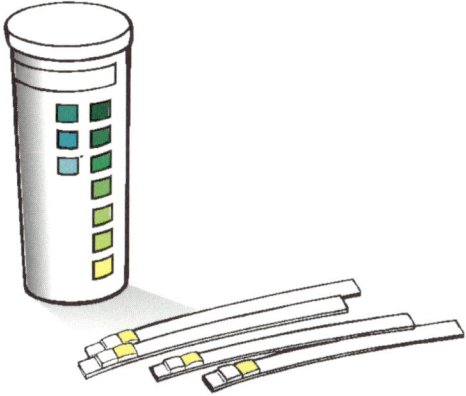

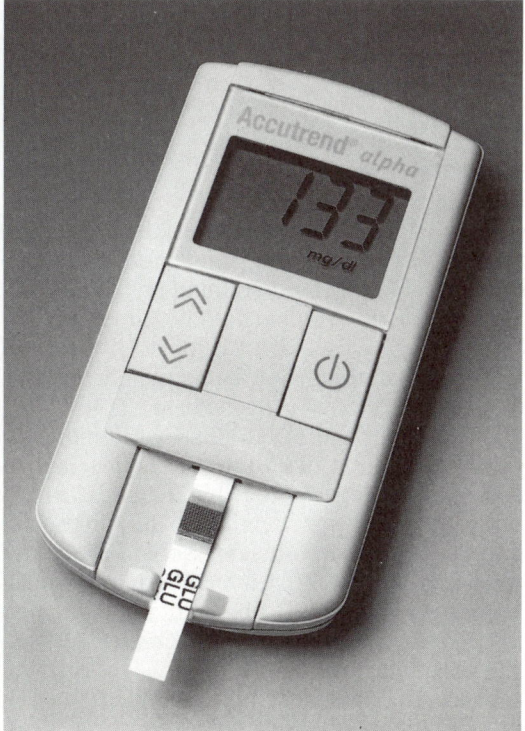

Abb. 14-4 a und b Bestimmung des Blutzuckers mit Teststreifen
a) optische Bestimmung
b) Bestimmung mit Reflektometer

nach weiteren 60 Sekunden die entstandene Färbung auf dem Teststäbchen mit der Kontrollskala auf der Verpackung und liest somit den Blutzuckerwert ab (Abb. 14-4a).

Etwas einfacher ist die Blutzuckerbestimmung mit einem **Reflektometer** (Abb. 14-4 b). Hierbei wird der mit Blut benetzte Teststreifen in das Gerät eingeführt, der Blutzuckerwert wird von dem Gerät bestimmt und angezeigt.

Die genauesten Blutzuckerwerte ermittelt das Labor durch Untersuchungen von venösem oder kapillärem Blut.

Bei einem Verdacht auf Diabetes mellitus kann ein oraler oder intravenöser **Glukosetoleranztest** vorgenommen werden. Vor und nach einer Glukosegabe wird in bestimmten Abständen nach einem internationalen Schema der Blutzuckerwert gemessen. Nach oraler Glukosegabe erfolgen die Messungen alle 30 Minuten über vier Stunden, nach einer intravenösen Gabe ein- bis zehnminütlich über eine Stunde.

Tagesprofile dienen unter anderem zur Überprüfung einer Diabetestherapie. Dazu werden über einen längeren Zeitraum in festgelegten Zeit-(Stunden-)abständen die Blutzuckerwerte bestimmt.

Einer der Bausteine des Hämoglobins (**Hb-A1/Hb-A1c**) lagert Glukose im Blut an. Bei einem erhöhten Blutzuckerwert steigt der prozentuale Anteil an Hb-A1. Einmal gebildetes Hb-A1 wird erst mit dem Ende der Lebensdauer der Erythrozyten wieder abgebaut. Der **Hb-A1-Wert** wird aus venösem Blut im Labor bestimmt und gibt einen Hinweis auf den durchschnittlichen Blutzuckerwert der letzten sechs bis acht Wochen und somit über den langfristigen Erfolg einer Diabetestherapie (Blutzuckergedächtnis).

14.2.3 Urinzuckerbestimmung

Bei der Urinzuckerbestimmung wird die mit dem Urin **ausgeschiedene Glukose** ermittelt. Der Urin von gesunden Menschen enthält üblicherweise keinen Zucker. Urinzucker tritt erst auf, wenn der Blutzucker über einen gewissen Wert (Nierenschwelle für Glukose, Kap. 14.3.1) angestiegen ist.

Zur Selbst- und **Schnellkontrolle** stehen **Urinzuckerstreifen** zur Verfügung. Der Teststreifen wird in den Urin gehalten. Die befeuchtete Fläche verfärbt sich je nach dem Glukosegehalt.

14

Der verfärbte Teststreifen wird mit den Kontrollfarben auf der Verpackung verglichen und somit der Glukosegehalt des Urins bestimmt.

Das **Labor** kann aus einer Portion eines 24-Stunden-Sammelurins die ausgeschiedene **Gesamtzuckermenge** eines Tages ermitteln.

14.2.4 Ketonkörperbestimmung

Durch einen vermehrten Fettabbau steigt der Anteil an Ketonkörpern im Urin. Bei gesunden Menschen kann dies im Rahmen einer Reduktionsdiät vorkommen. Bei Personen mit Diabetes mellitus weist dies aber stets auf eine gefährliche **Stoffwechselentgleisung** hin. Auch hier gibt es ein einfaches Kontrollverfahren mit **Ketonteststäbchen**. Hierbei wird wie bei der Glukosebestimmung ein Teststreifen in den Urin gehalten und über eine Farbskala die Anzahl der Ketonkörper bestimmt.

14.2.5 Früherkennung von Stoffwechselerkrankungen

Kinder, die unter einer angeborenen Stoffwechselstörung leiden, sind in der Regel bei Geburt unauffällig und bieten keine Hinweise auf ihre Erkrankung. Einige Tage **nach Beginn** der **Nahrungsaufnahme** und somit nach Etablierung des eigenen, unabhängigen Stoffwechsels können im Blut der Säuglinge Stoffwechselprodukte nachgewiesen werden, die eine Erkrankung kennzeichnen. Durch diesen frühzeitigen **Nachweis** und eine hiermit verbundene sofortige **Therapie** in Form einer **radikalen Ernährungsumstellung** kann heute das Auftreten von irreversiblen Störungen verhindert werden.

In Deutschland können alle Kinder im sogenannten **Neugeborenen-Screening** auf Anzeichen für eine Stoffwechselstörung untersucht werden. Das Screening erfolgt vier bis fünf Tage nach Nahrungsbeginn. Es umfaßt den **Guthrie-Test**, mit dem nachgewiesen werden können:
– Phenylketonurie
– Galaktosämie
– Ahornsirupkrankheit
sowie die **TSH-Bestimmung** im venösen Blut zur Erkennung einer Hypothyreose.

Vorgehen beim Guthrie-Test

Bei ausreichend normaler Ernährung wird dem Säugling am fünften Lebenstag Kapillarblut entnommen und auf ein Spezialfilterpapier aufgetropft.

Dabei ist darauf zu achten, daß die eingezeichneten Kreise auf dem Spezialfilterpapier gleichmäßig und vollständig mit je einem Blutstropfen ausgefüllt werden, das Papier muß ganz durchtränkt sein.

Neben den Ergebnissen des Neugeborenen-Screenings kann die **Beobachtung** der Neugeborenen auf Frühsymptome einer Stoffwechselerkrankung wichtige Hinweise geben. **Frühsymptome** sind beispielsweise:
– Erbrechen, Spucken
– Trinkschwäche
– Atemstörungen
– verlängerter physiologischer Ikterus
– Anämien ohne ersichtliche Ursache
– eigenartiger Geruch des Kindes
– Anpassungsschwierigkeiten

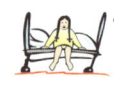

14.3 Pflege und Krankheitsbilder Stoffwechsel

14.3.1 Diabetes mellitus

Der Diabetes mellitus, dessen Ursache ein Insulinmangel ist, stellt die häufigste chronische Stoffwechselerkrankung im Kindesalter dar. **Diabetes** bedeutet „Durchfließen"; es weist auf die großen Urinmengen, die für eine Neuerkrankung typisch sind, hin. **Mellitus** (honigsüß) beschreibt den Zuckergehalt in diesem Urin.

Die wesentliche Folge des Insulinmangels ist die **Erhöhung** des **Blutzuckerspiegels**, die durch die herabgesetzte Fähigkeit der Körperzellen, Zucker aus dem Blut aufzunehmen und zu verwerten, entsteht. Sobald die Blutzuckerkonzentration einen Wert von etwa 8 mmol/l (160 mg/dl) überschreitet, scheidet der Körper über die Nieren einen Teil des Zuckers aus (**Nierenschwelle**). Mit dem zuckerhaltigen Urin (**Glukosurie**) gehen dem Körper wichtige Energieträger verloren. Zusammen mit dem Zucker werden auch (aus osmotischen Gründen) große Mengen Wasser ausgeschieden (**Polyurie**). Der Wasserverlust bewirkt einen großen Durst (**Polydipsie**). Die normale Trinkmenge reicht nicht aus, um das Flüssigkeitsdefizit und den damit verbundenen Glukoseverlust auszugleichen.

Da die Glukose aufgrund des Insulinmangels nicht verwertet werden kann, muß der Körper auf andere Energiereserven zurückgreifen und baut daher gespeicherte Fette ab (**Lipolyse**). Beim Fettstoffwechsel fallen saure Stoffwechselprodukte (**Ketonkörper/Aceton**) an, die zum Teil über die Nieren ausgeschieden werden. Die Ketonkörper reichern sich aber auch im Gesamtorganismus an und führen zu einer **Übersäuerung** (**Azidose**).

Die Folge von Polyurie sowie Glukosurie und Lipolyse ist auch eine deutliche **Gewichtsabnahme** innerhalb kurzer Zeit (Abb. 14-5).

Folgende Diabetesformen sind zu unterscheiden:

■ Diabetes mellitus Typ II

Der Typ-II-Diabetes ist **nicht insulinabhängig**. Er ist charakteristisch für das Erwachsenenalter, die Vererbung einer Veranlagung wird als Hauptursache angenommen. Von diesem Diabetestyp sind im wesentlichen übergewichtige Menschen betroffen. Als Folge einer lebenslangen Überbeanspruchung der insulinproduzierenden B-Zellen kommt es zu einer verzögerten Insulinausschüttung oder einer abgeschwächten Insulinwirkung (Insulinresistenz).

Die Behandlung besteht in einer Diät, die zu einer Reduktion des Übergewichtes und des Glukosespiegels im Blut führt. Führt die Diät nicht zum Erfolg, kann eine Therapie mit oralen Antidiabetika helfen.

■ Diabetes mellitus Typ II vom MODY-Typ

Der seltene, vererbte MODY-Typ (Maturity-onset-diabetes in the young) betrifft übergewichtige Jugendliche. Er kann in einen insulinabhängigen Diabetes mellitus übergehen.

■ Sekundärer Diabetes mellitus

Ein sekundärer Diabetes mellitus kann als Folge einer operativen Pankreasentfernung oder z. B. einer Pankreaszerstörung als Entzündungsreaktion auftreten.

■ Diabetes mellitus Typ I

Der Beginn des **insulinabhängigen** Diabetes mellitus Typ I ist charakteristisch für das Kinder- und Jugendalter. Er ist verbunden mit

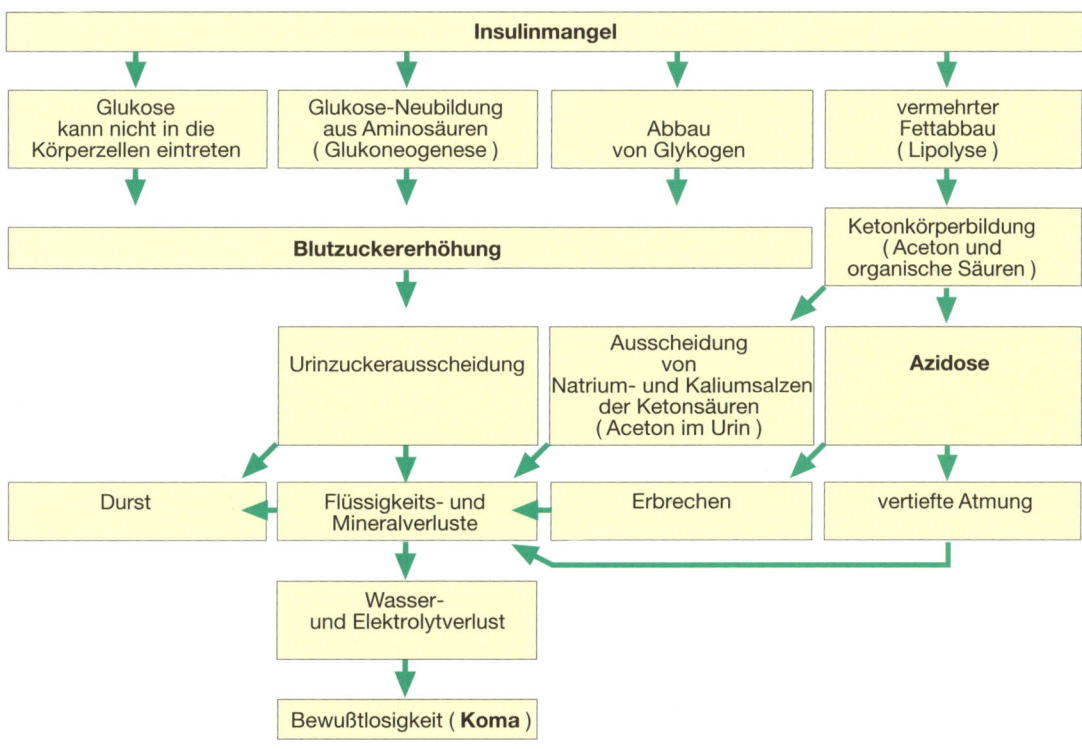

Abb. 14-5 Auswirkungen des Insulinmangels

14

einer unzureichenden Insulinproduktion und einer lebenslänglichen Behandlung mit Insulininjektionen. **Mögliche Ursachen** sind eine Schädigung der Langerhans-Inseln durch Viren (z.B. Mumps- oder Coxsackie-Viren) bzw. eine Autoimmunreaktion mit Antikörperbildung gegen die Langerhans-Inseln. Nach heutigen Erkenntnissen ist eine vererbte Veranlagung nur selten zu beobachten.

Symptome

Die Symptomatik der Manifestation eines Diabetes mellitus ist davon abhängig, ob sich das Krankheitsbild langsam oder rasch, mit der Folge einer Stoffwechselentgleisung, ausbildet.
- **Langsamer Verlauf**
  - Polydipsie
  - Polyurie
  - evtl. sekundäre Enuresis
  - Gewichtsabnahme trotz großem Hunger
  - Leistungsschwäche, Spielunlust, Mattigkeit
  - evtl. Anfälligkeit für Pilzinfekte, Juckreiz (verursacht durch das süßliche Hautmilieu)
- **Schneller Verlauf**
  zusätzlich zu den Symptomen des langsamen Verlaufs treten auf:
  - Übelkeit
  - Erbrechen
  - Bauchschmerzen (Abdominalbeschwerden)
  - Kopfschmerzen
  - übermäßige Steigerung der Atmung mit regelmäßigen, besonders tiefen Atemzügen (Kussmaul-Atmung)
  - Acetongeruch der Atemluft
  - trockene Schleimhäute
  - stehende Hautfalten, Durst (Exsikkosezeichen)

Es kann zu Bewußtseinstörungen bis hin zum Koma kommen.

Diagnostik

Die Diagnose wird bei gleichzeitigem Auftreten von Glukose im Urin und erhöhten Blutglukosewerten gestellt.

Therapie

Die Therapie des Diabetes mellitus Typ I besteht aus einer Kombination von **Insulingaben**, **Diät**, **Bewegung** und **Schulung** des Patienten (Kap. 14.3.1.1). Ziele sind das Vermeiden akuter Stoffwechselentgleisungen und das Erreichen normaler (normoglykämischer) Blutzuckerwerte bei weitgehend normalem Leben der Patienten. Die Kinder und ihre El-

tern sollen das selbständige Handeln, das Leben mit ihrer Krankheit, lernen. Sie müssen in die Lage versetzt werden, die notwendigen pflegerischen und diagnostischen Maßnahmen eigenständig vorzunehmen.

Komplikationen

Die **diabetische Ketoazidose** kann sich zu einem lebensbedrohlichen Krankheitsbild entwickeln (Coma diabeticum). Eine Ketoazidose ist ein möglicher erster Hinweis auf einen Diabetes. Sie kann aber auch durch Infekte, zu geringe Insulingaben bzw. Auslassen der Insulingaben (ein häufiger Fehler bei Übelkeit und Erbrechen), selten auch durch Diätfehler (zu viele Kohlenhydrate) ausgelöst werden.

Insulinmangel im Organismus verhindert eine Verwertung der im Blut befindlichen Glukose. Der Blutzuckerspiegel steigt an (Hyperglykämie), der Organismus scheidet Glukose mit großen Urinmengen (Wasserverlust: Dehydratation) aus.

Verbunden mit starkem Durst entwickelt sich eine **Exsikkose** mit eingesunkenen Augen (haloniert), herabgesetztem Hautturgor, trockener Haut und geröteten Wangen.

Der **scheinbare Glukosemangel** hat einen vermehrten Fettabbau und Abgabe der Fettabbauprodukte in das Blut zur Folge. Diese Stoffwechselentgleisung führt zur **Azidose** und evtl. zur **Kussmaul-Atmung** (Kap. 8.1.5). Der Organismus versucht, durch eine vermehrte Ausatmung von Kohlensäure der Übersäuerung des Körpers entgegenzuwirken. Die Azidose wird vor allem durch die Ketonkörperbildung (Aceton) infolge des Fettabbaus verursacht. Das daraus vermehrt entstehende Aceton ist am **Acetongeruch der Ausatemluft** und an der **positiven Acetonprobe im Urin** festzustellen.

Weitere **Symptome** der Ketoazidose sind Kopfschmerzen, Übelkeit, Erbrechen, eingetrübtes Bewußtsein, allmählicher Bewußtseinsverlust (Coma diabeticum).

Zur **diagnostischen** Überwachung sind ein- bis zweistündliche Blutentnahmen zur Bestimmung von Blutzucker (Werte über 300 mg/dl), Elektrolyten, Blutgasanalyse (Anzeichen einer metabolischen Azidose), Osmolarität und Hämatokrit sowie Urinuntersuchungen auf Glukose und Aceton notwendig.

Die **Therapie** besteht aus intravenöser Infusionstherapie (zu Beginn als NaCl-Lösung 0,9%, sobald Blutzucker sinkt, glukosehaltige Lösungen), Infusion von Normalinsulin, zunächst als Bolusgabe, anschließend stündliche Gabe über Perfusor parallel zur Infusion, und bei Bewußtlosigkeit Magensonde und Blasenkatheter.

Eine weitere mögliche **Komplikation** ist das **hypoglykämische Koma**, das sich bei anhaltender Hypoglykämie mit Blutzuckerwerten von unter 40 mg/dl entwickelt (Tab. 14-1). Eine **Hypoglykämie** kann die Folge eines unausgewogenen Verhältnisses von Insulin und Blutzucker sein. Als **Ursachen** kommen in Frage:
- Insulingabe zu hoch im Verhältnis zur aufgenommenen Nahrung (evtl. in der Einstellungsphase)
- körperliche Anstrengung (z.B. im Sportunterricht)
- zu geringe Kohlenhydratzufuhr (Auslassen von vorgesehenen Mahlzeiten)
- Besserung der Stoffwechsellage (z.B. in der Remissionsphase)

Ein zu niedriger Blutzucker bei einem Patienten mit Diabetes mellitus kann sich durch blasse Haut, Kaltschweißigkeit, Kopfschmerzen, Sehstörungen, Schwindel, Heißhunger, Zittern, Müdigkeit, Verhaltensauffälligkeiten oder Stimmungsschwankungen äußern. Fortschreitend kommt es bei **anhaltender Hypoglykämie** zu einer zunehmenden Benommenheit, Verwirrtheit und dem Übergang in die Bewußtlosigkeit. Krämpfe treten gelegentlich bei einer starken Absenkung des Blutzuckers deutlich unter 40 mg/dl auf. Häufige **Symptome nach Hypoglykämien** sind Kopfschmerz, Übelkeit und Erbrechen.

Bei leichter Hypoglykämie reicht eine **orale Glukosezufuhr** mit Traubenzucker oder Fruchtsaft aus. In schweren Fällen ist eine sofortige **intravenöse Verabreichung** von **Glukose** angezeigt, solange dies noch nicht möglich ist, subkutane oder intramuskuläre Injektion von **Glukagon**.

Mit dem Diabetes mellitus sind einige Spätkomplikationen verbunden, die bei längerer **ungenügender Einstellung** des **Blutzuckers** eintreten können. Die **Lebensqualität und -erwartung** der dann meist bereits erwachse-

Tab. 14-1 Unterschied zwischen diabetischem Koma und hypoglykämischem Schock

Diabetisches Koma (Hyperglykämie)	Hypoglykämischer Schock (Hypoglykämie)
Durst	Hunger
Kopfschmerzen	Kopfschmerzen Reizbarkeit Schwindelgefühl
Somnolenz	Müdigkeit Verwirrtheit
Schwäche der Skelettmuskulatur	körperliche Schwäche
Übelkeit	Übelkeit
Erbrechen und Bauchschmerzen	selten Erbrechen und Bauchschmerzen
Exsikkose, trockene Haut	feuchte, kaltschweißige Haut
rote Wangen	blasse Haut
Kussmaul-Atmung	Muskelzittern, Krämpfe
allmählich einsetzende Bewußtlosigkeit	plötzlich auftretende Bewußtlosigkeit
Urinzucker	Urinzucker fehlt
Acetonprobe im Urin positiv	Acetonprobe im Urin meist negativ
Acetongeruch der Ausatmungsluft	

nen Patienten sind dadurch gemindert. Vorwiegend sind das Auge, die Niere und das Gefäßsystem (diabetische Neuropathie, Retinopathie, Makroangiopathie) betroffen. Diese Spätschäden können bei einer verbesserten Einstellung der Stoffwechselführung hinausgezögert oder verhindert werden.

14.3.1.1 Pflege bei Kindern mit Diabetes mellitus Typ I

Die Pflege besteht aus einer Kombination von Schulung, Insulintherapie, Diät und Muskelarbeit.

Schulung

Die Diabetesschulung setzt in der Regel mit der Manifestation des Diabetes mellitus ein, sie dient insbesondere der psychischen Betreuung. Es ist für das Gelingen wichtig, daß die Inhalte der Schulung an die Fähigkeiten und den Wissensstand der Kinder angepaßt sind, so daß diese nicht über-, aber auch nicht unterfordert sind. Die Schulung zielt darauf ab, die Kinder in der **Bedeutung von Insulin** und **dessen Handhabung**, der **Diät** und der **körperlichen Bewegung** für das eigene Wohlbefinden zu unterrichten. Die Kinder sollen im Rahmen ihrer Möglichkeiten zu einem selbständigen, verantwortungsvollen Umgang mit ihrer Krankheit befähigt werden. Die Diabetesschulung beinhaltet auch gemeinsame Urlaubsfahrten für Kinder mit Diabetes mellitus. Dies bietet die Chance, daß die Kinder voneinander, von den Erfahrungen anderer, lernen. Häufig gehen die Mitarbeiter der Diabetesschulung in die Schulklassen oder Kindertagesstätten der erkrankten Kinder und unterrichten deren Mitschüler, Lehrer und Erzieher über die Besonderheit der Erkrankung und der damit verbundenen Lebensumstellung. **Speziell ausgebildete Pflegekräfte** halten die Schulungen in enger Zusammenarbeit mit dem weiteren Pflegepersonal, den Ärzten und Diätassistenten ab. Sie vermitteln auch Adressen von Selbsthilfegruppen.

Wichtige **praktische Aspekte** der Schulung sind:

– sicherer Umgang mit Insulin, Diät, Blutzucker-, Urinzucker- und Ketonkörperkontrollen
– Vermittlung von Erkennungszeichen einer drohenden Stoffwechselentgleisung (Hyper- und Hypoglykämie) und entsprechendes Verhalten

– Führen eines Diabeteskontrollheftes
– Bedeutung einer sorgfältigen Körperpflege (Gefahr von Pilzinfektionen)
– Bedeutung des Diabetikerausweises, der Hilfspersonen im Notfall über die Erkrankung informiert

Insulintherapie

Die Insulingabe muß zeitlebens erfolgen. Das in der Therapie eingesetzte Hormon war früher ausschließlich hochgereinigtes, dem menschlichen sehr ähnliches tierisches Insulin (Rind und Schwein). Heute verwendet man überwiegend ein gentechnisch hergestelltes Insulin. Dieses Präparat entspricht in seiner Struktur dem menschlichen Insulin (**Humaninsulin**).

Es gibt das **reine Insulin** ohne Zusätze (Altinsulin/Normalinsulin), dessen Wirkung schnell einsetzt, aber nicht lange anhält, und das **Verzögerungsinsulin**, dessen Wirkung später einsetzt und länger andauert. Neben diesen existieren **Mischinsuline** (Kombinationsinsuline) mit unterschiedlichen Normalinsulinanteilen.

Insulinpräparate können **nicht oral** eingenommen werden. Die Verdauungsenzyme des Körpers würden sie, wie auch alle anderen mit der Nahrung aufgenommenen Eiweißkörper, verdauen. Aus diesem Grunde ist Insulin **subkutan** zu injizieren (Kap. 14.2.1).

Insulin wird nach Internationalen Einheiten (IE) dosiert. Die in Deutschland erhältlichen Präparate enthalten meist 40 Einheiten (Units) Insulin/ml (U40). Um **Dosierfehler** zu **vermeiden**, ist die Benutzung der richtigen Spritzen zu beachten. Diese gibt es jeweils speziell für die verschiedenen Insulinkonzentrationen. Es handelt sich um **Einmalplastikspritzen** mit **eingeschweißter Kanüle** und einer **speziellen Graduierung** (je nach Insulinkonzentration), die die Menge der aufgezogenen Insulineinheiten anzeigt.

Insulin wird stets im **Kühlschrank** bei Temperaturen von **+2 bis +8 °C** gelagert. Die für den täglichen Gebrauch bestimmte Insulinampulle kann bei Raumtemperatur bis 25 °C etwa drei Wochen aufbewahrt werden. Höhere Temperaturen zerstören das Insulin, genauso wie das Einfrieren.

> **Für den praktischen Einsatz eines Insulinpräparates ist die genaue Kenntnis des Wirkungsbeginns, des -maximums und der -dauer erforderlich (Tab.14-2).**

Je nach Art des verwendeten Präparates setzt der Wirkungsbeginn unterschiedlich ein. Die nachfolgende Mahlzeit muß sich nach den genannten Kriterien richten (**Spritz-Eß-Abstand**). Zum Zeitpunkt des Wirkungsmaximums sollen auf jeden Fall ausreichend Kohlenhydrate eingenommen werden, um ein schädliches Absinken des Blutzuckerwertes zu verhindern. Um den Stoffwechsel besser einzustellen, erfolgen zwei oder mehr Insulingaben (z.B. morgens und abends) am Tag.

Nach einer **Manifestation** des Diabetes mellitus Typ I bei Kindern besteht für etwa zwei Wochen ein hoher Insulinbedarf. Danach beginnen die B-Zellen, ihre Produktion zunächst wieder zu steigern, der zusätzliche Bedarf läßt nach, und es muß weniger Insulin gespritzt werden (**Remissionsphase, Erholungsphase**). Diese scheinbare Gesundung der Patienten endet dann aber nach einigen Wochen bis Monaten, und der Insulinbedarf beginnt wieder zu steigen.

14

Tab. 14-2 Gebräuchliche Insulinpräparate. Alle enthalten 40 E Insulin pro Milliliter (modifiziert nach Mischo-Kelling/Zeidler, Innere Medizin und Krankenpflege, U&S)

Art des Insulins		Handelsname®	Spritz-Eß-Abstand (Minuten)	Wirkungs-maximum (Stunden)	Wirkungs-dauer (Stunden)
Normalinsulin (Altinsulin)		Insulin Novo Actrapid HM Velasulin Human H-Insulin Hoechst Huminsulin normal (Lilly)	15 bis 20	2 bis 4	6 bis 8
Verzögerungsinsuline NPH-Insulin (neutrales Protamin-Insulin)		Insulin Protophan HM (Novo) Insulin Insulatard Human (Nordisk) Huminsulin Basal (Lilly) Basal H-Insulin Hoechst	ca. 45	ca. 4 bis 8	ca. 16 bis 20
kristallines Insulin (ohne Zusätze)		Insulin Novo Monotard HM	ca. 45	ca. 6 bis 10	ca. 16 bis 20
Mischinsuline Normalinsulin	NPH-Insulin				
10%	90%	Huminsulin Profil I	30	ca. 2 bis 8	18
15%	85%	Depot-H-15 Insulin Hoechst	30	2 bis 8	18
20%	80%	Huminsulin Profil II	30	ca. 2 bis 6	ca. 16
25%	75%	Depot H-Insulin Hoechst	30	2 bis 6	ca. 14 bis 16
30%	70%	Insulin Mixtard Nordisk Human	30	2 bis 6	ca. 14 bis 16
30%	70%	Insulin Actraphane HM	30	2 bis 6	ca. 14 bis 16
30%	70%	Huminsulin Profil III	30	2 bis 6	ca. 14 bis 16
40%	60%	Huminsulin Profil IV	30	2 bis 6	ca. 14 bis 16
50%	50%	Insulin Initard Nordisk Human	20 bis 30	2 bis 5	ca. 12 bis 16
50%	50%	Komb H-Insulin Hoechst	20 bis 30	2 bis 5	ca. 12 bis 16
Langzeitinsulin		Novo Ultratard HM (nur in Verbindung mit Normalinsulin)			24 bis 28

14

Neuere Therapieformen, wie die **intensivierte Insulintherapie** (ICT), haben den Vorteil, daß die Patienten vom Zwang einer „strengen Diät" mit Einhalten einer festgelegten Kohlenhydratzufuhr befreit sind. Betroffene legen die jeweils verwendete Insulinmenge in Abhängigkeit von der körperlichen Aktivität oder den beabsichtigten Mahlzeiten selbständig fest.

Die ICT arbeitet nach dem **Basis-Bolus-Konzept**. Als Basis spritzen die Patienten ein- bis zweimal täglich Verzögerungsinsulin. Zusätzlich bestimmen sie mehrmals täglich ihren aktuellen Blutzuckergehalt. Abhängig von den Werten und den beabsichtigten Mahlzeiten, ihrer Menge und Zusammensetzung wird eine hierauf angepaßte Normalinsulinmenge (Bolus) zusätzlich injiziert.

Die Patienten haben dadurch den **Vorteil**, ihre Mahlzeiten frei zu bestimmen. Die **Nachteile** bestehen im Zwang zur häufigen Kontrolle des Blutzuckerwertes und den damit verbundenen Insulininjektionen.

Jüngere Kinder sind mit dieser Therapieform schnell überfordert, da allein schon das häufige Stechen (Blutzuckerkontrolle, Insulingabe) eine große seelische Belastung für sie darstellt. Hinzu kommt die für sie schwierige Berechnung der jeweils benötigten Insulinmenge.

Die Insulingabe ist ebenfalls über **Insulinpumpen** möglich. Diese Form wird erst bei Jugendlichen und Erwachsenen angewendet, da sie die aktive und bewußte **Mitarbeit** der Patienten erfordert. Sie tragen eine Pumpe am Körper, die über eine Butterfly-Kanüle beständig geringe Insulinmengen subkutan in die Bauchhaut infundiert. Zusätzliche Insulingaben, die zu den Mahlzeiten erforderlich sind, werden mittels Knopfdruck gegeben. Auch hier sind häufige Blutzuckerkontrollen erforderlich.

Diät

Kinder mit Diabetes mellitus müssen beim Essen stets Rücksicht auf ihre Erkrankung nehmen. Dennoch sollte sich die Zusammensetzung der Nahrung und ihr Kaloriengehalt nicht wesentlich von der Kost eines gleichaltrigen, gesunden Kindes unterscheiden. Oberstes Prinzip der Diätschulung ist es, den Kindern zu verdeutlichen, daß sie genau das essen müssen, was ihr Körper zum Gesundbleiben und zum Wachstum benötigt. Wichtig ist eine ausgewogene Ernährung, die von Tag zu Tag keine all-

zugroßen mengenmäßigen Unterschiede aufweist. Die tägliche Kohlenhydratzufuhr muß jedoch exakt beachtet werden.

Die aufgenommene Energiemenge soll etwa zu 50 bis 55 Prozent aus Kohlenhydraten, zu 30 Prozent aus Fetten und zu 15 bis 20 Prozent aus Eiweißen bestehen. Es ist eine **ballaststoffreiche Mischkost ohne Einfachzucker** zu empfehlen. Die Kinder sollen altersentsprechend, über den gesamten Tag verteilt, mehrere (fünf bis sechs) Mahlzeiten zu sich nehmen. Innerhalb ihres individuellen Diätplanes müssen ihre Bedürfnisse soweit als möglich berücksichtigt werden.

Die Diät zielt auf ein altersentsprechendes Gewicht und Wachstum mit einem normalen Blutzuckerprofil ab. Die Kohlenhydrate sollen auf alle Mahlzeiten verteilt sein (kohlenhydratfixierte Diät), damit keine gefährlichen Blutzuckerschwankungen auftreten.

Kohlenhydrate werden in **Broteinheiten**, **BE**, berechnet.

> **Eine Broteinheit ist die Menge eines Nahrungsmittels, welche zwölf Gramm verwertbare Kohlenhydrate enthält (zwölf Gramm Kohlenhydrate entsprechen einer BE).**

Nahrungsmittelaustauschtabellen helfen bei der Berechnung der Broteinheiten (Tab. 14-3).

Bewegung und Muskelarbeit

Körperliche Betätigung wirkt sich günstig auf die allgemeine Stoffwechsellage aus. Sie hat einen kohlenhydratabbauenden und damit blutzuckersenkenden Effekt. Aus diesem Grund ist Sport für Kinder mit Diabetes mellitus empfehlenswert. Sie sollen aber kurz vor der körperlichen Belastung zusätzliche Broteinheiten („Sport-BE", rasch resorbierbare Kohlenhydrate) einnehmen, um der Gefahr einer Hypoglykämie vorzubeugen.

> **Kinder mit Diabetes mellitus müssen stets Traubenzucker mit sich führen, um ihn beim Auftreten von Frühsymptomen eines hypoglykämischen Schocks sofort einnehmen zu können.**

Die Pflege in **speziellen Situationen** sieht wie folgt aus:
- **Bei leichter Hypoglykämie**
- Kohlenhydratzufuhr in Form von Brot oder Obst
- **Bei schwerer Hypoglykämie**
- Zufuhr von schnellwirkenden Kohlenhy-

Tab. 14-3 Kohlenhydrat-Austauschtabelle (Auswahl)

1 BE (12 Gramm Kohlenhydrate) sind enthalten in	
• Milchprodukte	
Vollmilch (ca. 10 g Fett)	250 g
Buttermilch (ca. 1,5 g Fett)	250 g
Joghurt (ca. 10 g Fett)	250 g
Magerquark	fast beliebig viel
• Obst	
Äpfel	100 g
Birnen	90 g
Aprikosen	120 g
Pfirsiche	140 g
Orangen (ohne Schale)	130 g
Erdbeeren	200 g
Grapefruit (mit Schale)	200 g
• Mehl, Brot, Kartoffeln, Teigwaren	
Weizenmehl	20 g
Vollkornmehl	30 g
Weizenbrötchen	25 g
Knäckebrot	20 g
Haferflocken	20 g
Reis roh/gekocht	15 g/20 g
Nudeln roh/gekocht	20 g/60 g
Kartoffeln	80 g
Zwieback	15 g

Ohne Anrechnung bis 200 Gramm: Paprika, Rotkohl, grüne Bohnen, Karotten, Brokkoli, Blumenkohl, Champignons, Salate, Gurken, Tomaten, Spargel usw.

draten (Traubenzucker, Apfelsaft, Zuckerwasser)
• **Bei hypoglykämischem Koma**
– Vorbereitung, Assistenz und Nachsorge bei einer intravenösen Glukosezufuhr
– subkutane oder intramuskuläre Injektion von Glukagon
– stabile Seitenlage (um Aspiration zu vermeiden)
– regelmäßige Blutzuckerkontrollen
– nach dem Erwachen des Kindes orale Glukosegabe
– genaue Beobachtung des Bewußtseinszustandes
– Kontrolle der Vitalfunktionen
• **Bei Ketoazidose**
– Vorbereitung, Assistenz und Nachsorge bei der Infusionstherapie
– Intensivüberwachung von Puls, Atmung, Blutdruck, Bewußtseinslage, Körpertemperatur
– Kontrolle der Urinausscheidung (Menge, Ein- und Ausfuhr)
– Urinportionen auf Glukose und Aceton stixen
– Vorbereitung, Assistenz und Nachsorge bei den engmaschigen Blutentnahmen
– Freihalten der Atemwege, stabile Seitenlage
– Dekubitusprophylaxe
– Mund- und Lippenpflege
– Kontrolle der Körpertemperatur
– Kind gut zudecken
– bei gestörtem Lidschluß sorgfältige Augenpflege mit physiologischer Kochsalzlösung

14.3.1.2 Pflegeplanung bei einem Kind mit Diabetes mellitus Typ I

Informationssammlung vom 8. März 19..

Name:	Luise M. (weiblich)
Geburtsdatum/Alter:	25. November 19.., 9 Jahre alt
Staatsangehörigkeit:	deutsch
Familiensituation:	Eltern beide berufstätig, 6 Jahre alter Bruder, sie besucht die 3. Klasse einer Grundschule, gute Leistungen. Eltern betreuen Luise abwechselnd im Krankenhaus (auch nachts). Bruder jetzt tagsüber bei Großmutter
Aufnahme:	5. März 19.., über Krankenhausambulanz
Körpergewicht:	23 Kilogramm (in zwei Wochen drei Kilogramm abgenommen)
Körperlänge:	130 Zentimeter
Vitalzeichen:	Herzfrequenz 80/Minute
	Atemzüge 19/Minute
	Blutdruck 90/60 mmHg
	Körpertemperatur 37 °C (rektal)
Diagnose:	Manifestation eines Diabetes mellitus Typ I, Ketoazidose

Informationssammlung vom 8. März 19..

Bisheriger Krankheitsverlauf

Vor der Einweisung drei Wochen lang ausgeprägter Durst, bis vier Liter Getränke/Tag, häufig, auch in der Nacht, zur Toilette, hat einige Male eingenäßt, Gewichtabnahme von drei Kilo, war ständig müde, mochte nicht mehr spielen.
Angaben der Eltern zu Luise: lebendiges, aktives, kontaktfreudiges Kind, mag Gesellschaftsspiele, liest oft, spielt viel mit ihren Freundinnen und dem Bruder. Schläft nachts durch, badet einmal in der Woche, morgens und abends „Katzenwäsche". Hat alle ein bis zwei Tage Stuhlgang, ißt normale Kost, liebt Süßig-

keiten, Mutter achtet auf möglichst vollwertige Ernährung (viel frisches Obst, Gemüse, Vollkornprodukte).
Aufnahmestatus: Teilnahmslos, somnolent, trockene Haut, leicht eingesunkene Augen, Übelkeit, Bauchschmerzen. Blutzucker stark erhöht (über 600 mg/dl), Azidose. Behandlung der Ketoazidose mit Flüssigkeits- und Insulininfusionen; engmaschige Überwachung der Vitalwerte, der Bewußtseinslage, des Blutzuckers und der Blutgasanalyse sowie Ein- und Ausfuhrkontrolle.

Istzustand

24 Stunden nach Aufnahme ist Allgemeinzustand stabilisiert, Stoffwechsellage ausgeglichen, Blutgasanalyse im Normbereich. Sie hat jedoch noch schwankende Blutzuckerwerte. Über verbleibende Venenverweilkanüle an linker Hand wird zwei- bis vierstündlich der Blutzucker bestimmt. Luise empfindet diese Maßnahme als unangenehm, wacht in der Nacht davon auf. Urine werden auf Zuckerausscheidung und Ketonkörper kontrolliert. Bekommt eine kohlenhydratfixierte Diät. Täglich um 7 und um 18 Uhr subkutane Insulingabe. Sobald sie die Spritze erblickt, weint sie.
Luises Durstgefühl ist verschwunden, muß nachts seltener zur Toilette, ist tagsüber müde, liegt viel im Bett, liest oder hört Märchenkassetten. Die Haut ist sehr trocken, hat Rötungen und

Juckreiz im Genitalbereich. Luise liegt im Vierbettzimmer mit zwei gleichaltrigen Mädchen. Ihnen und dem Pflegepersonal gegenüber ist sie ängstlich und zurückhaltend, weicht ihren Eltern nicht von der Seite, vermißt Bruder und Freundinnen. Diabetesschulungsprogramm, an dem Luise mit Interesse teilnimmt, hat begonnen.
Luises Eltern verhalten sich sehr kooperativ, haben aber den Schock der Diagnose noch nicht überwunden, sorgen sich um die Zukunft der Tochter. Die Vorstellung, Luise Insulin spritzen zu müssen, macht ihnen Angst. Am heutigen, dritten Tag im Krankenhaus ist Luise aufgeschlossener und gelöster, gibt an, daß sie sich wohler fühlt.

Pflegeplan

Pflegeprobleme/Ressourcen	Pflegeziele	Pflegemaßnahmen
1 Schlafen • kann wegen Blutentnahmen (Blutzucker) und häufigen Miktionen nicht durchschlafen • klagt am Tage über Müdigkeit • ruht sich am Tag viel aus • ein Elternteil ist in der Nacht anwesend	• normaler Schlaf-Wach-Rhythmus • kann sich trotz nächtlicher Störungen ausreichend erholen	• koordinierte Pflege- und Diagnosemaßnahmen • Notwendigkeit der nächtlichen Blutentnahmen erklären • Bettpfanne in erreichbarer Nähe • für Ruhepausen am Tage sorgen, Mittagsschlaf ermöglichen • Eltern sollen Einschlafrituale beibehalten
2 Sich bewegen • Bewegungseinschränkung durch Venenverweilkanüle an linker Hand • kann die restlichen Extremitäten ausreichend bewegen	• fühlt sich trotz Krankenhausaufenthalt wohl • kann sich ausreichend bewegen • Stoffwechsellage soll durch körperliche Betätigung verbessert werden	• Venenverweilkanüle mit Heparinlösung spülen und mit sterilem Verschlußkonus verschließen • zu körperlicher Aktivität anregen wie Spaziergang mit Familie im Park, Spielplatzbesuch • Krankengymnastik einschalten • Luise und ihre Eltern informieren, daß körperliche Aktivitäten für Stoffwechsellage wichtig ist

Pflegeplan

Pflegeprobleme/Ressourcen	Pflegeziele	Pflegemaßnahmen
3 Sich sauberhalten und kleiden • trockene Haut am ganzen Körper • Juckreiz im Genitalbereich, gerötete Haut im Vulvabereich • ist bei der Körperpflege und beim Ankleiden durch Venenverweilkanüle eingeschränkt und auf Hilfe angewiesen • kann bei der Körperpflege mithelfen • hat eigene Kleidung	• Luise und ihre Eltern kennen die erforderliche Umstellung bei der Körperpflege • gepflegte Haut ohne Reizungen • Juckreiz im Genitalbereich reduzieren • Luise kann bei der Körperpflege entsprechend ihren Möglichkeiten mithelfen, Selbständigkeit fördern	• Luise und Eltern über die Notwendigkeit der Haut-, Zahn-, Mundpflege informieren • Genitalabstrich auf Pilze • einmal täglich Kamillosan-Sitzbad • alle zwei Tage Ölbad • tägliche Pflege der Haut mit fetthaltiger Creme nach ärztlicher Anordnung, Eltern miteinbeziehen, anleiten • morgens und abends sorgfältige Haut- und Schleimhautbeobachtung • Hilfestellung bei der Körperpflege geben, Luise ermuntern mitzuhelfen • auf regelmäßigen Kleidungswechsel achten, genügend Wäsche zum Wechseln mitbringen lassen
4 Essen und Trinken • muß kohlenhydratfixierte Diät einhalten • subkutane Insulininjektionen • ißt gerne Süßigkeiten • Appetit ist größer als Diätplan vorsieht • hat drei Kilogramm Gewicht abgenommen • Durst ist etwas reduziert	• Umstellung der Eßgewohnheiten • Kind soll satt werden • erreicht ursprüngliches Gewicht • Luise und ihre Eltern erwerben Kenntnisse über die Diät, können Broteinheiten bestimmen, kohlenhydrathaltige Nahrungsmittel sicher identifizieren, sind sicher im Umgang mit der Austauschtabelle und Diätwaage • bereiten die Mahlzeiten selbständig zu • verstehen Zusammenhang von Diät und Insulingaben • verstehen Bedeutung des Spritz-Eß-Abstandes	• Diät nach ärztlicher Anordnung bestellen (Diätassistentin) • Diabetikersüßigkeiten und Lieblingsgerichte in den Diätplan aufnehmen • Mahlzeiten zu den zu Hause üblichen Essenszeiten austeilen, Spätmahlzeit etwa um 20.00 Uhr • Eßverhalten und -mengen beobachten und überprüfen, Diätplan ggf. ändern lassen (BE-Mengen erhöhen) • ausführliche Schulung der ganzen Familie über Diät (Diätassistentin, Fachkraft für Diabetes), Wissen über Selbstversorgung vermitteln • den Umgang mit einer Waage üben lassen • Mahlzeiten mit Hilfe der Austauschtabelle selbst zusammenstellen lassen (mit Unterstützung) • Insulin nach ärztlicher Anordnung spritzen, Zusammenhang zwischen Insulin und Diät erklären, Spritz-Eß-Abstand einhalten und erklären • zwei- bis vierstündlich Blutzuckerkontrolle. Sinn, Vorgehen und Ergebnisse erklären • Besprechen, was, warum, wann bei hohem bzw. niedrigem Blutzucker hinsichtlich der Ernährung etwas zu tun ist • Kind und Eltern Gespräche anbieten über Fragen und Probleme mit Diabetesdiät • vor Krankengymnastik je nach Blutzuckerwert zusätzliche Sport-BE einnehmen lassen • dreimal wöchentlich (Montag, Mittwoch, Freitag) Gewichtskontrolle

14

14

Pflegeplan

Pflegeprobleme/Ressourcen	Pflegeziele	Pflegemaßnahmen
5 Ausscheiden • häufige Miktionen durch Erkrankung • Angst vor nächtlichem Einnässen • ist beim Toilettengang auf Hilfe angewiesen (Urinportionen stixen)	• rechtzeitiges Erkennen von Glukose- und Acetonausscheidung im Urin • Luise und Eltern verstehen die Zusammenhänge zwischen Blut- und Harnzucker • sie stixen den Urin selbständig • Angst vor Einnässen nehmen • regelmäßiger Stuhlgang	• Luise Toilette, Lichtschalter, Alarmschalter, Bettpfanne zeigen • Bettklingel in erreichbarer Nähe • Bettpfanne in erreichbarer Nähe • eine Unterlage als Bettschutz ins Bett legen • Luise weiß Bescheid, daß nächtliches Einnässen nur vorübergehend ist • jeden Urin auf Glukose und Aceton stixen • Vorgang erklären, zeigen und Luise üben lassen • Notwendigkeit der Urinuntersuchung erläutern • Stuhlgang erfragen
6 Körpertemperatur regulieren • Kind ist fieberfrei	• Kind bleibt fieberfrei	• einmal täglich (morgens) Kontrolle der Körpertemperatur und bei Bedarf
7 Atmen • Gefahr der Hypo- bzw. Hyperglykämie • zur Zeit keine Beeinträchtigung	• Luise und ihre Eltern lernen Anzeichen von Hypo- bzw. Hyperglykämie kennen und können darauf reagieren	• einmal täglich Puls, Atmung, Blutdruck kontrollieren und bei Bedarf • Patientenbefragung auf subjektive Veränderungen wie Herzklopfen, Schwindel, Schlappheit • Wissen über niedrigen/hohen Blutzucker und über die jeweils erforderlichen Maßnahmen vermitteln (Fachschwester für Diabetes, Schulung) • Insulingabe (s.c.) nach Anordnung des Arztes
8 Für eine sichere Umgebung sorgen • Krankenhausaufenthalt, hat Angst vor Pflegepersonal • Infektionsgefahr durch Venenverweilkanüle • empfindet häufige Blutabnahmen als unangenehm • schwankende Blutzuckerwerte • muß subkutane Insulininjektionen erhalten • Angst vor Insulinspritze • Eltern haben Angst vor Spätkomplikationen • Luise ist nie allein, da ein Elternteil immer anwesend ist	• faßt Vertrauen zu Pflegepersonal • fühlt sich im Krankenhaus wohl, empfindet therapeutische und diagnostische Maßnahmen nicht als unangenehm • Infektionen vermeiden • Luise ist altersgemäß über ihren Diabetes informiert • Luise und Eltern erwerben Kenntnisse über die Krankheit • erlangen Sicherheit und Selbständigkeit in der Behandlung der Krankheit • äußern ihre Ängste • begreifen Unabwendbarkeit der Erkrankung • Eltern wissen Bescheid, daß Folgeerkrankungen durch moderne Therapiemöglichkeiten erheblich hinausgezögert oder verhindert werden können • Eltern sind zuversichtlich und gelassen, erlangen seelisches Gleichgewicht wieder	• Sinn und Zweck aller Maßnahmen genau erklären • Eltern in Pflege, Diagnostik und Therapie einbeziehen • Venen- und Braunülenpflege und Inspektion der Haut bei jeder Blutentnahme • Besuche vom Bruder anregen • mit gleichaltrigen Kindern Kontakt herstellen • Insulininjektionen und Diätplan sowie Blutzuckerkontrollen nach ärztlicher Anordnung • aktive Beteiligung Luises an ihrer Behandlung, auf Über- und Unterforderung achten • Luise und ihren Eltern Spritztechnik zeigen und üben lassen • Diät nach ärztlicher Anordnung bestellen, Luise und ihren Eltern Umgang mit Kohlenhydrataustauschtabelle zeigen, BEs abwiegen lassen und Mahlzeiten mit Hilfe zubereiten lassen

14

Pflegeplan

Pflegeprobleme/Ressourcen	Pflegeziele	Pflegemaßnahmen
8 Für eine sichere Umgebung sorgen	• Erkennen von hohen oder niedrigen Blutzuckerwerten • Eltern und Luise übernehmen Zubereitung der Diät, spritzen Insulin, stixen Urine, wissen über Frühsymptome bei Stoffwechselentgleisung Bescheid	• Urine auf Glukose und Aceton stixen, zeigen und erklären, Luise üben lassen (Punkt **5**) • kapilläre Blutuntersuchung zeigen und erklären, Luise üben lassen • Luise zu körperlichen Aktivitäten anregen (Krankengymnastik), Bedeutung von körperlicher Bewegung erklären • intensive Schulung und Betreuung durch Fachschwester für Diabetes mellitus, Diätassistentin, Ärzte und Pflegepersonal • Gesprächsbereitschaft signalisieren
9 Arbeiten und Spielen • Mobilitätseinschränkung durch Venenverweilkanüle • vermißt ihre Freundinnen und ihren Bruder zum Spielen • mag Gesellschaftsspiele • liest gerne und hört gerne Märchenkassetten	• Mobilität erhalten • Kontakt zu Freundinnen und Bruder erhalten • kann spielen, Kassetten hören	• mit gleichaltrigen Mädchen Kontakt herstellen • Gesellschaftsspiele anbieten • Erzieherin einschalten • Lesestoff und Spiele von den Eltern mitbringen lassen • Besuchszeiten von Freundinnen und Bruder planen
10 Kommunizieren • ist gegenüber Pflegepersonal und Mitpatienten still und zurückhaltend • ist auf Eltern fixiert • Eltern sind anwesend • Bruder und Großmutter kommen regelmäßig	• entwickelt Kontakt und Vertrauen zu Pflegepersonal • findet Freunde auf Station • kann sich mitteilen, Ängste und Wünsche äußern • wird unabhängiger, selbständiger	• alle Maßnahmen mit Luise besprechen, erklären und begründen, dabei ermuntern, Fragen zu stellen und Ängste zu äußern • im Spiel Kontakt zu Luise aufnehmen • Gespräche mit Eltern in und ohne Anwesenheit von Luise führen • Freiräume für die Eltern schaffen • Kontakt zu anderen Kindern schaffen (Punkt **9**)
11 Sich als Mann oder Frau fühlen und verhalten • nicht relevant		
12 Sinn finden, Sterben • chronische Erkrankung • Luise muß lebenslang Insulin spritzen • versteht Ursache des Diabetes nicht	• Luise weiß, daß sie mit ihrer Erkrankung sehr gut leben kann • weiß, daß sie ein Kind wie alle anderen ist • sie versteht, daß niemand an der Entstehung des Diabetes schuld ist • akzeptiert und begreift Unabwendbarkeit ihrer Krankheit	• intensive Schulung und Betreuung durch Fachschwester für Diabetes mellitus, Diätassistentin, Ärzte und Pflegepersonal • aktive Beteiligung an ihrer Behandlung, Selbständigkeit fördern • Gesprächsbereitschaft signalisieren, auf Ängste eingehen, wahrheitsgemäß antworten, Zuversicht und Gelassenheit vermitteln, Geduld haben • Vermittlung von Selbsthilfegruppen

14

14.3.2 Glykogenosen

Aufgrund eines angeborenen **Enzymdefektes** wird Glykogen (Speicherform der Glukose) nicht zu Glukose abgebaut. Es gibt mindestens sieben Formen der Glykogenosen, bei denen es entweder zu einer pathologischen Speicherung von Glykogen in Organen (Leber, Nieren, Herz, Muskulatur und ZNS) oder zur Bildung eines abnormen Glykogens kommt.

Als Beispiel sei hier die **Glykogenose Typ I von Gierke** genannt.

Symptome
– häufige Hypoglykämien (Nüchternhypoglykämien), extrem niedrige Blutzuckerspiegel, oft ohne sichtbare Symptome
– vorgewölbtes Abdomen (ab Geburt Leber- und Milzvergrößerung)
– erschwerte Atmung
– Blutungsneigung (vor allem Nasenbluten)
– Puppengesicht
– Wachstumsretardierung (Kleinwuchs)
– normale geistige Entwicklung (bei behandelten Hypoglykämien)

Diagnostik
Hinweisend sind die ausgeprägten Hypoglykämien sowie ein kompensatorisch erhöhter Milchsäurespiegel (Laktat) im Blut. Die Diagnose einer Glykogenose Typ I wird durch den Nachweis des Enzymmangelzustandes in der Leber gesichert.

Therapie
Häufige, kleine **kohlenhydratreiche Mahlzeiten**, vorwiegend in Form von Stärke und Maltodextrin. Galaktose und Fruktose sind in der Nahrung zu vermeiden. Oral verabreichte ungekochte Speisestärke quillt im Darm langsam auf und wird entsprechend langsam verdaut. In der Nacht erhalten die Kinder kontinuierlich über eine Magensonde eine Dextrinlösung.

14.3.2.1 Pflege bei Kindern mit Glykogenosen

Da die Kinder ständig kohlenhydratreiche Nahrung zu sich nehmen müssen, die nicht gut schmeckt, ist es wichtig, daß sie und ihre Eltern psychisch betreut und in ihrer Situation ernstgenommen werden. Eine **Ernährungsberatung** des Kindes und seiner Eltern ist besonders wichtig. Die Einsicht über die Notwendigkeit der Diät ist bei allen zu fördern. Die Diätassistentin erstellt einen Diätplan, der eingehalten werden muß.

Weiter gehört zu den **pflegerischen Aufgaben**:
– alle drei Stunden Verabreichen der kohlenhydratreichen Mahlzeit (geduldiges Vorgehen, Kost schmeckt nicht gut)
– Vorbereitung, Verabreichen und Überwachung der nächtlichen Sondenernährung
– Mund-, Lippen- und Nasenpflege
– regelmäßige kapilläre Blutzuckerkontrollen nach ärztlicher Anordnung
– Beobachtung der Patienten auf Hypoglykämiezeichen
– bei erschwerter Atmung bei Bedarf Hochlagerung

14.3.3 Galaktosämie

Die Galaktosämie ist eine **angeborene Störung** in der Umwandlung der im Milchzucker vorhandenen Galaktose in Glukose. Stoffwechselbestandteile, die in größeren Konzentrationen toxisch wirken, lagern sich in Leber, Nieren, Darm und dem Gehirn ab.

Symptome
– wenige Tage nach Milchfütterung Trinkschwäche (Nahrungsverweigerung), Erbrechen, Durchfall, Gedeihstörungen
– Ausbilden einer Leberfunktionsstörung (Ikterus: Gelbsucht; Hepatomegalie: Lebervergrößerung; Aszites: Flüssigkeitsansammlung in der Bauchhöhle)
– rasche Verschlechterung des Allgemeinzustandes mit Leberversagen, zentralen Krämpfen und dem anschließenden Tod

Diagnostik
Ein positiver Guthrie-Test gibt einen Hinweis auf die Erkrankung. Im Serum und Urin findet sich ein vermehrter Galaktosegehalt. Beweisend ist der Nachweis des Enzymdefektes in den Erythrozyten.

Therapie
Wichtig für eine erfolgreiche Therapie ist eine frühzeitige Diagnose der Erkrankung. Daran schließen sich an:
– frühestmöglich einsetzende **galaktosefreie Ernährung**
– keine Milchprodukte (weder Mutter- noch

Kuhmilch), beide enthalten den Milchzucker Laktose (Galaktose und Glukose)
– Säuglinge erhalten galaktosefreie Ersatzmilch (Sojamilchprodukte)
– Gabe von Vitamin-D-Tropfen anstelle von
Tabletten zur Rachitisprophylaxe (da Vit-
amin-D-Tabletten oft Laktose enthalten)
– lebenslängliche galaktose- und fruktosefreie
Diät

14.3.3.1 Pflege bei Kindern mit Galaktosämie

Da die Kinder eine **lebenslange Diät** einhalten müssen, ist es von großer Bedeutung,
ihnen und ihren Eltern die Notwendigkeit der
besonderen Ernährung nahezubringen. Die
Schulung geschieht in Zusammenarbeit mit
den Diätassistenten.

Alle Nahrungsmittel müssen sorgfältig auf
ihren **Laktose-(Milch-)gehalt** geprüft werden.
Dies gilt auch für **Konserven** und **Wurstpro-
dukte**.

14.3.4 Phenylketonurie

Die Phenylketonurie (PKU) ist eine **angeborene Störung** des **Aminosäurenstoffwechsels**.
Der Abbau der Aminosäure Phenylalanin zu
Tyrosin ist hierbei gestört. Es kommt zu hohen, toxisch wirkenden Blut- und Gewebe-
spiegeln des Phenylalanins. Diese führen unbehandelt zu bleibenden Schäden an Gehirn
und Nerven. Ein Teil des Phenylalanins wandelt sich zu Phenylketonen um. Sie sind im
Urin nachweisbar und haben zur Namensge-
bung der Krankheit geführt.

Symptome

Die Neugeborenen sind in den ersten Lebenstagen unauffällig. Erst nach altersentsprechender Eiweißzufuhr (Milchfütterung)
kommt es zu einer Erhöhung des Phenylalanins im Blut und in den Organen. Die klassischen Anzeichen einer unbehandelten Phenylketonurie sind:
– ab dem vierten Lebensmonat deutliche psy-
chomotorische Entwicklungsrückstände
– neurologische Auffälligkeiten wie Krampfanfälle, Muskelhypertonie, Tremor, stereotype Bewegungen, aggressives oder autisti-
sches Verhalten
– mentale Retardierung bis hin zu schwerem
Schwachsinn

– ekzematöse Hautveränderungen
– Haut und Urin riechen nach Mäusekot
– pigmentarme (blonde) Haare

Diagnostik

Einen Hinweis auf Phenylketonurie gibt ein
positiver Guthrie-Test. Die Diagnosesicherung erfolgt dann durch eine quantitative Bestimmung des Phenylalaninspiegels im Blut.

Therapie

Sofern innerhalb der ersten acht Lebenswochen mit der Behandlung begonnen wird, entwickeln sich die Kinder geistig und körperlich
normal. Die Therapie sieht wie folgt aus:
– streng einzuhaltende **phenylalaninarme
Diät**, nach heutigen Erkenntnissen wahrscheinlich lebenslang
– Verabreichung einer industriell gefertigten
phenylalaninfreien Eiweißmischung
– regelmäßige Phenylalaninkontrollen im
Blut
– Anpassung der Diät an das Wachstum des
Kindes sowie bei Veränderungen der
Phenylalanin- und Tyrosinwerte

14.3.4.1 Pflege bei Kindern mit Phenyl-
ketonurie

Da die Kinder eine wahrscheinlich lebenslange Diät einhalten müssen, ist es notwendig,
bei ihnen und den Eltern die Einsicht dafür
herzustellen. Die Schulung geschieht auch
hier in Zusammenarbeit mit den Diätassistenten.

Die **pflegerischen** Maßnahmen beziehen
sich in der Regel auf die Einhaltung der Diät:
– Verabreichen der phenylalaninarmen Nahrung
– genaues Abwiegen aller eiweißhaltigen
Nahrungsmittel
– exaktes Berechnen des Eiweißgehalts der
Nahrungsmittel anhand spezieller Tabellen
– abwechslungsreicher Speiseplan, die Ei-
weißmenge auf möglichst viele unterschiedliche Lebensmittel verteilen
– Brot und Nudeln aus eiweißarmen Spezial-
mehlen
– Meidung extrem eiweißreicher Nahrungsmittel wie Fleisch, Fisch, Ei, Milchprodukte, Brot, Schokolade
– Verabreichen des phenylalaninfreien Ei-
weißpräparates, dies erfordert wegen des
unangenehmen Geschmacks viel Geduld
– Führen eines Diättagebuchs

– regelmäßige kapilläre Blutkontrolle auf Phenylalanin- und Tyrosinspiegel nach ärztlicher Anordnung

Literaturverzeichnis

Diabetes-Buch für Kinder. Deutscher-Ärzte Verlag, Köln 1989

Huber, A. (Hrsg.): Checkliste Krankenpflege. Georg Thieme Verlag, Stuttgart – New York 1994

Juchli, L.: Krankenpflege (6.Aufl.). Georg Thieme Verlag, Stuttgart – New York 1991

Lüders, D. (Hrsg.): Lehrbuch für Kinderkrankenschwestern Band II. Ferdinand Enke Verlag, Stuttgart 1990

Mehnert, H.: Stoffwechselkrankheiten. Georg Thieme Verlag, Stuttgart 1985

Mischo-Kelling, M., H.Zeidler: Innere Medizin und Krankenpflege (2.Aufl.). Urban & Schwarzenberg, München – Wien – Baltimore 1992

Niessen, K.-H. (Hrsg.): Pädiatrie. VCH Edition Medizin, Weinheim – New York 1987

Rossi, E.: Pädiatrie. Georg Thieme Verlag, Stuttgart – New York 1986

Ullrich, K., U.Wendel (Hrsg.): Mit PKU gut leben. SHS-Gesellschaft für Klinische Ernährung, Heilbronn 1992

Das Neue Lehrbuch der Krankenpflege (4.Aufl.). Kohlhammer Verlag, Stuttgart – Berlin – Köln 1992

15 Pflege bei Kindern mit Erkrankungen der endokrinen Drüsen

Kirsten Prisett

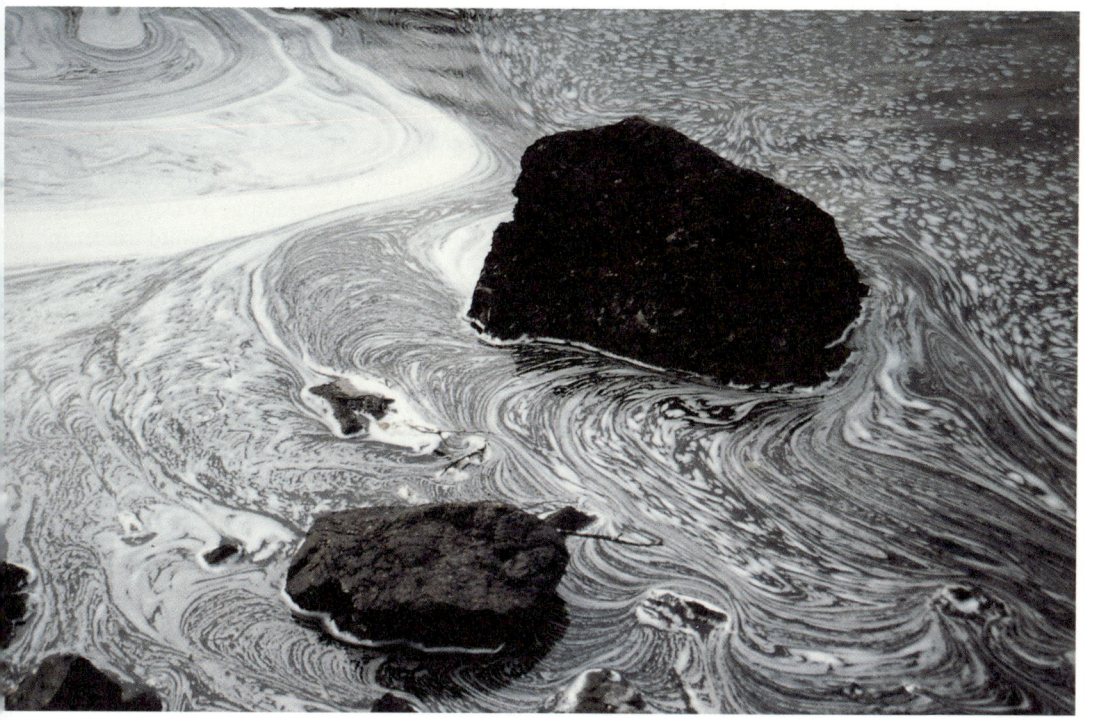

15.1	**Anatomie, Physiologie**	274
15.2	**Maßnahmen zur Diagnostik**	
	und Therapie	275
15.2.1	Blutentnahmen	275
15.2.1.1	Kapilläre Blutentnahme	276
15.2.1.2	Venöse Blutentnahme	277
15.2.1.3	Arterielle Blutentnahme	279
15.2.1.4	Blutentnahme für Blutkulturen . . .	280
15.3	**Pflege und Krankheitsbilder**	
	Endokrinsystem	280
15.3.1	Erkrankungen der Hypophyse	280
15.3.1.1	Pflege bei Kindern mit Erkrankungen	
	der Hypophyse	282

15.3.1.2	Pflegeplanung bei einem Kind	
	mit Diabetes insipidus centralis . .	282
15.3.2	Störungen der Schilddrüse	285
15.3.2.1	Pflege bei Kindern mit Störungen	
	der Schilddrüse	286
15.3.3	Störungen der Nebennierenrinde .	287
15.3.3.1	Pflege bei Kindern mit Störungen	
	der Nebennierenrinde	289
15.3.4	Störungen des Nebennierenmarks	289
15.3.4.1	Pflege bei Kindern mit Störungen	
	des Nebennierenmarks	289
15.3.5	Störungen der Geschlechts-	
	entwicklung	290
15.3.5.1	Pflege bei Kindern mit Störungen	
	der Geschlechtsentwicklung	291

15

15.1 Anatomie, Physiologie

Das Endokrinsystem ist ein **hormonelles System**, welches wichtige Organfunktionen und Stoffwechselvorgänge steuert. Dies wird durch die in den verschiedenen endokrinen Drüsen produzierten **Hormone** ermöglicht. Hormone sind chemische Überträgerstoffe, Botenstoffe oder auch Wirkstoffe, die über den Blutweg auf verschiedene, spezifische Gewebe oder Organe eine für die Funktion des Organismus notwendige Wirkung ausüben.

Das **endokrine System** regelt im Zusammenspiel mit dem vegetativen Nervensystem:
- die Ernährung
- den Stoffwechsel
- das Wachstum
- die körperliche und psychische Entwicklung und Reifung
- die Fortpflanzungsmechanismen
- die chemische Zusammensetzung des „inneren Milieu" (Homöostase) des Körpers
- die Streßbewältigung (in Krankheits- und Extremsituationen)

■ Hypothalamus und Hypophyse

Der **Hypothalamus** (Zwischenhirn) ist in den meisten Fällen der oberste Regler des Hormonsystems. In ihm werden „übergeordnete" Hormone **(RH, IH)** gebildet, die ihrerseits die Ausschüttung der Hormone des **Hypophysenvorderlappens (HVL)** regeln. **Releasing-Hormone (RH)** stimulieren und **Inhibiting-Hormone (IH)** hemmen die Sekretion der **HVL-Hormone**.

Die **Hypophyse** (Hirnanhangsdrüse) als zweiter Regler des Hormonsystems wird in den **Hypophysenvorderlappen** (HVL) und den **Hypophysenhinterlappen** (HHL) unterteilt. Gesteuert durch RH und IH des Hypothalamus, werden vom HVL Hormone ausgeschüttet. Dies sind **indirekt** wirkende Hormone, die untergeordnete Hormondrüsen steuern (glandotrope Hormone), und **direkt** wirkende Hormone.
- **Indirekt wirkende Hormone**
- TSH (thyreoideastimulierendes Hormon) stimuliert die Schilddrüse
- ACTH (adrenocorticotropes Hormon) stimuliert die Nebennierenrinde
- FSH (follikelstimulierendes Hormon)
- LH (luteinisierendes Hormon)

FSH und LH stimulieren die weiblichen und männlichen Geschlechtsdrüsen.

- **Direkt wirkende Hormone**
- Prolaktin fördert die Milchsekretion in der Brustdrüse
- STH (somatotropes Hormon) oder HGH (human growth hormone) fördern das Längenwachstum
- **Hypophysenhinterlappenhormone**

Der HHL speichert zwei im Hypothalamus gebildete Hormone, die bei Bedarf in das Blut abgegeben werden:
- Adiuretin (Vasopressin) fördert die Wasserrückresorption in der Niere (antidiuretisches Hormon)
- Oxytocin fördert die Wehentätigkeit (Geburt) und die Milchsekretion

■ Schilddrüse

Die Schilddrüse bildet auf Anreiz des **thyreotropen Hormons (TSH)** aus dem Hypophysenvorderlappen eigene jodhaltige Hormone, **Thyroxin (T$_4$)** und **Trijodthyronin (T$_3$)**. Schilddrüsenhormone sind von großer Bedeutung für die Entwicklung, das Wachstum und die Reifung des zentralen Nervensystems, des Skeletts, der Muskulatur und der Keimdrüsen.

■ Nebenschilddrüse

Die Nebenschilddrüse (Parathyreoidea) produziert das **Parathormon (PTH)**. Gemeinsam mit Vitamin D und dem Calcitonin (in der Schilddrüse gebildeter Gegenspieler des Parathormons) reguliert es den Calcium-, Phosphat- und Knochenstoffwechsel.

■ Nebennieren

Zu unterscheiden sind die **Nebennierenrinde (NNR)** und das **Nebennierenmark (NNM)**.

Das Hormon **ACTH** des HVL stimuliert die **Nebennierenrinde** zur Produktion von über **40 Hormonen**. Diese werden in **drei Gruppen** eingeteilt.

Mineralokortikoide (z.B. Aldosteron) steuern den Wasser- und Mineralstoffwechsel im Organismus.

Glukokortikoide (z.B. Cortisol) steuern gemeinsam mit anderen Hormonen viele Stoffwechselvorgänge. Durch das Bereitstellen von Energieträgern (Glukose und Fettsäuren) beeinflussen sie den Zucker-, Eiweiß- und Fettstoffwechsel.

Die Glukokortikoide unterdrücken entzündliche und allergische Reaktionen (immunsuppressiver Effekt). Sie haben weiterhin Einfluß auf Blutbildung, Blutdruck, Wasserausscheidung, Magensaftausschüttung und Bewältigung von Streßsituationen.

Androgene (männliche Sexualhormone) führen bei Mädchen zur Bildung von Scham- und Achselbehaarung. Bei Jungen wird die Entwicklung der primären (Hoden, Samenleiter, Penis) und der sekundären Geschlechtsmerkmale (Sexualbehaarung, Bartwuchs, tiefe Stimme) eingeleitet.

Das **Nebennierenmark** (NNM) ist keine Hormondrüse im eigentlichen Sinne. Die Hormone des NNM (**Adrenalin** und **Noradrenalin**) gehören als **Katecholamine** zu den Überträgerstoffen des Nervensystems. In Streßsituationen schüttet das NNM enorme Mengen, besonders Adrenalin, zusätzlich in das Blut aus. Der Körper wird so in eine hohe Leistungsbereitschaft versetzt und kann entsprechend schnell reagieren.

■ Langerhans-Inseln der Bauchspeicheldrüse

Die Bauchspeicheldrüse wird in ihrer Funktion, auch als Hormondrüse ausführlich im Kapitel 14 besprochen.

■ Geschlechtsdrüsen

Die Geschlechtsorgane und die von ihnen ausgehenden hormonellen Wirkungen prägen den Menschen männlich oder weiblich. Die eigentliche (**exokrine**) Aufgabe der Geschlechtsdrüsen (Gonaden) besteht in der Bildung von weiblichen oder männlichen Geschlechtszellen. Die endokrine Aufgabe der **Hoden** (Testes) besteht in der Produktion des männlichen Sexualhormons **Testosteron**, ausgelöst mit Beginn der Pubertät durch das FSH und LH des HVL.

Seine Anwesenheit stimuliert das Wachstum von Hoden und Penis. Es führt zur Ausbildung der sekundären Geschlechtsmerkmale (Stimmbruch, Bartwuchs, Körperbehaarung), zu Knochen- und Muskelwachstum, steigert den Geschlechtstrieb sowie die Samenzellbildung. Die endokrine Aufgabe der **Eierstöcke** (Ovarien) besteht in der Bildung der Geschlechtshormone **Östrogen** und **Progesteron**, ausgelöst durch das FSH und LH des HVL mit Beginn der Pubertät. Sie bewirken das Wachstum der Gebärmutter und die Reifung der Eierstöcke, steuern den Menstruationszyklus und wirken schwangerschaftserhaltend. Ihre Anwesenheit führt zur Ausbildung der sekundären Geschlechtsmerkmale (Schambehaarung, Brustentwicklung) sowie des Geschlechtstriebes.

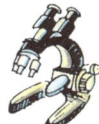

15.2 Maßnahmen zur Diagnostik und Therapie

15.2.1 Blutentnahmen

Bei Blutentnahmen werden Venen, Kapillargefäße oder Arterien aus diagnostischen oder therapeutischen Gründen punktiert, um Blut zu gewinnen.

 Blut und Körperflüssigkeiten sind potentiell infektiös (Hepatitis-B-, Aidsgefahr) und darum auch entsprechend zu behandeln.

Beim **Umgang mit Blut** ist zu beachten:
– konsequentes Einhalten der Hygiene- und Desinfektionsvorschriften
– direkten Kontakt mit Blut vermeiden
– Handschuhe tragen
– nach jedem evtl. Kontakt mit Blut Hände desinfizieren
– Vermeiden von Verletzungen
– Spritzen und scharfe Utensilien, insbesondere Kanülen, Stilette und Skalpelle, verletzungssicher in stichfesten Behältern entsorgen
– Skalpelle nicht anderen zureichen
– Schutzkappen der Kanülen nach dem Entfernen nicht wieder aufstecken
– Kanüle mit Spritze zusammen verwerfen
– aufgetretene Verletzungen (auch die kleinsten) durch blutkontaminierte Instrumente oder Kanülen sofort unter fließendem Wasser abwaschen und anschließend desinfizieren
– unverzüglich den zuständigen Arzt benachrichtigen und den Vorfall dokumentieren

 Der Schutz der eigenen Person und der Schutz der Patienten sind vom Pflegepersonal gleichrangig zu behandeln.

Punktionen gehören zu den diagnostischen und therapeutischen Maßnahmen, die im Verantwortungsbereich des Arztes liegen. Er verordnet sie und ist für ihre ordnungsgemäße Ausführung verantwortlich. Die **Aufgaben** des Pflegepersonals bei der Punktion sind:
– Vorbereitung der benötigten Materialien und des Kindes
– Assistenz und Unterstützung des Arztes bei der Blutentnahme

– Entsorgung der Materialien, Nachsorge und Überwachung des Kindes

Vorbereitung des Materials
– sterile Kanülen (Größe je nach Blutgefäß und Kind)
– sterile Spritzen
– Probeentnahmeröhrchen
– Abstellbehälter für Probeentnahmeröhrchen
– Auftragsformular (Begleitzettel)
– Einmalhandschuhe
– (Schutz-)Unterlage
– evtl. Lagerungskissen
– evtl. Stauschlauch oder Staubinde
– Hautdesinfektionsmittel
– Pflaster, Schnellverband und sterile Tupfer bzw. Kompressen
– Schere

Vorbereitung und Lagerung des Patienten
Da Kinder häufig sehr ängstlich auf die Ankündigung einer bevorstehenden Blutentnahme reagieren, sollte die Pflegeperson bei der Information des Kindes auf diese Ängste eingehen und es beruhigen. Die altersentsprechende **Aufklärung** muß den Zweck, das Ziel, die Dauer, das Hinweisen auf Schmerzen beim Stich und das unangenehme Festhalten beinhalten. Das Kind muß wissen, daß die Punktion notwendig und nicht zu vermeiden ist, daß aber das Pflegepersonal und der Arzt alles unternehmen werden, um die Belastung so gering wie möglich zu halten. Die **Lagerung** sollte für das Kind bequem, die Punktionsstelle gut zugänglich und die Fixierung schmerzfrei sein. Da immer die Gefahr eines Kreislaufkollapses besteht, ist eine **liegende Position** zu bevorzugen. Bei einer Punktion am Kopf ist unter Umständen eine Rasur der betreffenden Hautstelle erforderlich.

 Eine gute Durchblutung der entsprechenden Hautstelle und der Gefäße erleichtert die Blutentnahme. Da Wärme die Blutgefäße erweitert, ist ein warmes Handbad, ein warmer Wickel oder kräftiges Reiben (bei kapillärer Abnahme) meist erfolgreich.

Vorgehen
Während einer Punktion ist es die Aufgabe der **Pflegeperson**, dem Arzt zu assistieren. Neben dem Zureichen der benötigten Instrumente und Materialien ist die Betreuung des Kindes zu gewährleisten. Sie umfaßt das Fixieren, die Beobachtung und das beruhigende und ablenkende Eingehen auf das Kind. Um die Punktion zu erleichtern, werden **Venen** vor der Punktion **gestaut**, so daß ihr Volumen zunimmt und sie unter der Haut deutlicher hervortreten. Die Stauung erfogt mit Stauschlauch, Staubinde oder bei Säuglingen durch eine den Arm (oder das Bein) umfassende Hand, die festen Druck oberhalb der Punktionsstelle ausübt.

Beim **Umgang** mit den gewonnenen Blutproben sind folgende Richtlinien zu beachten:
– die Blutproben korrekt und vollständig mit Name, Vorname, Geburtsdatum, Station beschriften
– Röhrchen und Etiketten nicht verschmieren (Hygiene)
– bei infizierten Proben (z.B. Hepatitis, Aids) Röhrchen und Auftragsformular kennzeichnen
– Röhrchen mit Zusätzen sofort sorgfältig mehrmals kippen
– Röhrchen so etikettieren, daß man den Inhalt sieht, das Volumen (Füllhöhe) kontrollieren, den Verschlußstopfen leicht entfernen kann und die Probe mit dem Etikett leicht zu zentrifugieren ist
– sofort in einem sicheren Transportgefäß in das Labor bringen

 Um dem Kind einen unnötigen Blutverlust zu ersparen, soll nie mehr Blut entnommen werden, als das Labor zur Untersuchung benötigt.

Nachsorge des Patienten
Viele Kinder regen sich bei der Blutentnahme sehr auf. Sie müssen deshalb anschließend getröstet und aufgemuntert werden. Bei starkem Schwitzen ist die Kleidung zu wechseln.

15.2.1.1 Kapilläre Blutentnahme
Entnahmeorte für kapilläres Blut sind die **Seiten der Fingerkuppen** und die **Ohrläppchen**.
Es sollte zur Abnahme ein Finger gewählt werden, der vom Kind weniger benötigt wird. Das Ohrläppchen ist unempfindlicher, aber weniger durchblutet.

Bei Neugeborenen entnimmt man kapilläres Blut aus der medialen Fersenkante, da hier Kalkaneusverletzungen der Knochen am sichersten vermeidbar sind (Abb. 15-1).

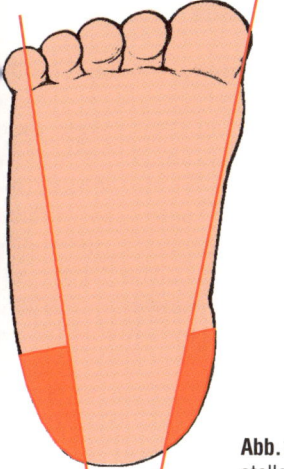

Abb. 15-1 Kapilläre Punktions-
stellen beim Neugeborenen

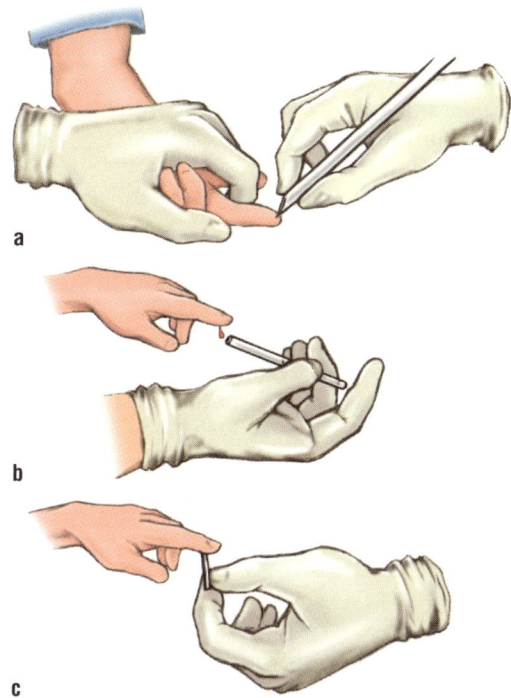

Abb. 15-2 a bis c Kapilläre Blutentnahme
a) Einstich
b) Auffangen des Blutstropfens in die Kapillare
c) Auffangen mit Teststäbchen

Vorbereitung des Materials

- Hautdesinfektionsmittel
- Tupfer
- Einmalhandschuhe
- sterile Stichlanzetten
- Kapillare, Objektträger bzw. beschriftete Probeentnahmeröhrchen
- Begleitzettel
- Abstellbehälter für Blutröhrchen
- Schnellverband, sterile Tupfer bzw. Kompressen
- Abwurfschale für Materialien

Vorbereitung und Lagerung des Kindes

- altersentsprechende Information
- Lagerung und Fixierung des Kindes (Kap. 15.2.1)

Vorgehen

- Händedesinfektion
- Beschriftung der Blutröhrchen kontrollieren
- Desinfektion der Entnahmestelle
- Haut durch Zug spannen
- kurzer, tiefer Einstich mit Stichlanzette (je nach Hautbeschaffenheit) (Abb. 15-2 a)
- Haut nicht quetschen, Blut soll von selbst ausfließen und große Tropfen bilden
- ersten Blutstropfen abwischen (enthält viel Gewebeflüssigkeit)
- die weiteren Blutstropfen im entsprechenden Gefäß sammeln (Abb. 15-2 b und c)
- nach der Entnahme Haut mit sterilem Tupfer reinigen
- Blutung durch Kompression mit Tupfer stillen
- Schnellverband anlegen

15.2.1.2 Venöse Blutentnahme

Venöses Blut wird bei älteren Kindern meist aus der **Kubitalvene** der **Ellenbeuge** oder der **Handrückenvene** entnommen, bei Säuglingen häufig aus den **Kopfvenen** (Schläfen- oder Stirnvene). Diese sind in diesem Alter besonders deutlich ausgeprägt und für eine Blutentnahme gut zugänglich.

Vorbereitung des Materials

- sterile Kanülen und Spritzen in den benötigten Größen
- Probeentnahmeröhrchen (beschriftet)
- Begleitzettel
- Abstellbehälter für Blutröhrchen
- Einmalschutztuch
- Lagerungskissen
- Einmalhandschuhe
- Hautdesinfektionsmittel
- Tupfer
- Staubinde
- sterile Tupfer bzw. Kompressen
- Schnellverband
- Abwurfschale

15

Vorbereitung und Lagerung des Kindes
– altersentsprechende Information der Kindes
– Lagerung und Fixierung des Kindes
• **Bei Punktion am Kopf**
– Rückenlage
– Arme an den Oberkörper anlegen

 Um die Arme am Oberkörper zu fixieren, kann der Säugling in ein Tuch eingewickelt werden.

Zur Punktion der **Schläfenvene** muß der Kopf des Kindes mit den Händen vorsichtig in der Seitenlage fixiert werden, für die Punktion der **Stirnvene** in der Hinterhauptslage (Abb. 15-3).
• **Bei Punktion von Kubital- oder Handrückenvene**
Kleinere Kinder liegen in der Rückenlage. Der auf der von der Pflegeperson abgewandten Seite befindliche Arm wird an den Oberkörper fixiert (z. B. mit einem Tuch). Der andere Arm wird gestreckt und ober- sowie unterhalb der Punktionsstelle gehalten (Abb. 15-4). Ältere Kinder, die im Sitzen punktiert werden, legen ihren gestreckten Arm auf einem Polster ab.

Vorgehen
– Händedesinfektion
– Beschriftung des Blutröhrchens kontrollieren
– Stauen des Blutgefäßes (durch Fingerdruck bei Säuglingen, Stauschlauch oder Staubinde)
– Desinfektion der Einstichstelle
– Punktion der Vene
– Blut abtropfen lassen oder vorsichtig mit Spritze ansaugen
– Venenstau lockern
– Kanüle herausziehen
– Einstichstelle mit Tupfer abdecken
– auf die Punktionsstelle drücken, evtl. dabei Arm gestreckt hochhalten
– Schnellverband anlegen

Nachsorge des Patienten
siehe Kapitel 15.2.1.

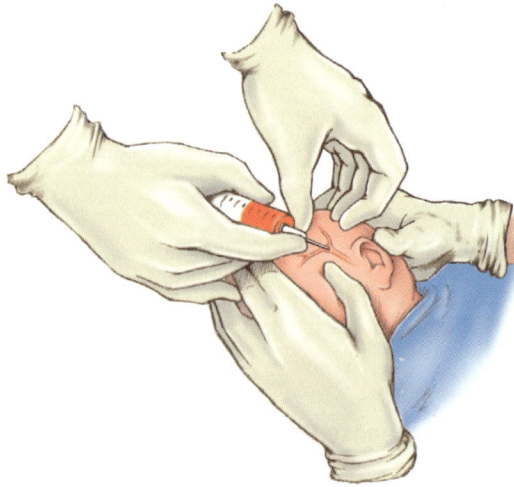

Abb. 15-3 Halten des Kindes bei der Blutentnahme in der Schläfenvene

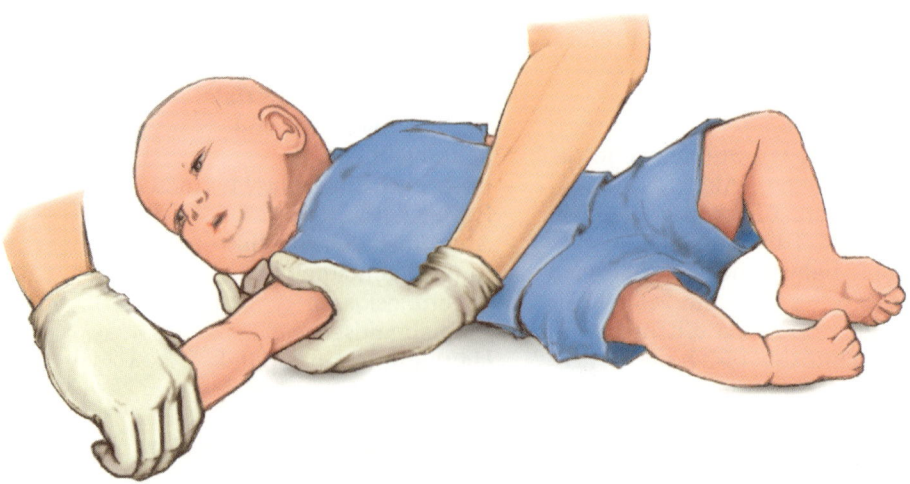

Abb. 15-4 Halten des Kindes bei der Blutentnahme in der Ellenbeuge

15.2.1.3 Arterielle Blutentnahme

Ausschließlich **Ärzte** sind berechtigt, Arterien zu punktieren. Die Mehrzahl der Arterienpunktionen erfolgt an der Arteria femoralis, bei Säuglingen an der Arteria radialis. Arterielles Blut benötigt man vorwiegend für eine **Blutgasanalyse**.

Vorbereitung des Materials
- Hautdesinfektionsmittel
- sterile Tupfer
- Lagerungskissen
- Einmalschutztuch, sterile Einmalhandschuhe
- evtl. Materialien für Lokalanästhesie (Spritzen, Kanülen, Lokalanästhetikum)
- evtl. Rasierutensilien
- sterile Einmalpunktionskanülen, Spritzen, evtl. heparinisierte Spritze
- Probeentnameröhrchen (beschriftet) oder eine Kapillare
- Begleitzettel
- Abstellbehälter für Blutröhrchen
- Schnellverband, sterile Tupfer bzw. Kompressen, elastischer Verband
- Sandsack
- Abwurfschale

Vorbereitung und Lagerung des Kindes
Bei einer Punktion der Arteria femoralis liegt der Patient mit leicht angewinkelten Beinen auf dem Rücken. Zur Punktion der Arteria radialis liegt er ebenfalls auf dem Rücken. Das zu punktierende Handgelenk ist auf einem Lagerungskissen abgelegt, so daß die Handinnenseite nach oben zeigt (Abb. 15-5).

Vorgehen
Bei der Arterienpunktion ist besonders darauf zu achten, daß das Blut nicht gerinnt. Dies erfordert rasches, koordiniertes Arbeiten und die Verwendung von dichten, evtl. mit Heparin benetzten Spritzen.
- Händedesinfektion
- Beschriftung der Laborröhrchen kontrollieren
- Hautdesinfektion
- evtl. Lokalanästhesie
- sterile Handschuhe anziehen
- Desinfektion der Punktionsstelle
- Punktion der Arterie (Vibration der Kanüle bei Annäherung an die Arterie, die Pulsationen der Arterie übertragen sich auf die Kanüle)

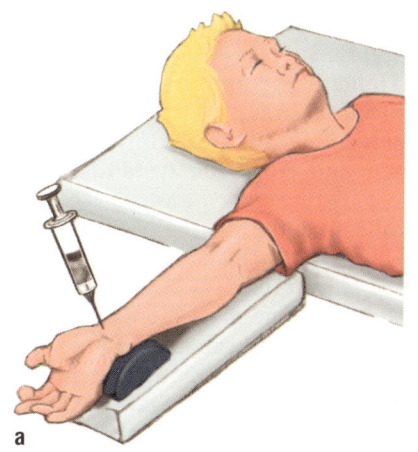

a

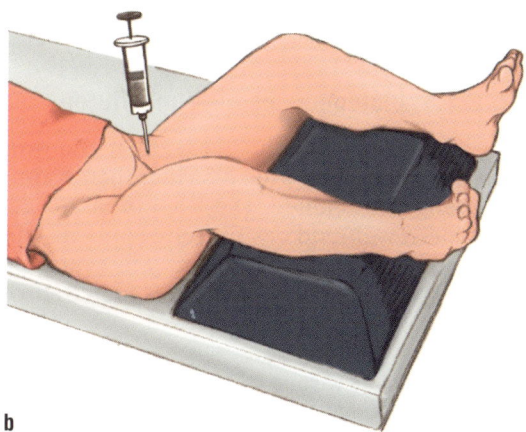

b

Abb. 15-5 a und b Arterielle Blutentnahme
a) Arteria radialis
b) Arteria femoralis

- Blut ohne Aspiration pulsierend in die Spritze laufen lassen
- nach dem Entfernen der Kanüle Punktionsstelle mit sterilen Kompressen zwei bis drei Minuten mit Fingerdruck (Mittel- und Zeigefinger) komprimieren
- Druckverband anlegen

> **Falsches oder ungenügendes Komprimieren der punktierten Arterie kann zu Hämatomen führen. Es ist darauf zu achten, daß die Arterie und nicht lediglich die darüberliegende Haut zusammengedrückt wird.**

Nachsorge des Patienten
- Sandsack für etwa 20 Minuten auf die Punktionsstelle legen

15

– Bettruhe nach Anordnung des Arztes
– Verband und Einstichstelle auf Blutung, Rötung und Hämatombildung kontrollieren
– Peripherie auf Wärme, Farbe, Sensibilität und Schmerzempfindlichkeit kontrollieren
– Vitalzeichen und Allgemeinzustand beobachten
– Pulskontrolle an den Füßen

Entsorgen des Materials

Nach der Blutentnahme muß die Spritze am Konus sofort verschlossen und ins Labor gebracht werden. Das Blut ist bis zur Verarbeitung kühl aufzubewahren. Auf Stationen, auf denen ein Blutgasanalysegerät steht, sollte das Blut unverzüglich analysiert werden. Die verwendeten Materialien und Hilfsmittel sind zu entsorgen bzw. zu desinfizieren.

15.2.1.4 Blutentnahme für Blutkulturen

Bei septischen Krankheiten werden Blutproben zur **anaeroben und/oder aeroben Keimzüchtung** entnommen. Die Blutentnahme erfolgt meist während des Einschwemmens von Erregern ins Blut, also beim Fieberanstieg über 39 °C, oder bei Beginn eines Schüttelfrostes.

 Besonders wichtig ist, daß die Blutentnahme unter strengen aseptischen Bedingungen erfolgt, um eine Kontamination zu vermeiden.

Vorbereitung des Materials
– gefärbtes Hautdesinfektionsmittel
– Mundschutz
– sterile Handschuhe
– sterile Kompressen
– steriles Blutentnahmebesteck (Überleitungssystem, Kanüle)
– Blutkulturflaschen mit Nährbouillon
– übriges Material s. Kapitel 15.2.1.2

Vorbereitung und Lagerung des Patienten
Siehe Kapitel 15.2.1 und 15.2.1.2.

Vorgehen
– Händedesinfektion
– Mundschutz anlegen
– Vorbereitung von Spritze oder Überleitungssystem, Kanüle
– Schutzhülle auf dem Gummistopfen der Blutkulturflasche aseptisch entfernen
– Desinfektion der Gummistopfen der Blutkulturflaschen, Einwirkzeit beachten

– Desinfektion der Punktionsstelle (Haut nicht mehr berühren)
– sterile Handschuhe anziehen
– Stauen der Vene
– Punktion der Vene
– wenn das Blutentnahmebesteck mit Blut gefüllt ist (luftleer), Blutkulturflasche anstechen
– bis zum Markierungsstrich (5 bis 7 ml) mit Blut füllen
• **Anaerobe Blutkultur**
– Blutstrom durch Schließen des Entnahmebestecks unterbrechen
– Kanüle aus der Flasche ziehen
• **Aerobe Blutkultur**
– Punktionskanüle aus der Vene ziehen
– durch das nun offene Blutentnahmebesteck dringt Luft in die Flasche (Vakuumausgleich)

 Bei Neugeborenen und Säuglingen sollte die entnommene Blutmenge so gering wie möglich sein.

Nachsorge des Patienten
Siehe Kapitel 15.2.1.

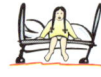 ## 15.3 Pflege und Krankheitsbilder Endokrinsystem

15.3.1 Erkrankungen der Hypophyse

■ Endokriner Kleinwuchs, hypophysärer Minderwuchs

Besonders häufig wird der hypophysäre Minderwuchs durch einen **Wachstumshormonmangel** (STH/HGH) verursacht. Diesem liegt ein Ausfall der hypothalamen Regulation zugrunde. Auslöser können ein Geburtstrauma (Steißlage, Nabelschnurknoten), eine schwere Asphyxie bei Geburt oder ein Schock (bei Schädel-Hirn-Traumen, Verbrennungen etc.) sein. Auch ein Tumor im Hypothalamus oder in der Hypophyse (Kraniopharyngeom) kann den Kleinwuchs verursachen. Die Kinder, die einen hypophysären Minderwuchs ausbilden, sind bei Geburt unauffällig. Ihre Körperlänge und ihr Gewicht entsprechen der Norm. Die Entwicklung erfolgt zunächst altersgemäß.

Symptome

- Wachstumsrückstand, wird gewöhnlich im dritten Lebensjahr bemerkt
- relativ großer Kopfumfang
- kleine Hände und Füße (Akromikrie)
- Proportionen des Körpers annähernd altersentsprechend
- leichte Stammadipositas
- Gesamteindruck ist puppenartig

Diagnostik

Spontansekretion von Wachstumshormon im Schlaf- und Nachtprofil. Bei diesem Test wird in kurzen Abständen (20 bis 120 Minuten) nach dem Einschlafen Blut zur Bestimmung des Wachstumshormons entnommen. Bei dem **Arginin-Stimulationstest** stimuliert eine intravenöse Gabe von Arginin eine Ausschüttung von Wachstumshormon. Der Test sollte vormittags unter Ruhebedingungen beim nüchternen Patienten erfolgen. Allergische Reaktionen (Juckreiz, Übelkeit, Schock) sind möglich.

Beim **Insulin-Stimulationstest** (der nur unter strenger ärztlicher Aufsicht vorgenommen werden darf) löst die intravenöse Gabe von Insulin eine Hypoglykämie aus. Diese führt zu einer Stimulation der Sekretion von Wachstumshormon und ACTH.

Therapie

- einmal täglich Substitution mit gentechnologisch produziertem Wachstumshormon (s.c., i.m.)
- Behandlung bis zum Schluß der Wachstumsfugen
- ist ein Tumor im Zwischenhirn die Ursache der Erkrankung, so ist dessen Behandlung problematisch, da die vollständige operative Entfernung häufig nicht möglich ist

Prognose

Nach anfänglichem Aufholwachstum kann ein normales Längenwachstum mit fast normaler Erwachsenengröße erreicht werden.

Komplikationen

Bei starker Ausprägung des Wachstumshormonmangels sind schon beim Neugeborenen durch Hypoglykämien verursachte Krampfanfälle und bei Jungen Genitalhypoplasien (Mikropenis) zu beobachten.

■ Diabetes insipidus centralis

Ein Mangel an **antidiuretischem Hormon** (Vasopressin/ADH) verursacht den Diabetes insipidus centralis. Der ADH-Mangel kann angeboren sein, nach Schädelbasisverletzungen oder bei Hypophysentumoren auftreten. Das ADH entfaltet seine Wirkung in den Nieren, indem es dort die Rückresorption von Wasser in den Kreislauf anregt. Ein Mangel führt somit zu einem vermehrten Wasserverlust bis zu 15 Litern Urin in 24 Stunden.

Symptome

- meist plötzlich auftretende Polyurie (3 bis 15 Liter Urin in 24 Stunden)
- zwanghafter, unerträglicher Durst (Polydipsie) auch nachts
- Einnässen (Enuresis)
- Austrocknung, trockene Schleimhäute (Exsikkose)
- Verstopfung (Obstipation)
- Gedeihstörungen
- bei Nichterkennen lebensbedrohliche hypertone Dehydratation (Durstfieber, besonders bei Säuglingen und Kleinkindern), Kreislaufkollaps
- spezifisches Gewicht im Urin etwa 1005 (normal 1010 bis 1030)
- wasserklarer Urin

Diagnostik

Beim **Durstversuch** kommt es durch eine starke Einschränkung der Flüssigkeitszufuhr oder ein Trinkverbot zu einer Ausschüttung von ADH (Vasopressin), wodurch die Wasserausscheidung im Harn reduziert wird (spezifisches Gewicht und Osmolarität steigen). Bei fehlendem antidiuretischem Hormon wird weiter Wasser ausgeschieden, dies führt zu Gewichtsverlust bis hin zur Exsikkose. Beim Durstversuch werden Urinportionen gesammelt (Urinmenge, Häufigkeit, spezifisches Gewicht, Elektrolytkonzentration, Osmolarität), Blut entnommen (Osmolarität, Elektrolytkonzentration, ADH-Konzentration) und regelmäßig das Körpergewicht bestimmt. Der Durstversuch wird abgebrochen, wenn das Körpergewicht um mehr als drei Prozent absinkt. Ein **Blutzuckertagesprofil** ist zum Ausschluß eines Diabetes mellitus notwendig, da dort ähnliche Symptome auftreten.

Therapie

Sie besteht aus Gaben von ADH intranasal als Spray (Minirin®) mehrmals täglich, da die

Wirkungsdauer nur acht bis zwölf Stunden beträgt.

Komplikationen

Lebensbedrohliche hypertone Dehydratation.

15.3.1.1 Pflege bei Kindern mit Erkrankungen der Hypophyse

Kinder mit **hypophysärem Minderwuchs** und ihre Eltern brauchen immer wieder Aufmunterung und Unterstützung bei der langdauernden Therapie und den täglichen Injektionen. Eltern und/oder Kinder müssen geschult werden, die Medikamente eigenverantwortlich verabreichen zu können.

Zu den pflegerischen Aufgaben gehören ebenfalls die Begleitung und Betreuung der Kinder während der Untersuchungen (wie Blutentnahmen, Belastungstests oder Röntgen) sowie das Verabreichen der subkutanen oder intramuskulären Injektionen und die regelmäßige Kontrolle des Längenwachstums.

Bei Kindern mit einem **Diabetes insipidus centralis** kann immer eine lebensbedrohliche Dehydratation entstehen. Deshalb ist es wichtig, Kinder und Eltern mit dieser Symptomatik vertraut zu machen, damit sie bei Bedarf rechtzeitig reagieren können.

Der **Durstversuch** stellt für die Kinder mit ihrem großen Durst eine besonders starke körperliche und seelische Belastung dar, in der eine sorgfältige Beobachtung unbedingt erforderlich ist (Gefahr eines Kreislaufkollapses).

Vor dem Verabreichen des intranasalen Medikaments muß der Patient die Nase putzen und die richtige „**Schnupftechnik**" lernen.

- **Weitere pflegerische Aufgaben**
- Verabreichung der angeordneten Medikamente
- Bilanzierung (Flüssigkeitsein- und -ausfuhr)
- Gewichtskontrolle (gegebenenfalls mehrmals täglich)
- spezifisches Gewicht des Urins messen
- sorgfältige Haut- und Schleimhautbeobachtung auf Exsikkosezeichen
- in der polyurischen Phase viel zu trinken anbieten
- vermeiden, daß die Kinder andere als die erlaubten Flüssigkeiten trinken (wie Wasser aus der Blumenvase oder Urin)
- Toilette oder Nachttopf in erreichbarer Nähe
- griffbereite Klingel
- sorgfältige Haut- und Schleimhautpflege mit Ölbädern, rückfettenden Körpercremes
- Lippenpflege mit Panthenolcreme

15.3.1.2 Pflegeplanung bei einem Kind mit Diabetes insipidus centralis

---

Informationssammlung vom 2. Juli 19..

Name:	Boris K. (männlich)
Geburtsdatum/Alter:	23. Juni 19.., 8 Jahre alt
Staatsangehörigkeit:	deutsch
Familiensituation:	Zwei Geschwister, Boris ist ältestes Kind, Mutter ist zu Hause, Vater berufstätig, Patient besucht die zweite Klasse einer Grundschule. Mutter kann nicht mit im Krankenhaus bleiben, da die Geschwister zu Hause versorgt werden müssen. Eltern kommen täglich abwechselnd gegen 18 Uhr zu Besuch
Aufnahme:	1. Juli 19.., Einweisung durch Kinderarzt
Körpergewicht:	23 Kilogramm (hat 3 Kilogramm abgenommen)
Körperlänge:	135 Zentimeter
Vitalzeichen:	Herzfrequenz 72/Minute Atemfrequenz 18/Minute Blutdruck 95/65 mmHg Körpertemperatur 36,8 °C
Diagnose:	Verdacht auf Diabetes insipidus centralis

Bisheriger Krankheitsverlauf

Boris trinkt seit drei Wochen ausgesprochen viel. Er muß sehr häufig auf die Toilette, sein Urin sieht wie „Wasser" aus (Poly- dipsie und Polyurie). Boris hat auch einige Male in der Nacht eingenäßt.

Informationssammlung vom 2. Juli 19..

Istzustand

Boris macht einen sehr ruhigen, zurückgezogenen, aber interessierten Eindruck. Er hat eine blasse Hautfarbe, ist von dünner Gestalt und sieht etwas schlapp und geschwächt aus.
Der Vater berichtet, daß Boris ein aufgeweckter Junge mit viel Bewegungsdrang ist. In letzter Zeit ist er aber schnell müde und schlapp, er verausgabt sich sehr, um mit seinen Freunden mithalten zu können.
Boris ißt normale Kost ohne besondere Abneigungen. Er weiß, daß sein großer Durst nicht „normal" ist, und hat Angst, daß ihm das Trinken verboten werden könnte.
Vor Krankheitsbeginn hatte Boris täglich Stuhlgang, jetzt entleert er nur noch jeden zweiten Tag festen Stuhl. Auch sein Schlafverhalten hat sich seitdem geändert, denn durch die Polyurie und den zwanghaften Durst wird Boris nun mehrmals in der Nacht wach. Zu Hause duscht sich Boris täglich, bevorzugt abends. Seine Haut und Lippen sind trocken und schuppig.
Boris liegt in einem Zimmer mit zwei gleichaltrigen Jungen.
Zu diagnostischen Zwecken erhält er am linken Handrücken eine Venenverweilkanüle, aus der Blut für ein zweistündliches Tages- und Nachtprofil (Bestimmung der Elektrolyte und Osmolarität im Blut und Blutzucker) entnommen wird. Die Blutentnahmen empfindet er als unangenehm.
Jede Urinportion wird gesammelt und untersucht (Menge, Uhrzeit, spezifisches Gewicht, Elektrolyte und Osmolarität). Seine Trinkmenge ist genau zu erfassen, wobei er so viel trinken darf, wie er möchte.
Gewichtskontrolle zweimal täglich.

Pflegeplan

Pflegeprobleme/Ressourcen	Pflegeziele	Pflegemaßnahmen
1 Schlafen • kann wegen Polyurie, Durst und zweistündlicher Blutentnahmen nicht durchschlafen • fühlt sich tagsüber erschöpft und schlapp, großes Ruhebedürfnis	• soll ausreichend Schlaf erhalten • kann sich trotz seiner Krankheitssymptome und der diagnostischen Maßnahmen erholen	• im Zimmer für Ruhe sorgen, Störungen vermeiden • Ruhepausen ermöglichen • koordinierte Pflege- und Diagnosemaßnahmen • morgens ausschlafen lassen
2 Sich bewegen • Bewegungseinschränkung und Beeinträchtigung des Wohlbefindens durch Krankenhausaufenthalt und Venenverweilkanüle an linker Hand • wird schnell müde und schlapp • bewegt sich trotz Schwäche gern, verausgabt sich dabei, ist darüber unzufrieden • Boris ist ruhig und zurückhaltend • versteht sich mit seinen Mitpatienten gut	• Boris soll verstehen, daß er im Moment körperliche Anstrengungen vermeiden muß • Boris kann sich trotz Venenverweilkanüle und körperlicher Schwäche ausreichend bewegen, fühlt sich wohl	• ausreichendes Spielangebot im Zimmer (Gesellschaftsspiele, Kassetten, Bücher), Erzieherin informieren • Venenverweilkanüle ist mit Heparinlösung abgestöpselt • Aktivitäten beobachten • körperliche Überanstrengung verhindern • die Wichtigkeit der Ruhe erklären und begründen
3 Sich sauberhalten und kleiden • ist bei der Körperpflege auf Hilfe angewiesen • trockene, schuppige Haut, aufgesprungene Lippen • Gefahr der Dehydratation	• kann Körperpflege entsprechend seinem Können selbständig vornehmen • intakte Haut wiederherstellen • gepflegte, feuchte Lippen	• beim Baden und Waschen auf Selbständigkeit achten, bei Bedarf Hilfestellung • zweimal täglich Hautpflege mit fetthaltiger Creme, Boris soll dabei mithelfen • Lippenpflege mehrmals täglich mit Fettcreme, zur Selbständigkeit anhalten • auf ausreichende Flüssigkeitszufuhr achten • sorgfältige Beobachtung der Haut und Schleimhäute

Pflegeplan

Pflegeprobleme/Ressourcen	Pflegeziele	Pflegemaßnahmen
4 Essen und Trinken • leidet unter seinem Durst, auch in der Nacht • Angst vor Trinkverbot • Gewichtsabnahme von drei Kilogramm	• Boris weiß, daß er uneingeschränkt trinken darf, aber eine Kontrolle der Trinkmenge durch das Pflegepersonal notwendig ist • er bekommt ausreichend Flüssigkeit • Gewichtszunahme auf sein ursprüngliches Gewicht bzw. kein weiterer Gewichtsverlust	• Boris oft etwas zu trinken anbieten (möglichst flaschenweise, Menge dokumentieren) und ihn zum Trinken anhalten • Ein- und Ausfuhrkontrolle (24-Stunden-Bilanz), ihm dies erklären • zweimal täglich Gewichtskontrolle • Eßverhalten beobachten • kalorienreiche Kost anbieten
5 Ausscheiden • muß häufig, auch nachts, auf die Toilette zum Urin lassen (Polyurie) • gelegentliches nächtliches Einnässen • empfindet das Urinieren im Zimmer (Urinflasche) als unangenehm • fester Stuhl • ist selbständig bei den Ausscheidungen	• Boris soll kontinent sein • Nachtruhe ist durch Ausscheidung nur kurz unterbrochen • soll nicht so häufig auf die Toilette müssen • Boris soll Urinsammeln nicht als unangenehm empfinden • Urin vollständig für Flüssigkeitsbilanz sammeln • soll ohne Beschwerden abführen	• Boris die Notwendigkeit des Urinauffangens zur schnellen Diagnosesicherung und Behandlung seiner Erkrankung erklären • darf am Tage auf der Toilette in die Urinflasche urinieren • nachts Bettklingel und Urinflasche in erreichbarer Nähe, Unterlage ins Bett • Schamgefühl beachten • Beurteilung des Urins auf Menge, Farbe, spezifisches Gewicht, Uhrzeit • ballaststoffreiche Kost und viel Flüssigkeit anbieten (Punkt **4**) • Stuhlgang erfragen
6 Körpertemperatur regulieren • Boris ist fieberfrei	• soll fieberfrei bleiben	• zweimal täglich Kontrolle der Körpertemperatur
7 Atmen • Boris ist leicht erschöpft und schlapp • schont sich nicht • Gefahr der Hypovolämie (Flüssigkeitsverlust durch Polyurie, nachfolgend Blutdruckabfall und Pulsanstieg)	• zeigt sich einsichtig, daß er sich nur momentan etwas mehr schonen muß • frühzeitiges Erkennen von Veränderungen der Vitalfunktionen	• Boris daran erinnern, daß er sich zur Zeit körperlich schonen muß • Puls und Blutdruck dreimal täglich kontrollieren (nach ärztlicher Anordnung)
8 Für eine sichere Umgebung sorgen • Krankenhausaufenthalt • fühlt sich in fremder und unbekannter Umgebung (getrennt von der Familie) unwohl • Bewegungseinschränkung an linker Hand • empfindet häufige Blutentnahmen als unangenehm • Infektionsgefahr durch Venenverweilkanüle • Eltern besuchen ihn regelmäßig • hat viele Freunde	• kann Vertrauen zu Pflegepersonal fassen und Ängste äußern • Besuch von Geschwistern anregen • fühlt sich im Krankenhaus wohl, soll diagnostische Maßnahmen nicht als unangenehm empfinden • kann sich trotz Venenverweilkanüle ausreichend bewegen • Infektionen vermeiden • Kontakt zu Freunden erhalten	• Station zeigen, Tagesablauf erklären • Sinn und Zweck aller Maßnahmen genau erklären • Venen- und Braunülenpflege und Inspektion der Haut bei jeder Blutabnahme • Besuche von Geschwistern mit Eltern absprechen • Kontakt zu Freunden erhalten (Telefon, Briefe)

15

Pflegeplan		
Pflegeprobleme/Ressourcen	**Pflegeziele**	**Pflegemaßnahmen**
9 Arbeiten und Spielen • ist in seiner Mobilität eingeschränkt • verausgabt sich leicht	• versteht die Notwendigkeit der körperlichen Ruhe • empfindet bei ruhiger Beschäftigung keine Langeweile • Mobilität erhalten	• Krankheit und die damit verbundenen Verhaltensweisen erklären • Beschäftigung (Gesellschaftsspiele) mit gleichaltrigen Jungen im Zimmer anbieten • Erzieherin einschalten
10 Kommunizieren • ist gegenüber Pflegepersonen still und zurückhaltend • vermißt seine Familie • Eltern kommen abwechselnd, aber regelmäßig • versteht sich mit seinen Mitpatienten im Zimmer gut	• entwickelt Kontakt und Vertrauen zu den Pflegepersonen • sieht die Notwendigkeit aller pflegerischen und diagnostischen Maßnahmen ein • vertraut sich den Pflegepersonen an • weiß, daß er jeden Abend Besuch von seiner Familie erhält	• alle Maßnahmen mit Boris besprechen, erklären und begründen, ihn dabei immer wieder ermuntern, Fragen zu stellen und Ängste zu äußern • im Spiel Kontakt zu Boris aufnehmen • Zeit haben, Boris Gespräche über Alltägliches anbieten • regelmäßige Besuchszeiten mit seiner Familie vereinbaren
11 Sich als Mann oder Frau fühlen und verhalten • nicht relevant		
12 Sterben • nicht relevant		

15.3.2 Störungen der Schilddrüse

■ Hypothyreose

Die Unterfunktion der Schilddrüse verursacht eine unzureichende Versorgung der Körperzellen mit Schilddrüsenhormonen.

Die **angeborene Hypothyreose** zeigt sich als **Athyreose** mit völligem Fehlen von Schilddrüsengewebe, als **Schilddrüsenaplasie**, bei der Gewebe fehlt oder eine Organanlage vorhanden, aber eine weitere Entwicklung ausgeblieben ist, als **Schilddrüsendysplasie** mit einer Fehlentwicklung oder einer minderwertigen bzw. dystopen (verlagerten) Anlage der Schilddrüse oder als **Jodverwertungsstörung**.

Die **postnatal erworbene Hypothyreose** entsteht in der Mehrzahl der Fälle durch Zerstörung des Schilddrüsengewebes infolge von Entzündungen, seltener nach medikamentöser Behandlung oder durch Verlust von Schilddrüsengewebe nach Operationen.

Bei der **sekundären hypophysären Hypothyreose** kommt es als Folge einer Funktionseinschränkung des HVL (meistens aufgrund von Hypophysenadenomen) zu einem TSH-Mangel und damit zu einer eingeschränkten Schilddrüsenfunktion.

Symptome (Vollbild der Athyreose)

– verlängerter physiologischer Ikterus beim Neugeborenen
– Eß- und Trinkunlust
– Verstopfung (Obstipation)
– Müdigkeit, Bewegungsarmut, großes Schlafbedürfnis
– Muskelschlaffheit
– Kontaktarmut
– heisere Stimme
– stumpfer Gesichtsausdruck, breiter Mund mit wulstigen Lippen, große Zunge
– aufgetriebener Bauch, meist mit Nabelbruch
– rauhe, kühle, blasse Haut, teigiges, verdicktes Unterhautgewebe (Myxödem)
– glanzloses, struppiges Haar
– leicht erniedrigter Blutdruck, verlangsamter Puls
– Ausbleiben und Verzögerung der Pubertät

Unbehandelt kommt es zum Zurückbleiben von Wachstum, der Zahnbildung, der Knochenreifung und der psychomotorischen Entwicklung.

Diagnostik

Die Hypothyreose wird im Rahmen der U2-Untersuchung am fünften Lebenstag mit dem **TSH-Screening** (wenige Tropfen Blut auf einem speziellen Filterpapier) erfaßt. Bei stark erhöhten TSH-Werten erfolgt die Diagnostik wie bei der Hyperthyreose (siehe dort).

Therapie

Eine frühestmögliche orale Gabe von L-Thyroxin führt zu einer schnellen Besserung des Zustandes. In fast allen Fällen muß die Hormongabe lebenslang erfolgen.

Komplikationen

Unbehandelt führt die Athyreose zu einem schweren Krankheitsbild mit extremem Kleinwuchs, Debilität und hochgradiger Bewegungsstörung.

■ Hyperthyreose

Eine gesteigerte Stoffwechselaktivität aufgrund einer vermehrten Produktion von Schilddrüsenhormonen (T_3 und/oder T_4) wird als Hyperthyreose bezeichnet. Ursache dieser Schilddrüsenüberfunktion ist wahrscheinlich eine Autoimmunerkrankung. Die Hyperthyreose ist im Kindesalter selten, sie tritt bevorzugt beim weiblichen Geschlecht auf.

Der **Morbus Basedow** ist die häufigste Form einer Hyperthyreose bei Kindern. Dies ist eine Autoimmunerkrankung, bei der Autoantikörper das Schilddrüsengewebe zur Dauerproduktion und Dauerausschüttung von Hormonen anregen. Charakteristisch für diese Erkrankung ist die diffus vergrößerte Schilddrüse.

Symptome

- psychische und motorische Unruhe: feinschlägiges Händezittern, rastlose, lebhafte Motorik, Nervosität, Konzentrationsschwäche, Schlaflosigkeit
- Verhaltensauffälligkeiten (labile Stimmungslage, heftige Gemütsreaktionen, Erregbarkeit, unmotivierter Streit, Affektinkontinenz)
- beschleunigte Pulsfrequenz, Erhöhung des Blutdrucks

- Herzklopfen, -jagen oder unregelmäßiger Pulsschlag
- Gewichtsverlust trotz Heißhunger (erhöhter Grundumsatz), Abmagerung
- Neigung zu Durchfällen (beschleunigte Darmperistaltik)
- häufig Haarausfall
- vermehrtes Schwitzen, feuchte, warme Haut
- plötzliche Schwächeanfälle, Muskelschwäche, Energieverlust
- Vergrößerung der Schilddrüse (sichtbare Schwellung am Hals)
- Exophthalmus (hervortretende Augäpfel), bei Kindern nicht so stark ausgeprägt wie bei Erwachsenen

Diagnostik

Bestimmung der **Schilddrüsenhormone** (T_3, T_4, freies Thyroxin) durch Blutentnahme. Beim **TRH-Stimulationstest** wird der Regelkreis zwischen Hypothalamus, Hypophyse und Schilddrüse überprüft. Intravenös, oral oder intranasal verabreichtes TRH stimuliert die Ausschüttung von TSH aus dem Hypophysenvorderlappen.

Therapie

Im Kindesalter wird die symptomatische Behandlung mit einer Blockade der Schilddrüsenfunktion durch Thyreostatika (meist über Jahre) bevorzugt.

Gelegentlich ist eine operative Entfernung der Schilddrüse mit anschließender lebenslanger Substitution von Schilddrüsenhormonen erforderlich.

15.3.2.1 Pflege bei Kindern mit Störungen der Schilddrüse

Bei allen Störungen der Schilddrüse müssen die Patienten und ihre Eltern über die Tatsache der **lebenslangen Hormonsubstitution** gut unterrichtet werden. Sie benötigen Kenntnisse über die Wirkungen und Nebenwirkungen der Medikamente und psychische Unterstützung.

Außerdem kommt als pflegerische Aufgabe bei einer **Hypothyreose** die Überwachung der **Vitalfunktionen** auf Zeichen von **Über-** oder **Unterdosierung** von L-Thyroxin hinzu. Die Überdosierungszeichen sind Fieber, Durchfall, Erbrechen, Tachykardie, Unruhe und Schwitzen. Die Unterdosierung zeigt sich durch Hypothyreosezeichen. In beiden Fällen ist unbedingt der Arzt zu informieren.

Weitere **Aufgaben**:
- Assistenz und Betreuung der Kinder bei den regelmäßigen Hormonspiegelkontrollen
- engmaschige Kontrolle von Wachstum und Gewicht
- altersentsprechende Förderung (Beschäftigung) der Kinder
- krankengymnastische Betreuung zur Behebung der allgemeinen Muskelschlaffheit
- Verabreichen von Obstsäften und Gemüsebreien bei Säuglingen
- ballaststoffreiche Kost bei älteren Kindern zur Verbesserung der Darmtätigkeit

• **Bei einer Hyperthyreose** neben den oben genannten Aufgaben:
- sorgfältige Körperpflege
- Beschäftigung und Ablenkung der Kinder
- Ruhe

Eine sorgfältige **Beobachtung** der Kinder auf Nebenwirkungen der Thyreostatikatherapie ist besonders wichtig. Die Gefahr einer **Knochenmarkdepression** zeigt sich durch Kopfschmerzen, Fieber, Exanthem- und Pigmentveränderungen der Haut, Gelenk- und Muskelschmerzen, gastrointestinale Störungen.

15.3.3 Störungen der Nebennierenrinde

■ Cushing-Syndrom (Hyperkortisolismus)

Dem durch einen **permanent hohen Cortisolspiegel** im Blut verursachten Cushing-Syndrom liegt eine **Überfunktion** der NNR mit einer **Überproduktion** von Cortisol zugrunde.

Auslöser kann ein Nebennierentumor, eine hypophysäre ACTH-Überproduktion (meist verursacht durch ein gutartiges Hypophysenadenom) oder die überhöhte Zufuhr von Glukokortikoiden bei langandauernder Cortison-(Steroid-)Therapie sein.

Symptome
- gerötetes Vollmondgesicht
- Adipositas (Stammfettsucht)
- blaurote Striae
- Stier-, Büffelnacken
- Hirsutismus (verstärkte Sexual-, Körper- und Gesichtsbehaarung bei Mädchen)
- Muskelschwäche (Müdigkeit)
- Rücken- und Gliederschmerzen
- Wachstumshemmung (-verlangsamung), Minderwuchs
- Hypertonie
- depressive Stimmungslage, meist psychische Verstimmungen

Diagnostik
Neben den morphologischen Untersuchungen, Sonographie und Computertomographie, gibt es als funktionsdiagnostische Untersuchungen die Bestimmung der Cortisolkonzentration im Plasma sowie Cortisol und Metaboliten im 24-Stunden-Sammelurin. Beim **Dexamethason-Test** (Sekretionshemmtest) wird durch die Gabe von Dexamethason die ACTH-Ausschüttung blockiert und somit die Bildung der NNR-Hormone gehemmt. Die **ACTH-Bestimmung** dient zur Differenzierung zwischen zentraler und peripherer Ursache einer NNR-Insuffizienz.

Therapie
Die Behandlung besteht aus einer operativen Entfernung des ursächlichen Tumors mit anschließender lebenslanger Substitutionstherapie von Glukokortikoiden.

Komplikationen
Durch die übermäßig gebildeten Glukokortikoide kommt es zu einem veränderten Stoffwechsel (vermehrter Eiweißabbau mit verstärkter Glukose- und Fettproduktion). Die Folge sind Muskelschwund, Osteoporose und Diabetes mellitus.

■ Adrenogenitales Syndrom (AGS) ohne Salzverlust

Ursache für das adrenogenitale Syndrom ist eine **angeborene Cortisolbildungsstörung**. Der niedrige Cortisolspiegel im Blut führt durch Rückkopplungseffekte zu einem vermehrten ACTH-Ausstoß durch den HVL. Das ACTH stimuliert die NNR zu vermehrter Produktion ihrer Hormone. Bedingt durch die Cortisolsynthesestörung kommt es lediglich zu einem vermehrten Ausstoß von Androgenen.

Symptome
Die Symptome treten bereits bei Neugeborenen auf:
• **Bei Mädchen**
- Virilisierung (Vermännlichung) des äußeren Genitales (Klitorishypertrophie: penisförmige Vergrößerung der Klitoris)
• **Bei Jungen**
- verfrühte Ausbildung der sekundären Geschlechtsmerkmale (leichte Penishypertrophie, Schambehaarung, Pigmentierung des Genitales)

15

Bei einer spät einsetzenden Therapie können aufgetretene Vermännlichungssymptome (Stimmbruch, Gesichtsbehaarung, fehlende Brustentwicklung, Amenorrhö) nicht mehr rückgängig gemacht werden. Ohne Therapie wachsen Kleinkinder zunächst überdurchschnittlich schnell, später fallen sie aber durch einen Kleinwuchs auf.

■ Adrenogenitales Syndrom mit Salzverlust

Ist neben der Cortisolsynthese auch die **Aldosteronbildung** gestört, führt dies zu einem AGS mit Salzverlust. Durch den Mangel an Aldosteron verliert der Körper viel Natrium.

Symptome
Neben der Vermännlichung der sekundären Geschlechtsmerkmale bei Mädchen kommt es zu:
– Trinkschwäche bereits in den ersten Lebenstagen
– unstillbarem Erbrechen
– erhöhter Körpertemperatur, Schwitzen
– Durchfällen
– Gewichtsabnahme, Exsikkose
– niedrigem Blutdruck, Kreislaufschock

 Beim adrenogenitalen Syndrom mit Salzverlust handelt es sich um ein lebensbedrohliches Krankheitsbild.

Diagnostik
Kontrolle der Hormonkonzentration (Cortisol und Androgene) in Blut und Urin, ACTH-Bestimmung und Chromosomenanalyse.

Therapie
Diese besteht aus einer lebenslangen oralen Gabe von Cortisol (Hydrocortison), um die erhöhte ACTH-Bildung und krankhafte Bildung von Androgenen zu normalisieren. Bei Aldosteronmangel werden Cortisol und Aldosteron (Hydrocortison und Astonin H) sowie zusätzliche Kochsalzgaben verabreicht.
Zusätzlich:
– regelmäßige, engmaschige Überwachung der Hormonbehandlung (Hormonausscheidung in Urin und Blut)
– Wachstumskontrollen
– frühzeitige chirurgische Rekonstruktion des Genitales
– psychologische Betreuung
– Notfallausweis ausstellen

Da bei jedem Infekt Salzverlustkrisen drohen, darf die Hormongabe nie aussetzen, sondern muß bei Streß, Unfällen oder Operationen kurzfristig gesteigert werden.

Komplikationen
Bei schweren Infektionen sind die Patienten durch die relative Nebennierenrindeninsuffizienz (Cortisolmangel) gefährdet.

■ Nebennierenrindeninsuffizienz

Eine Nebennierenrindeninsuffizienz kann vielfältige Ursachen haben.
Der angeborene oder erworbene (Autoimmunerkrankung, Medikamente) **Morbus Addison** beruht auf einem Ausfall der Nebennierenrinde. Im Kindesalter ist die häufigste Ursache der Insuffizienz die beidseitige Nebennierenatrophie.

Symptome
– Muskelschwäche, rasche Ermüdbarkeit, Interesselosigkeit
– Appetitlosigkeit
– gastrointestinale Beschwerden (Erbrechen, Durchfall, Bauchschmerzen)
– Gewichtsabnahme
– Blässe, bräunliche Hautpigmentierung
– Untertemperatur, Bradykardie, Hypotonie
– Hypoglykämie

Diagnostik
Neben der Bestimmung von Kalium, Natrium sowie Cortisolspiegel und ACTH-Konzentration im Plasma führt der **ACTH-Stimulationstest** zur Sicherung der Diagnose. Dabei wird durch die intravenöse Gabe von ACTH die NNR zur verstärkten Cortisolausschüttung stimuliert.

Therapie
Eine lebenslange Hormonsubstitution mit Hydrocortison und Astonin H ist angezeigt. Als Komplikation s. Addison-Krise.

Die Hormonsubstitution darf nie unterbrochen werden. In allen Extremsituationen (wie Streß, Fieber) ist die Dosis kurzfristig zu steigern und notfalls (z. B. bei Erbrechen) parenteral zu verabreichen.

■ Addison-Krise, akute Nebennierenrinden-insuffizienz

Bei einer plötzlichen Verschlechterung der Nebennierenrindeninsuffizienz, meist durch Streßsituationen ausgelöst, kann es zu einer lebensbedrohlichen Krise kommen.

Symptome
Neben den oben genannten Symptomen:
- Dehydratation
- Hypoglykämie
- Verwirrtheitszustände, Apathie bis hin zum Kreislaufversagen
- Hyperkaliämie

Therapie
Intensivmedizinische Behandlung, intravenöse Gabe von Glukokortikoiden (Prednisol) und Mineralokortikoiden (Aldosteron), intravenöse Natrium- und Glukosegabe.

Komplikationen
Unbehandelt sterben die Kinder im Schock an der Hyperkaliämie.

15.3.3.1 Pflege bei Kindern mit Störungen der Nebennierenrinde

Auch bei diesen Krankheitsbildern ist es wichtig, die Kinder und Eltern über die notwendige **lebenslange Medikamenteneinnahme** aufzuklären und sie über Wirkung und Nebenwirkungen zu informieren. Falls eine **Diät** angeordnet ist, müssen die Patienten und ihre Angehörigen dementsprechend geschult werden.

Ablenkung, Spiel und Spaß stärken das Selbstbewußtsein der Kinder. Eine **psychische Betreuung** ist besonders sinnvoll, da es beim Cushing-Syndrom oft zu starken Veränderungen des Aussehens oder beim AGS zum Verlust der Weiblichkeit mit veränderten Geschlechtsmerkmalen kommt.

- **Weitere pflegerische Aufgaben**
  - Verabreichen der Medikamente nach ärztlicher Anordnung
  - engmaschige Vitalzeichenkontrolle nach ärztlicher Anordnung
  - Überwachung der Ausscheidungen
  - exakte Krankenbeobachtung
  - regelmäßige Kontrolle des Körpergewichts
  - Betreuung und Begleitung bei den funktionsdiagnostischen Untersuchungen
  - Anleiten und Unterstützen bei der sorgfältigen Körperpflege
  - bei starker Adipositas auf trockene Haut achten
  - Infektionsprophylaxe (abgeschwächte Immunabwehr) durch korrektes Einhalten von Hygiene- und Desinfektionsmaßnahmen
  - Vorbereitung, Assistenz und Nachsorge bei einer intravenösen Therapie

15.3.4 Störungen des Nebennieren-marks

■ Phäochromozytom
Ausgelöst durch einen seltenen, meist gutartigen Tumor (Phäochromozytom) im Nebennierenmark, kommt es dort zu einer **Überproduktion** von Katecholaminen (Adrenalin und/oder Noradrenalin).

Symptome
- meist kontinuierliche Hypertonie, hypertone Krisen sind möglich
- Kopfschmerzen
- Tachykardie, Herzrasen
- Angstattacken, Schweißausbrüche
- Blässe
- Nervosität, Tremor
- Schwäche, Müdigkeit
- Gewichtsabnahme

Diagnostik
Bestimmung der Katecholamine und deren Metaboliten (die Vanillinmandelsäure, VMS) im Urin (24-Stunden-Sammelurin) sowie Computertomographie zur Darstellung des Tumors.

Therapie
Medikamentöse Vorbehandlung der Hypertonie (Alpha- und Betablocker) mit anschließender operativer Entfernung des Tumors.

Die Vorbehandlung ist notwendig, da es sonst während der Operation zu einer hypertonen Krise kommen kann (Tumorstimulation).

15.3.4.1 Pflege bei Kindern mit Störungen des Nebennierenmarks

Wie bei allen Erkrankungen des Endokrinsystems ist auch hier die Information der Kinder und Eltern über eine **lebenslange Medikamententherapie** und deren Wirkung und Nebenwirkung angezeigt.

Die **Pflegenden** sind außerdem verantwortlich für:
– Verabreichen der Medikamente nach ärztlicher Anordnung
– regelmäßige Blutdruckkontrollen
– Betreuung und Begleitung bei den funktionsdiagnostischen Untersuchungen
– bei Entfernen des Tumors für die prä- und postoperative Pflege (Kap. 26.1 und 26.2)

15.3.5 Störungen der Geschlechtsentwicklung

■ (Echte) Pubertas praecox

Eine frühzeitige Ausschüttung von Gonadotropinen führt zur **vorzeitigen Reifung der Gonaden** und Ausbildung der **sekundären Geschlechtsmerkmale** (bei Mädchen vor dem sechsten und bei Jungen vor dem achten Lebensjahr). Die Ursache für die Ausschüttung der Gonadotropine aus dem Hypophysenvorderlappen kann ein Tumor im Zwischenhirn sein.

Symptome

– Menarche (erste Menstruation) in den ersten drei Lebensjahren
– starkes Körperwachstum im Kleinkinderalter
– Schluß der Epiphysenfugen um das 13. Lebensjahr mit Wachstumsende (Körperlänge 140 bis 150 Zentimeter)
– altersentsprechende psychische Entwicklung trotz sexueller Frühreife

Die Kinder sind aufgrund ihrer nicht altersgemäßen Körpergröße überfordert, da sie für älter gehalten werden. Sie sind motorisch unruhig, vermehrt reizbar, aber auch scheu und zurückgezogen.

Diagnostik

Erhebung der **Anamnese** mit Daten der Kinder, Eltern und Geschwister, wie Körpergröße, Gewicht, Proportionen (Armspannweite), Pubertätsentwicklung, Erkrankungen. Sorgfältige Dokumentation von Wachstumsverlauf, Wachstumsgeschwindigkeit und Knochenalter (Röntgenaufnahme der Hand). Messung der Hormone (FSH, LH, Testosteron, Östradiol) im Serum und Urin. Ultraschall, Computertomographie, Kernspintomographie, Chromosomenanalyse, Untersuchungen von Defekten der Hormonrezeptoren oder Bindungsproteine.

Therapie

Diese besteht aus einer Gabe von Medikamenten zur Unterdrückung der LH- und FSH-Sekretion (unterdrückte Pubertät, Ende der Regelblutungen, gebremste Knochenreifung, normalisiertes Verhalten).

■ Pubertas tarda

Pubertas tarda bezeichnet eine **verspätet einsetzende**, **unvollständige** oder **ausbleibende Pubertät**. Bei Jungen spricht man ab dem 16. Lebensjahr und bei Mädchen ab dem 14. Lebensjahr von Pubertas tarda, wenn bis zu diesem Alter keine Entwicklung der sekundären Geschlechtsmerkmale zu erkennen ist. Ursache ist eine Störung des Regelkreises Hypothalamus – Hypophyse – Gonaden. Unterschieden werden hierbei funktionelle und organische Störungen.

Hinter einer **funktionellen Störung** verbirgt sich häufig eine **konstitutionelle Entwicklungsstörung**, bei der die Keimdrüsenfunktion mit Verspätung einsetzt. Hinweis hierauf kann ein relativer Kleinwuchs gegenüber Gleichaltrigen oder das Vorkommen von Pubertas tarda in der Verwandtschaft sein. Störungen der Geschlechtsentwicklung können auch bei chronischen Allgemeinerkrankungen (Zöliakie, Morbus Crohn, nephrotisches Syndrom), psychosozialen (Anorexia nervosa) und hormonellen Störungen (Hypothyreose, Wachstumshormon-Mangel) auftreten.

Symptome

– gleichmäßig verzögert sind Wachstum, Skelettreife und sexuelle Entwicklung
– psychosoziale Störungen durch Kleinwuchs und ausbleibende Entwicklung der sekundären Geschlechtsmerkmale

Diagnostik

Die diagnostischen Maßnahmen sind unter Pubertas praecox beschrieben.

Therapie

Aufklärung der Jugendlichen über Ursache und Prognose des Zustands und psychosoziale Betreuung. Eine Therapie mit niedrig dosiertem Testosteron als parenterales Dauerpräparat kann aus psychologischen Gründen erforderlich werden.

Die **organischen Störungen** werden als Hypogonadismus (Unterfunktion der Keimdrüsen) bezeichnet. Typische Formen sind das

Ullrich-Turner-Syndrom und das Klinefelter-Syndrom.

■ Ullrich-Turner-Syndrom

Dieses Syndrom zählt zu den Störungen der weiblichen Keimdrüsen als Folge einer angeborenen, veränderten Chromosomenzahl.

Symptome

– unbehandelt bleiben Menarche und Brustentwicklung aus
– Minderwuchs
– tiefer Ohransatz
– Flügelfell beiderseits des Nackens
– schildförmig verbreiterter Brustkorb
– tiefer Haaransatz im Nacken mit nach oben gerichtetem Haarstrich
– gelegentlich Herzfehler und Nierenfehlbildungen
– bei Säuglingen Lymphödeme an Hand- und Fußrücken

Diagnostik

Chromosomenanalyse (Chromosomenformel 44 + XO).

Therapie

Verabreichen der fehlenden weiblichen Sexualhormone Östrogen und Gestagen, ab dem Jugendalter als Dauersubstitution. Diese führt zur Entwicklung sekundärer Geschlechtsmerkmale und zu Abbruchblutungen. Schwangerschaften sind nicht möglich. Um den Minderwuchs abzufangen, sind evtl. Gaben von Wachstumshormonen angezeigt.

■ Klinefelter-Syndrom

Dieses Syndrom ist eine Störung der männlichen Keimdrüsen als Folge einer angeborenen, veränderten Chromosomenzahl.

Symptome (erst nach der Pubertät)

– deutlich kleinere Hoden als bei gesunden männlichen Jugendlichen
– überdurchschnittliche Körpergröße, leichter Entwicklungsrückstand
– vergrößerte Brustdrüse (Gynäkomastie), oft Adipositas
– häufig infantil, antriebsarm, passiv

Diagnostik

Chromosomenanalyse (44 + XXY, selten 44 + XXXY).

Eine **medikamentöse Therapie** des Klinefelter-Syndroms ist **nicht** möglich.

15.3.5.1 Pflege bei Kindern mit Störungen der Geschlechtsentwicklung

Da die Kinder an Veränderungen ihrer Geschlechtsentwicklung leiden, ist eine besonders intensive Betreuung notwendig. Dazu gehört auch, immer für **Gespräche** bereit zu sein.

Die **psychische Unterstützung**, Begleitung und Beratung der Patienten und Eltern nimmt einen breiten Rahmen in der Pflege ein.

Wichtig ist hier vor allem die Rücksichtnahme auf das **Schamgefühl** der Betroffenen.

Kinder und Eltern müssen zur **Eigenverantwortung** bei der Medikamentengabe geschult und über Wirkung und Nebenwirkungen unterrichtet werden.

Die Medikamente sind nach ärztlicher Anordnung zu verabreichen. Die Kinder brauchen eine kontinuierliche Betreuung und Begleitung bei den diagnostischen Untersuchungen.

Literaturverzeichnis

Faller, A.: Der Körper des Menschen: Einführung in Bau und Funktion. Thieme-Verlag, Stuttgart, New York 1984
Ferring Arzneimittel GmbH: Endokrinologische Funktionsdiagnostik. TM-Verlag, Bad Oeynhausen, Zum Ostersiek 17, 1984
Jecklin, E.: Arbeitsbuch Anatomie und Physiologie (4. Aufl.). Gustav-Fischer-Verlag, Stuttgart, New York 1986
Juchli, L.: Krankenpflege (6. Aufl.). Thieme-Verlag, Stuttgart, New York 1991
Lüders, D. (Hrsg.): Lehrbuch für Kinderkrankenschwestern (10. Aufl.). Ferdinand Enke Verlag, Stuttgart 1983
Mischo-Kelling, M., H. Zeidler: Innere Medizin und Krankenpflege (2. Aufl.). Urban & Schwarzenberg, München, Wien, Baltimore 1992
Niessen, K.-H. (Hrsg.): Pädiatrie. VCH Edition Medizin, Weinheim, New York 1987
Pfanenstiel, P.: Therapie von Schilddrüsenerkrankungen (3. Aufl.). Henning Grosse, Berlin 1982
Schulte, F. J., J. Spranger (Hrsg.): Lehrbuch der Kinderheilkunde. Urban & Schwarzenberg, München, Wien, Baltimore 1991

16 Pflege bei Kindern mit Erkrankungen im Urogenitalbereich

Bettina Ochla

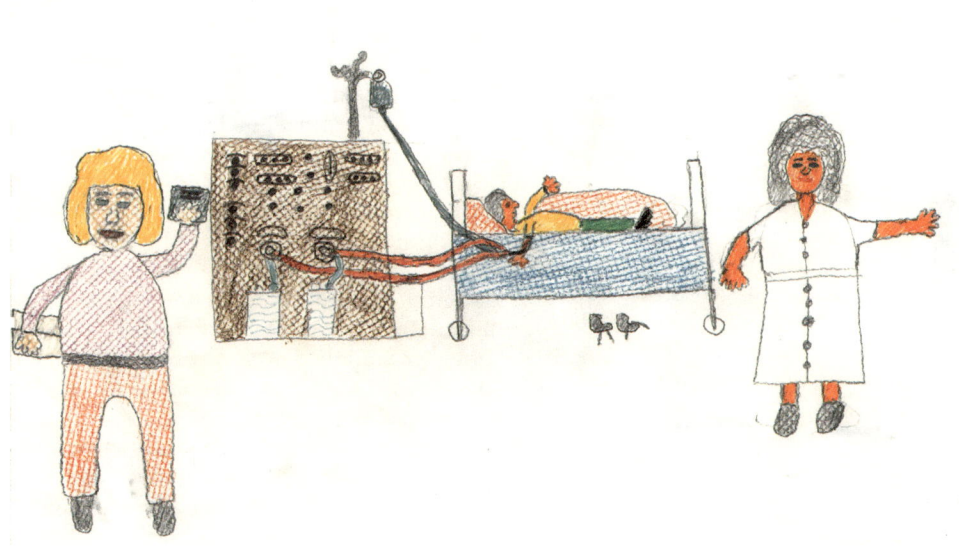

16.1	**Anatomie, Physiologie**	294
16.2	**Maßnahmen zur Diagnostik und Therapie**	295
16.2.1	Nierenbiopsie	295
16.2.2	Harnblasenpunktion	296
16.2.3	Methoden der Uringewinnung	297
16.2.3.1	Spontanurin ohne Desinfektion	297
16.2.3.2	Spontanurin mit Desinfektion	297
16.2.3.3	Mittelstrahlurin	297
16.2.4	Harnblasenkatheterismus	298
16.2.4.1	Einmalkatheterismus der Harnblase	298
16.2.4.2	Harnblasenverweilkatheter	299
16.2.5	Suprapubischer Blasenkatheter	301
16.3	**Pflege und Krankheitsbilder Ableitende Harnwege**	302
16.3.1	Akute Niereninsuffizienz	302
16.3.1.1	Pflege bei Kindern mit hämolytisch-urämischem Syndrom	303
16.3.2	Chronische Niereninsuffizienz	303
16.3.2.1	Pflege bei Kindern mit chronischer Niereninsuffizienz	303
16.3.3	Glomerulopathien	304
16.3.3.1	Pflege bei Kindern mit akuter Glomerulonephritis	304
16.3.3.2	Pflegeplanung bei einem Kind mit akuter Glomerulonephritis	305
16.3.4	Nephrotisches Syndrom	308
16.3.4.1	Pflege bei Kindern mit nephrotischem Syndrom	308
16.3.5	Arterielle Hypertonie	309
16.3.5.1	Pflege bei Kindern mit arterieller Hypertonie	309
16.3.6	Diabetes insipidus renalis	309
16.3.6.1	Pflege bei Kindern mit Diabetes insipidus renalis	310
16.3.7	Harnwegsinfektionen	310
16.3.7.1	Pflege bei Kindern mit Harnwegsinfektionen	311

16.3.8	Nierensteine	311
16.3.8.1	Pflege bei Kindern mit Nierensteinen	311
16.4	**Dialyseformen**	312
16.4.1	Peritonealdialyse	312
16.4.2	Hämodialyse	314
16.4.2.1	Pflege bei Kindern während	
	der Hämodialyse	314

16.5	**Pflege und Krankheitsbilder**	
	Geschlechtsorgane	315
16.5.1	Orchitis	315
16.5.1.1	Pflege bei Jungen mit Orchitis	315
16.5.2	Vulvovaginitis	315
16.5.2.1	Pflege bei Mädchen	
	mit Vulvovaginitis	315

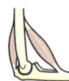

16.1 Anatomie, Physiologie

■ Nieren (Ren)

Die Nieren liegen **retroperitoneal rechts** und **links** der **Wirbelsäule** auf der Höhe des elften und zwölften Brustwirbels bis zum zweiten und dritten Lendenwirbel. Bedingt durch die Lebergröße liegt die **rechte Niere** etwa 1,5 Zentimeter **tiefer** als die linke.

Pro Niere liegen in der Nierenrinde etwa **eine Million Glomerula**. Jedes Glomerulum wird von der **Bowman-Kapsel** umschlossen. Sie ist in Richtung des ableitenden **Harnkanälchens** (Tubulus) geöffnet. Mit der **Bildung von Harn** aus dem Blut erfüllen die Nieren mehrere lebenswichtige Funktionen:

– Ausscheidung stickstoffhaltiger Stoffwechselendprodukte, die beim Eiweißabbau entstehen, wie Harnstoff, Harnsäure und Kreatinin
– Regelung des Wasser- und Salzhaushaltes
– Aufrechterhaltung des Säure-Basen-Gleichgewichtes
– Entgiftung nicht stickstoffhaltiger Substanzen
– Blutdruckregulierung über die Renin-Produktion

Die folgenden **Hormone** beeinflussen die Nieren:

Das **Adiuretin** aus dem Hypophysenhinterlappen bewirkt die aktive Rückresorption von Wasser. **Aldosteron** aus der Nebennierenrinde beeinflußt die Rückresorption von Natrium und die Sekretion von Kalium. Das **Parathormon** aus der Nebenschilddrüse bewirkt die Regulation des Mineralstoffwechsels und somit auch die Phosphatausscheidung.

■ Harnleiter (Ureteren)

Die Harnleiter sind paarig angelegt und etwa 25 Zentimeter lang. Sie verlaufen ungefähr von der Höhe der **Querfortsätze der Lendenwirbelkörper** an abwärts und überschreiten das kleine Becken, wobei sie die großen Beckengefäße kreuzen. Sie münden an der **Hinterseite der Blase** und durchbrechen dabei schief die Blasenwand.

Druckventile verhindern den Rückstau in die Nieren. Durch **peristaltische Bewegungen** wird der Urin vom Nierenbecken zur Blase transportiert, pro Minute erfolgen zwei bis drei peristaltische Bewegungen.

■ Harnblase (Vesica urinaria)

Die Harnblase ist ein **muskulomembranöser** Behälter, sie liegt im kleinen Becken hinter der Schambeinfuge und überragt sie bei stärkerer Füllung. Die Harnblase liegt bei der **Frau** vor dem Mastdarm (Rektum), der Gebärmutter (Uterus) und der Scheide (Vagina), beim **Mann** befindet sie sich vor dem Rektum und liegt auf der Vorsteherdrüse (Prostata). Das normale **Fassungsvermögen** liegt zwischen 150 bis 500 Milliliter.

Der **Abfluß** des Harns wird durch **zwei Schließmuskeln** geregelt. Der obere Schließmuskel (Musculus sphincter urethrae superior) ist glattmuskelig, unwillkürlich und liegt am Blasenhals. Der untere Schließmuskel (Musculus sphincter urethrae inferior) wird von der quergestreiften, willkürlichen Muskulatur des Beckenbodens gebildet.

Rezeptoren in der Blasenwand nehmen einen gewissen **Füllungszustand** der Blase wahr, dies wird als **Harndrang** empfunden. Es folgt ein Befehl an den äußeren willkürlichen Schließmuskel, der eine Erschlaffung und eine Öffnung dieses Muskels zur Folge hat. Dadurch erfolgen eine reflexartige Erschlaffung des unwillkürlichen Schließmuskels und die unwillkürliche Kontraktion der Harnblase, die sich dann entleeren kann.

■ Harnröhre (Urethra)

Die Länge der Harnröhre beträgt bei der **Frau** 2,5 bis 4 Zentimeter. Sie verläuft gestreckt und mündet in einer kleinen Vorhofwölbung im Scheidenvorhof. Sie besteht aus Bindegewebe mit Schleimhaut, in der sich zahlreiche Schleimdrüsen befinden.

Beim **Mann** ist die Harnröhre 20 bis 25 Zentimeter lang, mit zwei Krümmungen. Die erste Krümmung befindet sich am äußeren Schließmuskel, die zweite tritt am inneren Schließmuskel auf. Die Harnröhrenmündung befindet sich an der Spitze der Eichel. Der erste Abschnitt der Harnröhre durchbohrt die Prostata, der zweite den bindegewebigen Beckenboden, der dritte liegt im Innern des Harnröhrenschwellkörpers des männlichen Gliedes (Harn-Samen-Röhre).

Der **Urin** (Harn) ist die von den Nieren gebildete Flüssigkeit, die durch die ableitenden Harnwege ausgeschieden wird und Stoffwechselprodukte enthält. Er setzt sich zusammen aus 95 bis 98 Prozent **Wasser** und zwei bis fünf Prozent **Urinsediment** und **harnpflichtigen Substanzen**:

Harnstoff, das wichtigste Endprodukt des Eiweißstoffwechsels, wird in der Leber gebildet. Er bestimmt primär das spezifische Gewicht des Harns, zerfällt außerhalb des Körpers schnell wieder in Kohlensäure und Ammoniak, verursacht dadurch den typischen Geruch des Urins.

Harnsäure (Endprodukt des Purinstoffwechsels) ist in Wasser schwer löslich und wird teils als freie Säure in Kristallform oder als Natrium-, Kalium- und Ammoniumsalz ausgeschieden. Die Salze der Harnsäure heißen Urate. **Kreatinin** (in Leber und Niere gebildet), **Wasserstoff-**, **Natrium-**, **Calcium-**, **Kalium-** und **Phosphationen**.

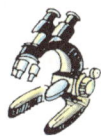

16.2 Maßnahmen zur Diagnostik und Therapie

16.2.1 Nierenbiopsie

Bei Biopsien (biopsia: Untersuchung von lebendem Gewebe) werden **Gewebeproben** zur mikroskopischen Untersuchung entnommen. Eine Nierenbiopsie ermöglicht eine Aussage über Prognose und Behandlungsmöglichkeiten bei Patienten mit parenchymatösen Nierenerkrankungen, wenn klinische, biochemische und röntgenologische Methoden nicht möglich sind. Kind und Eltern werden primär durch den Arzt über den bevorstehenden Eingriff informiert.

Eine **Sonographie** (Ultraschalluntersuchung), ein **i.v. Pyelogramm** (Röntgen-Darstellung des Nierenbeckens und der ableitenden Harnwege durch intravenös verabreichtes Kontrastmittel) und Blutuntersuchungen, wie Blutgruppenbestimmung, Gerinnungsstatus, Kreuzprobe, Blutbild, gehen der Untersuchung voraus.

Vorbereitung des Materials
– sterile Schutzkittel für Arzt und Pflegeperson
– Mundschutz
– sterile Handschuhe
– hausübliches Material zur Hautdesinfektion
– Abwurfschale
– Skalpell oder Lanzette für Hautschnitt
– steriles Lochtuch
– 10 bis 12 Zentimeter lange, dünne Kanüle (evtl. Lumbalpunktionskanüle)
– Nierenbiopsienadel nach Menghini oder Einwegbiopsienadel
– 10-ml-Spritze mit NaCl-Lösung 0,9 %
– Klammerpflaster und Schnellverband
– sterile Kompressen, Sandsack

Vorbereitung und Lagerung des Patienten
Das Kind muß zur Untersuchung sechs bis acht Stunden **nüchtern** bleiben. Wichtig ist eine altersentsprechende Information, warum diese Maßnahme erforderlich ist.
– Sedierung nach ärztlicher Verordnung oder Prämedikation zur Narkose (Kap. 26.1.7)
– Kind liegt auf einer festen Unterlage
– Bauchlage, unter dem Abdomen eine große Moltonrolle oder ein Sandsack
– Arme liegen neben dem Kopf oder sind nach unten gestreckt

Vorgehen
Normalerweise findet dieser Eingriff in einem speziellen Behandlungsraum unter **Narkose** statt. Findet der Eingriff ohne Narkose statt, ist eine Lokalanästhesie notwendig. Das **assistierende** Pflegepersonal ist für den Biopsieraum zuständig und muß über ein Spezialwissen verfügen.
– Markieren der Punktionsstelle (in der Regel der laterale untere Nierenpol)
– sterile Kittel und sterile Handschuhe anziehen
– Hautdesinfektion
– Punktionsstelle mit sterilem Lochtuch abdecken
– Hautschnitt
– Einführen der Kanüle zum Bestimmen der Tiefe der jeweiligen Niere
– Kontrolle des betreffenden Gebiets mit Ultraschall oder Röntgen
– Abmessen der Länge des freiliegenden Kanülenteils
– Länge auf Biopsienadel übertragen (nach Menghini)

– Punktion der Niere mit Biopsienadel
– Biopsienadel spülen mit NaCl 0,9 %
– Spritze mit NaCl 0,9 % füllen
– Spritze auf Biopsienadel setzen
– Stempel anziehen (Unterdruck entsteht) und Nierengewebe aspirieren
– Entfernen der Biopsienadel
– Druckverband mit sterilen Kompressen und Pflaster
– Sandsack auf Punktionsstelle (Vermeiden von Nachblutungen)

Nachsorge des Patienten

Das Kind wird auf dem **Rücken** gelagert, mit einem **Sandsack** unter der Punktionsstelle. Günstig ist es, die Eltern in die Nachsorge miteinzubeziehen. Da eine **24stündige Bettruhe** wichtig ist, sollte eine **Bezugsperson** (Mutter, Vater oder Pflegende) zunächst ständig beim Kind bleiben und auch, je nach Zustand, für eine **altersentsprechende Beschäftigung** sorgen. Die Flüssigkeitszufuhr und die Häufigkeit der Krankenbeobachtung richten sich nach der Arztanordnung.

• **Krankenbeobachtung**
– Puls, Blutdruck, Atmung
– Bewußtseinslage, Verhalten
– Schmerz
– Urinausscheidung
– Körpertemperatur

Als **Komplikationen** können auftreten: Schock, Kreislaufkollaps, Blutungen, starke Nierenschmerzen, Infektionen.

 Es ist zu beachten, daß das Untersuchungsmaterial infektiös sein kann. Eine entsprechende hygienische Vorgehensweise ist erforderlich (Kap. 19.2).

16.2.2 Harnblasenpunktion

Die **Indikationen** für eine Harnblasenpunktion sind Gewinnung von sterilem Urin zur bakteriologischen Untersuchung, Entleerung der Harnblase bei akutem Harnverhalten oder eine **M**iktions**z**ys**to**urethrographie (MCU).

Bei der Harnblasenpunktion ist das Pflegepersonal zuständig für die Vorbereitung, Lagerung des Patienten und die Assistenz.

Da der Eingriff sehr unangenehm ist, ist eine liebevolle Betreuung während und nach der Punktion sehr wichtig.

Vorbereitung des Materials

– steriler Kittel, sterile Handschuhe für den Arzt
– sterile Watteträger
– Hautdesinfektionsmittel
– sterile 10- und 20-ml-Spritzen
– sterile Kanüle (Stärke abhängig von der Größe des Kindes)
– sterile Kompressen und Pflaster
– Abwurfschale

Vorbereitung und Lagerung des Patienten

Je nach Alter des Kindes bekommt es eine halbe bis eine Stunde vor dem Eingriff eine ärztlich verordnete **Flüssigkeitsmenge** verabreicht, um die Harnblase zu füllen. Um die **Verletzungsgefahr** durch unkontrollierte Bewegungen beim Patienten zu minimieren, ist es günstig, wenn zwei Pflegepersonen für das Lagern und Halten verantwortlich sind.

Die **Intimsphäre** des Kindes muß, soweit möglich, beachtet werden (wie Schutz vor Blicken anderer Kinder). Der Oberkörper bleibt bekleidet, das Gesäß liegt auf einer Einmalunterlage.

– Rückenlage mit gestreckten, geschlossenen Beinen
– Sandsack unter die Kniekehlen (Entspannung der Bauchmuskulatur)
– eine Pflegeperson fixiert den Oberkörper des Kindes, die andere die Beine

Vorgehen

– hygienische Händedesinfektion
– Arzt zieht Schutzkleidung an, palpiert und desinfiziert die Einstichstelle
– erneute Händedesinfektion
– Anziehen der sterilen Handschuhe
– Punktion der Harnblase durch die Bauchdecke
– Aspiration von Urin in die Spritze
– Entfernen der Kanüle
– Kompressionsverband auf die Einstichstelle

Nachsorge des Patienten

– sorgfältige Beobachtung des Verbandes auf Nachblutungen
– bei Bedarf Arzt informieren, Assistenz bei Verbandwechsel
– Kontrolle des nächsten Urins auf Beimengungen
– auf Schmerzen beim Patienten achten
– nach ein bis zwei Tagen Verband entfernen
– Beobachtung der Einstichstelle auf Entzündungszeichen

16.2.3 Methoden der Uringewinnung

Die nachstehend aufgeführten Methoden zur Uringewinnung werden vorgenommen:
- zur Überprüfung der Nierenfunktion
- zum Ermitteln der Ausscheidungsmenge
- zur Flüssigkeitsbilanzierung
- zum Überprüfen der Durchgängigkeit der ableitenden Harnwege
- zur Analyse des Urins
- zur Unterstützung der Ausscheidung

16.2.3.1 Spontanurin ohne Desinfektion

Mit dieser Methode können die **Nierenfunktion** und die **Durchgängigkeit** der **ableitenden Harnwege** überprüft werden. In der Klinik ist es im allgemeinen üblich, daß von jedem Patienten innerhalb der ersten 24 Stunden nach der Aufnahme und später einmal wöchentlich eine Urinprobe abgenommen wird. Man verwendet dafür in der Regel den ersten Urin nach der Nachtruhe (Morgenurin).

Die **Art der Abnahme** ist vom Alter und Zustand des Patienten abhängig. Größere, verständige Kinder kann man mit einem Auffangbehälter auf die Toilette schicken. Dort fangen sie ihren Urin selbständig auf. Kleinere Kinder werden auf einen Topf gesetzt, bei Säuglingen prüft man die Windel auf Feuchtigkeit. Zur Überprüfung der Nierenfunktion benötigt man einen **Urin-Stix**, mit dem Harnbestandteile und pH-Wert kontrolliert werden können. Die Anwendung erfolgt nach der Gebrauchsanweisung.

16.2.3.2 Spontanurin mit Desinfektion

Der Spontanurin mit Desinfektion wird zum Feststellen des **Urinstatus** herangezogen. Das Vorgehen ist abhängig vom Alter des Kindes. Selbständige Schulkinder können einzelne Bereiche selbst unter Anleitung vornehmen. Vor der eigentlichen Uringewinnung erfolgt eine zwischen Jungen und Mädchen differenzierte **Desinfektion**.

Vorbereitung des Materials
- Ablagefläche für das Material desinfizieren und antrocknen lassen
- Einmalschälchen oder steriles Metallschälchen mit Hautdesinfektionslösung füllen
- sterile Tupfer, sterile Einmalhandschuhe

Vorgehen bei Mädchen
- hygienische Händedesinfektion
- Mädchen wird von zweiter Pflegeperson auf einer Unterlage gelagert
- Schutzkittel anziehen
- hygienische Händedesinfektion
- Einmalhandschuhe anziehen
- **Desinfektion**
- mit erstem und zweitem Tupfer große Labien desinfizieren
- mit drittem und viertem Tupfer kleine Labien desinfizieren
- mit fünftem Tupfer Harnröhrenausgang desinfizieren
- evtl. mit sterilem Tupfer nachtrocknen

Vorgehen bei Jungen
Das Vorgehen ist bis zur Desinfektion identisch.
- **Desinfektion**
- mit erstem Tupfer direkte Umgebung des Penis desinfizieren
- mit zweitem Tupfer Penis desinfizieren
- Vorhaut zurückschieben, mit drittem Tupfer Eichel desinfizieren
- mit viertem Tupfer Harnröhrenausgang desinfizieren

Verständige Jungen können direkt in ein **steriles Urinröhrchen** urinieren, Mädchen in ein **steriles Schälchen**, danach wird der Urin sofort in ein steriles Reagenzröhrchen gefüllt.

Bei **Säuglingen** und **Kleinkindern** klebt man **nach der Desinfektion** einen **Urinbeutel** an und bekleidet die Kinder anschließend wieder.

Ist der Urinbeutel gefüllt, wird er vorsichtig entfernt und desinfiziert. Über einer Nierenschale schneidet man mit einer desinfizierten Schere eine Ecke ab und füllt den Urin sofort in ein steriles Reagenzröhrchen.

Nachsorge des Patienten
Säuglinge und Kleinkinder müssen nach dem Entfernen des Urinbeutels in der Regel beruhigt werden, da es auch bei aller Vorsicht etwas ziept. Nach einer guten Hautpflege im Genitalbereich zieht man die Kinder wieder an.

Größere Kinder sind zu loben und brauchen evtl. beim Anziehen Hilfe.

16.2.3.3 Mittelstrahlurin

Ein Mittelstrahlurin ist notwendig, wenn der Harn bakteriologisch untersucht werden muß. Beispielsweise als Kontrollurinstatus, bei ermittelten Bakterien im Spontanurin.

Vorbereitung und **Desinfektion** des Kindes erfolgen wie bei der Abnahme des Spontanurins.

Vorgehen

Der erste und der letzte Strahl des Urins werden verworfen, nur die **mittlere Portion** wird **aufgefangen**. Der erste Teil des Urins soll eventuell vorhandene Keime ausspülen.

Größere Kinder urinieren direkt in ein steriles Reagenzglas oder Schälchen. Bei **Säuglingen und Kleinkindern** keine Urinbeutel verwenden, sondern mit sterilem Schälchen oder sterilem Reagenzglas danebenstehen und den Urin direkt auffangen.

Die Kinder liegen soweit wie möglich angezogen auf dem Wickeltisch oder im Bett. Bei Bedarf Wärmelampe anschalten.

> Da das Warten auf die Miktion unter Umständen länger dauern kann, ist es natürlich wichtig, in dieser Zeit mit den Kindern zu sprechen und sie zu berühren. Ein paar kleine Tricks verkürzen, bei etwas Glück, die Wartezeit.
> – Wasser aus der Leitung laufen lassen (Auffangen aus Gründen des Umweltschutzes)
> – Babys in der Nierengegend kitzeln
> – feucht-kaltes Tuch kurz auf die Blasengegend legen (Kinder dürfen aber nicht erschrecken)
> – nach dem Verabreichen der Nahrung den Urin abnehmen
> – hat das Kind keine Flüssigkeitseinschränkung, etwas Tee anbieten

16.2.4 Harnblasenkatheterismus

Es gibt zwei Möglichkeiten, die Harnblase zu katheterisieren. Die **einmalige Katheterisierung** zur Uringewinnung für **bakteriologische Untersuchungen**, zur **Restharnbestimmung**, zur **Röntgendarstellung** der kontrastgefüllten Harnblase, zur **Entleerung der Harnblase** bei Harnverhalten und zur vollständigen Entleerung vor Nieren- und Blasenoperationen.

Der **Blasenverweilkatheter** wird gelegt zur **Entleerung** der **Harnblase über einen längeren Zeitraum** (z.B. nach Operationen an den ableitenden Harnwegen) und zur **Flüssigkeitsbilanzierung** (z.B. bei Verbrühungen).

Das Katheterisieren der Harnblase birgt auch Gefahren und Probleme für den Patienten. Besonders hervorzuheben ist die **Infek-**

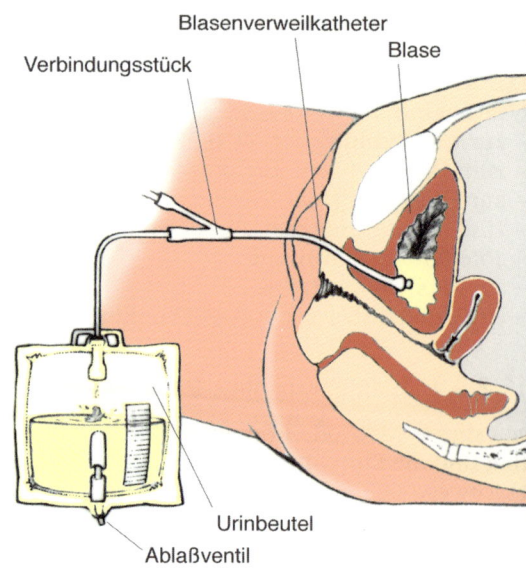

Abb. 16-1 Eintrittspforten für Bakterien an der äußeren Harnröhrenmündung, der Verbindung von Katheter und Ablaufschlauch und dem Übergang von Katheter zu Urinauffangbeutel

tionsgefahr (Abb. 16-1). Durch den Blasenkatheter können Erreger, die sich am Eingang der Harnröhre und in ihr befinden, zur Blase und dann zu den Nieren transportiert werden.

Weiter besteht die Gefahr, daß die **Harnröhre** beim Einführen des Blasenkatheters **perforiert** oder die **Schleimhäute verletzt** werden.

Die meisten Patienten empfinden **Angst** und **Unbehagen** vor der unbekannten Untersuchung und Manipulation. Dadurch sind sie sehr unruhig und weinerlich. Eine **gute Aufklärung** ist hier unbedingt notwendig. Dazu gehört auch, daß das **Schamgefühl** eines jeden Kindes unbedingt **respektiert** werden muß.

Es stehen folgende Katheterarten zur Verfügung: kurze **Einmalkatheter** für Jungen und Mädchen aus schleimhautfreundlichem Material, wie gerade und weiche Nelatonkatheter, und **ein- und zweiläufige Verweilkatheter**.

16.2.4.1 Einmalkatheterismus der Harnblase

Wichtig vor Beginn des Eingriffs ist die ehrliche und altersgerechte **Information** des Kindes über die Art und Weise und den Sinn und Zweck des Vorgehens.

Vorbereitung des Materials
- sterile Auffangschale für den Urin
- Schutzkleidung, sterile Handschuhe
- Blasenkatheter
- Hautdesinfektionsmittel
- steriles, geschlitztes Lochtuch
- sterile Tupfer, sterile Pinzette
- Lichtquelle

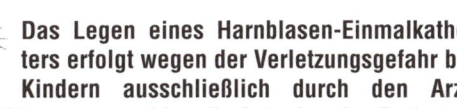 **Das Legen eines Harnblasen-Einmalkatheters erfolgt wegen der Verletzungsgefahr bei Kindern ausschließlich durch den Arzt. Das Pflegepersonal hat die Aufgabe, den Patienten zu betreuen und dem Arzt zu assistieren.**

Vorbereitung und Lagerung des Patienten
Der Patient wäscht seinen Genitalbereich (**Intimtoilette**). Sollte er aus Altersgründen dazu noch nicht in der Lage sein, übernimmt dies eine Pflegeperson.

Die Pflegeperson steht am Kopf oder seitlich des Kindes und hält seine Ober- und Unterschenkel fest. Ist das Kind sehr unruhig, müssen es zwei Personen halten. Die Lagerung sieht wie folgt aus:
- Rückenlage auf einer geraden, festen Unterlage
- Einmalschutztuch unter Gesäß
- gespreizte Oberschenkel, gebeugte Unterschenkel (Abb. 16-2)

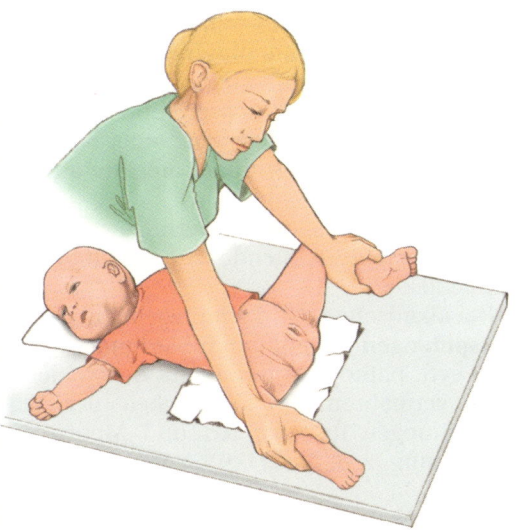

Abb. 16-2 Halten des Kindes zum Katheterisieren der Harnblase

 Um Verletzungen der Schleimhaut der Harnröhre zu verhindern, müssen Abwehrbewegungen des Kindes unmöglich sein. Dies gelingt nur durch ein korrektes Halten.

Vorgehen bei Mädchen
- hygienische Händedesinfektion (Arzt)
- Anziehen der Schutzkleidung
- steriles Material öffnen und auf eine sterile Unterlage legen
- sterile Tupfer mit reichlich Hautdesinfektionsmittel tränken
- erneute hygienische Händedesinfektion (Arzt)
- Anziehen der sterilen Handschuhe
- Genitalbereich mit dem sterilen, geschlitzten Lochtuch abdecken
- Desinfektion des Genitalbereiches (Kap. 16.2.3.2)
- sterilen Tupfer auf den Eingang der Vagina legen und während des Katheterisierens dort belassen, um die Gefahr einer Schmierinfektion zu mindern
- mit steriler Pinzette Katheter aufnehmen und in die Harnröhre einführen
- sobald Urin fließt, diesen in der sterilen Schale auffangen
- nach Entleeren der Harnblase Blasenkatheter behutsam entfernen

Die **Nachsorge** des **Patienten** und das **Entsorgen** des **Materials** erfolgen wie in Kap. 16.2.3.2 und 16.2.3.3 beschrieben.

Vorgehen bei Jungen
Die vorbereitenden Arbeiten sind bei Mädchen und Jungen identisch. Zusätzlich wird ein **Gleitmittel** bereitgelegt. Vor dem Legen des Blasenkatheters wird dieses Mittel in die Harnröhre gegeben und gewartet, bis es wirkt. Ziel ist es, die Schleimhäute der Harnröhre gleitfähig zu machen, um Verletzungen zu vermeiden.

Zur Überwindung der Harnröhrenkrümmung mit dem Blasenkatheter wird der **Penis** zuerst **deckenwärts** gehalten, **nach der Krümmung fußwärts** gestreckt.

16.2.4.2 Harnblasenverweilkatheter

Vorbereitung des Materials
Zu den Materialien, die zum **Einmalkatheterismus** gerichtet werden, benötigt man:
- ein bis zwei Blasenballonkatheter

– sterile Spritze mit sterilem Aqua dest. oder NaCl 0,9 % zum Blocken des Katheters
– Pflaster, Schere
– geschlossenes Urinableitungssystem mit Auffangbeutel
– bei sehr unruhigen Kindern Material zum Fixieren
– Gleitmittel

Vorgehen

Das Vorgehen ist identisch mit dem beim Legen eines Blaseneinmalkatheters, nur wird grundsätzlich bei Jungen und Mädchen **Gleitmittel** verwendet.
– bei exakter Lage des Blasenkatheters Blocken mit Aqua dest.
– Blasenkatheter mit Pflaster am Kind fixieren (Druckstellen vermeiden)
– an Auffangbeutel anschließen

Es besteht die Möglichkeit, daß die Harnröhre durch einen **Zug** am Katheter oder am Ableitungssystem **verletzt** wird. Deshalb ist auf eine korrekte **Fixierung** mit einem Pflasterstreifen an der Innenseite des Oberschenkels zu achten und Zug zu vermeiden.

 Die erforderliche Flüssigkeitsmenge zum Blocken des Blasenkatheters ist in der Regel auf der Katheterverpackung angegeben.

Genereller Umgang mit Blasenverweilkathetern

Es besteht grundsätzlich eine **Infektionsgefahr**, da vorhandene Keime in und an der Harnröhre zur Blase und zu den Nieren aufsteigen können. Daraus resultiert, daß **einmal täglich**, und **bei jeder Verschmutzung durch Stuhl**, der Blasenkatheter an der Eintrittsstelle zur Harnröhre und der äußere Genitalbereich mit **Desinfektionslösung** und **sterilen Kompressen** gesäubert werden müssen.

Da die Desinfektionslösungen zum Teil sehr aggressiv auf Haut und Schleimhaut wirken, wird in manchen Kliniken die Genitalgegend nur mit **lauwarmem Seifenwasser** gewaschen.

Um eine **Infektion zu vermeiden**, ist es unabdingbar, **geschlossene Urinablaufsysteme** zu verwenden. In der Regel kann an dem Urinauffangbehälter ein **bakterienundurchlässiges** Ventil geöffnet werden, um bei Bedarf Urin aus dem Beutel abzulassen. Das Ableitungssystem und den Auffangbeutel **niemals über** das **Blasenniveau** bringen, da sonst der Urin in die Blase zurücklaufen kann.

Sollte ein Öffnen des Ablaufsystems erforderlich sein (Blasenspülung, Abnahme von Urin zur bakteriologischen Untersuchung), darf dies nur unter Einhaltung der **Asepsis** erfolgen. Das Katheterende wird von allen Seiten desinfiziert und auf einem sterilen Tuch abgelegt.

 Zum Öffnen des Urinablaufsystems sind unbedingt sterile Handschuhe anzuziehen.

Der **Katheterwechsel** erfolgt alle sieben Tage bis maximal zwei Wochen nach Arztanordnung.

Als besondere pflegerische Aufgabe resultiert die **Beobachtung** von
– Körpertemperatur (dreimal täglich)
– Schmerzen (Mimik, Gestik, Äußerungen) bei jedem Patientenkontakt
– Urinbeschaffenheit (Kontrolle des Ableitungssystems und Auffangbeutels alle vier Stunden)
– spezifisches Gewicht (Abnahme zu Bestimmung einmal täglich, wenn Auffangbehälter geleert wird oder nach Arztanordnung)
– Verhalten

Das Kind ist über die vorübergehende Situation und Bewegungsmöglichkeiten aufzuklären und dementsprechend zu beschäftigen.

Für die Auffangbeutel gibt es **spezielle Halterungen**. Die Beutel dürfen nicht am Bettgitter fixiert werden, da sie sonst evtl. beim Öffnen des Bettes unter extremen Zug geraten.

Bei **Urinabflußbehinderungen** durch Verkrustung (Sekret) und Blutungen ordnet in der Regel der Arzt eine **Blasenspülung** an. Um Komplikationen zu vermeiden, ist es wichtig, sofort zu reagieren, wenn der Patient über ein **Druckgefühl in der Blase** klagt oder die **achtstündliche Flüssigkeitsbilanz negativ** ausfällt (weniger Ausfuhr als Einfuhr).

Prophylaktisch wirkt eine großzügig bemessene, altersentsprechende **Flüssigkeitszufuhr** (Spüleffekt).

Bei alkalischem Urin sind regelmäßige **Blasenspülungen** üblich, um zu verhindern, daß sich evtl. pathogene Keime auf der Schleimhaut vermehren. Die Häufigkeit der Blasenspülungen und die Art und Menge der Spüllösung (z. B. NaCl 0,9 %) ordnet der Arzt an.

Zum Verabreichen von Medikamenten in die Harnblase verordnet der Arzt evtl. eine **Blaseninstillation**. Normalerweise erfolgt dies

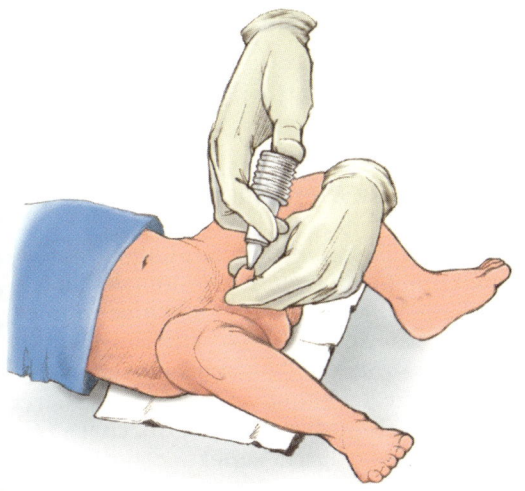

Abb. 16-3 Blaseninstillation

Vorbereitung des Materials
– Einmalset mit altersentsprechendem Blasenkatheter, Punktionskanüle, Arretierungsplatte und Abklemmvorrichtung
– sterile Watteträger oder Tupfer
– Hautdesinfektionslösung
– sterile Kompressen, hautfreundliches Pflaster
– steriles Lochtuch
– sterile Handschuhe
– Material zur Lokalanästhesie

Vorbereitung und Lagerung des Patienten
Der Patient liegt auf dem Rücken mit gestreckten Beinen und leichter Anhebung des Beckens (Kap. 16.2.2).

Vorgehen
Um die Harnblase zu füllen, muß der Patient eine ärztlich verordnete Flüssigkeitsmenge trinken. Bei größeren Kindern ist evtl. eine Rasur im Punktionsgebiet erforderlich.
– Punktionsstelle markieren
– Hautdesinfektion
– Abdecken der Punktionsstelle mit sterilem Lochtuch
– Lokalanästhesie
– Anziehen von sterilen Handschuhen
– Einführen des Trokars
– Vorschieben des Blasenverweilkatheters
– Entfernen des Trokars (Abb. 16-4)
– Verweilkatheter mit Hilfe der Arretierungsplatte fixieren oder evtl. an der Bauchdecke annähen
– Einstichstelle mit sterilen Kompressen abdecken
– Katheter nochmals mit Pflaster fixieren
– Katheter an das Ablaufsystem anschließen

mit einem gebrauchsfertigen Spezialapplikator, der durch ein steriles Zwischenstück mit dem Katheterende verbunden wird. Vor der Instillation wärmt man das Medikament auf Körpertemperatur an. Damit das Präparat in der Blase wirken kann, bleibt der Katheter etwa 30 Minuten abgeklemmt. Das Medikament kann bei Jungen auch direkt durch die Harnröhrenöffnung im Penis verabreicht werden (Abb. 16-3).

Vor dem Entfernen des Katheters ist die **Blockung zu lösen**. An der Blockerzuleitung wird eine Spritze angesetzt und die beim Legen eingespritzte Flüssigkeit wieder aspiriert. Der Patient muß anschließend auf Schmerzäußerungen beobachtet werden, der Urin auf mögliche Blutungen (Hämaturie).

16.2.5 Suprapubischer Blasenkatheter

Ein suprapubischer Blasenkatheter ermöglicht eine **Harnableitung** durch die **Bauchwand** des Kindes. Dazu wird ein Katheter mit einer Punktionskanüle durch die Bauchwand in die Harnblase eingeführt. **Vorteile** dieser Methode sind die fehlende Verletzungsgefahr der Harnröhre, das geringere Infektionsrisiko durch das sterile Abdecken der Eintrittsstelle und die einfachere Fixation des Blasenkatheters.

Beim Legen dieses Katheters sind die **Pflegenden** zuständig für die Vorbereitung, Lagerung des Patienten und die Assistenz.

> **Ein Problem beim suprapubischen Blasenkatheter ist eine mögliche Infektion an der Einstichstelle. Durch die eventuell nässende und blutende Wunde entsteht ein guter Nährboden für Keime.**

Nachsorge des Patienten
– Beobachtung der Einstichstelle auf Entzündungszeichen (Rötung, Schwellung, Schmerz, Wärme) bei jedem aseptischen Verbandwechsel (Häufigkeit verordnet der Arzt, in der Regel einmal täglich)
– Kontrolle des Verbandes auf Nässe oder Blut, mindestens einmal pro Schicht
– Kontrolle des Urins auf Blutbeimengungen

16

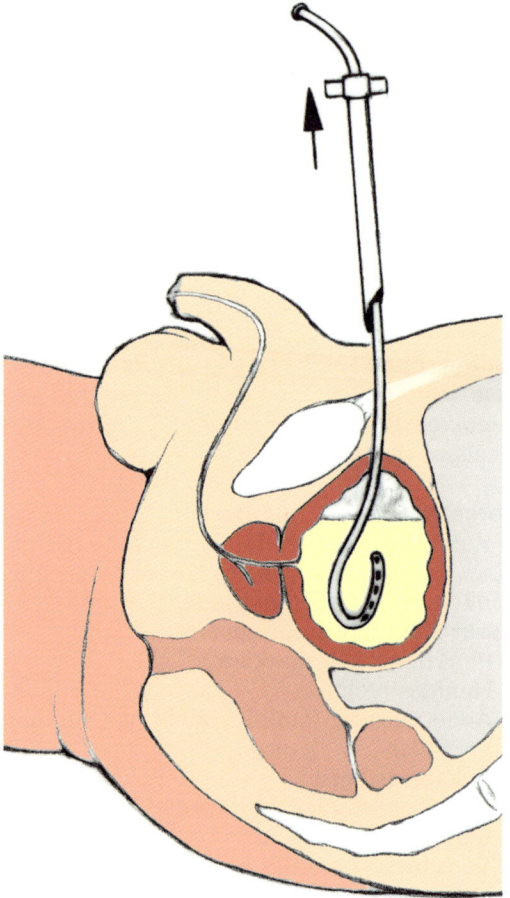

Abb. 16-4 Bei liegendem suprapubischem Blasenkatheter wird der Trokar herausgezogen

Wenn der suprapubische Blasenkatheter entfernt wird, ist vorher eine Kontrolle der **Spontanmiktion** erforderlich. Dazu muß der Katheter abgeklemmt werden. Ist die Urinausscheidung unproblematisch, entfernt der Arzt den Katheter und deckt die Einstichstelle steril ab.

Nach dem Entfernen des suprapubischen Blasenkatheters ist eine sorgfältige, regelmäßige Krankenbeobachtung (Schmerzen, Beimengungen im Urin, Menge der Ausscheidung) notwendig.

 16.3 Pflege und Krankheitsbilder
Ableitende Harnwege

16.3.1 Akute Niereninsuffizienz

Eine akute Niereninsuffizienz kann **verschiedene Ursachen** haben. Die **prärenale** Niereninsuffizienz entsteht durch einen **verminderten Filtrationsdruck** (z.B. arterielle Hypotonie), die **intrarenale** Niereninsuffizienz durch **mangelhafte Sauerstoffversorgung** der **Nieren** (Gefäßverschlüsse etc.), die **postrenale** Niereninsuffizienz durch **Verlegungen** der **ableitenden Harnwege**.

Das **hämolytisch-urämische Syndrom** ist die häufigste Form einer akuten Niereninsuffizienz im Kindesalter und beginnt immer **akut**. Eine **hämorrhagische Gastroenteritis**, aber auch andere **Infektionen** können zu diesem Krankheitsbild führen.

Symptome
– Erbrechen, Durchfall (Diarrhö)
– Fieber, evtl. Husten
Anschließend **akutes Nierenversagen** mit:
– Hämaturie, Oligurie bis Anurie
– evtl. Zylindrurie oder Albuminurie
– erhöhte Harnstoff- und Kreatininausscheidung
– erhöhter Blutdruck, evtl. Ödeme
– Hämoglobinämie und Hämoglobinurie
– Thrombozytopenie mit Petechien (Blutungen in die Haut), Darmblutungen, evtl. Blutungen im Zentralnervensystem (ZNS), evtl. neurologische Symptome in unterschiedlicher Ausprägung

Diagnostik
Blutentnahmen, Messung des Blutdrucks und Urinuntersuchungen.

Therapie
Substitution der Anämie oder Thrombozytopenie (Kap. 16.3.1.1).

Komplikationen, Prognose
Zentralnervöse Komplikationen wie schwere zerebrale Anfälle, bzw. die Niereninsuffizienz, beeinflussen die Prognose, da beide nicht immer heilbar sind.

16

16.3.1.1 Pflege bei Kindern mit hämolytisch-urämischem Syndrom

Die Eltern sind mit der Situation konfrontiert, daß ihr Kind **schwerkrank** ist und **intensive Pflege** benötigt, die ihnen in der Regel unbekannt ist. Sie müssen mit der Ungewißheit zurechtkommen, ob ihr Kind wieder gesund wird. Trotz alledem sollen sie ihm Trost spenden und auch Zuversicht vermitteln. Da dies für die Eltern eine sehr große Belastung ist, benötigen auch sie eine besondere Betreuung, evtl. sogar von einem Seelsorger.

Das ältere Kind erkennt ebenfalls die Problematik seiner Erkrankung und braucht eine fürsorgliche, liebevolle Begleitung, damit es seine Ängste abbauen und zuversichtlich sein kann.

Die **Eltern** sollten, soweit möglich, **in die Pflege miteinbezogen** werden. Sinnvoll ist auch ein Rooming-in. Vater und Mutter verlieren durch eine aktive Mitarbeit etwas von ihrer Angst. Können die Eltern nicht ständig anwesend sein, sollte das Pflegepersonal dafür sorgen, daß das Kind nicht alleine ist. Wie bei allen Erkrankungen müssen dem Kind alle notwendigen Maßnahmen **altersentsprechend erklärt** werden.

Wichtig ist eine altersentsprechende **Beschäftigung**, um die Kinder von der Krankheit abzulenken.

Symptomatische Maßnahmen bestimmen die Pflege des hämolytisch-urämischen Syndroms. An erster Stelle steht die Überwachung der Substitutionstherapie der Anämie und der Thrombozytopenie durch Transfusionen.
- Flüssigkeitsbilanzierung
- Gewichtskontrollen
- kalorienreiche, aber eiweiß- und kochsalzarme Diät, um Hypertonie und evtl. Ödembildung nicht zu verschlimmern
- Dekubitus-, Kontraktur- und Pneumonieprophylaxe

Zur **Krankenbeobachtung** gehören:
- Vitalfunktionen (Häufigkeit nach Arztanordnung), Verhalten
- Bewußtseinszustand, Stimmungslage, Schmerz
- Urin- und Stuhlausscheidungen
- Haut und Schleimhäute

> **Die Kinder sind schwerkrank. Die Pflege muß koordiniert und zügig verrichtet werden, um eine unnötige Belastung des Patienten zu vermeiden.**

16.3.2 Chronische Niereninsuffizienz

Häufigste Ursachen für eine chronische Niereninsuffizienz im Kindesalter sind Harnwegsfehlbildungen und parenchymatöse Erkrankungen. Infolge des Ausfalls des Nierenparenchyms tritt eine fortschreitende Einschränkung der Nierenfunktion auf.

Symptome
- **Im Frühstadium**

Die glomeruläre Nierenfunktion ist eingeschränkt. Harnpflichtige Substanzen, urämische Toxine können noch ausgeschieden, der Elektrolyt- und Wasserhaushalt reguliert werden. Zusätzlich:
- Müdigkeit, Kopfschmerzen
- Hypertonie
- Proteinurie, Hämaturie, Polyurie
- Polydipsie
- Anämie
- **Fortschreitende chronische Niereninsuffizienz**

Es treten urämische Symptome auf:
- Bewußtseinsstörungen bis zum Coma uraemicum
- Erbrechen
- Herzinsuffizienz
- Krampfanfälle
- Anurie

Diagnostik
Blutuntersuchungen (Anstieg von Harnstoff, Kalium etc.), Urinkontrollen, Inspektion des Körpers auf Ödeme, Blutdruckkontrollen.

Therapie
Diät, medikamentöse Senkung des Blutdrucks, bei Bedarf Transfusionen (Kap. 16.3.2.1), Dialyse (Kap. 16.4.2).

Komplikationen, Prognose
Spätfolgen können sein: Muskelhypotrophie, Knochenstörungen, Anämie, Minderwuchs. Besteht für das betroffene Kind die Chance einer **Nierentransplantation**, ist die Prognose in der Regel gut.

16.3.2.1 Pflege bei Kindern mit chronischer Niereninsuffizienz

Für die Eltern stellt diese schwere chronische Erkrankung ihres Kindes eine **extreme Belastung** dar. Der gesamte Tagesablauf muß auf das Kind abgestimmt werden, da beispielsweise die notwendige Dialyse eine Flexibilität verhindert. Dazu kommt die große Sorge über den weiteren Verlauf der Krankheit und die Prognose.

Das Kind ist auf die Unterstützung seiner Eltern angewiesen, es braucht deren Zuwendung und Verständnis.

Wichtig ist eine gewisse **Normalität im Alltag**, wie Kontakte zu Gleichaltrigen oder Unterricht, um eine Isolation des Kindes möglichst zu vermeiden. Genauso bedeutend ist die **altersentsprechende Beschäftigung**, die in der Pflegeplanung zu berücksichtigen ist, um das Kind gerade bei den häufigen Krankenhausaufenthalten und der Dialyse abzulenken.

Auch bei der chronischen Niereninsuffizienz bestimmen symptomatische, auf die Therapie abgestimmte Maßnahmen die Pflege.

Besonderes Augenmerk liegt auf der **Ernährung** des Kindes. Die Eiweißzufuhr wird auf eine altersentsprechende, minimal notwendige Menge reduziert bei gleichzeitiger Ergänzung mit essentiellen Aminosäuren, erhöhtem Kalorienangebot und reduzierter Kochsalzgabe.

- **Weitere pflegerische Maßnahmen**
- Medikamentengabe zur Blutdrucksenkung
- Überwachung der Transfusionstherapie
- Verabreichen von Calcium und Vitamin D nach Arztanordnung (Knochenstörungen)
- Flüssigkeitsbilanzierung
- Gewichtskontrollen
- Dekubitus-, Kontraktur- und Pneumonieprophylaxe
- Beobachtung (Häufigkeit nach Arztanordnung) von Vitalfunktionen, Verhalten, Bewußtseinszustand, Stimmungslage, Schmerz, Urin- und Stuhlausscheidungen, Haut und Schleimhäuten

16.3.3 Glomerulopathien

Ursache für eine **akute Glomerulonephritis** ist eine nichtbakterielle Entzündung der Kapillarknäuelchen der Nierenrinde beider Nieren. Eine Infektion mit betahämolysierenden A-Streptokokken geht dieser Erkrankung voraus. Antigen-Antikörper-Komplexe lösen die Entzündung aus. Der Abstand zwischen der Infektion und der immunologischen Reaktion beträgt zwei bis drei Wochen.

Symptome
- Mikro- und Makrohämaturie, geringe Proteinurie
- Ödeme, vor allem Lidödeme
- Blässe, Erbrechen, Bauch- und Kopfschmerzen
- Oligurie und Anurie
- Hypertonie, erhöhte Körpertemperatur

Diagnostik
Urinuntersuchungen (Hämaturie, Zylindrurie, leichte Leukozyturie, Proteinurie), Blutuntersuchungen (Anämie, Leukozytose, erhöhte Blutkörperchensenkungsgeschwindigkeit), Blutdruckkontrollen.

Therapie
Diät, reduzierte Flüssigkeitszufuhr, Antibiotikagabe.

Komplikationen, Prognose
In der Regel klingen die klinischen Symptome innerhalb von ein bis zwei Wochen ab, und die Erkrankung heilt in mehr als 90 Prozent der Fälle folgenlos aus.

16.3.3.1 Pflege bei Kindern mit akuter Glomerulonephritis

Das Kind und seine Eltern werden durch den erforderlichen Krankenhausaufenthalt aus ihrem gewohnten Rhythmus gebracht. Da sich das Kind krank fühlt und auch zahlreiche, in der Regel unbekannte, therapeutische und pflegerische Maßnahmen erforderlich sind, benötigt die ganze Familie Zuspruch, Trost und Erklärungen vom Pflegepersonal. Hilfreich für die Eltern ist, daß die Krankheit normalerweise komplikationslos verläuft und folgenlos ausheilt.

Alle erforderlichen Maßnahmen müssen **altersentsprechend erklärt** werden, um gerade bei älteren Kindern eine aktive Mitarbeit zu erreichen. Sinnvoll ist es auch hier, die Eltern miteinzubeziehen, um ihnen ihre Ängste zu nehmen.

Besonders in der Akutphase ist für eine **altersentsprechende Beschäftigung** zu sorgen, da, solange Ödeme und Hypertonie bestehen, eine **strenge Bettruhe** erforderlich ist. Eine spezielle **Nierendiät**, **kochsalz- und eiweißarm**, unter Berücksichtigung der Harnmenge und Ödemausprägung, wird verabreicht. Die **Flüssigkeitszufuhr** ist **beschränkt**.

- **Zur Pflege gehören weiter**
- Verabreichen von Medikamenten (in der Regel zehn bis vierzehn Tage Gabe von Penicillin)
- Flüssigkeitsbilanzierung und Gewichtskontrollen (nach Arztanordnung)
- Sammelurin, einmal täglich Untersuchung im Labor auf Eiweiß- und Erythrozytengehalt
- Beobachtung von Vitalfunktionen (Häufigkeit ist abhängig vom Zustand des Kindes),

Urin- und Stuhlausscheidungen (Obstipationsgefahr durch eingeschränkte Flüssigkeitszufuhr), Verhalten, Bewußtseins- und Stimmungslage, Schmerz, Haut und Schleimhäuten

Die Kinder sind wegen der **Infektionsgefährdung** vor Auskühlung und Ansteckung zu schützen.

 Vollbäder sind in der Akutphase verboten, da der Kreislauf dabei zu stark belastet wird.

16.3.3.2 Pflegeplanung bei einem Kind mit akuter Glomerulonephritis

Informationssammlung vom 8. Juni 19..

Name:	Sandra T. (weiblich)
Geburtsdatum/Alter:	16. Mai 19.., vier Jahre alt
Staatsangehörigkeit:	deutsch
Familiensituation:	Mutter ist berufstätig, Kind geht ganztags in den Kindergarten, eine Schwester, sechs Jahre alt
Aufnahme:	8. Juni 19.., Einweisung durch Kinderarzt
Körpergewicht:	15,5 Kilogramm
Körperlänge:	95 Zentimeter
Vitalzeichen:	Herzfrequenz 112/Minute
	Atemfrequenz 36/Minute
	Blutdruck 125/90 mmHg
	Körpertemperatur 38,3 °C
Diagnose:	akute Glomerulonephritis

Bisheriger Krankheitsverlauf

Kind klagt seit kurzem über Bauch- und Kopfschmerzen, Mutter bemerkte einen blutigen Urin. Sandra hat seit zwei Tagen erhöhte Körpertemperatur. Sie ist sehr blaß, entwickelte Lidödeme, war appetitlos und hat vor der Aufnahme zweimal erbrochen.

Istzustand

Strenge Bettruhe ist angeordnet, infektionsgefährdet. Sandra hat eine Oligurie, Flüssigkeitszufuhr 600 Milliliter/Tag. Erhöhte Atemfrequenz, angestrengte, oberflächliche Atmung. Es ist ihr erster Krankenhausaufenthalt. Mutter kann nicht bei ihrer Tochter bleiben, da sie berufstätig ist. Kind spricht sehr wenig, weint, sobald eine fremde Person in ihr Zimmer kommt, wirkt ängstlich. Wäscht sich unter Aufsicht der Mutter alleine. Mag Apfelsaft und Mineralwasser.

Pflegeplan

Pflegeprobleme/Ressourcen	Pflegeziele	Pflegemaßnahmen
1 Schlafen • ist durch fremde Umgebung, fremde Personen und Maßnahmen verunsichert, evtl. gestörter Schlaf • Mutter kann abends Einschlafrituale beibehalten	• ungestörte Nachtruhe ermöglichen • Ruhepausen am Tage berücksichtigen	• Krankenbeobachtung vor Beginn der Nachtruhe • bei Bedarf Mittagsschlaf ermöglichen • Mutter ermuntern, Einschlafrituale fortzuführen

16

Pflegeplan

Pflegeprobleme/Ressourcen	Pflegeziele	Pflegemaßnahmen
2 Sich bewegen • Sandra fühlt sich matt und krank, liegt überwiegend auf dem Rücken • strenge Bettruhe • Dekubitus- und Pneumoniegefahr	• Hautrötungen an den gefährdeten Körperstellen und Atemveränderungen erkennen	• Beobachtung von Haut und Atmung (Punkt **7**) • Aufliegeflächen dreimal täglich mit durchblutungsfördernden Substanzen einreiben • zweistündliche Lagewechsel (Punkt **7**) • Kind und Mutter zur Mitarbeit aktivieren
3 Sich sauberhalten und kleiden • benötigt noch Unterstützung bei der Körperpflege • wäscht sich unter Aufsicht der Mutter alleine • keine Vollbäder wegen zusätzlicher Kreislaufbelastung • beeinträchtigtes Wohlbefinden, da Sandra Unterstützung bei Tätigkeiten benötigt, die sie sonst selbständig kann	• Kind zur Mitarbeit und Selbständigkeit aktivieren	• Körperpflege mit Unterstützung des Pflegepersonals oder Mutter • Sandra zum Mitmachen aktivieren • eigene Pflegeartikel und Kleidung (nicht einengend, bequem, luftdurchlässig) verwenden
4 Essen und Trinken • appetitlos • zweimal erbrochen • Gefahr der unzureichenden Zufuhr von Nährstoffen, Gewichtsabnahme • Flüssigkeitsreduzierung auf 600 Milliliter/Tag (Vermeiden von weiteren Ödemen) • trinkt gerne Apfelsaft und Mineralwasser	• Gewichts- und Ödemveränderungen erkennen	• zweimal täglich Gewichtskontrolle, 8.00, 20.00 Uhr • Beobachtung der Haut 8.00, 12.00, 16.00, 20.00 Uhr • Sandra und Eltern über die notwendige eingeschränkte Flüssigkeitszufuhr informieren • spezielle Nierendiät (kochsalz- und eiweißarm) in Absprache mit Sandra und Eltern
5 Ausscheiden • Oligurie und Makrohämaturie • Gefahr der mangelhaften Ausscheidung harnpflichtiger Substanzen und von beeinträchtigtem Stoffwechsel • Obstipationsgefahr (eingeschränkte Flüssigkeitszufuhr) • darf nicht zur Toilette gehen, muß Bettschüssel benutzen	• Veränderungen des Verhaltens und der Bewußtseinslage erkennen • Obstipationszeichen erkennen bzw. Obstipation verhindern • Angst vor Bettschüssel nehmen	• Beobachtung der Bewußtseinslage und des Verhaltens nach Arztanordnung 8.00, 12.00, 16.00, 20.00 Uhr und je nach Zustand • Beobachtung der Ausscheidungen auf Menge, Beschaffenheit, Beimengungen, Häufigkeit • Flüssigkeitsbilanzierung (alle 12 Stunden Zwischenbilanz) • ballaststoffreiche Kost nach Absprache mit Frau T. (Punkt **4**) • auf Schmerzen bei der Defäkation achten • Umgang mit Bettschüssel altersentsprechend erklären, dabei unterstützen

Pflegeplan

Pflegeprobleme/Ressourcen	Pflegeziele	Pflegemaßnahmen
6 Körpertemperatur regulieren • seit zwei Tagen erhöhte Körpertemperatur • Gefahr von Flüssigkeitsverlust und Durstgefühl	• Veränderungen der Körpertemperatur erkennen, weiteren Anstieg möglichst verhindern • verstärkte Müdigkeit erkennen • Durstgefühl mindern	• Kontrolle der Körpertemperatur 8.00, 12.00, 16.00, 20.00 Uhr und bei Bedarf • leichte Baumwollkleidung (Punkt **3**) • viermal 125 Milliliter Früchtetee, Apfelsaft, Mineralwasser in 24 Stunden • bei großem Durst Mundschleimhaut mit Tee auspinseln
7 Atmen • erhöhte Atemfrequenz • angestrengte, oberflächliche Atmung, bedingt durch erhöhte Körpertemperatur • Gefahr der beeinträchtigten Sauerstoffversorgung • Pneumoniegefahr wegen strenger Bettruhe • Hypertonie	• Veränderungen von Atmung, Hautfarbe und Blutdruck erkennen • Pneumoniezeichen erkennen bzw. Pneumonie verhindern	• Beobachtung von Atmung, Haut, Blutdruck, Puls, Verhalten nach Arztanordnung 8.00, 12.00, 16.00, 20.00 Uhr und je nach Zustand • Oberkörperhochlagerung • Freiluft oder Vernebler (Rücksprache mit Arzt) • Atemgymnastik durch Krankengymnasten • Thorax dreimal täglich vibrieren (Punkt **2**) • Pustespiele
8 Für eine sichere Umgebung sorgen • infektionsgefährdet durch Eiweißverlust • Sandra ist infektfrei	• Infektionszeichen erkennen bzw. Infektion verhindern	• Einzelzimmer in der Akutphase • hygienische Arbeitsweise • Eltern und Sandra über die fortlaufende Desinfektion informieren und auf Einhalten der Maßnahmen achten • Krankenbeobachtung auf Entzündungszeichen (Rötungen, Schwellungen, Schmerzen, Temperaturanstieg) 8.00, 12.00, 16.00, 20.00 Uhr
9 Arbeiten und Spielen • kann nicht in den Kindergarten gehen • vermißt ihre große Schwester	• für Abwechslung sorgen • Kontakt zur Schwester aufrechterhalten	• Beobachtung des Verhaltens und der Stimmungslage • Sandra je nach Zustand altersentsprechend beschäftigen mit Malen, Vorlesen, Puzzle • Besuch von Schwester ermöglichen, in Absprache mit Arzt
10 Kommunizieren • ängstlich, fremde Umgebung • weint, sobald eine fremde Person ihr Zimmer betritt • spricht sehr wenig • Mutter ist berufstätig, kann nur am Abend kommen	• Veränderungen im Verhalten erkennen • Angst vor der fremden Umgebung, den fremden Personen und Maßnahmen nehmen	• Beobachtung des Verhaltens • Bezugspersonen bestimmen • Eltern bitten, so oft wie möglich zu kommen • Sandra die Station zeigen und nach Wunsch beschäftigen (Vorlesen, Malen, altersgerechte Spiele im Bett) • sobald wie möglich mit gleichaltrigen Patienten in ein Zimmer legen (beachte Krankheitsbild) • Mutter soll vertraute Spielsachen mitbringen

16

Pflegeplan		
Pflegeprobleme/Ressourcen	**Pflegeziele**	**Pflegemaßnahmen**
11 Sich als Mann oder Frau fühlen und verhalten • nicht relevant		
12 Sterben • nicht relevant		

16.3.4 Nephrotisches Syndrom

Das **nephrotische Syndrom** tritt oft nach Infekten, Impfungen und allergischen Reaktionen auf. Es entwickelt sich eine **verstärkte Durchlässigkeit** der glomerulären Basalmembranen für **Eiweiß**.

Symptome
– hochgradige Proteinurie (täglicher Eiweißverlust, je nach Urinmenge 10 bis 15 Gramm)
– Hypoproteinämie
– starke Ödembildung (Lid-, Tibia-, Skrotalödeme, evtl. Aszites)
– Oligurie durch Verminderung der Diurese
– Durst, Müdigkeit
– Appetitlosigkeit, Unwohlsein

Diagnostik
Urinkontrollen, Blutuntersuchungen (Eiweißspiegel im Serum, Cholesterinspiegel, Blutbild, Blutkörperchensenkungsgeschwindigkeit), Blutdruckkontrollen.

Therapie
Medikamentöse Therapie mit Prednison und Diuretika, intravenöse Gabe von Gammaglobulinen, Infusionstherapie, Diät (Kap. 16.3.4.1).

Komplikationen, Prognose
Komplikationen beim nephrotischen Syndrom sind häufig. Dazu gehören das **Erbrechen** oder eine **Diarrhö** durch die Ödeme der Darmschleimhaut. Aufgrund des Eiweißverlustes kann es zu schweren **Infektionen** oder einer **Sepsis** kommen. Es besteht eine Thromboseneigung durch einen Thrombozytenmangel oder eine erhöhte Konzentration von Gerinnungsfaktoren. Es kommt häufig zu Rezidi-

ven. In schweren Fällen werden die Kinder dialysepflichtig.

16.3.4.1 Pflege bei Kindern mit nephrotischem Syndrom

Die Eltern werden plötzlich damit konfrontiert, daß ihr Kind schwerkrank ist. Dies belastet sie stark, und sie sind auf die Unterstützung der Pflegenden und Ärzte angewiesen. Auch das Kind wird meist ohne Vorbereitung in die Klinik eingewiesen und muß sich dort mit unbekannten Personen und einem veränderten Tagesablauf auseinandersetzen.

Wichtig ist auch hier, den Kindern und Eltern die erforderlichen Maßnahmen zu erklären und für eine dem Zustand **angepaßte Beschäftigung** zu sorgen.

• Die Pflege beinhaltet
– Verabreichen von Prednison, und bei Ödemen von Diuretika
– Flüssigkeitsbilanzierung und Sammelurin
– einmal täglich Urin-Stix auf Eiweiß und Kontrolle des spezifischen Gewichts
– einmal täglich Urinprobe in das Labor zur genauen Eiweißbestimmung
– mindestens einmal täglich Gewichtskontrolle
– einmal täglich Bauchumfang messen (Aszitesgefahr)
– kochsalzarme Kost bis zum Abklingen der Ödeme
– bei einer evtl. vorhandenen Niereninsuffizienz eiweißreiche Kost
– bei einer intravenösen Gammaglobulingabe Überwachung der Infusionstherapie und Pflege des venösen Zugangs
– strenge Bettruhe bis zum Abklingen der Ödeme, danach langsam belasten

Die betroffenen Kinder sollten bei der Zusammenstellung des Diätplans einbezogen werden, da die Nahrungsaufnahme durch die Appetitlosigkeit erschwert ist.

Eine korrekte Pneumonie-, Dekubitus- und Kontrakturprophylaxe ist unerläßlich. Durch die starke Ödembildung und die strenge Bettruhe sind die Patienten besonders gefährdet, eine **Sekundärerkrankung** zu erleiden.

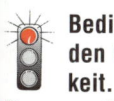 **Bedingt durch den Eiweißverlust, besteht bei den Kindern eine erhöhte Infektionsanfälligkeit. Sie sollten deshalb nur mit infektfreien Personen Kontakt haben.**

16.3.5 Arterielle Hypertonie

Die arterielle Hypertonie (arterieller Bluthochdruck) im Kindesalter tritt häufig als **Folge von Nierenerkrankungen** auf.

Symptome
- pathologische Blutdruckwerte
- verstärkte Schweißabsonderung
- Kopfschmerzen, evtl. Nasenbluten

Diagnostik
Anamnese des Kindes und der Familie (Hypertonie), allgemeiner Status, Blutentnahmen zur Bestimmung von Natrium, Kalium und Kreatinin, Urinstatus, Differentialdiagnose.

Therapie
Medikamentöse Behandlung u.a. mit Diuretika und Betablocker, eingeschränkte Kochsalzzufuhr, Blutdruckkontrollen (Kap. 16.3.5.1).

Komplikationen, Prognose
Eine leichte bis mittelschwere arterielle Hypertonie (im Kindesalter fehlen Richtwerte) erhöht das Risiko für Herz- und Hirnerkrankungen sowie für Schäden des Nierenparenchyms. Bei einer chronischen arteriellen Hypertonie kann es innerhalb von Monaten zu einer Niereninsuffizienz kommen.

16.3.5.1 Pflege bei Kindern mit arterieller Hypertonie

Da eine arterielle Hypertonie bei Kindern vor allem als eine Folge von Nierenerkrankungen auftritt, stellt sie eine zusätzliche Belastung für das Kind und die Eltern dar.

Wichtig ist es, daß die Eltern und das Kind in der Lage sind, **selbständig** den **Blutdruck** zu **kontrollieren**, und **über** die **pflegerischen Maßnahmen**, Diät und Verabreichen der Medikamente ausgiebigst **informiert** werden. Somit ist es möglich, dem Kind lange Krankenhausaufenthalte zu ersparen und die altersentsprechenden Kontakte zu Freunden ohne große Unterbrechungen aufrechtzuerhalten.

Die **Pflege** erfolgt auch hier symptomatisch:
- Messen des Blutdrucks zu ärztlich verordneten Zeiten
- eingeschränkte Kochsalzzufuhr
- Verabreichen spezieller Medikamente wie Diuretika oder Betablocker
- Aufregungen vermeiden
- Teilwaschungen bei starkem Schwitzen
- Bettruhe bei Kopfschmerzen
- einen kalten Waschlappen in den Nacken bei Nasenbluten

16.3.6 Diabetes insipidus renalis

Bei dieser Erkrankung sprechen Rezeptoren des distalen Tubulus und Sammelrohrs nicht auf das antidiuretische Hormon (ADH) an. Dadurch ist die Niere nicht in der Lage, den Harn zu konzentrieren, und es entsteht ein starker **renaler Wasserverlust**.

Der Diabetes insipidus renalis kann **angeboren oder erworben** sein.

Symptome
- Gewichtsschwankungen
- Dehydratation
- Hypernatriämie (durch Wasserverlust)
- Polydipsie
- Obstipation, Erbrechen
- Anorexie
- Fieber
- große Urinmenge, geringes spezifisches Gewicht (1001 bis 1003)

Diagnostik
Verabreichen des antidiuretischen Hormons (keine reduzierte Harnmenge oder gesteigerte Harnkonzentration), Elektrolytbestimmung

16

(Hypernatriämie, Hyperchlorämie), Urinkontrollen.

Therapie
Infusionstherapie, Diät, Saluretika, Kaliumsubstitution (Kap. 16.3.6.1).

16.3.6.1 Pflege bei Kindern mit Diabetes insipidus renalis

Sowohl das ältere Kind als auch die Eltern müssen von der notwendigen exakten Einhaltung der therapeutischen Maßnahmen überzeugt werden. Haben die Kinder einen venösen Zugang, so ist dies bei der altersentsprechenden Beschäftigung zu berücksichtigen.

Besonders wichtig ist die **exakte Verabreichung** der verordneten **Flüssigkeitsmenge**. Bei Säuglingen ist deshalb eventuell eine **Magenverweilsonde** notwendig (Kap. 20.2.1). **Eltern** müssen dann das **Sondieren erlernen**, damit trotzdem eine Entlassung möglich ist.
- **Weitere pflegerische Aufgaben**
- Assistenz beim Legen einer Infusion
- Pflege und Kontrolle des venösen Zugangs
- Prophylaxen bei einer Bewegungseinschränkung
- Verabreichen von Medikamenten, wie Saluretika, um die Natriumrückresorption im proximalen Tubulus zu stimulieren, und eine Kaliumsubstitution bei einer evtl. Hypokaliämie
- ein- bis zweimal täglich Gewichtskontrollen
- Flüssigkeitsbilanzierung, Sammelurin
- einmal täglich Bestimmung des spezifischen Gewichts
- salzarme, aber kalorien-, eiweißreiche Kost und nichtsüßende Kohlenhydrate

⚠️ **Enthält die Nahrung Zucker, wird den Zellen zusätzlich Flüssigkeit entzogen und der Durst gesteigert.**

 Die Toilette sollte in unmittelbarer Nähe des Patientenzimmers liegen, da sie die Kinder sehr häufig benützen müssen. Ist dies nicht möglich, benötigen die Patienten eine Bettschüssel oder Urinflasche direkt am Bett. Auch muß eine Klingel gut erreichbar sein, damit sich das Kind rechtzeitig melden kann.

Zur **Krankenbeobachtung** gehören Vitalfunktionen, Urin- und Stuhlausscheidung, Verhalten und Bewußtseinslage.

Die **Haut** zu beobachten ist ebenfalls wichtig, um Rötungen, Ödeme, aber auch Zeichen eines Flüssigkeitsmangels (Trockenheit) rechtzeitig erkennen zu können.

16.3.7 Harnwegsinfektionen

Bei einer Harnwegsinfektion siedeln sich **pathogene Keime** entweder durch Aszension (Aufsteigen von Krankheitserregern) oder hämatogene Streuung **im Harntrakt** an.

Mädchen sind, bedingt durch die kürzere Harnröhre, von den aszendierenden Infektionen häufiger betroffen als Jungen.

Weitere **Ursachen** für Harnwegsinfektionen sind:
- mangelhafte Hygiene, dadurch gelangen Stuhlbakterien in den periurethralen Bereich
- Fehlbildungen am Urogenitalsystem
- veränderte Zusammensetzung des Urins
- durch Kälte bedingte Veränderungen der Urethralschleimhaut

Symptome
Im Neugeborenenalter ist die hämatogene Streuung bei einer Sepsis häufig.
- **Beim Säugling**
- Fieber
- Trinkunlust bis Nahrungsverweigerung
- Erbrechen, Gedeihstörung
- Unruhe, blaß-graues Aussehen
- Dyspepsie, übelriechender Urin
- **Im Kleinkind- und Schulalter**
- Pollakisurie, Dysurie (Kap. 8.5.2)
- Schmerzen im Bereich der Harnblase und/oder in der Nierengegend
- Enuresis (Kap. 25.7.3)
- evtl. Fieber, allgemeines Krankheitsgefühl

Diagnostik
Quantitative Urinkultur (Uricult). Bestimmung der Blutkörperchensenkungsgeschwindigkeit und des C-reaktiven Proteins (CRP), Blutbild.

Therapie
Antibiotika entsprechend der Resistenzprüfung, gesteigerte Flüssigkeitszufuhr (Kap. 16.3.7.1).

Komplikationen, Prognose

Bei erneuten Infektionen sind evtl. Fehlbildungen der Harnwege auszuschließen. Bei einer Mitbeteiligung der Nieren kommt es häufig zu einer beeinträchtigten tubulären Nierenfunktion mit einer Störung der Harnkonzentration.

16.3.7.1 Pflege bei Kindern mit Harnwegsinfektionen

Da bei dieser Erkrankung in der Regel durch die medikamentöse Therapie eine schnelle Besserung eintritt, stellt sie für das Kind und die Eltern keine lange Beeinträchtigung dar. Normalerweise kann das Kind auch zu Hause gepflegt werden, ein stationärer Aufenthalt ist nicht unbedingt erforderlich.

 In der Akutphase haben die Kinder Bettruhe, für eine altersentsprechende Beschäftigung ist zu sorgen.

Vor Beginn der Therapie werden mittels eines **Uricults** der/die Erreger festgestellt, um eine effektive Behandlung zu ermöglichen.
- **Weitere pflegerische Aufgaben**
- Verabreichen der verordneten Medikamente (Antibiotikum)
- einmal täglich Abnahme eines Mittelstrahlurins zur Untersuchung auf Leukozyten, Erythrozyten und Bakterien
- größere Kinder sollen die Blase möglichst vollständig entleeren
- vor Auskühlung schützen
- ausreichende, vom Arzt verordnete Flüssigkeitszufuhr zum Spülen der ableitenden Harnwege

Bei **Säuglingen** ist evtl. das Legen einer Magenverweilsonde erforderlich (Kap. 20.2.1).
Die Kinder bekommen **Wunschkost**, bei jüngeren Patienten sind dazu die Eltern zu befragen.

16.3.8 Nierensteine

Nierensteine (Nephrolithiasis) können im Kindesalter besonders bei Jungen auftreten als Folge von:
- Infektionen
- verminderter Harnflußrate (z.B. geringe Flüssigkeitszufuhr)
- Fehlbildungen der Harnwege
- veränderter Zusammensetzung des Urins

infolge metabolischer Vorgänge (z.B. Hypercalciurie)
- einseitiger Ernährung (sehr viele Milchprodukte)
- langer Medikamentenbehandlung (z.B. Cortison)
- Parasiten

Symptome

Kleine Nierensteine können oft asymptomatisch bleiben. Sonst treten auf:
- Pyurie, selten Hämaturie
- evtl. Fieber, Rückenschmerzen
- Koliken mit der Gefahr des Kreislaufkollapses
- evtl. Ausscheidung von kleineren Konkrementen (aus Salzen bestehende feste Gebilde)
- **Bei Säuglingen zusätzlich**
- Erbrechen und Durchfall
- **Bei Kleinkindern**
- Schmerzen bei der Miktion

Diagnostik

Röntgenuntersuchungen, Blutentnahmen zur chemischen Analyse, Funktionsprüfungen der Niere, Endoskopie.

Therapie

Reichliche Flüssigkeitszufuhr, um kleinere Konkremente auszuspülen, medikamentöse Therapie mit Spasmolytika, Diät (Kap. 16.3.8.1).
Wenn die Nierensteine nicht spontan abgehen, ist eine operative Entfernung der Nierensteine oder eine Nierensteinzertrümmerung mit Ultraschall notwendig.

16.3.8.1 Pflege bei Kindern mit Nierensteinen

Dem Kind und den Eltern müssen die pflegerischen und therapeutischen Maßnahmen erklärt werden. Eine verordnete Diät ist unbedingt einzuhalten. Die Beschäftigung des Kindes ist von seinem Allgemeinbefinden anhängig.
- **Pflegerische Aufgaben**
- reichliche Flüssigkeitszufuhr nach Arztanordnung
- bei Säuglingen ist evtl. eine Magenverweilsonde notwendig (Kap. 20.2.1)
- Verabreichen von Spasmolytika nach Arztanordnung
- Flüssigkeitsbilanzierung

– Kontrolle jeder Urinportion auf Beimengungen

• **Diät, je nach Art der Nierensteine**
– Oxalat-Nierensteine: kein Spinat oder Rhabarber
– Calcium-Nierensteine: keine Milchprodukte
– Phosphat-Nierensteine: keine Eier oder Hülsenfrüchte

Bei der **Krankenbeobachtung** ist besonders zu achten auf Urinausscheidung, Verhalten, Schmerzen und Körpertemperatur.

Bei **Koliken** wegen der Gefahr des Kreislaufkollapses auf Puls, Atmung und Blutdruck achten.

16.4 Dialyseformen

Dialyse ist ein **physikalisches Trennverfahren** für **kolloidal gelöste Teilchen** über eine **Diffusion** durch **semipermeable** (halbdurchlässige) **Membranen**. Dialysen werden eingesetzt zur **Entgiftung** des Organismus als Nierenersatz.

16.4.1 Peritonealdialyse

Bei dieser Form der Dialyse fungiert das **Peritoneum** (Bauchfell) als semipermeable Membran, es findet also ein Stoffaustausch in Richtung des Konzentrationsgefälles zwischen dem Dialysat (Spülflüssigkeit) und dem Blutserum statt. Somit können dem Körper Elektrolyte, Wasser, harnpflichtige Substanzen und Giftstoffe entzogen werden.

Eine Peritonealdialyse kann indiziert sein bei Patienten mit:
– akuter Niereninsuffizienz
– chronischer Niereninsuffizienz
– Intoxikationen mit exogenen Noxen
– zur Vor- und Nachbehandlung bei einer Nierentransplantation

In der Regel wird dem Patienten unter Narkose ein **Silastic-Katheter** (Tenckhoff-Katheter) in die Bauchhöhle implantiert.

Das zuständige Pflegepersonal benötigt für seine Arbeit mit Dialysepatienten eine besondere Einweisung durch einen Arzt.

Zuwendung und **Beschäftigung** sind für den Patienten während der Dialyse sehr wichtig, da er sich in einem schlechten Allgemeinzustand befindet. Die **Eltern** werden **angelernt**, so daß sie nach der Entlassung des Kindes die Dialyse selbständig vornehmen können.

Die Peritonealdialyse erfolgt unter **aseptischen Bedingungen**.

Vorbereitung des Materials
– Mundschutz, Haarhaube
– steriler Kittel, sterile Handschuhe
– sterile Unterlage für den Katheter
– Desinfektionsmittel
– die Menge der Dialysat-Einauflösung abwiegen (Vergleich möglich zwischen dem Dialysat-Einlauf und -Auslauf)
– Dialysat im Beutel unter Wärmelampe oder im Durchflußwärmer auf 37 °C erwärmen

Vorbereitung und Lagerung des Patienten
Der Patient wird für den Beginn der Dialyse mit dem **Oberkörper leicht hochgelagert**, um den Druck des Dialysats auf das Zwerchfell zu verringern. Das Kind sollte keine einengende Kleidung tragen.

Vorgehen
Ein neuer, **angewärmter Dialysebeutel** (Abstände des Systemwechsels verordnet der Arzt) wird entweder mit dem Verbindungsstück zwischen Einlaufsystem und Peritonealkatheter oder mit dem Einlaufsystem verbunden (Abb. 16-5). Sämtliche zu öffnende **Verbindungsstücke** sind vorher zu **desinfizieren** und auf einer sterilen Fläche abzulegen.
– Dialysat in 15 bis 20 Minuten einlaufen lassen
– Verweildauer des Dialysats nach Arztanordnung (zwischen 30 Minuten und einigen Stunden, abhängig von der Dialyseindikation)
– Auslauf des Dialysats dauert ebenfalls 15 bis 20 Minuten
– Auslaufmenge abwiegen
– Bilanz von Ein- und Auslauf

Falls das Dialysat nicht zurücklaufen sollte, empfiehlt sich eine Seitenlage des Patienten. Das Dialysat sammelt sich auf der betreffenden Seite, der Druck erhöht sich, dadurch ist der Auslauf erleichtert.

Während der Dialyse ist eine genaue **Krankenbeobachtung** (Häufigkeit bestimmt der Arzt) von Vitalfunktionen, Verhalten, Bewußtseinslage und Urinausscheidung (abwiegen) erforderlich.

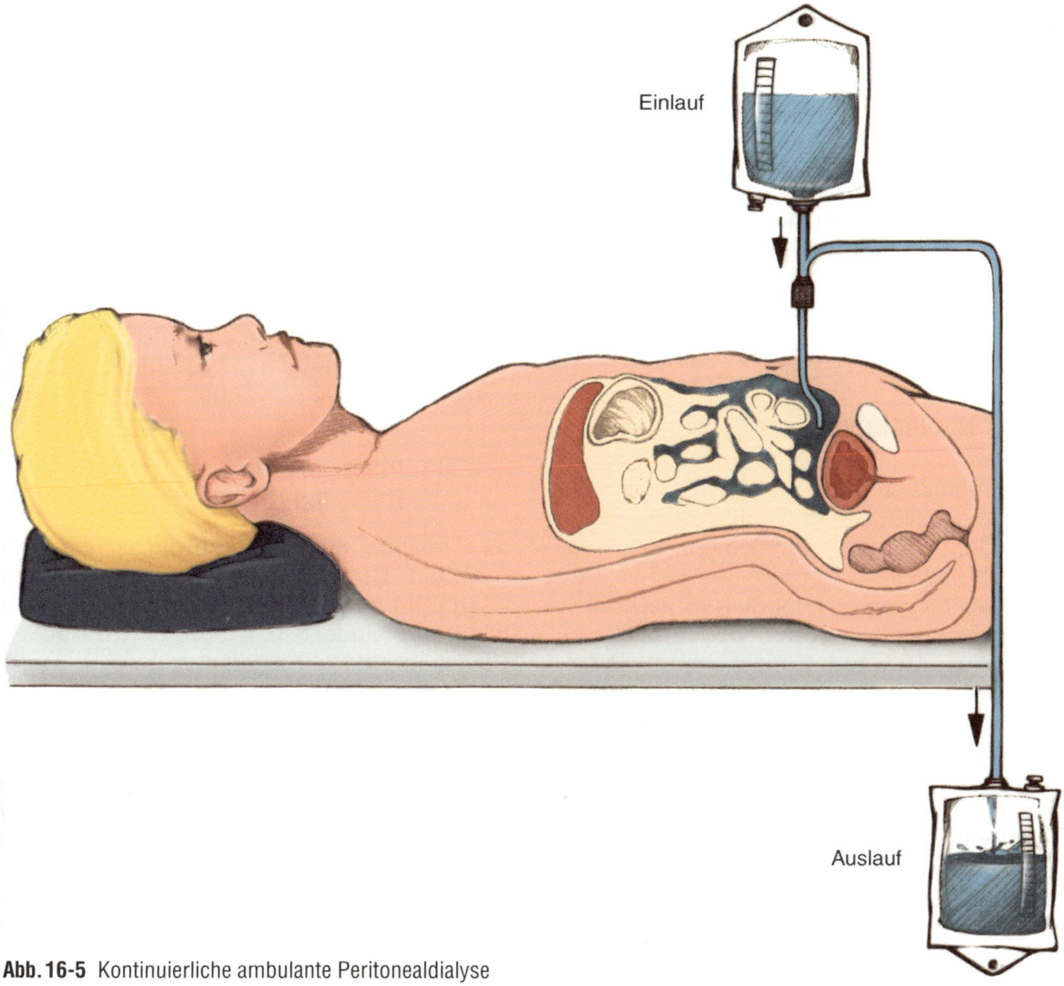

Einlauf

Auslauf

Abb. 16-5 Kontinuierliche ambulante Peritonealdialyse

Um eine **Infektion** zu erkennen, wird vom Dialysat-Auslauf eine Probe zur bakteriologischen Untersuchung abgenommen. Das **Dialysat** wird begutachtet auf:
– Aussehen
– Menge
– Beschaffenheit
– Beimengungen
Während der Dialyse ist **keine strenge Bettruhe** erforderlich. Die Eltern können, wenn es sein Zustand erlaubt, mit ihrem Kind spazierengehen.

 Wichtig ist eine psychologische Betreuung des Patienten und der Familie, da die Lebenserwartung, abhängig von der Grunderkrankung, gemindert sein kann.

Nachsorge des Patienten

Nach der Dialyse kann der Patient entsprechend seinem Allgemeinbefinden mobilisiert werden. Eine spezielle **Krankenbeobachtung** (Vitalfunktionen, Bewußtseinslage) und deren Häufigkeit ordnet der Arzt an.

Ein **Verbandwechsel** an der Austrittsstelle des Katheters erfolgt in der Regel **alle zwei bis drei Tage**.

Die Häufigkeit der Dialyse richtet sich nach der verordneten Verweildauer des Dialysats im Bauchraum. Gelegentlich genügt eine **nächtliche Dialyse**. Tagsüber ist das Kind dadurch unabhängig und kann durch Erzieherinnen oder Lehrer beschäftigt werden.

 In der Regel verwendet man Einwegmaterial, um die Infektionsgefahr für Patienten und Pflegepersonal zu mindern.

313

16

Komplikationen und Gefahren durch die Peritonealdialyse

– Peritonitis
– Atem- und Kreislaufprobleme durch die Füllung des Bauchraumes
– Kreislaufschock durch zu schnellen Dialysat-Auslauf
– Verstopfen des Katheters und somit ungenügender Auslauf des Dialysats
– Veränderungen des Blutzuckers und/oder der Elektrolyte im Blutserum durch ein falsch konzentriertes Dialysat

16.4.2 Hämodialyse

Die Hämodialyse erfolgt in der Regel in speziellen nephrologischen Zentren, da dort die besten Bedingungen zur Behandlung eines Kindes bestehen.

Ein Nachteil der Hämodialyse gegenüber der Peritonealdialyse besteht in dem größeren technischen Aufwand. Zunächst muß ein Gefäßzugang gelegt werden, ein sogenannter **Shunt**. Der Patient hat eine größere **hämodynamische Belastung**, da sein Blut mit großer Geschwindigkeit in einem **extrakorporalen Kreislauf** zirkuliert.

Die Vorteile der Hämodialyse gegenüber der Peritonealdialyse sind eine fünffach größere **Effektivität** und **keine** Gefahr einer **Peritonitis**.

Ziel der Behandlung mit einer Hämodialyse ist, daß die Kinder nach einer kurzen stationären Gewöhnungszeit **ambulant** weiterbetreut werden können, um ihnen ein annähernd normales Leben zu ermöglichen. Voraussetzung dafür ist eine gute Zusammenarbeit mit den Eltern.

In der Regel müssen die Patienten zwei- bis dreimal pro Woche zur Dialyse. Die Zeiten und die Dauer sind festgelegt. Sehr viele Zentren ermöglichen eine Dialyse am Nachmittag, so daß die Kinder weiter zur Schule gehen können.

Wie schon erwähnt, ist die Voraussetzung einer Behandlung ein dauerhafter Gefäßzugang, von dem aus eine genügend große Blutmenge durch den außerkörperlichen Kreislauf geleitet werden kann.

■ Scriber-Shunt

Beim Scriber-Shunt werden meist an einem Unterarm oder Unterschenkel Arterie und Vene durch teilweise über die Haut verlaufen-

de Teflon- und Siliconschläuche miteinander verbunden. Das aus der Arterie fließende Blut gelangt in das Dialysegerät, der venöse Anteil des Shunts nimmt das gereinigte Blut wieder auf.

■ Cimino-Brescia-Fistel

Zum Anlegen dieser Fistel wird operativ die Arteria radialis an einem Unterarm mit einer naheliegenden Vene kurzgeschlossen. Die Vene erweitert sich innerhalb weniger Wochen durch das vermehrt zuströmende Blutvolumen und kann gut getastet und punktiert werden.

16.4.2.1 Pflege bei Kindern während der Hämodialyse

Da die Kinder meist in nephrologischen Zentren oder Dialyseeinheiten betreut werden, beschränkt sich dieses Kapitel auf ambulant dialysierte Kinder, die sich in einem stabilen Allgemeinzustand befinden und wegen anderer Beeinträchtigungen stationär aufgenommen sind.

> ⚠ **Generell ist zu beachten, daß am betroffenen Shunt-Arm kein Blutdruck gemessen und keine andere Venenpunktion vorgenommen werden darf, um den Shunt nicht zu beschädigen.**

Die Patienten erhalten auf Anordnung spezielle Medikamente, wie blutdrucksenkende Mittel, Eisen- und Vitaminpräparate.

Eine weitere Aufgabe des Pflegepersonals ist die **Assistenz bei Blutentnahmen** (Bestimmung der Elektrolyte, Harnstoff, Kreatinin, Harnsäure, Blutbild, Hämatokrit und Thrombozyten).

Regelmäßige **Untersuchungen** des Urins (Mittelstrahlurin) sind obligatorisch. **Blutdruckkontrollen** gehören zur täglichen Routine von Dialysepatienten. In der Regel können sie diese selbst vornehmen.

Die weitere Betreuung ist abhängig von der Grunderkrankung des Kindes.

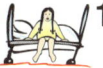

16.5 Pflege und Krankheitsbilder Geschlechtsorgane

16.5.1 Orchitis

Eine ein- oder beidseitige **Orchitis** (Hodenentzündung) tritt im Kindesalter relativ selten auf, ist allerdings als Komplikation bei **Mumps** gefürchtet.

Symptome
– Schmerzen in der Leistengegend
– evtl. Erbrechen, Fieber
– ein- oder beidseitige, nicht schmerzhafte Schwellung des Hodens
– Rötung des Hodensacks, Ödem im betroffenen Bereich

Diagnostik
Körperliche Untersuchung, Differentialdiagnose (Hodentorsion, -trauma, -tumor).

Therapie
Breitspektrum-Antibiotikum.

Komplikationen
Nachfolgend sind oft Nebenhoden und Samenstrang mitbetroffen.

16.5.1.1 Pflege bei Jungen mit Orchitis

Für das Kind ist ein gewohnter Tagesablauf nicht möglich, da es zunächst eine **strenge Bettruhe** einhalten muß, bis die akuten Krankheitszeichen abgeklungen sind. Eltern, die in die Pflege miteinbezogen werden, sind zufriedener, da sie damit ihrem Kind helfen können.

Altersentsprechende Beschäftigung in Absprache mit dem Jungen erleichtert den Krankenhausaufenthalt. Die **Kleidung** muß so **weit** sein, daß die Hoden vor Druck geschützt sind.

Wichtig ist die Beachtung des **Schamgefühls** des Jungen, die Intimsphäre muß soweit möglich gewahrt werden. Bei starken Ödemen oder Schwellungen der Hoden empfiehlt sich die Lagerung unter einem **Bettbogen**. Dabei ist zu beachten, daß das Skrotum auf einem **Wattepolster** (Hodenbänkchen) weich gelagert ist. Die Lagerung sollte der Patient selbst übernehmen.

Die **Krankenbeobachtung** konzentriert sich auf:
– mindestens sechsstündliche Kontrolle der Körpertemperatur
– weitere Infektionszeichen (Gefahr der Ausbreitung)
– Verhalten des Kindes
– Schmerzäußerungen
– Hautzustand
Bei einer verordneten Bettruhe müssen Dekubitus-, Pneumonie- und Kontrakturprophylaxen vorgenommen werden.

16.5.2 Vulvovaginitis

Die Vulvovaginitis ist eine akute oder chronische **Entzündung** des **äußeren weiblichen Genitales**, einschließlich der Scheide. Seifen, Medikamente, Sand, Bakterien, Pilze etc. können zu einer Entzündung dieser Bereiche führen.

Symptome
– dünnflüssiger oder schleimig-eitriger Fluor vaginalis (Vaginalausfluß, Kap. 8.6)
– gerötete, wunde Haut im Genitalbereich
– Juckreiz in der Scheide

Diagnostik
Mikroskopische Untersuchung des Fluor vaginalis und Erregernachweis im Abstrich.

Therapie
Sitzbäder, antibakterielle Salben, Scheidenzäpfchen, Spülungen (Kap. 16.5.2.1).

16.5.2.1 Pflege bei Mädchen mit Vulvovaginitis

Wenn die verordneten therapeutischen und pflegerischen Maßnahmen eingehalten werden, entsteht für das Mädchen und ihre Eltern keine gravierende Beeinträchtigung des normalen Tagesablaufs. Die erkrankten Kinder können im häuslichen Bereich betreut werden, wenn die Eltern umfassend informiert sind.

Eine Beschäftigung nach Wunsch des Mädchens ist uneingeschränkt möglich, da **keine Bettruhe** notwendig ist.

Die Mädchen sind altersentsprechend zu informieren. Es ist vorteilhaft, wenn eine rasche Motivation zur Anwendung der therapeutischen Mittel gelingt. Das Mädchen und

16

die Eltern müssen über die notwendige **Hygiene** (z.B. korrekte Händedesinfektion, Körperpflege, Umgang mit Ausscheidungen) informiert werden, um eine **Schmierinfektion** zu verhindern.

Bei einem Fluor vaginalis wird ein **Abstrich** zum Erregernachweis abgenommen, bevor eine Behandlung einsetzt.

Anschließend sind folgende **pflegerische** Aspekte relevant:
– Sitzbäder, Art des Präparates und die Häufigkeit auf Arztanordnung
– Auftragen antibakterieller Salben
– Übernahme der vaginalen Therapie mit angeordneten Medikamenten (Scheidenzäpfchen, Spülungen etc.)

Bei der **Krankenbeobachtung** richtet sich das Augenmerk auf das Verhalten des Mädchens, Schmerzäußerungen und die Kontrolle der Körpertemperatur (Ausbreitung der Infektion).

 Es ist wichtig, das Schamgefühl der Mädchen zu akzeptieren und zu beachten.

Literaturverzeichnis

Broyer, M.: Über die Behandlung der terminalen Niereninsuffizienz bei Kindern. Annales Nestlé. 47. Jahrgang, Nummer 3. Nestlé Nutrition 1989

Faller, A.: Der Körper des Menschen. Georg Thieme Verlag, Stuttgart 1988

Jecklin, E.: Arbeitsbuch Anatomie und Physiologie für Krankenschwestern, Krankenpfleger und andere Medizinfachberufe. Gustav Fischer Verlag, Stuttgart 1980

Palitzsch, D.: Pädiatrie. Ferdinand Enke Verlag, Stuttgart 1980

Pschyrembel, W.: Klinisches Wörterbuch. Walter de Gruyter Verlag, Berlin

Rossi, E.: Pädiatrie. Georg Thieme Verlag, Stuttgart 1986

17 Pflege bei Kindern mit Erkrankungen des Herzens

Birgit Wochele

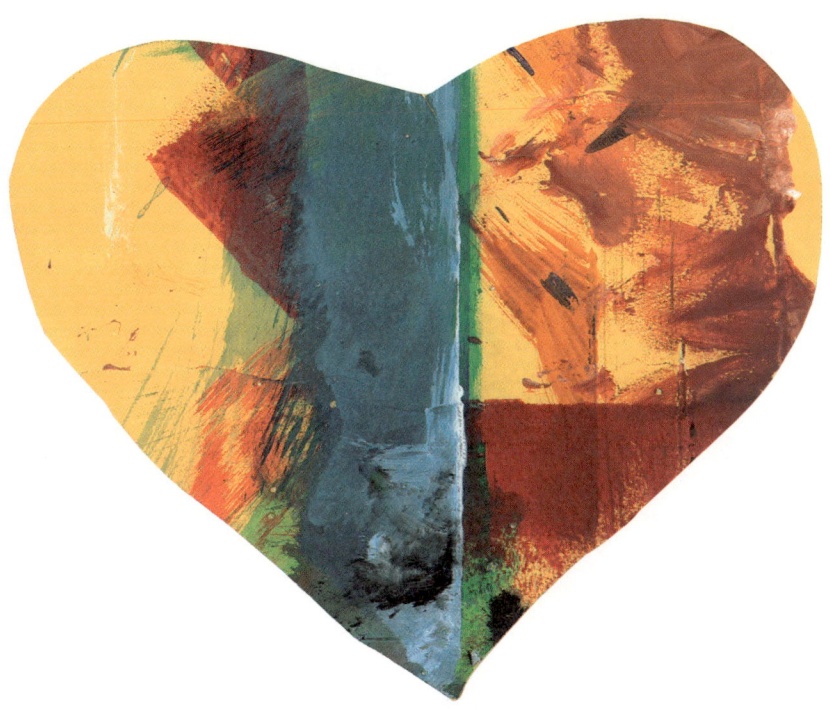

17.1	**Anatomie, Physiologie**	318
17.2	**Maßnahmen zur Diagnostik**	
	und Therapie	319
17.2.1	Messung des zentralen Venendrucks	319
17.2.2	Invasive arterielle Blutdruckmessung	321
17.2.3	Sauerstofftherapie	322
17.2.3.1	Pulsoxymetrie	325
17.2.4	Herzkatheteruntersuchungen	326
17.2.4.1	Betreuung des Kindes vor einer	
	Herzkatheteruntersuchung	326
17.2.4.2	Betreuung und Pflege des	
	Kindes nach einer	
	Herzkatheteruntersuchung	327
17.2.5	Herzschrittmacher	328
17.3	**Pflege und Krankheitsbilder**	
	Herz	329
17.3.1	Herzinsuffizienz	329
17.3.1.1	Pflege bei Kindern mit	
	Herzinsuffizienz	329

17.3.2	Transposition der großen Arterien . .	330
17.3.2.1	Pflege bei Neugeborenen mit einer	
	Transposition der großen Arterien . .	331
17.3.2.2	Pflegeplanung bei einem	
	Neugeborenen mit einer Trans-	
	position der großen Arterien	331
17.3.3	Myokarditis	333
17.3.3.1	Pflege bei Kindern mit Myokarditis .	334
17.3.4	Dilatative Kardiomyopathie	334
17.3.4.1	Pflege bei Kindern mit dilatativer	
	Kardiomyopathie	334
17.4	**Pflege bei Operationen**	
	am Herzen	334
17.4.1	Präoperative Pflege bei Kindern	
	mit Operationen am Herzen	335
17.4.2	Postoperative Pflege bei Kindern	
	mit Operationen am Herzen	335

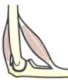

17.1 Anatomie, Physiologie

17

Das Herz ist ein Hohlorgan. Eine **Scheidewand** (Septum) trennt es in eine rechte und eine linke Hälfte. Jede Hälfte setzt sich aus einem **Vorhof** (Atrium) und einer **Kammer** (Ventrikel) zusammen. Die Muskelschicht der linken Kammer ist dicker als die der rechten, und es herrscht in der linken Kammer ein höherer Druck. Die **Herzwand** besteht aus drei Schichten, dem **Endokard** (Herzinnenwand), dem **Myokard** (Muskelschicht) und dem **Perikard** (Herzaußenwand).

Das **venöse Blut** aus dem Körperkreislauf fließt über die **obere** und **untere Hohlvene** (Vena cava superior und inferior) in den rechten Vorhof, von dort durch die **Trikuspidalklappe** in die rechte Kammer. Das Blut gelangt über die **Pulmonalklappe** in die **Lungenarterie** (Arteria pulmonalis)

und von dort in die Lunge, wo der Gasaustausch stattfindet. Das arterielle Blut wird über die **vier Lungenvenen** zum Herzen zurückgeleitet. Es fließt vom linken Vorhof durch die **Mitralklappe** in die linke Kammer und dann über die **Aortenklappe** in den Körperkreislauf. Die Klappen wirken wie Ventile, damit das Blut nur in eine Richtung fließt.

Das **Reizleitungssystem** ist für einen geordneten Ablauf von **Systole** und **Diastole** (Kap. 8.3) verantwortlich. Es kontrolliert die Herzfrequenz und sorgt dafür, daß sich die Vorhöfe etwas früher kontrahieren als die Kammern.

■ Fetaler Kreislauf

Vor der Geburt erhält der Fetus sauerstoffreiches Blut aus der Plazenta (Abb. 17-1). Es fließt über die Nabelvene in Richtung Leber. An der Unterseite der Leber gelangt ein großer Teil des Blutes

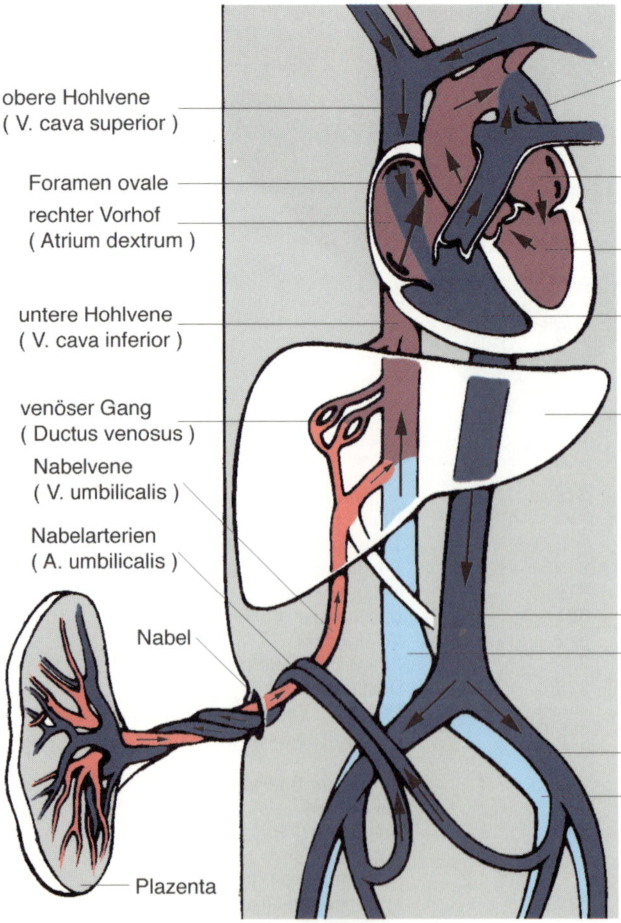

arterieller Gang
(Ductus arteriosus Botalli)

obere Hohlvene
(V. cava superior)

linker Vorhof
(Atrium sinistrum)

Foramen ovale

rechter Vorhof
(Atrium dextrum)

linke Kammer
(Ventriculus sinister)

rechte Kammer
(Ventriculus dexter)

untere Hohlvene
(V. cava inferior)

venöser Gang
(Ductus venosus)

Leber

Nabelvene
(V. umbilicalis)

Nabelarterien
(A. umbilicalis)

Nabel

Aorta
untere Hohlvene
(V. cava inferior)

Beckenarterie

Beckenvene

Plazenta

Abb. 17-1 Fetaler Kreislauf (arterielles Blut rot, venöses Blut blau, Mischung aus arteriellem und venösem Blut blau-rot) Pfeile geben die Strömungsrichtung des Blutes an.

durch den **Ductus venosus Arantii** direkt in die Vena cava inferior und umgeht so die Leber. Der andere Teil des Blutes vermischt sich mit dem Blut aus dem **Pfortaderkreislauf** und fließt auch in die Vena cava inferior. Von dort gelangt das Blut in den rechten Vorhof zusammen mit dem venösen Blut aus der Vena cava superior. Durch das **Foramen ovale** fließt der Hauptteil des Blutes direkt in den linken Vorhof und weiter in den linken Ventrikel und in die Aorta ascendens. Von dort gehen die Koronararterien und vom Aortenbogen die Karotiden ab, so daß die Herzmuskulatur und das Gehirn mit relativ sauerstoffreichem Blut versorgt werden. Der andere Teil des Blutes fließt über den rechten Ventrikel in die **Arteria pulmonalis**. Da der **Lungengefäßwiderstand** während der Fetalzeit hoch ist, geht ein großer Teil des Blutes durch den **Ductus arteriosus Botalli** in die Aorta descendens und von dort über die beiden Nabelarterien zur Plazenta zurück. Der Blutstrom, der nicht den Ductus passiert, gelangt über den Lungenkreislauf, den linken Vorhof und die linke Kammer in den Körperkreislauf.

Nach der **Geburt sinkt** der **Lungengefäßwiderstand** durch die Entfaltung der Alveolen, verbunden mit einer besseren Oxygenierung des Blutes, so daß ein großer Teil des Blutes, das aus dem rechten Ventrikel kommt, die Lunge durchströmt. Der Druck im linken Vorhof steigt durch die erhöhte Blutmenge, die aus dem Lungenkreislauf kommt, an. Der Kurzschluß durch das Foramen ovale wird durch einen funktionellen Verschluß unterbunden. Der Ductus arteriosus schließt sich funktionell durch Muskelkontraktionen seiner Wand und später anatomisch.

Das Neugeborene hat ein relativ großes Herz mit relativ stark entwickeltem rechtem Herzanteil. Die **Wanddicke** der beiden Kammern ist bei ihm in etwa gleich. Erst am Ende des zweiten Lebensjahres ist die Wand des linken Ventrikels ungefähr doppelt so dick wie die des rechten.

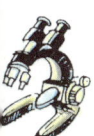

17.2 Maßnahmen zur Diagnostik und Therapie

17.2.1 Messung des zentralen Venendrucks

Als **zentralen Venendruck** (ZVD) bezeichnet man den Druck in den herznahen Hohlvenen, der ungefähr dem Füllungsdruck der rechten Herzkammer entspricht. Die Druckmessung erfolgt über einen zentralen Venenkatheter, dessen Spitze in der oberen Hohlvene liegt. Der Normwert liegt bei 4 bis 10 Zentimeter Wassersäule.

- **Erhöhter zentraler Venendruck bei**
  - Hypervolämie
  - Rechtsherzinsuffizienz
  - Perikarderguß
  - intrathorakaler Drucksteigerung
- **Erniedrigter zentraler Venendruck bei**
  - Hypovolämie
  - Schock

Indikationen
- Störungen des Flüssigkeitshaushaltes, z.B. Verbrennung, Niereninsuffizienz
- Störungen der Myokardfunktion, z.B. Zustand nach Herzoperation, dekompensierte Herzinsuffizienz
- Überwachung und Steuerung der Volumensubstitution
- vor und nach einer Blutaustauschtransfusion in der Neugeborenenperiode

Vorbereitung des Materials
- isotone Spülflüssigkeit
- Infusionsbesteck, Dreiwegehahn
- Infusionsleitung
- Meßlatte
- Verbindungsstück zum Venenkatheter
- Infusionsständer
- Thoraxschublehre

Vorbereitung und Lagerung des Patienten
Der sogenannte **Nullpunkt** entspricht der Lage des Vorhofs und liegt bei 2/5 des Thoraxdurchmessers unter dem Sternum und 3/5 von der Liegefläche aus gemessen. Der Nullpunkt wird mit Hilfe der **Thoraxschublehre** nach Burri bestimmt (Abb. 17-2a und b).
- flache Rückenlagerung
- Thoraxschublehre einschieben
- den oberen Arm des Geräts auf die obere Thoraxwand in Höhe des vierten Interkostalraumes anlegen und die Schublehre ins Lot bringen
- der rote Zeiger weist auf den äußeren Nullpunkt
- Markierung des Nullpunktes an der seitlichen Thoraxwand

Vorgehen
- Infusionssystem luftleer füllen, die Infusion am Infusionsständer anhängen

17

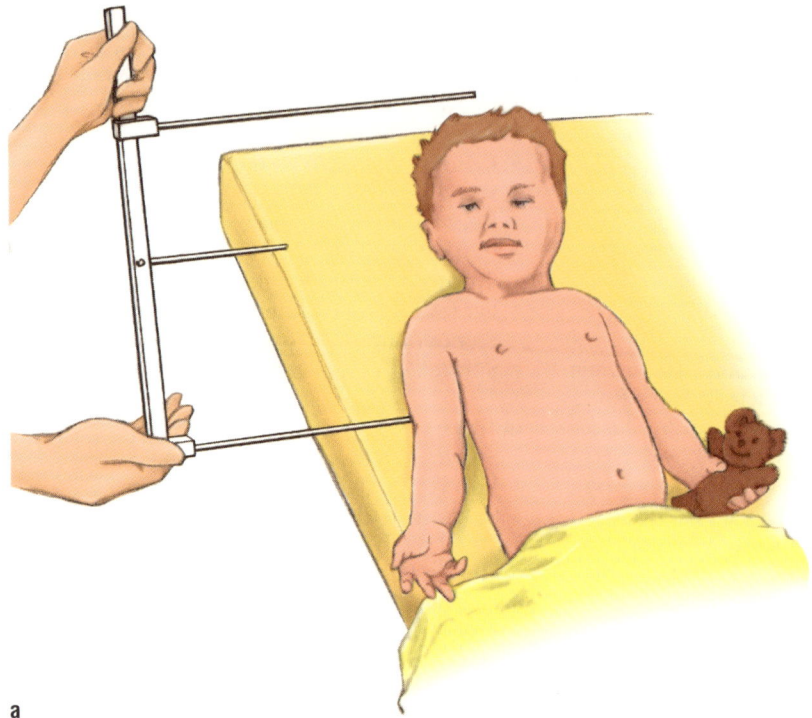

a

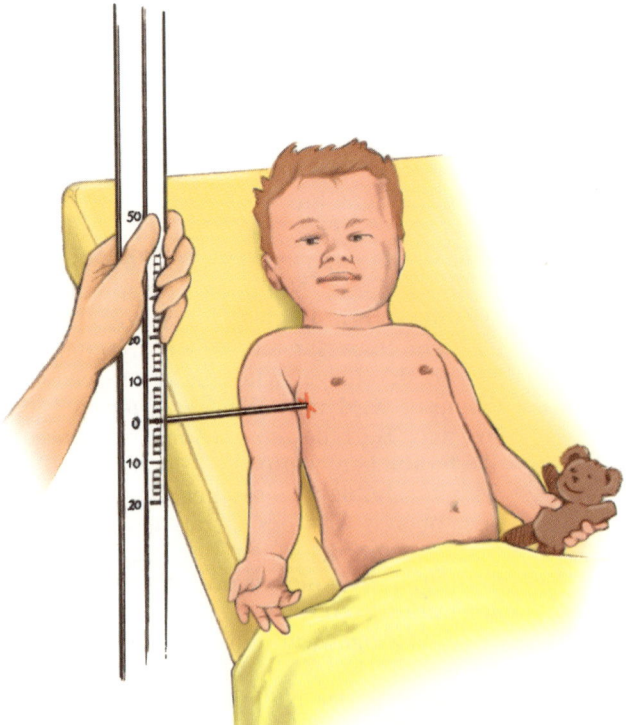

Abb. 17-2 a und b
Bestimmung des Nullpunktes zur ZVD-
Messung
a) Thoraxschublehre
b) Bestimmung des Nullpunktes und Einstellen
der Meßskala

b

– Meßskala am Infusionsständer befestigen, der Nullpunkt an der Meßskala muß mit dem Nullpunkt am Patienten übereinstimmen
– Verbindungsstück am Venenkatheter anschließen
– Dreiwegehahn zur Infusion schließen
– Meßschenkel mit isotoner Spülflüssigkeit füllen
– Flüssigkeitssäule im Meßschenkel sinken lassen. Sie stabilisiert sich unter atemsynchronen Schwankungen auf einer Höhe, die dem Druck in der oberen Hohlvene entspricht
– Plus- oder Minuswert dokumentieren
– Dreiwegehahn zur Infusion wieder öffnen

■ **Verwendung eines Druckwandlers**

Vorbereitung des Materials
– Monitor mit ZVD-Einschub
– Druckaufnehmer (Statham)
– evtl. zusätzliche Spülflüssigkeit

Vorbereitung und Lagerung des Patienten
Entspricht der manuellen Methode.

Vorgehen
– Druckaufnehmer in Höhe des thorakalen Nullpunktes am Bett befestigen
– Nullpunkteichung
– es zeigen sich eine Kurve und eine digitale Anzeige in mmHg auf dem Monitor

 Spülflüssigkeit, Infusionsbesteck, Dreiwegehahn und Infusionsleitung sind einmal täglich zu erneuern.

17.2.2 Invasive arterielle Blutdruckmessung

Die **invasive arterielle Blutdruckmessung** ist eine Messung über eine in die Arteria radialis oder Arteria femoralis (beim Neugeborenen Arteria umbilicalis) eingeführte und mit Flüssigkeit gefüllte Kunststoffkanüle, die mit einem speziellen System zur Druckmessung verbunden ist. Die Ergebnisse werden als graphische Kurve und als digitale Anzeige in mmHg auf dem Sichtmonitor dargestellt (Normalwerte Kap. 8.3, Tab. 8-3).
• **Vorteile**
– kontinuierliche Messung

– exakte Messung auch bei niedrigen Blutdruckwerten
– sofortige Registrierung von Blutdruckschwankungen
– zusätzliche Möglichkeit, arterielle Blutgasanalysen zu bestimmen
• **Nachteile**
– Infektionsgefahr
– Verletzung der Arterie
– Thrombosierung der Arterie
– versehentlich arterielle Medikamentengabe
Der **MAD** (mittlerer arterieller Druck) läßt sich wie folgt berechnen:

$$\frac{\text{diastolischer Druck} \times 2 + \text{systolischer Druck}}{3} = \text{MAD}$$

Der **Druckaufnehmer** wandelt mechanische Energie (Druck) in elektrische Energie um. Der im Gefäß durch die Kontraktion des Herzens entstehende Druck wird über die Kanüle auf die Membran des Druckwandlers übertragen, in ein elektrisches Signal umgewandelt und zum Verstärker geleitet.

Der Druckaufnehmer wird in Höhe der Thoraxmitte des Patienten plaziert. Vor der Messung sind ein **Nullabgleich** und eine **Kalibrierung** vorzunehmen. Um den Nullpunkt festzulegen, wird der Druckaufnehmer zur Atmosphäre (Luft) hin geöffnet und damit gleichzeitig zum Patienten hin geschlossen. Den auf die Membran wirkenden Luftdruck bezeichnet man als **Null-Druck** (0 mmHg), er dient als Basiswert. Bei der Kalibrierung wird festgelegt, welcher Ausschlag des elektrischen Signals (Höhe der Druckkurve) einem bestimmten Blutdruckwert in mmHg entspricht.

Vorbereitung des Materials zum Legen eines arteriellen Zugangs
– Hautdesinfektionsmittel
– sterile Kompressen
– Pflaster
– Venenverweilkanülen (Neugeborene 24 G, Kinder 20/22 G, Jugendliche 18/20 G)
– Cramer-Schiene bei Kanülierung der A. radialis (längliche Plastikschiene zum Ruhigstellen des Unterarms)
– steriles Tuch, steriles Lochtuch
– sterile Handschuhe
– steriler Kittel, Mundschutz, Haube

Vorbereitung des Materials für die Messung
– Infusionsbesteck ohne Belüftung

17

– Monitorset (Druckschläuche, Dreiwege-hähne, Spülvorrichtung, z.B. Intraflow)
– Druckaufnehmer
– Monitor mit passendem Einschub
– isotone Spülflüssigkeit im Infusionsbeutel (NaCl 0,9%, Heparin zur Hemmung der Blutgerinnung und evtl. Lidocain 1% zum Verhindern von Arterienspasmen)

Durch eine **Druckmanschette** entsteht auf den Infusionsbeutel ein Druck von 300 mmHg. Der Druck gewährleistet eine kontinuierliche Spülung mit einem Durchfluß von drei Millilitern in der Stunde. Beim Verwenden von isotoner Spülflüssigkeit in einer Perfusorspritze ist eine Infusionsgeschwindigkeit von zwei Millilitern in der Stunde angezeigt.

Vorbereitung und Lagerung des Patienten

Ein arterieller Zugang wird nur bei schwerkranken Kindern gelegt. Sie müssen so gelagert werden, daß die zu punktierende Arterie gut zugängig ist.

Vorgehen

– Druckschlauchsystem steril luftleer füllen
– an den Druckaufnehmer und die Spülvorrichtung anschließen
– Arterienpunktion
– Arterienkatheter anschließen
– Druckaufnehmer in Höhe der Thoraxmitte fixieren
– Nullabgleich am Monitor
– nach Kalibrierung Dreiwegehahn zum Patienten öffnen

Umgang mit dem arteriellen Zugang

– die intraarteriell liegende Leitung gut sichtbar als „Arterie" kennzeichnen
– Asepsis bei allen Manipulationen an der Kanüle
– auf rosige, warme Haut achten
– sichere Fixierung der Kanüle
– stündliche Pulskontrolle unterhalb der Punktionsstelle
– alle 24 Stunden Spülflüssigkeit und Schlauchsystem wechseln
– auf Luftblasen im Schlauchsystem achten
– Druckkurve am Monitor beobachten

⚠ Nach dem Ziehen der Kanüle auf Nachblutung achten und noch für 24 Stunden regelmäßig Pulskontrollen vornehmen, da die Gefahr von Durchblutungsstörungen im Bereich der Punktionsstelle besteht (z.B. an der Hand bei Kanülierung der A. radialis).

17.2.3 Sauerstofftherapie

Sauerstoffmangel führt zu Atemnot und Zyanose. Durch Beseitigung der Ursache oder Sauerstoffzufuhr kann das Defizit ausgeglichen werden, Atmung und Hautfarbe normalisieren sich.

Sauerstoff (O_2) ist ein farbloses, geruchs- und geschmacksneutrales Gas, das mit einer Konzentration von 21 Prozent in der Luft enthalten ist. Reiner Sauerstoff wird durch eine spezielle Kühlung und Verflüssigung gewonnen und in **blauen Stahlflaschen** (Abb. 17-3) in verschiedenen Größen (ein Liter, drei Liter, zehn Liter) geliefert. Der Druck in den Stahlflaschen beträgt 150 bis 200 atü. Er kann durch einen **Druckminderer** reguliert werden und ist am **Druckmesser** (Manometer) abzulesen.

In den Kliniken ist es üblich, **zentrale Sauerstoffleitungen** mit Wandanschluß zu benützen. Über eine Steckkupplung wird der Durchflußströmungsmesser am Wandanschluß befestigt. Die Steckkupplung hat eine

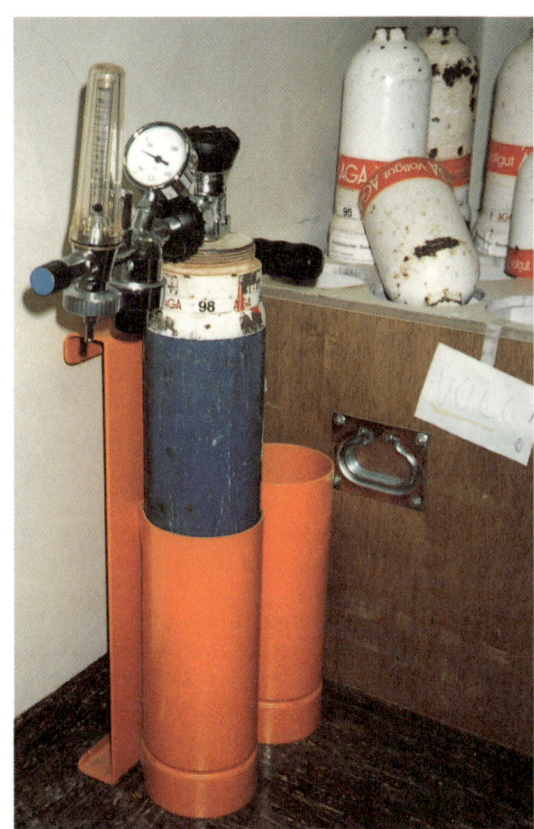

Abb. 17-3 Sauerstoffflasche mit Entnahmegerät

sechseckige Form, um Verwechslungen mit anderen Gasleitungen auszuschalten.

 Sauerstoff ist ein Medikament, das ärztlich verordnet werden muß.

Bei der **Verordnung** müssen angegeben sein:
– Dosierung (Menge in Liter/Minute oder Prozenten)
– Dauer der Anwendung (kontinuierlich, intermittierend)
– Art der Verabreichung

Indikationen
– Hypoxämie
– Hypoventilation
– Verteilungsstörungen, z.B. Obstruktion der Atemwege
– Atemstillstand (zur Reanimation 100% Sauerstoff)

 Ziel der Sauerstoffgabe ist eine dosierte Anreicherung der Einatmungsluft mit Sauerstoff, damit der Sauerstoffpartialdruck im arteriellen Blut von 60 mmHg nicht unterschritten bzw. 100 bis 120 mmHg nicht überschritten wird.

Nebenwirkungen
– gedämpfte Spontanatmung bei Anstieg des Kohlendioxids
– Toxizität für die Lunge
– Gefahr einer retrolentalen Fibroplasie beim Frühgeborenen (Kap. 11.10.3)

Umgang mit Gasflaschen
– volle und leere Flaschen getrennt aufbewahren (volle gesichert stehend, leere liegend)
– Transport nur mit geschlossenem Ventil und Schutzkappe
– Kontrolle vor Gebrauch (Farbe, unbeschädigt)
– wegen der **Explosionsgefahr** kein Öl oder Fett an die Armaturen bringen, vor Erwärmung schützen
– Flaschenventile vorsichtig handhaben, langsam öffnen
– in der Nähe von Sauerstoffanschlüssen nicht rauchen

Formel zur **Berechnung** des **Sauerstoffvorrates** in der Flasche:

$$\frac{\text{Manometerstand} \times \text{Rauminhalt (Liter)}}{\text{Liter/Minute}} = \text{Minuten}$$

Anschließen der Sauerstoffflasche
– Kontrolle der Sauerstoffflasche (Farbe, Aufschrift: Sauerstoff)
– Schutzkappe entfernen, Haupthahn muß geschlossen sein
– Ventildeckel abschrauben
– Kopf des Sauerstoffspenders mit der Sauerstoffflasche verbinden
– Haupthahn zur Kontrolle des vorhandenen Drucks und zur Entfernung von Staubpartikeln kurz öffnen
– Wasserbehälter vom Sauerstoffspender abschrauben und bis zur Markierung mit Aqua dest. füllen und wieder anschrauben
– Sauerstoff Liter/Minute mit dem Regulierungsventil einstellen und am Strömungsmesser kontrollieren
– Verbindungsschlauch leitet den Sauerstoff zum Patienten

 Eine unzureichende Befeuchtung des Sauerstoffs führt zu Trockenheit und Reizerscheinungen im Rachen und in den oberen Luftwegen. Aus hygienischen Gründen muß das Aqua dest. täglich gewechselt werden (Ausnahme: Aqua-paks sind 99 Tage verwendbar).

Den Patienten immer angewärmten und angefeuchteten Sauerstoff verabreichen.

Zentraler Wandanschluß
Der Sauerstoffspender wird mit der entsprechenden Steckkupplung in die sechseckige Öffnung des Wandanschlusses gesteckt und der Wasserbehälter gefüllt. Anschließend verfährt man wie beim Umgang mit der Sauerstoffflasche.

Überwachung der Sauerstofftherapie
– transkutane PO_2/PCO_2-Messung (Kap. 11.2)
– arterielle Blutgasanalysen
– Pulsoxymetrie

Geräte zur Sauerstoffverabreichung
– Einleitung von Sauerstoff in den Inkubator
– Sauerstoffbrille
– Nasensonde mit Schaumgummikissen
– Sauerstoffhaube (Kopfbox)
– Sauerstofftrichter
– Sauerstoffzelt
– Sauerstoffmaske

17

■ Sauerstoffbrille

Die Sauerstoffbrille (Abb. 17-4) besteht aus einem doppelläufigen Kunststoffschlauch, der sich in halber Länge teilt. Die abgerundeten Enden werden in beide Nasenlöcher eingeführt und die Brille am Hinterkopf mittels eines Gummistückes fixiert. Die Brille kann zusätzlich mit Pflasterstreifen an der Wange befestigt werden. Beim Säugling evtl. die Enden der Sauerstoffbrille kürzen und eine Seite des Schlauches stillegen.

Vorteilhaft ist die geringe Beeinträchtigung der Bewegungsfreiheit. Als Nachteile erweisen sich die **vermehrte Sekretbildung** durch Reizung der Nasenlöcher durch die Brille und daß die verabreichte Sauerstoffkonzentration schlecht meßbar ist.

Vorbereitung des Materials
– bei Säuglingen Vernebler (zum Anfeuchten und Erwärmen des Sauerstoffs) auf Funktionsfähigkeit überprüfen
– Wasserbehälter mit Aqua dest. füllen

Vorbereitung des Patienten
– Nasenpflege (der Kunststoff reizt die Nasenlöcher, vermehrte Sekretbildung)

Vorgehen
– Sauerstoffbrille anlegen und an der Wange fixieren, auf Lage und Durchgängigkeit achten
– verordnete Sauerstoffkonzentration einstellen (am Blender in Prozent oder am Sauerstoffspender in l/min, wenn kein Vernebler verwendet wird)

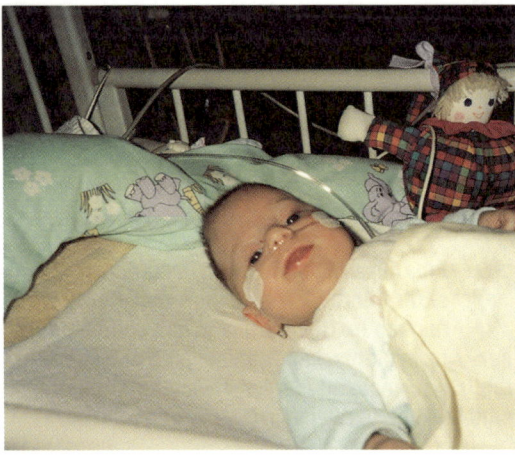

Abb. 17-4 Kind mit Sauerstoffbrille

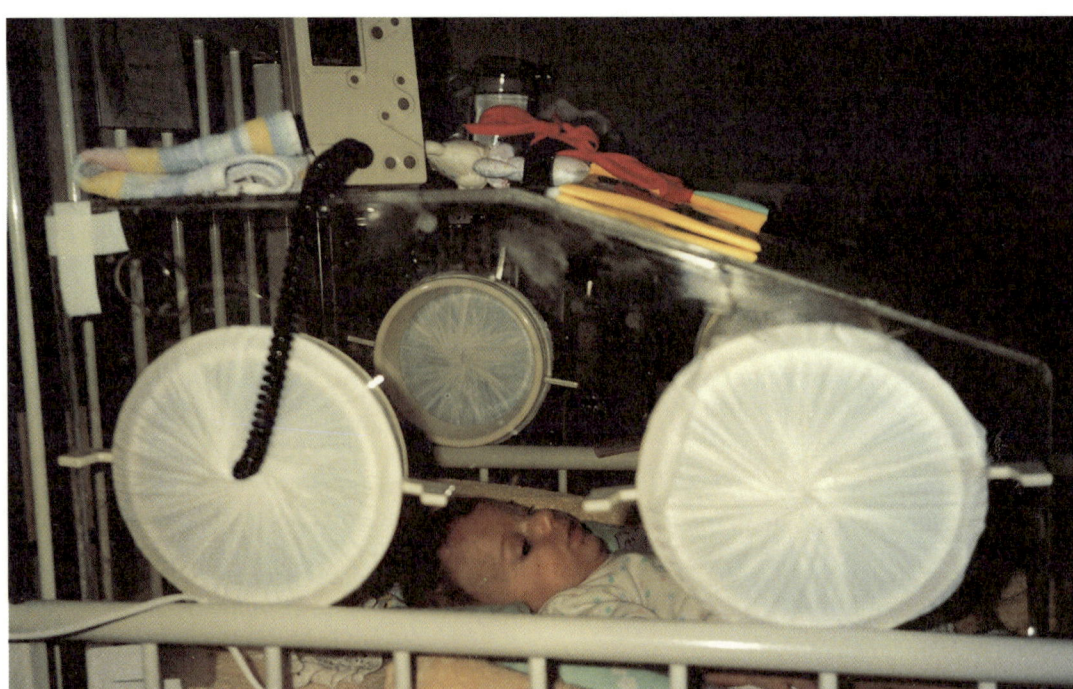

Abb. 17-5 Kind unter Sauerstoffhaube

Einmal täglich ist ein Pflasterwechsel an der Wange nötig und alle zwei Tage ein Wechsel der Sauerstoffbrille (Hygiene).

■ Nasensonde

Die Nasensonde wird einen Zentimeter weit in das Nasenloch eingeführt. Ein Schaumgummikissen am Nasenloch verhindert, daß die Sonde verrutscht. Die Funktion der Nasenschleimhaut bleibt erhalten, die Schleimhäute trocknen nicht aus.

■ Sauerstoffhaube

Die Haube besteht aus durchsichtigem Plexiglas und wird über den Kopf und evtl. Oberkörper des Kindes gestellt (Abb. 17-5). In die Haube leitet man ein angefeuchtetes und erwärmtes Sauerstoff-Luft-Gemisch ein. Die Haube kann nur bei Säuglingen angewendet werden, da größere Kinder sie nicht tolerieren (hier sind Sauerstoffbrillen oder Nasensonden vorteilhafter).

Da die Sauerstoffhaube durchsichtig ist, kann der Säugling mit seiner Umwelt gut Kontakt aufnehmen. Die vordere Öffnung ist so groß, daß die Pflegeperson gut mit ihren

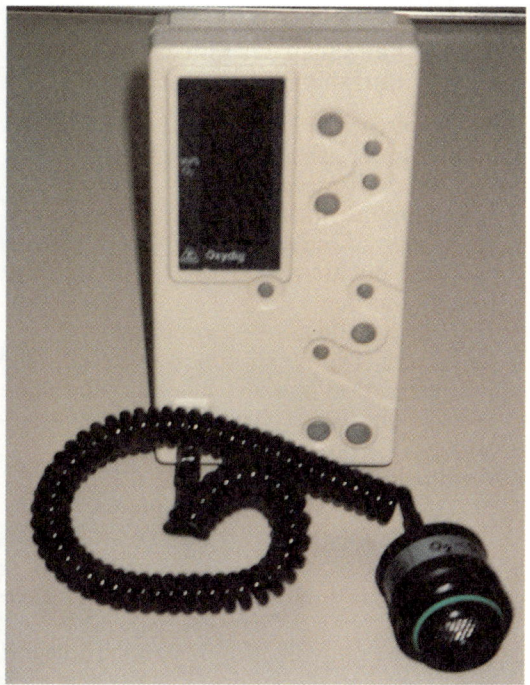

Abb. 17-6 Sauerstoffmeßgerät

Unterarmen in die Haube greifen und das Kind pflegen kann. Nur zum Wiegen muß der Säugling herausgenommen werden.

Die Sauerstoffhaube wird einmal täglich mit Aqua dest. von innen und außen abgewischt und nach Gebrauch desinfiziert.

Eine kontinuierliche, exakte Messung der zugeführten Sauerstoffkonzentration mit einem entsprechenden Meßgerät (Abb. 17-6) ist gut möglich. Ältere Säuglinge fühlen sich unter der Haube oft unwohl, da ihre Beweglichkeit eingeschränkt ist.

17.2.3.1 Pulsoxymetrie

Pulsoxymeter messen die arterielle Sauerstoffsättigung kontinuierlich und nichtinvasiv, indem ein Lichtsignal das Gewebe durchdringt.

Der **Pulsoxymetriesensor** besteht aus zwei Leuchtdioden und einem Photodetektor. Lichtquelle und Detektor sind mit einem Gummistück verbunden, von dem ein Kabel abgeht, das mit dem Gerät verbunden ist. Die eine Leuchtdiode emittiert (aussenden) rotes Licht und die andere infrarotes. Das Licht dieser Leuchtdioden durchdringt Gewebe. Der gegenüberliegende Photodetektor mißt die Intensität des Lichts, das durch das Gewebe hindurchtritt. Diese Lichtintensität wird in ein elektrisches Signal umgewandelt. Die Bestimmung der Sauerstoffsättigung beruht darauf, daß Oxyhämoglobin und desoxygeniertes Hämoglobin rotes und infrarotes Licht unterschiedlich stark absorbieren. Oxyhämoglobin absorbiert infrarotes Licht mit einer Wellenlänge von 925 nm stärker, während rotes Licht mit einer Wellenlänge von 660 nm besser von dem desoxygenierten Hämoglobin absorbiert wird.

An beispielsweise **Finger**, **Zeh** oder **Handteller** wird der Sensor angebracht. Wichtig ist, daß Lichtquelle und Detektor genau gegenüberliegen. Die Sättigungsmessung erfolgt dabei nur, wenn eine Pulswelle vom peripheren Sensor registriert wird. Es erscheint neben dem Wert der digitalen Sauerstoffsättigung auch der digitale Pulswert.

- **Vorteile**
- rasches Erkennen von hypoxischen Zuständen
- keine thermische Schädigung
- geringe Abhängigkeit von Kreislaufparametern (funktioniert z. B. auch bei zentralisierten Kindern)

17

– kurze Stabilisierungszeit des Gerätes nach dem Anlegen
– keine Kalibrierung notwendig
• **Nachteile**
– ungenau im Bereich der Hyperoxämie (die einstellbaren Sättigungsgrenzen sind 50 als unterster Wert bis 100 als oberster Wert. Bei einer erhöhten Sauerstoffsättigung des Blutes wird nur maximal 100 angezeigt)
– anfällig gegenüber Bewegungsartefakten

Vorgehen
– Wahl des Applikationsortes
– Fixierung des Sensors z.B. mit Klettverschluß, so daß sich Lichtquelle und Detektor genau gegenüberliegen
– Einstellen der Alarmgrenzen (Arzt legt die Grenzwerte fest)

 Die Meßstelle sollte vierstündlich gewechselt werden, um Drucknekrosen durch die Fixierung zu vermeiden.

Die Dokumentation der Meßwerte (beim gesunden Kind liegt die Sauerstoffsättigung über 88 %) muß regelmäßig erfolgen.

17.2.4 Herzkatheteruntersuchungen

Zur Diagnostik in der Kardiologie gehören das EKG, das Röntgen des Thorax, die Echokardiographie und die **Herzkatheteruntersuchung**.

Nach evtl. Prämedikation und Lokalanästhesie wird ein dünner, weicher und röntgendichter Kunststoffkatheter über eine große Arterie oder Vene bis zum Herzen vorgeschoben. Man verwendet verschiedene Kathetergrößen und -arten, z.B. mit und ohne Ballon. Zur Punktion eignen sich hauptsächlich die Arteria/Vena femoralis, die Arteria/Vena brachialis, die Arteria/Vena axillaris und beim Neugeborenen die Arteria/Vena umbilicalis. Es können alle Herzabschnitte und die großen Gefäße unter Röntgendurchleuchtung (Angiographie) dargestellt werden. Dazu spritzt der Arzt ein Röntgenkontrastmittel durch den Katheter. Während sich das Kontrastmittel im Herzen und im Gefäßsystem verteilt, werden ein Röntgenfilm angefertigt und Druckmessungen vorgenommen. Durch Entnahme kleiner Blutproben bestimmt man den Sauerstoffgehalt des Blutes in den verschiedenen Herzabschnitten und im Gefäßsystem.

Komplikationen
Zu den Komplikationen zählen Nachblutungen, Rhythmusstörungen, Kontrastmittelallergien und Thrombusbildung mit evtl. Gefäßverschluß.

Vorbereitung am Tag vor dem Herzkatheter
(ärztliche Anordnung)
– Kontrolle der Laborwerte (Blutbild, Elektrolyte, Serumchemie, Blutgruppe, Kreuzblut)
– EKG (Elektrokardiogramm), Echo (Echokardiographie)
– Röntgen-Thorax

Im Herzkatheterlabor
– Fixierung des Patienten an allen vier Extremitäten
– kontinuierliches Monitoring und Blutdrucküberwachung
– Beobachtung des Patienten während der Untersuchung
– Notfallmedikamente, Beatmungsbeutel und -maske in Reichweite legen
– Defibrillator überprüfen
– nach Ziehen des Katheters einen Druckverband auf der Punktionsstelle anlegen

17.2.4.1 Betreuung des Kindes vor einer Herzkatheteruntersuchung

Am **Abend vor** der Herzkatheterisierung werden die Kinder **gebadet** oder **geduscht**.
• **Am Tag der Untersuchung**
– Neugeborene und Säuglinge müssen mindestens vier Stunden, Kinder vier bis sechs Stunden nüchtern sein, die letzte Mahlzeit besteht aus Tee
– Nüchternschild am Bett anbringen
– Legen eines intravenösen Zugangs für die Prämedikation und anschließende Infusion (Ausgleich der fehlenden oralen Flüssigkeit)
– Kontrolle der Vitalwerte
– bei Anruf vom Herzkatheterlabor den Säugling wickeln bzw. größere Kinder zur Toilette schicken
– wenn angeordnet, Prämedikation verabreichen
– nach der Prämedikation bis zum Transport ins Herzkatheterlabor Vitalwertüberwachung mit Monitor

Prämedizierte Kinder nicht unbeaufsichtigt lassen. Sie könnten evtl. aufstehen und kollabieren.

Wenn noch keine Blutentnahme erfolgt ist, die Blutröhrchen mitgeben, ebenso die Kurve und die Befundakte.

Die Kinder werden unabhängig vom Alter im **Bett** zum Herzkatheterlabor gebracht. Falls die Eltern da sind, empfiehlt es sich, diese mitzunehmen, um dem Kind Sicherheit zu vermitteln. Manchmal ist es allerdings besser, wenn die Eltern auf Station bleiben, da sich einige Kinder bei der Trennung sehr aufregen. Dann ist das Verabschieden auf der Station sinnvoller.

 Um den Kindern etwas die Angst vor der Untersuchung zu nehmen, hilft es, am Bär oder an der Puppe zu erklären, wo der Eingriff wahrscheinlich erfolgen wird.

17.2.4.2 Betreuung und Pflege des Kindes nach einer Herzkatheteruntersuchung

Richten des Patientenplatzes
- Monitor
- Blutdruckgerät zur kontinuierlichen Messung
- ein bis zwei Perfusoren beim Säugling
- ein Perfusor, evtl. ein Infusomat, beim Kind
- Manschetten zum Fixieren
- Windeln, Urinflasche, Steckbecken, Zellstoff je nach Alter und Geschlecht des Kindes
- Bettglocke für größere Kinder
- Überwachungsbogen
- Thermometer

Die **mündliche** und **schriftliche Übergabe** erfolgt durch den untersuchenden Arzt, der die spezielle Überwachung im Anordnungsbogen dokumentiert.

Der Patient wird auf die Station gebracht. Da er im Anschluß an die Untersuchung **Ruhe** braucht, sollten andere, mobile Patienten in der ersten Phase den Raum verlassen. Evtl. ist eine **Fixierung** der Extremitäten, zumindest des punktierten Beines, notwendig.

Betreuung des Kindes
- Monitoring
- zuerst viertel- bis halbstündlich Kontrolle von Puls, Atmung und Blutdruck, der Fußpulse, der Durchblutung des punktierten Beines sowie des Verbandes auf Nachblutung
- bei unauffälligen Werten nach Anordnung dann ein- bis zweistündliche Kontrolle
- ein- bis zweistündlich Temperaturkontrolle und bei Bedarf
- bei kühlem Bein dieses in Watte und Wärmefolie einpacken und dicke Socken anziehen
- Bein **nicht** hochlagern, da ein Abknicken im Bereich der Punktionsstelle zu verstärkter Minderdurchblutung führt
- nach vier bis sechs Stunden Druckverband lockern (arterielle Punktion) bzw. entfernen (venöse Punktion) und mit einem sterilen Pflaster versehen
- bei arterieller Punktion Druckverband für 24 Stunden
- 12 Stunden Bettruhe bei venöser Punktion, 24 Stunden bei arterieller Punktion
- Überwachung der Infusionstherapie (bei arterieller Punktion 24 Stunden intravenöse Heparinzufuhr auf ärztliche Anordnung, zum Vermeiden einer Thrombose)
- zwei Stunden nach der Herzkatheteruntersuchung, wenn das Kind richtig wach ist, Tee anbieten. Mit einer kleinen Menge beginnen, damit es nicht erbricht (mögliche Reaktion auf Medikamente)
- auf ausreichende Flüssigkeitszufuhr achten (Ausschwemmen des Kontrastmittels)
- nach vier Stunden langsamer Nahrungsaufbau
- in halbliegender Stellung essen und trinken lassen, damit das punktierte Bein in der Hüfte nicht gebeugt wird
- auf Urinausscheidung achten und dokumentieren
- Fixierung der Extremitäten sobald als möglich lösen

 Säuglinge evtl. zu zweit wickeln, damit das punktierte Bein gestreckt bleibt. Eine Pflegeperson hebt den Säugling etwas hoch und achtet auf das Bein, die andere wechselt die Windel und säubert den Genital- und Analbereich.

17

17.2.5 Herzschrittmacher

Der Herzschrittmacher **(Pacer)** ist ein Gerät, das mittels elektrischer Ströme den Herzmuskel zu Aktionen anregt. Man unterscheidet zwischen internen und externen Pacern.

■ **Externer Herzschrittmacher**

Er kann nach einer Operation beim Auftreten von Rhythmusstörungen notwendig sein. Dafür werden intraoperativ je zwei schwarze (für den Vorhof) und zwei blaue (für den Ventrikel) Kabel auf das Perikard aufgenäht, die Enden nach außen geleitet und mit einem kleinen Faden auf der Haut fixiert. Die Pacerkabel werden in der Regel, wenn postoperativ keine Rhythmusstörungen auftreten, nach ein bis zwei Wochen gezogen.

Diese Kabel haben am Ende eine Metallspitze, die im Bedarfsfall in ein Überleitungskabel zum Schrittmacher gesteckt wird. Es teilt sich in zwei Stecker auf, die in die Einsteckbuchsen des Schrittmachers eingeführt werden. Je nachdem, ob man die blauen oder schwarzen Kabel benutzt, wird der Ventrikel oder der Vorhof stimuliert (bei speziellen Pacern auch gleichzeitig möglich).

Das Anschließen und Einstellen des Schrittmachers ist eine ärztliche Aufgabe.

Die Kinderkrankenschwester hat darauf zu achten, daß der Pacer **nicht** in **Reichweite** des Kindes, aber **gut sichtbar** deponiert ist.

> **Werden die Pacerkabel nicht benötigt, fixiert man sie farblich getrennt mit einem kleinen Pflasterstreifen oder Klettverschluß so auf der Haut des Kindes, daß sich die Metallenden nicht in die Haut bohren können, aber jederzeit sofort zugänglich sind.**

Der externe Schrittmacher kann nur begrenzte Zeit benutzt werden. Bei dauerhaftem Bedarf ist eine Implantation notwendig.

> **Bei jedem Schichtwechsel ist zu kontrollieren, ob der Pacer eingeschaltet und laut ärztlicher Anordnung eingestellt ist. Ist dies nicht der Fall, sofort den Arzt informieren.**

■ **Ziehen der Pacerkabel**

Vorbereitung des Materials
– Hautdesinfektionsmittel
– sterile Pinzette
– Skalpell
– steriles Pflaster, sterile Tupfer
– Abwurfschale

Vorbereitung und Lagerung des Patienten
– Kind informieren
– flache Rückenlagerung

Vorgehen
– Hautdesinfektion
– Knoten der Fixationsfäden an den Pacerkabeln aufschneiden (Arzt)
– Fäden entfernen
– Arzt zieht Pacerkabel unter Monitorkontrolle heraus
– mit sterilem Pflaster abdecken

> **Damit evtl. auftretende Rhythmusstörungen sofort wahrgenommen werden, den EKG-Ton am Monitor vor dem Entfernen der Kabel lautstellen.**

Komplikationen
Dies können leichte Nachblutungen, Herzrhythmusstörungen oder ein Anriß des Perikards sein.

■ **Interner Herzschrittmacher**

Der **interne Pacer** ist etwa fünf Millimeter dick und kaum größer als ein Fünfmarkstück. Er besteht aus einer **Elektrode** und einem batteriebetriebenen **Aggregat**, dessen Batterie mehrere Jahre hält. Die Elektrode, ein dünner Draht, wird entweder außen auf dem Myokard befestigt oder über eine Vene in Nähe des Schlüsselbeins ins Herz geschoben. Der Eingriff erfolgt in **Narkose**.

Beim **Säugling** wird der Pacer im Oberbauch am Rippenbogen plaziert, bei **größeren Kindern** in einer Muskeltasche unter dem rechten oder linken Schlüsselbein. Der Pacer wird von außen mit einem speziellen Gerät programmiert. Dies geschieht über ein von außen erzeugtes Magnetfeld. Es gibt auch Schrittmacher, sog. **Zwei-Kammer-Systeme**, welche die Ventrikel und die Vorhöfe stimulieren. Dafür müssen zwei Elektroden implantiert werden.

> **Herzschrittmacher beinflussen die Lebensgewohnheiten nicht.**

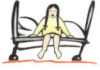

17.3 Pflege und Krankheitsbilder Herz

17.3.1 Herzinsuffizienz

Als Herzinsuffizienz bezeichnet man das **Unvermögen** des Herzens, die notwendige **Auswurfleistung** zu erbringen. Sie kann bei Belastung, aber auch in Ruhe auftreten.

Ursachen
– angeborene Herzfehler
– Herzrhythmusstörungen
– Entzündungen des Herzens
– Kardiomyopathie
– Störungen des Säure-Basen-Haushaltes

Symptome
• **Beim Säugling**
– Trinkschwäche
– Tachykardie, Tachypnoe
– blaß-graues bis zyanotisches Hautkolorit
– graues Munddreieck
– Ödeme (Lider, Gesicht, Hand- und Fußrücken)
– vermehrtes Schwitzen mit kühler peripherer Hauttemperatur
– sternale oder interkostale Einziehungen, exspiratorisches Stöhnen, Husten
– mangelnde Gewichtszunahme
– gesteigerte Unruhe und/oder Müdigkeit
– angespannter Gesichtsausdruck
– Herz, Leber und Milz vergrößert
– evtl. feinblasige Rasselgeräusche über der Lunge
– respiratorische oder gemischte Azidose
• **Beim Kind**
– Appetitlosigkeit
– Antriebslosigkeit, ungewöhnliche Müdigkeit
– eingeschränkte Leistungsfähigkeit
– bei Belastung Dyspnoe, Tachypnoe
– Ödeme an Beinen (besonders Tibia), Füßen und Lidern
– vermehrtes Schwitzen, kühle Extremitäten
– blaß-graues oder zyanotisches Hautkolorit
– erhöhter Jugularvenendruck im Sitzen
– vergrößerte Leber, Milz
– feinblasige Rasselgeräusche über der Lunge
• **Allgemeine Symptome je nach Herzfehler**
– Trommelschlegelfinger, -zehen
– Uhrglasnägel
– Hyperplasie des Zahnfleischs
– Polyglobulie

Diagnostik
Körperliche Untersuchung, Röntgen-Thorax, EKG, Echo.

Therapie
Digitalis zur Verbesserung der Herzmuskelfunktion, **Diuretika** zur Verbesserung der Urinausscheidung, spezielle Medikamente je nach Krankheitsbild.

17.3.1.1 Pflege bei Kindern mit Herzinsuffizienz

Die sofortige Trennung des **Neugeborenen** von der Mutter führt zu einer beeinträchtigten Mutter-Kind-Beziehung. Oft haben die Eltern, besonders aber die Mutter, das Gefühl, schuld an dem Herzfehler ihres Kindes zu sein. Beim **Säugling** führen das schlechte Trinken und die Gewichtsabnahme oft zu großer Unruhe durch das Hungergefühl, was die Mutter nervös und angespannt werden läßt. Die **mütterliche Unruhe** überträgt sich wiederum auf den Säugling.

Die verstärkte Einschränkung der Leistungsfähigkeit zeigt dem **größeren Kind**, daß es sich von anderen Kindern unterscheidet. Darunter leiden der Patient und die Eltern.

Zu beobachten ist bei Säuglingen oft ein **ängstlicher**, angespannter **Gesichtsausdruck**. In dieser Situation braucht das Kind viel Zuwendung. Kinder zeigen ihre Angst vor Schmerzen (z.B. Blutabnahmen) und durch schlechte Erfahrungen bei vorhergehenden Krankenhausaufenthalten durch übermäßiges **Klammern** an die **Mutter**. Die **herzinsuffizienten Säuglinge** sind meist klein und zierlich und in ihrer körperlichen Entwicklung reduziert. Sie bedürfen einer gut dosierten, sie nicht überfordernden Förderung, beispielsweise durch Krankengymnastik. Mobiles regen zum Greifen an. Spieluhren, Sprechen, Basale Stimulation® (Kap. 6) fördern ihre geistige Entwicklung.

Das **größere Kind** muß lernen, mit seinen Einschränkungen umzugehen, beispielweise beim Schulsport. Im Krankenhaus werden die Patienten mit ruhigen Spielen vertraut gemacht, die sie gemeinsam mit Freunden unternehmen können (Pfänderspiele, Puzzles, Ratespiele etc.).

Da die Kinder sehr krank sind, ist eine regelmäßige **Überwachung** folgender Parameter angezeigt:

17

– vierstündliche Vitalzeichenkontrolle von Atmung, Puls, Blutdruck, bei Bedarf häufiger
– zweimal täglich Kontrolle der Körpertemperatur und nach Bedarf
– einmal täglich Gewichtskontrolle
– Ein- und Ausfuhrbilanz
– Monitorüberwachung (täglicher Elektrodenwechsel)

Die Kinder haben **Bettruhe**. Da sie häufig schwitzen, eignen sich lockere Kleidungsstücke aus **Naturfasern**.

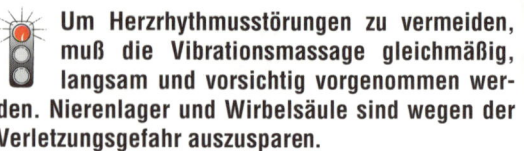 Die Körperpflege ist grundsätzlich der Belastbarkeit des Kindes anzupassen. Bei Zunahme der Tachykardie oder Tachypnoe sind die Pflegemaßnahmen sofort abzubrechen.

Die Kinder erhalten **häufige**, **kleine Mahlzeiten**. Bei Säuglingen mit reduzierter Trinkmenge (z.B. bei Ödemen) wird die Nahrung mit Maltodextrin und Mazolaöl® angereichert, um ein Kaloriendefizit zu vermeiden.

Der **Oberkörper** wird hochgelagert, um die Atmung zu unterstützen, die Leber tritt dabei etwas tiefer. Bei Säuglingen sollte die Schräge **30 bis 45°** betragen. Mit einer weichen Rolle (Handtuch oder Molton) wird das Gesäß abgestützt.

Bei Kindern ist das **Kopfteil** des Bettes so **hoch** zu stellen, wie es das Kind als angenehm und sicher empfindet.

Das Verabreichen der angesetzten Medikamente erfolgt zu festgesetzten Zeiten. Auf Nebenwirkungen ist zu achten.
• **Nebenwirkungen bei Diuretika**
– Hypokaliämie führt zu Herzrhythmusstörungen
– eine zu starke Dehydratation bedingt Tachykardie und Blutdruckabfall
• **Bei Digitalisüberdosierung**
– Erbrechen
– Herzrhythmusstörungen
– Farbsehstörungen (Gelbsehen)

Neugeborene und Säuglinge werden zur **Dekubitusprophylaxe** auf ein Gelkissen oder auf ein Antidekubitusfell gelegt und regelmäßig, in der Regel nach jeder Mahlzeit, umgelagert.

Bei bettlägerigen Kindern reibt man dreimal täglich den Thorax mit einer Antidekubituslösung ein und vibriert diesen vorsichtig mit den Händen, um das Bronchialsekret zu lockern, damit es abgehustet werden kann.

Um Herzrhythmusstörungen zu vermeiden, muß die Vibrationsmassage gleichmäßig, langsam und vorsichtig vorgenommen werden. Nierenlager und Wirbelsäule sind wegen der Verletzungsgefahr auszusparen.

17.3.2 Transposition der großen Arterien

Bei der **Transposition der großen Arterien** (d-TGA) entspringen die Aorta und die Pulmonalarterie aus den falschen Ventrikeln. Die Aorta geht aus dem rechten Ventrikel und die Pulmonalarterie aus dem linken Ventrikel ab, so daß der Körperkreislauf und der Lungenkreislauf getrennt nebeneinander laufen.

Intrauterin wirkt sich die Transposition meist nicht aus. Die Neugeborenen kommen normalgewichtig zur Welt und werden erst auffällig, wenn sich der Ductus arteriosus Botalli und das Foramen ovale verschließen (vgl. Abb. 17-1).

Symptome
– zunehmende, nicht mit Sauerstoff therapierbare Zyanose in den ersten Lebenstagen
– Dyspnoe, Tachypnoe
– hypotone, schlaffe Körperhaltung

Diagnostik
Röntgen-Thorax, Echo.

Therapie
• **Prostaglandin-E_1-Gabe**
Das Medikament hält den Ductus arteriosus Botalli offen.

Prostaglandin kann zu Apnoen führen. Deshalb müssen Intubationsbesteck und Beatmungsbeutel mit passender Maske, mit einem Sauerstoffanschluß verbunden, in Reichweite liegen.

• **Ballonatrioseptostomie nach Rashkind (BAS)**
Während der Herzkatheteruntersuchung wird die Spitze eines speziellen Ballonkatheters durch das Foramen ovale in den linken Vorhof vorgeschoben, dort mit Kontrastmittel gefüllt und in den rechten Vorhof zurückgezogen. So entsteht ein künstlicher Vorhofseptumdefekt, der eine Mischung des arteriellen und venösen Blutes ermöglicht.

17

• **Arterielle Switch-Operation**
Umsetzen der Aorta, der Pulmonalarterie und der Koronararterien möglichst in den ersten Lebenstagen, wenn der Druck im linken Ventrikel noch hoch ist. Verschluß des künstlichen Vorhofseptumdefekts.
• **Späte (zweizeitige) anatomische Korrektur**
– **Banding** (Einengung mit einem Bändchen) der Pulmonalarterie und Shuntanlage (Verbindung) zwischen Aorta und Pulmonalarterie zur Vorbereitung des linken Ventrikels zur Blutversorgung des Körperkreislaufs
– **Totalkorrektur** (Switch-Operation) mit **Debanding** (Lösen des Bändchens) und Shuntverschluß

Komplikationen
Pulmonalstenose, Zwerchfellparese.

17.3.2.1 Pflege bei Neugeborenen mit einer Transposition der großen Arterien

Die Situation von Kind und Eltern entspricht derjenigen bei der Herzinsuffizienz, da viele Kinder mit einer Transposition der großen Gefäße an einer Insuffizienz leiden. Da diese Fehlbildung des Herzens eine **lebensbedrohliche Erkrankung** darstellt, leiden vor allem die Eltern unter Zukunftsängsten.

Die Neugeborenen haben eine hypotone, schlaffe Körperhaltung und sind oft zu schwach, um laut zu schreien. Deshalb ist es sehr wichtig, den Säugling genau zu **beobachten**, um seine Bedürfnisse zu erkennen.

Wenn die Neugeborenen wach sind, genießen sie es meist, auf dem Arm gehalten zu werden.

Die **Pflege** bei Kindern mit einer Transposition der großen Gefäße entspricht der Betreuung bei einer **Herzinsuffizienz** (Kap. 17.3.1.1).

17.3.2.2 Pflegeplanung bei einem Neugeborenen mit einer Transposition der großen Arterien

Informationssammlung vom 4.Juni 19..

Name:	Serkan L. (männlich)
Geburtsdatum/Alter:	1.Juni 19.., vierter Lebenstag
Staatsangehörigkeit:	türkisch
Familiensituation:	Zweites Kind, der Bruder ist drei Jahre alt und gesund. Die Mutter liegt noch in Entbindungsklinik, sie soll morgen entlassen werden.
Aufnahme:	3.Juni 19.., Überweisung durch den Kinderarzt der Entbindungsklinik zur Abklärung einer zunehmenden Zyanose
Körpergewicht:	3300 Gramm
Körperlänge:	52 Zentimeter
Kopfumfang:	34,5 Zentimeter
Vitalzeichen:	Herzfrequenz 150/Minute Atemfrequenz 60/Minute Blutdruck 60/40 mmHg Sauerstoffsättigung 72% Körpertemperatur 36,5 °C
Diagnose:	Transposition der großen Arterien

Bisheriger Krankheitsverlauf

Serkan fiel im Kinderzimmer der Entbindungsklinik im Alter von knapp zwei Tagen mit zunehmender zentraler Zyanose auf. Zur Abklärung Verlegung in die Kinderklinik. Am 3.Juni erfolgten eine Ultraschalluntersuchung des Herzens und anschließend eine Herzkatheteruntersuchung mit einer BAS (Kap. 17.3.2). Danach nahm die Zyanose ab.

Istzustand

Serkan ist ein normalgewichtiges Neugeborenes mit leichter Tachypnoe und Tachykardie. Er meldet sich alle vier Stunden zur Mahlzeit und trinkt zufriedenstellend. Zwischen den Mahlzeiten schläft er viel. Die Eltern besuchen Serkan morgens und abends gemeinsam. Die Mutter pumpt Muttermilch ab und gibt sie Serkan mit der Flasche, da er an der Brust nicht ausreichend saugt. Zunehmende Tachypnoe bei Belastung. Serkan genießt es, wenn er auf den Arm genommen wird, z. B. beim Füttern. Serkan hält die Körpertemperatur im Bett gut, er friert außerhalb des Bettes leicht, die Körpertemperatur beträgt dann 0,5 °C weniger, als wenn er zugedeckt ist.
Der Nabelschnurrest ist noch nicht abgefallen, er trocknet gut ein. Der Nabelring ist reizlos. Das Kind soll, bis der Nabelschnurrest abgefallen ist, nur gewaschen und nicht gebadet werden. Die Urinausscheidung ist ausreichend, er setzt zwei- bis fünfmal täglich Muttermilchstühle ab.
Die Punktionsstelle vom Herzkatheter ist trocken und reizlos, sie ist zum Schutz gegen Stuhl und Urin mit einem Pflaster abgedeckt.

17

Pflegeplan

Pflegeprobleme/Ressourcen	Pflegeziele	Pflegemaßnahmen
1 Schlafen • Serkan schläft zwischen den Mahlzeiten	• Schlaf-Wach-Rhythmus erhalten	• Serkan während des Schlafes nicht stören • koordinierte Pflege
2 Sich bewegen • Tachypnoe, -kardie bei Belastung • Monitor- und Pulsoxymetrieüberwachung • 30 bis 40° hoch- und schräglagern	• erleichterte Atmung • Vermeiden von Anstrengung • Serkan soll durch die Überwachung in der Bewegung nicht eingeschränkt sein	• vierstündlich umlagern (alle Seiten, einschließlich Bauchlage) • Serkan möglichst wenig belasten • koordinierte Pflege (Punkt **1**)
3 Sich sauberhalten und kleiden • Nabelschnurrest noch nicht abgefallen • Nabelring reizlos • Serkan wird nur gewaschen, nicht gebadet • friert leicht • intakte Haut, zyanotisch	• gute Hautdurchblutung • weiterhin komplikationsloses Abheilen des Nabels • intakte Haut	• einmal täglich Ganzkörperwäsche unter der Wärmelampe • Hände und Füßchen zur besseren Durchblutung massieren • einmal pro Schicht und bei Verschmutzung durch Stuhl oder Urin Nabelring mit sterilem Watteträger und üblicher Desinfektionslösung säubern, mit Mullkompresse abdecken • einmal täglich Elektrodenwechsel, Hautstellen gut eincremen
4 Essen und Trinken • kann nicht an der Brust trinken, ist zu schwach • Muttermilch steht zur Verfügung, wird in der Flasche verabreicht • Eltern kommen zweimal täglich und können die Nahrung verabreichen	• ausreichende Nahrungsaufnahme • normale Gewichtszunahme • kann an der Brust trinken	• Muttermilch mit der Flasche verabreichen • beim Trinken auf Tachypnoe, Schwitzen und graues Munddreieck achten • Pausen einlegen • Magenverweilsonde legen, wenn sich Serkan beim Trinken zu sehr anstrengt • Kind je nach Zustand kurz vor der Mahlzeit an die Brust der Mutter anlegen
5 Ausscheiden • ausreichende Urinausscheidung • normale Stuhlausscheidung • Ödeme bei beginnender Herzinsuffizienz	• weiter ausreichende Urin- und Stuhlausscheidung • Ödeme vermeiden • ausgeglichene Ein- und Ausfuhrbilanz	• Windel wiegen zur Kontrolle der Urinmenge • ausgeglichene Bilanz anstreben, bei Bedarf Gabe von Diuretika (Arztanordnung) • einmal täglich Gewichtskontrolle
6 Körpertemperatur regulieren • hält die Körpertemperatur im Bett gut • friert leicht, wenn er aus dem Bett genommen wird	• Unterkühlung vermeiden, hält die Körpertemperatur auch außerhalb des Betts • gute Durchblutung der Extremitäten	• Serkan in eine Decke hüllen, wenn er auf dem Arm ist • Handschuhe, Söckchen anziehen und evtl. Mütze aufsetzen • zur Körperpflege die Wärmelampe einschalten

Pflegeplan

Pflegeprobleme/Ressourcen	Pflegeziele	Pflegemaßnahmen
7 Atmen • leichte Tachykardie • leichte Tachypnoe, steigt bei Belastung • verminderte Sauerstoffsättigung • Spontanatmung	• ausreichende Sauerstoffsättigung und Vermeiden von Entwicklungsverzögerung oder Spastik • Spontanatmung erhalten • Pneumonie verhindern	• Arzt informieren bei Abfall der Sauerstoffsättigung über 15 bis 30 Minuten • Belastungen vermeiden • vierstündlich Pulsoxymetriesensor umkleben • Pneumonieprophylaxe durch Umlagern • Oberkörperhochlagerung
8 Für eine sichere Umgebung sorgen • Eltern kommen zweimal täglich • minimale Infektionsgefahr nach dem Herzkatheter für ein bis zwei Tage • Monitorüberwachung • Serkan benötigt Medikamente	• sachgerechtes Verabreichen der Medikamente durch Pflegepersonal und Eltern • Eltern gewinnen Sicherheit im Umgang mit ihrem Kind, geben ihm Zuwendung und Liebe • Infektion vermeiden	• Eltern in der Medikamentengabe anleiten • sie zum Fragen über den Zustand und die Pflege ihres Kindes ermutigen • Eltern in die Pflege miteinbeziehen • Pflasterwechsel bei Verschmutzung
9 Arbeiten und Spielen • schläft viel • Eltern kommen zweimal täglich	• Serkan soll sich altersgemäß entwickeln	• Eltern bitten, eine Spieluhr mitzubringen
10 Kommunizieren • Eltern kommen zweimal täglich • ruhiges, aufmerksames Neugeborenes • ist gerne auf dem Arm • Eltern nehmen sich viel Zeit für den Körperkontakt	• zufriedenes Neugeborenes	• auf sein Schreien reagieren • zum Füttern auf den Arm nehmen • bei der Pflege mit ihm reden und schmusen • Eltern in ihrer Zuwendung zum Kind bestätigen
11 Sich als Mann oder Frau fühlen und verhalten • nicht relevant		
12 Sterben • nicht relevant		

17.3.3 Myokarditis

Bei einer Myokarditis handelt es sich um eine vorwiegend von Viren ausgelöste Entzündung des Herzmuskels (Myokard). Sie kann auch als Komplikation bei viralen Infektionskrankheiten, wie Masern, Mumps, Poliomyelitis und Röteln auftreten.

Symptome
– meist plötzlicher Beginn mit Tachypnoe und -kardie, Arrhythmien, Blässe oder Zyanose und Schmerzen im Brustbereich
– Zeichen der Herzinsuffizienz (Dyspnoe, rasche Ermüdbarkeit, Unruhe)

Diagnostik
Echo, EKG, Röntgen-Thorax, Blutbild und Differentialblutbild, Serumchemie, evtl. Virusserologie.

Therapie
Zur Therapie gehören Bettruhe und eine medikamentöse Behandlung der Herzinsuffizienz und evtl. Herzrhythmusstörungen.

17

17.3.3.1 Pflege bei Kindern mit Myokarditis

Ein Kind mit einer Myokarditis ist akut **schwerkrank**. Die Angst der Eltern überträgt sich oft auf das Kind. Je nach Alter setzen sich die Patienten mit ihrer Krankheit auseinander. Eine gute **psychische Betreuung** für Eltern und Kinder ist notwendig.

Der schlechte Allgemeinzustand und die Angst führen bei den Kindern oft zu verstärktem Klammern an die Eltern und dem Bedürfnis, sie immer in der Nähe haben zu wollen. Wenn es sich ermöglichen läßt, ist ein **Rooming-in** eines Elternteils in der akuten Phase von Vorteil.

Bei dieser Erkrankung sind die Kinder **kaum belastbar**. Sie dürfen nur vorsichtig mit Spielen, die im Bett möglich sind, wie Malen, Puzzlen, Lesen, Vorlesen, Kassetten hören, beschäftigt werden.

Da die Kinder oft keinen Appetit haben, wird ihnen **Wunschkost** angeboten. Sie müssen über mehrere Wochen eine **strenge Bettruhe** einhalten. Wegen evtl. auftretender Herzrhythmusstörungen sind eine gute Vitalzeichenüberwachung und Monitoring angezeigt.

Ansonsten entspricht die Pflege der bei einer **Herzinsuffizienz** (Kap. 17.3.1.1).

17.3.4 Dilatative Kardiomyopathie

Bei einer dilatativen Kardiomyopathie (KMP) liegt eine Erkrankung des Herzmuskels vor. Es kommt zu einer deutlichen Erweiterung des linken oder beider Ventrikel mit eingeschränkter Auswurfleistung des/der Herzkammern. Die Folgen sind Herzinsuffizienz und mögliche Herzrhythmusstörungen.

Symptome
– eingeschränkte Leistungsfähigkeit
– Dys-, Tachypnoe bei Belastung
– Ödeme
– evtl. Aszites
– evtl. Herzrhythmusstörungen

17.3.4.1 Pflege bei Kindern mit dilatativer Kardiomyopathie

Das Kind ist schwerkrank und muß im Krankenhaus behandelt werden. Bei entsprechender Prognose ist eine **Transplantation** die einzige Überlebenschance für das Kind. Die Sorge, ob ihr Kind überlebt und ob rechtzeitig ein

Spenderorgan zur Verfügung steht, beeinträchtigt die Eltern sehr. Sie wissen, daß ein anderes Kind sterben muß, damit ihr eigenes überlebt. In dieser Situation sind sie auf **professionelle psychologische Hilfe** angewiesen.

Das Kind empfindet seine Krankheit als **Bedrohung**. Es ist sehr wichtig, mit ihm über seine Ängste zu reden.

Da die Kinder schwerkrank und **wenig belastbar** sind, dürfen nur ruhige Spiele angeboten werden, wie Brettspiele, Kartenspiele, Basteln, Zeichnen oder Lesen. Die Patienten sind in der Regel antriebsarm und schnell ermüdbar. Sie müssen immer wieder zur Beschäftigung ermuntert werden.

Der **Krankenhauslehrer** ist zu informieren, da es sich meist um einen längeren Klinikaufenthalt handelt und die Kinder nicht so viel Unterrichtsstoff versäumen sollen.

Wichtig sind die **Überwachung** der Herzrhythmusstörungen und ein Monitoring. Bei einer reduzierten **Trinkmenge** klagen die Kinder sehr über Durst. Es ist sinnvoll, die Zeiten für die Trinkportionen mit den Kindern gemeinsam zu besprechen. In den trinkfreien Intervallen müssen sie abgelenkt werden.

Ansonsten entspricht die Pflege der bei einer **Herzinsuffizienz** (Kap. 17.3.1.1).

17.4 Pflege bei Operationen am Herzen

Die meisten Herzoperationen finden am offenen Herzen statt. Dazu werden das Sternum der Länge nach aufgesägt, das Herz mit einem Skalpell eröffnet und die **Herz-Lungen-Maschine** (HLM) angeschlossen. Sie übernimmt während der Operation die Funktion von Herz und Lunge.

■ Herz-Lungen-Maschine

Das venöse Blut aus der oberen und unteren Hohlvene fließt über eine Kanüle in den Oxygenator. Dort wird es mit Sauerstoff angereichert, vom Kohlendioxid befreit und anschließend in den arteriellen Kreislauf zurücktransportiert. Für die Herz-Lungen-Maschine wird die Blutgerinnung vollständig mit Heparin aufgehoben, damit sich in dem Gerät keine Thromben bilden. Um die Organe während der extrakorporalen (außerhalb des Körpers) Zirkulation vor den Folgen eines Sauerstoffmangels zu schützen, senkt man die Körpertemperatur des Patienten auf etwa 30 °C (geringerer Sauerstoffverbrauch), bei einigen Herzfehlern sogar auf 18 bis 20 °C. Da die extrakorporale Zirkulation die Funktionsfähigkeit des Herzens gefährdet, sind myokardschützende Maßnahmen erforderlich. Dazu gehören die **Hypothermie** und die **Kardioplegie**.

Bei der Hypothermie wird das Myokard mit einer kalten Elektrolytlösung übergossen und gekühlt. Die Kardioplegie ist ein künstlich erzeugter, reversibler Herzstillstand, ausgelöst durch Infusion einer kardioplegischen Lösung in den Koronarkreislauf.

17.4.1 Präoperative Pflege bei Kindern mit Operationen am Herzen

Die bevorstehende Operation, mit all ihren möglichen Komplikationen, ist eine **außergewöhnliche Belastung** für das Kind und seine Eltern. Dazu kommt noch die Angst vor dem Eingriff. Je nach Alter belastet es die Patienten unterschiedlich. Wichtig ist deshalb vor allen Dingen eine gute **psychische Vorbereitung** auf das Ereignis. Puppe oder Kuscheltier dient als „Probepatient". An ihnen ist mit Pflaster zu zeigen, wo die spätere Narbe sein wird. Meist hilft es den Eltern und Kindern auch, mit Familien Kontakt aufzunehmen, die eine solche Operation schon erlebt haben.

Spezielle Kinderbücher über Krankenhausaufenthalte helfen den Patienten ebenfalls, sich mit der Situation auseinanderzusetzen. Anhand eines Spielzeug-Arztkoffers können die Instrumente erklärt werden.

Die Kinderkrankenschwester assistiert am Tag vor der Operation dem Arzt bei den **Blutabnahmen** für:
– Blutbild und Differentialblutbild
– Gerinnungsfaktoren
– Serumchemie
– Blutgruppe und Kreuzblut
Sie bereitet die Unterlagen für EKG, Echo und Röntgen-Thorax vor und begleitet das Kind zu diesen Untersuchungen.

Vorbereitung des Kindes am Vorabend der Operation
– Baden oder Duschen
– Haarewaschen
– Inspektion von Finger-, Fußnägeln und Nabel
– Mikroklist zum Abführen verabreichen (Kap. 20.2.5)
– auf Ängste eingehen, Kind beruhigen

Säuglinge müssen sechs Stunden vor der Operation **nüchtern** bleiben, Kinder acht Stunden. Die letzte Mahlzeit besteht aus Tee.

 Alles Eß- und Trinkbare, auch Blumenvasen, müssen aus dem Zimmer geräumt werden.

Vorbereitung des Kindes am Operationstag
– Vitalzeichenkontrolle
– darauf achten, daß das Kind nichts trinkt
– Zähneputzen nur unter Aufsicht
– vor der Prämedikation das Kind zur Toilette schicken, Säuglinge wickeln
– Prämedikation auf Anordnung des Anästhesisten verabreichen
– Krankenakte auf Vollständigkeit überprüfen
– das Kind im Bett liegend, wenn möglich in Begleitung der Eltern, zum OP bringen
– Verabschieden, viel Glück wünschen

17.4.2 Postoperative Pflege bei Kindern mit Operationen am Herzen

Nach der Operation werden die Kinder einige Zeit auf einer Intensivstation betreut. Neben der besonders **intensiven Pflege** müssen Beatmung, Blutgase, Laborwerte, Pulmonalarterien-, linksarterieller-, zentraler Venen- und arterieller Blutdruck, Körpertemperatur, EKG, Urin- und Stuhlausscheidung, Infusionen, Transfusionen, Blutverluste über Drainagen und Verbände kontrolliert werden. Die Grundpflege ist dem Zustand des Kindes anzupassen.

• **Vorbereiteter Patientenplatz**
– Monitor mit EKG, Atemfrequenz, Blutdruck und evtl. Sauerstoffsättigung
– Perfusoren, ein Infusomat
– Sauerstoffanschluß, Beatmungsbeutel mit altersentsprechender Maske
– Saugvorrichtung für Drainagen (Sog 10 bis 15 cm Wassersäule)
– Grundpflegeartikel

 Alle Geräte sind vor ihrem Einsatz zu überprüfen.

• **Postoperative Überwachung**
– Monitoring
– zweistündliche Kontrolle von Herzfrequenz, Atmung und Blutdruck

17

– vierstündliche Kontrolle der Körpertemperatur
– Ein- und Ausfuhrbilanz
– regelmäßige Kontrolle des Verbandes auf Nachblutungen
– Infusionsüberwachung (angeordnete Lösungen, Infusionsgeschwindigkeit)
• **Zentraler Venenkatheter (ZVK)**
– einmal täglich aseptischer Verbandwechsel
– hygienischer Umgang mit dem ZVK
– Punktionsstelle kontrollieren auf Rötung, Schwellung
– einmal täglich Infusionslösungen und -leitungen sowie Drei-Wege-Hähne wechseln
• **Drainagen**
– einmal täglich aseptischer Verbandwechsel (Kap. 26.3.5)
– vierstündlich Drainageschläuche „melken" (ausstreichen), Menge und Farbe des Wundsekrets dokumentieren
– regelmäßige Kontrolle des eingestellten Sogs (10 bis 15 cm Wassersäule)
– Fixation der Drainageschläuche kontrollieren, Zug vermeiden
– Abknicken der Drainageschläuche vermeiden
– einmal täglich und bei Bedarf Drainageflaschen wechseln
• **Verbandwechsel**
– einmal täglich aseptischer Verbandwechsel (Kap. 26.3.5)
– auf Nachblutungen achten
Die postoperative **Grundpflege** erfolgt nach den üblichen Richtlinien (Kap. 26.2).
• **Dekubitusprophylaxe**
– vierstündlich umlagern, soweit es die Drainagen erlauben
– bei Bedarf Antidekubitusfell

– einmal täglich Ganzkörperwäsche, bei starkem Schwitzen Teilwaschungen und Wechseln der Kleidung und Bettwäsche
• **Pneumonieprophylaxe**
– vier- bis sechsstündlich Physiotherapie; vorsichtig Thorax beim Säugling mit gepolsterter Zahnbürste, beim Kind mit Vibrax (spezielles Gerät) vibrieren. Einreiben mit Antidekubituslösung (nicht beim Säugling), mit der hohlen Hand abklopfen
– zweimal täglich Atemtherapie (Krankengymnasten)
– Inhalation mit sekretlösenden Präparaten nach ärztlicher Anordnung vier- bis sechsmal täglich

Literaturverzeichnis

Betke, K., W. Künzer (Hrsg.): Lehrbuch der Kinderheilkunde (5. Aufl.). Georg Thieme Verlag, Stuttgart 1984

Juchli, L.: Pflege (7. Aufl.). Georg Thieme Verlag, Stuttgart 1994

Keck, E.W.: Pädiatrische Kardiologie (4. Aufl.). Urban & Schwarzenberg, München, Wien, Baltimore 1989

Larsen, R.: Anästhesie und Intensivmedizin für Schwestern und Pfleger (2. Aufl.). Springer Verlag, Berlin, Heidelberg 1987

Lewin, M.A.G.: Herzfehler bei Kindern. Spektrum Akademischer Verlag, Heidelberg 1994

Rossi, E.: Pädiatrie. Georg Thieme Verlag, Stuttgart 1986

Stopfkuchen, H.: Pädiatrische Intensivpflege. Wissenschaftliche Verlagsgesellschaft, Stuttgart 1991

Wichmann, V.: Kinderkrankenpflege (3. Aufl.). Georg Thieme Verlag, Stuttgart 1991

18 Pflege bei Kindern mit Erkrankungen der Haut

Margrit Maier

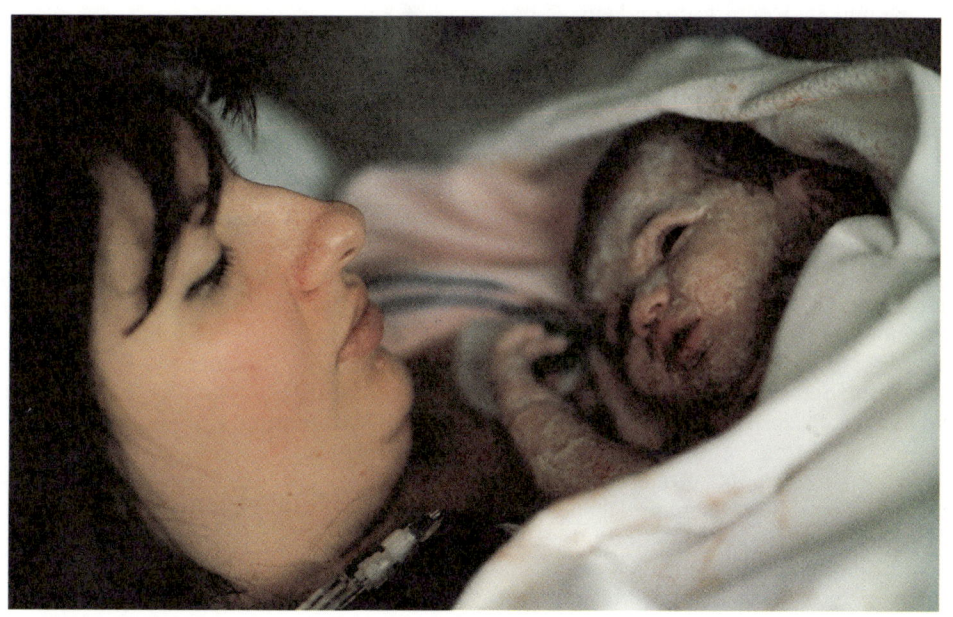

18.1	**Anatomie, Physiologie**	338
18.2	**Maßnahmen zur Diagnostik**	
	und Therapie	338
18.2.1	Hautabstrich	338
18.2.2	Entnahme von Hautschuppen	338
18.2.3	Hautbiopsie	339
18.3	**Hautpflege beim Kind**	339
18.3.1	Hautpflege beim Säugling	339
18.3.2	Hautpflege beim Klein- und	
	Schulkind	340
18.3.3	Hautpflege beim Jugendlichen	340
18.3.4	Baden	341
18.3.5	Duschen	341
18.3.6	Materialien zur Haut- und	
	Körperpflege	341
18.4	**Pflege und Krankheitsbilder**	
	Hauterkrankungen	342
18.4.1	Ekzeme	342
18.4.1.1	Pflege bei Kindern mit endogenem	
	Ekzem	344
18.4.1.2	Pflege bei Kindern mit Milchschorf .	345

18.4.2	Windeldermatitis	346
18.4.2.1	Pflege bei Säuglingen mit	
	Windeldermatitis	347
18.4.3	Impetigo contagiosa	347
18.4.3.1	Pflege bei Kindern mit Impetigo	
	contagiosa	348
18.4.4	Furunkel, Furunkulose,	
	Hautabszesse	349
18.4.4.1	Pflege bei Kindern mit Furunkulose	
	und Hautabszessen	349
18.4.5	Panaritium	349
18.4.5.1	Pflege bei Kindern mit Panaritium .	350
18.4.6	Mykosen	350
18.4.6.1	Pflege bei Kindern mit Mykosen . . .	351
18.4.7	Krätze	351
18.4.7.1	Pflege bei Kindern mit Skabies	352
18.4.8	Kopfläuse	353
18.4.8.1	Pflege bei Kindern mit Kopfläusen . .	354
18.4.9	Psoriasis	355
18.4.9.1	Pflege bei Jugendlichen mit	
	Psoriasis	355
18.4.10	Acne vulgaris	356
18.4.10.1	Pflege bei Jugendlichen mit Acne	
	vulgaris	357

18

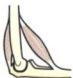

18.1 Anatomie, Physiologie

Die wichtigsten Funktionen der Haut sind Schutz, Ausscheidung, Temperaturregulation und Sinneswahrnehmung. Diese Funktionen sind für das Überleben des Menschen unerläßlich. Gegen äußere Umwelteinflüsse schützt sich die Haut durch den Säuremantel, das Keratin, das Melanin und durch die Phagozyten.

Der **Säuremantel** ist ein komplexer Schutzfilm auf der Hautoberfläche, bestehend aus den Sekreten der Talg- und Schweißdrüsen und aus Verhornungsprodukten. Er dient als Schutzschicht gegen das Eindringen von Bakterien und Pilzen, verhindert die Absorption von Giftstoffen und ist Schmier- und Befeuchtungsmittel der Hornschicht.

Die **Keratin-** bzw. **Hornschicht** wirkt als physikalische Barriere gegen Bakterien, Pilze, Parasiten und schädliche Chemikalien. Der Hauptbestandteil dieser Schicht ist das säure- und laugenbeständige Keratin. Ist die Keratinschicht nicht intakt, können physikalische Einflüsse uneingeschränkt wirken und chemische Stoffe ungehindert eindringen. Selbst ein kleiner Kratzer erhöht die Durchlässigkeit der Haut für Fremdstoffe erheblich.

Melanin ist ein Pigment, das die Haut- und Haarfarbe des Menschen bestimmt. Die pigmentbildenden Zellen (Melanozyten) sind in der **Basalschicht** (Keimschicht) der Haut verteilt und versorgen die Epidermiszellen mit Melaninkörnchen, die das Eindringen von UV-Strahlen in die Haut mit verhindern.

Phagozyten (Freßzellen) zerstören Bakterien, die bereits in die Haut eingedrungen sind, und verhindern so eine weitere Schädigung. Viele Bakterien sind allerdings natürliche Bewohner der Haut und wirken nicht pathogen, sondern dienen zusätzlich als Hautschutz (natürliche Bakterienflora).

Die Haut sondert erhebliche Mengen an **Wasser** und **Salz** (Natriumchlorid) sowie kleine Mengen an **Harnstoff** und **Laktat** ab. Sie ist somit ein wichtiges Ausscheidungsorgan.

Steigt die Körpertemperatur über den Normalwert, werden davon viele natürliche Prozesse im Körper beeinträchtigt. Das Vermeiden übermäßig hoher Körpertemperaturen ist daher lebensnotwendig. Dies reguliert der Körper durch **Schwitzen**. Die Verdunstung von Schweiß auf der Körperoberfläche übt eine kühlende Wirkung auf die Haut aus und kühlt somit auch den gesamten Körper.

Die Haut ist das größte und vielseitigste **Sinnesorgan**. Wahrnehmungen über die Sinne dienen dem Menschen als Schutz- und Warnmechanismus und zur Differenzierung der unterschiedlichsten Reize. Die Haut kann durch verschiedene **Tastkörperchen** und **Rezeptoren** sechs verschiedene Sinneswahrnehmungen aufnehmen, wie **Hitze**, **Kälte**, **Druck**, **Vibration**, **Berührung** und **Schmerz**. Dies hilft dem Menschen, sich seiner Umgebung anzupassen und sich vor schädigenden Einflüssen zu schützen.

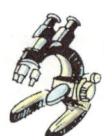

18.2 Maßnahmen zur Diagnostik und Therapie

Die Diagnosestellung bei Hauterkrankungen im Kindesalter ist in den meisten Fällen von dem Erscheinungsbild der Krankheit abhängig. Bei Hauterkrankungen, die auf eine allergische Ursache schließen lassen, trägt evtl ein Allergietest zur Diagnosesicherung bei Hautabstriche, die Entnahme von Hautschuppen oder in seltenen Fällen eine Hautbiopsie gehören ebenfalls zu den diagnostischen Maßnahmen.

18.2.1 Hautabstrich

Bei eitrigen oder virusbedingten Hauterkrankungen kann ein Abstrich, z.B. vom Bläscheninhalt, zum Erregernachweis dienen.

Vorbereitung des Materials
– steriler Watteträger
– verschließbares, beschriftetes Transport gläschen

Vorgehen
Der Hautabstrich muß unter hygienisch einwandfreien Bedingungen abgenommen werden, um eine zusätzliche Kontamination aus zuschließen.
– Händedesinfektion
– Haut mit sterilem Watteträger abstreichen
– Watteträger in das Transportgläschen geben

18.2.2 Entnahme von Hautschuppen

Die Entnahme von Hautschuppen kann be stark schuppenden Erkrankungen indizier sein. Das Pflegepersonal ist für die Vorbereitung und die Assistenz zuständig.

Vorbereitung des Materials
- Skalpell
- Pinzette
- beschriftetes Transportgläschen mit Fixierlösung

Vorgehen
- Händedesinfektion
- der Arzt entnimmt am Rande der Hautläsion mit Skalpell und Pinzette einige Hautschuppen
- Pinzette im beschrifteten Gläschen mit Fixierlösung abstreifen

Anschließend wird das Untersuchungsmaterial an das entsprechende Labor gegeben.

18.2.3 Hautbiopsie

In Ausnahmefällen, z.B. bei unklaren Hautaffektionen, ist eine Hautbiopsie (Hautstanzbiopsie) notwendig. Dabei werden Hautpartikel zur Diagnosefindung entnommen. Die Entnahme erfolgt an einer oder mehreren Stellen, je nach Lokalisation und Ausbreitung der Erkrankung. Es wird eine möglichst typische Effloreszenz exzidiert und histologisch untersucht.

Das Pflegepersonal ist für die Vorbereitung und Assistenz zuständig.

Vorbereitung des Materials
- Desinfektionsmittel
- Material zur Lokalanästhesie
- Stanzbiopsiematerial (Einmalmaterial)
- kleine Schere und Pinzette
- beschriftete Gläschen mit Fixiermaterial
- Schnell- oder Druckverbandmaterial

Vorgehen
- Entnahmestellen reinigen und von Salbenrückständen befreien
- schonende Hautdesinfektion, Hornschicht nicht wegreiben
- Lokalanästhesie durch den Arzt
- Biopsie durch den Arzt
- Zureichen der Transportgläschen mit Fixierlösung
- Entnahmestellen auf den einzelnen Gläschen vermerken
- Schnell- oder Druckverband anlegen

Nachsorge des Patienten
Der Verband muß einige Stunden auf der Biopsiestelle verbleiben und wird regelmäßig auf Nachblutungen kontrolliert. Vitalzeichenkontrolle nach Anordnung.

 ## 18.3 Hautpflege beim Kind

Gesunde Haut benötigt nur ein Minimum an pflegenden Substanzen, da sie selbst für die Erhaltung des Säureschutzmantels und für eine optimale Rückfettung sorgt. Dieser Mechanismus darf nicht durch stark austrocknende, entfettende Körperpflegemittel oder durch die Zufuhr von zuviel Fett unterbunden werden.

Die gesunde Haut im Kindesalter ist durch ihren hohen Wassergehalt und den Anteil an kollagenen Fasern elastisch und prall. Es genügt eine maßvolle, schonende Pflege, die alle natürlichen Hautfunktionen unterstützt.

Wichtig ist, daß die Haut des **Säuglings** noch **wesentlich dünner** und **empfindlicher** als die des Schulkindes oder Erwachsenen ist und durch Stuhl und Urin sowie Sonnenstrahlung und verschiedene Umwelteinflüsse stark in Mitleidenschaft gezogen werden kann. Sonnenlicht wirkt durch die UV-A-Strahlen hautschädigend, da die Haut des Säuglings und Kleinkindes noch keinen wirksamen Schutz gegen Sonnenbrand aufbauen kann (Kap. 10.4.2.2). Kinder sollen vor Sonnenlicht mit **Sonnenschutzmittel** mit hohem **Lichtschutzfaktor** (speziell für Kinder, Lichtschutz bis zu Faktor 25) geschützt werden. Die Haut des Säuglings kann auch schädigende Stoffe (z.B. Medikamente oder Bestandteile von Desinfektionsmitteln) resorbieren.

18.3.1 Hautpflege beim Säugling

Das tägliche Säuglingsbad dient nicht nur der Körperreinigung, sondern es fördert auch das **Wohlbefinden** des Kindes.

Wasser hat unter anderem eine **entspannende** Wirkung auf den Körper des Menschen, die meisten Säuglinge fühlen sich in einem 37 °C warmen Vollbad ausgesprochen wohl. Allerdings ist eine tägliche Reinigung des ganzen Körpers mit Wasser und Seife oder Waschlotion nicht notwendig und führt eher zum Austrocknen der Haut als zu Wohlbefinden. Generell gilt:

– Temperatur des Badewassers 37 °C (körperwarm)
– Badezusatz sparsam verwenden
– möglichst wenig parfümierte Produkte verwenden, da Duft- und Parfümstoffe die Haut reizen und Allergien auslösen können
– Seife nicht zusätzlich zum Badezusatz benutzen
– milde, pH-neutrale Babyseifen oder Waschlotionen eignen sich auch für die Kopfwäsche
– Badedauer fünf bis zehn Minuten, solange das Kind sich wohlfühlt und nicht auskühlt

Der gesamte Körper wird nach dem Bad abgetrocknet, besonders wichtig sind das Trocknen und Trockenhalten aller **Hautfalten** sowie der **Finger- und Zehenzwischenräume** und der Haut hinter den **Ohren** und im **Nacken**.

 Feuchtigkeit, die in den Hautfalten bleibt, führt durch die entstehende feuchte Kammer zu Rötung und Wundwerden der Haut.

Fusseln und **Cremereste** in den Hautfalten, die häufig mit klarem Wasser nicht zu entfernen sind, werden mit wenig Öl auf einem weichen Zellstofftupfer oder Kosmetiktuch abgewischt. Anschließend schützt man die Haut im **Windelbereich** mit einer Pflegepaste oder -salbe gegen Stuhl und Urin. Wenn die Haut intakt ist und das Kind nicht zum Wundsein neigt, kann in Ausnahmefällen auch Vaseline zum Geschmeidighalten der Haut verwendet werden.

Das Pflegemittel ist **dünn aufzutragen**, gegebenenfalls leicht in die Haut einzumassieren.

 Dicke Cremeschichten führen nicht zu einem besseren Hautschutz, da sie meistens in der Windel hängenbleiben oder sich in den Hautfalten als bröselige Substanz festsetzen.

Wenn das Kind eine intakte Haut und keinen Durchfall hat sowie häufig gewickelt wird, kann auf das Eincremen im Windelbereich verzichtet werden. Ein weiteres Eincremen des gesamten Körpers ist nur dann erforderlich, wenn sich die Haut trocken und/oder rauh anfühlt.

Das **Gesicht** sollte allerdings immer mit einer speziellen Pflegecreme geschützt werden, wenn das Kind sich im **Freien** aufhält. Auch hier ist eine möglichst unparfümierte Hautpflege zu bevorzugen, eventuell mit Lichtschutzfaktor zum Schutz vor Sonnenbestrahlung.

Die Verwendung von parfümierter Körperlotion und anderen duftenden Pflegemitteln ist nicht erforderlich, da Duft- und Parfümstoffe häufig zu Hautreizungen führen und Allergien auslösen können.

18.3.2 Hautpflege beim Klein- und Schulkind

Generell gilt auch hier, daß weniger mehr ist. Tägliches **Duschen** oder **Baden** ist nicht erforderlich, außer das Kind schwitzt oder hat sich schmutzig gemacht. Zur täglichen Pflege genügt es, wenn nur **Gesicht**, **Hände**, **Füße**, **Genital**- und **Analbereich** gewaschen werden. Zur Reinigung des Gesichts reicht normalerweise klares Wasser aus. Eine leichte Pflegecreme speziell für Kinder wird, bei rauher Haut oder wenn das Kind ins Freie geht, aufgetragen.

Allerdings ist auch beim Kleinkind schon vor kurzer Sonneneinstrahlung ein effektiver Lichtschutz notwendig, der die sonnenempfindliche Haut vor UV-Strahlung und Schädigung durch sogenannte **freie Radikale** (Strahlen, die zu Hautschädigungen führen) schützt. Hier sind Pflegeprodukte angebracht, die einen Schutzfilm auf der Haut hinterlassen und mit einem hohen Lichtschutzfaktor ausgestattet sind.

Parfüms und **Duftlotionen** sowie dekorative **Kinderkosmetik**, wie sie seit einiger Zeit immer wieder speziell für Kinder angeboten werden, sind unbedingt zu **vermeiden**, da sie Hautschädigungen und Allergien auslösen können. Kinderhaut reagiert besonders empfindlich auf die darin enthaltenen Farb- und Duftstoffe.

18.3.3 Hautpflege beim Jugendlichen

Zum Erhalten einer gesunden, intakten und widerstandsfähigen Haut ist eine regelmäßige Pflege erforderlich, die alle natürlichen Hautfunktionen unterstützt, sie vor Umwelteinflüssen schützt und sie nicht zusätzlich belastet.

Zur Hautreinigung des Gesichts und des gesamten Körpers eignen sich **Waschsyndets** (milde Hautreinigungssubstanzen, pH-neutral und mit rückfettender Wirkung), die auch bei Jugendlichen möglichst frei von Parfüm und Farbstoffen sein sollten. Die Haut wird nach der Reinigung gründlich mit klarem Wasser abgespült und anschließend gut abgetrocknet. Trocknen der Haut an der Luft oder im Wind führt zur Austrocknung.

Viele Jugendliche leiden während und nach der Pubertät unter **unreiner** Haut, häufig auch unter **Akne** (Acne vulgaris: Akne im Jugendalter oder gewöhnliche Akne, Kap. 18.4.10).

Akne im Jugendalter ist eine multifaktoriell bedingte Hauterscheinung bzw. Hauterkrankung, die vorwiegend auf einer Verhornungsstörung im Talgdrüsenfollikel der Haut beruht. Ihre Ursachen sind in der **hormonellen Umstellung** in der Pubertät zu finden. Die Hauterscheinungen verschwinden in der Regel nach der Pubertät. Zur Hautpflege eignen sich **milde Pflegesubstanzen**, die die Haut nicht unnötig reizen. Wichtig ist auch das Vermeiden von Manipulationen an den Hauterscheinungen, da dadurch Narben entstehen können.

> Nach neueren Erkenntnissen führen viele verschiedene Präparate, die zusammen oder im Wechsel verwendet werden, durch unterschiedliche Inhalts- und Konservierungsstoffe zu Hautirritationen und zu Allergien.

Unterstützend bei der Pflege unreiner Haut kann auch die Umstellung der Ernährung wirken, wobei dies noch nicht wissenschaftlich nachgewiesen ist. Dazu zählt unter anderem der Verzicht auf fettreiche Nahrung, Kaffee und Süßigkeiten.

Wichtig nach jeder Reinigung mit entfettenden Reinigungssubstanzen, wie sie von Jugendlichen häufig zur Bekämpfung von unreiner Haut verwendet werden, ist eine **Rückfettung** der Haut. Da die Gesichtshaut allen Witterungseinflüssen ausgesetzt ist, sollte sie zweimal täglich mit einer Gesichtscreme gepflegt werden. Besonders trockene Hautpartien, wie an Ellenbogen, Knien, Armen und Beinen, cremt man nach dem Baden oder Duschen mit Körpercreme oder -lotion ein.

Für **Mädchen** wird die Körperpflege während der **Menstruation** bedeutsam, da die Schweißdrüsen in dieser Zeit verstärkt Sekret absondern. Hier ist tägliches **Duschen** zu empfehlen. Zur Intimpflege genügt ein **mildes Waschsyndet**. Intimsprays und spezielle Pflegelotionen ersetzen das Waschen nicht und können Unverträglichkeitsreaktionen hervorrufen.

18.3.4 Baden

Tägliches Baden ist für Kinder nicht notwendig, es sollte nach Bedarf und nach ihren Wünschen erfolgen.

Wenn das Kind im Freien **gespielt**, sich **schmutzig** gemacht oder **geschwitzt** hat, ist es sinnvoll, wenn es abends badet und morgens gewaschen wird. Sobald es sicher stehen kann, ist aus hygienischen, haut- und umweltschonenden Gründen (Baden trocknet die Haut aus, es wird sehr viel mehr Wasser verbraucht als beim Duschen) das Duschen einem Vollbad vorzuziehen.

Ein **Vollbad** wirkt nicht nur entspannend, sondern unterstützt durch die Einwirkung der Wassertemperatur und je nach Badezusatz auch das seelische Wohlbefinden (Kap.10.2.4.3).

18.3.5 Duschen

Die tägliche Dusche wird für Kinder und Jugendliche dann zur Selbstverständlichkeit, wenn sie früh gelernt haben, daß eine maßvolle (nicht zu viel und nicht zu wenig, hautschonend und je nach Notwendigkeit) Körperreinigung und -pflege das Wohlbefinden erhöht und für ein sicheres Gefühl (Intakterhaltung der Haut, Sozialkontakte) sorgt.

Nach einer Dusche mit warmem Wasser ist es sinnvoll, den ganzen Körper kurz **kalt abzuduschen**. Der Kreislauf wird angeregt, die Durchblutung gefördert, der Körper abgehärtet. Allerdings sollte man kein Kind zu einer kalten Dusche zwingen, um die Freude an der Körperhygiene nicht zu unterbinden.

18.3.6 Materialien zur Haut- und Körperpflege

Kinder sollten schon früh lernen, daß jedes Familienmitglied über seine eigenen Waschutensilien verfügt und diese auch benutzt.

Dazu gehören jeweils zwei **Handtücher** und **Waschlappen** (getrennt für die obere und untere Körperhälfte), die mehrmals in der Woche gewechselt werden. Hygienischer ist ein täglicher Wechsel von Handtuch und Waschlappen, dann benötigt das Kind nur ein Handtuch und einen Waschlappen, die nach Gebrauch in die Wäsche kommen.

Für die **Zahnpflege** genügt beim Kleinkind

18

eine **weiche Zahnbürste**. Erst wenn es gelernt hat, seine Zähne zu putzen (etwa mit drei bis vier Jahren), kann es eine spezielle **Kinderzahncreme** benutzen.

Zur **Haarpflege** eignet sich eine **Bürste**, die die Kopfhaut massiert, aber nicht kratzt, für längeres Haar ist ein **Kamm** sinnvoll. Weitere Körperpflegeutensilien sind Waschsyndets oder Waschlotion, Pflegecreme für das Gesicht, evtl. Körperlotion oder Körperpflegecreme, Nagelschere und für größere Kinder eine Nagelfeile.

 ### 18.4 Pflege und Krankheitsbilder Hauterkrankungen

Hauterkrankungen im Kindesalter sind vielfältig, sie können angeboren oder erworben sein, und sie können die Entwicklung und das Gedeihen eines Kindes nachhaltig beeinflussen.

Bei Hauterkrankungen sind grundsätzlich folgende **Prinzipien** einzuhalten:

• **Einhalten aller notwendigen hygienischen Maßnahmen**
– Händedesinfektion und -pflege der Pflegenden
– Schutzkittel tragen
– bei Bedarf Einmalhandschuhe anziehen (Eigen- und Patientenschutz)
– Wechsel der Bett- und Leibwäsche, bei Bedarf auch mehrmals täglich
– Pflegematerial sorgfältig reinigen
– Reste von Cremetuben entfernen
– Einmalspatel zum Entnehmen von Cremes verwenden
– nie mit bloßen Fingern in den Salbentopf greifen
– Hautpflegepräparate kennzeichnen mit Namen des Patienten, Datum des Öffnens, wie lange das Präparat verwendbar ist
• **Die Wirksamkeit der Therapie unterstützen**
– Zeiten für Bäder und Salbenbehandlung genau einhalten
– Badezusätze nach Vorschrift dosieren
– eine Körperreinigung erfolgt immer vor einem medizinischen Bad
– Körperpflegemittel und verordnete Hauttherapeutika nicht mischen (z.B. medizinischen Badezusatz und Seife)
• **Für Wohlbefinden sorgen**
– Kinder möglichst wenig in ihrer Bewegung einschränken
– Armmanschetten, um das Kratzen zu ver-

hindern, nur in Ausnahmefällen und dann nur kurz anlegen, besser eignen sich bei Säuglingen und Kleinkindern gepolsterte Baumwollfäustlinge und -söckchen
– Streicheln oder sanfte Massagen verhindern oder mildern Kratzen
– Hautreizungen durch das Anziehen von weicher Baumwollkleidung vermeiden
– den Kindern keine Wollsachen oder Kleidung aus synthetischem Gewebe anziehen
– Hautreizungen durch scharfe Waschmittel oder Seifenreste vermeiden
– gute Belüftung des Zimmers und nicht zu warme Raumtemperatur, Wärme steigert den Juckreiz
• **Pflegeanamnese erstellen**
– Eltern über Gewohnheiten und Besonderheiten bei der häuslichen Pflege befragen
– Ernährungsgewohnheiten feststellen
– Allergien auf bestimmte Nahrungsmittel erfragen und berücksichtigen

> **Das Weglassen von bestimmten Nahrungsmitteln und eine ausgewogene Ernährung können Hauterkrankungen mildern.**

18.4.1 Ekzeme

Als Ekzem bezeichnet man eine akute, entzündlich verlaufende Erkrankung der Haut. Ekzeme sind eine Gruppe von Erkrankungen verschiedener Ausprägung und Ursache. Es werden verschiedene Ekzemgruppen unterschieden.

■ Milchschorf beim jungen Säugling

Der Milchschorf (Frühform des atopischen Ekzems) äußert sich als eine kleinschuppige Hautveränderung auf dem behaarten Kopf, manchmal auch im Gesicht (Abb.18-1). Er kommt während der ersten Lebenswochen vor und näßt und juckt stark. Die Ursachen für das Auftreten von Milchschorf sind nicht klar erkennbar.

■ Seborrhoische Dermatitis der ersten Lebensmonate

Milchschorf und seborrhoische Dermatitis können vom Erscheinungsbild her zusammengefaßt werden.

Die seborrhoische Dermatitis (Abb.18-2) tritt vor allem am behaarten Kopf, über den Augenbrauen und in den großen Beugefalten des Körpers auf. Die Erkrankung weist unter-

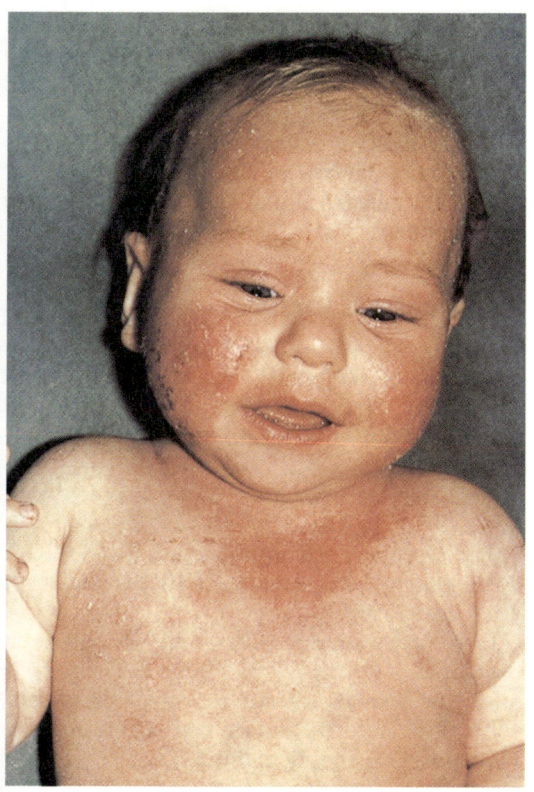

Abb. 18-1 Atopisches Ekzem (Milchschorf)

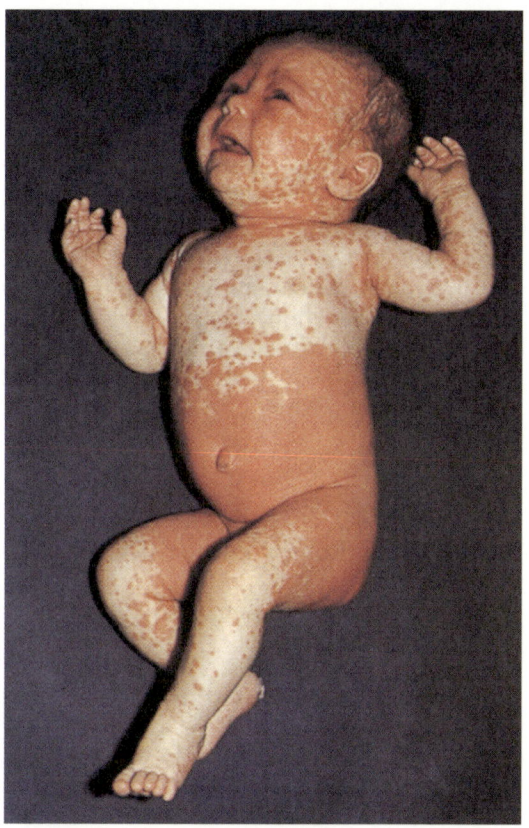

Abb. 18-2 Seborrhoisches Ekzem

schiedliche Ausprägungsgrade auf, ausgehend von einer dicken Schuppenschicht auf dem Kopf, die sich bis über Stirn und Augenbrauen zieht, oder als **Dermatitis psoriasiformis**, die zunächst als Intertrigo (Wundsein) in den Körperfalten auftritt und sich dann auch über den Körperstamm ausbreitet. Es kommt dann an Bauch, Brust und Rücken zu geröteten, schuppigen Stellen, die Haut ist oft sehr trocken und rissig. Bei einem ausschließlichen Befall der Kopfhaut wird auch von **Kopfgneis** gesprochen.

Die seborrhoische Dermatitis näßt im Gegensatz zum Milchschorf selten, der Juckreiz ist mäßig oder fehlt ganz. In der Regel liegt eine familiäre, genetisch verankerte Disposition vor. Die Ursachen der seborrhoischen Dermatitis sind weitgehend unbekannt. Die seborrhoische Dermatitis kann in ein endogenes Ekzem übergehen.

■ Endogenes Ekzem

Das endogene Ekzem beginnt meist nach dem dritten Lebensmonat. Andere Bezeichnungen dafür sind **Neurodermitis** (Abb. 18-3) und

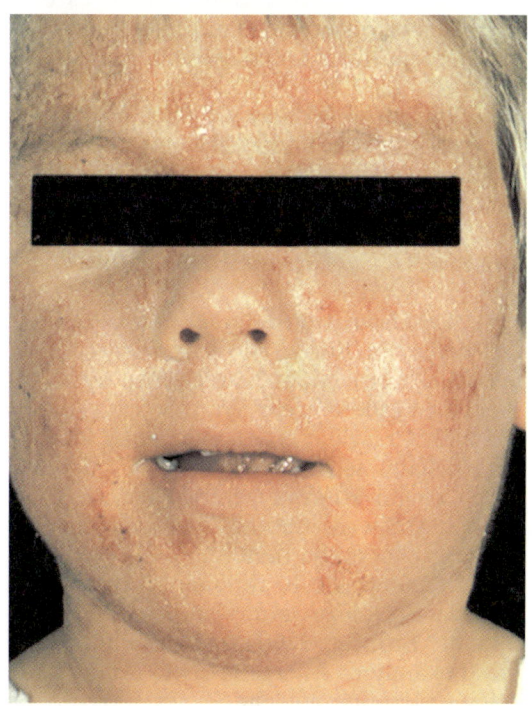

Abb. 18-3 Neurodermitis diffusa

18

atopische **Dermatitis**. Die Erkrankung ist gekennzeichnet durch **chronisch-entzündliche Hautveränderungen**, die häufig auch in Verbindung mit Heuschnupfen, Asthma bronchiale und im späteren Lebensalter mit Migräne auftreten. Meist besteht eine **Allergie**, z.B. gegen Lebensmittel, tierisches Eiweiß, Tierhaare oder Hausstaub. Unterschiedlich starke äußere Einflüsse (wie klimatische Bedingungen, Umweltverschmutzung) unterstützen die Entstehung eines endogenen Ekzems, wobei letztendlich die Ursachen nicht im einzelnen und für jeden Patienten gültig geklärt werden können, da sie sehr vielfältig sind.

Symptome
– Beugenekzem, vorzugsweise in den Ellenbeugen, Kniekehlen und an den Handgelenken
– das Ekzem breitet sich in Schüben über größere Hautareale aus
– Knötchenbildung und Verdickung der Hautoberfläche mit starker Rötung und Schuppenbildung
– starker Juckreiz
– häufig im Verlauf des Schubes deutliche Lymphknotenschwellung, vor allem am Hals und im Nacken

Bei einem milderen Verlauf kommt es evtl. nur zu einer trockenen Haut mit mäßiger Rötung ohne weitere Auffälligkeiten.

Psychische Faktoren wie Streß oder Veränderungen des persönlichen Umfelds können den Verlauf der Hauterkrankung negativ beeinflussen. Eine ruhige, streßfreie Umgebung und eine ausgeglichene psychische Situation beeinflussen den Krankheitsverlauf meist positiv.

Eine **Ernährungsumstellung** unter Verzicht auf tierisches Eiweiß (Milchprodukte, Eier, tierisches Fett) bringt häufig, aber nicht immer eine Linderung der Symptome.

Da die Ursachen eines endogenen Ekzems sehr vielfältig sein können, darf aber nicht generell davon ausgegangen werden, daß nur tierisches Eiweiß für das Auftreten der Erkrankung verantwortlich ist.

Viele allergische Reaktionen, z.B. auf verschiedene Konservierungsstoffe in Lebensmitteln, Erdbeeren oder Südfrüchte, sowie die bekannten Allergene (wie Hausstaub, Milben) können ein endogenes Ekzem auslösen.

Eine Umstellung der Ernährung ohne vorherige Feststellung der für die Erkrankung evtl. verantwortlichen Allergene ist, besonders für Säuglinge und Kleinkinder, gefährlich, da es z.B. bei einer eiweißreduzierten Ernährung unter Verzicht auf Milcheiweiß zu einer Fehlernährung mit Mangelerscheinungen und Entwicklungsstörungen kommen kann.

■ Allergisches Kontaktekzem
Das allergische Kontaktekzem tritt als Folge der Unverträglichkeit z.B. von Kosmetika, Schmuck (Nickelallergie) oder bei örtlich angewandten Arzneimitteln auf. Es erkrankt nur der Hautbezirk, der mit der entsprechenden allergieauslösenden Substanz Kontakt hatte.

Ein allergisches Kontaktekzem tritt bei Kindern wesentlich seltener auf als bei Jugendlichen und Erwachsenen.

Der Nachweis der Allergie beinhaltet auch die anschließende Vermeidung des Kontaktallergens. Das Kontaktekzem heilt dann sehr schnell ab, sofern Kratzen verhindert und die Haut sorgfältig gepflegt wird.

Therapie
Zur Gewährleistung des Behandlungserfolgs und um eine Superinfektion zu vermeiden, muß vor allem das **Kratzen** verhindert werden. Die Therapie besteht vor allem in der Linderung des Juckreizes durch entsprechende Medikamente, Heilbäder (Ölbäder, Kleiebäder, bei Superinfektion auch Kaliumpermanganatbäder) und einer lokalen Salbenbehandlung.

18.4.1.1 Pflege bei Kindern mit endogenem Ekzem

Häufig kommt es bei Kindern mit endogenem Ekzem nach dem Abheilen der Hautaffektionen und einer kurzzeitigen Besserung des Krankheitsbildes zu **Rezidiven**. Erst mit zunehmendem Alter ist mit einem Rückgang der Symptome zu rechnen, meist besteht die Erkrankung lebenslang. Die Kinder sind gerade in der Zeit des Juckreizes oft sehr unleidlich. Hier sind Ablenkung und eine altersgemäße Beschäftigung besonders wichtig.

Da psychische Ereignisse den Krankheitsverlauf häufig beeinflussen, wirkt eine ruhige und beschützende Atmosphäre meist entspannend. Um den Kindern Streß zu ersparen oder zu mildern, sollten die Eltern genau über ihre Vorlieben oder Abneigungen befragt werden. Für die adäquate Pflege ist es wichtig, beim Erstellen der Pflegeanamnese nach **Unverträglichkeiten** oder **bekannten Allergien** (z.B. Hausstaub, Tierhaare, bestimmte Nahrungsmittel) zu fragen.

Weitere pflegerische Maßnahmen

– mehrmals täglich Haut mit verordneter Fettsalbe (z.B. Linola®-Fettsalbe) einfetten, zusätzlich, sobald sich die Haut trocken anfühlt
– Duschen bei milder Wassertemperatur mit rückfettenden Pflegemitteln, am besten morgens

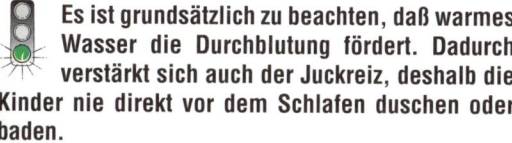 **Es ist grundsätzlich zu beachten, daß warmes Wasser die Durchblutung fördert. Dadurch verstärkt sich auch der Juckreiz, deshalb die Kinder nie direkt vor dem Schlafen duschen oder baden.**

– Baden je nach Verordnung ein- bis zweimal täglich mit rückfettenden Badezusätzen (z.B. Balneum-Hermal®-Bad)
– verordnete Badedauer (etwa zehn Minuten) genau einhalten
– die Menge des Badezusatzes richtet sich nach den Herstellerhinweisen
– Finger- und Fußnägel kurz- und sauberhalten
– zum Verhindern des Kratzens und auf infizierte Hautstellen für die Nacht evtl. einen leichten Verband anlegen
– juckreizstillende Medikamente nach Verordnung
– das ältere Kind dazu anleiten, sich bei auftretendem Juckreiz auch selbst die betreffenden Hautstellen einzucremen
– Hautpflegemittel und -salben vorsichtig in die Haut einmassieren, zum Auftragen Einmalhandschuhe anziehen

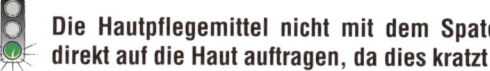 **Die Hautpflegemittel nicht mit dem Spatel direkt auf die Haut auftragen, da dies kratzt.**

– Einhalten einer konsequenten Körperpflege
– bei größeren Kindern Anleitung zur Körperpflege und damit Erhalt der Selbständigkeit
– bei Bedarf mehrmals täglich Kleidung und Bettwäsche wechseln
– angepaßte Kleidung, Vermeiden von zu warmer oder die Haut zusätzlich reizender Bekleidung

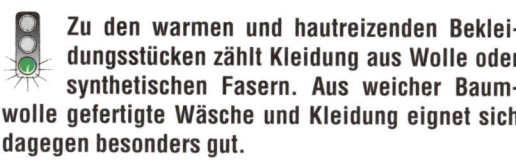 **Zu den warmen und hautreizenden Bekleidungsstücken zählt Kleidung aus Wolle oder synthetischen Fasern. Aus weicher Baumwolle gefertigte Wäsche und Kleidung eignet sich dagegen besonders gut.**

Für Säuglinge und Kleinkinder gibt es einen sogenannten **Neurodermitis-Overall** (Abb. 18-4) mit integrierten Fäust- und Füßlingen, so daß nicht mehr extra Handschuhe angezogen werden müssen, um ein Kratzen zu verhindern.

18.4.1.2 Pflege bei Kindern mit Milchschorf

Bei Kindern mit Milchschorf ergeben sich besonders folgende Pflegeprobleme: Es entstehen **Hautveränderungen** mit Rötung und Nässen der Haut, Schuppen-, Knötchen- und Bläschenbildung, Krusten auf dem behaarten Kopf und im Gesicht. Der **Juckreiz** ist besonders ausgeprägt bei Wärmezufuhr, er löst Kratzen und weitere Verschlechterung der Haut durch Einrisse und Gefahr einer Superinfektion aus. Durch die Hautrisse können Narben entstehen.

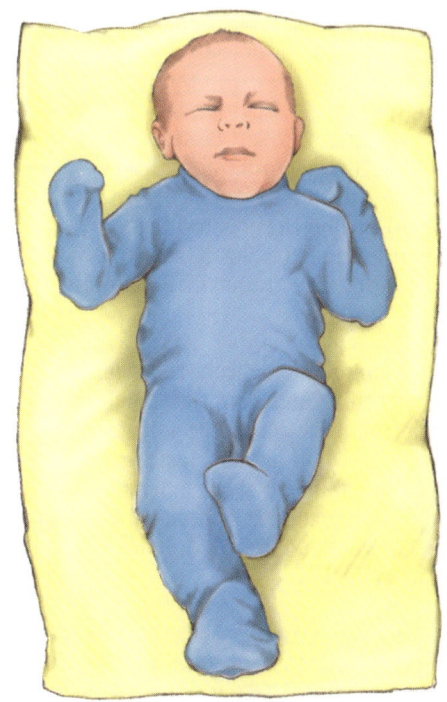

Abb. 18-4 Neurodermitis-Overall zum Verhindern von Kratzen bei Juckreiz

18

Die Kinder leiden unter **Unruhe** und **Reizbarkeit**, die durch den Juckreiz ausgelöst werden und zu einer schlechten Stimmungslage und allgemeinem Unwohlsein führen.

Die **Nahrungsunverträglichkeit** kann durch eine Allergie auf Kuhmilcheiweiß ausgelöst sein, eine Nahrungsverweigerung und/oder Ernährungsstörung sind mögliche Folgeerscheinungen. Meist sind die Eltern sehr verunsichert, da die Hauterscheinungen plötzlich auftreten.

● **Pflegerische Maßnahmen**
– ein- bis zweimal täglich Kleie- oder Ölbäder nach Verordnung
– Schuppen und Borken auf dem Kopf über Nacht mit 2%iger Salizylvaseline unter einem Kopfverband aus Schlauchmull aufweichen (sog. Schmierkopf)
– anschließend schonende Reinigung der Kopfhaut mit einer verordneten Waschlotion
– am nächsten Morgen nach einem Bad die aufgeweichte Schuppenschicht auf dem Kopf mit einem dichten Kamm vorsichtig entfernen
– Behandlung mehrmals wiederholen, wenn sich nicht sofort alle Borken ablösen lassen
– Schuppen im Gesicht oder an anderen Körperstellen mit Öl oder Salizylvaseline betupfen und an den Extremitäten mit einem leichten Verband bedecken, so daß sie sich nach einem Bad ablösen lassen
– Pflege mit fetthaltigen Salben nach Ablösen der Krusten, die Haut wird geschmeidiggehalten und der Juckreiz gemildert
– juckreizstillende Medikamente nach Verordnung, für eine ungestörte Nachtruhe sorgen

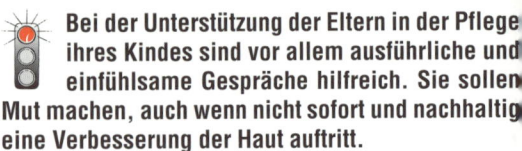

Eine weitere Möglichkeit zum Verbessern des Hautbildes und zum Geschmeidigerhalten der Haut ist die Pflege mit reinem Olivenöl oder einer Salbe auf der Basis von Bienen- oder Wollwachs. Salben und Hautpflegemittel dürfen aber nur nach ärztlicher Anordnung verwendet oder gemischt werden, um Unverträglichkeitsreaktionen auszuschließen.

Falls das Kind noch an der Brust ernährt wird, ist es wichtig, die Mutter weiterhin zum Stillen zu ermutigen. Bei künstlicher Ernährung ist die Nahrung evtl. auf eine hypoallergene Ersatznahrung umzustellen.

Bei der Unterstützung der Eltern in der Pflege ihres Kindes sind vor allem ausführliche und einfühlsame Gespräche hilfreich. Sie sollen Mut machen, auch wenn nicht sofort und nachhaltig eine Verbesserung der Haut auftritt.

18.4.2 Windeldermatitis

Eine Windeldermatitis (**Intertrigo**) wird meist durch eine Aufweichung der Haut (**Mazeration**) im Windelbereich ausgelöst. Sie entsteht vor allem durch anhaltende Feuchtigkeit und die Einwirkung von Stuhl und Urin auf die bereits gereizten Hautpartien. Häufig ist nicht nur der Windelbereich betroffen. Durch Schwitzen kommt es auch zu einer Rötung und zu Wundwerden z.B. in den Achsel- und Halsfalten, also in Hautarealen, die sehr leicht durch ein Anliegen von Haut an Haut feucht bleiben.

Symptome
– Hautrötungen
– Entzündungen der Haut
– Hautabschilferung mit anschließender Keimbesiedlung häufig durch Candida albicans oder bakterielle Erreger (Abb. 18-5)
– die Haut fühlt sich heiß an und spannt

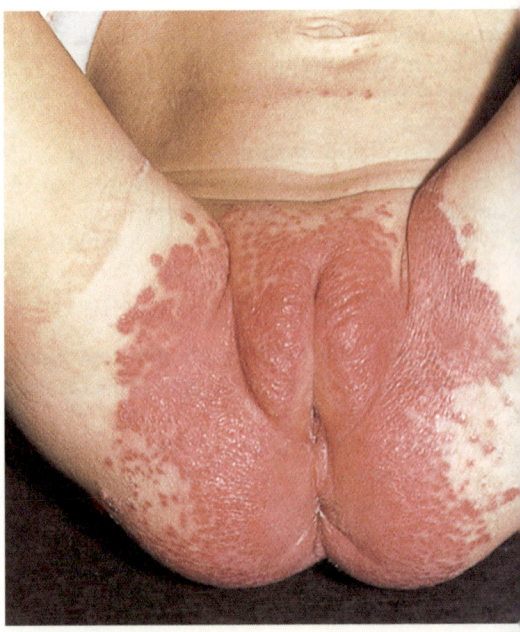

Abb. 18-5 Windeldermatitis durch Candida albicans

– die Einwirkung von Stuhl und Urin auf die erkrankte Haut ist schmerzhaft

Diagnostik

Bei einer bakteriellen Besiedlung oder dem Vorliegen einer Candidainfektion entstehen zusätzlich eitrige Hautpickelchen (bakteriell) oder weißliche Beläge mit schuppigen Rändern (Candida). Zur Sicherung der Diagnose ist ein Hautabstrich aussagekräftig.

Therapie

Konsequente Pflege, evtl. Heilbäder (Kamillenbad oder Bäder mit gerbenden Zusätzen) und Heilsalben.

Eine Bestrahlung mit Rotlicht wirkt austrocknend und kann nach dem Baden oder mehrmals täglich nach Verordnung erfolgen.

18.4.2.1 Pflege bei Säuglingen mit Windeldermatitis

Wichtige Pflegemaßnahmen bei einer Windeldermatitis sind Sauber- und Trockenhalten aller Hautfalten und Schutz der Haut vor längerer Einwirkung von Stuhl und Urin.

Da häufig Pflegefehler wie mangelnde Hygiene, schlecht gespülte Windeln, zu langer zeitlicher Abstand zwischen dem Trockenlegen oder dicke Schichten von Creme und Puder zum Wundwerden der Haut führen, muß zuerst für eine konsequente Einhaltung der Körperhygiene gesorgt werden. Die weitere Pflege richtet sich nach den Symptomen.

● **Weitere pflegerischen Maßnahmen**
- gründliche Hautreinigung von Urin-, Stuhl- und Salbenrückständen bei jedem Wickeln
- Wickeln etwa zweistündlich und sofort nach Stuhlentleerung
- zweimal täglich Kamillenbad, Badedauer zehn Minuten
- das zweite Bad evtl. durch ein Sitzbad ersetzen
- Haut gründlich und sanft abtrocknen
- freies Strampeln in einem gut erwärmten Zimmer ohne Windel auf einer Unterlage mehrmals täglich ermöglichen
- Hautschutzsalbe oder -paste nach dem Baden und bei jedem Wickeln dünn auf die gereinigte Haut auftragen und vorsichtig einmassieren, so daß ein zarter Schutzfilm auf der Haut bleibt

🚦 Da Kinder mit empfindlicher Haut und dünnen Stühlen oft auch keine Einmalhöschenwindeln vertragen, ist es sinnvoll, statt dessen gut ausgespülte weiche Stoffwindeln zu verwenden. Dabei ist auch zu bedenken, daß engsitzende Einmalhöschenwindeln die Haut ebenso reizen können wie Stoffwindeln mit Waschmittel- oder Weichspülmittel-Rückständen. Auch der Wechsel zu einer Einmalhöschenwindel einer anderen Marke kann hilfreich sein und zum schnelleren Abheilen der Windeldermatitis beitragen.

18.4.3 Impetigo contagiosa

Unter Impetigo contagiosa versteht man eine durch Streptokokken oder durch Staphylokokken hervorgerufene Hautinfektion, vorzugsweise im Gesicht, an den Händen und im Genitalbereich (Abb. 18-6). Diese Hautinfektion tritt besonders häufig im Klein- und Schulkindalter auf und zeigt sich durch oberflächliche, sehr schnell platzende Bläschen und Pusteln mit gelblichem (Streptokokken) oder grünlichem (Staphylokokken) Inhalt.

Durch Kratzen kommt es zu einer schnellen Ausbreitung der Bläschen, die auch auf den behaarten Kopf übergreifen können. Die **Ansteckungsgefahr** ist sehr groß. Eine Ansteckung kann sowohl über persönlichen Kontakt als auch über kontaminiertes (verunreinigtes) Geschirr oder Spielzeug erfolgen.

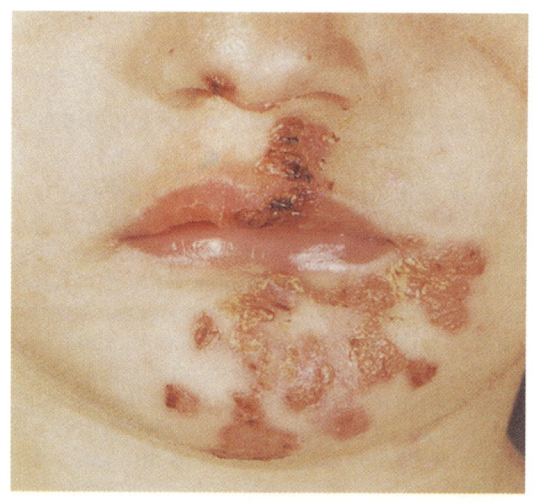

Abb. 18-6 Impetigo contagiosa

18

Als Impetiginisation bezeichnet man die sekundäre eitrige Infektion von bereits bestehenden Hauterkrankungen, wie bei Krätze oder Läusebefall, aber auch bei einem Ekzem.

Symptome
- zahlreiche Pusteln und Bläschen im Gesicht, besonders um die Mundpartie lokalisiert
- Krusten und gelbliche Borken, sie sind trocken und dick, manchmal auch eingerissen und blutig
- nach Abfallen der Borken heilt die Haut ohne Narbenbildung ab, sofern nicht gekratzt wurde.

Diagnostik
Hautabstrich aus dem Bläscheninhalt, um den Erreger zu ermitteln.

Therapie
Die Behandlung erfolgt meist lokal durch Erweichen und Ablösen der Borken mit Salizylvaseline (2%). Anschließend werden Kaliumpermanganatbäder oder andere desinfizierende Heilbäder verordnet.

Das Auftragen von antibiotikahaltigen Salben auf die befallenen Hautpartien ist sehr umstritten und sollte vor allem bei Säuglingen nur nach ausdrücklicher schriftlicher Verordnung und kritischer Überprüfung erfolgen. Das Anlegen von großflächigen Salbenverbänden kann vor allem bei sehr kleinen Patienten zu einem Hitzestau führen.

Eine zusätzliche Behandlung mit Antibiotika ist evtl. notwendig, um streptokokkenbedingte Komplikationen (z.B. Streptokokkennephritis) zu vermeiden.

18.4.3.1 Pflege bei Kindern mit Impetigo contagiosa

Kinder mit Impetigo contagiosa dürfen bis zum Abfallen aller Borken nicht mit anderen Kindern in Kontakt kommen und werden deshalb in einem **Einzelzimmer** isoliert. Daher beschränkt sich die Kommunikation auf die Eltern und das Krankenhauspersonal. Für eine ausreichende Beschäftigung ist deshalb zu sorgen. Da durch das Kratzen der juckenden Pusteln die Gefahr der Autoinfektion besteht, ist darauf zu achten, daß alle juckreizverstärkenden Möglichkeiten ausgeschaltet werden. Die Eiterbläschen und Borkenbildung um den Mund erschweren die **Nahrungsaufnahme**.

- **Pflegerische Maßnahmen**
- Krusten zunächst über Nacht mit 2%iger Salizylvaseline aufweichen
- Ablösen der Krusten wiederholen, bis sämtliche Krusten und Borken entfernt sind
- Vollbad mit Kaliumpermanganat, bei Bedarf auch zweimal täglich, Dauer 10 Minuten, das Zimmer muß gut warm sein
- nach Verordnung desinfizierende Pinselungen der befallenen Hautareale und der offenen Hautstellen
- schonende Pflege der gesunden Haut mit geschmeidigerhaltenden Cremes oder Salben
- Finger- und Fußnägel kurzhalten
- Baumwollhandschuhe (Fäustlinge) anziehen, leichte Kleidung aus Baumwolle bevorzugen, Spezialoverall (s. Abb. 18-4) anziehen, so daß die Möglichkeit des Kratzens eingeschränkt, die Bewegung aber nicht unnötig behindert ist
- Armmanschetten nur im äußersten Notfall und nur für kurze Zeit anlegen
- Beobachten der Urinausscheidung, einmal täglich Urin auf Blut stixen
- Eltern dazu ermuntern, sich mit ihrem Kind zu beschäftigen und es abzulenken
- Einbeziehen der Eltern in alle Pflegemaßnahmen
- Beruhigung der Eltern, und dadurch des Kindes, durch ausführliche, leicht verständliche Gespräche und Erklärungen
- Spielzeug und Beschäftigungsmöglichkeiten für das Kind anbieten
- **Hygiene**
- bei der Pflege Schutzkittel tragen
- Spielzeug muß desinfizierbar sein und nach Gebrauch sofort gereinigt und desinfiziert werden, es darf nicht undesinfiziert in die Hände von anderen Patienten gelangen
- Einmalgeschirr benutzen oder Geschirr nach jeder Mahlzeit desinfizieren bzw. sterilisieren
- direkten Kontakt mit dem Inhalt der Bläschen vermeiden, deshalb Salbe mit Handschuhen auftragen
- alle Pflegeutensilien patientenbezogen aufbewahren und nicht für andere Kinder benutzen
- nach Entlassung des Kindes Scheuer Wisch-Desinfektion des Krankenzimmers (Schlußdesinfektion der Stufe I, Kap 19.2.2.2)

18.4.4 Furunkel, Furunkulose, Hautabszesse

■ **Furunkel, Furunkulose**

Bei einem Furunkel handelt es sich um eine Infektion der Haartalgdrüse und des Haarbalgs. Sind mehrere Talgdrüsen von der Entzündung betroffen, so handelt es sich um eine Furunkulose. Es kommt zu Rötung und Schwellung der umgebenden Haut, zu Hitzeentwicklung und starker Schmerzempfindlichkeit.

In der Mitte der entzündlichen Schwellung entwickelt sich ein eitriger Pfropf, der sich entweder selbst entleert oder vom Arzt durch eine Stich- oder Schnittinzision eröffnet wird.

Meistens treten Furunkel oder eine Furunkulose im Bereich des Nackens und Kopfes auf, einzelne Furunkel kommen auch im Gesicht und in der Nase vor.

Bei Furunkeln im Bereich von Oberlippe und Nase besteht die Gefahr einer **Sinusthrombose** (Hirnvenenthrombose), einer **Meningitis** oder **Sepsis** durch Entleerung des Furunkels in das Gewebe und Streuung über den Blutweg. Furunkel im Gesicht dürfen nicht inzidiert werden.

Therapie

Neben desinfizierenden Badezusätzen und einer lokalen Salbenbehandlung wird häufig ein Antibiotikum (oral oder intravenös) verordnet.

■ **Hautabszesse**

Hautabszesse sind **Entzündungen** der **Schweißdrüsen** durch **Staphylokokken**. Es kommt zu einer eitrig-nekrotisierenden Gewebseinschmelzung im Bereich der befallenen Schweißdrüse. Hautabszesse sind sehr schmerzhaft.

Ein Abszeß kommt meist erst bei Jugendlichen nach der Pubertät vor. Die Abszeßbildung wird durch starkes Schwitzen, mangelnde Hautpflege und schlechte Ernährung begünstigt.

18.4.4.1 Pflege bei Kindern mit Furunkulose und Hautabszessen

Da die Gefahr einer aufsteigenden Infektion bei Gesichts- und Nasenfurunkeln besonders groß ist und starke Schmerzen bestehen, muß die Pflege möglichst schonend erfolgen. Besondere Vorsicht ist bei der **Gesichts- und Na-**senpflege geboten, da das Kind sonst weitere heftige Schmerzen erleidet.

Auch **Kaubewegungen** sind in der Regel bei einem Gesichts- und Nasenfurunkel sehr schmerzhaft, das Kind erhält eine breiige oder flüssige Kost und soll nicht zum Kauen angeregt werden.

Je nach Lokalisation der Furunkel sind **desinfizierende Voll-** und **Teilbäder**, z.B. mit Kaliumpermanganat, sinnvoll. Die Haut darf nur vorsichtig **abgetupft** und an der betreffenden Stelle **nicht gekratzt** oder gescheuert werden.

Durch eine **Infrarotbestrahlung**, dreimal täglich je nach Verordnung zehn bis zwanzig Minuten, reift ein Furunkel evtl. schneller aus. Nach Verordnung erhalten die Kinder Antibiotika, Analgetika und evtl. Antipyretika. Der Furunkel wird nach Auftragen der Salbe mit einem leichten **sterilen Verband** abgedeckt. Die umgebende Haut ist vorher mit einer gut deckenden Paste vor einer weiteren Infektion zu schützen.

Da die Entwicklung eines Abszesses ähnlich verläuft wie bei einem Furunkel, sind die Pflegemaßnahmen identisch.

 Bei der Pflege, besonders beim Auftragen der Salbe, muß die pflegende Person sich durch Handschuhe selbst vor einer Infektion schützen.

18.4.5 Panaritium

Ein Panaritium ist eine eitrige und meist sehr schmerzhafte **Entzündung des Nagelbettes** und kann sowohl von einem Finger- als auch von einem Zehennagel ausgehen.

Besonders gefährlich ist die Entwicklung eines Panaritiums im Neugeborenen- und Säuglingsalter, da sich daraus eine Sepsis entwickeln kann. Als **Infektionsprophylaxe** soll das Nägelschneiden beim Neugeborenen unterbleiben. Beim Säugling nach der sechsten Lebenswoche werden die Nägel mit einer abgerundeten Nagelschere sehr vorsichtig geschnitten, damit es nicht zu Einrissen und Schnittverletzungen des empfindlichen Nagelbettes kommt.

Bei größeren Kindern sind oft Nägelkauen oder Verletzungen des Nagelbettes durch Zurückschneiden der Nagelhaut für die Entstehung eines Panaritiums verantwortlich.

18

Symptome
– eine vom Nagelbett ausgehende Rötung und Schwellung
– die Umgebung des Nagels ist sehr schmerzempfindlich
– es kann eine Schonhaltung des betroffenen Gliedes vorliegen

Therapie
Konzentrierte lokale Seifenbäder, Salbenverbände. Eine Antibiotikatherapie (per os oder intravenös) ist notwendig, wenn das Panaritium sich trotz der Lokalbehandlung ausdehnt.

18.4.5.1 Pflege bei Kindern mit Panaritium

Die befallenen Finger oder Zehen werden möglichst zweimal täglich in der verordneten **Seifenlösung** gebadet. Danach ist die Haut vorsichtig **abzutupfen** und ein **Salbenverband** anzulegen. Je nach Alter des Kindes kann der Verband zusätzlich mit einem **Baumwollhandschuh** geschützt oder das betreffende Glied ruhiggestellt werden, da Bewegungen sehr schmerzhaft sind.

Säuglinge dürfen nicht an dem betroffenen Finger lutschen.

18.4.6 Mykosen

Pilzerkrankungen der Haut (Mykosen) werden von Mensch zu Mensch, aber auch über Gegenstände übertragen und sind weit verbreitet. **Feuchtigkeit** und **Wärme** begünstigen das Pilzwachstum. Mykosen sind eine häufige Begleiterscheinung bei Abwehrschwäche, in Verbindung mit einer veränderten Bakterienflora der Haut und der Schleimhäute im Mund und Magen-Darm-Trakt.

Eine häufige **Sekundärerkrankung** bei bestehenden Hauterkrankungen (wie Intertrigo beim Säugling) ist die Besiedlung der bereits wunden und damit abwehrgeschwächten Haut (z.B. im Windelbereich) mit Hefepilzen (Candidamykose: Soormykose, Soor).

■ Mundsoor und Soordermatitis

Eine Infektion der Mundschleimhaut und des Windelbereichs (Soordermatitis) mit Soorpilz (Candida albicans) tritt im Neugeborenen- und Säuglingsalter sehr oft gemeinsam auf, da die Keime die gesamte Schleimhaut des Mundes und des Magen-Darm-Traktes besiedeln

und über den Stuhl an die Haut im Anal- und Gesäßbereich gelangen. Meist kann deshalb bei Soor im Windelbereich auch eine massive Candidaausscheidung im Stuhl nachgewiesen werden. Auch bei Kindern, die in ihrer Abwehr geschwächt sind, oder bei Antibiotikatherapie tritt sehr häufig eine Candidainfektion der Magen-Darm-Schleimhaut auf.

Die Gefahr einer **Soorsepsis** (Candidasepsis) ist um so größer, je jünger das Kind ist.

Symptome
- **Bei Mundsoor**
– weiße, fest haftende Beläge der Mund- und Wangenschleimhaut und Zunge
– bei Säuglingen sind diese Beläge mit Milchresten, die nach einer Mahlzeit im Mund zu beobachten sind, sehr leicht zu verwechseln
- **Bei Soor im Windelbereich**
– hochrote, wunde Haut, besonders in den Hautfalten
– Hauterosionen, umgeben von einem weißlichen Schuppenrand
– vereinzelt nässende Stellen und einzelne Pusteln (sog. Satellitenherde), evtl. mit einem weißlichen, scharf begrenzten Schuppenrand in der Umgebung der befallenen Haut

Therapie
Die Therapie erfolgt per os und durch Bepinseln der Mundschleimhaut mit Antimykotika (Moronal®, Ampho-Moronal®, Daktar®-Mundgel und andere Antimykotika).

Soor im Windelbereich wird mit antimykotischen Salben (z.B. Moronal®-Salbe) behandelt, die mehrmals täglich auf die gereinigte Haut aufgetragen werden.

■ Hand- und Fußpilzerkrankungen

Pilzerkrankungen der Epidermis sind besonders leicht übertragbar und kommen bei Schulkindern häufig als Fußpilz vor, den sie sich oft in Schwimmbädern zuziehen. Die beste und wirkungsvollste **Fußpilzprophylaxe** ist das **Trockenhalten** der **Zehenzwischenräume** nach dem Duschen. Die Sprühdesinfektion die in allen Schwimmbädern zu finden ist, erscheint nicht immer sicher.

Bei einer Pilzinfektion an den Händen sind besonders die Fingerzwischenräume befallen Sie tritt meist in Verbindung mit einem Fußpilz auf, vor allem dann, wenn gekratzt wurde oder auf andere Weise eine Keimverschleppung erfolgte.

18

Symptome

– kleine Bläschen in den Zehen-, evtl. auch in den Fingerzwischenräumen mit zunehmendem Juckreiz
– weißliche Verfärbung und nachfolgende Ablösung der Epidermis
– nach Abstoßen der Hornschicht bleibt eine nässende, hochrote und juckende Hautfläche bestehen, umgeben von weißen Hautfetzen
– mögliche bakterielle Superinfektion nach starkem Kratzen

Therapie

Die Therapie erfolgt nach ärztlicher Verordnung mit Teilbädern mit desinfizierendem Zusatz (wie Kaliumpermanganat) und Antimykotika in Form von Tinkturen, Salben oder Pasten.

Um Kratzen und eine Superinfektion zu verhindern, können leichte Verbände angelegt werden.

18.4.6.1 Pflege bei Kindern mit Mykosen

Bei allen Mykosen besteht die Gefahr der Übertragung auf andere Patienten durch eine **Schmierinfektion**. Sie muß durch das Einhalten von gezielten **Hygienemaßnahmen** verhindert werden. Dazu gehören sterile Sauger und Schnuller, Händedesinfektion und Tragen von Einmalhandschuhen beim Umgang mit Stuhl.

■ Pflege bei Mundsoor und Soordermatitis

Besonders gilt es bei der Pflege, die Haut trockenzuhalten und eine feuchte Kammer zu vermeiden. Diese entsteht durch engsitzende und dichtabschließende Windeln oder durch aufeinanderliegende Hautfalten, in denen die Haut durch Feuchtigkeit aufweicht und sich ein ideales Milieu für Keime bildet. Hautreizungen und Schmerzen durch die Einwirkung von Stuhl und Urin auf die bereits angegriffene Haut müssen gelindert werden.

– zwei- bis dreistündlich und bei Bedarf wickeln
– lokale und orale Antimykotika nach Verordnung
– antimykotische Salbe bei jedem Wickeln auf die gereinigte Haut auftragen
– Heilbäder nach Verordnung (wie Kaliumpermanganat: desinfizierende und gerbende Wirkung, trocknet offene Hautstellen aus, verhindert Bläschenbildung)

– luftdurchlässige, hautverträgliche Kleidung
– regelmäßige Kontrolle der Mundschleimhaut und Soorprophylaxe bei allen Kindern, die nicht oder nur wenig trinken können (Kap. 9.4)

■ Pflege bei Hand- und Fußpilzerkrankungen

Die Pflege soll möglichst mit **Einmalhandschuhen** erfolgen, um eine Übertragung auf das Pflegepersonal zu vermeiden.

– Hände und Füße, besonders Finger- und Zehenzwischenräume trockenhalten
– Auftragen der Antimykotika auf die gereinigte, trockene Haut
– bei Fußpilz leichte, kochfeste Baumwollsöckchen, keine Plastiksandalen, offene leichte Schuhe aus Leder bevorzugen
– Desinfektion von Strümpfen, Schuhen, Badematten, um eine erneute Fußpilzinfektion zu verhindern

18.4.7 Krätze

Die Krätze (**Skabies**) ist eine parasitäre Hauterkrankung, die Übertragung erfolgt von Mensch zu Mensch durch engen Körperkontakt.

Die weiblichen Krätzemilben durchbohren die oberste Hautschicht und graben kleine Gänge, in denen sie bis zu 30 Tage verbleiben. Diese Milbengänge sind als zarte, dunkelrote Streifen in der Haut sichtbar. Die Milben bewegen sich in diesen Gängen vorwärts und legen dabei **Eier** und Kot ab. Larven schlüpfen nach drei bis fünf Tagen aus. Bei genauer Beobachtung ist am Ende des **Milbenganges** die Milbe als kleiner heller Punkt, häufig in Verbindung mit einem Bläschen, sichtbar. Erste Symptome einer Infektion treten etwa **vier bis sechs Wochen nach** dem **Erstkontakt** auf. Nicht nur mangelnde Hygiene ist der Grund für die Erkrankung, da sich die Milben auch durch kleinste Verletzungen (wie bei Pflegepersonen an den Händen) in der Haut einnisten können.

Symptome

– typische Hautläsionen (Milbengänge), verbunden mit zahlreichen, meist entzündlich veränderten Kratzspuren
– starker Juckreiz besonders nachts und bei Wärmeeinwirkung, da die Milben bei Wärme besonders aktiv sind

18

– typische Stellen sind zwischen den Fingern und Zehen, an den Handtellern und in den Gelenkbeugen von Ellenbogen und Knien
– häufig Kratzspuren in der Nabelgegend und im Genitalbereich
– bei Säuglingen fallen oft Milbengänge an den Fußsohlen, im Gesicht und am Körperstamm auf
– nach Ende der Erkrankung kann es zu einem Ekzem der Haut (postskabiöses Ekzem) kommen

Therapie
Die Therapie erfolgt sofort nach der Diagnosestellung und bezieht die ganze Familie mit ein. Alle Familienmitglieder sollen untersucht und gegebenenfalls behandelt werden, da die Kontagiosität (Ansteckungskraft) der Erkrankung sehr hoch ist. An Skabies erkrankte Kinder müssen von anderen Patienten ferngehalten werden. Die Behandlung erfolgt mit Benzylbenzoat (Antiscabiosum®) 10 % bei Kindern und 25 % bei Erwachsenen.

Jugendliche und Erwachsene werden evtl. mit einem **lindanhaltigen Kontaktinsektizid** (Jacutin®) behandelt. Die Wirkung von Jacutin® ist zwar sicher, aber mit vielen Nebenwirkungen verbunden, da Lindan (Insektengift) toxisch wirkt und Schädigungen von Haut und Nervensystem verursachen kann.

> Jacutin® darf wegen seiner toxischen Wirkung bei Säuglingen nicht angewandt werden.

18.4.7.1 Pflege bei Kindern mit Skabies

Eine **Isolierung** des Patienten ist bis zum Abschluß der Behandlung notwendig. Bei Bedarf sollte ein Elternteil mitaufgenommen werden. Da die Kontaktpersonen sich in der Regel ebenfalls einer Therapie unterziehen müssen, erleichtert dies evtl. dem Kind die Behandlung.

• **Hygiene**
– Einhalten aller erforderlichen Maßnahmen zum Verhindern einer Superinfektion
– Handschuhe tragen, vor allem bei der Hautpflege
– gebrauchte Wäsche in einem verschlossenen Wäschesack entsorgen

■ Pflegerische Maßnahmen bei der Behandlung mit Antiscabiosum®

Sämtliche Pflegemaßnahmen sind so vorsichtig und gründlich wie möglich vorzunehmen.

– Reinigungsbad vor der Behandlung mit Antiscabiosum®
– nicht zu lange baden, Temperatur des Badewassers bei etwa 36 °C, um den Juckreiz nicht unnötig zu verstärken
– Finger- und Fußnägel nach dem Baden kurzschneiden und sauberhalten
– Einreibung mit Antiscabiosum® am ganzen Körper erfolgt an zwei aufeinanderfolgenden Tagen

> Die Augen, der Mund und die Nase des Patienten sind vor der Emulsion zu schützen. Bei Kleinkindern ist darauf zu achten, daß sie z.B. nicht den Finger in den Mund nehmen oder Augen und Nase reiben.

> Bei Säuglingen ist es sinnvoll, ihnen während der Einwirkzeit des Antiscabiosum® Fäustlinge anzuziehen und einen Schnuller anzubieten, um Lutschen an den Fingern und Verschmieren der Emulsion im Mund zu verhindern. Säuglinge immer in zwei Phasen einreiben, zuerst vom Hals bis zum Nabel, nach beendeter Einwirkzeit vom Nabel bis zu den Fußsohlen, um einen Hitzestau zu vermeiden.

> Antiscabiosum® genau nach Gebrauchsanweisung auftragen, Einwirkzeit einhalten. Hautfalten und Fußsohlen besonders gründlich behandeln. Zum Auftragen der Emulsion Handschuhe tragen.

– nach der Therapie Kind baden („Abbaden")
– nach dem Baden frische Leibwäsche anziehen
– Bettwäsche vollständig erneuern
– bis zum Abheilen des postskabiösen Ekzems die Haut am ganzen Körper genau beobachten, Hautpflege mit einer speziell verordneten Hautschutzsalbe oder -creme
– Veränderungen genau dokumentieren

> Größere Kinder immer wieder darauf hinweisen, daß es durch Verreiben auf die Schleimhäute oder in die Bindehaut der Augen zu Brennen und Schleimhautreizungen kommen kann. Kleinkinder für die Dauer der Behandlung nicht alleine lassen.

■ Pflege bei Krätzebehandlung mit Jacutin®
– Reinigungsbad (s. Behandlung mit Antiscabiosum®)

– Jacutin®-Emulsion am ganzen Körper außer im Gesicht auftragen, genau nach Gebrauchsanweisung
– Einwirkzeit ungefähr drei Stunden
– anschließend Kind baden, um das Mittel zu entfernen
– Behandlung am nächsten Tag wiederholen

🚦 **Jacutin® kann auf der Haut ein leichtes Brennen hervorrufen. Es ist sehr wichtig, die Einwirkzeit genau einzuhalten, um die Milben zu vernichten, die Haut aber möglichst zu schonen.**

Es ist auch eine Behandlung mit Mitigal® möglich. Sie muß an **drei aufeinanderfolgenden Tagen wiederholt** werden.

Mitigal® ist schwefelhaltig und kann zu Brennen der Haut und zu anschließenden Rötungen führen.

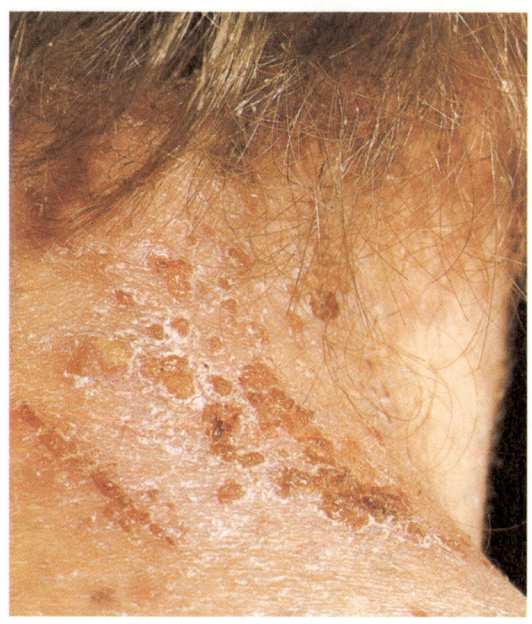

Abb. 18-7 Läuseekzem

18.4.8 Kopfläuse

Der Kopfläusebefall (Pediculose) bei Kindern ist in den letzten Jahren zunehmend zu beobachten, während Filz- und Kleiderläuse seltener, bei Kindern nur in Ausnahmefällen, auftreten.

Da Kopfläuse sehr leicht von Mensch zu Mensch und auch über Kopfbedeckungen oder das gemeinsame Benützen von Kämmen übertragen werden können, ist es sinnvoll, bei jedem Kind bei der Aufnahme in die Klinik eine **Kontrolle** der **Kopfhaut** und der **Haare** vorzunehmen.

Kopfläuse sitzen am **behaarten Kopf** und verursachen durch ihren Biß und bei zusätzlicher Wärmeeinwirkung einen sehr starken Juckreiz. Filzläuse findet man bei Kindern meist an Wimpern und Augenbrauen.

Durch Kratzen kommt es zu offenen, nässenden Hautstellen am Kopf, vor allem im Bereich des Haaransatzes, über den Ohren und im Nacken. Der Juckreiz verstärkt sich mit der Vermehrung der Läuse noch weiter. Das Kratzen kann eine bakterielle Superinfektion, Kopflausekzeme (Abb. 18-7) und Lymphknotenschwellungen zur Folge haben.

Lebende Läuse (Abb. 18-8) sind als etwa **stecknadelkopfgroße schwarze Punkte** auf der Kopfhaut mit dem bloßen Auge nur bei sehr genauer Beobachtung zu erkennen. **Nissen**, die Eier der Laus, aus denen nach etwa sechs Tagen Läuselarven schlüpfen

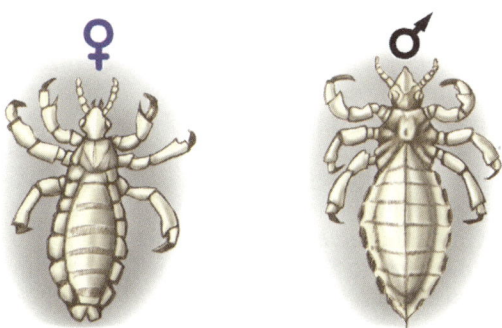

Abb. 18-8 Kopf- und Kleiderlaus, links Kopflausweibchen, rechts Kleiderlausmännchen

(Abb. 18-9), haften mit Hilfe einer **Kittsubstanz** (Chitin) am Haarschaft, besonders in Kopfhautnähe. Sie sind bei oberflächlicher Betrachtung nicht von Kopfschuppen zu unterscheiden, lassen sich aber nicht durch eine Haarwäsche entfernen und nicht vom Haar abstreifen.

18

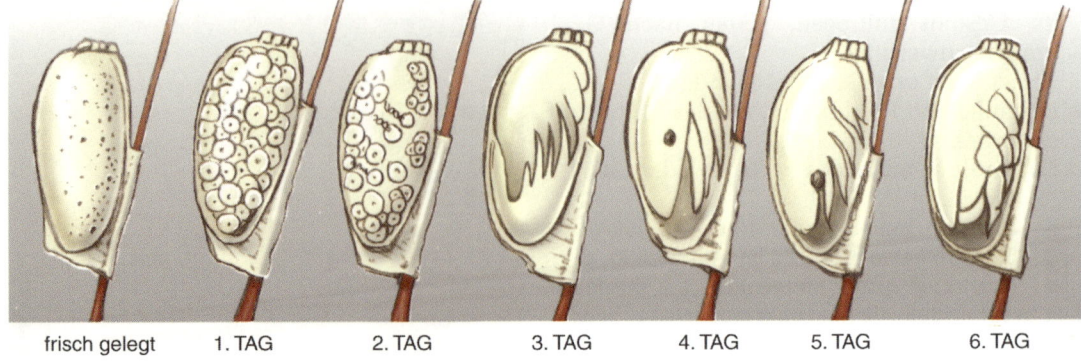

frisch gelegt   1. TAG   2. TAG   3. TAG   4. TAG   5. TAG   6. TAG

Abb. 18-9 Entwicklung der Laus im Ei bei 33 °C, natürliche Größe 0,5 bis 0,8 Millimeter

Therapie

Beim Entdecken von Kopfläusen und/oder festsitzenden Nissen erfolgt wegen der Übertragungsgefahr sofort eine Behandlung mit Goldgeist® forte. Bei starkem Läusebefall kann bei größeren Kindern auch in Ausnahmefällen Jacutin®-Emulsion oder Jacutin®-Gel verordnet werden.

Die Behandlung ist zur Sicherheit zu wiederholen, auch wenn keine Läuse und Nissen mehr zu erkennen sind. Überleben einzelne Nissen, so können nach einigen Tagen neue Larven ausschlüpfen.

Bis sichergestellt ist, daß kein Läusebefall mehr vorliegt, soll das Kind von anderen Patienten ferngehalten werden.

Kinder dürfen erst wieder in den Kindergarten oder in die Schule, wenn die Behandlung abgeschlossen ist.

18.4.8.1 Pflege bei Kindern mit Kopfläusen

Bei der Pflege bei Kindern mit Läusen stehen das Abtöten der Parasiten und das Entfernen der Nissen im Vordergrund.

Vorgehen

Vor dem Auftragen von Lösungen zur Behandlung die **Haut vor** dem **Haaransatz** und im **Nacken** mit Vaseline oder Fettcreme **schützen**.
- Einweghandschuhe anziehen
- Kopfhaut und alle Haare in der gesamten Länge mit z.B. Goldgeist® forte einreiben
- längere Haare am Hinterkopf zusammenfassen
- bei sehr dichtem oder lockigem Haar Lösung evtl. mit einem Kamm vorsichtig im Haar verteilen, ohne die Kopfhaut zu reizen

🚦 **Mit einer Einmalhaube oder einem Schlauchmull-Kopfverband, der alle Haare bedeckt, kann das Einwirken der Lösung unterstützt und verbessert werden. Der Kopfverband soll dicht abschließen. So kann die Lösung nicht über Gesicht und Hals tropfen und weitere Hautreizungen verursachen.**

- vorgeschriebene Einwirkzeit genau einhalten
- kleinere Kinder während der Einwirkzeit nicht alleine lassen
- nach Beendigung der Einwirkzeit Haube entfernen
- anschließende Haarwäsche mit einem milden Shampoo
- Haare unter sanfter Kopfmassage gründlich waschen, so daß alle Reste der Lösung entfernt sind
- anschließend Haare mit einem feinen Kamm (Staubkamm) mehrmals auskämmen
- zwischen die Kammzinken eine auseinandergefaltete Mullplatte ziehen und diese öfter wechseln

🚦 **Da die Nissen besonders fest am Haar kleben, vor allem am Haaransatz, kann nach dem Waschen eine Spülung mit 6%iger Essiglösung (Haushaltsessig, 60 ml auf 1000 ml Wasser) hilfreich sein. Danach die Haare nochmals mit dem gereinigten Kamm und frischem Mull auskämmen.**

Die Behandlung mit Goldgeist® forte muß nach zwei bis drei Wochen wiederholt werden, da bis dahin evtl. verbliebene Larven und Nissen gereift sein können. In der Zwischenzeit ist eine regelmäßige Kontrolle der Kopfhaut angebracht. Die Eltern müssen darauf hingewiesen werden.

18

18.4.9 Psoriasis

Die Psoriasis (Schuppenflechte, Abb. 18-10) ist eine **Verhornungsstörung** der Haut, deren Ursachen weitgehend unbekannt sind. Als Auslöser spielen äußere Einflüsse, wie Infekte, eine Rolle. Die Veranlagung ist erblich. Im Kleinkindalter tritt die Psoriasis nur selten auf, der Erkrankungsbeginn liegt häufig in der Zeit nach der Pubertät.

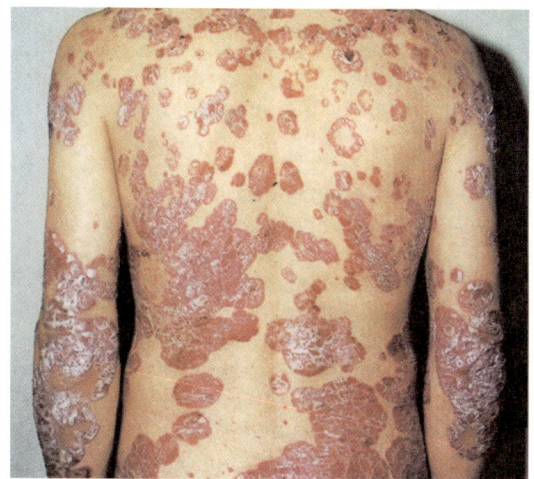

Abb. 18-10 Psoriasis vulgaris

Probleme der Patienten treten vor allem durch die auffallenden, **kosmetisch störenden Hautveränderungen** auf. Häufig sind soziale Kontake schwierig, da die Betroffenen im Umgang mit anderen Jugendlichen unsicher sind. Die Psoriasis ist nicht infektiös. Dies muß bei der Aufklärung der Patienten und ihrer Eltern immer wieder betont werden. Die Psoriasis verläuft meist in **Schüben**, bevorzugt im Frühjahr und Herbst.

Symptome

– unterschiedlich große, runde Psoriasisherde mit rötlicher Oberfläche und silbriger Schuppung
– bevorzugte Stellen sind der behaarte Kopf, Ellenbogen, Streckseiten der Knie und Kreuzbeinbereich

Im Verlauf der Erkrankung entstehen oft typische Nagelveränderungen, sog. **Krümel- oder Tüpfelnägel**.

■ Arthritis psoriatica

Jeder zehnte Patient leidet im Verlauf einer Psoriasis an einer (juvenilen) chronischen Arthritis. Im Vordergrund der Erkrankung steht ein oft **symmetrischer Befall** der **Gelenke**. Häufig sind kleine Gelenke, wie Hand- und Fußgelenke, betroffen. Es treten Gelenkschmerzen auf sowie die sog. **Morgensteifheit**.

Therapie

Die Behandlung einer Psoriasis besteht in der Ablösung der Schuppen, danach ist die Haut geschmeidigzuhalten. Um kleine Einrisse und

Blutungen zu vermeiden, muß man die Haut mit fett- und feuchtigkeitshaltigen Salben und Cremes, evtl. auch mit salizyl- und teerhaltigen Bädern pflegen. In besonders schweren Fällen werden auch Kortikosteroide verordnet.

Das Hautbild läßt sich auch durch vorsichtige UV-Bestrahlung, Sonnenbäder oder Klimatherapie verbessern.

Bei der Psoriasis (nicht bei Arthritis psoriatica) kann auch eine alternative Heilbehandlung mit Fumar-Säure in Form von Kapseln angezeigt sein, die nach den Mahlzeiten eingenommen werden. Gleichzeitig empfiehlt sich das Einhalten einer Diät, die unter anderem scharfe Gewürze, Pfeffer, Nüsse, Konservierungsstoffe und Alkohol meidet. Über diese Behandlung liegen aber noch keine eindeutigen Ergebnisse vor.

Bei der Arthritis psoriatica ist neben der medikamentösen Behandlung eine früh einsetzende krankengymnastische Therapie notwendig.

18.4.9.1 Pflege bei Jugendlichen mit Psoriasis

Daß die Psoriasis nicht infektiös ist, muß bei der Aufklärung von Patienten und deren Eltern immer wieder betont werden und kann auch den Umgang mit anderen erleichtern. Weiter ist wichtig, außer den Eltern auch das sonstige Umfeld wie Freunde, Schulkameraden oder Lehrer über die Erkrankung zu informieren.

18

Ablenkung und altersentsprechende Beschäftigung helfen dabei, Kratzen zu verhindern. Eine ruhige und **streßfreie** Pflege trägt viel zur Verbesserung der Hauterscheinungen bei.

Besondere Pflegeprobleme
– Hautveränderungen
– Schuppenbildung der Kopfhaut
– kleine Hautblutungen durch Kratzen
– Grübchennägel und Verfärbungen der Nägel
– Unsicherheit, hervorgerufen durch kosmetisch störende Hautveränderungen, evtl. auch Ekel und Minderwertigkeitsgefühle

■ Pflege bei Psoriasis

– Aufweichen der Schuppen mit Salizylvaseline 5 %
– über Nacht Kopfhaut dick mit Salizylvaseline einreiben, mit einer Einmalhaube oder einem Schlauchmullverband abdecken (sog. Schmierkopf)
– Entfernung der Schuppen
– morgens gründliche Kopfwäsche mit einem milden Shampoo
– falls nicht alle Schuppen entfernt sind, Behandlung wiederholen
– täglich schonende Haarwäsche mit verordnetem Spezialshampoo (häufig Teershampoos)
– sanfte Massage der Kopfhaut, Kratzen und starkes Rubbeln vermeiden
– medizinische Bäder nach Verordnung, wie Vollbad mit gesättigter Salzlösung (27 %), Badedauer nicht länger als zehn Minuten, anschließend UV-Bestrahlung des ganzen Körpers
– mehrmals täglich Eincremen der befallenen Hautstellen
– Haut geschmeidighalten, trockene Hautpartien mit Fett und Feuchtigkeit versorgen
– Nägel kurz- und sauberhalten, mit feiner Nagelfeile glatte Nagelränder herstellen
– Kratzen weitgehend verhindern
– bei Bedarf nachts Baumwollhandschuhe anlegen lassen
– für Bewegung und frische Luft sorgen (Erzieherin)
– einmal täglich kurzes Sonnenbad anregen
Nachdem die Schuppen entfernt sind, bessert sich auch der Juckreiz.

 Die sanfte Kopfmassage ist deshalb so wichtig, da sich die Schuppenbildung durch starke Massagen verstärkt.

■ Pflege bei Arthritis psoriatica

– Bettruhe nur im akuten Schub der Erkrankung, so kurz wie möglich
– Frühmobilisation
– viel Bewegung zusätzlich zu den physiotherapeutischen Übungen
– Ausschalten von psychischer und physischer Belastung soweit wie möglich
– Hydrotherapie, Bäder
– Kälteanwendung im akuten Schub der Gelenkbeschwerden
– Wärmeanwendung im symptomfreien Intervall der Erkrankung

18.4.10 Acne vulgaris

Acne vulgaris ist eine multifaktoriell vererbte, außerordentlich häufige Hauterkrankung. Sie beruht im wesentlichen auf einer Verhornungsstörung im sogenannten Talgdrüsenfollikel der Haut. Normalerweise ist der Talg der menschlichen Haut dünnflüssig, bei Akne ist die Talgabsonderung verstärkt, besonders wenn es in der Pubertät zur Androgensynthese kommt. Durch die vermehrte **Talgabsonderung** und die **Verhornung** im Bereich der Haarfollikel entsteht ein besonders guter Nährboden für **Bakterien** (Propionibakterium). Zusätzlich bilden sich **Komedonen** (Mitesser), die die Öffnungen der Follikel verstopfen.

Hauptsächlich kommen im Gesicht und am oberen Rücken, häufig auch auf der Brust, verschiedene entzündliche und nichtentzündliche Stadien der Akne nebeneinander vor, wie Komedonen, entzündliche Papeln und Pusteln sowie Knoten, die abszedieren können.

Die Akne führt zu einer starken psychischen Belastung des Jugendlichen, da sie über Jahre bestehen kann und unterschiedlich starke Ausprägungsgrade zeigt.

Die Behandlung der Akne, unter anderem mit Vitamin-A-Säure und Medikamenten zur Beseitigung der Follikelverhornung sowie Tetrazyklinen, erfolgt durch den Hautarzt. Bei rechtzeitiger Behandlung und unterlassenem Manipulieren an den Pusteln lassen sich Narbenbildungen fast immer vermeiden.

18.4.10.1 Pflege bei Jugendlichen mit Acne vulgaris

Neben der speziellen dermatologischen Behandlung ist eine schonende Hautpflege notwendig (Kap. 18.3.3).

Komedonen (Mitesser) dürfen nicht mit den Fingern ausgedrückt werden. Eine Umstellung der Ernährung mit fettreduzierter und zuckerarmer, vollwertiger Kost, die auf scharfe Gewürze und denaturierte Lebensmittel verzichtet, wird empfohlen.

Die psychische Belastung durch die Akne kann durch geduldige Unterstützung und Hilfe bei der Hautpflege etwas gemildert werden.

Literaturverzeichnis

Palitzsch, D.: Pädiatrie (3. Aufl.). Ferdinand Enke Verlag, Stuttgart 1990
Penaten-Infothek: Funktionen der Haut, 1995
Wichmann, V.: Kinderkrankenpflege (3. Aufl.). Georg Thieme Verlag, Stuttgart 1991

18

19 Pflege bei Kindern mit Infektionskrankheiten

Margrit Maier

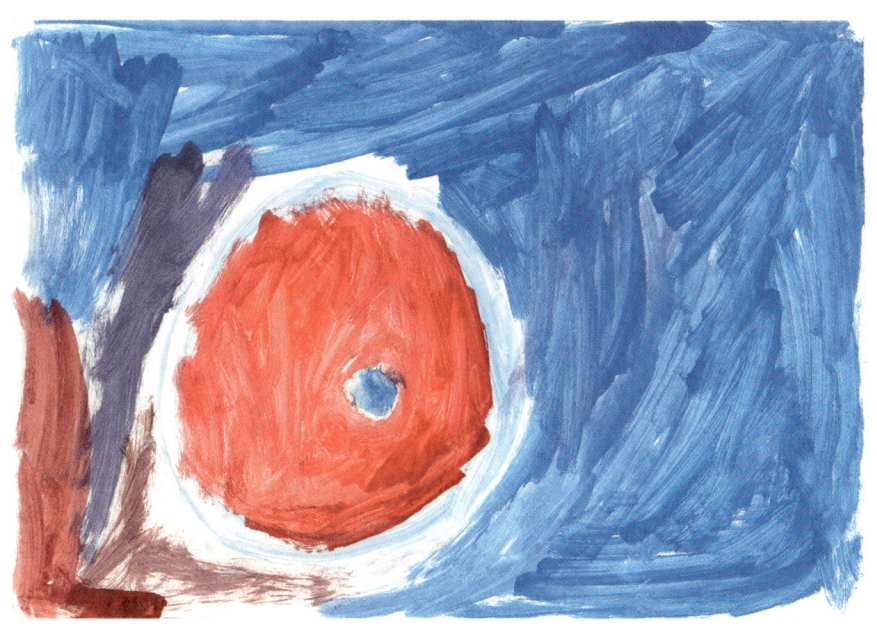

19.1	**Infektionen**	360
19.2	**Hygiene**	360
19.2.1	Isolierung	360
19.2.2	Infektionsprophylaxe	361
19.2.2.1	Laufende Desinfektion	362
19.2.2.2	Schlußdesinfektion	363
19.3	**Maßnahmen zur Diagnostik und**	
	Therapie	363
19.3.1	Tuberkulintest	363
19.3.2	Mikrobiologische Diagnostik	364
19.4	**Pflege und Krankheitsbilder**	
	Infektionskrankheiten	364
19.4.1	Windpocken	365
19.4.1.1	Pflege bei Kindern mit Windpocken	365
19.4.2	Röteln	365
19.4.2.1	Pflege bei Kindern mit Röteln	366
19.4.3	Masern	366
19.4.3.1	Pflege bei Kindern mit Masern	367
19.4.4	Mumps	367
19.4.4.1	Pflege bei Kindern mit Mumps	368
19.4.5	Scharlach	368
19.4.5.1	Pflege bei Kindern mit Scharlach . .	369
19.4.6	Keuchhusten	369
19.4.6.1	Pflege bei Kindern mit Keuchhusten	370
19.4.7	Influenzavirus-Infektion	371
19.4.7.1	Pflege bei Kindern mit	
	Influenzavirus-Infektion	371
19.4.8	Pfeiffer-Drüsenfieber	372
19.4.8.1	Pflege bei Kindern mit	
	Pfeiffer-Drüsenfieber	372
19.4.9	Hepatitis	372
19.4.9.1	Pflege bei Kindern mit Hepatitis . . .	373
19.4.10	Tuberkulose	374
19.4.10.1	Pflege bei Kindern mit Tuberkulose .	374
19.4.11	Tuberkulöse Hirnhautentzündung . .	375
19.4.11.1	Pflege bei Kindern mit	
	tuberkulöser Hirnhautentzündung . .	375
19.4.12	Kinderlähmung	376
19.4.12.1	Pflege bei Kindern mit	
	Kinderlähmung	376
19.4.13	Infektiöse Durchfallerkrankungen . .	377
19.4.13.1	Pflege bei Kindern mit infektiösen	
	Durchfallerkrankungen	377
19.4.14	Aids	380
19.4.14.1	Pflege bei Kindern mit Aids	381

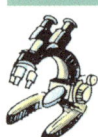

19.1 Infektionen

Das Eindringen von Erregern wie Bakterien, Viren oder Pilzen in einen Organismus (Wirtsorganismus), ihre Haftung in diesem sowie ihre Vermehrung bezeichnet man als **Infektion**, die **endogen** oder **exogen** auftreten kann.

■ Endogene Infektion

Bei einer endogenen Infektion lösen im Körper bereits vorhandene **pathogene** (krankmachende) oder **apathogene** (nicht krankmachende) Keime bei einer gleichzeitig vorliegenden Schwächung des Organismus oder durch einen Standortwechsel des Erregers eine Infektion aus.

Im Darm vorhandene Colibakterien verursachen beispielsweise bei einem Standortwechsel in die Schleimhaut der Harnwege eine Entzündung (Blasenentzündung).

■ Exogene Infektion

Bei einer exogenen Infektion dringen Keime von außen durch die Haut oder die Schleimhäute in den Körper ein und lösen so die infektiöse Erkrankung aus.

Über Husten oder Niesen dringen beispielsweise Keime in die Nasenschleimhaut und die Schleimhaut der Atemwege ein und lösen so eine Bronchitis aus.

Übertragungswege
• **Direkte Übertragung**
durch:
- **Tröpfcheninfektion**, Aufnahme von Keimen in den Respirationstrakt über Husten und Niesen
- **Kontaktinfektion**, Aufnahme von Keimen durch direkte Berührung von Haut oder Schleimhaut eines Infizierten
- **Schmierinfektion**, Aufnahme von Keimen durch Berührung von infizierten Ausscheidungen wie Stuhl, Urin, Schleim, Sputum und Blut
• **Indirekte Übertragung**
durch:
- Aufnahme der Keime mit Nahrungsmitteln, wie bei der Salmonellen-Gastroenteritis
- Tröpfchen und Aerosole (aerogen), z.B. bei Pertussis, Tuberkulose
- tierische Zwischenwirte (sog. Vektoren), z.B. Zecken übertragen die Frühsommer-Meningoenzephalitis (FSME)

- Wasser, z.B. bei Cholera, Typhus, Ruhr
- kontaminierte Gebrauchsgegenstände (z.B. Spielzeug) wie bei der Impetigo contagiosa beim Säugling und Kleinkind

Bei der Übertragung von Infektionskrankheiten unterscheidet man zwischen Kranken und Ausscheidern.

• **Übertragung durch kranke Personen**
Die Übertragung ist möglich in der Inkubationszeit, also der Zeit vom Eindringen der Krankheitserreger in den Körper bis zum Auftreten der ersten Krankheitszeichen, und/oder während der Erkrankung und/oder während der Rekonvaleszenz.

• **Übertragung durch Ausscheider**
Gesunde Keimträger scheiden die Erreger meist mit dem Stuhl aus, Dauerausscheider nach der Erkrankung für einige Zeit oder auch lebenslang.

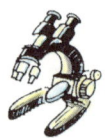

19.2 Hygiene

Die Verhütung und Bekämpfung übertragbarer Krankheiten stützt sich auf das **Ausschalten** der **Infektionsquelle** und die **Unterbrechung** der **Infektionskette**. Dazu zählen Maßnahmen der Infektionsprophylaxe, der laufenden Desinfektion, der Schlußdesinfektion, sowie der Sterilisation.

19.2.1 Isolierung

Das Wort Isolierung bedeutet Getrennthalten, Absondern, Abkapseln. Die Isolierung dient dem **Schutz** von Patienten, Personal und Besuchern und soll das Ausbreiten von Erregern infektiöser Erkrankungen verhindern.

Jede Isolierung stellt für den Patienten eine große **psychische Belastung** dar, da er zusätzlich zu seiner Erkrankung in seinen Bewegungsmöglichkeiten stark eingeschränkt ist. Besonders drastisch wirkt sich die Isolierung von Kindern mit Infektionskrankheiten aus. Sie müssen größtenteils von anderen Kindern ferngehalten oder sogar streng isoliert werden. Je nach Alter können die Kinder über die Übertragungsmöglichkeiten der Erkrankung **aufgeklärt** werden, so daß sie die notwendige Isolation besser verstehen.

Besucher sind ebenfalls über mögliche Infektionswege zu informieren. Sie haben sich so zu verhalten, daß eine Übertragung ausgeschlossen ist, ohne den Patienten unnötig zu meiden.

In vielen Kinderkliniken gibt es für Patienten mit übertragbaren Erkrankungen spezielle Infektionsstationen. Häufig genügt zur Isolierung aber ein abgesondertes, speziell eingerichtetes Zimmer.

Folgende Anforderungen muß eine Infektionsstation oder eine Pflegeeinheit für Kinder mit übertragbaren Erkrankungen erfüllen:

Strikte Isolierung bei Erkrankungen mit hohem Infektionsrisiko
- **Erste Möglichkeit**
- mehrere Isolierzimmer mit je einem eigenen Vorraum (sog. Schleuse)
- jedes Zimmer ist durch zwei Türen vom Flur getrennt
- jedes Zimmer besitzt ein eigenes Bad und eine separate Toilette
- eine Möglichkeit zur Desinfektion von Wäsche, Pflegeutensilien und Gebrauchsgegenständen (z.B. Spielzeug) ist vorhanden
- für jedes Zimmer kann die Klimaanlage mit einem separaten Filter extra geschaltet werden
- eine Personenschleuse zum Wechseln der Kleidung vor Betreten der Station
- die Station verfügt über eine eigene Anlage zur Betten- und Wäschedesinfektion

Standardisolierung bei durch direkten Kontakt übertragbaren Krankheiten
- **Zweite Möglichkeit**
- das Krankenzimmer ist durch eine Schleuse von der übrigen Station getrennt, besitzt ein eigenes Bad und eine separate Toilette
- Wäsche, Pflegeutensilien und Gebrauchsgegenstände können separat entsorgt werden

19.2.2 Infektionsprophylaxe

Das Pflegepersonal muß im Umgang und bei der Pflege von Kindern mit Infektionskrankheiten sich selbst und die übrigen Patienten vor einer Übertragung schützen (Tab. 19-1, s. Kap. 19.4). Deshalb ist es wichtig, alle Infektionswege zu kennen und durch infektionsverhütende Maßnahmen eine Übertragung der Erkrankung zu verhindern (Kap. 19.1).

Tab. 19-1 Impfplan bei Kindern

Lebensalter	Impfung gegen
ab 3. Lebensmonat	Diphtherie – Tetanus (D.T.) oder Diphtherie – Pertussis – Tetanus (D.P.T.)
	Poliomyelitis (Polio-Schluckimpfung)
2. Lebensjahr (ab 15. Lebensmonat)	Masern, Mumps, Röteln
	D.T. oder D.P.T.
7. Lebensjahr	Nachholimpfungen Auffrischimpfungen (Tetanus, Diphtherie)
10. Lebensjahr	Polio-Schluckimpfung (Wiederimpfung)
15. bis 16. Lebensjahr	Rötelnimpfung (Mädchen)
	Tetanus (Auffrischimpfung)
	Diphtherie (Auffrischimpfung)

19

Folgende **Richtlinien** sind bei der Infektionsprophylaxe zum **eigenen Schutz** des Pflegepersonals zu beachten:
– persönliche Hygiene (Schutzkittel, Händedesinfektion)
– ausreichende Immunisierung
– Schwangere dürfen keine Patienten mit Infektionskrankheiten pflegen

19.2.2.1 Laufende Desinfektion

Mit der laufenden Desinfektion soll die Verbreitung pathogener Erreger während der Diagnostik, Therapie und Pflege des Patienten verhindert werden. Weiter beinhaltet sie die Desinfektion aller infektiösen Ausscheidungen eines Menschen und aller evtl. kontaminierten Gegenstände sowie die Desinfektion von Flächen und der Hände.

■ Händedesinfektion

Mit der hygienischen Händedesinfektion sollen pathogene Keime, die auf die Hautoberfläche gelangt sind, unschädlich gemacht werden. Eine hygienische Händedesinfektion erfolgt mit einem speziellen Händedesinfektionsmittel (z.B. Sterilium®, Desderman®) nach Anweisungen des Herstellers.

Eine **hygienische Händedesinfektion** ist notwendig:
– nach dem Betreten des Krankenzimmers
– vor und nach jeder Pflegemaßnahme
– vor dem Verlassen des Krankenzimmers

Vorgehen

– Desinfektionsmittel aus dem (Wand-)Spender entnehmen (Abb. 19-1)
– etwa drei Milliliter Desinfektionsmittel (dreimal Hebel am Spender ganz herunterdrücken) in der Handfläche auffangen
– in die Haut der Hände bis zum Handgelenk einreiben, bis sie trocken sind
– Desinfektionsmittel unbedingt auch in den Fingerzwischenräumen verreiben
• **Bei Kontamination der Haut des Pflegenden (Hände) mit infektiösem Material (z.B. Stuhl)**
– zuerst die sichtbare Verschmutzung mit einem Papiertuch entfernen
– Papiertuch in einem geschlossenen Behälter entsorgen
– anschließend Händedesinfektion
– nachfolgend Hände waschen
– erneute hygienische Händedesinfektion

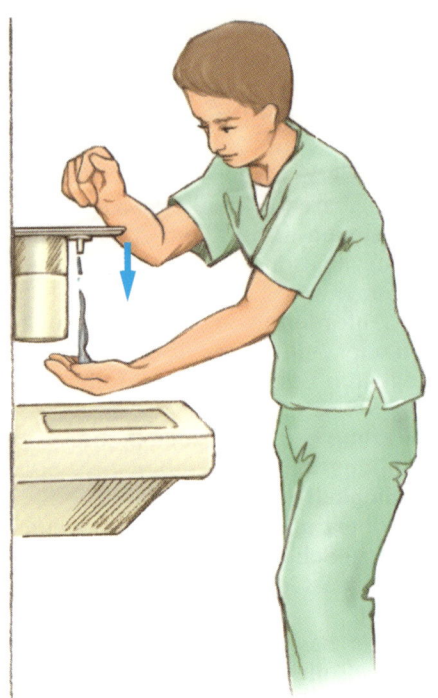

Abb. 19-1 Entnahme von Desinfektionslösung aus dem Spender

■ Tragen von Handschuhen

Beim Umgang mit infektiösem Material oder solchem, das sich als infektiös herausstellen könnte (Körpersekrete, Blut, Ausscheidungen), oder wenn eine Berührung mit infektiösem Material zu erwarten ist, müssen unbedingt **flüssigkeitsdichte** Einweghandschuhe zum Eigenschutz getragen werden.

Sterile Handschuhe sind notwendig bei Eingriffen und zum Schutz des Patienten. Bei der täglichen Pflege (z.B. bei Umgang mit Ausscheidungen) genügen **unsterile Einweghandschuhe**.

■ Pflegekittel

Über der Arbeitskleidung tragen die Pflegenden bei allen Pflegemaßnahmen einen Schutzkittel, der nach Gebrauch im Zimmer mit geschützter Innenseite patientenfern aufgehängt wird. Er ist täglich und bei Verschmutzung zu erneuern.

■ Patientenwäsche

Die Patientenwäsche sollte möglichst desinfizierbar und kochfest sein. Bettwäsche wird in besonders gekennzeichneten und farblich markierten Wäschesäcken sofort im Patientenzimmer entsorgt. Alle Wäschesäcke sind luft- und flüssigkeitsdicht und verschließbar.

Eßgeschirr, Flaschen und Sauger

Für infektiöse Patienten gibt es meist Einmalgeschirr, Einmalflaschen und -sauger. Gebrauchtes, nicht verwerfbares Geschirr muß vor Verlassen des Zimmers desinfiziert oder anschließend bei mindestens 60 °C in der Geschirrspülmaschine gereinigt werden.

Spielzeug

Spielzeug muß desinfizierbar und/oder bei hohen Temperaturen waschbar sein (z.B. Stofftiere). Jedes Kind hat sein eigenes Spielzeug, das vor einer gründlichen Desinfektion nicht an andere Kinder weitergegeben werden darf.

Pflegematerial und Pflegeutensilien

Jeder Patient hat seine eigenen Pflegematerialien, die nur für ihn verwendet und patientenbezogen aufbewahrt werden.

Untersuchungsmaterial

Das Untersuchungsmaterial (wie Liquor, Blut, Ausscheidungen) muß sicher verschlossen, evtl. besonders gekennzeichnet und in einer bruchsicheren Verpackung an das Labor weitergegeben oder verschickt werden.

Müll

Müll oder Essensreste aus dem Krankenzimmer eines infektiösen Patienten werden in speziellen Müllbeuteln oder verschließbaren Behältern entsorgt (Verbrennungsmüll).

Reinigung des Zimmers

Das Inventar des Krankenzimmers und der Fußboden werden täglich und bei Bedarf mit Desinfektionslösung und Einmallappen nach einem speziellen Hygieneplan gereinigt.

Grobe Verschmutzungen mit Stuhl, Blut oder Erbrochenem nimmt man mit Handschuhen und einem Einmaltuch auf und entsorgt sie sofort. Anschließend die Flächen mit einem Einmallappen und Desinfektionsmittellösung reinigen.

19.2.2.2 Schlußdesinfektion

Die Schlußdesinfektion erfolgt, um krankmachende Keime in einem Raum nach Entlassung, Verlegung oder Tod eines Patienten mit einer Infektionskrankheit zu vernichten.

Schlußdesinfektion Stufe I

Bei der Stufe I handelt sich um eine Scheuer-Wisch-Desinfektion, bei der alle Gegenstände, die sich im Krankenzimmer befinden (Möbel wie Bett, Nachtschrank, Schränke, aber auch Wände und Fußboden), gereinigt und desinfiziert werden. Dazu verwendet man eine Desinfektionslösung nach der DGHM-Liste (neueste Auflage), meistens in einer 0,5%igen Konzentration. Die einzusetzenden Desinfektionsmittel (Lösungen) sind im **Hygieneplan** des Krankenhauses aufgelistet.

Schlußdesinfektion Stufe II

Zu dieser Desinfektionsstufe gehört die Scheuer-Wisch-Desinfektion mit anschließender Raumdesinfektion mit Formalindampf durch einen Desinfektor. Der Raum wird nach der Einwirkzeit des Formalindampfes noch einmal gereinigt, um die giftigen Rückstände zu entfernen. Eine Schlußdesinfektion der Stufe II ist nur nach Anordnung des Gesundheitsamtes, z.B. bei einer offenen Lungentuberkulose, erforderlich.

Bei den meisten Infektionskrankheiten ist eine abschließende Desinfektion der Stufe I ausreichend.

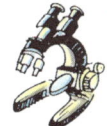

19.3 Maßnahmen zur Diagnostik und Therapie

19.3.1 Tuberkulintest

Tuberkulin ist ein Allergen, das aus gelösten Zerfallsprodukten von Tuberkelbakterien besteht. Die **Hautreaktion** nach der Applikation von Tuberkulin beruht auf einer zellulären Immunität gegenüber Tuberkuloprotein. Zur Tuberkulinprobe ist die Haut, meist an der Innenseite des **Unterarms**, zu **entfetten** und zu **reinigen**. Das **Testergebnis** wird in der Regel nach 72 Stunden abgelesen.

Als **positiver Testausfall** gilt eine deutlich **tastbare Infiltration** der Haut, meist verbunden mit einer **Hautrötung**, zwischen fünf bis zehn Millimetern Durchmesser. Treten keine Hautveränderungen auf, ist das Ergebnis **negativ**.

Zu den gebräuchlichsten Tuberkulintests gehören:

19

■ Tuberkulinprobe nach Moro

Die Tuberkulinprobe nach Moro ist eine **perkutane Pflasterprobe**. Dabei wird ein mit Tuberkulinsalbe präpariertes Pflaster auf die Haut geklebt. Nach drei bis vier Tagen ist die Reaktion abzulesen. Für ältere Kinder ist diese Methode nicht geeignet, da ihre Haut dicker und damit unempfindlicher ist. Die Moro-Probe kann zu einer unspezifischen Hautreaktion führen.

■ Intrakutantest nach Mendel-Mantoux

Bei diesem zuverlässigen und exakten Test injiziert der Arzt intrakutan 10 bis 100 Testeinheiten gereinigtes Tuberkulin. Das Testergebnis wird nach 72 Stunden abgelesen. Der Tuberkulintest nach Mendel-Mantoux kann in jedem Lebensalter erfolgen.

■ Tuberkulin-Tine-Test nach Rosenthal

Der Tine-Test (Stempel-Test) wird während der ersten zwei Lebensjahre nicht angewandt. Bei diesem Test bringt man das Tuberkulin über einen Stempel in die Haut (Abb.19-2). Das Ablesen erfolgt nach 48 bis 72 Stunden.

 BCG-geimpfte Patienten reagieren meist nur schwach-positiv.

19.3.2 Mikrobiologische Diagnostik

Zum Erregernachweis und zur exakten Diagnosestellung muß verschiedenes Untersuchungsmaterial mikrobiologisch untersucht werden. Die Entnahme des Untersuchungsmaterials soll **steril**, möglichst zu **Beginn der Erkrankung** und **vor** Beginn der medikamentösen **Therapie** erfolgen.

Untersuchungsmaterial zur Mikrobiologie

– aus dem Respirationstrakt (z.B. Tupferabstrich der Tonsillen)
– aus dem Gastrointestinaltrakt (z.B. Stuhlprobe)
– aus dem Urogenitaltrakt (z.B. Mittelstrahlurin)
– Wundsekrete (z.B. Tupferabstrich)
– Blut (aerobe und anaerobe Blutkultur)
– Liquor
– Punktate

 ## 19.4 Pflege und Krankheitsbilder Infektionskrankheiten

Bei Varizellen, Röteln, Masern, Mumps und Scharlach handelt es sich um sog. Kinderkrankheiten. Normalerweise müssen Kinder mit diesen Erkrankungen nicht stationär aufgenommen werden. Ausnahmen bilden Kinder mit Immunschwäche, für die diese Infek-

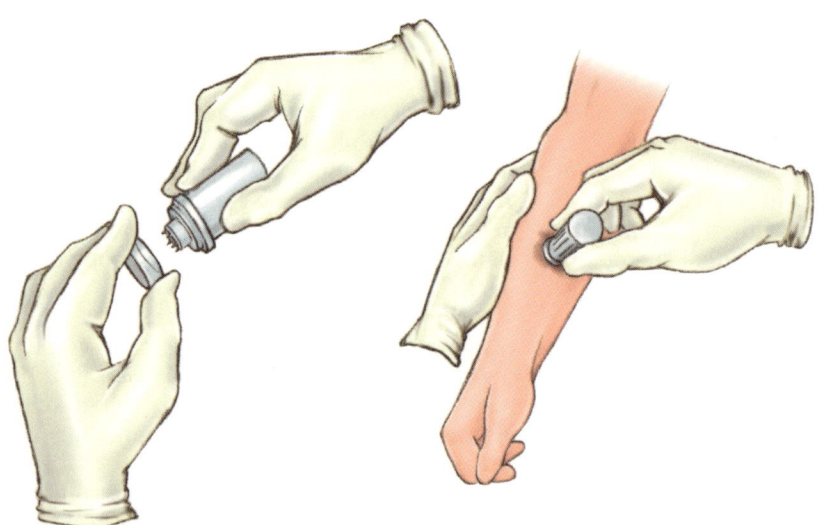

Abb.19-2
Anwenden eines
Tuberkulin-Teststempels

tionen lebensbedrohliche Ausmaße annehmen können.

Gegen die üblichen Infektionskrankheiten (Masern, Mumps, Röteln) gibt es Impfungen zur Immunisierung nach einem **standardisierten Impfplan** im Rahmen der Vorsorgeuntersuchungen, die der Kinderarzt vornimmt (s. Tab. 19-1).

19.4.1 Windpocken

Windpocken **(Varizellen)** werden durch ein Virus der Herpesgruppe ausgelöst (Varicella-Zoster-Virus). Die Übertragung erfolgt durch **Tröpfcheninfektion**. Die **Kontagiosität** (Ansteckungskraft) der Erkrankung ist sehr hoch, häufig erkranken Kinder im Vorschul- und Schulalter. Sie kommt bei Säuglingen in den ersten beiden Lebensmonaten selten vor (Nestschutz). Die **Ansteckungsfähigkeit** beginnt etwa **einen Tag vor Ausbruch der Erkrankung**. Sie hält bis zum endgültigen Abfallen aller Krusten an. Die **Inkubationszeit** beträgt zwischen elf bis fünfzehn Tagen und vier Wochen.

 Erwachsene mit einem Herpes zoster (Gürtelrose) können eine ernstzunehmende Infektionsquelle für Kinder sein, die nach Ansteckung durch einen Erwachsenen dann an Varizellen erkranken.

Symptome

Die Erkrankung beginnt meist mit Unwohlsein, Fieber und einem flüchtigen Exanthem.
– nach etwa 24 Stunden typische Bläschen, auch auf dem behaarten Kopf
– Hauteffloreszenzen entwickeln sich in verschiedenen Stadien, die alle nebeneinander erscheinen (Roseolen, Papeln und Bläschen, die später verschorfen)
– starker Juckreiz an den Hauteffloreszenzen
Die Bläschen platzen und/oder verkrusten. Normalerweise heilt die Erkrankung ohne Narbenbildung ab, sofern die Kinder nicht kratzen.

Die Kinder sind so lange infektiös, bis die letzten Krusten, etwa ein bis zwei Wochen nach Beginn der Erkrankung, abfallen.

Therapie

Sie besteht im wesentlichen in der Bekämpfung des Juckreizes und im Verhindern des Kratzens.

19.4.1.1 Pflege bei Kindern mit Windpocken

Das Kind mit Windpocken fühlt sich krank, leidet unter erhöhter Temperatur oder Fieber. Da der Juckreiz durch den schubweisen Verlauf tagelang anhält, sind die Patienten meist schlecht gelaunt und reizbar und müssen abgelenkt werden. Dies ist trotz der Isolierung mit sinnvoller Beschäftigung gut möglich, zumal die körperlichen Einschränkungen nach einigen Tagen verschwinden.
• **Pflegerische Maßnahmen**
– Betupfen der Effloreszenzen mit juckreizstillenden Pasten oder Lösungen
– Eintrocknen der Bläschen fördern, evtl. durch mehrmals tägliches Bestreichen mit Zinkpaste
– Fingernägel kurz- und sauberhalten (Prophylaxe einer Sekundärinfektion)
– Haare nicht bürsten, sondern nur vorsichtig kämmen, um die Bläschen nicht aufzukratzen
– Flüssigkeitszufuhr bei erhöhter Temperatur steigern
– bei Fieber evtl. Wadenwickel (Kap. 10.3.1.3) anlegen
– wenn das Kind appetitlos ist, leichte Wunschkost anbieten
– leichte Kleidung anziehen, die nicht fusselt und juckt
– nicht zu warm zudecken, da der Juckreiz durch Wärmeeinwirkung gesteigert wird

19.4.2 Röteln

Rötelnviren, die Auslöser der Röteln **(Rubeola)**, gehören zur Gruppe der Togaviren, die Ansteckung erfolgt durch **Tröpfcheninfektion**, häufig von Virusträgern, die sich selbst nicht krank fühlen.

Bei Kindern verlaufen die Röteln meist mild, Erwachsene merken häufig nicht, daß sie an Röteln erkrankt sind. Eine Ansteckungsfähigkeit besteht bereits **eine Woche vor Auftreten des Exanthems** und hält auch nach dem Verschwinden der Krankheitszeichen noch etwa zwei Wochen an. Die **Inkubationszeit** beträgt 14 bis 21 Tage. Nach der Er-

19

krankung kommt es zu einer langanhaltenden bis zu lebenslangen Immunität.

Symptome

Rötelneffloreszenzen sind größer als bei Scharlach und kleiner als bei Masern. Es bestehen abgrenzbare Flecken, auch die Mundpartie ist betroffen.
- das Exanthem breitet sich vom hochroten Gesicht schnell über Brust und Rücken aus
- Körpertemperatur im Normbereich, evtl. etwas erhöht
- das Allgemeinbefinden ist meist nur gering gestört, da nur ein leichter Juckreiz auftritt

Im Verlauf der Erkrankung kann es zu einer Schwellung der Lymphknoten am Haaransatz kommen.

> **Besonders schwer verläuft eine intrauterine Rötelninfektion, deshalb dürfen Schwangere keinen Kontakt mit an Röteln erkrankten Kindern haben. Spätestens zwischen dem 11. und 14. Lebensjahr sollten alle Mädchen eine Rötelnschutzimpfung erhalten, falls sie vorher noch nicht an Röteln erkrankt waren.**

Therapie

Es ist keine Therapie nötig, evtl. Linderung des leichten Juckreizes.

19.4.2.1 Pflege bei Kindern mit Röteln

Nur bei gelegentlich auftretendem Fieber oder bei einer zusätzlichen Bronchitis sollte das rötelnkranke Kind Bettruhe einhalten. In diesem Fall können fiebersenkende Maßnahmen und ein reichliches Flüssigkeitsangebot notwendig sein. Der leichte Juckreiz kann durch Auftragen von juckreizstillender Creme oder Puder gemildert werden.

- **Krankenbeobachtung**

Es ist darauf zu achten, ob Zeichen einer Angina (Sekundärinfektion) oder Otitis media, beim Säugling auch Zeichen einer Bronchopneumonie, auftreten.

19.4.3 Masern

Erreger von Masern **(Morbilli)** sind **Myxoviren**. Da eine hohe Kontagiosität besteht, erkranken fast alle Kinder, meist bis zum 16. Lebensjahr. Am häufigsten sind Kinder im Alter von **drei bis vier Jahren** betroffen.

Die Ansteckung erfolgt durch **Tröpfcheninfektion** von Mensch zu Mensch über die Schleimhaut der Atemwege und über die Konjunktivalschleimhaut. Die **Inkubationszeit** beträgt etwa **14 Tage** bis zum Ausbruch des Exanthems, das Masernvirus wird aber schon zu Beginn des **Prodromalstadiums** (Vorstadium der Erkrankung) durch Husten und über das Nasensekret weitergegeben. Die Erkrankung verläuft in zwei Stadien.

Symptome

- **Im Prodromalstadium**
- uncharakteristische katarrhalische Symptome, wie Rhinitis (Schnupfen), Konjunktivitis (Bindehautentzündung) mit Lichtempfindlichkeit, Bronchitis
- meist erhöhte Körpertemperatur oder Fieber
- stecknadelkopfgroße weißliche Flecken (Epithelnekrosen) in der Wangenschleimhaut **(Koplik-Flecken)**

Die Koplik-Flecken verschwinden mit Ausbruch des Masernexanthems und werden deshalb häufig übersehen.

- **Im Exanthemstadium**

Ausbruch des Exanthems etwa am 14. Tag nach der Inkubation mit hohem Fieber (Abb. 19-3)
- kleinfleckiges, hellrotes Exanthem, beginnt charakteristisch hinter den Ohren
- verstärkte katarrhalische Symptome
- starke Lichtscheuheit
- geschwollene, schmerzhafte Halslymphknoten
- Bronchitis mit bellendem Husten

Das Exanthem verstärkt sich, die Flecken werden größer und breiten sich über den gesamten Körper aus. Die Kinder fühlen sich in dieser Zeit sehr krank. Nach Abblassen des Exanthems kann **Juckreiz** durch die Schuppung der Haut entstehen.

> **Typische Exanthemausbreitung mit Beginn hinter den Ohren und Übergang auf das Gesicht, sehr starke Ausprägung in der Mundpartie. Weitere Ausbreitung gleichzeitig über Brust und Rücken auf Arme und Beine.**

Das Exanthem erreicht nach zwei Tagen den Höhepunkt und blaßt in der Reihenfolge seines Erscheinens wieder ab. Es bleiben bräunliche Flecken auf der Haut, die langsam verschwinden. Die Haut schuppt sich sehr stark.

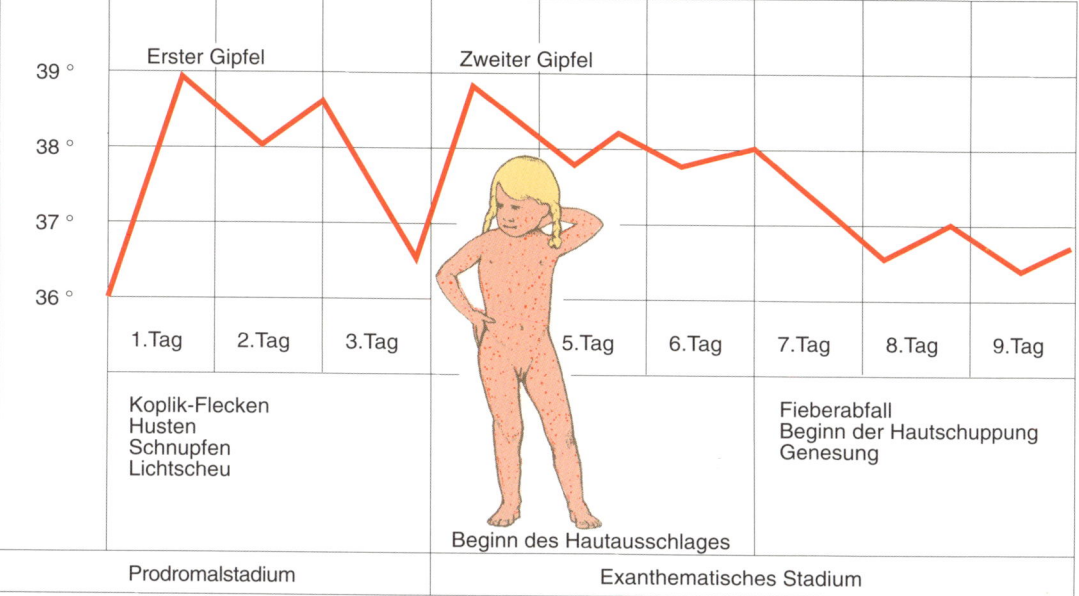

Erster Gipfel   Zweiter Gipfel

39°
38°
37°
36°

| 1.Tag | 2.Tag | 3.Tag | | 5.Tag | 6.Tag | 7.Tag | 8.Tag | 9.Tag |

Koplik-Flecken
Husten
Schnupfen
Lichtscheu

Fieberabfall
Beginn der Hautschuppung
Genesung

Beginn des Hautausschlages

Prodromalstadium   Exanthematisches Stadium

Abb. 19-3 Verlauf der Maserninfektion

Masern hinterlassen eine lebenslange Immunität.

Therapie

Bettruhe, hustenstillende Medikamente, evtl. Inhalationen.

Bei Halsschmerzen können vom Arzt bei Bedarf Lutschtabletten verordnet werden. Meist ist keine weitere Therapie erforderlich.

19.4.3.1 Pflege bei Kindern mit Masern

Die Kinder fühlen sich in der Regel sehr krank und leiden unter Halsweh und Schluckbeschwerden. Grelles und direktes Licht ist schmerzhaft. Es ist wichtig, für Spiel und Beschäftigung im Bett zu sorgen, um einen Stimmungsausgleich zu erreichen.

• **Weitere pflegerische Maßnahmen**
– Isolierung bis etwa fünf Tage nach Auftreten des Exanthems
– Zimmer verdunkeln, grelles und direktes Licht vermeiden
– ungehinderte Atmung durch Reinigung der Nase, evtl. Nasentropfen nach Verordnung
– gründliche Mundpflege z.B. mit Mundspülungen (Kamille)
– Lippenpflege (Vaseline, Fettstift) vor allem in den ersten Exanthemtagen

– fiebersenkende Maßnahmen nach Verordnung, evtl. Wadenwickel (Kap. 10.3.1.3)
– reichlich Flüssigkeit anbieten
– Wunschkost in kleinen Portionen
– für frische Luft sorgen
– Pneumonieprophylaxe (Kap. 9.2)
– bei Halsschmerzen warme Halswickel (Kap. 10.2.1)
– gründliche und sorgfältige Hautpflege
– bei Juckreiz kühlende, juckreizstillende Maßnahmen (z.B. kühl abwaschen, Puder, Ablenken)
– Kontrolle der Vitalzeichen
– Beobachtung von Veränderungen, die auf eine Enzephalitis hinweisen können
– bei Einsetzen der Hautschuppung Bad und anschließendes Eincremen des Körpers, bis die Hautschuppung beendet ist

 Mehrere an Masern erkrankte Kinder können in einem Zimmer liegen. Theoretisch dürfen maserngeimpfte Kinder Kontakt mit erkrankten Kindern haben, zur Sicherheit unterläßt man dies aber.

19.4.4 Mumps

Erreger von Mumps (**Parotitis epidemica**) ist das Mumpsvirus aus der Gruppe der **Myxoviren**. Die Ansteckung erfolgt von Mensch zu

Mensch durch **Tröpfcheninfektion**. Die Ansteckungsfähigkeit ist sieben Tage vor bis etwa zehn Tage nach Symptombeginn hoch. Die **Inkubationszeit** beträgt etwa drei Wochen. Mumps hinterläßt eine lebenslange Immunität.

Symptome

Beginn der Erkrankung mit Kopfschmerzen, manchmal Nackensteife und mäßig erhöhter Körpertemperatur
– erst einseitige, dann beidseitige schmerzhafte Schwellung der Ohrspeicheldrüse, meist steht an der betroffenen Seite das Ohrläppchen deutlich ab
– die Schwellung kann sich über den Hals bis zum Brustbein ziehen
– Schmerzen beim Kauen und beim Drehen des Kopfes
Die Symptome verschwinden etwa nach zwei Wochen, die Kinder sind durch die Erkrankung meist schon nach einigen Tagen nicht mehr oder nur wenig beeinträchtigt.

Therapie

Bettruhe und fiebersenkende Maßnahmen, bei Orchitis (Hodenentzündung) Hochlagerung des Skrotums und feuchte Umschläge.
Wärmeanwendung mit warmem Halswickel oder Kataplasma zur Schmerzlinderung der Parotitis.

Komplikationen

Eine Mumpserkrankung anderer Organe kann mit der Parotitis gemeinsam oder ohne sichtbare Zeichen einer Parotitis auftreten, z.B. Mumpsmeningoenzephalitis, Pankreatitis, Keimdrüsenbefall bei älteren Jungen in Form einer Mumpsorchitis.

19.4.4.1 Pflege bei Kindern mit Mumps

Da die Kinder sehr große Schmerzen beim Schlucken und Drehen des Kopfes haben, fühlen sie sich in der Regel am Anfang der Erkrankung sehr krank. Durch entsprechende Spiele sind sie gut abzulenken. Die Pflege umfaßt vor allem **schmerzlindernde** Maßnahmen, die eine ungehinderte Nahrungsaufnahme ermöglichen, wie
– Mundpflege
– Lippenpflege
– warme Halswickel, Kataplasmen (Kap. 10.2.2)

– leichte, flüssig-breiige Kost
– Vermeiden von sauren Speisen und Getränken
Säure hat eine **adstringierende** (zusammenziehende) Wirkung und kann die Schmerzen verstärken.

 Der Speichel der erkrankten Kinder ist hochinfektiös. Alle Gegenstände, die mit Nasen- und Rachensekret kontaminiert sind, müssen deshalb sorgfältig desinfiziert werden.

19.4.5 Scharlach

Erreger des Scharlachs sind β-hämolysierende Streptokokken der Gruppe A, die Übertragung erfolgt durch **Tröpfcheninfektion**.
An Scharlach erkranken im wesentlichen Klein- und Schulkinder, nur selten Säuglinge. Haupteintrittspforte der Infektion ist der **lymphatische Rachenring**, aber auch **Haut** und **Schleimhautverletzungen** sind als Eintrittspforten möglich. Die **Inkubationszeit** beträgt zwei bis fünf Tage.

Symptome

– plötzliches hohes Fieber, je nach Schwere der Infektion einige Tage anhaltend
– Angina
– Erbrechen
– sehr starkes Krankheitsgefühl
– Zunge stark weißlich belegt
• **Exanthemstadium (Scharlachstadium I)**
Am dritten Tag Ausbildung des hell-, später dunkelroten **Scharlachexanthems**
– Effloreszenzen stecknadelkopfgroß, stehen dicht beieinander
– manchmal winzige Bläschen („Scharlachfriesel")
– Beginn des Exanthems an der unteren Halspartie und in den Leistenbeugen
– Ausbreitung über den Körperstamm und die Streckseiten der Extremitäten
– das Exanthem blaßt innerhalb von wenigen Tagen gleichmäßig ab und verschwindet dann ganz
– im Gesicht typische starke Rötung mit blassem Munddreieck
– Rhagaden in den Mundwinkeln
– der weiche Gaumen ist stark gerötet
– Halsschmerzen und Schluckbeschwerden (Angina)
– charakteristische **Himbeerzunge** (starke

Rötung und Schwellung mit himbeerartiger Aufquellung der Zungenoberfläche)
- **Scharlachschuppung (Scharlachstadium II)**
- Hautschuppung am Körperstamm kleieförmig, an Handtellern und Fußsohlen lamellenartig und mit Juckreiz verbunden
- Veränderungen der Finger- und Zehennägel (Verhornungsstörung) verschwinden im Laufe von einigen Wochen

Therapie
Zehn Tage lang Gabe von Penicillin. Nach einer Isolierung von etwa drei Tagen können die Kinder unter Antibiotikatherapie wieder zu Kontaktpersonen.

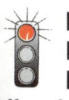 Eine Zweit- und Drittinfektion ist bei Scharlach möglich. Durch die Antibiotikabehandlung verläuft Scharlach sehr oft untypisch, die charakteristischen Symptome können fehlen oder abgeschwächt auftreten.

Komplikationen
Im Verlauf einer Scharlacherkrankung kann es zu Komplikationen wie Otitis media und Lymphadenitis kommen.

Als Streptokokkennacherkrankungen sind Karditis, Nephritis und rheumatoide Gelenkveränderungen zu beobachten.

19.4.5.1 Pflege bei Kindern mit Scharlach

Die Kinder müssen so lange isoliert werden, wie Erreger im Rachenabstrich nachweisbar sind, oder bis zu drei Tagen nach Beginn der Antibiotikatherapie. Sie müssen deshalb altersentsprechend im Bett beschäftigt werden. Sie fühlen sich sehr krank, haben Halsschmerzen und Schluckbeschwerden, bei denen sie Mitgefühl, Zuwendung und Unterstützung benötigen.
- **Weitere pflegerische Maßnahmen**
- Wadenwickel bei Bedarf, weitere fiebersenkende Maßnahmen nach Verordnung
- kühle Umschläge
- leichte Kleidung
- Kleidung oft wechseln, da die Kinder stark schwitzen
- vorsichtige Mobilisation
- flüssig-breiige Kost bei Schluckbeschwerden
- Mundpflege mehrmals täglich
- Lippenpflege (Eincremen) bei Rhagaden der Mundwinkel

- **Krankenbeobachtung**
- Ohren- und Gelenkschmerzen frühzeitig erkennen
- Urinkontrolle auf Eiweiß (Hinweis auf eine Scharlachnephritis)
- regelmäßige Blutdruckkontrollen
- häufige Kontrollen aller Vitalwerte (Pulsveränderungen können Hinweis auf eine Karditis sein)

 Eine sorgfältige Desinfektion der Wäsche und Gebrauchsgegenstände ist wichtig.

19.4.6 Keuchhusten

Keuchhusten **(Pertussis)** ist eine bakterielle Erkrankung, verursacht durch **gramnegative Stäbchen** (Bordetella pertussis: Haemophilus pertussis). Die Infektion erfolgt durch **Tröpfcheninfektion** von Mensch zu Mensch, meist durch direktes Anhusten, seltener durch Kontakt mit frisch infizierten Gegenständen (z.B. gemeinsame Benutzung einer Trinkflasche). Die **Inkubationszeit** beträgt sieben bis zwanzig Tage, es erkranken hauptsächlich Klein- und Schulkinder. Schon vor Beginn der eigentlichen Hustenanfälle im **katarrhalischen Pertussisstadium** ist die **Infektiosität** sehr hoch. Sie hält ohne Behandlung über sechs bis acht Wochen an.

 Säuglinge haben keinen Nestschutz und erkranken lebensgefährlich, da sie anstatt der typischen Hustenanfälle bedrohliche Apnoeanfälle bekommen.

Symptome
Die Erkrankung verläuft in verschiedenen Stadien.
- **Stadium I (Stadium catarrhale, Prodromalstadium)**
- Husten
- Heiserkeit
- Schnupfen
- erhöhte Körpertemperatur
- Zeichen einer Bronchitis
- Dauer ein bis zwei Wochen
- **Stadium II (Stadium convulsivum, Krampfstadium)**
- typische Hustenanfälle, zuerst nur nachts, später auch tagsüber
- anfallsartige Hustenstöße (stakkatoartig),

19

unterbrochen durch ziehende Atmung (Reprise)
– kurze Apnoe mit Lippenzyanose, anschließend häufig Erbrechen von Nahrung und zähem, glasigem Schleim
– häufig Zungenbändchengeschwür (durch die herausgestreckte Zunge beim Husten)
– Dauer drei bis sechs Wochen ohne Behandlung
• **Stadium III (Stadium decrementi, abklingendes Stadium)**
– die Hustenanfälle werden weniger
– evtl. „Erinnerungshusten" (z.B. bei Aufregung), gleicht dem Husten im Stadium II
– Dauer zwei bis vier Wochen (ohne Behandlung)

 Infolge der Anstrengung durch die Hustenanfälle können sich Petechien und Bindehautblutungen in den Augen bilden. Die Kinder haben häufig ein gedunsenes Gesicht und neigen zu Nasenbluten.

• **Beim Säugling**
Es fehlen die typischen Symptome wie Stakkatohusten und Reprise, statt dessen sind nur Stakkatohusten oder nur Niesanfälle mit lebensbedrohlichen Apnoeanfällen zu beobachten.

Anfallsserien bis zu zwanzig und mehr können innerhalb von 24 Stunden auftreten.

Therapie
Klein- und Schulkinder erhalten, falls nötig, über zehn Tage Antibiotika (Ampicillin, Erythromycin), zusätzlich Inhalationen mit schleimlösenden Aerosolen. Die Hustenanfälle können nicht medikamentös unterdrückt werden.
   Säuglinge erhalten immer Antibiotika. Evtl. kann Keuchhustenhyperimmunserum in den ersten Krankheitstagen die Symptome mildern. Die Kinder erhalten eine Aerosoltherapie zur Schleimlösung und Sedativa, um die Anfälle zu mildern. Bei Apnoeanfällen wird Sauerstoff zugeführt.
   Empfehlenswert ist eine **Isolierung** während der ersten vier Wochen der Erkrankung. Bei Antibiotikagabe ist die Isolierung mindestens für fünf bis zehn Tage nach Beginn der Behandlung sinnvoll.

 Säuglinge dürfen keinerlei Kontakt mit an Pertussis erkrankten oder unter Pertussisverdacht stehenden Kindern haben.

Komplikationen
Gefahr einer Enzephalopathie mit Krämpfen.

19.4.6.1 Pflege bei Kindern mit Keuchhusten

Die Pflege bei Kindern mit Pertussis unterscheidet sich je nach Alter. **Säuglinge** sind immer sehr krank und können den zähen Schleim, den sie vor allem bei Aufregung oder beim Trinken hervorwürgen, nicht abhusten. Sie erbrechen häufig bei oder nach der Nahrungsaufnahme. Gleichzeitig treten Apnoeanfälle beim Trinken auf. Die Kinder leiden unter Luftnot und Zyanoseanfällen. Durch die Anstrengung beim Husten können sich Petechien im Gesicht bilden. Durch die immer wiederkehrenden Niesanfälle werden sie in ihrem Schlaf-Wach-Rhythmus gestört. Sie benötigen sehr viel Zuwendung.
• **Inhalte der Pflege beim Säugling**
– kleine Nahrungsportionen anbieten
– bei Bedarf Magensonde
– Schräglagerung mit Unterstützung (Sandsack, Rolle)
– häufiger Lagewechsel zwischen rechter und linker Seitenlage
– keine Bauchlage
– bei Husten- oder Niesanfällen auf den Arm nehmen, beruhigen
– Atemluft anfeuchten
– Frischluft zuführen
– Sauerstoff und Beatmungsmaske bereithalten
– bei Apnoeanfall vorsichtig absaugen, Hautreize setzen, Maskenbeatmung
– bei Erbrechen Schleim absaugen, Aspiration verhindern
– engmaschige Kontrollen der Vitalwerte evtl. Monitoring
– vorsichtige Mundpflege
– Aerosolinhalation nach Verordnung, danach vorsichtig Schleim absaugen
– Kind nicht alleine lassen

 Ein Säugling mit Pertussis muß ständig beobachtet und in einer sehr ruhigen Atmosphäre gepflegt werden.

Größere **Kinder** sind bei Hustenattacken nicht so gefährdet wie Säuglinge. Sie erbrechen sehr häufig vor allem beim Husten während oder nach einer Mahlzeit, die Aspirationsgefahr ist allerdings geringer. Nach den Hustenattacken würgen sie den zähen, glasigen Schleim hervor und spucken ihn aus. Da die Patienten von ihren jüngeren Geschwistern, vor allem aber von Säuglingen, ferngehalten werden müssen, ist eine Isolierung sinnvoll. Allerdings leiden sie darunter und fühlen sich sehr alleingelassen.

• **Pflegeprobleme im Stadium catarrhale**
– Schnupfen
– allgemeines Unwohlsein
– Fieber, Unruhe
– Hustenattacken mit Brechreiz
• **Pflegeprobleme im Stadium convulsivum**
– Hustenanfälle
– Erbrechen von zähem Schleim und Nahrung
– trockene Mundschleimhaut, trockene Lippen
– Zungenbandgeschwür durch herausgestreckte Zunge beim Husten
– Schlafstörungen
– Luftnot nach den Hustenattacken
• **Daraus resultierende Pflege**
– Aerosolinhalationen mehrmals täglich nach Verordnung
– Abhusten von Schleim vorsichtig unterstützen
– keine krümelnden, heißen oder sehr kalten Speisen, kleine Nahrungsportionen anbieten
– Mund- und Lippenpflege
– bei Hustenanfällen beruhigen
– Vitalzeichenkontrollen
– Frischluft, vor allem nachts
– für eine ruhige Umgebung sorgen
– viel Zuwendung
– altersentsprechende Spiele und Beschäftigungen anbieten

 Bei der Pflege Ruhe bewahren, genaue Beobachtung auf psychische Veränderungen als Hinweis auf eine Pertussisenzephalopathie.

19.4.7 Influenzavirus-Infektion

Erreger der Influenzavirus-Infektion (Influenza) ist das **Myxovirus influenzae**, die Übertragung kann durch **Tröpfcheninfektion**, aber auch durch Kontakt mit **kontaminierten Gegenständen** und **aerogen** erfolgen. Der enge Kontakt zu anderen Kindern, wie in der Schule oder im Kindergarten, begünstigt die Verbreitung. Die **Ansteckungsfähigkeit** beginnt bereits **vor Ausbruch** der Erkrankung und hält etwa eine Woche an. Die **Inkubationszeit** beträgt wenige Stunden bis zu drei Tagen.

Symptome
– plötzlicher Beginn mit Schüttelfrost und hohem Fieber
– Kopf- und Gliederschmerzen
– starkes Krankheitsgefühl
– Bronchitis und Tracheitis mit Husten und Heiserkeit
– häufig Bauchschmerzen, Durchfall und Erbrechen
– dunkelroter Rachen
– Halsschmerzen
– manchmal Schmerzen hinter dem Brustbein
– Konjunktivitis, Herpes labialis und Nasenbluten können zusätzlich auftreten

Die **Rekonvaleszenz** ist meist sehr lange, mit Müdigkeits- und Schwächegefühl sowie Schweißausbrüchen und Leistungsminderung über einige Wochen.

Therapie
Bettruhe, physikalische Maßnahmen zur Fiebersenkung, Gabe von Azetylsäure und schleimlösenden Medikamenten nach Verordnung.

19.4.7.1 Pflege bei Kindern mit Influenzavirus-Infektion

Die Kinder fühlen sich krank, sie leiden unter Schmerzen und ihrem **beeinträchtigten Allgemeinzustand**. Sie benötigen sehr viel **Zuwendung** und eine ihrer Krankheit entsprechende **Beschäftigung**. Da sie sehr leicht ermüden, ist vor allem für **Ruhe** zu sorgen. **Bettruhe** ist obligatorisch.

• **Weitere pflegerische Maßnahmen**
– Wärmflasche und zusätzliche Decke bei Schüttelfrost
– warme Getränke bei Schüttelfrost
– Wadenwickel, Kühlung bei hohem Fieber, kühle Getränke
– bequeme, entspannte Lagerung mit Unterstützung (Knierolle)
– warmer Halswickel oder Kataplasma bei Halsschmerzen
– Gurgeln z. B. mit Salbei
– Mundpflege

19

– Lippenpflege
– Inhalationen
– Luftbefeuchtung
– Frischluft
– Vibrationsmassage und Atemtherapie (Pneumonieprophylaxe)
– Abhusten von Schleim unterstützen, zum Abhusten auffordern
– leichte Wunschkost in kleinen Portionen
– engmaschige Kreislaufkontrollen und Beobachtung des Patienten
– bei Bauchschmerzen bei Bedarf warmer Bauchwickel (Kap. 10.2.1.1)
– bei Nasenbluten z.B. Aufsetzen oder kalte Wickel, Kind beruhigen

19.4.8 Pfeiffer-Drüsenfieber

Das Pfeiffer-Drüsenfieber **(Mononukleose)** wird durch Viren der Herpesgruppe **(Epstein-Barr-Virus)** verursacht, es kommt am häufigsten bei Jugendlichen vor. Die Ansteckung erfolgt durch **Tröpfcheninfektion** bei engem Kontakt mit einem Erkrankten. Eintrittspforte für Erreger ist der **Nasen-Rachen-Raum**. Die **Inkubationszeit** beträgt zwischen 10 und 50 Tagen.

Symptome
– uncharakteristische Prodromalerscheinungen wie Müdigkeit, Kopfschmerzen, Appetitlosigkeit, manchmal leichtes Fieber
– dann Lymphknotenschwellung besonders im Kieferwinkel
– fast immer Angina und Vergrößerung der Milz
– teilweise masernähnliches Exanthem, das sehr schnell verschwindet

Therapie
Bettruhe, solange Fieber besteht, evtl. fiebersenkende Maßnahmen.

19.4.8.1 Pflege bei Kindern mit Pfeiffer-Drüsenfieber

Während des **akuten Fieberstadiums** sollten die Patienten von anderen Kindern ferngehalten werden und Bettruhe einhalten. Physikalische Maßnahmen, wie Wadenwickel, eignen sich zur Normalisierung der Körpertemperatur.

Eltern, die nicht immunisiert sind, sollten in der akuten Phase vermeiden, ihre Kinder auf den Mund zu küssen, da sie sonst ebenfalls gefährdet sein können.

Die **Isolierung** kann nach dem Abklingen des Fiebers aufgehoben werden, als **Desinfektionsmaßnahme** ist desinfizierendes Reinigen ausreichend.

Die Pflege beschränkt sich auf die **Milderung der Schluckbeschwerden**. Die Kinder erhalten deshalb nur flüssige oder breiige Kost. Größere Kinder können mit Salbeitee gurgeln oder den Mund spülen.

19.4.9 Hepatitis

Eine Hepatitis ist eine virale Entzündung der Leber, man unterscheidet im wesentlichen **vier Formen** (Tab. 19-2):
– Hepatitis A (Hepatitis epidemica)
– Hepatitis B (Serumhepatitis)
– Hepatitis C (Non-A-Non-B-Hepatitis)
– Hepatitis D (meist Begleiterkrankung bei Hepatitis B)
Neben diesen klassischen Hepatitisformen gibt es auch Leberentzündungen durch andere Viren wie Zytomegalie- oder Epstein-Barr-Virus.

Symptome
Die Allgemeinsymptome der verschiedenen Hepatitisformen entsprechen sich im wesentlichen, lediglich der Verlauf der Erkrankung ist unterschiedlich.
• **Prodromalstadium**
– der Patient ist müde, schlapp und nicht belastbar
– Gelenk- und Gliederschmerzen
– häufig Kopfschmerzen, Magen-Darm-Beschwerden mit Übelkeit, Bauchschmerzen, Durchfall und Erbrechen
– hohes Fieber, quälender Juckreiz am ganzen Körper
• **Ikterische Phase**
– Gelbfärbung von Haut und Skleren
– bierbrauner Urin
– Stuhl evtl. entfärbt, fettglänzend (Fettstuhl)
– schmerzhafte Leberschwellung
– Milzvergrößerung

 Bei Kindern und Jugendlichen kann der Ikterus gering sein oder ganz fehlen.

Die „**Reisehepatitis**" nach Fernreisen ist zu etwa 80 Prozent eine **Hepatitis A**. Sie heilt in der Regel nach drei bis sechs Wochen kompli-

Tab. 19-2 Formen der Hepatitis

Charakteristika	Hepatitis A	Hepatitis B	Hepatitis C	Hepatitis D
Übertragungsweg	fäkal-oral über Nahrungsmittel, verschmutztes Wasser, häufig über Muscheln	parenteral, Blutkontakt, Transfusionen, Nadelstichverletzungen	hauptsächlich parenteral	Begleiterkrankung bei Hepatitis B
Inkubationszeit	10 bis 30 Tage	30 bis 180 Tage	bis zu 200 Tage	14 bis 84 Tage
Hauptrisikogruppe	Kinder und Jugendliche in südlichen Ländern, z. B. gehäuft nach Urlaubsreisen	Drogenabhängige (Spritzentausch), häufige Transfusionen	Empfänger von Bluttransfusionen	
Komplikationen	selten, meist leichter Verlauf ohne Ikterus	Leberzirrhose chronischer, schwerer Verlauf	chronischer Verlauf, bei Kindern meist leicht	

19

kationslos aus. Nach der Erkrankung bleiben die Patienten aber oft über einen längeren Zeitraum müde und leistungsschwach. Kinder sollten darauf einfühlsam hingewiesen werden, denn evtl. kann es zu einem Leistungsabfall in der Schule kommen.

 Für alle Formen der Hepatitis gilt eine Meldepflicht im Erkrankungs- und im Todesfall.

Therapie
Isolierung, fiebersenkende und juckreizlindernde Medikamente, Diät (Kap. 19.4.9.1).

19.4.9.1 Pflege bei Kindern mit Hepatitis

 Nur Personen mit abgeschlossener Schutzimpfung gegen Hepatitis sollen an Hepatitis erkrankte Patienten pflegen.

Im Krankheitsfall oder bei Hepatitisverdacht sollte stets eine **Isolierung** des Patienten erfolgen, so lange, bis der Erreger aus dem Stuhl verschwunden ist (etwa drei Wochen nach Krankheitsbeginn).

Da die Kinder meist unter dieser Isolierung leiden, ist eine sinnvolle, nicht belastende **Beschäftigung** und **Ablenkung** notwendig. Briefeschreiben oder telefonischer Kontakt zu

Freunden ist zu fördern. Da durch den langen Krankenhausaufenthalt evtl. Schulprobleme folgen können, sollte bei Schulkindern der **Kliniklehrer** informiert werden. Patienten mit Hepatitis sind wenig belastbar, fühlen sich aber nach der akuten Phase nicht mehr krank.

- **Weitere pflegerische Maßnahmen**
  - Bettruhe während der akuten Phase
  - fiebersenkende Maßnahmen wie Wadenwickel, Antipyretika nach Verordnung
  - schonende Pflege, Ruhepausen berücksichtigen
  - eiweißreiche, kohlenhydratreiche Wunschkost in kleinen Portionen
  - Vermeiden von Fett und gebratenen Speisen
  - mehrmals täglich warme Bauchwickel zur Schmerzlinderung (Kap. 10.2.1.1)
  - Hautpflege
  - Juckreiz durch entsprechende Medikamente lindern
  - einfühlsames Eingehen auf Ängste, Aufklärung über die Erkrankung
  - mehrmals täglich Mundpflege und Zähneputzen
  - Lippenpflege mit Vaseline oder Fettstift

 Während und nach einer Hepatitis gilt absolutes Alkoholverbot für mindestens ein Jahr. Dies ist bei Jugendlichen erwähnenswert.

19

• **Laufende Desinfektion**
Es ist eine Desinfektion von mit **Blut**, **Ausscheidungen** oder **Körpersekreten kontaminierten Gegenständen** notwendig. Beim Umgang mit Blut und Ausscheidungen sind unbedingt **Einmalhandschuhe** zum Eigenschutz zu tragen.

Zur Pflege muß **Einwegmaterial** (Eßgeschirr, Trinkflaschen) verwendet werden. Jeder erkrankte Patient erhält seine **eigenen Pflegeartikel**, die mit dem Namen gekennzeichnet, patientenbezogen aufbewahrt werden. Eine **Schlußdesinfektion** der **Stufe I** nach dem Desinfektionsplan ist notwendig.

 Das Hepatitis-A-Virus ist extrem resistent gegen Hitze und Kälte sowie gegen Desinfektionsmittel (Desinfektionsplan genau beachten).

19.4.10 Tuberkulose

Eine Tuberkulose wird durch **Mycobacterium tuberculosis** hervorgerufen. Hauptansteckungsquelle für Kinder sind Erwachsene (vor allem in ungünstigen Sozialverhältnissen), die durch **Tröpfcheninfektion** (Anhusten, Sputum) die Krankheit übertragen. Eine **diaplazentare** Erregerübertragung und die Infektion über das **Fruchtwasser** sind möglich.

 Vom Beginn der Keimaufnahme bis zum Auftreten der Tuberkulinempfindlichkeit (Tuberkulintest) vergehen sechs bis acht Wochen.

Krankheitsverlauf
Die verschiedenen Stadien der Erkrankung sind nicht immer klar voneinander zu trennen.
• **Primärstadium (Primärtuberkulose)**
Die Erstinfektion verläuft meist unauffällig, die Kinder husten und haben manchmal erhöhte Körpertemperatur und/oder Fieber.
– der Husten nimmt im Verlauf der Krankheit zu
– Schweißausbrüche, häufig nachts
– subfebrile Körpertemperatur
– Abhusten von grüngelbem Sputum, evtl. Blutbeimengung
Tritt keine Keimverschleppung ein (bronchogen, hämatogen, lymphogen), so ist die Prognose der Primärtuberkulose gut, sie heilt meist komplikationslos aus.

Im Rahmen einer Primärtuberkulose kann sich aber auch als Komplikation eine **Hilusdrüsen-Tuberkulose** entwickeln.
• **Subprimäres Stadium (hämatogene Generalisation)**
– Streuung auf dem Blutweg
– Zweiterkrankungen wie Meningitis tuberculosa, Pleuritis, Miliartuberkulose
Die **Lungentuberkulose** tritt vorwiegend bei Erwachsenen auf, bei Kindern nicht vor dem zehnten Lebensjahr. Häufiger ist sie in der Pubertät zu beobachten, bedingt durch die hormonelle Umstellung. Mädchen sind eher betroffen als Jungen.

Symptome
– schleichender Beginn
– Müdigkeit
– Abgeschlagenheit
– Gewichtsstillstand oder -abnahme
– Nachtschweiß
– chronischer Husten (Hüsteln)
– massives Abhusten von Schleim (Auswurf)

Therapie
Nach den Richtlinien der Tbc-Behandlung bei Erwachsenen mit Tuberkulostatika (spezielle Medikamente zur Tuberkulosetherapie).

 Für die Tuberkulose besteht im Erkrankungs- und Todesfall Meldepflicht.

19.4.10.1 Pflege bei Kindern mit Tuberkulose

Da die Dauer der Ansteckungsfähigkeit so lange währt, wie Bakterien in Sputum, Magensaft, Stuhl und Urin ausgeschieden werden, ist mit einer etwa vier Wochen dauernden **Isolierung** bei ansteckenden Tuberkuloseformen zu rechnen. Erfahrungsgemäß sind nur Kinder mit Kavernen und Bronchialeinbruch der Tuberkulose ansteckend. Bis sich herausstellt, ob die Tuberkulose ansteckend ist, wird in der Regel aus Sicherheitsgründen eine vorläufige Isolierung angeordnet.

Die **Pflegeprobleme** entstehen daher im wesentlichen durch die Isolierung und die Dauer der Erkrankung:
– Unterbringung alleine im Einzelzimmer
– psychische Belastung und Unsicherheit durch die lange Krankheitsdauer
– Müdigkeit und Abgeschlagenheit durch die Erkrankung

– Husten, Hüsteln, häufig nachts
– Fieber oder subfebrile Temperaturen
– Appetitlosigkeit und Gewichtsabnahme
– chronischer Auswurf und die evtl. damit verbundenen Ekelgefühle

• **Pflegemaßnahmen**
– einfühlsame Betreuung und Gespräche zur Stabilisierung der psychischen Situation
– sinnvolle, altersentsprechende Beschäftigung
– Ruhezeiten einplanen
– schleimlösende Medikamente und physikalische Therapie nach Anordnung
– fiebersenkende Maßnahmen
– kleine, kohlenhydrathaltige, vitaminreiche Mahlzeiten
– Wunschkost zur Anregung des Appetits
– Gewichtskontrollen
– Abhusten des Sputums, Deckelschale und Einmaltücher bereitstellen (Kap. 8.1.7.1)
– Frischluft
– Zimmer häufig lüften
– Mund- und Lippenpflege
– engmaschige Kontrollen der Vitalzeichen
– regelmäßige Krankenbeobachtung

Die Kinder müssen sehr häufig **schlecht schmeckende Medikamente** einnehmen, was ihnen meist sehr schwer fällt. Dabei brauchen sie Unterstützung und Zuwendung.

Für Schulkinder ist ein patientenbezogener Einzelunterricht durch den **Kliniklehrer** notwendig.

• **Desinfektion**
– Verwenden eines tuberkuloziden Desinfektionsmittels
– Desinfektion aller Gebrauchsgegenstände täglich und bei Bedarf
– Desinfektion der Ausscheidungen
– Schutzkleidung tragen bei der Pflege
– Handschuhe bei jedem Umgang mit Ausscheidungen anziehen

Bei offener Tuberkulose ist eine **Schlußdesinfektion** der **Stufe II** erforderlich.

19.4.11 Tuberkulöse Hirnhautentzündung

Die tuberkulöse Hirnhautentzündung **(Meningitis tuberculosa)** entsteht durch **hämatogene Frühgeneralisation** einer Tuberkulose, ausgehend von einem Primärkomplex. Säuglinge und Kleinkinder sind besonders gefährdet und erkranken relativ häufig.

Symptome
• **Beim Säugling**
Vorwiegend meningeale Reizerscheinungen
– Erbrechen
– hohes Fieber
– Krämpfe
– Bewußtseinseintrübung (Somnolenz)

• **Beim Kleinkind**
Im Frühstadium
– Müdigkeit
– Schlafbedürfnis (das Kind gähnt auffallend häufig)
– Wesensveränderung
– Spielunlust
– hohes Fieber
– Kopfschmerzen
– Erbrechen mit Bauchschmerzen und Bauchkrämpfen („Kahnbauch")
– später Auftreten von stereotypen suchenden Handbewegungen

Im Verlauf der Erkrankung
– zunehmender Meningismus (Nackensteifheit)
– Hirndruckerscheinungen (Stauungspapille)
– hohe Berührungsempfindlichkeit
– Krämpfe

Es treten weitere Meningitiszeichen auf, wie sie bereits beim Säugling beschrieben wurden.

Diagnostik
Der Tuberkelbakteriennachweis im Liquor ist nach einer Lumbalpunktion möglich.

Therapie
Medikamentöse Therapie, Infusionstherapie.

19.4.11.1 Pflege bei Kindern mit tuberkulöser Hirnhautentzündung

Die Pflege des schwerkranken Kindes mit einer tuberkulösen Hirnhautentzündung muß **vorsichtig** und unter **größtmöglicher Schonung** erfolgen.

• **Die Pflege beinhaltet**
– Vorbereitung und Mithilfe bei einer Lumbalpunktion (Kap. 24.2.5.1)
– Gabe der verordneten Medikamente
– Überwachung der Infusionstherapie, regelmäßige Kontrollen der Venenverweilkanülen und Verbandwechsel
– Monitoring
– kontinuierliche Kontrollen von Puls (Kap. 8.2), Atmung (Kap. 8.1), Körpertemperatur (Kap. 8.4), Blutdruck (Kap. 8.3)
– Gewichtskontrollen

– auf regelmäßige Ausscheidung von Stuhl und Urin achten
– Aspiration vermeiden
– bequeme, schonende Lagerung
– Pneumonie,- Dekubitus-, Kontraktur-, Soor- und Parotitisprophylaxe (Kap. 9)
– altersentsprechende Wunschkost in kleinen Portionen
– Überwachung der Bewußtseinslage (Krämpfe, Somnolenz)

19.4.12 Kinderlähmung

Erreger der Kinderlähmung (**Poliomyelitis**) sind Poliomyelitisviren und gehören zur Gruppe der **Enteroviren**. Die Ansteckung erfolgt von Mensch zu Mensch, meist durch **Tröpfcheninfektion** oder auch als **fäkale Schmutz- und Schmierinfektion**. Eintrittspforte für die Enteroviren ist die Mund- und Rachenschleimhaut. Die Inkubationszeit beträgt 10 bis 14 Tage, es erkranken vor allem Kleinkinder.

Symptome
Die Poliomyelitis ist eine Infektionskrankheit mit Befall des Nervensystems. Nach tagelangen grippeähnlichen Erscheinungen kommt es zu typischen schlaffen Lähmungen, entweder an den unteren Extremitäten, Zwerchfell und Interkostalmuskulatur oder seltener von Atmung und Kreislauf.

 Durch die konsequente Polio-Schutzimpfung ist die Kinderlähmung in den westlichen Staaten fast zum Stillstand gekommen.

Therapie
Einhaltung strenger Bettruhe, Gabe von fiebersenkenden und schmerzstillenden Medikamenten. Physiotherapie mit passiven und aktiven Bewegungsübungen etwa ab der zweiten Krankheitswoche. Bei besonders schwerem Krankheitsverlauf mit einer fortschreitenden Beeinträchtigung und Lähmung der Atemhilfsmuskulatur ist eine unterstützende (maschinelle) Beatmung notwendig. Das Kind muß dann auf einer Intensivpflegestation betreut werden.

Prognose
Eine Spontanheilung im Zeitraum von etwa sechs Monaten erfolgt häufig mit Degeneration und Atrophie der betroffenen Muskeln.

Bei Befall des Zwerchfells kommt es zur Ateminsuffizienz innerhalb kurzer Zeit.

19.4.12.1 Pflege bei Kindern mit Kinderlähmung

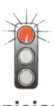 **Alle an der Pflege eines Patienten mit Poliomyelitis beteiligten Personen müssen ausreichend gegen diese Erkrankung immunisiert sein (regelmäßige Polio-Schluckimpfung).**

Da die Kinder, je nach betroffenem Bereich, unter Atemproblemen leiden können, ist eine besonders **behutsame** und **einfühlsame Pflege** notwendig, da eine gestörte Atmung **Angstzustände** verursacht. Die Patienten und ihre Eltern benötigen sehr viel **psychische Unterstützung** durch das Pflegepersonal. Die Kinder benötigen Ruhe und müssen die **Bettruhe** streng einhalten. Die **Isolierung** in einem Einzelzimmer dauert in der Regel sechs Wochen.

 Alles, was der Patient berührt, ist als infektiös zu betrachten. Seine Ausscheidungen, besonders der Stuhl, sind infektiös.

- **Hygienerichtlinien**
– Pflege mit Einmalhandschuhen
– Gebrauch von Einmalmaterial
– tägliche laufende Desinfektionsmaßnahmen
– Schlußdesinfektion der Stufe I
- **Die Pflege beinhaltet**
– kontinuierliche Beobachtung der Vitalzeichen, besonders der Atmung
– Beobachtung der Bewußtseinslage
– Beobachtung der Schluckfunktion (Schluckstörungen)
– Beobachtung der Blasen- und Darmentleerung
– Erkennen von Hinweisen auf eventuelle Lähmungen
– fiebersenkende Maßnahmen wie Wadenwickel, Medikamente auf Anordnung
– Pneumonie-, Dekubitus-, Kontrakturprophylaxe (Kap. 9)
– häufige Lagewechsel bei Lähmungen
– Kontrolle der Hautdurchblutung bei Lähmungen
– Erkennen von Schmerzen, hauptsächlich Muskelschmerzen
– nach Möglichkeit Verabreichen von Wunschkost
– bei Bedarf Sonderernährung, dann beson-

ders Nasenpflege und Kontrolle der Sondenlage
– bei parenteraler Ernährung Kontrolle des Venenverweilkatheters und Infusionsüberwachung
– Mundpflege, Soor- und Parotitisprophylaxe (Kap. 9)
– passive und aktive Bewegungsübungen, ab der zweiten Krankheitswoche nach Anweisung der Physiotherapeuten

19.4.13 Infektiöse Durchfallerkrankungen

Infektiöse Darmerkrankungen (Enteritiden) sind entzündliche, durch Viren, Bakterien, Protozoen, Toxine oder chemische Reize hervorgerufene Veränderungen der Darmschleimhaut.
Je nach Art des Erregers unterscheidet man:
– Gastroenteritis
– Coli-Dyspepsie
– Paratyphus A und B
– Rotavirenenteritis
– Ruhr
– Salmonellose
– Typhus

Symptome
Die ersten Zeichen einer Infektion können beim Säugling und Kleinkind Spielunlust, Wundsein und Gewichtsstillstand sein.
– Übelkeit
– Erbrechen
– Bauchschmerzen
– wäßrige bis spritzende Durchfälle
– hohes Fieber
– Flüssigkeits- und Elektrolytverlust durch Erbrechen und Durchfälle
– rasche Gewichtsabnahme
– trockene Schleimhäute
– tiefliegende Augen
– verminderte Urinausscheidung
– große Unruhe
• **Beim Säugling**
– eingesunkene große Fontanelle
– bei fortschreitendem Flüssigkeitsverlust schrilles Schreien und Eintrübung des Bewußtseins

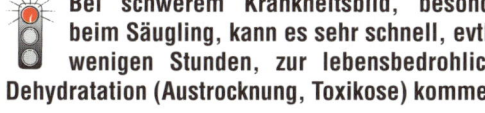 **Bei schwerem Krankheitsbild, besonders beim Säugling, kann es sehr schnell, evtl. in wenigen Stunden, zur lebensbedrohlichen Dehydratation (Austrocknung, Toxikose) kommen.**

Therapie
Die Therapie berücksichtigt den im frühen Kindesalter hohen Flüssigkeitsbedarf und besteht im wesentlichen aus
– Flüssigkeits- und Elektrolytausgleich
– Diät mit Teepause und langsamem Nahrungsaufbau, z.B. mit Karotten, Reisschleim, Heilnahrung
– Erregerbekämpfung, evtl. mit Antibiotika

 Bei gestillten Kindern ist auch bei einer Enteritis die Muttermilch die optimale Nahrung.

Die Ansteckungsgefahr besteht, solange Erreger ausgeschieden werden. Eine Isolierung ist deshalb bis zum Abklingen der klinischen Symptome und bis zum Vorliegen von drei bis fünf negativen bakteriologischen Befunden im Stuhl notwendig.

19.4.13.1 Pflege bei Kindern mit infektiösen Durchfallerkrankungen

Kinder mit Durchfallerkrankungen, vor allem Säuglinge, sind schwerkrank, da der Flüssigkeitsverlust nachhaltige Störungen des Wasser- und Elektrolythaushaltes hervorruft. Sie brauchen viel Ruhe und Zuwendung. Da sich der Zustand des Kindes sehr schnell verändern kann, ist die **Unterstützung** der Eltern wichtig. Durch die **Isolierung** bedürfen gerade größere Patienten einer sinnvollen Beschäftigung. Die Pflege ist **schonend** vorzunehmen. **Ruhepausen** sind einzuhalten und Behandlungs- und Pflegemaßnahmen zu koordinieren.
• **Hygiene**
– sorgfältige Desinfektionsmaßnahmen
– Pflege mit Schutzkittel
– Einmalhandschuhe beim Umgang mit Ausscheidungen (z.B. beim Wickeln, Umgang mit Steckbecken)
– Händedesinfektion
– laufende Desinfektion (Wischdesinfektion) aller zur Pflege notwendigen Gegenstände
– Schlußdesinfektion der Stufe I nach dem Desinfektionsplan
• **Pflege**
– Bettruhe
– fiebersenkende Maßnahmen, wie Wadenwickel, Medikamente nach Anordnung
– sorgfältige Hautpflege
– beim Säugling häufiger Windelwechsel

19

– Mund- und Lippenpflege
– Feuchthalten der Mundschleimhaut durch Spülungen, z.B. mit Kamillentee
– Soor- und Parotitisprophylaxe
– Dekubitus- und Pneumonieprophylaxe (Kap. 9)
– regelmäßiger Lagewechsel
– Flüssigkeitsersatz, evtl. parenteral, dann Kontrolle der Venenverweilkanüle, Verbandwechsel
– Kontrolle der Infusionstherapie
• **Krankenbeobachtung**
– Vitalfunktionen
– Bewußtseinslage
– Stuhl- und Urinausscheidung
– Haut, Hautturgor, Austrocknungserscheinungen, Hautfalten, evtl. Roseolen
– beim Säugling Fontanelle
– Gewicht

■ **Diät bei Durchfallerkrankungen**

Einen großen therapeutischen Anteil nimmt die **Diät** ein (Tab. 19-3).

 Nach Möglichkeit sollten Kinder in der Nahrung und im Tee keinen Süßstoff erhalten, da Blähungen und Bauchschmerzen sich verstärken können.

• **Beim gestillten Säugling**
– kurze Teepause und anschließend Muttermilch
• **Bei nicht gestillten Säuglingen**
– während der ersten sechs bis zwölf Stunden keine Milchnahrung
– möglichst oft und reichlich Tee mit Traubenzucker 5 % anbieten
– Flüssigkeitsbilanz
– alle weiteren Flaschenmahlzeiten durch Reisschleim oder Karottenreisschleim ersetzen
– zwischen den Mahlzeiten, auch nachts, zusätzlich Tee anbieten
– kleine Nahrungsportionen
– Beginn mit je nach Bedarf acht bis zwölf Mahlzeiten in 24 Stunden
– Häufigkeit der Mahlzeiten je nach Verträglichkeit reduzieren, dabei gleichzeitige Steigerung der Nahrungsmenge
– ab dem zweiten Behandlungstag je nach Stuhlbeschaffenheit Nahrungsaufbau mit Heilnahrung
Etwa ab dem fünften Tag, bei Besserung der Symptome und unter genauer Beobachtung der Stuhlbeschaffenheit auch schon etwas

früher, kann eine **flaschenweise Umstellung** auf die übliche Säuglingsmilchnahrung erfolgen.
• **Beim Kleinkind**
Bei Kleinkindern bis zu zwei Jahren erfolgt der Nahrungsaufbau ähnlich wie beim Säugling.
– während der ersten sechs bis zwölf Stunden Teemahlzeiten
– danach alle weiteren Mahlzeiten mit Karottensuppe ersetzen
– bei Besserung des Allgemeinzustandes und der Stuhlbeschaffenheit schrittweise milch- und fettfreie Breie anbieten
Diese Breie können dann schrittweise in kleinen Portionen durch eine altersgemäße Schonkost ersetzt werden.
• **Ab dem zweiten Lebensjahr**
Am zweiten Behandlungstag Möhrensuppe, Apfel-Möhren-Reisschleim und Bananenmus anbieten. Der Nahrungsaufbau erfolgt dann schrittweise mit kleinen Mahlzeiten fettfreier Nahrung, später mit fettarmer Schonkost. Zwischen den Mahlzeiten sollen die Kinder zusätzlich Fencheltee und Salzstangen zu sich nehmen.
• **Beim Schulkind**
– Nahrungspause mit Tee und Elektrolytlösung (z.B. Oralpädon)
– Diät mit Reisschleim oder Wassergrieß, rohem geriebenem Apfel oder geschlagener Banane, Karotten ohne Fett mit Wasserkartoffelbrei, Tee und Zwieback

 Keine Milch, Fruchtsäfte oder Limonaden anbieten.

Das Kind sollte zusätzlich Tee und Salzstangen zwischen den einzelnen Mahlzeiten erhalten. Anschließend erfolgt eine stufenweise Erweiterung der Kost mit fettfreier und später fettarmer Schonkost.

 Hier folgen ein paar Rezepte der Diät, die evtl. auf Station hergestellt werden können.

• **Tee**
– Mischung aus dünnem Schwarz- und Kamillentee oder fertige Teemischung, kein Früchtetee, da dieser Säure enthält, für Säuglinge eignet sich Fencheltee
– auf 100 Milliliter Tee fünf Gramm Traubenzucker (ein gehäufter Teelöffel) zugeben, ergibt eine 5 %ige Traubenzuckerlösung

Tab. 19-3 Beispiele für Diätpläne

Zeit der Erkrankung	Säuglinge bis zum vierten Lebensmonat	Säuglinge ab dem vierten Lebensmonat	Klein- und Schulkind
erster Tag	Teepause für sechs bis zwölf Stunden (Tee mit Elektrolyten und Traubenzucker 5%ig) dann Reis- oder Karottenschleim, zusätzlich Tee	Teepause für sechs bis zwölf Stunden alle weiteren Mahlzeiten als Karottensuppe	Teepause für sechs bis zwölf Stunden (Tee mit Elektrolyten und Traubenzucker 5%ig) reichlich Flüssigkeit, evtl. Salzstangen und Zwieback
zweiter Tag	fünf bis acht Flaschenmahlzeiten mit $^3/_4$ Reisschleim oder Karottenschleim und $^1/_4$ Heilnahrung	fünf Mahlzeiten mit je $^3/_4$ Karottensuppe und $^1/_4$ Heilnahrung	**Morgens:** leicht gesalzener Reisschleim oder Wassergrieß, roh geriebener Apfel oder geschlagene Banane **Mittags:** Karottensuppe nach Moro, ältere Kinder fettfreie Karotten und Wasserkartoffelbrei **Zwischenmahlzeit:** geschlagene Banane oder Zwieback **Abends:** Reisschleim oder Wassergrieß mit geriebenem Apfel, Zwieback
dritter Tag	fünf bis sechs Mahlzeiten mit $^1/_2$ Reisschleim oder Karottenreisschleim und $^1/_2$ Heilnahrung	fünf Mahlzeiten mit $^1/_2$ Karottensuppe und $^1/_2$ Heilnahrung	anschließend stufenweise Kosterweiterung auf Magermilchquark, fettarmen Streichkäse, Magermilchkakao, mageres Kalbfleisch oder Geflügel, Weißbrot vom Vortag, Toastbrot, Zwieback
vierter Tag	fünf Mahlzeiten mit $^1/_4$ Reis- oder Karottenreisschleim und $^3/_4$ Heilnahrung	fünf Mahlzeiten mit $^1/_4$ Karottensuppe und $^3/_4$ Heilnahrung	Schleim- und Magermilchsuppen, Schokoladensuppe aus Wasser und Magermilch, Bananen-Magermilch, passierte Karotten oder
fünfter Tag	fünf Mahlzeiten mit Heilnahrung	fünf Mahlzeiten mit Heilnahrung, bei älteren Säuglingen zwei Flaschen durch milch- und fettfreie Breie ersetzen	Blumenkohl, Kartoffelbrei mit Wasser oder Magermilch
sechster Tag	flaschenweise Umstellung auf gewohnte Nahrung, nach Verträglichkeit und Stuhlbeschaffenheit	flaschenweise Umstellung auf gewohnte Nahrung	**Getränke:** dünner schwarzer Tee, Kamillen-, Fenchel-, Kräutertee mit wenig Traubenzucker (5%), keine Milch, Fruchtsäfte oder Limonaden **Ausnahme:** Coca Cola ohne Kohlensäure in kleinen Portionen bei Kindern, die andere Getränke vermeiden

19

- **Reisschleim**
- Trockenreisschleim (instant)
- 10 Gramm (drei Meßlöffel) auf 90 Milliliter abgekochtes Wasser
- evtl. mit Traubenzucker süßen
- bei Klein- und Schulkindern in Ausnahmefällen Süßstoff, da der Reisschleim sehr schlecht und fade schmeckt und die Kinder ihn evtl. verweigern
- **Karottenreisschleim**
- Karottenreisschleim (instant)
- 12,5 Gramm (2,5 Meßlöffel) auf 100 Milliliter abgekochtes Wasser
- Traubenzucker
- **Karottensuppe nach Moro**
- Frühkarotten (fettfrei) aus dem Glas
- zu gleichen Teilen mit abgekochtem, warmem Wasser verdünnen
- **Heilnahrung**
- Heilnahrung
- 14 Gramm (zwei Meßlöffel oder Meßbecher) auf 100 Milliliter abgekochtes, warmes Wasser
- **Heilnahrungsbrei**
- Heilnahrung
- 28 Gramm (vier Meßbecher) auf 80 Milliliter abgekochtes Wasser

 Für Säuglinge, die Heilnahrung, Karottenreisschleim oder Reisschleim mit der Flasche erhalten, muß das Saugerloch vergrößert werden, da das Trinken sonst zu anstrengend ist.

19.4.14 Aids

Bei Aids **(Acquired immunodeficiency syndrome)** handelt es sich um eine erworbene Schwäche des gesamten körpereigenen Abwehrsystems, hervorgerufen durch eine Infektion durch das HIV (Humanes Immundefekt-Virus), das die T4-Lymphozyten (Helferzellen) des Blutes und somit die gesamte körpereigene Abwehr gegen Infektionen inaktiviert. Die Übertragung erfolgt hauptsächlich durch **Geschlechtsverkehr** (Schleimhautverletzungen).

Infektionen bei Kindern treten in der Mehrheit bei **Neugeborenen** von **HIV-positiven Müttern** auf. Die Infektion erfolgt **intrauterin** oder in manchen Fällen während der **Geburt**. HIV-Infektionen in der **Frühschwangerschaft** können zu intrauterinen Schädigungen des Kindes (z.B. small-for-date-babies, Mikrozephalie) führen.

Seltener sind Infektionen nach Bluttransfusionen und/oder Gabe von Blutfraktionen bei Kindern und Jugendlichen mit **Hämophilie**. Durch die Schwächung der körpereigenen Abwehr besteht die Gefahr von häufigen, sogenannten **opportunistischen Infektionen**, die durch die weitere Reduzierung der Abwehr lebensbedrohliche Formen annehmen können.

Opportunistische Infektionen
- Pilzinfektionen
- Meningitis
- interstitielle Pneumonie
- Tuberkulose
- infektiöse Darmerkrankungen wie Salmonellose, Shigellenruhr
- Herpeserkrankungen

Nach Schätzungen der WHO (Weltgesundheitsorganisation) sind weltweit eine Million Kinder mit HIV infiziert.

Symptome
Die folgenden Symptome können beobachtet werden, sind aber nicht zwingend vorhanden.
- **Bei Neugeborenen und Säuglingen** besonders gehäuft zu beobachten
- Gedeihstörungen
- rezidivierende bakterielle Infektionen
- chronische Durchfallerkrankungen
- **Beim Schulkind und Jugendlichen** gehäuft zu beobachten
- Fieber
- Kopf- und Gliederschmerzen
- Müdigkeit
- Leistungsabfall
- Nackensteifheit
- Schwellung der Lymphknoten
- Haut- und Schleimhautveränderungen
- häufig chronischer Durchfall mit starkem Gewichtsverlust, Soor im Mund-, Rachen- und Genitalbereich
- Nachtschweiß
- trockener Husten
- Atembeschwerden

Therapie
Bisher gibt es noch keine kausale Therapie. Behandelt werden kann lediglich ein Teil der opportunistischen Infektionen mit einer erregerspezifischen Chemotherapie.

19.4.14.1 Pflege bei Kindern mit Aids

Die Pflege bei Kindern mit Aids richtet sich immer nach dem Alter und der momentanen opportunistischen Infektion. Da bei Neugeborenen die Symptomatik noch nicht so sehr ausgeprägt ist, soll hier die Pflege größerer Kinder beschrieben werden. Es ist wichtig, daß die Kinder ihre **Selbständigkeit** so weit wie möglich erhalten können. Auch dürfen sie **keine Ausgrenzung** erleben. Es sind viel **Zuwendung** und **Zeit für Gespräche** notwendig, um die Kinder bei der Bewältigung ihrer Probleme zu unterstützen.

• **Hygiene**

Der Patient soll nur **eigene Toilettenartikel** benutzen. Eine eigene **Toilette** ist nur angezeigt bei Durchfällen, gastrointestinalen Blutungen und mangelhafter Patientenhygiene. Um den Patienten vor Infektionen zu schützen, kann ein Einzelzimmer erforderlich sein.

Bei Blutabnahmen, Umgang mit Ausscheidungen und bei allen Untersuchungen und Pflegemaßnahmen, bei denen die Gefahr von Blutungen oder Blutkontakt besteht, müssen **Schutzkittel** und **Einmalhandschuhe** getragen werden. **Kontaminierte Bettwäsche** ist mit Handschuhen zu entsorgen.

Waschbare **Spielsachen** sollen thermisch oder chemothermisch desinfiziert werden, für nicht waschbare eignet sich eine Scheuer-Wisch-Desinfektion.

• **Pflegerische Maßnahmen**

Die Pflege ist **schonend** vorzunehmen.

– individuelle Lagerung
– bei Bedarf schmerzstillende Medikamente nach Anordnung
– bei Bedarf Infusion nach Anordnung
– bei Infusionstherapie Kontrolle des Venenverweilkatheters, einmal täglich Verbandwechsel
– bei Infusionstherapie Beobachtung der Eintrittsstelle des Venenkatheters (Rötung, Schwellung, Schmerz)
– bei Durchfall oder Bauchschmerzen Diät unter Berücksichtigung von Lieblingsspeisen (Wunschkost)
– viel Flüssigkeit (Lieblingsgetränke) anbieten
– immer wieder kleine Nahrungsportionen anbieten
– das Kind soll soweit als möglich Körperpflege selbst übernehmen, Hilfe anbieten, bei Bedarf unterstützen
– Haut gut beobachten, Hautpflege mit schonenden Hautpflegemitteln, evtl. eigene Hautpflegepräparate des Patienten verwenden
– mehrmals täglich Mundpflege mit verordneten Medikamenten
– bei Schwitzen Teilwaschungen mehrmals täglich
– Wäsche- und Bettwäschewechsel bei Bedarf, auch nachts
– Kontrolle der Ausscheidungen, beim Toilettengang wenn nötig unterstützen, Schamgefühl beachten
– Ruhezeiten einplanen
– Frischluft im Zimmer
– Information über alle Behandlungs- und Pflegemaßnahmen

• **Bei Pneumonie**

– Oberkörperhochlagerung
– Inhalationen nach Verordnung mehrmals täglich
– vorsichtige Vibrationsmassage des Thorax
– zum Abhusten auffordern
– Husten erleichtern durch sanften Druck mit der flachen Hand auf die Flanken bei Hustenstößen
– Gabe aller verordneten Medikamente
– Sauerstoff bereithalten
– weitere atemerleichternde Maßnahmen siehe Kapitel 13.5.1.1

 Besonders wichtig ist die psychische Begleitung des kranken Kindes und seiner Familie. Die Kinder müssen sich angenommen fühlen, Kontakte zu Gleichaltrigen sind zu fördern.

Literaturverzeichnis

Beckert, J., R. Preuner: Hygiene für Krankenpflege- und medizinisch-technische Berufe (4. Aufl.). Georg Thieme Verlag, Stuttgart 1992

Distler-Melander, M.: Trainingsheft Kinderkrankenpflege. Zuckschwerdt Verlag, München 1991

Juchli, L.: Pflege (7. Aufl.). Georg Thieme Verlag, Stuttgart 1994

Lüders, D. (Hrsg.): Lehrbuch für Kinderkrankenschwestern (11. Aufl.). Ferdinand Enke Verlag, Stuttgart 1990

Möllenhoff, H.: Hygiene für Pflegeberufe. Urban & Schwarzenberg, München 1995

Palitzsch, D. (Hrsg.): Pädiatrie (3. Aufl.). Ferdinand Enke Verlag, Stuttgart 1990

Wichmann, V.: Kinderkrankenpflege (3. Aufl.). Georg Thieme Verlag, Stuttgart 1991

20 Pflege bei Kindern mit Erkrankungen der Verdauungsorgane

Kirsten Prisett

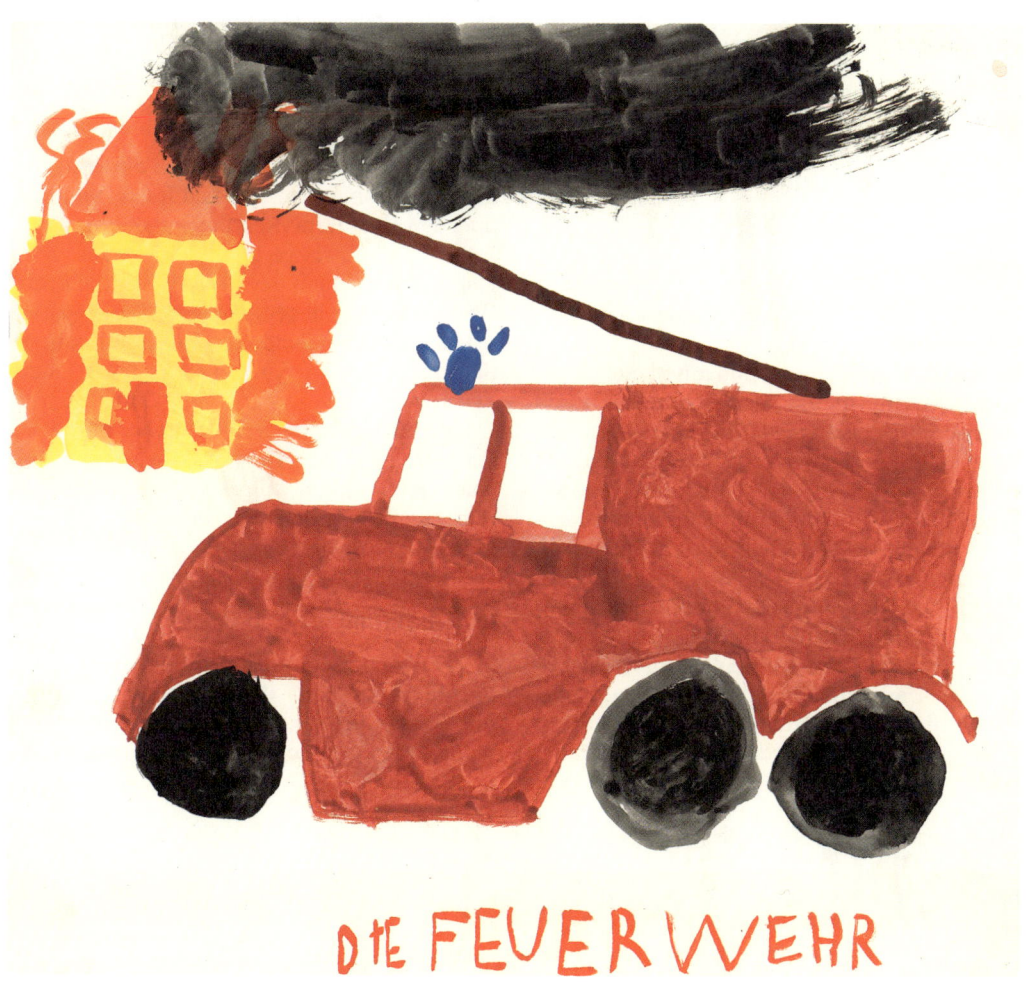

DIE FEUERWEHR

20.1	**Anatomie, Physiologie**	384
20.2	**Maßnahmen zur Diagnostik und**	
	Therapie	385
20.2.1	Magen- und Dünndarmsonde	385
20.2.2	Magenspülung	388
20.2.3	Legen eines Darmrohrs	389
20.2.4	Einläufe	390
20.2.5	Klistiere	391

20.2.6	Aszitespunktion	392
20.2.7	Leberbiopsie	393
20.3	**Pflege und Krankheitsbilder**	
	Magen-Darm-Trakt	394
20.3.1	Gastroösophagealer Reflux	394
20.3.1.1	Pflege bei Kindern mit	
	gastroösophagealem Reflux	395
20.3.2	Hypertrophe Pylorusstenose	395

20.3.2.1	Pflege bei Kindern mit hypertropher Pylorusstenose	395
20.4	**Pflege und Krankheitsbilder Dünn- und Dickdarm**	396
20.4.1	Zöliakie	396
20.4.1.1	Pflege bei Kindern mit Zöliakie	396
20.4.2	Kohlenhydratmalabsorption	397
20.4.2.1	Pflege bei Kindern mit Kohlen-hydratmalabsorption	397
20.4.3	Morbus Crohn und Colitis ulcerosa .	397
20.4.3.1	Pflege bei Kindern mit Morbus Crohn und Colitis ulcerosa	398
20.5	**Pflege und Krankheitsbilder Rektum und Anus**	399
20.5.1	Chronische habituelle Obstipation .	399

20.5.1.1	Pflege bei Kindern mit chronischer habitueller Obstipation	399
20.5.1.2	Pflegeplanung bei einem Kind mit chronischer habitueller Obstipation	400
20.6	**Pflege und Krankheitsbilder Leber**	403
20.6.1	Leberzirrhose	403
20.6.1.1	Pflege bei Kindern mit Leberzirrhose	403
20.7	**Pflege und Krankheitsbilder Bauchspeicheldrüse**	404
20.7.1	Akute Pankreatitis	404
20.7.1.1	Pflege bei Kindern mit akuter Pankreatitis	404
20.7.2	Zystische Fibrose, Mukoviszidose . .	405
20.7.2.1	Pflege bei Kindern mit zystischer Fibrose	406

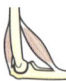

20.1 Anatomie, Physiologie

Der Mensch ist auf die ständige Nahrungszufuhr angewiesen, um seine Lebensfunktionen aufrechtzuerhalten.

Die im Mund zerkleinerte und mit Speichel vermengte Nahrung gelangt beim Schlucken durch die **Speiseröhre** (Ösophagus) in den Magen, wo sie mechanisch und chemisch (durch die Zugabe von Magensaft) bearbeitet wird. Im sich anschließenden **Zwölffingerdarm** (Duodenum) werden dem Nahrungsbrei Galle und Pankreassaft hinzugefügt. Die weitere Passage durch den Hauptteil des **Dünndarms** (Jejunum und Ileum) und den **Dickdarm** (Kolon) dient der endgültigen Zerlegung des Speisebreis in seine Grundbestandteile und der anschließenden Absorption. Dabei wird auch die aus den Verdauungssäften stammende Flüssigkeit des Speisebreis dem Körper wieder

zugeführt. Schließlich werden die unverdaulichen Nahrungsreste als halbfester **Stuhl** (Kot) über den **Mastdarm** (Rektum) ausgeschieden.

Die dreischichtige Muskulatur des Magen-Darm-Traktes dient der Durchmischung und dem Weitertransport des Speisebreis (Tab. 20-1).

Die **Bauchspeicheldrüse** (Pankreas) stellt wichtige Verdauungsenzyme zur Verfügung. Sie wirken eiweiß-, fett- und kohlenhydratabbauend.

Die Bedeutung der von der **Leber** produzierten Galle liegt in der Fettverdauung sowie in der Ausscheidung von Bilirubin, Toxinen und anderem. Die Leber spielt außerdem eine zentrale Rolle im Kohlenhydrat-, Fett-, Eiweiß- und Hormonstoffwechsel.

■ Ernährung

Zur Energiegewinnung, Synthese körpereigener Substanzen und für das Wachstum müssen über die Ernährung Nährstoffe zugeführt werden. Die Nährstoffe enthalten Energie in Form von **Koh-**

Tab. 20-1 Funktionen und Störungen im Magen-Darm-Trakt

Körperteil	Funktion	Funktionsstörung
Speiseröhre (Ösophagus)	Passage des Nahrungsbreis	Passagehindernis
Magen (Gaster)	Durchmischen, Vorverdauen, Sterilisieren der Nahrung	Selbstverdauung der Magenwand
Dünndarm (Duodenum)	Spaltung und Resorption der Nährstoffe	Resorptionsstörungen Nahrungsmittelunverträglichkeit
Dickdarm (Colon)	Wasserresorption	Obstipation Diarrhö

lenhydraten, **Fetten** und **Eiweißen**. Neben diesen enthalten sie Vitamine, Mineralstoffe, essentielle Fettsäuren sowie Ballaststoffe und Wasser.

Eiweiß dient in erster Linie als Baustoff. Es ist um so wertvoller, je mehr seine **Aminosäuren** mit denen des menschlichen Eiweißes übereinstimmen (biologische Wertigkeit). **Kohlenhydrate** sind in erster Linie Energieträger. Sie sind aus Zuckerverbindungen, wie Mono- (Glukose, Fruktose), Di- (Rüben-, Malz-, Milchzucker) und Polysacchariden (Stärke, Zellulose, Glykogen) aufgebaut. **Fett**, ebenfalls ein Energieträger, dient als Reserve- und Speicherstoff, erfüllt aber auch Stütz- und Polsterfunktion. Fette sind Träger essentieller Wirkstoffe (essentielle ungesättigte Fettsäuren, fettlösliche Vitamine). **Vitamine** sind für den Zellstoffwechsel notwendige organische Substanzen, die nicht oder in nicht ausreichender Menge vom Körper gebildet werden können. **Mineralstoffe** sind wesentlich für die Aufrechterhaltung des inneren Milieus in den Körperzellen (osmotischer Druck, Säure-Basen-Gleichgewicht). **Ballaststoffe** sind unverdauliche Kohlenhydrate, die die Magen-Darm-Tätigkeit verbessern. **Wasser**, als Lösungs- und Transportmittel des Körpers, ist für die Aufrechterhaltung aller Körperfunktionen lebensnotwendig.

Der Nahrungsbedarf richtet sich nach dem individuellen Energiebedarf des Menschen. Er setzt sich aus **Grund- und Arbeitsumsatz** zusammen. Beides sind individuelle Größen, die unter anderem abhängig von Alter, Gewicht, Körpergröße und Geschlecht sind.

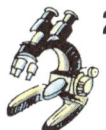

20.2 Maßnahmen zur Diagnostik und Therapie

20.2.1 Magen- und Dünndarmsonde

Durch das Einführen eines Schlauches (Sonde) schafft man den Zugang zur Magenhöhle oder zum Dünndarm. Indikationen sind
- **Aus diagnostischen Gründen**
- Magen- oder Duodenalsaftentnahme
- Ausschluß einer Ösophagusstenose oder -atresie bei Neugeborenen
- **Aus therapeutischen Gründen**
- Absaugen des Mageninhalts (Fruchtwasser beim Neugeborenen)
- „Ablaufsonde" zum Ablaufen des Magensaftes nach Operationen

- Magenspülung
- Nahrungs- und Flüssigkeitszufuhr (Trinkschwäche, ungenügender Saug- und Schluckreflex, bei Atemstörungen und Krampfanfällen, Bewußtlosen, Fehlbildungen, Verletzungen oder Operationen im Lippen-, Kiefer-, Gaumenbereich, Nahrungsverweigerung)

Nach Magenoperationen, Verätzungen und Hiatushernie (Zwerchfellbruch) ist wegen der Perforationsgefahr eine Sondierung **kontraindiziert**.

Es gibt verschiedene Zugangswege zum Sondieren.
- **Nasogastral**

Die Sonde wird durch die Nase eingeführt (bei Dauersonden).
- **Oral**

Der Zugang erfolgt über den Mund. Eignet sich für Einzelsondierungen, evtl. bei Frühgeborenen, um die Nase zum Atmen freizuhalten und zur Magenspülung.
- **Perkutan endoskopisch kontrollierte Gastrostomie (PEG)**

Der Katheter wird unter endoskopischer Kontrolle durch die Bauchdecke in den Magen oder Dünndarm gelegt.
- **Feinnadeljejunostomie (FKJ)**

Der Katheter (Jejunocath) wird durch einen chirurgischen Eingriff in den Dünndarm gelegt.

■ Einlegen der Ernährungssonde

Vorbereitung des Materials
- Magen- bzw. Dünndarmsonde (Größe je nach Indikation und Alter des Kindes)
- Gleitmittel (Tee, Wasser, 5%ige Glukose), evtl. lokalanästhesierendes Gel
- Lackmuspapier, Stethoskop, Spritze (Größe je nach Sonde)
- Heftpflaster, wasserunlöslicher Filzstift, Schere
- Nierenschale
- evtl. Gummikeil
- anatomische Klemme
- evtl. Lichtquelle, Zungenspatel
- Einmalhandschuhe
- evtl. Laborröhrchen für Magen- oder Duodenalsaftanalysen

Vorbereitung und Lagerung des Patienten
Grundsätzlich geht eine altersentsprechende Information über den Eingriff voraus, der unangenehm, aber nicht schmerzhaft ist. Ältere Kinder werden darauf hingewiesen, daß sie

20

auf Aufforderung durchatmen und schlucken sollen. Die Patienten sollten nach Möglichkeit nüchtern sein (vier bis sechs Stunden nach der letzten Nahrungsaufnahme).
– evtl. Zahnspangen entfernen
– bei nasaler Sondierung Nase reinigen
– **Rückenlage** mit leicht angehobenem Kopf, das Kinn liegt auf dem Brustkorb (Abb. 20-1)

Bei unruhigen Kindern werden die Arme von einer zweiten Pflegeperson fixiert, evtl. mit einem Handtuch. Bei wachen, verständigen Jugendlichen kann die Sondierung in **halbsitzender Position** erfolgen, der Kopf ist dabei nach vorne geneigt, um ein versehentliches Vorschieben in den Kehlkopf zu vermeiden.

Vorgehen orale Sondierung
– Handschuhe anziehen
– Sondenlänge abmessen (s. nächste rote Ampel)
– Länge an Sonde mit Fettstift markieren
– Mund öffnen, bei Bedarf Mundkeil einlegen
– Sonde anfeuchten (gleitfähig)
– Sondenverschluß öffnen
– Sonde durch Mundhöhle, Rachenraum und Speiseröhre in den Magen einführen
– Kontrolle der korrekten Lage (s. dort)
– Sonde abklemmen oder abstöpseln
– Sonde mit Heftpflaster auf trockener Haut (über Oberlippe und/oder auf der Wange) fixieren

Die Sonde muß so fixiert sein, daß ein Zurückrutschen verhindert und der Patient möglichst wenig von ihr gestört ist.

 Die Sondenlänge wird durch Anlegen des Schlauches vom Mund über Kinn und Hals bis zur Magengrube gemessen.

Vorgehen nasale Sondierung
– Sondenlänge messen (s. nächste rote Ampel)
– Länge an Sonde mit Fettstift markieren
– Sonde anfeuchten
– Sondenverschluß öffnen
– Sonde entlang dem Nasenboden nach hinten-unten gerichtet bis zur Markierung vorsichtig einführen
– ältere Kinder sollen durch den Mund atmen und schlucken, während Sonde vorgeschoben wird
– Kontrolle der korrekten Lage (s. dort)
– Sonde abklemmen oder abstöpseln
– Sonde fixieren (locker über der Oberlippe und/oder auf der Wange).

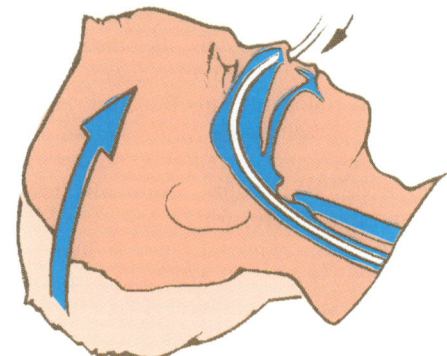

Abb. 20-1 Legen einer Magensonde

Die Sondenlänge wird durch Anlegen des Schlauches von der Nase über das Ohrläppchen bis zur Magengrube (Mitte zwischen Brustbeinende und Nabel) gemessen.

Dünndarmsonden werden unter Röntgenkontrolle ins Duodenum geschoben.

Bei Widerstand Sonde etwas herausziehen und erneut leicht drehend einführen. Um zu verhindern, daß Säuglinge die Sonde greifen und herausziehen können, eignet sich das Anziehen von Fäustlingen.

Das Kind ist während des Einführens der Sonde aufmerksam zu beobachten. Bei Blässe, Zyanose oder Husten liegt die Sonde wahrscheinlich in der Luftröhre (Trachea) und muß sofort zurückgezogen werden.

Kontrolle der Sondenlage
Die Lage der Sondenspitze wird grundsätzlich nach dem Einführen und vor jeder Verabreichung von Sondenkost geprüft. Kontrollmethoden:
– spontanes Ablaufen von Magensekret (evtl. Sonde unter Magenniveau halten)
– Magensaft mit Spritze aspirieren
– wenig (2 bis 5 Milliliter) Luft mit der Spritze über die Sonde in den Magen spritzen, dabei mit dem Stethoskop unterhalb des Sternums das Einströmgeräusch abhören
– Inspektion von Mund und Rachen mit Holzspatel und Lampe, ob Sonde sich dort aufgerollt hat

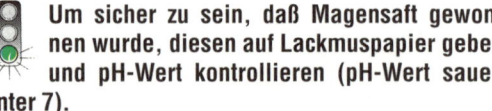 **Um sicher zu sein, daß Magensaft gewonnen wurde, diesen auf Lackmuspapier geben und pH-Wert kontrollieren (pH-Wert sauer, unter 7).**

Komplikationen

Gelangt die Sonde beim Einführen in die Atemwege, besteht die Gefahr einer **Atembehinderung** mit möglichem Herz-Kreislauf-Stillstand. Auch Erbrechen mit anschließender Aspiration kann auftreten. Besonders gefährlich ist ein **Vagusreiz** mit anschließendem Herzstillstand. Ebenfalls möglich sind Reizungen oder Verletzungen der Schleimhäute von Nase, Pharynx, Ösophagus und Magen.

■ Verabreichen von Sondenkost

Die Nahrung kann in **Einzelportionen** über eine Magensonde verabreicht werden oder als **kontinuierliche Nahrungszufuhr** über Dauermagensonde und Ernährungspumpe.

Sondennahrung, Kalorien- und Flüssigkeitsmenge in 24 Stunden verordnet der Arzt.

Vorbereitung des Materials

– frisch zubereitete Sondennahrung (evtl. im Wasserbad erwärmt)
– 20- oder 50-ml-Spritze, je nach Alter und Menge
– Tee oder stilles Mineralwasser zum Nachspülen der Sonde, 2-ml-Spritze (Spritzengröße je nach Sonde)
– Lackmuspapier, Stethoskop, Spritze (zum Aspirieren von Magensaft)
– Klemme
– Nierenschale
– Bettschutz

Vorbereitung und Lagerung des Patienten

Altersentsprechende Information über Nahrung und Verabreichungsart. Lagerung je nach Zustand liegend, halbsitzend oder auf dem Schoß, bei Störungen des Bewußtseins in Seitenlage (Absaugmaterial bereithalten). Ältere Kinder können beim Sondieren miteinbezogen bzw. angeleitet werden.

Vorgehen bei Einzelportionen

– Händedesinfektion
– Kontrolle der Sondenlage (s. dort)
– Temperaturkontrolle der Sondenkost
– Nahrung luftfrei in Spritze aufziehen
– Sonde abklemmen, Sondenverschluß öffnen
– Spritze mit Sonde verbinden
– Sondennahrung durch leichten Druck auf den Spritzenstempel einspritzen
– Kontakt zum Patienten halten, auf Verträglichkeit der Nahrung achten

– wenn die Nahrung verabreicht ist, Sonde mit Tee oder Mineralwasser nachspülen
– Sonde abstöpseln

 Ein Einspritzen von Luft in den Magen ist grundsätzlich zu vermeiden, da sie den Magen bläht.

 Die Sonde nach jeder Nahrungsgabe mit Tee oder stillem Mineralwasser nachspülen, um ein Verstopfen, Verkleben oder Ausflocken von Nahrungseiweiß zu verhindern.

Nachsorge des Patienten

– auf Zeichen von Nahrungsunverträglichkeit achten (Übelkeit, Erbrechen)
– bei schwerkrankem Kind Kopf zur Seite legen
– ältere Kinder 30 Minuten in halbsitzender Position belassen, um Rückfluß zu vermeiden

Vorgehen bei kontinuierlicher Nahrungsverabreichung

– Infusionsflasche oder -beutel mit Sondenkost füllen bzw. gebrauchsfertige Flasche mit Überleitungssystem verbinden
– Schlauchsystem füllen
– Kontrolle der korrekten Lage der Sonde
– Schlauchsystem und Sonde verbinden
– verordnete Tropfenzahl bzw. Ernährungspumpe einstellen
– Flasche während der Verabreichung gelegentlich leicht schütteln, damit Sonde nicht verstopft

Das Überleitungssystem ist alle 24 Stunden zu wechseln.

Pflege bei liegender Magensonde

Immer vor der Verabreichung der Sondenkost, mindestens jedoch dreimal täglich, ist eine **Mundpflege**, zum Anregen der Speichelsekretion, angezeigt.

Das Pflaster wird einmal täglich gelöst und die Sonde an einer anderen Stelle **neu fixiert**. Dabei ist auf **Druckstellen** zu achten. Einmal täglich und bei Bedarf ist eine **Nasenpflege** (Eintrittsstelle der Magensonde) erforderlich. Ein **Sondenwechsel** erfolgt regelmäßig nach ärztlicher Anordnung bei Bedarf und je nach Material oder Sondenart. Magensonden, über die täglich mehrere kleine Mahlzeiten verabreicht werden, wechselt man in der Regel nach ein bis zwei Tagen, Dünndarmsonden alle ein bis zwei Wochen. Bei jedem Son-

20

denwechsel wechselt man auch das Nasenloch.

Entfernen der Sonde

– Sonde verschließen, damit beim Herausziehen kein Magensaft aspiriert wird
– Plasterfixierung behutsam lösen
– Handschuhe anziehen
– Sonde zügig herausziehen (vermeidet Vagusreiz)
– Handschuh über die aufgewickelte Sonde stülpen, verwerfen
– ältere Kinder Nase putzen und Mund spülen lassen
– Nasenpflege

20.2.2 Magenspülung

Unter einer Magenspülung versteht man das Ausspülen des Magens durch einen eingeführten Schlauch. Am häufigsten wird sie bei Klein- und Schulkindern, nach versehentlicher oder absichtlicher Einnahme von toxisch wirkenden Substanzen wie Arzneimittel, Alkohol, Haushaltschemikalien, giftigen Pflanzen oder bei akut erforderlichen Operationen, notwendig.

> **Bei Vergiftungen durch Säuren oder Laugen (Perforationsgefahr) und bei Krampfbereitschaft ist eine Magenspülung kontraindiziert. Bewußtlose Patienten müssen vor der Spülung wegen Aspirationsgefahr intubiert werden.**

Vorbereitung des Materials

– Magensonde (großer Innendurchmesser), Größe je nach Alter

– Gel oder Gleitmittel (Tee)
– evtl. Gummikeil
– Glastrichter (200 Milliliter) mit Schlauch und Glaszwischenstück
– Spritze und Gefäß für Spülflüssigkeit
– körperwarme Spülflüssigkeit nach ärztlicher Anordnung (z.B. NaCl 0,9%)
– Auffangeimer, Nierenschale, Zellstoff
– Gummituch und Windel als Bettschutz
– je nach Situation Laborröhrchen (bei Vergiftungen), Neutralisierungsmittel (Kohle, Magnesiumsulfat)
– Einmalhandschuhe
– Absauggerät, Intubationsbesteck

Vorbereitung und Lagerung des Patienten

– altersentsprechende Information des Kindes über Zweck und Vorgehen
– leichte Kopftieflage, Kopf nach links
– falls es Zustand erlaubt, ältere Kinder in sitzender Position oder auf dem Schoß
– Pflegeperson hält den Kopf und den Schlauch während der Magenspülung

Vorgehen

– Händedesinfektion
– Handschuhe anziehen
– Sondenlänge messen vom Mund über Kinn und Hals bis zur Magengrube
– evtl. Gummikeil einführen
– gleitfähige Magensonde durch den Mund einführen (Abb. 20-2), ältere Kinder können durch Schlucken mithelfen
– Lagekontrolle der Magensonde (Kap. 20.2.1)
– evtl. Entnahme von Mageninhalt zur Untersuchung
– Trichter mit abgeklemmtem Schlauch mit Spülflüssigkeit füllen

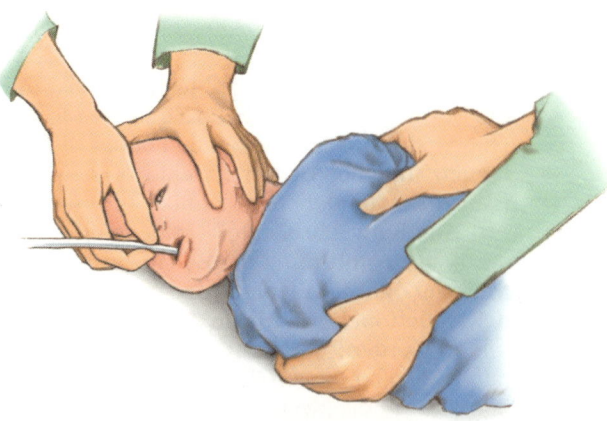

Abb. 20-2
Legen einer Sonde zur Magenspülung

- Schlauch an Magensonde anschließen
- Klemme öffnen, Trichter leicht schräg hochhalten (etwa 30 bis 50 Zentimeter über Magenhöhe), damit keine Luft einläuft
- Trichter senken, bevor er vollständig geleert ist, und über Eimer halten
- Mageninhalt in Eimer fließen lassen
- falls kein Mageninhalt abfließt, Trichter erneut füllen
- Spülung wiederholen, bis Spülflüssigkeit klar zurückfließt
- evtl. verordnetes Medikament über Trichter und Sonde verabreichen, mit Tee nachspülen
- Sonde abklemmen und entfernen
- bei Bedarf Nasen- und Rachenraum absaugen

 Bei einer Magenspülung dürfen pro Spülgang maximal 100 bis 150 Milliliter Flüssigkeit verabreicht werden, da größere Mengen Erbrechen auslösen können.

Beim **Säugling** spritzt man die Spülflüssigkeit mit einer 50-ml-Spritze unter leichtem Druck in die Magensonde und läßt sie in eine Nierenschale abfließen. Auch hier wird die Spülung so lange wiederholt, bis die Spülflüssigkeit klar zurückfließt.

Nachsorge des Patienten
Das Kind beruhigen und ausruhen lassen, Vitalwerte kontrollieren. Den Mund spülen lassen und Mundpflege vornehmen. Der Patient soll nicht alleine gelassen werden.

Komplikationen
Es können während und nach der Magenspülung Komplikationen auftreten wie Aspiration, Magenblutung, Kollaps, Flüssigkeitsintoxikation bei großen Spülmengen oder Magenperforation durch zu schnelles Sondieren, zu große Flüssigkeitsmengen, Einsaugen von Luft oder zu großen Druck.

20.2.3 Legen eines Darmrohrs

Das Legen eines Darmrohrs erfolgt mit dem Ziel, den Enddarm von Gasen und/oder Stuhl zu entlasten.

Vorbereitung des Materials
- Darmrohr aus weichem, flexiblem Material, Größe je nach Alter und Indikation

- Vaseline zum Einfetten des Darmrohrs, Spatel
- Abwurfschale, Zellstoff
- Einmalhandschuhe
- Schere, Pflaster zum Fixieren des Darmrohrs
- Bettschutz
- Nierenschale oder Urinflasche zum Auffangen des Darminhalts

Vorbereitung und Lagerung des Kindes
Altersentsprechende Information des Kindes über Zweck und Vorgehen. Das Kind muß vor Auskühlung geschützt werden.
- Bettschutz einlegen
- Rückenlage
- Beine leicht gegen den Bauch anwinkeln
- Gesäß und Oberschenkel unbedingt festhalten
- bei Meteorismus Bauchumfang messen

 Auf Schamgefühle ist Rücksicht zu nehmen, zum Beispiel indem man einen Wandschirm aufstellt, das Kind soweit wie möglich mit einem Tuch bedeckt, Besucher hinausbittet oder das Darmrohr im Bad oder Behandlungszimmer einlegt.

Vorgehen
- Einmalhandschuhe anziehen
- Darmrohr leicht mit Vaseline einfetten, die Öffnungen müssen freibleiben
- Darmrohr vorsichtig unter leichten Drehbewegungen etwa fünf bis zehn Zentimeter einführen, bei Neugeborenen zwei bis drei Zentimeter
- das Ende des Darmrohrs in eine Nierenschale halten
- bei längerem Liegenlassen Darmrohr mit Pflasterstreifen am Gesäß fixieren
- Darmrohr entfernen, wenn Bauch nicht mehr gebläht ist

Ein spürbarer Widerstand beim Einführen des Darmrohrs darf nie gewaltsam überwunden werden, da dies zu einer Darmwandperforation führen kann. Ein leichter Widerstand ist durch eine leichte Drehbewegung zu überwinden.

Legt man das Ende des Darmrohrs in eine mit Wasser gefüllte Nierenschale, sind entweichende Darmgase gut an den aufsteigenden Blasen sicht- und kontrollierbar.

Nachsorge des Patienten

Das Kind bequem lagern. Der Bauchumfang ist nochmals zu messen, wenn das Darmrohr wegen Meteorismus gelegt wurde. Stuhlbeobachtung.

20.2.4 Einläufe

Mit einem Einlauf erreicht man die sorgfältige und vollständige Entleerung des Dickdarms, z.B. bei anhaltender Obstipation oder vor Operationen. Er kann auch zur rektalen Applikation von Medikamenten genutzt werden.

Bei Erbrechen oder Leibschmerzen unbekannter Genese, akuten Unterleibserkrankungen oder Blutungen im Verdauungstrakt ist ein Einlauf **kontraindiziert**.

Beim Reinigungseinlauf wird durch den Druck und die Menge der einfließenden Flüssigkeit die Peristaltik der Darms angeregt (**mechanische Wirkung**) und der Darminhalt weicher gemacht, so daß es zur Ausscheidung von Stuhl kommt. Die Wirkung ist aber nicht nur mechanisch zu erklären, sondern auch über die Temperatur (**thermische Wirkung**) und die Reizwirkung (**chemisch/osmotische Wirkung**) der einlaufenden Flüssigkeit.

Bei Kindern eignen sich **leicht reizende Flüssigkeiten** zur Verabreichung von Einläufen (nach ärztlicher Anordnung):

Bei Säuglingen 0,9%ige NaCl-Lösung, bei größeren Kindern Kamillentee oder Kamillosan (zwei bis fünf Milliliter/ein Liter Wasser) oder Glycerin (20 Milliliter/ein Liter Wasser). **Körperwarme** (37°C) Flüssigkeiten führen zur thermischen Reizung, bei weniger als 37°C entsteht eine Hyperperistaltik des Darms mit unangenehmen Bauchkrämpfen.

Die **Menge** der Spülflüssigkeit richtet sich nach dem Alter und der Größe des Kindes:
– Säuglinge 50 bis 100 (bis 200) Milliliter
– Kleinkinder 200 bis 300 (bis 500) Milliliter
– Schulkinder 300 bis 500 (bis 1000) Milliliter

Die Flüssigkeit muß **langsam** und **ununterbrochen** verabreicht werden.

Vorbereitung des Materials
– Einwegunterlage
– Einmalhandschuhe
– Zellstoff, bei Säuglingen Windel
– Abwurfsack
– Einmal-Einlaufsystem oder Irrigator mit Gummischlauch und Ansatzstück
– Schlauchklemme
– körperwarme Spülflüssigkeit
– Darmrohr (Größe je nach Alter des Kindes)
– Vaseline (Einfetten des Darmrohrs)
– Abwurfschale
– Bettschüssel/Topf, Toilette je nach Alter und Zustand des Kindes

Vorbereitung und Lagerung des Patienten
– altersgemäße Information über Lagerung, Zweck
– auf Ängste eingehen
– Intimsphäre schützen (Kap. 20.2.3)
– linke Seitenlage mit angezogenen Knien, Säuglinge Rückenlage, Beine leicht gegen Bauch anwinkeln
– vor Auskühlung schützen (Tuch)

Vorgehen

Für den Einlauf muß ausreichend Zeit zur Verfügung stehen. Im Zimmer ist für Ruhe zu sorgen. Hektik und Aufregung belasten das Kind und führen evtl. zu Schmerzen.

Alle Teile des **Dickdarms** müssen beim Einlauf erreicht werden. Wenn möglich, soll das ältere Kind während des Einlaufs die Seite wechseln. Die erste Hälfte des Einlaufs auf der **linken** Seite (Verlauf des Kolons), dann nach langsamer Drehung auf der **rechten** Seite liegend einlaufen lassen. Die **Drehung** von links nach rechts ist aus anatomischen Gründen günstig.
– Irrigator mit Schlauch verbinden
– Spüllösung durchfließen lassen (Schlauch luftleer machen, abklemmen)
– Darmrohr einfetten
– Handschuhe anziehen
– Darmrohr vorsichtig in After einführen (Kap. 20.2.3)
– Darmrohr mit Schlauchsystem verbinden
– Klemme öffnen (Abb. 20-3)
– Irrigator etwa 30 Zentimeter über das Körperniveau des Kindes anheben
– Flüssigkeit einfließen lassen
– ältere Kinder auffordern, mit geöffnetem Mund ruhig zu atmen
– System abklemmen
– Gesäßfalten zusammendrücken
– Darmrohr mit der behandschuhten Hand herausziehen
– Handschuh darüberstülpen und beides verwerfen
– Analbereich abtrocknen

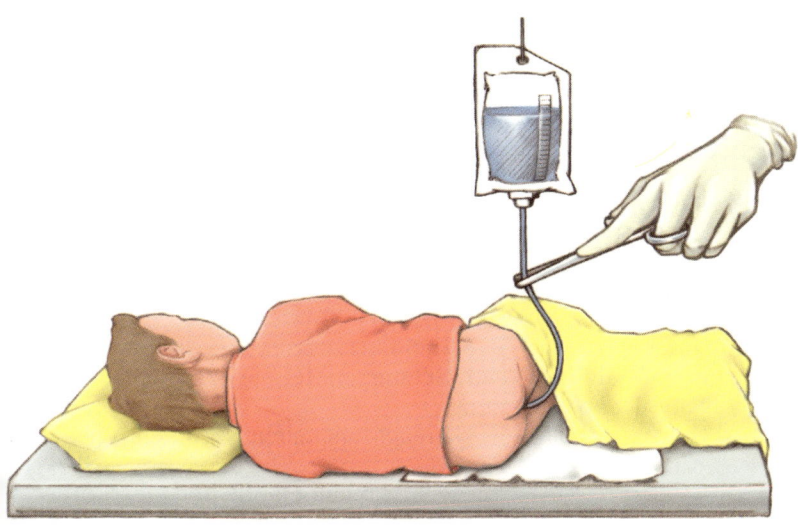

Abb. 20-3
Einlauf in Seitenlage

 Wenn während des Einlaufs Schmerzen auftreten, muß er sofort unterbrochen werden. Die Ursache ist häufig eine zu rasche Verabreichung.

Nachsorge des Patienten

- ältere Kinder zum Halten des Einlaufs motivieren
- ausruhen lassen, nicht alleine lassen, Vitalzeichen kontrollieren
- Kind zur Toilette schicken bzw. auf den Topf setzen
- Beobachtung des Stuhls
- evtl. Stuhlprobe abnehmen

20.2.5 Klistiere

Mit einem Klistier oder **Klysma** (Plastikbehälter mit Rektalrohr) wird eine kleine Menge Flüssigkeit in das Rektum eingeführt. Es findet seine Anwendung zum Reinigen des unteren Darmabschnitts (Kolon), zur raschen Entleerung des Enddarms (z.B. vor Operationen, Röntgenuntersuchungen mit Hilfe eines Kontrastmittels, vor Darmspiegelungen, bei schwerer Obstipation), zum Einbringen eines Medikamentes (z.B Cortisonklistier bei Colitis ulcerosa) oder zur Schmerzstillung (z.B. bei irritierter Darmschleimhaut). Die gebrauchsfertigen Klysmen enthalten eine Flüssigkeit, die den Kot **aufweicht** und ihn **gleitfähig** macht.

Vorbereitung des Materials

- Einwegklistier im Wasserbad auf Körpertemperatur erwärmen

- Einmalhandschuhe
- Vaseline, Spatel, Zellstoff
- Einwegunterlage (Bettschutz)
- Abwurfsack
- Bettschüssel oder Topf, Toilette oder Windel, je nach Alter des Kindes und Zustand

Vorbereitung und Lagerung des Patienten
Siehe Kapitel 20.2.4.

Vorgehen

- Einmalhandschuhe anziehen
- Verschlußkappe des Klistiers entfernen
- Ansatzrohr mit Vaseline einfetten und in den Mastdarm einführen
- Flüssigkeit durch Aufrollen des Plastikbehälters in den Darm einbringen
- im aufgerollten Zustand entfernen
- beim Säugling und Kleinkind Gesäßhälften zusammendrücken
- Handschuhe über die leere Hülle stülpen, verwerfen

Nachsorge des Patienten und Entsorgen des Materials
Siehe Kapitel 20.2.4.

■ Mikroklist

Ein Mikroklist ist ein Applikator, in dem sich eine kleine Menge abführender Flüssigkeit befindet, die auf salinischer und/oder Glycerinbasis einen geringen und sanften Darmreiz auslöst. Er wirkt rasch und ist besonders für Kleinkinder oder für Säuglinge eine Hilfe zur Darmentleerung. Vorbereitung, Vorgehen

20

und Nachsorge entsprechen der eines Klistiers oder Einlaufs.

20.2.6 Aszitespunktion

Ein **Aszites** (Bauchwassersucht) ist die krankhafte Ansammlung seröser Flüssigkeit in der Bauchhöhle. Bei der Aszitespunktion wird diese Flüssigkeit aus diagnostischen und/oder therapeutischen Zwecken abgelassen. Die Punktion erfolgt meist im linken Unterbauch, am Übergang vom äußeren zum mittleren Drittel der Verbindungslinie Nabel-Darmbeinstachel (Abb. 20-4).

Vorbereitung des Materials
– steriler Kittel
– sterile Handschuhe
– Hautdesinfektionsmittel, Tupfer, Watteträger
– Material zur Lokalanästhesie (Lokalanästhetikum, Spritze, Kanüle)
– evtl. steriles Schlitztuch
– evtl. Skalpell
– sterile Punktionskanüle (Trokar) mit angesetztem Aszitesschlauch, Schlauchklemme und Spritze
– Auffanggefäß, Meßzylinder

– Urometer, sterile Reagenzgläser
– steriles Verband- und Nahtmaterial, breite elastische Binde, Hautklammer
– Abfallsack

Vorbereitung und Lagerung des Kindes
– altersgemäße Information über den bevorstehenden Eingriff
– auf Ängste eingehen, Kind bei Bedarf beruhigen
– zur Miktion auffordern
– Bauchumfang messen und dokumentieren
– evtl. Schmerzmittel nach ärztlicher Anordnung
– Rückenlage mit leicht erhöhtem Oberkörper
– Pflegeperson hält Hände und Oberkörper
– zweite Pflegeperson hält Beine und Gesäß auf der Unterlage fest

Vorgehen
– erste Desinfektion der Punktionsstelle
– Lokalanästhesie der Haut und des Stichkanals (Arzt)
– zweite Desinfektion der Punktionsstelle
– sterile Handschuhe anziehen
– evtl. Schlitztuch auf Punktionsstelle
– Hautschnitt
– Punktion der Bauchhöhle mit Trokar (Arzt)

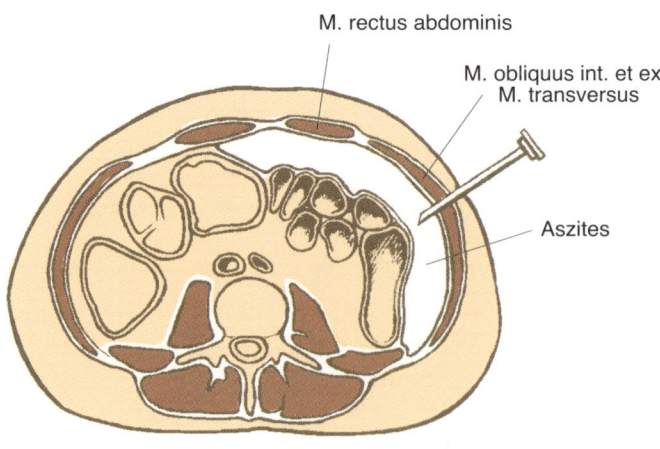
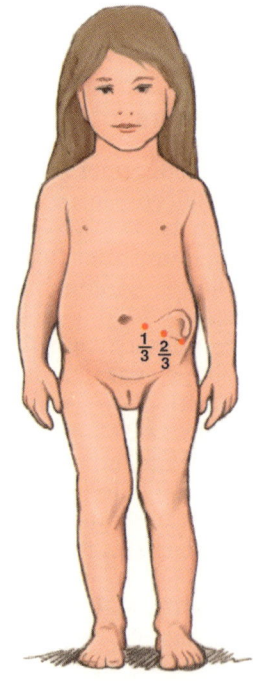

M. rectus abdominis

M. obliquus int. et ext.
M. transversus

Aszites

$\frac{1}{3}$ $\frac{2}{3}$

Abb. 20-4 Aszitespunktion

– Aszitesschlauch auf Trokar aufsetzen
– Aszitesschlauch ins Auffanggefäß leiten, Flüssigkeit abfließen lassen
– Kind gut beobachten, Blutdruck- und Pulskontrolle (mögliches Kreislaufversagen)
– Trokar entfernen
– Wunde mit Hautklammer oder Naht verschließen
– Einstichstelle steril verbinden
– bei größeren Mengen punktierter Flüssigkeit stützende Leibbinde anlegen (wirkt evtl. Schocksyndrom entgegen)
– Punktatmenge messen
– spezifisches Gewicht bestimmen
– Punktat evtl. ins Labor bringen

 Die Bauchhöhlenflüssigkeit fließt spontan ab. Dies sollte nicht zu schnell geschehen, da sonst die Gefahr eines Kreislaufschocks besteht. Dehalb während der Punktion Kontrolle von Blutdruck, Puls und Aussehen des Patienten.

Nachsorge des Patienten
– bequeme Rücken- oder Seitenlage, Bettruhe nach ärztlicher Anordnung
– häufige Nachkontrolle der Einstichstelle auf Nachsickern von Flüssigkeit oder Blutung, bei Bedarf Verband erneuern
– Kontrolle von Allgemeinbefinden, Aussehen und Verhalten
– Kontrolle von Puls, Atmung, Temperatur (Gefahr des hypovolämischen Schocks durch Druckentlastung im Abdomen)
– Bauchumfang messen
– Blutkontrolle (Arzt) auf Eiweiß, Elektrolyte, Kreatinin, Harnstoff, Stickstoff, Hämoglobin und Gerinnungsfaktoren

Komplikationen
Verletzung innerer Organe (Darm, Harnblase) oder eines Gefäßes, Kreislaufkollaps durch zu schnelles Ablaufen des Ergusses, großer Elektrolyt- und Eiweißverlust durch abpunktierte Flüssigkeit, Infektion (z.B. Peritonitis) durch unsteriles Arbeiten oder langanhaltendes Nachsickern der Flüssigkeit.

20.2.7 Leberbiopsie

Bei der Leberbiopsie wird mit einer speziellen Punktionskanüle ein Lebergewebezylinder gewonnen, um die Diagnose einer Lebererkrankung histologisch sicherzustellen. Die Leberbiopsie kann blind von außen (perkutan) oder gezielt mit der Laparoskopie (Bauchspiegelung) verbunden bzw. unter Ultraschall- oder Computertomographiekontrolle vorgenommen werden.

Vorbereitung des Materials
– steriler Kittel, sterile Handschuhe, Mundschutz
– Hautdesinfektionsmittel, Tupfer, Watteträger
– Material für die Lokalanästhesie (Lokalanästhetikum, Spritze, Kanüle)
– evtl. steriles Schlitztuch
– steriles Stilett oder Skalpell
– 10-ml-Spritze mit Adapter
– Menghini-Kanüle mit Mandrin (Biopsienadel)
– NaCl-0,9%-Ampullen
– Uhrglasschälchen mit Filterpapier
– Fixierlösung für Biopsiematerial
– sterile Kompressen, Pflaster, Sandsack
– Nierenschale, Abfallsack

Vorbereitung und Lagerung des Kindes
Vor einer Leberpunktion müssen aufgrund der Blutungsgefahr Blutungs- und Gerinnungszeit, Quickwert, Thrombozyten und Blutgruppe bestimmt werden.
– altersgemäße Information über den bevorstehenden Eingriff, dabei auf Ängste eingehen
– Kind muß mindestens vier Stunden nüchtern sein
– Darm und Blase entleeren lassen
– Kontrolle von Puls und Blutdruck
– Rücken- oder leichte, linke Seitenlagerung
– die rechte Flanke mit Unterlage oder kleinem Kissen (Moltonrolle) erhöhen
– Kopf des Kindes nach links drehen
– rechten Arm über Kopf legen (Dehnung der Interkostalräume)
– eine Pflegeperson hält Kopf, Arme und Schultergürtel
– zweite Pflegeperson hält das Becken und die Beine
– Sedierung des Patienten auf Anordnung (evtl. Venenverweilkanüle)

Vorgehen bei der perkutanen Biopsie
– Händedesinfektion
– 3 ml NaCl 0,9% in 10-ml-Spritze aufziehen
– Punktionsstelle festlegen und mit Stift markieren
– erste Hautdesinfektion

- Lokalanästhesie
- zweite Hautdesinfektion
- Handschuhe anziehen
- Hautschnitt (Arzt)
- Thorax des Kindes ruhighalten
- Arzt führt Menghini-Kanüle mit aufgesetzter Spritze bis zur Leberkapsel ein
- Spritzenkolben eindrücken (Kanüle wird durchgängig)
- Arzt erzeugt mit Spritze Vakuum
- sticht schnell in Lebergewebe ein
- aspiriert Lebergewebezylinder
- Lebergewebezylinder aus der Kanüle in Uhrglasschälchen spritzen
- Fixierlösung aufbringen
- Punktionskanüle entfernen
- sterile Kompresse fest auf Punktionsstelle drücken (Blutungsgefahr)
- Druckverband anlegen

 Es ist immer daran zu denken, daß das Untersuchungsmaterial infektiös sein kann.

Nachsorge des Kindes
- zwei Stunden rechte Seitenlagerung
- Sandsack zur Komprimierung auf Entnahmestelle legen
- Kontrolle von Puls, Atmung, Blutdruck, Aussehen, Verhalten und Verband auf Nachblutungen nach 15, 30, 60, 120 Minuten und ärztlicher Anordnung
- auf Schmerzäußerungen achten
- bei Veränderungen sofort Arzt informieren
- 24 Stunden Bettruhe, Sedierung ausschlafen lassen
- sechs Stunden Nahrungskarenz

Komplikationen
Blutungen, Reizung des Bauchfells durch Galleaustritt oder Verletzung der Pleura (Lungenfell).

 ## 20.3 Pflege und Krankheitsbilder Magen-Darm-Trakt

20.3.1 Gastroösophagealer Reflux

Beim gastroösophagealen Reflux (GÖR) liegt eine **Insuffizienz** des **unteren Ösophagussphinkters**, des Ventils, welches die untere Speiseröhre gegen den Magen abdichtet, vor.

Ein Reflux ist häufig bei Säuglingen zu beobachten („Speikinder sind Gedeihkinder"). Weiter tritt er bei Kindern mit schwerer Zerebralparese auf und ist dann oft mit ernsten Komplikationen verknüpft.

Symptome
- „schlaffes" Erbrechen nach den Mahlzeiten
- „spückeln" (Regurgitation)
- feine Blutbeimengungen (hämatinhaltiges Erbrechen) bei Refluxösophagitis
- evtl. häufig rezidivierende Bronchopneumonien ohne vorangehenden Infekt der oberen Luftwege
- Sodbrennen, Thoraxschmerzen
- Dysphagie beim Schlucken von sauren Nahrungen
- ältere Kinder setzen sich nach dem Essen aufrecht hin, bevorzugen feste Nahrung

Meistens verschwinden die Symptome, wenn die Kinder sich selbst aufrecht hinsetzen oder vorwiegend feste Nahrung zu sich nehmen.

Diagnostik
24-Stunden-pH-Metrie (Messung des pH-Werts der unteren Speiseröhre über eine nasal eingeführte pH-sensible Magensonde) mit gleichzeitiger Dokumentation von Körperposition, Essen, Trinken und Erbrechen. Sonographie, Röntgendarstellung der oberen Magen-Darm-Passage oder eine Endoskopie (nur in schweren Fällen erforderlich) führen zur endgültigen Diagnose.

Therapie
In schweren Fällen werden Medikamente angeordnet, die die Entleerung des Magens fördern und/oder die Salzsäureproduktion des Magens hemmen (sog. H_2-Blocker und Protonenpumpenhemmer).

Sehr selten ist eine chirurgische Maßnahme (Fundoplicatio) notwendig, die die Ventilfunktion im Bereich des unteren Ösophagus verbessern soll.

Komplikationen bei Kindern mit Zerebralparesen
Entzündung der Speiseröhre durch Salzsäure des Magens (Refluxösophagitis). Refluxtracheobronchitis, wenn der Magensaft zum Kehlkopf gelangt mit evtl. plötzlichem Atemstillstand bei Säuglingen (Krippentod, SIDS), bei größeren Kindern asthmaartige Beschwerden oder lebensbedrohliche Aspirationspneumonien.

20.3.1.1 Pflege bei Kindern mit gastro-ösophagealem Reflux

Meistens ist diese Symptomatik für die Eltern sehr belastend, da ihr Kind immer wieder spuckt. Den Kindern helfen häufige, kleine Mahlzeiten, nach denen sie eine Stunde lang nicht flach liegen sollten, auch wenn sie einschlafen. Besonders hilfreich sind ein **langsames** Verabreichen der Nahrung mit **kleinem Saugerloch** oder **Löffel** und großen **Pausen** zum Aufstoßen und ein Andicken der Milch (z.B. mit Nestargel).

Um den Rückfluß der Nahrung zu verhindern, eignet sich eine **Hochlagerung** mit Fixation des Kindes (Abb. 20-5).

Weiter gehören zu den **pflegerischen** Aufgaben:
- Verabreichen der ärztlich angeordneten Medikamente
- Beobachten und Protokollieren von Erbrechen und Erbrochenem (Menge, Aussehen)
- Kind beim Erbrechen beruhigen und nicht alleine lassen
- mindestens dreimal täglich und nach Erbrechen Mundpflege
- Gewichtskontrolle nach Anordnung

Bei Kindern mit Zerebralparese Überwachung von Körpertemperatur, Puls und Atmung nach ärztlicher Anordnung. Bei einer Fundoplicatio prä- und postoperative Pflege (Kap. 26.1 und 26.2).

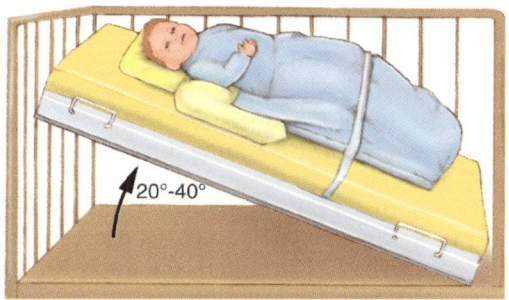

Abb. 20-5 Hochlagerung eines Säuglings durch Verstellen des Bettes um 20 bis 40, maximal 60 Grad

20°-40°

20.3.2 Hypertrophe Pylorusstenose

Die hypertrophe Pylorusstenose ist eine Entleerungsstörung des Magens durch eine Verkrampfung des Magenausgang-Ventils (Pylorus: Pförtner) beim Neugeborenen und jungen Säugling. Zur Verkrampfung (Spastik) des Pylorus entwickelt sich nach Tagen bis Wochen eine Hypertrophie (zu viele glatte Muskelzellen) des Magenpförtners. Er läßt nur kleine Nahrungsmengen passieren.

Symptome
- häufiges schwallartiges Erbrechen (im Bogen) größerer, angedauter Milchmengen, einige Zeit nach der Mahlzeit
- Erbrochenes riecht unangenehm sauer und stechend
- großer Hunger
- angebotene Nahrung wird gierig getrunken
- Dehydratation mit faltiger Haut
- ernstes, greisenhaftes, sorgenvolles Aussehen bzw. Gesichtsausdruck
- sichtbare Magenperistaltik
- Gewichtsabnahme
- hypochlorämische Alkalose (niedriger Cl^--Wert im Serum, hoher pH-Wert) durch häufiges Erbrechen

Diagnostik
Meist führt schon das Probefüttern (50 ml Tee) zur Diagnose, da die Kinder bei dieser Menge meist sofort erbrechen. Mit einer Sonographie kann die Erkrankung dann bildlich dargestellt werden. Oft reicht schon das Beobachten der erhöhten Darmperistaltik, die äußerlich an der Bauchwand gut zu sehen ist.

Therapie
Infusionsgabe zum Vermeiden einer Dehydratation. Meist ist eine Operation erforderlich, bei der der verdickte Magenpförtner angeschlitzt wird; diese ist sehr einfach, schnell und wirkungsvoll. Die konservative Therapie mit Spasmolytika, zehn bis zwölf Mahlzeiten und täglichen Magenspülungen ist heute sehr selten.

Prognose
Die Kinder erholen sich nach der Operation innerhalb von ein bis zwei Tagen vollständig.

20.3.2.1 Pflege bei Kindern mit hypertropher Pylorusstenose

Die Eltern sind meist sehr beunruhigt über den ausgemergelten Zustand ihres Kindes. Sie können aber mit der Hoffnung auf die gute Prognose und durch die Mithilfe bei der Pflege unterstützt werden.

20

Von der Aufnahme bis zur Operation erfolgen eine konservative Behandlung und Pflege:
- zahlreiche kleine Mahlzeiten, zehn- bis zwölfmal pro Tag
- langsames Verabreichen der Nahrung mit kleinem Saugerloch oder Löffel mit Pausen zum Aufstoßen
- Verabreichen der ärztlich angeordneten Medikamente (Sedativa und Spasmolytika zum Verringern der Brechneigung)
- Vorbereitung und Assistenz bei der Infusionstherapie (Dehydratation)
- Oberkörper hochlagern und Seitenlage
- Aufregungen vom Kind fernhalten, ruhige Atmosphäre schaffen, Bezugspflege, Rooming-in
- Erbrechen und Erbrochenes beobachten und protokollieren
- Kind beim Erbrechen beruhigen
- einmal täglich Gewichtskontrolle
- mindestens dreimal täglich Mundpflege und nach Erbrechen
- Säugling auf Dehydratationszeichen (stehende Hautfalten, eingesunkene Fontanelle) beobachten
- Dekubitus- und Pneumonieprophylaxe

Bei einer operativen Therapie prä- und postoperative Pflege (Kap. 26.1 und 26.2).

 ## 20.4 Pflege und Krankheitsbilder Dünn- und Dickdarm

20.4.1 Zöliakie

Bei der Zöliakie besteht eine **allergieartige Überempfindlichkeit** gegen **Gluten** (Gliadin, Klebereiweiß). Dieses Eiweiß ist Bestandteil der Getreidesorten Weizen, Hafer, Gerste und Roggen. Eine Glutenzufuhr führt zu einer **Entzündung** der **oberen Dünndarmschleimhaut** mit **Atrophie** (Verkümmerung) der **Zotten**. Ohne die Zotten kann die Nahrung nicht richtig verdaut werden, und es kommt zu einer mangelnden Aufnahme (Resorption) von Nahrungsstoffen.

In den meisten Fällen beginnen die Symptome wenige Monate nach der ersten Breimahlzeit.

Symptome
- Gedeihstörung, Untergewicht
- Wachstumsverzögerung
- in schweren Fällen Ödeme und Anämie
- vorgewölbter Bauch bei gleichzeitig dünnen Armen und Beinen
- Tabaksbeutelgesäß
- massige, stinkende Stühle
- evtl. Durchfall oder Verstopfung
- Appetitlosigkeit
- schlechte Laune

Diagnostik
Nachweis von Antikörpern gegen Gliadin und Endomysium im Serum. Beweisend ist die Dünndarmsaugbiopsie.

Therapie
Lebenslange Diät ohne Weizen, Roggen, Gerste und Hafer. Statt dessen müssen Mais-, Reis-, Kartoffel-, Hirse- und Buchweizengerichte verabreicht werden. Dies bedeutet nicht nur den Verzicht auf alle Backwaren, die mit normalem Mehl hergestellt sind, sondern auch auf viele industrielle Fertigprodukte. Glutenfreie Produkte gibt es in Reformhäusern und Bio-Bäckereien.

20.4.1.1 Pflege bei Kindern mit Zöliakie

Da diese Erkrankung mit einer lebenslangen **Eßeinschränkung** und **-disziplin** einhergeht, müssen zuerst die Eltern von der Notwendigkeit der **Diät** überzeugt werden. Sie müssen wissen, daß Abweichungen davon zu körperlichen Symptomen bei ihrem Kind führen. Deshalb ist eine gute **Diätberatung** mit Unterstützung einer Diätassistentin wichtig und sinnvoll und steht immer am Anfang einer Zusammenarbeit. Da die Kinder vor Beginn der Therapie häufig mißgelaunt sind, ist eine ablenkende **Beschäftigung** mit Unterstützung von Erziehern zur Besserung der Stimmungslage angezeigt.

Um Eltern und Kindern den Umgang mit der Erkrankung zu erleichtern, ist das Vermitteln von **Selbsthilfegruppen**, die auch Kochkurse anbieten, sehr hilfreich.

Zu den weiteren **pflegerischen** Aufgaben gehören:
- Vorbereitung der Dünndarmbiopsie und anschließende Überwachung
- Verabreichen der glutenfreien Diät
- Beobachten des Eßverhaltens
- Beobachten der Stuhlausscheidung
- gute Analpflege
- Gewichtskontrolle nach ärztlicher Anordnung

– Dekubitusprophylaxe bei abgemagerten Patienten

20.4.2 Kohlenhydratmalabsorption

Bei der Kohlenhydratmalabsorption handelt es sich um eine **angeborene** oder **erworbene Störung** der enzymatischen Verdauung oder Aufnahme von Kohlenhydraten (Zuckern). Die nicht verdauten Zucker bleiben im Darm, binden dort Wasser (wäßrige Durchfälle) und werden von Bakterien unter Freisetzung von Gasen vergoren (Blähungen). Die häufigsten Störungen gibt es bei der Verdauung von Milchzucker (Laktasemangel), von Rohr- bzw. Rübenzucker (Saccharasemangel) und bei der Aufnahme von Fruchtzucker (Fruktosemalabsorption). Sie treten jeweils dann auf, wenn das entsprechende Kohlenhydrat in der Nahrung enthalten ist, wobei typischerweise kleinere Mengen keine Beschwerden verursachen.

Bei einem **angeborenen Laktasemangel** kann der Milchzucker nicht ausreichend verdaut werden. Diese Störung ist selten und tritt gleich nach der Geburt auf, so daß die betroffenen Kinder dann mit Sojamilch ernährt werden müssen. Laktase ist ein Enzym, das auf den Spitzen der Darmzotten sitzt. Jede Schädigung des Darmes, wie durch eine Darminfektion (Gastroenteritis z.B. durch Lamblien), Zöliakie oder Morbus Crohn, führt deshalb zu einem **vorübergehenden** (erworbenen) **Laktasemangel**.

Symptome
– Blähungen, Bauchschmerzen
– wäßriger, säuerlich riechender Durchfall

Diagnostik
Die Symptome sollten sich innerhalb weniger Tage bessern bzw. wiederkehren, wenn das in Frage kommende Kohlenhydrat aus der Nahrung weggelassen bzw. wieder zugegeben wird. Eine genaue biochemische Diagnostik liefert der Wasserstoff-Atemtest.

Therapie
Einhalten einer Diät, meist vertragen die Kinder kleinere Mengen des entsprechenden Kohlenhydrats. Beim erworbenen Laktasemangel sollte nach einer längeren Gastroenteritis oder im Rahmen einer chronisch-entzündlichen Darmerkrankung darauf geachtet werden, daß die Nahrung wenig oder keinen Milchzucker enthält.

20.4.2.1 Pflege bei Kindern mit Kohlenhydratmalabsorption

Da diese Krankheit durch eine Diät gut behandelbar ist, müssen die Eltern und das Kind eine gezielte **Ernährungsberatung** erhalten und die Notwendigkeit der richtigen Nahrungszusammensetzung erkennen. Die Kinder erhalten eine **kohlenhydratarme bzw. -freie** Diät. Erlaubt sind Milchprodukte wie Butter, Rahm oder Käse, da sie keine Laktose enthalten. Bei einem erworbenen Laktasemangel erhalten die Kinder vorübergehend keine Milch. Bei Saccharasemangel darf Milch verabreicht, allerdings nicht mit Rohrzucker gesüßt werden.
• **Weitere Inhalte der Pflege**
– Beobachtung der Stuhlausscheidung
– Gewichtskontrolle nach ärztlicher Anordnung

20.4.3 Morbus Crohn und Colitis ulcerosa

■ **Morbus Crohn**

Diese **chronische oder in Schüben** auftretende, **transmurale** (die ganze Wand erfassende) **Entzündung** kann jeden Teil des **Magen-Darm-Traktes** befallen. Sie tritt besonders häufig am unteren Dünndarm (Ileum) und Dickdarm (Kolon) auf. Die Entzündung beginnt in der Schleimhaut mit kleinen runden Geschwüren. Die gesamte Darmwand wird von Entzündungsherden bevölkert, eine Verdickung der Schleimhaut ist die Folge. Es kommt in der Darmwand zu Vernarbungs- und Schrumpfungsprozessen mit der Gefahr der Stenose-, Fistel- und Abszeßbildung.

Die Erkrankung tritt meist ab dem **Schulkindalter** auf. Als Ursache vermutet man ein multifaktorielles Geschehen, wobei genetische, immunologische und Umweltfaktoren sowie Infektionen diskutiert werden (Persönlichkeitsstruktur, Ernährungs- und Lebensgewohnheiten, z.B. viel Süßigkeiten, psychischer Streß, verbunden mit Infektionen durch Viren oder Bakterien).

Symptome
Der Morbus Crohn beginnt meist schleichend mit uncharakteristischen Beschwerden.

20

– unbestimmte Bauchschmerzen, gelegentlich Übelkeit und Erbrechen
– Appetitlosigkeit, Gewichtsabnahme
– Einschränkung des Längenwachstums lange vor Auftreten von Darmsymptomen
– chronische Durchfälle
– subfebrile bis febrile Körpertemperatur
– erhöhte Blutsenkungsgeschwindigkeit
– Anämie durch chronische Entzündung
– nicht das Verdauungssystem betreffende Begleiterkrankungen wie Erythema nodosum (Haut), Arthritis (Gelenke), chronische Hepatitis (Leber)

■ Colitis ulcerosa

Die Colitis ulcerosa ist ebenfalls eine chronisch oder in Schüben verlaufende **Entzündung** des **Darms**, wobei die Veränderungen mit Geschwürbildung auf die Schleimhaut und die angrenzende Bindegewebsschicht des Dickdarms (Kolon) beschränkt bleiben. Als Ursache werden ebenfalls multifaktorielle Gründe angenommen.

Symptome

Je ausgedehnter der Befall der Schleimhaut, um so schwerer ist das Krankheitsbild.
– blutig-eitrig-schleimige Durchfälle
– Bauchschmerzen, insbesondere als Tenesmen (schmerzhafter Stuhldrang)
– Schmerzen nach der Defäkation
– Appetitlosigkeit, Gewichtsverlust, Wachstumsstillstand
– intermittierender Temperaturanstieg
• **Bei schwerem Verlauf**
– Allgemeinsymptome durch Verlust von Blut, Wasser, Elektrolyten, die im schweren Fall zur Exsikkose führen
– extraintestinale Begleiterkrankungen (siehe Morbus Crohn)

Diagnostik

Endoskopie mit Biopsie, radiologischer und sonographischer Befund. Ein typisches Röntgenzeichen bei Morbus Crohn ist das „Pflastersteinrelief" der Schleimhaut.

Therapie

Im Vordergrund steht die symptomatische Therapie mit dem Ziel einer Stabilisierung der Krankheit, so daß die Patienten ohne Beschwerden leben können. Gabe von entzündungshemmenden Medikamenten (Glukokortikoide und Salazosulfapyridin, in schweren Fällen Immunsuppressiva), evtl. Gabe von Eisen- und Vitaminpäparaten. In der akuten Phase, bei Wachstumsverzögerung und Dystrophie kann eine Ruhigstellung des Darmes durch vorübergehend partielle oder totale parenterale Ernährung oder einer Elementardiät (orale Sondenernährung/Astronautenkost) angezeigt sein.

Empfohlen wird das Vermeiden raffinierter Zucker und gehärteter Fette, ballaststoffreiche Kost scheint den Krankheitsverlauf positiv zu beeinflussen. In schweren Fällen oder bei Komplikationen sind chirurgische Maßnahmen notwendig.

Komplikationen, Prognose

In schweren Verläufen können Begleiterkrankungen entstehen, die nicht das Verdauungssystem betreffen (siehe Symptome). Das toxische Megakolon mit Fieber, aufgetriebenem Bauch und Dehydratation ist die schwerste Verlaufsform, bei der die Entzündung die gesamte Darmwand ergreift. Nach langjährigem Krankheitsverlauf besteht die Gefahr der malignen Entartung.

20.4.3.1 Pflege bei Kindern mit Morbus Crohn und Colitis ulcerosa

Es ist wichtig, daß sich die Pflegekräfte Zeit für Gespräche mit den betroffenen Kindern und ihren Eltern nehmen, für **Ablenkung** und **Beschäftigung** sorgen und bei Bedarf einen Psychologen einschalten. Eine **Ernährungsberatung** für Kind und Eltern ist angezeigt, um bei ihnen die Einsicht für eine Umstellung der Ernährung zu erreichen. Sie sollten auf eine zucker- und fettarme Kost mit vielen Ballaststoffen und ausreichender Flüssigkeitszufuhr achten.
• **Weitere pflegerische Aspekte**
– Verabreichen der ärztlich angeordneten Medikamente
– bei parenteraler Ernährung Vorbereitung, Assistenz und Nachsorge bei der Infusionstherapie
– bei Sondenernährung Verabreichen der Kost
– Pflege der Magensonde
– Beobachten und Protokollieren der Stuhlausscheidung
– Gewichtskontrolle nach ärztlicher Anordnung
– mindestens zweimal täglich Kontrolle von Temperatur, Puls und Blutdruck

– bei Bedarf prä- und postoperative Pflege (Kap. 26.1 und 26.2)
– Kontakt zu Selbsthilfegruppen vermitteln

20.5 Pflege und Krankheits- bilder Rektum und Anus

20.5.1 Chronische habituelle Obstipation

Bei der chronischen habituellen Obstipation ist keine erkennbare organische Ursache vorhanden. Bisweilen wird sie durch Analfissuren ausgelöst, die zu einer schmerzhaften Stuhlentleerung führen. Aufgrund der langen Verweilzeit des Stuhls im Dickdarm (Kinder halten den Stuhl zurück) wird ihm sehr viel Wasser entzogen, wodurch er stark eindickt. Beim Durchtritt durch den After kann der harte Stuhl Schmerzen verursachen und wiederum kleine Einrisse (Analfissuren) erzeugen. Die Erkrankung wird durch Fehlernährung (Schokolade, wenig Ballaststoffe) und mangelnde Bewegung begünstigt.

Symptome
- seltene Stuhlentleerung
- fester, harter Stuhl, Blähungen
- schmerzhafte Stuhlentleerung
- Bauchschmerzen, die sich nach einem Klistier mit nachfolgendem Stuhlgang schlagartig bessern
- Erbrechen, Appetitlosigkeit
- Abgeschlagenheit
- Enkopresis (Stuhlschmieren)
- paradoxe Diarrhö (sekundäre Zersetzung des eingedickten Kots, der entstehende weiche, übelriechende Stuhl läuft wegen des überdehnten Rektums bzw. verkürzten Sphinkters unkontrolliert nach außen)

Diagnostik
Genaue Anamnese mit Erkrankungsbeginn, Ernährung, Beobachtung der Stuhlausscheidung etc.

Therapie
Allgemeine Maßnahmen sind: Ernährung mit viel Ballaststoffen, reichlich Flüssigkeit, viel Bewegung und regelmäßiger Toilettengang mit ausreichend Zeit. Die medikamentöse Therapie besteht in der anfänglichen Verabreichung

von Klistieren (Kap. 20.2.5). Zusätzlich werden Laktulose (Zucker, der vom Körper nicht aufgenommen werden kann und im Darm Flüssigkeit bindet) und in schweren Fällen Paraffinöl als Gleitmittel oral verabreicht. Die Einnahme von Paraffinöl muß mit ausreichendem Abstand zu den Mahlzeiten (mindestens eine Stunde) erfolgen. Wegen der Aspirationsgefahr nicht bei Kindern unter zwei Jahren.

20.5.1.1 Pflege bei Kindern mit chronischer habitueller Obstipation

Da diese Erkrankung wiederum mit einer **Ernährungsumstellung** einhergeht, sind auch hier die Eltern und das Kind entsprechend, mit Hilfe einer Diätassistentin, zu beraten.

Die **ballaststoffreiche** Kost besteht vorwiegend aus Gemüse, Obst, Weizenkleie, Leinsamen und Vollkornbrot, das reichliche, kalorienfreie Flüssigkeitsangebot aus Früchtetee oder Mineralwasser.

Die Notwendigkeit der **ausreichenden Bewegung** muß erklärt werden, daß dabei mehrere große Muskeln, die in der Hüfte beugen, den Darm entlang verlaufen und ihn beim Bewegen massieren, also die Darmperistaltik fördern.

Ein **Toilettentraining** ist bei diesen Kindern besonders wichtig. Sie sollen möglichst täglich zur gleichen Zeit zur Toilette gehen und versuchen, Stuhl abzusetzen. Dabei benötigen sie ausreichend Zeit und Ruhe. Positive Verstärkung durch **Lob** oder **Belohnung** nach einem „erfolgreichen" Toilettengang unterstützt dabei sehr, ebenso wie **Geduld** und intensive **Zuwendung**.

• **Weitere Aufgaben**
- Säuglingen, mit entsprechendem Alter, Gemüsebreie und Fruchtsäfte anbieten
- auf Verzicht von Schokolade, Bananen, Weißbrot und Schwarztee achten (obstipationsfördernd)
- zur Mobilisation und ausreichenden Bewegung Krankengymnastik einschalten
- Verabreichen der ärztlich angeordneten Medikamente
- Verabreichen der Klistiere
- sorgfältige Hautpflege im Analbereich (Zinksalbengemisch bei Wundsein)
- Körperpflege (Duschen) und Wäschewechsel nach flüssigem, schmierigem und willkürlichem Stuhlabgang
- Stuhlausscheidungen beobachten und protokollieren

20

20.5.1.2 Pflegeplanung bei einem Kind mit chronischer habitueller Obstipation

Informationssammlung vom 30. Juni 19..

Name:	Tobias H. (männlich)
Geburtsdatum/Alter:	29. September 19.., fünf Jahre alt
Staatsangehörigkeit:	deutsch
Familiensituation:	Einzelkind, Eltern sind beide berufstätig, kommen täglich nach Feierabend zu Besuch. Kind geht seit einem Jahr in einen Kindergarten
Aufnahme:	28. Juni 19.., Einweisung durch Kinderarzt
Körpergewicht:	16,9 Kilogramm
Körperlänge:	103 Zentimeter
Vitalzeichen:	Herzfrequenz 84/Minute
	Atemfrequenz 17/Minute
	Blutdruck 100/60 mmHg
	Körpertemperatur 36,6 °C
Diagnose:	Chronische habituelle Obstipation

Bisheriger Krankheitsverlauf

Tobias hat seit Jahren regelmäßig Obstipationen. Er hält den Stuhl zurück, da er Angst vor Schmerzen bei der Defäkation hat. Zusätzlich haben sich eine paradoxe Diarrhö (Überlaufstühle) und Bauchschmerzen manifestiert.
Die Reinlichkeitserziehung durch die Eltern begann mit zwei Jahren. Sie verzichteten regelmäßig auf Windeln, um ihren Sohn zum Toilettengang zu animieren. Tobias hat sich dem stets widersetzt. Auch heute noch versteckt er sich, wenn er Stuhlgang hat. Er setzt zweimal in der Woche kleine harte, stinkende Portionen in die Windeln ab. Er meldet sich zum Urinlassen und nach dem Absetzen von Stuhl in die Windeln.

Istzustand

Tobias ist altersgemäß entwickelt, er wirkt gesund, sein Ernährungszustand ist gut. Er schläft nachts durch und ist morgens ausgeruht. Mit dem Stationsablauf kommt er gut zurecht, er hat Kontakt zu seinen Zimmergenossen.
Laut Auskunft seiner Eltern ist Tobias ein aufgeweckter, aber etwas fauler Junge, der nicht gerne draußen spielt, sondern sich lieber ruhig in der Wohnung beschäftigt. Auch im Krankenhaus liegt Tobias am liebsten auf seinem Bett und hört Kassetten oder liest. Tobias ißt schlecht, er mag am liebsten Schokolade und Weißbrot. Zu den Mahlzeiten nimmt er sich nur wenig Zeit, und er vergißt häufig zu trinken. Die Körperpflege nimmt er zu Hause mit Hilfe der Eltern vor, er wird einmal in der Woche gebadet und bekommt die Haare gewaschen.
Nach jedem Einkoten wird er geduscht und neu angekleidet. Vom Pflegepersonal, zu dem er sich reserviert verhält, läßt er sich nur ungern waschen, die Eltern vermitteln. Tobias hat eine gerötete Hautstelle im Analbereich, die ihm Schmerzen bereitet. Zur vollständigen Darmentleerung sind morgens und abends ein Klistier und eine orale Laktulosegabe angeordnet. Beides empfindet Tobias als sehr unangenehm, bei den anschließenden Toilettengängen jammert er vor Angst.

Pflegeplan

Pflegeprobleme/Ressourcen	Pflegeziele	Pflegemaßnahmen
1 Schlafen • normaler Schlaf-Wach-Rhythmus	• normalen Schlaf-Wachrhythmus beibehalten	• Schlafverhalten beobachten
2 Sich bewegen • bewegt sich ungern	• findet Spaß an Bewegung • Tobias versteht Zusammenhang zwischen den Schmerzen beim Stuhlgang und Sport	• Zusammenhang zwischen den Schmerzen beim Stuhlgang und Sport erklären (Bewegung fördert Darmperistaltik) • zu körperlichen Aktivitäten anregen, z.B. Spielplatzbesuch mit Eltern • Krankengymnastik einschalten • Aktivitäten beobachten

Pflegeplan		
Pflegeprobleme/Ressourcen	**Pflegeziele**	**Pflegemaßnahmen**
3 Sich sauberhalten und kleiden • ist bei der Körperpflege und beim Ankleiden auf Hilfe angewiesen • läßt sich vom Pflegepersonal ungern waschen • trägt Windeln • gerötete, schmerzhafte Hautstelle im Analbereich	• kann bei der Körperpflege und beim Anziehen mithelfen (Selbständigkeit fördern) • akzeptiert die Hilfe des Pflegepersonals bei der Körperpflege • braucht keine Windeln • intakte Haut im Analbereich	• Duschen und Wäschewechsel bei Bedarf • Hilfestellung bei der Körperpflege und beim Ankleiden geben, Tobias ermuntern mitzuhelfen • Analbereich behutsam mit Watte und Babyöl reinigen, Hautstelle dreimal täglich und bei Bedarf mit Zinksalbengemisch eincremen • sorgfältige Hautbeobachtung, besonders im Analbereich • weiteres siehe Punkt **5**
4 Essen und Trinken • hat nur wenig Appetit • nimmt sich keine Zeit zum Essen • ißt gerne Süßigkeiten und Weißbrot • trinkt wenig • mag Kakao • klagt über Bauchschmerzen	• hat kein Bauchweh • gewöhnt sich an ballaststoffreiche Ernährung • versteht Zusammenhang zwischen den Schmerzen beim Stuhlgang und seinen Lieblingsspeisen • kennt die Bedeutung des Trinkens für seinen Stuhlgang	• ballaststoffreiche Kost anbieten • Tobias den Zusammenhang zwischen seinen Schmerzen beim Stuhlgang und seinen Eßgewohnheiten erklären • Speisen kindgerecht zubereiten • in Gesellschaft essen lassen • Mahlzeiten zu geregelten Zeiten einnehmen • Zeit zum Essen lassen, Tobias zum ruhigen, langsamen Essen anhalten • Tobias oft etwas zu trinken anbieten und zum Trinken anhalten, Kamillentee gegen Bauchschmerzen • Wichtigkeit des Trinkens erklären • Eß- und Trinkverhalten beobachten • für Eltern Ernährungsberatung mit Diätassistentin vereinbaren
5 Ausscheiden • Obstipation • Bauchschmerzen • Stuhlverhalten wegen Angst vor Schmerzen bei der Stuhlentleerung • empfindet das „in die Hose machen" weniger unangenehm als den Toilettengang • ist beim Toilettengang auf Hilfe angewiesen • empfindet die Verabreichung der Klistiere als unangenehm	• schmerzfreie Stuhlentleerung • Stuhlausscheidung fördern • einkoten verhindern • akzeptiert die Verabreichung der Klistiere • Toilettengang wird nicht als unangenehm empfunden • Selbständigkeit beim Toilettengang	• Tobias mit Örtlichkeiten vertraut machen • mit Tobias über sein Toilettenproblem reden • Klistiere und orales Abführmittel nach ärztlicher Anordnung verabreichen • Notwendigkeit der Klistiere erklären, daß sie ihm zu schmerzlosen Stühlen verhelfen und ihn von seinen Bauchschmerzen befreien • in Ruhe Toilettengang einplanen, täglich zu geregelten Zeiten • Toilettentraining, dabei nicht alleine lassen • nach erfolgreichem Toilettengang belohnen • Stuhlbeobachtung und Dokumentation • evtl. wegen Bauchschmerzen warme Leibwickel während der Mittagsruhe • bei Bedarf leichte Massage der Bauchdecke

20

Pflegeplan

Pflegeprobleme/Ressourcen	Pflegeziele	Pflegemaßnahmen
5 Ausscheiden		• auf schlackenreiche Kost, ausreichend Flüssigkeit und Bewegung achten • ausführliche Elterngespräche über Toilettentraining
6 Körpertemperatur regulieren • normale Körpertemperatur	• normale Körpertemperatur erhalten	• einmal täglich morgens Kontrolle der Körpertemperatur
7 Atmen • keine Beeinträchtigung • hat Angst beim Kontrollieren der Vitalzeichen	• läßt ohne Angst Vitalwerte kontrollieren • normale Vitalwerte	• einmal täglich morgens Puls und Blutdruck kontrollieren • jede Vitalwertkontrolle ankündigen und erklären
8 Für eine sichere Umgebung sorgen • Angst vor den Klistieren und dem Toilettengang • Krankenhausaufenthalt • Eltern sind ungeduldig wegen nicht funktionierender Reinlichkeitserziehung	• kommt mit dem Toilettengang zurecht • faßt Vertrauen zum Pflegepersonal, äußert seine Ängste • empfindet therapeutische Maßnahmen nicht als unangenehm, versteht deren Sinn und Zweck • fühlt sich im Krankenhaus wohl • Eltern sind zuversichtlich	• medikamentöse Darmentleerung und Toilettentraining (s. Punkt **5**) • Sinn und Zweck der Abführmittel erklären, auf Ängste eingehen • nach Wünschen fragen • intensive Gespräche mit den Eltern führen, Psychologen einschalten
9 Arbeiten und Spielen • bevorzugt ruhige Freizeitbeschäftigung • liebt Kassettenhören und Lesen • liegt viel auf seinem Bett	• Mobilität fördern • findet Gefallen an Bewegungsspielen	• Erzieherin einschalten • Ballspiele mit gleichaltrigen Kindern auf Krankenhausgelände initiieren • zu körperlichen Aktivitäten animieren • Eltern über Wichtigkeit von sportlicher Erziehung (Sportverein) aufklären
10 Kommunizieren • findet schnell Kontakt zu Zimmergenossen • ist reserviert zum Pflegepersonal • Eltern kommen täglich nach Feierabend	• entwickelt Kontakt und Vertrauen zum Pflegepersonal • möchte sich mitteilen	• im Spiel Kontakt zu Tobias aufnehmen • alle Maßnahmen mit Tobias besprechen, erklären und begründen, ihn ermuntern, Fragen zu stellen und Ängste zu äußern • Kontakt zu anderen Kindern auf Station fördern (s. Punkt **9**)
11 Sich als Mann oder Frau fühlen und verhalten • nicht relevant		
12 Sterben • nicht relevant		

20.6 Pflege und Krankheitsbilder Leber

20

20.6.1 Leberzirrhose

Die Leberzirrhose ist ein **chronischer, nicht-reparabler Zustand** der Leber, bei dem normales Lebergewebe zerstört und durch narbiges Bindegewebe sowie sich unter Umständen bildende hyperplastische Lebergewebsregenerate (Lebergewebsknoten) ersetzt wird. Die regenerierenden Zellknoten zerstören das normale Gefäßnetz der Leber. Bei der Leberzirrhose nimmt die Organmasse ab, die Funktion ist beeinträchtigt.

Ursachen
- Infektionen wie Hepatitis B, Hepatitis C, Delta-Hepatitis
- Autoimmunhepatitis
- Gallengangsatresie
- Morbus Wilson (Kupferspeicherkrankheit)
- Alpha$_1$-Antitrypsinmangel

Symptome
- gestörte Blutgerinnung
- evtl. gestörte Ausscheidung von Bilirubin und Gallensalzen in die Galle, Ikterus, Juckreiz (Ablagerung von Gallensalzen in der Haut)
- portale Hypertension (Stauung in der Pfortader), dadurch Caput medusae (Gefäßschlängelung am Bauch) und Ösophagusvarizen
- Ösophagusvarizenblutungen
- Aszites (gestörte Lymphdrainage der Leber)
- hepatische Enzephalopathie (von Darmbakterien gebildeter Ammoniak, NH$_3$, wird nicht mehr von der Leber entgiftet, gelangt ins Gehirn und lähmt es), evtl. mit folgendem Koma
- Teleangiektasien (blümchenartige Gefäßaussackungen in der Haut)
- Palmarerythem (flächige Rötung der Handinnenflächen)

Diagnostik
Leberbiopsie, Untersuchung des gewonnenen Lebergewebes.

Therapie
Einige dieser Erkrankungen lassen sich in ihrem Verlauf günstig beeinflussen:

- Hepatitis B, C und Delta durch Alpha-Interferon
- Autoimmunhepatitis durch Kortikosteroide und andere Immunsuppressiva
- Morbus Wilson durch kupferarme Diät (keine Nüsse, Schokolade oder Fisch) und Penicillamin
- Gallengangsatresie durch Operation

Die Entwicklung einer Zirrhose läßt sich jedoch nicht immer verhindern. Um den Verlauf unter Kontrolle zu halten, sind folgende Maßnahmen angezeigt:
- Gabe von Vitamin K intramuskulär zur Verbesserung der Synthese von Gerinnungsfaktoren durch die Leber
- Gabe von Laktulose oral, um die Zusammensetzung der Darmflora zu verändern, die Bakterien bilden weniger Ammoniak
- endoskopisches Veröden der Ösophagusvarizen (sklerosiert)
- bei Ösophagusblutungen Bluttransfusion, Tamponade mit einer Ballonsonde (Sengstaken-Sonde)
- medikamentöse Ausschwemmung eines Aszites mit Diuretika nach vorheriger intravenöser Humanalbumingabe
- bei Enzephalopathie eiweißarme Kost

Bei Fortschreiten der Symptome hilft nur eine **Lebertransplantation**.

20.6.1.1 Pflege bei Kindern mit Leberzirrhose

Da eine Leberzirrhose immer mit der Gefahr einer Lebertransplantation einhergeht und die Kinder chronisch krank sind, bedeutet dies für die Familie eine Umstellung ihrer Lebenssituation, in der sie die psychische Unterstützung des Pflegeteams benötigt. Eine **Gesprächsbereitschaft** sollte signalisiert werden.

Bei einer unumgänglichen Transplantation müssen Kind und Eltern über ihre Ängste sprechen können und Hilfe erfahren beim Warten auf die Spenderleber.

Wichtig ist es, die Kinder altersentsprechend zu beschäftigen und Kontakte zu **Selbsthilfegruppen** oder anderen betroffenen Familien herzustellen.

Eine **Ernährungsberatung** ist angezeigt, diese erfolgt gemeinsam mit der Diätassistentin, die einen Diätplan aufstellt.

• **Weitere pflegerische Aufgaben**
- Verabreichen der ärztlich verordneten Medikamente

- Kontrolle von Puls, Atmung, Blutdruck, Temperatur nach Anordnung
- Beobachten des Bewußtseinszustands
- Beobachten der Haut auf Veränderungen und Blutungen
- tägliche Gewichtskontrolle
- für Ruhe und Entspannung sorgen, Bettruhe im akuten Stadium
- Dekubitus- und Pneumonieprophylaxe
- sorgfältige Körper- und Mundpflege
- Hautpflege mit fettender Creme bei Juckreiz
- Verabreichen der kochsalzarmen, eiweißreduzierten und gut verdaulichen Diät
- Einhalten der Hygiene- und Desinfektionsmaßnahmen, da wegen Eiweiß- und Antikörpermangel eine Infektionsgefahr besteht
- bei Aszites täglich Bauchumfang messen, Flüssigkeitsbeschränkung, Ein- und Ausfuhrbilanz
- Vorbereitung, Assistenz und Überwachung der Infusions- und Transfusionstherapie
- bei Ösophagusvarizen auf Blutungen achten, weiche Kost (kein Vollkornbrot)
- prä- und postoperative Pflege bei Lebertransplantation (Kap. 26.1 und 26.2)

 Vorsicht beim Umgang mit Blut und Körperflüssigkeiten von Hepatitis-Patienten. Zum Eigenschutz dabei Einmalhandschuhe tragen.

 ## 20.7 Pflege und Krankheitsbilder Bauchspeicheldrüse

20.7.1 Akute Pankreatitis

Die akute Pankreatitis ist eine plötzlich einsetzende **Entzündung der Bauchspeicheldrüse**. Sie kann durch Traumata, Medikamente oder Mumpsinfektionen hervorgerufen werden. Die akute Entzündung ist dabei die Folge einer Aktivierung der Verdauungsenzyme innerhalb des Pankreas, was zu selbstverdauenden Prozessen führt.

Symptome
- stetige Bauchschmerzen meist im Bereich der Magengrube, teilweise mit Ausstrahlung in den Rücken, verstärkt bei Nahrungsaufnahme
- Übelkeit, Appetitlosigkeit, Erbrechen
- Meteorismus

- Bauchdeckenspannung (Gummibauch)
- Fieber

Diagnostik
Nachweis von erhöhten Amylase- und Lipasewerten im Serum, erhöhte Urinamylase. Sonographie, endoskopische retrograde Cholangiopankreatikographie (mit einem Duodenoskop wird ein Katheter in die Papilla duodeni major eingeführt und dann röntgendichtes Kontrastmittel in das Pankreasgangsystem injiziert, anschließende Röntgenuntersuchung). Die Computertomographie läßt Abszesse und Entzündungen am Organ erkennen.

Therapie
Falls möglich, sollte die Ursache behandelt werden (z.B. Medikament absetzen).
- Hemmen der Sekretbildung und Enzymaktivität durch absolute Nahrungs- und Flüssigkeitskarenz
- Unterdrückung der Magensaftsekretion durch H_2-Blocker (Antazida)
- Magensonde, Absaugen des Magensafts
- intravenöser Zugang, parenterale Ernährung, Flüssigkeitsdefizit ausgleichen
- Schmerzbekämpfung, Analgetika in hoher Dosierung
- nach Abfall der Pankreasenzyme langsamer oraler Nahrungsaufbau über Kohlenhydrate, dann leicht verdauliche Eiweiße und schließlich Fette
- chirurgische Behandlung bei akuter, ausgedehnter Pankreasnekrose oder bei Abszeßbildung (Pankreatektomie)

Komplikationen
Der Übergang in die hämorrhagisch-nekrotisierende Form wird durch zunehmende Schmerzen, unstillbares Erbrechen und Schocksymptome angezeigt. Sie kann mit verschiedenen Komplikationen einhergehen, wie Schock, Sepsis, pulmonaler Insuffizienz, akutem Nierenversagen, Leberversagen und Blutungen in das Pankreas.

20.7.1.1 Pflege bei Kindern mit akuter Pankreatitis

Da die Kinder akut schwer erkranken, befindet sich die Familie in einer bedrohlichen Situation, bei der sie auf psychische Hilfe angewiesen ist. Evtl. sind die Pflege und Behandlung auf einer **Intensivstation** erforderlich, deren Umgebung die Bedrohung verstärkt.

Die Kinder müssen ihrer Krankheit entsprechend schonend beschäftigt werden bzw. erhalten die benötigte Ruhe und Schlaf während der **strengen Bettruhe**.

- **Weitere pflegerische Aspekte**
- engmaschige Kontrolle der Vitalzeichen und Bewußtseinslage nach ärztlicher Anordnung (Monitoring)
- Einhalten der absoluten Nahrungs- und Flüssigkeitskarenz
- Vorbereiten, Assistenz und Überwachen der Infusionstherapie
- Vorbereiten und Mithilfe bei der Magensondierung
- Absaugen des Magensafts über Magensonde
- tägliche Magensondenpflege
- Verabreichen der ärztlich verordneten Medikamente
- Mundpflege, Parotitisprophylaxe
- Pneumonie- und Dekubitusprophylaxe
- warme Leibwickel bei Bauchschmerzen und Meteorismus
- Schmerzbeobachtung
- Mobilisation nur nach Verordnung vorsichtig und schrittweise (Kollapsgefahr)
- langsamer Nahrungsaufbau streng nach Diätplan
- Ernährungsberatung, Einsicht in Diät fördern
- tägliche Gewichtskontrolle
- Beobachtung von Stuhl, Magensaft, Erbrechen
- Begleitung und Betreuung während der häufigen Kontrolluntersuchungen
- prä- und postoperative Pflege (Kap. 26.1 und 26.2)

20.7.2 Zystische Fibrose, Mukoviszidose

Die Mukoviszidose, auch zystische Fibrose (CF) genannt, ist eine **angeborene Erkrankung** der **Schleimdrüsen** und manifestiert sich vorwiegend im Bereich des Magen-Darm-Trakts und der Lunge. Es kommt zur vermehrten Bildung und Sekretion von zähem Schleim in den entsprechenden Drüsen, besonders in Bauchspeicheldrüse, Leber und Bronchialdrüsen, mit anschließender Verlegung der Ausführungsgänge und Zerstörung des Drüsengewebes. Die zystische Fibrose ist die häufigste Ursache einer Pankreasinsuffizienz bei Kindern.

Symptome
- Mekoniumileus bei fünf bis zehn Prozent der erkrankten Neugeborenen
- großer vorgewölbter Bauch, magere Extremitäten
- häufige, massige, faulig riechende, fettglänzende Stühle
- Blähungen, Bauchschmerzen
- Gedeihstörungen, Dystrophie trotz gesteigertem Appetit
- evtl. Rektumprolaps durch starke Reduktion des Fettgewebes
- keuchhustenähnlicher, produktiver Husten, zähes Bronchialsekret
- faßförmiger Thorax, ausgeprägte Atemhilfsmuskulatur
- erschwerte Atmung, evtl. Fieber, häufig Bronchitiden und Pneumonien
- blaßgraues Aussehen, Lippenzyanose, später Trommelschlegelfinger
- chronisch-entzündliche Nasenschleimhaut- und Nasennebenhöhlenveränderungen
- evtl. behinderte Nasenatmung durch Polypen
- leichte Ermüdbarkeit
- Haut riecht nach konzentriertem Schweiß (hoher Kochsalzgehalt)
- evtl. Leberzirrhose mit portaler Hypertension

Diagnostik
Im Neugeborenen-Screening Nachweis einer vermehrten Konzentration von immunreaktivem Trypsin (IRT). Im Schweißtest erhöhte Natrium-Chlorid-Konzentration des Schweißes nach Reizung der Schweißdrüsen zur Sekretion.

Therapie
Die Therapie ist bisher nur **symptomatisch**. Zum Ausgleich der gestörten Pankreasfunktion erhalten die Kinder Pankreasenzympräparate. Die Ernährung soll ausgeglichen und kalorienreich sein, mit zusätzlicher Gabe von Multivitaminpräparaten.

Um den zähen Schleim aus den Bronchien zu entfernen, sind Inhalationen, meist mit isotoner Kochsalzlösung und Bronchospasmolytika notwendig. Mit einer intensiven Abklopfdrainage aller Thoraxabschnitte wird das Abhusten des gelösten Schleims erleichtert. Mit der **autogenen Drainage** lernt der Patient, durch eine Atemtechnik sein Sekret im Mund zu sammeln und auszuspucken. Eine antibio-

20

tische Therapie soll eine Keimbesiedlung des Bronchialsekrets verhindern. Lungen- bzw. Herz-Lungen-Transplantationen erfolgen derzeit nur in Einzelfällen.

Komplikationen, Prognose

Unbehandelt sterben die Kinder im frühen Kindesalter. Dies ist aber heute selten der Fall. Die mittlere Überlebenszeit beträgt über 25 Jahre.

20.7.2.1 Pflege bei Kindern mit zystischer Fibrose

Eltern und Kinder sind durch diese chronische Erkrankung mit einer begrenzten Lebensdauer und häufigen Krankenhausaufenthalten extrem belastet. Besonders jugendliche Patienten brauchen **psychologische Betreuung**, denn sie wissen, daß ihr Leben anders verlaufen wird als das ihrer Freunde, daß Berufs- und Partnerwahl durch ihre Erkrankung beeinflußt sind. Unterstützend müssen Kontakte zu **Selbsthilfegruppen** vermittelt werden. Wichtig ist es, die Eltern in die Pflege ihres Kindes einzubeziehen, da sie diese zu Hause weiterführen müssen. Bei Kind und Eltern muß die Bereitschaft zur **regelmäßigen Physiotherapie** gefördert werden.

Die Pflegenden müssen den Eltern **Gesprächsbereitschaft** signalisieren und sollten sich dann dafür auch genügend Zeit nehmen.

Es ist auch heute noch üblich, **erwachsene** Patienten in Kinderkrankenhäusern, auf den ihnen vertrauten Stationen, aufzunehmen, da sich die Prognose erst in den letzten Jahren verbessert hat und die Kliniken für Erwachsene mit diesem Krankheitsbild keine oder wenig Erfahrungen haben. Die Kinderkrankenpflegepersonen sind dadurch mit zusätzlichen Problemen konfrontiert.

- **Weitere Aspekte der Pflege**
- Verabreichen der ärztlich angeordneten Medikamente
- Verabreichen der Pankreasenzyme während der Mahlzeit
- kalorienreiche Kost, häufige, kleine Mahlzeiten, viel Flüssigkeit anbieten, Notwendigkeit erklären
- Kontrolle von Puls, Atmung, Temperatur, Blutdruck nach Anordnung
- bei Bedarf Bettruhe, sonst für Ruhe und Entspannung sorgen
- bei Blähungen und Bauchschmerzen warme Leibwickel, Wärmflasche, Darmrohr auf Anordnung
- Beobachtung der Stuhlausscheidung
- regelmäßige Gewichtskontrolle
- Inhalationen mehrmals täglich
- intensive Abklopfdrainage und Schulung der autogenen Drainage (Krankengymnastik)
- Beobachtung des Bronchialsekrets
- Frischluftzufuhr
- bei Bedarf Sauerstoffgabe nach Anordnung (Sauerstoffsonde, -brille oder -maske)
- sorgfältige Körper-, Mund- und Nasenpflege

Literaturverzeichnis

Bartels, H., R. Bartels: Physiologie, Lehrbuch und Atlas (4. Aufl.). Urban & Schwarzenberg, München, Wien, Baltimore 1991

Das Neue Lehrbuch der Krankenpflege (4. Aufl.). Kohlhammer Verlag, Stuttgart, Berlin, Köln 1992

Gahr, M.: Pädiatrie. de Gruyter, Berlin, New York 1994

Huber, A., B. Karasek-Kreutzinger, U. Jobin-Howald: Checkliste Krankenpflege (4. Aufl.). Georg Thieme Verlag, Stuttgart, New York 1994

Illing, S., S. Spranger: Klinikleitfaden Päriatrie. Jungjohan, Neckarsulm, Stuttgart 1992

Juchli, L.: Krankenpflege (6. Aufl.). Thieme Verlag, Stuttgart, New York 1991

Keller, Wiskott, Hrsg.: Betke, K., W. Künzer, J. Schaub: Lehrbuch der Kinderheilkunde (6. Aufl.). Thieme Verlag, Stuttgart, New York 1984

Lüders, D. (Hrsg.): Lehrbuch für Kinderkrankenschwestern. Ferdinand Enke Verlag, Stuttgart 1990

Raue, W., B. Schneeweiss, B. Stück (Hrsg.): Kinderkrankenpflege und spezielle Krankheitslehre (4. Aufl.). Ullstein Mosby, Berlin, Wiesbaden 1995

Schulte, F. J., J. Spranger: Lehrbuch der Kinderheilkunde (27. Aufl.). Gustav Fischer Verlag, Stuttgart, Jena, New York 1993

von Harnack, G.-A.: Kinderheilkunde (9. Aufl.). Springer-Verlag, Berlin, Heidelberg, New York, London, Paris, Tokyo, Hongkong, Barcelona, Budapest 1994

Wichmann, V.: Kinderkrankenpflege (3. Aufl.). Thieme Verlag, Stuttgart, New York 1991

21 Pflege bei Kindern mit Erkrankungen des Blutes

Kirsten Prisett

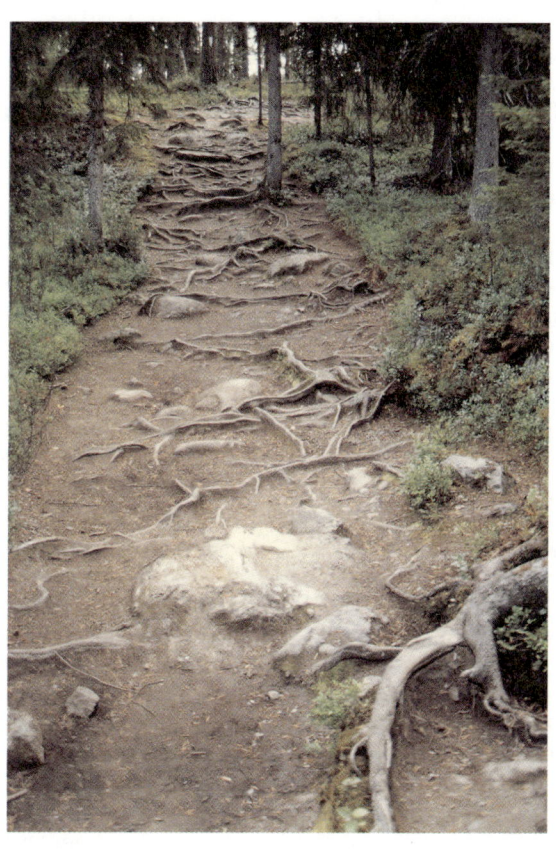

21.1	**Anatomie, Physiologie**	408
21.2	**Maßnahmen zur Diagnostik und Therapie**	409
21.2.1	Bluttransfusionen	409
21.2.1.1	Verabreichen von Plasmafraktionen	413
21.3	**Pflege und Krankheitsbilder Blut**	413
21.3.1	Anämien durch Blutverlust	413
21.3.1.1	Pflege bei Kindern mit Anämien durch Blutverlust	414
21.3.2	Eisenmangelanämie	414
21.3.2.1	Pflege bei Kindern mit Eisen-mangelanämie	415

21.3.3	Angeborene hämolytische Anämien	415
21.3.3.1	Pflege bei Kindern mit angeborenen hämolytischen Anämien	416
21.3.3.2	Pflegeplanung bei einem Kind mit homozygoter Beta-Thalassämie . . .	417
21.3.4	Koagulopathien	420
21.3.4.1	Pflege bei Kindern mit Koagulopathien	420
21.3.5	Thrombozytopenien und -pathien	421
21.3.5.1	Pflege bei Kindern mit Thrombo-zytopenien und -pathien	422
21.3.6	Vasopathien	422
21.3.6.1	Pflege bei Kindern mit Vasopathien	422

21.1 Anatomie, Physiologie

Das Blut ist eine Art Bindegewebe, dessen Zellen in Flüssigkeit aufgeschwemmt sind. Man kann es auch als großes Transportorgan bezeichnen, das während seiner Zirkulation durch den Körper folgende Funktionen wahrnimmt:

Atmungsfunktion: Sauerstofftransport (O_2) aus den Lungen in die Gewebe, Kohlendioxidtransport (CO_2) aus den Geweben in die Lunge.

Nährfunktion: Nährstofftransport von den Aufnahme- und Speicherorganen zu den Zellen.

Entschlackung: Transport von Stoffwechselendprodukten an die Orte ihrer Ausscheidung (Nieren, Schweißdrüsen, Darm, Lungen, Leber).

Temperaturregulation: Der Blutkreislauf sorgt durch eine mehr oder weniger starke Durchblutung der Haut für ein Konstanthalten der Körpertemperatur von etwa 37,0 °C.

Hormontransport: Die aus den endokrinen Drüsen stammenden Hormone gelangen mit dem Blut an ihre Wirkungsorte.

Osmotische Regulation: Verteilung von Wasser und Salzen im Körper zur Konstanthaltung des osmotischen Druckes der zwischenzelligen Körperflüssigkeiten.

Abwehrfunktion: Antikörper und weiße Blutkörperchen (Leukozyten) schützen den Körper.

Aufrechterhaltung der Eigenfunktion: Durch die Fähigkeit der Blutgerinnung können Gefäßwanddefekte abgedichtet werden, Puffersysteme gleichen pH-Wert-Schwankungen aus.

Beim Zentrifugieren (bei hoher Geschwindigkeit geschleudert) trennt sich das Blut in **feste Bestandteile** (Blutkörperchen), die etwa 40 bis 45 Prozent des Gesamtblutvolumens ausmachen, und **flüssige Bestandteile** (Blutplasma) von 55 bis 60 Prozent des Blutvolumens. Die zirkulierende Blutmenge beim erwachsenen Menschen beträgt etwa 8 Prozent des Körpergewichts, bei einem Neugeborenen etwa 10 Prozent.

Erythrozyten (rote Blutkörperchen) haben die Aufgabe, Sauerstoff zu transportieren. Dies ermöglicht der rote Blutfarbstoff (Hämoglobin), der die Erythrozyten ausfüllt.

Leukozyten (weiße Blutkörperchen) dienen der Abwehr von Krankheitserregern und körperfremden Stoffen. Sie bestehen aus den drei Zellarten Granulozyten, Lymphozyten und Monozyten.

Thrombozyten (Blutplättchen) haben eine wichtige Funktion bei der **Blutgerinnung**, an der ebenfalls die Blutgefäße und die Blutgerinnungsfaktoren beteiligt sind.

Tritt Blut aus kleineren Wunden oder Gefäßen aus, so gerinnt es nach kurzer Zeit, die Blutung kommt zum Stillstand. Unmittelbar nach einer Verletzung verengen sich die Blutgefäße in dem betreffenden Bereich, so daß weniger Blut durch dieses Gebiet fließt und den Blutverlust einschränkt. Gleichzeitig bilden die Blutplättchen, die sich an die Wundränder des verletzten Gefäßes anlagern, einen lockeren Pfropfen. Doch erst durch die **Blutgerinnung**, die in drei Phasen abläuft, entsteht ein stabiles Gerinnsel.

Erste Phase: Das in der Leber gebildete Gerinnungseiweiß **Prothrombin** wird im Blut in **Thrombin** umgewandelt.

Zweite Phase: Das Thrombin bildet aus dem flüssigen Eiweißstoff **Fibrinogen** festes **Fibrin**.

Dritte Phase: Das Fibrin bildet ein Fasergerüst aus, in das Blutzellen eingelagert sind (Blutkuchen). Dieses Fasergerüst verfestigt sich und verklebt somit das verletzte Gefäß.

Gegenwärtig sind **13 Gerinnungsfaktoren** im Blut bekannt. Diese sind Eiweißkörper, die wie Enzyme wirken, also bestimmte chemische Reaktionen der Blutgerinnung beschleunigen. Es gibt vier verschiedene **Hauptblutgruppen**, **A**, **B**, **AB**, **0** (Null).

Kennzeichnend für die jeweilige Blutgruppe sind erblich festgelegte Merkmale (Antigene), die sich besonders an der Oberflächenmembran der Erythrozyten, aber auch an fast allen Zellmembranen des menschlichen Organismus befinden.

 Im Blutplasma jedes Menschen finden sich natürliche Antikörper (Isoagglutinine) gegen das Antigen, welches der betreffende Mensch nicht besitzt.

Bei der **Blutgruppe A** befinden sich im Blutplasma die Antikörper **Anti-B**, welche sich gegen die Blutgruppen B und AB richten.

Bei der **Blutgruppe B** befinden sich im Blutplasma die Antikörper **Anti-A**, welche sich gegen die Blutgruppen A und AB richten.

Bei der **Blutgruppe 0 (Null)** sind im Blutplasma beiderlei Antikörper **Anti-A** und **Anti-B** zu finden, welche sich gegen die Blutgruppen A, B und AB richten.

Bei der **Blutgruppe AB** finden sich **keine Antikörper** im Serum.

Wegen dieser Antikörper darf im Bedarfsfall nur blutgruppengleiches Blut transfundiert werden, da es sonst zur **Agglutination** (Zusammenballung, Verklumpung) und in der Folge zur **Hämolyse** (Abbau der Erythrozyten) käme. Diese natürlichen Antikörper des AB0-Systems fehlen

21

den meisten Neugeborenen, sie sind erst im Laufe des ersten Lebensjahres nachweisbar.

Etwa 85 Prozent der Bevölkerung haben eine weitere Eigenschaft auf ihren Erythrozyten, den **Rhesusfaktor**. Sie werden als **Rh-positiv** (D) bezeichnet. Menschen, die diese Eigenschaft nicht besitzen, sind **Rh-negativ** (d). Diese Eigenschaft stellt aber kein einheitliches Antigen dar. Eine weitere, zum Rhesusfaktor zählende Antikörpereigenschaft (schwächere Antikörperbildung) wird mit C, c, E oder e bezeichnet. Bei wiederholten Bluttransfusionen können auch diese schwächeren Antigene zur Antikörperbildung führen. Wird beispielsweise einem Rh-negativen (d) Menschen Rh-positives (D) Blut übertragen, so bewirkt dies in seinem Blut eine Bildung von Antikörpern gegen den Rh-Faktor. Eine erneute Transfusion von Rh-positivem Blut kann gefährlich werden, da der Körper nun massiv diese Antikörper gegen den fremden Rh-Faktor mobilisiert. Es kommt zum Agglutinieren und/oder zur Hämolyse sowie zum Kreislaufschock.

Bei einer Bluttransfusion muß das Plasma des Empfängers so beschaffen sein, daß es die Blutkörperchen des Spenders nicht agglutiniert.

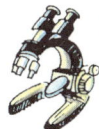

21.2 Maßnahmen zur Diagnostik und Therapie

21.2.1 Bluttransfusionen

Bei den ersten Transfusionen wurde Blut direkt von Mensch zu Mensch übertragen (transfundieren: hinübergießen). Heute überträgt man Blut ausschließlich **indirekt** über Blutkonserven. Ein Mensch spendet Blut, das die Blutbank aufbereitet und in eine sogenannte Blutkonserve füllt.

■ Indikationen

– akuter oder chronischer Blutverlust
– operativer Eingriff mit zu erwartendem starkem Blutverlust
– Operationen an Gehirn, Herz oder bei Transplantationen
– Erkrankungen des blutbildenden Systems wie Leukämie, Anämie
– Austauschtransfusion beim Neugeborenen (Kap. 12.6.3.2)

– fehlende Gerinnungsfaktoren wie bei Hämophilie
– Tumoren mit Blut- und Eiweißverlust
– großflächige Verbrennungen

Bei jeder Übertragung von Blutprodukten bestehen grundsätzlich zwei **Risiken** für den Empfänger:
– Unverträglichkeitsreaktion (immunologisch gesehen ist eine Transfusion einer Organtransplantation gleichzusetzen)
– Infektion durch verunreinigte Blutpräparate (z.B. Aids, Hepatitis B und C)

Blut kann mit gerinnungshemmenden Substanzen wie **Natriumcitrat** oder **Heparin** konserviert werden. Dies ist je nach Verhältnis nur für Stunden oder Tage möglich. Eine längere Haltbarkeit ermöglicht der ACD-Stabilisator (ACD: **A**cidum stabilisiert den pH-Wert, **C**itrium wirkt als Gerinnungshemmer, **D**extrose dient als Nährstoff für die Blutzellen).

 Eine mit ACD behandelte Konserve kann im Kühlschrank bei 4 bis 6 °C bis zu drei Wochen gelagert werden.

Aus Spenderblut lassen sich verschiedene Blutpräparate herstellen.

■ Vollblutkonserve

Hierbei handelt es sich um frisches und nichtzentrifugiertes Spenderblut. Wegen der häufiger auftretenden Unverträglichkeitsreaktionen werden Vollblutkonserven heute nur in Notfallsituationen bei akutem Blutverlust eingesetzt. Die höchstmögliche Lagerungsdauer im Blutkühlschrank beträgt drei Wochen.

■ Erythrozytenkonzentrat

Erythrozytenreiches Blut, das durch das Zentrifugieren von Vollblut und Entfernen des abgesetzten Plasmas sowie Leukozyten- und Thrombozytenschicht entsteht, findet Verwendung als Routinetransfusion bei akutem Blutverlust, z.B. während oder nach Operationen. Die Lagerungsdauer darf sechs Wochen nicht überschreiten.

■ Gewaschene Erythrozyten

Es handelt sich um Vollblut, das durch mehrfaches spezielles Waschen weitgehend frei von Plasmabestandteilen ist. Es ist leukozytenarm und eiweißfrei und wird nach vorausgegangenen Unverträglichkeitsreaktionen verabreicht. Gewaschene Erythrozyten sind nur 12 bis 24 Stunden haltbar.

■ Thrombozytenkonzentrat

Dies ist ein mit Thrombozyten angereichertes Plasma, das bei Blutgerinnungstörungen infolge von Thrombozytopenien zur Anwendung kommt. Es ist bis zu 48 Stunden haltbar.

■ Fresh-frozen-Plasma

Gefrorenes Frischplasma, das bei einer Lagerung bei Temperatur von Minus 30 °C für ein Jahr haltbar bleibt. Anwendung findet es bei Gerinnungsstörungen aufgrund eines Mangels an Gerinnungsfaktoren (Lebererkrankungen).

■ Humanalbumin

Eine Lösung aus menschlichem (human) Albumin (Eiweiß). Es gibt Präparate mit unterschiedlichen Eiweißkonzentrationen (z.B. 5%, 20%). Eingesetzt wird es zur Substitution des Kreislaufs bei Blutverlust, Wundschock und Eiweißmangelzuständen als Infusion bzw. Kurzinfusion.

■ Gerinnungspräparate

Gefriergetrocknete Gerinnungsfaktoren, die bei Gerinnungsstörungen zur Prophylaxe und Therapie von Blutungen eingesetzt werden. Verabreicht als Kurzinfusion oder als i.v. Injektion (nach Auflösung der Trockensubstanz).

■ Immunglobuline

Immunglobuline werden aus Blutplasma gewonnen, sie besitzen Antikörpereigenschaften. Eingesetzt werden sie bei angeborenem oder erworbenem Antikörpermangel, zur Prophylaxe bei gesunden Individuen mit erhöhtem Expositionsrisiko (Hepatitis A und B, Masern, Röteln) und bei Rhesusunverträglichkeit zwischen Mutter und Kind. Die Verabreichung erfolgt als Kurzinfusion, als i.v. oder als i.m. Injektion (nach Auflösung der Trockensubstanz).

■ Eigenblutspende

Die Eigenblutspende wird bevorzugt bei geplanten operativen Eingriffen ab dem Jugendalter eingesetzt. Blutspender und -empfänger sind identisch. Vor der geplanten Transfusion entnimmt man dem Patienten mehrmals Blut, das dann zur Eigenspende vorbereitet wird.

Vorbereitung einer Bluttransfusion

Vor einer Transfusion werden der Rhesusfaktor und die Blutgruppe serologisch bestimmt. Dafür sind fünf bis zehn Milliliter Blut (Nativblut) erforderlich.

Die Bestellung der benötigten Blutkonserven von der Blutbank mit speziellem Anforderungsschein übernimmt der Arzt.

> **Blutkonserven und zellhaltige Präparate müssen unbedingt kühlgehalten werden. Während des Transports von der Blutbank bis zur jeweiligen Station ist die Unterbrechung der Kühlkette auszuschließen.**

Bis zur Transfusion muß die Konserve im Kühlschrank der Abteilung aufbewahrt werden.

> **Eine Lagerung in der Ablage der Kühlschranktür ist aufgrund der Erschütterung beim Öffnen der Tür nicht zulässig. Außerhalb des Kühlschranks ist die Konserve innerhalb von 24 Stunden zu transfundieren. Schon beim Verdacht auf eine unterbrochene Kühlkette ist die Konserve zu verwerfen.**

Die Beschriftung der Konserve ist mit den Begleitpapieren zu vergleichen.

Vor Beginn der Transfusion nimmt der Arzt die Kreuz- bzw. Verträglichkeitsprobe ab. Dieser Test dient der Sicherung der serologischen Verträglichkeit zwischen Spender- und Empfängerblut. Zur Bestimmung benötigt das Labor fünf bis zehn Milliliter citratfreies Blut mit Begleitzettel.

■ Bed-side-Test (Bettkanten-Test)

Dieser Test dient als Kontrolle am Krankenbett direkt vor der Bluttransfusion und jeder Blutkonserve. Dadurch soll eine Übertragung

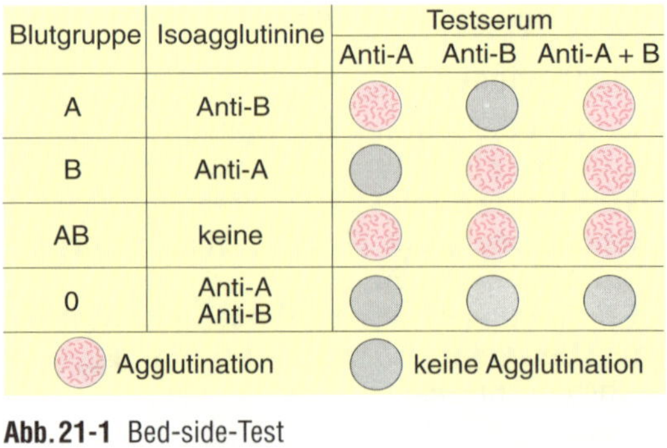

Blutgruppe	Isoagglutinine	Testserum		
		Anti-A	Anti-B	Anti-A + B
A	Anti-B	Agglutination	keine	Agglutination
B	Anti-A	keine	Agglutination	Agglutination
AB	keine	Agglutination	Agglutination	Agglutination
0	Anti-A Anti-B	keine	keine	keine

Agglutination · keine Agglutination

Abb. 21-1 Bed-side-Test

ungleicher Blutgruppen, trotz aller vorherigen Kontrollen, ausgeschlossen werden.

Auf einer speziellen Testkarte wird auf die aufgezeichneten Kreise je ein Tropfen Patientenblut aufgetragen und mit je einem Tropfen Anti-A, Anti-B und Anti-D vermischt, um so die Agglutination zu prüfen (Abb. 21-1). Nach dem Eintrocknen der Blutstropfen kommt die Testkarte zur Dokumentation in die Patientenakte.

Vorbereitung des Materials
- Blutkonserve und Begleitpapiere
- Transfusionsbesteck mit Zuleitung, Tropfkammer mit Filter
- Bettschutz
- Stauschlauch
- Mulltupfer
- Hautdesinfektionslösung
- Venenverweilkanüle entsprechend der Venengröße
- 2-ml-Spritze
- Pflasterstreifen, Schere, evtl. transparenter Folienverband
- Einmalhandschuhe
- Infusionsständer, Perfusor bei Säuglingen

Vorbereitung und Lagerung des Patienten
- altersentsprechende Information und Aufklärung von Kind und Eltern
- psychisch auf die Maßnahme vorbereiten, Angst nehmen
- Blase und Darm entleeren lassen
- Legen einer Venenverweilkanüle durch den Arzt (Kap. 24.2.3.1)
- Infusion anschließen oder Verweilkanüle mit Heparinlösung spülen und mit sterilem Verschlußkonus versehen
- unmittelbar vor Transfusion Kontrolle von Puls, Atmung, Temperatur, Blutdruck
- Lagerung liegend oder sitzend, je nach Befinden des Patienten

 Eine schriftliche Einverständniserklärung der Eltern zur Bluttransfusion muß vorliegen.

Vorgehen
- Blutkonserve ungefähr 30 Minuten vor der Transfusion aus dem Kühlschrank nehmen (langsames Erwärmen auf Zimmertemperatur)
- Konserve und Begleitpapiere mit den Patientendaten (Name, Vorname und Geburtsdatum, Blutgruppe und Rh-Faktor),

Konservennummer, Entnahme- und Verfalldatum der Konserve, Ergebnis der Kreuzprobe vergleichen

 Das Vergleichen von Blutkonserve, Begleitpapieren und Patientendaten muß von einer qualifizierten Pflegeperson sowie dem Arzt vorgenommen werden.

Anschließende **Sichtkontrolle** der Blutkonserve auf die Trennung von Plasma und festen Bestandteilen. Die Blutkonserve darf keine auffälligen Verfärbungen aufweisen, rosafarbenes Plasma beispielsweise deutet auf eine Hämolyse hin.

 Das Tragen von Einmalhandschuhen beim Umgang mit Blut dient dem eigenen Schutz, da Blut (und Körperflüssigkeiten) potentiell infektiös sind. Von besonderer Bedeutung sind dabei durch Blut übertragbare Krankheiten wie Hepatitis und Aids (bzw. HIV).

- **Weiteres Vorgehen** (Abb. 21-2)
- Blutkonserve zum Vermischen von Plasma und Zellen leicht bewegen oder kippen, nicht schütteln
- Schutzhülle vom Konservenstöpsel entfernen oder beim Beutel Abreißlasche aufziehen bzw. abdrehen
- Dorn des Transfusionsbestecks ohne Außenberührung einstechen
- Schlauch des Transfusionssystems luftleer mit Blut füllen
- Blutentnahme aus Venenverweilkanüle durch den Arzt
- Bed-side-Test (s. Abb. 21-1) mit Patientenblut und Konservenblut durch den Arzt
- Lagekontrolle der Venenverweilkanüle
- Transfusionssystem anschließen (Arzt) und gut fixieren
- Transfusionsleitung darf nicht abknicken, Bewegungsfreiheit des Patienten erhalten
- Tropf- bzw. Einlaufgeschwindigkeit reguliert der Arzt

 Das Einhalten der Hygiene- und Desinfektionsmaßnahmen ist grundsätzlich erforderlich, da durch die Venenpunktion und die Transfusion eine Infektionsgefahr für den Patienten besteht.

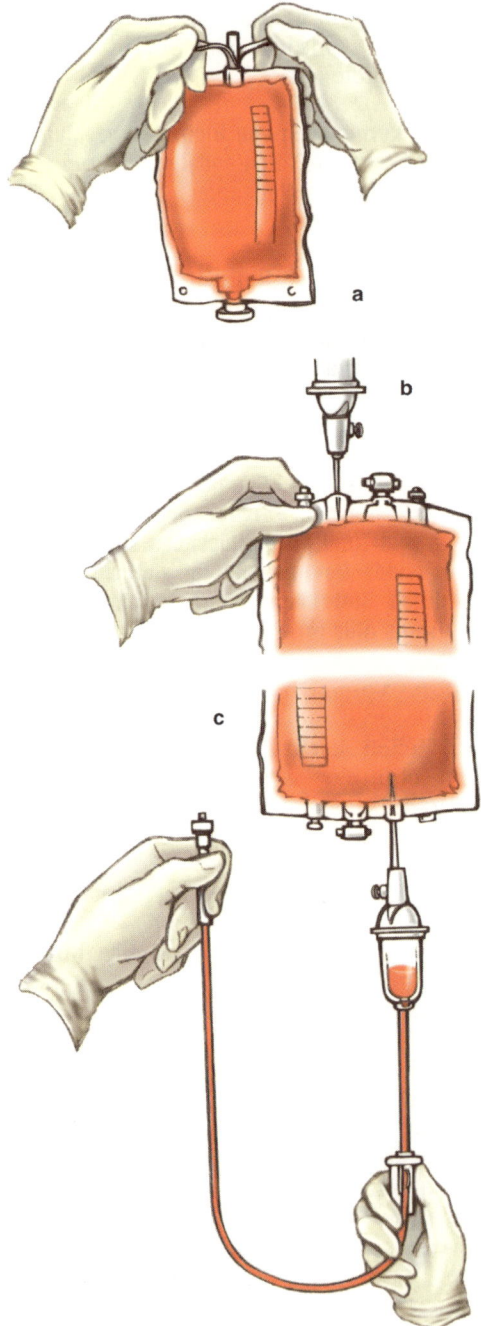

Abb. 21-2 a bis c Vorbereitung einer Blutkonserve
a) Einstichlasche öffnen
b) Dorn des Transfusionssystems einstechen
c) Filter und Transfusionsleitung mit Blut füllen

Überwachung und Beobachtung des Patienten während der Transfusion

Bei ängstlichen Kindern muß gewährleistet sein, daß sie während der Bluttransfusion nicht alleine sind.

Der Arzt sollte während der ersten zehn Minuten der Transfusion zur Überwachung und Beobachtung des Patienten anwesend bleiben.

– Funktion des Transfusionssystems kontrollieren
– eingeflossene Menge mit der errechneten Einlaufzeit vergleichen
– Kontrolle von Puls, Atmung, Blutdruck (nach 15, 30 und 60 Minuten, dann einmal stündlich und nach ärztlicher Anordnung)
– Kontrolle der Körpertemperatur einmal während und unmittelbar nach der Transfusion
– Farbe und Aussehen des Urins beobachten, Urintest auf Blut
– Kontrolle der Punktionsstelle auf Hämatombildung
– Beobachten des Patienten auf Zeichen einer Unverträglichkeit

Unverträglichkeitsreaktionen können **bis zu 24 Stunden nach Transfusionsende** auftreten. Ergeben sich Anzeichen, müssen die **Transfusion unterbrochen** und der Arzt sofort benachrichtigt werden.

Die Blutkonserve mit Begleitschein und Patientenblut kommt zur Klärung der Ursache in die Blutbank. Eine genaue Dokumentation der Begleitumstände des Zwischenfalls in der Patientenakte ist ebenfalls erforderlich.

Nachsorge des Patienten

Der Patient wird bis 24 Stunden nach der Transfusion beobachtet, um Unverträglichkeitsreaktionen sofort zu bemerken.

Entsorgen des Materials

– Schlauch des Transfusionsbestecks abklemmen
– bei Bedarf Venenverweilkatheter entfernen (Kap. 24.2.3.1)
– bei Bedarf Venenverweilkanüle mit Heparinlösung spülen und mit sterilem Verschlußkonus abstöpseln
– Einwegmaterial verwerfen, restliches Material desinfizieren

Eine genaue **Dokumentation des Transfusionsverlaufs** muß vom Arzt unterschrieben an die **Blutzentrale** gesandt werden, ein Durchschlag verbleibt im **Krankenblatt**.

21

Auch bei einem unauffälligen Transfusionsverlauf muß die Blutkonserve mit dem **Restblut** noch für 24 Stunden **aufbewahrt** werden, um bei möglicherweise später auftretenden Zwischenfällen noch für eine Kontrolle zur Verfügung zu stehen.

■ **Unverträglichkeitsreaktionen**

Eine **Unverträglichkeit** oder **Hämolyse** kann sich durch verschiedene Anzeichen bemerkbar machen:
– Unruhe der Kinder
– Beklemmungsgefühl
– Erbrechen
– Kopf-, Kreuz- oder Gliederschmerzen
– Schocksymptome wie Tachykardie, Blutdruckabfall, verminderte Urinausscheidung
• **Allergische Reaktionen**
Allergische Reaktionen treten insbesondere bei wiederholten Transfusionen auf. Symptome hierfür sind:
– Unruhe
– Juckreiz, Hautrötung, Urtikaria
– Blutdruckabfall
– möglicher Temperaturanstieg
• **Bakterielle, pyrogene Reaktion**
Sie entsteht durch Verunreinigung des Blutes oder des Transfusionssystems. Symptome beim Patienten sind
– Fieber
– Schüttelfrost

21.2.1.1 Verabreichen von Plasmafraktionen

Zu den Plasmafraktionen zählen wie schon erwähnt Albuminlösungen und Gerinnungsfaktoren.

Vorbereitung des Materials
– Albuminlösung oder Konzentrat von Gerinnungsfaktoren
– Lösungsmittel oder Infusionslösung
– Infusionsbesteck oder beiliegendes System
– die weiteren Materialien entsprechen denen der Bluttransfusion

Vorbereitung und Lagerung des Patienten
Siehe Kapitel 21.2.1.

Vorgehen
Vor der Anwendung des Präparates ist auf das **Verfalldatum** zu achten. Präparate aus dem Kühlschrank müssen vor Verabreichung auf **Zimmertemperatur** erwärmt werden. Dazu empfiehlt es sich, die Lösungsmittelflasche in einem Wasserbad (maximal 37 °C) für einige Minuten zu wärmen.
– Dorn des Infusionsbestecks ohne Kontamination in Plasmafraktion einstechen
– Leitung des Infusionssystems luftleer füllen
– Infusionssystem mit Venenverweilkanüle verbinden
– Infusionsgeschwindigkeit nach ärztlicher Verordnung oder Beipackzettel
– Übertragung der Code-Nummer des Präparates in die Patientenakte

 Die Trockensubstanz immer vollständig auflösen. Nur frisch zubereitete Lösungen infundieren und angebrochene Ampullen verwerfen.

Überwachung und Beobachtung des Patienten während der Infusion
Siehe Kapitel 21.2.1.

 Die Verabreichung von Humanalbumin kann einen anaphylaktischen Schock auslösen und muß deshalb langsam und unter genauer Beobachtung des Patienten erfolgen.

Nachsorge des Patienten und Entsorgen des Materials
Siehe Kapitel 21.2.1.

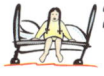 ## 21.3 Pflege und Krankheitsbilder Blut

21.3.1 Anämien durch Blutverlust

Der Begriff **Anämie** bezeichnet einen Mangel an zirkulierendem Hämoglobin, aus dem eine herabgesetzte Sauerstofftransportkapazität des Blutes entsteht. Zu Anämien durch Blutverlust kommt es infolge innerer oder äußerer **Verletzungen** (unfallbedingte Verletzung von Blutgefäßen, Organruptur nach einem stumpfen Bauchtrauma, Nachblutung bei einer Tonsillektomie). Große Blutverluste äußern sich als **Volumenmangelschock**.

Eine Anämie kann auch durch einen **chronischen Blutverlust** entstehen, wie bei einer versteckten Blutung des Magen-Darm-Trakts

21

oder des Nieren-Harnwege-Systems. Selbst **häufige Blutentnahmen** bei Kindern (bei intensiver klinischer Diagnostik) können zu einer Anämie führen.

■ **Akuter Blutverlust**

Symptome
– Tachykardie
– Tachypnoe (Versuch, Sauerstoffdefizit durch gesteigerte Atemfrequenz auszugleichen)
– Blässe, kalter Schweiß
– Blutdruckabfall
– Schwäche, Unruhe

 Diese Symptome kündigen zunehmendes Kreislaufversagen mit der möglichen Folge eines lebensbedrohlichen Schockzustandes an.

■ **Chronischer Blutverlust**

Symptome
– Blässe, auch von Lippen und Augenbindehaut
– allgemeine Schwäche und Antriebslosigkeit
– leichte Ermüdbarkeit
– Schwindelneigung
– schlechtes Gedächtnis
– Tachykardie
– Atemnot bei Belastung

Diagnostik
Kontrolle des Hämatokrits und Hämoglobingehalts, Blutbild (im weiteren Verlauf Blutbildveränderungen durch Eisenmangel).

Therapie
– Blutstillung
– Schockbekämpfung und Blutersatz (Volumenersatz) bei akuten Blutungen
– Eisensubstitution bei chronischen Blutungen
– Bluttransfusion bei lebensbedrohlichem Sauerstoffmangel

21.3.1.1 Pflege bei Kindern mit Anämien durch Blutverlust

Bei der Pflege von Kindern mit Anämien durch Blutverlust müssen die Pflegenden dem Patienten und den Eltern **Ruhe**, **Sicherheit** und **Zuversicht** vermitteln, da die Kinder zu Angstzuständen neigen. Sie sollten in solchen

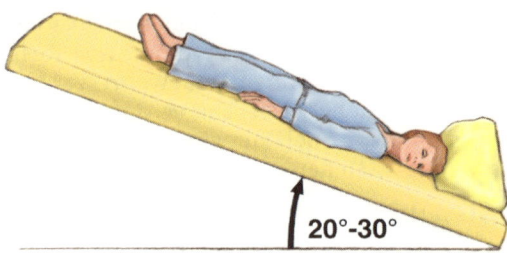

Abb. 21-3 Trendelenburg-Schocklage, maximal 30 Grad Schräge

Situationen auch nicht allein gelassen werden.

Der Patient benötigt bei der **Körperpflege** Unterstützung, falls er sich dabei zu sehr anstrengt, ist sie bei Bedarf zu übernehmen.
• **Weitere pflegerische Aspekte**
– Vorbereitung, Assistenz und Nachsorge der Infusions- bzw. Transfusionstherapie
– engmaschige Kontrollen von Puls, Atmung, Blutdruck nach ärztlicher Anordnung
– Beobachtung von Blässe, Schweißausbrüchen und zunehmender Schwäche
– Kontrolle des Bewußtseinszustands
– Überwachung der Blutungsquelle
– bei unklarer Blutungsquelle Kontrolle und Beobachtung von Stuhl und Urin auf Blut

 Bei akuter Blutung unterstützt man die Herz-Kreislauf-Funktion durch eine Schocklagerung (Trendelenburg-Lage, Abb. 21-3). Die Kopftieflage verstärkt den venösen Blutrückstrom zum Herzen.

21.3.2 Eisenmangelanämie

Die Eisenmangelanämie tritt häufig bei Säuglingen und Kleinkindern bis zum dritten Lebensjahr auf. Sie entsteht, wenn der für die Hämoglobinsynthese erforderliche Eisenbedarf des Körpers nicht gedeckt wird. Die Ursachen können im erhöhten Verbrauch während der starken Wachstumsphase bis zum dritten Lebensjahr oder in einer mangelnden Eisenzufuhr bei einseitiger Ernährung (wenig Gemüse, wenig Fleisch, hauptsächlich Milch) liegen. Auch ein Eisenverlust als Folge von Verdauungsstörungen (Zöliakie, chronische Enteritis), aber auch als Folge der oben erwähnten chronischen Blutungen oder häufiger Blutentnahmen ist möglich.

Symptome

Im Vordergrund steht eine langsame, schleichende Entwicklung der Anämie, mit allgemeinen Symptomen wie:

- blaßgelbes Aussehen der Haut und Schleimhäute
- Schwäche, Spielunlust, Antriebsarmut, Müdigkeit
- Appetitlosigkeit, Gedeihstörungen
- Haut- und Schleimhautveränderungen (spröde Haut, Mundwinkelrhagaden, Brennen der Zungen-, Schlund- und Speiseröhrenschleimhaut).
- brüchige Nägel, Haarausfall

Diagnostik

Blutbildkontrollen, Feststellen der Eisenbindungskapazität (Transferrinspiegel), Stuhl- und Urinuntersuchungen auf Blut, Ernährungsanamnese.

Therapie

- Beseitigung der Ursache (Korrektur von Ernährungsfehlern, Beheben der Resorptionsstörung)
- orale Eisenzufuhr über drei bis vier Monate, bis alle Eisenspeicher des Körpers aufgefüllt sind
- regelmäßige Kontrollen von Eisen- und Transferrinspiegeln und Hämoglobin im Blut
- Bluttransfusionen in schweren Fällen

21.3.2.1 Pflege bei Kindern mit Eisenmangelanämie

Häufig liegen der Eisenmangelanämie falsche Ernährungsgewohnheiten zugrunde. Deshalb ist eine **Beratung** der Eltern und je nach Alter auch der Kinder sinnvoll. Die Zusammenhänge zwischen Kost und Anämie sind dabei zu erläutern.

- **Zusätzliche Inhalte der Pflege**
- Verbesserung der Ernährungsgewohnheiten, häufige kleine Mahlzeiten, Vollwertkost, evtl. eine reduzierte Milchzufuhr (Milch, Fett und Eiweiß behindern die Eisenresorption)
- Bewegung an der frischen Luft fördert den Appetit
- Kontrolle von Puls, Atmung, Blutdruck, Hautkolorit, Schleimhäuten (Konjunktiven besonders geeignet)
- bei der Körperpflege unterstützen
- Anstrengungen vermeiden

- Hautpflege, Cremes auf Ölbasis verwenden
- einmal täglich Inspektion der Mundschleimhaut
- Mundspülung bei Schleimhautdefekten mit Kamillen- oder Salbeitee. Nach ärztlicher Anordnung die betroffenen Stellen mit Bepanthenlösung 5 %® oder Hexoral pinseln
- Lippenpflege mit fettender Salbe
- bei schmerzhafter Nahrungsaufnahme breiige Kost, kühle Getränke mit Strohhalm trinken lassen

 Eisentabletten mit Saft oder Wasser zwischen den Mahlzeiten verabreichen, nicht mit Milch, da sie dann schwer resorbierbare Eisenkomplexe bilden.

21.3.3 Angeborene hämolytische Anämien

Bei den hämolytischen Anämien sind angeborene und erworbene Formen zu unterscheiden. Gemeinsames Kennzeichen ist eine Verkürzung der Erythrozytenlebensdauer. Es kommt zu einer vorzeitigen Zerstörung oder einem Abbau von Erythrozyten, einer Hämolyse.

■ Beta-Thalassämie

Die homozygote Beta-Thalassämie ist eine angeborene Störung der Hämoglobinsynthese aufgrund ungenügender Produktion von Beta-Polypeptidketten des Hämoglobins A. Statt derer werden vermehrt Alpha-Polypeptidketten des fetalen Hämoglobins produziert. Diese verkürzen die Lebensdauer der Erythrozyten und bewirken eine vermehrte Hämolyse.

Symptome

- allgemeine Anämiezeichen wie Blässe, Ikterus
- Knochendeformierung (besonders Gesichtsknochen: mongoloide Faszies), später Schädeldeformierung (verstärkte Blutbildung im Knochenmark mit Erweiterung der Markräume)
- Leber- und Milzvergrößerung (Blutbildung in der Leber)
- Infektanfälligkeit
- Hormonstörungen (verzögerte Pubertät, verlangsamtes Wachstum, Unterfunktion der Schilddrüse)

21

Diagnostik
Blutbild- und Blutuntersuchungen, Hb-Elektrophorese.

Therapie
- regelmäßige Gabe von Erythrozytenkonzentraten
- während der Transfusion Verabreichung von Deferoxamin, um überschüssiges Eisen aus dem Körper zu entfernen
- zusätzliche subkutane Deferoxamingabe über Infusionspumpe zu Hause (jede Nacht)
- orale Vitamin-C-Gabe (verstärkt Wirkung von Deferoxamin)
- häufig Milzentfernung (kombiniert mit Pneumokokkenimpfung und jahrelanger Penicillinprophylaxe)

Prognose
Die Prognose hat sich inzwischen beachtlich gebessert. Die Patienten leiden nicht mehr unter Hormon- oder Skelettveränderungen, die häufigen Gaben von Erythrozytenkonzentrat sind aber nach wie vor notwendig.

Komplikationen
Durch die gestörte Eisenverwertung, den erhöhten Eisenanfall durch Hämolyse, die gesteigerte Eisenabsorption und die notwendigen Bluttransfusionen kommt es zu einer vermehrten Eisenablagerung im Organismus. Bedrohlich ist dies im Herzmuskel und kann im zweiten bis dritten Lebensjahrzehnt zu einer Herzinsuffizienz führen. Die Eisenablagerung kann aber auch eine Leberzirrhose oder einen Diabetes mellitus auslösen.

■ Sichelzellanämie

Bei Patienten mit einer Sichelzellanämie kommt neben dem normalen ein falsch aufgebautes Hämoglobin in großer Menge vor (HBS-Anomalie). Diese angeborene Strukturanomalie führt dazu, daß die Erythrozyten eine Sichelform annehmen (z.B. bei einer Azidose). Die Erythrozyten sind dann relativ starr und nicht verformbar. Die Viskosität des Blutes steigt, eine Stauung mit Verschluß der Kapillaren ist die Folge. Diese Infarkte entstehen bei erniedrigtem Sauerstoffdruck und bewirken schwere Schmerzkrisen in Knochen, Gelenken und Muskeln.

Symptome
- allgemeine Anämiesymptome wie Blässe, Leistungs- und Konzentrationsschwäche, Müdigkeit
- schwere akute Schmerzen, besonders abdominell, im Rücken und in den Extremitäten
- Hämaturie

Diagnostik
Blutausstrich und Hämoglobin-Elektrophorese.

Therapie
- ausreichend Flüssigkeit, möglichst oral
- alkalisierende Infusionen und Acetylsalicylsäuregabe, um die Azidose auszugleichen und die Durchblutung zu fördern
- Schmerzbeseitigung durch Analgetika (evtl. Dauertropfinfusion mit Opiaten)
- Sauerstoffmangel vermeiden (bei Lungenerkrankungen, Flugreisen)
- bei Bedarf Sauerstoffgabe
- Urin auf pH-Wert und Blut stixen
- bei zunehmender Anämie Bluttransfusion

21.3.3.1 Pflege bei Kindern mit angeborenen hämolytischen Anämien

Bei einer **Beta-Thalassämie** entsteht durch die regelmäßigen Transfusionen und die medikamentöse Behandlung zu Hause eine sehr belastende Situation für Kind und Eltern. Sie müssen für die selbständige Deferoxamintherapie geschult und motiviert werden. Eine **Kooperation** mit den Angehörigen und die Einbeziehung in alle Maßnahmen der Behandlung sind unumgänglich. Auch eine Gesprächsbereitschaft unterstützt diese Zusammenarbeit.

Hilfreich für die Familie sind Kontakte zu **Selbsthilfegruppen** oder anderen betroffenen Patienten.

- **Weitere pflegerische Aspekte**
- Vorbereitung, Assistenz und Nachsorge bei der Infusions- und Transfusionstherapie
- Verabreichen der Medikamente nach ärztlicher Anordnung
- Stuhl und Urin auf Blut beobachten (auf Blut stixen)
- Infektionsprophylaxe und Pflege des venösen Zugangs
- **Bei der Sichelzellanämie**
- ausreichend Flüssigkeit anbieten

– Vorbereitung, Assistenz und Nachsorge bei der Infusions- und Transfusionstherapie
– Verabreichen der Medikamente auf ärztliche Anordnung
– Urin auf pH-Wert und Blut stixen
– engmaschige Kontrolle des Bewußtseinszustands, von Puls, Atmung, Blutdruck, Temperatur (EKG-Monitor, Pulsoxymeter) nach ärztlicher Anordnung
– Schmerzbeobachtung
– Infektionsprophylaxe und Pflege des venösen Zugangs
– Unterstützung bei der Körperpflege
– Anstrengungen vermeiden

21.3.3.2 Pflegeplanung bei einem Kind mit homozygoter Beta-Thalassämie

Informationssammlung vom 7. Juli 19..	
Name:	Ayse K. (weiblich)
Geburtsdatum/Alter:	9. November 19.., 16 Jahre alt
Staatsangehörigkeit:	türkisch
Familiensituation:	drei gesunde Geschwister, Ayse besucht die 10. Klasse eines Gymnasiums mit befriedigenden Noten. Mutter holt sie morgen Mittag wieder ab
Aufnahme:	7. Juli 19.., zur routinemäßigen Bluttransfusion
Körpergewicht:	36,5 Kilogramm
Körperlänge:	146 Zentimeter
Vitalzeichen:	Herzfrequenz 68/Minute
	Atemfrequenz 14/Minute
	Blutdruck 110/70 mmHg
	Körpertemperatur 36,6 °C sublingual
Diagnose:	homozygote Beta-Thalassämie, schwere Hämosiderose mit Sekundärschäden: behandlungsbedürftige Hypothyreose, seit einem Jahr Kardiomyopathie (Erkrankung des Herzmuskels)

Bisheriger Krankheitsverlauf

Diagnosestellung im Alter von $1\frac{1}{2}$ Jahren, seitdem kontinuierliche Betreuung durch die hämatologische Sprechstunde sowie Krankenhausaufenthalte im Abstand von drei Wochen. Dort Bluttransfusionen mit paralleler intravenöser Gabe von hochdosiertem Deferoxamin. Verabreicht sich zu Hause mit Unterstützung der Häuslichen Kinderkrankenpflege subkutan Deferoxamin über Injektionspumpe. Weitere Medikamente sind Vitamin C zur besseren Eisenelimination, L-Thyroxin® wegen der Hypothyreose und Novodigal® wegen der Kardiomyopathie.

Tabletteneinnahme erfolgt unregelmäßig, Ayse empfindet die subkutane Therapie als unangenehm und störend. Sie verdrängt das Wissen der damit verbundenen Gefahr einer verkürzten Lebenserwartung. „Krankenhausfreie" Wochenenden verbringt sie mit Freunden, schläft sonntags lange aus. Ist in letzter Zeit lustlos, antriebsarm und leicht ermüdbar. Klagt bei körperlicher Anstrengung über Atemnot, schläft viel. Beginn ihrer Menstruation vor zwei Jahren.

Istzustand

Ayse empfindet „Krankenhauswochenenden" als notwendiges Übel, die therapeutischen Maßnahmen sind ihr unangenehm, sie hat Angst vor Schmerzen. Ihre Eltern haben Schwierigkeiten, die subkutane Therapie zu Hause vorzunehmen, sie möchten ihrem Kind keine Schmerzen bereiten.
Ayse geht gerne zur Schule, verpaßt alle drei Wochen einen Schulsamstag, hat Angst vor schlechten Noten. Ihr Freund, der sie im Krankenhaus besucht, bringt den Schulstoff mit. Ayse achtet sehr auf ihr „Äußeres", duscht täglich, wäscht dabei ihre Haare, hat intakte Haut. Sie nahm im letzten Jahr vier Kilogramm zu, ißt gerne Süßspeisen. Ayse raucht seit zwei Jahren. Sie ist auf Station bekannt, diesmal Aufnahme im Dreibettzimmer mit zwei gleichaltrigen Mädchen. Erhält eine Venenverweilkanüle an der linken Hand mit NaCl-0,9%-Dauertropfinfusion plus Deferoxamin und Heparin-Natrium. Transfusion von zwei Erythrozytenkonzentraten der Blutgruppe 0 (Null), Rhesus negativ. Transfusionsdauer mindestens acht Stunden mit sechs Stunden Pause zwischen den Portionen.

21

Pflegeplan

Pflegeprobleme/Ressourcen	Pflegeziele	Pflegemaßnahmen
1 Schlafen • Krankenhausaufenthalt • Schlaf-Rhythmus ist gestört • kann nach einer Übernachtung wieder heimgehen	• kann Schlafgewohnheit auch im Krankenhaus beibehalten	• Patientin morgens ausschlafen lassen
2 Sich bewegen • Bewegungseinschränkung durch Krankenhausaufenthalt • bewegt sich aufgrund allgemeiner Schwäche ungern • Venenverweilkanüle, Transfusion und Infusion	• Wohlbefinden ist durch Krankenhausaufenthalt nicht beeinträchtigt • kann sich trotz Infusion und Transfusion ausreichend bewegen • bleibt trotz Krankheit sportlich aktiv	• Infusion wird über Akku-Infusomat verabreicht, sie kann sich damit auf Station frei bewegen • zu Aktivitäten anregen und diese positiv bestärken
3 Sich sauberhalten und kleiden • ist bei der Körperpflege wegen Transfusion und liegender Venenverweilkanüle auf Hilfe angewiesen • Gefahr von allergischen Hautreaktionen durch wiederholte Bluttransfusionen • hat intakte Haut	• intakte Haut erhalten • frühzeitiges Erkennen von Hautveränderungen • kann Körperpflege entsprechend ihren Möglichkeiten selbst vornehmen	• nach der ersten Bluttransfusion Wannenbad ermöglichen • bei der Haarpflege behilflich sein • sorgfältige Hautbeobachtung auf Unverträglichkeitsreaktionen (auch Punkt **8**)
4 Essen und Trinken • ißt gerne Süßigkeiten • Gewichtszunahme	• Ayse soll Ernährungsgewohnheiten ändern, damit sie nicht weiter zunimmt	• Gewichtskontrolle bei jedem Krankenhausaufenthalt (alle drei Wochen) • kalorienarme Vollwertkost bestellen • Diätberatung (Termin gemeinsam mit Mutter) planen und mit Diätassistentin vereinbaren
5 Ausscheiden • Gefahr eines hämolytischen Transfusionszwischenfalles • normale Urinausscheidung (Menge/ Farbe)	• frühzeitiges Erkennen einer verminderten oder fehlenden Urinausscheidung, Farbveränderungen und Blutbeimengung	• jeden Urin auf Menge, Farbe und Aussehen beobachten • jeden Urin auf Blut stixen
6 Körpertemperatur regulieren • Gefahr eines Temperaturanstiegs bei evtl. auftretender Unverträglichkeit • ist fieberfrei	• frühzeitiges Erkennen von Temperaturanstieg	• Temperaturkontrolle nach ärztlicher Anordnung, mindestens einmal vor, während und nach der Bluttransfusion • bei Temperaturanstieg Transfusion stoppen, Kanüle mit NaCl 0,9 % offenhalten und Arzt benachrichtigen
7 Atmen • Ayse ist leicht erschöpft und müde • Dyspnoe nach körperlicher Anstrengung • Gefahr von Transfusionszwischenfällen • Gefahr der weiter fortschreitenden Hämosiderose • Nikotinkonsum	• Ayse soll sich ausreichend bewegen können, „fit bleiben" • Unverträglichkeitsreaktionen rechtzeitig erkennen • Ayse kennt Wirkung, Einnahmeart und -zeit der Medikamente • versteht die Notwendigkeit der regelmäßigen Medikamenteneinnahme	• Kontrollen von Puls, Atmung, Temperatur, Blutdruck nach ärztlicher Anordnung (grundsätzlich einmal vor, während und nach der Transfusion) und bei Bedarf • Patientenbefragung und Beobachtung auf subjektive Veränderungen • Beobachtung auf Zeichen einer Unverträglichkeit (während und nach der Transfusion)

Pflegeplan

Pflegeprobleme/Ressourcen	Pflegeziele	Pflegemaßnahmen
7 Atmen	• schränkt das Rauchen ein bzw. hört damit auf	• Bluteinlaufgeschwindigkeit kontrollieren • Medikamentenverabreichung nach ärztlicher Anordnung, dabei Medikamenteneinnahme und deren Wirkung erklären, Wissen abfragen • die Notwendigkeit der Einschränkung des Rauchens erklären
8 Für eine sichere Umgebung sorgen • häufige Krankenhausaufenthalte • Ayse und ihre Eltern verdrängen die Notwendigkeit der Therapie • unregelmäßige Medikamenteneinnahme • ist verständig • getrennt von Freund und Clique • hat Angst, Unterricht zu versäumen • hat Angst vor Schmerzen bei der Venenpunktion • Infektionsgefahr durch Venenverweilkanüle, Transfusion und Infusion	• fühlt sich im Krankenhaus wohl • bekommt Besuch von Freund und Clique • kann ihre Schulleistungen halten • Infektionen verhüten • Erhalten des venösen Zugangs • empfindet Venenpunktion nicht als unangenehm	• mit Patientin und Freunden Besuchszeiten absprechen • Häusliche Kinderkrankenpflege über Nachlässigkeit bei der Therapie informieren • Austausch mit anderen Thalassämiepatienten fördern • Gespächsrunden aller Beteiligten anregen (Ärzte, Patienten, Pflegekräfte, externer Pflegedienst) • bei jeder Einweisung eine Stunde vor Legen der Braunüle Hautanästhetikum (Salbe) auf die zu punktierende Hautstelle auftragen • Infektionsprophylaxe und Pflege des venösen Zugangs
9 Arbeiten und Spielen • Schulversäumnis durch Krankenhausaufenthalt • Ayse will nichts versäumen • Freund bringt Unterrichtsstoff vorbei	• kann ihre Schulleistungen halten	• Mitpatientinnen darauf hinweisen, daß Ayse beim Lernen nicht gestört werden soll • Kontakt zu Schulfreunden fördern
10 Kommunizieren siehe Punkte **8** und **9**	siehe Punkte **8** und **9**	siehe Punkte **8** und **9**
11 Sich als Mann oder Frau fühlen und verhalten • hat seit zwei Jahren regelmäßig ihre Menstruation (im Moment nicht) • achtet sehr auf ihr Äußeres • hat einen Freund, der sie auch im Krankenhaus besucht	• Ayses Intimsphäre bleibt gewahrt • kann ihre Körperpflege wie gewohnt vornehmen • der Besuch des Freundes verläuft angenehm	• ihr die Möglichkeit bieten, Körperpflege im gewohnten Umfang vorzunehmen • Besuchszeiten des Freundes erfragen, die beiden nach Möglichkeit auch alleine lassen
12 Sterben • Herzmuskelerkrankung durch Eisenablagerungen, dadurch verkürzte Lebenserwartung möglich • äußert sich nicht zu Ängsten	• teilt ihre Sorgen und Ängste mit • weiß Bescheid, daß durch konsequentes Einhalten der Therapie Lebenserwartung gesteigert ist	• Äußerungen von Ayse über das Sterben ernstnehmen, offen für entlastende Gespräche sein, Zeit lassen (siehe auch Punkte **8** und **9**) • Medikamentenverabreichung, dabei auf Bedeutung der Einnahme hinweisen, Wirkung erklären, Wissen abfragen

21

21

21.3.4 Koagulopathien

Die Koagulopathien gehören zu den **hämor-rhagischen Diathesen**. Unter diesen werden die Krankheitszustände zusammengefaßt, die mit einer Blutungsneigung bzw. dem sponta-nen Auftreten schwer stillbarer Blutungen einhergehen oder aber durch eine Störung der Blutstillung gekennzeichnet sind. Koagulopa-thien sind plasmatische Gerinnungsstörun-gen, die durch Mangel oder Umsatzstörung von verschiedenden Gerinnungsfaktoren ent-stehen, beispielsweise **Hämophilie A**, Mangel an Faktor VIII, und **Hämophilie B**, Mangel an Faktor IX. Es handelt sich dabei um angebo-rene, vererbte Erkrankungen, die klinisch nicht unterscheidbar sind. Je nach Restakti-vität des Gerinnungsfaktors lassen sich die Erkrankungen in drei Schweregrade einteilen.

Symptome
Bei der **leichten Form** treten Blutungen nur nach größerem Trauma und/oder Operatio-nen auf, bei der **mittelschweren Form** kommt es zu spontanen Blutungen meist nach Trau-ma, und die **schwere Form** ist durch spontane Blutungen bereits in frühester Kindheit ge-kennzeichnet.
Weitere Merkmale bei Koagulopathien sind:
– Haut-, Schleimhaut-, Magen- und Darm-blutungen
– Hämaturie
– Nachblutung bei Verletzung
– Muskelhämatome, Gelenkblutungen

> **Das Hauptproblem bei Muskel- und Gelenk-blutungen sind Deformierung und Verstei-fung der Gelenke, besonders des Knie- und Ellenbogengelenks („Blutergelenke").**

Diagnostik
Nachweis von vermindertem Gerinnungsfak-tor im Blut. Da der Zeitpunkt der Diagnose und der konsequenten Betreuung entschei-dend dafür ist, ob der Patient mit Hämophilie Körperbehinderungen entwickelt, ist eine **Früherkennung** wichtig.

Therapie
Die Therapie ist abhängig von der Lokalisa-tion, der Schwere und dem Blutungstyp.
– sofortige lokale Blutstillung durch Druck-verband, Fibrinschwamm, Eisbeutel
– Substitutionstherapie durch intravenöse

Gabe des entsprechenden Gerinnungsfak-tors bei unstillbaren Blutungen und als Pro-phylaxe vor Zahnextraktionen und Opera-tionen
– blutungsvorbeugende Dauertherapie bei wiederholten Gelenkblutungen
– Selbstbehandlung zu Hause, Injektion eines Faktor-Präparates bei beginnender Blutung
– Ruhigstellung bei Gelenkblutungen, später vorsichtige aktive Bewegungstherapie
– Bluttransfusion bei schweren Anämien

Komplikationen
Gefahr schwerer Körperbehinderung durch Kontrakturen nach Muskel- und Gelenkblu-tungen. Bei der intravenösen Verabreichung des Faktor-Präparates kam es in den letzten Jahren bei sehr vielen Patienten zur **Übertra-gung von Hepatitis B** und **HIV**. Jetzt dürfen nur noch **virusinaktive Präparate** verwendet werden, wodurch diese Gefahr gebannt ist. Problematisch ist die Entstehung einer Hemmkörper-Hämophilie, die durch Anti-körper, besonders gegen Faktor VIII, verur-sacht wird und schwer therapierbar ist.

21.3.4.1 Pflege bei Kindern mit Koagulopathien

Die **psychosoziale Betreuung** und Begleitung der Kinder und ihrer Familien ist besonders wichtig, da immer wieder Blutungen und Krankenhausaufenthalte zu erwarten sind. Adressen von **Selbsthilfegruppen** sind zu ver-mitteln, da sie bei dieser familiären Problema-tik unterstützend wirken können.

Von großer Bedeutung ist die Beratung des Patienten und seiner Eltern zur Vermeidung von Blutungen (z.B. gefährdende Sportarten meiden) und zum Verhalten bei Blutungen (siehe pflegerische Maßnahmen). Hierzu gehört auch die Injektionsschulung, bei der Eltern und Patienten lernen, wie das Faktor-Präparat im Notfall sachgerecht injiziert wird.

> **Ein Mensch mit Hämophilie muß immer ein Blutungsantidot und einen Notfallausweis bei sich tragen mit Angaben zu Name, An-schrift, Art der Hämophilie und Blutgruppe.**

• **Weitere pflegerische Maßnahmen**
– bei lokaler Behandlung Fibrinkleber, Druckverband und/oder Eisbeutel anlegen
– Verabreichen und Überwachen der medika-mentösen Therapie

21

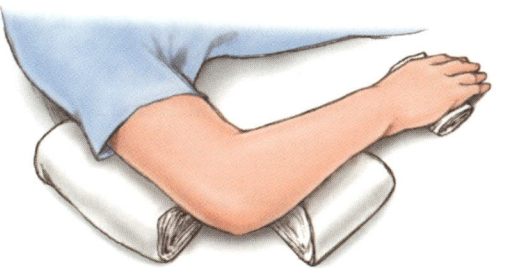

Abb. 21-4 Lagerung des Ellenbogengelenks (Blutung und Schwellung) bei einem Patienten mit Hämophilie

– bei akuter Blutung häufige Kontrollen von Blutdruck und Puls
– bei Gelenkblutungen Gelenk ruhigstellen und mit Hilfe eines Kissens (Ellenbeuge) oder einer Rolle (Knie) lagern (Abb. 21-4)
– nach sicherer Blutstillung frühzeitige Bewegungstherapie (Krankengymnastik)
– evtl. Bettruhe zum Vermeiden von Verletzungen
– bei Kleinkindern Bettgitter abpolstern
– kein spitzes oder kantiges Spielzeug
– Haut und Schleimhaut auf Blutungen beobachten
– Urin und Stuhl auf Blut stixen
– Temperatur axillar messen
– weiche Kost anbieten
– weiche Zahnbürste zur Zahnpflege, evtl. nur Mund ausspülen lassen
– intramuskuläre Injektionen vermeiden
– nach jeder Injektion Kompressionsverband

 Wenn Injektionen nicht zu umgehen sind, sollte man feinere Kanülen verwenden. Nach jeder Injektion übt man mit einem trockenen Tupfer Druck auf die Injektionsstelle aus, um ein Nachbluten zu verhindern. Zur Abnahme von Kapillarblut sind die Fingerbeeren zu empfehlen, da hier eine leichtere Blutstillung als beim Ohrläppchen möglich ist.

21.3.5 Thrombozytopenien und -pathien

Beide Krankheitsbilder zählen ebenfalls zu den hämorrhagischen Diathesen.

■ Thrombozytopenie

Bei dieser Erkrankung entstehen Blutungen durch einen **Mangel** an **Thrombozyten**. Er entsteht entweder durch eine verminderte Plättchenbildung im Knochenmark oder durch einen vermehrten Abbau oder Verbrauch in der Peripherie. Die Krankheiten können angeboren oder erworben sein. Im Kindesalter häufig ist eine erworbene Form, die **akute postinfektiöse Thrombozytopenie**. Sie tritt meist nach einem viralen Infekt der oberen Luftwege auf.

■ Thrombozytopathie

Diese Blutungskrankheit entsteht durch eine **Funktionsstörung** der Thrombozyten. Die Thrombozytenzahl ist dabei normal.

Symptome bei beiden Krankheitsbildern
– punkt- bis linsengroße Blutungen an Haut und Schleimhäuten (Purpura)
– Nasen-, Zahnfleisch- und Mundschleimhautblutungen
– gastrointestinale Blutungen (Blutstühle)
– Hämaturie

Diagnostik
Blutbild, Quicktest, Knochenmarkspunktion (Ausschluß einer malignen Erkrankung).

 Je niedriger die Plättchenzahl, desto länger die Blutungszeit und desto ausgeprägter die Blutungsneigung bzw. -gefährdung.

Therapie
Die Therapie ist in erster Linie symptomatisch, mit dem Ziel, bedrohliche Blutungen zu verhüten:
– Schutz vor Verletzungen
– bei Nasenbluten Blutstillung durch Nasenkompresse, Verätzen oder Elektrokoagulation, Nasentamponade
– Gammaglobuline, Prednisol intravenös
– Thrombozytentransfusionen bei starken Blutungen
– evtl. operative Entfernung der Milz bei chronischem Verlauf

 Die Kinder dürfen kein Aspirin erhalten, da dies eine Thrombozytendysfunktion verursacht und somit Blutungen begünstigt.

Komplikationen
Bei Thrombozytopenien im akutem Schub einer Leukämie oder bei Zytostatikatherapie sind Hirnblutungen gefürchtet, da sie meist zum Tode führen. Die postinfektiöse Thrombozytopenie kann in eine chronische Form übergehen.

21

21.3.5.1 Pflege bei Kindern mit Thrombozytopenien und -pathien

Kind und Eltern müssen auf Möglichkeiten zum Vermeiden weiterer Blutungen hingewiesen werden.
- **Inhalte der Pflege**
- auf strenge Bettruhe achten
- vor Druck und Stoß schützen
- Dekubitusprophylaxe
- engmaschige Kontrolle von Puls, Atmung, Blutdruck
- Vorbereiten, Assistenz und Nachsorge bei der Infusions- und Transfusionstherapie
- Verabreichen der ärztlich angeordneten Medikamente
- korrektes Einhalten der Hygiene- und Desinfektionsmaßnahmen (Infektionsgefahr)
- sorgfältige Haut- und Schleimhautbeobachtung auf Blutungen
- Unterstützung bei der Körperpflege
- keine harten Speisen wie Äpfel oder Nüsse
- bei Zahnfleischbluten keine Zähne putzen, nur Mund spülen lassen

 Ein flacher, schneller Puls mit Blutdruckabfall deutet auf eine innere Blutung hin, ein Druckpuls auf eine Hirnblutung.

21.3.6 Vasopathien

Auch dieses Krankheitsbild zählt zu den hämorrhagischen Diathesen. Ihm liegt eine **allergische Vaskulitis** der kleinen Blutgefäße und Kapillaren durch Immunkomplexe zugrunde. Die Ursache der Blutungsneigung ist eine **vermehrte Gefäßdurchlässigkeit**. Die Gerinnungsfähigkeit des Blutes ist dabei nicht gestört. Es gehen nicht selten grippale Infekte voraus. Eine bei Kindern häufig auftretende Vasopathie ist die **Purpura Schoenlein-Henoch**.

Symptome
- mäßiges Allgemeinbefinden, Müdigkeit, evtl. Fieber
- punktförmige Hautblutungen (Petechien), zum Teil zu großen Flecken konfluierend, zum Teil erhaben, vorwiegend an den unteren Extremitäten und am Gesäß
- Schleimhautblutungen
- schmerzhafte Gelenkschwellungen
- Ödeme an Augenlidern und Gelenken

- kolikartige Bauchschmerzen, Erbrechen infolge intestinaler Blutungen
- Teerstühle
- evtl. Nierenbeteiligung mit Hämaturie

Diagnostik
Kaum charakteristische Laborbefunde. Anamnese, Stuhl- und Urinuntersuchungen auf Blut, evtl. Sonographie oder Abdomenübersicht.

Therapie
Sie ist hauptsächlich symptomatischer Natur:
- strenge Bettruhe
- Gabe von Analgetika
- bei schweren Verläufen Steroidgabe

Komplikationen
Bei Nierenbeteiligung evtl. chronisch verlaufende Glomerulonephritis, bei gastrointestinalen Blutungen sind Invaginationen möglich.

21.3.6.1 Pflege bei Kindern mit Vasopathien

Da die Kinder unter **schmerzhaften Schwellungen** der **Gelenke** sowie unter Bauchschmerzen leiden und Bettruhe einhalten müssen, sind sie in ihrer Bewegung eingeschränkt und brauchen eine dementsprechende **Beschäftigung**.
- **Weitere pflegerische Aspekte**
- Schutz vor Druck und Stoß mit entsprechenden Lagerungsmitteln (Fell und Polster)
- Dekubitusprophylaxe
- Kühlen der geschwollenen Gelenke (Gelbeutel, Abb. 21-5)

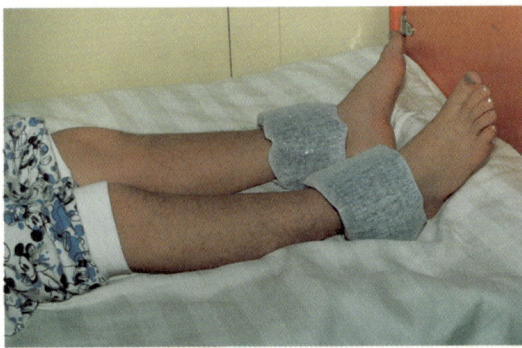

Abb. 21-5 Geschwollene Fußgelenke bei Purpura Schoenlein-Henoch, gekühlt mit Cold pack

- Unterstützung bei der Körperpflege
- sorgfältige Haut- und Schleimhautbeobachtung
- Verabreichen der verordneten Medikamente
- Urin und Stuhl auf Blut testen
- bei Bauchschmerzen mit Knierolle lagern, zum Entspannen der Bauchdecke

Literaturverzeichnis

Bartels, H., R. Bartels: Physiologie, Lehrbuch und Atlas (4. Aufl.). Urban & Schwarzenberg, München, Wien, Baltimore 1991

Faller, A.: Der Körper des Menschen: Einführung in Bau und Funktion. Thieme Verlag, Stuttgart, New York 1984

Jecklin, E.: Arbeitsbuch Anatomie und Physiologie (4. Aufl.). G. Fischer Verlag, Stuttgart, New York 1986

Juchli, L.: Krankenpflege (6. Aufl.). Thieme Verlag, Stuttgart, New York 1991

Mischo-Kelling, M., H. Zeidler: Innere Medizin und Krankenpflege (2. Aufl.). Urban & Schwarzenberg, München, Wien, Baltimore 1992

Niessen, K.-H. (Hrsg.): Pädiatrie. VCH Edition Medizin, Weinheim, New York 1987

Raue, W., B. Schneeweiß, B. Stück (Hrsg.): Kinderkrankenpflege und Spezielle Krankheitslehre (4. Aufl.). Ullstein Mosby, Berlin, Wiesbaden 1995

Rossi, E.: Pädiatrie. Thieme Verlag, Stuttgart, New York 1986

Schertenleib-Bockmann, A.: Pflegeplanung in der Kinderkrankenpflege. Optiplan GmbH, Düsseldorf 1991

Schulte, F. J., J. Spranger (Hrsg.): Lehrbuch der Kinderheilkunde (26. Aufl.). Gustav Fischer Verlag, Stuttgart, New York 1988

Stopfkuchen, H. (Hrsg.): Pädiatrische Intensivpflege. Wissenschaftliche Verlagsgesellschaft, Stuttgart 1991

22 Pflege bei Kindern mit Erkrankungen des Nervensystems

Claudia-Marie Hase-Karnbrock, Christine Reschke

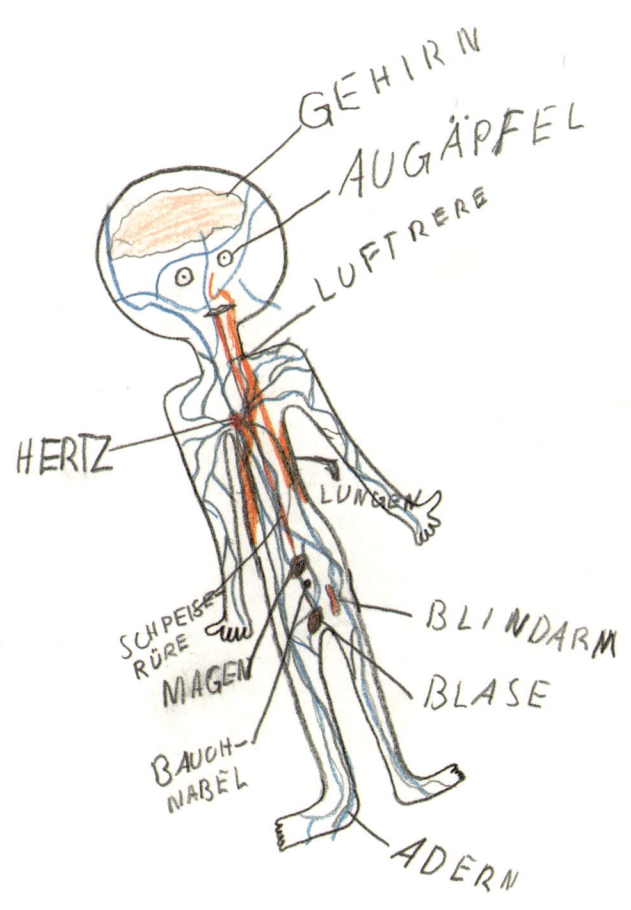

22.1	Die geistige und körperliche Entwicklung des Kindes	426		22.3	Grundlagen zur Pflege bei Erkrankungen des Nervensystems .	432
22.2	Maßnahmen zur Diagnostik und Therapie	426		22.4	Pflege und Krankheitsbilder Raumfordernde Prozesse	434
22.2.1	Ventrikelpunktion	426		22.4.1	Hydrozephalus	434
22.2.2	Muskelbiopsie	431		22.4.1.1	Pflege bei Kindern mit Hydrozephalus	435

22.4.2	Subdurales Hämatom	436
22.4.2.1	Pflege bei Kindern mit subduralem Hämatom	436
22.4.3	Schädel-Hirn-Trauma	436
22.4.3.1	Pflege bei Kindern mit Schädel-Hirn-Trauma	437
22.4.4	Hirntumoren	437
22.4.4.1	Pflege bei Kindern mit Hirntumoren	439
22.5	**Pflege und Krankheitsbilder Entzündliche Prozesse**	439
22.5.1	Meningitis	440
22.5.1.1	Pflege bei Kindern mit Meningitis . .	440
22.5.2	Enzephalitis	440
22.5.2.1	Pflege bei Kindern mit Enzephalitis .	441
22.6	**Pflege und Krankheitsbilder Anfallsleiden**	441
22.6.1	Gelegenheitskrämpfe	441
22.6.1.1	Pflege bei Kindern mit Gelegenheitskrämpfen	442
22.6.2	Epilepsie	442
22.6.2.1	Pflege bei Kindern mit Epilepsie . . .	443
22.7	**Pflege und Krankheitsbilder Neuromuskuläre Erkrankungen** . . .	444
22.7.1	Spina bifida	444
22.7.1.1	Pflege bei Kindern mit Spina bifida .	445
22.7.2	Spinale Muskelatrophie Typ Werdnig-Hoffmann	446
22.7.2.1	Pflege bei Kindern mit Werdnig-Hoffmann-Muskelatrophie	446
22.7.2.2	Pflegeplanung bei einem Kind mit spinaler Muskelatrophie Typ Werdnig-Hoffmann	447
22.7.3	Muskeldystrophie Typ Duchenne . .	450
22.7.3.1	Pflege bei Kindern mit Muskeldystrophie Typ Duchenne . .	450
22.8	**Pflege und Krankheitsbilder Zerebrale Bewegungsstörungen**	451
22.8.1	Paresen und Plegien	451
22.8.1.1	Pflege bei Kindern mit Paresen oder Plegien	452
22.8.2	Spastiken	452
22.8.2.1	Pflege bei Kindern mit Spastiken	453
22.8.3	Choreaathetosen	453
22.8.3.1	Pflege bei Kindern mit Choreaathetosen	454
22.8.4	Ataxien	454
22.8.4.1	Pflege bei Kindern mit Ataxien	454
22.8.5	Muskelhypotonie	454
22.8.5.1	Pflege bei Kindern mit Muskelhypotonie	455

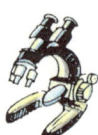

22.1 Die geistige und körperliche Entwicklung des Kindes

Bei Kindern mit Erkrankungen des Nervensystems ist häufig eine **somatische** (körperliche) und **mentale** (geistige) Entwicklungsverzögerung (Retardierung) zu beobachten. Die Beurteilung der **Retardierung** setzt jedoch voraus, daß der normale Entwicklungsverlauf eines Kindes bekannt ist. Die Abbildungen 22-1a bis e beinhalten einen ausgewählten Teil an Informationen über den körperlichen und geistigen Entwicklungsverlauf (vgl. Abb. 25-1 und 25-2).

22.2 Maßnahmen zur Diagnostik und Therapie

22.2.1 Ventrikelpunktion

Diese Punktion dient wie die Lumbalpunktion (Kap. 24.2.5.1) der **Liquorgewinnung**. Sie wird notwendig, wenn das Kind einen erhöhten Hirndruck aufweist oder durch die Lumbalpunktion kein Liquor gewonnen wurde. Die Ventrikel können jedoch auch zur Instillation von Arzneimitteln punktiert werden. Die Punktion ist nur bei offener Fontanelle möglich. Die Pflegenden übernehmen das Halten des Kindes und die Assistenz.

Vorbereitung des Materials
- **Zur Rasur des Kopfhaares**
  – Einmalrasierer
  – evtl. Rasierschaum
  – Nierenschale
  – sterile Kompressen
- **Zur Punktion**
  – Lumbalpunktionskanülen verschiedener Größe (lang, dünn mit kurz angeschliffener Spitze)
  – sterile Handschuhe
  – sterile Schutzkittel
  – Mundschutz
  – sterile Watteträger, sterile Tupfer, sterile Plastikröhrchen
  – Abwurfschalen
  – Hautdesinfektionsmittel
  – Pandy-Reagenz und Blockschälchen
  – evtl. Liquordruckmesser (Steigrohr) oder Meßband
  – graduierte Reagenzgläser bei Entlastungspunktion

22

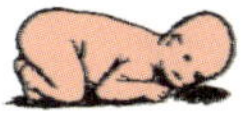	Neugeborenes	– dreht Kopf aus Mittellage zur Seite – Extremitäten in totaler Beugehaltung – reflektorische Kriechbewegung
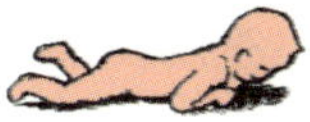	Ende erster Monat	– hält Kopf für mindestens drei Sekunden hoch
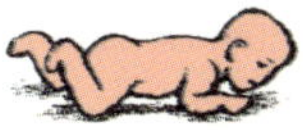	Ende zweiter Monat	– hebt Kopf mindestens 45 Grad – hält Kopf wenigstens für zehn Sekunden hoch
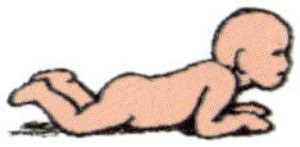	Ende dritter Monat	– hebt Kopf zwischen 45 und 90 Grad – hält Kopf wenigstens eine Minute hoch – Abstützen auf beiden Unterarmen – Hüften überwiegend mäßig gestreckt
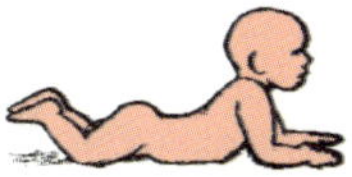	Ende vierter Monat	– sicherer Unterarmstütz
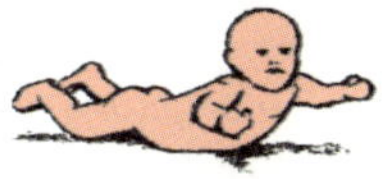	Ende fünfter Monat	– unterbricht den Unterarmstütz durch Abheben der Arme von der Unterlage bei wiederholten Streckbewegungen der angehobenen Beine
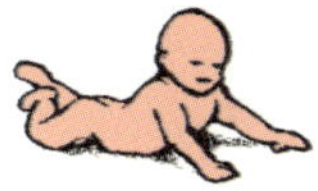	Ende sechster Monat	– Abstützen mit gestreckten Armen auf die halb- oder ganz geöffneten Handflächen – beim seitlichen Anheben der Unterlage Arm und Bein der höher liegenden Seite abduziert
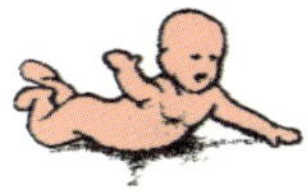	Ende siebter Monat	– hält einen Arm für wenigstens drei Sekunden über der Unterlage – Sprungbereitschaft der Arme vorhanden
	Ende achter Monat	– Übergangsphase
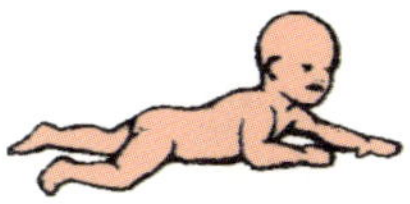	Ende neunter Monat	– robbt
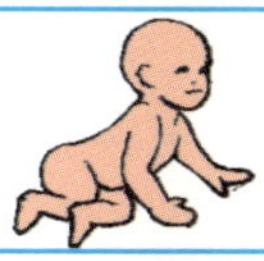	Ende zehnter Monat	– schaukelt auf Händen und Knien – krabbelt unkoordiniert – gelangt aus Bauchlage über Hüftbeugung und Rumpfdrehung zum Sitzen
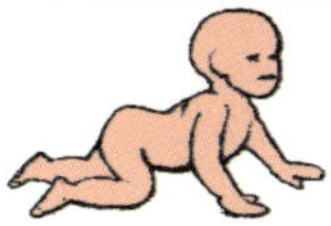	Ende elfter Monat	– krabbelt auf Händen und Knien – gekreuzte Koordination
	Ende zwölfter Monat	– krabbelt sicher

Abb. 22-1 a

22

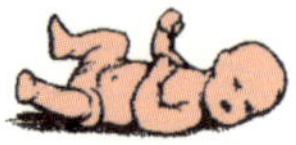	**Neugeborenes**	– seitliche Kopfhaltung ohne bevorzugte Seite – strampelt alternierend ohne bevorzugte Seite – hebt Kopf in Sitzhaltung von vorne wiederholt für eine Sekunde an
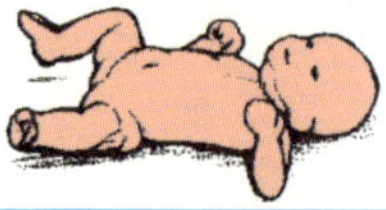	**Ende erster Monat**	– hält Kopf in Rückenlage mindestens zehn Sekunden lang in Mittelstellung
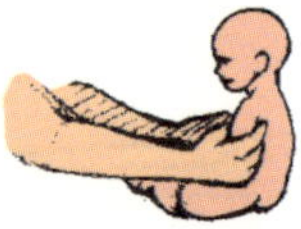	**Ende zweiter Monat**	– hält Kopf in Sitzhaltung mindestens fünf Sekunden lang aufrecht

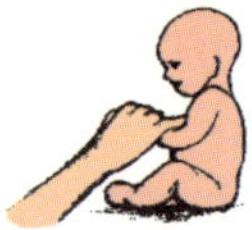	**Ende dritter Monat**	– hält Kopf in Sitzhaltung mindestens 30 Sekunden
		  aufrecht
		– Kopf sinkt bei Hochheben zur horizontalen
		  Schwebelage nicht nach hinten

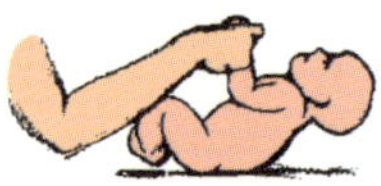	**Ende vierter Monat**	– beim Traktionsversuch Anheben des Kopfes und der leicht gebeugten Beine

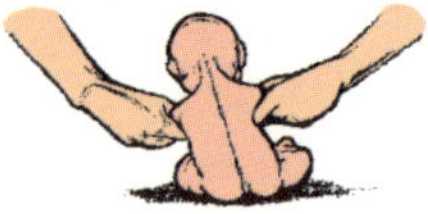	**Ende fünfter Monat**	– hebt Kopf beim Traktionsversuch in Verlängerung
		  der Wirbelsäule mit
		– hält Kopf in Sitzhaltung auch bei seitlicher
		  Neigung des Rumpfes aufrecht

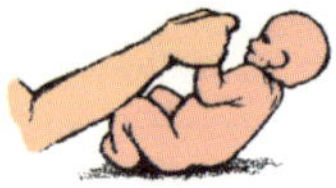	**Ende sechster Monat**	– beugt beide Arme im Traktionsversuch
		  leichtes Heranziehen bis 45 Grad
		– gute Kopfkontrolle in Sitzhaltung bei Neigung
		  des Rumpfes nach allen Richtungen

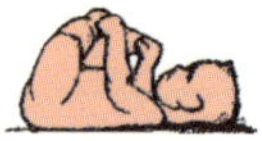	**Ende siebter Monat**	– dreht sich aktiv von Rücken- in Bauchlage – spielt in Rückenlage mit seinen Füßen

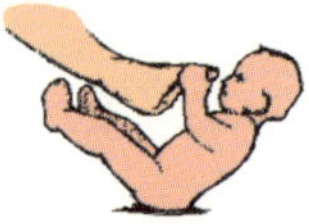	**Ende achter Monat**	– zieht sich aus Rückenlage aus eigener Kraft
		  an den angebotenen Fingern hoch
		– sitzt mindestens fünf Sekunden lang allein
		  mit Abstützen nach vorn

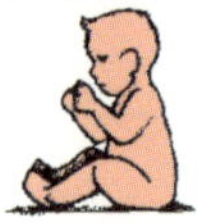	**Ende neunter Monat**	– sitzt mindestens eine Minute lang frei

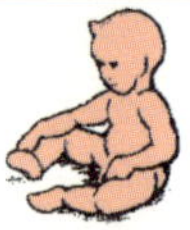	**Ende zehnter Monat**	– setzt sich aus Rückenlage mit Festhalten an
		  feststehenden Gegenständen allein auf
		– sitzt frei mit geradem Rücken und
		  locker gestreckten Beinen

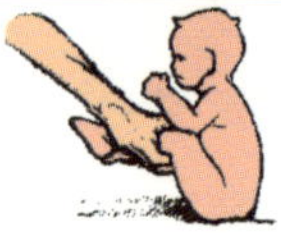	**Ende zwölfter Monat**	– sicheres Gleichgewicht bei langem Sitzen

Abb. 22-1 b

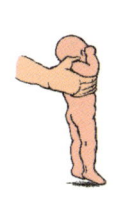

Neugeborenes
– primitive Stützreaktion
   der Beine
   Streckung von Hüfte
   und Knie beim Hinstellen
– bei Gewichtsverlagerung
   automatische
   Schreitbewegungen

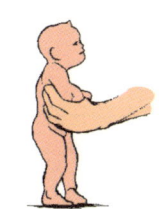

Ende sechster Monat
– streckt Beine in den
   Knien
   Körpergewicht wird
   für mindestens zwei
   Sekunden übernommen
– zwischendurch
   Aufsetzen des Fußes
   auf der ganzen Sohle

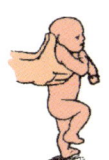

Ende erster Monat
– Entwicklung
   wie beim Neugeborenen

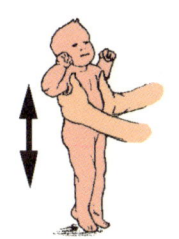

Ende siebter Monat
– federt
   am Rumpf gehalten
   auf harter Unterlage

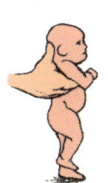

Ende zweiter Monat
– allmähliches Abklingen
   der Stützreaktion
   und
   des Schreitautomatismus

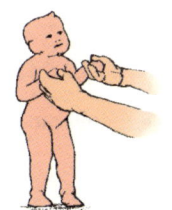

Ende neunter Monat
– steht mit vollem Gewicht
   an den Händen gehalten
   für mindestens
   30 Sekunden

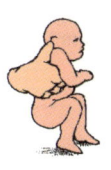

Ende dritter Monat
– berührt
   mit gebeugten Beinen
   die Unterlage

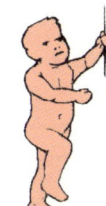

Ende zehnter Monat
– steht selbständig
   mit Festhalten

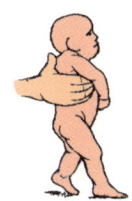

Ende vierter Monat
– bei Berühren der
   Unterlage, wiederholte
   Unterbrechung
   des Beugens der Beine
   durch leichte Streckung
   von Knie- und
   Sprunggelenk

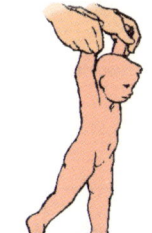

Ende elfter Monat
– zieht sich an Möbeln
   zum Stehen hoch
– alternierende Schritt-
   bewegungen auf der
   Stelle und zur Seite
– Schritte vorwärts,
   an beiden Händen
   gehalten

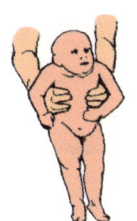

Ende fünfter Monat
– stützt sich
   auf die Zehenspitzen

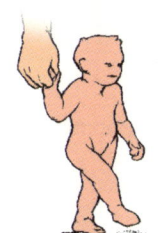

Ende zwölfter Monat
– geht an Möbeln entlang
– Schritte vorwärts, an
   einer Hand gehalten

Abb. 22-1 c

22

	Neugeborenes	– Hände überwiegend geschlossen – ausgeprägter Handgreifreflex
	Ende zweiter Monat	– Hände häufiger leicht geöffnet
	Ende dritter Monat	– bewegt halbgeöffnete Hand zu einem vorgehaltenen Gegenstand
	Ende vierter Monat	– Hände überwiegend halb geöffnet – Hände spielen miteinander – steckt Spielzeug in den Mund
	Ende fünfter Monat	– führt Hand zum Spielzeug und berührt es
	Ende sechster Monat	– ergreift gezielt angebotenes Spielzeug – greift palmar mit ganzer Handfläche und gestrecktem Daumen

	Ende achter Monat	– ergreift mit beiden Händen je einen Würfel
		   und hält sie kurzfristig willkürlich fest
		– nimmt Scheibchen mit Fingern
		   und gestrecktem Daumen
		   ohne Berührung des Handtellers

	Ende neunter Monat	– läßt Gegenstände absichtlich fallen

	Ende zehnter Monat	– ergreift kleinen Gegenstand mit
		   gestrecktem Zeigefinger und opponiertem Daumen
		   (Pinzettengriff)
		– klopft zwei Würfel mehrmals aneinander

	Ende zwölfter Monat	– ergreift kleinen Gegenstand
		   mit gebeugtem Zeigefinger und opponiertem Daumen
		   (Zangengriff)

Abb. 22-1 d

Neugeborenes
- schreien bei Unlustempfindungen
- kräftiges Saugen

Ende erster Monat
- Vokallaute häufig mit h verbunden
  (ä, a, ähä, hä)

Ende zweiter Monat
- Kehllaute wie e-che, ek-che, e-rrhe

Ende dritter Monat
- erste Silbenketten
- rrr-Ketten

Ende vierter Monat
- w-artige Blasreiblaute
- Lippenverschlußlaute wie m, b
- Juchzen

Ende fünfter Monat
- rhythmische Silbenketten

Ende siebter Monat
- Aneinanderreihen von verschiedenartigen
  deutlichen Silben bei wechselnder
  Lautstärke und Tonhöhe (Plaudern)

Ende achter Monat
- flüstern

Ende neunter Monat
- deutliche Silbenverdoppelung

Ende zehnter Monat
- richtige Nachahmung gekonnter Silben
  (Dialog)
- Kopfdrehen bei Fragen nach bekannten
  Personen oder Gegenständen

Ende elfter Monat
- erste sinnvolle Silben
- reagiert auf Verbote
  durch Unterbrechen der Aktivität

Ende zwölfter Monat
- befolgt einfache Aufforderungen

Abb. 22-1 a bis e Körperlicher und geistiger Entwicklungsverlauf (modifiziert nach Theodor Hellbrügge). a) Entwicklung des Krabbelns, b) Entwicklung des Sitzens, c) Entwicklung des Laufens, d) Entwicklung des Greifens, e) Entwicklung von Sprache und Sprachverständnis

Sollen beide Ventrikel punktiert werden, ist das Material doppelt zu richten.

Vorbereitung und Lagerung des Patienten
Das Kind liegt auf dem Rücken. Der Kopf befindet sich nahe dem Rand der Untersuchungsliege (oder Bett). Die Extremitäten, der Rumpf und der Kopf müssen fest und sicher gehalten werden.

Vorgehen
- Rasur des Punktionsbereichs
- Desinfektion der Punktionsstelle
- Einführen der Kanüle durch die Fontanelle
  in die gewünschte Hirnkammer

Der Arzt mißt den Hirndruck, läßt den Liquor ab und entfernt die Kanüle. Anschließend wird ein Kopfdruckverband angelegt.

Nachsorge des Patienten
Das Kind soll in Rückenlage liegen. Es muß kontinuierlich beobachtet, und die Vitalzeichen kontrolliert werden.

Kinder mit Hydrozephalus, bei denen der Verdacht einer **Shuntinsuffizienz** besteht, müssen zur Druckentlastung bei Störungen der Liquorzirkulation punktiert werden (**Rickham-Punktion**). Die Punktionsstelle ist am sogenannten Reservoir zwischen Hirnkammerkatheter und Ventil. Die Vorbereitung des Materials und die pflegerischen Maßnahmen entsprechen der Ventrikelpunktion. Ausnahme bilden die Kanülen, da bei der Rickham-Punktion Butterfly-Kanülen verwendet werden.

22.2.2 Muskelbiopsie

Eine Muskelbiopsie ist die Entnahme von Muskelgewebe (meist aus dem Ober- oder Unterschenkel) zu histologischen und enzymhistochemischen Untersuchungen. Zu manchen Analysen muß das entnommene Muskelgewebe in flüssigem Stickstoff vom Personal des Labors tiefgefroren werden. Zur elektronenoptischen Untersuchung wird das Muskelgewebe mit Glutaraldehyd fixiert und in Kunststoff gebettet. Die Biopsie erfolgt in einer Kurznarkose.

Indikationen
Verdacht auf chronisch primäre und sekundäre Muskelerkrankungen, wie **Muskelatrophien** (die Muskelfasern sind vermindert)

22

oder **Muskeldystrophien** (Muskelschwäche bei fortschreitendem Muskelschwund).

Vorbereiten des Materials
- **Für die Kurznarkose**
- Medikamente wie Atropin®, Dormicum® und Ketanest®
- Venenverweilkanüle (Kap. 24.2.3.1)
- **Zur Überwachung**
- Pulsoxymeter
- Blutdruckmeßgerät
- EKG-Monitor
- **Für den Notfall**
- Beatmungsbeutel mit Maske
- **Zur Biopsie**
- Biopsienadel groß (Nr. 5 Charr.), klein (Nr. 4 Charr.)
- steriles Skalpell
- Hautdesinfektionsmittel
- sterile Tupfer
- sterile kleine Mullplatten
- steriles Tuch oder Windel zum Abdecken der anderen Körperteile
- **Für den Verband**
- Steristrips
- sterile Tupfer
- Fixomull
- **Untersuchungsmaterial**
- beschriftetes (Name, Geburtsdatum, Station) Reagenzglas (10 ml) mit Glutaraldehyd 2% (kühl lagern, Kühlschrank)
- steriles verschraubbares Gefäß (maximal 50 ml)
- Begleitschreiben
- sterile Handschuhe, Mundschutz, Schutzkittel, Haarhaube

Vorbereitung und Lagerung des Patienten
Das auf den Eingriff altersgemäß vorbereitete Kind muß infektfrei sein. Der Patient muß nicht unbedingt nüchtern sein, es ist jedoch empfehlenswert (etwa sechs Stunden). Kontrollen der Körpertemperatur und Vitalwerte sind obligat. Das Kind kann Unterhemd und -hose anbehalten, da die Körperteile steril bedeckt sind.

Vorgehen
- Legen einer Venenverweilkanüle mit Dreiwegehahn
- Einleiten der Narkose
- Desinfektion der Biopsiestelle
- zwei Zentimeter langer Hautschnitt mit Skalpell
- Einführen der Biopsiekanüle

- Entnahme mehrerer Muskelgewebsstücke
- Muskelgewebe in das mit Glutaraldehyd gefüllte Reagenzglas
- Steristrips über Einstichstelle
- Druckverband, Wundverschluß ohne Naht

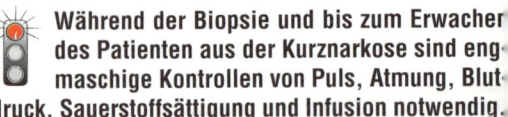 **Während der Biopsie und bis zum Erwachen des Patienten aus der Kurznarkose sind engmaschige Kontrollen von Puls, Atmung, Blutdruck, Sauerstoffsättigung und Infusion notwendig.**

Nachsorge des Patienten
Die zeitlichen Abstände der Vitalfunktionskontrollen und der Infusionsüberwachung verordnet der Arzt je nach Zustand des Kindes. Die Bewußtseinskontrolle sowie die Überwachung der Wunde auf Nachblutungen erfolgen kontinuierlich.

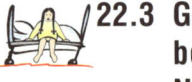

22.3 Grundlagen zur Pflege bei Erkrankungen des Nervensystems

Die Pflege bei Kindern mit Erkrankungen des Nervensystems gestaltet sich aus mehreren Aspekten vielseitig. Zum einen gibt es die Patientengruppe, die **körperlich** und/oder **geistig behindert** ist, zum anderen die Patienten, die an einem **chronischen** Leiden erkrankt sind und somit nur bedingt am gesellschaftlichen Leben teilnehmen können. Je nach Schweregrad der Behinderung sind sie von anderen Personen abhängig. Dadurch erscheinen diese Patienten oft **depressiv**, **lustlos** und/oder **aggressiv**. Diese Verhaltensmerkmale sind von ihrer Persönlichkeit und ihren Erfahrungen aus dem alltäglichen Leben unterschiedlich stark ausgeprägt. Es ist deswegen sehr wichtig, ihre Persönlichkeit zu **akzeptieren** und sie in das gesellschaftliche Leben zu **integrieren**. Es gehören viel **Geduld**, **Zeit** und **Behutsamkeit** dazu, ihnen ihre Angst und Unsicherheit zu nehmen bzw. zu verringern. Es ist deshalb unbedingt notwendig, diese Patienten ständig zu **ermutigen** und sie auch für kleine Fortschritte zu **loben**. Das setzt voraus, daß man mit ihnen **kommuniziert** und ihnen **Hilfsmittel** zur Verfügung stellt. Da die Kinder sich oft nicht äußern können oder wollen, muß man sie genau **beobachten** und eine sorgfältige **Pflegeanamnese** erstellen. Die Zusammenarbeit mit den Eltern oder den Bezugspersonen, falls das Kind

22

eine Pflegeeinrichtung oder Sonderschule besucht, ist unumgänglich.

■ Das Baden

Das Baden dient neben dem Waschen zur Entspannung der Muskulatur des Kindes und seinem Wohlbefinden.

 Kinder mit neurologischen Auffälligkeiten dürfen niemals beim Baden alleine gelassen werden.

Die Patienten brauchen oft Unterstützung beim Waschen. Sie müssen aber ihre Selbständigkeit trainieren dürfen.

 Bei Säuglingen mit Anfallsleiden sollte während des Badens die Bauchlage vermieden werden, da die Gesichtszüge des Kindes einen ersten Aufschluß über eine beginnende Anfallsbereitschaft geben können.

■ Mund- und Zahnpflege

Ein Wirkstoff einiger Antiepileptika lockert das Zahnfleisch auf, es ist dann sehr empfindlich. Um es vor Entzündungen und Einblutungen zu schützen, werden nur Zahnbürsten mit weichen Borsten verwendet.

■ Vitalzeichenkontrolle

Bei stark spastischen und berührungsempfindlichen Kindern ist die **Pulskontrolle** an der A. radialis (Speichenschlagader) oft nicht möglich. Ebenso verhält es sich beim **Blutdruckmessen**.

 Die Pulswelle kontrolliert man deshalb an anderen Körperstellen, z.B. an der A. temporalis (Schläfenschlagader). Da in den Armen die Spastizität oft sehr hoch ist, sollte der Blutdruck an den Ober- oder Unterschenkeln gemessen werden.

■ Eßtraining und Nahrungsverabreichung

Das Verabreichen der Nahrung gestaltet sich oft schwierig. Durch die Antiepileptika leiden die Kinder unter Appetitlosigkeit. Mehrfachbehinderte sind nicht fähig, selbständig zu essen. Daher sind folgende Aspekte zu beachten.

 Das Essen soll in ruhiger Umgebung, am besten im Zimmer des Kindes, stattfinden.

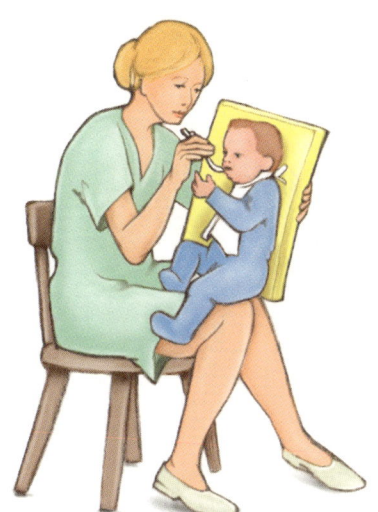

Abb. 22-2 Füttern auf dem Schoß in der sog. „Schwester-Liselotte-Stellung"

Vorgehen

– der Patient nimmt eine stabile Ausgangsposition ein, beispielsweise in der Sitzschale oder im Rollstuhl
– die Pflegeperson sitzt dem Kind gegenüber oder nimmt eine spezielle **Stellung** ein (Abb. 22-2). So ist die **Interaktion** mit dem Kind durch Blickkontakt, Lächeln, freundliche, ermunternde und lobende Ansprache, vormachende Mimik (Mund öffnen, schließen, kauen) positiv unterstützt

 Bei Kindern mit motorischen Einschränkungen ist die sogenannte Kieferkontrolle sinnvoll (Abb. 22-3). Der Zeigefinger der Pflegenden liegt senkrecht an der Wange des Kindes, der Mittelfinger quer unter dem Kinn und der Daumen senkrecht auf dem Kinn, unterhalb der Unterlippe. Dadurch wird ein reflektorisches Wegbewegen des Kopfes beim Nahen des Löffels vermieden. Der Daumen unterstützt das Öffnen und Schließen des Mundes. Streichbewegungen mit dem Mittelfinger unterhalb des Kinns fördern die Bereitschaft zu kauen und zu schlucken. Zum Verabreichen der Nahrung wird ein Teelöffel gewählt. Wichtig ist, daß dem Kind seine Lieblingsspeise bzw. Lieblingsgeschmacksrichtungen angeboten werden, um es zum Essen zu motivieren. Wenn während der Nahrungsverabreichung der Mund abgewischt wird, geschieht dies mit einem weichen Tuch, immer zum Mund hin.

22

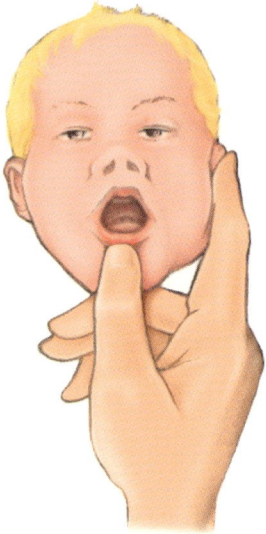

Abb. 22-3 Kiefer-
kontrolle von vorne

Die Nahrungsverabreichung ist beendet, wenn das Kind Signale gibt, z.B. den Kopf zur Seite dreht, weint oder allgemein abwehrt. Es soll lernen, den Eßvorgang zu bewältigen und eine Mahlzeit gerne und bereitwillig zu sich zu nehmen.

■ Toilettentraining

Mehrfachbehinderte Kinder können oft ihren Harn- und Stuhldrang nicht äußern. Deshalb ist es sehr wichtig, sie langsam von der Windel zu entwöhnen. Das Kind wird zu fest vereinbarten Zeitpunkten zur Toilette gebracht oder der Toilettengang mit einem bestimmten, gleichbleibenden Zeichen verbunden (bevor das Kind zur Toilette gebracht wird, einmal in die Hände klatschen, Glöckchen läuten).

■ Prophylaxen

Die regelmäßigen **Prophylaxen** (Kap. 9) sind von äußerster Wichtigkeit, da sie Schutz vor zusätzlichen Krankheiten bilden. Dazu gehört auch das Aufstellen eines Pflegeplanes, damit die Regelmäßigkeit gewährleistet ist und diese Tätigkeit in die gesamte Pflege miteinbezogen wird. Die genaue und sorgfältige Beobachtung verhilft zu einem raschen Erkennen der Risikofaktoren und zu einem unverzüglichen, konsequenten Handeln.

■ Verabreichen von Medikamenten

Vor jeder Medikamentengabe ist die **Fünf-R-Regel** zu beachten:
– **Richtiges Medikament** (Verfalls- und Öffnungsdatum)

– **Richtiger Patient**
– **Richtige Dosierung**
– **Richtige Applikationsart**
– **Richtiger Zeitpunkt**

Kinder mit Anfallsleiden müssen oft größere Mengen an Medikamenten mehrmals täglich einnehmen. Damit ein **therapeutischer Medikamentenspiegel** erreicht bzw. beibehalten wird, ist die **regelmäßige Verabreichung** sehr wichtig. Beim Verabreichen der Medikamente ist es vorteilhaft, das **Vertrauen** des Kindes zu haben, seine speziellen Angewohnheiten zu kennen und seine Bedürfnisse zu respektieren.

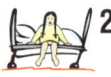 **Schlechtschmeckende Medikamente werden mit einem Mörser zerkleinert, in Tee aufgelöst und möglichst nach der Mahlzeit verabreicht, da sonst die Kinder evtl. das Essen verweigern. Oft ist es besser, mit dem Kind alleine und nicht in der Gruppe zu sein, da es dann nicht abgelenkt wird.**

22.4 Pflege und Krankheitsbilder Raumfordernde Prozesse

Unter raumfordernden Prozessen versteht man jede **Volumenzunahme im Gehirn** zuungunsten des Nervengewebes.

Mögliche Ursachen
– intrakranielle Blutungen
– Entzündungen
– Hirntumoren
– gestörte Liquorproduktion oder -resorption

22.4.1 Hydrozephalus

Bei diesem Krankheitsbild vergrößern sich die Liquorräume und verdrängen die Hirnsubstanz. Man unterscheidet je nach Lokalisation der Liquoransammlung den **Hydrocephalus externus** (an der Außenseite liegend) und **internus** (nach innen gelegen).

Mögliche Ursachen
– verstärkte Liquorproduktion
– verminderte Liquorresorption
– Entzündungen
– Infektionen
– intrakranielle (innerhalb des Schädels) Blutungen

Symptome

- allgemeine Hirndruckzeichen wie Erbrechen, Kopfschmerzen, Sehstörungen
- Kind ist auffallend ruhig
- ausgeprägte Schläfrigkeit
- Apnoen (Atempausen)
- Zunahme des Kopfumfanges
- Schädelvenenzeichnung verstärkt
- vorgewölbte Fontanelle bei Säuglingen
- klaffende Schädelnähte
- kleiner Gesichtsschädel, großer Gehirnschädel
- Sonnenuntergangsphänomen (Versinken unterer Korneaanteile hinter das untere Augenlid)
- Verhaltensauffälligkeiten und Ermüdungserscheinungen bei größeren Kindern
- evtl. Krämpfe

Diagnostik

Neben den klinischen Charakteristika (Symptome, Verlauf) gehören zur Diagnostik Ultraschall, kraniale Computertomographie (CCT), Magnetresonanztomographie (MRT) und die Messung des intrakraniellen Drucks (Lumbal- und/oder Ventrikelpunktion).

Therapie

Bei fortschreitendem Hydrozephalus ist eine **Operation** unumgänglich. Hierbei wird über einen **Shunt** der Liquor von einem Seitenventrikel des Gehirns in einen Herzvorhof oder in die Bauchhöhle geleitet. Langfristig werden Kinder mit einem Hydrozephalus und einer **Ventildrainage** (Shunt) durch Neuropädiater betreut. Dazu gehören kontinuierliche Kontrollen des Kopfumfangs, Ventilüberprüfung, Entwicklungsdiagnostik, augenärztliche Kontrollen, regelmäßige EEG-Kontrollen (da es gelegentlich zu Krämpfen kommen kann).

22.4.1.1 Pflege bei Kindern mit Hydrozephalus

■ **Präoperative Pflege**

Es wird täglich der Kopfumfang des Kindes gemessen, um den Verlauf zu kontrollieren. Da der Kopf in der Regel sehr schwer ist, bewegen ihn die Kinder nur eingeschränkt. Dies kann zu einem **Dekubitus** (Druckgeschwür) führen. Deshalb ist es wichtig, das Kind regelmäßig **umzulagern** und den Kopf mit einer **weichen Unterlage** (Schaumgummikissen,

Fell) zu schützen. Man sollte darauf achten, daß die Ohrmuscheln nicht abgeknickt sind.

 Beim Halten oder Umlagern muß der Kopf des Patienten ständig unterstützt werden.

Die Kinder werden mit dem **Oberkörper** hochgelagert, um eine **intrakranielle Druckentlastung** zu ermöglichen. Bei Trinkschwäche muß man dem Kind immer wieder kleinere Portionen Nahrung anbieten oder es bei Bedarf über eine Magenverweilsonde ernähren (Kap. 20.2.1).

■ **Postoperative Pflege**

• **Vitalzeichenkontrolle**
Die Häufigkeit richtet sich nach der ärztlichen Anordnung.
- Puls
- Atmung
- Blutdruck

Der **Shunt** kann durch **Thromben verstopft** sein, was dann zu
• **Hirndruckzeichen** führt
- Müdigkeit
- Fieber
- Kopfschmerz
- Erbrechen
- Berührungsempfindlichkeit
- vorgewölbte Fontanelle
- Bewußtlosigkeit
- neu auftretendes Sonnenuntergangsphänomen
- evtl. Krämpfe

Da der Shunt im Körper liegt, kann man den Spannungszustand schwer überprüfen, es ist jedoch in seltenen Fällen zu beobachten, daß das Gewebe, welches sich um den Shunt gelegt hat, anschwillt.

Weiter muß auf **Nachblutungen** und auf den Spannungszustand der Fontanelle geachtet werden. Das Kind wird auch postoperativ mit dem **Oberkörper** hochgelagert. Es darf jedoch in den ersten **24 Stunden nicht** auf die **operierte Körperseite** gelegt werden, weil es evtl. dabei zu Stauungen kommen könnte und die Wundbeobachtung nicht gewährleistet wäre.

 Beim Einsinken der Fontanelle muß das Kind flach auf den Rücken gelegt werden, da der Liquorablauf zu schnell erfolgt.

Zunächst erhält es die **Flüssigkeit** über eine Dauertropfinfusion. Sie ist abhängig vom Zustand des Kindes und der Narkosedauer.

22

Anschließend beginnt ein langsamer **Nahrungsaufbau**. **Mundpflege** und **Parotitisprophylaxe** sind notwendig (Kap. 9.4). Der **Kopfumfang** wird nach ärztlicher Anordnung kontrolliert. Die weitere **postoperative Pflege** ist Kapitel 26.2 zu entnehmen.

Da der Kopf postoperativ immer noch schwer ist, müssen eine sorgfältige Dekubitus- und Pneumonieprophylaxe, eine regelmäßige Gewichtskontrolle, die Beobachtung der Ausscheidungen, eine behutsame Körper- und Haarpflege sowie eine Flüssigkeitsbilanzierung vorgenommen werden.

22.4.2 Subdurales Hämatom

Kommt es unter der Dura (äußerste Haut des Gehirns und Rückenmarks, harte Hirnhaut) zu einer Blutung, spricht man von einem subduralen Hämatom (SDH).

Mögliche Ursachen
– Geburtstrauma nach Tentoriumriß
– Schütteltrauma des jungen Säuglings nach Kindesmißhandlung
– nach Schädel-Hirn-Trauma

Symptome
• **Beim Säugling**
– vorgewölbte Fontanelle
– zunehmender Kopfumfang
• **Allgemein**
– Blässe
– evtl. Fieber
– Erbrechen
– veränderte Bewußtseinslage, evtl. Krämpfe

Diagnostik
Computertomographie, Elektroenzephalogramm und/oder Angiographie.

Therapie
Kleinere Blutungen resorbieren meist spontan. Eine Operation ist nur bei größeren Blutungen notwendig. In seltenen Fällen muß ein Shunt zum Abfluß des Liquors angelegt werden.

22.4.2.1 Pflege bei Kindern mit subduralem Hämatom

Auf neurologischen Stationen werden meist nur Kinder mit sehr leichten Blutungen gepflegt. Die Pflege stützt sich auf die streng einzuhaltende **Bettruhe**. Die Patienten sollten möglichst keine harten Speisen zu sich nehmen und viel Ruhe haben. Der **Oberkörper** des Kindes wird **hochgelagert**. Bei häufigem Erbrechen ist eine Seitenlagerung notwendig. Die Flüssigkeit wird dann über eine Dauertropfinfusion zugeführt. Die **Vitalzeichen** sind engmaschig zu kontrollieren, es erfolgt eine kontinuierliche Beobachtung auf **raumfordernde Zeichen**.

22.4.3 Schädel-Hirn-Trauma

Das Schädel-Hirn-Trauma (SHT) wird häufig durch Unfälle hervorgerufen. Bei älteren Kindern handelt es sich dabei vorwiegend um Verkehrsunfälle (z.B. mit dem Fahrrad) oder Stürze (z.B. vom Baum), bei kleineren Kindern ist die Ursache das Fallen vom Wickeltisch oder Kindesmißhandlung.

Je nach Ausdehnung des Traumas spricht man von **Commotio cerebri** (Gehirnerschütterung), **Contusio cerebri** (Hirnprellung) oder **Compressio cerebri** (Hirnquetschung) (Kap. 23.4.1).

Symptome
– Schwindel
– Übelkeit, Erbrechen
– retrograde Amnesie (Erinnerungslücken bis zu einer Stunde)
– Nystagmus (unwillkürliche Bewegungen des Augapfels)
– Kopfschmerzen
– allgemeiner Leistungsabfall
– gelegentlich Krämpfe
– Bewußtlosigkeit
Je nach **Symptomen** und **Verlauf** erfolgt eine Gradeinteilung des SHT (Tab. 22-1).

Therapie
In der ersten Stunde nach dem Trauma ist das Ziel der Therapie:
– Bekämpfen des metabolischen Schocks
– Prophylaxe einer Sepsis
– Verhüten eines Multiorganversagens
Je nach Schwere der Verletzung ist evtl. eine Intensivbehandlung notwendig mit Volumen-

Tab. 22-1 Gradeinteilung des SHT

Gradeinteilung	Symptome
SHT	neurologisch unauffällig, kein Bewußtseinsverlust, Schädel ist geprellt
SHT I	Bewußtlosigkeit von wenigen Sekunden bis Minuten
SHT II	Bewußtlosigkeit bis zu einer Stunde, neurologische Ausfälle, fokaler EEG-Befund, bleibt über längere Zeit erhalten
SHT III	langanhaltende Bewußtlosigkeit, Symptome bestehen drei Wochen und länger

gabe, Analgesie, Herz-Kreislauf-Stabilisation, Sedierung oder/und Relaxierung, Hyperventilation, Osmotherapie.

22.4.3.1 Pflege bei Kindern mit Schädel-Hirn-Trauma

Auch bei wenig stark ausgeprägtem Schädel-Hirn-Trauma müssen die Kinder bis zur Abklärung der Schädigung strenge Bettruhe einhalten.
- **Pflegerische Aspekte**
- Freihalten der Atemwege
- Aspiration von Blut, Schleim und Speichel verhüten
- stabile Seitenlagerung
- Platz- oder Schürfwunden desinfizieren und verbinden

Sollte das Kind häufig erbrechen, ist eine **Infusionstherapie** (Kap. 24.2.3) angezeigt, mit den entsprechenden pflegerischen Aufgaben.
- **Engmaschige Kontrollen (Monitoring)**
- Puls
- Atmung
- Blutdruck
- Pupillenspiel
- Körpertemperatur
- Liquorfluß aus Mund oder Nase

Die ärztlich verordneten Medikamente, z.B. Gabe von Analgetika zur **Schmerztherapie**, müssen sorgfältig verabreicht werden.

Dekubitus- und Pneumonieprophylaxe ist wegen der strengen Bettruhe erforderlich.

Bewußtlosen Kindern zur Kontrakturprophylaxe keine Rollen in die Hände geben, da diese unter Umständen eine Spastik provozieren.

Die Bewußtseinslage, Motorik und Sensibilität sind bei jeder pflegerischen Handlung zu überprüfen (Kap. 8.10). Als Hilfsmittel dient hier, besonders in der Intensivpflege, die Glasgow-Coma-Scale (Tab. 22-2).

22.4.4 Hirntumoren

Bei Hirntumoren kommt es zu raumfordernden Prozessen, die zu Lokal- und Hirndruckzeichen führen. Intrakranielle Tumoren sind im Kindesalter häufiger anzutreffen als bei Erwachsenen. Man unterscheidet **Tumoren** der **hinteren Schädelgrube** (Kleinhirntumoren, Tumoren des Bodens des IV. Ventrikels, der Pinealregion), **Hirnstammtumoren**, Tumoren an der **Hirnbasis**, **Optikus-** und **Chiasmagliome**, Tumoren des Bodens des **III. Ventrikels**, der **Großhirnhemisphären**, der **Basalkerne** und **spinale** Tumoren.

Symptome
- **Hirndruckzeichen**
- frühmorgendliches Erbrechen
- Bewußtseinsstörungen
- Stauungspapille
- Druckpuls
- Atemstörungen, Blutdruckabfall
- Nackensteifigkeit, Streckkrämpfe
- Kopfschmerzen, Unruhe
- Reizbarkeit, Berührungsempfindlichkeit
- Apathie
- **Bei Säuglingen**
- vorgewölbte oder gespannte Fontanelle
- gestaute Kopfvenen
- **Neurologische Lokalisationszeichen**
- spastische Paresen
- epileptische Anfälle
- Ataxien
- Erbrechen, Seh- und Schluckstörungen
- Aphonie (Stimmlosigkeit)
- Sensibilitätsstörungen
- Blasen- und Darminkontinenz
- Wachstumsstörungen, Adipositas
- Diabetes insipidus
- Schlaf-Wach-Rhythmusstörungen

Bei selbst nur schwach ausgeprägten Symptomen, die auf einen erhöhten Hirndruck deuten, ist sofort der Arzt zu benachrichtigen.

Tab. 22-2 Glasgow-Coma-Scale, modifiziert für das Kindesalter

Name:	geb. am.		Diagnosen:		
Parameter			Punkte	Datum, Uhrzeit	
verbale Antwort > 24 Monate	orientiert verwirrt unzusammenhängende Worte unverständlich keine		5 4 3 2 1		
verbale Antwort 1 bis 24 Monate	fixiert, verfolgt, lacht fixiert, inkonstant, erkennt nicht sicher zeitweise erweckbar nicht erweckbar, unruhig keine Reaktionen		5 4 3 2 1		
motorische Antwort	gezieltes Greifen nach Aufforderung gezielte Schmerzabwehr ungezielte Beugung Arme gebeugt, Beine gestreckt alle Extremitäten gestreckt keine		6 5 4 3 2 1		
Augenöffnen	spontan auf Anruf auf Schmerzreiz keine Reaktion		4 3 2 1		
Augensymptome	konj. Bulbusbewegungen positives Puppenaugenphänomen Divergenzstellung der Bulb1 keine Augenbewegungen		4 3 2 1		
Summe der Punkte					
Pupillen	Form	rechts: R ○ ○ ◯	links: L ○ ○ ◯	R L	R L
	Reaktion	+ −	+ −		
Kornealreflex	Reaktion	+ −	+ −		
Ziliospinalreflex	Reaktion	+ −	+ −		
vegetative Parameter	Blutdruck Puls Temperatur Atmung				
Sonstiges					

22

Diagnostik

Elektroenzephalographie (EEG), Röntgen, kranielle Computertomographie, Kernspinresonanztomographie, evtl. zerebrale Angiographie, evtl. Biopsie.

Therapie

Je nach Art und Lokalisation des Tumors sowie dem Zustand und Alter des Patienten erfolgt eine Entfernung der Geschwulst. Zusätzlich werden die Kinder strahlentherapeutisch oder zytostatisch behandelt (Reihenfolge richtet sich nach Tumorart und -lokalisation). Bei einem evtl. auftretenden Hirnödem wird zum Vermeiden eines erhöhten Hirndrucks ein Shunt gelegt.

Prognose, Komplikationen

Auch bei **benignen** (gutartigen) Tumoren kann es zu Rezidiven kommen. Bei **malignen** (bösartigen) Tumoren, die oft schnell und metastasierend wachsen, sind die Prognosen sehr schlecht. Unabhängig von Komplikationen, die unter der Operation, der zytostatischen und strahlentherapeutischen Therapie auftreten können, sind Folgeschäden wie Leistungs- und Ausfallstörungen zu beobachten.

22.4.4.1 Pflege bei Kindern mit Hirntumoren

Die Situation von Kind und Eltern bei der Verdachtsdiagnose Hirntumor ist sehr belastend. Solange nicht eindeutig die Lage und Art des Tumors bestätigt sind, gilt für das Pflegepersonal, die Familie zu **ermutigen**, **Zuversicht** zu vermitteln und ihnen die **Angst** vor dem operativen Eingriff und seinen Folgen zu nehmen. Eine genaue und altersentsprechende **Aufklärung** ist wichtig. In einem **gemeinsamen Gespräch** mit Arzt, Pflegepersonal und Familie sollte über deren Probleme und Befürchtungen gesprochen werden, eine ständige **Kommunikationsbereitschaft** muß bestehen.

Die Kinder sollten, soweit es ihr Zustand zuläßt, **beschäftigt** werden. Es geht dabei nicht nur um eine Ablenkung, sondern auch während des Spiels um das Signalisieren der Gesprächsbereitschaft. Wenn es möglich ist, sollten die Kinder in den Stationsablauf integriert werden. Ein einfühlsames Eingehen auf die Bedürfnisse, Probleme und Ängste von Eltern und Kindern ist unumgänglich.

- **Bei akuter Hirndrucksteigerung**
- Oberkörperhochlagerung
- Vermeidung einer venösen Stauung im Kopfbereich
- Überwachung der Vitalwerte **Puls**, **Blutdruck**, **Körpertemperatur** nach ärztlicher Anordnung
- Kontrolle der Pupillenreaktion
- Kontrolle der Bewußtseinslage
- **Im weiteren Krankheitsverlauf**
Auf folgende Aspekte ist zu achten:
- evtl. Krampfbereitschaft
- Bewegungsausfälle
- Inkontinenz
- Sprech- und Sehausfälle
- Nebenwirkungen bei Gabe von Corticosteroiden
- **Weiter ist zu beachten**
- Pneumonie- und Dekubitusprophylaxe bei längerer Bettruhe
- Mobilisation so früh wie möglich
- Bettruhe hängt vom Zustand des Kindes ab
- tägliche Körperpflege, Waschen im Bett
- möglichst leichte Wunschkost anbieten
Bis zur Operation sollte das Kind in einer ruhigen Umgebung gepflegt werden.
- **Postoperative Pflege**
- Überwachung der Vitalfunktionen nach ärztlicher Anordnung
- Kontrolle der Bewußtseinslage
- Flüssigkeitsbilanz
- einmal täglich Gewichtskontrolle
- Kontrolle des Wundverbandes
- bei Bedarf Versorgung der externen Drainage
- Kontrolle der internen Drainage unter Beachtung der allgemeinen Hirndruckzeichen
- Versorgung und Pflege des intravenösen Zuganges
- Kontrolle und Überwachung der intravenösen Medikamententherapie

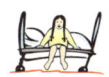 ## 22.5 Pflege und Krankheitsbilder Entzündliche Prozesse

Bakterien, Bakterientoxine, Pilze oder Viren können Auslöser für entzündliche Prozesse des Nervensystems, des Gehirns, des Rückenmarks, der peripheren Nerven oder der Hirnhäute sein.

22

22.5.1 Meningitis

Die Meningitis ist eine **Entzündung** der **weichen Hirnhäute**. Je nach Erreger unterscheidet man eine **seröse** (abakterielle, lymphozytäre) von einer **eitrigen** (bakteriellen, granulozytären) Hirnhautentzündung. Kinder mit **Immundefekten** oder **immunsuppressiver Therapie** neigen zu eitrigen Meningitiden.

Symptome
• **Prodromalstadium**
Das Prodromalstadium (Vorläuferstadium einer Krankheit) hält einige Stunden bis Tage an, die Patienten klagen über **allgemeine Krankheitserscheinungen** wie:
– Mattigkeit
– Frösteln
– Kopf- und Gliederschmerzen
– leicht erhöhte Körpertemperatur
• **Es folgt die meningitische Symptomatik**
– heftigste Kopfschmerzen
– Nackensteifigkeit
– evtl. Opisthotonus (Rückwärtsbeugung des Kopfes, Überstreckung von Rumpf und Extremitäten)
– schmerzhafte Dehnungszeichen nach Kernig (passive Kniegelenksstreckung bei gebeugter Hüfte, meist mit heftigem reflektorischem Widerstand)
– Dehnungszeichen nach Brudzinski (beim Überprüfen der Nackensteifigkeit beugen sich die Beine in Hüft- und Kniegelenken)
– Schonhaltung (Seitenlage, die Arme und Beine sind angewinkelt)
– vorgewölbte, gespannte Fontanelle bei Säuglingen
– Schmerzen bei leichter Berührung der Haut
– Sinnesreize werden als quälend empfunden
– evtl. Konjunktivitis (Augenbindehautentzündung)
– Lichtscheuheit
– Bewußtseinstrübung
– Fieber bis 40 °C, Erbrechen

Diagnostik
Lumbalpunktion (Kap. 24.2.5.1).

Therapie
Diagnostiziert man eine eitrige Meningitis, leitet der Arzt sofort eine intravenöse antibiotische Behandlung ein. Je nach Empfindlichkeit der Erreger variiert das Therapieschema.

Prognose, Komplikationen
Durch eine Ausbreitung der Krankheit entwickelt sich evtl. eine **Enzephalitis** (Kap. 22.5.2).

22.5.1.1 Pflege bei Kindern mit Meningitis
Nach Möglichkeit sollte das Kind in einem **Einzelzimmer** liegen, damit es nicht durch andere Patienten gestört wird. Strenge **Bettruhe** ist sehr wichtig. Man begegnet dem Kind mit **Ruhe** und **Behutsamkeit**. Die notwendigen Pflege- und Behandlungsmaßnahmen sollten zügig, zusammenhängend und schonend vorgenommen werden, damit der Patient lange Ruhepausen hat. Es ist darauf zu achten, daß er eine **flache** und für sich angenehme **Lage** einnimmt. Die Patienten drehen sich in der Regel nicht freiwillig, da sie eine **Schonhaltung** einnehmen.

Aufgrund der Antibiotikatherapie ist eine **Soor- und Parotitisprophylaxe** notwendig. Es ist darauf zu achten, daß das Kind trotz Fieber ausreichend **Flüssigkeit** zu sich nimmt, ggf. über eine Dauertropfinfusion. Bei Fieber, einhergehend mit warmen Extremitäten, führen **Wadenwickel** (Kap. 10.3.1.3) zum Erfolg. Zusätzlich erhält das Kind ärztlich angeordnete Antipyretika (zur Fiebersenkung). **Pneumonie- und Dekubitusprophylaxe** (Kap. 9.2, Kap. 9.1) sowie **Körper- und Haarpflege** sollen schonend vorgenommen werden.

22.5.2 Enzephalitis

Findet ein entzündlicher Prozeß im Gehirn statt, spricht man von einer Enzephalitis. Meist sind Viren dafür die Verursacher. **Virusenzephalitiden** können von **Mensch zu Mensch** übertragen werden (z.B. Masern, Mumps, Röteln, Epstein-Barr-Virus), durch **Arthropoden** (z.B. Frühsommer-Meningoenzephalitis: FSME) oder durch **Warmblüter** (z.B. Tollwut). Nichtvirale Enzephalitiden werden durch Rickettsien, Mykoplasmen, Bakterien, Pilze etc. ausgelöst.

Symptome
Zuerst kann ein **Prodromalstadium** mit einem allgemeinen Krankheitsgefühl auftreten. Nach diesem kurzen Intervall erfolgt dann ein **subakuter** Ausbruch der **enzephalitischen Symptome**.
– Unruhe

– Phantasieren
– schrilles Schreien
– Schläfrigkeit, Benommenheit
– maskenhafte Gesichtszüge
– häufig Speichelfluß, Sprach-, Seh- und Hörstörungen
– Neigung zu Krampfanfällen
– extrem hohes Fieber (Hyperpyrexie)

Diagnostik

Lumbalpunktion zur Liquorgewinnung, EEG, Computertomogramm (CTG), Kernspinresonanztomographie.

Therapie

Medikamentöse und physikalische Antipyrese, Infusionstherapie. Gabe eines Virostatikums bei einer Virusenzephalitis oder bei Verdacht. Hirnödeme werden osmotisch behandelt. Bei Abszeßbildung sollte dieser drainiert, systemisch und lokal behandelt werden. Bei einer nicht-viralen Enzephalitis erfolgt eine antimykotische Therapie.

22.5.2.1 Pflege bei Kindern mit Enzephalitis

Eine präzise und fortlaufende (alle 15 Minuten) Überwachung (evtl. Monitoring) der **Vitalzeichen** ist wichtig. Dazu gehören:
– Puls
– Atmung
– Blutdruck
– Körpertemperatur

Da die Kinder unter sehr **hohem Fieber** leiden, ist eine medikamentöse (ärztliche Anordnung) und physikalische Antipyrese angezeigt. Exakte Verabreichung der verordneten intravenösen Medikamente. Die Flüssigkeitszufuhr erfolgt durch eine intravenöse **Infusionstherapie** (Kap. 24.2.3). Dementsprechend ist eine genaue **Ein- und Ausfuhr-Bilanzierung** (Kap. 24.2.4) notwendig.

Bei einer **Nahrungskarenz** sollte man in regelmäßigen Abständen dem Patienten die Mundhöhle mit einem angefeuchteten Tuch behutsam auswischen, die Lippen damit benetzen und diese anschließend eincremen. Die **Ernährung** wird je nach Schweregrad der Enzephalitis nur parenteral oder gleichzeitig über eine Magenverweilsonde (Kap. 20.2.1) erfolgen. Der **Nahrungsaufbau** orientiert sich am Befinden des Kindes. Verspürt es Durst, erhält es schluckweise Tee. Erbricht es nicht, wird die Nahrung weiter aufgebaut mit Tee,

Weißbrot und klarer Suppe. Auch die Darmtätigkeit muß kontrolliert werden. Die **Lagerung** des Kindes ist von seiner Bewußtseinslage abhängig. Die Physiotherapeutin übernimmt passive Bewegungsübungen bei dem Kind. Ist das Kind schwer erkrankt, kann eine künstliche Beatmung notwendig werden.

22.6 Pflege und Krankheitsbilder Anfallsleiden

Im Kindesalter ist der zerebrale Anfall ein sehr häufiges Ereignis. Die Ursache ist eine neuronale Funktionsstörung. Exzitatorische (erregte) Neuronen (in abnormer Zahl) entladen sich synchron und mit erhöhter Frequenz.

22.6.1 Gelegenheitskrämpfe

Man spricht von einem **Gelegenheitskrampf**, wenn das Kind einen, maximal drei Krampfanfälle hat und eine auslösende Ursache bekannt ist, wie Fieber oder Hypokalzämie. Am häufigsten treten die Gelegenheitskrämpfe im **Kleinkindesalter** in Form eines Fieberkrampfes bei Infektionskrankheiten auf.

Auslösende Faktoren

– rascher Anstieg der Körpertemperatur
– übermäßiger Alkoholgenuß
– Alkoholentzug
– Schlafentzug
– extreme körperliche Anstrengung
– Hypokalzämie (erniedrigter Calciumspiegel im Blut)
– Psychopharmaka, Intoxikation
– Enzephalitis, Hirntumoren oder -abszesse
– psychische Ursachen

Symptome

Bei Kindern steht wie schon erwähnt häufig eine fieberhafte Erkrankung im Vordergrund. Die Körpertemperatur steigt rasch an, und das Kind beginnt, für einige Sekunden bis Minuten **generalisiert** (Ausbreitung auf den ganzen Körper) tonisch-klonisch zu krampfen.
- **Tonisch**
– alle oder einzelne Extremitäten werden gestreckt
- **Klonisch**
– einzelne Körperteile werden geschüttelt

Diagnostik

Elektroenzephalogramm (EEG), CCT.

Therapie

Um den Anfall zu unterbrechen, bekommt das Kind rektal eine Rektiole Diazepam® verabreicht. Fiebersenkende Maßnahmen sind anzuordnen.

22.6.1.1 Pflege bei Kindern mit Gelegenheitskrämpfen

Nach dem Krampf ist dafür zu sorgen, daß das Fieber gesenkt wird, um einen zweiten Gelegenheitskrampf zu unterbinden. Physikalisch eignen sich **Waden- oder Brustwickel** (Kap. 10.3.1.3 und 10.3.1.1). Die medikamentöse Therapie verordnet der Arzt.

Prophylaktisch muß nach einfachen Fieberkrämpfen bei jedem Fieberanstieg über 38 °C die Körpertemperatur gesenkt werden. Sollte die Antipyrese erfolglos bleiben und war der vorangegangene Krampfanfall kompliziert, oder nach einem zweiten Fieberkrampf, sind krampfschwellenabsenkende Mittel auf ärztliche Anordnung zu applizieren.

Die Überwachung der **Körpertemperatur** richtet sich nach dem letzten Temperaturergebnis, in der Regel zwei- bis vierstündlich. Die **Vitalzeichen** werden nach ärztlicher Anordnung kontrolliert.

 Es ist darauf zu achten, daß die Kinder keine heißen Getränke erhalten, da sonst die Körpertemperatur ansteigen könnte.

22.6.2 Epilepsie

Bei einem fortschreitenden Krampfleiden (wiederholte Anfälle von bestimmten Anfallstypen, psychischen Veränderungen und einem pathologischen EEG) spricht man von einer **Epilepsie**. Es ist von großer Bedeutung, die Anfallsformen genau zu beobachten.

Symptome

Es können verschiedene Anfallsformen auftreten. Dazu gehören die bereits beschriebenen **tonischen** oder **klonischen** Anfälle, aber auch andere Formen sind bekannt wie:
- **Absencen**
- der Patient verharrt in seiner Tätigkeit (Bewußtseinspause), der Blick ist starr, die Augen sind meist geöffnet

- **Atypische Absencen**
- der Kopf und Oberkörper neigen sich nach vorne, die übrige Körperhaltung bleibt jedoch erhalten, dies dauert nur einige Sekunden
- **Astatischer Anfall**
- der Patient stürzt plötzlich zu Boden, er sackt in sich zusammen
- **Myoklonien**
- kurze, ruckartige klonische Zuckungen einzelner Muskeln

 Alle Anfallsbilder können kombiniert und/oder in Serien auftreten.

- **Weitere Symptome**
- orale Automatismen wie Mund- und Lippenbewegungen, Schlucken, Schmatzen, Lecken, Kauen
- Hand-Automatismen wie Nesteln, Fingern, Reiben, Klopfen, Winken
- Stuhl- und Urinabgang
- Zungenbiß
- Speichelfluß

■ Lennox-Gastaut-Syndrom

Das Lennox-Gastaut-Syndrom ist eine besondere Form der Epilepsie. Es beginnt im **frühen Kindesalter** und hat meist einen schwerwiegenden Verlauf. Die **psychomentale Entwicklung** ist im allgemeinen verzögert, oft kommt es sogar zu einem Stillstand. Das Krankheitsbild ist geprägt von tonischen Anfällen. Atypische Absencen, Myoklonien, atonische oder tonische Sturzanfälle, myoklonisch-astatische sowie tonisch-klonische Anfälle können ebenso beobachtet werden. Die Kinder neigen zu **Anfallsserien** und -**staten**.

■ Status epilepticus

Der Status epilepticus ist eine Aneinanderreihung von epileptischen Anfällen, ohne daß sich der Patient dazwischen erholen kann.

Diagnostik

EEG, Schlafentzugs-EEG, CCT mit Kontrastmittelgabe, MRT-Untersuchung, gründliche Anamnese und korrekte Beobachtung.

Therapie

Wenn die Anfälle klassifiziert sind, werden die Patienten medikamentös mit **Antiepileptika** eingestellt. Ziel ist eine Anfallsreduzierung bzw. eine Anfallsfreiheit. Zur Therapieeinstellung und -überwachung wird in regelmäßigen

Zeitabständen die Plasmakonzentration des Wirkstoffes überprüft. Die Blutspiegelkontrolle der Antiepileptika erfolgt morgens vor der Medikamenteneinnahme.

22.6.2.1 Pflege bei Kindern mit Epilepsie

Folgende **Aspekte** müssen genau **beobachtet** sowie in einem **Anfallsprotokoll** niedergelegt werden:
- hatte der Patient eine **Aura** (sensorische Wahrnehmung) vor dem Anfall, war er vorher sehr aufgeregt, aggressiv oder auffallend müde
- in welcher **Situation** krampfte das Kind? Aus dem Schlaf heraus, vor/beim/nach dem Erwachen, vor/beim/nach dem Einschlafen, bei Erregung, im Spiel, unter Streß
- welche **Körperhaltung** bzw. Bewegung nahm der Patient ein? Sitzen, Liegen, Stehen, Gehen etc.
- wie war die **Haltung** der **Extremitäten**? Gebeugt, gestreckt
- waren die **Zuckungen** ein- oder doppelseitig, rhythmisch oder unregelmäßig, seitengleicher oder unterschiedlicher Beginn und Ende
- wie sind der **Gesichtsausdruck**, **Teint** und **Lippenfarbe**
- wie ist die **Augenstellung**? Weit, geschlossen, eng oder seitenbetont
- wie ist die **Kopfstellung**? Nach vorne, seitlich oder hinten gebeugt
- wie ist die **Mundstellung**? Sind **Laute** bzw. **Atemgeräusche** (röchelnde Atmung) hörbar
- reagiert der Patient während des Anfalls auf **Reize** wie Licht, Zuruf oder Schmerz
- **wie häufig** waren die krampfenden Bewegungen zu beobachten
- wie verhält sich der Patient **nach dem Anfall**? Ist er müde, erregt, oder hat er Sprachstörungen
- Dokumentation der Dauer der einzelnen Phasen und des gesamten Anfalls

Kinder mit einem Anfallsleiden müssen immer beaufsichtigt werden.

> Besteht Verletzungsgefahr **während** oder **durch** einen Anfall, muß der Patient zum Beispiel durch einen Schutzhelm, Arm- oder Knieschoner geschützt werden. Sind bei diesen Kindern krampfbegünstigende Faktoren wie Übermüdung, Streß, Überanstrengung oder Fernsehen bekannt, sollten diese vermieden werden.

Es ist stets auf mögliche **Nebenwirkungen** und **Überdosierungserscheinungen** der Antiepileptika zu achten.
- **Mögliche Überdosierungserscheinungen**
  - Gangataxie
  - Schwindel, Erbrechen
  - Doppelbilder, Tremor (Zittern)
  - Nystagmus
  - Somnolenz (Schläfrigkeit)
- **Allgemeine Nebenwirkungen**
  - Haarausfall
  - Schlafstörungen
  - Wesensveränderungen, Erregbarkeit
  - Appetitlosigkeit, Übelkeit
  - erhöhte Blutungsneigung (Zahnfleischbluten)

■ Pflege bei einem akut krampfenden Kind

Im Verlauf eines akuten Krampfgeschehens darf man das Kind **nicht alleine** lassen. Das Kind muß sicher, evtl. in **stabiler Seitenlage**, gelagert werden, so daß es sich nicht zusätzlich verletzen kann. Es ist unbedingt darauf zu achten, daß der Patient **frei atmen** kann. Die **Kleidung** ist am Hals zu **öffnen**. Speichelt oder erbricht das Kind, ist der Mund abzuwischen. Grundsätzlich ist der **Arzt** zu **informieren**. Das Krampfgeschehen muß genau beobachtet werden und ist in einem **Anfallsprotokoll** zu dokumentieren. Je nach ärztlicher Anordnung sind Medikamente, die den Anfall unterbrechen, zu applizieren.

Nach dem Anfall muß man je nach Zustand des Kindes und nach eventuell verabreichten Medikamenten die **Vitalzeichen** und die weitere **Bewußtseinslage** kontrollieren. Auf jeden Fall sollte das Kind **beruhigt** werden. Auf seine Bedürfnisse, z.B. sich ausruhen, schlafen oder seine Tätigkeit weiter fortsetzen, ist einzugehen. Bei **Urin- oder Stuhlabgang** wird das Kind gewaschen und das Bett neu bezogen.

> Da man von der Verwendung von Mundkeilen abkam, ist ein Zungenbiß jederzeit möglich. Grundsätzlich muß davon abgeraten werden, dem Kind einen Finger in die Mundhöhle zu stecken, um den Biß zu verhindern.

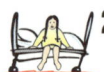 **22.7 Pflege und Krankheits-
bilder
Neuromuskuläre
Erkrankungen**

22

Unter diesem Begriff versteht man genetisch bedingte, seltener erworbene Erkrankungen des **zweiten motorischen Neurons**, das im Rückenmark beginnt und die peripheren Nerven und die Muskelzellen mit umfaßt. Dabei unterscheidet man **spinale Muskel-atrophien** (Typ Werdnig-Hoffmann, Kugelberg-Welander), **Muskeldystrophien** (Typ Duchenne, Becker-Kiener) und **Myasthenia gravis**.

Symptome
– Trinkschwäche
– Erbrechen
– Gewichtsverlust
– Atemstörungen mit rezidivierenden Atem-wegsinfektionen
– rasches Ermüden, Stolpern, Hinfallen und Laufauffälligkeiten

Diagnostik
Durch Muskelbiopsie, Blutentnahmen (Genetik, Kreatinkinase-Erhöhung), Elektromyographie (EMG) und Ultraschall sowie Klinik lassen sich neuromuskuläre Erkrankungen nachweisen.

22.7.1 Spina bifida

Auf etwa tausend Neugeborene entfällt ein Kind mit Spina bifida, die somit ein Sechstel aller Fehlbildungen ausmacht. Es handelt sich um eine **angeborene Spaltbildung der Wirbel-säule**, meist dorsal im Lumbal- oder Sakralbereich (Abb. 22-4). Die Ursache liegt in mechanischer, infektiöser oder toxischer intrauteriner Schädigung. Die Spaltbildung kann in verschiedenen **Formen** auftreten.

■ Spina bifida occulta

Die Verschmelzung der beiden Wirbelbogenhälften ist ausgeblieben, die Spaltbildung tritt äußerlich nicht in Erscheinung.

■ Spina bifida cystica

Die Spina bifida cystica ist fast immer mit einem Hydrozephalus verbunden und teilt sich in **drei Formen** auf:

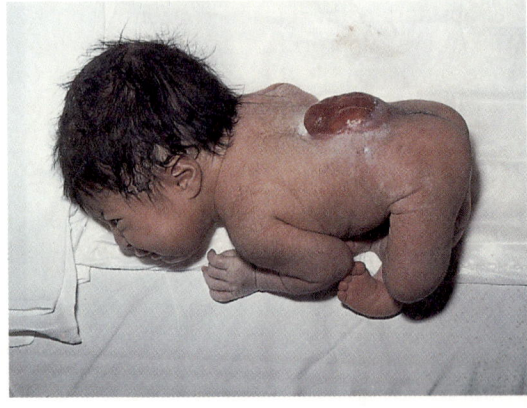

Abb. 22-4 Neugeborenes mit Spina bifida

– Meningozele
– Myelomeningozele
– offene Myelomeningozele

■ Spina bifida totalis

Die Spina bifida totalis ist eine seltene Form mit vollständiger Fehlbildung von Wirbelsäule und Rückenmark.

■ Spina bifida partialis

Die Spina bifida partialis ist überwiegend lumbosakral (Lendenwirbel- bzw. Kreuzbeinbereich) lokalisiert.

Symptome
Die jeweiligen Symptome einer Spina bifida hängen vom Schweregrad und von der Lokalisation der Fehlbildung ab. Neben schweren **neurologischen Störungen** wie motorischen und sensiblen Ausfällen zeigen sich:
– Lähmungen des Zwerchfells
– Lähmungen der Atemmuskulatur
– Lähmungen des Blasen-Darm-Trakts und des Beckenbodens
– evtl. Kombinationen mit Fehlbildungen wie Klumpfuß oder Hüftluxationen

Diagnostik
Die Diagnostik beinhaltet neben der Klinik (Symptome) bildgebende Verfahren wie Röntgen und Magnetresonanztomographie (MRT) zur Darstellung und Lokalisation.

Therapie
Die Therapie erfolgt in erster Linie **operativ**, möglichst in den ersten 24 Stunden nach Geburt. Ziele sind, das noch funktionstüchtige Gewebe zu schützen und eine Infektion zu

verhindern. Dabei wird versucht, freiliegende oder auch überhäutete Rückenmarkssubstanz und Nervenwurzeln nach Entfernung der Zyste in den Spinalkanal zu reponieren und den Spalt der Rückenmarkshäute, des Wirbelkanals und der Haut zu schließen. Große Meningozelen sind ein körperliches Hindernis, das entfernt werden muß. Unbehandelt wachsen sie und führen durch Druckwirkungen zu neurologischen Ausfällen.

Die **neurochirurgische Primärversorgung** erfolgt mit Defektdeckung und bei Hydrozephalus mit Ventilimplantationen. Des weiteren sind urologische Kontrollen der Blasenfunktionen, kontinuierliche Infektionsprophylaxe und ggf. operative Korrekturen der Harnwege notwendig. Allgemein bedeutet eine operative Therapie die Beseitigung von Fehlstellungen, eine Funktionsherstellung sowie das Erreichen einer Gehfähigkeit mit Apparaten.

22.7.1.1 Pflege bei Kindern mit Spina bifida

Eltern, die mit der Diagnose Spina bifida gleich nach der Geburt des Kindes konfrontiert werden, benötigen eine genaue und aus-

führliche **Aufklärung**. Ihr Kind wird in den ersten 24 Lebensstunden operiert. Ein behutsames Eingehen auf die **Probleme** und **Bedürfnisse** der Eltern muß vom Pflegepersonal und den Ärzten gegeben sein. Die Gewißheit, ein **behindertes Kind** zu haben, ist für viele Eltern unerträglich, ebenso die Vorstellung, daß ihr Kind evtl. lebenslange Hilfe und weitere Operationen benötigt. Bei Kindern, die im weiteren Verlauf ihrer Erkrankung erneut operiert werden müssen, ist die Situation oftmals entspannter. Sind die Kinder und ihre Eltern einer entsprechenden **Beratungsstelle** oder **Selbsthilfegruppe** angegliedert, wissen sie über die genauen Vorgänge der Operation und deren Verlauf Bescheid. Trotzdem sollte auch hier eine **Gesprächsbereitschaft** des Pflegepersonals bestehen, um unter Umständen neue Probleme zu besprechen. Häufig kennen die Kinder und ihre Familien die Station und das Pflegepersonal, was die Situation etwas erleichtert, da sie den Ablauf kennen und sich nicht allzu fremd fühlen. Soweit es möglich und gewünscht ist, sollten die Eltern in die Pflege **miteinbezogen** werden. Um aktiv mithelfen zu können, werden sie angeleitet, z.B. ihr Kind zu katheterisieren oder zu waschen. Wünschenswert ist es, daß Eltern und

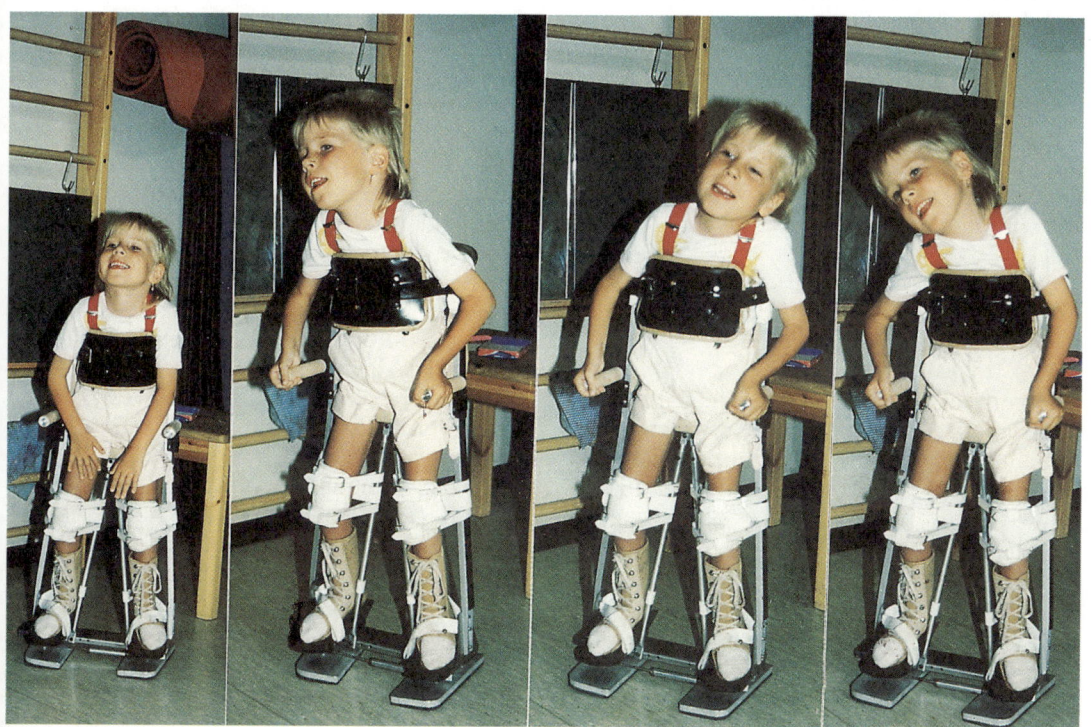

Abb. 22-5 Skivelwalker-Gehschiene

22

ältere Kinder nach Möglichkeit ihren **gewohnten Tagesablauf** und die entsprechenden Pflegemaßnahmen nach ihren Gewohnheiten ausführen können.

Kommunikation und **Beschäftigung** sollten auf der Station weiter gefördert werden. Bei einem längeren Krankenhausaufenthalt unterrichten **Kliniklehrer** die schulpflichtigen Kinder. **Erzieher** bieten Möglichkeiten zum Spielen und Basteln an. Der **Kontakt** zu anderen Kindern auf der Station ist zu fördern, ebenso bei einem längeren Klinikaufenthalt zu Freunden, Familie und Schulkameraden.

Korrigierende Schienen, Sitz- und Stützhilfen (Abb. 22-5), orthopädische Schuhe oder Orthesen dienen der Prophylaxe von Skelettdeformitäten. Besonders steht die **Kontraktur-** und **Dekubitusprophylaxe** (Kap. 9.3, Kap. 9.1) im Vordergrund, in Zusammenarbeit mit Physiotherapeuten und Eltern, die auch hier in die Pflege miteinbezogen werden.

> **Eine genaue Hautbeobachtung ist wichtig. Zum Vermeiden eines Dekubitus müssen bei Rötungen und Druckstellen Schienen, Sitz- und Stützhilfen sofort abgepolstert oder entfernt werden.**

- **Zu den Pflegemaßnahmen gehören**
- tägliche Körperpflege
- regelmäßiger Wechsel der Körperlagerung
- Versorgung des Blasenkatheters
- leicht abführende, schlackenarme Diät
- **Bei Hydrozephalus**
- Oberkörperhochlage
- Kopfentlastung
- Kopfunterstützung

22.7.2 Spinale Muskelatrophie Typ Werdnig-Hoffmann

Unter dieser Bezeichnung versteht man eine **autosomal-rezessiv** vererbte Erkrankung mit **Degeneration** der **Vorderhornzellen** des **Rückenmarks** und folgender Muskelschwäche.

Symptome
- Hypotonie
- Muskelschwäche
- verminderte oder fehlende Sehnenreflexe
- Saug- und Schluckstörungen
- Beschwerden beim Abhusten
- Atemstörungen

- **Bei älteren Kindern**
- Beschwerden beim Sprechen

Diagnostik
Positive Muskelbiopsiebefunde, Molekulargenetik, Elektromyelographie.

Therapie
Wie bei allen Muskelerkrankungen steht die Physiotherapie im Vordergrund, bei fortschreitender Erkrankung die Verwendung von Atemhilfsgeräten und Atemgymnastik.

Prognose, Komplikationen
Die Prognose bei der klassischen Muskelatrophie Werdnig-Hoffmann ist sehr schlecht, der Tod tritt relativ schnell aufgrund von Atemproblemen wie Ateminsuffizienz und Aspiration ein.

22.7.2.1 Pflege bei Kindern mit Werdnig-Hoffmann-Muskelatrophie

Eltern muskelerkrankter Kinder benötigen eine genaue Aufklärung über das Krankheitsbild, Hilfe und Unterstützung bei sozialen Fragen. Eine **enge Zusammenarbeit** von Eltern, Kind, Pflegepersonal und Ärzten ist sehr wichtig, ebenso eine gute **Unterweisung der Familie in die Pflege** des Kindes. Die Eltern sollen, wenn gewünscht, so früh wie möglich mit der speziellen Pflege, wie Sondenernährung, Prophylaxen, Umgang mit technischen Hilfsmitteln, vertraut gemacht werden. Eine ständige **Kommunikationsbereitschaft** ist zu signalisieren. Bei dieser **schlechten Prognose** für ihr Kind benötigen die Eltern besondere Unterstützung und Verständnis für ihre Sorgen und Probleme.

Ältere Kinder reagieren sehr **sensibel** auf ihre Erkrankung und das soziale Umfeld. Sie sind meist zurückhaltend, aber offen im Gespräch. Sehr schnell und selbstbewußt suchen sie sich eine Beschäftigung, die sie nicht allzu sehr erschöpft.

In **Zusammenarbeit** von Physiotherapeuten, Pflegepersonal und Eltern stehen Bewegungsübungen an erster Stelle, sowohl zur Mobilisation als auch zur Unterstützung von Selbstvertrauen und Selbständigkeit. Bei weiterem Fortschreiten der Atrophie und somit Einschränkungen in der Selbständigkeit des Kindes rückt die Pflege immer mehr in den Vordergrund.
- **Pflegerische Aufgaben** sind vor allem

- Pneumonieprophylaxe mit Oberkörperhochlagerung von 30 Grad und Atemgymnastik
- Vibrieren durch Physiotherapeuten
- Inhalation nach ärztlicher Anordnung
- Dekubitusprophylaxe (regelmäßiges Umlagern, Massagen, Hautpflege und Abklopfen, z. B. mit Eukalyptusöl, Kap. 9.1)
- Verwenden von Fellen
- Kontrakturprophylaxe (Kap. 9.3)
- Aspirationsprophylaxe durch Seiten- und Rückenlagerung
- Obstipationsprophylaxe durch leichte ballaststoffreiche Ernährung

- bei Bedarf Magenverweilsonde bei Schluck- und Saugproblemen
- tägliche Gewichtskontrollen
- Absaugen bei Sekretansammlung durch vermindertes Abhusten
- bei Bedarf Beatmungsgeräte zur Unterstützung der Atmung
- Mundspülungen mit z. B. Kamille
- evtl. Kaugummi anbieten
- weiche Zahnbürsten zur Mundpflege verwenden

22

 Keine Bauchlagerung bei Muskelatrophien im fortgeschrittenen Stadium.

22.7.2.2 Pflegeplanung bei einem Kind mit spinaler Muskelatrophie Typ Werdnig-Hoffmann

Informationsammlung vom 14. Dezember 19..

Name:	Anna W. (weiblich)
Geburtsdatum/Alter:	3. August 19.., sieben Jahre alt
Staatsangehörigkeit:	albanisch
Familiensituation:	Eltern verheiratet, ein älterer Bruder; Anna geht seit einem Jahr in die Vorklasse einer Behindertenschule, sie spricht und versteht etwas deutsch, albanisch, jugoslawisch
	Eltern sprechen kaum deutsch. Familie wohnt in einem Aussiedlerheim. Eltern machen Rooming-in, im Heim Betreuung durch Familie und Bekannte
Aufnahme:	13. Dezember 19..
Körpergewicht:	9,7 Kilogramm
Körperlänge:	110 Zentimeter
Vitalzeichen:	Herzfrequenz 130/Minute
	Atemfrequenz 46/Minute
	Blutdruck 138/75 mmHg
	Körpertemperatur 38 °C
Diagnose:	Spinale Muskelatrophie Typ Werdnig-Hoffmann, z. Zt. Angina und chronische Bronchitis

Bisheriger Krankheitsverlauf

Mit Infekten der oberen Luftwege sowie Ernährungsproblemen war Anna schon öfter in Albanien in stationärer Behandlung. Anamnestisch sind noch einige Details (fehlende Unterlagen über schon gelaufene Therapien) unbekannt. Bei Aufnahme auf Station hatte sie Schluckprobleme und wollte daher weder essen noch trinken, bekam schlecht Luft und konnte nicht richtig abhusten.

Istzustand

Spitzfußstellung beidseits, Kyphoskoliose rechts, die Hüfte links ist luxiert, die Ellenbogengelenke und das rechte Kniegelenk sind bei 90 bzw. 60° fixiert. Kann nicht gehen, wird getragen oder im Buggy gefahren. Ihre geistige Entwicklung ist normal und altersentsprechend, ebenso die Sprachentwicklung (hohe Stimmlage, verwaschen). Lebhafte Mimik und Gestik. Ihre Bewegungen sind zwar eingeschränkt, aber koordiniert. Manuelle Tätigkeiten wie größere Puzzles, Steckspiele und Zeichnungen mit Tusche gelingen ihr gut. Ernährungszustand deutlich herabgesetzt, da seit mehreren Tagen kaum Nahrungs- und Flüssigkeitsaufnahme. Kann schlecht abhusten, bekommt nur unzureichend Luft. Leichte Lippenzyanose erkennbar, dezentes Nasenflügeln, sichtbare interkostale Einziehungen. Ist sehr müde, unwillig über Störungen, möchte nur schlafen und in Ruhe gelassen werden, aber nicht alleine sein. Freut sich dennoch über das ihr bekannte Stations- und Pflegepersonal. Anna hat einen unregelmäßigen Ruhe- und Schlafrhythmus. Erhebliche Bewegungseinschränkung (Obstipationsgefahr) durch Grunderkrankung und angeordnete Dauertropfinfusion (vorerst für 24 Stunden), Braunüle liegt am rechten Handgelenk. Anna hat eine empfindliche und schnell gereizte Haut, sie hilft bei der Pflege gerne mit (zieht große Kleidungsstücke wie Pullover mit über den Kopf). Sucht gerne Kleidung selber aus. Keine vollständige Blasen- und Darmkontrolle, trägt Windeln. Hat Fieber, zwischendurch Körpertemperaturen von 35 bis 36 °C, friert nach dem Entfiebern. Will nur von den Eltern gepflegt werden. Waschen ist für sie angenehmer als Baden, da sie in der Badewanne schlecht Halt findet. Zahn- und Mundpflege lehnt sie ab.

Pflegeplan

Pflegeprobleme/Ressourcen	Pflegeziele	Pflegemaßnahmen
1 Schlafen • hohes Ruhebedürfnis • klagt über Schlafstörungen durch starken Husten • Kontrollen der Vitalwerte in der Nacht • regelmäßiges Umlagern auch in der Nacht	• geregelter Wach-Schlaf-Rhythmus • Anna kann trotz Störungen schlafen	• nachts Umlagern zeitlich so strecken, wie es das Krankheitsbild zuläßt (gute Hautbeobachtung) • tagsüber vom Schlaf ablenken durch Vorlesen und Hören von Hörspiel-kassetten • Pflege so koordinieren, daß Kind nicht unnötig beim Schlaf gestört wird
2 Sich bewegen • auf Hilfe angewiesen • muß von anderen getragen oder gefahren werden • Dekubitus- und Pneumoniegefahr • Bewegungseinschränkung • Dauertropfinfusion	• Bewegungseinschränkung durch Akut-erkrankung reduzieren • Selbständigkeit so weit als möglich fördern • intakte Haut erhalten • Pneumonie verhindern	• regelmäßiges Umlagern nach Plan • Oberkörperhochlagerung 30° • Inhalationen, Einreibungen und Ab-klopfen nach Anordnung • langsam gesteigerte Mobilisation durch Physiotherapie • Mobilisation im Rollstuhl (Anna bestimmt dabei die Zeit) • aktives Mithelfen von Anna bei den Pflegetätigkeiten • einmal pro Schicht Kontrolle des venösen Zuganges
3 Sich sauberhalten und kleiden • kann geringfügig bei der Pflege mithelfen • lehnt Zahn- und Mundpflege ab • will von den Eltern gepflegt werden • mag sich nur waschen lassen, nicht baden	• zunehmende Selbständigkeit • kann kleinere Tätigkeiten selbst ausführen • intakte Haut erhalten • Druckgeschwüre vermeiden • toleriert regelmäßige Zahn- und Mund-pflege	• mit Anna abklären, welche Pflege sie und ihre Eltern selbst ausführen • jede von ihr selbst übernommene Tätigkeit unterstützen, minimale Hilfe • Dekubitusprophylaxe • Anna über Mund- und Zahnpflege auf-klären • Mundspülungen mit Kamillentee anbieten, evtl. Mund auspinseln
4 Essen und Trinken • Anna ist schwach • eingeschränkte Flüssigkeits- und Nahrungsaufnahme durch Schluck-beschwerden, Appetitlosigkeit und starken Husten • Dauertropfinfusion	• ausreichende Flüssigkeits- und Nahrungsaufnahme • keinen weiteren Gewichtsverlust • ausgeglichene Flüssigkeitsbilanz • Beendigung der Dauertropfinfusion	• Dauertropfinfusion mit Glukose und Elektrolytzusätzen für die nächsten 24 Stunden • breiige Nahrung, Tee und Säfte zusätzlich anbieten • langsamer Nahrungsaufbau • Wunschkost anbieten, kleine Portionen reichen • Mutter kann zu Hause Kleinigkeiten kochen (albanische Kost) • einmal täglich Gewichtskontrolle • Ein- und Ausfuhrkontrolle (Punkt **5**)
5 Ausscheiden • Obstipationsgefahr • Anna trägt Windeln	• Akzeptanz der Windeln • Tolerieren des Blasen-Darm-Trainings • einmal täglich Stuhlentleerung	• schlackenreiche Kost • abführende Säfte (z.B. Pflaumensaft) • bei Bedarf Klistier auf ärztliche Anordnung • tägliche Stuhlgangkontrolle • Blasen- und Darmtraining • Kind über Notwendigkeit der Windel aufklären, evtl. Teddy oder Puppe ebenfalls Windel anziehen

22

22

Pflegeplan

Pflegeprobleme/Ressourcen	Pflegeziele	Pflegemaßnahmen
6 Körpertemperatur regulieren • Fieber von 38 °C • zeitweise Untertemperatur • friert nach Entfiebern	• normale Körpertemperatur • soll nicht frieren	• bei Frieren dicke Socken anziehen • nachts bei Bedarf Handschuhe • bei Fieber luftige und bequeme Kleidung anziehen • zweimal täglich und bei Bedarf Kontrolle der Körpertemperatur
7 Atmen • eingeschränkte Atmung • Tachypnoe • eingeschränkte Luftzufuhr • ungenügende Sauerstoffsättigung • unzureichendes Abhusten des Sekrets • Pneumoniegefahr	• freies, uneingeschränktes Atmen • verbesserte Lungenbelüftung und Sauerstoffsättigung • kann verflüssigtes Sekret gut abhusten • Pneumonie verhindern	• Oberkörperhochlagerung • Zufuhr von Frischluft, Kind vor Zugluft schützen • Inhalationen nach ärztlicher Anordnung • anschließend abklopfen und zum Abhusten auffordern • Einreibungen mit Eukalyptusöl oder Kampfer • regelmäßige Gabe von angeordneten Bronchospasmolytika • nachts und im Schlaf Überwachung der Atmung und Sauerstoffsättigung über Pulsoxymeter • bei Bedarf und Anordnung Sauerstoffzufuhr über Trichter oder Nasenbrille
8 Für eine sichere Umgebung sorgen • keine selbständige Gefahrenverhütung möglich • kann sich in diesen Fällen durch Sprache bzw. Bettklingel bemerkbar machen • Infektionsgefahr durch Braunüle	• kann sich gefahrlos in ihrer Umgebung bewegen und sicher fühlen • Infektion durch Infusion und unnötiges Manipulieren vermeiden	• Bettgitter immer schließen und arretieren • Klingel in Reichweite • im Rollstuhl anschnallen • Rooming-in durch Eltern • Infusionsüberwachung
9 Arbeiten und Spielen • manuell nur grobe Tätigkeiten möglich • häufige Krankenhausaufenthalte, dadurch wenig Kontakt zu Freunden • kann nicht altersgemäß spielen • Puzzles, Steckspiele und Tuschezeichnungen macht sie gerne	• Anna kann sich selbst beschäftigen • hat Kontakt zu anderen Kindern • Mobilität erhalten • Fähigkeiten fördern, festigen und erweitern	• Kontakte zu anderen Kindern herstellen • Erzieher und Ergotherapeuten einschalten • große Puzzlesteine und Steckspiele anbieten, Eltern auffordern, wenn möglich neue mitzubringen • wenn möglich, sie auch ins Spielzimmer fahren
10 Kommunizieren • bedingter deutscher Wortschatz • spricht drei Sprachen • heftige Gestik und Mimik • ihre Sprache klingt teilweise verwaschen • Stimmlage sehr hoch • Rooming-in der Eltern • kennt das Pflegepersonal • Sprechen durch Grunderkrankung und Bronchitis erschwert	• Wortschatz erweitern • Sprachfähigkeit verbessern • Kommunikation mit anderen Kindern fördern	• zum Sprechen ermuntern • neue Wörter • Kontakt mit anderen Kindern fördern, sie dazu ermuntern mit Anna deutsch zu sprechen • bei längerem Krankenhausaufenthalt Schule einschalten

Pflegeplan		
Pflegeprobleme/Ressourcen	**Pflegeziele**	**Pflegemaßnahmen**
11 Sich als Mann oder Frau fühlen und verhalten • nicht relevant		
12 Sterben • bemerkt das Fortschreiten der Erkrankung • hat Angst vor Leiden und Tod • möchte nicht alleine sein • Rooming-in der Eltern	• Angst soweit wie möglich nehmen	• Redebereitschaft signalisieren, bei Bedarf Seelsorger, Psychologen einschalten • Rooming-in der Eltern unterstützen • darauf achten, daß Anna nie alleine ist

22.7.3 Muskeldystrophie Typ Duchenne

Die häufigste Form der Muskeldystrophie ist der X-chromosomal-rezessiv vererbte Typ Duchenne.

Symptome
– Gehenlernen nach dem 18. Lebensmonat
– Watschelgang
– Schwierigkeiten beim Aufstehen (Abb. 22-6)
– große Anstrengungen beim Treppensteigen
– Kardiomyopathien
– Anfälligkeit für Infekte der oberen Luftwege

Diagnostik
Klinik, Muskelbiopsie, Molekulargenetik.

Therapie
Die **Prävention von Skelettdeformierung** steht im Vordergrund. Physiotherapie und orthopädische Hilfsmittel (Rollstuhl, Rollator, Dreirad etc.) werden bevorzugt eingesetzt. Ansonsten erfolgt eine symptomatische Therapie mit **Physiotherapie** zum Vermeiden von Gelenkkontrakturen, bei Anzeichen einer Spitzfußstellung Schienenanpassung, bei Skoliose Korsetts und Sitzschalen.

Orthopädisch-chirurgische Eingriffe sind bei fortschreitender Erkrankung oft unumgänglich (z.B. Achillessehnenverlängerung, operative Versteifung der Wirbelsäule bei zunehmender Skoliose). Durch Physiotherapeuten lernen die Kinder Atemtechniken, um mit Angstzuständen bei erschwerter Atmung umgehen zu können. Bei Infekten der oberen Luftwege empfiehlt sich eine frühe antibiotische Behandlung.

Prognose, Komplikationen
Die Kinder werden zwischen dem achten und zwölften Lebensjahr gehunfähig. Im weiteren Verlauf der Erkrankung kommt es zu einer progredienten Ateminsuffizienz mit Hyperkapnie (pathologischer Anstieg des Sauerstoffs im Blut). Der Tod tritt spätestens zu Beginn des dritten Lebensjahrzehnts ein. Todesursachen sind rezidivierende Infekte der oberen Luftwege oder eine allgemeine Kachexie (Atrophie mit Abnahme des Körpergewichtes).

22.7.3.1 Pflege bei Kindern mit Muskeldystrophie Typ Duchenne

Auch hier muß, wie im Kapitel 22.7.2.1 dargestellt, auf die Situation der Eltern besonders eingegangen werden. Ähnlich der Muskelatrophie Werdnig-Hoffmann müssen die Eltern mit **Unterstützung** des Pflegepersonals die Pflege und den Umgang mit technischen Hilfsmitteln erlernen. Bei fortgeschrittener Erkrankung sollte für zu Hause ein **Externer Pflegedienst** (Kap. 29) eingeschaltet werden. Die gesamte Familie, Eltern und Geschwister, braucht Unterstützung bei der Auseinandersetzung mit der Erkrankung. Eine signalisierte **Kommunikationsbereitschaft** von Pflegenden und Ärzten gibt den Eltern die Möglichkeit, auftretende Probleme und Unsicherheiten zu beseitigen. Ein **behutsames Eingehen** auf die Kinder, ihre Bedürfnisse und Probleme ist besonders wichtig. Beschäftigungen sollten die Kinder nicht überfordern und ihrem Zustand angepaßt sein. Kontakte zu anderen Kindern und deren Familien sind zu fördern.

22

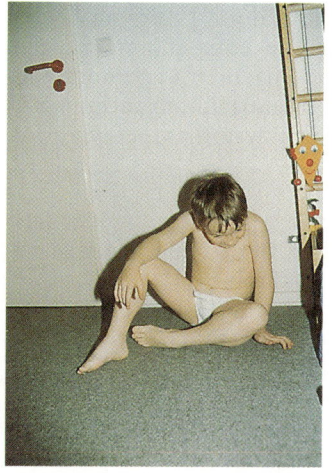
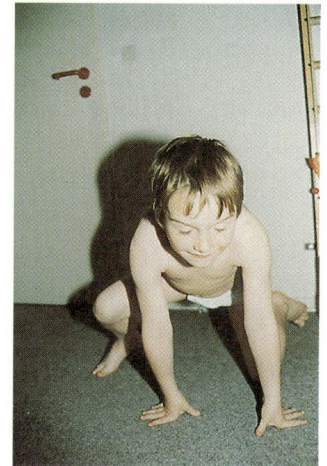
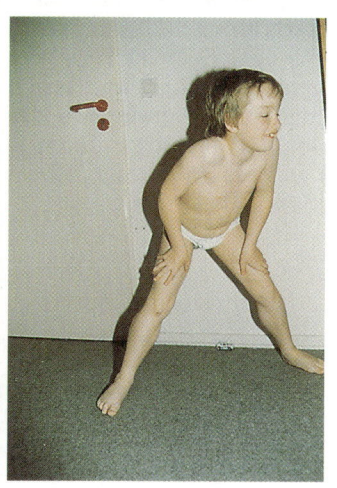
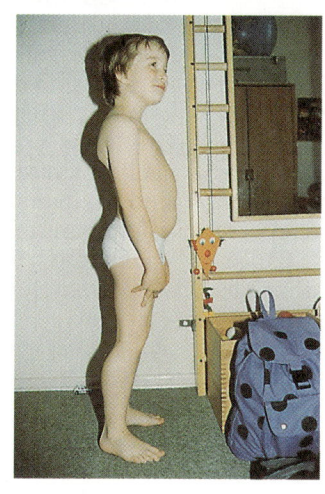

Abb. 22-6 Das typische „An-sich-Hin-aufklettern" bei Muskeldystrophie Typ Duchenne

22.8 Pflege und Krankheits-bilder Zerebrale Bewegungsstörungen

Unter dem Begriff zerebrale Bewegungs-störungen werden **Hirndefekte** zusammenge-faßt, die sensomotorische Funktionsstörun-gen aufweisen. Ursachen hierfür sind bei-spielsweise pränatale Läsionen (metaboli-sche, toxische oder vitale Differenzierungs-störungen des ZNS), perinatale Läsionen (komplizierte Geburt mit Blutungen im ZNS, Adaptionsstörungen, Asphyxie unter oder nach der Geburt) oder postnatale Läsionen (Meningitis, Enzephalitis, Schädel-Hirn-Trauma).

22.8.1 Paresen und Plegien

Unter einer **Parese** versteht man eine **inkom-plette Lähmung**, also die Minderung oder den Ausfall von Funktionen eines Körperteils oder Organsystems. Zu unterscheiden sind periphere und zentrale Paresen. Bei einer **pe-ripheren Parese** sind eine herabgesetzte Mus-kelkraft mit peripherem Verteilungsmuster und Paresegrad, entsprechender Beeinträchti-gung der Feinmotorik, Muskelhypotonie und keine pathologischen Reflexe sichtbar. **Zen-trale Paresen** zeigen pathologische Reflexe, gesteigerte Eigenreflexe und eine spastische Tonuserhöhung.

Plegien sind **vollständige Lähmungen** bzw. ein Totalausfall eines Muskels. Sie können so-wohl bei zentralen wie auch bei peripheren Schädigungen auftreten.

22

Symptome
– Störungen der sensiblen und/oder motorischen Funktionen
– Bewegungseinschränkung oder -unfähigkeit
– quantitative Sensibilitätsstörungen

Diagnostik
Die Diagnostik erfolgt klinisch, labortechnisch und durch Muskelbiopsie. Bei peripheren Lähmungen (Paresen) sind zur Abklärung der Ursachen neurophysiologische Untersuchungen (wie EMG, ENG), Untersuchungen des Nervenwassers und die Bestimmung zahlreicher Laborparameter erforderlich, bei zentralen Paresen ergänzend bildgebende Verfahren wie Kernspintomographie.

Therapie
Je nach Ursache und Lokalisation der Parese oder Plegie erfolgt eine symptomatische, medikamentöse, operative oder neurophysiologische Therapie. Die wichtigste Maßnahme ist eine zweckmäßige **Lagerung** der betroffenen Gliedmaßen. Vermieden werden sollten die Überstreckung und Überdehnung von Gelenken, Sehnen und Muskeln. Eine frühzeitige physiotherapeutische Behandlung kann durch passive Bewegungen die Funktionsfähigkeit der gelähmten Gliedmaßen erhalten. Thermische, hydrotherapeutische Maßnahmen und evtl. Operationen unterstützen die Therapie.

22.8.1.1 Pflege bei Kindern mit Paresen oder Plegien

Ein **behutsames Eingehen** auf Kinder und Eltern bei der Diagnose Parese oder Plegie ist wichtig, da die Ursache der Lähmung, die Schwere und ihre Folgen oft noch ungeklärt sind. Die Kinder und Eltern sollten Ermutigung und Zuversicht vermittelt bekommen. Ein **Miteinbeziehen** in die **Pflege** gibt den Eltern das Gefühl, nicht ausgegrenzt zu sein. Sie können aktiv mithelfen und ihren Kindern gemeinsam mit Pflegepersonal und Physiotherapeuten beistehen. Wichtig ist eine ständige **Kommunikationsbereitschaft** von allen Beteiligten.

Eine sinnvolle, vom Zustand des Kindes abhängige **Beschäftigung** ist zeitig anzubieten. Ebenso müssen **Kontakte** zu anderen Kindern und deren Familien **gefördert** werden. In Zusammenarbeit mit den Physiotherapeuten

kann eine **Massage** während oder nach dem Baden angenehm und entspannend wirken. Ebenso sollten die einzelnen **Lagerungsmöglichkeiten** und **Bewegungsübungen** immer in Absprache mit dem Physiotherapeuten erfolgen.

 Soweit es möglich ist und es das Kind toleriert, sollte das Kind z. B. beim Baden spielerisch bewegt werden.

22.8.2 Spastiken

Eine **zentrale Schädigung** des zentralen Nervensystems (Schädigung im Rückenmark oder Gehirn) führt in der Regel nach einiger Zeit zu einer Tonuserhöhung und somit zu einer zentralen Parese oder Spastik. Periphere Paresen sind dagegen meist schlaff und zeigen keine Spastik. Schädigungen innerhalb des Großhirns und/oder Rückenmarks führen je nach Lokalisation zu Zerebralparesen. Dabei sind zu unterscheiden:
– Tetraparese
– Diparese
– Hemiparese

Symptome
• **Tetraparese**
– alle Extremitäten sind betroffen
– Motorik ist durch Hypertonie und ein stereotypes Bewegungsmuster beeinträchtigt
– Sprachmotorik ist eingeschränkt (verlangsamt, schlecht artikuliert)
– sekundäre Deformationen wie Coxa valga (steile Aufrichtung des Schenkelhalsknochens), Skoliose oder Hüftluxationen
– Hirnschädigung bis zur schwersten geistigen Behinderung, nur ein Drittel aller Betroffenen ist normal begabt
• **Spastische Diparese**
– Spastizität der unteren Extremitäten, bei frühzeitiger Behandlung Gehfähigkeit
• **Spastische Hemiparese**
– eine Körperseite betroffen
– Funktion des Beines oft besser als der Hand
– gestörte Oberflächen- und Tiefensensibilität
– Lernstörungen
– Wachstumsrückstand der betroffenen Seite häufig
– erhöhter Muskeltonus
– Widerstand bei passiven Bewegungen
Da Beuge- und Streckmuskeln sich gleichzeitig anspannen, sind die Bewegungen nur be-

dingt mit größter Anstrengung möglich. Typisch ist das **Unvermögen der Kopfkontrolle** (Kopf fällt nach hinten oder vornüber). Häufig sind bei größeren Kindern **Kontrakturen** und **Deformitäten**, besonders an den unteren Extremitäten (Streckstellung bei Innenrotation der Füße) und Handgelenken (geschlossene Faust bei Beugestellung).

 Bei einer Spastik verstärkt sich der Muskeltonus.

Therapie

Je nach Ursache sind symptomatische Maßnahmen wie Kontrakturprophylaxe, operative und bei Bedarf medikamentöse Verfahren notwendig.

22.8.2.1 Pflege bei Kindern mit Spastiken

Die Situation für Eltern spastisch behinderter Kinder ist schwer. Je nach dem Erkrankungsgrad ist die Familie belastet. Die Kinder und ihre Familien sollten möglichst vom Moment der Diagnose an in **Selbsthilfegruppen** und **Sozialpädiatrische Zentren** eingegliedert werden. Hier erfahren sie finanzielle, soziale und medizinische Hilfen. In der Klinik sollte eine Unterstützung in der Pflege und im Umgang mit den Kindern stattfinden. Wichtig ist eine gute **Zusammenarbeit** von Eltern und Pflegepersonal. Die Eltern benötigen Sicherheit, Motivation und Rückhalt, um wiederum ihren Kindern Unterstützung und Selbstvertrauen geben zu können. Die **Kommunikation** mit spastisch behinderten Kindern ist je nach Art der Spastik leicht bis schwer für Eltern und Pflegepersonal zu bewältigen. Schwer spastisch behinderte Kinder sind in ihrem Bewegungsmuster und in der Sprache beeinträchtigt. Sie haben deshalb Schwierigkeiten, sich zu artikulieren, ihre Bedürfnisse und Wünsche zu formulieren. Oft bauen die Eltern mit dem Kind im Laufe der Zeit eine eigene Kommunikation auf. Für das Pflegepersonal ist es dann besonders wichtig, bei Abwesenheit der Eltern zu wissen, was und wie sich die Kinder äußern, wenn sie etwas haben wollen oder benötigen (wie Essen oder Trinken).

Die **Beschäftigung** und **Mobilisation** sollten ganz auf den Grad der Spastik abgestimmt sein. Eine **frühe Förderung** und das Heranführen an eine sinnvolle Beschäftigung zeigen Erfolg und geben der Familie Selbstvertrauen.

Allgemein ist die Pflege abhängig von der jeweiligen Symptomatik und dem Schweregrad der Erkrankung. Wichtig ist das Vermeiden von **Kontrakturen** und Deformitäten, ebenso wie die **Dekubitusprophylaxe**.

Durch ein sicheres **Handling** (Kap. 23.2.2) fühlen sich die Kinder geborgen. Wichtig ist es dabei, dem Kind Sicherheit zu vermitteln. So sollte bei schwer spastisch behinderten Kindern der **Kopf gesichert**, das Sitzen im **Rollstuhl** oder auf dem Schoß physiologisch sein. Rücken und Kopf müssen angelehnt und gerade sein, die Arme vor dem Körper liegen und Beine und Füße in 90-Grad-Stellung stehen. Der Rollstuhl muß entsprechend dem Körpergewicht, der Größe und dem Behinderungsgrad des Kindes angepaßt sein.

 Immer auf sicheres Handling beim Halten, Hochnehmen oder Füttern achten.

22.8.3 Choreaathetosen

Choreaathetosen (extrapyramidale Bewegungsstörungen) sind **Bewegungsunruhen**, die sich zentral-spastisch, peripher-schlaff oder extrapyramidal-unwillkürlich äußern. Die extrapyramidalen Bewegungsstörungen zeigen sich am ganzen Körper und verstärken sich bei Unruhe. Sie werden unterschieden als **Chorea**, **Athetose**, **Tremor** und **Bellismus**.

- **Chorea minor**
- tritt vorwiegend im Kindesalter auf, Auslöser dafür ist das rheumatische Fieber
- **Chorea Huntington**
- dominant vererbtes Krankheitsbild
- Manifestation ab dem dreißigsten Lebensjahr

Symptome

- intellektueller Abbau
- Rigor (steife Erhöhung des Muskeltonus, der während einer passiven Bewegung bestehen bleibt)
- evtl. epileptische Anfälle
- Hypokinese (Mangel an Willkür- und Reaktivbewegungen)

Diagnostik

Sie erfolgt klinisch bzw. symptomatisch, zusätzlich sind genetische Blutuntersuchungen notwendig.

Therapie

Die medikamentöse Therapie richtet sich nach der Symptomatik.

Prognose, Komplikationen

Zunehmender mentaler und geistiger Verfall.

22.8.3.1 Pflege bei Kindern mit Choreaathetosen

Auch hier muß die besondere Situation von Kind und Eltern berücksichtigt werden. Solange die Diagnose nicht eindeutig ist und eine medikamentöse Therapie begonnen hat, sollte sich das Kind in einer **ruhigen** und **sicheren Umgebung** aufhalten.

 Eine ruhige und sichere Umgebung schaffen, Streß, Aufregung und Überforderung vermeiden.

22.8.4 Ataxien

Eine Ataxie ist eine **Störung der Koordination** und des Gleichgewichts, deren Ursachen in **Erkrankungen des Kleinhirns** (z.B. Hirntumoren, Intoxikationen), **degenerativen Erkrankungen** (Kleinhirnatrophie) oder **Erkrankungen des Rückenmarks** liegen (z.B. Myelose, Multiple Sklerose, Schädigung peripherer Nerven).

Symptome

Klinisch sind je nach Schweregrad folgende Symptome festzustellen:
- **Beim Säugling**
- statomotorische Retardierung
- freies Sitzen nicht möglich
- Muskelhypotonie
- unsicheres Greifen
- **Bei größeren Kindern**
- unsichere, teilweise überschüssige ungleichförmige Bewegungen
- eine Richtung kann nur schwer eingehalten werden
- taumeliger Gang
- schnelle Bewegungen sind erschwert

Therapie

Je nach Ursache wird eine operative oder medikamentöse Therapie angesetzt oder in Form einer Physio- und Ergotherapie ein gezieltes Programm zur Förderung, Mobilisation und

Besserung des Krankheitsbildes ausgearbeitet.

22.8.4.1 Pflege bei Kindern mit Ataxien

Wichtig ist vor allem, dem Kind **Selbständigkeit** und **Selbstvertrauen** zu vermitteln und **Überforderung** zu **vermeiden**. So ist das **Mithelfen** mit kleinen, den Möglichkeiten des Kindes entsprechenden Handgriffen beim Waschen, An- und Auskleiden, bei Zahn- und Mundpflege für die Kinder eine Aufmunterung. Zu beachten ist die **Mobilisation** mit orthopädisch abgestimmten Hilfsmitteln, wie Rollstuhl, Rollator, Dreirad. Bei festsitzenden Hilfsmitteln wie Schienen ist auf die Vermeidung von Druckstellen zu achten, bei Bedarf mit Watte auspolstern oder tg-Strümpfe® verwenden.

 Sichere Umgebung schaffen, Bettgitter benutzen.

22.8.5 Muskelhypotonie

Bei der Hypotonie der Muskulatur ist der **Ruhetonus** (Dehnungswiderstand bei passiver Bewegung eines Muskels) **herabgesetzt**.

Mögliche Ursachen

- funktionale Störungen des Kleinhirns, der Hinterstrangbahnen des Rückenmarks und des extrapyramidalen Systems

Die muskuläre Hypotonie ist bei vielen Muskelerkrankungen ein Symptom.

Symptome

Die Hypotonie tritt nur bei Säuglingen als Vorstadium der späteren Bewegungsstörungen (Ataxie, Spastik) auf. Die Kinder liegen in der sogenannten Froschhaltung. Bei passiv ausgeführten Bewegungen ist kein Widerstand spürbar, die Gelenke sind überstreckbar. Extensionsstellungen sind möglich, da eine absolute Schlaffheit vorliegt.

Therapie

Mit **Ergo- und Physiotherapie** sollte so früh wie möglich begonnen werden. Die Eltern sind dabei miteinzubeziehen, um den sicheren Umgang mit ihrem Kind zu lernen und gegebenenfalls die Übungen mit Unterstützung eines Physiotherapeuten fortzusetzen. Im weiteren Verlauf der Erkrankung sind oftmals orthopädisch-chirurgische Eingriffe entsprechend der Grunderkrankung unumgänglich.

Prognose, Komplikationen

Prognose und Komplikationen sind abhängig von der Ursache der Muskelhypotonie.

22.8.5.1 Pflege bei Kindern mit Muskelhypotonie

Die Pflege bei Kindern mit muskulärer Hypotonie bezieht sich hauptsächlich auf die jeweilige Grunderkrankung und deren Schweregrad. Allgemein sind jedoch **Pneumonie- und Dekubitusprophylaxe** (Kap. 9.2, Kap. 9.1) wichtig, ebenso ein sicheres **Handling** beim Versorgen und Pflegen. Hier ist vor allem auf die **Kopfsicherung** und -unterstützung beim Hochnehmen und Tragen zu achten. Auch sind ein **regelmäßiges Umlagern** und Lagern mit Lagerungskissen nötig. Bei **trinkschwachen Kindern** sind kleinere, über den Tag verteilte Mahlzeiten angebracht, um größere Anstrengungen zu vermeiden.

Literaturverzeichnis

Berlit, P.: Neurologie VCH Memorix spezial. Weinheim 1991

Besser, R. (Hrsg.): Epilepsiesyndrome – Therapiestrategien. Thieme Verlag, Stuttgart, New York 1993

Delank, H.-W.: Neurologie. Enke Verlag, Stuttgart 1988

Grote, W. (Hrsg.): Neurochirurgie. Thieme Verlag, Stuttgart, New York 1986

Hellbrügge, Th.: Münchener Funktionelle Entwicklungsdiagnostik. Urban & Schwarzenberg, München, Wien, Baltimore 1978

Hertl, M.: Kinderheilkunde und Kinderkrankenpflege für Schwestern. Thieme Verlag, Stuttgart, New York 1989

Lietz, R.: Muskulärer Hypotonus im Säuglings- und Kleinkindesalter. Thieme Verlag, Leipzig 1989

Lüders, D.: Lehrbuch für Kinderkrankenschwestern. Enke Verlag, Stuttgart 1983

Meyer zu Stieghorst-Kastrup, E. (Hrsg.): Medizinisches Wörterbuch 1991

Palitzsch, D.: Systematik der praktischen Pädiatrie für Ärzte und Studenten. Thieme Verlag, Stuttgart 1971

Poeck, K.: Neurologie. Springer-Verlag, Berlin, Heidelberg, New York, London, Paris, Tokyo 1987

Raue, W. (Hrsg.): Kinderkrankenpflege, Spezielle Krankheitslehre. VEB Verlag Volk und Gesundheit, Berlin 1988

Raue, W. (Hrsg.): Pflege des kranken Kindes. VEB Verlag Volk und Gesundheit, Berlin 1989

Roche Lexikon Medizin. Urban & Schwarzenberg, München, Wien, Baltimore 1984

Rossi, E. (Hrsg.): Pädiatrie. Thieme Verlag, Stuttgart, New York 1989

Schulte, F. (Hrsg.): Lehrbuch der Kinderheilkunde. Gustav Fischer Verlag, Stuttgart, Jena, New York 1993

Spranger, S., S. Illing (Hrsg.): Klinikleitfaden Pädiatrie (2. Aufl.). Jungjohann, Neckarsulm, Stuttgart 1993

Wichmann, V. (Hrsg.): Kinderkrankenpflege. Thieme Verlag, Stuttgart, New York 1986

23 Rehabilitation und Langzeitpflege in der Neuropädiatrie

Heidi Fiebelkorn

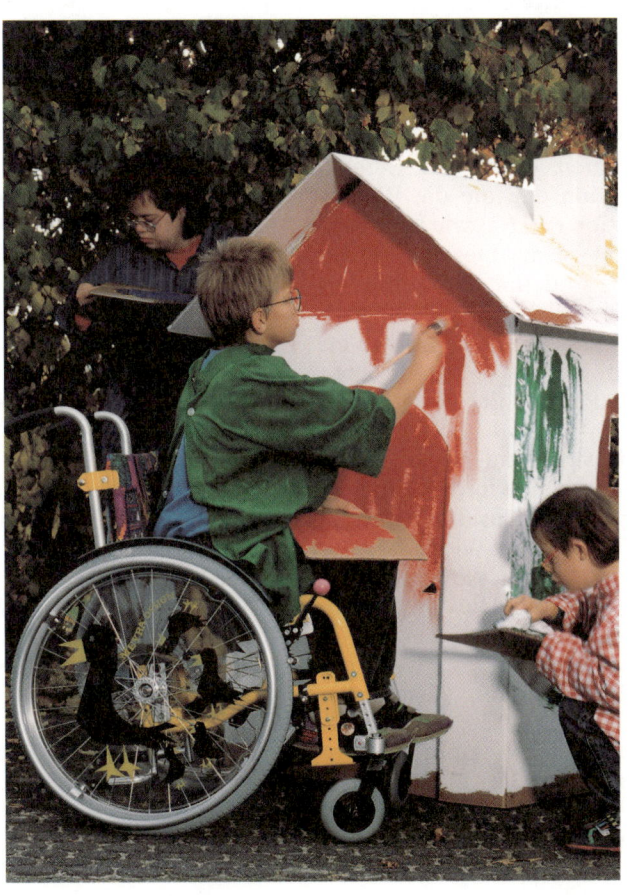

23.1	**Grundlagen der Rehabilitation** ...	458
23.1.1	Aufnahme in der Rehabilitation	459
23.2	**Selbstpflegemodell von Dorothea Orem und die Aktivitäten des täglichen Lebens**	461
23.2.1	Ernährung und Flüssigkeitszufuhr .	462
23.2.2	Bewegung und Lagerung	464
23.2.3	Körperpflege und Kleidung	466
23.2.4	Ausscheidung	467
23.2.5	Hautzustand	468
23.2.6	Atmung	468
23.2.7	Wärme-Kälte-Empfinden	468

23.2.8	Kommunikation, Seh- und Hörvermögen	468
23.2.9	Orientierung	470
23.2.10	Ruhe und Schlaf	470
23.2.11	Einstellung zur Krankheit und aktuellen Lebenssituation	470
23.3	**Maßnahmen zur Diagnostik und Therapie**	471
23.3.1	Erfassen der Körpermeßwerte	471
23.3.1.1	Körperlänge	471
23.3.1.2	Körpergewicht	472

23.4	**Pflege und Krankheitsbilder**			23.4.3	Raumfordernde Prozesse	480
	Rehabilitation	472		23.4.4	Zerebrale Bewegungsstörungen	480
23.4.1	Schädel-Hirn-Trauma	472		23.4.4.1	Pflegeplanung bei einem Kind	
23.4.1.1	Pflegeplanung bei einem Kind nach				mit Zerebralparese	480
	Schädel-Hirn-Trauma	473		23.4.5	Epilepsie	483
23.4.2	Entzündliche Erkrankungen			23.4.5.1	Pflegeplanung bei einem Kind	
	des Gehirns	476			mit Absencen	483
23.4.2.1	Pflegeplanung bei einem Kind			23.4.6	Entwicklungsverzögerung	486
	mit Zustand nach Enzephalitis	477				

23

 ## 23.1 Grundlagen der Rehabilitation

Die **Neuropädiatrie** umfaßt alle Erkrankungen des Zentralnervensystems im Kindesalter. Einen wichtigen Anteil in diesem Bereich stellt die **Rehabilitation** dar, die die Weltgesundheits-Organisation (WHO) wie folgt definiert: „Rehabilitation ist die Gesamtheit der Aktivitäten, die nötig sind, um dem Behinderten bestmögliche körperliche, geistige und soziale Bedingungen zu sichern, die es ihm erlauben, mit seinen eigenen Mitteln einen möglichst normalen Platz in der Gesellschaft einzunehmen."

Die Rehabilitation von Kindern nach neurologischen Erkrankungen erfordert eine intensive **interdisziplinäre Zusammenarbeit**. Das gemeinsame Ziel ist die Wiederherstellung der alters- und entwicklungsentsprechenden Leistungsfähigkeit. Dies ist jedoch nicht bei allen Kindern zu erreichen, denn die Genesung ist abhängig vom Schweregrad des Schädel-Hirn-Traumas, vom Ausmaß der Erkrankung des Gehirns (dabei die Beeinträchtigung des Stammhirns), von der Länge der apallischen Phase und der Ausdehnung der einzelnen Remissionsphasen. Im „Schöneberger Konzept" werden diese Phasen erläutert und aktive Handlungsansätze aufgezeigt.

■ Koma

- **Coma vigile, apallische Phase**
- Beeinträchtigung der Bewußtseinstätigkeit und -inhalte
- gestörter Schlaf-Wach-Rhythmus
- vegetative Funktionsstörungen (geringe Belastbarkeit)
- motorische Funktionsabfälle, auch Rigidität
- Primitiv- und orale Schablonen
- Beeinträchtigung der Blasenfunktion (evtl. Blasenverweilkatheter)

- Störungen des Schluckreflexes, auch bei noch eingeschränkter Wahrnehmung (Sondenernährung)
- erhöhte Infektgefahr
- epileptische Anfälle
- **Primitiv-psychomotorische Phase**
- optisches Fixieren gelingt über längere Zeit (Patient beginnt, den Kopf zu drehen)
- akustische, taktile Reize werden wahrgenommen, Reaktionen überwiegend noch über den vegetativen Bereich wie Schwitzen, Schreien, Gesichtsrötung, auch Abwehrbewegungen
- rigider Haltungstonus wird lockerer
- Schlaf-Wach-Phasen beginnen sich zu regulieren
- Eßtraining möglich

Folgende Leistungen gelingen noch nicht:
- optisches Verfolgen von Gegenständen und Personen
- Greifen
- Situationsverständnis und Wahrnehmung
- kontrollierte, dosierte Bewegungsabläufe

- **Phase des Nachgreifens**
- optisches Verfolgen von Personen, Gegenständen innerhalb des Gesichtsfeldes
- erste mimische Reaktionen wie lächeln, schmollen
- akustisches Verfolgen von Geräuschen, Tönen
- der Patient greift nach allem, steckt es in den Mund, beißt darauf herum oder saugt daran, die Dinge werden zunächst wieder ausgespuckt
- zunehmendes Situationsverständnis gegen Ende der Phase

Folgende Leistungen gelingen noch nicht:
- Reaktion auf verbale Aufforderung
- Loslassen und Festhalten eines Gegenstandes
- Kraftdosierung
- optisches Verfolgen außerhalb des Gesichtsfeldes
- Sprachverständnis

• **Klüver-Bucy-Phase**
- bedingtes Situations- und Sprachverständnis
- erste sinnvolle Handlungen wie Handgeben auf Aufforderung
- Spielansätze: „Gib mir …", „Zeig mir …"
- Mithelfen beim Eßtraining, der Löffel wird jetzt gehalten und zum Mund geführt, mit Handführung, Eßsucht
- Trinken, der Becher wird mit Handführung gehalten, zum Mund geführt, die Flüssigkeit aufgenommen, aber noch sehr lange im Mund behalten
- aktive Mithilfe bei den täglichen Pflegeverrichtungen, jedoch nur mit viel Begleitung und Hilfestellung
- Zuordnungsaufgaben, auch Festhalten und Loslassen sind vom Patienten auszuführen
- Sprachverständnis, anfangs: „Ja" oder „Nein", Kommunikation mit Hilfe einer Signal-, Code-Sprache
- erste Gedächtnisleistungen, Erkennen: findet z.B. vor ihm in einer Erbsenkiste versteckte Teile heraus, beginnt, Personen zu unterscheiden, wiederzuerkennen, unterscheidet zwischen Eß- und Nichteßbarem
- Wiedereinsetzen der Willkürmotorik, oft zu diesem Zeitpunkt Abbau der Rigidität

Folgende Leistungen gelingen noch nicht:
- Orientierung zu Zeit, Ort und Person
- Schamgefühl (bei einer gehobenen Stimmungslage)
- Realitätsbewußtsein, Kritikfähigkeit
- Einschätzen eigener Fähigkeiten, Möglichkeiten und Gefahren
- Leistungen (Verweigerung bis hin zu Aggressionen)
- Kontinenz

• **Korsakow-Phase (Durchgangssyndrom)**
- sinnvolles Handeln setzt ein
- Sprache baut sich auf, häufig mit Unterstützung einer logopädischen Behandlung wegen dysarthrischer Sprechweise bzw. Aphasie. Patienten bevorzugen eine Sprache im Telegrammstil: „Komm her", „Keine Lust"…
- Orientierung zu Person, Ort, Zeit zunehmend klarer, manche Patienten drängen in diesem Stadium nach Hause, fangen an zu weinen, zeigen Heimweh

Bewußtmachen der eigenen Situation führt zu Stimmungsschwankungen bis hin zu Aggressionen, in dieser Phase besteht Suizidgefahr

Folgende Leistungen gelingen noch nicht:
- Einschätzen der eigenen Situation und damit einer Zukunftsperspektive
- Kurz- und Mittelgedächtnis (Schwächen, Ausfälle)
- häufig zunehmende Diskrepanz zwischen der geistigen und motorischen Leistungsfähigkeit, letztere beeinträchtigt durch erhebliche Beuge- und Streckspasmen

• **Integrationsstadium**
Mit Abschluß des Remissionsverlaufes zeigt sich der Patient in der Regel rehabilitationsfähig:
- die Orientierung ist in allen Bereichen vorhanden
- im Selbsthilfebereich wird er im Rahmen seiner motorischen Fähigkeiten zunehmend unabhängiger
- zu diesem Zeitpunkt ist der Patient kontinent, evtl. mit Hilfe eines Blasen-Klopf-Trainings oder Toilettentrainings
- Einstellung zu sich und seiner Behinderung ist wieder positiver, er beginnt, über seine Fähigkeiten und Möglichkeiten nachzudenken, äußert Berufswünsche und arbeitet insgesamt aktiver mit

Hinderlich für den Patienten bleiben meistens neuropsychologische und Sinnes-Störungen, wie
- Konzentrationsschwächen
- Weglauftendenzen
- Ablenkbarkeit
- Reizbarkeit
- Gedächtnis- und Merkfähigkeitsstörungen
- Flexibilität (eingeschränkt)
- Phantasie (eingeschränkt)
- Distanz- und Kritikschwächen
- nicht selten Blindheit oder hochgradige Sehstörungen

23.1.1 Aufnahme in der Rehabilitation

Um die Patienten und deren Eltern kennenzulernen, erfolgt der **Erstkontakt** schon in der Kinderklinik. Zusammen mit dem behandelnden Arzt und der Familie plant man die Verlegung und das weitere Vorgehen. Die Kinder werden darauf vorbereitet, daß in der Tagesklinik weder Mutter noch Vater dabei sein können, so wie vor der Erkrankung die Eltern auch nicht in der Kindertagesstätte oder der Schule dabei waren. Die Familie erhält das Angebot, die Einrichtung zu besuchen, um ihnen einen ersten Eindruck von der neuen Umgebung, in der ihr Kind die nächsten Wochen oder Monate verbringen wird, zu verschaffen.

Am Tag der Aufnahme erfolgt in ruhiger Atmosphäre ein Aufnahmegespräch mit den Eltern, im Einzelfall zusammen mit dem Kind, und bei Bedarf mit einem Sprachmittler. Die somit erstellte **Pflegeanamnese** erfaßt den **Ist-Zustand** des Kindes und gibt Auskunft über seine **Ressourcen** und die **aktuelle Remissionsphase**.

In den ersten zehn Tagen des teilstationären Aufenthaltes hat das Kind die Möglichkeit, die Kindergruppe und die Mitarbeiter kennenzulernen. Es wird eine **Bezugspflegeperson** ausgewählt. Diese erweitert durch ihre gezielten **Beobachtungen**, in Zusammenarbeit und im Informationsaustausch mit den anderen medizinischen Berufsgruppen (Kinderarzt, Ergotherapeutin, Logopädin, Physiotherapeutin, Psychologe und Sozialarbeiter) und dem von ihnen erstellten **Therapieplan**, die Pflegeerhebung. Die Therapieinhalte und -ziele können somit in die Pflegeplanung einbezogen werden. Therapieplan und Pflegeplanung orientieren sich am Remissionsverlauf.

> **Die Kinderkrankenschwester hat die Aufgabe, die Therapieinhalte in den Alltag zu integrieren. Im Therapieraum Erlerntes soll im täglichen Leben Anwendung finden und in natürlichen Situationen geübt und gefestigt werden.**

Die **rehabilitative Kinderkrankenpflege** gliedert sich in **allgemeine** und **spezielle** Kinderkrankenpflege. Es ist eine geplante, ganzheitliche und aktivierende Pflege und Betreuung nach dem **Gruppenpflegesystem**. Therapieinhalte der Krankengymnastik, Ergotherapie und Logopädie werden in den Tagesablauf übernommen.

Der **Tagesablauf** ist gut **strukturiert** und inhaltlich gestaltet. Die Patienten werden in der Gruppe oder in Einzelsituationen unter heilpädagogischen Aspekten betreut. Innerhalb der Gruppenaktivitäten lernen die Kinder die nähere Umgebung kennen. Sie besuchen Spielplätze, lernen wieder den Umgang mit vorhandenen Spielmaterialien und -geräten. Sie haben die Möglichkeit, Kontakte zu Kindern außerhalb des beschützenden Zentrums aufzunehmen und lernen dabei, mit ihrer körperlichen Beeinträchtigung umzugehen. Sie erfahren die Wirkung ihres Äußeren auf fremde Personen. Die Kinder können ihre Orientierung verbessern, ihre Umwelt beobachten

und erfahren und ihr Verhalten im Straßenverkehr schulen. Diese grundlegenden Aufgaben der rehabilitativen Kinderkrankenpflege sollen den Patienten die Möglichkeit geben, nach ihrer schweren Erkrankung des Zentralnervensystems die Aktivitäten des täglichen Lebens, im Rahmen ihrer Einschränkungen, aktiv wahrzunehmen.

Die Einschränkungen können durch eine erhebliche **Restsymptomatik** bedingt sein, dazu gehören:
- Wahrnehmungsstörungen im taktilen, visuellen und akustischen Bereich
- Sensibilitäts-, Sprach- und Verhaltensstörungen (Weglauftendenzen)
- **Behinderung in der Alltagsmotorik**
- Halbseitenlähmungen, spastische Hemiplegie
- doppelseitige Halbseitenlähmung, spastische Tetraplegie
- Bein- und Rückenlähmungen, spastische Diplegie
- Unmöglichkeit, gezielte Bewegungen auszuführen, Athetosis duplex
- Muskeltonusstörungen, Dystonie
- Balancestörungen, Tremor, Nystagmus, Ataxie-Syndrom

Auch die Veränderung des Äußeren, als direkte Krankheitsfolge und durch medikamentöse Behandlung, stellt ein schwerwiegendes Restsymptom dar.

Eine weitere Grundlage der Kinderkrankenpflege ist die Einbeziehung der Eltern (Sorgeberechtigten) in den Rehabilitationsprozeß, ohne sie ihrer natürlichen Funktion als Eltern zu entheben. Von ihnen erfährt die Pflegeperson nicht nur die Daten des Kindes, sondern auch seine bisherige Entwicklung, den akuten Krankheitsverlauf, die derzeitige körperliche, seelische und geistige Verfassung. Wichtig ist es für die Eltern, in ruhiger Atmosphäre über ihr Kind berichten zu können. Es gibt ihnen die Möglichkeit, ihre Situation und die ihres Kindes zum Ausdruck zu bringen. Die Bezugspflegeperson hat dann die Möglichkeit, bei der Verarbeitung des Krankheitsgeschehens helfend einzugreifen. Ein Informationsaustausch ist anzustreben, sei es über tägliche Telefonate, Eintragungen in Mitteilungshefte oder in regelmäßig stattfindenden **Elterngesprächen**. Diese werden, unter Berücksichtigung der Problematik, vom Arzt und Therapeuten, Arzt und Sozialdienst oder vom Arzt und der Bezugspflegeperson angeboten und geführt. In diesen unterstützenden Gesprächen sollen die

Eltern ermutigt werden, ihren Kindern Hilfe zur Selbsthilfe anzubieten, damit sie die bestmögliche Selbständigkeit im Rahmen ihrer Erkrankung erreichen können. Die Eltern sollen Trost und Hilfe erfahren, um ihre Ängste abzubauen. In diesen Gesprächen werden die alltagsnahe Rehabilitation transparent gemacht, und gemeinsam Lösungsstrategien für die Probleme der Kinder entwickelt. Sollte eine praktische Anleitung der Eltern erforderlich sein, ist diese in den Tagesablauf einzuplanen. Die Bezugspflegeperson demonstriert die Pflegemaßnahmen und erklärt sie theoretisch. Die Eltern übernehmen dann die konkrete Maßnahme. Die Kinderkrankenschwester beobachtet, unterstützt und korrigiert dabei. Anschließend findet in ruhiger Atmosphäre ein Auswertungsgespräch statt. Bei Bedarf werden diese praktischen Anleitungen für die Eltern wiederholt (auch in größeren Abständen), bis sie das Handling beherrschen. Falls bei der Umsetzung im häuslichen Bereich Bedarf besteht, erhalten die Eltern auf Wunsch Hausbesuche von Mitarbeitern aus dem interdisziplinären Team.

 Die Einbeziehung der Eltern in den Genesungsprozeß erleichtert die gesamte Rehabilitation.

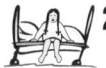 ## 23.2 Selbstpflegemodell von Dorothea Orem und die Aktivitäten des täglichen Lebens

Für die Rehabilitation der Patienten eignet sich besonders die Pflege auf der Grundlage des Selbstpflegemodells von **Dorothea Orem**, das sich an den Aktivitäten des täglichen Lebens (ATLs) orientiert. Nach diesem Pflegemodell kann die Pflege individuell dem Pflegebedarf des Patienten angepaßt werden, er erfährt Hilfe zur Selbsthilfe.

Dorothea Orem orientiert sich am **Pflegebedarf**. Bei **Ausgewogenheit** zwischen **Gesundheit** und **Selbstpflege** benötigt der Patient einen normalen Pflegebedarf und übernimmt die Selbstpflege. Wird die **Gesundheit zur Krankheit**, kann der Patient die Selbstpflege nicht mehr leisten und benötigt **Unterstützung**. Die professionelle Pflege ersetzt die Selbstpflege bei Krankheit.

Hier folgt ein Auszug aus dem Pflegemodell

nach Dorothea Orem, übertragen auf die Kinderkrankenpflege:

• **Das vollständig kompensatorische System**
Kinderkrankenpflegepersonen
– übernehmen die therapeutische Selbstpflege des Patienten
– kompensieren die Unfähigkeit des Patienten, Selbstpflege auszuführen
– unterstützen und schützen den Patienten

• **Das teilweise kompensatorische System**
Kinderkrankenpflegepersonen
– übernehmen einige Selbstpflegemaßnahmen für den Patienten
– kompensieren Selbstpflegeeinschränkungen des Patienten
– helfen dem Patienten nach Wunsch, einige Selbstpflegemaßnahmen vorzunehmen
– regulieren das Ausmaß der Selbstpflege

Das kranke Kind
– reguliert das Ausmaß der Selbstpflege
– nimmt Hilfe und Pflege von Kinderkrankenpflegepersonen an

• **Das unterstützend-erziehende System**
Das kranke Kind
– übernimmt seine Selbstpflege
Kinderkrankenpflegepersonen
– regulieren die Ausübung und Entwicklung der Selbstpflegetätigkeit

Die **Aktivitäten des täglichen Lebens** (ATL) sind die Grundlage der Pflegeplanung. In verschiedenen Krankenpflegemodellen und -theorien werden sie als Grundlage zur Einschätzung der Situation des Patienten eingesetzt. Die Informationen dienen dazu, den Patienten in angemessener Weise zu unterstützen und zu fördern.

ATL 1   Ruhe und Schlaf (wie Schlafzeiten, Schlafgewohnheiten, -störungen)

ATL 2   Bewegung, sich bewegen (Bewegung und Einhaltung einer gewünschten Lage), Gehen, Sitzen, Liegen, Lagewechsel

ATL 3   Körperpflege und Kleidung, sich waschen, sauberhalten und kleiden (Sauberkeit und Körperpflege, Schutz des Äußeren, Auswahl passender Kleidung, An- und Ausziehen)

ATL 4   Ernährung und Flüssigkeitszufuhr, Essen und Trinken (angemessene Nahrungs- und Flüssigkeitsaufnahme)

ATL 5   Ausscheidung (Ausscheidungsorgane)

ATL 6   Wärme-Kälte-Empfinden, Regulieren der Körpertemperatur (Aufrechter-

23

haltung normaler Körpertemperatur durch entsprechende Kleidung und Anpassung an die Umgebung)

ATL 7 Atmung und Atmen (normale Atmung)

ATL 8 Hautzustand (trocken, schuppig, Schädigungen)

ATL 9 Orientierung (wie findet sich der Patient in seiner Umgebung zurecht, wie selbständig ist er)

ATL 10 Kommunikation, kommunizieren (Zumausdruckbringen von Empfindungen, Nöten, Furcht oder Gefühlen im Umgang mit anderen), Sprachverständnis und Ausdrucksweise (Sprachstörungen), Sehvermögen, Hörvermögen

ATL 11 Einstellung zur Krankheit und aktuellen Lebenssituation

23.2.1 Ernährung und Flüssigkeitszufuhr

Bei Patienten mit Schluck- und Koordinationsstörungen im Mundbereich ist eine **Eßtherapie** notwendig. Die Ziele dabei sind die Förderung der Koordination der Mundmotorik, die Desensibilisierung des Mundbereiches und eine angenehme, streßfreie Einnahme der Mahlzeiten.

> 🚦 Gerade das Essen ist eine der angenehmsten Situationen im menschlichen Sozialgefüge. Grundsätzlich ist dafür eine entspannte Atmosphäre zu schaffen.

Der Patient ist in die physiologische **Sitzposition** zu bringen. Dabei wird die Muskulatur gestärkt und normal belastet, die Körperwahrnehmung sowie die Integration in die Kindergruppe gefördert.

> 🚦 Jeder Patient ist grundsätzlich zu jeder Mahlzeit und zu allen Beschäftigungen am Tisch in eine physiologische Sitzposition zu bringen.

Als **Hilfsmittel** eignen sich Kinderstühle, Tripp-Trapp-Stühle, Spezial-Sitzschalen, Reiterbänke (ist die kleinere Ausführung eines Turnkastens) mit Kindertisch und individuell angepaßte Gipsschalen, Fußbänke in verschiedenen Höhen oder Spezialfußbänke, in der Höhe verstellbar, kleine Lagerungskis-

sen, Schaumstoffteile und rutschfeste Unterlagen.

Der Patient wird in **aufrechter Sitzhaltung** auf das entsprechende Hilfsmittel, bei Bedarf mit rutschfester Unterlage, gelagert. Die hintere Körperbegrenzung bildet die feste Rückenlehne, die vordere die Tischkante. Der Abstand zur Tischkante beträgt eine Handbreite.

Das **Gesäß** und **2/3 der Oberschenkel** liegen auf der Sitzunterlage auf, die **Beine** sind in einem Winkel von etwa 90 Grad aufzustellen. Die **Unterarme** liegen auf der Tischkante auf, es ist eine **offene Handstellung** anzustreben. Um den Patienten nicht vom Eßvorgang abzulenken, wird er nur situationsabhängig verbal unterstützt.

Das Kind benötigt zum Essen **Löffel** mit **verstärktem Griff** (Abb. 23-1). Die Griffe sind farblich verschieden (z. B. grüner Griff für die rechte Hand, roter Griff für die linke Hand), individuell angefertigte **Therapielöffel** (z. B. normaler Löffel in einem Handgriff vom Fahrradlenker, Schaumstoff in Röhrenform mit verschiedenen Durchmessern), für kleinere Kinder flache, runde **Eierlöffel**, rutschfeste Unterlagen sowie **Spezial-Trinkbecher**. Beim Essen wird dann in Absprache mit der Ergotherapeutin, Krankengymnastin oder Logopädin der entsprechende „Gabelgriff" angewendet. Der **Gabelgriff** erfolgt über die hintere linke Seite, über die hintere rechte Seite oder von vorne (Abb. 23-2).

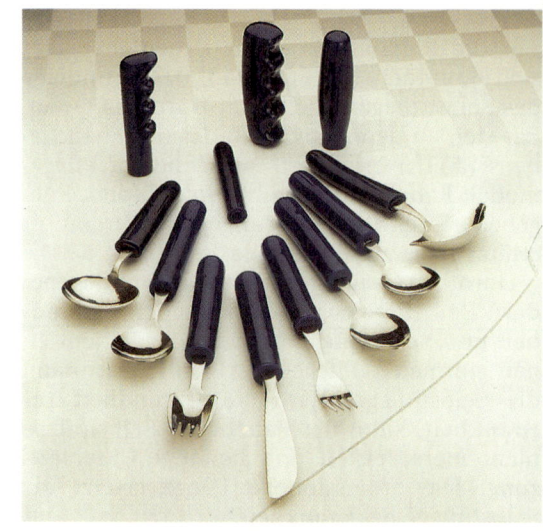

Abb. 23-1 Eßbesteck in der Rehabilitation

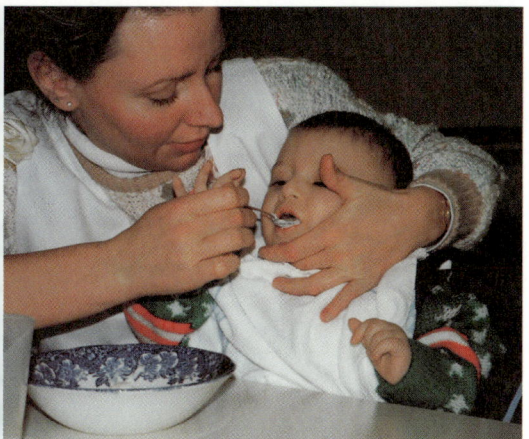

Abb. 23-2 Gabelgriff

Vorgehen bei der Eßtherapie mit seitlichem Gabelgriff

Der Löffel wird der Größe des Patienten entsprechend ausgewählt.

- der Mittelfinger der Pflegeperson stützt den Unterkiefer des Patienten
- der Mittelfinger führt den Unter- gegen den Oberkiefer und unterstützt den Mundschluß
- gleichzeitig verhindert er ein Herunterfallen des Unterkiefers, nachdem sich der Spasmus gelöst hat
- der Zeigefinger liegt unterhalb der Unterlippe auf dem Unterkiefer mit leichtem Druck auf und ermöglicht die Kieferkontrolle bzw. -führung
- der Zeigefinger sorgt für den Mund- und Lippenschluß
- der Daumen führt und unterstützt den hinteren Anteil des Unterkieferastes
- er beeinflußt den Beißreflex (hemmt oder löst ihn aus)
- Löffel zu 2/3 mit Nahrung füllen
- Mund mit Hilfe des Gabelgriffes öffnen
- Löffel gerade in den Mund einführen
- leichten Druck auf die Zunge ausüben
- mit dem Gabelgriff zum Mundschluß ansetzen
- Löffel gerade aus dem Mund nehmen, nicht am Oberkiefer abstreichen
- Mundschluß beenden

 Die Nahrung wird beim normalen Eßvorgang mit den Lippen vom Löffel genommen.

Vorgehen bei der Trinktherapie mit seitlichem Gabelgriff

- Rand des Trinkbechers sanft auf die Unterlippe auflegen
- Becher langsam so weit anheben, daß nur wenig Flüssigkeit über die Unterlippe in den Mund gelangt
- mit dem Gabelgriff Mundschluß regulieren

 Um ein Verschlucken zu verhindern, kann man Fruchtsäfte mit Obstmus andicken. Für ältere Kinder eignen sich Trinkhalme.

Im Verlauf des Rehabilitations- und Entwicklungsprozesses wendet man diese Form der Eß- und Trinktherapie so lange an, bis der Patient eine **Führung** bei der **Einnahme der Mahlzeiten** akzeptiert. Die Führung des Patienten geschieht immer in Absprache mit der Ergotherapeutin. Das Ziel dabei ist die Förderung der **Körperwahrnehmung** und das **Spüren** von **Bewegungen** (Kap. 5). Die Kinder lernen dabei wieder ihr Körperschema und die Koordination von Bewegungen (Auge/Hand, Hand/Mund, Auge/Hand/Teller/Mund).

Das Sprach- und Aufgabenverständnis wird gefördert sowie die allgemeine Selbständigkeit, die Integration in die Kindergruppe und die normalisierte Nahrungaufnahme. Grundsätzlich sollte dies in einer ruhigen, entspannten Atmosphäre erfolgen.

Vorbereitung des Materials

- Reiterbank (kleinere Ausführung des Turngerätes „Kasten", einzelne Holzrahmen sind in Kastenform aufeinanderzustellen. Den oberen Abschluß bildet eine Kastenform mit durchgehender Polsterung)
- Kindertisch (der Körpergröße des Patienten angepaßt)
- Therapielöffel
- normales Eßgeschirr
- rutschfeste Unterlage
- Spiegel

Vorgehen

 Die verbale Begleitung erfolgt nur situativ, um den Patienten nicht vom Eßvorgang abzulenken.

- Patient motivieren und informieren
- Pflegeperson sitzt in engem Körperkontakt im Reitsitz hinter dem Patienten (stabile Rückenlehne)

– Patient in die physiologische Sitzposition bringen
– Pflegeperson führt, unterstützt oder übernimmt bei Bedarf alle physiologischen Bewegungsabläufe
– Unterstützung und Führung so dosieren, wie es unbedingt erforderlich ist, um einen Bewegungsablauf einzuleiten
– Pflegeperson führt die Hände des Patienten auf der Tischplatte zum Vorlagebesteck und zur Vorlageschüssel
– dieser spürt dabei die feste Unterlage und den normalen Bewegungsablauf
– mit der rechten Hand hält die Pflegeperson die Hand des Kindes und das Vorlagebesteck, mit der linken Hand die Vorlageschüssel (Händigkeit beachten) und legt die Mahlzeit vor (Nahrungsmenge beachten)
– unter leichtem Druck werden das Vorlagebesteck abgelegt und die Schüssel losgelassen
– die rechte Hand des Patienten wird zum Löffel, die linke Hand zum Teller (Haltehand/Teller) geführt
– die rechte Hand wird dann zum normalen Eßvorgang geführt
– die Flüssigkeitszufuhr erfolgt mit dem entsprechenden Material nach gleichem Muster

Diese Pflegemaßnahme wird so lange fortgesetzt, bis der Patient selbständig dazu in der Lage ist und nur noch punktuelle Unterstützung benötigt (Abb. 23-3).

23.2.2 Bewegung und Lagerung

Ist der Patient in all seinen Körperbewegungen eingeschränkt oder bewegt er sich nur in pathologischen Bewegungsmustern, ist eine regelmäßige **krankengymnastische Einzeltherapie** notwendig. Es eignen sich verschiedene Methoden, wie die Behandlung nach **Bobath** oder **Vojta**. Die Alltagsrehabilitation kann auf der Grundlage nach Bobath vorgenommen werden. Aber auch **Kinästhetik Infant-Handling** eignet sich dafür besonders (Kap. 5.2).

> **Das gleichbleibende Handling im Tagesverlauf übermittelt dem Patienten normale Haltungs- und Bewegungsmuster. Es fördert die Koordination, die Planung und die Automatisierung der Bewegungsabläufe.**

Das Kind erhält somit die Möglichkeit zu lernen, sich aus Bauch- oder Rückenlage aufzu-

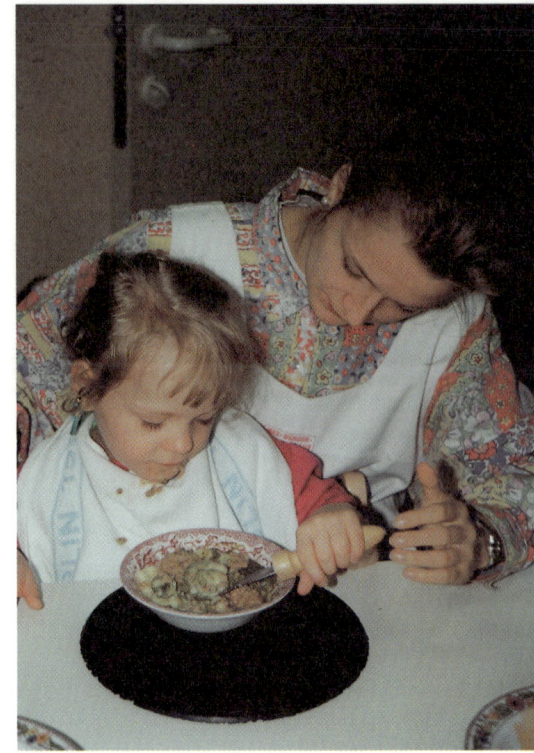

Abb. 23-3 Unterstützung durch die Betreuerin beim selbständigen Essen

richten. Stütz- und Gleichgewichtsreaktionen können geübt werden.

■ Herausnehmen des Kindes aus dem Bett nach Bobath

Vorgehen
– Pflegeperson greift mit der linken Hand in Achselhöhe unter den Körper des Kindes und umschließt das linke Schultergelenk (Abb. 23-4)
– die rechte Hand umfaßt das rechte Schultergelenk und dreht das Kind in Richtung Bauchlage (Abb. 23-5)
– Pflegeperson beugt sich so weit über das Kind, daß ein enger Körperkontakt (Rücken des Kindes zum Thorax der Pflegeperson) entsteht
– die linke Hand gleitet über den Thorax des Patienten und umfaßt das rechte Schultergelenk
– die rechte Hand am Körper des Patienten entlanggleiten lassen, so daß beide Kniegelenke des Kindes durch den rechten Unterarm der Pflegeperson gestützt sind

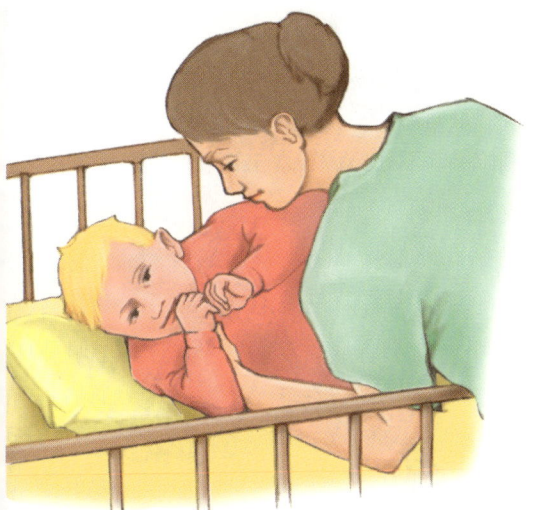

Abb. 23-4 Herausnehmen des Kindes aus dem Bett

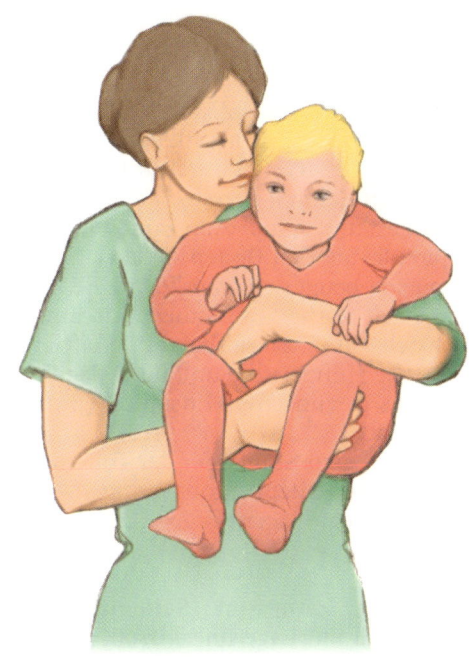

Abb. 23-6 Tragetechnik auf dem Arm

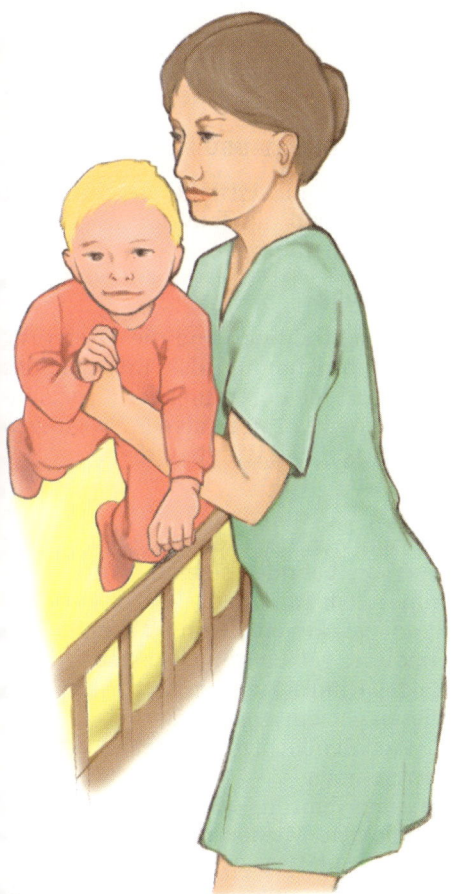

Abb. 23-5 Hochnehmen des Kindes

– Kind hat eine gute Sitzposition auf dem Arm der Pflegeperson und kann im normalen Haltungsmuster getragen werden (Abb. 23-6)

■ Rollstuhltraining

Ist der Patient in seiner Bewegung so weit eingeschränkt, daß er auf einen Rollstuhl angewiesen ist, benötigt er ein Rollstuhltraining. Der Rollstuhl muß individuell angepaßt und leicht beweglich sein. Dem Patienten wird die Funktion des Rollstuhls erklärt und dabei motiviert, den Rollstuhl selbständig und beidhändig zu bewegen. Bei gezielten Spielangeboten, z.B. Kegel umfahren, kann das Kind den Umgang mit dem Rollstuhl üben. Manche Patienten sind aber immer auf die Hilfe des Kinderkrankenpflegepersonals angewiesen. Der Transfer vom Rollstuhl zum Bett, vom Rollstuhl zum Stuhl, Rollstuhl zur Toilette, Rollstuhl zur Reiterbank ist auf der Grundlage des Bobath-Konzeptes oder des Kinästhetik Infant-Handling zu üben.

Ziele dieser Übungen sind die aktive Einbeziehung und Mithilfe des Patienten bei den Bewegungsabläufen, die Verbesserung der Koordination und der Körperwahrnehmung.

Vorgehen nach Bobath
– Rollstuhl seitlich neben das Bett, den Stuhl oder die Toilette stellen
– Seitenbegrenzung des Rollstuhls entfernen
– Fußbrett des Rollstuhls hochklappen
– Patient bringt das Gesäß durch Rutschen in den vorderen Bereich der Sitzfläche, so daß die Füße festen Kontakt zum Boden haben
– Füße parallel auf den Boden stellen
– Pflegeperson beugt den Oberkörper des Patienten nach vorne – sie stützt mit ihrem Körper den Patienten seitlich ab, greift ihn in Höhe der Hüftgelenke und führt das Gesäß auf das gewünschte Hilfsmittel (Stuhl, Toilette, Bett)
– Patienten auf dem Stuhl oder der Toilette in physiologische Sitzposition bringen, im Bett entsprechend lagern

■ Lagerung

Die Lagerung kann im **Seitenlagebrett** (Abb. 23-7) oder mit Lagerungskissen, -keilen oder -schlange nach der beschriebenen Methode erfolgen. Um Patienten mit schweren Bewegungsstörungen in eine **aufrechte Position** zu bringen, ist ein **Steh- bzw. Bauchliegebrett** erforderlich (Abb. 23-8). Der Patient erhält dadurch andere visuelle und akustische Wahrnehmungen als im Liegen, es fördert die Körperwahrnehmung und eine Streckung in den Gelenken. Diese Pflegemaßnahme erfolgt in Zusammenarbeit mit der Krankengymnastin bis zu zweimal täglich. Die Mobilität des Gerätes erlaubt die Integration in die Kindergruppe, der Patient kann am Gruppengeschehen teilhaben.

■ Gehversuche

Sind erste Gehversuche möglich (Absprache Krankengymnastin), sollte man dem Kind einen **Rollator** (Gehhilfe) zur Verfügung stellen. Dieser wird individuell angepaßt und mit kleinen „Extras" ausgestattet. Ein Korb dient als Ablage für Spielzeug und Schulmaterial. Dies unterstreicht die Selbständigkeit des Patienten.

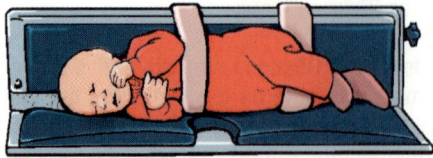

Abb. 23-7 Seitenlagebrett

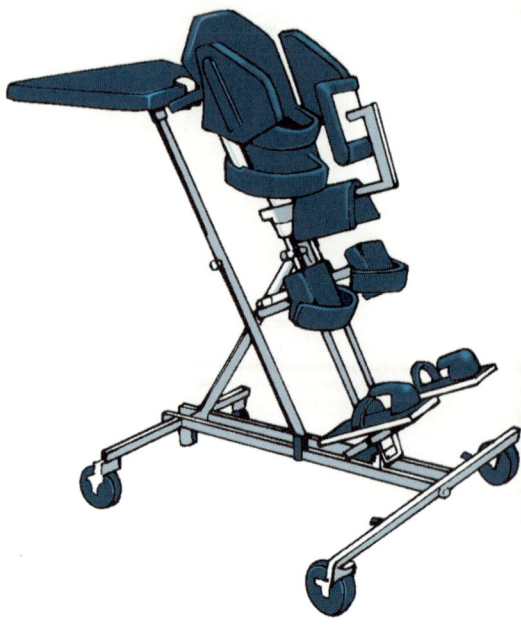

Abb. 23-8 Steh- bzw. Bauchliegebrett

23.2.3 Körperpflege und Kleidung

Zur Körperpflege im teilstationären Bereich zählen überwiegend die Teilwaschungen des Patienten und die Zahnpflege.

■ Waschtraining

Ziele des **Waschtrainings** sind die Förderung der Körperwahrnehmung, das Erlernen des Körperschemas, die Förderung der Koordination, das Spüren von normalen Bewegungen sowie das körperliche Wohlbefinden.

Vorgehen
– Patient zum Waschbecken begleiten
– Pflegeperson befindet sich in Körperkontakt hinter dem Patienten
– die Hände des Patienten zum Waschbecken führen, dieses gemeinsam austasten
– Hände des Kindes zum Wasserhahn führen und diesen gemeinsam öffnen
– Hände zum Seifenspender führen
– Seife entnehmen
– Hände unter Führung waschen
– nach gleichem Muster den Waschlappen greifen und zum Waschvorgang führen
– gleiches gemeinsames Vorgehen beim Abtrocknen

23

■ **Zahnpflegetraining**

Die Ziele des Trainings sind das Erlernen der Zahnpflege im Alltag und das Erreichen der Desensibilisierung des Mundbereiches.

Vorgehen
- Zahnbecher und Zahnbürste unter Führung vorbereiten
- Schulter der Pflegeperson stützt den Kopf des Patienten
- Mund mit „Gabelgriff" (s. Eßtherapie) geschlossenhalten
- Rückseite der Zahnbürste leicht, an den Lippen vorbei, auf die Zahnleiste legen
- Zahnbürste auf den Zähnen drehen, so daß die Borsten auf den Zahnleisten aufliegen
- Zähneputzen unter Führung beginnen
- bei Bedarf nachputzen

■ **An- und Ausziehtraining**

Das An- und Ausziehtraining geschieht in Absprache mit der Ergotherapeutin. Ziele des Trainings sind die Förderung der Körperwahrnehmung, das Wiedererlernen des Körperschemas, die Planung, die Automatisierung von Bewegungen, die Förderung der Koordination sowie des Aufgaben- und Sprachverständnisses.

 Adäquate Reaktionen des Patienten sind abzuwarten.

Vorgehen
Das Training kann auf einer Matte am Boden, in einem Krabblerbett oder auf einer Reiterbank stattfinden (weite, bequeme Kleidung für Patient und Pflegeperson). Den Patienten informieren und motivieren (Abb. 23-9).
- Streckspasmus durch sanftes Beugen der Beine in den Hüft- und Kniegelenken lösen
- Patienten in physiologische Sitzposition bringen
- bei schlaffen Lähmungen die betroffene Körperseite durch den engen Körperkontakt mit der Pflegeperson stabilisieren
- Pflegeperson befindet sich in engem Körperkontakt hinter dem Patienten
- Pflegeperson führt alle physiologischen Bewegungsabläufe und unterstützt oder übernimmt sie bei Bedarf
- Führung so dosieren, daß der Bewegungsablauf eingeleitet wird
- Beginn beim Ankleiden des Oberkörpers mit der weniger beweglichen Seite

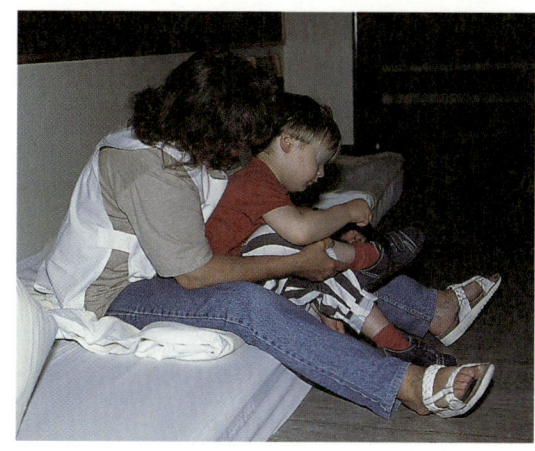
Abb. 23-9 Ankleidetraining

- Hemd oder Pullover unter Führung vor dem Patienten bereitlegen und ergreifen
- Arme in die Ärmel einführen, den hinteren Rand des Kleidungsstückes erfassen und über den Kopf ziehen (normales Ankleidemuster beachten)
- Hose unter Führung über die Beine streifen
- Patient leicht nach links bzw. rechts kippen (Gewichtsverlagerung) und die Hose über das Gesäß ziehen

Das **Auskleiden** erfolgt gegengleich, dem normalen Auskleidemuster folgend, mit der weniger betroffenen Seite zuerst. Die verbale Begleitung richtet sich nach der Situation. Adäquate Reaktionen sind auch hier abzuwarten. Kinder, die in ihrer körperlichen Beweglichkeit weniger eingeschränkt sind, erfahren gezielte Hilfestellungen beim An- oder Ausziehen.

23.2.4 Ausscheidung

Das **Sauberkeitstraining** beinhaltet während des Tagesverlaufes des Patienten regelmäßige Toilettengänge. Dabei werden der Transfer und das Aus- und Ankleiden punktuell geübt. Bei der Begleitung zur Toilette unterstützt die Pflegeperson das Kind nur bei bestimmten Verrichtungen.

■ **Versorgung von harn- und stuhl-inkontinenten Patienten**

Die Versorgung der harn- und stuhlinkontinenten Patienten erfolgt im Liegen.

Vorgehen

- Streckspasmus durch sanftes Beugen der Beine in den Hüft- und Kniegelenken lösen
- Kopf des Patienten auf ein kleines, festes Lagerungskissen legen (Höhe etwa zwei bis fünf Zentimeter, der Körpergröße entsprechend)
- Patient entkleiden
- Windelverschluß öffnen
- die Pflegeperson legt linken Unterarm auf die Rückseite der Kniegelenke und hält Knie- und Hüftgelenke in Beugung
- gebeugte Beine zur Seite drehen
- Gesäß säubern
- Windel entfernen
- Teilwaschungen
- Hautpflege im Windelbereich mit Babyöl, Wund- und Heilsalben
- Waschungen mit Kamillenlösung bei starker Geruchsentwicklung
- das Anlegen der Windel erfolgt entsprechend

23.2.5 Hautzustand

Ein intakter Hautzustand ist anzustreben. Trockene, schuppige Haut oder Hautrötungen werden mit medizinischen Vollbädern und mit vom Arzt verordneten Hautpflegemitteln behandelt.

23.2.6 Atmung

Es werden nur Kinder zur Rehabilitation aufgenommen, die eine stabile Atmung aufweisen. Es muß für genügend Frischluftzufuhr gesorgt sein. Die Mittagsruhe findet bei geöffneten Fenstern statt. Tägliche Aktivitäten im Freien gehören in den strukturierten Tagesablauf.

23.2.7 Wärme-Kälte-Empfinden

Die physiologische Körpertemperatur ist durch entsprechende an die Umgebung angepaßte Kleidung aufrechtzuerhalten. Die Ausstattung des Rollstuhls erfolgt mit entsprechendem Zubehör, wie einem **Fellsack** für kalte Witterung.

 Bei Patienten mit Sensibilitätsstörungen ist eine gezielte Beobachtung der Haut (warm oder kalt) erforderlich.

Die Umgebung und die Umwelteinflüsse müssen beachtet werden (z.B. Einklemmen der Finger, Temperatur der Speisen und Getränke oder des Badewassers). Bewegungsarmen Patienten werden körperliche Aktivitäten (Abb.23-10) im Rahmen ihrer Einschränkungen angeboten (Rollstuhlgymnastik zu Musik, passives, sanftes Durchbewegen).

23.2.8 Kommunikation, Seh- und Hörvermögen

■ **Sprachverlust**

Für Kinder mit Sprachverlust eignet sich eine Kommunikation über eine **Symbol-Sprache**, wie die **Bliss-Methode** (Abb.23-11). Sie haben

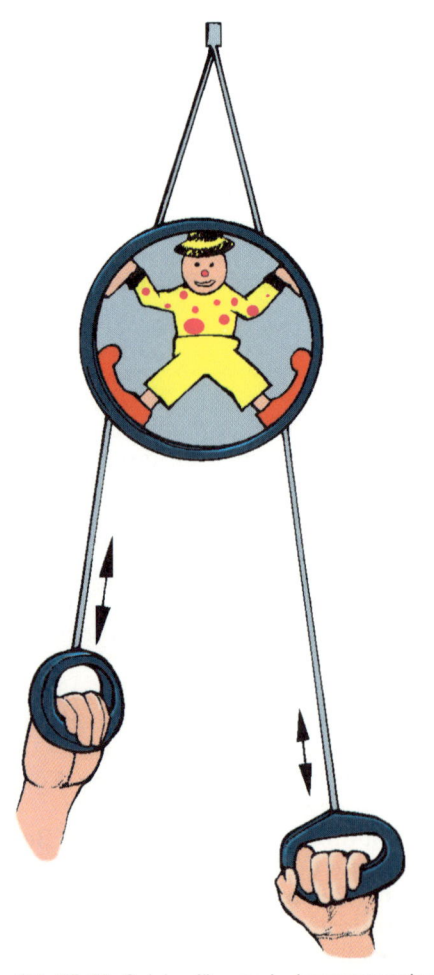

Abb.23-10 Spiele für stark bewegungseingeschränkte Kinder

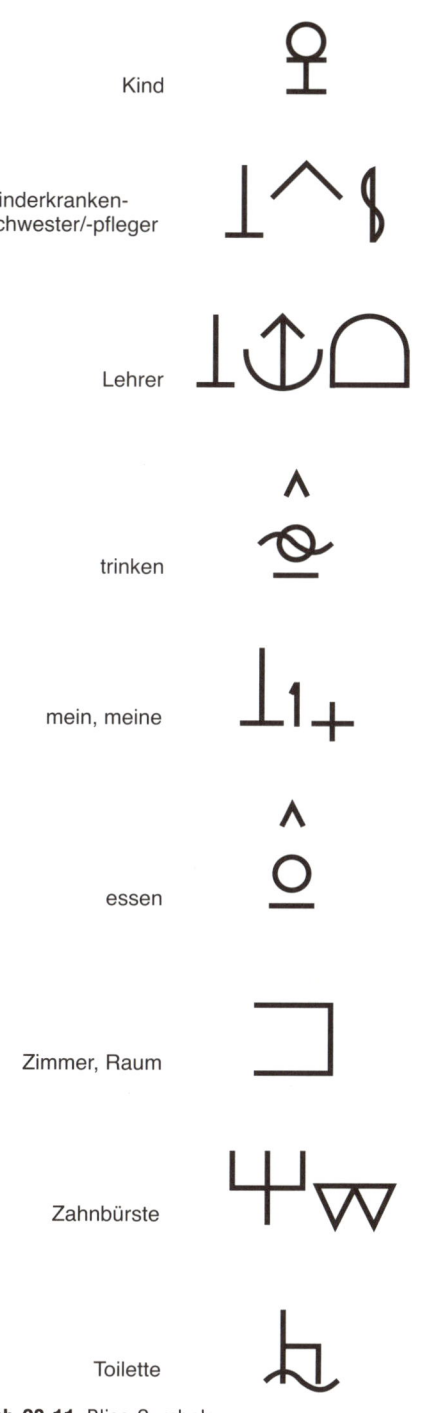

Kind	
Kinderkranken-schwester/-pfleger	
Lehrer	
trinken	
mein, meine	
essen	
Zimmer, Raum	
Zahnbürste	
Toilette	

Abb. 23-11 Bliss-Symbole

gopädin zusammengestellt und im ganzen Tagesverlauf verwendet.

■ Sprachstörungen

Kinder mit Sprachstörungen benötigen im Tagesverlauf eine verbale Begleitung. Von ihnen falsch ausgesprochene Worte werden in einfachen, neu formulierten Sätzen von der Pflegeperson wiederholt. Kurze, deutlich gesprochene Sätze helfen den Kindern, ihren **Sprachschatz** zu erweitern.

 Das Sprachverständnis wird gefördert, indem die Pflegepersonen adäquate Reaktionen auf verbale Aufforderungen abwarten.

■ Wortfindungsstörungen

Auch bei Kindern mit Wortfindungsstörungen ist eine adäquate Reaktion abzuwarten. Sie erhalten gezielte Spielangebote, z.B. Wort- und Begriffsergänzungsspiele, und genügend Zeit, um Worte und Begriffe zu umschreiben.

■ Gestörtes Sehvermögen

Bei Kindern mit neurologischen Erkrankungen kann es zur Beeinträchtigung des Sehvermögens kommen. Dies erkennt man durch gezielte Beobachtungen der Reaktionen auf visuelle Reize im Tagesverlauf. Kinder mit bestimmten Sehstörungen essen z.B. nur von einer Seite des Tellers und wundern sich bei Drehung des Tellers, daß er nicht leer ist. Beim Malen ist die Blatteinteilung zu beobachten, zeichnet das Kind nicht über die Mittellinie hinaus, sollten der Arzt informiert und das **Gesichtsfeld** geprüft werden.

Alle Kinder müssen zur **augenärztlichen Untersuchung**. Die Pflegepersonen begleiten sie zu dieser Vorstellung. Eine evtl. **Hilfsmittelversorgung** wird eingeleitet, eine erforderliche **Okklusionstherapie** (Abdeckung eines Auges mit einem Augenpflaster) vorgenommen. Zu speziellen Untersuchungen (visuell-evozierte Potentiale) werden die Kinder in Begleitung der Eltern oder der Bezugspflegeperson in entsprechenden Spezialeinrichtungen vorgestellt.

■ Störungen des Hörvermögens

Hörstörungen können ebenfalls Restsymptome einer neurologischen Erkrankung sein. Hier ist die gezielte Beobachtung im Tagesverlauf eine wichtige Grundlage der Diagnostik.

die Möglichkeit, mit Hilfe der verschiedenen Symbole ihre Empfindungen, ihre Ängste und ihre Freude zum Ausdruck zu bringen. Die Symbole werden in Absprache mit der Lo-

Bei der Vorstellung des Kindes beim HNO-Arzt ist die Gruppen- oder Bezugspflegeperson anwesend.

Durch eine intensive Zusammenarbeit mit der **Audiometristin** (Hörprüfungsassistentin) können Hörprüfungen (Audiometrie) problemlos vorgenommen werden (Kap. 27.1.4). Zur weiterführenden Diagnostik, wie Audio-EEG oder akustisch-evozierte Potentiale, werden die Kinder in entsprechenden Spezialeinrichtungen in Begleitung von Eltern oder Bezugspflegeperson vorgestellt.

Eine evtl. notwendige Hilfsmittelversorgung wird eingeleitet. Benötigt der Patient ein Hörgerät, erstellt die Audiometristin in Zusammenarbeit mit der Pflegeperson ein entsprechendes Trainingsprogramm.

23.2.9 Orientierung

Die Kinder, die zur teilstationären Betreuung und Rehabilitation aufgenommen werden, haben meist einen mehrwöchigen Krankenhausaufenthalt mit Rooming-in hinter sich. Die Patienten und ihre Familien sind gleichermaßen belastet. Obwohl die Mehrzahl der Kinder vor der Erkrankung die Kindertagesstätte oder die Schule besucht hat, fällt ihnen die Trennung von der Mutter, nach den Wochen der engen Verbundenheit, nicht leicht. Dies erschwert ihnen das Eingewöhnen in die neue Umgebung, und sie haben Angst, neue Beziehungen einzugehen. Deshalb brauchen sie für diese erste Zeit **Bezugspflegepersonen**. Der strukturierte, gleichbleibende Tagesablauf hilft ihnen, sich grob **zeitlich** zu **orientieren**. Die ersten zehn Tage (**Eingewöhnungsphase**) verbringen die Kinder überwiegend in den Räumen der Tagesklinik und lernen ihre **unmittelbare Umgebung** kennen. Mit entsprechenden **Bildmotiven** finden sie z.B. ihren Garderobenhaken, ihr Wäschefach, ihr Handtuch und andere für sie wichtige Kleinigkeiten, die ihnen Hilfen für die **räumliche Orientierung** geben.

Im Verlauf des teilstationären Aufenthaltes lernen die Kinder dann das gesamte Haus kennen. Sie finden die Wege zu den Einzeltherapieräumen oder zur Schule und können, im entsprechenden Alter, ihre **Termine selbständig** wahrnehmen. Um die **situative Orientierung** wieder zu entwickeln oder zu festigen, benötigen die Kinder ausreichend Zeit für adäquate Reaktionen.

Kinder mit Weglauftendenzen müssen zu allen Terminen außerhalb der Station und im gesamten Tagesverlauf von einer Bezugspflegeperson begleitet werden.

23.2.10 Ruhe und Schlaf

Die vorangegangene schwere Krankheit, die 24-Stunden-Betreuung und die medikamentöse Behandlung stören den Schlaf-Wach-Rhythmus der Kinder. Sie sind auch körperlich noch nicht voll belastbar. Hier helfen der strukturierte Tagesablauf, der Wechsel von **Aktiv- und Ruhephasen**, die Betreuung in Einzelsituationen und die Mittagsruhe, eine altersentsprechende Normalisierung herzustellen.

23.2.11 Einstellung zur Krankheit und aktuellen Lebenssituation

Sobald es nach der intensiv- und akutmedizinischen Behandlung möglich ist, rehabilitative Maßnahmen einzuleiten (**Integrationsstadium**), werden sich die Kinder ihrer **senso**- und **psychomotorischen** und **psychosozialen Einschränkungen** bewußt. Die Reaktionen reichen von starker **Distanzlosigkeit** bis zum völligen **Rückzug** aus dem Alltag. Die Bezugspflegeperson ist gefordert, eine besondere Beziehung zum Patienten herzustellen, die zwischen Nähe und Distanz ausgewogen ist. Der strukturierte Tagesablauf, die Betreuung des Patienten in Einzelsituationen, Gesprächsangebote, die langsame Integration in die Kindergruppe, die Teilnahme an Psychomotorikgruppen und am therapeutischen Schwimmen bieten nicht nur Abwechslung im Therapie- und Pflegealltag. Die Kinder erleben verschiedene Reaktionen auf ihre Körperbehinderung und lernen auch, spielerisch damit umzugehen. Das Einbeziehen der Eltern in den Rehabilitationsprozeß fördert letztlich die **Selbständigkeit** der Kinder und stärkt ihr **emotionales Gleichgewicht**.

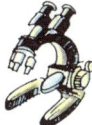

23.3 Maßnahmen zur Diagnostik und Therapie

Um den Remissionsverlauf zu überwachen, müssen während des Rehabilitationsprozesses verschiedene medizinische Untersuchungen kontrolliert werden. Die Pflegenden übernehmen dabei die Begleitung des Kindes.

Diagnostische Maßnahmen

- Elektroenzephalogramm (EEG, Ableitung und graphische Darstellung der Hirnströme, Hirnstromkurve)
- Computertomographie (CT, Röntgenuntersuchung des Gehirns im Schichtaufnahmeverfahren)
- Magnetresonanztomographie (MRT, bildgebendes Verfahren durch Schichtaufnahme z.B. des Gehirns durch Magnetfelder), Kernspintomographie
- Elektromyogramm (EMG, Erfassung und Darstellung der elektronisch verstärkten Aktionspotentiale der Muskeln durch Ableitung von der Haut mittels Nadelelektroden)
- Nervenleitgeschwindigkeit (NLG, Messen der Geschwindigkeit eines gesetzten Reizes)
- akustisch und visuell evozierte Potentiale (AEP, VEP, Schallreizung des Hörorgans oder eine optische Reizung des Sehorgans, mit Ableitung einer Hirnstromkurve für diese Hirnbereiche)
- venöse Blutabnahmen (Kap. 15.2.1.2)

23.3.1 Erfassen der Körpermeßwerte

23.3.1.1 Körperlänge

■ Messen der Körperlänge beim Säugling

Die Körperlänge beim Säugling ermittelt man mit einem Meßbrett (Abb. 23-12). Dies ist eine Halbschale aus Plastik mit seitlicher Meßskala. Die Halbschale ist an beiden Enden durch ein Plastikbrett begrenzt. Zwei seitliche Führungsschienen erlauben das Führen des Meßstabes.

Vorgehen

- Meßbrett mit Stoffwindel auslegen
- Säugling vorsichtig hineinlegen

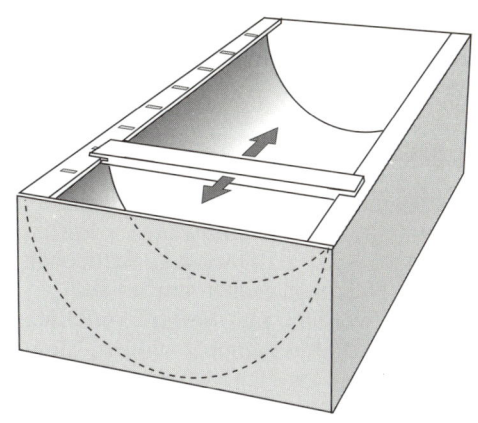

Abb. 23-12 Meßbrett

- die Fußsohlen des Säuglings an die untere Begrenzung des Meßbretts im 90-Grad-Winkel anlegen
- Knie- und Hüftgelenke strecken
- Rücken und Hinterkopf liegen im Meßbrett auf
- Meßstab sanft auf den Kopf des Säuglings führen
- Körperlänge ablesen

■ Messen der Körperlänge beim stehenden Kind

Die Körperlänge eines Kindes ist mit einer geeichten Meßlatte feststellbar. Diese ist entweder senkrecht an einer Wand oder an einer Standwaage angebracht.

Vorgehen

- Kind steht mit geschlossenen Beinen, Fersen, Gesäß, Rücken und Hinterkopf an der Meßlatte
- Knie- und Hüftgelenke sind gestreckt
- Meßstab sanft an den Kopf (Scheitel) des Kindes schieben – Körperlänge ablesen

■ Messen der Körperlänge beim liegenden Kind

Kann ein Kind nicht an der Meßlatte stehen und ist es für das Meßbrett zu groß, wird es auf eine feste, mit einem glatten Tuch bedeckte Unterlage gelegt.

Vorgehen

- eine Pflegeperson hält das Kind gestreckt (wie beschrieben)
- zweite Pflegeperson markiert in Scheitelhöhe und in Höhe der Fußsohlen das Tuch

23

– Entfernung der beiden Punkte mit einem Maßband messen, entspricht der Körperlänge des Kindes

23.3.1.2 Körpergewicht

Das Körpergewicht wird mit einer geeichten Säuglings-, Sitz- oder Standwaage ermittelt. Diese Waagen sind als Dezimal-, Schiebegewichts- und Neigungswaagen vorhanden.

Säuglinge werden im Verlauf des stationären Aufenthaltes täglich gewogen, Klein- und Schulkinder zweimal wöchentlich. Bei bestimmten Erkrankungen ist eine tägliche Gewichtskontrolle erforderlich (z.B. Kinder mit motorischen Schluckstörungen).

Das Wiegen erfolgt immer zur **gleichen Tageszeit**, möglichst morgens und nüchtern. Das ältere Kind sollte immer die gleiche Kleidung (Unterhemd und -hose) tragen, der Säugling nackt sein.

 Ein Kind auf der Waage muß ständig beaufsichtigt werden, da Sturzgefahr besteht.

Vorgehen beim Säugling

– Waage auf gerade, feste Unterlage stellen
– Waage austarieren (Wiegezungen stehen auf gleicher Höhe, Zeiger der Neigungswaage steht auf Null)
– Wiegemulde desinfizieren
– mit Einmaltuch oder Stoffwindel auslegen (Gewicht feststellen)
– den nackten Säugling zuerst mit dem Gesäß in der Wiegemulde absetzen, dann sacht Oberkörper und Kopf hinlegen
– Körpergewicht mit dem Schiebegewicht einstellen, bei der Neigungswaage ablesen
– Gewicht der Windel vom Gesamtgewicht abziehen

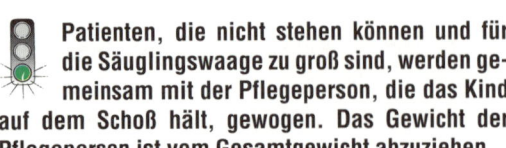 **Patienten, die nicht stehen können und für die Säuglingswaage zu groß sind, werden gemeinsam mit der Pflegeperson, die das Kind auf dem Schoß hält, gewogen. Das Gewicht der Pflegeperson ist vom Gesamtgewicht abzuziehen.**

 ## 23.4 Pflege und Krankheitsbilder Rehabilitation

23.4.1 Schädel-Hirn-Trauma

Schädel-Hirn-Trauma ist der Sammelbegriff für alle Hirnschäden infolge akuter Einwirkung von außen, insbesondere Hirnschäden durch direkte oder indirekte Gewalteinwirkung (Kap. 22.4.3).

Beim **offenen Schädel-Hirn-Trauma** sind der knöcherne Schädel und die harte Hirnhaut eröffnet. Beim **gedeckten Schädel-Hirn-Trauma** wird eine meist stumpfe, breitflächig einwirkende Gewalt als Druckwelle auf den Inhalt der Schädelhöhle weitergeleitet.

■ Commotio cerebri

Die Commotio cerebri (Gehirnerschütterung) ist eine leichtere Form einer Gehirnschädigung durch stumpfe Gewalteinwirkung.

Symptome
– rasch einsetzende Bewußtseinsstörung
– Übelkeit, Brechreiz
– Kreislauf- und Atemstörungen

■ Contusio cerebri

Eine Gehirnkontusion (Gehirnquetschung) ist die schwerwiegende Folge eines stumpfen Schädeltraumas mit Verletzungs- und Blutungsherden der Großhirnrinde und des Hirnstamms.

Symptome
– tiefe Bewußtlosigkeit
– Unruhe und Schockzustand
– Fieber
– ungleiche Pupillenreaktion
– Verlust der Sprache
– Hirndrucksymptomatik
– psychische Störungen

23.4.1.1 Pflegeplanung bei einem Kind nach Schädel-Hirn-Trauma

Informationssammlung vom 8. Januar 19..

Name:	Yasin Y. (männlich)
Geburtsdatum/Alter:	8. April 19.., sieben Jahre alt
Staatsangehörigkeit:	türkisch
Familiensituation:	Mutter bei Unfall verstorben, Kind lebt bei seinem Vater
Aufnahme:	8. Januar 19..
Körpergewicht:	24,0 Kilogramm
Körperlänge:	115 Zentimeter
Diagnose:	Zustand nach gedecktem SHT Grad II mit spastischer, rechtsbetonter Tetraparese, Dysarthrie, neuropsychologischen Auffälligkeiten

Bisheriger Krankheitsverlauf

Yasins frühkindliche Entwicklung war unauffällig. Nach der Einschulung besuchte er nachmittags den Schulhort. Er war ein ruhiger, zurückhaltender Schüler. Das Lesenlernen fiel ihm schwer, seine schriftlichen Arbeiten fertigte er sehr sauber und mit großer Sorgfalt an. Der Unfall ereignete sich am 10. August 19.. auf der Heimfahrt von einem Familienurlaub. Seine Mutter starb dabei, sein Vater und seine drei Geschwister blieben unverletzt. Yasin wurde zunächst in zwei Akutkrankenhäusern intensivmedizinisch betreut und am 18. September des gleichen Jahres in eine Kinderklinik verlegt. Die Verlegungsdiagnose lautete: apallisches Syndrom bei gedecktem SHT II. Grades, Thoraxkontusion links mit Hämatopneumothorax links, Zustand nach Sepsis, Langzeitbeatmung und transitorischem Hirndruck, multiple Platzwunden. In der Kinderklinik mußte Yasin weitere drei Monate behandelt werden.

Nach der Aufnahme in der Tagesklinik im Januar des folgenden Jahres gewöhnte sich Yasin schnell in die Kindergruppe ein. Seine Stimmungslage war ausgeglichen, er war freundlich und mit sich und anderen Kindern geduldig. Er konnte sich aktiv kaum bewegen, saß überwiegend im Rollstuhl und war in den Aktivitäten des täglichen Lebens erheblich eingeschränkt. Yasin wurde 15 Monate in der Tagesklinik betreut.

Istzustand

Yasin kann nicht alleine essen, er benötigt eine breiige Kostform, kein Schweinefleisch, trinkt wenig. Er sitzt im Rollstuhl, muß geschoben werden, Lagerung im Seitlagebrett, Transfer zur Zeit nicht möglich. Yasin benötigt Hilfe beim Waschen und bei der Zahnpflege, muß angekleidet werden. Er braucht Windeln, neigt zur Verstopfung. Die Haut ist intakt, die Atmung ungestört. Er kühlt schnell aus, hat kalte Hände und Füße. Yasin versteht die Sprache, hat selbst keine aktive Sprache, verständigt sich mit Gestik. Das Sehvermögen ist evtl. eingeschränkt, hat noch keine Hilfsmittel. Beim Hörvermögen sind keine Einschränkungen bekannt. Er ist räumlich, zeitlich, situativ und zur Person orientiert. Yasin benötigt Ruhepausen und Rückzugsmöglichkeiten, wird bei Müdigkeit unkonzentriert, Mittagsruhe erforderlich im Seitlagebrett.

Er ist ein ruhiges, freundliches, zurückhaltendes, geduldiges Kind. Der Vater hat ihm vom Unfall erzählt, aber nicht vom Tod der Mutter.

Pflegeplan

Pflegeprobleme/Ressourcen	Pflegeziele	Pflegemaßnahmen
1 Ruhe und Schlaf • geringe körperliche Belastbarkeit • benötigt Ruhepausen • wird bei Müdigkeit unkonzentriert • braucht Mittagsruhe	• altersentsprechende Belastbarkeit	• Einzelbetreuung • Wechsel von Mobilisations- und Ruhephasen • zwei Therapiestunden täglich, nicht aufeinanderfolgend • Rückzugsmöglichkeiten • Spielangebote außerhalb der Kindergruppe • Mittagsruhe einhalten, Vorlesen
2 Bewegung und Lagerung • Instabilität • gestörtes Gleichgewicht • Koordinationsstörung	• Mithilfe beim Transfer • Gewichtsübernahme auf die Beine • Bewegungsabläufe automatisieren	• Motivation für die tägliche Krankengymnastik

Pflegeplan

Pflegeprobleme/Ressourcen	Pflegeziele	Pflegemaßnahmen
2 Bewegung und Lagerung	• verbesserte Koordination • Vermeiden von Kontrakturen • verbesserte Körperwahrnehmung	• Transferübungen auf der Grundlage des Bobath-Konzeptes in Absprache mit der Krankengymnastin • Stehversuche mit Hilfe • Lagerung im Seitlagebrett (feste, gepolsterte Unterlage, gepolsterter, verstellbarer Rückteil, kleines, verstellbares Brustteil) • Seitenwechsel beachten • Körper liegt rechts- oder linksseitig auf der Unterlage auf; seitliche Körperbegrenzung • Kopf auf einem Kopfpolster lagern, Kopf-Schulter-Abstand ausgleichen • vordere Körperbegrenzung durch den Brustteil, hintere Körperbegrenzung durch den Rückenteil • zur Körperwahrnehmung unteren Arm gestreckt auf der Unterlage auflegen, anderen Arm leicht angewinkelt auf einem Lagerungskissen lagern • Lagerung der Beine: das auf der Unterlage aufliegende Bein strecken, das andere Bein leicht angewinkelt auf ein Lagerungskissen legen • Lagerungshilfen (feste Schaumstoffpolster, Sandsäcke, Lagerungskissen) verwenden

3 Körperpflege und Kleidung
• aktive Mithilfe bei den täglichen Pflegeverrichtungen nicht möglich
• kann sich nicht alleine an- oder ausziehen
	• Mithilfe bei den täglichen Pflegeverrichtungen
	• Mithilfe beim An- und Ausziehtraining
	• Bewegungsabläufe verfolgen und automatisieren
		• Transfer Badewanne oder Duschhocker
		• Hände beim Waschvorgang führen
		• verbale Begleitung
		• Yasin bleibt beim Waschen am Waschbecken im Rollstuhl, Hände zum Waschvorgang führen
		• Führung der Hände bei der Vorbereitung des Zahnbechers und der Zahnbürste
		• Hände führen bei der Zahnpflege (evtl. nachputzen)
		• An- und Ausziehtraining in Absprache mit der Ergotherapeutin
		  – weite, bequeme Kleidung
		  – Transfer vom Bett zur Reiterbank
		  – Pflegeperson und Patient haben gute Sitzposition auf der Reiterbank
		  – Körperkontakt, Nachspüren der zusammen ausgeführten Bewegungen
		  – Kleidungsstück auf der Reiterbank bereitlegen
		  – Kleidungsstück zusammen greifen und, dem normalen Kleidungsmuster folgend, an- bzw. ausziehen, beim Anziehen mit der betroffenen Seite beginnen, beim Ausziehen mit der nichtbetroffenen Seite

Pflegeplan

Pflegeprobleme/Ressourcen	Pflegeziele	Pflegemaßnahmen
4 Ernährung und Flüssigkeitszufuhr • motorische Schluckstörung • häufiges Verschlucken • Aspirationsgefahr • Angst vor der Nahrungsaufnahme und dem Trinken • Schwierigkeiten beim gezielten Greifen • unzureichende Koordination	• Abbau der Angst vor der Nahrungsaufnahme und dem Trinken • verbesserte Körperwahrnehmung • Verfestigung der Bewegungsabläufe	• passierte, ballaststoffreiche Kost (Punkt **5**) • mit Obstmus angedickte Fruchtsäfte • Führung bei der Einnahme der Mahlzeiten in Absprache mit der Ergotherapeutin • Transferübung von Rollstuhl auf Reiterbank • Position der Pflegeperson hinter dem Patienten, beide gute Sitzposition auf der Reiterbank, an einen kleinen Tisch (außerhalb der Kindergruppe) setzen • evtl. Spiegel aufstellen (visuelle Wahrnehmung, Körperkorrektur) • Hände führen, auf dem Tisch auflegen (Erspüren der Unterlage), zum Teller und zum Löffel führen • Löffel vom Teller zum Mund führen und zurück (Augen-Hand-, Hand-Teller-Mund-Koordination) • ruhige, entspannte Atmosphäre
5 Ausscheidung • keine kontrollierte Darm- und Blasenentleerung • neigt zur Obstipation	• intakter Hautzustand im Windelbereich • Entleerungsgewohnheiten und -zeiten ermitteln	• Patient benötigt weiterhin Windeln • gute Hautpflege im Windelbereich (Punkt **8**) • Toilettenbenutzung zu festgesetzten Zeiten anbieten • ballaststoffreiche Nahrung (Punkt **4**)
6 Wärme-Kälte-Empfinden • Bewegungsarmut • schlechte Durchblutung von Händen und Füßen	• Körpertemperatur im physiologischen Normbereich	• Förderung der Durchblutung, Arm- und Fußbäder • an die Umgebung angepaßte Kleidung (Wollsocken) • Rollstuhlgymnastik • passives, sanftes Durchbewegen in Absprache mit der Krankengymnastin
7 Atmung • keine Atemstörung	• ungestörte Atmung erhalten • Aspiration vermeiden	• Aspiration beim Essen und Trinken vermeiden (Punkt **4**)
8 Hautzustand • intakter Hautzustand	• intakten Hautzustand erhalten	• Hautpflege mit pH-neutralen Pflegemitteln • Pflege der Haut im Windelbereich mit Vaseline
9 Orientierung • muß seine neue Umgebung kennenlernen	• kennt die Räumlichkeiten • kennt die Wege zur Schule und Einzeltherapie	• Yasin durch alle Räume der Station fahren • Räumlichkeiten mit Bliss-Symbolen kennzeichnen

23

23

Pflegeplan

Pflegeprobleme/Ressourcen	Pflegeziele	Pflegemaßnahmen
10 Kommunikation • Sprachstörung • keine aktive Sprache • Störung der Mundmotorik • macht sich durch Gesten bemerkbar • Einschränkung beim Sehvermögen noch nicht bekannt	• geeignetes Kommunikationsmittel finden • sicherer Umgang mit Bliss-Methode (Abb. 23-11) • verbesserte Mundmotorik • evtl. eingeschränktes Sehvermögen ermitteln • bei Bedarf Hilfsmittelversorgung	• Motivation für regelmäßige Logopädie: in Absprache mit der Logopädin erste, einfache Sprachsymbole in einer Mappe zusammenstellen und kontinuierlich erweitern • Symbolsprache (Bliss-Methode) im Tagesverlauf anwenden • Stimulation des Mundbereiches (Zahnpflege) • Spielangebote wie Seifenblasen, Wattepusten, Luftballons • Begleitung zum Augenarzt • gut beobachten, beim Essen, z.B. Wahrnehmung des ganzen Tellers oder nur der rechten oder linken Seite, beim Malen Blattaufteilung
11 Einstellung zur Krankheit und aktuellen Lebenssituation • Verarbeiten des Unfalls • Nichtwissen um den Tod der Mutter • Fortbestehen der körperlichen Behinderung • kein altersgemäßer Tagesablauf • freundliches Kind	• Erhalten der stabilen Stimmungslage • Integration in die Kindergruppe der Tagesklinik	• individuelle Betreuung im gesamten Tagesablauf durch Bezugspflegeperson • Kontaktaufnahme zu den Kindern in der Gruppe • Ausflüge in die nähere Umgebung • Besuch der Klinikschule • entlastende Gespräche in Absprache mit dem Psychologen, dem Stationsarzt und dem Vater • Motivation für die psychologische Einzeltherapie

Pflegeerhebung April des folgenden Jahres zur Entlassung

Yasin benötigt keine Hilfestellung beim Essen und Trinken, er erhält eine altersentsprechende Kostform. Er kann frei im Raum gehen, steigt Treppen, hält sich dabei am Geländer fest, geht am Rollator, benötigt für weite Wege den Rollstuhl, aber keine besondere Lagerung. Er beherrscht die tägliche Körperpflege dem Alter entsprechend selbständig und kann sich an- und auskleiden. Yasin benutzt die Toilette. Er spricht einzelne Wörter, bildet kleine Sätze und kann seine Empfindungen zum Ausdruck bringen. Er besucht die erste Klasse einer Körperbehindertenschule und ist zeitlich, räumlich, situativ und zur Person orientiert. Yasin ist trotz seiner deutlichen motorischen Behinderung fröhlich, ausgeglichen und geduldig, findet Kontakt zu anderen Kindern und weiß, daß seine Mutter tot ist.

23.4.2 Entzündliche Erkrankungen des Gehirns

Das Gehirn kann an verschiedenen Stellen von Entzündungen befallen sein.

■ Meningitis

Unter einer **Meningitis** (Hirnhautentzündung) versteht man eine durch Bakterien oder Viren verursachte entzündliche Erkrankung der Hirn- und Rückenmarkhäute (Kap. 22.5.1).

■ Enzephalitis

Die **Enzephalitis** (Gehirnentzündung) ist eine entzündliche Erkrankung von Hirngewebe, die durch Bakterien, Viren, Parasiten und niedere Pilze verursacht werden kann (Kap. 22.5.2)

23.4.2.1 Pflegeplanung bei einem Kind mit Zustand nach Enzephalitis

23

Informationssammlung vom 5. Juli 19..

Name:	Andreas W. (männlich)
Geburtsdatum/Alter:	3. September 19.., zwei Jahre alt
Staatsangehörigkeit:	deutsch
Familiensituation:	jüngstes Kind, zwei Geschwister, Vater berufstätig, Mutter Altenpflegerin, zur Zeit als Hausfrau tätig
Aufnahme:	24. Juni 19..
Körpergewicht:	12,0 Kilogramm
Körperlänge:	84 Zentimeter
Diagnose:	Zustand nach Enzephalitis, Hemiparese links, Entwicklungsrückstand und Konzentrationsstörung

Bisheriger Krankheitsverlauf

Andreas' statomotorische Entwicklung verlief unauffällig bis zu seiner Erkrankung. Er konnte mit zwölf Monaten laufen, sprach einzelne Worte, kannte und sprach die Namen seiner Geschwister. Akustische und visuelle Reize wurden dem Alter entsprechend adäquat zugeordnet. Im Alter von 20 Monaten erkrankte Andreas an einer schweren Enzephalitis. Nach Abschluß der intensiv- und akutmedizinischen Behandlung Verlegung zur Rehabilitation. In der Anfangsphase war Andreas noch im Durchgangssyndrom (Klüver-Bucy-Phase) mit erheblicher Stimmungslabilität, Seh- und Orientierungsstörungen. Er entwickelte schnell ein gutes Verhältnis zu seiner Bezugspflegeperson. Die Integration in die Kindergruppe gestaltete sich jedoch sehr problematisch. Die motorischen Auffälligkeiten bildeten sich recht bald zurück, er konnte die linke Seite zunehmend mehr einsetzen und lernte auch wieder frei laufen. Die visomotorische Koordination wurde zunehmend organisierter, und seine Stimmungslabilität verschwand mit der besserwerdenden Orientierung.

Istzustand

Andreas ist in einem guten Ernährungszustand, er ißt normale Kost, das Essen muß ihm eingegeben werden, trinkt sehr viel und verschluckt sich häufig. Er krabbelt, zieht sich an Gegenständen zum Stand hoch, benötigt Hilfe beim Treppensteigen, wird im Buggy gefahren. Andreas muß gewaschen werden, benötigt Hilfe bei der Zahnpflege und beim An- und Ausziehen. Er trägt noch Windeln, scheidet viel Urin aus. Seine Haut ist sehr empfindlich, er hat eine Rötung im Gesicht (speichelt sehr stark) und im Windelbereich, reibt sich ständig im Gesicht und in den Augen. Die Atmung ist unauffällig, er hat zur Zeit aber einen Husten. Sein Kälte-Wärme-Empfinden ist unauffällig, er leidet immer unter kalten Füßen. Andreas versteht die Sprache, reagiert adäquat auf Ansprache, lautiert, sagt einzelne Worte sehr unverständlich. Das Sehvermögen ist eingeschränkt, das Hörvermögen evtl. Er ist grob räumlich und situativ orientiert. Er leidet unter einem gestörten Schlaf-Wach-Rhythmus. Er ist sehr weinerlich und stimmungslabil, auch bei der Mutter. Er wirkt unzufrieden und ungeduldig, benötigt ständig seine Flasche und ein Kuschelkissen.

Pflegeplan

Pflegeprobleme/Ressourcen	Pflegeziele	Pflegemaßnahmen
1 Ruhe und Schlaf • unzufrieden und weinerlich • gestörter Schlaf-Wach-Rhythmus	• Andreas ist zufrieden und ausgeglichen • normaler Schlaf-Wach-Rhythmus	• Mittagsruhe • Gitterbett, Lagerungsschlange, Lagerungs- und Kuschelkissen, Flasche, Kuschelmöglichkeit schaffen • Rückzugsmöglichkeiten mit Bezugspflegeperson schaffen • strukturierter Tagesablauf
2 Bewegung und Lagerung • kein freies Gehen • läuft an der Hand nur im Kreis • braucht Hilfe beim Treppensteigen	• sicheres freies Gehen • selbständiges Erkunden der Räumlichkeiten	• Bezugspflegeperson • gemeinsames Erkunden der Räumlichkeiten

23

Pflegeplan

Pflegeprobleme/Ressourcen	Pflegeziele	Pflegemaßnahmen
2 Bewegung und Lagerung • kann im Buggy gefahren werden		• räumliche Begrenzung (Kuschelecke anbieten, Laufgitter, Kinderbett) • beschwerten Holzpuppenwagen anbieten, daran laufen lassen • Begleitung zur Krankengymnastik (Therapiestunde)
3 Körperpflege und Kleidung • läßt Pflegeverrichtungen passiv über sich ergehen • braucht Hilfe bei der Zahnpflege • hilft beim An- und Ausziehen nicht mit	• hilft aktiv bei seiner Körperpflege mit • konzentrierte Mithilfe beim An- und Ausziehen	• verbale Begleitung bei allen Pflegehandlungen • Benennen der Kleidungsstücke und der Körperteile • adäquate Reaktionen abwarten • Kleidungsstücke und Pflegeutensilien abtasten lassen
4 Ernährung und Flüssigkeitszufuhr • zeigt keine Eigenaktivität (greift nicht nach Teller, Löffel oder Flasche) • ist ungeduldig, wenn er Essensgerüche wahrnimmt • benötigt ständig seine Flasche • trinkt sehr viel	• selbständige Einnahme der Mahlzeiten • benötigt Flasche nur noch situativ • altersentsprechende Flüssigkeitszufuhr	• Bezugspflegeperson • Mahlzeit schon in der Küche vorbereiten • zusammen Tisch, Löffel, Teller und Becher und deren Inhalt abtasten • an den Speisen riechen lassen • sofort mit der Mahlzeit beginnen • Flüssigkeit im Becher anbieten, mit Führung aus diesem trinken lassen • verbale Begleitung (kurze Sätze) der Mahlzeit
5 Ausscheidung • scheidet viel Urin aus (Punkt **4**) • benötigt Windeln	• altersentsprechende Urinausscheidung	• Windelwechsel situationsbedingt (z.Zt. stündlich) • evtl. Flüssigkeit (Absprache mit Arzt) reduzieren (Punkt **4**)
6 Wärme-Kälte-Empfinden • hat kalte Füße	• unauffällige Blutzirkulation	• Wärmflasche für die Mittagsruhe (in Baumwollüberzug) • keine Strumpfhosen aus Synthetik • rutschfeste Wollsocken • Fußmassagen
7 Atmung • verschluckt sich häufig • Husten • unauffällige Atmung	• weiterhin unauffällige Atmung • wird durch Husten nicht beeinträchtigt • Aspiration verhindern	• Mundschluß üben mit Watte- und Seifenblasenpusten • Brust und Rücken morgens und abends mit atemstimulierender Salbe einreiben (ärztliche Anordnung) • Trinken im Becher üben, kleine Schlucke geben (Punkt **4**)
8 Hautzustand • reibt sich ständig die Augen und das Gesicht • Rötung im Gesicht und im Windelbereich • speichelt sehr stark	• intakte Haut	• Gesicht und Hände regelmäßig waschen, mit Heilsalbe behandeln (ärztliche Anordnung) • Desensibilisierung des Mundbereiches

23

Pflegeplan

Pflegeprobleme/Ressourcen	Pflegeziele	Pflegemaßnahmen
8 Hautzustand		• Pinsel-Eis-Behandlung, Mundschluß üben, Watte- und Seifenblasen pusten, • stündlicher Windelwechsel (Punkt **5**) • Gesäß mit milder Waschlotion im Wechsel mit Kamillenlösung abwaschen • pH-neutrale Hautsalbe verwenden
9 Orientierung • grob räumlich und situativ orientiert	• Sicherheit in der unmittelbaren Umgebung	• Räume und Situationen immer mit Namen benennen • altersentsprechende Integration in die Kindergruppe
10 Kommunikation • gestörtes Sehvermögen • evtl. gestörtes Hörvermögen • verwaschene Sprache, lautiert • einzelne Wörter unverständlich • wirkt unsicher und unzufrieden • krabbelt ziellos umher	• verbesserte Mundmotorik • altersgemäße Sprachentwicklung • Kennenlernen der Räumlichkeiten (Punkt **9**) • Sicherheit in der unmittelbaren Umgebung (Punkt **9**) • Wohlbefinden in der derzeitigen Situation herstellen • evtl. Hilfsmittelversorgung • evtl. Einschränkung des Hörvermögens herausfinden	• Bezugspflegeperson • Stimulation im Mundbereich (Punkte **7** und **8**) • verbale Begleitung der Pflegehandlungen und Spielsituationen (deutliche Aussprache, einfache, kurze Sätze) • gemeinsames Erkunden der Räume • Spielecke schaffen mit Matten, Lagerungs- und Kuschelkissen, dort Spielangebote machen, Spielsituation in Kleingruppe anbieten • Gegenstände abtasten lassen (Hände, Mund, geruchsintensive Materialien anbieten) • Begleitung zum Augen- und HNO-Arzt • gezielte Beobachtung und Ansprache durch die Bezugspflegeperson im gesamten Tagesverlauf • deutliche Aussprache • adäquate Reaktionen abwarten • Einnahme der Mahlzeiten in der Kindergruppe
11 Einstellung zur Krankheit und aktuellen Lebenssituation • alters- und krankheitsbedingte Trennungsängste • Stimmungsschwankungen	• Akzeptanz der Trennung • Wohlbefinden in der derzeitigen Situation • ausgeglichene Stimmungslage	• individuelle Pflege und Betreuung durch die Bezugspflegeperson im gesamten Tagesverlauf

Pflegeerhebung Dezember des gleichen Jahres zur Entlassung

Die Mahlzeiten müssen für Andreas vorbereitet werden, er ißt selbständig, benutzt die rechte Hand, die linke Hand wird adäquat eingesetzt. Er trinkt aus dem Becher und hält ihn mit beiden Händen fest. Andreas kann sicher frei gehen und erkundet altersgemäß seine Umgebung. Er hilft aktiv und adäquat bei seiner Körperpflege und beim An- und Auskleiden mit. Er benötigt altersentsprechend noch Windeln. Seine Haut ist intakt. Er verfügt über einen altersgemäßen Sprachschatz. Die Sehbehinderung hat sich zurückgebildet. Er hat ein gutes Verhältnis zur Bezugspflegeperson und akzeptiert die Trennung von der Familie. Die Integration in die Kindergruppe ist altersgemäß, er ist räumlich und situativ orientiert. Der Schlaf-Wach-Rhythmus ist jetzt altersentsprechend. Seine Stimmungslage ist stabil, er ist ausgeglichen und fröhlich.

23

23.4.3 Raumfordernde Prozesse

Ein raumfordernder Prozeß entsteht durch Volumenzunahme und Verdrängungserscheinungen in der Schädelgrube. Dazu gehören z.B. Hirntumoren und Hirnblutungen.

■ **Hirntumoren**

Das **Medulloblastom** ist ein rasch wachsender Tumor in der hinteren Schädelgrube. Das **Astrozytom,** ein langsam wachsender Tumor, entwickelt sich im Kindesalter meist im Kleinhirn (Kap. 22.4.4).

■ **Hirnblutungen**

Hirnblutungen (intrazerebrale Blutungen) können z.B. durch Gefäßfehlbildungen entstehen (Kap. 22.4.2).

23.4.4 Zerebrale Bewegungsstörungen

Als zerebrale Bewegungsstörung bezeichnet man alle Schädigungsmomente, die das unreife Gehirn betreffen.

Mögliche Ursachen
– intrauterine Schädigung (z.B. Infektionskrankheit während der Schwangerschaft)
– Komplikationen unter der Geburt (z.B. Asphyxie, Hirnblutung)
– Schädigung in der Neugeborenenperiode (z.B. Kernikterus)
Auch im weiteren Verlauf der kindlichen Entwicklung können Erkrankungen des Gehirns Ursache einer zerebralen Bewegungsstörung sein.

Symptome
– doppelseitige Halbseitenlähmung (spastische Tetraplegie)
– Halbseitenlähmung (spastische Hemiplegie)
– Bein- und Rückenlähmungen (spastische Diplegie)
– Unfähigkeit, gezielte Bewegungen auszuführen (Athetosis duplex)
– Muskeltonusstörungen (Dystonie)
– Balance-Störungen, Tremor, Nystagmus (Ataxie-Syndrom)
– Sprach-, Perzeptions-, Seh- und Hörstörungen
– geistige Retardierung
– Krampfbereitschaft
– Mehrfachbehinderung

23.4.4.1 Pflegeplanung bei einem Kind mit Zerebralparese

Informationssammlung vom 23. Mai 19..

Name:	Milan O. (männlich)
Geburtsdatum/Alter:	1. Oktober 19.., neun Jahre alt
Staatsangehörigkeit:	jugoslawisch
Familiensituation:	jüngstes Kind, drei ältere Geschwister, Mutter Hausfrau, Vater kurz nach der Geburt von Milan verstorben
Aufnahme:	22. Mai 19..
Körpergewicht:	18 Kilogramm
Körperlänge:	118 Zentimeter
Diagnose:	spastische Zerebralparese, Schwerhörigkeit

Bisheriger Krankheitsverlauf

Nach Darstellung der Mutter war Milan von Geburt an behindert. Er wurde nach der Geburt lange in einem Krankenhaus in Jugoslawien behandelt. Die Mutter zog mit Milans älteren Geschwistern nach Berlin und ließ ihn in der Obhut seiner Großmutter. Anfang dieses Jahres kam Milan dann zu seiner Familie nach Berlin. Hier sollte er eine Schule besuchen, was zu diesem Zeitpunkt unmöglich war. Milan war in allen Aktivitäten des täglichen Lebens auf Hilfe angewiesen, da er zwar liebevoll versorgt, aber nicht gefördert wurde.

Informationssammlung vom 23. Mai 19..

Istzustand

Milan nimmt passierte Kost zu sich, ihm muß das Essen eingegeben werden, es ist keine gezielte Hand-Löffel-Mund-Koordination möglich, er verschüttet Nahrung und Flüssigkeit (Intentionstremor). Milan geht an einem festen Halt wenige Schritte, rutscht auf dem Boden, krabbelt aber nicht. Er läßt Pflegeverrichtungen passiv über sich ergehen, muß an- bzw. ausgekleidet werden, hat Angst vor Wasser und hat noch nie Zähne geputzt. Er hat keine kontrollierte Darm- und Blasenentleerung, trägt deshalb Windeln. Milan hat eine trockene, schuppige Haut. Die Atmung ist unauffällig, ebenso das Kälte-Wärme-Empfinden. Er hat eine gestörte Sprachentwicklung, lautiert, verständigt sich über Gestik, er versteht die von der Großmutter entwickelte Gebärdensprache, die Mutter hat sie übernommen. Das Sehvermögen ist evtl. eingeschränkt. Milan trägt ein Hörgerät (schwere Hörstörung), läßt es aber nicht einsetzen, versteckt es immer wieder. Er wirkt räumlich, situativ und zur Person orientiert, hat keine Kontakte außerhalb der Familie. Der Schlaf-Wach-Rhythmus ist altersentsprechend. Milan ist sich seiner körperlichen Einschränkungen bewußt, ist gut motivierbar, verabschiedet sich immer fröhlich von seiner Mutter und sucht Kontakt zu anderen Kindern.

23

Pflegeplan

Pflegeprobleme/Ressourcen	Pflegeziele	Pflegemaßnahmen
1 Ruhe und Schlaf • nicht relevant		
2 Bewegung und Lagerung • unzureichende Koordination • Gleichgewichtsstörungen • kann nicht frei gehen • krabbelt nicht alternierend	• verbesserte Koordination • Automatisierung der Bewegungsabläufe • alternierendes Krabbeln	• Motivation für die tägliche Krankengymnastik • Transferübungen • Benutzung von Gehhilfen • Spielangebote wie Bewegungsspiele mit Bällen, Noppenbällen und Gymnastikringen in verschiedenen Größen
3 Körperpflege und Kleidung • ist passiv bei der Pflege • hat Angst vor Wasser • gestörte Körperwahrnehmung • hat noch nie Zähne geputzt • kann sich nicht an- bzw. auskleiden	• aktive Mithilfe bei allen Pflegehandlungen • Bewegungsabläufe planen, verfolgen und automatisieren • Angst vor dem Wasser abbauen • Akzeptanz der Zahnpflege (Desensibilisierung des Mundbereichs) • selbständiges An- bzw. Auskleiden	• Transferübungen • täglich Baden oder Duschen anbieten, Badewanne vorbereiten, rutschfeste Unterlage einlegen • mit und im warmen Wasser spielen, langsames Gewöhnen, z. B. nur in der Badewanne stehen lassen, mit Festhalten an entsprechenden Haltegriffen, mit Wasser übergießen, an den Füßen beginnend, sofort abbrechen, wenn Milan sich unwohl fühlt • Hände beim Waschen führen • Utensilien zur Zahnpflege spielerisch anbieten • Zahnpflege beobachten lassen • Hände bei der Zahnpflege führen (nachputzen) • An- und Ausziehtraining
4 Ernährung und Flüssigkeitszufuhr • greift nicht gezielt zum Löffel • greift nicht zum Becher • keine gezielte Hand-Löffel-Mund-Koordination möglich • passierte Kost • verschüttet Nahrung und Flüssigkeit • mag keine Berührung im Mundbereich	• aktive Mithilfe bei der Nahrungsaufnahme • Planung und Automatisierung der Bewegungsabläufe • verbesserte Körperwahrnehmung • Desensibilisierung des Mundbereiches • Freude am Essen und Trinken	• Bezugspflegeperson • physiologische Sitzposition • kleine Bleimanschetten an beiden Unterarmen anlegen (Absprache mit der Krankengymnastin) • beim Vorbereiten und Einnehmen der Mahlzeiten und der Flüssigkeiten Hand führen

Pflegeplan

Pflegeprobleme/Ressourcen	Pflegeziele	Pflegemaßnahmen
4 Ernährung und Flüssigkeitszufuhr		• wenig Flüssigkeit in den Becher gießen • Vertrautmachen mit den entsprechenden Utensilien • altersgemäße Kostform anbieten • gezielte Spielangebote, um den Mundschluß zu üben, wie Watte- und Seifenblasenpusten
5 Ausscheidung • keine kontrollierte Blasen- und Darmentleerung • benötigt Windeln	• Gewohnheiten und Zeiten der Ausscheidungen ermitteln • intakter Hautzustand im Windelbereich	• regelmäßig Windeln wechseln • Toilettenbenutzung zu festgesetzten Zeiten anbieten
6 Wärme-Kälte-Empfinden • nicht relevant		
7 Atmung • nicht relevant		
8 Hautzustand • trockene, schuppige Haut • ungepflegt • hat Angst vor Wasser (Punkt **3**)	• intakte Haut • Akzeptanz der Körper- und Hautpflege (Punkt **3**) • verbesserte Körperwahrnehmung	• Transferübung • Spielangebote mit Wasserspielzeugen (Punkt **3**) • zartes Abrubbeln des Körpers mit dem Seifenlappen • fetthaltige Badelotion ins Badewasser geben • Hautpflege mit Babyöl und pH-neutraler Salbe
9 Orientierung • wurde nur in der Wohnung von der Familie betreut • keine Kontakte	• erweitertes soziales Umfeld • Integration in die Kindergruppe	• Kontaktaufnahme außerhalb der Familie fördern • Besuch der Klinikschule • Außenaktivitäten anbieten, z.B. Spielplatzbesuche • Umgang mit vorgegebenen Materialien und Spielgeräten • Teilnahme an der Psychomotorikgruppe
10 Kommunikation • gestörte Sprachentwicklung • lautiert • Verständigung über einfache Gestik möglich • kennt gebräuchliche Zeichensprache nicht • evtl. eingeschränktes Sehvermögen • hat ein Hörgerät, nimmt es immer wieder heraus, versteckt es	• Erlernen der Zeichensprache • Hilfsmittelversorgung für das Sehen bei Bedarf • Akzeptanz des Hörgeräts	• Einzelbetreuung durch eine Lehrerin der Gehörlosenschule zum Erlernen der gebräuchlichen Zeichensprache • Zeichensprache nach Absprache mit der Lehrerin im gesamten Tagesverlauf einsetzen • adäquate Reaktionen abwarten • gezielte Beobachtung des Sehvermögens im gesamten Tagesverlauf • Begleitung zum Augenarzt • Hörgerät betrachten und anfassen lassen • Wichtigkeit der Geräte über Gestik deutlich machen

23

Pflegeplan

Pflegeprobleme/Ressourcen	Pflegeziele	Pflegemaßnahmen
10 Kommunikation		• Hörgerät nur gezielt, z. B. beim Spiel, für kurze Zeit einsetzen (Einzelbetreuung) • Hörgerät mit buntem Band und Klammerverschluß an der Kleidung befestigen • Zeitspanne des Tragens des Hörgeräts systematisch verlängern
11 Einstellung zur Krankheit und aktuellen Lebenssituation • ist auf ständige Hilfe angewiesen	• Selbständigkeit im Rahmen seiner Behinderung	• alltagsnahe Rehabilitation im Rahmen der ATLs • Eigenaktivität fordern und fördern

Pflegeerhebung Oktober zur Entlassung nach etwa eineinhalb Jahren

Milan hat sich schnell in die Kindergruppe integriert. Er nutzte aktiv und hochmotiviert die sich ihm bietenden Rehabilitationsangebote und die Einzeltherapien, um im Rahmen seiner Erkrankung so selbständig wie möglich zu werden. Er ißt eine altersentsprechende, abwechslungsreiche Kost, legt sich die Mahlzeiten selbst vor, bereitet sein Frühstücksbrot mit wenig Hilfe zu und ißt und trinkt selbständig. Er läuft am Rollator auch längere Strecken (Spaziergänge) im gestörten Bewegungsmuster und krabbelt relativ alternierend und schnell. Milan hat Freude am täglichen Bad, hilft aktiv bei seiner Körperpflege mit, putzt seine Zähne und kann sich an- und auskleiden. Er benutzt bei Bedarf die Toilette, die Haut ist intakt. Er kennt einige Zeichen der gebräuchlichen Zeichensprache und setzt diese adäquat ein. Milan trägt sein Hörgerät und reguliert die Lautstärke selbst. Er hat Kontakte außerhalb der Familie. Die Lehrerin der Gehörlosenschule unterrichtet ihn zweimal wöchentlich dort. Er kann eigene Bedürfnisse anmelden, ist selbständig im Rahmen seiner Behinderung und fröhlich, ausgeglichen und motiviert.

23.4.5 Epilepsie

Epilepsie ist der Sammelbegriff für **Anfallsleiden** verschiedener Ursachen (Kap. 22.6.2). Mit Anfallsleiden bezeichnet man immer wieder auftretende Anfälle, die mit Bewußtseinsstörung und abnormen Bewegungsabläufen einhergehen können. Es gibt altersgebundene und altersunabhängige Epilepsieformen. Im Zusammenhang mit Erkrankungen des Gehirns können auch Gelegenheitskrämpfe auftreten, die sich zu einem Anfallsleiden entwickeln. Die Anfälle entstehen durch eine ungehemmte Ausbreitung und Verzweigung von Nervenerregungen, die physiologischerweise in isolierten Gehirnnervenbahnen ablaufen.

23.4.5.1 Pflegeplanung bei einem Kind mit Absencen

Informationssammlung vom 21. Januar 19..

Name:	Katrin F. (weiblich)
Geburtsdatum/Alter:	10. August 19.., acht Jahre alt
Staatsangehörigkeit:	deutsch
Familiensituation:	Einzelkind, Eltern berufstätig
Aufnahme:	12. Januar 19..
Körpergewicht:	20 Kilogramm
Körperlänge:	110 Zentimeter
Diagnose:	Verdacht auf Absencen, evtl. medikamentöse Einstellung, mentale Retardierung

Informationssammlung vom 21. Januar 19..

Bisheriger Krankheitsverlauf

Katrin besuchte die erste Klasse einer Integrationsschule mit Hilfe einer Stützpädagogin. Im Verlauf des ersten Schulhalbjahres fielen ihre motorische Unruhe und ein häufiges Verharren in der Situation auf. Ihr sonst recht gutes Sprachverständnis ließ nach, und es kam zu nicht nachvollziehbaren Handlungen. Katrin konnte sich nur schwer in die neue Situation in der teilstationären Einrichtung einfinden. Im Verlauf der ersten Woche gelang es aber der Bezugspflegeperson, eine gute Beziehung zu ihr herzustellen und die Trennungsängste abzubauen. Nach Abschluß der medizinischen Diagnostik (EEG, CT) wurde Katrin auf ein Antiepileptikum eingestellt. Die medikamentöse Behandlung gestaltete sich anfangs recht schwierig, wurde jedoch durch die Umstellung auf das entsprechende Medikament in Saftform problemlos.

Istzustand

Katrin ißt und trinkt selbständig, sie wirkt ungeübt im Umgang mit Geschirr und Besteck. Sie kann nicht am Tisch sitzen, läuft ständig weg und will die Medikamente nicht nehmen. Sie liebt Pudding. Sie fällt oft hin, stolpert über ihre eigenen Füße, wirkt ungeschickt und plump in der Bewegung (läuft gegen Schränke, Türen), starke motorische Unruhe, klettert geschickt auf Fensterbretter. Katrin benötigt Aufsicht bei den Pflegeverrichtungen, sie setzt das Badezimmer sonst unter Wasser oder putzt das Waschbecken mit der Zahnbürste. Sie kann sich an- und ausziehen, die Kleidung zeitweise aber nicht adäquat zuordnen. Sie näßt gelegentlich ein, benutzt die Toilette mit Aufsicht. Die Haut ist intakt, die Atmung und das Wärme-Kälte-Empfinden sind unauffällig. Sie hat ein gutes Sprachverständnis mit gelegentlichen Ausnahmen, sie spricht nicht immer verständlich. Bei ihrem Seh- und Hörvermögen sind keine Einschränkungen bekannt.

Katrin ist grob räumlich, zur Person und zur Tageszeit orientiert, vollführt in einzelnen Situationen unverständliche Handlungen, wirkt desorientiert (läuft weg). Sie ist sehr unruhig und in ständiger Bewegung, kann eine ruhige Atmosphäre nur schwer ertragen, sie nimmt Rückzugsmöglichkeiten nicht wahr und hat einen gestörten Schlaf-Wach-Rhythmus. Weint beim Abschied von der Mutter, ist stimmungslabil.
Die Absencen können im gesamten Tagesverlauf auftreten. Sie unterbricht die augenblicklichen Handlungen, starrt vor sich hin, wendet den Blick nach oben, überstreckt leicht den Kopf. Die Sprache wird langsam, unverständlich und unterbrochen. Sie nestelt dann an ihren Kleidungsstücken oder an Gegenständen in ihrer unmittelbaren Umgebung. Im Abklingen der Absence kommt es zu ziellosem Gehen. Die Anfallsdauer liegt zwischen zehn und dreißig Sekunden.

Pflegeplan

Pflegeprobleme/Ressourcen	Pflegeziele	Pflegemaßnahmen
1 Ruhe und Schlaf • Bewegungsunruhe • Ein- und Durchschlafstörungen	• Abbau der Bewegungsunruhe • normalisierter Schlaf-Wach-Rhythmus	• regelmäßige Außenaktivitäten anbieten (Spielplatz) • strukturierter Tagesablauf • keine Mittagsruhe • Beschäftigung in Einzelsituation • medikamentöse Behandlung zur Nacht (ärztliche Anordnung)
2 Bewegung und Lagerung • ist in ständiger Bewegung • fällt oft hin • läuft gegen Schränke und Türen • klettert geschickt auf Fensterbretter	• eingeschränkte Bewegungsunruhe • Sicherheit in der unmittelbaren Umgebung	• Bezugspflegeperson • ausgedehnte Spaziergänge, Spielplatzbesuche in Einzel- oder Kleingruppen, körperlich ausagieren lassen, klettern, rennen, springen, rutschen • Psychomotorikgruppe • Begleitung zum therapeutischen Schwimmen in Absprache mit der Krankengymnastin
3 Körperpflege und Kleidung • benötigt Aufsicht beim Waschen • setzt Badezimmer unter Wasser, putzt das Waschbecken mit der Zahnbürste	• akzeptiert Hilfe bei allen Pflegehandlungen • erlernt Körperschema • Akzeptanz der Führung	• im Badezimmer nicht allein lassen • evtl. bei den Pflegeverrichtungen führen

Pflegeplan

Pflegeprobleme/Ressourcen	Pflegeziele	Pflegemaßnahmen
3 Körperpflege und Kleidung • ordnet nicht immer ihre Kleidung adäquat zu	• Erfassen von fraglichen Anfällen	• kurze verbale Begleitung der Körperpflege • An- und Ausziehtraining • gut beobachten, evtl. Absencen
4 Ernährung und Flüssigkeitszufuhr • bleibt zu den Mahlzeiten nicht am Tisch sitzen • kann sich die Mahlzeiten nicht selbst vorlegen • hantiert ungeschickt mit Geschirr und Besteck • verweigert Medikamenteneinnahme	• zeitweises Verbleiben am Tisch während der Mahlzeiten • Erfahrung mit Besteck und Geschirr • nimmt ihre Medikamente ein	• kommt erst in die Kindergruppe, wenn die anderen Kinder schon mit der Mahlzeit begonnen haben • Hände führen beim Vorbereiten der Mahlzeiten und Getränke • Mahlzeit bei massiver Abwehr sofort beenden • kleine Essensangebote am Tisch, auch außerhalb der Essenszeiten • Lieblingsspeise (Pudding) bereitstellen • Medikation in Saft- oder Tropfenform anbieten (ärztliche Verordnung), verbal begleiten • Zeit nehmen, ruhig bleiben
5 Ausscheidung • näßt gelegentlich ein (evtl. Absencen)	• Katrin benutzt die Toilette • Erfassen der tatsächlichen Anfälle (Punkt **3**)	• wiederholt Toilettengänge anbieten • Begleitung zur Toilette
6 Wärme-Kälte-Empfinden • nicht relevant		
7 Atmung • unauffällige Atmung	• weiterhin unauffällige Atmung	• regelmäßige Aktivitäten im Freien
8 Hautzustand • nicht relevant		
9 Orientierung • situativ unverständliche Handlungen • ordnet Kleidungsstücke nicht adäquat zu (Punkt **3**) • findet ab und zu Toilette oder Schlafraum nicht	• Erfassen der Anfallsfrequenz • Orientierung in der unmittelbaren Umgebung • Körperschema beherrschen • Sicherheit im strukturierten Tagesverlauf	• Videoaufzeichnung der unverständlichen Handlungen • gemeinsames Erkunden der Räumlichkeiten • Ritualisierung verschiedener Situationen • bildliche Kennzeichnung der Toilette und des Schlafraumes • gleiche Symbole am Kleider- und Handtuchhaken und am Wäschekörbchen • gezielte Spielangebote mit Gliederpuppe • strukturierter Tagesablauf
10 Kommunikation • reagiert gelegentlich unadäquat auf Ansprache • spricht unverständlich • evtl. Seheinschränkung • evtl. Höreinschränkung	• altersentsprechender Sprachgebrauch im Rahmen der Retardierung • Erfassen der Anfallsfrequenz (Punkte **3** und **5**) • bei Bedarf Hilfsmittelversorgung bei schlechtem Seh- oder Hörvermögen	• gut beobachten, evtl. Absencen • Wiederholen der falsch gesprochenen Worte in kurzen, neuen, grammatikalisch richtigen Sätzen • gezielte, visuell ausgerichtete Spielangebote

23

23

Pflegeplan

Pflegeprobleme/Ressourcen	Pflegeziele	Pflegemaßnahmen
10 Kommunikation		• Begleitung zum Augen- und HNO-Arzt • situative verbale Begleitung, Reaktionen abwarten
11 Einstellung zur Krankheit und aktuellen Lebenssituation • weint jeden Morgen beim Abschied von der Mutter • ist unruhig, unausgeglichen, umtriebig	• gutes Verhältnis zur Bezugspflegeperson • keine Trennungsangst • Sicherheit in der derzeitigen Situation	• morgendlicher Empfang durch die Bezugspflegeperson • Spielangebote, Lieblingsspielzeuge • Besuch der Klinikschule • Motivation für die Ergotherapie • Motivation für die psychologische Einzeltherapie

Pflegeerhebung August zur Entlassung

Katrin bleibt für etwa 15 Minuten beim Essen sitzen, akzeptiert die Führung beim Vorbereiten der Mahlzeiten, ißt und trinkt selbständig und relativ sauber und nimmt die Medikamente in Saftform ohne Probleme zu sich. Sie hat weiterhin eine ausgeprägte Bewegungsunruhe, die aber durch gezielte Spielangebote unterbrochen werden kann. Katrin benötigt verbale Anregung in der Situation und übernimmt die Körper- und Zahnpflege unter Aufsicht selbständig. Sie setzt Handlungen nach Abklingen einer Absence fort. Katrin benützt die Toilette selbständig, die Pflegeperson kann vor der Toilettentür stehenbleiben. Der Sprachgebrauch ist im Rahmen der mentalen Retardierung adäquat, sie hat ein gutes Sprachverständnis, nur bei Auftreten von Absences sind Sprache und Sprachverständnis gestört. Sie ist räumlich, grob zeitlich, zur Person und Situation orientiert, außer während eines Anfalls. Katrin ist weiterhin umtriebig und bewegungsunruhig. Nur in gezielten Einzelsituationen und ruhigen Gruppensituationen konnte sie sich kurzzeitig konzentrieren und Spielangebote mit Freude annehmen. Nimmt Rückzugsangebote nicht wahr, schläft mit Einschlafbegleitung.

Sie kommt gern in die Tagesklinik, besucht regelmäßig die Klinikschule, hat ein gutes Verhältnis zur Bezugspflegeperson. An den täglichen Gruppensituationen nahm sie mit wechselndem Erfolg teil, sie lernte Strategien entwickeln, um eine relative Selbständigkeit im Rahmen ihrer Erkrankung zu erreichen.

23.4.6 Entwicklungsverzögerung

Entwicklungsverzögerung ist die **Hemmung** oder **Verlangsamung** der **körperlichen** und **geistigen Individualentwicklung** gegenüber der Altersnorm.

Mögliche Ursachen
– Gehirn-, Drüsen- oder Stoffwechselerkrankungen
– Mangelernährung
– ungünstige soziale Verhältnisse
– Seh- und Hörstörungen

Durch standardisierte **Entwicklungs- und Intelligenztests** ist das Ausmaß der Entwicklungsverzögerung erkennbar. Die **rehabilitative Kinderkrankenpflege** ermöglicht es, diese Kinder gezielt zu betreuen. Das angewandte Pflegemodell bietet ihnen die Möglichkeit, Entwicklungsrückstände im sensomotori-schen, im psychomotorischen und im psychosozialen Bereich aufzuholen und die Aktivitäten des täglichen Lebens wahrzunehmen.

Literaturverzeichnis
Affolter, F.: Wahrnehmung, Wirklichkeit und Sprache. Neckar Verlag, Villingen-Schwenningen 1988

Gronwall, D., P. Wrightson, P. Waddell: Schädel-Hirn-Verletzungen. Spektrum Akademischer Verlag, Heidelberg–Berlin–Oxford 1993

Keller, W., A. Wiskott: Lehrbuch für Kinderheilkunde (4. Aufl.). Georg Thieme Verlag, Stuttgart 1977

Meyers Lexikonredaktion (Hrsg.): Der Große Coron. Coron Verlag, Lachen am Zürichsee 1988

Roche Lexikon Medizin (3. Aufl.). Urban & Schwarzenberg Verlag, München–Wien–Baltimore 1993

Schwörer, Ch.: Der apallische Patient. Gustav-Fischer-Verlag, Stuttgart 1988

24 Pflege bei Kindern mit onkologischen Erkrankungen

Gabriele Schepker, Karin Semmler

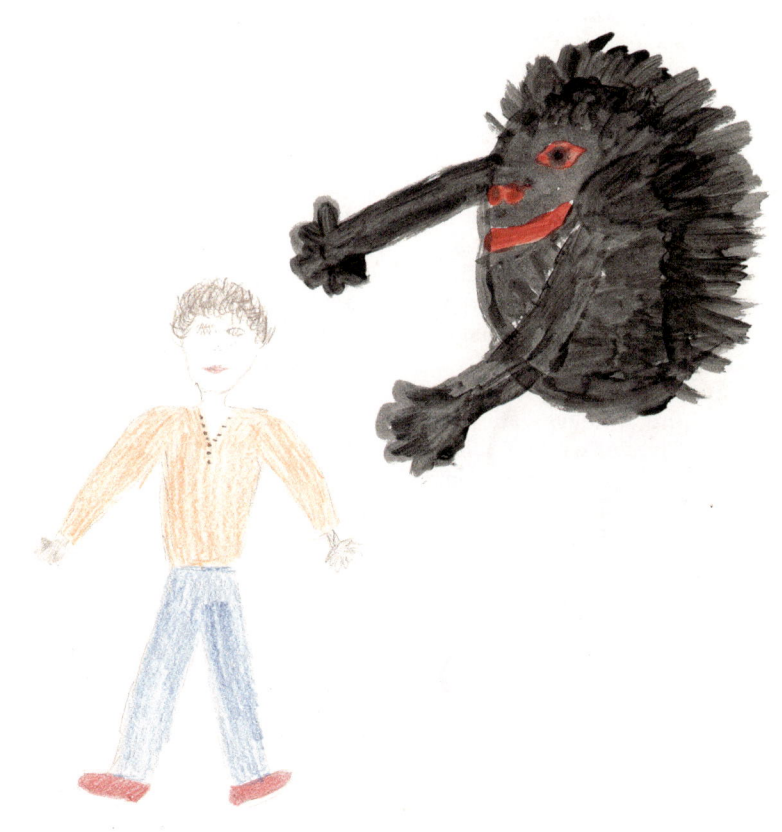

24.1	**Maligne Erkrankungen**	488
24.2	**Maßnahmen zur Diagnostik**	
	und Therapie	488
24.2.1	Zytostatikabehandlung	488
24.2.1.1	Umgang mit Zytostatika	492
24.2.1.2	Aufziehen von Zytostatika	493
24.2.2	Orale Medikamentengabe	493
24.2.3	Infusionstherapie	494
24.2.3.1	Intravenöse Verweilkanülen	494
24.2.3.2	Zentralvenöse Verweilkatheter	495
24.2.3.3	Implantierbare Kathetersysteme . . .	496
24.2.3.4	Umgang mit Infusionen	498
24.2.3.5	Infusionstechnik	499

24.2.3.6	Infusionspumpen	499
24.2.4	Flüssigkeitsbilanzierung	500
24.2.5	Punktionen	500
24.2.5.1	Lumbalpunktion	500
24.2.5.2	Knochenmarkpunktion	502
24.2.6	Knochenmarktransplantation	503
24.3	**Pflege und Krankheitsbilder**	
	Onkologische Erkrankungen	506
24.3.1	Pflege bei onkologischen	
	Erkrankungen	506
24.3.2	Leukämien	507
24.3.2.1	Pflegeplanung bei einem Kind mit	
	akuter lymphoblastischer Leukämie	510

24.3.3	Morbus Hodgkin	513
24.3.4	Osteosarkom	514
24.3.4.1	Pflegeplanung bei einem Kind mit Osteosarkom	515
24.3.5	Ewing-Sarkom	518
24.3.6	Neuroblastom	518
24.3.6.1	Pflegeplanung bei einem Kind mit Neuroblastom	520

24.3.7	Wilms-Tumor	522
24.3.7.1	Pflege bei Kindern mit Wilms-Tumor	523
24.3.8	Medulloblastom	524
24.3.8.1	Pflege bei Kindern mit Medulloblastom	525
24.4	**Das sterbende Kind im Krankenhaus**	525

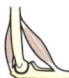

24.1 Maligne Erkrankungen

Krebskrankheiten können bei Kindern wie bei Erwachsenen jedes Organ oder Organsystem betreffen. Die häufigsten bösartigen Erkrankungen bei Kindern sind die **Leukämien** und die **malignen Lymphome**, sie machen zusammen einen Anteil von etwa 50 Prozent aus. Die Besonderheit im Vergleich mit den Leukämien und Lymphomen im Erwachsenenalter besteht darin, daß es sich bei Kindern fast ausschließlich um akute Leukämien handelt und daß die **Non-Hodgkin-Lymphome** nahezu alle von **hoher Malignität** sind. Es folgen dann die Tumoren des Zentralnervensystems, des peripheren Nervensystems, der Nieren, des Muskel- und Bindegewebes und der Knochen. Daneben gibt es wenige, seltene maligne Tumoren, wie die **Hepatoblastome**, **Keimzelltumoren** oder auch **Karzinome**. Während in normalen Geweben Zellteilungen streng kontrolliert und dem Bedarf angepaßt erfolgen, ist das Zellwachstum bei Leukämien und malignen Tumoren unkontrolliert. Es kommt daher zu einer immer größer anwachsenden Zahl von Zellen, die schließlich auf verschiedenen Wegen (z.B. Raumforderung) zum Funktionsverlust von Organen oder benachbarten Organen führen können. Ein Charakteristikum bösartiger Tumoren ist das **infiltrative Wachstum**, wobei sich der Tumor nicht an die Grenzen des zuerst befallenen Organs hält, sondern in die Umgebung einwachsen kann. Dies führt oft zu einem Einbruch des Tumors in Blutgefäße und damit zu einer Verschleppung von Tumorzellen in ferngelegene Organe. Tumorzellen können im Gegensatz zu anderen Körperzellen auch in anderen Organen an- und weiterwachsen. Dies ist der Grund dafür, daß z.B. in die Lunge verschleppte Zellen dort weiterwachsen können und dann als **Metastasen** (Tochtergeschwülste) in Erscheinung treten. Welche Mechanismen die Entstehung einer bösartigen Erkrankung auslösen, ist nicht geklärt. Für eine Reihe von Krebskrankheiten gilt jedoch, daß an ihrer Entstehung sogenannte **Onkogene** beteiligt sind. Onkogene sind in jeder normalen Zelle vorkommende Gene, die eine wichtige Funktion während der Embryonalentwicklung haben und später nicht mehr aktiv sind. Durch Veränderungen an Chromosomen, z.B. durch Brüche und Verlagerung von Chromosomenabschnitten, kann es geschehen, daß solche Onkogene wieder aktiv werden oder unter den Einfluß von anderen Kontrollgenen kommen, so daß dann eine Krebszelle entstehen kann, die zur Ausbildung eines malignen Tumors führt.

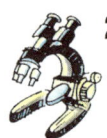

24.2 Maßnahmen zur Diagnostik und Therapie

24.2.1 Zytostatikabehandlung

In den vierziger Jahren wurde beobachtet, daß Menschen, die mit bestimmten Chemikalien, beispielsweise Senfgas, in Berührung kamen, bei anschließenden Blutuntersuchungen Leuko- und Thrombopenien aufwiesen. Diese Erfahrung mündete in die Entwicklung der **Chemotherapie**. Ende der vierziger Jahre stellten sich erste Erfolge bei der Behandlung akuter lymphoblastischer Leukämien mit Aminopterin ein, einem zytostatisch wirksamen Folsäureantagonisten. Heute gibt es ungefähr dreißig Substanzen, von denen zwanzig hauptsächlich auf pädiatrisch-onkologischen Stationen eingesetzt werden. Sie gehören verschiedenen Stoffgruppen an.

Die Zellteilung im menschlichen Organismus verläuft nach einem festen Plan, bestehend aus vier Abschnitten, denen eine Ruhephase folgt.

– **G1 (präsynthetische oder postmitotische Phase).** Der Stoffwechsel stellt für den Zellaufbau notwendige Substanzen wie Nukleinsäuren und Proteine bereit

– **S (Synthesephase).** Die wichtigsten Kernbestandteile der späteren Chromosomen, die Desoxyribonucleinsäure (DNA) werden synthetisiert. In dieser Phase findet ein intensiver Zellstoffwechsel statt, und die Zelle ist besonders sensibel gegenüber Zellgiften

– **G2 (postsynthetische oder prämitotische Phase).** Die Zellmembran verändert sich, Eiweiße werden synthetisiert und bereitgestellt. Darauf folgt die Zellteilung

– **M (Mitosephase).** In dieser Phase lagern sich die Chromosomen paarförmig einander gegenüber an, werden anschließend auseinandergezogen, und die Zelle teilt sich durch eine Plasmadurchschnürung in zwei identische neue Zellen

– **G0 (Ruhephase).** Nur wenige Zytostatika können die Zellen in dieser Phase angreifen

Bei den Zytostatika unterscheidet man zwischen **zyklusabhängigen** und **zyklusunabhängigen Substanzen**. Die meisten Medikamente greifen im Zellzyklus während der Teilung oder der Teilungsvorbereitungen phasenspezifisch an. Nur wenige sind phasen- und zyklusunabhängig (Abb. 24-1).

Es sind unterschiedliche **Zytostatikagruppen** bekannt:

– **Alkylanzien**, diese Stoffgruppe hemmt das Zellwachstum durch Brückenbildung an der Desoxyribonucleinsäure (DNA)

– **Antimetaboliten** sind Substanzen, die einen lebenswichtigen Stoffwechselschritt blockieren

– **Antibiotika**, tumorhemmende Antibiotika blockieren die Proteinbildung durch Anlagerung an die DNA

– **Spindelgifte** sind toxische Substanzen, die in die Phase der Spindelbildung eingreifen

– **Enzyme** führen zur Reduzierung der an der Teilung beteiligten Proteinbausteine

Eine zytostatische Behandlung ohne **Nebenwirkungen** ist leider nicht möglich. Stets beeinträchtigen die Medikamente auch gesunde Zellen. In den meisten Fällen werden aber die Tumorzellen nachhaltiger geschädigt, weil sie über schlechtere Reparaturmechanismen verfügen als normale Zellen. Der Schweregrad der Nebenwirkungen richtet sich nach der Art und Dosis des Zytostatikums sowie der Dauer der Anwendung. Zusätzlich spielen individuelle Unterschiede (z. B. Ernährungszustand) eine große Rolle. Neben den akuten, kurzfristig und reversibel auftretenden Nebenwirkungen gibt es seltener bleibende Langzeitfolgen.

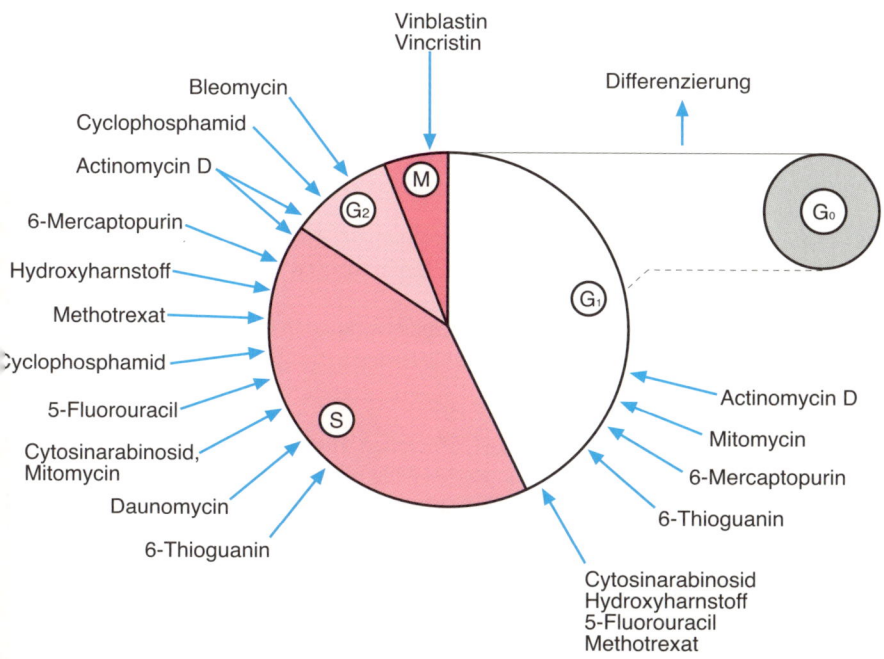

Abb. 24-1 Angriffspunkte der Zytostatika in den verschiedenen Zellteilungsphasen (modifiziert nach Monfadi et al.)

Tab. 24-1 Zytostatika und ihre häufigsten Nebenwirkungen

Stoffgruppe/Handelsnamen	Nebenwirkungen
• Alkylanzien Cyclosphosphamid (CP) Endoxan®	Übelkeit, Erbrechen, Appetitverlust, Knochenmarkdepression, Haarausfall hämorrhagische Zystitis wird durch die gleichzeitige Gabe von MESNA (2-Mercapto-Äthan-Sulphonat-Natrium) reduziert
Ifosfamid (IFO) Holoxan®	Übelkeit, Erbrechen, Appetitlosigkeit, Knochenmarkdepression. Nach größeren Mengen IFO-Nephrotoxizität und ZNS-Toxizität
Busulfan Myleran®	Übelkeit, Erbrechen verzögerte Knochenmarkdepression
Melphalan Alkeran®	langdauernde Knochenmarksuppression, Übelkeit, Haarausfall
Thio – TEPA Thiotepa®	langdauernde Knochenmarkdepression, Übelkeit, Leberschäden, Haarausfall
• Nitrosoharnstoffderivate BCNU (Bis-Chloroethyl-Nitrosourea) Carmustin®	Knochenmarksuppression, mit bis zu sechs Wochen verzögertem Eintritt Übelkeit, Erbrechen, Haarausfall
CCNU (Cyclohexylchloroethyl-Nitrosourea) Lamustin®	
Procarbacin Natulan®	Übelkeit, Erbrechen, Knochenmarkdepression, Haarausfall
Dacarbacin (DTIC)	Übelkeit, Erbrechen während und nach Applikation grippeähnliche Symptome mit Fieber, Unwohlsein, Muskelschmerzen
• Platinderivate Cis-Platin (Cis-Pt) Platinex®	Übelkeit, heftiges Erbrechen, Durchfall, Knochenmarkdepression, Haarausfall, Hochtonverlust, Nierentoxizität
Carboplatin	geringere gastrointestinale Nebenwirkungen und Nephrotoxizität gegenüber Cis-Platin, Thrombopenie
• Antimetaboliten Amethopterin Methotrexat®	Appetitlosigkeit, Übelkeit, Erbrechen, Durchfall Nierenfunktionsstörungen bei nichtadäquater Hydrierung und Alkalisierung möglich. Neutropenie, Thrombopenie, Schleimhautulzera
Cytosin-Arabinosid (ARA-C) Alexan® Udicil®	Übelkeit, Erbrechen, Fieber, allgemeine Abgeschlagenheit, Konjunktivitis, Durchfall, Knochenmarkdepression, Schleimhautschäden

Fortsetzung Tab. 24-1

Stoffgruppe/Handelsnamen	Nebenwirkungen
6-Mercaptopurin (6 MP) Purinethol®	Knochenmarkdepression, Schleimhautläsionen, Lebertoxizität
6-Thioguanin (6-TG) Thioguanin®	Knochenmarkdepression, gastrointestinale Beschwerden, Übelkeit, Erbrechen
● Antibiotika Actinomycin D Actinomycin® Lyovac – Cosmegen®	Knochenmarksuppression mit Thrombozytopenie Übelkeit, Erbrechen, Enteritis, Schleimhautläsionen, Akne bei Jugendlichen
Bleomycin Bleomycin®	Fieber, allergische Reaktionen bis zum Schock, Kopfschmerzen, Übelkeit, Erbrechen, Haarausfall
Doxorubicin Adriablastin®	Knochenmarkdepression, Schleimhautläsionen, Haarausfall, Übelkeit, Erbrechen, Kardiotoxizität
Daunorubicin Daunorubicin®	
● Spindelgifte Vincristin Vincristin®	Abschwächung bis Aufhebung der Muskeleigenreflexe, Muskelschwäche, insbesondere der Fuß- und Handheber, Schmerzen in der Extremitätenmuskulatur
Vinblastin Velbe®	Obstipation bis zum paralytischen Ileus Schleimhautläsionen, Knochenmarkdepression
Vindesin Eldesine®	
Etoposid VP – 16® Vepesid®	Knochenmarkdepression, Übelkeit, Erbrechen, Exanthem, Durchfall. Bei Applikation allergische Reaktion mit Fieber, Schüttelfrost, Bronchospasmus bis zur Anaphylaxie (vor allem bei VM – 26)
Tenisposid VM – 26®	
● Enzyme Asparaginase (L-ASP) Crasnitin®	Übelkeit, Gerinnungsstörungen, Lebertoxizität, ZNS-Symptomatik, Pankreasschädigung, anaphylaktische Reaktion mit Urtikaria, Bronchospasmus mit Schock

Die häufigsten akuten zytostatischen Nebenwirkungen
– Appetitlosigkeit, Übelkeit, Erbrechen
– Knochenmarksuppression
– Haarausfall (Alopezie)

Langzeitwirkungen sind erhöhtes **Tumorrisiko** und Schäden an Herz, zentralem Nervensystem (ZNS), Nieren oder Gonaden.

In Tabelle 24-1 sind die oben genannten Zytostatika und ihre häufigsten Nebenwirkungen aufgeführt.

24

Die **Ziele** der **zytostatischen Therapie** nach Gutjahr et al. sind:

– „vollständige Vernichtung der gesamten malignen Zellen, z.B. bei akuten Leukämien
– vollständige Vernichtung der malignen Zellen nach zytoreduktiver Operation und/oder Radiotherapie, z.B. bei Medulloblastomen, Weichteilsarkomen
– Reduktion maligner Zellen, um eine radikale Operation und/oder Radiotherapie zu ermöglichen, z.B. bei Osteosarkomen, Neuroblastomen
– Vernichtung okkulter, sich dem klinischen Nachweis entziehender Metastasen (adjuvante Chemotherapie bei verschiedenen soliden Malignomen)
– Palliation, entweder im Sinne der Wachstumsverzögerung eines Malignoms oder der bloßen Symptommilderung

Diese Ziele ergeben sich aus der aktuellen klinischen Situation (Erstbehandlung, Rezidivbehandlung, Tumorart). Abhängig davon ist auch die Entscheidung zu einer Behandlung mit einzelnen (**Monotherapie**) oder mit mehreren Substanzen (**Polychemotherapie**)."

24.2.1.1 Umgang mit Zytostatika

Die **Unterweisung** der Beschäftigten ist ein wichtiges Glied in der Kette der Maßnahmen, die zur Verhütung von Unfällen und berufsbedingten Erkrankungen im Unternehmen zu treffen sind. Daher hat der Unternehmer nach § 7 Abs. 2 der **Unfallverhütungsvorschrift** „Allgemeine Vorschriften" (VBG 1) dafür Sorge zu tragen, daß die Beschäftigten über die bei ihren Tätigkeiten auftretenden Gefahren sowie über die Maßnahmen zu ihrer Abwendung vor der Aufnahme der Beschäftigung und danach in angemessenen Zeitabständen, mindestens jedoch **einmal jährlich**, unterwiesen werden. Die Unterweisung soll insbesondere informieren über:

– Arzneimittelwirkung
– richtigen Umgang mit den Zytostatika
– Gefahren und Schutzmaßnahmen
– Entsorgung von kontaminiertem Material und Geräten und Zytostatikaresten
– arbeitsmedizinische Vorsorgemaßnahmen

Die Unterweisung kann durch die Erstellung einer Betriebs- bzw. Dienstanweisung, evtl. in Form eines Aushangs, ergänzt werden (Empfehlungen der Berufsgenossenschaft für Gesundheitsdienst und Wohlfahrtspflege).

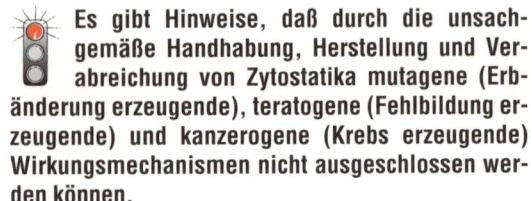

Es gibt Hinweise, daß durch die unsachgemäße Handhabung, Herstellung und Verabreichung von Zytostatika mutagene (Erbänderung erzeugende), teratogene (Fehlbildung erzeugende) und kanzerogene (Krebs erzeugende) Wirkungsmechanismen nicht ausgeschlossen werden können.

In vielen Kliniken werden die zubereiteten Zytostatika aus der Krankenhausapotheke auf die Station geliefert. Ist diese Möglichkeit nicht gegeben, sollte die Arbeit mit zytostatischen Substanzen in einem separaten Raum unter einem **Laminar-Flow** (Abb. 24-2) oder einer „**Berner-Box**" (Abb. 24-3) vorgenommen werden. Empfehlenswert ist das Tragen eines **Schutzkittels** mit **langen Ärmeln**, von **Handschuhen** sowie **Mund- und Augenschutz**.

■ Laminar-Flow

Sicherheitswerkbänke wie der Laminar-Flow arbeiten nach einem **Umluftsaugsystem**. Um eine einwandfreie Luftdurchspülung des reinen Arbeitsbereichs zu gewährleisten und um Luftturbulenzen zu vermeiden, dürfen der vordere und der hintere Absaugschlitz an der Tischplatte nicht verstellt werden. Während eines Arbeitsablaufes muß die vordere Sichtschutzscheibe geschlossen bleiben, da sonst die Luftstromcharakteristik des Gerätes gestört ist und die Gefahr besteht, daß kontami-

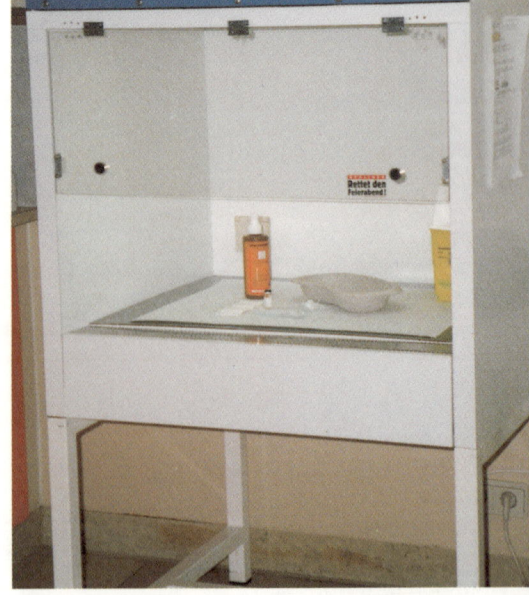

Abb. 24-2 Laminar-Flow

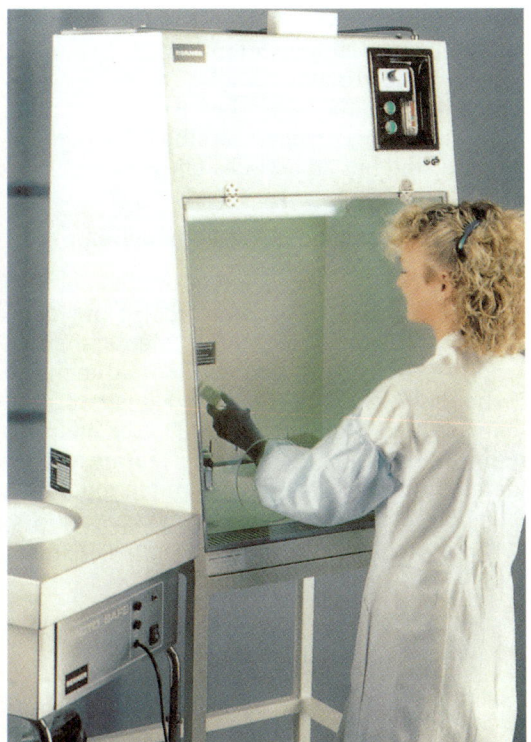

Abb. 24-3 Berner Zytostatika-Box

nierte Luft aus dem Arbeitsbereich in die Umgebung gelangt bzw. umgekehrt. Das Personal darf Hände und Arme nur langsam innerhalb des Arbeitsbereiches sowie in diesen hinein oder heraus bewegen, um das Verschleppen von Luft zu verhindern.

▪ Berner-Box

Diese Zytostatika-Werkbank arbeitet nach dem Prinzip der **Vertikal-Luftströmung**. Die gereinigte Luft wird durch einen Schwebstofffilter in den Arbeitsbereich geblasen und gleichzeitig nach unten und hinten durch Absaugöffnungen abgesogen. Dadurch entsteht ein Unterdruck, der durch die Raumluft ausgeglichen wird. Eine einwandfreie Funktion ist nur bei geschlossener Frontscheibe möglich.

 Bei einer Kontamination der Haut und der Schleimhäute mit einer Zytostatikalösung sofort mit reichlich kaltem Wasser abspülen.

Die besondere **Überwachung** der Patienten bei einer Zytostatikatherapie ist aus der Tabelle 24-1 (Nebenwirkungen der Zytostatika) ab-

zuleiten und hängt ebenfalls von den ärztlichen Anordnungen ab.

24.2.1.2 Aufziehen von Zytostatika

Das Aufziehen des Medikaments wird in einer der beschriebenen Werkbänke, nach den üblichen Kriterien, vorgenommen.

Vorbereitung des Materials
– Zytostatikum
– bei Bedarf Lösungsmittel
– Air-Spike (Aspirationskanüle)
– Zellstofftupfer
– Einmalabwurfschale

Das **kontaminierte Material** (Ampullen, Spritzen etc.) wird als **Sondermüll** in dafür vorgesehene, verschlossene Behälter entsorgt.

24.2.2 Orale Medikamentengabe

Die kontinuierliche Medikamenteneinnahme ist ein wichtiger Bestandteil der Therapie. Selbst die **altersentsprechend aufgeklärten Kinder** haben häufig große Probleme bei der Einnahme von Tabletten, Kapseln, Dragees und Säften. Übelkeit, Erbrechen, Mundschleimhautdefekte, Schluckbeschwerden und der Zwang, das Präparat einnehmen zu müssen, verstärkt durch Stimmungsschwankungen, vergrößern die Problematik. Um die Patienten zu unterstützen und zu motivieren, damit eine fachgerechte Verabreichung und Einnahme gewährleistet ist, bedarf es der Phantasie des Pflegepersonals sowie ausreichender eigener Informationen über verschiedene Medikamentenformen, Verabreichungsarten, Dosierungen und über Wirkungen und Nebenwirkungen der Medikamente.

Hilfreich sind beim Verabreichen der Medikamente realistische, einhaltbare Absprachen und Versprechen, das beispielhafte Erzählen von anderen Kindern, das Anbieten verschiedener Einnahmemöglichkeiten, wie mit dem Lieblingsgetränk, und das Loben und Trösten des Kindes.

Zytostatika dürfen nicht zermörsert verabreicht werden. Die Gründe dafür sind ungenaue Dosierung, die Unsicherheit der Resorption und die Gefährdung des Pflegepersonals durch das Einatmen der freigesetzten Aerosole.

24

Bei allen zu verabreichenden Medikamenten sind **fünf Kontrollen**, **die Fünf-R-Regel**, notwendig (Kap. 22.3).

🚦 Bei Säuglingen sollen orale Medikamente nicht in die Nahrung gemischt werden. Es empfiehlt sich, das Medikament auf einem Löffel mit Tee zu vermischen oder die Tablette direkt hinten auf die Zunge zu legen, anschließend Flüssigkeit zum Herunterspülen anbieten.

Bei hartnäckiger **Verweigerung** der Einnahme bleibt als letzte Möglichkeit nur das Legen einer Magenverweilsonde.

24.2.3 Infusionstherapie

Infundieren bedeutet das Einfließenlassen von Flüssigkeiten in den menschlichen Organismus. Die Infusion erfolgt meist in die Vene, selten in die Arterie oder unter die Haut. Die intravenöse Infusion wird zur Regulierung des Wasser-, Elektrolyt- und Säure-Basen-Haushaltes, zur Osmotherapie, zur parenteralen Ernährung und zur Applikation von Medikamenten (Trägerlösung) angewendet. Die Anordnung ist Aufgabe des Arztes und muß schriftlich vorliegen. Zur Erstellung eines Infusionsplanes benötigt er Informationen, beispielsweise die aktuellen **Elektrolytwerte** des zu behandelnden Patienten. Die wichtigsten Elektrolyte sind Natrium, Kalium, Calcium, Chlorid, Magnesium und Phosphat. Eine **Blutgasanalyse** sowie **Hämaglobin**- und **Hämatokritwerte** können zusätzlich notwendig sein. Der Allgemein- und Ernährungszustand, Gewichtsveränderungen und Ödembildung sind ebenfalls zu berücksichtigen. Die Funktionen von Nieren (Ausscheidung), Herz und Kreislauf (Puls und Blutdruck) müssen während der Infusionsbehandlung **überwacht** werden.

Das Verabreichen und das Wechseln von Infusionslösungen bei liegendem Zugang einschließlich der Zugabe von Medikamenten obliegen dem Pflegepersonal nach der ärztlichen Delegation. Die **zusätzliche Injektion** von Medikamenten in den Infusionsschlauch bedarf einer **schriftlichen Anordnung** des **Arztes.** Das Infundieren von Infusionen in den Kreislauf kann über einen **peripheren** oder **zentralen Zugang** erfolgen. Die Wahl des Zugangs richtet sich unter anderem nach den Venenverhältnissen und der Zugänglichkeit des Punktionsortes sowie nach den zu verabreichenden Medikamenten bzw. Infusionslösungen. Die voraussichtliche Dauer der Infusionstherapie, die möglichen Komplikationen und auch die Bewegungsfreiheit für den Patienten sind mit zu berücksichtigen.

24.2.3.1 Intravenöse Verweilkanülen

Venenverweilkanülen bieten sich bei der Verabreichung von Infusionen oder Transfusionen zur Applikation von Medikamenten und zu diagnostischen Blutentnahmen an (Abb.24-4). Sie bestehen aus Kunststoff und haben einen Metallmandrin. Dieser dient als Führungsstab für die Kanüle. **Dünnwandnadeln** (Butterfly) sind feine Kanülen mit einem Kurzkatheter (Abb.24-5). Sie werden bei feinen, dünnen Venen, zur intravenösen Injektion und für Kurzinfusionen benutzt.

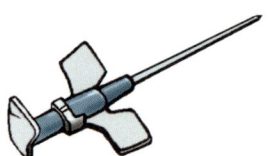

Abb.24-4 Venenverweilkanüle

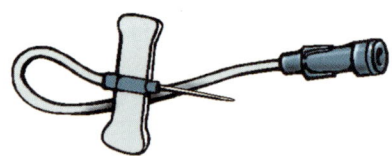

Abb.24-5 Butterfly-Kanüle

Applikationsorte für eine periphere Venenpunktion
– Handrücken
– Unterarme
– Ellenbogen
– Kopfvenen bei Säuglingen
– Fußrücken

Die Anordnung und die periphere Venenpunktion obliegen dem Arzt. Bei der Delegation an das Pflegepersonal trägt der Arzt die Gesamtverantwortung. Die Pflegenden tragen die Verantwortung für ihr Handeln.

Vorbereitung des Materials
– adäquate Kanülen, Größe richtet sich nach dem Kind
– geeignete Staubinde

– Hautdesinfektionsmittel
– Zelletten
– 2-ml-Spritze
– Ampulle mit NaCl 0,9 %
– Pflaster zum Fixieren, Schere
– Mull- oder Elastikbinde
– Unterlage (Bettschutz)
– Schaumstoffkissen zum Lagern
– evtl. Probeentnahmeröhrchen
– Injektions- bzw. Infusionslösung nach Anordnung

Vorbereitung und Lagerung des Patienten

Der Patient muß der Situation entsprechend altersgemäß über den Vorgang aufgeklärt werden. Bei kleinen Kindern läßt sich dies gut anhand eines Teddys demonstrieren.

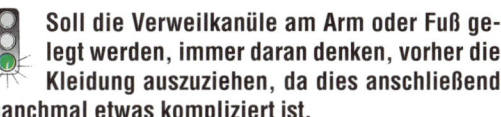 **Soll die Verweilkanüle am Arm oder Fuß gelegt werden, immer daran denken, vorher die Kleidung auszuziehen, da dies anschließend manchmal etwas komplizierter ist.**

Der Patient sollte so liegen, daß die Punktionsstelle durch **beste Lichtverhältnisse** gut sichtbar ist. Der Einstich selbst ist etwas schmerzhaft, die Venenverweilkanüle anschließend kaum spürbar. Der Einstichschmerz kann mit einer vorherigen Lokalanästhesie (Tupfer mit anästhesierender Salbe) an der Punktionsstelle gemildert werden.

 Eine gut gefüllte Vene trägt wesentlich zum Erfolg der Venenpunktion bei. Ein zu großer Staudruck kann das weitere Füllen der Vene verhindern. Bei schlechten Venenverhältnissen kann durch mehrfaches Öffnen und Schließen der Faust, oder durch Erwärmen (Wickel oder Teilbad) der Punktionsstelle, eine Verbesserung erzielt werden.

Vorgehen

Eine gründliche Entfettung und großzügige Desinfektion der Punktionsstelle sind notwendig. Bevor die Vene punktiert wird, muß die auf die Haut applizierte Lösung vollständig verdunstet sein.

– Staubinde oberhalb der zu punktierenden Vene anlegen
– Einstichstelle desinfizieren, Einwirkzeit beachten
– vorbereitete Kanüle dem Arzt anreichen
– Arzt punktiert die Vene
– Kanüle fixieren und verbinden

Nachsorge des Patienten

Zur Verhütung örtlicher Venenreaktionen und infektiöser Komplikationen ist die Pflege der Punktionsstelle unter Beachtung der aseptischen Regeln unbedingt einzuhalten (Kap. 26.3.5). Eine sorgfältige **Fixierung** der **Kanüle** ist wichtig, da jede Bewegung zu Reizungen der Venenwand mit nachfolgenden Entzündungserscheinungen führen kann. Treten Rötung, Schwellung oder Schmerz im Einstichbereich oder weiterer Venenverlauf auf, so kann die Ursache eine **paravenöse Infusion** oder eine beginnende **Phlebitis** bzw. **Thrombophlebitis** sein.

 Die Kanüle muß sofort entfernt werden, wenn die Infusion paravenös einläuft oder die ersten Zeichen einer Phlebitis bemerkbar sind.

Der **Verband** über der Punktionsstelle ist **täglich** zu **wechseln**. Verschmutzte und durchnäßte Verbände müssen sofort erneuert werden, da sie ideale Nährböden für Keime aller Art bilden.

■ Entfernen der Venenverweilkanüle

Vor dem Entfernen der Kanüle muß zuerst die Infusion abgestellt werden. Der Schutzverband ist zu entfernen und die Fixierung vorsichtig zu lösen. Die Punktionsstelle ist mit einem sterilen Tupfer zu bedecken, der mit der Hand festgehalten wird. Die Kanüle wird mit der anderen Hand gezogen. Um ein starkes Nachbluten zu vermeiden, ist die Einstichstelle mit dem Tupfer und dem Druck von Daumen oder Fingern der Pflegeperson zu komprimieren. Sollte es dennoch weiter bluten, werden ein Druckverband angelegt und der Arzt informiert. Bei einer Phlebitis oder Thrombophlebitis erfolgt eine Venenpflege mit einem **Heparinsalbenverband** oder **Alkoholumschlägen** (1/3 Alkohol 70 % und 2/3 Wasser). Alkohol heilt, kühlt und desinfiziert, der Umschlag sollte dreimal zwanzig Minuten oder je nach ärztlicher Anordnung verbleiben.

Alkohol kann zum Austrocknen der Haut führen. Bei Bedarf die betroffene Hautstelle mit einer fettenden Salbe einreiben.

24.2.3.2 Zentralvenöse Verweilkatheter

Venenverweilkatheter (zentrale Katheter oder Cava-Katheter) werden bei voraussehbaren **Langzeitinfusionen**, **parenteraler Ernährung**,

24

häufigem Injizieren von venenschädigenden Substanzen und zur **zentralen Venendruckmessung** (ZVD) gelegt.

Der Venenverweilkatheter kann **peripher** z.B. durch die Punktion einer Armvene (Vena basilica) eingelegt und bis zur Vena cava superior vorgeschoben werden. Somit liegt er „zentral" und eignet sich zur ZVD-Messung. Dieser **zentrale** Venenzugang erfolgt aber häufiger durch die Punktion der **Vena jugularis interna** oder der **Vena subclavia**, vor allem auch bei Notfällen, wenn die peripheren Venen nicht mehr ausreichend gefüllt und nicht tastbar sind. Das Legen eines Venenverweilkatheters ist ausschließlich die Aufgabe eines Arztes und darf nicht an Pflegekräfte delegiert werden. Diese sind zuständig für die Assistenz. Das Legen des Katheters und die Handhabung geschehen unter **aseptischen Bedingungen**. Der Verband wird nach den in Kapitel 26.3.5 beschriebenen Kriterien angelegt. Eine röntgenologische Lagekontrolle der Katheterspitze ist obligatorisch.

24.2.3.3 Implantierbare Kathetersysteme

Implantierte Kathetersysteme sind bei problematischen Venenverhältnissen und Langzeittherapien (z.B. Behandlung mit Zytostatika) vorteilhaft. Den meisten an Krebs erkrankten Kindern wird nach genauer Diagnosestellung ein zentralvenöser Zugang in einer Allgemeinnarkose im Operationssaal implantiert. Bewährt hat sich der getunnelte ein- oder doppelläufige **Silicontrennschutz-Katheter** (Typ Hickmann oder Broviac, Abb. 24-6). Manche Kliniken verwenden sogenannte **Port-Systeme**, die aus einem implantierten subkutanen Reservoir mit angeschlossenem Katheter bestehen.

Während der Chemotherapie bleibt den Kindern so das häufige, schmerzhafte Punktieren der Venen erspart. Die Gefahr der **paravasalen Injektionen** von Zytostatika, bei denen es zu komplikationsreicher Nekrosenbildung kommen kann, entfällt. Die Patienten können sich außerdem frei bewegen und sind in ihren Aktivitäten nicht eingeschränkt.

Bei kleineren Kindern erfolgt die Implantation am günstigsten über einen Seitenast der **Vena jugularis externa** (z.B. Vena jugularis facialis), bei größeren ist wie bei Erwachsenen auch das Eingehen in die Vena subclavia durch Punktion oder über die Vena cephalica möglich.

Vorgehen

Es erfolgt eine kleine **Inzision** (Einschnitt) über der gewählten Vene und der geplanten Katheteraustrittsstelle vor dem Sternum. Dazwischen erzeugt man mit Hilfe eines **Führungsstabs** einen schmalen subkutanen Tunnel. Der Katheter wird dann von außen in die Richtung auf die Inzision über der gewählten Vene so durchgezogen, daß die **Dacron-Manschette** etwa ein bis zwei Zentimeter von der Austrittsstelle über dem Sternum entfernt im Tunnel zu liegen kommt. Die richtige Lage der Manschette ist von besonderer Bedeutung für den **Infektionsschutz** (Abb. 24-7).

Das Innenteil des Katheters wird dann auf die voraussichtlich richtige Länge gekürzt und nach Präparation der Vene in Richtung auf den rechten Vorhof vorgeschoben. Der **Wundverschluß** durch eine Naht und die Fixierung des äußeren Katheteranteils erfolgen erst nach einer Röntgenkontrolle. Die Fäden zur Fixierung des äußeren Katheteranteils sollten nach Möglichkeit zwei Wochen liegen bleiben, bis die Manschette fest mit der Haut

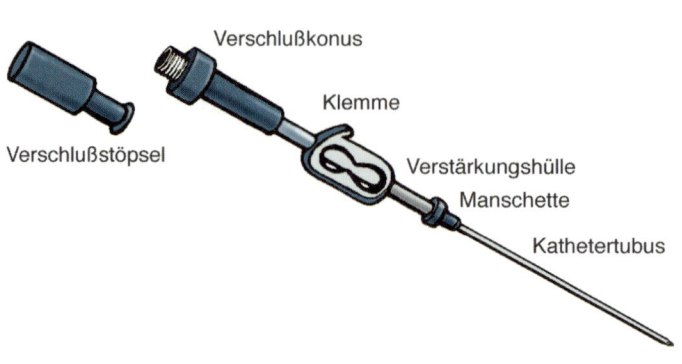

Abb. 24-6
Aufbau eines Broviac-Katheters

Verschlußkonus

Klemme

Verschlußstöpsel

Verstärkungshülle

Manschette

Kathetertubus

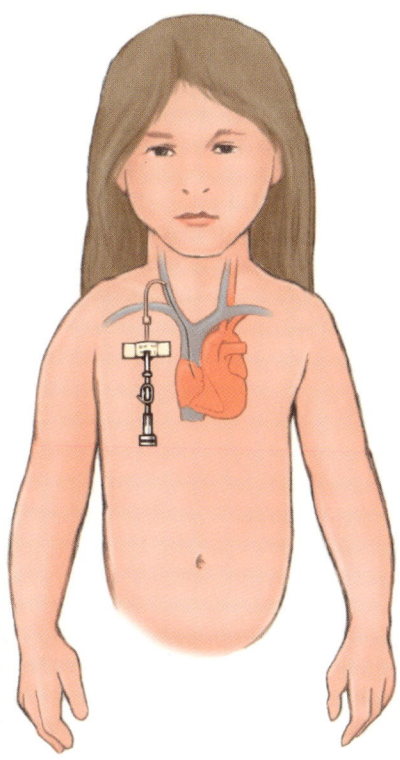

Abb. 24-7 Lage des Broviac-Katheters

Krusten werden mit 3 %iger Wasserstoffperoxidlösung gelöst. Anschließend betupft man die Austrittsstelle dünn mit desinfizierender heilender Salbe und deckt sie mit einem sterilen Pflaster ab. Rötungen und andere Veränderungen sind dem Arzt mitzuteilen und zu dokumentieren.

> **Bei unsachgemäßer Handhabung besteht die Gefahr einer Tunnelinfektion, die zur Kathetersepsis führen kann.**

Umgang mit dem Katheter

Der Katheter kann sofort benutzt und alle intravenös zu verabreichenden Medikamente und Infusionslösungen appliziert, alle Blutentnahmen darüber vorgenommen werden. Die **intravenösen Medikamente** sind **langsam** und mit großer Sorgfalt zu injizieren. Durch ruckartiges Vorschieben des Spritzenkolbens würde eine zu große Medikamentenmenge in den rechten Vorhof gelangen und dort zu Störungen führen. Als **Okklusionsschutz** (Verschlußschutz) soll allen Infusionslösungen Heparin (0,5 bis 1 E/ml) zugesetzt werden (Anordnung).

> **Nicht benutzte Katheter sind mit Heparin zu spülen und mit einem Verschlußstopfen abzustöpseln. Das Spülen muß in regelmäßigen Abständen, nach ärztlicher Anordnung, wiederholt werden.**

Vor Blutentnahmen sind etwa zehn Milliliter Blut zu aspirieren, damit die Blutwerte nicht durch Reste, wie von Infusionslösungen oder Medikamenten, verfälscht werden. Diese Menge sollte nach der Blutentnahme zurückgegeben werden, um eine Anämie zu vermeiden.

> **Grundsätzlich ist beim Arbeiten mit dem Broviac-Katheter auf aseptisches Arbeiten, gründliche Händedesinfektion, Vermeiden von Durchzug und Berührung des Anschlußstücks zu achten.**

Offene Katheterenden müssen durch eine Schlauchklemme gesichert sein. Unnötige Zwischenstücke sind zu vermeiden und nicht benutzte Zugänge gut zu verschließen. Nach jeder Manipulation (nur bei dringender Notwendigkeit) ist das Anschlußstück zu desinfizieren und steril zu verpacken.

verwachsen ist. Der Katheter wird steril verbunden. Bei Kindern muß darüber hinaus eine mechanische sichere **Pflasterfixierung** erfolgen.

> **Korrekt implantierte und gepflegte Katheter können über Jahre liegen.**

Nachsorge des Patienten

Die Überwachung der **Vitalzeichen** erfolgt in kurzen Abständen, nach ärztlicher Anordnung. Bei auftretendem **Wundschmerz** kann ein Analgetikum verabreicht werden (Anordnung). Die Anwesenheit und der Trost einer **Bezugsperson** wirken oft allein schon sehr beruhigend. Kinder lassen sich auch gut durch Geschichtenerzählen, Vorlesen oder Kassettenhören von Schmerzen ablenken. Der Verband ist täglich zu kontrollieren.

Verbandwechsel

Die Häufigkeit des Verbandwechsels ist abhängig vom Hautzustand der Austrittsstelle. Wichtig ist das spiralförmige Desinfizieren mit sterilen Stieltupfern von innen nach außen.

24

Bei Kurzinfusionen von Elektrolytkonzentraten darf der Katheter nur in gleicher Geschwindigkeit (nicht per Hand) nachgespült werden, da sonst die im System noch vorhandene Menge zu Arrhythmien, Herzflimmern oder sogar zum Herzstillstand führen kann.

24.2.3.4 Umgang mit Infusionen

Infusionslösungen werden in Glas- oder Kunststoffflaschen und Kunststoffbeuteln hergestellt. Das Infusionssystem besteht aus einem dünnlumigen, sterilen Kunststoffschlauch (z.B. mit Gummi-Latex-Zuspritzverbindung) und verschiebbarer Rollenklemme (Abb. 24-8). An einem Ende befindet sich der Anschlußkonus für den venösen Zugang, das andere Ende besteht aus Einstichdorn

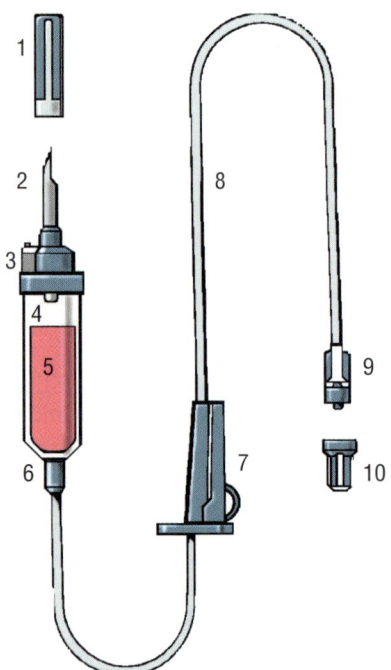

Abb. 24-8 Infusionssystem
1   Schutzkappe
2   Einstichdorn
3   Belüftung mit Filter
4   Tropfkammer
5   Filter
6   Überleitungsschlauch
7   Rollenklemme
8   Latexverbindung
9   Anschlußstück zur Venenverweilkanüle
10 Schutzkappe

und Tropfkammer mit Flüssigkeitsfilter und Belüftungsventil. Zum Infusionssystem gibt es verschiedenes Zubehör, z.B. Dreiwegehähne. Das Zusammenfügen muß unter aseptischen Bedingungen erfolgen.

Vorbereitung des Materials
– Infusionslösung mit Aufhängevorrichtung
– Desinfektionsmittel
– Infusionsbesteck
– Infusionsständer

Vorgehen
– Einstichstelle am Infusionsbehälter desinfizieren
– Rollenklemme schließen
– Einstichdorn in die stehende Flasche langsam drehend einführen (wichtig: Belüftung muß geschlossen sein, um ein Benetzen des Filters mit Infusionsflüssigkeit zu vermeiden)
– Infusionsbehälter umdrehen und aufhängen
– Tropfkammer zusammendrücken, bis diese bis zur Markierung gefüllt ist
– Belüftungsklappe öffnen (bei der Verwendung von Infusionsbeuteln entfällt die Belüftung, der Beutel zieht sich bei zunehmender Entleerung von selbst zusammen)
– Rollenklemme öffnen
– Infusionsleitung mit Infusionslösung füllen, bis das System luftleer ist
– Rollenklemme schließen

Zugabe von Zusätzen
Verordnete Medikamente werden möglichst unmittelbar vor dem Anlegen der Infusion durch die desinfizierte Gummikappe in die Infusionsflasche gespritzt.

 Um eine gute Vermischung mit der Infusionslösung zu erreichen, wird der Behälter vorsichtig geschwenkt.

Bei einem Infusionsbeutel spritzt man die Zusätze mit einer Kanüle durch die markierte, desinfizierte Einstichstelle ein. Menge und Art der Zusätze werden auf dem Infusionsbehälter sofort exakt notiert.

Es ist wichtig, darauf zu achten, daß die Infusionslösung sich nicht verändert. Bei manchen Mischungen kommt es zu chemischen Reaktionen, der Zusatz flockt aus (z.B. $NaHCO_3$ mit Calcium), und die Infusionslösung muß verworfen werden.

Vorgehen beim Wechsel des Infusionsbehälters

Der Wechsel der Infusionsflasche hat unter **aseptischen** Bedingungen zu erfolgen.

– Infusionssystem mit der Rollenklemme abklemmen
– Einstichdorn aus der Flasche entfernen und in die neue einsetzen
– überprüfen, ob die Tropfkammer gefüllt und keine Luft im System ist
– ist das System luftleer, Rollenklemme öffnen
– Tropfenzahl neu einstellen

Befindet sich Luft im System, muß es neu gefüllt werden. Dazu werden der Venenzugang des Patienten abgestöpselt und das System gefüllt (Kap. 24.2.3.3). Das Infusionssystem ist alle 24 Stunden zu wechseln.

Überwachen der Infusionstherapie

Die Tropfenzahl/Minute oder Milliliter/Stunde muß regelmäßig überprüft und evtl. korrigiert werden. Zu achten ist auf:

– Befinden des Patienten (Aussehen, Kreislaufsituation)
– korrekte Lage des Infusionsschlauches (nicht abgeknickt, Patient liegt nicht darauf)
– richtige Funktion von weiteren Zuleitungen und Mehrfachverbindungen (Dichtigkeit, richtige Stellung des Dreiwegehahns)

24.2.3.5 Infusionstechnik

Eine Infusion wird immer dosiert appliziert, also eine exakt bestimmte Menge in einem festgelegten Zeitraum. Die Genauigkeit der Dosierung hängt unter anderem von der angewendeten Infusionstechnik ab.

Bei der **Schwerkraftinfusion** wird die Infusionsgeschwindigkeit überwiegend durch die **Rollenklemme** reguliert. Das Infusionsvolumen ist entsprechend der Tropfenzahl oder Zeit eingestellt. Bei handelsüblichen Infusionsbestecken ergeben **zwanzig Tropfen einen Milliliter**.

$$\frac{\text{Infusionsmenge in ml}}{\text{Infusionsdauer in Stunden} \times 3} = \text{Tropfen/Minute}$$

$$\frac{\text{Infusionsmenge in ml} \times 20}{\text{Tropfenzahl/pro Minute} \times 60} = \text{Stunden}$$

Die Tropfenzahl wird **eine Minute ausgezählt** bzw. **kontrolliert**. Außerdem kann die Ein-

laufzeit auch durch die Höhe der Infusionsflasche in bezug auf den Patienten bzw. die Vene beeinflußt werden. Je höher die Infusionsflasche hängt, desto schneller fließt die Infusionslösung ein. Eine Veränderung des venösen Druckes und damit der Einlaufgeschwindigkeit entsteht evtl. durch Aufsetzen oder Aufstehen des Patienten.

24.2.3.6 Infusionspumpen

Infusionspumpen und Infusionsspritzpumpen werden bei zentralvenösen Kathetern, bei genau zu dosierenden hochwirksamen Medikamenten und bei Langzeitinfusionen eingesetzt. Laut medizinisch-technischer Geräteverordnung (MedGV) muß jede Person, die mit elektrischen Infusionspumpen arbeitet, vorher vom technischen Dienst eingewiesen werden.

■ Infusionspumpen (Infusomaten)

Infusomaten (Abb. 24-9) haben einen eigenen elektronischen Förderantrieb, dessen Rege-

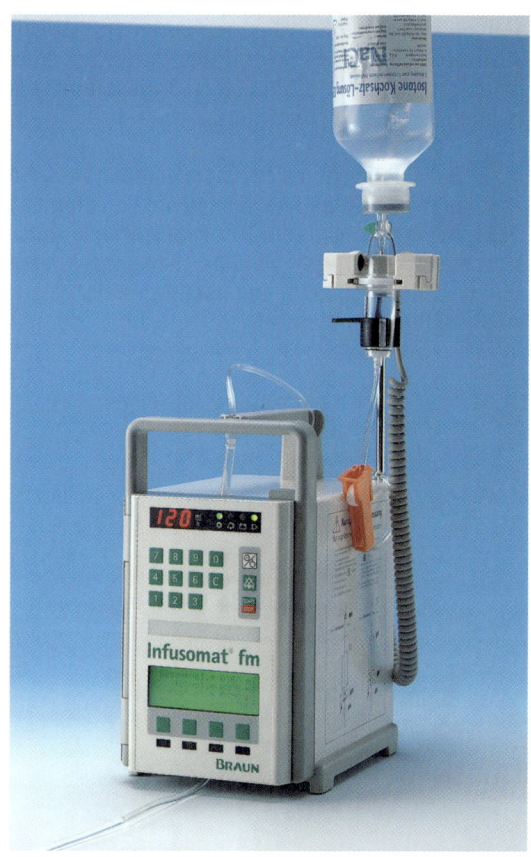

Abb. 24-9 Infusomat

24

lung volumen- oder tropfengesteuert ist. Die Infusion hängt an einem beigefügten Ständer. Ein Teil der Infusionsleitung wird über eine integrierte Pumpe am Infusomaten geleitet. Die gewünschte Tropfenzahl oder das Volumen/Minute ist einzustellen. An der Tropfenkammer des Infusionssystems wird eine Fotozelle angebracht, die die Tropfen zählt und bei Unregelmäßigkeiten einen Alarm einleitet. Für einige Geräte sind Spezialinfusionsbestecke nötig. Die einstellbare Infusionsmenge der Geräte variiert zwischen fünf und tausend Milliliter pro Stunde.

■ Infusionsspritzpumpen (Perfusoren)

Hierbei handelt es sich um Druckinfusionsgeräte (Abb. 24-10). Die Perfusorspritze (10, 25, 50 Milliliter) wird mit Hilfe eines linearen Präzisionskolbenantriebs entleert. Die Fördergenauigkeit ist sehr hoch. Die Infusionsrate läßt sich zwischen 0,5 und 99,9 Milliliter variieren.

Elektrische Infusionspumpen haben ein akustisches und optisches Alarmsystem, das bei Störungen und leeren Infusionsspritzen ausgelöst wird. Die Infusionsförderung stoppt automatisch, das Befinden des Patienten, das Infusionssystem und das Gerät müssen unverzüglich kontrolliert werden.

> Bei Gebrauch von Infusionspumpen müssen in regelmäßigen Abständen die Funktion des Apparates und die zu applizierende Infusionsmenge überprüft werden. Infusionspumpen sind gerätebuchpflichtig und bedürfen einer regelmäßig definierten Wartung.

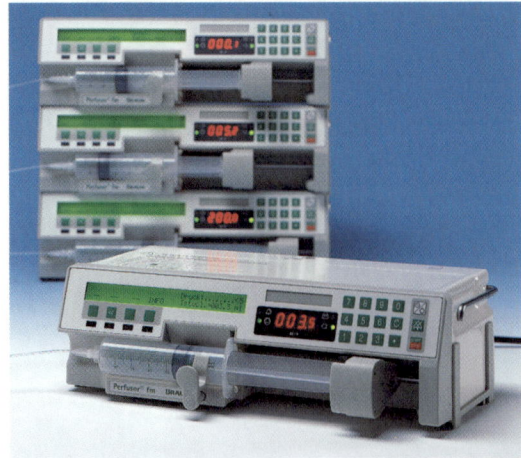

Abb. 24-10 Perfusoren

24.2.4 Flüssigkeitsbilanzierung

Die Bilanzierung ist die genaue Messung von Flüssigkeitszufuhr und -ausfuhr in einer festgelegten Zeit. Die **Flüssigkeitszufuhr** berechnet sich aus dem Trinken, der Nahrung und einer evtl. Infusion. Die **Ausfuhr** besteht aus Urinausscheidung, Schweiß (kann selten berechnet werden), Sekret aus Drainagen und/oder Wunden, Speichel und Stuhl. Es gelten folgende Definitionen:
– **positive Bilanz**, die Zufuhr an Flüssigkeiten ist höher als die Ausfuhr
– **ausgeglichene Bilanz**, die Zufuhr an Flüssigkeiten entspricht der Ausfuhr
– **negative Bilanz**, die Zufuhr an Flüssigkeiten ist geringer als die Ausfuhr

Zur Ergänzung der genauen Flüssigkeitsbilanz gehört die **Gewichtskontrolle** ein- bis zweimal täglich. Eine genaue Bilanzierung ist notwendig, um Über- und Unterwässerung, Elektrolytverschiebungen etc. entgegenwirken zu können.

24.2.5 Punktionen

24.2.5.1 Lumbalpunktion

Die Lumbalpunktion (LP) wird zur diagnostischen oder therapeutischen Entnahme von **Liquor cerebrospinalis** (lateinisch Liquor: Flüssigkeit; cerebrum: Gehirn; spina: Wirbelsäule) vorgenommen. Die Beschaffenheit und der Druck des Liquors, die Zellzahl, die Differenzierung der Zellen, der Eiweiß- und Glukosegehalt sowie der Erregernachweis geben Auskunft über evtl. pathologische Prozesse. Zur Klärung eines Befalls des zentralen Nervensystems (ZNS) bei einer Leukämie oder zur Injektion von Medikamenten ist die Lumbalpunktion unerläßlich.

Vorbereitung des Materials
– Hautdesinfektionslösung
– sterile Watteträger
– sterile Tupfer
– sterile Handschuhe für den Arzt
– Lokalanästhetikum
– sterile Probeentnahmeröhrchen
– ein Röhrchen mit Nährbodenlösung für die Bakteriologie
– ein schwarzes Blockschälchen mit Pandy-Reagenz (zum Globinnachweis)
– entsprechende Lumbalpunktionsnadel
– Pflaster

24

Vorbereitung und Lagerung des Patienten

Zur Vorbereitung gehört wie bei allen anderen Eingriffen eine **altersgemäße Aufklärung** über die Notwendigkeit und das Vorgehen. Bei entsprechend rechtzeitiger Information besteht die Möglichkeit, vorhandene Ängste mit Hilfe der Eltern, Psychologen, Ärzte, des Pflegepersonals, der Erzieher oder anderer Personen des Vertrauens abzubauen.

Je nach Belastbarkeit und Wunsch der Kinder erfolgt die Punktion nach vorangegangener Lokalanästhesie des Einstichbereiches oder während einer Kurznarkose. Die Lumbalpunktion kann im Sitzen oder im Liegen vorgenommen werden. Wichtig ist in jedem Fall eine optimale Krümmung der Wirbelsäule, der sog. „**Katzenbuckel**". In dieser Haltung rücken die Lendenwirbeldornfortsätze auseinander.

● **Fixierung des Patienten bei einer Lumbalpunktion im Sitzen**

Das Kind sitzt mit dem Rücken zum Arzt auf dem Untersuchungstisch, wenn möglich im „**Schneidersitz**". Die/der Kinderkrankenschwester/-pfleger setzt sich auf die rechte Seite dicht neben das Kind, in Blickrichtung des Arztes. Der **rechte Arm** der Pflegeperson greift um den **Nacken** unter der **Achsel** vorbei nach vorne und hält die **Hände** vor der Brust des Kindes fest. Gleichzeitig preßt sie die **Schulterpartie** und den Nacken zwischen ihrem Oberarm und der Brustseite an sich und biegt den Oberkörper so, daß ein „Katzenbuckel" entsteht. Der linke, quer über dem Oberschenkel liegende Unterarm fixiert die Oberschenkel (Abb. 24-11).

● **Fixierung des Patienten bei einer Lumbalpunktion im Liegen**

Das Kind liegt in Seitenlage an der vorderen Kante des Untersuchungstisches, mit dem Rücken zum Arzt. Die Pflegende umfaßt mit einer Hand den Nacken und drückt den **Kopf** möglichst weit **brustwärts**. Mit der anderen Hand umfaßt sie die Kniekehlen und schiebt die Knie dem Kopf entgegen (Abb. 24-12).

Vorgehen

Nach der Hautdesinfektion, der Lokalanästhesie oder während der Kurznarkose führt der Arzt die sterile Lumbalpunktionsnadel (Hohlnadel mit Mandrin) **zwischen zwei Wirbeldornfortsätzen** (dritter und vierter oder vierter und fünfter) in den **Lumbalkanal** ein (Abb. 24-13). Sobald der Mandrin herausgezogen wird, kann der Liquor frei in die von

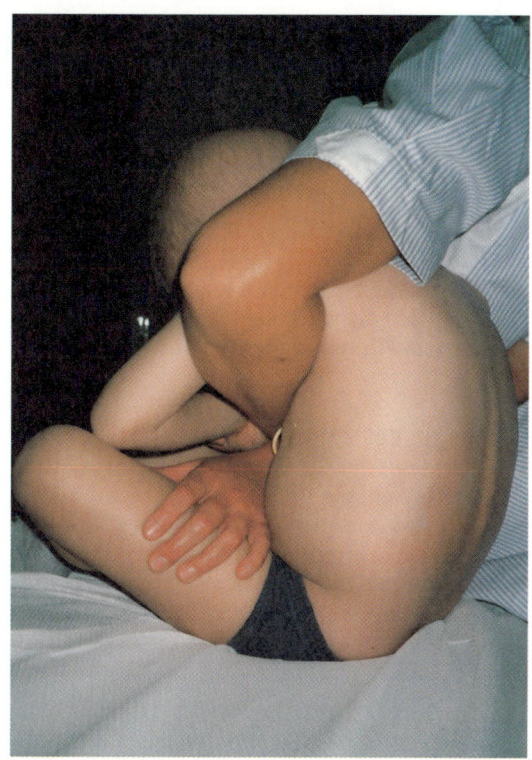

Abb. 24-11 Fixierung des Patienten im Sitzen

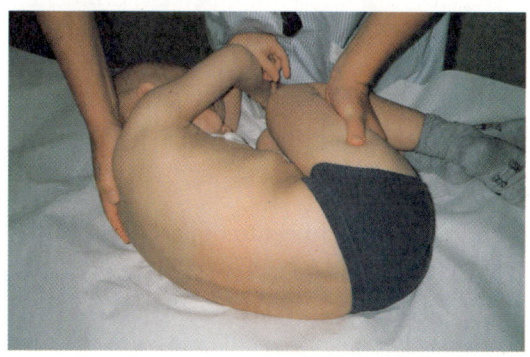

Abb. 24-12 Fixierung des Patienten im Liegen

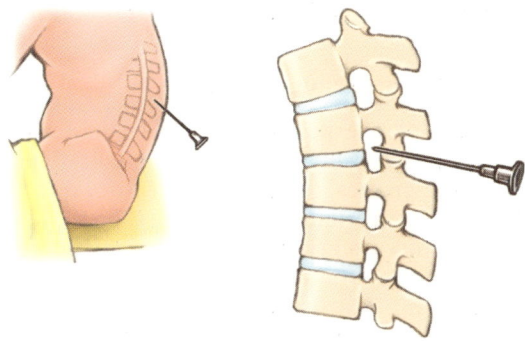

Abb. 24-13 Lumbalpunktion

24

der assistierenden Kinderkrankenschwester angereichten Probeentnahmeröhrchen abtropfen (Gesamtmenge drei bis sechs Milliliter). Gegebenenfalls erfolgt anschließend eine **intrathekale Medikamentengabe**. Danach bedeckt der Arzt die Punktionsstelle mit einem sterilen Tupfer, zieht die Nadel rasch heraus und fixiert ihn mit einem Pflaster.

 Das sitzend punktierte Kind wird sofort flach auf den Bauch gelegt und der Tupfer mit einem Pflasterstreifen fixiert.

Nachsorge des Patienten

Es ist ratsam, daß der Patient etwa zwei Stunden in **Rückenlage** im Bett liegen bleibt. Gelegentlich auftretende Kopfschmerzen können so gemildert werden.

Bei kleinen Kindern ist diese Prophylaxe allerdings nicht immer möglich. Nach **intrathekaler Medikamentengabe** ist es notwendig, daß der Patient einige Zeit in **Kopftieflage** (etwa 30 Grad) verweilt, um einen besseren Abfluß des Medikaments in die Ventrikel zu ermöglichen. Nach 24 Stunden wird der Verband bei reizloser Punktionsstelle entfernt.

Gegen evtl. auftretende Übelkeit, Erbrechen und Kopfschmerzen können Medikamente nach ärztlicher Anordnung verabreicht werden. Die Kontrolle der **Vitalzeichen** ist vom Zustand des Patienten und der Anordnung des Arztes abhängig.

Entsorgen des Materials
– beschriftete Probeentnahmeröhrchen ins entsprechende Labor schicken
– Lumbalpunktionsnadel in Kanülenauffangbehälter
– restliche Abfälle in Hausmüll
– Pandy-Reagenz aus dem Blockschälchen in den Ausguß
– benutztes Blockschälchen zur Sterilisation

24.2.5.2 Knochenmarkpunktion

Die Knochenmarkpunktion (KMP) dient ausschließlich der Beurteilung des **qualitativen Markzellgehaltes**, der **Zellform** und der **quantitativen Zellverteilung**. Obligat ist diese Untersuchung zum Erkennen von verschiedenen Blutkrankheiten und zur **Klassifizierung** von **Leukämien**. Festzustellen sind außerdem der Verlauf und Erfolg von Therapiemaßnahmen, die Auswirkung von Medikamenten (z. B. Zy-

tostatika) und/oder die Wirkung von Krankheiten auf das Knochenmark. Die optimale Entnahmestelle ist der **hintere** oder **vordere obere Rand** des **Beckenkammes**. Möglich ist auch bei großen Patienten eine Punktion des **Sternums** und bei Säuglingen eine Punktion der **Tibia**. Die Knochenmarkpunktion sollte nach einer Lokalanästhesie oder in einer Kurznarkose vorgenommen werden, um den Kindern die Schmerzen während der Aspiration zu ersparen.

Vorbereitung des Materials
– Hautdesinfektionslösung
– sterile Watteträger
– sterile Tupfer
– sterile Handschuhe für den Arzt
– Pflaster
– entsprechende Knochenmarkpunktionsnadel
– 5-ml-Spritze
– vorbereitete Spritzen für spezielle Diagnostik

Vorbereitung und Lagerung des Kindes
Das Kind liegt während der Knochenmarkpunktion, je nach Entnahmestelle, auf dem **Bauch** oder sitzt **aufrecht** mit dem Rücken zum Arzt auf dem Untersuchungstisch. Eine Pflegende unterstützt es dabei. Bei der **Sternalpunktion** liegt der Patient auf dem **Rücken**.

Vorgehen
Nach gründlicher Hautdesinfektion, anschließender Lokalanästhesie oder Einleitung einer Kurznarkose schiebt der Arzt die **Knochenmarkpunktionsnadel** (eine kräftige Hohlnadel mit eingeschliffenem Mandrin und einer verschiebbaren Platte, die das zu tiefe Eindringen der Nadel verhindert) durch die Haut in den **Knochen**. Sitzt die Nadel fest im Knochen, wird der Mandrin herausgezogen und steril abgelegt. Mit einer 5-ml-Spritze werden schnell ein bis zwei Milliliter Knochenmark aspiriert. Um ein Gerinnen zu verhindern, verarbeitet eine anwesende medizinisch-technische Assistentin das gewonnene Material.

Der Mandrin wird in die Hohlnadel zurückgeführt. Nachdem die Punktionsstelle steril abgedeckt ist, zieht der Arzt die Nadel heraus und fixiert einen sterilen Tupfer mit einem Pflaster.

Läßt sich bei einer Knochenmarkpunktion nicht genügend Material gewinnen, muß eine

Knochenmarkstanzbiopsie vorgenommen werden. Das Biopsat wird mit einer Spezialnadel (Jamshidi-Nadel) in Kurznarkose gewonnen.

Nachsorge des Patienten

Besteht eine **Thrombozytopenie**, so ist auf das mögliche **Nachbluten** der Einstichstelle zu achten, ggf. wird der Arzt informiert und ein Kompressionsverband angelegt. Die Kinder sind nach der Punktion in ihren Aktivitäten nicht eingeschränkt. Die Punktionsstelle kann vorübergehend empfindlich sein.

Besondere Beobachtung des Patienten **nach Kurznarkose:**

Die Kontrolle von **Pulsfrequenz** und **Blutdruck** erfolgt über zwei Stunden alle fünfzehn Minuten. Je nach Allgemeinzustand und ärztlicher Anordnung kann von diesen Angaben abgewichen werden. Die Länge der Bettruhe richtet sich nach dem Allgemeinzustand und beträgt mindestens drei Stunden. Der Tupfer wird bei reizloser Punktionsstelle nach 24 Stunden entfernt.

24.2.6 Knochenmarktransplantation

Die Knochenmarktransplantation (KMT) wurde erstmalig Ende der fünfziger Jahre beim Menschen vorgenommen. Mit zunehmenden Kenntnissen über die **Histokompatibilitätsantigene** (genetisch festgelegte Strukturen an der Oberfläche menschlicher Zellen, die bei Transplantationen Immunreaktionen auslösen) gehört sie seit Mitte der siebziger Jahre zu den etablierten Therapien bei einigen hämatologischen und onkologischen Erkrankungen.

Das **Ziel** der KMT ist es, mangelndes oder funktionsuntüchtiges blutbildendes Gewebe zu ersetzen oder bei onkologisch erkrankten Patienten eine intensive Chemo- und Strahlentherapie zur **Vernichtung bösartiger Zellen** zu ermöglichen, die ohne anschließende Knochenmarktransplantation tödlich verlaufen würde.

Die KMT wird bei Kindern vor allem mit prognostisch ungünstigen Rezidiven einer akuten lymphoblastischen Leukämie (ALL), Non-Hodgkin-Lymphomen, akuter myeloischer Leukämie (AML), bei chronisch myeloischer Leukämie (CML), schwerer aplastischer Anämie, Fanconi-Anämie, Neuroblastom, Osteopetrose und bei schweren kombinierten Immundefekten vorgenommen.

Es gibt unterschiedliche Formen der KMT. Die Rückübertragung von Knochenmark, das vom Patienten selber stammt, heißt **autologe** Knochenmarktransplantation. Bei einem beispielsweise an Leukämie erkrankten Patienten entnimmt man in der Remission ungefähr 20 ml/kg Knochenmarkblut während einer Allgemeinnarkose aus dem **Beckenkamm**. Das Knochenmark wird gefiltert und unter Umständen durch „Purging", eine Behandlung mit monoklonalen Antikörpern (vom Zellkern produziert) und speziellen Zytostatika, von evtl. vorhandenen Leukämiezellen gereinigt. Anschließend wird es nach Zusatz eines „Gefrierschutzmittels" eingefroren und bei Bedarf nach kurzer Auftauphase über einen zentralen venösen Zugang zügig infundiert. Die autologe KMT ist indiziert, wenn bei Patienten mit akuter Leukämie kein HLA-kompatibler Spender zur Verfügung steht (HLA: human leucocyte antigen system A), oder um bei Patienten mit soliden Tumoren Zytostatika hochdosiert ohne Rücksicht auf die Knochenmarktoxizität einsetzen zu können.

Ist der Knochenmarkspender mit dem Empfänger genetisch identisch (eineiige Mehrlinge), spricht man von einer **syngenen** Knochenmarktransplantation. Ist dies nicht der Fall, handelt es sich um eine **allogene** Knochenmarktransplantation. Nach den Regeln der Mendelschen Vererbung besteht eine Wahrscheinlichkeit von 25 Prozent, daß Geschwister gewebeidentisch sind. Diese kommen am ehesten als Spender in Frage, seltener andere Verwandte oder Fremdspender. Trotz der Gewebeidentität wird beim immunologisch nicht geschwächten Empfänger das transplantierte Knochenmark als fremd erkannt und abgestoßen. Um diese Reaktion, auch „**Wirt-gegen-Transplantat-Reaktion**" (Host-versus-graft-reaction) genannt, zu vermeiden, erhält der Patient vor der KMT eine **immunsuppressive Behandlung** (Chemotherapie und evtl. Strahlentherapie).

Häufiger zu beobachten ist die **Graft-versus-host-reaction** (GvHR). Immunkompetente Lymphozyten des Spendermarks erkennen dabei Eigenschaften des Empfängers als fremd und reagieren angreifend. Die **akute** GvHR tritt innerhalb der ersten hundert Tage nach einer KMT auf. **Haut- und Leberveränderungen** sowie **Durchfälle** sind die begleitenden Symptome. Die **chronische** GvHR entwickelt sich drei bis zwölf Monate nach

24

Transplantation. Die **Symptome**, wie hochgradige Infektionsanfälligkeit, Anämie, Wachstumsstörungen, starke Behaarung des ganzen Körpers, **ähneln** denen einer **Autoimmunerkrankung**. Chronische Haut- und Schleimhautveränderungen begleiten diese Reaktion. Eine Prophylaxe der GvHR ist die Gabe von **Immunsuppressiva** nach der KMT.

Ein großes Problem bei der Knochenmarktransplantation stellt die **Infektion** durch Keime im immungeschwächten Organismus dar. **Schleimhautläsionen** als Folge der vorangegangenen Konditionierung sind ideale Eintrittspforten für die unterschiedlichsten Erreger. Durch entsprechende prophylaktische Medikation (enterale und topische Dekontamination) und **Isolierung** des Patienten in einem keimarmen Milieu (z.B. Life-island/Umkehrisolation) kann diese Gefahr gemildert werden. Eine durch die Thrombopenie verursachte erhöhte **Blutungsneigung** besteht für mehrere Wochen. Die **psychische Belastung** des Patienten und dessen Angehörigen während der Zeit der Isolation, die fünf bis acht Wochen dauern kann, ist erheblich. Besonders nervenaufreibend sind die ersten zwei bis drei Wochen nach der Transplantation, bis ein „Take", ein Anwachsen des transplantierten Knochenmarks im Blutbild sichtbar ist.

Spätschäden sind Sterilität, Wachstumsstörungen, endokrine Störungen und Zweittumoren. Durch die Bestrahlung können Linsentrübungen (Katarakte) entstehen.

■ Beobachtung bei Patienten mit Knochenmarkdepression

In der Phase der Knochenmarkdepression ist die Gefahr einer **Sepsis** groß. Zusätzlich sind bestimmte **Virusinfektionen**, besonders aus der Herpes-Gruppe, sowie die meistens nach längerer intensiver Therapie auftretenden **Pilzinfektionen** sehr gefürchtet. Die bedrohliche **Pneumocystis-carinii-Pneumonie** ist durch die konsequente prophylaktische Gabe von **Co-trimoxazol** sicher zu vermeiden.

Häufig sind **Erythrozytentransfusionen** notwendig. Die Blutungsgefahr ist durch die Substitution von Thrombozyten und Gerinnungsfaktoren wesentlich verringert.

Krankenbeobachtung, **prophylaktische Maßnahmen** und die **Pflege** müssen in dieser Zeit besonders sorgfältig vorgenommen werden. Plötzliches Auftreten von **erhöhter Kör**pertemperatur ab 38,5 °C ist ein sicheres Zeichen einer beginnenden Infektion, unabhängig vom Allgemeinzustand des Patienten. Es können aber auch Symptome wie Apathie, blaß-graue Haut und pathologisch veränderte Vitalzeichen auftreten. Neben lokalisierten äußeren Infektionen ist vor allem der Magen-Darm-Kanal mit seinen physiologischen Keimen als mögliche Infektionsquelle anzusehen. Wichtig sind die **Beobachtung** und **Beurteilung** von Urin, Stuhl, Erbrochenem, Auswurf und Wundsekret.

Für Kinder mit **Neutropenie** und dem **Verdacht** auf eine bakterielle, mykotische oder virale **Infektion** sollte es feste **Untersuchungs- und Behandlungsrichtlinien** geben, um keine Zeit in diesen oft lebensbedrohlichen Situationen zu verlieren. Zu diesen Richtlinien zählen:

– täglich gründliche Untersuchung des Patienten
– Laboruntersuchungen (Blutbild, aerobe und anaerobe Blutkulturen, Elektrolyte, Gesamteiweiß, CRP)
– Abstrich bei entzündlichem Hautprozeß
– Urinkultur

■ Pflege und Betreuung bei Kindern mit Knochenmarktransplantation

Kinder, bei denen eine KMT vorgenommen werden soll, erhalten in der Regel dadurch die letzte Chance zum Überleben. Durch vorangegangene Klinikaufenthalte und aufgetretene Rezidive sind sie **emotional kaum** noch **belastbar** und sehr **ängstlich**. Zur Vorbereitung der Knochenmarktransplantation sind ausführliche **Gespräche** mit Patient und Eltern über Verlauf, Risiken und Heilungschance wichtig. Zu den vorbereitenden Untersuchungen gehören EKG, Röntgenaufnahmen, Sonographie, Lungenfunktionstest, Hals-, Nasen-, Ohren- und zahnärztliche Untersuchungen sowie laborchemische und serologische Kontrollen. Falls noch nicht vorhanden, wird ein mehrschenkeliger **Siliconkatheter** nach Broviac oder Hickmann implantiert.

Nach einem **desinfizierenden Bad** wird das Kind in einem keimarmen Zimmer **isoliert**. Dieses Zimmer ist vorher mit dem desinfizierten Lieblingsspielzeug des Kindes, Videorecorder, Telefon, medizinisch-technischen Geräten (Monitor, Oxymeter, Dinamap, Infusionspumpen) und steriler Wäsche zu bestücken. Personal und Angehörige betreten es nach **Händedesinfektion** und Anlegen von **Mundschutz**, **Schutzkittel** und **Haube**.

Findet die KMT in einem **Life-island-Zelt** statt, wird es wie das oben beschriebene Zimmer eingerichtet und in verschlossenem Zustand gasdesinfiziert. Alle Dinge, die in das Zelt gelangen, sind zu **sterilisieren** oder zu **desinfizieren**. Das Zelt darf nur von Ärzten und Pflegepersonal mit **steriler Schutzkleidung** betreten werden. Angehörige und Besucher halten sich vor der **transparenten Zeltwand** auf und können über **eingearbeitete Handschuhe** körperlichen Kontakt zum Kind aufnehmen.

Für den Patienten beginnt eine **belastende Zeit**. Er muß diverse orale Medikamente einnehmen. Die Einnahme wird durch Zytostatika oder Bestrahlung ausgelöste **Übelkeit** erschwert. Das **Einfühlungsvermögen** und das Geschick der Pflegenden sind jetzt besonders gefordert. Das Kind muß eine aufwendige Körperpflege mit **desinfizierenden Lösungen** und täglichem Wechseln der Leib- und Bettwäsche über sich ergehen lassen.

Nahrungsmittel, die eine erhöhte Keimzahl enthalten können, sind vom Speiseplan zu streichen. Dazu gehören Nüsse, Pistazien, Eis, Salat, ungeschältes Obst und Gemüse. Die Nahrung muß immer **frisch zubereitet** sein. In der Regel verwendet man **Tiefkühlkost**.

Der KMT geht die sog. **Konditionierung** voran, die etwa ein bis eineinhalb Wochen dauert und neben der hochdosierten **Chemotherapie** auch eine **Ganzkörperbestrahlung** enthalten kann. Nach entsprechender Präparation durch die Blutbank wird bei der allogenen Übertragung das Knochenmark am Tag der Entnahme wie eine Transfusion gegeben. Wegen der zunächst noch fehlenden Knochenmarkfunktion sind die nächsten zwei bis drei Wochen für den Patienten sehr kritisch. Ein hohes Risiko für Infektionen und Blutungen besteht. Durch die Konditionierung aufgetretene **Mundschleimhautdefekte** lassen das Essen zur Qual werden. **Mundspülungen** mit heilenden (wie Kamille) und desinfizierenden Lösungen, mindestens viermal täglich nach dem Essen, sind erforderlich. Die Kinder bewegen die Spülflüssigkeit in den Wangentaschen hin und her und spucken sie anschließend wieder aus.

Eine ausgewogene **parenterale Ernährung** und bei Bedarf ausreichende **Schmerztherapie** müssen erfolgen.

Eine besondere Beobachtung gilt der **Haut**. Sie gibt Auskunft über eine evtl. beginnende GvHR, Entzündungen oder Blutungsbereitschaft. Häufig auftretender Durchfall gefährdet die intakte Haut im **Analbereich**. Sie muß nach jeder Stuhlentleerung sorgfältig mit weichem Papier gesäubert werden. Bei einer **Rötung** oder bei beginnenden Hautdefekten müssen **zweimal täglich medizinische Bäder** oder **Spülungen** (desinfizierend, entzündungshemmend, heilend) erfolgen. Die Haut wird anschließend mit einem weichen Tuch abgetupft und bei Bedarf mit adstringierender Lösung, Heilsalben oder granulierungsfördernden Ölen (je nach Anordnung) weiterbehandelt.

Die **Vitalwerte** sind in kurzen Abständen zu kontrollieren. Die Intensität der Pflege richtet sich nach dem Allgemeinzustand des Kindes. Grundsätzlich erfolgt täglich eine **Ganzkörperwaschung mit Aqua dest.** und einer **desinfizierenden Lösung**. Die intakte Haut reibt man mit einer **fettenden Salbe** ein. Bei sichtbaren Hautdefekten ist sofort der Arzt zu informieren. Die ärztlich angeordnete Inhalation mit einem antimykotischen Medikament erfolgt mindestens zweimal täglich für zehn Minuten.

Der **Verbandwechsel** am Broviac-Katheter erfolgt einmal täglich. Während der Isolierung ist die **psychische Betreuung** des Kindes besonders wichtig. Es sollte möglich sein, daß ein Elternteil Tag und Nacht in der Nähe des Patienten sein kann. In den meisten pädiatrisch-onkologischen Abteilungen gehören mittlerweile Erzieher, Musik- und Kunsttherapeuten sowie Psychologen zum Team, die das Kind neben den Eltern und den Pflegenden zusätzlich unterstützen.

Bei komplikationslosem Verlauf der KMT kann die Isolierung schrittweise aufgehoben werden. Nach Entlassung erfolgt eine **ambulante Nachsorge**.

24.3 Pflege und Krankheitsbilder Onkologische Erkrankungen

24

24.3.1 Pflege bei onkologischen Erkrankungen

Die Onkologie wird als Lehre der Geschwulsterkrankungen definiert. Im Volksmund sprechen wir von „Krebs" als Bezeichnung für bösartige Tumoren. Die Konfrontation mit der Erkrankung kann bei den Angehörigen und, abhängig vom Alter, auch bei Kindern Schuldgefühle, eine existentielle Angst und ein Gefühl der Hoffnungslosigkeit erzeugen. Um diesen belastenden Begriff zu vermeiden, kann statt dessen von einer bösartigen Geschwulst gesprochen werden, obwohl Karzinome, für die diese Bezeichnung zutrifft, bei Kindern kaum vorkommen. Es zeigt sich aber, daß Erwachsene und Kinder sich dennoch von Anfang an mit dem Wort „Krebs" auseinandersetzen.

Den Patienten gegenüber ist eine **kindgerechte Offenheit** geboten, um einer Aufklärung durch Mitpatienten oder durch Freunde und Verwandte vorzubeugen. Die **Krankheitsumstände** des einzelnen Patienten sind entsprechend zu erläutern, z.B. die Ursachen und die Behandlungsformen. Die **Ursachen**, die zu einer onkologischen Erkrankung führen, sind immer noch weitgehend ungeklärt. Äußere Einflüsse können den Ausbruch einer Erkrankung fördern, wie UV- und ionisierende Strahlen, Tabakrauch, Hormone, chemische Substanzen (z.B. Formaldehyd), Viren. Zusätzlich zu diesen äußeren Noxen besteht aber meist eine **genetische Prädisposition**. In den letzten Jahren konnten besonders durch molekularbiologische Untersuchungen wesentliche Erkenntnisse über genetische Grundlagen der Tumorentstehung gewonnen werden. Durch eine intensive Therapieforschung, durch multizentrische Behandlungsstudien, ist es in den letzten zwanzig Jahren gelungen, die **Prognose** für Kinder mit Krebserkrankungen eindrucksvoll zu verbessern. Etwa zwei Drittel der betroffenen Patienten können von ihrer Erkrankung geheilt werden.

Die Kinderkrankenschwestern und -pfleger auf einer hämatologisch-onkologischen Station müssen über gute **pflegerische Grundkenntnisse** verfügen, um die umfassenden speziellen **therapeutisch-pflegerischen Maßnahmen** der Chemo- und Radiotherapie optimal vornehmen zu können. Eine genaue, sensible **Krankenbeobachtung**, die alltäglichen supportiven (unterstützenden) Maßnahmen, die assistierende Pflege und die exakte Ausführung von Therapieanordnungen sind während der Behandlung lebensnotwendig. Zur Bewältigung der individuellen pflegerischen Probleme mit den durch die Krankheit psychisch stark belasteten Kindern und Eltern brauchen die Pflegenden Einfühlungsvermögen und Phantasie. Kenntnisse über die Krankheit sind von großer Wichtigkeit, um die Patienten in allen Phasen der Behandlung einfühlsam begleiten zu können.

Individuelle **Pflegeplanung**, eine exakte **Dokumentation** und korrektes **hygienisches Arbeiten** beugen Komplikationen entscheidend vor. Während der täglichen Körperpflege sollten alle **Eigenaktivitäten des Kindes** gefördert werden. Bei immobilen und bewußtlosen Patienten sind die **Pneumonie-** und die **Dekubitusprophylaxe** sowie spezielle **Lagerungen** zur Vermeidung von Kontrakturen anzuwenden (Kap. 9).

Besondere Aufmerksamkeit gilt der Beobachtung von **Haut** und **Schleimhäuten**. Sie sind die Haupteintrittspforten für Keime. Bei **Hautläsionen**, Druckstellen, trockener schuppiger Haut, einem Exanthem (z.B. Medikamentenallergie), müssen gezielte pflegerische Maßnahmen wie medizinische Bäder, die Anwendung von entsprechenden Salben, adstringierende Pinselungen, Dekubitusprophylaxe erfolgen.

Bei Kindern, die **Windeln** tragen, ist der Genital- und Analbereich besonders gründlich zu inspizieren. Der **Spannungszustand** der **Haut** gibt Auskunft über eventuellen Eiweißmangel und Über- oder Unterwässerung. Die **Finger-** und **Fußnägel** werden während der gesamten Behandlung nur gefeilt, um Verletzungen und Panaritien zu vermeiden. Bläschen können ein Zeichen für eine **Herpesinfektion** sein. Petechien und Hämatome deuten auf eine Thrombozytopenie oder **Gerinnungsstörung** hin. Schleimhautdefekte im **Mund** sind relativ häufig. Sichtbare Veränderungen wie weiße Beläge (Soor) oder

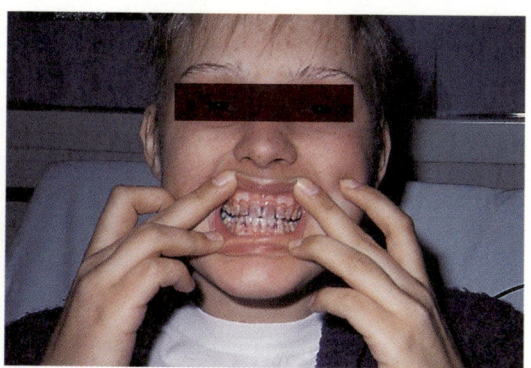

Abb. 24-14 Mundschleimhautdefekte nach Zytostatikatherapie bei einem 15jährigen Mädchen

Auflockerung der Mundschleimhaut sind oft der Beginn einzelner schmerzhafter Läsionen mit möglicher Ausbreitung im ganzen Mund (Abb. 24-14). Eine intensive **Mundpflege** (Kap. 9.4.3) durch häufiges Spülen mit heilenden, desinfizierenden Lösungen ist notwendig. Eine wichtige Prophylaxe ist die Gabe eines oralen Antimykotikums. Besonders gefährdete Patienten inhalieren außerdem mit einer antimykotischen Lösung zur Vorbeugung einer Pilzinfektion der Atemwege.

> Während der Therapie sollte zur Zahnpflege eine weiche Zahnbürste benutzt werden. Besteht eine Leukopenie mit Mundschleimhautdefekten (Bakterienansammlung) oder eine Thrombopenie (Blutungsneigung), ist auf das Zähneputzen zu verzichten, die Mundspülungen werden weiter vorgenommen.

Aufgetretene Mundschleimhautveränderungen und -defekte können unterschiedlich starke **Schmerzen** verursachen. Folgen sind **Nahrungsverweigerung** mit anschließendem **Gewichtsverlust**. Eine optimale **Schmerztherapie** und eine **parenterale Ernährung** können diese belastenden Nebenwirkungen überbrücken.

24.3.2 Leukämien

Leukämien sind der Sammelbegriff für die maligne Entartung und Reifungsstörung weißer Blutzellen (Leukozyten). Bei dieser Erkrankung des Knochenmarks verdrängen unreife, morphologisch und biochemisch klassifizierbare Zellinien die normalen blutbildenden Zellen. Unbehandelt führt die Krankheit zum Tode. Leukämien werden abhängig von der Ursprungszelle unterteilt in **lymphoblastische** oder **myeloische Leukämien**. Nach dem Grad der Ausreifung unterscheidet man außerdem **akute** und **chronische** (im Kindesalter selten) Verlaufsformen.

Die akute lymphoblastische Leukämie (ALL) ist mit etwa 80 Prozent die am häufigsten auftretende Form. Etwa 20 Prozent entfallen auf die verschiedenen Arten der akuten myeloischen Leukämie (AML).

Leukämien können in allen Altersstufen auftreten, am häufigsten werden sie aber zwischen dem ersten und fünften Lebensjahr diagnostiziert. Aus bisher ungeklärten Gründen erkranken **Jungen häufiger** als Mädchen. Nach dem heutigen Wissensstand führt eine Kombination von endogenen und exogenen Faktoren zur Erkrankung. Der Zeitraum zwischen den ersten erkennbaren Symptomen und der Diagnosestellung liegt in der Regel bei zwei bis sechs Wochen.

Symptome
– Blässe und Mattigkeit
– evtl. Beinschmerzen (Kinder werden von Eltern getragen)
– Hämatome
– petechiale und Schleimhautblutungen
– Fieber (Neutropenie)
– Vergrößerung von Leber und Milz
Haut- und Zahnfleischinfiltrate können vor allem bei einer AML richtungweisend sein. Kopfschmerzen, Sehstörungen, Erbrechen oder eine Vergrößerung der Hoden sind seltene Symptome und durch spezielle Organmanifestation der Leukämie bedingt.

In etwa der Hälfte der Fälle kann schon aus dem Blutbild die Diagnose einer Leukämie gestellt werden.

Diagnostik
Eine Anämie mit Hämoglobinwerten unter 10 g/dl ist bei 80 Prozent der akut erkrankten Kinder vorhanden. Häufiger wird außerdem eine Neutro- und Thrombopenie festgestellt. Die Knochenmarkpunktion (Kap. 24.2.5.2) wird für eine exakte Klassifizierung der Leukämie durch immunologische, zytochemi-

24

sche und zytogenetische Untersuchungen benötigt (Tab. 24-2, 24-3).

Die Immunphänotypisierung ermöglicht die sichere Unterscheidung zwischen akuten lymphoblastischen und nicht-lymphoblastischen Leukämien sowie die Zuordnung lymphoblastischer Leukämien zur B- oder T-Zellen-Reihe.

Eine Lumbalpunktion (Kap. 24.2.5.1) ist zum Ausschluß oder Nachweis einer meningealen Beteiligung (Befall des Zentralnervensystems) durch die Liquorzytologie erforderlich. Die Liquorentnahme sollte korrekt verlaufen, da schon geringe Beimengungen von leukämiezellreichem Blut das Ergebnis entscheidend verändern.

Ein Anstieg der Harnsäure ist durch den Zerfall von Leukämiezellen und den Abbau der Zellkern-Desoxyribonucleinsäure (DNA) besonders bei Patienten mit hoher Leukämiezellzahl zu beobachten.

Zur Erkennung eines erhöhten Zellumsatzes ist die laufende Kontrolle der Serum-Lactatdehydrogenase (LDH) oft hilfreich.

Zur weiteren initialen Diagnostik gehören Röntgenaufnahmen des Thorax und des Skeletts. Auf den Thoraxaufnahmen kann durch die Vergrößerung des Thymus eine Verbreite-

Tab. 24-3 French-American-British-(FAB-)Klassifikation der akuten myeloischen Leukämie (AML)

Klassifikation	Leukämieart
FAB-M1	akute Myeloblastenleukämie (AMbL)
FAB-M2	akute Myeloblastenleukämie mit Ausreifung
FAB-M3	akute Promyelozytenleukämie mit starker Granulation (APL)
FAB-M4	akute myelomonozytäre Leukämie (AMML)
FAB-M5a	akute Monoblastenleukämie (AMoL)
FAB-M5b	akute Monoblastenleukämie mit Differenzierung
FAB-M6	Erythroleukämie (EL)
FAB-M7	Megakaryozytenleukämie

Tab. 24-2 French-American-British-(FAB-)Klassifikation der akuten lymphoblastischen Leukämie (ALL)

Klassifikation	Lymphoblastenart	Zellverhalten
FAB-L1	76 bis 100 Prozent L1-Lymphoblasten	– kleine Zellen mit hoher Kern-/Plasma-Relation – regelmäßig geformte, z. T. gebuchtete Kerne mit homogen feinem oder geklumptem Chromatin und kaum sichtbaren Nukleolen – schmaler, leicht basophiler Zytoplasmasaum mit variabler Vakuolisation
FAB-L2	mehr als 25 Prozent L2-Lymphoblasten	– große Zellen mit niedriger Kern-/Plasma-Relation – regelmäßig geformte Kerne mit homogen feinem Chromatin sowie einem oder mehreren prominenten Nukleoli/Zelle – mittelbreiter, leicht basophiler Zytoplasmasaum mit variabler Vakuolisation
FAB-L3	homogene L3-Lymphoblasten-Population	– große Zellen – regelmäßige, ovale oder runde Kerne mit feinem Chromatin und einem oder mehreren prominenten Nukleoli/Zelle – mittelbreiter, stark basophiler Zytoplasmasaum mit prominenter Vakuolisation

rung des vorderen, oberen Mediastinums zu sehen sein. Die Sonographie gibt Auskunft über evtl. Organvergrößerungen. Bei etwa der Hälfte aller ALL-Patienten sind Skelettveränderungen vorhanden.

Therapie

Die regelmäßige Messung des **Urin-pH-Wertes** mit ggf. erhöhter intravenöser Zufuhr von Natriumbicarbonat und eine exakte Bilanzierung sind notwendig, um Probleme früh zu erkennen und einer schweren Nierenfunktionsstörung vorzubeugen.

Die Behandlungspläne sind für ALL, AML und Untergruppen unterschiedlich ausgerichtet. Sie bestehen in der Regel aus einer Induktions- und einer Konsolidierungstherapie. Mit Hilfe der **Induktionstherapie** wird versucht, die Leukämiezellen im Knochenmark auf höchstens 10^{10} Zellen zu reduzieren (sie dürfen morphologisch nicht mehr nachweisbar sein). Ist dieser Zustand erreicht, spricht man von **Remission.**

In Deutschland haben bei der **ALL** Kombinationen mit Prednison, Daunorubicin, Vincristin und L-Asparaginase, gefolgt von einer zweiten Phase mit Cyclophosphamid, Cytarabin und 6-Mercaptopurin, sehr gute Erfolge erzielt. Am Beginn dieser Behandlung wird mit einer einwöchigen Prednison-Monotherapie die Empfindlichkeit der Leukämiezellen gegenüber Glukokortikoiden getestet.

Um eine vollständige Heilung zu erzielen, muß die Remission durch eine intensive **Konsolidierungstherapie** gefestigt werden, in der zum Teil andere Zytostatikakombinationen eingesetzt werden.

Zwischen diesen beiden Abschnitten erfolgt eine sogenannte **Intervalltherapie** in Form eines achtwöchigen Behandlungsblocks mit hochdosiertem Methotrexat intravenös sowie 6-Mercaptopurin oral.

Parallel zur gesamten Intensivbehandlung erfolgt eine **präventive zytostatische ZNS-Behandlung** durch Methotrexatinjektionen in den Lumbalkanal. Bei Kindern mit erhöhtem Risiko (z.B. hoher initialer Leukozytenzahl) ist eine zusätzliche Strahlentherapie des Gehirns angezeigt.

Um auch die Leukämiezellen zu eliminieren, die sich während der beschriebenen Behandlung in der Ruhephase befanden, schließt sich eine ambulante remissionserhaltende Dauertherapie mit Methotrexat und 6-Mercaptopurin oral an.

Tritt ein Rezidiv auf, werden die bekannten Zytostatika in anderen Kombinationen verabreicht. Für einen Teil der Patienten ist dann eine Hochdosistherapie mit nachfolgender Knochenmarktransplantation (Kap. 24.2.6) eine Chance. Die Gesamttherapiedauer beträgt etwa 24 Monate.

AML-Patienten haben im Vergleich deutlich schlechtere Aussichten, eine Remission zu erreichen. Ursachen dafür sind ein geringeres Ansprechen auf die Chemotherapie und eine höhere Rate letal verlaufender Komplikationen wie Blutungen und/oder Durchblutungsstörungen bei hoher initialer Leukozytenzahl.

Gut wirksame Zytostatika bei der AML sind Cytarabin und die Anthracycline, zusätzlich werden 6-Thioguanin, Etoposid und Vincristin eingesetzt. Bei Kindern mit ungünstiger Prognose hat die Knochenmarktransplantation gute Erfolge gezeigt. Zur präventiven ZNS-Behandlung müssen intrathekale Verabreichungen von Cytarabin sowie bei einem Teil der Patienten eine Strahlentherapie erfolgen.

Prognose

Das Auftreten eines Rezidivs verschlechtert die Prognose. Abhängig vom Zeitpunkt und vom Ort des Rezidivs kann aber noch ein Drittel der ALL-Patienten geheilt werden.

Erst bei Ablauf einer Zeit von fünf Jahren nach der Diagnose wird ein Rückfall so unwahrscheinlich, daß von einer Heilung gesprochen werden kann. Die Heilungsrate liegt zur Zeit bei ungefähr 70 bis 75 Prozent. Bei der AML liegt die Heilungsrate zwischen 50 und 60 Prozent.

Komplikationen

Durch die schlecht wasserlösliche Harnsäure besteht die Gefahr einer **Niereninsuffizienz** sowie von Störungen des Wasser-Elektrolyt-Haushalts. Bei vorhandenen Niereninfiltraten muß mit einer eingeschränkten Nierenfunktion gerechnet werden.

Kinder mit hoher Leukämiezellzahl können bei massivem Zellzerfall **Störungen** der **neuromuskulären Erregbarkeit** entwickeln, bedingt durch die freiwerdende Phosphatmenge und die daraus folgende Hypokalzämie.

Störungen der **plasmatischen Gerinnung** sind hauptsächlich bei der Promyelozyten- und Monoblastenleukämie zu beobachten. Kinder mit einer myeloischen Leukämie haben häufiger einen zusätzlichen Faktor-XIII-

24

Mangel. Auftretende Blutungen können vor allem bei diesen Leukämien lebensbedrohlich sein.

Bei hochfiebernden neutropenischen Kindern besteht immer der Verdacht auf eine **septische Infektion**, die ebenfalls lebensbedrohlich ist. Ein Parameter für ernstzunehmende bakterielle Infektionen ist das C-reaktive Protein (CRP). Frühestens 12 Stunden nach Beginn der Infektion ist ein deutlicher Anstieg zu erwarten. Zusätzliche Risiken sind Virusinfektionen wie Hepatitis B, Hepatitis C, HIV und Zytomegalie. Eine entsprechende Diagnostik ist einzuleiten. Die zusätzliche Bestimmung der Antikörper gegen Epstein-Barr-Virus, Herpes-simplex- und Varicella-Zoster-Virus kann hilfreich sein.

Da Leukämiepatienten in der Regel **transfusionspflichtig** werden, ist die genaue Bestimmung der Blutgruppe erforderlich. Um die Gefahr der Bildung von Antikörpern bei eventuellen Thrombozyten-Transfusionen zu vermeiden, empfiehlt sich die Bestimmung des HLA-Typs (Human leucocyte antigen).

24.3.2.1 Pflegeplanung bei einem Kind mit akuter lymphoblastischer Leukämie

Informationssammlung vom 13. August 19..

Name:	Murat L. (männlich)
Geburtsdatum/Alter:	3. Juli 19.., acht Jahre alt
Staatsangehörigkeit:	türkisch
Familiensituation:	ältestes Kind, zwei Geschwister (sechs Monate und vier Jahre), zweite Klasse Grundschule. Eltern verheiratet, Vater selbständig, wenig zu Hause, Mutter nicht berufstätig. Alleinige Betreuung von den Eltern nicht möglich, Unterstützung von Großeltern, Onkeln und Tanten
Aufnahme:	9. August 19.., Einweisung durch Kinderarzt
Körpergewicht:	22,6 Kilogramm
Körpergröße:	128 Zentimeter
Vitalzeichen:	Herzfrequenz 140/Minute
	Atemfrequenz 40/Minute
	Blutdruck 120/80 mmHg
	Körpertemperatur 38 °C, beginnt zu frieren
Diagnose:	akute lymphoblastische Leukämie

Bisheriger Krankheitsverlauf

Murat ist seit drei Wochen auffällig blaß und zunehmend matt (Leistungsabfall in der Schule). Den Eltern sind beim Baden Hämatome am ganzen Körper aufgefallen. Blutbildkontrolle beim Kinderarzt: Leukozytose und Thrombopenie. Nach Klinikeinweisung Lumbalpunktion (Kap. 24.2.5.1), Knochenmarkpunktion (Kap. 24.2.5.2) Differentialblutbild sowie laborchemischen und serologischen Untersuchungen hat sich die Diagnose ALL bestätigt. Implantation eines zentralvenösen Katheters (Typ Broviac, Kap. 24.2.3.3) zur intensiven Chemotherapie.

Istzustand

Heute, am vierten Tag nach der stationären Aufnahme wirkt Murat weiterhin sehr matt, er fiebert in ungefähr achtstündigem Abstand über 38,5 °C, bei Fieberanstieg hat er ein Kältegefühl. Seit der Katheterimplantation hat er eine Kopfschonhaltung rechts. Er ist sehr ängstlich und spricht trotz seiner guten Deutschkenntnisse nur türkisch mit seiner Mutter, sie übersetzt. Er schimpft viel mit ihr.

Murat befindet sich in der Prednison-Vorphase der Induktionstherapie. Sie wird ergänzt durch eine forcierte Diurese und die orale Einnahme von Allopurinol. Seit Fieberbeginn erhält er eine intravenöse, antibiotische Behandlung. Die Einnahme der Tabletten bereitet ihm große Probleme.

Laut Mutter ist Murat ein sehr bewegungsfreudiges, munteres Kind, spielt viel draußen, in der Wohnung sieht er viel fern. Ist jetzt beeinträchtigt durch den ungewohnten implantierten Katheter und die angeschlossene Infusion mit dazugehörigem Ständer. Mutter und Sohn schauen sich viele Videos an.

Hat sich zu Hause selbständig gewaschen und angezogen, in der Klinik will er sich weder von der Mutter noch vom Pflegepersonal waschen lassen. Murat ist normalerweise ein problemloser „Esser". Die Mutter kocht daheim türkisch. Seit der Erkrankung appetitlos, er trinkt am liebsten Wasser und hat bis jetzt ein knappes Kilo abgenommen.

Murat hat zu Hause einmal täglich problemlose Verdauung. Hier entleerte er erstmalig am dritten Tag festen Stuhlgang. Forcierte Diurese (zwei Liter Glukose 5% plus 120 mval Natriumbicarbonat 8,45% und 20 mval KCL). Es ist eine Bilanzierung angeordnet. Urinausscheidung hat dadurch zugenommen, er ist noch ungeschickt im Umgang mit der Urinflasche, sie ist zweimal umgefallen, bzw. er hat danebenuriniert.

Mag sich nicht den Puls fühlen lassen. Murat schläft zu Hause mit seinem vierjährigem Bruder in einem Zimmer, er hat keine Durchschlafprobleme. Ist hier durch häufige Urinausscheidung in seiner Nachtruhe gestört und dadurch tagsüber müde.

Pflegeplan

Pflegeprobleme/Ressourcen	Pflegeziele	Pflegemaßnahmen
1 Schlafen • großes Schlafbedürfnis • durch Urinausscheidung gestörte Nachtruhe	• ausreichender Schlaf und Ruhe	• koordinierter Ablauf der Pflegemaß-nahmen mit anderen Berufsgruppen • ständige Störungen vermeiden • längere Schlafphasen ermöglichen • Mutter nach Einschlafritualen fragen
2 Sich bewegen • hat Angst vor Schmerzen bei Bewegung • Bewegungsfreiheit eingeschränkt durch Infusionstherapie • Kopfschonhaltung rechts	• Schmerzfreiheit bei Bewegung • Sicherheit beim Laufen mit dem Infusionsständer • bewegt seinen Kopf in alle Richtungen	• durch Erklärungen, vorsichtiges Mobilisieren und Mutmachen vor-handene Ängste abbauen • Atemtechniken üben, die Schmerzen etwas reduzieren • Krankengymnastik
3 Sich sauberhalten und kleiden • mag sich nicht waschen lassen • durch seine Weigerung mangelnde Hautbeobachtung • mögliches Übersehen von Hautver-änderungen • durch mangelnde Hygiene Infektionsgefahr erhöht • wäscht sich zu Hause selbständig • Auftreten von Mundschleimhaut-defekten	• Murat läßt sich pflegen • Eigenaktivitäten anregen und fördern, evtl. mit Hilfestellung • Vermeiden von Mundschleimhaut-defekten	• verschiedene Waschzusätze anbieten, frei auswählen lassen • Wassertemperatur selbst bestimmen lassen • Zeit nehmen für Verhandlungs-gespräche • viermal täglich Mund spülen lassen • Mineralwasser oder Kamillentee zur Mundpflege anbieten
4 Essen und Trinken • mag die Klinikkost nicht • appetitlos • durch Kopfschonhaltung Probleme beim Trinken • weitere Gewichtsabnahme	• bekommt wieder Appetit und akzeptiert Klinikkost • kann problemlos trinken • nimmt nicht weiter an Gewicht ab (Punkt **5**)	• motivieren, an den gemeinsamen Mahlzeiten mit den anderen Kindern im Spielzimmer teilzunehmen • darf sich Lieblingsessen wünschen • Eltern können Murat Essen von zu Hause mitbringen • Trinkhalm zur Erleichterung anbieten
5 Ausscheiden • Obstipation durch mangelnde Be-wegung und geringe Nahrungsauf-nahme • forcierte Diurese • ungenaue Bilanzierung durch unge-schickten Umgang mit Urinflasche	• regelmäßiger und ausreichender Stuhl-gang • ausgeglichene Bilanzierung • geschickter Umgang mit der Urinflasche	• ballaststoffreiche Kost anbieten • Mobilisierung fördern, Beschäftigun-gen außerhalb vom Bett wie Spielen, Musizieren anbieten (Punkt **9**) • bei Bedarf angeordnete Laxanzien verabreichen • einmal täglich Gewichtskontrolle • Ein- und Ausfuhrkontrolle • ggf. angeordnete Diuretika verab-reichen • die Notwendigkeit des korrekten Sammelurins erklären • Mutter und Kind praktischen Umgang mit der Urinflasche zeigen
6 Körpertemperatur regulieren • Fieber • erhöhte Infektanfälligkeit durch Granulopenie • Unwohlsein bei Fieberanstieg	• Infektionsrisiko niedrighalten • Wohlbefinden fördern durch Ver-meiden hoher Fieberanstiege • Kältegefühl reduzieren	• regelmäßige Kontrollen der Körper-temperatur

24

24

Pflegeplan

Pflegeprobleme/Ressourcen	Pflegeziele	Pflegemaßnahmen
6 Körpertemperatur regulieren		• ggf. angeordnete Antipyretika verabreichen (Infektionsrisiko mindern durch exakte Pflegemaßnahmen, wie Händedesinfektion, gute Körperpflege, sorgfältige Körperbeobachtung, hygienisches Verhalten im Krankenzimmer) • Raumtemperatur um 20 °C halten • nach Bedarf lüften, dabei Durchzug vermeiden • bei Fieberkälte wärmere Decken
7 Atmen • läßt sich nicht gerne den Puls fühlen • durch Tachykardie und Tachypnoe bedingtes Unwohlsein	• läßt sich den Puls fühlen • versteht die Notwendigkeit der Vitalzeichenkontrollen • fühlt sich dabei nicht beeinträchtigt	• Notwendigkeit der Vitalwertkontrollen altersentsprechend erklären • dreistündlich Pulskontrolle • Vorgang praktisch an der Mutter demonstrieren • selbst ausprobieren lassen
8 Für eine sichere Umgebung sorgen • Murat ist traurig, matt und wirkt durch die fremde Umgebung überfordert • findet sich nicht zurecht • Gefahr der Infektion an der Katheteraustrittsstelle	• soll sich zurechtfinden • soll sich wohlfühlen im neuen Umfeld • Infektionsrisiko geringhalten • korrektes Einlaufen der Infusionslösung	• Möglichkeit der Übernachtung für einen Elternteil anbieten • offene Besuchszeiten • Infektionsrisiko geringhalten durch exakte Pflegemaßnahmen, Händedesinfektion, gute Körperpflege, sorgfältige Krankenbeobachtung • keine Topfpflanzen wegen Aspergillusinfektion • Venenkatheterpflege nach Standard • regelmäßige Kontrollen der Infusion
9 Arbeiten und Spielen • schimpft viel mit seiner Mutter • sieht gern mit Mutter zusammen Videos an	• entspanntes Verhalten • kann sich beschäftigen • hat Kontakt zu anderen Kindern	• Vorstellung der Erzieher und des Musik- und Kunsttherapeuten • ihn ermuntern, ins Spielzimmer zu gehen • Bücher und Spiele fürs Bett anbieten • Mutter bitten, Lieblingsspielzeug mitzubringen
10 Kommunizieren • möchte nicht mit dem Pflegepersonal sprechen • spricht fließend deutsch und türkisch	• kann Wünsche äußern • kommuniziert mit Pflegepersonal	• immer wieder direkt ansprechen und fragen • Kontakt mit anderen Kindern fördern
11 Sich als Mann oder Frau fühlen und verhalten • nicht relevant		
12 Sterben • nicht relevant		

24.3.3 Morbus Hodgkin

Zehn Prozent der an Morbus Hodgkin (alte Bezeichnung Lymphogranulomatose) erkrankten Patienten sind Kinder. Mit zunehmendem Alter steigt die Anzahl der Erkrankungen. Jungen sind zwei- bis dreimal häufiger betroffen als Mädchen. Morbus-Hodgkin-Zellen können in allen Lymphknoten vorhanden sein, werden aber überwiegend in den zervikalen und supraklavikulären, seltener in den axillären und inguinalen Bereichen festgestellt. Typische Manifestationsorte sind außerdem Leber und Milz, es ist häufig eine Hepato- und Splenomegalie vorhanden. Selten sind die Knochen, das zentrale Nervensystem, die Nieren und die Haut befallen.

Symptome
– derbe indolente (schmerzfreie) Lymphknotenschwellungen
– über diesen Schwellungen Haut leicht verschiebbar
– Juckreiz, Nachtschweiß
– Krankheitsgefühl und Gewichtsverlust (sog. B-Symptome, eher bei Jugendlichen und Erwachsenen)
– Pel-Ebstein-Fieber (periodisches Fieber) bei 30 Prozent der Erkrankten

Diagnostik
Kennzeichnend ist bei dieser Erkrankung der Nachweis der Sternberg-Reed-Zellen, zwei- und mehrkernige sog. Riesenzellen, die aus der Hodgkin-Zelle durch Mitose ohne Plasmadurchschnürung entstehen.

Beim Morbus Hodgkin werden vier histologische Typen unterschieden: **lymphozytenreiche**, **noduläre Sklerose**, **Mischzelltyp** und **lymphozytenarmer Typ**. Die noduläre Sklerose und der Mischzelltyp kommen am häufigsten vor. Im Verhältnis zum lymphozytenreichen Typ hat der lymphozytenarme Typ einen größeren Anteil an Sternberg-Reed-Zellen und einen geringeren Anteil an normalen Lymphozyten.

Im Blutbild findet sich gelegentlich eine Leukozytose mit Lymphopenie. Durch die Sonographie sind Untersuchungen fast aller Lymphknotenstationen einschließlich der retroperitonealen sowie der Leber und der Milz möglich. Röntgenaufnahmen des Thorax sind ebenso obligat wie computertomographische Untersuchungen des Thorax und des Abdomens mit und ohne Kontrastmittel. Der retroperitoneale Befall kann bei größeren Kindern auch über eine Lymphangiographie erkannt werden. Weitere Untersuchungen richten sich nach dem klinischen Status.

Im Zweifel müssen durch Laparotomie ein Befall des Bauchraums sicher belegt oder ausgeschlossen und die Ausbreitung in den einzelnen Lymphknotenstationen genauestens dokumentiert werden (Tab. 24-4).

Tab. 24-4 Ausbreitungsstadien des Morbus Hodgkin nach der Klassifikation von Ann Arbor

Stadien	Symptomatik
Stadium 1	Befall einer einzelnen Lymphknotenregion (I) oder eines einzelnen extralymphatischen Organs oder Gebietes (I_E)
Stadium 2	Befall von zwei oder mehr Lymphknotenregionen auf der gleichen Seite des Zwerchfells (II) oder lokalisierter Befall extralymphatischer Organe oder Gebiete und einer oder mehrerer Lymphknotengruppen auf der gleichen Seite des Zwerchfells (II_E)
Stadium 3	Befall von Lymphknotenregionen auf beiden Seiten des Zwerchfells (III), evtl. begleitet von lokalisiertem extralymphatischem Organ- oder Gewebebefall (III_E) oder Milzbefall (III_S) oder beidem (III_{ES})
Stadium 4	diffuser oder disseminierter Befall von einem oder mehreren extralymphatischen Organen oder Gebieten mit oder ohne Befall von Lymphknoten

Jedes Stadium wird in A- oder B-Kategorien unterteilt:
A bei Fehlen definierter Allgemeinsymptome
B bei folgenden definierten Allgemeinsymptomen:
  a) ungeklärter Gewichtsverlust von mehr als 10 Prozent in den letzten sechs Monaten
  b) ungeklärtes Fieber mit Temperaturen über 38 °C
  c) Nachtschweiß

24

Die histologische Untersuchung von Lymphknoten sichert die Diagnose endgültig.

Therapie

Therapieintensität und -dauer richten sich nach der anfänglichen klinischen Stadieneinteilung.

Die **Therapiezyklen** verlaufen in vierwöchigem Abstand (zwei Wochen Therapie und zwei Wochen Pause). Eine Therapie beim Morbus Hodgkin umfaßt abhängig vom Stadium zwei bis sechs Zyklen mit unterschiedlicher Zusammensetzung der Zytostatika und einer anschließenden Strahlentherapie der befallenen Regionen. Die früher routinemäßig vorgenommene Splenektomie ist im Hinblick auf die späteren Gefahren, wie schwere septische Infektionen, auf ein Minimum reduziert worden. Als Ersatz ist eine Bestrahlung der Milz möglich, die zu weniger starken Funktionsbeeinträchtigungen der Milz führt.

Zahlreiche Studien zeigen, daß die kombinierte Strahlen- und Chemotherapie bei Kindern besser und erfolgreicher als bei Erwachsenen ist. Gut wirksame Zytostatika sind Cyclophosphamid, Vincristin, Prednison, Dexamethason, Procarbacin, Adriamycin, Dacarbacin und Etoposid. Therapeutisches Ziel ist es heute, die Spätfolgen bei bestmöglicher therapeutischer Wirkung so gering wie möglich zu halten. Zur seltenen **Rezidivbehandlung** werden zusätzlich Kombinationen mit Ifosfamid, Vinblastin oder Cis-Platin empfohlen.

Prognose

Vorhandene B-Symptome verschlechtern in der Regel die Prognose. Sie deuten auf eine systemische Wirkung der Krankheit hin. Ungünstig gelegene Lymphknoten, wie an der Trachea, an den Bronchien und an der Vena cava, können zu Kompressionserscheinungen führen. Die Verminderung der T-Zellen fördert die Immunschwäche. Fünf Jahre nach Behandlung liegt die Heilungsrate bei 90 Prozent. Eine Spätfolge bei Mädchen nach infradiaphragmaler Lymphknotenbestrahlung ist die Sterilität. Aus diesem Grund wird die operative Verlagerung der Ovarien mit anschließender Fixierung an der Rückseite des Uterus empfohlen. Weitere Spätfolgen können die Pneumokokkensepsis (als Folge der Splenektomie), Herzfunktionsstörungen, pulmonale Fibrose und Störungen der gonadalen Funktion bedingt durch Procarbacin bei Jun-

gen sein. Ein Herpes zoster tritt in bis zu 30 Prozent der Fälle auf, Schilddrüsenfunktionsstörungen, als Folge der Bestrahlung, sind mit 25 Prozent angegeben.

24.3.4 Osteosarkom

Das Osteosarkom ist der am häufigsten auftretende maligne Knochentumor bei Kindern und Jugendlichen. Es ist überwiegend im knienahen Bereich der langen Röhrenknochen lokalisiert. Männliche Patienten sind häufiger betroffen als weibliche. Die Patienten sind bei Diagnosestellung in der Regel mindestens zehn Jahre alt.

Die Ätiologie ist unklar. Beim Osteosarkom produzieren maligne Spindelzellen Osteoid oder unreifen Knochen. Makroskopisch kann der Tumor weich und brüchig oder aber auch knochenhart sein.

Symptome

– Schwellung der betroffenen Region
– Region gerötet, überwärmt und schmerzhaft

Diagnostik

Die Diagnose wird durch eine Biopsie, die Ausdehnung mit Hilfe von Röntgenaufnahmen, Knochenszintigramm, Computertomographie (CT) und Magnetresonanztomographie (MRT) gesichert.

Therapie

Operation und eine intensive Chemotherapie. Die präoperative **Chemotherapie** ist zur Verkleinerung des Primärtumors und zur Bekämpfung der nicht sichtbaren Manifestationen, vor allem der pulmonalen Metastasen, zwingend erforderlich. Bewährt haben sich Adriamycin (ADR), hochdosiertes Methotrexat (HD-MTX), Ifosfamid (IFO) und Cisplatin (Cis-Pt.).

Tumoren werden häufig **operativ** entfernt und der Defekt durch eine **Endoprothese** überbrückt. Bei großen Tumoren im Femur kommt eine **Umkehrplastik** nach Borggreve (Abb. 24-15) in Frage. Dabei werden der tumortragende untere Teil des Oberschenkels entfernt und der distale Unterschenkel um 240 Grad gedreht an seine Stelle gesetzt. Der Vorteil liegt im Erhalt des Fußgelenkes, welches durch seine neue Lage die Funktion des Kniegelenkes teilweise übernehmen kann und eine gute Prothesenanpassung ermög-

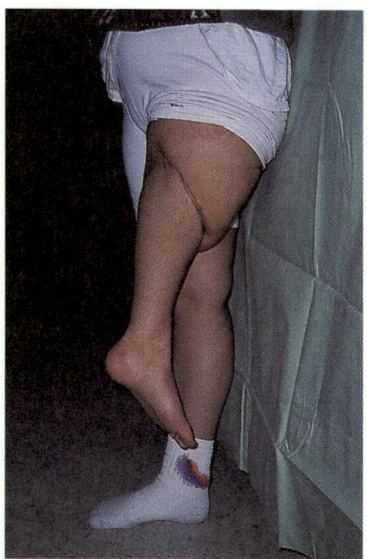

Abb. 24-15 Umkehrplastik bei einem 16jährigen Mädchen mit Osteosarkom

tion mit operativen Lösungen ist auch heute noch nicht sicher abschätzbar. Verstümmelnde operative Eingriffe zur Lokalbehandlung sind daher zur Zeit in der Regel unvermeidlich. Ausführliche Gespräche mit Eltern und Patient sind unerläßlich, um zu klären, welche Form der Operation (Extremitätenerhaltung, Umkehrplastik, Amputation) zu wählen ist.

Auf die Operation folgt nochmals eine intensive Chemotherapie, um im Körper verbliebene Tumorzellen endgültig zu vernichten. Die gesamte Behandlung dauert dreißig bis vierzig Wochen.

Prognose

Die radikale operative Entfernung des Tumors ist für die weitere Prognose von großer Bedeutung. Bei alleiniger operativer Entfernung des Tumors ohne zytostatische Behandlung wird mit einer Metastasierung von über 80 Prozent gerechnet. Bei gutem Ansprechen des Tumors auf die Chemotherapie ist in der Regel eine extremitätenerhaltende Operation geplant. Die Prognose hat sich in den letzten Jahren wesentlich gebessert, verschlechtert sich aber drastisch bei vorhandenen Lungenmetastasen oder bei proximal gelegenen Tumoren.

licht. Die Gewöhnung an eine Umkehrplastik ist allerdings ein sehr schwieriger Prozeß.

Der Stellenwert der **Strahlentherapie** zur Lokalbehandlung anstelle oder in Kombina-

24.3.4.1 Pflegeplanung bei einem Kind mit Osteosarkom

Informationssammlung vom 9. März 19..

Name:	Katharina K. (weiblich)
Geburtsdatum/Alter:	7. April 19.., 15 Jahre alt
Staatsangehörigkeit:	deutsch
Familiensituation:	einziges Kind, Eltern geschieden, lebt bei berufstätiger Mutter, regelmäßiger Kontakt zum Vater, besucht die 9. Klasse des Gymnasiums. Mutter kommt nach Büroschluß. Bei stationärem Aufenthalt am Wochenende schläft die Mutter mit in der Klinik
Aufnahme:	7. März 19.., Einbestellung
Körpergewicht:	53 Kilogramm
Körperlänge:	160 Zentimeter
Vitalzeichen:	Herzfrequenz 120/Minute
	Atemfrequenz nach Belastung 32/Minute
	Blutdruck 115/80 mmHg
	Körpertemperatur 36,8 °C
Diagnose:	Osteosarkom im rechten unteren Femur, Zustand nach erfolgter Umkehrplastikoperation

Bisheriger Krankheitsverlauf

Katharina hatte Ende September einen Unfall im Sportunterricht, es entwickelte sich eine stark schmerzhafte Schwellung oberhalb des Kniegelenks. Nach dreiwöchiger Behandlung mit Salben und physikalischen Anwendungen stellte sich keine Besserung ein. Nach röntgenologischen Aufnahmen erfolgte die Überweisung in die Kinderklinik mit dem Verdacht auf ein Osteosarkom. Biopsie des Oberschenkels zur histologischen Absicherung der Diagnose. Danach erhielt Katharina eine präoperative Chemotherapie. Nach ausführlichen Gesprächen entschied sie sich für die extremitätserhaltende Operation einer Umkehrplastik. Hatte Kontakt zu einem Mädchen, welches Operation und Therapie erfolgreich hinter sich hatte. Katharina erhält die postoperative Chemotherapie, vor einer Woche hochdosiertes Methotrexat.

24

Informationssammlung vom 9. März 19..

Istzustand

Diese Woche Wiederholung des Therapieblocks. Wird beim Fortbewegen mit den Gehstützen leicht kurzatmig und gibt Herzklopfen an. Bis zum Auftreten der Erkrankung sportlich interessiert (Schwimmverein), klagt jetzt über Schulterschmerzen, benutzt daher ungern die Gehstützen und liegt oder sitzt lieber. Pflegt und schminkt sich gern, kleidet sich sehr modisch, seit der Operation bevorzugt sie Hosen oder längere Röcke, seit dem Haarausfall trägt sie bunte Kopftücher oder Ballonmützen, sie wäscht sich allein.

Mutter berichtet, daß sie gern essen gehen und die gepflegte Atmosphäre genießen würde, jetzt durch laufende Therapie appetitlos, hat etwas abgenommen, ihr ist oft übel. Beginnender Mundschleimhautdefekt in der rechten Wangentasche, schmerzhaft.

Regelmäßiger Stuhlgang, schläft daheim nachts durch, während der Therapie durch forcierte Diurese häufiges Urinlassen. Ein- und Ausfuhrkontrolle (positiv, Urin-pH-Wert 6). Liest normal sehr gern und macht Seidenmalerei, jetzt lustlos. Geht gern in die Schule und in den Sportverein. Findet leicht Kontakt, besonders zu jungen Stationsmitarbeitern. Momentan ist Katharina sehr ruhig und spricht wenig, die Mutter berichtet, daß sie sich viele Gedanken über das Leben mit der bleibenden Behinderung macht, Mutter ist sehr hilflos.

Mit $11\frac{1}{2}$ Jahren hatte Katharina ihre erste Menstruation, seit zwei Monaten bleiben die Blutungen aufgrund der Chemotherapie aus. Ihre Brustentwicklung ist altersentsprechend, sie möchte lieber von weiblichem Pflegepersonal versorgt werden. Katharina erkundigt sich oft nach schwerkranken Mitpatienten.

Pflegeplan

Pflegeprobleme/Ressourcen	Pflegeziele	Pflegemaßnahmen
1 Schlafen • zu Hause keine Schlafprobleme • gestörte Nachtruhe durch häufige Urinausscheidung • erhöhter Schlafbedarf am Tag	• ungestörter Schlaf, auch am Tag	• für Ruhe im Zimmer sorgen • koordinierte Pflegemaßnahmen
2 Sich bewegen • Bewegungsfreiheit durch laufende Infusion und Schulterschmerzen eingeschränkt • geht ungern an den Gehstützen	• soll am Stationsleben aktiv teilnehmen • Schmerzfreiheit	• Rollstuhl anbieten, um flexibler zu sein • Krankengymnastik anmelden • spiralige Bewegungen nach kinästhetischen Richtlinien zeigen
3 Sich sauberhalten und kleiden • führt die Körperpflege sorgfältig und selbständig aus	• Selbständigkeit erhalten	• motivieren und unterstützen in ihrer Selbständigkeit durch Anerkennung
4 Essen und Trinken • Gewichtsabnahme • Übelkeit • Schmerzen in der rechten Wangentasche • geht normalerweise gern mit ihrer Mutter essen	• kein weiterer Gewichtsverlust • keine Übelkeit • intakte Mundschleimhäute • Freude am guten Essen	• Übelkeit durch angeordnete antiemetische Medikamente mildern • häufiges Mundspülen mit Kamillentee • zweimal täglich Mundschleimhautdefekte mit adstringierender Lösung pinseln • häufig kleine Mahlzeiten anbieten • reizfreie Wunschkost (nicht zu sauer, zu scharf gewürzt oder zu hart) • Mahlzeiten appetitanregend herrichten
5 Ausscheiden • Positivbilanz • Urin-pH 6 (zu sauer) • muß häufig zur Toilette • regelmäßiger Stuhlgang	• ausgeglichene Bilanz • alkalischer Urin • regelmäßige Stuhlausscheidung	• verordnete, intravenöse Diuretika verabreichen • zur Alkalisierung angeordnete Kurzinfusion mit Natriumbicarbonat – jede Urinportion abmessen und den pH-Wert kontrollieren • Gewichtskontrolle

Pflegeplan

Pflegeprobleme/Ressourcen	Pflegeziele	Pflegemaßnahmen
6 Körpertemperatur regulieren • Körpertemperatur befindet sich im Normbereich	• stabile Körpertemperatur zwischen 36,5 und 37,5 °C	• dreimal täglich Kontrolle der Körpertemperatur
7 Atmen • hat wenig Kondition • wird bei Belastung tachypnoisch und tachykard • Unsicherheit beim Gehen mit Gehstützen (Punkt **2**)	• Sicherheit im Umgang mit den Gehstützen (Punkt **2**) • soll alte Kondition erreichen	• dreimal täglich Vitalwerte in Ruhe messen • Übungen mit Krankengymnastik (Punkt **2**)
8 Für eine sichere Umgebung sorgen • hat Angst, daß sie durch die Erkrankung den guten Kontakt zum Freundeskreis verliert und die Schulklasse wiederholen muß	• Aufrechterhalten des guten Kontakts zu Freunden und Mitschülern	• Besuch von Freunden und Klassenkameraden anregen • Unterrichtsangebote durch Klinik- und Hauslehrer, um den Anschluß zum Klassenpensum zu erhalten
9 Arbeiten und Spielen • desinteressiert und lustlos • liest gern, macht daheim Seidenmalerei	• Gleichgewicht zwischen Aktivität und Passivität • Interesse an ihren Hobbys wieder wecken	• bei körperlichem Wohlbefinden Aktivitäten wie Basteln, Musik hören, Musizieren, Malen anbieten • Mutter darum bitten, entsprechendes Material und Bücher mitzubringen
10 Kommunizieren • wirkt niedergeschlagen • spricht wenig • bekommt schnell Kontakt zu jüngerem Pflegepersonal	• Aussprechen der Ängste nicht nur der Mutter gegenüber, sondern auch zu anderen Bezugspersonen auf der Station	• Aussagen der Mutter in der Teambesprechung weitergeben • Zusammentragen von Informationen • auf Gesprächbereitschaft achten • Zeit für Gespräche nehmen • Bezugsperson benennen
11 Sich als Mann oder Frau fühlen und verhalten • macht sich Gedanken über ausbleibende Menstruation	• Ängste nehmen	• Zusammenhänge zwischen Ausbleiben der Menstruation und Chemotherapie von Stationsärztin erklären lassen
12 Sterben • möchte genaue Information über Krankheit und Prognose anderer Kinder der Station erhalten • setzt sich mit ihrer Krankheit auseinander	• erfahren, warum dieser Wissensdurst besteht • Katharina kann über ihre Ängste bezüglich ihrer Krankheit sprechen	• Zeit lassen • gesprächsbereit und darauf vorbereitet sein

24

24

24.3.5 Ewing-Sarkom

Zwei Prozent aller bösartigen Tumoren im Kindesalter sind Ewing-Sarkome (primitive, hochmaligne, rundzellige Sarkome). Wie beim Osteosarkom erkranken Jungen häufiger als Mädchen. Die Patienten befinden sich meistens im Schulalter. Ewing-Sarkome treten am häufigsten in den Knochen des Rumpf- und Extremitätenskeletts auf.

Symptome
– schmerzhafte Schwellung
– Funktionsbeeinträchtigung

Diagnostik
Makroskopisch erscheint der Tumor grauweiß und schleimig. Mikroskopisch sieht man kleine, runde, blaue Zellen, wie auch bei Neuroblastomen, malignen Non-Hodgkin-Lymphomen, ALL und Retinoblastomen. Zur Differenzierung sind verschiedene immunhistochemische Färbungen notwendig.

Zu den diagnostischen Maßnahmen gehören Röntgenaufnahmen, Sonographie, Computertomographie und Magnetresonanztomographie (MRT), ggf. Knochenmark- und Lumbalpunktion und zum Ausschluß eines Neuroblastoms ein 24-Stunden-Sammelurin zur Katecholaminbestimmung. Zur endgültigen Diagnosestellung ist die Biopsie mit anschließender histologischer Untersuchung immer notwendig.

Therapie
Die heutigen Behandlungsmöglichkeiten wie Chemo- und Strahlentherapie sowie eine Operation sind ähnlich erfolgreich wie die anderer pädiatrisch-onkologischer Erkrankungen.

Die **Ziele** der Chemotherapie sind das Verringern der Tumormasse vor Operation und die Vernichtung von Metastasen. Die wichtigsten Zytostatika sind Vincristin (VCR), Actinomycin D (ACD), Ifosfamid (IFO), Cyclophosphamid (CYC), Adriamycin (ADR) und Etoposid (VP16). Der präoperative Teil der Behandlung dauert etwa acht bis zwölf Wochen.

Prognose
Die Heilungschance eines peripher gelegenen Ewing-Sarkoms, also Tumoren distal von Knie- und Ellenbogengelenk, ist günstiger als von Tumoren, die proximal an den Extremitä-

ten, am Rumpf und im Bereich der Wirbelsäule lokalisiert sind.

Bei zentralen und proximalen Ewing-Sarkomen liegt die Heilungschance bei knapp 50 Prozent. Periphere, kleine, primär nicht erkennbar metastasierte Ewing-Sarkome haben ein Langzeitüberleben von 80 Prozent.

24.3.6 Neuroblastom

Neuroblastome sind maligne, embryonale Tumoren, die aus Zellen des sympathischen Nervensystems entstehen. Über die Hälfte der Tumoren geht vom Nebennierenmark aus. Die Häufigkeit der Krankheit ist bei Mädchen und Jungen etwa gleich. Durch seinen embryonalen Ursprung tritt das Neuroblastom schon sehr früh auf. Ein Drittel der erkrankten Kinder sind Säuglinge, drei Viertel sind unter vier Jahre alt.

Symptome
Bei einem abdominal gelegenen Neuroblastom kann oft ein derber, teils höckriger Tumor getastet werden.

Neuroblastome im Thoraxbereich können durch therapieresistenten Husten, Stridor oder Dyspnoe zu erkennen sein.

Wächst der Tumor in den Wirbelkanal ein, ist eine Querschnittslähmung möglich. Bei Neuroblastomen im Beckenbereich sind Störungen bei der Stuhl- und Blasenentleerung vorrangig.
• **Allgemeine Symptome**
– Inappetenz
– Gewichtsverlust
– Fieber unklarer Genese
– Anämie

Diagnostik
Das histologische Bild wird geprägt durch kleine, runde, blaue Zellen. Ein typischer Tumormarker ist die neuronspezifische Enolase (NSE).

Charakteristisch und diagnostisch beweisend auch ohne Histologie ist eine überhöhte Ausschüttung von Katecholaminabbauprodukten im Urin (Sammelurin).

LDH und Ferritin sind beim metastasierenden Neuroblastom in der Regel erhöht. Die Sonographie, Szintigraphie, Röntgenaufnahmen, Magnetresonanztomographie und Computertomographie geben Auskunft über die Lage des Primärtumors und die regionale

Tab. 24-5 Internationale Stadieneinteilung des Neuroblastoms

Stadium	Tumorverhalten
Stadium 1	Der Tumor ist auf das Ursprungsorgan begrenzt. Makroskopisch komplette Entfernung mit oder ohne mikroskopischen Resttumor, verdächtige ipsi- und kontralaterale Lymphknoten histologisch negativ
Stadium 2a	unilateraler Tumor mit makroskopisch inkompletter Entfernung. Verdächtige ipsi- und kontralaterale Lymphknoten sind histologisch negativ
Stadium 2b	unilateraler Tumor mit makroskopisch kompletter oder inkompletter Entfernung. Ipsilaterale regionale Lymphknoten positiv, verdächtige kontralaterale Lymphknoten histologisch negativ
Stadium 3	Tumorinfiltration über die Mittellinie hinaus mit oder ohne Lymphknotenbefall oder unilateraler Tumor mit kontralateraler Lymphknotenbeteiligung oder Mittellinientumor mit bilateralem Lymphknotenbefall
Stadium 4	Dissemination des Tumors zu entfernten Lymphknoten, Knochen, Knochenmark, Leber und/oder anderen Organen (außer Stadium 4S)
Stadium 4S	lokalisierter Primärtumor wie bei Stadium 1 oder 2 mit Disseminierung nur in Leber, Haut und/oder Knochenmark

Ausbreitung (Tab.24-5, Stadieneinteilung). Obligat ist eine Knochenmarkpunktion zur Klärung einer Tumorinfiltration.

Therapie
Die Therapie ist abhängig vom Stadium und vom Alter des Patienten und besteht aus einer Kombination von Operation, Bestrahlung und Chemotherapie. Die Strahlentherapie wird nur gezielt bei unzureichender Tumorreduktion und gut lokalisierten Metastasen eingesetzt.

Prognose
Durch Einsatz aller Therapiemöglichkeiten kann im Stadium 3 noch mit einer Heilungschance von 67 Prozent, im Stadium 4 aber von nur noch 10 bis 20 Prozent gerech-

net werden. Bei über 50 Prozent der Patienten entwickelt sich ein metastasierter Tumor. Bei Säuglingen sind **Hautmetastasen** (Typ Smith), Metastasen der **Leber** (Typ Pepper) oder des **Knochenmarkes** (Typ Hutchison) häufig. Diese charakterisieren eine Sonderform des Tumors, die mit dem Stadium 4S bezeichnet wird. Trotz der oft diffusen Ausbreitung besteht hier eine gute Heilungschance. Bei Säuglingen kann es sogar zu einer Spontanheilung kommen. **Fernmetastasen** bei größeren Kindern verschlechtern die Prognose deutlich. Sind sie im Bereich der Orbita manifestiert, können Einblutungen der Ober- und Unterlider ein pathognomonisches (für eine bestimmte Krankheit kennzeichnendes) Symptom sein.

24.3.6.1 Pflegeplanung bei einem Kind mit Neuroblastom

Informationssammlung vom 15. Mai 19..

Name:	Marie F. (weiblich)
Geburtsdatum/Alter:	8. Mai 19.., zwei Jahre alt
Staatsangehörigkeit:	deutsch
Familiensituation:	Eltern sind nicht verheiratet, vierjährige Schwester, ist tagsüber im Kindergarten. Vater studiert, Mutter ist Hausfrau, sind vor kurzem in die Stadt gezogen. Marie wird Tag und Nacht von Vater oder Mutter betreut
Aufnahme:	14. Mai 19.., Überweisung von pädiatrisch-onkologischer Poliklinik
Körpergewicht:	11,5 Kilogramm
Körperlänge:	88 Zentimeter
Vitalzeichen:	Herzfrequenz 144/Minute
	Atemfrequenz 32/Minute
	Blutdruck 110/70 mmHg
	Körpertemperatur 36,2 °C
Diagnose:	Verdacht auf Neuroblastom

Bisheriger Krankheitsverlauf

Vor zwei Wochen fielen den Eltern eine zunehmende Schwellung von Maries Bauch sowie Blässe und Appetitlosigkeit auf. Vor zwei Tagen sonographische Untersuchung des Abdomens durch Kinderarzt. Überweisung in Poliklinik mit Verdacht auf einen Bauchtumor. Nach einer erneuten Sonographie wurde das Kind auf die hämatologisch-onkologische Station verlegt. Dort erfolgten zur Diagnosesicherung Röntgenaufnahmen, MRT, KM-Punktion und laborchemische und serologische Untersuchungen.

Istzustand

24-Stunden-Sammelurin mit Perchlorsäure zum Nachweis von Katecholaminen. Für diese Zeit wurde ein Blasenverweilkather gelegt. Morgen Implantation eines doppelläufigen Silikonkathers (Typ Broviac). Marie wirkt sehr ängstlich und matt. Sie ist meist bei Mutter oder Vater auf dem Arm oder im Buggy. War bis zum Krankheitsbeginn altersentsprechend entwickelt. Puls- und Atemfrequenz sind erhöht, sie hat Angst beim Kontrollieren der Vitalwerte, schreit dabei. Kind wird altersbedingt überwiegend von den Eltern angezogen und gepflegt. Mutter berichtet, daß Marie anfing, der Schwester nachzueifern und sich selber anziehen wollte. In der Klinik verhält sie sich passiv, weint aber viel bei der Pflege. Eltern berichten, daß Marie altersentsprechend gegessen und getrunken hat, sie ist es gewohnt, morgens und abends eine Säuglingsflasche mit Kakao zu trinken, für die morgige Operation muß sie ab 4.00 Uhr nüchtern sein. Trinkt nur wenig, geringe Urinausscheidung. Trägt Windeln, Stuhlgang ist normal und regelmäßig. Beine fühlen sich kalt an. Marie spielt zu Hause viel mit ihrer Schwester, möchte jetzt nur mit Vater oder Mutter kuscheln, ihren Teddy hält sie fest im Arm. Hat mit 1 3/4 Jahren angefangen, einfache Sätze zu sprechen, in der Klinik ist sie sehr still und auf die Eltern fixiert, bei Ansprache durch Pflegeperson dreht sie den Kopf weg, meidet den Blickkontakt.

Pflegeplan

Pflegeprobleme/Ressourcen	Pflegeziele	Pflegemaßnahmen
1 Schlafen • da Marie keinen Kakao trinken darf, ist sie sehr unruhig und weint • Eltern können Einschlafrituale weiterführen	• Entspannen und Einschlafen ohne Kakaoflasche	• andere Getränke zum Einschlafen anbieten (Punkt **4**) • nachts behutsames Kontrollieren der Windel und des Katheters • Eltern führen die üblichen Einschlafrituale weiter
2 Sich bewegen • vor ihrer Erkrankung altersentsprechend entwickelt, lebhaft • seit 14 Tagen ist sie schlapp und lustlos	• Akzeptieren des Blasenkatheters für die erforderliche Zeit • soll sich wieder altersentsprechend bewegen	• Eltern unterstützen und motivieren, Kind trotz Blasenkatheter auf den Arm zu nehmen und zu trösten

Pflegeplan

Pflegeprobleme/Ressourcen	Pflegeziele	Pflegemaßnahmen
2 Sich bewegen • möchte viel getragen werden • durch Blasenkatheter in der Bewegung eingeschränkt • Eltern tragen sie viel umher		• Eltern können Kind im Buggy spazierenfahren
3 Sich sauberhalten und kleiden • weint beim An- und Ausziehen • durch den Blasenverweilkatheter ist das Tragen von Hosen nicht möglich, dadurch fühlen sich die Beine kalt an • Eltern waschen und pflegen das Kind	• Wohlbefinden • ausgeglichene Körpertemperatur	• bequeme Kleidung wählen • den Unterkörper in eine Decke wickeln • warme Strümpfe anziehen • einmal täglich Ganzkörperwaschung
4 Essen und Trinken • während des Sammelurins auf Perchlorsäure darf die Patientin keine Zitrusfrüchte, Nüsse, vanille- und kakaohaltigen Nahrungsmittel zu sich nehmen, um die Untersuchungswerte nicht zu verfälschen • mag morgens und abends einen Kakao • ißt normalerweise alles • trinkt sehr wenig	• kein Verzehren von Nahrungsmitteln mit den genannten Bestandteilen • altersentsprechende Ernährung • nüchtern ab 4.00 Uhr	• Eltern über die korrekte Ernährung während des Sammelurins informieren • alternative Getränke anbieten wie Tee, Milch, Apfelsaft • auf ausreichende Flüssigkeitseinfuhr achten • Nüchternschild ab 4.00 Uhr ans Bett
5 Ausscheiden • Marie trägt Windeln • normaler Stuhlgang • für 24 Stunden Blasenkatheter (bis morgen 10.00 Uhr) für Sammelurin • mäßige Urinausscheidung, trinkt wenig	• erhöhte Urinausscheidung • Stuhlgang soll regelmäßig und normal bleiben	• reichlich zu trinken anbieten, ggf. eine Infusion über einen Venenverweilkatheter verordnen lassen • jede Urinportion aus dem Urinauffangbehälter in präpariertes Sammelgefäß füllen
6 Körpertemperatur regulieren • Kind ist fieberfrei • Beine sind sehr kühl	• Körpertemperatur nicht weiter sinken lassen • Normalwert erreichen • Beine sollen sich warm anfühlen	• dreimal täglich Körpertemperatur kontrollieren • Auskühlung verhindern • Kind warm zudecken
7 Atmen • Vitalwerte sind schwer zu kontrollieren, da Marie sich wehrt und schreit • Atmung beschleunigt und anstoßend, bedingt durch die Tumorgröße	• Vertrauen gewinnen • Marie soll Kontrolle der Vitalwerte zulassen • Erleichterung der Atmung	• Atmung zählen, während Marie schläft • Oberkörperhochlagerung • Kontrolle der Pulsfrequenz im Beisein von Mutter oder Vater, evtl. mit Hilfe eines Stethoskops • Vitalwertkontrolle am Teddy zeigen
8 Für eine sichere Umgebung sorgen • Kind hat Angst	• Vertrauen gewinnen • Kind beruhigen können, wenn Eltern abwesend sind • Infektion durch Blasenverweilkatheter vermeiden	• im Beisein der Eltern Kontaktaufnahme mit dem Kind • Pflegemaßnahmen mit den Eltern gemeinsam vornehmen • beim Umgang mit Blasenverweilkatheter hygienische Arbeitsweise

24

Pflegeplan

Pflegeprobleme/Ressourcen	Pflegeziele	Pflegemaßnahmen
9 Arbeiten und Spielen • ist passiv und lustlos • hält ihren Teddy ganz fest	• Ausgeglichenheit, läßt sich motivieren und interessieren	• Eltern und Kind Räumlichkeiten der Station zeigen • Möglichkeiten der Beschäftigung anbieten, wie vorlesen, musizieren, Kassetten hören • Teddy immer beim Kind lassen
10 Kommunizieren • meidet Blickkontakt mit Pflegenden • Eltern sind ständig anwesend	• Kontaktaufnahme	• über die Eltern und den Teddy spielerisch während der Pflege Kontakt herstellen
11 Sich als Mann oder Frau fühlen und verhalten • nicht relevant		
12 Sterben • nicht relevant		

24.3.7 Wilms-Tumor

Wilms-Tumoren (Nephroblastome) sind hochmaligne embryonale Mischgeschwülste. Mädchen und Jungen sind gleich oft, am häufigsten im Vorschulalter betroffen. Der Wilms-Tumor ist meist einseitig, bei vier Prozent tritt er bilateral auf. Die Palpation des Wilms-Tumors darf nur sehr vorsichtig erfolgen, da eine erhebliche Rupturgefahr besteht und eine Aussaat von Tumorzellen ins Peritoneum die Prognose negativ beeinflußt. Wilms-Tumoren sind in der Regel relativ glatt, können aber auch von höckriger, derber Konsistenz sein.

Symptome
– sichtbare und tastbare Schwellung des Bauchs
– Hämaturie (Mikro- oder Makro-)
– Gewichtsabnahme oder -stillstand
– Obstipation oder Durchfall
– Harnwegsinfekt
– Bauchschmerz

Diagnostik
Für Wilms-Tumoren gibt es keinen serologischen tumorspezifischen Marker. Sehr aussagekräftig für die Diagnosestellung sind die Sonographie und die Computertomographie. Sie geben Auskunft über die Organzugehörigkeit und die Binnenstruktur des Tumors, über die Konsistenz (solide oder zystisch) und darüber, ob ein Tumorthrombus in den ableitenden Gefäßen erkennbar ist.

Um pulmonale Metastasen auszuschließen, sind Röntgenaufnahmen des Thorax und eine Computertomographie der Lunge notwendig.

Therapie
Bei eindeutigen Befunden wird präoperativ eine Chemotherapie begonnen, um eine Volumenreduktion des Tumors zu erreichen und damit die Gefahr der Tumorruptur zu senken. Die definitive Operation folgt in der Regel nach einer vierwöchigen Vorbehandlung. Erst dann erfolgen die endgültige Stadieneinteilung und eine histologische Sicherung der Diagnose (Tab. 24-6).

Postoperativ erfolgt eine Strahlentherapie im Stadium 3 oder bei nachgewiesenem Lymphknotenbefall mit Beginn bei gutem Allgemeinzustand etwa eine Woche postoperativ.

Die postoperative Chemotherapie sollte nach Abklingen der Darmatonie (Schlaffheit des Darms) beginnen (meist bis zum vierten Tag postoperativ). Der frühe postoperative Beginn der Chemotherapie ist von großer Wichtigkeit, um bestehende Mikrometastasen so schnell wie möglich eliminieren zu kön-

Tab. 24-6 Klinische Stadieneinteilung nach der Nationalen Wilms-Tumor-Studie der USA (NWTS)

Stadium	Kriterien
I	Tumor auf eine Niere beschränkt und vollständig entfernt. Oberfläche der Kapsel intakt, keine Ruptur bei Entfernung, keine Tumorresiduen nach Entfernung
II	Tumorausdehnung über die Niere hinaus, aber vollständige Entfernung möglich (z. B. Ausdehnung durch Pseudokapsel hindurch, Gefäße außerhalb der Niere infiltriert)
IIa	ohne Lymphknotenbefall paraaortal
IIb	mit Lymphknotenbefall paraaortal
III	nichthämatogener Residualtumor im Abdomen. Intraoperative oder frühere Tumorruptur, peritoneale Tumorzellaussaat. Lymphknotenketten außerhalb der paraaortalen (IIb) infiltriert. Tumor nicht komplett entfernt wegen lokaler Ausdehnung in vital bedeutsame Strukturen
IV	hämatogene Fernmetastasen, vor allem in Lunge, aber auch in Leber, Gehirn, Knochen
V	bilateraler Wilms-Tumor (synchron oder metachron)

24

nen. Die erfolgreichsten Zytostatika sind Actinomycin D und Vincristin.

Während der Chemotherapie ist bei den meisten Zytostatika eine ausreichende Hydrierung unerläßlich, die Nierenfunktion muß durch regelmäßige Serumuntersuchungen (Kreatinin und Harnstoff) kontrolliert werden. Die Überwachung des Blutdrucks ist vor allem in der Anfangsphase obligat. Die Behandlungsdauer ist abhängig von dem Erkrankungsstadium und variiert zwischen drei Monaten und einem Jahr.

Prognose
Operation und Strahlentherapie kombiniert erreichen Heilungen bei 50 Prozent der Patienten. Mit zusätzlicher zytostatischer Behandlung wird eine Dauerheilung bis 90 Prozent erwartet.

24.3.7.1 Pflege bei Kindern mit Wilms-Tumor

Durch lange Aufenthalte im Krankenhaus haben manche Kinder einen übermäßigen Bewegungsdrang. Die Unfallgefahr steigt, und Untersuchungen bzw. Therapien können nicht planmäßig beginnen oder vorgenommen werden. Hier ist es wichtig, mit dem Kind Vereinbarungen zu treffen und ein Belohnungssystem bei Einhalten der Abmachungen zu entwickeln. Zur **Unfallverhütung** sollten Gegenstände, über die das Kind fallen könnte, aus dem Zimmer entfernt werden. Die Eltern sind zu informieren, damit sie nicht den Bemühungen des Pflegepersonals entgegenwirken. An therapiefreien Tagen ist der Bewegungsdrang durch **Beschäftigungsangebote** (Erzieher, Musik- und Kunsttherapeuten) zu fördern. Auch „toben" muß mal erlaubt sein.

Häufig fällt es den Patienten schwer, sich zu konzentrieren. Leichte **Lernspiele** wie Memory haben hier einen guten Einfluß. Außerdem sollte die Lust am Malen und Basteln geweckt werden. Wichtig ist auch der ausreichende **Schlaf**. Das Kind sollte rechtzeitig und altersentsprechend ins Bett gebracht werden. Es ist für Ruhe im Zimmer zu sorgen, die Familie zu motivieren, abends vorzulesen und den Fernseher auszuschalten oder evtl. aus dem Zimmer zu entfernen.

Bedingt durch die Chemotherapie ändert sich bei manchen Kindern das **Eßverhalten**, z.B. Appetitmangel, Heißhunger auf Süßigkeiten oder extrem fetthaltige Speisen. Das wiederum kann zu **Verdauungsstörungen** (häufig auch bei Vincristingabe) führen. Das **Gewicht** der Kinder ist deshalb einmal täglich zu kontrollieren. Sie sollten eine **ballaststoffreiche** Kost, vor allem Obst und Gemüse, und reichlich **Flüssigkeit**, wie frischgepreßte Säfte, erhalten. Motivierend für die Kinder ist, wenn sie sich ihr Essen selbst auswählen dürfen.

Sollten angeordnete Laxanzien nicht ausreichend sein, muß die Verdauung mit einem Klistier angeregt werden.

Weitere Nebenwirkungen der Zytostatika sind, wie schon beschrieben, **Haut- und Schleimhautveränderungen** sowie **Haarausfall**. Die Haut ist oft sehr trocken, und die Lippen sind rissig. Die **Infektionsgefahr** nimmt mit diesen Erscheinungen zu. Für die Gesichtspflege eignet sich Bepanthensalbe sehr gut, für die rissigen Lippen sollte ein Fettstift angeboten werden. Den Kindern ist der Haarausfall unangenehm, sie fühlen sich häßlich und lassen sich deshalb häufig nicht gerne den Kopf waschen bzw. pflegen. Hier sollten die Kinderkrankenschwestern und -pfleger versuchen, dem jüngeren Kind spielerisch zu begegnen, wie das Kind selbst mit ölhaltigen Substanzen vor einem Spiegel ein Gesicht oder ähnliches auf den Kopf malen lassen. Bei älteren Kindern ist die Eigeninitiative für die Körperpflege und die Auseinandersetzung mit dem neuen Aussehen, evtl. nur durch das Aufstellen eines Spiegels, zu fördern.

Die Kinder sollten angehalten und angeleitet werden, z.B. durch einen Psychologen, ihre **Ängste** und Probleme offen auszusprechen. Die Pflegenden sind wichtige **Bezugspersonen**. Sie sollten signalisieren, daß sie gesprächsbereit sind, und sich Zeit zum Zuhören nehmen.

24.3.8 Medulloblastom

Etwa ein Sechstel aller bösartigen Neubildungen im Kindesalter sind die Tumoren des Zentralnervensystems. Da alle unbehandelten Tumoren im Schädelinneren, auch die „gutartigen", lebensbedrohlich sind, werden alle Hirntumoren im Kindesalter als klinisch bösartig eingeschätzt.

Das Medulloblastom ist ein hochmaligner, primitiver embryonaler mesoneuroektodermaler Mischtumor, der am häufigsten im Wurmbereich des Kleinhirns angetroffen wird, selten ist er auf eine Kleinhirnhemisphäre beschränkt. Jungen erkranken zwei- bis dreimal häufiger als Mädchen. Der Altersgipfel liegt zwischen dem vierten und achten Lebensjahr.

Symptome

- Hirndruckzeichen (Kopfschmerz, Erbrechen, Sehstörungen)
- zunehmende Verlangsamung im Verhalten
- Ataxie, Hypotonie
- Kopfschiefhaltung
- Nackensteife
- horizontaler Blickrichtungsnystagmus
- **Bei Tumor im Kleinhirnwurm**
- Rumpfataxie mit Standunsicherheit
- breitbeinig torkelnder Gang
- **Bei Kleinhirnhemisphärentumor**
- Extremitätenataxie (Fehlkoordination der Gliedmaßen)
- Intentionstremor (Zittern bei Annäherung an das Bewegungsziel)
- Dysdiadochokinese (gestörter Ablauf von Bewegungen)

Diagnostik

Zur Diagnosestellung gehören der klinisch-neurologische und der ophthalmologische (augenärztliche) Befund, Röntgenaufnahmen des Schädels in zwei Ebenen, das EEG und die Computertomographie. Die Magnetresonanztomographie (MRT) des Spinalkanals, sowie Lumbalpunktionen für zytologische Untersuchungen sind notwendig, um Tumorzellen im Liquor und Abtropfmetastasen auszuschließen.

Therapie

Der Tumoroperation geht in der Regel eine Entlastungsoperation voraus, um den infolge der Liquorabflußstörung erhöhten Hirndruck zu senken (passagere externe Ableitung). Die Anlage eines internen ventrikulo-peritonealen Shunts sollte vermieden werden, weil es hierdurch zu einer intraperitonealen Tumorzellaussaat kommen kann. Die postoperative Behandlung besteht aus einer kombinierten Strahlen- und Chemotherapie. Zur zytostatischen Behandlung haben sich unter anderem Methotrexat, Vincristin, Cis-Platin, Etoposid bewährt. Die **kraniospinale Bestrahlung** hat bei jüngeren Kindern erhebliche Folgen für die Entwicklung des ZNS. Ihr Einsatz ist daher erst nach dem dritten Lebensjahr vertretbar.

Prognose

Die Heilungschance liegt zwischen 40 bis 75 Prozent. Die meisten Rückfälle treten in den ersten beiden Jahren nach der Diagnosestellung auf, sind jedoch auch nach mehr als zehn Jahren möglich.

Neuromotorische, psychosoziale, intellektuelle und hormonelle Probleme können die Lebensqualität nach abgeschlossener, erfolgreicher Behandlung stark beeinträchtigen. Eine entsprechende Nachsorge ist daher unerläßlich.

24.3.8.1 Pflege bei Kindern mit Medulloblastom

Tumoren im Zentralnervensystem haben in den meisten Fällen erhebliche Ausfallserscheinungen zur Folge, die auch nach einer Operation nicht immer reversibel sind. Postoperativ müssen die Kinder häufig lange liegen, was weitere **Komplikationen** mit sich bringen kann, wie Pneumonien, Dekubiti und Kreislaufprobleme. Deshalb sind eine umfassende **Prophylaxe**, **Pflege** und in der ersten postoperativen Zeit eine regelmäßige **Vitalzeichenkontrolle** notwendig.

Die Eigenaktivität muß gefördert und neue Ziele zusammen mit dem Patienten gesetzt werden. Die **Mobilität** ist in kleinen Schritten (auf dem Bettrand sitzen, Rollstuhl anbieten, Gehversuche mit Unterstützung) zu steigern. Häufig leiden die Kinder unter einer **Gangunsicherheit**, bedingt durch die Ataxie. Das Pflegepersonal muß **Sicherheit** vermitteln, täglich die Fortschritte mit dem Patienten besprechen, loben, trösten und auf Ängste eingehen. Mit einer speziellen **Krankengymnastik** ist so schnell wie möglich nach der Operation zu beginnen.

Die **Kommunikationsfähigkeit** ist häufig beeinträchtigt. Die Patienten sprechen **verlangsamt**, haben **Wortfindungsstörungen** oder eine **undeutliche Aussprache**. Pflegende sollten die Unterhaltungen bei den Pflegemaßnahmen forcieren, bei Wortfindungsstörungen geduldig warten, bis das Kind weiterspricht, und bei Bedarf einen Logopäden zur gezielten **Sprachförderung** hinzuziehen. Der oft vorhandenen Konzentrationsschwäche wirken **Beschäftigungsangebote**, wie Malen, Kneten, Basteln, Musizieren, entgegen.

 Das Kind nie überfordern, Pausen zulassen.

Um das Wohlbefinden zu steigern, ist es von Vorteil, wenn der Patient seine Kleidung selbst aussuchen darf. Häufig haben Kinder Lieblingskleidungsstücke. Krankenhauskleidung sollte nur wenn unbedingt notwendig angezogen werden, Schlafanzüge nur zum Schlafen, tagsüber wann immer möglich Straßenkleidung. Dadurch ähnelt der Tagesablauf dem Leben zu Hause.

Die Haare müssen für die Operation in der Regel abgeschnitten und rasiert werden. Der kahle Kopf verunsichert die Patienten. Deshalb sollen die Eltern eine **originelle Kopfbedeckung** mitbringen (z. B. Basketballmütze). Manche Kinder möchten auch Perücken tragen. In der Regel übernimmt die Krankenkasse dafür die Kosten. Auf diese Möglichkeit sollten Kind und Eltern aufmerksam gemacht werden.

Das **Essen** fällt den Kindern durch die Ataxie und die chemotherapiebedingte Übelkeit schwer. Die **Selbständigkeit** beim Essen kann durch mundgerechte Häppchen, Trinkhalm und Wunschkost gefördert werden. Ballaststoffreiche Nahrung und viel Flüssigkeit dienen der **Obstipationsprophylaxe**. Außerdem ist dafür zu sorgen, daß die Kinder bei der Stuhlentleerung nicht gestört werden.

Bei Patienten, die Ifosfamid erhalten, ist die Gefahr einer Zystitis gegeben. Mesna, ein intravenös verabreichtes Medikament, mindert diese schmerzhafte Nebenwirkung. Bei Bedarf setzt der Arzt ein Blasenschutzmittel an.

Wichtig sind für die schwerkranken Kinder **Ruhephasen** und ausreichender **Schlaf**. Gedämpfte Beleuchtung und Ruhe im Zimmer fördern die Entspannung und den Schlaf.

24.4 Das sterbende Kind im Krankenhaus

Das Sterben ist so individuell wie das Leben. Einen Plan für den Umgang mit Kindern in ihrer letzten Lebensphase und deren Angehörigen kann es deshalb nicht geben. Für das Pflegepersonal auf Stationen mit lebensbedrohlich erkrankten Kindern, vom Säugling bis zum jungen Erwachsenen, bedeutet das eine immer wiederkehrende Konfrontation mit Sterben und Tod. Um den Patienten und die Angehörigen verständnisvoll und einfühlsam begleiten zu können, ist ein Sicheinlassen auf dieses Thema und die damit verbundenen Ängste unausweichlich. Über das Wie entscheidet jeder für sich selbst. Balint-Gruppen oder Supervision unterstützen das Personal auf den Stationen. In vielen Jahren der Begleitung von Sterbenden ist die bekannte Ärztin **Elisabeth Kübler-Ross** zu der Erkenntnis ge-

24

langt, daß Menschen, die unheilbar krank sind, bis zu ihrem Tod verschiedene Phasen durchleben, bei erkrankten Kindern betrifft dies auch die Eltern.

- **erste Phase:** Nicht-wahrhaben-Wollen mit Isolierung und Verleugnen der Krankheit
- **zweite Phase:** Zorn, Auflehnung, Aggression, die der Kranke gegen sich selbst richtet (Suizidgefahr) oder häufiger gegen die Mitwelt (Angehörige, Pflegepersonal)
- **dritte Phase:** Verhandeln mit dem Schicksal
- **vierte Phase:** Depressionen und tiefes Trauern über den bevorstehenden Verlust des eigenen Lebens
- **fünfte Phase:** Zustimmung nach Verarbeiten der Unheilbarkeit des Leidens und Akzeptieren des Todes

Diese Phasen laufen nicht streng chronologisch ab. Es kann ein Überspringen, ein Vor- und Zurückpendeln in die verschiedenen Stadien geben. Kinder drücken ihre Gefühle über ihren nahen Tod ganz unterschiedlich aus. Nonverbal, im Spiel mit Puppen oder dem Teddy, in Bildern, die sie malen, beim Musizieren.

Jugendliche machen ihre Ängste vielfach durch aggressives, provozierendes Verhalten oder Rückzug (depressives Verhalten) sichtbar.

Wichtig ist, genau **hinzuschauen** und **zuzuhören**, **gesprächsbereit** zu sein, ohne sich aufzudrängen, und **ehrlich** in den Antworten.

Kinder in der Terminalphase, bei denen auf lebensverlängernde medizinisch-technische Maßnahmen verzichtet wird, können heute überwiegend durch die Zusammenarbeit der Station und der häuslichen Kinderkrankenpflege bis zu ihrem Tod zu Hause betreut werden. Ist dies aus medizinischen oder familiären Gründen nicht möglich, muß die **menschliche Zuwendung** auf der Station im Vordergrund stehen. Wichtig ist weiterhin eine aktive, **lindernde Therapie**, wie Schmerztherapie, Behebung von Atemnot und Stillung von Blutungen. Für viele Kinder ist die Station, trotz der oft monatelangen belastenden Therapie, ein Stück Heimat geworden. Dieses Gefühl muß gerade in der letzten Phase des Lebens erhalten bleiben. Wenn der Wunsch und die Möglichkeit bestehen, sollte der Besuch von den Kindern der Station und von Freunden unterstützt werden. „Hallo" sagen, ein gemeinsames Spiel, zusammen fernsehen oder sich freuen auf ein bevorstehendes Stationsfest bewahrt den Patienten vor der Isola-

tion. Durch ein ehrliches Miteinander kann auch **Abschied** genommen und die **Traue**r zugelassen werden.

Bei der individuellen Betreuung der Kinder sind jedoch auch bestimmte Pflegetechniken zu beachten, die zum körperlichen Wohlbefinden und zur **Schmerzlinderung** beitragen. Bei bewegungseingeschränkten Kindern sind ein regelmäßiges Umlagern mit Lagerungshilfen und eine Dekubitusprophylaxe notwendig. Unterstützend kann das Lagern der Kinder auf **Fellen**, **Wassermatratzen** oder in sonstigen **Spezialbetten** sein.

Auf Stuhlentleerung, Miktionsbeschwerden und genügend Flüssigkeitszufuhr muß geachtet werden. Eine ausreichende Schmerztherapie ist obligat, damit der Patient schmerzfrei ist, aber auch wach und kommunikationsfähig.

Der Zeitpunkt der täglichen Körper-, Mund-, Augenpflege etc. sollte wenn möglich mit dem Patienten und/oder den Eltern abgesprochen werden. Sträubt sich das Kind, ist abzuwägen, wie dringlich die pflegerische Maßnahme ist. Eventuell kann man versuchen, das Kind liebevoll von der Notwendigkeit zu überzeugen oder die Maßnahme auf einen späteren Zeitpunkt zu verschieben. Eltern, die ihr Kind allein pflegen wollen, ist immer wieder Unterstützung und Hilfe anzubieten. In der Phase unmittelbar vor dem Tod ist es für Patient und Angehörige oft ausreichend zu wissen, daß die Pflegenden „da" sind, sie müssen nicht unbedingt „dabei" sein.

■ **Das Versorgen des verstorbenen Kindes**

Nachdem der Arzt den Eintritt des Todes festgestellt hat, ist es wichtig, den Angehörigen die nötige **Zeit zum Abschiednehmen** zu geben. Zu respektieren sind Sitten und Gebräuche, je nach Kulturkreis und Religionszugehörigkeit.

Die organisatorischen Dinge sollten jetzt nicht im Vordergrund stehen. Die Angehörigen eines verstorbenen Kindes entscheiden sich ganz unterschiedlich, ob sie ihr Kind gemeinsam mit der Pflegekraft versorgen wollen. Es kann für ihre Trauerarbeit eine wichtige Erfahrung sein, das Totsein ihres Kind zu erleben.

Nach dem **Entfernen** von evtl. vorhandenen Sonden, Drainagen und Kathetern wird das Kind **gewaschen** und **angezogen**. Auf Wunsch erhält es die Lieblingskleidung. Da post mortem **Stuhl** und **Urin** austreten können, wird die Kleidung durch eine Windel geschützt. Die mit sanftem Druck geschlossenen **Augenlider** müssen evtl. mit einem nassen Tupfer beschwert werden. Um das Herabsinken des **Unterkiefers** zu vermeiden, legt man dem Kind ein zusammengefaltetes Tuch zwischen Kinn und Brust. Alternativ kann das Kinn mit einer Bindentour fixiert werden.

Wenn sich die Angehörigen verabschiedet und die Station verlassen haben, sollte das verstorbene Kind möglichst bald in den hausüblichen Aufbahrungsraum (Pathologie, Leichenhalle etc.) gebracht werden. Wichtig ist, daß an einem Fuß des Verstorbenen ein **Zettel** mit einer Mullbinde fixiert ist, auf dem vermerkt sind:
- Stationsname
- Name und Vorname des Kindes
- Geburtsdatum
- Datum und Uhrzeit des Todes
- Körperlänge

Weitere Formalitäten gehören nicht zum Aufgabenbereich der Pflegekräfte.

Literaturverzeichnis

Bode, G., U. Schmalenbach: Young People with Cancer/A Handbook for Parents. Bethesda USA, wbn-Verlag, Dreieich 1984

Braun Melsungen AG: Technik der Infusionen, Unterrichtsprogramm für Krankenpflegeschulen. Braun-Melsungen

Grundmann, Simon: Punktions- und Infusionstechnik. Bibliomed

Gutjahr, P., et al.: Krebs bei Kindern und Jugendlichen. Deutscher Ärzte Verlag, Köln 1993

Kremes, B.: Leukämie – Was ist das? Uni-Kinderklinik Münster, Druckwerkstatt Hafen GmbH 1993

Kübler-Ross, E.: Kinder und der Tod. Kreuz Verlag, Zürich 1984

Kühl, J.: Therapie der Hirntumoren im Kindesalter. Informationsschrift WIR (Dachverband der Eltern) Nr. 40, 1994

Löser, A.: Onkologie. Kohlhammer Verlag, Stuttgart 1992

Margulis, A., et al.: Onkologische Krankenpflege. Springer Verlag, Berlin, Heidelberg, New York 1994

Nobile, L.: Krebs bei Kindern. Hans Huber Verlag, Bern, Stuttgart, Toronto 1992

Firma Pfrimmer-Viggo Erlangen: Grundlagen der peripheren Venenpunktion

Rhiem, H.: Die Corticosteroid-abhängige Dezimierung der Leukämiezellen im Blut als Prognosefaktor bei der akuten lymphoblastischen Leukämie im Kindesalter (Therapiestudie ALL-BFM 83). Klinische Pädiatrie 199, 1986

Roche Lexikon Medizin. Urban & Schwarzenberg, München

Schaefer, W., D. Beelen: Knochenmarktransplantation. Karger, München, Basel 1991

Student, J.: Im Himmel welken keine Blumen. Herder, Freiburg 1992

Universitätskinderklinik Tübingen: Tränen im Regenbogen. Attempto 1990

25 Pflege bei Kindern mit psychischen und psychosomatischen Erkrankungen

Marlies Wachholz-Kruse, Ute Thieme

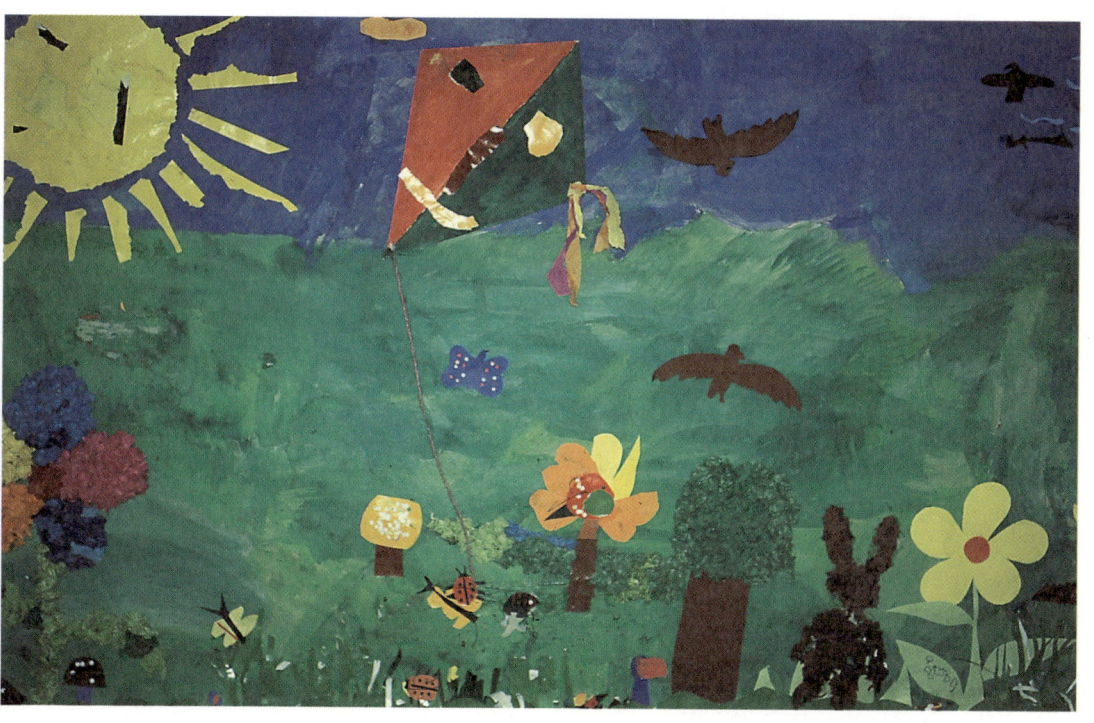

25.1	**Theorien der Entwicklungs-**	
	psychologie	530
25.1.1	Biologisch orientierte Theorie	530
25.1.2	Traditionelle Milieutheorien	530
25.1.3	Psychodynamische Theorien	530
25.2	**Entwicklungsphasen**	531
25.2.1	Embryonal- und Fetalzeit	531
25.2.2	Erstes Lebensjahr	531
25.2.3	Zweites und drittes Lebensjahr	
	(Kleinkindalter)	534
25.2.4	Viertes und fünftes Lebensjahr	
	(Vorschulalter)	534
25.2.5	Sechstes bis zwölftes Lebensjahr	
	(Schulkindalter)	535
25.2.6	Zwölftes bis achtzehntes Lebensjahr	
	(Jugendalter)	535

25.3	**Aufbau und Konzeption von**	
	kinderpsychiatrischen und	
	-psychosomatischen Stationen . . .	536
25.4	**Der Pflegeprozeß in der psychia-**	
	trischen und psychosomatischen	
	Kinderkrankenpflege	537
25.5	**Pflegerische Aufgaben in der**	
	psychiatrischen und psycho-	
	somatischen Kinderkrankenpflege	538
25.6	**Aufgaben des Pflege- und**	
	pädagogischen Personals in der	
	stationären Kinder- und Jugend-	
	psychiatrie laut Psychiatrie-	
	Personalverordnung (Psych-PV) . .	539

25.7	Pflege und Krankheitsbilder Psychiatrische und psycho-somatische Erkrankungen	540
25.7.1	Anorexia nervosa	540
25.7.1.1	Pflege bei Kindern mit Anorexia nervosa	541
25.7.2	Enkopresis	544
25.7.2.1	Pflege bei Kindern mit Enkopresis	544
25.7.3	Enuresis	545
25.7.3.1	Pflege bei Kindern mit Enuresis	546

25.1 Theorien der Entwicklungs-psychologie

25.1.1 Biologisch orientierte Theorie

Die Anhänger der biologisch orientierten Theorie beschränken sich in ihren Forschungen auf die im Erbmaterial verankerten Informationen. Sie glauben, daß Entwicklung vorwiegend **von innen** durch Wachstum und Reifung bzw. **biologische Gesetzmäßigkeiten** gesteuert wird. Das soziale Umfeld kann lediglich durch positive oder negative Einflüsse den Entwicklungsprozeß beeinflussen, aber keine grundlegenden Änderungen für schon im Keimling festgelegte Informationen bewirken. Entwicklung wird als Fortsetzung der **Embryogenese** betrachtet. Untersuchungen mit eineiigen Zwillingen haben jedoch ergeben, daß diese Theorie nicht haltbar ist. Zwillinge, die getrennt aufwuchsen, entwickelten sich dabei deutlich unterschiedlich.

25.1.2 Traditionelle Milieutheorien

Die Befürworter der traditionellen Milieutheorien gehen davon aus, daß das Kind durch **Erlernen bestimmter Fähigkeiten**, bzw. über das **Erleben seiner Vorbilder** (z.B. Eltern), seine Handlungskompetenz erweitert. Das Kind spiegelt in seinem Verhalten die ihm vorgelebten Modelle und Lerninhalte wider, unabhängig von organischen Reifungs- und Strukturveränderungen. Die erlernten Verhaltensmuster und Normen werden jedoch vom Kind spätestens mit Beginn der Pubertät in Frage gestellt, was zu einem adäquaten Entwicklungsprozeß gehört. Zu den traditionellen Milieutheorien zählen auch die ersten **Lern- und Sozialisationstheorien**, die die Dominanz des Milieus in den Mittelpunkt der Entwicklung des Kindes stellen.

Grundlage der **modernen Lerntheorie** bilden die **klassische** und die **operante Konditionierung**. Bei der klassischen Konditionierung können Reaktionen statt durch spezifische, artgemäße Reize auch durch unbewußte Reize ausgelöst werden. Die operante Konditionierung beinhaltet, daß durch Manipulation Reaktionen auf bestimmte Reize bestärkt oder gelöscht werden können, was bedeutet, daß durch Belohnung oder Bestrafung Lernerfolge erzielbar sind. Diese Mechanismen finden sich besonders im Bereich des sozialen Lernens wieder und beinhalten beispielsweise die Übernahme von Traditionen und Prägung eines kollektiven Bewußtseins.

25.1.3 Psychodynamische Theorien

Gemeinsam mit den Lerntheorien gehen die psychodynamischen Theorien von den Einflüssen der Umwelt auf die kindliche Entwicklung aus. Der Unterschied besteht darin, daß sie der **sozio-affektiven Komponente**, die die Dynamik und die Spannungsverhältnisse innerhalb der Persönlichkeit beschreibt, eine starke Bedeutung geben.

Nach der Lehre des österreichischen Nervenarztes **Sigmund Freud** (1856 bis 1939), der eine der bedeutendsten psychodynamischen Theorien entwickelte, besetzen beim Neugeborenen die **Libido** und der **Todestrieb** sämtliche Handlungen und Personen, mit denen es in Kontakt kommt. Diesen Trieb, der für die Befriedigung der Bedürfnisse sorgt, bezeichnete Freud als „**ES**". Da dieser Befriedigung schnell Grenzen gesetzt werden, sind Kompromisse unumgänglich (**Realitätsprinzip**). Laut Freud entwickelt sich dann aus dem „ES" das „**ICH**", das als Selbstbestätigung gegenüber der Außenwelt und dem „ES" dient. Durch die Erziehung entwickelt das „ICH" das „**ÜBER-ICH**", das die moralischen und ethischen Forderungen enthält, die der Mensch während seiner Erziehung erfährt. Aufgabe des „ICH" ist es, die Forderungen des

25

„ES" und des „ÜBER-ICH" in Einklang zu bringen. Mißlingt dieses, können die Triebe unter dem Druck des „ÜBER-ICH" verdrängt werden, sie verschwinden jedoch nicht und sind immer latent vorhanden. Dadurch können Handlungen unbewußt beeinflußt werden, deren Ursachen dem betreffenden Menschen selbst verborgen bleiben. Bemerkenswert an dieser Theorie ist, daß sie nicht das Erwachen der Sexualität auf den Beginn der Pubertät verlegt, sondern schon dem Neugeborenen in Form der Libido sexuelles Verlangen zuspricht. Dieser Trieb entwickelt sich dann altersabhängig in der **oralen**, **analen**, **ödipalen** oder **phallischen Phase**, der **Latenzperiode** in der beginnenden Pubertät und abschließend als **genitale Phase**. Diese Theorie wurde weiterentwickelt u. a. von dem österreichischen Psychoanalytiker **Rene Arpad Spitz** (1887 bis 1974) und dem deutsch-amerikanischen Jugendpsychologen **Erik Homburger Erikson**. Sie konzipierten eine breit anwendbare Vorstellung davon, wie Störungen in diesen sexuellen Entwicklungsphasen **Neurosen** begründen können.

25.2 Entwicklungsphasen

Die Entwicklung des Menschen beginnt im Mutterleib mit der Verschmelzung von Samen und Eizelle und ist nach verschiedenen Stadien zwischen dem 18. und 20. Lebensjahr abgeschlossen. Diese Entwicklungsprozesse unterliegen einer Fülle von **biologischen Gesetzmäßigkeiten**, Einflüssen aus der **Umgebung** und dem Wechselspiel der **mentalen Möglichkeiten** mit dem **körperlichen Entwicklungsstand** des einzelnen in den verschiedenen Reifungsstadien. Um Fehlentwicklungen einschätzen zu können, muß die Kinderkrankenpflegeperson die unterschiedlichen Entwicklungsphasen kennen, wobei nicht zu vergessen ist, daß jedes Kind als ein **einzigartiges Individuum** zu verstehen ist und Abweichungen von der Norm immer im Zusammenhang mit der **sozialen Gemeinschaft** zu betrachten sind. Der Entwicklungsprozeß ist altersgebunden und nicht wiederholbar. Störungen, die durch mangelnde Förderung oder ständige Überforderung entstehen, können nur teilweise ausgeglichen werden.

25.2.1 Embryonal- und Fetalzeit

Die Phase zwischen der Befruchtung bis zum Ende des dritten Schwangerschaftsmonates bezeichnet man als **Embryonalzeit**, in der sich die Organe entwickeln. Ab dem vierten Schwangerschaftsmonat spricht man von der **Fetalzeit**. Die Organe sind ausgebildet, die Gestalt des Körpers läßt schon den Menschen erkennen. Die Proportionen der Gliedmaßen und des Kopfes entsprechen nicht denen eines Erwachsenen. Ab 28 Schwangerschaftswochen bis zu einer Woche nach der Geburt sprechen wir von der **Perinatalperiode**, einem besonders anfälligen Lebensabschnitt, in dem vielfältige körperliche Umstellungen zu Störungen führen können. Ob der Embryo oder der Fet bereits entwicklungsbestimmende Erfahrungen macht, ob sich bereits vor der Geburt ein „ICH" entwickelt, darüber liegen noch keine zuverlässigen wissenschaftlichen Beweise vor. Erwiesen ist allerdings, daß das ungeborene Kind verschiedenen Einflüssen unterliegt. Beispielsweise ob die Schwangerschaft erwünscht war, die werdende Mutter in einem gefestigten sozialen Milieu lebt oder aber das werdende Kind willkommen ist. Dies kann sich durchaus auf die gesamte Entwicklung auswirken. Krankmachende Faktoren wie Nikotin, Alkohol, Medikamente oder auch die zunehmende Schadstoffbelastung in unserer Umwelt können schon das Ungeborene schädigen, so daß die gesamte Entwicklung gestört oder nur begrenzt möglich sein wird.

25.2.2 Erstes Lebensjahr

Die **Neugeborenenzeit** beginnt mit der Geburt und endet nach den ersten vier Lebenswochen. Die Organe stellen sich auf die neuen Lebensbedingungen ein. Der Übergang aus dem Fetalzustand im Mutterleib in die Welt ist für das Kind zunächst mit einer **Reizüberflutung** verbunden. Der Bewegungsablauf erscheint unkoordiniert, ein leichtes Anheben des Kopfes ist in Bauchlage möglich. Der Muskeltonus ist zunächst schwach ausgeprägt, nimmt in der Säuglingszeit dann jedoch stetig zu. Das Neugeborene ist mit Reflexen ausgestattet, die bei einer normalen Entwicklung nach dem zweiten bis vierten Lebensmonat nicht mehr nachweisbar sind

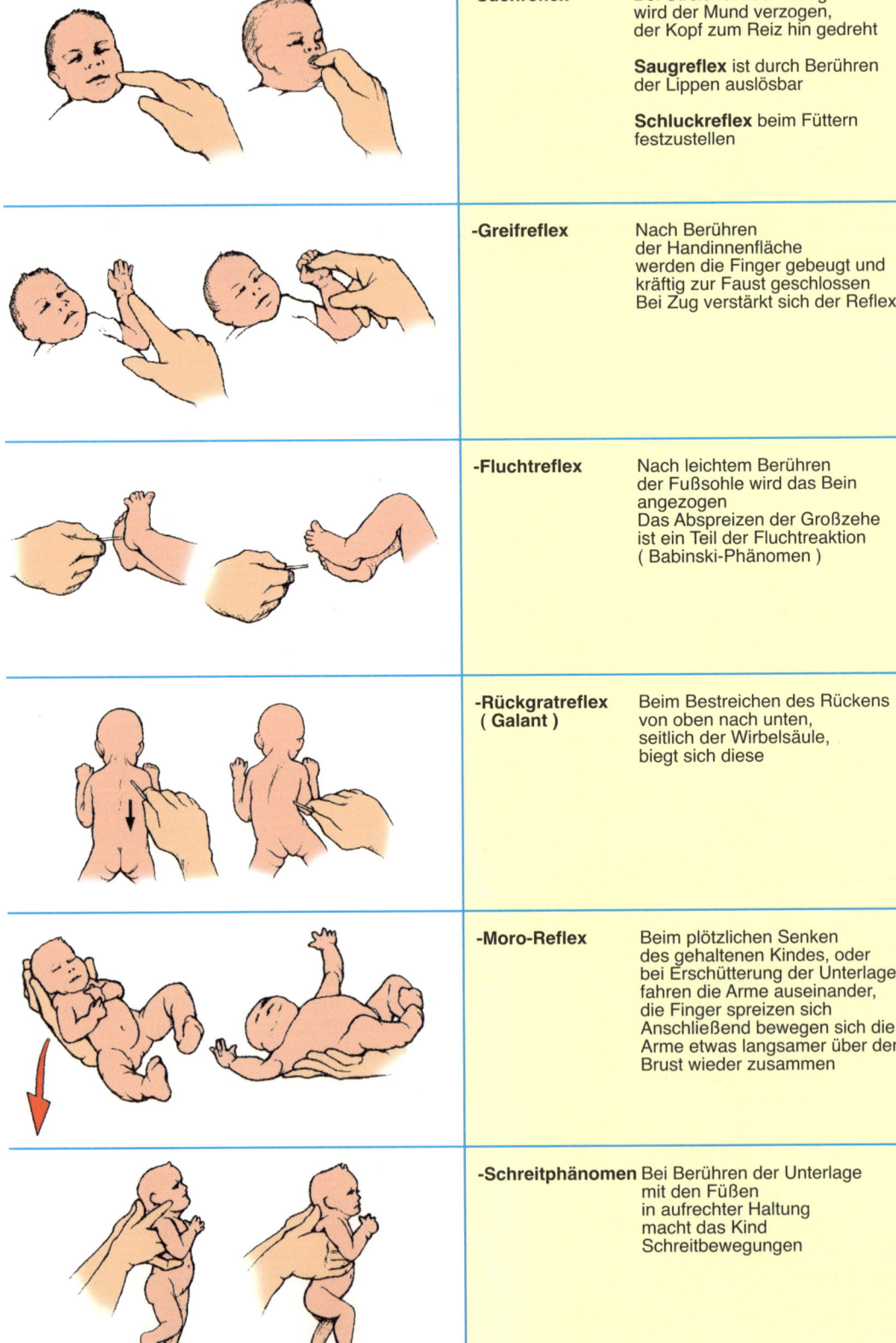

-Suchreflex	Bei Streicheln der Wange wird der Mund verzogen, der Kopf zum Reiz hin gedreht **Saugreflex** ist durch Berühren der Lippen auslösbar **Schluckreflex** beim Füttern festzustellen
-Greifreflex	Nach Berühren der Handinnenfläche werden die Finger gebeugt und kräftig zur Faust geschlossen Bei Zug verstärkt sich der Reflex
-Fluchtreflex	Nach leichtem Berühren der Fußsohle wird das Bein angezogen Das Abspreizen der Großzehe ist ein Teil der Fluchtreaktion (Babinski-Phänomen)
-Rückgratreflex (Galant)	Beim Bestreichen des Rückens von oben nach unten, seitlich der Wirbelsäule, biegt sich diese
-Moro-Reflex	Beim plötzlichen Senken des gehaltenen Kindes, oder bei Erschütterung der Unterlage, fahren die Arme auseinander, die Finger spreizen sich Anschließend bewegen sich die Arme etwas langsamer über der Brust wieder zusammen
-Schreitphänomen	Bei Berühren der Unterlage mit den Füßen in aufrechter Haltung macht das Kind Schreitbewegungen

(Abb. 25-1). Das neugeborene Kind verliert in der ersten Lebenswoche ungefähr 10 Prozent seines Geburtsgewichts, was als **physiologische Gewichtsabnahme** bezeichnet wird. Diese Reaktion ist auf die Umstellung des Körpers durch Atmung, Ausscheidungen und zunächst geringe Flüssigkeitszufuhr zurückzuführen. Der Gewichtsverlust reguliert sich nach der ersten Lebenswoche, am zwölften Lebenstag sollte das Kind das Geburtsgewicht wieder erreicht haben.

Neugeborene sind in der Regel vier bis sechs Minuten pro Wachperiode aufnahmefähig, sie **schlafen** im Durchschnitt **16 bis 18 Stunden**. Sie können **Geräusche** orten, aber nicht genau lokalisieren. Sie **schreien** zunächst sehr monoton, was sich zum Ende des ersten Lebensmonats unterschiedlich in Qualität der Lautstärken differenzieren läßt. In der zweiten Lebenswoche kennen sie die Stimme ihrer Mutter und sind in der Lage, Stimmen zu differenzieren. Das neugeborene Kind kann hell und dunkel unterscheiden, im Abstand von acht bis dreißig Zentimeter versucht es, Dinge zu fixieren, wobei es aber auch bei entsprechendem Angebot in der Lage ist, mehr und weiter zu sehen. Der Säugling kann ab der achten Lebenswoche Gegenstände, die er zuvor **fixieren** konnte, mit den Augen **verfolgen**. Mit dem dritten Lebensmonat beginnt das Kind, Augen und Ohren gleichzeitig einzusetzen, indem es Gehörtes auch mit den Augen zu orten versucht.

Mit dem fünften Lebensmonat kann das Kind seine Blicke kurzzeitig auf beispielsweise umhergehende Personen richten und diese verfolgen. Im siebten Lebensmonat reagiert es auf **Rufe**. Die **Sprachentwicklung** beginnt ab dem dritten Lebensmonat, zunächst bildet das Kind Silben, ab dem achten Monat nimmt es seine Laute aktiv wahr und wiederholt diese. Am Ende des ersten Lebensjahres kann das Kind in der Regel einige Worte wie Mama und Papa sprechen, die eigentliche Bedeutung ist ihm aber noch nicht bewußt. Die **motorische Entwicklung** wird in der Abbildung 25-2 veranschaulicht.

In seinem ersten Lebensjahr lebt das Menschenkind in völliger Abhängigkeit von seiner Umwelt. Erik Homburger Erikson sprach für diesen Entwicklungsabschnitt von der Herstellung von **Urvertrauen** durch kontinuierliche Präsenz, Zuwendung, Liebe und Aufmerksamkeit der Bezugspersonen, bei mangelnder Begleitung durch diese Phasen von der Entwicklung des **Urmißtrauens**. Die Frage nach der **Identität** im ersten Lebensjahr ist: „Ich bin, was ihr mir gebt." Dieser Lebensabschnitt wird auch als **orale Phase** bezeichnet, obwohl der Säugling nicht nur mit dem Mund seine Umwelt erforscht. Bis zum sechsten Monat fühlt sich der Säugling durch seine Mutter

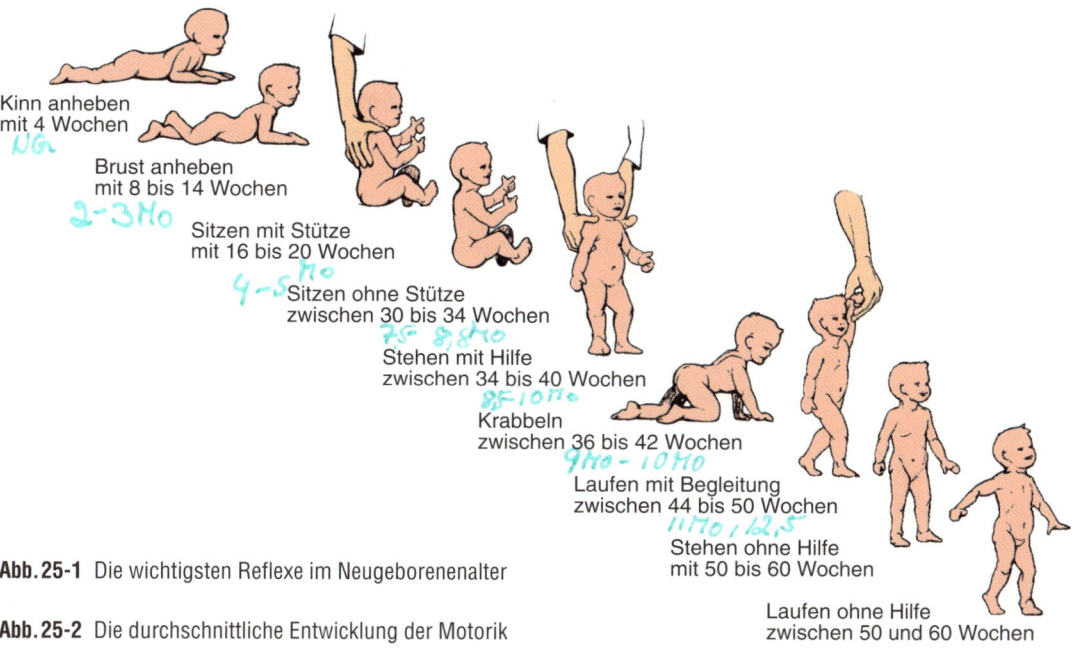

Kinn anheben
mit 4 Wochen

Brust anheben
mit 8 bis 14 Wochen

Sitzen mit Stütze
mit 16 bis 20 Wochen

Sitzen ohne Stütze
zwischen 30 bis 34 Wochen

Stehen mit Hilfe
zwischen 34 bis 40 Wochen

Krabbeln
zwischen 36 bis 42 Wochen

Laufen mit Begleitung
zwischen 44 bis 50 Wochen

Stehen ohne Hilfe
mit 50 bis 60 Wochen

Laufen ohne Hilfe
zwischen 50 und 60 Wochen

Abb. 25-1 Die wichtigsten Reflexe im Neugeborenenalter

Abb. 25-2 Die durchschnittliche Entwicklung der Motorik

gut versorgt und sicher. Im achten Lebensmonat verliert er diese Sicherheit und reagiert mit Angst, wenn die Mutter nicht zu sehen oder abwesend ist. **Verlustängste**, auch **Verlassenheitsängste** genannt, können sich dabei entwickeln. Die Mutter muß in dieser Lebensphase das Kind ernähren, waschen, ihm Wärme geben, seinen wachsenden Reizhunger stillen und den Antriebsüberschuß in die richtigen Bahnen lenken. Dies gibt dem Säugling Sicherheit und ist maßgebend für die Entstehung der ersten **sozialen Beziehung**. Diese Stabilität der Bezugspersonen prägt die Charakterentwicklung des Kindes. Ein Versagen der Umwelt, ein nicht Gewährleisten von Stabilität und Fürsorge führen nachweislich zur **Desorientierung** bis hin zu seelischer Fehlentwicklung, die auch als **Deprivationssyndrom** bezeichnet wird. Das körperliche Wachstum verlangsamt sich zunehmend schon Ende des ersten Lebensjahres (Abb. 25-3).

25.2.3 Zweites und drittes Lebensjahr (Kleinkindalter)

Das Kleinkindalter umfaßt das zweite und dritte Lebensjahr. Signifikant für diesen Lebensabschnitt ist das aktive Erleben und Streben nach Autonomie. Die Körperfunktionen werden zunehmend beherrscht, besonders der anale und urethrale Schließmuskel. Diese Entwicklungsphase nennt man auch die **anale Phase**. Das Kind erkennt, daß es selbst entscheiden kann, wann und wie es etwas aus seinem Körper läßt. Der Enddarm und der After sind in dieser Periode entscheidend für die Willensbildung und Prägung von Lustgewinn, Verweigerung von Erwartungen und Streben nach Autonomie. Nach Erik Homburger Erikson ist die spezifische Aussage des Individuums in diesem Lebensabschnitt: „Ich bin, was ich will." Das erstmals bewußte Verlangen nach **Autonomie** kann bei mangelnder Berücksichtigung durch die Umwelt beim Kind zu **Ängsten** und **Zweifel** führen.

Die Sprachentwicklung nimmt kontinuierlich zu. Ab dem 16. Lebensmonat verfügt das Kind über einen **Wortschatz** von rund fünfzig Wörtern. Es verleiht seinen Forderungen aber hauptsächlich mit Gestik Nachdruck. Mit 19 Monaten verbalisiert es seine Bedürfnisse. Mit Ende des zweiten Lebensjahres beginnt das Kind, **Zwei-Wort-Sätze** zu bilden, und fragt intensiv nach Namen und Dingen. Deshalb bezeichnet man diese Phase auch als **Fragealter**. Die soziale Entwicklung ist durch Nachahmen von alltäglichen Handlungen, das Erfüllen von kleinen Aufträgen und das Erkunden und Erkennen der näheren Umgebung gekennzeichnet.

25.2.4 Viertes und fünftes Lebensjahr (Vorschulalter)

Das Vorschulalter umfaßt den Zeitraum vom vierten und fünften Lebensjahr. Das bis dahin vordergründige Streben nach Autonomie und dem Gefühl, in einer **magisch-animistischen** Welt durch die beherrschbaren Körperfunktionen allmächtig zu sein, tritt durch einen Zuwachs an Denkvermögen in den Hintergrund. In diesem Alter auftretende, scheinbar sadistische Züge, wie Spielen mit Waffen, Zerstören von Spielzeug, Drangsalieren Schwächerer, sind jedoch eher unter dem Aspekt **infantiler Neugierde** zu bewerten. Das Kind beginnt, seine eigene Sexualität zu entdecken. Es stellt körperliche Unterschiede zwischen Vater und Mutter, Geschwistern sowie bei seinen Spielkameraden fest. In dieser, auch als **ödipal** oder **infantil-genital** benannten Phase entwickelt das Kind häufig eine Rivalität gegen den gleichgeschlechtlichen Elternteil, was sich in Verbindung mit den ge-

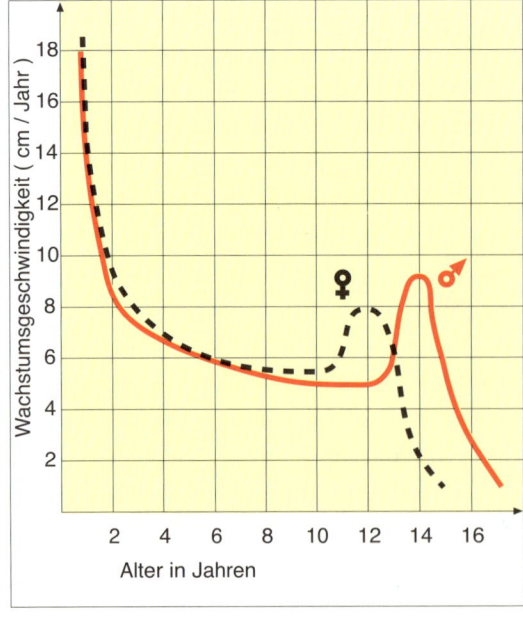

Abb. 25-3 Längenzuwachs in Zentimeter pro Jahr bei durchschnittlichem Wachstumsverlauf (modifiziert nach Eggers, Lempp, Nissen, Strunk)

nannten Erscheinungen in ersten Konflikten mit den Eltern niederschlägt. Deshalb wird die Phase manchmal auch „kleine Pubertät" genannt. Mitunter erleben die Kinder erhebliche **Verlustängste**, sie fühlen sich vom gleichgeschlechtlichen Elternteil nicht mehr so geliebt.

25.2.5 Sechstes bis zwölftes Lebensjahr (Schulkindalter)

Mit dem Eintritt in die Schule ergeben sich zahlreiche Veränderungen im Leben des Kindes, die von seinem sozialen Umfeld vorausgesetzt, gefordert und gefördert werden. Das Kind muß sich in diesem Stadium in außerfamiliären Bereichen einordnen, was ihm mit seiner **Leistungs- und Lernbereitschaft** erleichtert wird. Das bis dahin eher vorherrschende magische Denken wird zunehmend von **realistischen Wahrnehmungen** ersetzt.

Voraussetzung für die **Schulreife** sind das Beherrschen der Körperfunktionen, Konzentrationsfähigkeit, ein gewisses Maß an Leistungsfreude, Kontaktbereitschaft, Vertrauen in die Umwelt und sich selbst sowie eine altersadäquate Sprachentwicklung. Diese Anforderungen ergeben für viele Kinder erstmals eine Kollision zwischen **Pflicht** und **Neigung**. Die schulischen Ansprüche steigen stetig und nehmen dem Kind den Raum für Spiel und Spaß. Es findet sich häufig erstmals in einer leistungsorientierten Hierarchie wieder und wird von den Eltern kritisch und gespannt beobachtet. Der Psychologe **Michael Steinhausen** (geboren 1930) schreibt in seinem Buch „Psychische Störungen bei Kindern und Jugendlichen", es scheint, „daß ein Erziehungsstil der Eltern, der durch Warmherzigkeit und Förderung von Autonomie gekennzeichnet ist, zu einer Persönlichkeitsentwicklung des Kindes im Sinne von Aktivität, Selbständigkeit, Freundlichkeit und sozial positiver Einstellung wesentlich beiträgt." Es ist also keineswegs so, daß die Lehrer, auch wenn sie in diesem Lebensabschnitt zu den wichtigsten Bezugspersonen gehören, die alleinige Verantwortung für die weitere Sozialisation und Entwicklung des Kindes tragen. Immer wieder sind auch die Eltern gefordert. Unzureichend erfüllte Forderungen an das Kind können zu **sozialem Rückzug**, **Isolation**, **gestörtem Selbstbewußtsein** und **psychischen Störungen** führen. Hingegen trägt die Festsetzung von altersgerechten Verhaltensnormen bei adäquater und konsequenter Haltung der Eltern zu **Verantwortungsbewußtsein**, **Selbstvertrauen** und **zielgerichtetem Verhalten** bei.

25.2.6 Zwölftes bis achtzehntes Lebensjahr (Jugendalter)

Mit Beginn der Pubertät verändert sich das körperliche Erscheinungsbild des nunmehr Jugendlichen aufgrund großer hormoneller Einflüsse (Tab. 25-1). Das rasche Wachstum

Tab. 25-1 Reifung der primären und sekundären Geschlechtsmerkmale (modifiziert nach Oerter, Montada)

Mädchen	Alter	Jungen	Alter
beginnende Rundung der Hüften, Fettablagerung; Brüste und Brustwarzen wachsen	10 bis 11 Jahre	beginnendes Wachstum der Hoden, des Skrotums und Penis. Pigmentierung, Brüste verändern sich vorübergehend	12 bis 13 Jahre
gelockte Schamhaare, tiefere Stimme	11 bis 14 Jahre	gelockte Schamhaare, früher Stimmbruch	13 bis 16 Jahre
rasches Wachstum von Eierstöcken, Vagina, Gebärmutter und Schamlippen		rasches Wachstum von Penis, Hoden, Skrotum, Vorsteherdrüse, Samenblasen, erster Samenerguß	
starkes Körperwachstum, Brustwarzen richten sich auf, Brust wächst, Menarche		starkes Körperwachstum	
Achselbehaarung, erwachsene Brustform	14 bis 16 Jahre	Achselbehaarung, Bartwuchs, Einbuchtung des Haaransatzes, Stimmwechsel	16 bis 18 Jahre

25

des Körpers als auch der libidinösen Ansprüche überfordert oftmals den Jugendlichen, der häufig von der Umwelt zu früh als Erwachsener behandelt wird. In Familie oder Schule ist die Tendenz aber, den Heranwachsenden weiterhin als Kind zu betrachten. Dies führt zu erheblichen **Identitätskonflikten**, die durch die **physische**, **psychische** und **sexuelle Revolution** des Körpers noch verstärkt werden. Erweisen sich die sozialen Bindungen des Jugendlichen in dieser Situation als nicht gefestigt, besteht die konkrete Gefahr, sich an falschen, nicht kritisch geprüften Idolen oder Idealen zu orientieren.

Ist die Rolle der Mutter und des Vaters gleichbleibend stabil, das Vertrauensverhältnis der Eltern sowie deren Zuneigung konstant, ist der Jugendliche in der Lage, die jetzt entstehende sexuelle Triebspannung sowie **erste sexuelle Erfahrungen** positiv zu überstehen. Hierbei nützen vor allem Jungen die Masturbation, um ihre Triebe zu befriedigen. Jungen und Mädchen fühlen sich teilweise auch durch gleichgeschlechtliche Personen angezogen. Das heißt nicht, daß dies mit einer **Homosexualität** verbunden sein muß. Eine Vorhersage über homosexuelles Verhalten im Erwachsenenalter läßt sich daraus nicht ableiten.

Viele psychische Störungen, die sich in der **Adoleszenz** (Jugendalter) manifestieren, haben ihren Ursprung in früheren Entwicklungsphasen. Eine sorgfältig erhobene Anamnese kann Aufschluß über die Biographie eines Kindes bzw. jungen Menschen geben.

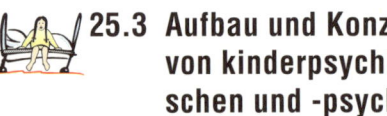

25.3 Aufbau und Konzeption von kinderpsychiatrischen und -psychosomatischen Stationen

Die **Psychosomatik** befaßt sich mit den Zusammenhängen von seelischen Ereignissen und körperlichen Reaktionen. Die Frage ist dabei, welche spezifischen Konflikte und Ereignisse bei welchen Menschen zu welcher organischen Erkrankung führen. Die psychosomatische Kinderstation ist keine rein pflegerisch-medizinische Einrichtung. Das Spektrum der Arbeit von Kinderkrankenpflegepersonen ist hier sehr viel breiter gefächert als auf allgemeinen Kinderkrankenpflegestationen. Sichtbar wird dies schon am Erscheinungsbild der Pflegepersonen, da sie in ihrer privaten Kleidung arbeiten. Die Patienten sind in der Regel nicht bettlägerig und sollen nach ihren Möglichkeiten und Ressourcen im stationären Alltag und dessen Anforderungen integriert werden. Dazu gehört auch der regelmäßige Besuch der Klinikschule. Die hier zutagetretenden Konflikte spiegeln den häuslichen Alltag des Patienten wider und dienen dem Pflegepersonal und den Therapeuten, die Probleme des Kindes zu kanalisieren. Die Pflegenden richten also den Blickwinkel auch auf die gesamte **psychosoziale Entwicklung** des Patienten, so daß man grundsätzlich von einer **patientenorientierten, ganzheitlichen Pflege** sprechen kann.

Indikationen für die stationäre Behandlung

– chronische Krankheiten mit Problemen bei der Compliance, z.B. Diabetes mellitus, Asthma bronchiale, Phenylketonurie, Epilepsie
– Eß- und Gedeihstörungen im Kleinkindalter
– Eßstörungen wie Anorexia nervosa, Bulimie, Adipositas
– Enuresis, Enkopresis
– schwere Schlafstörungen
– psychosozialer Minderwuchs
– somatoforme Störungen wie Konversionssyndrom und Somatisierungssyndrome
– schwere emotionale Störungen
– neurotische Störungen mit vorwiegend körperlicher Symptomatik, z.B. Angstsyndrome
– Zustand nach Mißhandlungen oder Mißbrauch
– Krisenintervention bei Suizidversuch
– schwere Entwicklungsstörungen im sprachlichen, sozialen, intellektuellen und motorisch-körperlichen Bereich sowie in der Wahrnehmung
– Unfallopfer

Eine stationäre Behandlung erfolgt jedoch erst nach Versagen ambulanter Maßnahmen, Voruntersuchungen und Abklärung der Motivation der Betroffenen und Sorgeberechtigten. Patienten mit Psychosen, manifester Suizidalität, Drogenabhängigkeit, schwerer Verwahrlosung oder extremer Weglaufneigung werden in der Regel auf psychiatrische Stationen eingewiesen.

Die Stationstüren bzw. Eingangstüren einer **psychiatrischen Kinderstation** sind häufig **verschlossen**. Wer die Station betreten möchte, muß entweder über einen Schlüssel verfügen oder klingeln. Die **Patientenzimmer** sollten nicht mit mehr als vier Kindern belegt sein, damit keine zu große Unruhe auftritt. Ausgestattet mit farbigen Holzmöbeln, erleichtern sie das Einleben der Kinder. Da die Patienten meist längere Zeit stationär betreut werden, sind Bilderschienen und Pinnwände zur individuellen Raumgestaltung sinnvoll.

Vorteilhaft ist ein „**Time-out-Raum**", in dem die Kinder eine verordnete oder gewünschte Rückzugsmöglichkeit haben. Ebenfalls muß ein **Gruppenraum** zur Verfügung stehen. Badezimmer, Teeküche, Toiletten, Waschsalon, Abstellraum, Dienstzimmer und Behandlungsraum gehören ebenfalls zur obligatorischen Ausstattung. Die **sanitären Räume** sind nach dem Geschlecht getrennt. Teilweise ist es notwendig, daß sie von den Patienten nicht geöffnet werden können, die Toilettentüren sind in der Regel nicht zu verriegeln.

Die **Teeküche** ist zur Vor- und Nachbereitung der Mahlzeiten eingerichtet. Auf vielen psychiatrischen Stationen werden regelmäßig von den Mitarbeiterinnen Kochkurse in kleinen Gruppen angeboten. Die **Patientenwäsche** wird in manchen Kliniken auf der Station direkt gewaschen. Jugendliche erledigen die Aufgaben unter Kontrolle selbständig.

Das **multidisziplinäre Team** setzt sich aus Erzieherinnen, Sozialpädagogen, Kinderkrankenpflegepersonen, Ärzten, Psychologen, Sozialarbeitern, Psychotherapeuten, Bewegungstherapeuten, Ergotherapeuten und Lehrkräften zusammen. Im pädagogisch-pflegerischen Bereich sind Kinderkrankenpflegepersonen und Erzieherinnen zu gleichen Anteilen tätig. Meist arbeitet ein Sozialpädagoge als pädagogische Leitung auf der Station, eine Kinderkrankenpflegeperson als Stationsleitung. Alle Aufgabenbereiche sind genau definiert. Durch die **Psychiatrie-Personalverordnung (Psych-PV)** sind die Planstellen vorgegeben. Im allgemeinen werden hier Kinder im Alter von fünf bis 18 Jahren mit unterschiedlichen Störungen stationär betreut.

Häufigste Aufnahmeindikationen

- emotionale Störungen mit Beziehungsschwierigkeiten
- Beeinträchtigung des Selbstwertgefühls
- Störungen der Motivation, nicht selten in Kombination mit psychosomatischen, körperlichen Symptomen und aggressiven Verhaltensstörungen. Ebenso sind bei den Patienten allgemeine Entwicklungsrückstände

in Sprache, Grob- und Feinmotorik, Lese- und Rechtschreibentwicklung zu beobachten
- Störungen von Antrieb und Aufmerksamkeit, z.B. hyperkinetisches Syndrom
- Ticerkrankungen (z.B. Gilles-de-la-Tourette-Syndrom)
- Phobien
- Zwangserkrankungen
- psychotische Syndrome, z.B. beginnende Borderline-Störung

Zunehmend müssen Kinder nach **Mißhandlungen**, **sexuellem Mißbrauch** und **Suizidversuchen** stationär behandelt werden.

 ## 25.4 Der Pflegeprozeß in der psychiatrischen und psychosomatischen Kinderkrankenpflege

Die Pflegenden in der Kinderpsychiatrie sind zuständig für die **Pflege** des psychisch erkrankten Kindes. Für das Pflegepersonal gilt als herausragende Aufgabe der **Umgang mit den Patienten**. Pflege wird als ein **Beziehungsprozeß** verstanden, in dem auf jeden Patienten individuell eingegangen und ein Pflegeplan erstellt wird. Die psychiatrische Pflege berücksichtigt die psychischen, sozialen, pädagogischen und kulturellen Aspekte und die Situation des einzelnen und der Familie. Sie befaßt sich mit den lebenspraktischen Fähigkeiten und deren Erhaltung oder Wiederherstellung.

Die **Pflegeplanung** beinhaltet folgende Aspekte:

■ Pflegeanamnese

In der Pflegeanamnese wird die Geschwisterstellung des Patienten eruiert, das Familiengefüge, die derzeitige Situation der Familie (Lebensraum, Umgebung, Beruf der Eltern, finanzielle Probleme etc.) und der physische und der psychische Zustand des Patienten.

Datenerhebung
- **Direkte Daten**
- eigene Beobachtungen
- spontane Aussagen des Patienten, der Eltern oder Angehörigen
- Beobachtungen der Kollegen
- **Indirekte Daten**
- Arztanamnese
- Berichte aus Voruntersuchungen oder von

25

anderen Institutionen und Aussagen der Ärzte
- **Objektive Daten**

Alle meßbaren Daten wie:
– Vitalfunktionen
– Körpergewicht und -länge
– Kopfumfang
– Blutdruck
– Pulsfrequenz
- **Subjektive Daten**

Alles, was der Patient aussagt:
– Befürchtungen
– Ängste
– Übelkeit
– Unmut
– Zweifel
– Schmerz

■ Pflegeziele

Die Pflegeziele sind ausgerichtet auf:
– das Erhalten, Fördern und Wiederherstellen lebenspraktischer Fähigkeiten
– die Stärkung des Selbstbewußtseins
– Förderung der Selbständigkeit
– Kontaktaufnahme
– die Freizeitgestaltung und Beschäftigung
– das Wiederherstellen der Beziehungsaufnahme zur Familie
– die Gestaltung des Tages- und Wochenablaufes

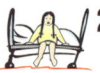

25.5 Pflegerische Aufgaben in der psychiatrischen und psychosomatischen Kinderkrankenpflege

Zu den **pflegerischen Aufgaben** gehören:
– Erkennen von krankheitsbedingten Einschränkungen
– Wahrnehmen, Stärken und Fördern der gesunden Anteile
– Hilfestellung bei krankheitsbedingten Problemen
– Gesundheitserziehung
– Stärkung des Körpergefühls
– Fördern der Selbstwahrnehmung der Patienten
– Gespräche zur psychischen Entlastung
– Hilfestellung bei der Reflexion von Verhaltensweisen
– Erkennen von Veränderungen im Befinden der Patienten

– Begleitung zu den verschiedenen Therapien
– Begleitung bei Terminen in Schule, Übergangseinrichtung, Heim
– Beobachten der Wirkung therapeutischer Maßnahmen
– Assistenz bei diagnostischen und therapeutischen Maßnahmen
– Verabreichen von Medikamenten
– Verordnungen ausführen

■ Kommunikative und organisatorische Aufgaben

Zu den kommunikativen und organisatorischen Aufgaben zählen:
– Einbeziehen des sozialen Umfeldes in die Pflege
– Erkennen und Beurteilen von Verhaltensweisen in der Kindergruppe
– Organisation und Abhalten von Teambesprechungen mit allen Berufsgruppen
– Teilnahme an Team-Supervisionen
– Organisation und Abhalten von Interaktionsgruppen (Rollenspiel-, Kinderbesprechungsgruppe)
– Kontakte fördern zu anderen therapeutischen Einrichtungen und außerstationären Therapeuten

Einmal wöchentlich findet jeweils altersabhängig (jüngere und ältere Patienten getrennt voneinander) eine **Rollenspielgruppe** statt.

> **Die Rollenspielgruppe sollte außerhalb der Station sein, da der therapeutische Charakter erhalten bleiben muß. Ziele der Gruppenaktivität sind die Konfliktbewältigung und Bearbeitung von Problemen und Wünschen.**

Die **Kinderbesprechungsgruppe** findet ebenfalls einmal wöchentlich statt. Alle Patienten nehmen gemeinsam daran teil. Diese Gruppenaktion sollte ebenso außerhalb der Station abgehalten werden. Ziele dabei sind eine konstruktive Auseinandersetzung mit Problemen im täglichen Stationsalltag, das Mitteilen von Wünschen und Problemen einzelner bzw. der Gruppe an die Stationsmitarbeiter und -therapeuten und das Finden gemeinsamer Lösungen.

■ Stationäre Aufnahme

In gemeinsamen Gesprächen zwischen Eltern, Kind, Arzt und/oder Psychologe und einem Stationsmitarbeiter wird die Aufnahme des Patienten bereits davor besprochen. Bedenken, Probleme, Ängste oder auch Vorurteile sollen gemeinsam diskutiert werden, um einen gemeinsamen Weg zu finden, der zur Genesung des Patienten führt. Diese Gespräche sind für viele Betroffene entlastend.

25.6 Aufgaben des Pflege- und pädagogischen Personals in der stationären Kinder- und Jugendpsychiatrie laut Psychiatrie-Personalverordnung (Psych-PV)

Die Psychiatrie-Personalverordnung regelt die Aufgaben der jeweiligen Berufsgruppen in der Psychiatrie.

- **Allgemeine Pflege und Betreuung**
- Erstellen der Pflegeanamnese
- Aufstellen der individuellen Pflegeplanung im Rahmen des Therapieplans
- Pflegedokumentation
- bei Bedarf regelmäßige Kontrolle der Vitalzeichen (Körpertemperatur, Puls, Blutdruck, Atmung) und Ausscheidungen
- Kontrolle von Körpergröße und -gewicht
- Mobilisation von bettlägerigen Patienten
- Lagerung, Unterstützung beim Gehen, Rollstuhlbenutzung, Prophylaxen
- Anleitung zur Sozialhygiene (z.B. Körperpflege, Kosmetik, Waschen, Duschen, Kleiden, Toilettenbenutzung)
- Sicherstellen der Nahrungsaufnahme (z.B. Anleitung und Hilfe beim Essen)
- Bettenmachen und Anleitung zum Bettenbeziehen und Bettwäschewechsel
- Sicherstellen von hygienischen Maßnahmen (z.B. Sauberhalten von Bett, Nachttisch, Schrank, Zimmer)
- **Somatische Pflege**
- Assistenz bei Blutentnahmen, Injektionen und Infusionen
- Verabreichen von Einläufen, Sondenkost und anderen medizinischen Verordnungen
- Vor- und Nachbereitung von Untersuchungen
- Motivationsgespräche
- Angstnehmen vor belastenden Untersuchungen und Behandlungen (z.B. Blutentnahme, apparative oder gynäkologische Untersuchungen, Zahnarzt)
- Wundversorgung, Verbandwechsel
- Richten und Ausgabe von Medikamenten, Überprüfen der Einnahme
- Begleitung und Mithilfe bei diagnostischen und therapeutischen Maßnahmen, physikalische Therapie (Labor, Konsiliarärzte, Bewegungstherapie, Ergotherapie)
- Assistenz bei Notfallversorgungen
- Erste Hilfe (Diabetes, Krampfanfälle, Suizidhandlungen)
- **Kinder- und jugendpsychiatrische Pflege**
- fallbezogene Behandlungspflege
- kontinuierliche Betreuung und ständige Beobachtung von Patienten mit der jeweils im Pflegeplan vorgesehenen Intensität
- Einzelbetreuung in Krisensituationen
- Krisenintervention in Gefährdungssituationen
- entlastende und orientierungsgebende Gespräche mit Patienten
- Gespräche mit Eltern, Sorgeberechtigten, Lehrern, Angehörigen und anderen, einschließlich Telefonkontakten
- Beobachtung des Verhaltens und Erstellen von Verhaltensbeschreibungen
- Training im Rahmen von Pflegeprozeß und Erziehung (z.B. Programme zur Änderung des Verhaltens)
- Gestaltung und Mithilfe bei der Tagesstrukturierung
- Hilfestellung, Anleiten und Überwachung von Hausaufgaben
- Mitwirkung bei Einzel- und Familientherapien
- Abhalten von Einzeltherapiemaßnahmen
- Begleitung bei Hausbesuchen (z.B. eine Mitarbeiterin besucht die Mutter des Patienten alleine oder mit dem Kind in der häuslichen Umgebung), Vorstellungsterminen in Jugend- und Sozialhilfe, Kindergarten, Schule, Heim, Hort, Pflegestelle
- Begleitung zur Schule oder Anlernwerkstatt (dies sind Begleitungen über einen längeren Zeitraum bei Schulversuchen, z.B. bei Schulphobien. Der Patient wird morgens zu seiner Schule begleitet, teilweise mit öffentlichen Verkehrsmitteln, und am Mittag wieder abgeholt)
- Assistenz bei Aufnahme, Verlegung und Entlassung
- heilpädagogische und sprachtherapeutische Übungen
- Hilfe im Umgang mit persönlichem Eigentum (Taschengeld)

25

- Gruppenbezogene Behandlung und Betreuung
- Abhalten von Stations- oder Gruppenversammlungen
- themenzentrierte Stationsgespräche
- Training lebenspraktischer Fähigkeiten, Selbständigkeit und Belastbarkeit, Gesundheitserziehung, gruppenpädagogische Aktivitäten inner- und außerhalb der Station, Projektarbeit
- Anleiten, Mitwirken und Aufsicht bei kreativen Freizeitaktivitäten
- Beobachten von gruppendynamischen Prozessen
- Mitwirkung in speziellen Therapiegruppen (z.B. Rollenspiele, Selbstsicherheitstraining, Problemlösegruppen, Bewegungs- und Beschäftigungstherapie)
- Mitwirken bei Elterngruppen
- Vorbereitung, Teilnahme, Ausarbeitung bei Arztvisiten
- Kurvenvisite, Dokumentation
- **Mittelbar patientenbezogene Tätigkeiten**
Die **Teilnahme aller Mitarbeiter** ist notwendig.
- Therapie und Arbeitsbesprechungen
- Dienstübergaben, Teilnahme an Therapiekonferenzen, Konzeptbesprechungen im Team
- stationsübergreifende Dienstbesprechungen
- stationsbezogene Supervision, Balint-Gruppen
- hausinterne Fort- und Weiterbildung
- **Stationsorganisation**
- Koordination der täglichen Arbeitsabläufe
- Dienstplangestaltung aller pflegerischen Mitarbeiter und Erzieher
- Anlaufstelle für Mitarbeiter
- externe und interne Terminplanung und Koordination diagnostischer und therapeutischer Leistungen
- Bestellen von Medikamenten, Pflegehilfsmitteln und sonstigen Materialien
- Verwaltungsaufgaben, Statistiken etc.
- Anleitungs- und Unterweisungsaufgaben (neue Mitarbeiter, Kinderkrankenpflegeschüler, Praktikanten, Zivildienstleistende, Reinigungsdienst)

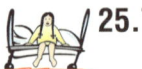

25.7 Pflege und Krankheitsbilder Psychiatrische und psychosomatische Erkrankungen

25.7.1 Anorexia nervosa

Das Krankheitsbild **Anorexia nervosa** ist in der ICD-10 (**10.** Auflage der International Classification of Diseases of WHO), der Internationalen Klassifikation psychischer Störungen, definiert. Die Kriterien der ICD-10 gestatten dem Therapeuten einen gewissen diagnostischen Freiraum, da sich psychische Erkrankungen von Fall zu Fall unterschiedlich darstellen und sich nicht in einen allzu engen Rahmen pressen lassen. Diese Leitlinien bieten dennoch eine sichere, international gültige Definition.

„Die Anorexia nervosa ist durch einen absichtlich selbstherbeigeführten oder aufrechterhaltenen Gewichtsverlust charakterisiert. Am häufigsten ist die Störung bei heranwachsenden Mädchen und jungen Frauen; heranwachsende Jungen und junge Männer sind wie Kinder vor der Pubertät und ältere Frauen bis zur Menopause wesentlich seltener betroffen. Die Anorexia nervosa stellt in folgender Hinsicht ein eigenständiges Syndrom dar:
- die klinischen Merkmale des Syndroms sind leicht erkennbar, so daß die Diagnose mit einem hohen Grad an Übereinstimmung zwischen verschiedenen Kliniken zuverlässig gestellt werden kann
- Verlaufsstudien haben gezeigt, daß eine beträchtliche Anzahl nicht remittierter Patienten Hauptmerkmale der Anorexia nervosa weiter in einer chronischen Form aufweisen Obwohl die Ursachen der Anorexia nervosa noch wenig faßbar sind, wächst die Überzeugung, daß vor allem eine Interaktion soziokultureller und biologischer Faktoren, sowie auch unspezifische psychologische Mechanismen und die **Vulnerabilität** (Verwundbarkeit) der Persönlichkeit eine Rolle spielen. Mit der Erkrankung ist eine Unterernährung unterschiedlichen Schweregrades verbunden, die sekundär zu endokrinen und metabolischen Veränderungen sowie anderen körperlichen Funktionsstörungen führt. Es bleiben einige Zweifel, ob die charakteristische endokrine Störung durch die Unterernährung und als direkte Folge der verschiedenen zugrundeliegenden Verhaltensweisen (z.B. einge-

schränkte Nahrungsauswahl, exzessive Sportbetätigung und Änderung der Körperbeschaffenheit, induziertes Erbrechen und Abführen mit der Folge von Elektrolytentgleisungen) aufzufassen sind, oder ob andere noch ungeklärte Faktoren eine Rolle spielen" (Abb. 25-4).

Therapie

Im allgemeinen beginnt man mit einer ambulanten Einzeltherapie und/oder Familientherapie, evtl. auch in Form von Selbsthilfegruppen. Da das Krankheitsbild jedoch lebensgefährlich ist, muß häufig auf die stationäre Therapie zurückgegriffen werden.

25.7.1.1 Pflege bei Kindern mit Anorexia nervosa

Da jeder im interdisziplinären Team die Patienten in einer jeweils spezifischen Situation erlebt, ist für eine erfolgreiche Therapie und Gewährleistung der Pflege und Betreuung eine gute Zusammenarbeit unerläßlich. Die angewandten Therapien und Behandlungen

sowie Verhalten und Entwicklung des Patienten müssen für alle beteiligten Berufsgruppen zu jeder Zeit nachvollziehbar und erkennbar sein. Durch den notwendigen und regelmäßigen Beobachtungs-, Erfahrungs- und Gedankenaustausch der verschiedenen Berufsgruppen wird auch die Pflegeplanung ständig neu überprüft und bei Bedarf verändert.

Die Kinderkrankenpflegeperson kann bei Patienten mit Anorexia nervosa folgendes **beobachten**:

- starke Abmagerung und Kachexie
- der Körper wird häufig mit lässig weitgeschnittener Kleidung verhüllt
- Patienten setzen sich mitunter in Zugluft, um mehr Energie zu verbrauchen
- Nahrungsverweigerung oder Manipulation des Essens durch Verschmieren, Wegschmeißen oder Verschenken an Mitpatienten
- Verleugnen bzw. mangelndes Wahrnehmen von Hunger, Durst oder Frieren
- Übernahme von Aufgaben wie jüngeren Kindern das Essen zu verabreichen
- Kochen für Mitpatienten oder Sammeln

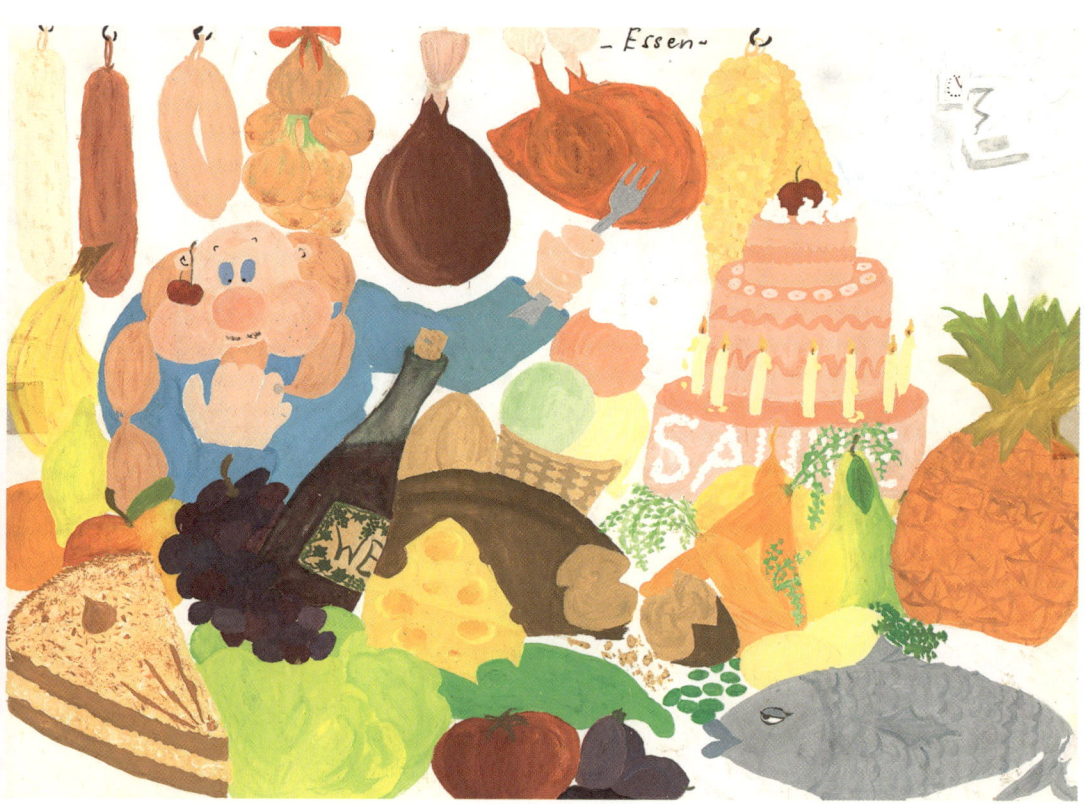

Abb. 25-4 Zeichnung eines 15jährigen Mädchens mit Anorexia nervosa zum Thema „Essen"

25

von Rezepten, um ein normales Verhalten vorzutäuschen

- Ritualien um die Nahrungsaufnahme (z.B. bestimmte Bewegungsabläufe vor Beginn der Mahlzeit)
- Manipulieren des Gewichts vor Gewichtskontrollen durch Wassertrinken, Gegenstände in den Körper einführen
- verkrampfte Körperhaltung (z.B. angezogene Schultern, wenig raumfordernd)
- Körpertemperatur unter dem Normbereich
- hypotoner Blutdruck
- trockene Haut und brüchige Haare
- Bildung von Lanugobehaarung an den Armen und auf dem Rücken im fortgeschrittenen Stadium
- durch den zwanghaften Gedanken, dem Körper ständig Leistung und Energie abzuverlangen, entsteht ein hoher Bewegungsdrang, heimliches Turnen, Gehen von Umwegen, aber auch ständige körperliche Unruhe
- hohe Leistungsbereitschaft mit mangelnder Fürsorge für die eigenen Bedürfnisse
- Toilettengang vorzugsweise nach den Mahl-

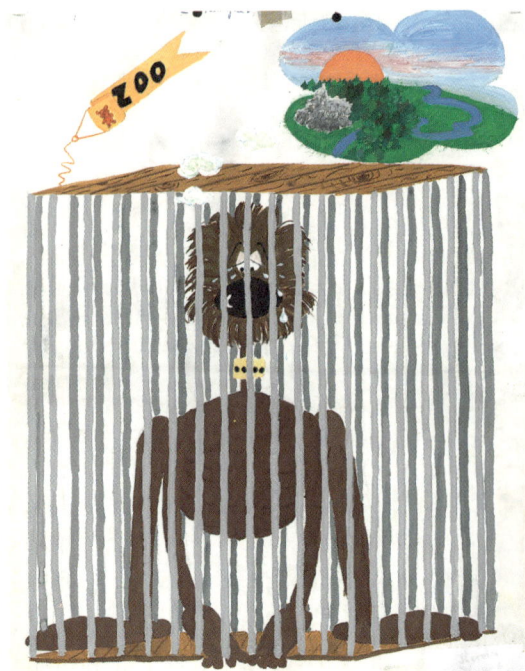

Abb. 25-5 Zeichnung eines 15jährigen Mädchens mit Anorexia nervosa zum Thema „Traurigkeit"

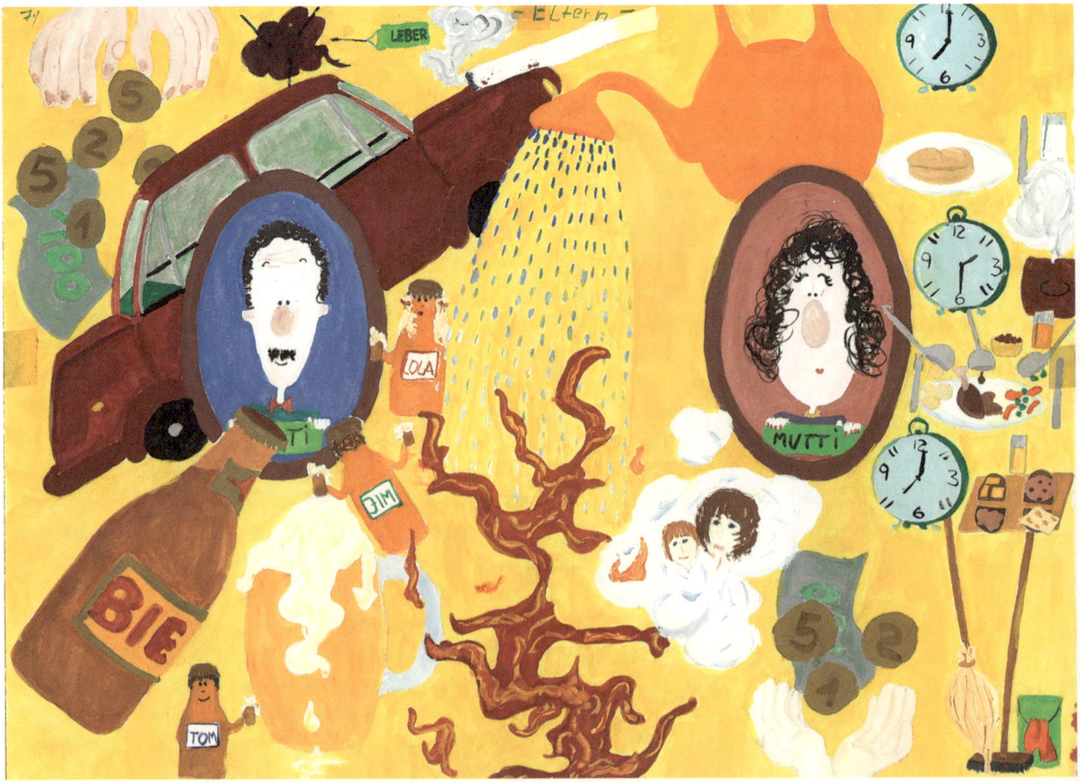

Abb. 25-6 Zeichnung eines 15jährigen Mädchens mit Anorexia nervosa zum Thema „Eltern"

zeiten, mitunter um Gegessenes wieder zu erbrechen
- Mißbrauch von Laxantia (Abführmittel), um die Obstipation zu bewältigen, aber auch zum Regulieren des Körpergewichts
- Waschzwang und exzessives Zähneputzen nach den Mahlzeiten
- verzerrte Wahrnehmung, daher hoher Anspruch nach Zuwendung, fühlen sich aber ständig vernachlässigt und betrogen
- Stimmungsschwankungen, Traurigkeit, Rückzug von Gleichaltrigen, Depressivität (Abb. 25-5)
- mangelnde Konfliktbereitschaft, wenig Selbstbewußtsein, schneller sozialer Rückzug
- häufig Einschlaf- oder Durchschlafstörung oder frühes Erwachen

Der Kampf um die **Nahrungsaufnahme** ist für die Patienten oft die letzte Möglichkeit, sich gegen Erwachsene durchzusetzen. Im Kontakt zu Familienangehörigen sind sie **angepaßt**, **idealisierend**, zeigen **wenig Autonomie**. Meist leiden sie unter ihren überversorgenden Müttern oder Vätern (Abb. 25-6). Die Bedürf-

nisse der einzelnen Familienmitglieder verstricken sich, die Familie ist nicht in der Lage, zwischen WIR und ICH zu differenzieren.

Die Pflegeziele, die durch die Behandlung erreicht werden sollen, sind **schrittweise** in **Nahzielen** zu formulieren und zu gliedern. Grundsätzlich soll der Behandlungserfolg eine **physiologische Gewichtssteigerung**, ein **verändertes Eßverhalten** sowie eine **adäquate körperliche Verfassung** bewirken. Längerfristig soll durch positive psychische und physische Stabilität eine **lebensbejahende Einstellung** auch im Bezug auf die Ernährung erreicht werden (Abb. 25-7). Die Formulierung der Pflege- und Betreuungsmaßnahmen ist individuell auf den Gesundheitszustand und den derzeitigen Entwicklungsstand des Patienten und im Verlauf der Behandlung auf die Qualität seiner Genesung abzustimmen. Die Voraussetzung ist die Bereitschaft zur Mitarbeit der Familie des Patienten.

- **Weitere pflegerische Aufgaben**
- Einhalten des Ernährungsplans, gesamte Kalorien in Absprache mit dem Ernährungsberater auf sechs Mahlzeiten verteilen

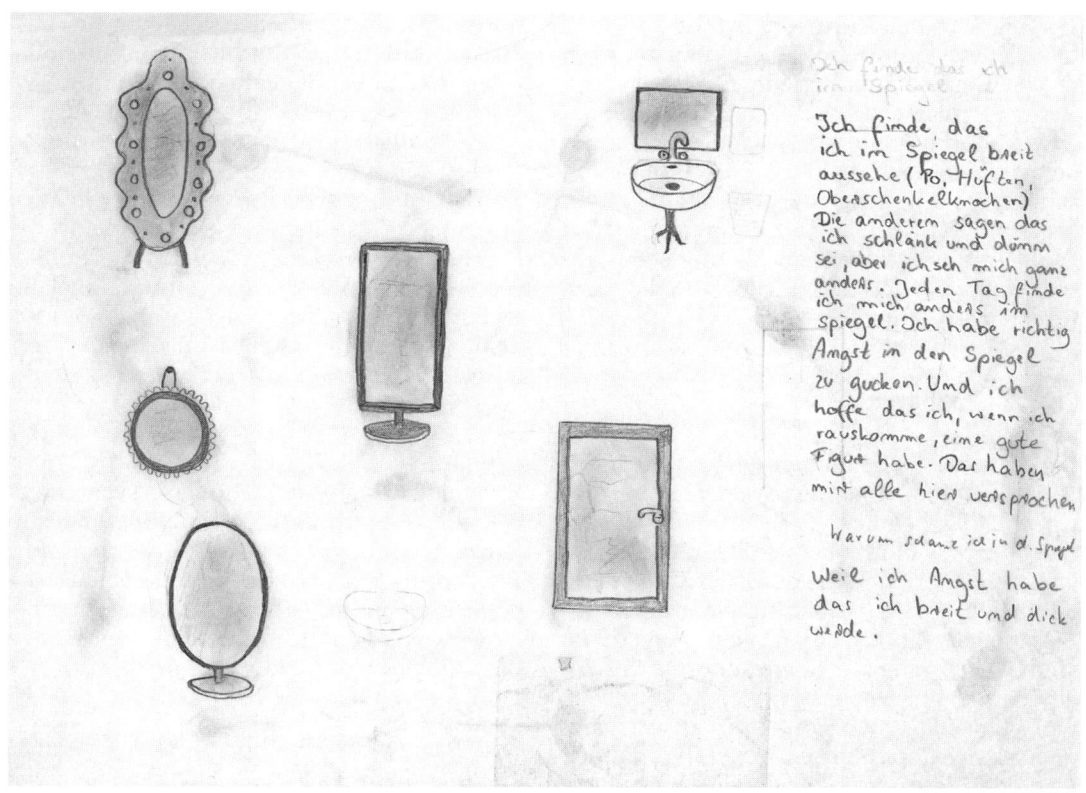

Abb. 25-7 Zeichnung eines 14jährigen Jungen mit Anorexia nervosa zum Thema „Was mir Angst macht"

25

– Beaufsichtigen aller Mahlzeiten
– nach den Hauptmahlzeiten eine Stunde Bettruhe, unter Aufsicht
– Toilettengänge bis zu zwei Stunden nach den Mahlzeiten nur in Begleitung des Pflegepersonals
– zweimal in der Woche Gewichtskontrolle ohne Ankündigung, direkt nach der Nachtruhe, unter immer gleichen Bedingungen (in Unterwäsche), kein Toilettengang vor der Kontrolle
– sportliche Aktivitäten im Rahmen des Stationsalltags, Beschäftigungs- und Spielsituationen sitzend gestalten
– die zwanghaft verstärkten Bewegungen strikt untersagen
– zweimal täglich Urin auf Ketonausscheidung stixen
– Schulunterricht erst ab einem ärztlich angeordneten Gewicht. Wenn dies erreicht ist, täglich 30 Minuten auf dem Krankenzimmer Unterricht
– Besuchskontakte nach Anordnung ermöglichen
• **Kontrolle der Vitalfunktionen**
– dreimal täglich Blutdruck
– dreimal täglich Puls
– zweimal täglich Körpertemperatur

Durch eine exakte **Dokumentation** und die regelmäßig erstellten Berichte des Pflege- und Betreuungspersonals ist es möglich, ständig einen Überblick über den Krankheitsverlauf des Patienten zu erhalten. Hierbei zeigt sich schnell, inwieweit sich der Patient auf gestellte Anforderungen einlassen kann, ob die Pflegeplanung auf seinen Entwicklungsstand abgestimmt ist oder ob mögliche Ressourcen übersehen wurden.

25.7.2 Enkopresis

Die Enkopresis wird in der ICD-10 der Internationalen Klassifikation psychischer Störungen wie folgt definiert: „Wiederholtes willkürlich oder unwillkürliches Absetzen von Stuhlgang normaler oder fast normaler Konsistenz an Stellen, die im soziokulturellen Milieu des betroffenen Kindes dafür nicht vorgesehen sind. Die Störung kann eine abnorme Verlängerung der normalen infantilen Inkontinenz darstellen oder einen Kontinenzverlust, nachdem eine Darmkontrolle bereits vorhanden war, oder sie kann das absichtliche Absetzen von Stuhl an dafür nicht vorgesehenen Stellen

trotz normaler physiologischer Darmkontrolle beinhalten. Die Störung kann als monosymptomatische Erkrankung auftreten oder sie kann Teil einer umfassenderen Störung, besonders einer emotionalen Störung oder einer Störung des Sozialverhaltens sein."

Diese „Störung kann auf verschiedene Weise auftreten.
– sie kann infolge eines unzureichenden Toilettentrainings oder unzureichenden Ansprechens auf Toilettentraining mit der Vorgeschichte eines fortgesetzten Versagens beim Erlernen der Darmkontrolle auftreten
– sie kann eine psychologisch begründete Störung widerspiegeln, bei der eine normale physiologische Kontrolle über die Defäkation vorhanden ist, bei der jedoch aus irgend einem Grund Ablehnung, Widerstand oder Unvermögen besteht, den sozialen Normen bezüglich des Absetzens von Stuhl an annehmbaren Stellen Folge zu leisten
– sie kann von einer physiologischen Retention herrühren, die mit Zurückhalten und sekundärem Überlaufen und Absetzen des Stuhls an unangemessenen Stellen einhergeht. Eine solche Stuhlverhaltung kann das Resultat von Auseinandersetzungen zwischen Eltern und Kind beim Darmtraining sein, durch Zurückhalten von Stuhl wegen schmerzhafter Defäkation (z.B. als Folge einer Analfissur) oder aus anderen Gründen entstehen."

Bei Verordnung einer **Psychotherapie** müssen organische Ursachen bei der Erhebung der Diagnose ausgeschlossen sein, da die Enkopresis auch Folge von gastrointestinalen Infekten oder Analfissuren sein kann. Auch kann die Enkopresis mit chronischer Obstipation einhergehen und Überlaufeinkoten zur Folge haben.

Therapie
Es empfiehlt sich eine stationäre Psychotherapie mit Elternberatung, kombiniert mit adäquatem konsequentem Sauberkeitstraining. Bei chronischer Obstipation muß eine Darmentleerung mittels Einlauf erfolgen, gegebenenfalls empfiehlt sich die Gabe von milden Laxanzien.

25.7.2.1 Pflege bei Kindern mit Enkopresis

Die Kinderkrankenpflegeperson kann bei Patienten mit Enkopresis folgendes **beobachten**:

– das Einkoten findet vorwiegend am Tage statt, selten in den Nachtstunden. Die Frequenz variiert
– die abgesetzten Mengen Stuhl sind unterschiedlich, ist die Unterwäsche nur regelmäßig leicht verschmutzt, kommt es nicht selten zu Fehleinschätzungen durch Angehörige, die vermuten, das Kind könne sich nur nicht richtig abputzen
– die Patienten haben mitunter einen permanenten gallig-herben Geruch an sich, auch wenn kein Stuhl ausgeschieden wurde. Die Kinder selbst nehmen diesen auffallenden Geruch offensichtlich nicht wahr
– abgesetzter Stuhl in die Hose und Stuhldrang werden nicht wahrgenommen
– aus Angst vor Auseinandersetzungen mit den Eltern wird die Wäsche häufig schamhaft versteckt
– die Patienten sind überwiegend zurückhaltend, traurig, überangepaßt mit niedriger Frustrationstoleranz, teilweise zeigen sich auch aggressive Impulse
– in schweren Fällen verschmieren sie den Kot oder setzen den Stuhl im Zimmer ab

Das Kind soll lernen, seine **Körperfunktionen wahrzunehmen** und entsprechend **zielgerichtet** zu **handeln**. Es muß eine **vertrauensvolle Atmosphäre** geschaffen werden, damit das Kind bestehende Ängste ablegen und Beziehungsprobleme aufarbeiten kann. Der unbeschwerte Zugang zur Kindergruppe bzw. Umwelt soll erlernt werden. Die Pflege- und Behandlungsmaßnahmen sind vom **Alter** des Patienten und von der **Bedingungsanalyse** des Arztes abhängig. Bei einem jungen Schulkind mit einer Überlaufenkopresis können die Behandlungsmaßnahmen wie folgt formuliert sein:

– Häufigkeit und Intensität der Stuhlausscheidungen dokumentieren
– bei bestehender Obstipation oder Überlaufsymptomatik auf Anweisung Einlauf verabreichen
– dreimal täglich zehn Minuten Toilettentraining, 30 Minuten nach den Hauptmahlzeiten, mit Bezugsperson und in einer freundlichen Atmosphäre
– ballaststoffreiche Kost in Absprache mit dem Arzt, Schokolade und Bananen (obstipationsfördernd) meiden
– Krankengymnastik, Kolonmassage in Absprache mit dem Arzt
– nüchtern ein Glas Orangensaft oder Mannafeigensirup nach Anordnung

– Einbindung des Kindes bei der Reinigung der Wäsche
– Kind auf evtl. Einkoten und den Geruch aufmerksam machen
– Begleitung zur Toilette
– Unterwäsche täglich abzählen, Stand dokumentieren
– Integration in die Kindergruppe
– Eltern über Vorgehensweise der Behandlung informieren und in Lernschritte einbinden (Abb. 25-8)

25.7.3 Enuresis

Von einer Enuresis wird gesprochen, wenn ein Kind nach der Vollendung des dritten bis vierten Lebensjahres noch keine dauerhafte Kontrolle über seine Harnblase hat und regelmäßig einnäßt. Das Einnässen kann zu verschiedenen Tageszeiten geschehen. Bei der Enuresis am Tag spricht man von **Enuresis diurna**, in der Nacht von **Enuresis nocturna**.

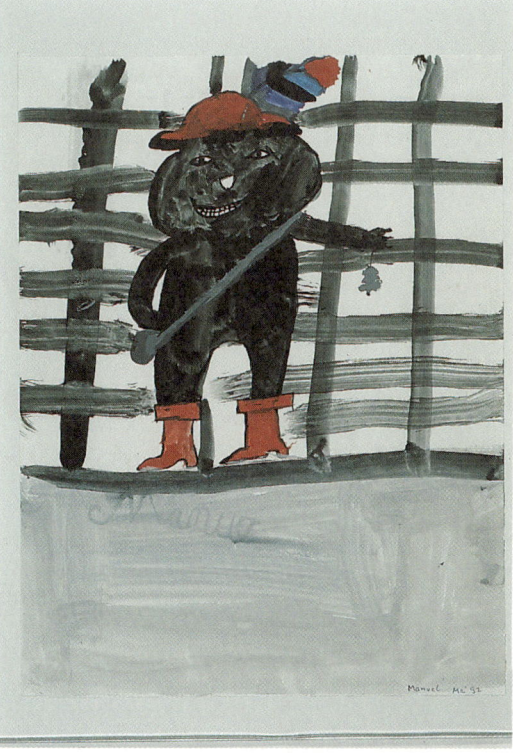

Abb. 25-8 „Der gestiefelte Kater", gezeichnet von einem Kind mit Enkopresis

25

Therapie

Während des Blasentrainings richtet das Kind seine Aufmerksamkeit auf seine Körpergefühle, prägt sie sich dabei ein, um sich später, beim Spielen oder im Schlaf, daran erinnern zu können. Die Harnblasenmuskulatur wird durch regelmäßiges Üben gekräftigt.

25.7.3.1 Pflege bei Kindern mit Enuresis

Eine Enuresis kann Ausdruck einer **emotionalen Störung** des Kindes sein. Bettnässen ist eine weit verbreitete Störung. Entweder wird der Patient wegen seiner Enuresis behandelt, oder sie fällt während der Behandlung einer anderen Störung auf (z.B. Störung des Sozialverhaltens, emotionale Störung). Da das Einnässen für das Kind und auch für die Familie problematisch werden kann, muß die Kinderkrankenpflegeperson dafür Verständnis aufbringen und Hilfe anbieten.

Das Kind darf **auf keinen Fall** für das Bettnässen **bestraft** werden. Dies hat es in vielen Fällen zu Hause erlebt. Manche Eltern strafen ihre Kinder für das Einnässen z.B. mit Schlägen, Liebesentzug oder Zimmerarrest. Die Kinder fühlen sich durch die Enuresis meist unglücklich, **hilflos** und **traurig**. Ebenso kann eine Beziehungsstörung nach außen vorliegen. Das Kind muß häufig auf Übernachtungsbesuche bei Freunden und Verwandten verzichten und ebenfalls auf Schulreisen und Ferienaufenthalte (Abb. 25-9).

Voraussetzung für die wirksame Behandlung ist die **Bereitschaft** des Kindes, **aktiv** an der Heilung **mitzuarbeiten**. Es muß ihm deutlich gemacht werden, daß das Einnässen sein eigenes Problem ist und nicht das der Mutter, die ständig seine Leib- und Bettwäsche waschen muß. Zunächst dokumentiert man die **Einnäßfrequenz**. Erfahrungen zeigen, daß bei Beginn der Behandlung die Enuresis reduziert auftritt. Nachdem das Kind sich auf der Station eingelebt hat, nimmt die Häufigkeit des Einnässens zu. Die Bezugsperson fordert das Kind auf, zur Toilette zu gehen und Wasser zu lassen. Bei Erfolg ist ein **dickes Lob** wichtig, bei Nichterfolg muß das Kind **ermutigt** werden, es später noch einmal zu versuchen. Falls es eingenäßt hat, soll es sich anschließend den **Genitalbereich waschen** und **frische Wäsche** anziehen. Die Schmutzwäsche soll es in den dafür bestimmten Behälter legen. Das Kind lernt zu verstehen, daß ihm alle helfen,

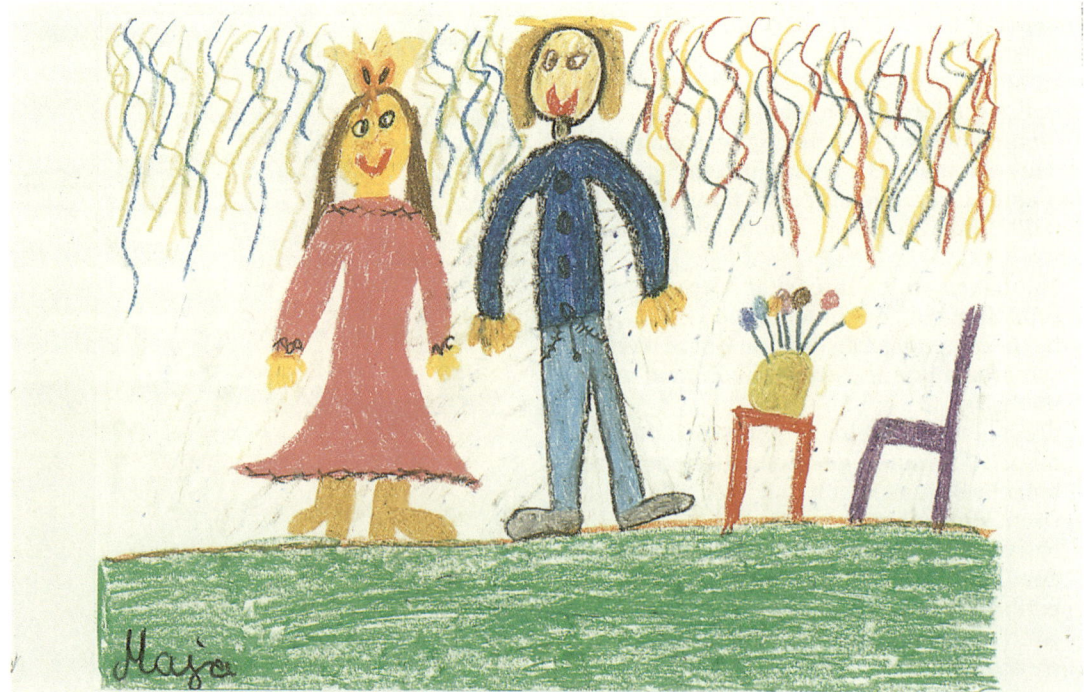

Abb. 25-9 „Prinzenpaar mit Lebensblume", gezeichnet von einem Kind mit Enuresis

seinen Blasenmechanismus zu kontrollieren, das Training und die Beherrschung der Harnblase aber von ihm selbst abhängen.

■ Harnblasentraining

Das Kind **trinkt** innerhalb von zwanzig Minuten einen **halben bis dreiviertel Liter** seines Lieblingsgetränkes (ohne Kohlensäure). Der Zeitpunkt des **letzten Schluckes** wird **notiert**. Jetzt kann das Kind spielen, die Pflegeperson hält sich zur Verfügung. Das Kind muß sich bei ihr melden, wenn es die **ersten Reaktionen** in der Harnblase spürt. Dieser Zeitpunkt wird wieder notiert. Das Kind soll versuchen, den **Grad der Blasenfülle** und die **begleitenden Gefühle** zu schildern, evtl. auch zeigen, wo es etwas fühlt. Jede auch noch so seltsam klingende Beschreibung des Kindes ist ein Ergebnis von **Selbstwahrnehmung** und braucht **Anerkennung** und **ehrliches Lob**. Die Fähigkeit, Körperwahrnehmungen in Worte zu kleiden, muß erst gelernt werden. Die Pflegenden müssen geduldig sein und dem Kind Zeit lassen, eigene Worte zu finden. Der Patient wird nun gebeten, den **Urin** noch **zurückzuhalten**. Nach zehn, maximal zwanzig Minuten, oder wenn es unangenehm ist, geht die Pflegekraft mit dem Kind zur Toilette. Es soll in ein Meßgefäß urinieren und dabei den Urinstrahl als Muskeltraining einmal völlig anhalten. Nach der Miktion schildert der Patient seine Entleerung, die Urinmenge wird dokumentiert.

■ Betreuung des Kindes mit einem Klingelgerät

Die Behandlung mit einem Klingelgerät ist indiziert bei Enuresis nocturna.

Voraussetzungen

– das Mindestalter bei Behandlungsbeginn ist sechs Jahre
– die Mitarbeit einer Bezugsperson muß gewährleistet sein
– die Elterngespräche müssen regelmäßig stattfinden
– das Kind muß mindestens dreimal pro Woche einnässen
– der Behandlungsbeginn kann nicht ohne Gespräch mit den Eltern und eine Demonstration des Gerätes, unter Einbezug des Kindes, starten
– das Klingelgerät sollte nur eingesetzt werden, wenn alle anderen Methoden erfolglos waren
– ein Training mit dem Gerät vor dem Einsatz

Bei der Beachtung der genannten Punkte sind **Erfolge** von über 80 Prozent nachweisbar, bei einer **Rückfallquote** von 30 bis 50 Prozent. Hat das Kind nach Abschluß der Behandlung zwei Nächte hintereinander oder zweimal in einer Woche eingenäßt, wird ab der dritten Woche das Klingelgerät erneut eingesetzt.

Training mit dem Klingelgerät

Das Kind legt sich **vor dem Einschlafen** das Klingelgerät an (Abb. 25-10), löst mit einem Metallteil am Kontaktpunkt das **Signal** aus und **verbalisiert** folgende Handlungen:
– ich höre das Klingeln
– ich stehe auf
– ich gehe zur Toilette
– ich stelle das Gerät mit dem Schlüssel ab
– ich setze mich auf die Toilette und entleere meine Harnblase
– ich wechsle meine Kleidungsstücke
– ich stelle das Gerät mit dem Schlüssel wieder an
– ich hänge den Schlüssel wieder neben die Toilette

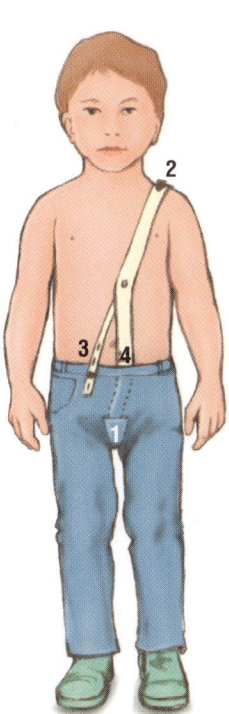

Abb. 25-10 Anlegen eines Klingelgerätes, (1) Fühler befestigen, (2) Gehäuse auf der Schulter festhalten, (3) Gummiband vorn und hinten an der Hose anknüpfen, (4) Kontaktstellen an Gurt- und Fühlerende gemeinsam fixieren

– ich gehe wieder in mein Zimmer
– ich lege mich ins Bett

Dieses Training soll dreimal täglich an den drei Tagen vor Beginn der Behandlung mit dem Klingelgerät, vor dem Schlafengehen, stattfinden.

Behandlung mit dem Klingelgerät

Der Verlauf der Behandlung wird auf vorgedruckten Formularen dokumentiert. Es ist wichtig zu kontrollieren, ob das Kind
– durch das Klingeln wach wurde
– alleine aufstand
– es geweckt werden mußte
– alleine zur Toilette gegangen ist
– das Gerät ausgestellt hat
– die Harnblase entleeren konnte
– sich selbständig umzog
– das Gerät wieder eingestellt hat
– den Schlüssel an den richtigen Ort hängte
– durchgeschlafen hat, ohne einzunässen
– Kontaktläppchen, Unterhose, Schlafanzughose, Laken oder Bettdecke naß gemacht hat

Eine Begleitung durch die Kinderkrankenpflege- oder Bezugsperson ist für das betroffene Kind sehr hilfreich.

Literaturverzeichnis

Ariés, P.: Geschichte der Kindheit, in: Oerter/Montada (Hrsg.). Psychologie Verlagsunion, München, Weinheim 1987

Dilling, H., W. Mombour, M.H. Schmidt (Hrsg.): Weltgesundheitsorganisation Internationale Klassifikation psychischer Störungen, ICD-10 Kapitel V (F); Klinisch-diagnostische Leitlinien. Huber Verlag, Bern, Göttingen, Toronto, Seattle 1993

Eggers, C., R. Lempp, G. Nissen, P. Strunk: Kinder- und Jugendpsychatrie. Springer-Verlag, Berlin, Heidelberg 1989

Harnack, G.-A.: Kinderheilkunde. Springer-Verlag, Berlin, Heidelberg, New York 1980

Hoffmann, S.O., G. Hochapfel: Einführung in die Neurosenlehre und Psychosomatische Medizin. F.K. Schattauer Verlag, New York 1987

Lüders: Lehrbuch für Kinderkrankenpflegepersonen. Ferdinand Enke Verlag, Stuttgart 1990

Marx-Engels-Werke: Band 23 Das Kapital I. Dietz Verlag, Berlin 1975

Mönks, F., J. Knöers: Entwicklungspsychologie. Kohlhammer-Verlag, Stuttgart, Berlin, Mainz, Köln 1976

Nissen, G.: Die normale psychische Entwicklung und ihre Varianten, sowie: Deprivationssyndrom, in: Eggers, Lempp, Strunk, Nissen, Kinder- und Jugendpsychiatrie. Springer-Verlag, Berlin, Heidelberg, New York 1989

Oerter, R., L. Montada: Entwicklungspsychologie. Psychologie Verlagsunion, München, Weinheim 1987

Peiper, A.: Geschichte der Kinderheilkunde, in: Handbuch der Kinderheilkunde. Springer-Verlag, Berlin, Heidelberg, New York 1971

Peseschkian, N.: Psychosomatik und positive Psychotherapie. Springer-Verlag, Berlin, Heidelberg, New York 1991

Remschmidt, H.: Historische Entwicklung der Kinder- und Jugendpsychiatrie in Klinik und Praxis. Georg Thieme Verlag, Stuttgart, New York 1988

Remschmidt, H.: Kinder- und Jugendpsychiatrie in Klinik und Praxis. Georg Thieme Verlag, Stuttgart, New York 1985

Schulte, F., J. Spranger: Lehrbuch der Kinderheilkunde. Gustav Fischer Verlag, Stuttgart, New York 1988

Steinhausen, H.-C.: Psychische Störungen bei Kindern und Jugendlichen. Urban & Schwarzenberg, München, Wien, Baltimore 1988

Zimprich, H.: Kinderpsychosomatik. Thieme Verlag, Stuttgart, New York 1984

26 Pflege bei Kindern mit chirurgischen Erkrankungen

*Anke Deutner, Dr. Axel Hennenberger, Birgitt Killersreiter,
Margrit Maier, Ute Schulenberg, Kerstin Simon, Hedwig Wegmann*

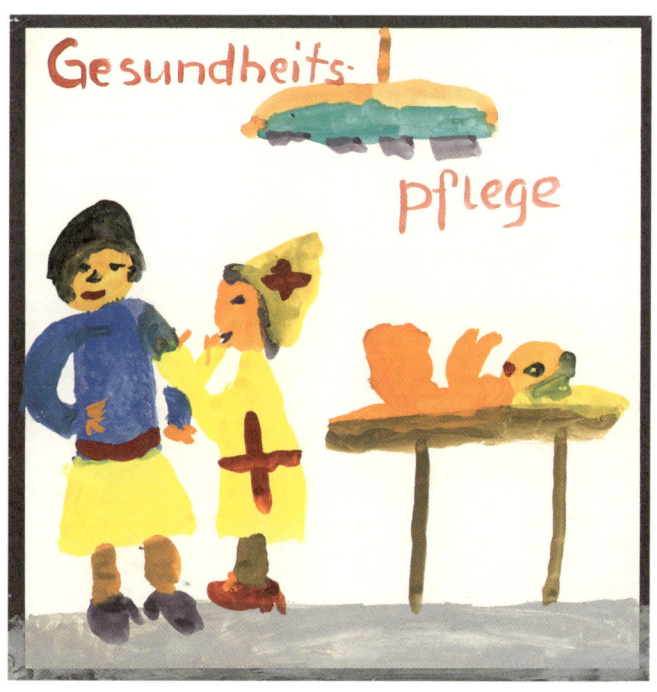

26.1	**Präoperative Pflege**	
	Birgitt Killersreiter	551
26.1.1	Vorbereitung des Kindes auf den operativen Eingriff	551
26.1.2	Aufnahme auf Station	551
26.1.3	Aufnahmegespräch	551
26.1.4	Körperpflege	551
26.1.5	Darmentleerung	552
26.1.6	Nahrungskarenz	552
26.1.7	Prämedikation	552
26.1.8	Infusionstherapie	553
26.1.9	Blutentnahmen, Blutkonserven	553
26.2	**Postoperative Pflege**	
	Birgitt Killersreiter	553
26.2.1	Lagerung	553
26.2.2	Fixierung	553
26.2.3	Überwachen der Vitalzeichen	554
26.2.4	Überprüfung der Bewußtseinslage .	554

26.2.5	Postoperative Schmerztherapie . . .	554
26.2.6	Nahrungsaufbau	555
26.2.7	Ausscheidungen	555
26.2.7.1	Urinausscheidung	555
26.2.7.2	Stuhlausscheidung	556
26.2.8	Prophylaxen	556
26.2.9	Wundversorgung	556
26.2.10	Wunddrainagen	556
26.2.10.1	Drainagearten	556
26.2.10.2	Flaschenwechsel bei Redon-Drainagen	557
26.2.10.3	Verschieben und Kürzen von Drains	557
26.2.10.4	Entfernen einer Drainage	557
26.2.11	Blasenkatheter, suprapubische Katheter	558
26.2.12	Anus-praeter-Pflege	558
26.2.12.1	Pflege eines frisch angelegten Anus praeter	558

26.2.12.2 Pflege eines Anus praeter mit
Stomabeutel und Basisplatte 559
26.2.12.3 Betreuung der Kinder mit
Anus praeter 560
26.2.13 Kommunikation 560

26.3 Verbandlehre
Hedwig Wegmann 560
26.3.1 Funktion eines Verbandes 560
26.3.2 Verbandmaterialien 561
26.3.3 Verbände 561
26.3.3.1 Bindenverbände 561
26.3.3.2 Schlauchverbände 562
26.3.3.3 Kompressionsstrümpfe 563
26.3.3.4 Schienenverbände 563
26.3.3.5 Gipsverband und Kunststoffverband 563
26.3.4 Wunden und Wundbeobachtung ... 565
26.3.4.1 Wundheilung 565
26.3.4.2 Wundbeobachtung 565
26.3.5 Verbandwechsel 566

26.4 Injektionen
Margrit Maier 567
26.4.1 Materialien zur Injektion 568
26.4.1.1 Spritzen 568
26.4.1.2 Kanülen 568
26.4.2 Intramuskuläre Injektionen 569
26.4.2.1 Intramuskuläre Injektion in den
Oberschenkel 569
26.4.2.2 Intramuskuläre Injektion in den
mittleren Gesäßmuskel 570
26.4.2.3 Verabreichen einer intramuskulären
Injektion 571

**26.5 Pflege und Krankheitsbilder
Chirurgische Erkrankungen**
Birgitt Killersreiter 572
26.5.1 Zwerchfellhernie 572
26.5.1.1 Pflege bei Kindern mit einer
Zwerchfellhernie 573
26.5.2 Ösophagusatresie 573
26.5.2.1 Pflege bei Kindern mit
Ösophagusatresie 574
26.5.3 Omphalozele 575
26.5.3.1 Pflege bei Kindern mit einer
Omphalozele 576
26.5.4 Gastroschisis 576
26.5.4.1 Pflege bei Kindern mit einer
Gastroschisis 576
26.5.5 Duodenalstenose und
Duodenalatresie 577
26.5.5.1 Pflege bei Kindern mit einer
Duodenstenose oder -atresie 577
26.5.6 Analatresie 578
26.5.6.1 Pflege bei Kindern mit Analatresie . 578
26.5.7 Nabelhernie 578
26.5.7.1 Pflege bei Kindern mit Nabelhernie . 579
26.5.8 Meckel-Divertikel 579
26.5.8.1 Pflege bei Kindern mit einem
Meckel-Divertikel 579
26.5.9 Morbus Hirschsprung 580
26.5.9.1 Pflege bei Kindern mit
Morbus Hirschsprung 580
26.5.10 Invagination 581
26.5.10.1 Pflege bei Kindern nach einer
Invagination 581
26.5.11 Appendizitis 582

26.5.11.1 Pflege bei Kindern nach
Appendektomie 583

**26.6 Pflege und Krankheitsbilder
Erkrankungen im Urogenitalbereich**
Birgitt Killersreiter 583
26.6.1 Hydronephrose 583
26.6.1.1 Pflege bei Kindern mit
Hydronephrose 584
26.6.2 Megaureter 585
26.6.2.1 Pflege bei Kindern mit Megaureter . 586
26.6.3 Vesiko-ureterorenaler Reflux 586
26.6.3.1 Pflege bei Kindern mit vesiko-
ureterorenalem Reflux 586
26.6.4 Leistenhernie, Hydrozele 587
26.6.4.1 Pflege bei Kindern mit Leistenhernie
und/oder Hydrozele 587
26.6.5 Hodenhochstand 588
26.6.5.1 Pflege bei Knaben nach Operation
bei Hodenhochstand 588
26.6.6 Hodentorsion 589
26.6.6.1 Pflege bei Knaben nach einer
Hodentorsion 589
26.6.7 Hypospadie 589
26.6.7.1 Pflege bei Knaben mit einer
Hypospadie 590
26.6.8 Phimose 590
26.6.8.1 Pflege bei Knaben mit Phimose ... 590

**26.7 Pflege und Krankheitsbilder
Traumatologie**
Birgitt Killersreiter 591
26.7.1 Stumpfes Bauchtrauma 591
26.7.1.1 Pflege bei Kindern mit stumpfem
Bauchtrauma 592
26.7.2 Frakturen 592
26.7.2.1 Pflege bei Kindern nach operativer
Versorgung einer Fraktur 594

**26.8 Pflege und Krankheitsbilder Brand-
verletzungen**
*Anke Deutner, Axel Hennenberger,
Ute Schulenberg, Kerstin Simon* ... 595
26.8.1 Brandverletzungen im Kindesalter . 595
26.8.2 Erstversorgung 596
26.8.2.1 Kühlen 597
26.8.2.2 Analgosedierung 597
26.8.2.3 Infusionstherapie 597
26.8.3 Stationäre Behandlung 598
26.8.3.1 Stationäre Infusionstherapie 598
26.8.3.2 Kontrollparameter 598
26.8.3.3 Antibiotische Therapie 599
26.8.3.4 Stationäre Analgosedierung 600
26.8.3.5 Inhalationstrauma 600
26.8.4 Stationäre Erstversorgung bei
Kindern mit Verbrennungen und
Verbrühungen 600
26.8.4.1 Basismaßnahmen 600
26.8.4.2 Lokale Wundbehandlung 601
26.8.5 Pflege bei Kindern mit Verbrennungen oder Verbrühungen 603
26.8.5.1 Pflege nach Lokalbehandlung,
Transplantation 603
26.8.5.2 Besonderheiten bei der Pflege von
Kindern mit Brandverletzungen 604
26.8.5.3 Pflegeplanung bei einem Kind
mit Brandverletzungen 611

26.1 Präoperative Pflege

Präoperative Pflege heißt, das Kind in einer besonderen Weise auf einen chirurgischen Eingriff **vorzubereiten**. Umfang und Ausführlichkeit der allgemeinen präoperativen Vorbereitung sind davon abhängig, ob es sich bei dem bevorstehenden Eingriff um eine **geplante Operation** (Wahloperation) oder um eine nichtplanbare **Notfalloperation** handelt. Bei einer Notfalloperation ist es möglich, daß aus Zeitmangel zwischen der Aufnahme und dem Operationsbeginn das Kind nur unzureichend vorbereitet werden kann. In dieser Situation hat die notwendige Operation Priorität. Bei einer geplanten Operation ist eine ausführliche Vorbereitung möglich und für den Heilungserfolg wünschenswert.

26.1.1 Vorbereitung des Kindes auf den operativen Eingriff

Die Eltern werden entweder vom betreuenden Kinder- oder vom Aufnahmearzt in einem Gespräch über den Narkose- und Operationsablauf aufgeklärt. So ist es den Eltern möglich, das Kind bereits zu Hause auf den Eingriff vorzubereiten. Hilfreich für Eltern und Kind ist es, daß eine Bezugsperson im Krankenhaus mit aufgenommen wird (Rooming-in). Die betreuende Pflegeperson erstellt in einem gemeinsamen Gespräch mit Eltern und Kind eine **Pflegeanamnese**. So kann auf spezielle Gewohnheiten, Vorlieben und Besonderheiten eingegangen werden, damit das Kind die Zeit im Krankenhaus geborgen erlebt.

26.1.2 Aufnahme auf Station

Der Arzt untersucht das Kind auf mögliche Infekte und hört Lunge und Herz ab. Körpergewicht, Körperlänge und die Vitalzeichen des Kindes werden ermittelt und dokumentiert. Anschließend besprechen der Narkosearzt, das Pflegepersonal, die Eltern und ggf. das Kind den Narkosevorgang und die Prämedikation.

 Das Kind fühlt sich bei Wahloperationen in der Regel nicht krank und ist in seiner normalen gewohnten Aktivität nicht eingeschränkt.

26.1.3 Aufnahmegespräch

Das Aufnahmegespräch wird in der Klinik vom betreuenden Stationsarzt und später vom Kinderchirurgen und/oder Anästhesisten geführt. Spezielle Formulare wie **Einverständniserklärungen** müssen den Eltern vorgelegt und mit ihnen besprochen werden. Diese beinhalten beispielsweise die möglichen Risiken der Narkose, einer Bluttransfusion, des operativen Eingriffs, der Beatmung oder der zentralen Venenzugänge. Viele Eltern trauen sich im Moment des Aufklärungsgesprächs nicht, Fragen zu stellen und richten diese später an die Pflegepersonen. Um geläufige Fragen gleich anzusprechen und später gezielte Antworten geben zu können, sollte eine/ein Kinderkrankenpflegeschwester/-pfleger bei dem Gespräch anwesend sein und den **Gesprächsverlauf dokumentieren**.

Der kleine Patient wird altersentsprechend über das, was mit ihm geschieht, informiert. Der Eingriff kann von den Eltern und der Pflegeperson spielerisch mit Bildern oder Zeichnungen beschrieben werden. Damit das Kind das Vertrauen zu seinen Bezugspersonen nicht verliert, sollten seine Fragen wahrheitsgemäß, ohne ausführliche Details oder unverständliche Fachausdrücke beantwortet werden. Während des Aufnahmeprozesses sollte es dem Kind möglich sein, sich frei zu bewegen und spielen zu können. Zusätzlich zu dem Eingriff belasten und verunsichern das Kind ungenügende Informationen, vorherige Operationen, Schmerzen oder eine akute lebensbedrohliche Erkrankung.

26.1.4 Körperpflege

Falls es der Zustand des Kindes erlaubt, erhält es vor dem Operationstag eine **Ganzkörperwäsche** oder ein **Reinigungsbad**. Am Operationstag selbst erfolgt, wenn nötig, die **Rasur** der Körperhaare im Operationsgebiet mit einem Einmalrasierer. Dabei sollte darauf geachtet werden, daß trocken angewendete Einmalrasierer **Schnittwunden** und **Schmerzen** verursachen können. Besser ist es, die zu rasierende Körperstelle naßzuhalten und Rasiercreme oder Seife zu verwenden. In manchen Kliniken erfolgt die Rasur direkt **nach der Narkoseeinleitung**, um mögliche Kleinstverletzungen und ein damit verbundenes zusätzliches Infektionsrisiko zu vermeiden.

26

26

26.1.5 Darmentleerung

Bei Operationen im Magen-Darm-Trakt wird nach ärztlicher Anordnung eine gründliche **Darmreinigung** (Kap. 20.2.4) vorgenommen. Bei „akutem Abdomen" nimmt man aufgrund der Perforationsgefahr des Darmes von einem Einlauf Abstand. Nur in Ausnahmefällen ordnet der Kinderchirurg einen **Reinigungseinlauf** an, den der Arzt ausführt. Bei allen anderen Operationen ist zur Darmentleerung am Vortag des Eingriffs die Gabe eines Klistiers ausreichend.

26.1.6 Nahrungskarenz

Zum Schutz vor einer Aspiration während der Operation müssen alle Kinder eine präoperative **Nüchternheitsphase** einhalten,
– Neugeborene und Säuglinge vier Stunden vor Operationsbeginn
– Kleinkinder und Schulkinder sechs Stunden vor Operationsbeginn

> In der zeitlich festgelegten Nüchternheitsphase darf nicht gegessen, getrunken oder geraucht werden. Kaugummi kauen oder Bonbons lutschen ist ebenfalls verboten.

Diskutiert werden kann darüber, ob es sinnvoll ist, auf das **Zähneputzen** zu verzichten. Bei kleineren Kindern besteht die Gefahr, daß sie das Zähneputzen nutzen, um schnell einen Schluck Wasser zu trinken oder Zahncreme mit Spülwasser zu schlucken, anstatt auszuspucken. Andererseits ist es fraglich, ob ein Schluck Wasser tatsächlich eine spätere Aspirationsgefahr darstellt. Schulkindern und Jugendlichen das Zähneputzen zu untersagen ist nicht angezeigt. Sie empfinden den Geschmack im Mund und den Mundgeruch häufig als sehr unangenehm und leiden darunter. Ihnen kann erklärt werden, wie wichtig das Einhalten des Nüchternheitsgebotes ist.

Auch Angehörige des Kindes und die Bettnachbarn müssen über die Wichtigkeit des Nüchternseins Bescheid wissen. Oft brechen nicht die Kinder selbst das Nüchternheitsgebot, sondern andere mitleidige Eltern oder das Pflegepersonal. Ein evtl. vom Kind bemaltes **Schild** mit der Aufschrift **„Ich muß nüchtern sein!"**, welches am Bett des Kindes befestigt wird, hat für alle beteiligten Personen eine Signalwirkung und erinnert an das Gebot. Um das Kind nicht weiter zum Essen zu verführen, sollten Süßigkeiten, Kekse oder Säfte aus dem Zimmer entfernt und aufbewahrt werden.

Wichtige **Dauermedikamente** wie Digitalispräparate oder Antikonvulsiva müssen unter Umständen eingenommen werden, auch wenn dadurch die Nüchternheitsphase unterbrochen wird. Das Pflegepersonal sollte darauf achten, daß die Kinder zur Einnahme der Medikamente nur wenig Wasser trinken. Besser ist es, die Medikamente für die Zeit der Nüchternheit bis kurz nach der Operation **intravenös** über eine Dauertropfinfusion zu verabreichen.

Längere Nüchternheitsphasen, die sich aus organisatorischen Gründen ergeben, sollten unbedingt vermieden werden. Die Kinder haben Durst und Hunger, kleinere Kinder sind durch die zunehmende Hypovolämie und Hypoglykämie gefährdet. Ist die Dauer der Nüchternheitsphase nicht absehbar, so muß durch den Arzt eine Dauertropfinfusion angelegt werden.

26.1.7 Prämedikation

Die meisten Kinder schlafen in der Nacht vor der Operation ruhig durch und benötigen kein Schlafmittel. Bei sehr aufgeregten Kindern und Jugendlichen kann zum Schlafen ein Sedativum (Beruhigungsmittel) verabreicht werden. Verletzte Kinder, z.B. mit einer Fraktur, erhalten bei großen Schmerzen vor diagnostischen Maßnahmen (z.B. Lagerung der betroffenen Extremität zum Röntgen) ein geeignetes Analgetikum.

Vor Verabreichen der Prämedikation sollte das Kind nochmals die Blase entleeren, bei Säuglingen und Kleinkindern wechselt man die Windel. Üblicherweise erhalten Kinder vor jeder Narkose eine aus einem **Sedativum** und **Analgetikum** (Schmerzmittel) bestehende **Prämedikation**. Sie macht den Patienten schläfrig und dämpft Ängste. Die Prämedikation wird meistens **oral** oder **rektal** verabreicht. Kleine Kinder, die ohnehin schon sehr unruhig sind, würden sich bei subkutanen oder intramuskulären Injektionen zusätzlich aufregen. Die Kinder sollten anschließend einschlafen können und nicht durch Pflegemaßnahmen oder Blutentnahmen gestört werden.

Kinder, die eine Prämedikation erhalten haben, dürfen das Bett nicht verlassen. Kleinkinder dürfen in den Armen ihrer Eltern einschlafen. Eine Vitalzeichenkontrolle ist notwendig.

26.1.8 Infusionstherapie

Frühgeborene, Neugeborene und Säuglinge sind bei einer bestehenden Nüchternheit von mehr als vier Stunden durch **Hypovolämie** (Flüssigkeitsmangel) und **Hypoglykämie** (niedriger Blutzucker) gefährdet. Deshalb erhalten diese Kinder sofort bei Beginn der Nüchternheitsphase, meistens vier Stunden vor Operationsbeginn, eine **Dauertropfinfusion** mit Glukose 5 %. Bei größeren Kindern empfiehlt es sich, bei der präoperativen Blutentnahme gleich eine **Braunüle** zu legen. Darüber kann dem Kind Blut abgenommen werden, und der Arzt muß es bei einer notwendigen Infusionstherapie nicht erneut stechen. Die Braunüle kann zum Offenhalten mit einem NaCl-0,9 %- und Heparingemisch oder mit Heparin durchgespült und abgestöpselt werden.

26.1.9 Blutentnahmen, Blutkonserven

Vor Operationen überprüft man durch spezielle **Blutuntersuchungen** die Leber- und Nierenfunktion, bestimmt die Blutgerinnung und ermittelt durch Blutbilduntersuchungen den Hämoglobingehalt und die Leukozytenzahl. Vor größeren Operationen werden **Kreuzproben** abgenommen und evtl. benötigte Blutkonserven mit der entsprechenden Blutgruppe bestellt.

Da Kinder vor dem Einstich in die Vene Angst haben, kann ein Spezialpflaster, das mit einem Lokalanästhetikum getränkt ist, auf die mögliche Einstichstelle geklebt werden. Nach einer Einwirkzeit von mindestens dreißig Minuten spüren die Kinder an der betäubten Hautstelle den Einstich nicht mehr.

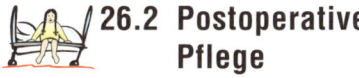

26.2 Postoperative Pflege

Die postoperative Pflege des frischoperierten Kindes beginnt mit seiner Übernahme aus dem **Aufwachraum**. Die/der Anästhesie-schwester/-pfleger übergibt das Kind der zuständigen Pflegeperson. In der **Übergabe** sind alle Vorkommnisse und Besonderheiten bei der Operation und Narkose enthalten. Unmittelbar nach der Übergabe prüft man im Aufwachraum bei dem betroffenen Kind den **Bewußtseinszustand** und kontrolliert **Verbände** und **Drainagen** auf eventuelle **Nachblutungen**. Erscheint der betreuenden Pflegeperson das Kind noch sehr eingetrübt, oder sind z.B. großflächige Nachblutungen oder nicht festsitzende Drainagen festzustellen, so sollte das Kind nicht auf die Station gebracht werden.

26.2.1 Lagerung

Die Lagerungsmöglichkeiten sind vielfältig und hängen vom Operationsbereich und Allgemeinzustand des Kindes ab. Die postoperative Lagerung soll **sicher**, **bequem ohne Zug oder Druck** auf das Operationsgebiet sein und Pflege, Beobachtung und Prophylaxen ermöglichen. Wenn das Kind nicht mehr intubiert und ansprechbar ist, eignet sich eine Seitlagerung. Dadurch werden das **postnarkotische Erbrechen** verringert und ein Zurückfallen der Zunge verhindert. Sind operierte Kinder intensivpflichtig, so wird das Bett oder der Inkubator entsprechend vorbereitet, um eine Dekubitusprophylaxe zu ermöglichen (Kap. 9.1).

26.2.2 Fixierung

Eine **Fixierung** soll nur im postnarkotischen Zustand erfolgen. In der Aufwachphase ist es den Kindern noch schwer verständlich zu machen, daß sie nicht an Drainagen oder Ableitungssystemen ziehen dürfen. Sind die Kinder voll orientiert, so muß mit ihnen über die Situation gesprochen und die Fixierung so schnell wie möglich entfernt werden. Bei Kindern, die nicht verständig sind, oder in Fällen, wo die Bezugs- oder Pflegeperson nicht kontinuierlich auf das Kind achten kann, sollte die Fixierung so angebracht sein, daß das Kind in seinen Bewegungsabläufen nicht gestört wird und trotzdem nicht an Drainagen oder Infusionsleitungen ziehen kann. Besser ist es, mit Schienen, Verbänden oder Pflastern die Infusionen und Ableitungen gut zu sichern, um das Kind nicht fixieren zu müssen.

26

 Neugeborene müssen nicht generell fixiert werden. Falls eine Sicherung notwendig ist, dann Fäustlinge anziehen.

26.2.3 Überwachung der Vitalzeichen

Bei Kindern, die nach der Operation nicht intensivüberwachungspflichtig sind, werden die **Vitalzeichen** (Puls, Temperatur, Atmung, Blutdruck) **regelmäßig** überwacht. Die Überwachungsabstände sind je nach Zustand, Erkrankung, Vorgeschichte des Kindes und Standard des Krankenhauses unterschiedlich. **Intensivpflichtige Kinder** benötigen eine **kontinuierliche Überwachung** (Kap. 11.9.4.1).

Der Körper eines Menschen reagiert auf den Operationsstreß mit **Temperaturerhöhung** bis zu 1°C. Hohes Fieber dagegen kann auf eine **Wundinfektion** oder auch auf eine postoperative **Pneumonie** hinweisen und muß in engmaschigen Abständen kontrolliert werden. Wundinfektionen manifestieren sich zwischen dem zweiten und achten postoperativen Tag.

26.2.4 Überprüfung der Bewußtseinslage

Beatmete Kinder werden nach der **Glasgow-Coma-Scale** (Kap. 22.4.3.1, Tab. 22-2) überwacht. Bei Kindern in der Aufwachphase prüft man die **Bewußtseinslage** unter folgenden Aspekten:
– reagiert das Kind auf Ansprache?
– kann es den Kopf selbständig heben?
– kann das Kind nach Aufforderung die Zunge herausstrecken?
– reagiert es auf Schmerzreize, oder klagt es über Schmerzen?
Im postnarkotischen Zustand fallen Kinder oftmals in einen Nachschlaf. Abhängig von der Narkoseführung kann es in seltenen Fällen zum Wiedereintrüben mit entsprechenden Auswirkungen auf Kreislauf und Atmung kommen.

26.2.5 Postoperative Schmerztherapie

Eine Schmerztherapie bei Kindern gestaltet sich sehr unterschiedlich und ist von den Erfahrungen der einzelnen Kliniken und der betreuenden Ärzte abhängig. Wichtig für das Pflegepersonal ist es, auf Schmerzen der Kinder rechtzeitig zu reagieren. Dafür gibt es auch eine **Einschätzungsskala**, auf der Kinder das Gesicht auswählen, das ihren Schmerz beschreibt (Abb. 26-1). Eltern können ebensogut den Gesichtsausdruck ihres Kindes nach diesen Zeichnungen beurteilen.

 Schmerzen
– beeinträchtigen das Herz-Kreislauf-System
– beeinträchtigen das allgemeine Wohlbefinden des Kindes
– verzögern den Heilungsprozeß
– beeinträchtigen die Mobilität des Kindes
– verzögern den Nahrungsaufbau
– verzögern die Ausscheidung
– bedeuten Streß für das Kind

Für das betreuende Personal ist es bei bewußtlosen, komatösen Kindern, Früh- und reifen Neugeborenen und Kleinkindern schwierig, Schmerzen zu erkennen und zu lokalisieren. Für diese Kinder kann ein sogenannter **Schmerzscore** hilfreich sein (Tab. 26-1). Die betreuende Pflegeperson oder der Arzt beurteilt den Schmerz nach den angegebenen Kriterien und zählt die ermittelten Punkte zusammen. Je höher die Punktzahl ist, desto eher ist anzunehmen, daß das Kind Schmerzen hat.

kein Schmerz stärkster Schmerz

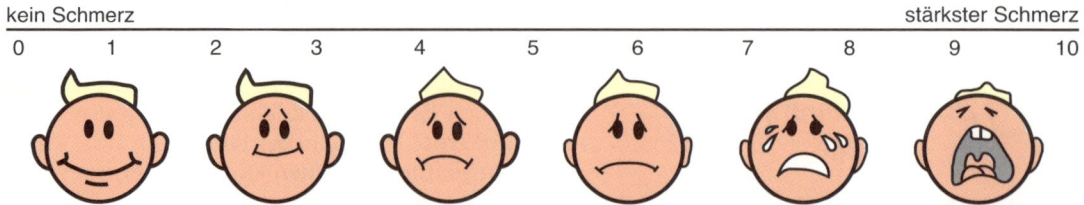

Abb. 26-1 Schmerzeinschätzungsskala, modifiziert nach Wong und Baker. 1 „Ich habe keine Schmerzen", 2 „Es tut mir nur wenig weh", 4 „Es tut ein bißchen weh", 6 „Es tut noch mehr weh", 8 „Es tut ziemlich weh", 9 „Es tut unvorstellbar weh"

Tab. 26-1 Schmerzscore für Frühgeborene und reife Neugeborene

Sichtbares Verhalten	Punkte
Gesichtsausdruck	
– entspannt, ruhig	0
– beruhigt, abwesend	1
– Grimassieren	2
– massives Grimassieren	3
Bewegungen	
– tief schlafend, keine Bewegungen	0
– spontane Bewegungen	1
– Abwehrbewegungen	2
– heftige Abwehrbewegungen	3
Reaktion auf Berührung (Trostreaktionen)	
– keine Reaktion	0
– normale Reaktion, schnell wieder entspannt	1
– starke Reaktion, nach zwei Minuten wieder ruhig	2
– starke Reaktion, läßt sich nicht beruhigen	3
Muskeltonus, Spannungszustand der Extremitäten	
– geringer bis nicht vorhandener Tonus	0
– normaler Muskeltonus	1
– zunehmende Anspannung, Abwehr bei Bewegung und Berührung	2
– stark hypertone Muskelanspannung	3

26.2.6 Nahrungsaufbau

Je nach Operationsart und klinikinterner Regelung erfolgt der postoperative Nahrungsaufbau. In der Regel erhalten Kinder erstmalig nach vier bis sechs Stunden **klare Flüssigkeiten** wie Tee oder Glukose 5 % (bei Frühgeborenen). Verträgt das Kind die Flüssigkeit problemlos, setzt es erstmalig **Stuhl** ab, hat es hörbare **Darmgeräusche**, und lassen sich bei einer liegenden Magensonde nur kleine Mengen Mageninhalt aspirieren, so kann der weitere Nahrungsaufbau beginnen.

Bei Neugeborenen und Säuglingen wird die entsprechende Nahrung 1 : 1 mit Tee vermischt. Gestillte Kinder, die an der Brust nicht saugen können, erhalten abgepumpte Muttermilch. Größere Kinder können z.B. fettarme Breie, Joghurt, Zwieback oder Toast essen. Langsam werden die zuerst kleinen Mahlzeiten dem normalen Bedürfnis des Kindes angepaßt.

26.2.7 Ausscheidungen

26.2.7.1 Urinausscheidung

Das Kind sollte spätestens **12 bis 24 Stunden postoperativ Urin** ausgeschieden haben. Ursachen für eine ausbleibende Miktion können neben Nierenbeeinträchtigungen (in seltenen Fällen Schockniere) ein Flüssigkeitsdefizit oder ein verkrampfter Blasenschließmuskel sein.

Bei einer **Blasenatonie** kann die volle Blase von außen am Unterbauch getastet werden, und das Kind gibt ein Druckgefühl an. Es muß dann zur Miktion ermuntert werden. Einige Kinder haben Hemmungen, im Bett in die Urinflasche zu urinieren, oder schämen sich vor den anderen Kindern.

Miktionsanregende Maßnahmen
– Wasser aus der Leitung laufen lassen
– lauwarmen, feuchten Lappen auf die Blase legen
– Intimsphäre des Kindes berücksichtigen

26

– Kind zur Toilette tragen
– nach Rücksprache mit dem Arzt Gabe von Medikamenten, die den Spasmus lösen sollen (wirken auf den Parasympathikus)
– bei noch relaxierten, sedierten und beatmeten Neugeborenen die Blase ausdrücken
– als letzte Konsequenz Einmalkatheterisierung

26.2.7.2 Stuhlausscheidung

Normalerweise sollte das Kind am zweiten oder dritten postoperativen Tag **Stuhl** abgesetzt haben. Eine Narkose kann eine **Darmatonie** auslösen. Bei Operation im Darmbereich entsteht postoperativ ein **paralytischer Ileus**. Der Darm hat für eine bestimmte Zeit keine Peristaltik. Ist er gefüllt und kann aufgrund fehlender Peristaltik oder nicht ausreichend einsetzbarer Bauchpresse kein Stuhl abgesetzt werden, dann verursachen Völlegefühl, Blähungen und Druck auf die Narbe zusätzlich Schmerzen. Aus diesem Grund muß für **regelmäßigen Stuhlgang** gesorgt werden. Dies kann in Form eines Klistiers geschehen. Bei Darmoperationen muß mit dem Arzt Rücksprache gehalten werden. Die Nahrung sollte so zusammengestellt sein, daß der Stuhl weich ist und nicht zu Verstopfung führt.

26.2.8 Prophylaxen

Das Kind ist durch den Eingriff in den Aktivitäten seines täglichen Lebens eingeschränkt. Es bedarf der Unterstützung und Vorsorge, damit das Kind seinen gewohnten Rhythmus findet, seine Bedürfnisse befriedigt werden und es nicht zusätzliche Schäden erleidet. **Thromboseprophylaxe** (Kap. 26.3.3.3), **Pneumonieprophylaxe** (Kap. 9.2), **Dekubitusprophylaxe** (Kap. 9.1), **Parotitisprophylaxe** (Kap. 9.4), **Obstipationsprophylaxe** (Kap. 8.7).

26.2.9 Wundversorgung

Der **Wundbeobachtung** und **Wundversorgung** kommt in der postoperativen Pflege eine besondere Bedeutung zu. Das Vermeiden und rechtzeitige Erkennen von **Wundheilungsstörungen** (Kap. 26.3.4.1) kann Schmerzen, Komplikationen und verlängerte Krankenhausaufenthalte verhindern.

26.2.10 Wunddrainagen

Drainagen sind Kunststoffrohre oder Gazestreifen, die in **Hohlräume** (z.B. Bauchhöhle), **Hohlorgane** (z.B. Darm), **Ausführungsgänge** (z.B. Anus), **Wundgebiete** und in **Gewebe** gelegt werden. Angesammelte Flüssigkeit, Blut oder Eiter können nach außen ablaufen, die Wundheilung verläuft ungestört, und die Infektionsgefahr wird gemindert.

Eine Drainage kann für das Kind eine Erleichterung darstellen, indem durch den Sekretabfluß der Druck und somit der Wundschmerz gemindert wird. Das Kind kann die Drainage auch als **störend** empfinden. Sie verursacht Schmerzen, ist hinderlich beim Spielen, stört beim Schlafen oder ruft evtl. Ekelgefühle durch das ablaufende Sekret hervor. Unangenehm ist auch die Entfernung der Drainagen für das Kind (Kap. 26.2.10.4).

26.2.10.1 Drainagearten

Es gibt Drainagen mit und ohne Sogsystem. Bei Drainagen **ohne Sogsystem** entleert sich das Sekret durch den Druck im Gewebe in den Verband oder in einen Auffangbeutel. Drainagen **mit Sogsystem** saugen durch ein von außen hergestelltes Vakuum die Flüssigkeit ab. Der Unterdruck kann, außer bei Redon-Drainagen, am Manometer abgelesen werden.

■ **Sekretdrainagen**

Sie bestehen aus Kunststoff- oder Gummischläuchen, oder es handelt sich um mit Kunststoff ummantelte Mulldochte, sog. **Penrose-Drains**. Sie werden eingelegt, wenn mit wenig Sekret zu rechnen ist, liegen offen und leiten das Sekret direkt in den Verband.

■ **Redon-Drainage**

Redon-Drainagen können mit wiederverwendbaren Glasflaschen, Einwegflaschen aus Kunststoff oder mit Ziehharmonikadrainagen aus Kunststoff verbunden sein. Es handelt sich hierbei um ein geschlossenes, steriles System mit **Unterdruck** (Vakuum), das intraoperativ eingelegt wird.

■ **Heberdrainage**

In einer Glasflasche befindet sich sterile Flüssigkeit. Der Ableitungsschlauch mündet unterhalb des vorgegebenen Flüssigkeitsspiegels in die Sekretflasche. Durch den Höhenunterschied kommt eine kleine Sogwirkung zustande.

■ Thoraxdrainagen

Siehe Kapitel 13.2.2.

26.2.10.2 Flaschenwechsel bei Redon-Drainagen

Ein Flaschenwechsel ist notwendig, wenn die Flasche mit Sekret gefüllt ist und zu schwer wird oder bei der Bewegung hinderlich ist.

Vorbereitung des Materials
- Einmalhandschuhe
- neue Redon-Flasche
- Klemme

Vorbereitung und Lagerung des Patienten
- das Kind über den Vorgang altersentsprechend informieren
- bei kleineren Kindern Eltern oder eine weitere Bezugsperson bitten, das Kind abzulenken oder zu halten
- die Lagerung erfolgt entsprechend dem Allgemeinzustand entweder sitzend, im Bett liegend oder auf dem Schoß der Bezugsperson sitzend

Vorgehen
- Handschuhe anziehen
- Drain abklemmen
- gebrauchte Sekretflasche abnehmen
- frische Redon-Flasche anschließen
- Klemme öffnen (Kind kann leichten Schmerz verspüren, da der Sog anfangs stark ist)
- Redon-Flasche auf Sog überprüfen
- am Bett anhängen (aufsteigender Schenkel darf nicht höher als Soghöhe sein)
- gebrauchte Sekretflasche und Inhalt auf Farbe und Konsistenz kontrollieren
- Sekretmenge messen (Bilanz)
- Dokumentation

26.2.10.3 Verschieben und Kürzen von Drains

Je nach Verordnung wird der Drain innerhalb des Wundgebiets verschoben oder außerhalb des Wundgebiets gekürzt. Dies geschieht, damit noch mehr Sekret im Wundgebiet erfaßt wird und ablaufen kann. Diese Aufgabe übernimmt ein Arzt oder eine Pflegeperson.

Vorbereitung des Materials
- Hautdesinfektionsmittel
- sterile Handschuhe
- sterile Tupfer und Kompressen
- sterile Watteträger
- sterile anatomische Pinzette
- sterile Schere
- sterile Sicherheitsnadel
- Abwurfschale

Vorbereitung und Lagerung des Patienten
Das Kind wird altersentsprechend informiert. Günstig ist es, wenn bei diesem Vorgang eine weitere Person bei dem Kind ist. Da das Drainverschieben oder -kürzen Schmerzen verursachen kann, ist es empfehlenswert, dem Kind ein Schmerzmittel etwa zehn Minuten vor dem Vorgang zu verabreichen.

Vorgehen
- **Drainage verschieben (mobilisieren)**
- Verband entfernen, evtl. den Faden, der die Drainage sichert, durchschneiden
- Drainage mit der Pinzette bis zur angeordneten Länge mit leichtem Gegendruck auf das Wundgebiet herauszuziehen
- Wundgebiet mit Tupfer oder Watteträger reinigen und desinfizieren
- **Drainage kürzen**
- Sicherheitsnadel etwa 0,5 Zentimeter oberhalb des Wundrandes durch die Drainage stechen
- Drainage zwei bis drei Zentimeter oberhalb des Wundgebiets abschneiden
- eingeschnittene Kompresse zwischen Wundgebiet und Sicherheitsnadel legen
- Wunde abdecken und neu verbinden (Kap. 26.3.5)

26.2.10.4 Entfernen einer Drainage

Je nach Anordnung des Arztes wird nach einer gewissen Zeit die Drainage gezogen.

Vorbereitung des Materials
Siehe Kapitel 26.2.10.3.

Vorbereitung und Lagerung des Patienten
Siehe Kapitel 26.2.10.3.

Vorgehen
- Verband entfernen
- Handschuhe anziehen
- Haltefäden durchschneiden
- Wundgebiet desinfizieren

26

– Drainage unter Sog und gleichmäßigem Zug ziehen. Bei Widerstand oder Schmerzen den Sog ablassen
– Wundgebiet säubern und desinfizieren
– sterile Kompressen auf die Wunde legen und neu verbinden

 Beim Ziehen der Drainage nicht reißen, da unnötig Schmerzen verursacht werden und Verletzungsgefahr besteht.

■ **Beobachtung und Pflege**

Manipulationen an der Drainage dürfen nur unter **aseptischen** Bedingungen vorgenommen werden. Die Drainage darf **nicht unter Zug** stehen. Die Drainageaustrittsstelle wird steril abgedeckt und auf mögliche Entzündungszeichen oder auf zusätzlich auslaufendes Sekret aus dem Wundgebiet beobachtet. Die **Verbindungsstellen** der Drainage müssen **dicht** bleiben. Der Sog bei Redon-Flaschen wird regelmäßig kontrolliert, das abgelaufene Sekret auf Farbe, Konsistenz und Menge kontrolliert und dokumentiert. Drainagen verursachen bei Zug **Schmerzen** und sind für aktive Kinder **hinderlich**. Deshalb sollten sie zusätzlich durch **Pflasterstreifen** gesichert werden.

Gefahren, Komplikationen
– Infektion des Wundgebiets durch offene Verbindungsstellen und unsterile Manipulationen
– Abflußbehinderung durch fehlenden Sog oder verstopfte Ableitungen, z.B. durch Blutgerinnsel
– versehentliches Ziehen der Drainage durch die Kinder selbst. Dabei besteht zusätzliche Verletzungsgefahr und in der Folge Wundheilungsstörungen

26.2.11 Blasenkatheter, suprapubische Katheter

Nach Operationen, z.B. im Urogenitalbereich, erhalten die Patienten evtl. Blasenkatheter oder suprapubische Katheter. Diese sind in Kapitel 16.2.5 beschrieben.

26.2.12 Anus-praeter-Pflege

Unter einem Anus praeter (AP) versteht man einen operativ angelegten, künstlichen Darm-

ausgang. Die Anlage eines Anus praeter wird notwendig, wenn der natürliche Ausgang nicht vorhanden ist, entfernt oder kurzfristig stillgelegt werden muß. Die Bezeichnung **Stoma** bedeutet Öffnung. Befindet sich der künstliche Darmausgang in Höhe des Ileums, so spricht man von einer **Ileostomie**, bei Anlage in Höhe des Kolons von einer **Kolostomie**.

Bei einem Anus praeter im Bereich des Ileums tritt wäßriges und sehr enzymhaltiges Sekret aus. Die im Sekret vorhandenen **Verdauungsenzyme** sind hochgradig aggressiv und können massive **Hautläsionen** verursachen. Bei einem Anus praeter im Bereich des Kolons, bei **rechtsseitiger Anlage** des Stomas, kurz hinter der Ileozäkalklappe, entleert sich flüssiger Stuhl. Bei **linksseitiger Anlage** hat der Stuhl eine weiche bis geformte Konsistenz, da im Kolon die Wasserresorption bereits stattgefunden hat.

Das Stoma hat keinen Schließmuskel, der Stuhl fließt also meist kontinuierlich ab. Der Stuhlabgang ist bis zu einige Wochen nach Anlage des Stomas nicht zu beeinflussen. Ein sehr mühevolles **Darmtraining** ist bei größeren Kindern notwendig. Das Stoma ist, nachdem die Wundränder abgeheilt sind, keine Wunde. Der vorhandene Darmanteil arbeitet in Abhängigkeit von der Nahrung genauso wie vor der Operation. In den ersten Tagen nach der Anlage eines Anus praeter sind die vorrangigen **Pflegeziele**:
– die schnelle Abheilung der Wundränder
– der Schutz der umliegenden Haut
– die schnellstmögliche Pflege und Versorgung des Stomas mit Hautplatten und Stomabeuteln

26.2.12.1 Pflege eines frisch angelegten Anus praeter

Bis zum vollständigen Abheilen der meist nahgelegenen Laparotomiewunde erfolgt die Pflege des Stomas unter **aseptischen** Bedingungen.

Vorbereitung des Materials
– Einmalhandschuhe
– Schutzkittel
– angewärmtes (37°C) NaCl 0,9%
– sterile Kompressen
– Pflegemittel, z.B. Wasser-Kamille-Lösung, Hautöl, Zinkpaste
– Abwurfschale

26

Vorgehen
– Handschuhe und Schutzkittel anziehen
– Kompresse auf dem Stoma entfernen
– sterile Kompressen mit Hautöl oder mit Kamillenverdünnung anfeuchten
– Stoma und umliegende Haut reinigen
– Handschuhwechsel
– umliegende Haut mit entsprechender Salbe bestreichen
– Kompressen mit angewärmtem NaCl 0,9% anfeuchten
– Stoma damit bedecken

Das Anfeuchten des Stomas mit NaCl 0,9% verhindert ein Austrocknen der Schleimhaut. In manchen Kliniken wird dies auch mit Vaseline erreicht. Die Wundränder und die umliegende Haut müssen mit einer gut schützenden Salbe abgedeckt werden, damit es zu keinen Hautläsionen kommt.

 Sind die Wundränder feucht und zeigen leichte Entzündungszeichen, so können nach ärztlicher Anordnung Bäder mit Substanzen wie Kaliumpermanganat das Wundgebiet austrocknen und den Heilungsprozeß beschleunigen.

Bei Kindern dürfen **keine jodhaltigen Substanzen** verwendet werden. Jod wird über die Schleimhaut resorbiert, unterdrückt vorübergehend die Schilddrüsenfunktion und kann Allergien verursachen.

Ist bis zum dritten postoperativen Tag kein Sekret aus dem Anus praeter ausgetreten, muß das Stoma durch einen Arzt angespült werden. Hierzu verwendet man ein weiches Darmrohr, bei kleineren Kindern eine dicke Magensonde, über die angewärmtes NaCl 0,9% evtl. mit Zusatz von Glyzerin gegeben wird.

26.2.12.2 Pflege eines Anus praeter mit Stomabeutel und Basisplatte

Material zur Stomaversorgung
Die medizinische Produktindustrie bietet eine Vielfalt von Artikeln zur Stomaversorgung an. Um den individuellen Bedürfnissen der Kinder (Hautverträglichkeit, Belastbarkeit) gerecht zu werden, läßt es sich nicht vermeiden, unterschiedliche Produkte auszuprobieren. Bei Kindern hat sich ein System bewährt, bei dem eine vom Beutel unabhängige **Basisplatte** um das Stoma geklebt wird, die mehrere Tage verbleiben kann. Tägliches Entfernen

und Neukleben von Platte und Beutel tolerieren Kinder meist schlecht bis gar nicht.

 Materialien zur Stomaversorgung müssen
– geruchs- und flüssigkeitsdicht sein
– hautverträglich sein
– eine einfache, auf die individuellen Bedürfnisse abgestimmte Handhabung aufweisen

Vorbereitung des Materials
– Schutzkittel
– zwei Paar Einmalhandschuhe
– Stomaplatte (Basisplatte), vorgeschnitten mit Hilfe einer Schablone je nach Größe des Stomas (Abb. 26-2a)
– Stomabeutel (Abb. 26-2b)

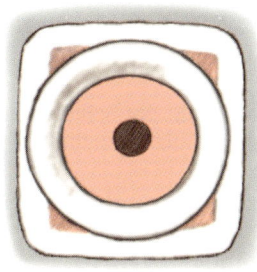

a

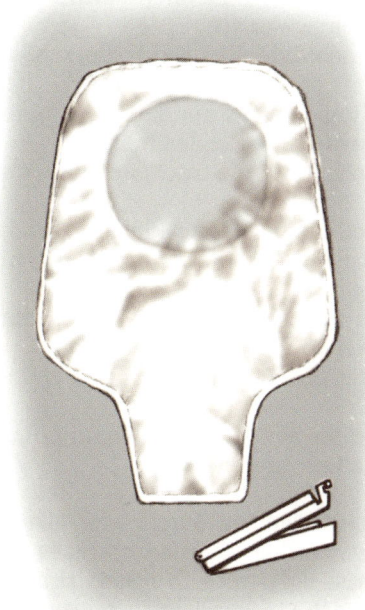

b

Abb. 26-2 a und b Material zur Stomaversorgung.
a) Basisplatte, b) Stomabeutel

26

– Kompressen, Reinigungstücher
– warmes Wasser, milde Seife oder Wasser-Kamille-Lösung
– Fön
– Hautschutzcreme

Vorbereitung und Lagerung des Kindes
– Kind über Vorgang informieren
– Intimsphäre des Kindes wahren (andere Kinder aus dem Zimmer schicken)
– vor und nach dem Vorgang für reichlich Frischluft sorgen
– Kind liegt idealerweise zur Stomaversorgung

Vorgehen
– Schutzkittel und Einmalhandschuhe anziehen
– Stomabeutel und Basisplatte entfernen, bei sehr festhaftenden Klebeflächen evtl. Pflasterentferner (Alkohol) verwenden

 Alkohol darf nicht auf die Schleimhäute gelangen, da dies zu Reizungen führt.

– Anus praeter mit Wasser oder milder Seife reinigen
– alte Kleberückstände entfernen
– Haut trockentupfen, trockenfönen
– Handschuhwechsel
– Basisplatte in den Händen anwärmen (schmiegt sich besser an)
– spezielle, nichtfettende Hautschutzcreme auftragen
– Hautvertiefungen rings um den Anus praeter mit **Karaya-Paste** ausgleichen
– neue Basisplatte auf die trockene Haut kleben
– Stomabeutel auf die Platte kleben oder in den vorhandenen Plastikring drücken (produktabhängig)
– Kind während des gesamten Vorgangs über die einzelnen Tätigkeiten informieren
– je nach Alter das Kind in die Pflege einbeziehen
Eltern müssen in der Stomaversorgung ihres Kindes angeleitet werden.

 Beim Verwenden von Benzin oder Alkohol zum Entfernen der Pflasterreste kann die Haut geschädigt werden. Öl eignet sich ebenfalls zum Entfernen von Pflasterresten, allerdings muß die Haut anschließend entfettet werden, sonst klebt die Basisplatte nicht mehr auf der Haut. Für zu Hause oder unterwegs bieten sich feuchte Babyrei-

nigungstücher an. Bei der Reinigung des Anus praeter sollten der gesamte Hautbezirk und das Stoma möglichst nicht zu fest abgerieben werden, da es dadurch zu Hautläsionen kommen kann.
Vor dem Ankleben die Stomabeutelflächen auseinanderziehen, dadurch gelangt etwas Luft in den Beutel. Die Innenflächen kleben nicht mehr zusammen, und der Stuhl kann in den unteren Teil des Beutels gelangen.

26.2.12.3 Betreuung der Kinder mit Anus praeter

Bei einem Ileostoma treten häufig Hautläsionen auf. Durch die nässende Wundfläche ist eine optimale Stomaversorgung behindert. Mittlerweile gibt es in manchen Kliniken eine speziell ausgebildete Pflegeperson (Stomatherapeut), die sich ausschließlich um die Stomapflege von Patienten kümmert. Sie hat den Überblick über die verschiedenen Produkte, die zur Anwendung kommen, hat vielfältige Erfahrungen gesammelt und ist ein kompetenter Ansprechpartner bei auftretenden Problemen.

Ein immer wiederkehrendes Pflegeproblem sind die **Adaptationsschwierigkeiten** des Kindes an diese neue Situation. Je älter das Kind ist, desto größer sind meist die Probleme. Die **psychische Betreuung** von Kind und Eltern, Aufklärungsgespräche und die umfassende Anleitung in der Stomaversorgung sind für die Selbständigkeit des Kindes und seiner Eltern unbedingt notwendig.

26.2.13 Kommunikation

Ein Kind nach einem operativen Eingriff sollte nicht mit Reizen überflutet werden. Für den **Heilungsprozeß** braucht das Kind **Ruhe**. Verläuft er normal, werden Kinder von sich aus aktiv und verlangen nach angemessener Kommunikation und Aktivität.

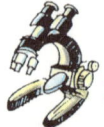 ## 26.3 Verbandlehre

26.3.1 Funktion eines Verbandes

Ein Verband soll im allgemeinen ein verletztes Körperteil bedecken und dadurch die Wundheilung fördern. Je nach Art der Verletzung hat der Verband verschiedene Aufgaben.

- **Schützende Funktion**
- Schutz der Wunde vor Infektionen
- Schutz der Umwelt vor Kontakt mit Wundsekret (Wundauflage saugt Wundsekret auf)
- Einhalten der Wundruhe
- Förderung der Wundheilung
- Schutz der Wunde vor Schlag, Stoß, Reibung, evtl. Kälte
- **Verbesserung der Statik, Entlastung**
- bei Verletzungen des Bewegungssystems
- zur Ruhigstellung eines Körperteils
- zur Stabilisierung von Gelenken
- **Unterstützung der Druckentlastung, Polsterung**
- verhindert die Einwirkung von Druckspitzen auf kleinere Körperbezirke
- **Kompression einer Wunde, Blutstillung**
- Wundkompression durch gleichmäßigen leichten Druck führt zur Stillung kleinerer Blutungen
- Druckverbände oder abschnürende Verbände stillen Blutungen im Notfall
- **Unterstützung der Thromboseprophylaxe**
- Verbände können durch Einengung der Beinvenen die Durchblutung verbessern (Erhöhung der Fließgeschwindigkeit)
- **Funktion eines Verbandes oder einer Wundauflage als Medikamententräger**
- Förderung der Wundheilung durch antibakterielle, enzymatische oder osmotische Wirkung

26.3.2 Verbandmaterialien

Verbandmaterialien gibt es aus verschiedenen Verbandstoffen, die speziell dazu entwickelt wurden, die Wunde abzudecken, Wundsekret aufzusaugen und die Wundauflage zu fixieren. Verbände zur Stützung und Ruhigstellung von Körperteilen sind in Kapitel 26.3.3.5 zu finden.

- **Wundauflagen**
- sterile Kompressen aus Fasergewebe und Vliesstoff
- Spezialfasern zum Stillen von Blutungen
- imprägnierte Verbandstoffe und Heilgaze (mit Fett, z.B. mit Vaseline beschichtete Fasergerüste), die weniger mit dem Wundgrund verkleben als herkömmliche Wundauflagen
- therapeutische, mit Wirkstoffen beschichtete Wundauflagen (z.B. Antibiotika, Perubalsam, Lokalanästhetika)

- **Materialien zum Fixieren der Wundauflagen**
- Binden verschiedener Länge und Breite
- Schlauchverbände in verschiedenen Größen mit Applikator (z.B. Größe 1 für Fingerverbände)
- Klebevlies (elastische, klebende Mullfolie)
- Heftpflaster (meist als Pflasterrolle)
- **Wundschnellverbände**
- Kombination aus Wundauflage und Verbandfixierung (z.B. Hansaplast standard® oder Hansamed elast®)
- Flüssigkleber und Sprühkleber (enthalten meist Treibgas)
- **Adhäsivstoffe**
- pflanzliche, quellfähige Grundstoffe, sehr hautfreundlich (Verwendung bei Hautschädigungen und zur Stomaversorgung)
- **Polstermaterial**
- Verbandwatte aus Baumwolle (DIN-Norm) in verschiedenen Ausführungen (z.B. Wiener Watte aus gebleichter, geleimter Baumwolle)
- vollsynthetische Polsterwatte (wasserabweisend, läßt Sekret gut abfließen), sie kann zu Hautreizungen führen, deshalb mit Schlauchmull unterlegen
- **Spezialverbände**
- zur Wundreinigung, anschließend bleiben sie als synthetischer Hautersatz für mehrere Tage liegen (z.B. Epigard-Spezialverband)

Alle Verbandmaterialien werden nach der Herstellung einem Sterilisationsverfahren unterzogen. Je nach Aufbewahrung und Handhabung des Materials spricht man von **sterilisiertem Material** (Material für äußere Verbände, Fixiermaterial). Als **steriles Material** bezeichnet man alle Verbandmaterialien, die mit der Wunde unmittelbar in Berührung kommen oder mittelbar in Berührung kommen können. Sie müssen frisch **sterilisiert**, **keimfrei** und **steril verpackt** sein.

26.3.3 Verbände

26.3.3.1 Bindenverbände

Bei einem Verband mit einer Binde richtet sich die **Bindengröße** (Länge und Breite) nach dem **Umfang** und der **Länge** des zu verbindenden **Körperteils**. Je schmaler eine Binde ist, um so besser lassen sich Gelenkkurven modellieren. Je weniger elastisch eine Binde ist, um so schmaler muß sie sein, um faltenfrei angelegt werden zu können und die Gefahr

26

des Einschnürens (Strangulierens) zu verhindern.

Zu Beginn des Verbandes läßt man das freie Bindenende auf einer Seite etwas schräg herausstehen. Nach der ersten Kreistour wird das herausstehende Bindenende eingeschlagen und mit der zweiten Kreistour fixiert (verankert).

Führen der Binde

Der Bindenkopf wird flach zwischen Daumen und Zeigefinger geführt, die Binde dabei über das Körperglied abgerollt. Es ist möglich, in den Spalt zwischen Bindenkopf und Bindenende hineinzusehen. Hält man die Binde umgekehrt, kann sie nicht abgerollt, sondern muß vom Körperglied abgehoben und gezogen werden, was zu Schmerzen und Minderdurchblutung des Gewebes führen kann. Damit es nicht zur Faltenbildung oder zum Einschnüren des verbundenen Körpergliedes kommt, darf die Binde nicht umgekehrt gehalten und flach weitergeführt werden.

Das Anlegen eines Verbandes kann mit unterschiedlichen **Wickeltechniken** erfolgen.

■ Schrauben- oder Spiraltour

Schrauben- oder Spiraltouren finden beim Verbinden von größeren Körperabschnitten Anwendung (z.B. Unterarm). Der Verband wird herzwärts gewickelt. Eine Ausnahme bildet der Fingerverband. Bei der Schrauben- oder Spiraltour ist zu beachten, daß die einzelnen Bindentouren sich mindestens zur Hälfte überdecken.

■ Achtertour

Diese Wickeltechnik wird meist bei der Überschreitung von Gelenken ausgeführt. Zu den Arten dieser Verbandtechnik zählen:

- **Schildkrötenverband** (z.B. Ellenbogen- oder Knieverband)
  - **auswärtsgerichter Schildkrötenverband** (Abb.26-3), die Bindenführung ist gelenknah und klein, die Achtertouren führen vom Gelenk weg
  - **einwärtsgerichteter Schildkrötenverband**, die Bindenführung beginnt gelenkfern mit großen Achtertouren, die immer kleiner werden und sich dem Gelenk nähern
- **Kornährenverband** (z.B. Handverband)

Beim Kornährenverband wandert der Kreuzungspunkt der Achtertouren (Abb.26-4). Die Touren sind immer gleich groß. Der Kreuzungspunkt kann aufsteigend oder absteigend angelegt werden.

26.3.3.2 Schlauchverbände

Bei der Anwendung von Schlauchmullverbänden wählt man zuerst die **Applikatorgröße** aus, die gerade noch über das zu verbindende Körperglied und die evtl. notwendige Polsterung gezogen werden kann.

Vorgehen

- den Schlauchmull in der korrekten Größe über den Applikator ziehen
- das Körperglied mit dem Applikator umhüllen und mit Schlauchmull bedecken

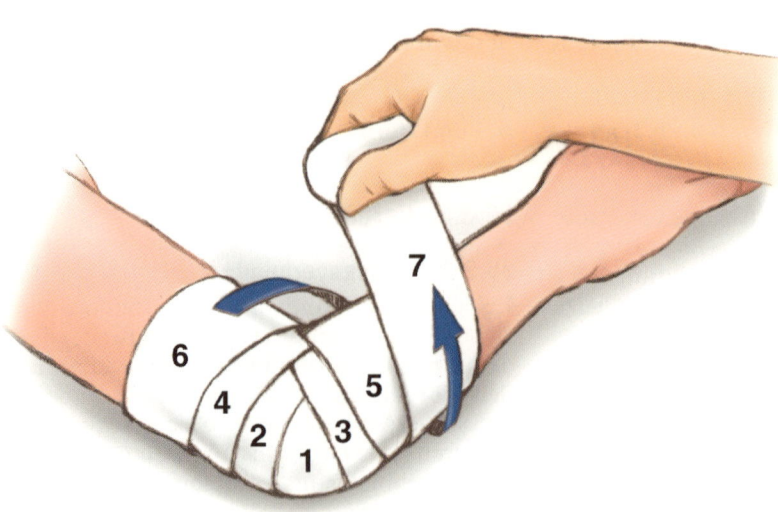

Abb. 26-3
Auswärtsgerichteter Schildkrötenverband

26

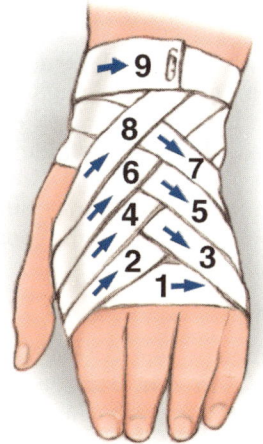

Abb. 26-4 Handverband mit aufsteigenden Kornähren

– Schlauchmull durch Drehen um 180 Grad verschließen

Der Verband ist durch beliebig viele Schlauchmullagen zu vervollständigen. Die Verankerung des Schlauchendes kann auf verschiedene Weise (verknoten, mit Pflaster verschließen etc.) stattfinden.

26.3.3.3 Kompressionsstrümpfe

Zum Unterstützen des Beinvenensystems und zum Vorbeugen einer Thrombose eignet sich das Tragen von **Kompressionsstrümpfen** (Antithrombosestrümpfe), die es in verschiedenen Größen gibt. **Antithrombosestrümpfe** sind waschbar und können deshalb wiederverwendet werden. Die Strümpfe müssen, je nach Thrombosegefahr, über mehrere Tage oder Wochen getragen werden. Zur Körperpflege kann sie der Patient kurzfristig ausziehen. Dabei ist zu beachten, daß der Patient im Bett **liegt** und die **Beine nicht belastet**.

Ermitteln der Umfangmaße

Am nicht gestauten Bein, morgens im Liegen,
– Wadenumfang
– Länge von der Ferse bis zur Gesäßfalte
– Dicke des Oberschenkels

Vorgehen

Die Antithrombosestrümpfe sollten morgens vor dem Aufstehen angelegt werden
– Umstülpen des Strumpfes bis zur Ferse
– Strumpf über den Fuß und die Ferse anziehen

– Strumpf faltenfrei bis zum Oberschenkel nach oben ziehen

26.3.3.4 Schienenverbände

Schienenverbände dienen zum **Ruhigstellen** und zur **Druckentlastung** einzelner Körperabschnitte.

Die **Ruhigstellung** ist immer eine therapeutische Maßnahme. Sie dient der Fixation oder Stützung von Körperteilen.

Das Ziel der **Druckentlastung** ist die Druckverteilung oder -aufhebung. Hierbei kommt es zur Schmerzlinderung und evtl. zu einem gesteigerten Wohlbefinden. Kranke Kinder fühlen sich meist durch einen Schienenverband in ihrer **Beweglichkeit eingeschränkt** und in ihren **Aktivitäten** sehr **gestört**.
Zu beachten ist, daß
– die Funktionsstellung der Gelenke eingehalten wird
– die Körperglieder weich aufliegen, aber nicht durchhängen
– gefährdete Körperstellen (z. B. Fersen) hohl gelagert sind
– die Schienen Sicherheit in der Hygiene und Schutz vor Verletzungen gewährleisten

26.3.3.5 Gipsverband und Kunststoffverband

■ **Gipsverband**

Gipsverbände dienen zum Ruhigstellen und Stützen von Körperteilen. Sie werden als **Schiene** am Körper oder **zirkulär** angelegt. Der Gipsverband soll **fest sitzen**, aber **nicht drücken**. Der Gips muß vor der Belastung des Körperteils vollständig getrocknet sein und **sauber-** und **trockengehalten** werden. Besonders sorgfältig zu **beobachten** sind:
– die Blutzirkulation des Körpergliedes (Hautfarbe, Schwellung des Gewebes, Hauttemperatur)
– die Sensibilität (z. B. der Zehen bei einem Unterschenkelgips)
– die Beweglichkeit des Körpergliedes (z. B. der Finger bei einem Unterarmgips)
– die Schmerzäußerung des Patienten („der Patient im Gips hat immer recht")
Bei Auftreten von physiologischen Abweichungen muß ein zirkulär angelegter Gips gespalten oder entfernt und neu angelegt werden.

26

Vorteile
– billig
– nicht toxisch
– nicht brennbar
– haut- und kleiderschonend
– gut zu modellieren

Nachteile
– schwer
– nicht wasserfest
– wenig luftdurchlässsig
– bröckelt leicht ab
– nur bedingt röntgendurchlässig

Da der Gipsverband (Abb.25-5) meist über vier bis sechs Wochen verbleibt, ist die mit Gips umhüllte **Extremität hochzulagern**, damit das Gelenk durch den Druck (Zugkraft) nicht beschädigt wird. Um eine unnötige Versteifung zu verhindern, sind die **Nachbargelenke** täglich **passiv zu bewegen** (Krankengymnastik). Enganliegende Ränder sind zu glätten und, ohne daß Spannung oder Druck entsteht, zu polstern.

■ Kunststoffverband

Kunststoffverbände dienen, wie Gipsverbände, zum Ruhigstellen und zum Stützen von

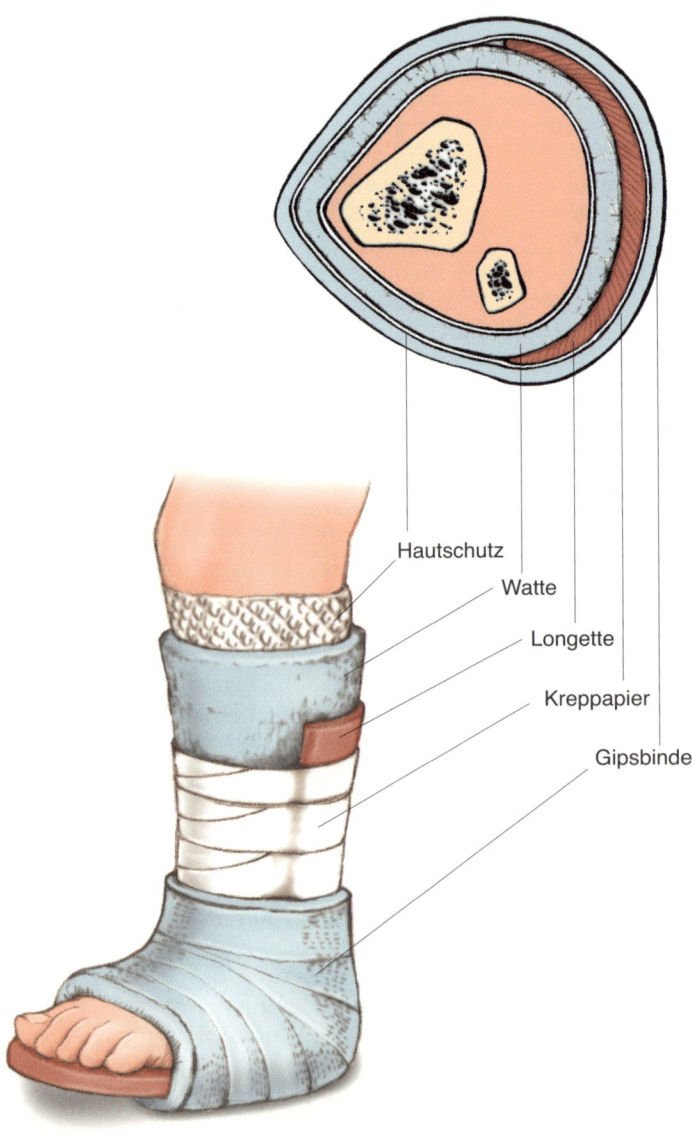

Hautschutz

Watte

Longette

Kreppapier

Gipsbinde

Abb. 26-5
Aufbau eines Gipsverbandes

Körperteilen. Die Beobachtung ist dabei ebenso sorgfältig vorzunehmen wie beim Gipsverband.

Vorteile
– leicht
– sehr stabil bei geringem Materialverbrauch
– luftdurchlässig
– wasserfest
– gut röntgendurchlässig
– kurze Trockendauer, daher ist ein frühe Belastung möglich

Nachteile
– schwierig zu verarbeiten
– eine spätere Korrektur ist durch die niedrige Elastizität fast unmöglich
– teuer
– scharfkantige Ränder
– brennbar

26.3.4 Wunden und Wundbeobachtung

Wunden sind eine **unfallbedingte** (Gelegenheitswunde) oder **iatrogene** (durch den Arzt hervorgerufene, z.B. Operationswunde), umschriebene oder flächenhafte **Zerstörung** des **Gewebes**.
• **Aseptische Wunde**
– Operationswunde, die unter keimfreien Bedingungen im nichtinfizierten Gewebe gesetzt wurde und die komplikationslos verheilt
• **Septische (infizierte) Wunde**
– Wunde nach Verletzung durch unsterile Gegenstände
– Platzwunden
– Schnitt- und Stichverletzungen
– Wunden nach Abszeßeröffnung
– Verbrennungswunden
– Dekubiti

26.3.4.1 Wundheilung

Eine Wundheilung verläuft immer in verschiedenen **Phasen**, die aber zeitlich nicht streng getrennt sind. Sie ist als **Regenerationsmaßnahme** des Körpers zu verstehen, der die Wunde durch Neubildungsvorgänge behebt. Entscheidend für den Verlauf der Wundheilung ist die **Keimbesiedlung** und somit der Grad der **Wundinfektion**. Bei Operationswunden ist normalerweise die Keimbesiedlung gering oder entfällt ganz.

• **Primäre Wundheilung (per primam)**
– rascher und komplikationsloser Verschluß der Wunde
– weitgehende Wiederherstellung des Gewebes (Regenerationsheilung)
– Wunde ist innerhalb von vier bis sechs Tagen verschlossen
• **Sekundäre Wundheilung (per secundam)**
– Verschluß der Wunde über einen klaffenden Wundspalt, der sich zunächst reinigt, dann ausgranuliert und darüber epithelisiert (Spontanverlauf), Reparationsheilung
– funktionsuntüchtiges Narbengewebe
• **Erschwerte Wundheilung**
– bei allen Wunden zu erwarten, bei denen der Heilungsverlauf infolge von anderen Erkrankungen (z.B. Durchblutungsstörungen, Allgemeinerkrankungen, Immunsuppression, Strahlenschädigung der Haut) beeinträchtigt ist
• **Problemlose Wundheilung unter Schorf**
– relativ aseptisch und problemlos mit Schorfbildung

26.3.4.2 Wundbeobachtung

Jede Wunde und jeder Wundverband müssen genau **beobachtet** werden. Dazu gehört auch das Wahrnehmen von **Wundschmerz**. Bei Säuglingen und Kleinkindern klingt dieser z.B. nach einer Operation meist nach wenigen Stunden ab. Häufig genügt bei Kindern die Verabreichung von **leichten Schmerzmitteln**, evtl. in Form von Suppositorien.

 Bei ungewöhnlich langanhaltenden und starken Schmerzen, die möglicherweise auf Komplikationen hinweisen, muß der Arzt verständigt werden.

Nach Operationen bleibt der erste Verband in der Regel drei bis sechs Tage auf der Wunde, wenn er nicht aus **hygienischen Gründen** (durch Stuhl oder Urin verschmutzt, durchnäßt), wegen einer starken **Blutung** oder bei Verdacht einer **Wundinfektion** früher gewechselt werden muß. Über **Art** und **Häufigkeit** des Verbandwechsels entscheidet der Arzt.

Beobachtungskriterien
– Nachblutung, Durchsickern von Blut, vor allem in den ersten Stunden
– Verunreinigung
– feuchter Verband

26

– Entzündungszeichen (Rötung, Schwellung, Schmerzen im Wundgebiet und Erhöhung der Körpertemperatur oder Fieber)
– Bildung von Hämatomen
– veränderte Wunde (beim Verbandwechsel)

26.3.5 Verbandwechsel

Beim Verbandwechsel unterscheidet man grundsätzlich zwischen einem Verbandwechsel bei **aseptischen Wunden** und einem bei **infizierten** (septischen) **Wunden**.

 Bei mehreren Verbandwechseln erfolgt zuerst der Verbandwechsel bei aseptischen Wunden.

Vorbereitung

– Patienten altersgerecht informieren
– Störfaktoren ausschließen, Fenster schließen
– Schnittblumen aus der Nähe entfernen
– genügend Platz schaffen
– Intimbereich evtl. durch Stellwand oder Bettvorhang schützen
– Besucher aus dem Zimmer schicken
– Beleuchtung prüfen
– evtl. Schmerzmittel verabreichen
– Material auf einer Arbeitsfläche (Verbandwagen) bereitstellen
– patientennahe Arbeitsfläche (z.B. ausgezogener Nachttisch) desinfizieren
– Patienten bequem und zweckmäßig lagern

 Es ist wichtig, alle Gegenstände zweckmäßig zu plazieren. Patientennah: nicht-sterilisiertes Material, Abwurfmöglichkeit (z. B. Abfallsack) im Abstand zu sterilem Material aufstellen. Patientenfern: steriles Material.

Vorbereitung des sterilen Materials

– Verbandmaterial, Kompressen in verschiedenen Größen
– Watteträger und Tupfer
– Haut- und Wunddesinfektionsmittel
– NaCl 0,9 % und Wundbenzin zum Ablösen des Verbandes (NaCl für die Wundfläche verwenden, Wundbenzin zum Ablösen von Pflasterstreifen, es darf nicht mit der Wunde in Berührung kommen)
– 10-ml- oder 20-ml-Spritzen (zum Ablösen des Verbandes oder für evtl. notwendige Wundspülung)
– Handschuhe

– Pinzetten
– Schere

Vorbereitung des unsterilen Materials

– Verbandschere
– Fixiermaterial wie elastische oder Mullbinde, Schlauchmull, Klebemull, schmales und breites Heftpflaster für empfindliche Haut
– Abwurfschale (Nierenschale)

Vorgehen

Der Verbandwechsel bei Kindern muß immer von zwei Personen vorgenommen werden. Eine Person reicht das benötigte Material an, die andere (meist der Arzt) wechselt den Verband. Bei unruhigen und ängstlichen Patienten kann evtl. eine dritte Person nötig sein, die das Kind festhält und beruhigt.

– Händedesinfektion aller am Verbandwechsel beteiligten Personen
– Schutzkittel
– Mundschutz
– Patienten aufdecken, so daß der Verband freiliegt und gut zugänglich ist
– Verbandfixierung lösen
– sterile Handschuhe anziehen
– Verband mit einer Pinzette oder der Hand sorgfältig entfernen, kontrollieren und sofort in den Abfallsack geben
– Einmalhandschuhe wechseln
– Wunde kontrollieren
– Wunde und umgebende Haut mit sterilen Watteträgern und Mulltupfern reinigen und desinfizieren
– Wundbehandlung nach Verordnung
– Verband steril mit einer Pinzette auflegen
– Verband befestigen

 Zur Wundbehandlung gilt grundsätzlich: trockene Wunden trocken, feuchte Wunden feucht behandeln.

Regeln zur Wunddesinfektion
• **Aseptische Wunden**
– gut mit Desinfektionsmittel benetzen
– mit Tupfer oder Watteträger nur einmal über dieselbe Stelle wischen, von der Wunde aus in Richtung der Wundumgebung (Abb. 26-6 a)
– Tupfer oder Watteträger so oft wechseln, bis die Wunde und die Umgebung gereinigt und frei von Krusten sind
• **Sezernierenden (septische) Wunden**
– gut mit Desinfektionsmittel benetzen

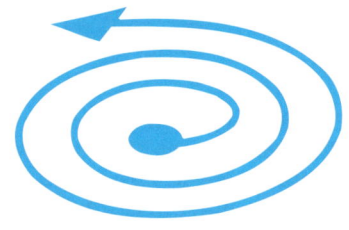

a

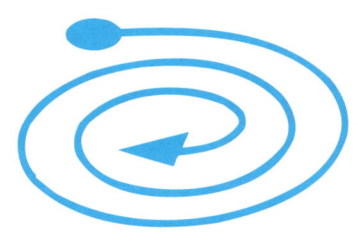

b

Abb. 26-6 a und b
Desinfektion von Wunden.
a) Desinfektion einer aseptischen Wunde
von innen nach außen,
b) Desinfektion einer septischen Wunde von
außen nach innen

– Einmalhandschuhe tragen, Wechsel nach Bedarf
– mit Tupfer oder Watteträger nur einmal über dieselbe Stelle wischen, von der Wundumgebung aus in Richtung der Wunde (Keime aus der Wunde sollen nicht auf der umgebenden Haut verteilt werden, Abb. 26-6 b)
– Tupfer oder Watteträger so oft wechseln, bis die Wunde und die Umgebung gereinigt und frei von Krusten sind

Zwischen jedem Verbandwechsel erfolgt eine hygienische Händedesinfektion. Der Patient darf nicht mit dem vorbereiteten Verbandmaterial in Kontakt kommen. Der Verbandwagen muß patientenfern abgestellt werden. Nie beim Verbandwechsel über der offenen Wunde sprechen. Gebrauchtes Material sofort in entsprechenden Behältern (Abfallsack, Abwurfschale) entsorgen.

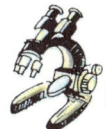

26.4 Injektionen

Unter einer Injektion versteht man das Verabreichen (Einspritzen) eines flüssigen, speziell produzierten Medikaments mit einer Spritze und einer Hohlnadel (Kanüle) in das Körpergewebe oder in ein Gefäß- oder Organsystem. Dabei kommt es durch den Einstich zu einer Verletzung der Haut.

Falls ein Patient oder bei minderjährigen Kindern die Eltern eine Injektion ablehnen, darf das Medikament nicht injiziert werden, auch wenn eine ärztliche Verordnung vorliegt. Bei einer Injektion, die gegen den geäußerten Widerstand des Patienten vorgenommen wird, handelt es sich um eine Körperverletzung nach Art. 22, §§ 223 bis 226 a, StGB.

Vorteile der Medikamentengabe per Injektion
– das Medikament kann jederzeit verabreicht werden, unabhängig von der Bewußtseinslage des Patienten und von anderen Erkrankungen, die eine orale Medikamentenaufnahme unmöglich machen
– das Medikament kann exakt dosiert werden, meist genügen kleinere Mengen als bei der oralen Verabreichung
– die Therapie ist genau steuerbar, eine Änderung der Dosis ist um kleinste Mengen möglich, und es kann eine sehr schnelle (intramuskulär oder subkutan) oder sofortige (intravenös) Wirkung erreicht werden
– das injizierte Medikament wird nicht im Magen-Darm-Trakt verändert, ungenügend resorbiert oder in der Leber metabolisiert
– keine Resorptionsverzögerung, z.B. durch bestimmte Speisen
– die Gabe von oral wirkungslosen Medikamenten (z.B. Insulin) ist möglich
Reizungen der Magenschleimhaut, Übelkeit, Erbrechen und Ulkusbildung entfallen häufig, aber nicht immer.

26

Komplikationen durch Injektionen

In seltenen Fällen treten bei einer Injektion Komplikationen auf, die durch genaue Beobachtung des Patienten zeitig erkannt werden können. Sofort eingeleitete geeignete Maßnahmen verhindern dann Folgeschäden.

• **Hämatom**

Durch An- oder Durchstechen eines Gefäßes tritt Blut in das umliegende Gewebe aus. Ein Hämatom (Bluterguß) ist immer schmerzhaft, und es besteht die Gefahr einer Abszeßbildung.

• **Allergische Reaktion**

Bei einer Überempfindlichkeit gegen ein Arzneimittel sind beim Patienten allergische Reaktionen möglich. Der Arzt muß sofort verständigt werden, da die Gefahr eines **anaphylaktischen Schocks** (Verkrampfung der Bronchialmuskulatur, Ödembildung, Kreislaufversagen, Herzrhythmus- und Blutgerinnungsstörungen) besteht.

• **Lokale Gewebereaktionen**

Eine Unverträglichkeit des Medikaments kann zu Gewebereaktionen mit Nekrosebildung (aseptischer Abszeß) führen.

• **Infektionen**

Eine Infektion kann in der Regel durch das Einhalten von Hygienevorschriften und durch das Verwenden von sterilem Einmalmaterial vermieden werden. Dies gilt auch für eine Serumhepatitis.

• **Verletzungen von Nerven und Periost**

Bei der Verletzung von Nerven (besonders bei intramuskulären Injektionen) kann es zu Lähmungen und sensorischen Ausfällen mit bleibender Schädigung kommen. Dies ist durch eine korrekte und sachgerechte Injektion fast immer auszuschließen. Eine Verletzung des Periosts (Knochenhaut) ist sehr schmerzhaft.

Injektionsarten

Das Pflegepersonal darf Medikamente nur **subkutan** (s.c., Kap. 14.2.1) und **intramuskulär** (i.m., Kap. 26.4.2) auf Anordnung injizieren.

Alle anderen Injektionsarten sind ausschließlich ärztliches Aufgabengebiet. Dazu zählen

– intravenöse Injektionen (i.v., in die Vene)
– intrakutane Injektionen (i.c., in die Oberhaut)
– intraarterielle Injektionen (i.a., in die Arterie)
– intrakardiale Injektionen (in das Herz)

26.4.1 Materialien zur Injektion

26.4.1.1 Spritzen

Die gebräuchlichen **Einwegspritzen** bestehen aus Kunststoff. Sie werden nach der Produktion **sterilisiert**, **einzeln steril verpackt** und nach Größen sortiert in einem Karton geliefert. In diesem sind sie trocken und staubgeschützt aufzubewahren.

 Spritzen in feuchtgewordenen oder beschädigten Einzelverpackungen dürfen nicht mehr verwendet werden, da sie nicht mehr steril sind.

Es werden noch vereinzelt **Glasspritzen** verwendet. Diese müssen nach jedem Gebrauch gereinigt, desinfiziert, sterilisiert und in sterilen Behältern aufbewahrt werden.

Bestandteile einer Spritze

– Zylinder mit Graduierung aus Kunststoff oder Glas
– Konus (Ansatzpunkt) aus Kunststoff oder bei Glasspritzen aus Metall, exzentrisch oder zentral angebracht, Luer- oder Luer-Lock-Ansatz
– Stempel mit Griff aus Kunststoff oder bei Glasspritzen aus Metall

Spritzengrößen

Es gibt Spritzen mit unterschiedlichem Fassungsvermögen (ml: Milliliter),

– 1 ml
– 2 ml
– 5 ml
– 10 ml
– 20 ml
– 50 ml

Insulin darf nur in speziellen Insulinspritzen mit Graduierung der Einheiten (0,5 bis 2 ml Fassungsvermögen, 20 bis 80 IE Insulin) verabreicht werden (Kap. 14.2.1.1).

26.4.1.2 Kanülen

Kanülen sind **scharf geschliffene Hohlnadeln** von unterschiedlicher Länge und Stärke. Je nach Verwendung ist die Spitze unterschiedlich lang und schräg geschliffen. Der **Schaft** der Kanülen besteht aus rostfreiem Stahl, der **Ansatz** meist aus Kunststoff. Wie bei den Spritzen ist der Ansatz unterschiedlich (Luer- oder Luer-Lock-Ansatz). Kanülen werden

Tab. 26-2 Kanülenstärken und Farbcode

Stärke	Farbe	Verwendungsart	Länge in Millimeter (mm)
1 2	gelb grün	intramuskuläre und intravenöse Injektionen, Blutentnahmen	35 bis 40
12 14	schwarz lila	subkutane Injektionen bei größeren Mengen und derber Haut	30 bis 32
16 18	blau orange	subkutane Injektionen, Einstichwinkel bis 45 Grad	23 bis 25
20	grau	subkutane und intrakutane Injektionen	20 bis 22

26

ebenfalls nach der Produktion **einzeln steril verpackt** aufbewahrt und sind zum einmaligen Gebrauch bestimmt.

Die gebräuchlichen Kanülen sind genormt und der Ansatz, je nach Größe, farblich gekennzeichnet. Der Farbcode ist in Europa einheitlich (Tab. 26-2).

26.4.2 Intramuskuläre Injektionen

Grundsätzlich injiziert man bei der intramuskulären Injektion in das unter der Subkutis liegende Muskelgewebe. Denn nur vom gut durchbluteten Muskelgewebe aus ist eine schnelle und sichere Resorption des verabreichten Medikaments möglich. Als Injektionsort eignet sich das Muskelgewebe, das möglichst fern von größeren Gefäßen und Nervensträngen ist.

Applikationsorte
– Oberschenkel
– der Musculus glutaeus medius am Gesäß

– Oberarme, bei Kindern jedoch wegen der noch fehlenden Muskelmasse nur in Ausnahmefällen

26.4.2.1 Intramuskuläre Injektion in den Oberschenkel

An den Oberschenkeln eignet sich als Injektionsort der **mediolaterale Bereich** des **Musculus quadriceps**, der in ausreichender Entfernung zu Gefäß- und Nervensträngen verläuft. Die Injektionsstelle liegt in der Mitte des Oberschenkels, lateral zur Mittellinie („Bügelfalte"). Das Injektionsgebiet wird seitlich durch eine gedachte Linie („Hosennaht") eingegrenzt.

Aufsuchen der Injektionsstelle
Das Aufsuchen ist hier beschrieben, wenn die Pflegeperson **rechts** vom Patienten steht (Abb. 26-7),
– die linke Hand mit dem Kleinfingergrundgelenk am **Trochanter major** (nach außen

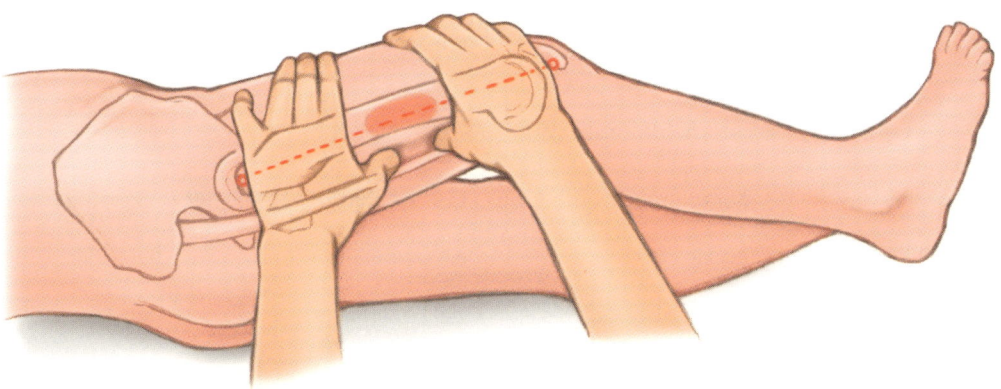

Abb. 26-7 Einstichstelle bei einer intramuskulären Injektion in den Oberschenkel

26

liegender großer Rollhügel am Oberschenkelknochen) anlegen
– die rechte Hand mit dem Kleinfingergrundgelenk am oberen Rand der **Patella** (Kniescheibe) anlegen
– beide Daumen sind abgespreizt
– das Injektionsgebiet befindet sich zwischen beiden Händen **lateral** (seitlich) der Mittellinie („Bügelfalte")

Grundsätzlich eignet sich bei **Früh- und reifen Neugeborenen** sowie bei **Säuglingen** der Oberschenkel gut für intramuskuläre Injektionen, da hier die Muskulatur besser ausgebildet ist als am Gesäß. Dabei weicht allerdings die Injektionstechnik (Kap. 26.4.2.3) etwas ab. Bei einem zu tiefen Einstich besteht die Gefahr, daß der **Ischiasnerv** verletzt wird, deshalb sollte der **Muskel** mit der Haut vom Femur (Oberschenkelknochen) etwas **abgehoben** werden. Die **Injektionstiefe** darf nicht mehr als 25 Millimeter betragen, der **Injektionswinkel** liegt bei 45 Grad proximal (zum Rumpf hin gelegen).

Injektionsmenge

Bei einer Injektion in den Oberschenkel beträgt die Injektionsmenge, je nach Alter und Größe des Patienten, maximal zwei bis fünf Milliliter.

> **Es dürfen keine öligen Medikamente in den Oberschenkel injiziert werden, da diese aufgrund der kompakten Muskelmasse zu schmerzhaften Beschwerden führen, die vor allem bei Bewegungen auftreten können.**

26.4.2.2 Intramuskuläre Injektion in den mittleren Gesäßmuskel

Die Muskulatur am Gesäß bietet aufgrund der großen Masse die beste Möglichkeit zu intramuskulären Injektionen, vor allem bei größeren Injektionsmengen und bei älteren Kindern. Die Injektion erfolgt in den **mittleren Gesäßmuskel (Musculus glutaeus medius)**, welcher seitlich vom **Darmbeinkamm (Crista iliaca)** zum **großen Rollhügel (Trochanter major)** verläuft. Diese Körperstelle ist frei von großen Nerven und Gefäßen, und die Resorption des Medikaments ist gewährleistet.

■ Crista-Methode nach Sachtleben

Bei der Crista-Methode nach Sachtleben ist es für Rechtshänder günstig, wenn der Kopf des Patienten **links** von der Pflegeperson liegt,
– der Patient liegt seitlich
– die linke Hand liegt auf der Flanke des Patienten, der Zeigefinger an der Knochenleiste des Darmbeinkamms (Crista iliaca)
– der Injektionspunkt befindet sich unterhalb des Knochenvorsprungs am Darmbeinkamm (Eminentia iliaca), in Richtung zum großen Rollhügel, und ist abhängig von der Größe und dem Alter des Kindes (Tab. 26-3)

Die **Stichrichtung** der Kanüle erfolgt nach **kranial-lateral** (nach oben und außen). Bei Kleinkindern und Säuglingen ist eine Stichrichtung senkrecht zur Haut hin, im Winkel von 90 Grad, vorzuziehen, da für die Injektion eine kürzere Kanüle verwendet werden kann.

■ Ventroglutäale Injektion nach von Hochstetter

Der Injektionsort bei der ventroglutäalen Injektion ist identisch mit dem der Crista-Methode. Da die Körpergröße des Patienten bei dieser Methode nicht berücksichtigt wird, ist sie lediglich für durchschnittlich große **Jugendliche** und **Erwachsene** geeignet.
– Patient liegt möglichst flach in Seitenlage, das obere Knie leicht angezogen, den Rücken der Pflegeperson zugewandt
– der Zeigefinger fixiert den vorderen Darmbeinstachel

Tab. 26-3 Aufsuchen des Injektionsortes bei der Crista-Methode nach Sachtleben

Lebensabschnitt	Körpergröße	Einstichstelle unterhalb der Eminentia iliaca
Säugling und Kleinkind	bis ein Meter	ein Querfinger
Kleinkind und Schulkind	ein bis eineinhalb Meter	zwei Querfinger
Schulkind, Jugendlicher und Erwachsener	über eineinhalb Meter	drei Querfinger

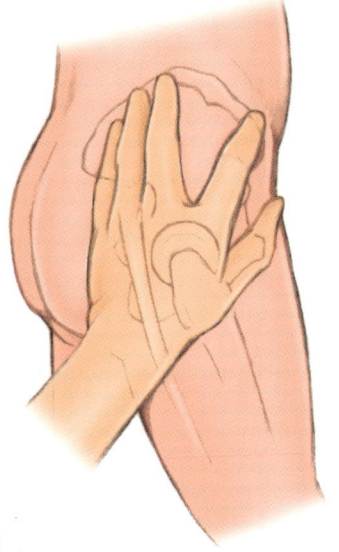 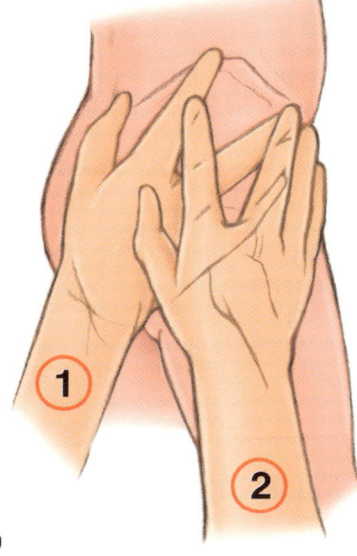

Abb. 26-8 a und b
Aufsuchen der Einstichstelle bei der ventroglutäalen Injektion nach von Hochstetter.
a) der Zeigefinger fixiert den vorderen Darmbeinkamm, der Mittelfinger wird am Darmbeinkamm soweit wie möglich abgespreizt, der Handballen liegt auf dem Trochanter major,
b) Injektionsstelle zwischen Zeige- und Mittelfinger im gedachten Dreieck

a   b

– den Mittelfinger am Darmbeinkamm soweit wie möglich abspreizen
– der Handballen liegt auf dem Trochanter major (Abb. 26-8 a)
– von der Innenseite der Finger und dem Darmbeinkamm bildet sich ein Dreieck
– damit der Handballen sicher auf dem Trochanter major liegt und die Einstichstelle klar erkennbar ist, die Hand um etwa zwei Zentimeter nach vorne, auf der Achse der Spina eminentia, schieben
– die Injektion erfolgt in den Winkel zwischen Zeige- und Mittelfinger (Abb. 26-8 b) im unteren Drittel
Der Einstichwinkel sollte senkrecht zur Hautoberfläche, leicht aufwärts zum Darmbeinkamm hin, gerichtet sein.

26.4.2.3 Verabreichen einer intramuskulären Injektion

Vorbereitung des Materials
– Injektionslösung (in Glas- oder Stechampulle)
– Spritze
– Aufziehkanüle
– Injektionskanüle
– evtl. Ampullenfeile
– sterile Tupfer
– Hautdesinfektionsmittel
– Abwurfschale
– evtl. Pflaster

Vorbereitung und Lagerung des Patienten
– altersgerechte Information
– die Lagerung richtet sich nach der Injektionsmethode

Vorgehen
– Aufsuchen der Injektionsstelle nach Sachtleben oder von Hochstetter
– Hautmarke setzen
– Desinfektion der Einstichstelle
– Straffen der Haut (bei Frühgeborenen Haut- und Muskelfalte abheben)
– Kanülenschutz entfernen
– Einstechen der Kanüle, Einstichwinkel je nach Methode, Einstichtiefe je nach Größe und Gewicht des Patienten zwischen 3,5 und sieben Zentimeter, bei Frühgeborenen entsprechend weniger
– Aspirationsprobe von Blut
– Medikament langsam injizieren, dabei den Patienten sorgfältig beobachten
– vorsichtig mit einem trockenen Tupfer auf die Injektionsstelle drücken und dabei zügig die Kanüle entfernen
– Injektionsstelle kurz komprimieren oder das Medikament mit leichtem Druck durch Kreisbewegungen im Gewebe verteilen

 Wenn bei der Aspirationsprobe Blut angezogen wird (Punktion eines Gefäßes), muß die Injektion sofort abgebrochen und wiederholt werden.

26

Kinder, die während einer Injektion nicht sicher stillhalten, müssen von einer zweiten Person **festgehalten** werden. Durch die Bewegungen des Kindes könnte die Kanüle abrutschen (Gefahr von Gewebe- und Nervenverletzungen) oder sich verbiegen (Gefahr von Nachblutungen aus dem Stichkanal und stärkere Schmerzen).

Der Einstichwinkel darf während der Injektion nicht verändert werden, da sich Schmerzen verstärken können und es zu einer Gewebeschädigung mit folgender Nachblutung kommen kann.

26.5 Pflege und Krankheitsbilder Chirurgische Erkrankungen

26.5.1 Zwerchfellhernie

Eine Zwerchfellhernie ist eine **Bruchpforte** (Hernie: Bruch) **im Zwerchfell** mit **Verlagerung von Bauchorganen** in den **Brustraum**. Wie bei allen Fehlbildungen können **Begleitfehlbildungen**, wie Darmatresien oder angeborene Herzfehler, vorhanden sein. Entscheidend für die weitere Prognose sind die Größe und die Reife der Lunge. Treten bereits sehr früh in der Embryonalentwicklung Bauchorgane in die Brusthöhle ein, so kann sich der betroffene Lungenflügel nicht mehr vollständig entwickeln. Beim ersten Schrei des Kindes nach der Geburt füllen sich Magen, Dünndarm und Dickdarm mit Luft, die betroffene Seite wird komprimiert, Herz und Mediastinum auf die Gegenseite abgedrängt. Zusätzlich können noch sogenannte **Kompressionsatelektasen** auf der Gegenseite entstehen, was die Atmung zusätzlich beeinträchtigt.

Symptome

Sofort nach der Geburt sind die betroffenen Kinder
– dyspnoisch, blaß und zyanotisch
– die Atmung und das gesamte Herz-Kreislauf-System sind beeinträchtigt
– auffallend sind ein relativ kleiner Bauchraum und ein großer Brustkorb
– in der betroffenen Brustkorbseite sind keine Atemgeräusche hörbar

– Verlagerung der Herztöne auf die rechte Seite

Diagnostik

Die Diagnose kann heute schon in vielen Fällen pränatal durch Ultraschall gestellt werden. Nach Geburt erfolgt die Diagnose durch ein Röntgenbild.

Therapie

Ein Kind mit einer bereits pränatal festgestellten Zwerchfellhernie sollte immer in einem **Perinatalzentrum** geboren werden. Der Transport nach der Geburt kann für das Kind lebensgefährlich sein. Auch wenn ein Neugeborenes bei der Erstversorgung noch stabil ist, kann sich auf dem Weg in die Kinderklinik der Zustand so verschlechtern, daß es bei der Aufnahme bereits im Sterben liegt. Sofort nach der Geburt wird das Kind **abgesaugt**, **intubiert** und **beatmet**. Über eine **Magensonde** wird die Luft aus dem Magen abgesaugt, dabei bleibt die Magensonde offen, oder es wird eine **Schlürfsonde** (Replogsonde) mit Sog gelegt. Die Sonde bleibt bis zur Operation liegen. So kann keine weitere Luft in Magen und Dünndarm gelangen.

Um eine bessere Lungenbelüftung zu erreichen, **lagert** man das Kind auf die **Seite der Zwerchfellhernie**. Ein mögliches Phänomen ist, daß das betroffene Neugeborene kurz nach der Erstversorgung deutlich stabiler wird. Man spricht hier von der sogenannten **Honeymoon-Periode**, die etwa zwölf bis 24 Stunden dauern kann. In dieser Zeit erfolgt häufig die Operation. Dabei wird der Bruch bzw. die Lücke über einen Bauchschnitt verschlossen. Der Darm und alle weiteren Bauchorgane, wie etwa die Leber, werden zurückverlagert. Begleitend liegt oft eine **Lageanomalie des Darmes** vor. Im Rahmen der Fetalentwicklung dreht sich der Darm um 270 Grad nach rechts. Bleibt diese Drehung aus (**Nonrotation**), bzw. ist sie nur unvollständig (**Malrotation I oder II**), kann es zu Verengungen des Zwölffingerdarmes oder zu Darmverschlingungen kommen. Die dadurch entstandenen Verwachsungen des Darms müssen gelöst und Darmverschlingungen durch Fixierung der Darmschlingen an der seitlichen Bauchwand verhindert werden.

Komplikationen

Aufgrund der unterentwickelten Lunge kann es zu einer Druckerhöhung im kleinen Kreislauf kommen (pulmonale Hypertonie), so daß das Blut wie vor der Geburt an der Lunge vorbeifließt. Ein Gasaustausch kann nicht mehr stattfinden (persistierende fetale Zirkulation, Kap. 17.1). Die Kinder sind trotz aggressiver Beatmung kaum ausreichend mit Sauerstoff zu versorgen. In schweren Fällen muß eine Behandlung mit einer Herz-Lungen-Maschine (Kap. 17.4) erfolgen. Durch die Beeinträchtigung des Darmes verzögert sich evtl. der Nahrungsaufbau.

Prognose

Entscheidend für die Prognose (Überlebensrate etwa 60 Prozent) ist letztlich das Ausmaß der Unterentwicklung der Lunge, nicht die Zwerchfellhernie als solche.

26.5.1.1 Pflege bei Kindern mit einer Zwerchfellhernie

Kinder mit einer Zwerchfellhernie sind schwer krank. Während der Operation oder kurz danach kann sich der Zustand des Kindes rapide verschlechtern. Ursache für den schlechten Verlauf ist häufig eine **persistierende fetale Zirkulation** (Kap. 12.6.5). Das Kind muß **intensivmedizinisch** betreut und gepflegt werden.

Die Kinder erhalten einen **zentralvenösen Katheter** zur parenteralen Ernährung und für **Volumen- und Medikamentengaben** sowie einen zentralen Arterienkatheter zur genauen Überwachung des **Blutdrucks** und der **Blut-**gaswerte**, insbesondere bei **Stickstoffmonoxidbeatmung**.

Die **Vitalzeichen** des Kindes werden kontinuierlich überwacht. Zur Entlastung des Magen-Darm-Traktes erhält es eine **Magensonde**. Der Darm wird mit **Ringerlösung** oder NaCl 0,9% angespült. Durch ein eingeführtes **Darmrohr** beschleunigt sich der Mekoniumabgang und entlastet den Darm von Luft. Es erfolgt eine Bilanz der Ein- und Ausfuhr.

Insgesamt sollte das Kind so wenig wie möglich belastet werden (**Minimal Handling**). Postoperativ liegen die Kinder auf dem Rücken. Zum Entspannen ihrer Bauchdecke eignet sich eine Knierolle.

26.5.2 Ösophagusatresie

In der embryonalen Entwicklung entstehen Luft- und Speiseröhre gemeinsam aus dem Vorderdarmrohr. Durch eine Membran (Septum oesophagotracheale) werden die beiden Röhren voneinander getrennt. Ist diese Teilung unvollständig oder fehlerhaft verlaufen, kommt es zu verschiedenen **Fehlbildungsmöglichkeiten** der **Speiseröhre** (Abb. 26-9). In mehr als 90 Prozent der Fälle endet der obere Anteil der Speiseröhre blind, während im unteren Anteil eine Verbindung (Fistel) zur Luftröhre (Typ IIIb) besteht.

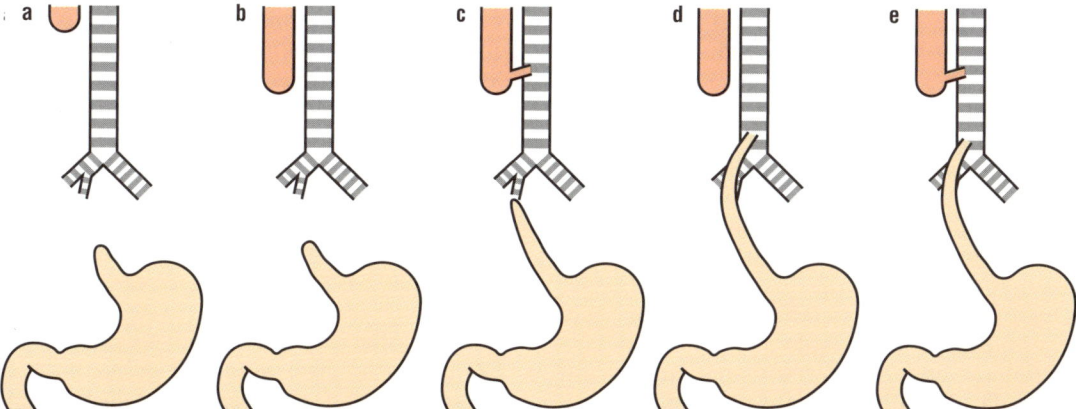

Abb. 26-9 a bis e Formen der Ösophagusatresie nach Vogt. a) Anlage der Speiseröhre als solider Strang, Typ I (Häufigkeit 0,5 Prozent), b) kurzer oberer und unterer Blindsack mit großer Distanz ohne Fistel, Typ II (7 Prozent), c) Trachealfistel zum oberen Blindsack, Typ IIIa (0,5 Prozent), d) Trachealfistel zum unteren Blindsack, Typ IIIb (90 Prozent), e) Trachealfistel zum oberen Blindsack, Typ IIIc (2 Prozent)

26

Symptome

Auffallend ist zuerst ein **Hydramnion** (zuviel Fruchtwasser).

– sofort nach der Geburt übermäßiger Speichelfluß, da dieser nicht geschluckt werden kann, Aspirationsgefahr
– die Sondierung des Magens gelingt nicht
– es läßt sich kein Magensaft ansaugen
– verabreichte Nahrung läuft aus Nase und Mund zurück
– geblähter Magen durch die bestehende Fistel

Hört das Kind zu schreien auf und ist der Druck im Magen erhöht, so kommt es zu einem Reflux von Mageninhalt in die Lungen. Das Kind ist dyspnoisch, zyanotisch und hustet, es besteht Pneumoniegefahr.

Diagnostik

Durch eine Ultraschalluntersuchung während der Schwangerschaft kann das Hydramnion bereits diagnostiziert werden. Bei Verdacht auf Ösophagusatresie führt der Arzt eine röntgendichte, starre Magensonde bis zum Widerstand (etwa zehn bis zwölf Zentimeter distal der Zahnleiste) ein. Anschließend wird der kindliche Thorax mit dem Abdomen geröntgt.

Therapie

Bestätigt sich der Verdacht einer Ösophagusatresie, so wird nasal eine Reploglesonde eingeführt, die das Sekret aus dem Blindsack unter Sog nach außen fördert und bis zur Operation liegen bleibt. Dies soll eine Aspiration verhindern. In manchen Kliniken wird Atropin zur Hemmung der Speichelsekretion verabreicht. Bei der Operation verschließt man zunächst die Verbindung zwischen dem unteren Blindsack und der Lunge. Anschließend erfolgt die Vereinigung der beiden Speiseröhrenstümpfe. Zum **Schienen der Naht** wird eine Magensonde eingelegt, die zunächst zur Ableitung des Refluxes, danach zur Ernährung dient. In komplizierten Fällen (Frühgeburt) legt der Chirurg eine Gastrostomie an und verschließt die Fistel. Die definitive Operation erfolgt zu einem späteren Zeitpunkt. Bei manchen Patienten sind die beiden Ösophagusenden so weit voneinander entfernt, daß eine direkte Naht nicht möglich ist. Mit einer **Bougierung** (Dehnungsbehandlung) kann versucht werden, die Stümpfe einander zu nähern.

Komplikationen

– Pneumonie
– Atelektasen
– Anastomoseninsuffizienz
– Pneumothorax
– Mediastinitis
● **Mögliche Spätkomplikationen**
– Rezidivfistel
– Ösophagusstriktur
– Tracheomalazie
– gastroösophagealer Reflux

Prognose

Die Prognose ist abhängig vom Geburtsgewicht und Gestationsalter des Kindes. Insgesamt besteht eine Letalität von fünfzehn bis zwanzig Prozent.

26.5.2.1 Pflege bei Kindern mit Ösophagusatresie

Ein Kind, das mit Verdacht einer Ösophagusatresie aus dem Kreißsaal oder Kinderzimmer übernommen wird, darf auf keinen Fall orale Nahrung erhalten und benötigt eine Dauertropfinfusion. Das Kind wird **seitlich** oder auf dem **Bauch** in **leichter Kopftieflage** gelagert. Manche Chirurgen empfehlen die Oberkörperhochlagerung. Die **Reploglesonde** wird nasal fixiert, der **Sog** und das **abgesaugte Sekret** regelmäßig **kontrolliert**. Damit das Kind die Sonde nicht herausziehen kann, bekommt es Handschuhe angezogen.

Nach der Operation wird das Kind intensivmedizinisch betreut, mit **Beatmung** (Kap. 11.9.5), komplettem **Monitoring** (Kap. 11.9.4.1) und Pflege im **Inkubator** (Kap. 11.5.4). Zur **Pneumonieprophylaxe** (Kap. 9.2) wird das Kind regelmäßig umgelagert. Eine Physiotherapie ist nur möglich, wenn sich das Kind in einem stabilen Zustand befindet und keine Schmerzen hat. Anschließend muß es nasal, oral und endotracheal abgesaugt werden.

Bei extubierten Kindern erleichtern **Inhalationen** mit NaCl 0,9% und eine hohe **Luftfeuchtigkeit** (80 Prozent) die Atmung.

 Die Schienung (vom Operateur gelegte Magensonde) muß gesondert gekennzeichnet sein und darf auf keinen Fall gezogen werden.

Bei der Operation kann es leicht zu einer Verletzung des benachbarten Lungenfells kommen, so daß bei manchen Kindern eine **Pleu-**

radrainage erforderlich ist (Kap. 13.2.2). Nach zehn bis vierzehn Tagen werden die Schienungssonde entfernt und die Passage der Speiseröhre mit einem wasserlöslichen Kontrastmittel geprüft. Je nach Ergebnis folgt der **langsame orale Nahrungsaufbau**. Häufig ist eine nachfolgende **Bougierung** erforderlich, um eine Verengung des Nahtbereiches zu vermeiden. Dabei werden unterschiedlich große Sonden aus Kunststoff, beginnend mit dem kleinsten Durchmesser, in den Ösophagus bis zum Magen eingeführt. Diese Behandlung ist für das Kind äußerst **unangenehm** und **schmerzhaft**. Die Gefahr einer Verletzung und möglichen Ruptur des Ösophagus mit folgender Mediastinitis ist groß. Es empfiehlt sich, dem Kind vor der Dehnungsbehandlung ein **Schmerzmittel** zu verabreichen.

26.5.3 Omphalozele

Eine Omphalozele ist ein **Nabelschnurbruch**. Unter einem Bruch versteht man eine Ausstülpung von Peritoneum (Bauchfell) durch eine schwache Stelle in der Bauchdecke. Ein Bruch tritt vornehmlich bei einer **Bindegewebs- oder Muskelschwäche** auf. In der sechsten bis zehnten Schwangerschaftswoche besteht ein **physiologischer Nabelbruch**, der sich in der zehnten bis zwölften Schwangerschaftswoche schließt. Bei einer Omphalozele ist diese Rückbildung unvollständig erfolgt (Hemmungsfehlbildung).

Symptome
– der durchschimmernde Bruchsack ist nicht mit normaler Haut bedeckt, er besteht aus einer gefäßlosen Membran
– im Bruchsack sind Därme sichtbar
– am Ende des Bruchsackes befindet sich die Nabelschnur

Diagnostik
Meistens wird diese Erkrankung schon durch eine Ultraschalluntersuchung während der Schwangerschaft entdeckt und der Mutter zu einem geplanten Kaiserschnitt in einem Perinatalzentrum geraten.

Therapie
Sofort nach der Geburt wird die Omphalozele mit einer sterilen, mit 0,9%iger **Kochsalzlösung** angefeuchteten **Gazekompresse** bedeckt. Günstig ist es, das Kind bis zum Hals in einen sterilen Plastikbeutel einzupacken. Der Bruchsack bleibt dadurch feucht und steril. Durch eine **Magensonde** werden Luft und Sekret bis zur Operation regelmäßig abgesaugt. Dadurch können sich die Eingeweide **nicht** mit Luft füllen und nicht zu einer **Ruptur** (Zerreißung) der Omphalozele führen.

Die **operative Behandlung** besteht aus der Rückverlagerung der Bauchorgane und dem Verschluß der Bauchdecke. Bei ganz kleinen Omphalozelen ist es möglich, die Nabelschnur um ihre Achse zu drehen und an der Basis abzubinden.

Bei Omphalozelen mit einer Bruchpforte von nicht mehr als fünf Zentimetern gelingt es meist, den Bruchsack abzutragen und die Bauchdecken ohne wesentliche Spannung direkt zu verschließen. Bei größeren Brüchen führt der hohe Druck durch die Rückverlagerung des Darms zu einer Atembehinderung durch das hochgedrängte Zwerchfell oder durch die Kompression der Vena cava inferior zur Behinderung des venösen Rückflusses zum Herzen und in dessen Folge zum Herzversagen. In diesen Fällen muß eine **Ersatzbauchdecke** in Form einer **Fremddura** oder **Silastikfolie**, möglichst zusammen mit **Amnion** (Eihaut von der Plazenta, steril in Kochsalz gelegt mitgeben lassen), gebildet werden. In den nächsten Tagen gleiten die Eingeweide in die sich langsam erweiternde Bauchhöhle zurück. Der Foliensack kann dadurch verkleinert werden. Nach zwei Wochen werden die Silastikfolie entfernt und die Bauchdecke verschlossen.

Komplikationen
Der Bruchsack trocknet sehr leicht aus. Dabei kann es zu Rissen und durch die Ansiedelung von Keimen zu einer lebensgefährlichen **Infektion** kommen. Wird eine Omphalozele intrauterin durch Ultraschall nicht erkannt und das Kind vaginal geboren, ist eine Ruptur des Bruchsackes möglich. Tritt nach der Operation keine Darmtätigkeit ein, so spricht man von einem **paralytischen Ileus**. Durch Fehllage des Dünndarms oder Strikturen kann sich ein **mechanischer Ileus** bilden.

Prognose
Die Sterblichkeitsrate bei Kindern mit Omphalozelen beträgt 40 Prozent. Ursachen für die hohe Mortalität sind vor allem zusätzliche schwere Fehlbildungen und intrauterine Ruptionen des Bruchsacks.

26

26.5.3.1 Pflege bei Kindern mit einer Omphalozele

Der **Omphalozelensack** muß bis zur Operation unbedingt intakt und feucht bleiben. Nach der Operation benötigt das Kind **intensivmedizinische** Betreuung und Pflege und ist beatmet. Ein **zentraler Zugang** (Kap. 24.2.3.2) ermöglicht die Infusionstherapie (Kap. 24.2.3.4), die Medikamentengabe und bei Bedarf die **parenterale Ernährung**. Der **zentrale Venendruck** läßt sich durch einen zentralvenösen Venenkatheter ermitteln (Kap. 17.2.1). Die **Magensonde** bleibt offen, der Magen wird regelmäßig abgesaugt. Günstig ist ein **Darmrohr** zum Anspülen des Darms und zur Entlastung des Magen-Darm-Trakts. Die Bauchdecke wird durch **Knierollen** entlastet, die **Ein- und Ausfuhr** bilanziert.
• **Krankenbeobachtung**
– Schmerzen
– Allgemeinbefinden
– Aussehen
– Ödeme
– Zustand des Operationsgebietes
Die weitere **postoperative Pflege** ist dem Kapitel 26.2 zu entnehmen.

26.5.4 Gastroschisis

Bei einer Gastroschisis handelt es sich ebenfalls um eine **Hemmungsfehlbildung**. Die Bauchwand schließt sich intrauterin nicht vollständig, und die Darmschlingen schwimmen frei im Fruchtwasser. Es kommt zu entzündlichen Veränderungen der Darmwand mit Fibrinausschwitzung und Verklebungen. Der Bauchraum ist zu klein angelegt, da die Darmschlingen, die physiologischerweise den Bauchraum weiten, sich nicht darin befinden. Infolge von Durchblutungsstörungen des freischwimmenden Darmes können Stenosen und Atresien entstehen.

Symptome
– Anteile des Darms und anderer Bauchorgane liegen frei vor der Bauchdecke
– der Nabel und die Nabelschnur finden sich an der physiologischen Stelle

Diagnostik
Siehe Kapitel 26.5.3, Omphalozele.

Therapie
Bei einem Kind mit einer intrauterin festgestellten Gastroschisis muß eine Entbindung durch Kaiserschnitt erfolgen. Die Erstversorgung und der Transport geschehen unter den gleichen Gesichtspunkten wie bei einer Omphalozele (Kap. 26.5.3). Eine sofortige Operation mit Zurückverlegung der Bauchorgane und dem Versuch, den Bauch zu schließen, ist notwendig. Dies ist abhängig vom Bauchvolumen, dem Volumen der freiliegenden Eingeweide und der Größe der Bauchlücke. Auch hier müssen unter Umständen künstliche Materialien, z.B. eine **Silastikfolie**, verwendet werden.

Komplikationen
Durch die freiliegenden Eingeweide besteht Infektionsgefahr. Entsteht eine Achsendrehung des Darms, so können Teile des Darms absterben. Nach der Operation kann ein Ileus auftreten. Durch Einlagerungen von Bauchwasser erhöht sich evtl. der Druck im verschlossenen Bauchraum und bringt die Wundnaht zum Platzen.

Prognose
90 Prozent aller betroffenen Kinder überleben diese Erkrankung.

26.5.4.1 Pflege bei Kindern mit einer Gastroschisis

Das Kind ist nach der Operation **beatmet** und wird im **Inkubator** gepflegt (Kap. 11.5.4). Es erfolgt eine kontinuierliche Kontrolle der Vitalparameter (Kap. 8). Über einen **zentralen Venenzugang** werden alle erforderlichen **Medikamente**, **Volumenersatz** und die **parenterale Ernährung** infundiert. Die Kinder befinden sich in **Rückenlage**. Mit Rollen, einem Fell oder einer Gelmatte kann die Lagerung unterstützt werden. Knie- und seitliche Rollen am Abdomen entspannen beispielsweise die Bauchdecke.

Die **Magensonde** wird häufig aspiriert, wenn das Magensekret nicht von alleine abläuft. Zur **Krankenbeobachtung** gehören auch die Kontrollen von Ödemen und Wundveränderungen. Die **Ein- und Ausfuhr** werden bilanziert. Die **orale Ernährung** ist oft nur verzögert möglich und abhängig von der Darmperistaltik, der Wundheilung und den entzündlichen Veränderungen des Bauchraums.

26.5.5 Duodenalstenose und Duodenalatresie

Bei einer **Duodenalatresie** besteht ein hochgradiger bis vollständiger **Verschluß** (Atresie) des Zwölffingerdarms. **Duodenalstenosen** (Verengung) und -atresien treten gehäuft bei Kindern mit **Trisomie 21 (Morbus Down)** auf. Das Duodenum kann durch Kompression der sogenannten **Ladd-Bänder** von außen ganz oder teilweise verlegt werden. Dieser Fall tritt bei Darmdrehungsstörungen **(Malrotation)** oder bei einer Darmlageanomalie **(Nonrotation)** auf. Zusätzlich können fibrinöse Bänder das Darmlumen einengen. Innerhalb des Duodenums kann eine angeborene Membran, eine doppelte Anlage des Duodenums oder ein völliges Fehlen eines Abschnitts die Ursache sein.

Symptome

- Hydramnion (zuviel Fruchtwasser)
- es kann sehr viel zähes Fruchtwasser aus dem Magen und Rachen des Kindes abgesaugt werden
- der Bauch ist klein und luftleer bei fehlendem oder spärlichem Mekoniumabgang

Bei einer **Atresie** kommt es bald nach der Geburt zum Erbrechen. Die Fehlbildung liegt meist in unmittelbarer Nähe der Einmündung des Gallengangs. Befindet sich die Fehlbildung oberhalb, so ist das Erbrochene klar; befindet sie sich unterhalb, so ist das Erbrochene gallig. Bei nicht vollständiger Verengung vertragen die Kinder die flüssige Nahrung gut. Erst bei der Umstellung von Milch auf feste Nahrung können sich Erbrechen und Gedeihstörungen einstellen, die auf eine Duodenalstenose hinweisen.

Diagnostik

Eine Röntgenaufnahme des Abdomens zeigt ein typisches Bild mit **zwei Luftblasen**, die Magenblase im linken Oberbauch und das überblähte Duodenum im rechten Oberbauch **(Double-bubble-Zeichen)**. Eine Röntgen-Kontrastdarstellung zeigt die eigentliche Ursache des Darmverschlusses auf: Bei einer Kontrastmittelgabe über die Magensonde zeigt sich der Zwölffingerdarm stark erweitert, mit fehlendem oder nur geringem Kontrastmittelübertritt in das Jejunum. Der Dickdarm ist unter Umständen sehr enggestellt (Mikrokolon).

Therapie

Mit der Operation wird die Passage im Zwölffingerdarm, je nach Ursache der Verengung oder Atresie, wiederhergestellt, und die Ladd-Bänder werden durchtrennt.

Liegt eine ringförmige, um den Zwölffingerdarm gewachsene Bauchspeicheldrüse vor, so wird mit einem Umgehungsweg der Zwölffingerdarm an den Zwölffingerdarm genäht (Duodenoduodenostomie) und die Passage wiederhergestellt, ohne die Bauchspeicheldrüse selbst zu eröffnen.

War der Zwölffingerdarm bei der Geburt nicht angelegt, so verbindet man die davor und dahinter gelegenen Darmanteile. Bei Doppelanlagen wird ein Darmteil entfernt. Die betroffenen Kinder erhalten zur Schienung der Darmnaht eine **Jejunalsonde** (im oberen Dünndarm liegende Sonde), die evtl. als Magenfistel ausgeleitet wird. Eine zusätzlich gelegte Magensonde sorgt für die Entlastung des Magens.

26.5.5.1 Pflege bei Kindern mit einer Duodenalstenose oder -atresie

Magen und Zwölffingerdarm werden **präoperativ** durch häufiges **Absaugen der Magensonde** entlastet. Die Magensonde bleibt offen, damit der Mageninhalt abfließen kann. Dadurch vermeidet man ein weiteres Erbrechen, mit der Gefahr einer Aspiration. **Postoperativ** hängt der Auffangbeutel der Magensonde und -fistel **unter Magenniveau**. Die Flüssigkeitsverluste werden durch den Reflux bilanziert und mit Ringerlösung intravenös ausgeglichen.

Eine vollständige **parenterale Ernährung** und eine Antibiotikaprophylaxe sind indiziert. Nach Blutgas- und Elektrolytkontrollen werden Störungen entsprechend ausgeglichen.

Die **enterale Ernährung** beginnt am dritten postoperativen Tag über die Jejunalsonde. Die Fistel wird täglich auf **Entzündungszeichen** kontrolliert und trockengehalten, die umliegende Haut mit einem sterilen Tupfer geschützt. Nach Stabilisierung des Gesundheitszustandes folgt nach etwa einer Woche die Ernährung über die Magensonde, oder das Kind trinkt kleine Mengen seiner Nahrung.

26

26.5.6 Analatresie

Bei der Analatresie handelt es sich um eine angeborene fehlende Anlage oder Öffnung des Analkanals. Das Rektum kann dabei in unterschiedlichen Höhen enden.

Symptome
– fehlendes Analgrübchen
– bei ausbleibendem Mekoniumabgang über eine Fistel entwickelt sich ein Ileus
– Begleitfehlbildungen der Wirbelsäule und des Urogenitaltraktes sind häufig
– mögliche Kombination mit einer Ösophagusatresie (sechs Prozent der betroffenen Kinder)
– mögliche Kombination mit angeborenem Herzfehler

Diagnostik
Seitliche Röntgenaufnahme des Beckens in Kopftieflage lassen die Distanz zwischen dem luftgefüllten Rektumblindsack und dem Darm abschätzen. Eine Sonographie in Kopftieflage ist ebenfalls möglich.

Therapie
Die Therapie richtet sich danach, in welcher Höhe der Blindsack endet. Bei tiefen Formen kann der Anus lediglich mit Dammhaut überdeckt sein. Dann genügt ein **Zurückschneiden** („Cut-back") der Fistel bis zum Blindsack.

Liegt der Blindsack höher, ist ein künstlicher Darmausgang **(Anus praeter)** notwendig. Die definitive Operation erfolgt im zweiten Lebenshalbjahr mit späterer Rückverlagerung des künstlichen Darmausgangs. Die Anlage des Anus praeter vermindert bei Fisteln, die im Bereich der Blase und Harnröhre enden, die Gefahr von aufsteigenden Infektionen.

Die endgültige Versorgung kann mit einer direkten **perinealen** (vom Damm ausgehenden) oder vom Bauch ausgehenden Korrekturoperation erfolgen. Vom Bauch ausgehend wird der Blindsack freipräpariert, ausgehülst und danach der proximale (rumpfnahe) Darm nach perineal (dammnah) durchgezogen **(Durchzugsoperation)**.

Hauptproblem für diese Kinder ist die spätere **Stuhlinkontinenz**, die bei den Formen der hohen Analatresie in bis zu 30 Prozent der Fälle auftritt. Neben der fehlenden Anlage des Enddarms kann auch die Muskulatur, die für den Analverschluß notwendig ist, ungenügend oder überhaupt nicht angelegt sein.

Ist der Analkanal gut geheilt und hat er eine ausreichende Weite, so wird der künstliche Darmkanal rückverlagert, indem man beide Darmstümpfe aneinandernäht.

26.5.6.1 Pflege bei Kindern mit Analatresie

Das betroffene Kind wird nach der Operation im **Inkubator** gepflegt und überwacht. Nach einer Cut-back-Operation kann der **Nahrungsaufbau** schon nach wenigen Stunden erfolgen. Bei primär angelegtem Anus praeter wird die **Schleimhaut** mit angewärmter isotonischer Kochsalzlösung oder Vaseline **feuchtgehalten**, um Schleimhautnekrosen zu vermeiden. Die weitere **Pflege des Stomas** ist in den Kapiteln 11.10.2.1 und 26.2.12 nachzulesen.

Kindern im Krabbelalter ist der Stomabeutel meist lästig. Es erfordert sehr viel Geduld von den Eltern, sie davon abzuhalten, den Beutel zu entfernen und ihnen die ungewöhnliche Art der Darmentleerung begreiflich zu machen. Stellt sich nach der Rückverlagerung eine **Stuhlinkontinenz** ein, dann ist ein **spezielles Inkontinenztraining** erforderlich. Das Kind muß unter Umständen noch lange Zeit eine Windel tragen.

Bei Neugeborenen wird im abführenden Schenkel der Kolostomie das noch vorhandene Mekonium durch mehrfaches Spülen entfernt. Das Gesäß des Kindes kann mit Windeln hochgelagert werden. Bei einer evtl. notwendigen **Bougierung** (Dehnungsbehandlung) erfolgt diese täglich durch einen Chirurgen. Die **Fäden** werden nach etwa zehn Tagen gezogen. Bei einem künstlichen Darmausgang ist ein zügiger Nahrungsaufbau möglich.

26.5.7 Nabelhernie

Bei der Nabelhernie haben sich die Sehnenblätter der Bauchwand nicht ausreichend geschlossen. Das Peritoneum des Bruchsackes ist mit der Hautnarbe des Nabels fest verwachsen. Eine Nabelhernie ist harmlos, der Dünndarm klemmt so gut wie nie ein.

Symptome
– beim Schreien und Pressen wölbt sich der Bruchsack hervor
– der Bruchsack läßt sich leicht reponieren
Die meisten Nabelhernien bilden sich in den ersten zwölf Monaten spontan zurück.

26

Therapie

Eine Operation ist nur erforderlich, wenn der Bruch sehr groß ist oder noch im zweiten Lebensjahr besteht. Bei der Operation werden das Bauchfell und die Sehnenblätter verschlossen. Nabelpflaster oder Bruchbänder sind nutzlos und tragen allenfalls zur Beruhigung der Eltern bei.

26.5.7.1 Pflege bei Kindern mit Nabelhernie

Präoperativ werden die Kinder abgeführt und nüchtern gelassen. Es erfolgt eine **gründliche Nabelreinigung**.

Postoperativ müssen die Kinder entsprechend überwacht und 24 Stunden nüchtern bleiben. Ein Verbandwechsel erfolgt am vierten postoperativen Tag. Ältere Kinder sollten eine **Bettruhe** von acht Tagen einhalten, da es bei Aktivitäten wie Spielen oder Springen sehr leicht zu **Nahtdefekten** im Operationsbereich kommen kann. Ruckartige Kontraktionen der Bauchmuskulatur sind schmerzhaft und sollten beispielsweise beim Betten und während der Körperpflege vermieden werden. Hilfestellung beim Abhusten oder während eines Lachanfalls kann ein festes Handaufdrücken auf die Operationsstelle sein.

Der **Nahrungsaufbau** erfolgt zügig und sieht beispielsweise wie folgt aus:
– **Operationstag:** Tee (präoperativ vier bis sechs Stunden Nüchternheitsphase)
– **erster postoperativer Tag:** Tee bzw. Gemisch Tee-Babynahrung 1:1, Zwieback, Joghurt
– **zweiter postoperativer Tag:** Milchnahrung, leichte Kost bzw. Schonkost
– **dritter postoperativer Tag:** Magen-Darm-Schonkost

Hat das Kind bis zum dritten postoperativen Tag nicht abgeführt, so sollte ein Klistier zur Darmentleerung verabreicht werden. Zunehmende Darmfülle oder Blähungen führen zu Schmerzen und können die Wundheilung beeinträchtigen. Erst nach erfolgtem Stuhlgang kann der Nahrungsaufbau fortgeführt werden. Die Entlassung erfolgt am neunten oder zehnten postoperativen Tag.

26.5.8 Meckel-Divertikel

Das Meckel-Divertikel ist ein Überrest des Dottersackganges, der sich bei manchen Kindern nicht vollständig zurückbildet und als sackartige Ausstülpung am Dünndarm bestehen bleibt. Meckel-Divertikel können lange ohne Symptome sein und werden manchmal bei anderen Bauchoperationen zufällig entdeckt und dann entfernt.

Symptome

Vom Meckel-Divertikel kann eine Reihe von Komplikationen mit entsprechend unterschiedlichen Symptomen ausgehen.
- **Blutungen aus dem Magen-Darm-Trakt**
- aus Geschwüren kann es lange und stark in das Innere des Darms bluten, so daß sich eine schwere Blutarmut (Anämie) entwickelt
- **Invagination** (Kap. 26.5.10)
- **Divertikulitis (Entzündung der Aussackung)**
- die Symptome gleichen einer Appendizitis (Kap. 26.5.11)
- **Geschwüre**
- Divertikel können Magenschleimhaut enthalten, die Magensäure bildet und damit die Dünndarmschleimhaut schädigt
- **Verdrehung und Strangbildung**
- der verkümmerte ehemalige Dottersackgang kann als Strang bestehen bleiben und Ursache für eine Darmstriktur oder einen Ileus sein

Therapie

Die Therapie richtet sich nach den Ursachen, die ein Meckel-Divertikel hervorrufen. In jedem Fall müssen die Aussackung entfernt und die bereits eingetretenen Darmschäden (z.B. Perforation, Strikturen) behoben werden.

Diagnostik

Röntgenübersicht des Abdomens, Ultraschall.

26.5.8.1 Pflege bei Kindern mit einem Meckel-Divertikel

Die Pflege der betroffenen Kinder ist individuell und richtet sich nach dem betreuenden Arzt und der Operation.

Anfänglich ist eine **parenterale Ernährung** notwendig. Der orale Nahrungsaufbau erfolgt nach Anordnung des betreuenden Chirurgen. Damit der Stuhl weich ist, können entsprechende Abführmittel oder Klistiere verabreicht werden. Dies erleichtert den Kindern das Einsetzen der Bauchpresse und beansprucht die Wundnaht nicht zu stark. Die

26

Wundbeobachtung erfolgt nach den allgemeinen Kriterien, der Verbandwechsel nach Anordnung des Arztes.

26.5.9 Morbus Hirschsprung

Der Morbus Hirschsprung (**Megacolon congenitum**) ist eine der häufigsten angeborenen Ursachen für eine Passagestörung des Darms. Knaben sind öfter als Mädchen betroffen. Die Häufigkeit bewegt sich zwischen 1 : 2000 und 1 : 5000 Lebendgeborenen. Beim Morbus Hirschsprung handelt es sich um eine **Störung der Nervenzellbesiedelung** des Dickdarms, selten des Dünndarms. In einem Darmabschnitt, der unterschiedlich lang sein kann, fehlen die Nervenumschaltzellen (Ganglienzellen) des Parasympathikus völlig, so daß hier der Stuhl nicht weitertransportiert wird. Im davorliegenden Darmabschnitt kommt es zu einer Stuhlstauung mit erheblicher Aufweitung des Darmlumens (Megakolon).

Symptome
Je größer der betroffene Darmabschnitt, um so deutlicher sind die Symptome.
– bereits nach der Geburt großes, volles Abdomen
• **Mögliche Symptome in den nächsten drei Lebensmonaten**
schwere Darmpassagestörungen mit
– Obstipation
– Windverhalten
– Erbrechen
– zeitweisen Durchfällen und schweren Gedeihstörungen
Der Beginn der Symptomatik tritt häufig bei der Nahrungsumstellung von Muttermilch auf Folgenahrung auf.

Diagnostik
Ein Kontrasteinlauf des Dickdarms läßt das aufgetriebene Megakolon auf dem Röntgenbild sichtbar werden. Durch eine **Rektoskopie** ist die Entnahme von Schleimhaut (Schleimhautbiopsie) möglich, das gewonnene Material wird feingeweblich untersucht. Eine weitere Möglichkeit ist die Druckuntersuchung des analen Verschlußmechanismus (**Rektummanometrie**). Dazu werden eine dünne Druckmeßsonde in den After eingeführt und besonders die Reaktion des inneren Afterschließmuskels aufgezeichnet. Bei der Dehnung des Rektums durch einen mit-

eingeführten Ballon muß der innere Muskel zur Stuhlentleerung normalerweise erschlaffen. Bei der Hirschsprung-Erkrankung kontrahiert er sich und wirkt somit der Stuhlentleerung entgegen.

Therapie
Beim Morbus Hirschsprung muß der nervenzellose Darmanteil chirurgisch entfernt werden. **Bis zur Resektion** des betroffenen Darmabschnitts erhalten die Kinder einen **künstlichen Darmausgang** (Anus praeter). Im **zweiten Lebensjahr** wird nach einer ausgedehnten Darmreinigung der kranke Darmanteil **operativ entfernt**. Bei sehr kurzen nervenzellosen Abschnitten reicht es, den inneren Afterschließmuskel zu dehnen oder zu spalten. Nach Ausheilung der Darmnaht verlagert man den künstlichen Darmausgang wieder zurück.

Komplikationen
Eine der gefürchtetsten Komplikationen bei Säuglingen mit Morbus Hirschsprung ist die **fulminante** (akute und schwere) **Enterokolitis** (Letalität zwanzig Prozent). Dabei kommt es zu schweren blutigen Durchfällen mit enormen Flüssigkeitsverlusten, die das Kind innerhalb von Stunden in einen schweren Schock fallen lassen.

Eine seltene, aber ebenfalls mögliche Komplikation ist die **Perforation** des aufgetriebenen Darmstücks, besonders nach Anwendung eines Darmrohres. Dabei ergießt sich der Darminhalt in die Bauchhöhle. Es kommt zu einer massiven Peritonitis und Sepsis, die lebensgefährlich sein kann.

Prognose
Die Mortalität ist heute auf fünf Prozent zurückgegangen.

26.5.9.1 Pflege bei Kindern mit Morbus Hirschsprung

Die präoperative Darmreinigung verläuft meist problematisch. Kleinere Kinder erhalten mehrere Einläufe, größere Kinder eine **orthograde Darmspülung** (Kap. 20.2.4). Um die Darmreinigung zu erleichtern, hat es sich bewährt, den Kindern drei Tage vor der Operation nur flüssige Kost anzubieten. Eine Antibiotikaprophylaxe zum Senken des Infektionsrisikos beginnt schon am Morgen der Operation. Postoperativ steht die Pflege des

Anus praeter, unter Einbeziehen von Eltern und Kind, im Vordergrund (Kap. 26.2.12). Der **Nahrungsaufbau** erfolgt zügig. Nach der Rückverlagerung des Anus praeter werden die Kinder einige Zeit parenteral ernährt, da die Darmwiedervereinigung zunächst ausheilen muß.

26.5.10 Invagination

Unter einer Invagination versteht man eine Einstülpung zweier Darmabschnitte ineinander (Abb. 26-10). Meist stülpt sich das terminale Ileum in sich selbst ein und treibt mit der Peristaltik (Muskelbewegung des Darms) bis ins Zäkum oder ins Kolon vor. Dabei werden die im Darm befindlichen Blutgefäße abgeschnürt. Es kommt zur Schädigung der Darmschleimhaut, zu Blutungen oder Nekrosen.

Invaginationen treten am häufigsten im Alter zwischen drei Monaten und drei Jahren auf.

Symptome
– keine Vorzeichen einer Erkrankung
– plötzlich kolikartige Bauchschmerzen, dabei wird das Kind blaß, schwitzt und zieht die Knie an
– anschließend ist das Kind wieder beschwerdefrei
– die Attacken wiederholen sich in immer kürzeren Abständen

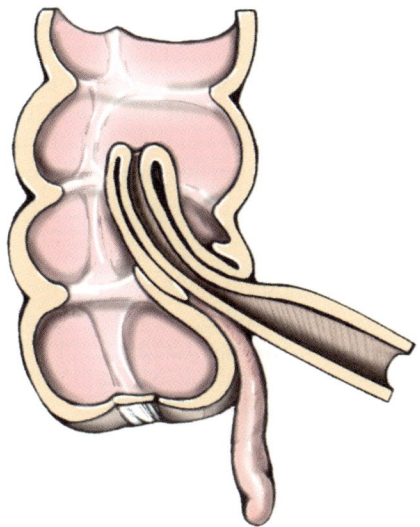

Abb. 26-10 Invagination

– himbeerfarbener Stuhl am Handschuh der untersuchenden Hand
– nach einigen Stunden rektaler Blutabgang
• **Bei länger andauernden Beschwerden**
– galligartiges Erbrechen
– aufgeblähtes Abdomen
Auffallend ist, daß die Kinder häufig zusätzlich an einem Infekt der oberen Luftwege leiden.

Diagnostik
Der Invaginationstumor ist von außen als „Walze" tastbar. Mit einer Ultraschalluntersuchung läßt sich die Diagnose sichern.

Therapie
Bei rechtzeitiger Diagnosestellung versucht man eine **Reposition** der Invagination durch einen **Kolonkontrasteinlauf**. Dabei appliziert der Arzt über ein Darmrohr flüssiges Kontrastmittel oder Luft in das Kolon. Durch den Druck des Kontrastmittels auf die Einstülpung stülpt sich der Darmanteil evtl. wieder „aus". Mittels Durchleuchtung oder Ultraschall kann die Behebung der Invagination kontrolliert werden. Die Erfolgsrate dieser Therapieform liegt, wenn sie innerhalb der ersten 24 Stunden vorgenommen wird, bei siebzig Prozent, die Rückfallrate bei zehn Prozent. Gelingt die Reposition nicht, so muß durch eine Operation der eingestülpte Darmanteil gelöst werden. Ist der entsprechende Darmanteil durch die Unterversorgung mit Blut bereits **nekrotisch**, so muß auch dieser operativ entfernt werden. Sind **Darmpolypen** oder ein Meckel-Divertikel die Ursache für eine Invagination, erfolgt ihre Entfernung in gleicher Sitzung.

Prognose, Komplikationen
Gelingt eine frühzeitige Reposition, so ist der Heilungsverlauf unkompliziert. Darmperforation und die erforderliche Darmresektion verzögern den Heilungsprozeß.

26.5.10.1 Pflege bei Kindern nach einer Invagination

Nach der Reposition wird das Kind stationär aufgenommen, da eine Reinvagination in den nächsten Stunden möglich ist. Je nach ärztlicher Anordnung besteht für das Kind eine **Nahrungskarenz** von 24 bis 48 Stunden. Anschließend darf es Flüssigkeit (Tee) zu sich nehmen. Die **Vitalzeichen** werden vierstünd-

26

lich kontrolliert, das Abdomen des Kindes auf **Blähungen**, **stehende Darmschlingen**, feste oder weiche **Bauchdecke** untersucht und beobachtet. Der **Stuhl** kann nach einem Kolonkontrasteinlauf dünnflüssig und mit wäßrigem Kontrastmittel durchsetzt sein. **Blutbeimengungen** sind möglich und sollten dokumentiert und dem Arzt gemeldet werden.

Nach einer operativen Therapie ist die entsprechende **postoperative Pflege** notwendig (Kap. 26.2). Mußte während der Operation ein **Anus praeter** gelegt werden, so sind auch hier die entsprechenden Pflegemaßnahmen einzuleiten (Kap. 26.2.12).

26.5.11 Appendizitis

Die akute Appendizitis ist die häufigste chirurgische Erkrankung im Kindesalter. Sie tritt gehäuft im Schulalter auf. Der Appendix (Wurmfortsatz) des Blinddarms hat nur einen engen Eingang. Wird er durch einen Kotstein, Würmer oder eine Schwellung des unter der Schleimhaut gelegenen lymphatischen Gewebes verlegt, so stauen sich dahinter Schleim und Darminhalt, es kommt zur Entzündung.

Abhängig vom Schweregrad der Infektion, die man bei der Operation vorfindet, teilt man die Appendizitis in verschiedene Formen ein.

Formen der Appendizitis

• **Katarrhalische Appendizitis (leichteste Form)**
– der Appendix ist infolge vermehrter Gefäßerweiterungen geschwollen und gerötet
• **Phlegmonöse Appendizitis**
– in der Appendixwand befinden sich bereits kleine Abszesse
• **Perforierte Appendizitis**
– die entzündete Appendixwand ist nekrotisch, es kommt zur Perforation
– der Appendixinhalt (z.B. Eiter oder Kot) ergießt sich in die Bauchhöhle, es kommt zu einer schweren Peritonitis
• **Chronische Appendizitis**
– die entzündlichen Veränderungen sind meist nur leichten Grades, es besteht keine akute Lebensgefahr für das Kind

Symptome

Es gibt die unterschiedlichsten Symptome, die die Diagnosestellung erschweren können und vom Stadium der Appendizitis und dem Alter des Kindes abhängig sind.

– kolikartige Bauchschmerzen, die wieder abklingen
– Appetitlosigkeit, Übelkeit, Erbrechen
– Fieber (38 bis 39°C, bei kleinen Kindern höher)
– Durchfall durch die Irritation des Dickdarms
– Verstopfung (paralytischer Ileus)
– Exsikkose, trockene, belegte Zunge
– Tachypnoe, Tachykardie
– dauerhafte Bauchschmerzen, lokalisiert in der Nabelgegend
– Loslaßschmerz
– Druckschmerz am McBurney-Punkt (zwischen Nabel und Darmbeinkamm)
– Beinschmerzen (rechtes Bein wird angezogen)
– Schmerzen bei Husten
– verschlechterter Allgemeinzustand
– Zeichen einer Sepsis, Peritonitis (Darmgeräusche nicht mehr hörbar), lebensbedrohlicher Zustand

Diagnostik

Im Blutbild ist eine **erhöhte Leukozytenzahl** vorhanden, die **Blutsenkungsgeschwindigkeit** ist erhöht. Je nach fortgeschrittenem Entzündungsstadium sind im Urin Blut und Leukozyten nachweisbar. Der **Loslaßschmerz** ist ein typisches Zeichen bei einer Appendizitis. Dabei verspürt das Kind beim Eindrücken der linken Bauchdeckenseite keinen Schmerz. Erst wenn der untersuchende Arzt die Hand schnell von der Bauchdecke wegnimmt (losläßt), die eingedrückte Stelle wieder in den Ausgangspunkt zurückschnellt, verspürt das Kind Schmerzen. Ein weiteres charakteristisches Zeichen ist der Druckschmerz am **McBurney-Punkt**, der sich auf der **rechten Seite** zwischen Nabel und Darmbeinkammspitze befindet. In der Ultraschalluntersuchung kann das erweiterte Lumen des Appendix dargestellt werden.

Therapie

Die Operationsindikation bei Verdacht einer Appendizitis wird großzügig gestellt, da der lebensbedrohliche Zustand nach einem perforierten Appendix gefürchtet ist. Es handelt sich meistens um eine akute Operation.

In manchen Kliniken wird der Appendix endoskopisch entfernt. Ist der Appendix bereits perforiert, so muß die Bauchhöhle gespült werden.

Komplikationen

Die häufigste Komplikation einer Appendizitis ist eine Perforation mit anschließender Peritonitis und Sepsis. Die Sterblichkeitsrate liegt bei einem Prozent.

26.5.11.1 Pflege bei Kindern nach Appendektomie

Die Pflege richtet sich nach dem jeweiligen Operationsverfahren, weshalb die Bettruhe, der Nahrungsaufbau und Entlassungstermin unterschiedlich sind.

■ **Pflege nach einer katarrhalischen Appendizitis**

Am Operationstag haben alle Kinder Bettruhe. Je nach Wundnaht wird das Kind frühzeitig mobilisiert (z.B. bei Transkutannaht). Der **erste Verbandwechsel** erfolgt etwa am vierten postoperativen Tag. Hat das Kind am dritten postoperativen Tag noch nicht abgeführt, so wird ihm ein Klistier verabreicht. 24 Stunden postoperativ beginnt ein zügiger Nahrungsaufbau.

■ **Pflege nach konventioneller Appendektomie bei phlegmonöser Appendizitis**

Diese Kinder erhalten zusätzlich intravenös Antibiotika, die später oral verabreicht werden.

■ **Pflege nach endoskopischer Appendektomie**

Die Mobilisation ist hier schon nach dem ersten postoperativen Tag möglich. Gleichzeitig verkürzen sich die Liegezeiten auf drei bis vier Tage postoperativ. Da Blähungen als unangenehme Nebeneffekte eines endoskopischen Eingriffs auftreten können, sollte der Gasabgang mit Medikamenten, Fencheltee und Frühmobilisation erleichtert werden. Der Nahrungsaufbau gestaltet sich ebenfalls zügig.

■ **Pflege nach konventioneller Appendektomie bei perforierter Appendizitis**

Diese Kinder benötigen häufig einen zentralen Venenkatheter, Wunddrainagen und eine Magenablaufsonde. Sie sind evtl. in einem schlechten Allgemeinzustand (Sepsis). Nicht selten müssen sie **intensivmedizinisch** überwacht und gepflegt werden. Die Vitalzeichen des Kindes sind kontinuierlich zu kontrollieren. Es erfolgen die Pflege und Beobachtung der **Wunddrainagen** (Kap. 26.2.10) und des

zentralen Venenkatheters (Kap. 24.2.3.2). Die Medikamente werden unter den hygienischen Gesichtspunkten intravenös verabreicht.

Die im OP eingeführte **Magensonde** dient zur Entlastung des Magens und des Darms und fördert Magensekret. Sie bleibt so lange liegen, bis der Rückfluß klar ist und die Rückflußmenge sich auf ein Minimum reduziert hat.

Die betroffenen Kinder müssen auf ihren **Allgemeinzustand** beobachtet werden. Da sie meist sehr stark in ihrem Allgemeinzustand eingeschränkt sind, ist es notwendig, alle erforderlichen **Prophylaxen** (Kap. 9) vorzunehmen.

Bei Schmerzen sollte man mit dem behandelnden Arzt eine adäquate **Schmerztherapie** besprechen. Mit dem Einsetzen der Peristaltik kann der **Nahrungsaufbau** beginnen. Am dritten bis vierten postoperativen Tag sollte das Kind Stuhl abgesetzt haben. Die **Körperpflege** erfolgt individuell, je nach Zustand des Kindes. Eine regelmäßige **Mundpflege** ist notwendig, da die Kinder einen schlechten Geschmack im Mund haben, die Schleimhäute durch die Nahrungs- und Flüssigkeitskarenz austrocknen und die Gefahr der Soorbesiedelung (Kap. 9.4) besteht. Nach etwa vierzehn Tagen wird das Kind entlassen.

> 🚦 Alle Kinder nach einer Appendektomie dürfen fünf Wochen lang keinen Sport treiben, nicht Schwimmen, Rad- oder Schlittenfahren. Dadurch wird die Bauchdecke stabilgehalten, der Wundheilungsprozeß und die Narbenbildung können ungestört verlaufen.

 ## 26.6 Pflege und Krankheitsbilder Erkrankungen im Urogenitalbereich

26.6.1 Hydronephrose

Unter einer Hydronephrose versteht man eine ein- oder beidseitige Erweiterung des Nierenbeckens und des Nierenkelchsystems, die durch eine Abflußstörung mit anschließender Stauung des Urins zustande kommt.

Ursachen

• **Ureterabgangsstenose**
– Engstelle am Nierenbeckenabgang durch narbige Gewebeumwandlung des Harnleiters oder kreuzendes Blutgefäß

26

- **Uretermündungsstenose** (Kap. 26.6.2)
- dadurch staut sich der Urin im Ureter auf, der sich sackartig erweitert (Megaureter)
- der erweiterte Ureter kann sich auch in die Blase vorstülpen (Ureterozele)
- **Zyste in der Blase (Ureterozele) oder ein falsch einmündender Harnleiter**
- **Abflußbehinderung aus der Blase**
- durch kongenitale (angeborene) Störungen der Urethralklappen
- bei Erkrankungen wie Querschnittslähmung (Spina bifida, Unfall)
- **Tumoren, Nieren- und Blasensteine**

Unbehandelt führen alle diese Erkrankungen durch den Urindruck, der auf der Niere lastet, und durch zusätzliche Entzündungen zu einer zunehmenden Niereninsuffizienz und zum Untergang von Nierengewebe.

Symptome

Nierenbeckenerweiterungen sind, außer bei Harnleitersteinen, fast schmerzlos, so daß aufeinanderfolgende Harnwegsinfekte zur Diagnose führen. Eine extrem vergrößerte Niere kann bei kleineren Kindern als Tumor im Bauch getastet werden.

- **Weitere Symptome**
- Hämaturie (Blut im Urin)
- Enuresis (Einnässen) bzw. Urininkontinenz

Diagnostik

Bei angeborenen Fehlbildungen fällt die Nierenbeckenerweiterung häufig durch die pränatale Ultraschalluntersuchung auf. Wegen der unterschiedlichen Ursachen sind sehr genaue und ausführliche Untersuchungen erforderlich.

Therapie

Abhängig davon, welches Krankheitsbild vorliegt, läßt sich das operative Vorgehen schematisiert folgendermaßen umschreiben:
- Entlastung der gestauten und in ihrer Funktion beeinträchtigten Niere
- Beseitigung der aufgeweiteten Bereiche von Harnleiter und Nierenbecken
- Entfernen der Ursache (z.B. Stenose, Tumor)
- End-zu-End-Anastomose des Harnleiters bzw. Neuimplantation des Harnleiters in die Blase oder in das Nierenbecken

26.6.1.1 Pflege bei Kindern mit Hydronephrose

Postoperativ sind die üblichen Pflegemaßnahmen (Kap. 26.2) notwendig. Eine gezielte **Beobachtung** des Kindes erfolgt während der gesamten postoperativen Phase auf Ödeme, Körpergewicht, Hautfärbung, Blutdruck und Schmerzen. Die **Ausscheidungsmenge** ist ein wichtiger Parameter für die Nierenfunktion. Jede Manipulation an der Niere beantwortet diese zunächst mit einer Funktionseinschränkung (Oligurie, Anurie). Aus diesem Grund ist es wichtig, die **Ein- und Aufuhr** zu bilanzieren und den Urin täglich auf spezifisches Gewicht, Blut, Eiweiß, Bakterien und Leukozyten zu untersuchen. Bakteriologische Untersuchungen lassen frühzeitig eine Infektion erkennen und werden prophylaktisch vorgenommen.

Über eine **Infusion** erhalten die Kinder zunächst eine sogenannte **Starterlösung** mit Glukose 5%. Kalium wird erst zugeführt, wenn eine ausreichende **Diurese** besteht.

 Wenn Kalium nicht ausgeschieden wird, bleibt es im Blutkreislauf und führt zu Herzstillstand.

Meistens verordnet der Arzt eine intravenöse Antibiotikatherapie. Über die Starterlösung hinaus erhält das Kind eine Infusionstherapie, die seinem Flüssigkeitsbedarf angepaßt ist. Sie wird so lange beibehalten, bis das Kind wieder selbst ausreichend Flüssigkeit zu sich nehmen kann.

Je nach erfolgter Operation erhält das Kind Katheter, die entsprechend beobachtet und gepflegt werden müssen (Kap. 16.2.4).

Spezielle Katheterarten
- **Ureterkatheter**
- zur Ableitung des Urins und Schienung der Harnleiter
- diese Katheter sind nicht geblockt und werden je nach chirurgischem Standard mit maximal einem Milliliter NaCl 0,9% gespült
- **Harnblasenverweilkatheter**
- zur Ableitung des Urins aus der Blase und zur Schienung der Harnröhre (Urethra)
- der Katheter ist geblockt
- **Transvesikale Ureterdrainage**
- führt von der Urethra über die Blase in den Ureter

- **Splints**
- Schienungskatheter, die sich im Nierenbecken oder in den Ureteren befinden
- sie sind von außen nicht sichtbar und bestehen aus speziellem gewebefreundlichem Material
- **Nephrostoma**
- direkte Ableitung aus dem Nierenhohlsystem nach außen

 Bei eingeschränkter Funktion staut sich der Urin direkt in der Niere auf, deshalb sofort den Arzt verständigen. Das Pflegepersonal darf das Nephrostoma nicht anspülen.

Wichtige Gesichtspunkte bei der Pflege der genannten Katheter

- Ableitungen dürfen nicht verstopfen
- auf Infektionszeichen achten (Wunde, Katheteraustritt, Urin)
- auf Schmerzen achten (Analgetikagabe durch den Arzt)
- auf sichere Fixierung achten
- alle Manipulationen am Katheter oder beim Verbandwechsel müssen unter streng aseptischen Bedingungen geschehen

Die Ableitungen werden auf ihre **Durchgängigkeit** kontrolliert. Blutgerinnsel können die ableitenden Systeme verstopfen und wiederum zum Harnstau führen. Dabei kann es zur **Nahtinsuffizienz** im Bereich der Anastomose und somit zum Harnaustritt ins Gewebe kommen. Um Verstopfungen zu vermeiden, werden in einigen Kliniken die Katheter regelmäßig nach Anordnung angespült, in anderen Krankenhäusern wird aus hygienischen Gründen auf Manipulation an den Kathetern verzichtet. Die Katheter werden dort nur angespült, wenn der dringende Verdacht auf eine Verstopfung besteht.

Die Katheter können mit einem Verband (Austrittsstelle an der Leiste) oder mit Pflaster (bei Blasenkatheter am Oberschenkel) **fixiert** werden. Um Druckstellen zu vermeiden, kann man einen kleinen Tupfer zwischen Haut und Katheter schieben. Eine Strampeldecke während der Nacht verhindert, daß Kinder sich mit den Beinen die Katheter ziehen. Kleinere Kinder, die nicht ausreichend aufgeklärt werden können, sollte man sicherheitshalber locker an den Händen fixieren.

Der Oberkörper des Kindes wird leicht hochgelagert, was die physiologische Abflußrichtung des Urins unterstützt. Nur in Ausnahmefällen sollte das Kind aufstehen. Eine **Bettruhe** ist zur Sicherung der Katheter günstiger. Ab dem ersten postoperativen Tag kann der Nahrungsaufbau beginnen. Eine spezielle Diät, z.B. eiweißarme Ernährung, wird nach Anordnung des Arztes verabreicht.

Nach sechs bis acht Tagen kann ein Blasenkatheter gezogen werden, Ureterkatheter ab dem achten bis zehnten Tag. Verläuft der Heilungsprozeß komplikationslos, so ist die Entlassung zwischen dem zehnten bis vierzehnten postoperativen Tag möglich. Es hat sich als günstig erwiesen, wenn die Eltern während des gesamten Klinikaufenthaltes in die Pflege ihres Kindes miteinbezogen werden. Die Kinder benötigen keine Fixierung, da die Eltern sie durch Spiel und Kommunikation ablenken können.

26.6.2 Megaureter

Ein Megaureter ist eine extreme Erweiterung und Schlängelung des Harnleiters in Kombination mit einer Nierenbeckenerweiterung.

Ursachen

- Verengung am Blaseneingang (Ureterostiumstenose), bei einer Verengung direkt in der Blasenschleimhaut kann diese sich sackartig in die Blase hineinwölben (Ureterozele)
- falsche Einmündung eines Harnleiters, häufig bei einer Doppelniere, dort mündet der Harnleiter des oberen Anteils unterhalb der physiologischen Einmündungsstelle (kein Ventilmechanismus, deshalb Schädigung dieses Nierenanteils durch den Reflux des Harns)
- Blasenentleerungsstörung

Symptome

Das Kind wird meist wegen häufiger rezidivierender Harnwegsinfekte oder einer Nierenbeckenentzündung dem Kinderarzt vorgestellt. Weitere mögliche Symptome siehe Kapitel 26.6.1.

Therapie

Zuerst wird der Harnwegsinfekt mit einem Antibiotikum therapiert. Abhängig von der Diagnose folgt eine konservative oder operative Therapie.

Die **operative Revision**, z.B. einer Ureterostiumstenose, kann bei Bedarf in mehreren

26

Schritten vorgenommen werden. Falls eine Ureterozele vorliegt, wird diese zuerst endoskopisch geschlitzt. Ist der Harnleiter weit aufgetrieben und geschlängelt, leitet man ihn vorübergehend als künstlichen Harnleiterausgang (Ureterokutaneostomie) aus. Damit kann der Urin völlig frei abfließen, die Nierenfunktion erholt sich, und die Erweiterung des Harnleiters bildet sich langsam zurück. Erst nach etwa drei Monaten wird dann der Ureter unter einem in der Schleimhaut liegenden Tunnel neu in die Blase eingepflanzt. Im neu eingepflanzten Harnleiter liegt ein Schienungskatheter. Dadurch ist gewährleistet, daß bei einer Anschwellung des neugebildeten Tunnels der Harnleiter nicht abgedrückt wird. Zusätzlich legt der Operateur einen Blasenkatheter, damit das Operationsgebiet nicht zusätzlich durch eine gefüllte Harnblase belastet ist. Das Kind erhält ein Antibiotikum.

26.6.2.1 Pflege bei Kindern mit Megaureter

Die präoperative Pflege ist in den Kapiteln 26.1 und 26.6.1.1 nachzulesen. Das **Nephrostoma** wird mit sterilem NaCl 0,9 % und sterilen Tupfern **feuchtgehalten**. Nach der Wundheilung kann sich der Urin in eine Windel entleeren, bei älteren Kindern ist es möglich, einen Stomabeutel, ähnlich wie bei der Anus-praeter-Pflege (Kap. 26.2.12), anzukleben.

26.6.3 Vesiko-ureterorenaler Reflux

Beim vesiko-ureterorenalen Reflux (VUR) ist der Verschlußmechanismus zwischen Blase und Harnleiter nicht funktionstüchtig, und der Urin fließt teilweise bis in die Niere zurück. Solange der Urin nicht infiziert ist, verursacht ein geringgradiger Reflux keine Nierenschädigung. Werden Bakterien bis in das Nierenbecken hinaufgeschwemmt, entsteht eine **Pyelonephritis** (Nierenbeckenentzündung) mit Narbenbildung. Eine chronische Pyelonephritis kann zu Schrumpfnieren mit Bluthochdruck bis hin zur Niereninsuffizienz führen. Der Ventilmechanismus beruht auf einem schrägen Durchtritt des Harnleiters durch die Blasenwand. Ein geringgradiger Reflux kann deshalb mit dem Wachstum des Kindes (Zunahme des Durchmessers der Blasenwand und der Größe der Blase) ausheilen.

Symptome
– wiederkehrende Harnwegsinfekte
– Enuresis (Einnässen)
• **Bei bestehender Pyelonephritis**
– Schmerzen im Nierenbereich
– Fieber

Diagnostik
Zur Abklärung des Harnwegsinfektes erfolgt eine Untersuchung des Urins auf Bakterien, Blut, Eiweiß und Leukozyten. Eine Aufweitung des Nierenbeckens infolge eines VUR kann mit einer Ultraschalluntersuchung erfaßt werden. Anschließend wird eine **Miktionszystourethrographie** vorgenommen. Dabei wird über einen Blasenkatheter oder durch eine suprapubische Punktion ein Kontrastmittel in die Harnblase eingebracht. Bei der anschließenden Miktion kann man auf dem Röntgenbild erkennen, ob Urin nur nach unten fließt, oder ob ein Reflux nach oben zu den Nieren hin stattfindet.

Je nach Höhe des Rückflusses unterscheidet man fünf Grade.
– Reflux Grad I, keine Behandlung, heilt von selbst aus
– Reflux Grad II bis III, konservative Behandlung mit Langzeitantibiotika und regelmäßiger Kontrolle des Urins
– Reflux Grad IV bis V, Operationsindikation

Therapie
• **Operationsmöglichkeiten**
– der Ureter wird an der Blase abgeschnitten (abgesetzt) und neu implantiert
– unter Narkose zystoskopisches Einsetzen eines Polsters aus einem Kollagenprodukt unter der Harnleitermündung. Damit entsteht eine künstliche Verdickung der Blasenwand, der Ureter wird angehoben, um den natürlichen Ventilmechanismus nachzuahmen. Die Behandlung verläuft in mehreren Schritten.

26.6.3.1 Pflege bei Kindern mit vesiko-ureterorenalem Reflux

Die konservative Behandlung mit Antibiotika erfolgt zu Hause. Das Kind muß zur Kontrolle des Urins dem Kinderarzt vorgestellt werden. Nach einer notwendigen Operation gelten die entsprechenden Pflegemaßnahmen, wie sie schon bei der Pflege eines Kindes mit Hydronephrose (Kap. 26.6.1.1) beschrieben sind.

26.6.4 Leistenhernie, Hydrozele

Gegen Ende der Schwangerschaft wandert der Hoden im Leistenkanal durch den Peritonealsack (Processus vaginalis) vom inneren zum äußeren Leistenring, unter Mitnahme von Muskelfasern aus allen drei Muskelschichten der Bauchwand, in den Hodensack. Danach verklebt der Bruchsack. Ist dies nicht der Fall, kann in diese Ausstülpung eine Darmschlinge gleiten (indirekte Leistenhernie). Läßt sich diese nicht zurückschieben, spricht man von einer **inkarzerierten (eingeklemmten) Leistenhernie**. Es besteht die akute Gefahr einer Minderdurchblutung des eingeklemmten Darmstücks mit der Folge einer Nekrose an dieser Stelle. In seltenen Fällen können sich durch den Leistenring Darmanteile oder ein Ovar vorschieben. Bei Frühgeborenen sind Leistenhernien sehr oft zu beobachten. Indirekte Leistenhernien treten bei Jungen etwa zehn- bis zwanzigmal häufiger auf als bei Mädchen. Die rechte Seite ist verstärkt betroffen. Bei einseitigen Leistenhernien ist später meistens auch die linke Seite betroffen.

Die Hoden sind von einer Bauchfelltasche umgeben. Sammelt sich Flüssigkeit an, so spricht man von einer **Hydrozele** (Wasserbruch). Die Flüssigkeit wird in der Bauchhöhle produziert und sammelt sich am tiefsten Punkt des noch offen gebliebenen Processus vaginalis an. Mit Hilfe einer Lichtquelle läßt sich der Hoden durchleuchten, und die Flüssigkeitsansammlung wird dabei sichtbar.

Symptome

Ein Leistenbruch ist meistens, eine Hydrozele immer schmerzfrei. Es ist lediglich eine Vorwölbung in der Leiste oder eine Wasseransammlung im vergrößerten Hoden zu sehen. Kommt es aber beim Leistenbruch zu der bereits beschriebenen Einklemmung, so entstehen die charakteristischen Einklemmungssymptome.

- **Einklemmungssymptome**
  - schrilles Schreien
  - Schwitzen
  - angezogene Beine
  - Erbrechen
  - harte Bauchdecke (wie Zeichen einer Peritonitis)
  - evtl. Abgang von blutig-schleimigem Stuhl

Therapie

Bei Leistenhernien ist die Indikation für eine Operation immer gegeben. Der Eingriff sollte so bald wie möglich, bei Frühgeborenen nach Erreichen eines Körpergewichts von mindestens 2000 Gramm, vorgenommen werden. Bei einer Einklemmung kann man als Erstmaßnahme versuchen, den eingeklemmten Darm des Kindes in einem entspannenden, warmen Bad zu reponieren. Eine Operation sollte dann sobald wie möglich erfolgen, wobei es nach einer schwierigen Reposition günstig ist, unter stationären Bedingungen drei Tage zu warten, bis sich die repositionsbedingte Schwellung am Leistenring zurückgebildet hat.

Bei kleinen Wasserbrüchen ist die Therapie primäres Abwarten, ob die Verklebung doch noch eintritt. Eine Operation ist nur bei großen, prallen Hydrozelen gegeben oder wenn diese über längere Zeit bestehen bleiben. Meist ist ein Wasserbruch mit einer Leistenhernie kombiniert, die dann intraoperativ entsprechend versorgt werden muß.

26.6.4.1 Pflege bei Kindern mit Leistenhernie und/oder Hydrozele

Unkomplizierte Leistenbrüche werden **ambulant** operiert. Die Kinder können nach ein paar Stunden nach Hause, und ihre Eltern übernehmen die weitere Pflege. Bis zur Wundheilung sollten die Kinder in der Wohnung spielen.

Bei Kindern mit einer operierten **Hydrozele** besteht ein **Infektionsrisiko** durch die Nähe der Operationswunde zur Harnröhre und zum After. Das Kind sollte **häufig gewickelt** und der **Wundbereich trockengehalten** werden. In einigen Kliniken erhalten die Kinder bei einem Skrotalschnitt einen **Urinbeutel mit Ableitung** zur Trockenhaltung des Wundgebiets. Ältere Kinder sollten **keine Unterhosen oder Schlafanzughosen** tragen, da diese durch Reibung Schmerzen und Wundheilungsstörung verursachen können. Das **Wundgebiet** wird auf Schwellung und mögliche Infektionen beobachtet. Bei stärkerer Schwellung kann man die **Hoden** mit Watte **hochlagern**. Bei Schwellungen der Hoden ohne Skrotalschnitt (Operation erfolgte von der Leiste aus) können feuchte Umschläge, z.B. mit Rivanol, angewendet werden. Die betroffenen Kinder sollten **Bettruhe** einhalten.

Der postoperative **Nahrungsaufbau** erfolgt zügig mit Tee. Bereits am Abend können die

26

Kinder Weißbrot, Butter und Zwieback erhalten. Ab dem ersten postoperativen Tag kann Magen-Darm-Schonkost angeboten werden. Die Entlassung erfolgt am vierten postoperativen Tag nach dem Verbandwechsel.

26.6.5 Hodenhochstand

Die Hoden (Testis) entstehen an den Urnieren und wandern ab dem siebten Fetalmonat in den Hodensack (Skrotum), wo sie sich bei der Geburt befinden sollten. Befinden sich die Hoden im zweiten Lebensjahr immer noch nicht nicht im Hodensack, wird durch die höhere Temperatur im Bauchraum die normale Entwicklung des Keimepithels gestört. Daraus resultieren eine verminderte Zeugungsfähigkeit und eine größere Gefahr für ein Entstehen von bösartigen Hodentumoren.

Formen des Hodenhochstands (Retentio testis)
- **Kryptorchismus (Bauchhoden)**
- Hoden sind nicht im Hodensack
- **Pendelhoden**
- Hoden können vom untersuchenden Arzt ohne größere Schwierigkeit mindestens bis an den Skrotalhals gebracht werden oder gleiten bis zur Pubertät von selbst ins Skrotum
- **Einseitige oder doppelseitige Anorchie**
- Hoden fehlen vollkommen (sehr selten)
- **Ektopischer Hoden**
- Fehlanlage des Hodens, Hoden sind nicht vollständig abgestiegen, sondern fehlgewandert. Sie können sich in der Dammgegend oder am Oberschenkel befinden

Symptome
Den Eltern oder dem untersuchenden Kinderarzt fällt ein leeres Skrotum auf. Häufig ist der Hoden in der Leistenregion tastbar.

Therapie
Die therapeutischen Maßnahmen richten sich nach der Art des Hodenhochstandes. Pendelhoden müssen meist nicht operiert werden, ein ektopischer Hoden hingegen sofort, um ihn durch seine Fehllage vor traumatischen Einwirkungen zu schützen. Die konservative Therapie ist eine **Hormonkur**. Dabei werden dem Kind Hormone in Form von einem Nasenspray oder als intramuskuläre Injektionen in bestimmten Abständen verabreicht. Bleibt

diese Therapie erfolglos, so ist ein **operativer Eingriff** notwendig. Das Gefäßbündel und der Samenstrang werden aus den Verwachsungen gelöst, der Hoden anschließend in das Skrotum zurückverlagert. Die Fixierung des Hodens erfolgt entweder durch die Bildung einer kleinen Tasche, oder der Hoden wird über eine Tupfernaht durch die Skrotalhaut befestigt. Gelingt es nicht, den Hoden bis in den Hodensack zu verlagern, verwendet man die am weitesten distal liegende Position zur Fixierung und strebt in einem zweiten Schritt, etwa sechs Monate später, eine weitere Verlagerung an.

Komplikationen
Es besteht die Gefahr der **Hodentorsion** und somit die Möglichkeit des vollständigen Verlustes des Hodens. Eine hundertprozentige Zeugungsfähigkeit ist auch nach erfolgreicher Operation nicht gewährleistet. Nach dem Eingriff besteht die Gefahr der **Orchitis** (Hodenentzündung), der Hämatombildung und der extremen Anschwellung des Skrotums.

26.6.5.1 Pflege bei Knaben nach Operation bei Hodenhochstand

Die Kinder müssen bis zum Abend des fünften postoperativen Tages Bettruhe einhalten. Um aufsteigende Infektionen auszuschließen, muß das Skrotum trockengehalten werden. Es darf deshalb keine feuchte Kammer durch nasse oder eng anliegende Windeln entstehen. Der **erste Verbandwechsel** erfolgt am vierten postoperativen Tag. Bei starker Schwellung kann der Hoden mittels **Hodenbänkchen** hochgelagert werden. Dafür polstert man einen kleinen Sandsack mit Verbandwatte und umwickelt ihn mit einem Schlauchverband. Dieser vorbereitete Sandsack wird auf die Oberschenkel gelegt und das Skrotum somit hoch und weich gelagert. Eine weitere Möglichkeit ist ein „Suspensorium" (Fertigprodukt), das es in verschiedenen Größen gibt. Es besteht aus einem Bauchgurt und einer Hängevorrichtung für das Skrotum, der Penis liegt frei. Besteht der Verdacht einer Entzündung, so wird nach ärztlicher Anordnung ein Antibiotikum verabreicht.

> Bei Infektionszeichen keine feuchten, kühlenden Umschläge um den Hoden legen, da durch die feuchte Kammer eine Infektion gefördert wird. Das Skrotum nicht komprimieren, da der Druck Schmerzen und Schwellungen verursacht.

Die **Intimsphäre** des Kindes muß bei der Betreuung und Pflege stets gewahrt bleiben. Häufig bedeutet ein leerer Hodensack für Schulkinder und Jugendliche ein psychologisches und kosmetisches Handikap. Die betroffenen Knaben erleben diese Erkrankung und den Eingriff als mangelnde Anerkennung der Männlichkeit und des männlichen Geschlechts.

Verläuft der Eingriff komplikationslos, so kann das Kind am sechsten postoperativen Tag entlassen werden.

26.6.6 Hodentorsion

Unter einer Hodentorsion versteht man eine Verdrehung des Hodens mit den Samensträngen um seine Längsachse. Damit ist die Blutversorgung des Hodens unterbrochen, es kommt zur Schwellung und schließlich zu einem hämorrhagischen Infarkt des Hodens.

Symptome
Im Neugeborenen- und Säuglingsalter ist kaum Symptomatik erkennbar. Man bemerkt das Geschehen oft erst, wenn sich die betroffene Skrotalhälfte bereits bläulich verfärbt hat.
- **Bei älteren Kindern**
- Schwellung des Skrotums
- starke Berührungsempfindlichkeit
- starke Schmerzen mit Kreislaufschwäche
- reflektorisches Erbrechen

Therapie
Es ist eine sofortige Operation notwendig, bei der die Hoden freigelegt werden. Bei noch nicht eingetretener Nekrose entdreht der Chirurg den Hoden (**Detorquierung**) und fixiert ihn in der richtigen Position. Bei einer schweren Nekrose wird der geschädigte Hoden entfernt. Bei einer Hodentorsion muß immer die Gegenseite auf Fixierung des Hodens hin überprüft und gegebenenfalls operativ vollzogen werden.

26.6.6.1 Pflege bei Knaben nach einer Hodentorsion

Die Pflege der betroffenen Kinder erfolgt wie bei der bereits beschriebenen **Pflege nach Hodenhochstand** (Kap. 26.6.5.1). Die Knaben können meist schon am ersten postoperativen Tag aufstehen. Der gesamte stationäre Aufenthalt beträgt nicht länger als vier bis fünf Tage. Spezielle Pflegeprobleme ergeben sich bei der notwendig gewordenen Entfernung des Hodens. An erster Stelle steht bei den betroffenen Kindern und Eltern die Frage nach der **Zeugungsfähigkeit (Fertilität)**. Jugendliche sorgen sich, daß sie keine Freundin finden und daß ein einseitig leerer Hodensack abstoßend wirken könnte. Die Eltern sind verunsichert, ob aus ihrem Jungen überhaupt noch ein „richtiger Mann" werden kann. Hier muß bereits vor der Operation, in einem Gespräch, auf diese Probleme eingegangen werden.

26.6.7 Hypospadie

Bei einer Hypospadie handelt es sich um eine angeborene Fehlbildung der männlichen Harnröhre.

Symptome
- die Urethra mündet nicht an der Glans (Eichel), sondern an der Kranzfurche oder am Schaft des Penis, in schweren Fällen am Skrotum (Hodensack) oder am Damm
- der Penisschaft ist verkrümmt
- die Vorhautschürze an der Penisunterseite ist gespalten und an der Penisvorderseite vergrößert

Therapie
Bei geringgradiger Fehlanlage im Bereich der Eichel und bei fehlender Schaftverkrümmung ist lediglich eine kosmetische Verkleinerung der Vorhautschürze notwendig. Bei einer Verengung des Harnröhrenausgangs (**Meatusstenose**) ist eine baldige Operation angezeigt, um eine Harnverhaltung zu vermeiden. Zur Beseitigung der Schaftkrümmung und Vorverlagerung des Meatus (Harnröhrengang) gibt es unterschiedliche Operationsverfahren. Der Operationszeitpunkt ist idealerweise Anfang des zweiten Lebensjahres.
- **Ziele des chirurgischen Verfahrens**
- den Penis vollständig strecken, damit er bei einer Erektion gerade ist
- Verlagern des Meatus auf die Glansspitze, damit eine ungehinderte Miktion im Stehen möglich ist
- einen kosmetisch normalen Aspekt des Penis zu erreichen

26

Komplikationen

Mögliche Komplikationen nach der Operation:
– übermäßige Schwellung
– Nachblutungen
– Wundheilungsstörungen
– Fistelbildung

26.6.7.1 Pflege bei Knaben mit einer Hypospadie

Alle Kinder mit Operationen im Bereich des äußeren Genitales erhalten postoperativ einen **Bettenbogen**, um das Gewicht der Decke vom Operationsgebiet fernzuhalten. Während der Wundheilung liegt nach der Aufrichtungsoperation ein **transurethraler Katheter** im Meatus zur Schienung und Urinableitung. Dieser verbleibt zehn bis zwölf Tage. Die Pflege und Beobachtung erfolgen nach den Pflegerichtlinien (Kap. 16.2.4.1). Bei diesen Operationen muß das Pflegepersonal auf starke **Schwellungen**, auf **Nachblutungen** oder **Hämatome** achten. Die Schwellneigung und Fistelbildung lassen sich durch konsequente **Bettruhe** in **Rückenlage** reduzieren.

 Dreht sich das Kind in Bauchlage, so kann der Operationserfolg gefährdet sein.

Die Art des **Verbands** richtet sich nach dem Operationsverfahren und wird je nach Klinik unterschiedlich angelegt. Der Verband stabilisiert das Wundgebiet, sichert den Operationserfolg und vermindert die Fistelbildung.

Der erste **Verbandwechsel** erfolgt am vierten bis sechsten postoperativen Tag. Das Kind wird dazu mit dem Rollstuhl in das Badezimmer gefahren (einzige Unterbrechung der Bettruhe) und der Verband durch ein Bad schonend gelöst (Badezusatz richtet sich nach ärztlicher Anordnung). Danach ist ein **tägliches Sitzbad** möglich. Eine ausreichende **Schmerztherapie** sollte gegeben sein. Ein **zügiger Nahrungsaufbau** ist anzustreben. Der Stuhl sollte eine weiche Konsistenz haben, damit das Kind nicht zu sehr pressen muß. Der Harnstrahl des ersten Spontanurins nach der Entfernung des Katheters muß von der betreuenden Pflegeperson beobachtet werden. Ist er mehrstrahlig, so deutet dies auf eine Fistelbildung hin.

 Bei allen Erkrankungen im Urogenitalbereich gilt die Wahrung der Intimsphäre des Kindes.

Ausführliche Elterngespräche und Gespräche mit dem Kind sind notwendig, da es sich bei diesen Erkrankungen um einen sehr persönlichen und psychologisch empfindsamen Bereich handelt.

26.6.8 Phimose

Während der pränatalen Entwicklung trennt sich die Vorhaut erst spät vom Epithel der Glans. Aus diesem Grund finden sich bei allen männlichen Neugeborenen noch Verklebungen zwischen der Vorhaut und der Glans. Man spricht von einer **physiologischen Phimose** bis zum ersten Lebensjahr. Besteht die Verklebung darüber hinaus, bezeichnet man dieses als **angeborene Phimose**. Gewaltsames, frühzeitiges Dehnen und Zurückschieben der Vorhaut im Säuglingsalter führen zu Verletzungen, die narbig-verengend ausheilen. Dann spricht man von einer **erworbenen Phimose**.

Symptome

Da die Eichel nicht vollständig gereinigt werden kann, sammelt sich das **Smegma** (Talgdrüsensekret und Epithelien) an, Bakterien (meist Staphylokokken) finden in dieser Ablagerung einen idealen Nährboden, und es kommt zu einer Entzündung der Eichel (Balanitis). Es ist möglich, daß der Harnstrahl sichtbar dünner oder gespalten ist und sich die Vorhaut während des Urinierens wie ein Ballon vorwölbt.

• **Bei einer Balanitis**

Die Eichel und der Penisschaft sind hochrot geschwollen, das Kind fiebert und hat große Schmerzen.

Therapie

Nach Abklingen einer bestehenden Balanitis werden die narbigen Veränderungen durch **Resektion (Zirkumzision)** beseitigt. Bei einer partiellen Erweiterung entsteht eine Teilbedeckung der Eichel. Bei religiös-rituellen Beschneidungen wird die Eichel vollständig freigelegt. Die Operation erfolgt immer häufiger ambulant.

26.6.8.1 Pflege bei Knaben mit Phimose

Bei Kindern, die eine partielle Erweiterung der Vorhaut erhielten, ist meist noch ein Zuhaltefaden oder ein Steristrip am äußeren

Vorhautblatt vorhanden, der nach vier Tagen entfernt werden kann.

Die betroffenen Knaben müssen aufgeklärt werden, daß das erste Urinieren brennt. Meistens vermeiden die Kinder danach die Miktion. Verläuft die Wundheilung ohne Störung, so sind häufig keine antibiotischen Salben notwendig.

Bettruhe, **Hochlagern des Penis** und **Bettenbogen** beugen einer Schwellung des Penis vor. Die Kinder erhalten ein **Kamillensitzbad**, während dessen die Vorhaut zurückgestreift wird. Die Eichel sollte anschließend mit einer Wundsalbe bestrichen werden. Bleibt die Vorhaut teilweise erhalten, können sich erneut Keime darunter ansiedeln und zu weiterer Verklebungen und Entzündungen führen. Die Eltern sollten deshalb auf die entsprechenden **Hygienemaßnahmen** hingewiesen werden. Bei einer ambulanten Operation kann das Kind nach dem Erwachen aus der Narkose, spätestens nach 24 Stunden, nach Hause. Die weitere Betreuung, Pflege und Beobachtung übernehmen somit die Eltern. Sie müssen daher genau darüber informiert und aufgeklärt werden.

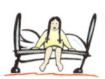

26.7 Pflege und Krankheitsbilder Traumatologie

26.7.1 Stumpfes Bauchtrauma

Ein stumpfes Bauchtrauma ist eine Verletzung der Bauchwand oder der Baucheingeweide durch stumpfe Gewalteinwirkung ohne Eröffnung der Bauchhöhle. Betroffen sind hauptsächlich Kinder durch einen Sturz auf das seitliche Ende einer Fahrrad- oder Tretrollerlenkstange und/oder auf die Fahrradlenkstange.

Eine Verletzung der inneren Organe kann innerhalb kurzer Zeit zu einem lebensbedrohlichen Zustand führen (Blutverlust durch Milzruptur).

Weiterhin sind Verletzungen der Darmwand, der Leber, der Nieren oder Frakturen der Rippen möglich. Durch den Sturz kann es auch zu einer sogenannten traumatischen Bauchwandhernie kommen.

Symptome
– Bauchschmerzen
– Prellmarken oder Abschürfungen
– bei Verletzung im Bauchraum evtl. Symptome einer Peritonitis
• **Bei Leberruptur**
– tastbarer Tumor
– Zunahme des Bauchumfanges (blutiger Aszites: **Hämaskos**)
• **Bei Nierenruptur**
– Flankenschmerz
– tastbarer Tumor
– Hämaturie (kann bei Harnleiterabriß fehlen)
• **Bei Milzruptur**
– Schocksymptomatik bei Blutverlust
– Zunahme des Bauchumfangs
– Schulterschmerz links
• **Bei Rippenfraktur**
– Schmerzen bei der Atmung
– Fraktur tastbar

Diagnostik
Eine Ultraschalluntersuchung und eine Röntgenaufnahme geben Aufschluß über das Ausmaß der inneren Verletzungen. Das Ausmaß der Blutung und der Zustand des geschädigten Organs sind durch Blutuntersuchungen (Blutbild, Gerinnung, Kreuzprobe, Amylase und Leberwerte) erkennbar. Der Urin (Blut, Urinzucker bei Leberverletzung) wird bei einer möglichen Beteiligung der Nieren untersucht. Bei speziellen Indikationen erfolgt eine Computertomographie.

Therapie
Da es sich um einen Unfall handelt, gibt es verschiedene Therapiemaßnahmen, die sich je nach dem Zustand des Kindes und dem Ausmaß der Verletzung richten.
• **Sofortmaßnahmen**
– Atemwege freihalten
– bei Bedarf beatmen
– Spannungspneumothorax drainieren
– Legen eines zentralen Venen- und Arterienkatheters
– Schockbekämpfung
– Legen einer Magensonde mit Dauersog zur Verhinderung einer Aspiration
– Legen eines Blasenkatheters und stündliche Bilanzierung der Ein- und Ausfuhr
• **Konservative Therapie**
– Monitorüberwachung auf der Intensivstation
– sonographische Verlaufskontrolle der Blutung

26

– Beobachtung der Darmgeräusche und des Magenrefluxes (gallig bei Leberverletzungen)
– Kreislaufstabilisierung durch Volumenzufuhr (Blutkonserve)

• **Operationsindikation**

Beim Nachweis von freier Luft im Magen-Darm-Trakt, bei Symptomen einer Peritonitis, bei unverändert schlechtem Zustand des Kindes trotz Zufuhr mehrerer Blutkonserven ist eine Indikation für eine Operation gegeben. Weitere Indikationen sind:

– bei jeder nachgewiesenen Blutung im Bauchraum, die zu einem deutlichen Abfall des Blutdrucks oder des Hämoglobins im Blut führt
– Nierenruptur
– traumatische Bauchwandhernie

Während der Operation werden z.B. nichtdurchblutete Gewebeanteile in der Leber entfernt, die Milz bei schweren Schäden exstirpiert, Darmrisse vernäht und die Bauchhöhle gespült. Ziel ist es, die Blutungen zu stillen und die verletzten Organe soweit wie möglich zu erhalten.

26.7.1.1 Pflege bei Kindern mit stumpfem Bauchtrauma

Das betroffene Kind wird meistens mit dem Rettungswagen in die Notaufnahme einer Kinderklinik eingeliefert. Dort erfolgen sofort die Untersuchungen und bei Bedarf die Reanimation, bei der die Pflegeperson assistiert.

• **Mögliche Maßnahmen, an denen mehrere Pflegepersonen beteiligt sind**

Vorbereitung, Assistenz, Nachbereitung und Beobachtung bei:

– Legen von zentralen Kathetern (Kap. 24.2.2)
– Legen eines Harnblasenkatheters (Kap. 16.2.4)
– Intubation (Kap. 11.9.1)
– Beatmung (Kap. 11.9.3)
– Legen einer Pleuradrainage (Kap. 13.2.2)
– komplettes Monitoring (Kap. 11.9.4.1)

Die betroffenen Kinder werden auf einer **pädiatrischen Intensivstation** pflegerisch und medizinisch betreut. Nach einer Operation müssen **Wunddrainagen** (Kap. 26.2.10) und **Verbände** (Kap. 26.3.4.2) beobachtet und kontrolliert werden. Liegt ein zentraler Arterienkatheter, so erfolgt darüber die kontinuierliche, **invasive Blutdruckkontrolle** (Kap. 17.2.2).

• **Krankenbeobachtung**

– Monitoring
– Hautfarbe
– Allgemeinzustand
– Schmerzen
– evtl. Veränderungen des Abdomens
– Magenreflux (Menge und Aussehen)

Die **Ernährung** erfolgt parenteral, das Kind hat eine Magenablaufsonde liegen. Der Nahrungsaufbau beginnt in Absprache mit dem betreuenden Chirurgen. Die **Ein- und Ausfuhr** werden bilanziert. Ein Klistier kann zur Erleichterung der **Stuhlausscheidung** hilfreich sein. Das Kind liegt in einem altersentsprechenden Bett und wird je nach Befinden vorsichtig gelagert (keine Bauchlage). Da der Allgemeinzustand sehr schwer beeinträchtigt sein kann, finden alle notwendigen **Prophylaxen** (Kap. 9) ihre Anwendung. Liebevolle Zuwendung, Kommunikation und die Betreuung durch die Eltern fördern und unterstützen den Heilungsprozeß.

26.7.2 Frakturen

Kindliche Frakturen (Abb. 26-11 a bis g) unterscheiden sich von denen bei Erwachsenen. Kindliche Knochen sind biegsamer und weicher als die Knochen erwachsener Menschen. Entsteht eine Fraktur in der Wachstumsfuge (Epiphyse), so können Wachstumsstörungen auftreten. Die Fraktur heilt schneller als bei Erwachsenen, und es kommt selten zu einer Pseudarthrose. Bei Frakturen entstehen unvollständige Biegungsbrüche, die als **Grünholzfrakturen** bezeichnet werden.

Symptome

• **Sichere Frakturzeichen**

– Deformierung
– abnorme Beweglichkeit
– Knochenreibung (entsteht durch die Bewegung der Knochenbruchstücke gegeneinander)
– Schmerzen
– Schwellung

Diagnostik

Bei Verdacht auf eine Fraktur wird ein Röntgenbild der betroffenen Stelle in zwei Ebenen angefertigt. Nicht immer läßt sich im ersten Röntgenbild die Fraktur nachweisen. Sprechen die klinischen Anzeichen für eine Fraktur, so leitet man eine Therapie mit Ruhigstel-

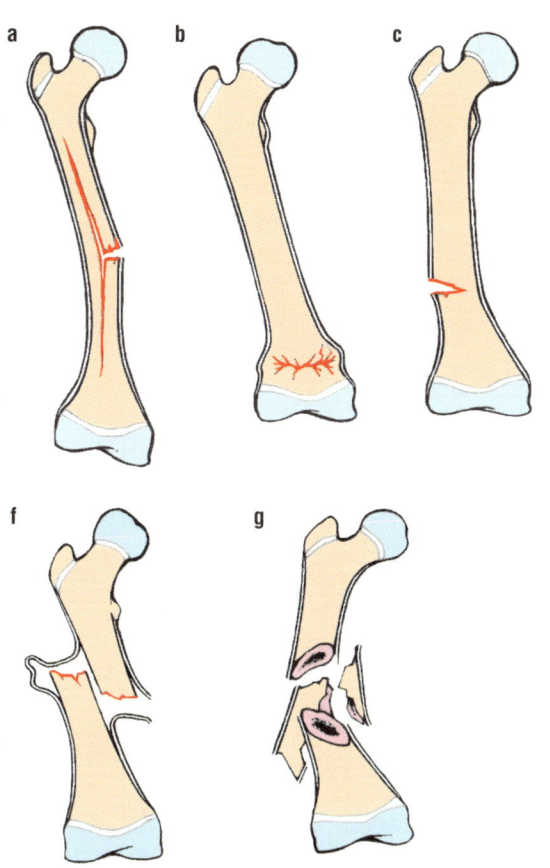

26

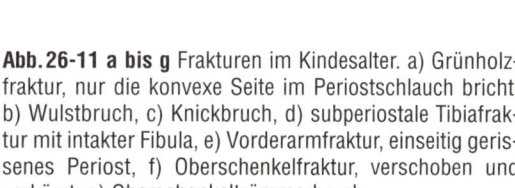

Abb. 26-11 a bis g Frakturen im Kindesalter. a) Grünholzfraktur, nur die konvexe Seite im Periostschlauch bricht, b) Wulstbruch, c) Knickbruch, d) subperiostale Tibiafraktur mit intakter Fibula, e) Vorderarmfraktur, einseitig gerissenes Periost, f) Oberschenkelfraktur, verschoben und verkürzt, g) Oberschenkeltrümmerbruch

lung des betreffenden Körperteils ein. In den meisten Fällen läßt sich die Fraktur dann wenige Tage später durch eine **Kallusbildung** (Kallus: neugebildeter Knochen) im Bereich der Bruchstelle nachweisen.

Therapie

Frakturen bei Kindern können häufiger konservativ behandelt werden als bei Erwachsenen. Bei einer Fehlstellung richtet der Arzt den Bruch sehr vorsichtig unter einer kurzen Allgemeinnarkose ein (Reposition). Anschließend wird die Fraktur ruhiggestellt (Kap. 26.3.3.5). Halbkonservativ nennt sich die Knochenbruchheilung unter **Dauerzug-Pflasterextension**.

• **Operationsindikationen**
– Bruch verbleibt nicht in der eingerichteten Stellung
– Reposition ist nicht möglich
– alle Gelenkfrakturen (Ellenbogen, Knie)
– offene Frakturen
– Frakturen bei Mehrfachverletzten (Polytraumen)

– Frakturen im Schädelbereich mit Blutungen (Impressionsfraktur)
• **Operatives Vorgehen**
– Freilegen der Frakturstelle
– Ausräumen des Frakturhämatoms
– Reposition der Knochenfragmente
– Stabilisierung der Fraktur durch Metalldrähte (Kirschner-Draht), Schrauben, Platten oder äußere Spanner
– Einlegen einer Redon-Drainage
– Wundverschluß
– Anlegen eines gepolsterten Gips- oder Kunststoffverbandes
Der Chirurg entfernt die eingelegten Schrauben oder Drähte nach einer bestimmten Zeit.

Komplikationen

Die Frakturstelle wird mit Bindegewebe anstelle von Knochensubstanz überbrückt (**Pseudarthrose**), die Extremität ist nicht belastbar. Durch einen frakturbedingten Wachstumsreiz wächst die betroffene Extremität zu schnell, man spricht von einer **überlangen Extremität**.

26

Durch Zerstörung der Wachstumsfuge kann es zu **Wachstumseinschränkung** kommen, die Extremität bleibt kurz. Eine **verzögerte Bruchheilung** kann durch Infektionen, ungenügende Ruhigstellung, Knochennekrose oder eine ausgedehnte Weichteilverletzung (offene Fraktur) eintreten.

26.7.2.1 Pflege bei Kindern nach operativer Versorgung einer Fraktur

Die betroffene Extremität liegt in einer **Gips- oder Kunststoffschale** oder in einem **zirkulär angelegten Gips** und wird hochgelagert. Aufgrund einer möglichen Schwellung muß der zirkuläre Gips anschließend gespalten werden, bleibt aber an der betroffenen Extremität (Kap. 26.3.3.5).

Ein spezielles pflegerisches Problem ergibt sich bei der **Femurschaftfraktur**. Durch die Stärke der Oberschenkelmuskulatur stehen die beiden Bruchenden nebeneinander. Eine einmalige Korrektur mit anschließender Ruhigstellung reicht nicht aus, die Knochenenden müssen mit einer anschließenden **Extension** auseinandergezogen werden. Eine Extension mit Heftpflasterverband ist für Kinder bis fünf Jahre möglich. Die Haare an der betroffenen Extremität werden entfernt, die Haut entfettet und anschließend die Zugbügel mit Pflaster fixiert. Die Zugbügel weisen eine stabile Schnur auf, an der über Rollen die Gewichte hängen. Auch wenn nur ein Bein betroffen ist, „hängt" man das zweite Bein mit auf. Damit das Becken durch die Gewichte nicht hochgezogen wird und somit die Bruchheilung gestört ist, ist auch die Fixierung des Beckens notwendig. Die Verbandschläuche werden mit Watte gefüllt, gekreuzt um das Becken geschlungen und unter der Matratze des Bettes festgeklemmt (Abb. 26-12). Bei einer Extension auf der **Weber-Bank** ist eine Fixierung des Beckens nicht notwendig.

Um eine Störung der Blutzirkulation rechtzeitig zu erkennen, werden regelmäßig die **Fußpulse** kontrolliert. Die **Körperpflege** gestaltet sich schwierig, denn die fixierte Extremität darf nicht belastet oder bewegt werden. Die betroffenen Kinder können nur auf dem Rücken liegen und dürfen sich nicht bewegen. Ein **Juckreiz** entsteht durch Schweiß, erschwerte Körperpflege am Rücken, Pflasterallergie und trockene Haut. Daher wird die Hautpflege den individuellen Bedürfnissen

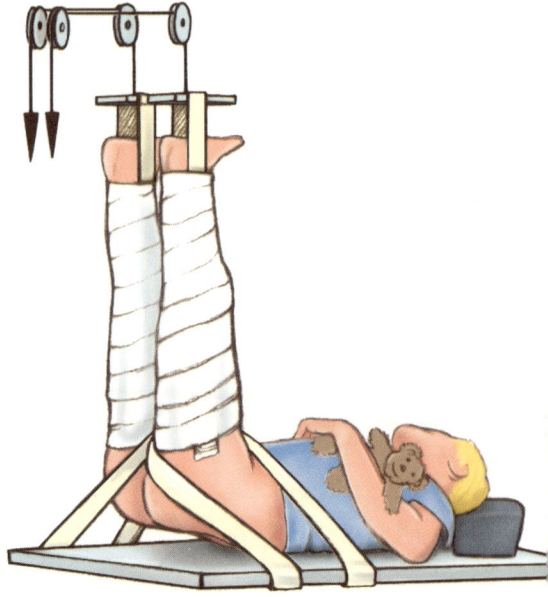

Abb. 26-12 Pflasterextension

des Kindes und dem momentanen Hautzustand angepaßt. Als Hautpflegemittel können natürliche Öle (z.B. Avocadoöl), Lotionen (wirken kühlend) oder fettende Cremes verwendet werden. Hautschuppen sind sehr gut mit einem **rauhen Massagehandschuh** zu entfernen, gleichzeitig wird die Durchblutung gefördert. Trotz Rückenlage sollte es möglich sein, auch die Rückenpartien in die Hautpflege miteinzubeziehen.

Fußsohlenmassagen fördern die Durchblutung und das Allgemeinbefinden des Kindes. Beim Betten sollten immer zwei Pflegepersonen zusammen die Bettwäsche erneuern. Evtl. benötigt das Kind eine zweite Bettdecke, die locker um das Becken geschlungen wird. Durch die **eingeschränkte Mobilität** kann es zu **Verdauungsproblemen** kommen. Ein Klistier unterstützt die Stuhlausscheidung. Die betroffenen Kindern können nicht auf die Toilette gehen und benötigen daher ein Steckbecken und eine Urinflasche. Eine regelmäßige Genitalpflege, unter Beachtung der **Intimsphäre**, ist notwendig.

Die Kinder können auf dem Rücken liegend ihre **Nahrung** nicht schneiden und benötigen daher Unterstützung. Ältere Kinder sollten nicht wie ein Säugling von der Pflegeperson ihr Essen erhalten. Mundgerecht zubereitet, kann sich das Kind die Nahrung selbst vom Teller nehmen. Das Schlucken von fester

Nahrung ist im Liegen sehr anstrengend und benötigt viel Zeit.

Den Kindern ist oft **langweilig**. Ein Fernsehgerät, in der entsprechenden Höhe angebracht, sorgt für Unterhaltung, wenn keine Kommunikations- oder Spielpartner anwesend sind. Ein spezielles **Lesebrett** ermöglicht den Kindern, auch auf dem Rücken liegend zu lesen. Die Physiotherapeutin kann durch gezielte Übungen die Oberarm- und Oberkörpermuskulatur trainieren. Die Eltern werden in die Pflege ihres Kindes miteinbezogen und können z.B. durch mitgebrachte Spielsachen oder Kleidung (T-Shirt) dem Kind eine angenehmere Atmosphäre schaffen.

26.8 Pflege und Krankheitsbilder Brandverletzungen

26.8.1 Brandverletzungen im Kindesalter

Brandverletzungen sind nach den Unfällen im Straßenverkehr und dem Ertrinkungsunfall die dritthäufigste Unfallursache im Kindesalter. Jährlich erleiden etwa 1000 Kinder einen Verbrennungsunfall. Davon ungefähr 250 Kinder eine Verbrennung über zehn Prozent der Körperoberfläche, die stationär behandelt werden muß. Die meisten Brandverletzungen ereignen sich zwischen dem zweiten und vierten Lebensjahr.

Unter Brandverletzungen versteht man **Verbrühungen**, **Verbrennungen** und **Verätzungen**.
- **Verbrühungen**
– hauptsächlich durch heißes Wasser im Haushalt
– betroffen ist die Altersgruppe der bis zu dreijährigen Kinder
- **Verbrennungen**
– entstehen durch Hausbrände, alle Altersgruppen sind betroffen
– Experimente mit Feuer bei Kleinkindern und Jugendlichen
- **Verätzungen**
– Kontakt mit ätzenden Stoffen zu Beginn des Berufslebens
– akzidentelle Vergiftungen mit ätzenden Stoffen (Haushaltsreiniger, Geschirrspülmittel) bei Kleinkindern

Nach einem Verbrennungstrauma kommt es durch die Einwirkung der Wärme zu einer Schädigung der Haut mit Blasenbildung, Gewebeuntergang und Beeinträchtigung der tieferen Hautabschnitte wie Nervenendigungen, Haarwurzeln, Schweißdrüsen, Fettzellen und Muskelfasern.

Durch den **Verlust der Schutzfunktion** der Haut und einen **Kapillarschaden des Gewebes** kommt es zu starken **Flüssigkeitsverlusten** und **Verschiebungen** von **Elektrolyten** und **Eiweißen** in den verbrannten Gebieten und in sämtlichen anderen Organen des Körpers. Durch Verdunstung und Abstrahlung können besonders kleine Kinder sehr viel Wärme über die thermisch geschädigte Haut verlieren.

■ **Einteilung der Brandwunden**

Die Einteilung der Brandwunden erfolgt nach den gleichen Richtlinien wie beim Erwachsenen und kann durch Nadelstichtests geprüft werden.
- **Verbrennung Grad I**
– **Rötung der Haut ohne Blasenbildung**
– Schwellung und Schmerzen in den ersten Stunden
– beispielsweise der Sonnenbrand, mit narbenloser Abheilung
- **Verbrennung Grad II a**
– **Rötung und Blasenbildung mit rötlichem Wundgrund**
– Schwellung und ausgeprägte Schmerzen
– die Kinder empfinden die Nadelstiche als sehr schmerzhaft, diese bluten sofort
– Wunde sondert evtl. viel Flüssigkeit ab
– bei Infektfreiheit narbenlose Abheilung innerhalb von zwei Wochen
- **Verbrennung Grad II b**
– **zerrissene Blasen mit weißlichem Wundgrund**
– mäßige Sekretion von Wundsekret
– ausgeprägte Schmerzen
– Nadelstiche schmerzen erst in tieferen Hautpartien und bluten nur wenig
– Wunde kann spontan abheilen, bei Infektionen nur mit Narbenbildung
– für eine Verkürzung der Wundheilung und bessere funktionelle und kosmetische Ergebnisse ist gelegentlich eine Hauttransplantation nötig

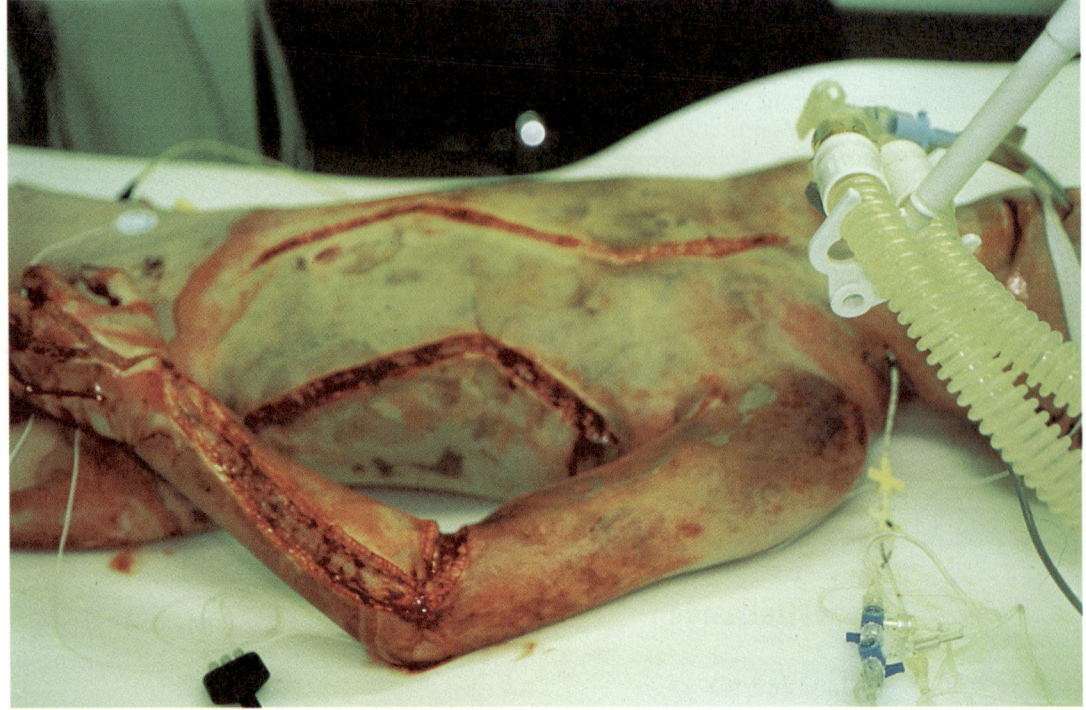

Abb. 26-13 Verbrennung Grad III, zirkulär mit Entlastungsschnitten

- **Verbrennung Grad III**
- **trockene dicke Hautfetzen mit weißlichem Wundgrund** (Abb. 26-13)
- mäßige bis völlig erloschene Wundsekretion
- deutlich geringere Schmerzintensität, aufgrund der verbrannten Nervenendigungen
- Schorf blutet auch bei Inzision nicht
- keine spontane Abheilung möglich
- Hauttransplantationen sind erforderlich mit deutlich schlechteren funktionellen und kosmetischen Spätresultaten

 Das Ausmaß einer Verbrennung hängt von der Dauer und der Eindringtiefe der Wärme ab.

■ **Ausdehnung der Verbrennungsfläche**

Als Faustregel für die Verbrennungsfläche gilt, daß die Innenfläche der Hand mit Fingerbeugeseiten des Patienten etwa **einem Prozent der Körperoberfläche** entspricht. Die Abbildung 26-14 stellt das Schema zum Bestimmen der Ausdehnung einer Verbrennung im Kindesalter dar.

■ **Kriterien für die Aufnahme auf eine Brandverletztenstation**

Nach den Empfehlungen des Arbeitskreises „Das brandverletzte Kind", sollten Kinder
- mit einer Brandverletzung Grad II und III von über zehn Prozent der Körperoberfläche
- bei Verbrennungen unter zehn Prozent mit zusätzlichen Risikofaktoren wie Verbrennungen des Gesichtes, der Hände, Füße und des Anogenitalbereichs, sehr junge Säuglinge
- bei Verdacht auf Inhalationstrauma
einem speziellen Brandverletztenzentrum zugeführt werden.

26.8.2 Erstversorgung

Im Vergleich zum Erwachsenen ist bei Kindern mit Brandverletzungen zum Überwinden der **Schockphase** eine höhere und aggressivere **Flüssigkeitstherapie** notwendig. Die Überlebensquote konnte in den letzten Jahren durch eine gute Versorgung in der Initialphase verbessert werden.

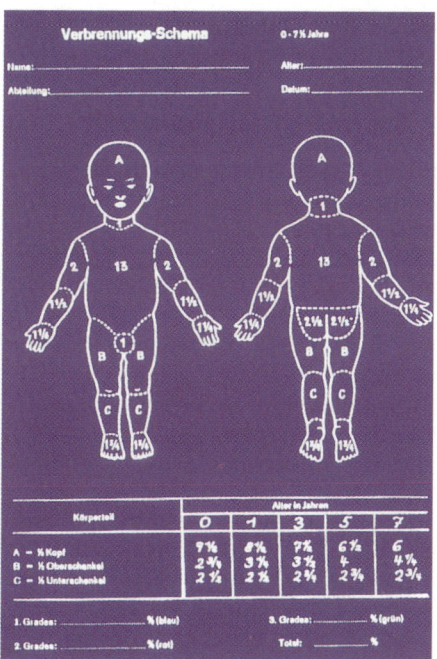

Abb. 26-14 Schema zur Bestimmung der Ausdehnung einer Verbrennung im Kindesalter

 Die drei Grundprinzipien in der Versorgung von Brandverletzten sind: Kühlen, Analgosedierung und Infusionstherapie.

26.8.2.1 Kühlen

Das Kühlen der Brandwunde ist besonders wichtig und steht an erster Stelle der Erstversorgung.

 Das Auftragen von Mehl, Ketchup, Joghurt oder Zahnpasta verschlimmert die Wunde und ist grundsätzlich zu unterlassen.

Nach dem **Entfernen** der **Kleidung**, die sehr viel Wärme speichern kann, sollte die Verletzung zunächst für **30 Minuten**, dann je nach Körpertemperatur für weitere 30 Minuten **gekühlt** werden.

Unter **Berücksichtigung** der **Körpertemperatur** sollte die Kühlung der Brandwunden auch auf dem Transport nicht unterbrochen werden. Die Qualität des Wassers ist zweitrangig. Die Kühlung der Wunde ist sehr wichtig für die Behandlung des **Verbrennungsschmerzes**. Sie verhindert ein Tiefertreten der Wärme und eine Verschlimmerung der

Verbrennungswunde, gleichzeitig wirkt sie abschwellend auf das **Wundödem** und die **Wundexsudation**.

26.8.2.2 Analgosedierung

Der Verbrennungsschmerz gehört mit seiner Intensität und der Beeinträchtigung des Kreislaufs mit zu den **stärksten Schmerzen** und erfordert eine rasche Gabe von potenten **Analgetika** (Schmerzmedikamente).

Erst nach ausreichender Analgosedierung läßt sich in Ruhe und ohne Streß für das Kind ein sicherer **venöser Zugang** legen.

Die intramuskuläre Injektion ist bei traumatisierten Kindern im Schock nur als Ausnahme in den ersten Minuten berechtigt, da sonst wertvolle Zeit bis zum Beginn der Infusionstherapie verlorengeht.

26.8.2.3 Infusionstherapie

Ersetzt werden muß die Flüssigkeit, die der Körper verliert. Der Verbrennungsschock ist in erster Linie ein **Volumenmangelschock**. In den ersten Minuten nach dem Verbrennungstrauma kommt es zu einer **maximalen Flüssigkeitsverschiebung** im Körper. Wasser und Elektrolyte fließen in die Verbrennungsblasen, in das Wundödem und in das Gewebe von nicht verbrannten Arealen, so daß zunächst Wasser und Elektrolyte ersetzt werden müssen.

Hierzu eignet sich am besten eine Ringer- oder Ringer-Laktat-Lösung. Die **Infusionsgeschwindigkeit** läßt sich für die ersten Minuten bis zum Vorliegen von Körpergewicht und Ausdehnung der Verbrennung nur abschätzen. Als Faustregel gilt für die ersten Minuten bzw. Stunden, die „Schockformel" von 20 bis 40 ml/kg KG/Stunde. Dabei muß der kritische Zustand des Patienten berücksichtigt werden, um möglichst rasch stabile Kreislaufverhältnisse zu erhalten. In manchen Fällen benötigt das Kind zwei Infusionszugänge.

• **Kinder mit einer Verbrennung bis zu 10 Prozent**
– benötigen oft keine spezielle Lösung während der Initialtherapie
• **Bei Verbrennungen unter 40 Prozent**
– sollten primär **kristalline** Lösungen wie Ringer-Laktat-Lösung zur Anwendung kommen

– nur bei protrahiertem Schock oder früher chirurgischer Behandlung eignen sich in der Initialphase zusätzlich hypertone saline und kolloidale Lösungen (z.B. HES) oder Dextran
• **Bei Verbrennungen über 40 Prozent**
– die Kinder benötigen kristalline und kolloidale Lösungen sowie Serumpräparate wie Plasma, Humanalbumin, Erythrozytenkonzentrat und evtl. Plasmapherese

Bereits in den ersten Stunden muß je nach Alter eine **Urinstundenmenge** angestrebt werden.

– bei Jugendlichen 0,5 bis 1,0 ml/kg KG/Stunde
– bei Kleinkindern und Säuglingen 1,0 bis 2,0 ml/kg KG/Stunde

Zur Überwachung der Urinstundenmenge eignet sich das frühe Legen eines **Harnblasenkatheters**. Andere urinableitende Systeme werden später unter stationären Bedingungen gelegt.

Von der frühen Anwendung von Plasmapräparaten wird abgeraten, da durch das Kapillarleck die Eiweiße nur in das verbrannte Gewebe abwandern und damit das Wundödem nur verstärken und evtl. die Durchblutung des verbrannten Gebietes noch weiter herabsetzen. Erst nach 16 bis 24 Stunden hat sich das Kapillarleck wieder etwas gebessert, so daß dann Plasmapräparate sinnvoll sind.

26.8.3 Stationäre Behandlung

Nach Aufnahme der Kinder in der Klinik wird im Regelfall die Wunde versorgt und gesäubert, und die Brandblasen werden in **Intubationsnarkose** abgetragen. Auch lassen sich über den liegenden Tubus mit dem flexiblen Bronchoskop sehr rasch die Schwere des **Inhalationstraumas** und ein mögliches **Lungenversagen** (ARDS) abschätzen. Zu diesem Zeitpunkt muß eine **Rauchgasvergiftung** durch Kohlenmonoxid bzw. Reizgase durch entsprechende Untersuchungen ausgeschlossen werden.

Die Patienten mit ausgedehnten Verbrennungen benötigen fast immer **zentrale Katheter** zur sicheren Infusion und zum Bestimmen des zentralen Venendrucks (Kap. 17.2.1). Blasenkatheter beinhalten ein hohes Infektionsrisiko für den Patienten und sollten nicht länger als zwei Tage liegen. Alternativ eignet sich zur Überwachung der Urinstundenmenge eine **suprapubische Blasenableitung** (Kap.

16.2.5). Diese kann bis zu sechs Wochen liegen bleiben.

26.8.3.1 Stationäre Infusionstherapie

Zur Kreislaufstabilisierung eignen sich eine Ringerlösung sowie 6% Dextran 40. Humanalbuminlösungen, Plasmapräparate wie PPL werden erst ab der 16. bis 24. Stunde nach dem Trauma verabreicht. Die Gabe von Promit® vor der Dextraninfusion reduziert die **möglichen allergischen Reaktionen** auf das Dextranmolekül.

Nach Ablauf der ersten acht bis zwölf Stunden mit Verbesserung der Kapillarpermeabilität ist die **Hypoproteinämie** für die Ödeme im verbrannten und nichtverbrannten Gebiet ein wichtiger Faktor und sollte durch Infusionen von proteinhaltigen Lösungen kompensiert werden. Der Inhalt von Verbrennungsblasen enthält 4 bis 5 mg/dl Eiweiß. Frischplasma enthält alle Plasmafraktionen und wäre ein idealer Ersatz für den Proteinverlust über die Haut. Die Gefahr der Übertragung von Hepatitis C, CMV (Zytomegalievirus), HIV schränkt die Anwendung als Eiweißersatz jedoch ein. Humanalbumin 5% ersetzt nur den Albuminverlust und sollte als kontinuierliche Infusion unter Berücksichtigung des Serumeiweißwertes verabreicht werden. Bei therapieresistentem Schock, schwerer Hämolyse und frühen Spaltungen und Nekroseabtragungen ist manchmal die **Transfusion** von Erythrozytenkonzentrat erforderlich.

Bei Verbrennungen des Gesichtes, des Halses und tiefen Verbrennungen des Thorax sollte die Indikation zur Intubation recht großzügig gestellt werden, da durch das rasche Auftreten des Wundödems evtl. eine spätere Intubation nur mit großen Schwierigkeiten möglich ist. Oft ist eine ausreichende Analgosedierung erst nach Intubation und maschineller Beatmung möglich.

Sollte unter maximaler Flüssigkeitstherapie keine Stabilisierung des Kreislaufes erreicht werden und ein herabgesetzter kardialer Auswurf zu verminderter Gewebeperfusion führen, so ist der Einsatz von inotropen Substanzen gerechtfertigt.

26.8.3.2 Kontrollparameter

Durch verzögerte Behandlung des Verbrennungsschocks kann es zu einer starken Beeinträchtigung sämtlicher **Schockorgane** wie

Lunge, Leber, Niere und Darm kommen. Die Ausbildung eines **Multiorganversagens** vermindert die Überlebenschancen sehr deutlich. Die starke Beeinträchtigung des Organismus und **Postaggressionsstoffwechsels** sowie die umfangreiche, aufwendige Therapie erfordern eine **intensive Überwachung der Vitalparameter**.

• **Gewicht**
– eine Zunahme in den ersten 24 bis 48 Stunden um zehn Prozent sollte nicht überschritten werden

 Ein vermehrtes Wundödem mindert die Hautdurchblutung des verbrannten Gewebes, und es kann zur Ausbildung eines Lungenödems kommen.

• **Blutdruck**
– bei erhöhtem Sympathikotonus kurz nach dem Verbrennungstrauma sind der Blutdruck und Puls empfindliche Parameter zum Beurteilen des Volumenhaushaltes

 Ein Abfall des Blutdrucks mit Anstieg der Herzfrequenz zeigt einen Volumenmangel an.

• **Urinausscheidung**
– wichtiger Parameter für Flüssigkeitshaushalt und Nierenfunktion
– eine **Bilanz aus Ein-, Ausfuhr und Körpergewicht** zeigt rasch, wieviel Flüssigkeit der Körper zuviel oder zuwenig angeboten bekam
• **Blutgasanalyse**
– in den ersten Stunden zunächst ein- bis zweistündlich
– später je nach Klinik in größeren Abständen
– Blutgasanalyse zeigt viele Organfunktionen und mögliche Stoffwechselstörungen an
• **Körpertemperatur**
– durch den Verlust der Schutzfunktion der Haut in den ersten Stunden nach dem Unfall ist der Patient stark gefährdet zu unterkühlen

 Die Hypothermie kann zu einer Verstärkung des Postaggressionsstoffwechsels führen.

• **Zentraler Venendruck**
– ist zunächst niedrig und sollte unter Volumengabe bei 0 bis 5 cmH$_2$O liegen

 Ein Abfall des zentralen Venendrucks weist auf eine mangelhafte Volumenzufuhr und ein Anstieg auf eine Überinfusion und/oder drohende kardiale Dekompensation hin.

• **Hämatokrit und Hämoglobin**
– die Veränderungen von Hämatokrit und Hämoglobin zeigen einen evtl. Blutverlust oder eine Unter- oder Überinfusion an
• **Elektrolyte**
– der Patient verliert in den ersten Stunden massiv Natrium und Wasser, je nach Grad und Ausdehnung der Verbrennung
– engmaschiges Monitoring der Serumelektrolyte zum Beurteilen der Substitution
– der Natriumwert sollte zwischen 135 bis 150 mval/l liegen
• **Blutzucker**
– zunächst kommt es durch den Streß zu einer gestörten Glukoseverwertung
– Blutzucker ist ein Parameter des Energiehaushalts und des Stoffwechsels
• **Serumproteine**
– relativieren den initialen hohen Proteinverlust in den ersten Stunden
– die Eiweißwerte sollten zwischen 4,0 bis 5,3 g/dl und die Albuminwerte zwischen 2,5 bis 3,6 g/dl liegen
• **Blutgerinnung**
– bei ausgedehnten Verbrennungen und längerer Kreislaufinstabilität kann sich eine Verbrauchskoagulopathie entwickeln
– Gerinnungsstatus ist notwendig zur rechtzeitigen Behandlung einer disseminierten Gerinnungsstörung, zur Kontrolle der Heparinisierung und AT-III-Substitution
• **Osmolalität**
– Serum- und Urinosmolalität zur Beurteilung des Flüssigkeitshaushalts
– die Serumosmolalität sollte 280 bis 290 mosmol/l und die Urinosmolalität 700 mosmol/l nicht überschreiten
– das spezifische Gewicht der Urins sollte unter 1020 liegen

26.8.3.3 Antibiotische Therapie

Eine generelle oder prophylaktische Antibiotikatherapie ist unnötig, da hierdurch nur resistente Bakterienstämme gezüchtet werden. Nur nach ausführlicher regelmäßiger bakteriologischer Diagnostik mit Blut-, Urinkulturen und Abstrichen behandelt man eine evtl. Infektion gezielt antibiotisch. Nach Überwindung der Infektion muß das Antibiotikum wieder abgesetzt werden, um evtl. nach erneuter Diagnostik eine neue Infektion wiederum gezielt zu behandeln.

26

26.8.3.4 Stationäre Analgosedierung

Eine adäquate Analgosedierung bereitet immer wieder Schwierigkeiten. Die Kombination von einem Analgetikum mit einem Sedativum oder Neuroleptikum hat sich in der Behandlung von starken Schmerzzuständen fast überall durchgesetzt. Ein Therapieschema der Analgosedierung sollte stufenweise aufgebaut sein.

 Die Schmerzfreiheit nach einem Verbrennungsunfall ist für Kinder zur Minderung der Schockphase notwendig.

26.8.3.5 Inhalationstrauma

Bei Patienten mit ausgedehnten Verbrennungen treten immer wieder pulmonale Probleme auf. Besonders bei Brandverletzten mit **Inhalationstrauma** sind die rechtzeitige und richtige Schocktherapie und Beatmung auch ein Schutz für die Lunge. Bei Verdacht auf ein Inhalationstrauma oder eine Rauchgasinhalation ist eine frühe **Sauerstoffbehandlung** indiziert und noch vor dem Auftreten eines Ödems des Gesichtes oder der Atemwege eine **Intubation** und **maschinelle Beatmung** notwendig. Die Beatmung sollte bei einer Kohlenmonoxidvergiftung zunächst mit 100 Prozent Sauerstoff und bei drohendem Lungenversagen aufgrund des Inhalationstraumas mit einem PEEP (Kap. 11.9.3.2) bis zu $6\,cmH_2O$ und der Situation entsprechendem Sauerstoff erfolgen.

26.8.4 Stationäre Erstversorgung bei Kindern mit Verbrennungen und Verbrühungen

Die Behandlung schwerbrandverletzter Kinder sollte wegen des hohen Infektionsrisikos im **Einzelzimmer** der Intensivstation oder in speziellen Brandverletzteneinheiten erfolgen, die durch Schleusen vom übrigen Pflegebereich abgetrennt sind. Die Räume dürfen nur mit **sterilem Kittel**, **sterilen Operationshandschuhen** sowie **Kopfhaube**, **Mundschutz** und **Bereichsschuhen** betreten werden. Diese Regelungen gelten für alle Personen, auch für Besucher. Alle notwendigen Arbeitsmittel sind desinfiziert, soweit als möglich sterilisiert.

Die Patientenzimmer sollten klimatisiert sein, so daß eine patientenangepaßte Regulierung der **Zimmertemperatur** (28 bis 37 °C) und der **Luftfeuchtigkeit** (etwa 60 Prozent) möglich ist. Durch Einsetzen von Über- und Unterdruck kann der Keimstrom günstig beeinflußt werden.

Das **Notfallteam**, bestehend aus einem Pädiater, einem Anästhesisten, einem Chirurgen und zwei Pflegekräften, ist ständig einsatzbereit, egal ob der Patient angemeldet ist oder überraschend eingeliefert wird.

 Eine wichtige Voraussetzung für eine optimale Erstversorgung ist die ständige Einsatzbereitschaft eines Notfallteams.

■ Vorbereitung des Behandlungsraumes

Im Behandlungsraum befinden sich sämtliche Geräte und Materialien, die zur Überwachung bzw. Unterstützung der Vitalfunktionen nötig sind. In Brandverletztenzentren sind spezielle Badewannen mit Duschvorrichtungen und höhenverstellbaren Tragen installiert.

Funktionsfähigkeit und Vollständigkeit der Notfallausrüstung werden täglich vom Pflegepersonal geprüft. Benötigtes Material für die Erstversorgung der Wunden wird patientenindividuell hinzugefügt. Die **Raumtemperatur** sollte 37 °C betragen.

■ Vorbereitung des Patientenzimmers

Ein Zimmer ist **stets** für die Aufnahme eines Intensivpatienten **vorbereitet**. Es beinhaltet die Standardausrüstung zur Überwachung und Kontrolle der Vitalwerte (Kap. 11.9.4.1) sowie eine Bettenwaage. Vor der Aufnahme des Patienten werden ein altersentsprechendes Bett mit speziellen, keimarmen Auflagen aus Schaumstoff, ein evtl. benötigter Respirator sowie Pflege- und Verbandmaterial für einen Tag bereitgestellt. Die **Raumtemperatur** beträgt etwa 36 °C und wird später dem Patienten angepaßt reguliert.

26.8.4.1 Basismaßnahmen

Die Erstversorgung erfolgt in der Regel in **Intubationsnarkose**, unter laufenden **Kontrollen von Vital- und Blutwerten**. Die Indikation zum Legen **invasiver Katheter** (zentraler Venenkatheter, Arterienkatheter, suprapubische Blasenableitung) richtet sich nach Ausdehnung und Tiefe der Wunden. Aus hygienischen Gründen **rasiert** man bei schweren Brandverletzungen die **Kopfhaare**.

 Augenbrauen und Wimpern werden nicht entfernt, auch wenn das Gesicht betroffen ist.

Bei umschriebenen Verbrennungen erfolgt grundsätzlich eine Rasur der betroffenen Extremität, bei den Armen auch eine Rasur der Achselhaare, bei den Beinen wird die Schambehaarung entfernt.

Um einen Überblick über die Keimbesiedelung der Wunden zu erhalten, werden bei der Aufnahme und im Verlauf in regelmäßigen Abständen **bakteriologische Kontrollen** der betroffenen Hautareale (Abstriche), des Tracheal- oder Rachensekrets und des Katheterurins vorgenommen.

Erst anschließend erfolgt die **Versorgung der Wunden**, welche kontinuierlich weiter **gekühlt** werden. Die Kühlung der Wunden ist noch bis zu zwei Stunden nach dem Unfall sinnvoll. Die Wassertemperatur sollte bei 15 bis 20 °C liegen.

Die **betroffenen Areale** werden mit medizinischer Seife und sterilen Kompressen oder Bauchtüchern **gereinigt**, **Blasen eröffnet** und **Hautreste** mit Schere und Pinzette **abgetragen**. Abfallende Finger- und Fußnägel sind ein Zeichen einer Grad-III-Verbrennung und werden entfernt.

Abschließend erfolgt eine **Ganzkörperwaschung**.

Die **Dokumentation der Wunden** wird erst nach gründlicher Waschung und Abtragung von Blasen bzw. Blasenresten vorgenommen, um die Beurteilung von Ausdehnung und Tiefe korrekt treffen zu können.

Bei zirkulären Verbrennungen Grad III an Armen, Beinen, Brustkorb und Hals setzt der Chirurg **Entlastungsschnitte** (Escharotomie oder Fasziotomie), um die Durchblutung und eine unbehinderte Atmung zu gewährleisten. In diese Schnitte wird als Wundschutz **Kunsthaut** (z.B. Epigard®) eingenäht oder **Fettgaze** (z.B. Jelonet®) gelegt. Die Schnittführung erfolgt nach anatomisch-funktionellen Gesichtspunkten.

Liegt keine Indikation für die Aufnahme in eine Brandverletzteneinheit vor, werden die Wunden mit Salbenkompressen belegt und mit sterilen, elastischen Mullbinden fixiert. Bei Patienten, die in der Spezialabteilung ver-

bleiben, setzt man die weitere Wundbehandlung im Patientenzimmer fort.

26.8.4.2 Lokale Wundbehandlung

Ziel der Behandlung ist die **rasche infektfreie Abheilung** der Wunden, damit ein bestmögliches kosmetisches Resultat erzielt wird und die Funktionsfähigkeit erhalten bleibt.

 Bei allen Formen der Wundbehandlung hat die Infektionsprophylaxe oberste Priorität.

Die Wundbehandlung kann offen oder geschlossen erfolgen und wird in **Narkose** oder ausreichender **Analgosedierung** vorgenommen.

■ Geschlossene Wundbehandlung

- **Salbenverband**
- desinfizierende Salben (z.B. Betaisodona®-Salbe, Flammazine®) werden auf Fettgaze (z.B. Jelonet®, Tulle gras®) oder sterile Mullkompressen aufgetragen und mit elastischen Mullbinden fixiert
- der Verband ist, je nach Wirkungsdauer der Salbe, ein- odcr mehrmals täglich zu wechseln
- Anwendung im ambulanten und stationären Bereich
- **Verband mit Siliconmembran (z.B. Biobrane® II)**
- Membran haftet auf der Wunde
- Schutzverband bedeckt die Membran, wird einmal täglich gewechselt
- die Membran bleibt bis zur Wundheilung liegen

 Die täglichen Verbandwechsel sind weniger schmerzhaft, die Mobilität des Patienten ist weniger beeinträchtigt, und er kann schneller in die ambulante Therapie entlassen werden.

26

26

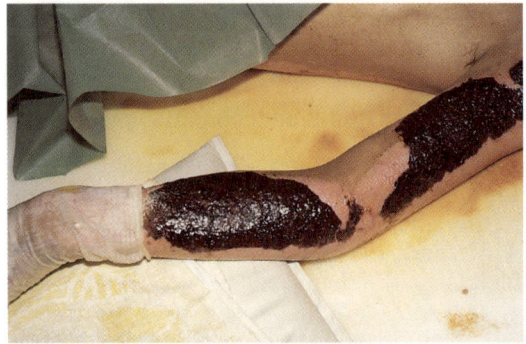

Abb. 26-15 Verschorfung nach Grob (Modifikation Hettich), beginnende Spontanheilung

■ **Offene Wundbehandlung**

• **Verschorfung (Gerbung) nach Grob (Modifikation nach Hettich)**

Dreistufenplan in Narkose (Abb. 26-15)

– zunächst Wundgrund mit 10 %iger PVP-Jod-Lösung (Betaisodona®) benetzen und trockenfönen
– weiter, unter konstantem Fönen, 5 %ige Tanninlösung und 10 %ige Silbernitrat-Lösung auftragen (aufgrund der Gefahr einer Quecksilberintoxikation verbietet sich der früher übliche Einsatz von Mercurochrom®)
– es entsteht ein fester schwarzer, silbrigglänzender Gerbschorf, der die Wunde vor Infektionen schützt

Nach Abschluß dieser Maßnahmen entfallen die täglichen, belastenden Verbandwechsel. Unter dem Schorf bildet sich bei oberflächlichen Verbrennungen Grad II nach etwa 14 bis 21 Tagen das **neue Epithel**, und der Schorf hebt sich vom Wundgrund ab.

• **Panzerung mit 10 %iger PVP-Jod-Lösung**

Diese Behandlungsmethode eignet sich für Verbrennungen oder Verbrühungen Grad II und III, auch wenn Gelenke betroffen sind,

– auf die betroffenen Wundareale zunächst stündlich 10 %ige PVP-Jod-Lösung (z. B. Betaisodona®-Lösung) sprühen oder tupfen

 Durch die vermehrte Jodexposition kommt es kurzfristig zu einer vorübergehenden Blockierung der Schilddrüse.

– wegen des ständig austretenden Wundsekrets dauert es etwa zwei bis drei Tage, bis sich ein fester Panzer gebildet hat

Es ist darauf zu achten, daß Ablagerungen (PVP-Jod-Lösung, Fibrin) an den Wundrändern vermieden werden, um eine gleichmäßige Panzerung zu erreichen.

– in den folgenden Tagen verstärkt sich durch ein achtstündliches Auftragen der Jod-Lösung der Panzer noch
– bei oberflächlich dermalen Wunden hebt sich der Panzer nach 14 bis 21 Tagen vom abgeheilten Untergrund ab und wird in Etappen abgetragen

Das regelmäßige Auftragen der Desinfektionslösung ist bis zur Panzerbildung für den Patienten äußerst schmerzhaft. Er benötigt daher vermehrt Analgetika. Gleichzeitig ist eine gute Sedierung erforderlich. Der Patient muß in einer vorgegebenen Lagerung verbleiben, da sonst der Panzer beschädigt und damit seine Funktion aufgehoben wird.

Beide Verschorfungsmethoden erlauben im Verlauf keine Inspektion und Beurteilung der Wunden. Ein vorzeitiges Abheben oder ein Infektionsherd unter dem Panzer ist oftmals erst spät erkennbar.

Ein gut ausgebildeter, unbeschädigter Panzer schützt die Wunde bei optimalem Verlauf hervorragend gegen Infektionen und ermöglicht eine ungestörte Wundheilung. Bei tiefen Verbrennungen oder Verbrühungen (Grad II b und III) soll der Schorf einen **passageren Schutz** bis zur erforderlichen Operation bieten. Da die Beurteilung der Wunden nach der Gerbung erheblich beeinträchtigt ist, sollten gegebenenfalls die operationsbedürftigen Areale markiert werden (z. B. mit Wundklammern). Heute wird allerdings eine frühe chirurgische Versorgung (Nekrosenabtragung und Transplantation) angestrebt.

• **Salbentüll**

Salbentüll oder Salbenkompressen (siehe geschlossene Behandlung) werden ohne weitere Fixation auf die Wunden gelegt und, je nach Wirkungsdauer der Salbe, erneuert.

Über Hände und Füße, mit tiefen ausgedehnten Verbrennungen, zieht man zusätzlich Handschuhe bzw. Füßlinge aus Goretex®. Dadurch werden die Wunden vor Austrocknung geschützt und das aktive und passive Bewegen der Gelenke ermöglicht.

Salbenverbände können sehr feste, panzerähnliche Beläge bilden, welche die Wundbeurteilung erschweren. Sie müssen später operativ oder durch Auflösen mit Enzymsalbe (z.B. Fibrolan®) entfernt werden.

■ **Operative Wundbehandlung**

Die chirurgische Behandlungsmethode richtet sich nach der Ausdehnung und der Tiefe der Verletzung. Innerhalb der ersten Stunden beurteilt man die Wunden der Patienten, um zu entscheiden, welche Hautbezirke transplantiert werden müssen. Durch frühe operative Maßnahmen verkürzt sich die Zeit der Wundheilung deutlich. Das spätere Aussehen der Narben kann so optimal wie möglich gestaltet, und Bewegungseinschränkungen im Bereich der Gelenke können vermieden werden.

Vor einer Transplantation muß das **verbrannte Gewebe vollständig entfernt** werden. Bei großflächigen, tieferen Verbrennungen oder Verbrühungen (Grad II b bis III) beginnt man bereits nach ein bis zwei Tagen mit der **Frühexzision**, um eine Infektion der Brandwunden zu verhindern und um den Einstrom von **Verbrennungstoxinen** zu reduzieren. Wegen des beträchtlichen intraoperativen Blutverlustes sollten nicht mehr als zehn bis fünfzehn Prozent der verbrannten Körperoberfläche in einer Sitzung abgetragen werden.

Die vorbereitete Wunde wird mit **autologer (körpereigener) Spalthaut** gedeckt. Spalthaut ist ein freies Hauttransplantat (kein Gefäßanschluß), es umfaßt die Epidermis und Teile des Koriums. Um die entnommene Spalthaut auf ein Mehrfaches seiner ursprünglichen Größe dehnen zu können, wird ein netzartiges Schnittmuster in den Hautlappen gestanzt (Meshgraft). Im Gesichts- und Halsbereich verzichtet man auf das Einsetzen der Meshgraft, um ein besseres kosmetisches Ergebnis zu erzielen. Besonders geeignete **Entnahmestellen** sind die **behaarte Kopfhaut** (die Haare wachsen problemlos nach, da die Entnahme oberhalb der Haarwurzeln erfolgt) und die **Oberschenkel**. Diese neu entstandenen Hautdefekte verschließen sich spontan durch Epithelisierung, wobei Narben zurückbleiben können. Eine Wiederholung der Entnahme ist in Abständen von etwa zehn Tagen möglich.

Ist die Verbrennung oder Verbrühung zu ausgedehnt, um alle Wunden mit Eigenhaut zu decken, kommt **temporärer** Hautersatz (Spenderhaut oder künstliche Haut) zum Einsatz, bis wieder Eigenhaut zur Verfügung steht. Bei Verletzungen über 60 Prozent Körperoberfläche besteht die Möglichkeit, aus einer **Hautbiopsie** des Patienten Keratinozyten (nicht vollständig ausgebildete Epithelzellen) zu züchten. Diese stehen nach drei Wochen zur Verfügung, sind aber in der Einheilphase und noch während einiger Wochen nicht sehr widerstandsfähig.

Die Transplantate werden auf die Wunden geklebt (Fibrinkleber), am Wundrand festgenäht oder mit Klammern fixiert. Zum Schutz vor Infektion, Austrocknung und Beschädigung und als zusätzliche Fixation ist ein **steriler Verband** aus Salbentüll und Polstermaterial notwendig.

Entnahmestellen werden mehrschichtig mit Salbentüll belegt und erhalten bis zur Spontanheilung einen **Druckverband**.

Bei aseptischen Wunden erfolgt der **erste Verbandwechsel** nach fünf Tagen, drohen eine Wundinfektion oder andere Komplikationen, bereits nach zwei bis drei Tagen. Im weiteren Verlauf vorgenommene **Ganzkörperdusch- oder -vollbäder** (nach ärztlicher Verordnung) dienen der Wundreinigung und beschleunigen das Einheilen der Transplantate. Größere Restdefekte müssen evtl. nachtransplantiert werden, kleinere Defekte heilen unter Salbentüll mit Fibrolan® (Beläge) oder desinfizierenden Salben (Infektion) oder durch Auflegen von NaCl-0,9%-getränkten Kompressen komplikationslos ab.

26.8.5 Pflege bei Kindern mit Verbrennungen oder Verbrühungen

26.8.5.1 Pflege nach Lokalbehandlung, Transplantation

Nach spontaner Wundheilung oder abgeschlossener operativer Behandlung bedarf die empfindliche Haut einer sorgfältigen Pflege. Tägliche Dusch- und Vollbäder erleichtern das Entfernen alter Salbenreste und fördern das Wohlbefinden. Die **Haut** muß in regelmäßigen Abständen **dünn gefettet** werden (z.B. Linola®, Panthenol), um sie geschmeidig zu halten und den evtl. auftretenden **Juckreiz** zu mildern. Gleichzeitig beugt gezielte Massage der **Keloidbildung** vor, bzw. bestehende Keloidstränge werden elastischer.

26

 Hauttaschen und Keloidstränge müssen besonders sorgfältig inspiziert, gereinigt und gepflegt werden.

In den ersten 24 Monaten nach Wundheilung müssen die Kinder eine direkte **Sonneneinstrahlung vermeiden**.

In der Zeit von der Aufnahme bis zum Abschluß der primären chirurgischen Eingriffe hat die **physiotherapeutische Behandlung** zwei Schwerpunkte:
– prophylaktische Atemtherapie
– Verhütung von Mobilitäts- und Funktionsverlusten

Inhalationstrauma, Schmerzen und Ruhigstellung des Patienten können zu pulmonalen Komplikationen führen. Deshalb ist es wichtig, mit jedem Kind prophylaktisch eine **aktive** (z.B. Wattepusten, Seifenblasen, Luftballon aufblasen) oder **passive** (Vibration, Lagerung etc.) **Atemtherapie** vorzunehmen. Die Atemtherapie wird bis zur definitiven Mobilisation fortgeführt und muß bei jeder postoperativen Ruhigstellung wieder in den Therapieplan aufgenommen werden.

Durch hypertrophe Narbenbildung kommt es bei Kindern eher zu Funktionsverlusten betroffener Gelenke als bei Erwachsenen. Dieser **Kontrakturgefahr** muß von Anfang an durch geeignete Lagerung begegnet werden (Kap. 9.3). Druck- und Zugverletzungen an Gelenken, Haut und Nerven sind zu vermeiden.

Betroffene Extremitäten müssen **hochgelagert** werden, um einer Ödembildung entgegenzuwirken. Die Lagerung der Gelenke erfolgt, nach Absprache mit den Krankengymnasten, im Wechsel von Flexion und Extension, bei betroffenen Gelenken überwiegend in Streckung und Abduktion. Arme sollten im Schulterbereich nie einen Winkel von 90 Grad unterschreiten. Bei Verbrennungen oder Verbrühungen im vorderen Hals- und oberen Thoraxbereich wird der Hals überstreckt gelagert. Eine **Spitzfußprophylaxe** erfolgt konsequent bei Patienten mit Wunden in diesem Bereich oder bei vorhandener Spitzfußstellung (Kap. 9.3).

 Die Verbandwechsel in Narkose bieten eine gute Möglichkeit, die Gelenke durchzubewegen, ohne dem Kind Schmerzen zuzufügen. So kann jederzeit eine genaue Übersicht über die freie Beweglichkeit der Gelenke erlangt werden.

Operierte Wundbereiche müssen bis zum Einheilen der Transplantate **ruhiggestellt** werden. Nach Abschluß der primären Chirurgie nimmt die **aktive Bewegungstherapie** den wichtigsten Platz im Therapieprogramm ein. Das passive Bewegen der Gelenke wird fortgesetzt, bis die bestmögliche Beweglichkeit erreicht ist. Kräftigungsübungen sind notwendig, Ausdauer und Koordination müssen geschult werden. Bei Säuglingen und Kleinkindern ist das Beobachten der **motorischen Entwicklung** wichtig, um durch die Krankheit hervorgerufene Entwicklungsrückstände frühzeitig erkennen und therapieren zu können.

Die letzte Phase der stationären Behandlung umfaßt auch das Anpassen der Hilfsmittel. **Kompressionsanzüge** und **Siliconmasken** nach Maß sollen durch gleichmäßig ausgeübten Druck der Bildung von hypertrophen Narben entgegenwirken. **Lagerungsschienen** werden gegebenenfalls angefertigt, um durch Dehnung und Gegenzug Kontrakturen zu vermeiden.

Diese intensiven Maßnahmen müssen ungefähr zwei Jahre konsequent fortgesetzt werden, um ein bestmögliches funktionelles und kosmetisches Ergebnis zu erhalten.

 Die Kinder müssen die Kompressionsanzüge 24 Stunden pro Tag tragen.

26.8.5.2 Besonderheiten bei der Pflege von Kindern mit Brandverletzungen

Die Pflege schwerbrandverletzter Kinder stellt physisch und psychisch hohe Anforderungen an das betreuende Personal und sollte durch ein spezialisiertes Team ausgeführt werden. **Kontinuität im Umfeld des Patienten** ist unerläßlich, um eine **Vertrauensbasis** aufzubauen. Einheitliche Richtlinien für die Therapiemaßnahmen erleichtern die Pflege und begünstigen den Heilungsprozeß.

■ Besonderheiten beim Schlafen und Wachsein

Starke Schmerzen und intensivmedizinische Behandlung bewirken beim Patienten eine **Störung** seines **Biorhythmus**. Konstante Analgosedierung in der Anfangsphase läßt keinen Wechsel von Schlafen und Wachsein zu. Bei der Pflege dieser Kinder ist deshalb auf eine besonders **gute Koordination** von belastenden Maßnahmen wie Verband- und Bettenwechsel, Körperpflege oder Blutentnahmen und anschließenden ausreichenden **Ruhepausen** zu achten. Zur Nachtruhe sind ein abgedunkeltes Zimmer, Vermeiden von Lärm und Reduzieren der therapeutischen Maßnahmen wichtig. Da der Patient meist nicht in der Lage ist, seine Bedürfnisse verbal oder nonverbal zu äußern, ist eine sorgfältige **Krankenbeobachtung** von Mimik, Gestik, Herzfrequenz, Blutdruck und Schwitzen notwendig.

Im Verlauf der Behandlung wird die Analgosedierung reduziert. Der Patient nimmt seine Umgebung zunehmend bewußter wahr. Unter Berücksichtigung seiner individuellen Bedürfnisse (wie Nachtlicht, Musik, Gute-Nacht-Geschichte, Spielzeug) führt man ihn gezielt zu seinem normalen Schlaf-Wach-Rhythmus zurück.

■ Besonderheiten beim Bewegen

Die zunächst kontinuierliche Analgosedierung, die Art der Verletzung und/oder Transplantation, schränkt den Patienten in seinen Bewegungsmöglichkeiten deutlich ein (Abb. 26-16).

- **Ziele von Pflege und Therapie**
- Folgeschäden wie Kontrakturen oder Thrombosen verhindern oder beheben
- Formen der Bewegungsmöglichkeiten finden und einüben
- Körperbewußtsein finden
- Selbständigkeit des Patienten fördern

Die **Bewegungstherapie** gehört in den Aufgabenbereich der Krankengymnastik und wird vom Pflegepersonal unterstützt. Die ständig wechselnden Situationen erfordern eine Absprache zwischen Chirurgen, Krankengymnasten und dem Pflegepersonal.

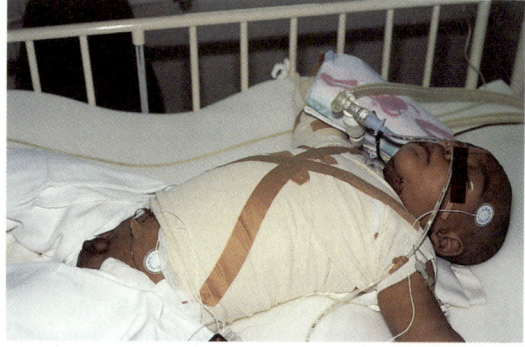

Abb. 26-16 Lagerung nach Transplantation

Die Physiotherapie erfolgt zweimal täglich, ein **Lagerungswechsel** alle zwei bis vier Stunden. Die Gelenke werden regelmäßig passiv durchbewegt. Dabei fixiert eine Hand das nächstliegende Gelenk, die Bewegungen geschehen langsam.

Eine **Thromboseprophylaxe** erfolgt durch Heparingaben nach ärztlicher Verordnung. Eine vorbeugende Lagerung oder Gymnastik (Radfahren) ist nur möglich, wenn von seiten der Krankengymnasten und des Chirurgen keine Einwände bestehen.

Sobald der Zustand des Patienten es erlaubt, wird er unter Einhaltung der physiotherapeutischen Richtlinien **mobilisiert**. Das Kind lernt in kleinen Schritten, die Fähigkeiten seines Körpers wieder einzusetzen (z.B. Sitzen, Aufstehen, selbständiges Essen) und ein **neues Körperbewußtsein** zu entwickeln. Dieses Training bedarf Mitgefühl, aber auch Konsequenz beim Ausüben. Nur so erlangt das Kind seine Selbständigkeit wieder.

■ Besonderheiten beim Sichsauberhalten und Kleiden

Die Grundpflege von Patienten mit Verbrennungen oder Verbrühungen ist in den ersten Tagen durch ein auftretendes, teilweise sehr stark ausgeprägtes **Wundödem** erschwert.

Generell werden während der Verbandwechsel alle intakten Hautareale gereinigt, inspiziert und gepflegt. Bei ausgedehnten Ödemen oder Hautläsionen im Bereich von Mund, Nase, Ohren und Augen ändert sich die Grundpflege.

Die **Augenpflege** ist in diesem Fall nur noch äußerlich durch Fetten der Lider möglich. **Lippen und Zunge** werden kontinuierlich mit Teekompressen belegt oder mit Bepanthen® Augen- und Nasensalbe gefettet, um so ein Austrocknen der Schleimhaut und feste Beläge zu verhindern. **Tubus** und **Magensonde** werden mit einem abgepolsterten Schlauchverband fixiert, damit keine Druckgeschwüre entstehen. Beide Schläuche und das Beatmungssystem müssen entlastend für die Nase gelagert werden.

Die **Ohrenpflege** beschränkt sich auf eine vorsichtige Reinigung des äußeren Gehörgangs, auch wenn sich Salbenreste im inneren Gehörgang befinden.

Je nach Ausdehnung und Lokalisation der Verbrennung oder Verbrühung stehen unterschiedliche Betten mit speziellen Auflagen zur Verfügung.

26

- **Intensivbett mit normaler Matratze und Metaline-Auflage**
- eignet sich für eine geschlossene Wundbehandlung
- mindestens einmal täglich oder nach Bedarf Wechsel von Wäsche und Metaline-Auflage
- **Intensivbett mit speziellen keimarmen Schaumstoffauflagen**
- einmal täglich kompletter Wechsel des Bettes inklusive der Schaumstoffauflagen (Einmalmaterial) und des Lagerungsmaterials
- wiederverwendbares Lagerungsmaterial wird desinfiziert
- bei Bedarf können einzelne Lagen des Schaumstoffs entfernt werden

 Die Schaumstoffauflagen ermöglichen den Abfluß von Wundsekret, dienen der Dekubitusprophylaxe und als zusätzliches Lagerungsmaterial.

- **Mikroglaskugelbett (z.B. Clinitron®)**
- die Mikroglaskugeln befinden sich in einem wannenähnlichen Bett unter einer Polyesterabdeckung
- die Luft wird so durch die Füllung geblasen, daß die Kugeln in einen flüssigkeitsähnlichen Zustand versetzt werden und der Patient auf einer optimalen Auflage mit geringstmöglichem Auflagedruck liegt
- das Filtertuch ist beidseitig durchlässig, sowohl für die ständig zirkulierende, angewärmte Luft als auch für Wundsekrete
- der Quarzsand nimmt das abfließende Sekret auf und kann wieder aufbereitet werden
- das Kind liegt auf einem sterilen Bettlaken, Wechsel nach Bedarf
- **Luftkissenbett (Low-flow-Bett)**
- besteht aus einzelnen aufblasbaren Kissen, die in fünf Zonen (Hauptkörperbereiche Kopf, Rücken, Gesäß, Oberschenkel, Fersen) unterteilt sind
- die Luft wird so durch die Kissenzonen geleitet, daß der Auflagedruck unter der Kapillardruckschwelle liegt
- das Kind liegt auf einem sterilen Bettlaken, Wechsel nach Bedarf

■ Besonderheiten beim Essen und Trinken

Im Verlauf der Verbrennungskrankheit kommt es zum **Hypermetabolismus** (Streßstoffwechsel, Postaggressionsstoffwechsel, Katabolie). Dieser gesteigerte Stoffwechsel, der mit einem Abbau körpereigener Eiweiße einhergeht, erfordert für die Ernährung der Patienten eine **hochkalorische** und **eiweißreiche Nahrungszufuhr** sowie die Substitution von **Vitaminen** und **Spurenelementen**. Zusätzlich müssen der **Energie- und Proteinbedarf** des wachsenden kindlichen Organismus bedacht werden.

Eine **enterale Ernährung** ist bereits sechs bis acht Stunden nach dem Unfall anzustreben, um die Ausbildung des Darms als viertem Schockorgan zu verhindern.

Bei Patienten mit kleinflächigen Verbrennungen oder Verbrühungen ist eine normale eiweißreiche Kost ausreichend. Kinder mit großflächigen Verbrennungen oder Verbrühungen müssen meist über **Magensonde** ernährt werden, da sie nicht in der Lage sind, die geforderte Nahrungsmenge zu sich zu nehmen.

Man beginnt mit kleinen Portionen (z.B. Säuglingsnahrung, Vollmilch, Sondenkost), die je nach Reflux täglich gesteigert werden, bis ein vollständiger Nahrungsaufbau erreicht ist. Gelegentlich reagieren massiv enteral ernährte Kinder mit Diarrhö und/oder Erbrechen und benötigen dann zusätzlich eine parenterale Ernährung.

Eine **Streßulkusprophylaxe** erfolgt mit Sucralfat (Ulcogant®). H_2-Blocker sollten nicht zur Anwendung gelangen, da vermehrt Pneumonien durch bakterielle Besiedelung des Darms beobachtet wurden.

 Ein guter Ernährungszustand fördert die Wundheilung und stärkt die Infektabwehr.

Ein Parameter der Pflege ist die kontinuierliche Ermittlung des **Körpergewichtes**. Der Patient sollte sein Ausgangsgewicht nicht unterschreiten. Zur Kontrolle überwacht man das Körpergewicht mit Hilfe einer **Bettenwaage** kontinuierlich.

■ Besonderheiten beim Ausscheiden

Für die **Ein- und Ausfuhrkontrolle** werden der Urin regelmäßig gemessen (Urinbeutel, Blasenkatheter, suprapubische Blasenableitung) und das spezifische Gewicht, die Blut-, Eiweiß-, Glukose- und Azetonausscheidungen (z.B. Teststreifen, Urometer) bestimmt. Die Bilanz (Kap. 24.2.4) wird sechsstündlich erstellt.

 Aufgrund der Verbrennungskrankheit ist in der Anfangsphase eine positive Bilanz zu erwarten, nach zwei bis drei Tagen überwiegt die Ausfuhr. Nach Abschluß der Wundsekretions-

26

phase und Rückresorption der Ödeme muß wieder eine positive Bilanz erreicht werden, damit kein Gewichtsdefizit entsteht.

Die Analgosedierung führt zu **Störungen der Darmmotilität**. Zum Vermeiden von Obstipation und paralytischem Ileus muß auf täglichen Stuhlgang geachtet werden. In der Regel ist eine Unterstützung erforderlich, z. B. durch Bauchmassage, Darmrohr, Laktulose-Sirup oder Klysma.

■ Besonderheiten beim Regulieren der Körpertemperatur

Die thermische Schädigung der Haut geht mit dem Verlust der Regulationsfähigkeit der Körpertemperatur einher. Bei offener Wundbehandlung muß dieser Verlust durch ein **vollklimatisiertes Zimmer** ausgeglichen werden. Gestik, Mimik, Herzfrequenz, Hautzustand und -kolorit sind Parameter für das Wohlbefinden des Patienten.

■ Besonderheiten bei Atmung und Kreislauf

Bei brandverletzten Kindern stellt der Arzt aufgrund der starken Schmerzen, Lokalisation, Ausdehnung und Tiefe die Indikation für eine **Intubation** und maschinelle Beatmung großzügig. Bei tieferen Verletzungen im Gesichtsbereich ist evtl. eine **Tracheotomie** notwendig.

Die **Überwachung der Beatmungssituation** erfolgt durch konstante Messung von endexspiratorischem Kohlendioxid (Modul), Sauerstoffsättigung (Pulsoxymetrie) und Blutgasanalyse nach ärztlicher Verordnung. Die **Tubuspflege** erfolgt nach dem Standard der Intensivpflege.

Bei Patienten mit einem Inhalationstrauma muß, je nach Grad der Schädigung, eine **intermittierende Lavage** vorgenommen werden, bis eine suffiziente Beatmung möglich ist.

Brandverletzte Kinder sind aufgrund der starken **Mikrozirkulationsstörungen** des gesamten Organismus und ausgeprägter Ödeme prädestiniert für die Entstehung von **Dekubiti**. Eine strenge Lagerung, z. B. nach Transplantation, erhöht das Risiko.

• Spezielle Dekubitusprophylaxe
– gefährdete Stellen hohl oder weich lagern, durch Ein- oder Ausschneiden der Schaumstoffauflagen
– Mikroglaskugel- oder Luftkissenbetten verwenden

– Patienten zur Druckentlastung zwei- bis vierstündlich umlagern
– individuell angepaßte Lagerungshilfsmittel (Einmalmaterial)
– vorgeformte mehrfach verwendbare Schaumstoffschienen (z. B. Koch-Schienen, Headcare-Lagerungsschienen)
– Förderung der Rückresorption der Ödeme durch Hochlagerung der Extremitäten
– guter Ernährungszustand
– frühe Mobilisation

 Druckgeschwüre können innerhalb weniger Stunden entstehen.

■ Besonderheiten bei der sicheren Umgebung

Brandverletzte Kinder sollten zum Schutz vor **nosokomialen Infektionen** in einem vollklimatisierten Einzelzimmer liegen. Die Pflege erfolgt unter **aseptischen Bedingungen**.

Salbenreste, Nekrosen und Fibrinbeläge lassen sich am besten im Bad oder unter der Dusche entfernen. Bei Instabilität des Patienten findet der **Verbandwechsel im Zimmer** statt, dazu benötigt man zwei Pflegekräfte, einen Pädiater, einen Chirurgen und einen Anästhesisten.

Vorbereitung des Verbandtisches
– sterile Abdecktücher
– sterile Waschschüssel mit angewärmter NaCl-0,9%-Lösung
– sterile Kompressen unterschiedlicher Größe
– sterile Verbandstoffschere
– sterile Präparierschere
– sterile gerade Schere
– sterile anatomische Pinzette
– sterile chirurgische Pinzette
– sterile Salbenspatel
– sterile Stoffwindeln
– sterile Badelaken
– sterile Waschlappen
– desinfizierende Salbe, z. B. Flammazine®

Vorbereitung des Patientenzimmers
– Raumtemperatur bei Bedarf erhöhen (Patient kühlt beim Waschen aus)
– für genügend Licht sorgen
– vor Blicken Dritter schützen
– für Platz sorgen
– fahrbarer Abwurfbehälter

Vorbereitung und Lagerung des Patienten
– Patient informieren
– ausreichende Analgosedierung oder Narkose
– Lagerungsmaterial entfernen
– Patient entspannt lagern

Vorbereitung des Patientenbettes
– desinfiziertes Intensivbett
– keimarme Schaumstoffunterlagen
– Lagerungsmaterial

Vorgehen
– vor Beginn des Verbandwechsels erfolgt ein kompletter Bekleidungswechsel des Personals
– Salbenkompressen mit chirurgischer Pinzette entfernen
– Kompressen, Pinzette und Handschuhe abwerfen
– sterile Handschuhe anziehen
– Wunden mit NaCl 0,9% und Kompressen reinigen, dabei Beläge und Blasenreste mit Präparierschere und anatomischer Pinzette abtragen
– Sickerblutungen durch Auflegen von feucht-warmen Kompressen und Kompression stoppen, bei Bedarf koagulieren
– sterile Handschuhe wechseln
– Patient auf sterilen Unterlagen lagern
– Wunden beurteilen
– Ganzkörperwaschung und -inspektion
– Bettenwechsel
– Bekleidungswechsel des Personals
– Kompressen mit Salbenspatel messerrückendick mit Salbe bestreichen, in Größe der Wunden zuschneiden und auf die Wunden auflegen

Nachsorge des Patienten
– Patienten sicher lagern (Bettgitter, evtl. Fixierung)

Entsorgen des Materials
– verwendete Materialien im Patientenzimmer entsorgen (auch Schaumstoffauflagen)
– Arbeitsfläche und wiederverwendbare Materialien desinfizieren
– vor dem Verlassen des Patientenzimmers sterilen Kittel und Handschuhe im Zimmer entsorgen
– Waschschüssel und Instrumente in Desinfektionslösung einweichen (außerhalb des Raumes)

– Dokumentation der Maßnahmen und Zustand der Wunden

Aufgrund der hohen Luftfeuchtigkeit im Patientenzimmer ist eine offene Katheterpflege sinnvoll. Invasive Katheter können im Wundbereich plaziert werden, da diese primär als steril anzusehen sind. Die Katheter sind prinzipiell per Hautnaht fixiert, eine zusätzliche Fixierung erfolgt mit Pflaster.

Bei ausgedehnten Wunden im Extremitätenbereich ist die Indikation zum Legen eines **arteriellen Zugangs** (Kanüle oder Katheter) für die kontinuierliche Blutdruckmessung gegeben, da bei nichtinvasiver Messung Wundödeme die Meßwerte verfälschen und der ausgeübte Druck eine zusätzliche Schädigung der Wunden bedeuten würde. Bei liegendem Arterienkatheter müssen die Pulse und der Reflux der betreffenden Extremitäten laufend überwacht werden. Zur **Pflege von zentralen Kathetern** sind ein bis zwei Pflegekräfte notwendig.

 Die Katheterpflege erfolgt unter strengen aseptischen Bedingungen.

Vorbereitung des Materials
– sterile Verbandstoffschere
– Pflaster, z.B. Leukoplast
– sterile Kompressen
– Wundbenzin
– sterile Watteträger
– Hautdesinfektionsmittel, z.B. Frekaderm®, Betaisodona-Lösung 10%
– Abwurfbehälter

Vorbereitung und Lagerung des Patienten
– Patient informieren
– Patient lagern, z.B. Kopf überstrecken bei Jugulariskatheter

Vorgehen
– alte Pflasterfixation vorsichtig entfernen
– Pflasterreste mit Wundbenzin und Kompressen entfernen
– sterile Handschuhe wechseln
– Reinigung der Eintrittsstelle des Katheters mit Kompressen oder Watteträgern und Hautdesinfektionsmittel
– Einstichstelle beurteilen
– sterile Handschuhe wechseln
– Pflasterfixation anbringen
– deutliche Kennzeichnung des Systems

Katheter sicher und ohne Spannung fixieren.

Nachsorge des Patienten
– Patient nach Anordnung lagern
– arterielle Katheter müssen sichtbar gelagert sein
– Extremitäten strecken und fixieren

■ Besonderheiten beim Arbeiten und Spielen

Brandverletzte Kinder sind aus hygienischen Gründen von anderen Patienten räumlich isoliert. Trennung von den Eltern, der gewohnten Umgebung, medikamentöse Ruhigstellung und intensivmedizinische Betreuung geben dem Kind das Gefühl, abgekapselt zu sein. Eltern und betreuendes Personal sollen dem Kind helfen, die Isolation zu akzeptieren und zu ertragen.

Bereits kleine **Veränderungen im Patientenzimmer** fördern das **Wohlbefinden**:
– große Wanduhren und Kalender erleichtern die zeitliche Orientierung (Kap. 6)
– Wand-, Fenster- und Deckenbilder (unter Berücksichtigung der Hygiene) von Geschwistern, Freunden etc. vermitteln ein Gefühl der Vertrautheit und der Zugehörigkeit
– Fernsehgerät und Videorecorder bieten Abwechselung und überbrücken Langeweile, z.B. bei strenger Lagerung

Die Gestaltung des Tagesablaufs bedarf einer guten Koordination von allen Beteiligten. Der Ablauf von Freizeit, Ruhepausen und Aufgaben (z.B. Krankengymnastik) wird mit Hilfe eines Stundenplanes erstellt. Das Kind darf sich weder unter- noch überfordert fühlen. Bei der Gestaltung des Tagesablaufs sind mehrere Berufsgruppen beteiligt.

● **Seelsorger, Psychologen**
Seelsorger und Psychologen helfen bei der bewußten Verarbeitung des Unfalls und seiner Folgen. Durch den Therapeuten erfährt das Kind keine negativen Maßnahmen wie Blutentnahmen oder Absaugen, es kann seine Bedürfnisse, Gefühle und Ängste offen ausdrücken.

● **Erzieher, Lehrer**
Die Liegezeit schwerbrandverletzter Kinder erstreckt sich oft über Monate, so daß Vorschul- und Schulkinder ein Lerndefizit aufweisen. Vorschulkinder können durch einen Erzieher, entsprechend ihrem Entwicklungsstand, beschäftigt werden.

Bei älteren Kindern können Ängste, Schulfreunde zu verlieren oder eine Klasse wiederholen zu müssen, auftreten. Dieses kann den Genesungsprozeß verlängern. Deshalb ist es wichtig, je nach Zustand des Patienten, frühzeitig mit einem individuellen Lernprogramm zu beginnen.

● **Ergotherapeuten**
So bald wie möglich sollten die Kinder ermuntert werden, die Aktivitäten des täglichen Lebens wieder selbst zu übernehmen. Eventuell müssen entsprechende Hilfsmittel wie Eß- und Lesehilfe oder Prismenbrille angeboten werden.

Spielen, Malen, Kneten sind hilfreich, Bewegungen und Funktionen auf spielerische Weise zu üben. Das Kind kann so zu ganzheitlichem Üben motiviert werden und lernt das Ausdrücken von Gefühlen, verbunden mit einer teilweisen Verarbeitung des Unfallgeschehens.

● **Krankengymnasten**
Die krankengymnastische Betreuung schwerbrandverletzter Kinder ist komplex, da der Patient auch unter Schmerzen motiviert werden muß, aktiv an der Therapie teilzunehmen. Sicht- und spürbare Erfolge ermutigen den Patienten, die geforderten Übungen vorzunehmen, obwohl er Angst davor hat. Dies erfordert eine enge Beziehung zwischen Patient und Krankengymnasten.

● **Eltern**
Eltern sollten frühzeitig in die Pflege und Beschäftigung ihres Kindes einbezogen werden, aber keine unangenehmen Verrichtungen übernehmen. Sie können unter anderem die „Freizeit" mitgestalten, während der Mahlzeiten anwesend sein und bei der Körperpflege helfen. Es gibt den Eltern die Möglichkeit, aktiv am Genesungsprozeß des Kindes teilzunehmen.

● **Pflegepersonal**
Das Pflegepersonal erstellt, koordiniert und überwacht den Stundenplan. Neben den pflegerischen Tätigkeiten unterstützt es alle therapeutischen Maßnahmen. Es ist jederzeit Ansprechpartner für den Patienten und alle Beteiligten. Durch den langen Krankenhausaufenthalt entwickelt sich meist eine enge Beziehung zwischen Patient und Pflegepersonal, die es erlaubt, seine Belastbarkeit zu beurteilen und auf seine Bedürfnisse einzugehen.

26

■ **Besonderheiten bei sich als Mann oder Frau fühlen**

Auch Kinder haben, je nach Alter und Kultur, unterschiedliche Empfindungen und Bedürfnisse zur Wahrung ihrer **Intimsphäre**. In Schwerbrandverletzten-Zentren liegt der Patient meist **ohne Bekleidung**, offen für die Blicke von Eltern, behandelnden und pflegenden Personen. Die **Kopfhaare** sind **entfernt** und in manchen Kulturen als Zeichen von Jungfräulich- und Weiblichkeit ein fast nicht zu ersetzender **Verlust**. Unter Reduzierung der Analgosedierung wird dem Kind dieser Zustand zunehmend bewußt.

Aufklärungsgespräche zwischen Eltern und Kind, Kind und Pflegepersonal, Seelsorger oder Psychologen, Eltern und Ärzten, Pflegepersonal, Seelsorger oder Psychologen sind unerläßlich. Ziel ist es, eine Vertrauensbasis zwischen allen Beteiligten herzustellen.

Im **täglichen Umgang** mit dem Patienten sind folgende Punkte zu beachten:
– Zeit für Besuche ohne Störungen planen
– Intimbereich bedecken
– Patient vor den Blicken Dritter schützen
– unausgesprochene Signale erkennen und aufnehmen, z.B. Intimpflege bei größeren Kindern selbständig ausführen lassen
– pflegerische Maßnahmen im Intimbereich, z.B. Einlauf, altersentsprechend erklären oder wenn möglich durch andere Maßnahmen ersetzen, z.B. Körpertemperatur axillar messen

■ **Besonderheiten beim Sinn finden**

Sind die intensivmedizinischen und operativen Maßnahmen abgeschlossen, wird die Analgosedierung reduziert. Zunächst kann der Patient seine veränderte Situation nicht bewußt wahrnehmen und verarbeiten (Durchgangssyndrom). Das Personal und die Eltern sind, bedingt durch die Bereichskleidung, nur an wenigen äußeren Merkmalen (Brille, Au-

genfarbe, Körpergröße) und der Stimme zu identifizieren. Es ist wichtig, dem Kind durch wiederholte ruhige Ansprache und Vorstellung des Ansprechpartners die Angst vor der ungewohnten und vielleicht bedrohlich wirkenden Umgebung zu nehmen.

Reduzieren sich die Nebenwirkungen der Sedativa und der Analgetika, reagiert der Patient auf sein verändertes Äußeres und muß das Unfallgeschehen verarbeiten.

Säuglinge und Kleinkinder akzeptieren die Veränderungen meist schnell. Betroffene Extremitäten lassen sich durch Spieltherapie rasch mobilisieren.

Mit zunehmenden Alter der Kinder verringert sich die Akzeptanz zu einem veränderten Aussehen. Die ersten Reaktionen der Eltern beeinflussen entscheidend das Verhalten der Kinder. Ist das Kind am Anfang noch motiviert und kooperativ, folgen Phasen von Aggression, Depression und Resignation. Von allen beteiligten Personen muß jetzt ein Höchstmaß an Zeit, Geduld und Verständnis aufgebracht werden. Psychologische und seelsorgerische Betreuung ist in diesen Phasen erforderlich. Sozialarbeiter können durch Organisieren von häuslicher Hilfe die Eltern entlasten, damit sie ihr Kind regelmäßig besuchen und unterstützen können.

 Gespräche über den Krankheitsverlauf und die Prognose dürfen nicht im Patientenzimmer stattfinden.

Die Wiedereingliederung in die Familie und in den Alltag gestaltet sich, in Abhängigkeit vom Aussehen und der Bewegungseinschränkung, teilweise schwierig. Bei stark verändertem Aussehen erhöht sich die Suizidgefahr mit zunehmendem Alter. Besonders hoch ist sie in der Pubertät. Professionelle Hilfe erhalten betroffene Familien in fortgeführter psychologischer Betreuung und in Selbsthilfegruppen.

26.8.5.3 Pflegeplanung bei einem Kind mit Brandverletzungen

Informationssammlung vom 3. Oktober 19..

Name:	Jasmin O. (weiblich)
Geburtsdatum/Alter:	6. Juni 19.., acht Jahre alt
Staatsangehörigkeit:	türkisch
Familiensituation:	lebt bei ihren Eltern und drei Geschwistern, besucht die zweite Klasse in einer Grundschule
Aufnahme:	3. Oktober 19.., kommt mit Notarzt
Körpergewicht:	38,5 Kilogramm
Körperlänge:	nicht ermittelt
Vitalzeichen:	Herzfrequenz 160/Minute
	Atemfrequenz 20/Minute
	Blutdruck 88/32 mmHg
	Körpertemperatur 37,2 °C
Diagnose:	Brandverletzung etwa 32 Prozent der Körperoberfläche, Grad II bis III, durch Hausbrand durch Verpuffung

Bisheriger Krankheitsverlauf

Das achtjährige, türkische Mädchen wird nach einem Hausbrand eingeliefert. Bei der Erstversorgung am Unfallort durch den Notarzt wurde die Schmerz- und Schocktherapie eingeleitet. Die Wunden liegen im Bereich der Extremitäten, Rücken und Gesäß. Nach der Erstversorgung ergibt die Berechnung von Ausdehnung und Tiefe 20 Prozent Grad-III- und 12 Prozent Grad-II b-Verbrennungen der Körperoberfläche.
Der Notarzt legt einen peripheren intravenösen Zugang zur Infusionstherapie und kühlt die Wunden kontinuierlich.

Istzustand

Die Patientin ist nasal intubiert. Während der Intubation sind keine thermischen Schädigungen im Rachenraum und im Trachealbereich sichtbar. Röntgenologisch wird ein Inhalationstrauma Grad I diagnostiziert. Sie benötigt eine volumenkontrollierte Beatmung. Ein doppellumiger zentralvenöser Katheter (ZVK) liegt in der rechten V. jugularis interna, ein Arterienkatheter in der linken A. radialis. Die Analgosedierung erfolgt kontinuierlich. Das Mädchen erhält eine suprapubische Harnblasenableitung und eine Magenverweilsonde, über die die enterale Ernährung erfolgt. Ihre Lippen und die Mundschleimhaut sind trocken. Verminderter Lidschlag durch die Sedativa. Der Gehörgang ist durch Sekret verlegt. Die Pulsfrequenz schwankt zwischen 150 und 180/Minute, der systolische Blutdruck zwischen 70 und 120 mmHg und die Körpertemperatur zwischen 37,7 und 39,1°C.
Entlastungsschnitte in minderdurchbluteten Arealen (beide Füße und Unterschenkel). Das Kind liegt in einem Isolierzimmer.

Pflegeplan

Pflegeprobleme/Ressourcen	Pflegeziele	Pflegemaßnahmen
1 Schlafen • Unruhe durch Schmerzen • gestörter Biorhythmus	• Erkennen und lindern von Schmerzen bis Schmerzfreiheit • Aufrechterhalten eines natürlichen Biorhythmus	• Koordination der belastenden Maßnahmen • Ruhepausen planen • Beobachtung der Körpersprache (Mimik, Gestik, Herzfrequenz, Blutdruck, Schwitzen) • ausreichende Sedierung nach ärztlicher Verordnung • ausreichende Analgosedierung nach ärztlicher Verordnung • Verbandwechsel in Narkose
2 Sich bewegen • Immobilität durch kontinuierliche Analgosedierung • Gefahr von Kontrakturen • Thrombosegefährdung	• Beweglichkeit der Gelenke • ungehindertes Muskelspiel • ungehinderter Blutfluß	• passives Durchbewegen der Gelenke • zwei- bis vierstündlicher Lagewechsel (nach Absprache mit der Krankengymnastik)

26

Pflegeplan

Pflegeprobleme/Ressourcen	Pflegeziele	Pflegemaßnahmen
2 Sich bewegen		• zweimal täglich Krankengymnastik • Heparingabe nach ärztlicher Verordnung
3 Sich sauberhalten und kleiden • Hautreizungen durch austretendes Wundsekret • Nasenschleimhaut durch Tubus und Magensonde gereizt • trockene Lippen durch ungenügende Selbstbefeuchtung (Sedativa) • verminderter Lidschlag (Sedierung) • verstopfter Gehörgang durch Sekret	• intakte Haut • intakte Nasenschleimhaut • intakte Mundschleimhaut, geschmeidige Lippen • reizlose, intakte Hornhaut • normale Hörfähigkeit	• zweimal täglich Ganzkörperwaschung und Inspektion der nichtverbrannten Areale • Hautpflege mit Panthenol®-Salbe • einmal täglich Wechsel von Bett, Schaumstoffauflagen und Lagerungsmaterial • vierstündlich Nasenpflege mit Bepanthen®-Nasensalbe und/oder Glukose 20%. Sekret bei Bedarf absaugen oder mit Watteträgern entfernen • dreistündlich Mundpflege mit Betaisodona®-Mundantisepticum, Fencheltee, sterilen Watteträgern, Kompressen oder Pagavit ®-Stäbchen. Sekret bei Bedarf absaugen oder mit Watteträgern entfernen • Reinigen der Lippen mit Fencheltee, Lippenpflege mit fetthaltiger Creme • vierstündlich Augenpflege mit NaCl 0,9%, sterilen Kompressen und Bepanthen®-Augensalbe • vorsichtiges Säubern des äußeren Gehörgangs mit Watteträgern
4 Essen und Trinken • Gefahr von Magenulzera durch Streß, mechanische Reizung durch die Magenverweilsonde • enterale Ernährung über Magenverweilsonde, Gefahr von Infektionen des Magen-Darm-Trakts, Parotitis, Druckgeschwüre am Naseneingang • parenterale Ernährung, Gefahr von Infektionen, Hypermetabolismus	• unbeschädigte Magenschleimhaut • orale Nahrungsaufnahme • ausgewogene Ernährung • altersentsprechende Gewichtszunahme • Infektfreiheit	• Lagekontrolle der Magenverweilsonde vor jeder Sondierung • Wechsel der Magenverweilsonde (PVC-frei) jeden dritten Tag (Wechsel des Naseneingangs) • früher Nahrungsaufbau mit Vollmilch und Sondenkost • Zufuhr von Vitaminen und Spurenelementen nach ärztlicher Verordnung • Substitution von Sucralfat (Schutzfilmbildner, z.B. Ulcogant®) nach ärztlicher Verordnung • achtmal täglich Mundpflege • vierstündliche Nasenpflege • Soor- und Parotitisprophylaxe durch Anfeuchten der Mundhöhle mit Fencheltee oder Pagavit®-Stäbchen • Katheterpflege (s. Punkt **8**) • vierstündlich Gewichtskontrolle mit Bettenwaage • sechstündliche Ein- und Ausfuhrkontrolle (Bilanz) • zweistündlich Urinkontrolle auf Menge, spezifisches Gewicht, Blut-, Eiweiß-, Glukose- und Azetonausscheidung

26

Pflegeplan

Pflegeprobleme/Ressourcen	Pflegeziele	Pflegemaßnahmen
5 Ausscheiden • suprapubischer Blasenkatheter, Gefahr von Obstruktion durch Sedimentablagerung, Gefahr von Infektion • Darmträgheit durch Immobilität und Medikamente (Opiate)	• reizfreie Einstichstelle des suprapubischen Blasenkatheters • ungehinderter Abfluß des Harns • ausgeglichener Wasserhaushalt • regelmäßiger Stuhlgang einmal täglich	• einmal pro Schicht Inspektion und Reinigung (Betaisodona®-Lösung und sterile Kompressen) der Einstichstelle des suprapubischen Blasenkatheters, bei allen Handlungen in diesem Bereich steril arbeiten • Verwendung eines geschlossenen Urinableitungssystems mit Rückschlagventil • zweistündlich Urinkontrolle (Punkt **4**) • früher Aufbau der oralen Ernährung zur Erhaltung der Darmmotilität (Punkt **4**) • ausreichende Flüssigkeitszufuhr nach ärztlicher Verordnung • Bauchmassage und/oder Darmrohr • bei nicht spontanem Stuhlgang täglich Klysma verabreichen • Ein- und Ausfuhrkontrolle (Punkt **4**)
6 Körpertemperatur regulieren • schwankende Körpertemperatur durch Flüssigkeitsverlust über die Wunden	• konstante Körpertemperatur • Patient soll nicht frieren • Wohlbefinden	• Zimmertemperatur der Körpertemperatur des Patienten anpassen (nicht unter 30 °C) • kontinuierliche Kontrolle der Körpertemperatur über Rektalsonde • Luftfeuchtigkeit des Patientenzimmers von etwa 60 Prozent • Kontrolle der Herzfrequenz, Gestik, Mimik, Hautzustand und -kolorit
7 Atmen • maschinelle Beatmung, Gefahr von Atelektasenbildung, Infektion, Verletzung durch den Tubus, Tubusobstruktion • Haut- und Schleimhautläsionen der Nase durch Tubusfixation • Mundschleimhaut trocken durch Hyposalivation • Kreislauf, erhöhte Pulsfrequenz • Blutdruckwerte schwanken • Minderdurchblutung der Haut durch thermische Schädigung und Ödeme • Ödeme an den Extremitäten und am Kopf durch gestörte Gefäßpermeabilität	• suffiziente Beatmung • Toleranz der Beatmung • intakte Trachea und Stimmritze • intakte Haut, Schleimhaut • stabiler Kreislauf • ausgeglichener Wasserhaushalt	• Kontrolle der Tubuslage (Rö-Thorax nach Anordnung) • zweistündlich Tubuscuff für fünf bis zehn Minuten entblocken • Wechsel der Tubusfixation (Pflaster) nach Bedarf • steriles Absaugen bei Bedarf nach Standard • dreimal pro Woche Kontrolle des Trachealsekrets auf Erreger • einmal pro Tag Wechsel des Beatmungs- und Absaugsystems • Anwärmen und Anfeuchten der Atemluft • vierstündlich Kontrolle der arteriellen Blutgasanalyse • kontinuierliche Kontrolle von endexspiratorischem Kohlendioxid über Modul und Sauerstoffsättigung (Pulsoxymetrie) • zwei- bis vierstündlich Lagewechsel des Kindes (auf feuchtigkeitsdurchlässigen Schaumstoffauflagen, Punkt **2**) • Vibration des Thorax • Hohl- und Weichlagerung gefährdeter Stellen

26

Pflegeplan

Pflegeprobleme/Ressourcen	Pflegeziele	Pflegemaßnahmen
7 Atmen		• Hochlagerung der Extremitäten • Kontrolle von Fußpulsen und der Temperatur der Füße
8 Für eine sichere Umgebung sorgen • zentraler Venenkatheter, Gefahr einer Infektion • arterieller Katheter, Gefahr einer Infektion, Dekanülierung, Arterienspasmus • Blutungsneigung durch Grunderkrankung • Wundheilung, Gefahr von Infektionen und Kontrakturen	• reizlose Eintrittsstellen der Katheter • Infusionstherapie nach ärztlicher Verordnung • unbehinderte Kontrollen von ZVD, Blutdruck und Blutwerten • ausgewogene Gerinnung • kontinuierliche Wundheilung • Wohlbefinden	• zweimal täglich Inspektion und Reinigung (Betaisodona®-Lösung) der Kathetereintrittsstellen, Pflasterwechsel (Fixation) nach Bedarf • einmal täglich Wechsel des Infusionssystems • alle 72 Stunden Wechsel des ZVD und arteriellen Systems, nach jedem Umlagern Druckaufnehmer am Referenzpunkt plazieren, Nullabgleich bei Bedarf • zweistündlich Messung des ZVD • deutliche Kennzeichnung des arteriellen Systems • Lagerung der linken Hand in leichter Überstreckung (Arterienkatheter darf nicht bedeckt sein) • kontinuierliche arterielle Blutdruckmessung, Kontrolle der Handpulse und der Durchblutung der Hand • einmal täglich Kontrolle der Blutgerinnung, vierstündlich Kontrolle des Hämatokrit-Wertes • Kompression von Sickerblutungen aus den Entlastungsschnitten, evtl. Koagulation von Gefäßen • nach ärztlicher Verordnung Reduktion der Heparinsubstitution, Gabe von Frischplasma, Gerinnungsfaktoren und Erythrozytenkonzentrat • zweimal täglich Verbandwechsel unter sterilen Kautelen, Reinigung der Wunden mit medizinischer Seife und NaCl 0,9%, Abtragen von Blasen und Hautresten, Abdecken der Wunden mit Silbersulfadiazinsalbe (Flammazine®) und sterilen Kompressen • Bettenwechsel (Punkt **3**)
9 Arbeiten und Spielen • räumliche Isolation • Trennung von Eltern und Geschwistern • durch aseptisches Arbeiten Körperkontakt zwischen Patient und Pflegepersonal, Eltern nicht möglich	• Infektfreiheit • Hautkontakt zu sich und anderen Personen • Wohlbefinden	• hygienisches Handeln im Isolierzimmer • ruhiges, geordnetes Vorgehen bei den Pflegemaßnahmen • Maßnahmen altersgerecht erklären, vorführen • den Patienten sich selbst berühren lassen, ihn dabei unterstützen • den Patienten nicht überbelasten
10 Kommunizieren • fehlende verbale Kommunikation durch Tubus und Sedierung	• Gesprächskontakt auf nonverbaler und verbaler Ebene • Vertrauen zu Bezugspersonen • Bezug zur Familie aufrechterhalten	• mit dem Patienten verbal und nonverbal kommunizieren • Besuch der Eltern ermöglichen, sie dabei begleiten und unterstützen

26

Pflegeplan		
Pflegeprobleme/Ressourcen	**Pflegeziele**	**Pflegemaßnahmen**
11 Sich als Mann oder Frau fühlen und verhalten • entfernte Kopfbehaarung (Zeichen der Weiblichkeit) • Lagerung in vorgegebener Haltung ohne Bekleidung	• Akzeptanz des Haarverlustes • Wahrung der Intimsphäre	• Aufklärungsgespräch führen • Intimbereich mit sterilen Tüchern abdecken
12 Sterben • nicht relevant		

Literaturverzeichnis

Bisgwa, F., D. Pitzler, B.-D. Partecke: Die Erstversorgung des schwerbrandverletzten Patienten aus chirurgischer Sicht. Unfallchirurg 98 (1995)

Bliemeister, G., R. Broll, H.-P. Bruch: Chirurgie, Krankheitslehre und Pflege. Urban & Schwarzenberg, München 1996

Butenandt, I, I. Coerdt: Verbrennungen im Kindesalter. Enke Verlag, Stuttgart 1979

Fritz, W., C. Huhn: Kritsche Bewertung der Mercurochrom-Touchierungsbehandlung brandverletzter Kinder. In: Hase, W. (Hrsg.): Verbrennungen im Kindesalter. Gustav Fischer Verlag, Stuttgart–New York 1990

Gädeke, R.: Diagnostische und therapeutische Techniken in der Pädiatrie (4. Aufl.). Springer Verlag, Berlin 1990

Hennenberger, A., B.-D. Partecke: Therapie des schwerbrandverletzten Kindes aus pädiatrischer Sicht. Unfallchirurg 98 (1995)

Krämer, K.-L., M. Stock, M. Weuter: Klinikleitfaden Orthopädie (2. Aufl.). Jungjohann Verlagsgesellschaft, Neckarsulm–Stuttgart 1993

Kretschmer, R., A. Hennenberger: Die präklinische Erstversorgung brandverletzter Kinder. Notarzt 7 (1991)

Obladen, M. (Hrsg.), G. Bein, E. Kattner, J. Waldschmidt: Neugeborenenintensivpflege. Springer Verlag, Berlin 1995

Paetz, B., B. Benzinger-König: Chirurgie für Pflegeberufe (18. Aufl.). Thieme Verlag, Stuttgart 1994

Sauer, H., R. Kurz, W. Linhart, P. H. Schober: Checkliste Kinderchirurgie. Georg Thieme Verlag, Stuttgart 1992

Schmid, R.: Kindernetzwerk, Wer hilft weiter? Schmidt-Römhild Verlag, Lübeck 1996

Schulenberg, U., Ä. Siemen: Verbrennungen und Verbrühungen im Kindesalter. In: Pflegepraxis, Bd. 12 (1994)

Stauffer, U. G., R. T. Soper, P. P. Rickham: Kinderchirurgie. Georg Thieme Verlag, Stuttgart 1992

Steen, M.: Initiale Infusionstherapie, In: Zellner, P. R., S. Lorenz (Hrsg.): Die Versorgung der Brandverletzten im Katastrophenfall. Steinkopff, Darmstadt 1991

Stenger, E. (Hrsg.): Verbandlehre (5. Aufl.). Urban & Schwarzenberg, München–Wien–Baltimore 1993

Wichmann, V.: Kinderkrankenpflege (3. Aufl.). Georg Thieme Verlag, Stuttgart 1991

27 Pflege bei Kindern nach Operationen im Bereich von Hals, Nase und Ohren und nach kieferchirurgischen Operationen

Birgit Schmitt-Dettmann

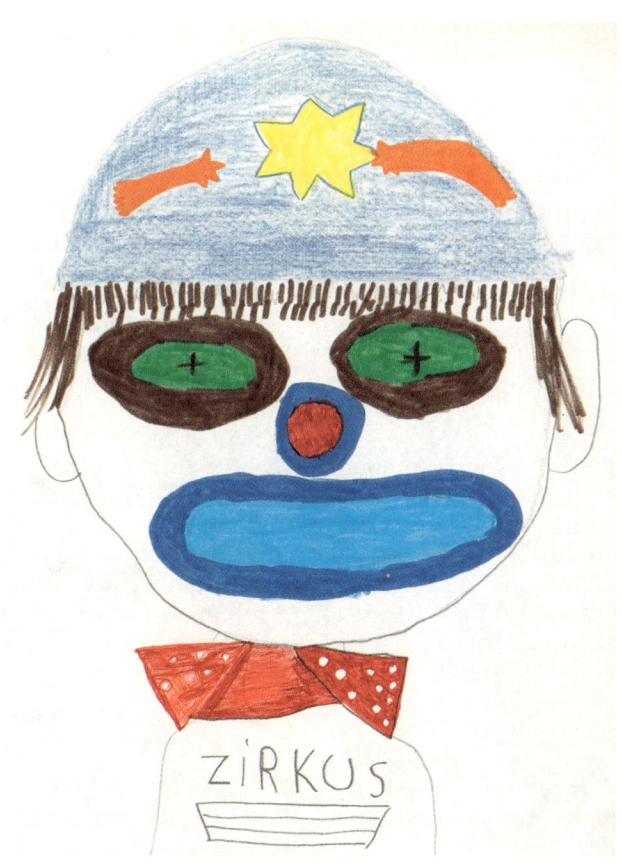

27.1	**Maßnahmen zur Diagnostik und Therapie**	618		Untersuchungen und Eingriffen am Ohr	618
27.1.1	Das Halten des Kindes zu Diagnostik und Therapie	618	27.1.2	Ohrinspektion und Ohrspiegelung . .	619
27.1.1.1	Das Halten des Kindes zu Untersuchungen und Eingriffen in Mund, Nase und Hals	618	27.1.3	Ohrspülung	620
			27.1.4	Gehörprüfungen	620
			27.1.5	Untersuchungen in der Mundhöhle und dem Hals	621
27.1.1.2	Das Halten des Kindes zu		27.1.6	Untersuchungen der Nase	622

27.2	**Pflege und Operationen Ohrenbereich**	623
27.2.1	Parazentese und Paukendrainage bei Paukenhöhlenerguß (Seromukotympanum)	623
27.2.1.1	Pflege bei Kindern nach Parazentese und Paukendrainage	623
27.2.2	Operationen zur Hörverbesserung .	623
27.2.2.1	Pflege bei Kindern nach hörverbessernden Operationen	624
27.2.3	Mastoidektomie	625
27.2.3.1	Pflege bei Kindern nach Mastoidektomie	626
27.2.4	Ohranlegung bei abstehenden Ohren	626
27.2.4.1	Pflege bei Kindern nach Ohranlegung	626

27.3	**Pflege und Operationen Mundhöhlenbereich**	627
27.3.1	Adenotomie	627
27.3.1.1	Pflege bei Kindern nach Adenotomie	628
27.3.2	Tonsillektomie	629
27.3.2.1	Pflege bei Kindern nach Tonsillektomie	629
27.3.2.2	Pflegeplanung bei einem Kind nach Tonsillektomie	631

27.4	**Pflege und Operationen Nasenbereich**	634
27.4.1	Septumplastik	634
27.4.2	Konchotomie, Muschelkaustik	634
27.4.2.1	Pflege bei Kindern nach Operationen an der Nase	635

27.5	**Pflege und Operationen Halsbereich**	636
27.5.1	Koniotomie	636
27.5.2	Tracheotomie	636
27.5.2.1	Pflege bei Kindern mit Tracheostoma	638

27.6	**Pflege und Operationen Kieferchirurgie**	640
27.6.1	Lippen-Kiefer-Gaumen-Spalten	640
27.6.1.1	Pflege bei Kindern mit Lippen-Kiefer-Gaumen-Spalten	642
27.6.1.2	Pflege bei Kindern nach operativen Korrekturen der Lippen-Kiefer-Gaumen-Spalten	644

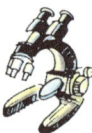

27.1 Maßnahmen zur Diagnostik und Therapie

27.1.1 Das Halten des Kindes zu Diagnostik und Therapie

Das Richten und Vorbereiten von Instrumenten und anderem Material in der HNO-(Hals-Nasen-Ohren-)Heilkunde entfällt meist, da die Untersuchungen in aller Regel an einem fest installierten HNO-Behandlungsplatz erfolgen, wo die Instrumente griffbereit liegen. Bei älteren und kooperativen Kindern ist zur Untersuchung die Anwesenheit einer Pflegeperson häufig nicht notwendig. Untersuchungen und therapeutische Eingriffe sind erschwert, teilweise auch ganz unmöglich, wenn das Kind sich dagegen wehrt und heftig bewegt. Durch **plötzliche Abwehrreaktionen** gefährdet sich das Kind selbst. Eine der wesentlichen Aufgaben der Pflegeperson ist es daher, das Kind zu Diagnostik und Therapie durch korrektes Ruhighalten zu **sichern**, insbesondere wenn es sich um sehr junge, ängstliche oder besonders bewegungsfreudige Kinder handelt. Immer häufiger wird allerdings auch diese Funktion von einem anwesenden **Elternteil** übernommen, der dann in die richtige **Haltetechnik** einzuweisen ist.

27.1.1.1 Das Halten des Kindes zu Untersuchungen und Eingriffen in Mund, Nase und Hals

Das Kind sitzt auf dem Schoß der Pflegeperson, beide haben direkten **Blickkontakt** zum gegenübersitzenden Arzt. Der linke Arm der Pflegekraft führt über den linken Arm und den Oberkörper des Kindes und greift seinen rechten Arm. Mit der rechten Hand wird der Kopf des Kindes an der Stirn gehalten und an den eigenen Oberkörper herangedrückt (bei Linkshändern entgegengesetzt). Die Beine des Kindes werden zwischen die eigenen Knie genommen und mit dem nötigen Druck zusammengezwängt (Abb.27-1).

27.1.1.2 Das Halten des Kindes zu Untersuchungen und Eingriffen am Ohr

Pflegeperson und Arzt sitzen sich gegenüber. Das Kind wird **seitlich** auf den Schoß genommen, ein Ohr dem Arzt, das andere Ohr der Pflegeperson zugewandt. Mit der einen Hand fixiert die haltende Person Oberkörper und Arme des Kindes, die andere Hand hält den Kopf, drückt ihn gegen den eigenen Oberkörper (Abb.27-2).

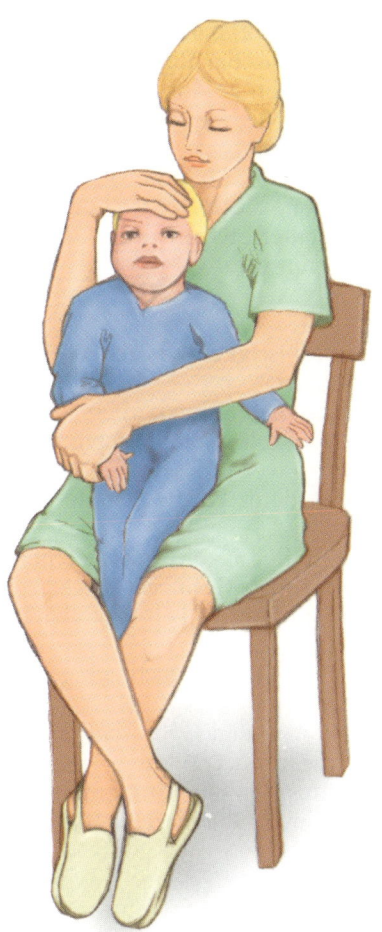

Abb. 27-1 Halten des Kindes zu Untersuchungen an Hals, Mund und Nase

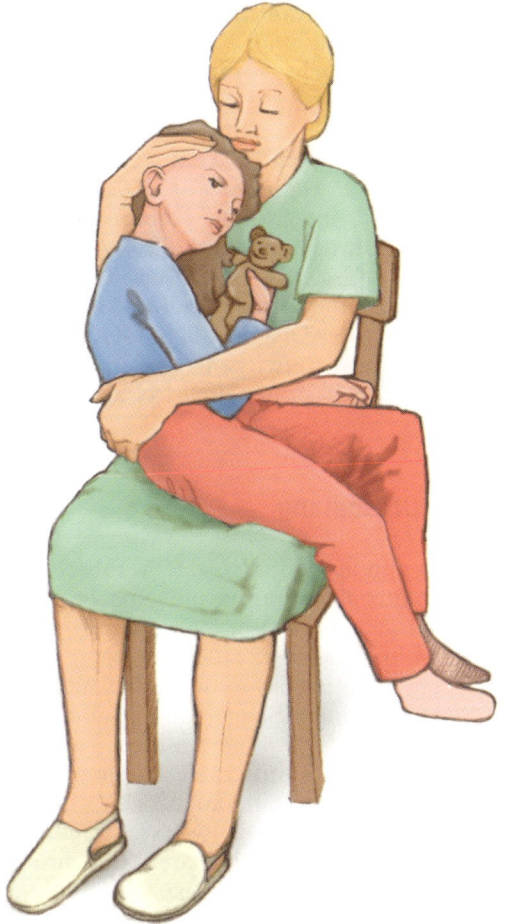

Abb. 27-2 Halten zu Untersuchungen am Ohr

27.1.2 Ohrinspektion und Ohrspiegelung

Zur Untersuchung des Ohres gehört neben der Inspektion der Ohrmuschel und des Gehörgangeinganges immer auch die **Ohrspiegelung** (Otoskopie). Mit ihr lassen sich der Gehörgang und das **Trommelfell** einsehen und beurteilen. Farbe, Form, Narben, Perforationen, Sekret und Beweglichkeit des Trommelfelles liefern wichtige Hinweise auf eventuell bestehende Erkrankungen des Mittelohres. Die Spiegeltechnik erfolgt unter Zuhilfenahme eines **Stirnreflektors** und wird in der Regel nur vom HNO-Arzt praktiziert. Vorteil an der Spiegeltechnik ist, daß der untersuchende Arzt mit einer Hand den im Gehörgang befindlichen Ohrtrichter fixieren kann, während die andere Hand frei ist, um mit In-

strumenten am Trommelfell oder Gehörgang therapeutisch einzuwirken. Das Kind ist vor der Untersuchung altersgerecht zu informieren und muß bei Bedarf gehalten werden (Kap. 27.1.1.2).

■ Spiegeltechnik

Der Stirnreflektor oder auch Stirnspiegel ist ein Hohlspiegel, der einfallendes Licht (Lampe neben dem Patientenkopf) bündelt und auf ein zu untersuchendes Organ zurückwirft. Er ist flexibel über ein Kugelgelenk an einem Stirnreifen befestigt, den der Arzt um den Kopf trägt. Zur Untersuchung wird der Spiegel vor ein Auge geklappt; durch ein kleines Loch, das sich in der Mitte des Spiegels befindet, kann der Arzt parallel mit dem reflektierten Lichtstrahl auf das Organ blicken. Das Licht wird durch einen Ohrtrichter passender

Größe auf das Trommelfell gelenkt. Mit der Spiegeltechnik können auch Nase und Mundhöhle betrachtet werden.

■ Handotoskop

Pädiater begutachten das Trommelfell bevorzugt mit einem Handotoskop. Dies ist ein Handgriff mit integrierter Lichtquelle und Lupe. Der Ohrtrichter wird direkt auf den Handgriff aufgesteckt. Die Inspektion des Trommelfelles mit dem Handotoskop dient ausschließlich der Diagnostik. Sie schließt ein therapeutisches Einwirken aus, da weder Gehörgang noch Trommelfell frei zugänglich sind.

27.1.3 Ohrspülung

Die Ohrspülung wie auch das Verabreichen von Ohrentropfen sind im pflegerischen Alltag selten geworden. Ein Zerumenpfropf im Ohr wird im Gegensatz zu früher nicht mehr durch Spülung, sondern vom HNO-Arzt unter Sicht mit einem Sauger und anderen Instrumenten entfernt. Gelegentlich werden Ohrspülungen zum Entfernen von Fremdkörpern im Gehörgang herangezogen, in der Hoffnung, dem Kind ein weiteres invasives Vorgehen in Narkose zu ersparen. Bei chronischen Mittelohreiterungen ist die Spülung zum Trockenlegen des Ohres (Kap. 27.2.2) indiziert.

> Erfolgt die Ohrspülung bei bestehendem Trommelfelldefekt, kann sie schwere Entzündungen im Mittelohr auslösen. Eine falsch temperierte Spülflüssigkeit reizt das Gleichgewichtsorgan des Innenohres, es entstehen heftige Schwindelanfälle.

Vorbereitung des Materials
– Nierenschale
– Zellstoff, saugfähige Tücher
– Spülspritze (100 ml, Einweg- oder Janet-Spritze)
– Spülflüssigkeit, 37 °C
– Watteträger, Ohrhäkchen, Kniepinzette, Ohrtrichter, evtl. Knopfkanüle (bei Spülung mit Einwegspritze)

Vorbereitung und Lagerung des Kindes

Die Ohrspülung wird in der Regel am sitzenden Kind vorgenommen (s. Abb. 27-2). Schulter und Hals der zu spülenden Seite sind zum Schutz vor herauslaufender Spülflüssigkeit mit einem saugfähigen Material (Zellstoff, Tücher) abzudecken, die Nierenschale wird unter das Ohr gehalten. Evtl. ist hierfür eine zweite Pflegekraft notwendig.

Vorgehen
– Spritze mit Spülflüssigkeit an den Gehörgangeingang führen
– Ohrmuschel leicht nach hinten oben ziehen (Ausgleich der physiologischen Biegung des Gehörganges)
– Gehörgang liegt dann relativ gerade und offen
– Arzt spritzt Spülflüssigkeit mit leichtem Druck an hintere obere Gehörgangwand
– herauslaufende Spülflüssigkeit in Nierenschale auffangen
– Ohrmuschel und Gehörgangeingang mit Zellstoff abtrocknen

Evtl. trocknet der Arzt den Gehörgang unter Sicht mit Watteträgern aus. Während des gesamten Spülvorganges ist das Kind gut zu **beobachten** und auf evtl. **Schwindelgefühle** zu befragen.

Nachsorge des Patienten

Damit noch verbliebene **Restspülflüssigkeit** aus dem Ohr herauslaufen kann, wird das Kind für eine halbe Stunde auf die gespülte Seite gelegt. Fühlt es sich wohl, sind keine weiteren Maßnahmen und Einschränkungen angezeigt.

27.1.4 Gehörprüfungen

Auf die detaillierte Erläuterung sämtlicher apparativer Hörtestverfahren wird bewußt verzichtet, da dies nicht zu den Aufgaben der Pflege gehört, sondern in den Bereich von speziell geschultem Fachpersonal fällt (Pädaudiologie). Voraussetzung für eine optimale **Frühförderung** hörgeminderter Kinder ist die Erfassung der Hörstörung zum frühestmöglichen Zeitpunkt. Nicht erkannte Hörstörungen führen zu **Störungen** der **Sprach- und Stimmentwicklung** mit den daraus resultierenden Folgen der sozialen, psychischen und intellektuellen **Entwicklungsbeeinträchtigung**. Die Aufgabe der Pflegeperson auf der pädiatrischen Station besteht im wesentlichen darin, während der allgemeinen **Krankenbeobachtung** schwere Auffälligkeiten im **Hörverhalten** des Kindes zu registrieren und die Information hierüber weiterzuleiten.

■ **Audiometrie**

Bei der **Audiometrie** handelt es sich um ein apparatives **Hörmeßverfahren**, mit dem der Grad der Schwerhörigkeit und ihre Art feststellbar sind. Von einem Gerät, dem Audiometer, werden **Töne** (Tonaudiometrie) oder auch **Sprache** (Sprachaudiometrie) erzeugt und ausgesendet. Die Lautstärke des Tones (in Dezibel) ist variabel einstellbar. Das Kind empfängt die Töne und muß genau den Punkt angeben, an dem die Lautstärke des Tones ausreichend ist, um ihn zu hören. Jeder angegebene Punkt wird in einem **Diagramm** graphisch dargestellt und zu einer Kurve verbunden. Normale Hörfähigkeit setzt voraus, daß der Schall uneingeschränkt weitergeleitet wird. Der Begriff **Luftleitung** umschreibt die Schallaufnahme aus der Luft und ihre Weiterleitung über den Gehörgang, das Trommelfell und die Gehörknöchelchen zum Innenohr. Die Luftleitung des Schalls wird bei der Audiometrie überprüft, indem man dem Kind die Töne über einen Kopfhörer anbietet, also den Schall direkt in den Gehörgang sendet. Hörminderungen, die sich aus der Aufzeichnung der Luftleitung ableiten lassen, werden als **Schalleitungsschwerhörigkeiten** eingestuft. Sie weisen auf einen Defekt im Gehörgang oder im Mittelohrbereich hin.

Möglich ist auch die Schallweitergabe über die **Knochenleitung**. Der Schädelknochen und der Labyrinthknochen des Innenohres werden durch Schallzufuhr in Schwingungen versetzt. Die Perilymphe des Innenohres bewegt sich durch die Schwingungen, dies ist die Voraussetzung für die weitere Umwandlung des Hörimpulses in eine Nervenerregung. Zum Testen der Knochenleitung erfolgt die Schallzufuhr über einen **Knochenschallgeber**, der über dem Mastoid angebracht wird. Bei Abweichungen liegt meist eine **Innenohrschwerhörigkeit** vor.

Die **Verwertbarkeit** eines Audiogrammes ist abhängig von der **Kooperation** des Kindes. Das bedeutet, das Kind muß in der Lage sein, die Wahrnehmung des Tones wahrheitsgetreu wiederzugeben, in der Regel ist dies nicht vor dem dritten bis vierten Lebensjahr der Fall. Bei **jüngeren Kindern** wird der Punkt aufge-

zeichnet, bei dem bestimmte **Reflexe** (Reflexaudiometrie) oder bestimmte **Verhaltensmuster** (Verhaltensaudiometrie) auftreten. Die objektivste Form der Audiometrie ist die **Hirnstammaudiometrie** (BERA), bei der Hirnströme in Abhängigkeit von akustischen Reizen verstärkt aufgezeichnet werden. Sie ist in allen Altersstufen effizient, allerdings ist eine Sedierung bzw. Narkotisierung des Kindes notwendig.

27.1.5 Untersuchungen in der Mundhöhle und dem Hals

Die Untersuchung der Mundhöhle setzt ein Kooperationsvermögen des Kindes voraus, da es selbständig den Mund öffnen und nach Aufforderung bestimmte Laute wie „A" oder „I" von sich geben muß. Im Säuglings- und Kleinkindalter ist diese Voraussetzung nicht gegeben. Eine Beurteilung der Mundhöhle wird leider häufig nur dadurch möglich, weil das Kind schreit und dabei den Mund öffnet.

■ **Inspektion der Mundhöhle**

Der Arzt benötigt hierzu einen **Stirnreflektor**, eine geeignete **Lichtquelle** und einen **Mundspatel**. Je nachdem, welcher Bereich der Mundhöhle zu beurteilen ist, wird die **Zunge** mit dem Mundspatel
– angehoben (Mundboden)
– seitlich weggeschoben (Wangenschleimhaut)
– nach unten gedrückt (Mundrachen)
Bei der Untersuchung des Mundrachens wird das Kind aufgefordert, „A" zu sagen. Die Zunge senkt sich durch die Lautbildung, und die Sicht bessert sich.

■ **Spiegelung des Kehlkopfes**

Die Zunge wird mit einer Kompresse gefaßt und etwas aus der Mundhöhle herausgezogen. Der kurz **erwärmte** Kehlkopfspiegel wird bis an die Rachenhinterwand eingeführt und abwärts in Richtung Kehlkopf gerichtet (keine direkte Beurteilung des Kehlkopfes, sondern über Spiegelung, daher **indirekte** Laryngoskopie). Die meisten Kinder empfinden diese Methode als sehr **unangenehm**, da beim Einführen des Kehlkopfspiegels oft ein starker **Würgereiz** ausgelöst wird. Um dies zu mindern, kann der Arzt den Rachen vor der Untersuchung mit einem **lokalen Anästhetikum** aussprühen. Indem man das Kind bei der

27

Kehlkopfspiegelung auffordert, ein langgezogenes „I" von sich zu geben, läßt sich die Beweglichkeit der **Stimmlippen** beurteilen. Alle einsehbaren Strukturen der Mundhöhle und des Kehlkopfes werden auf Farbe, etwaige Schwellungen, Eiteransammlungen oder sonstige Beläge inspiziert.

■ Inspektion und Palpation des Halses

Systematisch beurteilt der Arzt das seitengleiche Aussehen in Form und Farbe des Halses sowie seitengleiches Pulsverhalten. **Schwellungen** jeder Art werden auf die klassischen **Infektionszeichen** und ihre **Konsistenz** wie weich, derb, prall, elastisch oder hart überprüft, ebenso wie das Verhalten einer Schwellung beim Schluckakt, bei Zungenbewegungen und bei Neigungen des Kopfes. Ergibt sich der Verdacht auf ein malignes Geschehen im Halsbereich, oder läßt sich keine eindeutige Diagnose stellen, dann sind **weiterführende Untersuchungen** wie Sonographie, Röntgen und Computertomographie angezeigt.

Weitere Untersuchungsmethoden in der HNO-Heilkunde sind die **endoskopischen Verfahren** zur Beurteilung von Kehlkopf, Trachea und Bronchien. Während die **Tracheoskopie** und die **Bronchoskopie** (Kap. 13.2.3) ausschließlich in Narkose und bevorzugt mit starren Optiken erfolgen, kann die **Inspektion** des **Kehlkopfes** mit dem flexiblen Endoskop (**direkte** Laryngoskopie), abhängig vom Alter und nach Prüfen der Erfolgsaussichten, am wachen Kind in Lokalanästhesie versucht werden.

27.1.6 Untersuchungen der Nase

Die Untersuchung der Nase beginnt mit der **Inspektion** der äußeren Nase. Neben der Form beurteilt der Arzt die Farbe der Haut und einen evtl. Schwellungszustand. Mit der anschließenden **Palpation** können vorhandene **Frakturen** und auch **Tumoren** der Nase erfühlt werden. Ergibt sich aus der Palpation eine Verdachtsdiagnose, dann sind zusätzliche radiologische Aufzeichnungen erforderlich. Zur vollständigen Inspektion und Beurteilung der inneren Nase sind die vordere Nasenspiegelung (anteriore Rhinoskopie) und die hintere Nasenspiegelung (posteriore Rhinoskopie) erforderlich. Bei beiden Untersuchungen gilt die Haltetechnik wie in Abbildung 27-1 dargestellt.

■ Vordere Nasenspiegelung

– Nasenspekulum vorsichtig in die Nase einführen und aufspreizen
– Ausleuchten der Nasenhaupthöhle mit Spiegeltechnik
– Beurteilung von Nasenseptum, unterer und mittlerer Nasenmuschel, unterem und mittlerem Nasengang

■ Hintere Nasenspiegelung

– Stielspiegel anwärmen (damit er nicht durch die Feuchte der Atemluft beschlägt)
– Zunge mit Spatel herunterdrücken
– Stielspiegel in Mundhöhle bis an die Rachenhinterwand einführen
– Nasenrachen mit Choanen, Tubenostien, Adenoide beurteilen

■ Überprüfung des Riechvermögens

Zur groben Überprüfung werden dem Kind intensive Geruchsstoffe wie Vanille, Essigsäure, Lavendel, Holzteer oder Kaffee vor die Nase gehalten. Es muß angeben, ob es überhaupt einen Geruch wahrnimmt, und diesen, sofern es den Geruchsstoff kennt, benennen. Bei sehr kleinen Kindern ist häufig nur anhand der Mimik und des Verhaltens abzulesen, ob ein Riechvermögen besteht. Das Verfahren ist ungenau und erlaubt keine Aussage über Art und Schwere einer Minderung des Riechvermögens.

Besteht der Verdacht auf eine **Atemerschwernis**, deren Ursache im Bereich der Nase liegt, dann gehört zur Untersuchung der Nase auch die Überprüfung der **Luftdurchgängigkeit**. Bei größeren Kindern kann die Luftpassage mit apparativer Meßtechnik (Rhinomanometrie) erfolgen. In allen Altersstufen bietet es sich an, dem Kind einen kleinen **Spiegel** vor die Nase zu halten. Die Feuchte der Atemluft schlägt sich bei der Exspiration auf dem Spiegel nieder. Bei normalem Befund zeichnen sich zwei gleichgroße beschlagene Felder ab, die meistens ineinander übergehen. Beurteilt werden die Größe der Felder und die Synchronität. Das Verfahren ist ungenau und dient nur zur groben Orientierung.

27.2 Pflege und Operationen Ohrenbereich

27.2.1 Parazentese und Paukendrainage bei Paukenhöhlenerguß (Seromukotympanum)

Damit das Trommelfell frei schwingen und die Schallwellen ungestört übertragen kann, ist es notwendig, daß auf beiden Seiten des Trommelfells der gleiche Druck vorliegt. Durch die **Ohrtrompete** (Tube) steht die **Paukenhöhle** mit dem Rachen in Verbindung. Mit jedem Schluckakt öffnen sich im Rachen die Mündungen der Ohrtrompete (Tubenostien) und sorgen somit für die Belüftung der Paukenhöhle und den notwendigen Druckausgleich. Liegt ein **Tubenverschluß** vor, dann ist die Belüftung nicht mehr gewährleistet. In der Paukenhöhle entsteht ein Unterdruck, der zur Bildung eines **Paukenergusses** und somit zu **Schwingungsbehinderungen** des **Trommelfells** führt, die Schallweiterleitung ist gestört. Die Ursache für den Tubenverschluß ist häufig in einer krankhaft vergrößerten Rachenmandel (hyperplastische Adenoide) zu finden, unabhängig davon kann die Tubenschleimhaut begleitend bei jedem Infekt des Nasenrachenraumes anschwellen und sich somit selbst verlegen.

Therapie

Resorbiert sich ein entstandener Paukenerguß nicht selbst, ist eine **Parazentese** notwendig, damit sich keine Schalleitungsschwerhörigkeit manifestiert. Mit dem Parazentesemesser wird das Trommelfell fein eingeschnitten, Abstriche zur bakteriologischen Untersuchung entnommen, und die Ergußflüssigkeit abgesaugt. Abhängig vom Operationsbefund kann es notwendig sein, für einige Zeit eine dauerhafte **Belüftung** der **Paukenhöhle** sowie den **Abfluß** von **Sekret** zu gewährleisten. Zu diesem Zweck wird ein kleines Röhrchen aus Kunststoff oder Gold, die sogenannte **Paukendrainage**, in den Trommelfellschnitt eingepaßt. In vielen Fällen löst sich das Röhrchen nach geraumer Zeit von allein und wird in den äußeren Gehörgang abgestoßen. Der Schnitt im Trommelfell verschließt sich anschließend selbsttätig. Die Parazentese wird beim Kind meist in Vollnarkose vorgenommen, häufig in Kombination mit der **Adenotomie**. Sie kann als ambulanter Eingriff erfolgen, sofern keine gewichtigen Gründe dagegensprechen.

27.2.1.1 Pflege bei Kindern nach Parazentese und Paukendrainage

Die Überwachung der **Vitalzeichen** des Kindes nach Narkoseende erfolgt nach hausüblichem Standard. Nach Ablauf der **vier- bis sechsstündigen Karenzzeit** erhält das Kind am Operationstag leichte Kost nach Wunsch.

Die **Mobilisation** kann erfolgen, sobald die Narkoseauswirkungen abgeklungen sind, also das Kind in der Lage ist, seine Motorik adäquat zu koordinieren. Die **Ohrmuschel** des Kindes wird postoperativ vorsichtig mit einer angefeuchteten weichen Kompresse von Blutkrusten und ausgetretenem Sekret gereinigt.

Bei der **Körperpflege** ist darauf zu achten, daß **kein Badewasser** in das **Ohr** eindringt, solange das Trommelfell noch nicht wieder verschlossen ist (Badeotitis). Bei einer Paukendrainage kann dies für einige Monate der Fall sein. Durch **Watte** oder geeignete weiche **Ohrstöpsel** im Gehörgang ist der Schutz vor eindringendem Wasser gewährleistet. Schmerzen treten nach Parazentese in der Regel nicht auf.

27.2.2 Operationen zur Hörverbesserung

Bei der **Tympanoplastik** und der **Stapesplastik** handelt es sich um mikrochirurgische Eingriffe am Mittelohr, die eine Verbesserung des Hörvermögens bei Defekten des Schalleitungsapparates zum Ziel haben. Bestehende Innenohrschwerhörigkeiten werden durch die Operationen nicht beeinflußt.

■ **Tympanoplastik**

Die Indikation zur Tympanoplastik ist im Kindesalter relativ häufig gegeben. Der Grund für diese Operation ist meist eine **Trommelfellperforation**, die mit einem zerstörenden Prozeß an der Gehörknöchelchenkette einhergeht. Als Ursache kommen neben dem **Cholesteatom** (sog. Perlgeschwulst, gutartige Plattenepithelgeschwulst) die unterschiedlichen Formen der **chronischen Mittelohrentzündung** (Otitis media chronica) in Frage (Schleimhauteiterung, Knocheneiterung, Ad-

27

häsivprozeß). Abhängig vom Ausmaß des knochenzerstörenden Prozesses wird nach Wullstein in **Tympanoplastik Typ I bis V** unterschieden. Während beim Typ I die Gehörknöchelchenkette intakt ist und sich die Operation auf die Restaurierung des Trommelfells beschränkt, müssen bei den vier anderen Typen Teile der Gehörknöchelchenkette entfernt bzw. durch Rekonstruktionen aus Knorpel, Kunststoff oder Knochenmaterial ersetzt werden. Draht- und Keramikprothesen können ebenfalls zum Einsatz kommen. Bei Vorliegen eines Cholesteatoms wird gleichzeitig mit dem **plastisch rekonstruierenden** Eingriff die Ursache für die Knochendestruktion beseitigt. Die vollständige Entfernung des Cholesteatoms erweist sich oft als schwierig und birgt die Gefahr der Rezidivbildung. Liegt eine Knochen- oder Schleimhauteiterung als Ursache für den knochenzerstörenden Prozeß vor, dann geht der Operation eine längerfristige konservative Behandlung des betroffenen Ohres voraus. Durch Einlage von Tamponaden, Spülungen und die Verabreichung von Antibiotika wird der Entzündungsprozeß beseitigt. Man spricht auch vom sogenannten **Trockenlegen** des Ohres.

■ **Stapesplastik**

Die im Kindesalter selten vorkommende Otosklerose (Sklerose: krankhafte Verhärtung eines Organs, hier die knöcherne Labyrinthkapsel) führt zu Knochenum- und Knochenneubildungen im knöchernen Labyrinth, bevorzugt im Bereich des ovalen Fensters. Durch Übergreifen des Krankheitsgeschehens auf den Steigbügel kommt es zu einer **Fixation** der **Steigbügelfußplatte** im ovalen Fenster (Stapesfixation). Die Gehörknöchelchen können nicht mehr frei schwingen, eine Schalleitungsschwerhörigkeit (meist kombinierte Innen- und Mittelohrschwerhörigkeit) tritt ein. Dies betrifft in der Regel ältere Schulkinder und Jugendliche. Mit der Stapesplastik werden die Fixation der Steigbügelfußplatte gelöst, die Steigbügelfußplatte oder auch der gesamte Steigbügel entfernt und bei Bedarf durch eine Prothese ersetzt.

27.2.2.1 Pflege bei Kindern nach hörverbessernden Operationen

Gehörlose oder schwerhörige Kinder bilden in unserer Gesellschaft immer noch eine Randgruppe. Je früher eine bleibende Hörstörung eintritt, desto gravierender sind die schädigenden Auswirkungen. Ohne ausreichende Hörfunktion entwickelt sich **keine** normale **Sprache**. Das Sprachverhalten (Artikulation, Wortschatz) wiederum gilt in unserer Gesellschaft als wichtiger Parameter zur Beurteilung des Bildungsstandes eines Menschen. Gestörte Sprachentwicklung wird vielfach mit **fehlender Intelligenz** gleichgesetzt. Das hörgestörte Kind wird zu Unrecht als dumm bezeichnet und muß entsprechende **Ausgrenzungen** von seinen Alterskameraden und anderen Mitmenschen hinnehmen. Daraus resultiert, daß die Eltern eines betroffenen Kindes meist sehr **hohe Erwartungen** in die Operation setzen.

Damit es überhaupt zu einer Verbesserung der Hörfähigkeit kommt, muß postoperativ gewährleistet sein, daß das Transplantat ungestört einheilen kann.

Bei Übernahme des Kindes aus dem Operationssaal ist das operierte Ohr in der Regel durch einen **zirkulären Kopfverband** abgedeckt. Mit dem ersten **Verbandwechsel**, meist am **ersten**, spätestens zweiten **Tag** postoperativ, wird der Kopfverband durch Kompressen und **Ohrenklappe** ersetzt. Die Wunde hinter der Ohrmuschel ist dadurch verstärkt **Druck**, **Infektion** und **Zugluft** ausgesetzt. Falls die Ohrenklappe abrutscht und die Wunde freilegt, muß sie umgehend wieder befestigt werden.

> 🚦 Bei sehr unruhigen Kindern kann auch ein zirkulärer Kopfverband aus elastischen Gazebinden oder eine Mütze aus Schlauchmull zusätzlich über der Ohrenklappe angebracht werden.

Am Operationstag ist das Kind auf der **nicht operierten Seite** zu **lagern**, um es vor Schmerzen durch Kompression zu schützen.

Eine medikamentöse Schmerzbekämpfung (Analgesie) ist in vielen Fällen nicht nötig, entscheidend ist jedoch die individuelle Schmerztoleranz. Treten nach der Operation doch heftige **Ohrenschmerzen** auf, liegt möglicherweise eine beginnende **Perichondritis** (Entzündung der Knorpelhaut) der Ohrmuschel vor.

Postoperative Übelkeit, Brechreiz und Erbrechen sind durch die Länge der Operation und Narkose keine Seltenheit.

 Jedes Erbrechen, Schnauben der Nase, Niesen sowie heftiges Pressen beim Stuhlgang gehen mit einer Drucksteigerung im Mittelohr einher, die eine Ablösung des Transplantates bewirken kann.

Nach hörverbessernden Operationen muß deshalb **postoperatives Erbrechen** sehr früh durch den Einsatz geeigneter Medikamente (Suppositorien oder i.v. Injektionen) unterbunden werden.

Neben einer ausgewogenen, ballaststoffreichen **Ernährung** ist bei Neigung zu **Obstipation** ein relativ großzügiger Umgang mit Einmalklistieren angezeigt. Die Nahrung sollte nicht zu fest sein, da heftiges **Kauen** unter Umständen **schmerzhaft** ist und eine unnötige mechanische **Belastung** für die operativ rekonstruierten Strukturen bedeutet.

Während ein Niesen sich kaum verhindern läßt, ist auf das Reinigen der Nase durch Schnauben für einige Tage zu verzichten. Durch Einträufeln von **physiologischer Kochsalzlösung** in die Nase kann angetrocknetes **Sekret** zunächst aufgeweicht und im Anschluß mit gedrehten Zellstofftupfern entfernt werden.

Wie bei allen Operationen an den Ohren gilt, daß Verband und Wunde nicht naß werden dürfen. **Duschen** und **Haarewaschen** sind deshalb postoperativ **nicht möglich**. **Präoperativ** ist eine gründliche Haarwäsche angezeigt.

Bei Wohlbefinden kann eine **Mobilisation** am Abend des Operationstages erfolgen. Treten jedoch nach der Stapesplastik bereits bei Bewegung des Kopfes heftige **Schwindelgefühle** auf, dann ist **strenge Bettruhe** mit Ruhigstellung des Kopfes angezeigt. Die Ursache für den Schwindel liegt in einer operationsbedingten Irritation des Gleichgewichtsorgans im Innenohr (vorübergehende Eröffnung des Labyrinths) und ist nicht auf mögliche Nebenwirkungen der Narkose zurückzuführen.

27.2.3 Mastoidektomie

Das **Mastoid** (Warzenfortsatz) ist Teil des Schläfenbeines und befindet sich hinter dem Gehörgang und der Ohrmuschel. Es enthält viele kleine Hohlräume, die alle untereinander in Verbindung stehen. Über die Tube besteht eine direkte Verbindung auch zum Rachenraum. Die Hohlräume sind mit einer Schleimhaut ausgekleidet und enthalten normalerweise Luft. Man spricht auch von **pneumatisierten Zellen** oder pneumatisiertem Warzenfortsatz. Eine **Mastoiditis** ist die Entzündung der Schleimhaut in den pneumatisierten Zellen, sie tritt als häufigste Komplikation nach einer nicht ausgeheilten Otitis media acuta auf. Solange der Abfluß des eitrigen Sekretes aus dem Hohlraumsystem zur Pauke hin gewährleistet ist, entwickelt sich kaum eine klinisch auffällige Symptomatik. Erst mit zunehmender **Abflußbehinderung** führt die Entzündung zur Zerstörung und Einschmelzung des Knochens. Die klassische Mastoiditis tritt zumeist **einseitig** auf und betrifft gehäuft **Kleinkinder**. Eine Sonderform, die bevorzugt doppelseitig auftritt und von der ausschließlich Säuglinge betroffen sind, ist die **okkulte** (schleichende) Mastoiditis. Schwere therapieresistente Durchfälle, Gedeihstörungen, Gewichtsstillstand und -abnahme sind hier zu beobachten. Durch den schleichenden Verlauf besteht ein höheres Risiko, daß es unerkannt zu einer der möglichen Komplikationen kommt.

Symptome

- hohes Fieber
- völlige Apathie oder extreme Unruhezustände
- Appetitlosigkeit, Übelkeit und Brechreiz
- heftiger Druck- und Klopfschmerz hinter dem Ohr oder direkt über dem Mastoid
- Otorrhö (Absonderungen aus dem Ohr)
- Schonhaltung, meist Neigung des Kopfes zur erkrankten Seite hin
- evtl. abstehendes Ohrläppchen durch Schwellung hinter dem Ohr

Diagnostik

Klinik und Röntgenaufnahme (nach Schüller).

Therapie

Operative Aufmeißelung des Mastoides und Mastoidektomie (vollständige Ausräumung aller pneumatisierten Zellen des Warzenfortsatzes). Fortsetzen der bereits präoperativ begonnenen Antibiose.

27

Komplikationen

- Einbruch der Infektion in das Schädelinnere mit Meningitis, Enzephalitis oder Hirnabszeß
- Infektion des Innenohrs mit Labyrinthitis, bleibender Hörschädigung und Gleichgewichtsstörungen
- Einbruch der Infektion in den Sinus sigmoideus (venöser Hirnblutleiter, der durch das Mastoid zieht) mit Sinusthrombose und möglicher Sepsis
- Einbruch der Infektion in den Fazialiskanal mit Fazialisparese

27.2.3.1 Pflege bei Kindern nach Mastoidektomie

Während **präoperativ** zur Steigerung des Wohlbefinden des Kindes schmerzlindernde und fiebersenkende Maßnahmen im Vordergrund stehen, verlieren **postoperativ** diese beiden Pflegekomplexe schnell an Gewicht. Mit der Ausräumung des Eiterherdes sinkt die Temperatur rasch. Schmerzen treten häufig nur noch in Verbindung mit dem Verbandwechsel oder bei allzu heftigem Kauen auf. Die Kinder erhalten anfangs **breiige**, später **weiche Kost**.

Bei der **Körperpflege** ergeben sich wie bei allen Operationen im Bereich der Ohren Einschränkungen beim **Duschen** und der **Haarwäsche**. Es ist zu gewährleisten, daß der Verband trocken bleibt.

Die **Mobilität** des Kindes ist abhängig von seinem Wohlbefinden. Bei normaler Körpertemperatur und unauffälligem Verhalten ist keine Bettruhe nötig. In den ersten Tagen postoperativ ergeben sich jedoch **Bewegungseinschränkungen** durch eine liegende Venenverweilkanüle, durch die das Kind in der Regel seine Antibiotika erhält. Weiter gehören die Vorbereitung und Assistenz beim Verbandwechsel, die Überwachung der Infusionstherapie und das Aufziehen der Antibiotika zu den pflegerischen Aufgaben.

27.2.4 Ohranlegung bei abstehenden Ohren

Das Abstehen der Ohrmuscheln wird durch ungenügende Faltenbildung des Knorpels sowie durch eine übermäßige Wölbung der Koncha (Muschel) hervorgerufen. Die Stellungsanomalie kann ein- oder beidseitig vorliegen. Betroffene Kinder sind häufig den Hänseleien ihrer Altersgenossen ausgesetzt, wodurch **Verhaltensauffälligkeiten**, die sich später in **psychischen Erkrankungen** manifestieren können, nicht ausgeschlossen sind. Die Ohranlegung sollte entsprechend möglichst **vor Schuleintritt** stattfinden.

Therapie

Das operative Vorgehen ist abhängig von Art und Ausmaß der Fehlbildung. Die Schnittführung erfolgt immer hinter dem Ohr, so daß die Narbe in der Regel nicht sichtbar ist. Um einen Operationserfolg zu gewährleisten, muß das operierte Ohr durch einen geeigneten **Verband** sicher vor Infektion, Druck und Temperatureinwirkung (Kälte, Zugluft) geschützt werden. Ein zirkulär angelegter **Kopfverband mit Gipsbinden** erweist sich hierfür am günstigsten.

27.2.4.1 Pflege bei Kindern nach Ohranlegung

- **Präoperativ**

Über die allgemein üblichen Vorbereitungen hinaus (Kap. 26.1) sind folgende Aspekte besonders zu berücksichtigen. Die Haarwäsche ist postoperativ für einige Zeit nicht möglich, daher ist am Operationstag eine gründliche **Haarwäsche** notwendig. Sie steigert das Wohlbefinden des Kindes und bewirkt eine **Keimverminderung** im unmittelbaren Operationsumfeld.

Abhängig vom Haarwuchs wird hinter der betroffenen Ohrmuschel ein Streifen (ein bis zwei Zentimeter breit) **freirasiert** (Abb. 27-3). Haarwuchs im Bereich der Schnittführung behindert nicht nur den Operateur, sondern kann postoperativ Komplikationen (Infektion) begünstigen. Da mit Ausnahme der Ohrmuschel der gesamte Kopf des Kindes während der Operation unter sterilen Tüchern verdeckt ist, werden manchmal zur besseren Orientierung Fotografien des Gesichtsschädels mitgegeben. Bei Bedarf muß daher vor der Operation ein Termin bei einem **Fotografen** oder sofern vorhanden der klinikeigenen Fotoabteilung organisiert werden.

- **Postoperativ**

Pflegerelevante Probleme ergeben sich besonders durch die Länge der Narkose. Gelegentlich sind **Übelkeit** und **Erbrechen** zu beobachten. Die Kontrolle der **Vitalzeichen** richtet sich nach den hausüblichen Standards. Nach

27

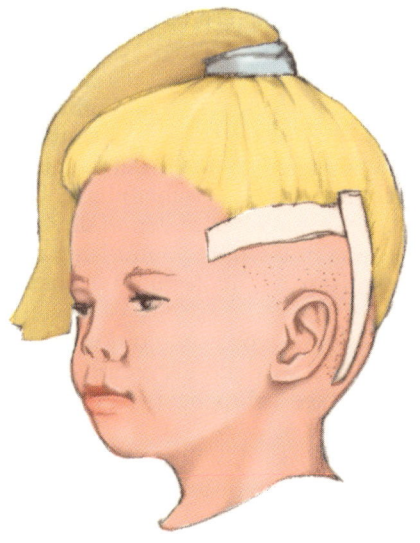

Die **Ernährung** kann mit der gewohnten Kost erfolgen, die Eltern sind jedoch darauf hinzuweisen, daß in den ersten Tagen bei **heftigem Kauen** von sehr fester Nahrung **Schmerzen** möglich sind.

Je nach Wunsch des Kindes soll eine tägliche **Ganzkörperwäsche** oder ein **Reinigungsbad** erfolgen. **Duschen** ist **nicht erlaubt**, da Wasser an das Operationsgebiet gelangen könnte. Die **Haarwäsche** ist je nach Anordnung durch den Operateur, mindestens bis zur Abnahme des Verbandes nicht möglich.

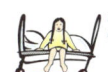 **27.3 Pflege und Operationen Mundhöhlenbereich**

Abb.27-3 Präoperative Rasur zu Ohroperationen

27.3.1 Adenotomie

Abklingen der Narkosewirkungen kann das Kind **mobilisiert** und am Tag nach der Operation entlassen werden. Die weitere Betreuung erfolgt **ambulant**.

Vor der Entlassung ist unbedingt zu überprüfen, ob der **Verband** richtig sitzt, bei Gipsverband auf mögliche **Druckstellen** achten, bei Bedarf vorsichtig weiten und nachpolstern.

Die Adenoide (Rachenmandel) befindet sich an der Hinterwand des Nasen-Rachen-Raumes (Epipharynx) und ist Teil des lymphatischen Rachenringes, der am Übergang der Nase bzw. Mundhöhle zum Rachen angesiedelt ist. Der lymphatische Rachenring und somit auch die Rachenmandel erfüllen wesentliche Funktionen bei der **Immunabwehr** im Säuglings- und Kleinkindesalter. Mit zuneh-

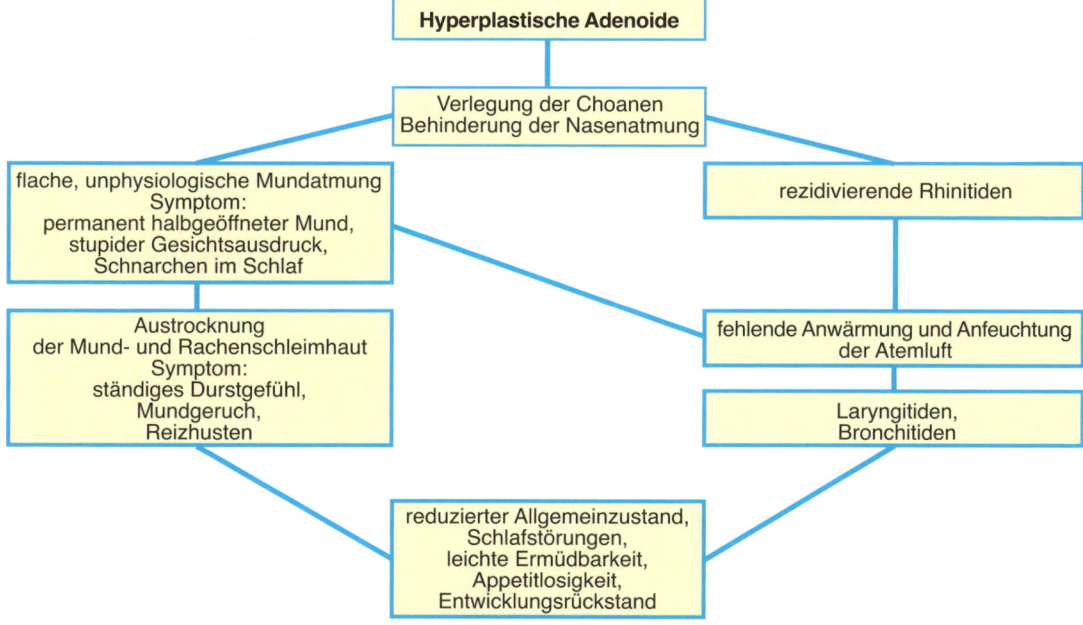

Abb.27-4 Kausalzusammenhang von hyperplastischer Adenoide und möglichen pathologischen Auswirkungen im Bereich der Atemwege

27

mendem Alter (bis zur Pubertät) bildet sich die Adenoide zurück. Eine vergrößerte Rachenmandel bezeichnet man als **adenoide Vegetation** oder auch **hyperplastische Adenoide**.

Therapie

Ruft eine **Hyperplasie** pathologische Erscheinungen im gesamten Bereich der oberen Atemwege (Abb. 27-4), oder an den Ohren (Abb. 27-5) hervor, ist eine Operation indiziert.

Die **Adenotomie** (Entfernung der Rachenmandel) erfolgt wie bei einer Kürettage mit dem Ringmesser nach Beckmann und wird in Intubationsnarkose vorgenommen. Nach erfolgreicher Operation ist eine unbeeinträchtigte Nasenatmung möglich, die Belüftung von Tuben und Mittelohr ist wieder hergestellt.

Komplikationen

Nachblutungen als Folge von nichtvollständiger Abtragung der Adenoide (adenoides Restgewebe) und mangelhafter Blutstillung. Selten sind Verletzungen von Gefäßen oder Gerinnungsstörungen verantwortlich.

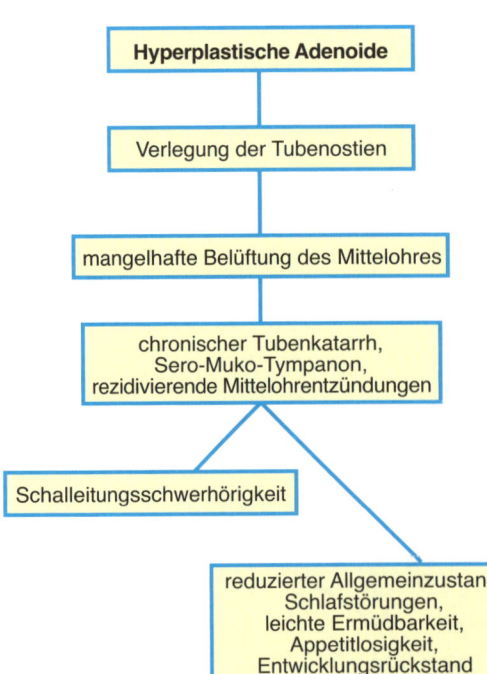

Abb. 27-5 Kausalzusammenhang von hyperplastischer Adenoide und pathologischen Auswirkungen am Ohr

27.3.1.1 Pflege bei Kindern nach Adenotomie

Die Adenotomie wird heute meist **ambulant** vorgenommen. Das pflegerische Augenmerk richtet sich vorrangig auf die Überwachung der **Vitalzeichen** in der Nachschlafphase. Die Häufigkeit richtet sich nach der ärztlichen Anordnung. Eine Empfehlung dafür ist in der Pflegeplanung, Kap. 27.3.2.2, Punkt 7, nachzulesen.

Zum Vermeiden von Aspiration und Schlucken von Blut wird das Kind **ohne Kopfkissen** in **Seitenlage** gebracht, bis es ausreichend wach ist.

Besonders wichtig sind Beobachtungen, die auf eine mögliche Nachblutung des Wundbettes hindeuten.

Symptome einer Nachblutung
– Blutspucken, Nasenbluten
– vermehrter Schluckreflex
– Übelkeit, Erbrechen
– Blässe, Tachykardie, Blutdruckabfall (Schockzeichen)

Zellstoff und **Nierenschale** müssen immer griffbereit liegen, um aus Mund oder Nase austretendes Blut aufzufangen. Ebenso ist die Matratze des Bettes im Kopfbereich durch eine geeignete **Unterlage** vor Blutflecken zu schützen. Ältere Kinder erhalten eine Klingel und werden aufgefordert, herauslaufendes Blut nicht zu schlucken, sondern auszuspucken. Anwesende **Eltern** sind über die Symptome der Nachblutung zu **informieren** und werden gebeten, Auffälligkeiten sofort zu melden. Pflegerisches Verhalten bei Nachblutung ist Kap. 27.3.2.1 zu entnehmen.

> **Die Anwesenheit der Eltern entbindet nicht von der Pflicht der persönlichen und regelmäßigen Überwachung des Kindes und Beobachtung auf Nachblutung.**

Das Kind kann **mobilisiert** werden, sobald es ausreichend wach ist. Heftiges Umhertoben ist am Operationstag und am Folgetag zu vermeiden.

Die Verabreichung von Suppositorien zur **Analgesie** ist in der Regel ausreichend. Beschäftigung und Ablenkung sind oftmals genauso effektvoll.

Die empfohlene **Nahrungskarenz** endet vier bis sechs Stunden nach Narkoseende. Tee oder Wasser kann vor Ablauf dieser Zeit angeboten werden, sofern das Kind ausreichend wach ist. Verträgt es die Flüssigkeit, kann es nach Ablauf der Karenzzeit leichte Kost essen. Obwohl die Nahrung nicht direkt mit dem Wundbett in Berührung kommt, akzeptieren die Kinder **kühle** und **weiche Nahrung**, die ohne viel Kauen zu schlucken ist, besser. Ab dem ersten Tag postoperativ bestehen keinerlei Nahrungseinschränkungen.

Evtl. wird eine **Nasenemulsion** verordnet. Diese pflegt die Schleimhäute und kann gefäßverengende Inhaltsstoffe enthalten, die das Nachblutungsrisiko reduzieren. Die Anwendung sollte dreimal täglich über einen Zeitraum von sieben bis zehn Tagen erfolgen. Eventuell ist den Eltern vor Verlassen der Klinik einmalig das **Verabreichen** der Nasenemulsion zu zeigen. Sie werden angewiesen, bei Auffälligkeiten (Nachblutung) sofort die Klinik wieder aufzusuchen.

27.3.2 Tonsillektomie

Als Teil des lymphatischen Rachenringes haben die Tonsillen (Gaumenmandeln) eine **immunologische Bedeutung**. Die Frage, ab welchem Alter und unter welchen Voraussetzungen die Tonsillektomie (vollständige Entfernung der Tonsillen, inklusive Kapselschicht) sinnvoll ist, wird individuell entschieden. In der Regel sind Schulkinder und Jugendliche betroffen.

Indikationen

- rezidivierende Tonsillitiden (mehr als drei- bis viermal pro Jahr)
- chronische Tonsillitis
- Tonsillenhyperplasie mit einhergehender Atem-, Schluck- und Sprechbehinderung
- Peritonsillarabszeß
- nach Folgeerkrankungen (rheumatisches Fieber, Glomerulonephritis, Karditis), die auf ein tonsilläres Herdgeschehen zurückzuführen sind

Komplikationen

Die häufigste Komplikation nach konventioneller Tonsillektomie ist die **Nachblutung**. Da sie relativ schnell ein **lebensbedrohendes Ausmaß** annehmen kann, ist ein ambulanter Eingriff kontraindiziert.

Fünf bis acht Tage Krankenhausaufenthalt sind notwendig. Vermehrt sind die gefürchteten Nachblutungen noch am Operationstag

und zwischen dem fünften und siebten Tag postoperativ zu beobachten. Am Operationstag können sich die Blutgefäße in den Wundbetten wieder öffnen, wenn der **Blutdruck** ansteigt. Mangelhafte intraoperative Blutstillung sowie Gerinnungsstörungen können ebenfalls Ursache sein. Zwischen dem fünften und siebten Tag nach der Operation lösen sich in aller Regel die Wundbeläge ab, hier kann es zu einer **Ablösungsblutung** kommen. Leichtere Blutungen können durch Säuberung der Wundbetten (Entfernen von Koageln) und Unterspritzen der Blutungsstelle mit einem Vasokonstringens gestillt werden. Bei verständigen Jugendlichen ist die Stillung einer leichten Blutung in **Lokalanästhesie** möglich, bei Kindern hingegen wird dieser Vorgang in den meisten Fällen mit einer **Intubationsnarkose** verbunden sein. Kaum ein Kind toleriert bei vollem Bewußtsein das Hantieren mit Tupfern, Spritze und Kanüle in der geöffneten Mundhöhle, ohne dabei in Panik zu geraten. Stärkere Blutungen, bei denen das blutende Gefäß umstochen und unterbunden werden muß, werden grundsätzlich in Intubationsnarkose gestillt.

27.3.2.1 Pflege bei Kindern nach Tonsillektomie

Nach dem Eingriff treten in der Regel heftige **Wundschmerzen** bei der Nahrungsaufnahme, Schluckbeschwerden und Schmerzen, die in die Ohren ausstrahlen, auf. **Größtmögliche Schmerzfreiheit** ist neben dem **Vermeiden einer Nachblutung** bei der postoperativen Pflege vorrangiges Ziel.

Gelingt es, einem Kind die Schmerzen zu nehmen oder es davon abzulenken, dann erübrigen sich einige der weiteren Pflegeprobleme. Empfindet ein Kind besonders heftige Schmerzen, verweigert es meist die Nahrungs- und Flüssigkeitsaufnahme. Jüngere Kinder vermeiden das **schmerzhafte Schlucken** fast gänzlich, indem sie sogar den Speichel aus dem Mund herauslaufen lassen. Durch das **Vermeiden** des **Schluckens** und **Nahrungsverweigerung** werden die Wundbetten nicht mehr regelmäßig befeuchtet. Sie **trocknen** aus und sind **gereizt**, dies verstärkt wiederum die Schmerzen und führt erneut zu Nahrungsverweigerung und Schluckvermeidung. Dem Kind fehlt dann durch die Nahrungsverweigerung die nötige **Energie** zum **Spiel** und zur **Bewegung**. Es liegt matt im Bett und ist oft un-

27

motiviert. Es besteht immer die Gefahr der allgemeinen **Dehydrierung** bei mangelhafter Flüssigkeitsaufnahme.

• **Schmerztherapie**
– lokale Anwendung von Kälte (Eiswürfel lutschen, Eiskrawatte, kalte Getränke und Eis)
– analgesierende Suppositorien oder Saft nach Arztanordnung (großzügig)
– anästhesierende Lutschtabletten
– ausreichend Beschäftigung und Spiel zur Ablenkung

Wie bereits erwähnt, hat neben der Schmerzbekämpfung auch die Vermeidung einer **Nachblutung** für die Pflege oberste Priorität. Jede pflegerische Maßnahme, die einen **Blutdruckanstieg**, eine **Weitstellung der Halsgefäße** und/oder eine **Zerstörung der Wundbeläge** bewirkt, ist ein **Pflegefehler** und kann für eine Nachblutung verantwortlich sein.

Ein Blutdruckanstieg wird durch **körperliche Anstrengung** oder **Aufregung** ausgelöst. Die Kinder dürfen nicht toben, sondern sollen bevorzugt mit **ruhigen Spielen** beschäftigt werden.

Bei erschwerter Stuhlausscheidung sollten relativ zügig **Einmalklistiere** (Kap. 20.2.5) verabreicht werden.

Wärmeeinwirkungen provozieren eine Weitstellung der Gefäße, deshalb müssen die Kinder auf **heiße Vollbäder** sowie auf **Duschen verzichten**. Die Haare werden bei Bedarf mit kaltem Wasser gewaschen. Sonnenbäder und Spaziergänge in der größten Mittagshitze sind zu vermeiden.

• **Ernährung**
Die Nahrung kommt bei ihrer Passage in direkten Kontakt mit den Wundflächen. Bestimmte Eigenschaften der Nahrung schädigen die Wundbeläge und können zu vorzeitiger Ablösung führen.

 Salzig, sauer, scharf, krümelig, kernig und heiß sind schädigende Nahrungseigenschaften.

Fruchtsäfte, frisches Obst, Kekse, trockener Kuchen, Chips und anderes Salzgebäck, kernige Marmelade (Himbeer, Erdbeer), Müsli, Reis, Currywurst wirken schädigend.
Empfohlene Nahrungsmittel sind Toastbrot, Graubrot ohne Rinde, Grießbrei, Kartoffelbrei, weiches Ei, Rührei, Spinat, Aprikosenmarmelade, milder Streichkäse, Leberwurst, Pudding, Eis.

Durch heiße Nahrung oder Getränke werden die Gefäße ebenfalls weitgestellt. Die Kinder erhalten daher am Operationstag ausschließlich **Eistee** oder **Eiswasser**, in den Folgetagen **kühle Getränke** und reichlich **Speiseeis**. In vielen Fällen stimmen leider die empfohlenen Nahrungsmittel nicht mit den **Eßgewohnheiten** des Kindes überein. Es ist sinnvoll, Kind und Eltern bereits bei der **Aufnahme** über die **kommenden Einschränkungen** im Nahrungsmittelangebot zu informieren. Der **Zusammenhang** zwischen der **Ernährung** und der **Nachblutungsgefahr** sollte erklärt werden, damit das Kind nicht aus Unwissenheit falsche Dinge ißt. Bei unverständigem Kind und Angehörigen bleibt der Pflegeperson leider oft nichts anderes übrig, als das Kind streng zu überwachen und regelmäßig den Nachtschrank auf Nahrungsmittel zu kontrollieren.

• **Mundpflege**
– Mundspülen nach jeder Mahlzeit, mindestens dreimal täglich
– Spüllösungen: Wasser, Kamillentee, Salbeitee oder Panthenollösung, sie sollten möglichst kalt sein

Die Wundbetten werden durch die Spülung von Nahrungsresten gereinigt und gleichzeitig vor dem Austrocknen geschützt.

Niemals dürfen Mundspülungen mit herkömmlichem Mundwasser erfolgen. Dieses enthält in der Regel mentholhaltige, scharfe Zusätze und schädigt die Wundbeläge.

Ältere Kinder können nach Aufklärung über die Verletzungsgefahr die **Zahnbürste** verwenden. Für die Verwendung von Zahncreme gilt gleiches wie beim Mundwasser; mit Ausnahme der sogenannten Kinderpasten enthalten alle Zahnpasten Menthol oder Minze und sollten deshalb nicht verwendet werden.

Kleine Kinder sollten keine Zähne putzen. Es besteht die Gefahr, daß sie aus Unachtsamkeit oder durch die noch ungeübte Handhabung der Zahnbürste an die Wundbeläge stoßen und diese mechanisch zerstören.

• **Bei Nachblutungen**
Trotz aller Sorgfalt und korrekter Pflege läßt sich eine Nachblutung **nicht immer vermeiden**. In den meisten Fällen erkennt man eine Nachblutung durch **sichtbares Austreten von Blut** aus dem Mund oder der Nase. Schluckt das Kind das Blut, treten neben einer zuneh-

menden Blässe ziemlich rasch Übelkeit und Brechreiz auf. Im Erbrochenen ist neben alten, schwarzgefärbten Blutbestandteilen auch Frischblut enthalten (Kap. 27.3.1.1).

Korrektes pflegerisches Verhalten trägt wesentlich dazu bei, daß bei einer postoperativen Nachblutung **keine Panik** ausbricht. Eine verschlimmerte Situation durch zunehmende Ängste des Kindes ist vermeidbar, wenn eine Pflegeperson durchgehend beim Kind bleibt und es beruhigt, während eine zweite die nachfolgenden Maßnahmen übernimmt.

– Kind aufsetzen, bei eingeschränktem Bewußtsein stabile Seitenlage
– Kind auffordern, alles Sekret, das sich im Mund ansammelt, auszuspucken, Nieren-

schale und Zellstoff anreichen, bei Seitenlagerung saugfähige Unterlage unter den Kopf legen, evtl. Absaugen
– Eiskrawatte anlegen
– Arzt mit Dringlichkeit benachrichtigen
– bis zu seinem Eintreffen Material vorbereiten zum Legen einer Venenverweilkanüle und für Blutentnahmen (Blutbild, Hämoglobin), Kontrolle von Puls und Blutdruck
– Patientenakte vorbereiten für eine evtl. notwendige Blutstillung in Narkose
– bei Jugendlichen Material vorbereiten zur Blutstillung in Lokalanästhesie (Absaugung, Zungenspatel, Kornzange, Tupfer, Spritze, Kanüle, Vasokonstringens)

27.3.2.2 Pflegeplanung bei einem Kind nach Tonsillektomie

Informationssammlung vom 15. August 19..

Name:	Melanie P. (weiblich), Spitzname: Melli
Geburtsdatum/Alter:	12. Juli 19.., sechs Jahre alt
Staatsangehörigkeit:	deutsch
Familiensituation:	Einzelkind, geht in Vorschule, Mutter ist 24 Jahre alt, alleinerziehend, Oma mütterlicherseits betreut Melanie regelmäßig, wenn Mutter Nachtschicht hat. Mutter und Oma wechseln sich am Tag bei der Betreuung in der Klinik ab
Aufnahme:	15. August 19.., geplante Operation 16. August
Körpergewicht:	22 Kilogramm
Körperlänge:	115 Zentimeter
Vitalzeichen:	Herzfrequenz 92/Minute
	Atemfrequenz 24/Minute
	Blutdruck 95/60 mmHg
	Körpertemperatur 36,7 °C, rektal
Operation:	Tonsillektomie

Bisheriger Krankheitsverlauf

Melanie litt in den vergangenen zwei Jahren regelmäßig unter akuten Tonsilliden, entsprechend ist ihr die Einnahme von Medikamenten vertraut.

Indikationsstellung zur Tonsillektomie im Juni nach Abklingen der dritten akuten Tonsillitis in diesem Jahr.

Istzustand

Melanie war noch nie im Krankenhaus, die Mutter hat sie soweit als möglich über die bevorstehende Operation aufgeklärt. Rektale Temperaturkontrollen kann sie nicht leiden. Zum Einschlafen benötigt Melanie ihr Kuscheltuch und den Stoffhasen Cäsar, Schlafstörungen liegen nicht vor. Tagsüber beschäftigt sie sich gerne mit Malen, Kassettenhören und ihren Barbiepuppen. Liegt in der Klinik fast nur im Bett. Zu Hause ißt Melanie besonders gern Pizzas, Hamburger, Pommes und Currywurst, Ravioli und Spaghetti aus der Dose, sie trinkt gerne Saft und kohlensäurehaltige Limonaden. Mag außer Eis nach der Operation nichts essen oder trinken, wegen Schmerzen und ungewohnter Kost.

Nach Aussage der Mutter leidet Melanie unter sehr festem Stuhlgang. Sie badet zu Hause einmal in der Woche, Zähneputzen vergißt sie gelegentlich gern. Die Bekleidung wählt sich das Kind zu Hause selbst aus. Spricht wenig wegen Schmerzen, deutet auf Gegenstände. Aufgewecktes, altersentsprechend entwickeltes Kind. Übernahme des Kindes aus dem Aufwachraum in sehr schläfrigem Zustand, Melanie reagiert nur auf sehr laute Ansprache und Schütteln mit Öffnen der Augen, schläft sofort wieder ein.

27

Pflegeplan

Pflegeprobleme/Ressourcen	Pflegeziele	Pflegemaßnahmen
1 Schlafen • geregelter Schlaf-Wach-Rhythmus • benötigt Kuscheltuch und Stoffhasen Cäsar	• weiterhin geregelter Schlaf-Wach-Rhythmus	• zum Einschlafen immer Kuscheltuch und Stoffhasen bereitlegen • Mutter nach Einschlafritualen fragen und übernehmen
2 Sich bewegen • Melanie ist unmotiviert, liegt nur im Bett, will Schmerzen vergessen • Bettruhe nicht nötig	• Obstipationsprophylaxe durch ausreichende Bewegung gewährleistet	• gesteigertes Ruhebedürfnis akzeptieren, Schmerztherapie • Melanie zum Bewegen animieren • regelmäßig kleine Spaziergänge mit Melanie über den Stationsflur machen, Mutter ebenfalls dazu auffordern • kann ihre Lieblingsbeschäftigungen problemlos im Bett ausüben
3 Sich sauberhalten und kleiden • Melanie darf nicht baden • freut sich, daß sie keine Zähne putzen muß • keine selbständigen Mundspülungen, muß daran erinnert und dabei beaufsichtigt werden • dicke Wundbeläge, Mundgeruch	• Melanie akzeptiert die Ganzkörperwäsche • Befeuchten und Reinigen der Wundbeläge durch konsequente Mundpflege • selbständige, korrekte Mundspülungen	• einmal täglich Ganzkörperwäsche • Melanie anregen, sich selbständig zu waschen, ihr erklären, warum sie nicht baden darf • nach jeder Mahlzeit auffordern, den Mund zu spülen • Spüllösung vorbereiten, Melanie beim Spülen beaufsichtigen und anleiten
4 Essen und Trinken • verweigert Nahrungsaufnahme • starke Schmerzen beim Schlucken • angebotene Kost entspricht nicht ihren Ernährungsgewohnheiten • trinkt nicht ausreichend, sie mag weder Tee noch Wasser • ißt fünfmal am Tag Eis	• schmerzlose Nahrungs- und Flüssigkeitsaufnahme in altersentsprechender Menge • Melanie kann die vorübergehende Veränderung ihrer Ernährungsgewohnheiten akzeptieren und hält sich ausschließlich an die empfohlene Kost • Gewichtsabnahme vermeiden • Dehydrierung vermeiden	• Schmerztherapie mit Analgetika (Arztanordnung) 30 Minuten vor der Mahlzeit • Melanie bei den Mahlzeiten Gesellschaft leisten, sie von ihrem Schmerzproblem durch Erzählung ablenken • Kostplan gemeinsam mit Melanie auf Lieblingsspeisen überprüfen • Küche bitten, zum Mittagessen Spaghetti mit milder Sauce zu kochen • regelmäßig Nahrung und Flüssigkeit anbieten in kleinen Portionen • Einfuhr bilanzieren • jeden zweiten Tag Gewichtskontrolle • bei Bedarf nach Anordnung über Nacht Flüssigkeit infundieren
5 Ausscheiden • fester Stuhlgang • Gefahr der narkosebedingten Darmatonie • kaum schlackenreiche Nahrungsmittel im Kostplan vorgesehen • trinkt zuwenig • kann zur Toilette gehen	• regelmäßige Darmentleerung ohne körperliche Anstrengung • heftiges Pressen beim Stuhlgang vermeiden, Nachblutungsgefahr • weiche Konsistenz des Stuhls • trinkt ausreichend	• Stuhlbeobachtung und Dokumentation • für ausreichend Flüssigkeitszufuhr sorgen • zu regelmäßiger Bewegung anhalten (nicht toben) • bei Ausbleiben von Spontanstuhl Einmalklistier verabreichen • zu den Mahlzeiten jeweils einen Teelöffel Speiseöl anbieten

27

Pflegeplan

Pflegeprobleme/Ressourcen	Pflegeziele	Pflegemaßnahmen
6 Körpertemperatur regulieren • fieberfrei • mag sich nicht rektal die Körpertemperatur messen lassen	• Kind bleibt fieberfrei • toleriert das Messen der Körpertemperatur	• einmal täglich Körpertemperatur kontrollieren • ggf. axillare Meßmethode anwenden
7 Atmen • Melanie reagiert bei der Übernahme vom Aufwachraum nur auf sehr laute Ansprache und Schütteln • Aspirationsgefahr bei evtl. Nachblutung • altersentsprechende Frequenzen von Puls, Atmung und Blutdruck	• Sicherung der Atemwege • Vermeiden einer Aspiration	• stabile Seitenlage, bis Melanie ausreichend wach ist, kein Kopfkissen • saugfähige Unterlage unter den Kopf des Kindes legen • am Operationstag Kontrolle von Puls, Atmung und Blutdruck nach Übernahme: in der ersten Stunde alle 15 Minuten (evtl. Monitor), dann zwei Stunden alle 30 Minuten, danach Überwachung ein- bis zweistündlich • ab dem ersten Tag postoperativ einmal pro Schicht Puls, Atmung und Temperatur, Blutdruck einmal täglich • Beobachtung auf mögliche Symptome einer Nachblutung • Absaugung am Bett anbringen bis zur Entlassung
8 Für eine sichere Umgebung sorgen • ungewohnte Umgebung • Mutter oder Oma sind am Tag anwesend • Aspirationsgefahr (Punkt **7**) • Gefahr der Nachblutung (Punkte **3, 4, 5, 7**)	• Kind soll sich sicherfühlen • Gefahr der Aspiration oder Nachblutung minimieren (Punkte **3, 4, 5, 7**)	• in der Aufwachphase Kind nicht alleine lassen • Kontrolle der Vitalzeichen (Punkt **7**)
9 Arbeiten und Spielen • will viel schlafen • durch Schmerzen beeinträchtigt	• gewinnt wieder Freude am Spiel durch Schmerzfreiheit • findet Kontakt zu anderen Patienten	• Melanie zum Spielen anregen • verschiedene Spiele anbieten • gemeinsame Spiele mit Bettnachbarn anregen • Mutter bitten, daß sie Malutensilien und Kassetten mitbringt • Erzieherin soll Kontakt zu Melanie aufnehmen • kann im Bett spielen
10 Kommunizieren • Melanie spricht wenig wegen der Schmerzen • zeigt auf die Gegenstände, die sie haben möchte	• Verständigung zwischen Kind und Pflegeperson trotz beeinträchtigter Kommunikationsfähigkeit • uneingeschränkte Kommunikation durch Schmerzfreiheit	• Klingel am Bett anbringen • aufmerksames Beobachten von Mimik und Gestik, genau hinhören, ggf. nachfragen • nicht zum Sprechen zwingen, Zustand akzeptieren und dem Kind erklären, daß es bald wieder schmerzfrei sprechen kann • Schmerztherapie (Kap. 27.3.2.1)

27

Pflegeplan		
Pflegeprobleme/Ressourcen	Pflegeziele	Pflegemaßnahmen
11 Sich als Mann oder Frau fühlen und verhalten • nicht relevant		
12 Sterben • nicht relevant		

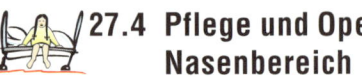

27.4 Pflege und Operationen Nasenbereich

27.4.1 Septumplastik

Das Nasenseptum (Nasenscheidewand) unterteilt die Nasenhaupthöhle der Länge nach in zwei Bereiche. Es besteht aus einem knöchernen, einem knorpeligen und einem häutigen Anteil und ist mit Schleimhaut ausgekleidet. Weist das Nasenseptum massive Abweichungen (**Deviationen**) von der Mittellinie auf, dann kann die Nase ihre vielfältigen Funktionen nicht mehr optimal ausüben. Abhängig vom Ausmaß der funktionellen Beeinträchtigungen kann es notwendig sein, diese **Stellungsanomalie** operativ zu korrigieren. Mit der Korrektur der Nasenscheidewand allein aus ästhetischen Beweggründen, ohne Vorliegen einer klinischen Symptomatik, sollte abgewartet werden, bis das Nasenwachstum nach Ende der Pubertät vollständig abgeschlossen ist.

Indikationen zur Septumkorrektur
– Verlegung der Nasenhaupthöhle mit behinderter Nasenatmung
– chronische Mundatmung (Erwärmen, Reinigen und Anfeuchten der Atemluft durch die Nase entfallen), dadurch erhöhte Infektanfälligkeit
– rezidivierendes Nasenbluten (vorderes Septum)
– beeinträchtigte Riechfunktion (im oberen Abschnitt des Septums liegen die Sinnesendstellen des Riechnervs)
– Verlegung der Ausführungsgänge der Nasennebenhöhlen mit Abflußbehinderung

Zur Korrektur der Nasenscheidewand sind mehrere Verfahren möglich wie die **Septumresektion** nach Killian oder **Septumplastik** nach Cottle. Prinzipiell erfolgt die Operation unter größtmöglicher Schonung der am Septum anliegenden Schleimhaut und der Wachstumszonen. Für den Operationserfolg sind die Fixierung und Stabilisierung des Septums in seiner korrigierten Position von entscheidender Bedeutung. Sie erfolgen entweder durch zurechtgeschnittene, angepaßte **Kunststoffolien**, die beidseits des Septums angelegt und mit Nähten befestigt werden, oder durch sogenannte **Septumsplints** (relativ starre Kunststoffschienen). Splints bieten den Vorteil, daß über die ganze Länge eine luftdurchlässige Röhre integriert ist, die eine eingeschränkte Nasenatmung postoperativ ermöglicht, sobald das Tragen einer Nasenschleuder nicht mehr notwendig ist. Zusätzlich werden beide Nasenhöhlen gleichermaßen tamponiert. Die **Tamponade** (Salbenstreifen oder Schaumgummi) dient neben der Fixierung auch zur Blutstillung. Die zum Schutz vor Aspiration angebrachten, ausreichend langen Fäden werden am Nasenrücken des Kindes mit Heftpflasterstreifen befestigt. Die Tamponade wird spätestens am zweiten postoperativen Tag gezogen, während die Septumsplints zwischen sechs und acht Tagen in der Nasenhöhle verbleiben.

27.4.2 Konchotomie, Muschelkaustik

An den seitlichen Wänden der Nasenhaupthöhle befinden sich die drei übereinander angeordneten **Nasenmuscheln** (untere, mittlere, obere). Ihre Schleimhaut ist stark mit Gefäßen durchsetzt. Der Füllungszustand der Gefäße, gesteuert über das vegetative Nervensystem, ist verantwortlich für den entsprechenden Schwellungszustand der Nasenmuscheln. Zwischen den Nasenmuscheln verlaufen die Nasengänge. In ihnen münden die Ausführungsgänge der Nasennebenhöhlen. Infolge chronischer Entzündungen der Nasenschleimhaut können sich bevorzugt am vorderen sowie am hinteren Anteil der Muscheln **Verdickungen** bilden, die zu einer beeinträchtigten Nasenatmung und einer Verlegung der Ausführungsgänge der Nasennebenhöhlen führen.

Therapie

Neben der Ursachenbekämpfung chirurgische Reduktion der Nasenmuscheln.

• Konchotomie

Das überstehende Gewebe am vorderen Anteil der Muschel (Muschelkopf) wird mit der Konchotomieschere abgetragen, die Verdickungen am hinteren Muschelanteil mit einer scharfen Drahtschlinge entfernt.

• Muschelkaustik (Elektrostichkoagulation)

Durch eine an der Muschel (Muschelkopf oder zentraler Muschelkörper) plazierte Nadel wird Strom geleitet und ihr somit kleinste Verbrennungen zugefügt. Die hierdurch entstehenden Vernarbungen führen zwei bis vier Wochen später zu einer Schrumpfung im Schwellgewebe der Nasenmuschel.

• Laser-Koagulation

Eine weitere Möglichkeit zur Reduktion der Nasenmuscheln bietet der Einsatz des Lasers. Der Vorteil besteht in einem minimalen operativen Blutverlust, postoperative Nachblutungen sind sehr selten.

27.4.2.1 Pflege bei Kindern nach Operationen an der Nase

Nach Eingriffen an der Nase erhalten alle Kinder zum Auffangen von herausfließendem Wundsekret und Blut eine sogenannte **Nasenschleuder**, von der die Naseneingänge vollständig bedeckt sind. Das Tragen der Nasenschleuder ist für die ersten 24 Stunden postoperativ notwendig, regelmäßiges Auswechseln ist angezeigt. Eine Nasenatmung ist mit diesem Verband unmöglich. Auch nach Abnahme der Nasenschleuder bleibt die Nasenatmung durch eingelegte Nasentamponaden, Septumschienungen und massive Schwellung der Nasenschleimhaut (operationsbedingtes Trauma) stark eingeschränkt.

• Mund- und Nasenpflege

Die Kinder entwickeln eine forcierte Mundatmung mit nachfolgend **ausgetrockneter Mundschleimhaut** und **trockenen Lippen**. Am

Operationstag, solange das Kind noch nicht in der Lage ist, sich selbständig an der Pflege zu beteiligen, sieht die Mundpflege wie folgt aus:

– Mundhöhle regelmäßig mit feuchten Kompressen, Watteträgern und Leitungswasser reinigen und anfeuchten
– bei Bedarf künstlichen Speichel in Mundhöhle einsprühen
– Lippen häufig feucht abwischen, mit Salbe (z.B. Panthenol) oder einem Lippenpflegestift vor Austrocknen schützen

Ab dem **ersten postoperativen Tag** können die Kinder dann **selbständig** ihren Mund spülen. Es bieten sich neben Wasser, Kamillen- und Panthenollösungen auch Spülungen mit erfrischenden Zusätzen (Menthol, Minze) an, da eine ausschließliche Mundatmung und Austrocknung der Mundschleimhaut mit verstärktem **Mundgeruch** einhergehen.

Jüngere Kinder verfügen in der Regel nicht über ein entsprechendes Problembewußtsein, es ist daher bei ihnen verstärkt darauf zu achten, daß sie ihren Mund regelmäßig pflegen.

Nach **Entfernen** der **Nasentamponaden**, spätestens am zweiten postoperativen Tag
– Instillation einer Nasensalbe (Anordnung) drei- bis fünfmal täglich

Die **Nasensalbe** (oder -tropfen) kann abschwellende Substanzen beinhalten, sie soll ein **Austrocknen** der Nasenschleimhaut sowie **Borken- und Krustenbildung** verhindern. Die Reinigung des Naseninneren erfolgt durch den Arzt bei der täglichen Visite. Das Reinigen der Nase durch Schnauben ist untersagt.

• Atmung

Zur optimalen Ausnutzung der vorhandenen Atemkapazitäten und Atemerleichterung wird das Kind in **halbaufrechter Position** gelagert. Eine **Luftraumbefeuchtung** und die regelmäßige Zufuhr von **Frischluft** erleichtern ebenfalls die Atmung und ersetzen die fehlende Anfeuchtung der Atemluft durch die Nase.

 Unbedingt zu vermeiden ist die Unterbringung in überheizten, geschlossenen Räumen.

• Bei Schwellung des Weichteilgewebes

Eine Besonderheit bei Eingriffen an der Nase und den Nasennebenhöhlen ist die **Schwellung** des umliegenden Weichteilgewebes wie **Wangen** und **Augenlider**. In besonders extremen Fällen ist es dem Kind für einige Zeit postoperativ nicht möglich, die Augen zu öff-

27

nen. Das Auflegen von kalten, feuchten Kompressen oder Cold packs schafft hier zügig Abhilfe.

> Alkoholumschläge verbieten sich durch die Nähe zu den Augen und trocknen die zarte Gesichtshaut aus.

Die Wangenschwellung wirkt sich evtl. auf die **Ernährungssituation** des Kindes aus. Eine massive Schwellung führt zu Spannungsgefühlen im gesamten Gesichtsbereich, das Öffnen des Mundes kann ebenso wie die Kautätigkeit erschwert oder sogar **schmerzhaft** sein. Dem Kind wird daher zunächst flüssige oder breiige Kost angeboten, bei Schmerzlosigkeit und abgeklungener Schwellung weiche Kost.

> Kräftiges Zubeißen wie bei einem ungeschnittenen Apfel und heftiges Kauen von Müsli, Nüssen oder zähem Fleisch sollten zum Schutz vor Schmerzen und zum Vermeiden mechanischer Belastungen des Operationsgebietes für zehn Tage unterbleiben.

● **Nachblutungen**
Wie bereits erwähnt, ist die Nasenschleimhaut reichlich mit Gefäßen durchsetzt, so daß auch nach Eingriffen an der Nase eine potentielle Nachblutungsgefahr besteht. Alle Maßnahmen, die zur Vermeidung einer Nachblutung dienen (Kap. 27.3.2.1), finden auch nach Eingriffen an der Nase ihre Anwendung.

> Das bei Nasenbluten sonst praktizierte Komprimieren der Nasenflügel ist nach Nasenoperationen zu unterlassen, es könnte den gesamten Operationserfolg gefährden.

 27.5 Pflege und Operationen Halsbereich

27.5.1 Koniotomie

Bei der Koniotomie werden der Kehlkopf durch Inzision zwischen Ringknorpel und Schildknorpel eröffnet und eine Kanüle über einen Dilatator (Instrument zur Erweiterung von Kanälen) eingeführt. In sehr dringlichen Situationen wird die Kanüle, die über einem

Trokar sitzt, an gleicher Stelle direkt durch die Haut in den Kehlkopf hineingestoßen, der Trokar anschließend zurückgezogen. Die Koniotomie ist eine ausschließliche **Notfallmaßnahme** bei **Atemstillstand** oder **lebensbedrohender Atemnot**, wenn eine endotracheale Intubation nicht möglich ist. Nach Stabilisierung der Atemverhältnisse erfolgt im Anschluß an die Koniotomie immer die Tracheotomie.

27.5.2 Tracheotomie

Neben der endotrachealen Intubation (oral oder nasal) ist die Tracheotomie eine weitere Möglichkeit zur Schaffung eines künstlichen Atemweges, über den das Kind spontan atmen oder auch maschinell beatmet werden kann.

Bei der Tracheotomie wird im vorderen Halsbereich unterhalb des Kehlkopfes nach Hautschnitt und Freilegung der Trachea ein **Luftröhrenschnitt** vorgenommen und eine spezielle Kanüle, die Trachealkanüle, eingeführt. Die Eröffnung der kindlichen Trachea erfolgt grundsätzlich durch Längsspaltung von zwei bis drei Trachealknorpelspangen. Die Hautwundränder werden abschließend in der Regel in die Schnittführung der Trachea eingenäht, wodurch ein sogenanntes **epithelisiertes Tracheostoma** entsteht. Der Vorteil dieser Methode besteht in der relativ sicheren Kanülenführung durch den Stomakanal und der reduzierten Gefahr einer **Hautemphysembildung**. Die korrekte Lage und Effizienz der Trachealkanüle werden zunächst durch Auskultation, später durch eine Röntgenaufnahme überprüft.

Indikationen
– angeborene Fehlbildungen und Stenosen des Larynx und der Trachea (durch Angiome, Zysten, kongenitale Membranen, Tumoren)
– erworbene subglottische Stenosen durch endotracheale Langzeitintubation, chronische Entzündungen oder traumatische Einwirkungen (Polytrauma, Verbrennungen, Verätzungen)
– akute Erkrankungen mit Obstruktion an Kehlkopf, Trachea oder oberen Atemwegen, Epiglottitis, Laryngotracheitis, Diphtherie, nekrotisierende und/oder ulzerierende Tracheobronchitis bei Frühgeborenen
– nicht mögliche endotracheale Intubation

Komplikationen nach Tracheotomie

Die Vielzahl der möglichen Komplikationen nach Tracheotomie ist nicht unerheblich und mag für die zurückhaltende Indikationsstellung in der Pädiatrie mitverantwortlich sein.

- **Frühkomplikationen**
- Blutung aus dem Operationsgebiet
- Verlegung der Kanüle durch Sekret, Blut oder Borken
- Herausrutschen oder Heraushusten der Kanüle bei mangelhafter Fixierung
- Hautemphysem bei Austreten von Luft in das subkutane Bindegewebe des Halses
- Infektionen (Pneumonie, Mediastinitis, Tracheitis)
- **Spätkomplikationen**
- borkige Tracheitis durch Austrocknung der Trachealschleimhaut
- Granulationen am Kanülenende, dadurch Obstruktion der Kanüle
- Druckschäden durch die Kanüle an der Trachealwand und äußerem Halsbereich
- Arrosionsblutungen bei schlechtsitzender Kanüle
- Stenosenbildung durch Druckschäden und Arrosionsblutungen
- tracheoösophageale Fistel
- Infektionen

■ Trachealkanülen

Die einfache Trachealkanüle ist ein gebogenes Rohr mit zwei unterschiedlich langen Enden (Abb. 27-6). Am kurzen Ende der Kanüle befindet sich das **Kanülenschild**, welches auf der äußeren Halshaut aufliegt. Am Kanülenschild selbst befinden sich zwei Aussparungen zum Befestigen des Kanülenbändchens, welches die Kanüle in situ fixiert. Trachealkanülen

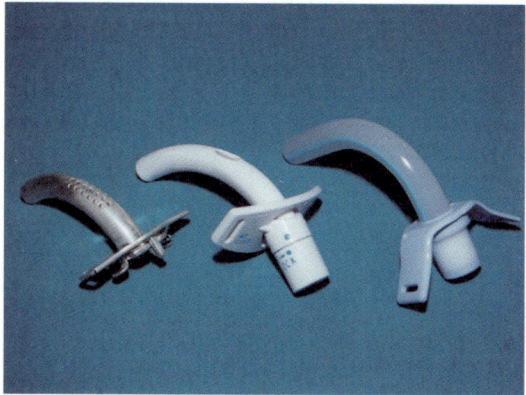

Abb. 27-6 Verschiedene Trachealkanülen aus Kunststoff und Silber

werden aus **Kunststoff** oder aus **Metall** (Silber ist bakterienfeindlich) angeboten. Die **flexiblen Kanülen** sind aus weichem Kunststoff hergestellt und verfügen teilweise über eine eingearbeitete Metallspirale zur Stabilisierung. Im Hinblick auf die Prävention möglicher Spätkomplikationen sollte die Kanüle den anatomischen Gegebenheiten möglichst optimal angepaßt sein und die Bedürfnisse des Kindes (z. B. nach Sprache, einfache Handhabung und Pflege) weitgehend befriedigen.

Unmittelbar nach der Tracheotomie wird in der Regel eine einfache Kanüle aus Kunststoff eingesetzt. Bei Jugendlichen und Erwachsenen verfügt diese Kanüle meist über eine **Blockmanschette** (Cuff), die über eine Zuleitung mit Luft gefüllt werden kann und so einen luftdichten Abschluß zwischen Kanüle und Trachea herstellt. In geblocktem Zustand verringert der **Cuff** die Aspirationsgefahr und fixiert die Kanüle in ihrer Position. **Säuglinge, Klein-** und **Schulkinder** bis zum **achten Lebensjahr** erhalten zum Vermeiden von Schäden an der Trachealschleimhaut durch den Cuffdruck immer eine **Kanüle ohne Blockmanschette**.

Mit dem ersten Kanülenwechsel, der frühestens zwei bis drei Tage nach der Tracheotomie erfolgt, kann die einfache Trachealkanüle durch eine **Doppelrohrkanüle** ersetzt werden, die aus einem Außenrohr mit dem Kanülenschild am kurzen Ende und einem Innenrohr (Seele) besteht. Während das Außenrohr in der Trachea verbleibt und nur alle vier bis sieben Tage bzw. nach Bedarf zu wechseln ist, kann die Innenkanüle, wenn notwendig, mehrmals täglich herausgenommen, gereinigt und wieder eingesetzt werden.

Sogenannte **Sprechkanülen** enthalten im Außen- sowie im Innenrohr auf Höhe der Krümmung eine Öffnung. Durch diese Öffnung strömt die Atemluft während der Exspiration in Richtung Kehlkopf und ermöglicht die Lautbildung. Verfügt die Sprechkanüle über ein Ventil am Kanüleneingang, dann bewirkt dieses automatisch, daß die Luft mit der Exspiration nicht über den Kanüleneingang herausströmt, sondern in Richtung Kehlkopf geleitet wird. Ohne Ventil muß das Kind den Kanüleneingang mit dem Finger zuhalten, will es das Durchströmen des Kehlkopfes mit Luft während der Exspiration erreichen.

Mit der besonders langen und flexiblen **Hummerschwanzkanüle** können Hindernisse wie Stenosen, Angiome oder Tumoren unterhalb des Tracheostomas überbrückt werden.

27.5.2.1 Pflege bei Kindern mit Tracheostoma

In diesem Kapitel werden im wesentlichen die Aspekte erläutert, die in unmittelbarem Zusammenhang mit der Tracheotomie und Trachealkanüle stehen und für das beatmungspflichtige und das spontanatmende Kind von Relevanz sind.

Das tracheotomierte Kind benötigt in den ersten postoperativen Tagen eine engmaschige Überwachung der **Vitalparameter** (speziell Atmung), Beobachtung und zeitintensive Pflege. Es empfiehlt sich daher, **jedes** tracheotomierte Kind, also auch das spontan atmende, zumindest bis zum ersten Kanülenwechsel nach 48 bis 72 Stunden, in einer **Intensivpflegeeinheit** zu betreuen. Innerhalb der ersten 48 Stunden nach der Operation kann eine **versehentliche Dekanülierung** (Herausrutschen der Kanüle) zu gefährlichen Atemnotzuständen führen. Der Tracheostomakanal ist in diesem Zeitraum noch nicht gefestigt und verschließt sich nach Dekanülierung relativ rasch. Man spricht auch vom Zusammenfallen des Tracheostomas. Das Einführen einer neuen Kanüle kann erschwert, evtl. unmöglich sein. Zur Abwendung einer eventuell eintretenden Atemnotsituation im Falle der Dekanülierung sollten folgende Materialien immer am Bett des Kindes vorbereitet sein.

■ Patientenplatz

– funktionstüchtiges Absauggerät
– sterile Absaugkatheter mit atraumatischer Einführspitze
– Schere
– Trachealspreizer oder Nasenspekulum
– Trachealkanüle in der passenden Größe, mit Kanülenbändchen und Schlitzkompresse
– Trachealkanüle eine Größe kleiner als liegende, ebenfalls komplett vorbereitet
– Sauerstoffanschluß, Beatmungsbeutel und passende Maske
– Inhaliergerät

Mehrere grundsätzliche **Probleme** sind bei der Pflegeplanung zu berücksichtigen.

■ Übermäßige Produktion von Trachealschleim, Wundsekretion, Verlegung der Kanüle

In der ersten postoperativen Phase reagiert die Trachealschleimhaut auf die Manipulation und die Reizung durch die Kanüle mit vermehrter Schleimbildung. Schleim und Wundsekret, anfangs evtl. auch Blut, quellen aus dem Tracheostoma heraus und können das Lumen der Trachealkanüle verlegen. Zur Vermeidung einer Kanülenobstruktion wird das Kind **regelmäßig endotracheal** durch die Kanüle **abgesaugt**. Das Absaugen nach sterilen Kautelen dient der Infektionsprophylaxe. Es wird so selten wie möglich abgesaugt, aber so oft wie nötig.

 Jedes Absaugen reizt die Schleimhaut erneut und führt zu weiterer Sekretbildung.

■ Ausfall der Funktionen der oberen Atemwege

Mit dem Einsetzen der Spontanatmung oder Beatmung über das Tracheostoma entfallen die Funktionen der oberen Atemwege, speziell der Nasenschleimhaut. Die Inspirationsluft gelangt nicht mehr durch Nase, Mund, Rachen und Kehlkopf, wo sie normalerweise angewärmt, angefeuchtet und gereinigt wird. Dies bedeutet für das tracheotomierte Kind neben einer **erhöhten Infektanfälligkeit** die Gefahr der **Austrocknung** der **Trachealschleimhaut**, in der Regel einhergehend mit starker **Borkenbildung**. Bei beatmeten Kindern übernimmt das Beatmungsgerät die fehlenden Funktionen, die Luft wird grundsätzlich angefeuchtet und erwärmt. Für das spontanatmende Kind bieten sich folgende Maßnahmen an:

– Beobachten und Beurteilen des abgesaugten oder austretenden Trachealsekretes auf Viskosität, Farbe und Geruch
– regelmäßige Inhalation mit NaCl 0,9% (bei Arztanordnung evtl. Sekretolytika) über die Trachealkanüle
– Applikation von NaCl 0,9% (nicht mehr als ein Milliliter) in die Trachealkanüle
– Anbringen einer feuchten Kammer in der Nacht
– künstlicher Bakterienfilter (Kanülennase)

■ Gefahr der Dermatitis der äußeren Halshaut

Die **Haut** in der Umgebung des Tracheostomas ist anfänglich durch austretendes Wundsekret und Trachealschleim ständig **feucht** und **irritiert**. Zum Aufsaugen der Feuchtigkeit und zum Schutz vor Druckstellen wird zwischen der Haut und dem Kanülenschild ein **Verband** angebracht. Die meisten Kliniken verwenden dazu **Schlitzkompressen** aus Verbandmull oder spezielle Tracheostomaverbände. Das Einschneiden normaler Kompressen zum Selbstanfertigen einer Schlitzkompresse verbietet sich, da die Schnittstellen ausfransen und Mullfasern mit der Wunde verkleben oder in die Trachea gelangen können. Der Einsatz von **Metalineschlitzkompressen** empfiehlt sich anfangs ebenfalls nicht, da Metaline kaum Feuchtigkeit aufnimmt.

Der **Wechsel** des **Verbandes** erfolgt nach Bedarf. Dies kann unmittelbar nach der Operation stündlich notwendig sein, später nur noch einmal täglich. Zur Pflege der Haut im Umkreis der Tracheostomie hat sich in den meisten Kliniken inzwischen der Einsatz von reizlosen Fettsalben durchgesetzt.

■ Gestörte verbale Kommunikation, Verlust der Sprachfunktion

Grundsätzlich ist das Sprechen nach einer Tracheotomie erst dann wieder möglich, wenn das Kind eine **Sprechkanüle** erhält. Die Bedürfnisse des Kindes nach möglichst frühzeitigem Sprechen können leider nicht immer entsprechend berücksichtigt werden. Gelegentlich ist es indiziert, zur Schonung des Kehlkopfes und der Stimmbänder den Gebrauch einer Sprechkanüle auf einen späteren Zeitpunkt zu verschieben. Die **Kanülensprache** ist anfangs kaum zu verstehen und muß vom Kind erlernt und trainiert werden. Phoniater und Logopäden können hier hilfreich eingreifen und spezielle Techniken vermitteln. Bis zum Einsatz der Sprechkanüle müssen dem Kind **alternative Kommunikationsformen** angeboten werden, wie Papier und Bleistift sowie Schreibtafeln. Kleinkinder können sich durch Bilder mit eindeutigen **Symbolen** bemerkbar machen, die sie dann im Bedarfsfall zeigen. Die Entwicklung einer **Zeichensprache** bietet sich immer an. Es ist darauf zu achten, daß die Zeichen **einheitlich** verwendet werden. Bei der persönlichen Ansprache des Kindes ist zu berücksichtigen, daß die **Sätze einfach** und **kurz formuliert** sein müssen, damit das Kind eindeutig darauf reagieren kann. **Mimik** und **Gestik** des Kindes sind besonders sensibel wahrzunehmen. Das Kind erhält eine **Bettklingel** oder Vergleichbares, damit es sich bemerkbar machen kann.

■ Kanülenwechsel

Bis zum vollständigen Abheilen der Wunde sollten die Kanülenwechsel durch den Arzt bzw. im Beisein des Arztes erfolgen. Der erste Kanülenwechsel erfolgt in der Regel durch den Operateur, der auch das Tracheostoma angelegt hat. Sobald wie möglich sollten auch die **Eltern** bei den **Kanülenwechseln** zugegen sein, um sie mit den Handhabungen und Maßnahmen beim Kanülenwechsel vertraut zu machen. Je früher es möglich ist, den Eltern die Pflege ihres tracheotomierten Kindes vollständig und eigenverantwortlich zu überlassen, desto günstiger ist dies für das betroffene Kind. Die Dauer des Krankenhausaufenthaltes ist in der Regel davon abhängig, ob eine korrekte häusliche Pflege gewährleistet ist.

Zum Kanülenwechsel sollte sich das Kind am günstigsten in einer **sitzenden** oder halbaufrechten Position befinden. Neben den bereits genannten Materialien, die immer am Platz des Kindes gerichtet sein sollten, werden zusätzlich benötigt:
– Kompressen
– steriles Aqua dest.
– Nierenschale
– Abwurfbeutel

Vor dem Kanülenwechsel erfolgt immer eine **endotracheale Absaugung**. Bei Doppelkanülenträgern muß entsprechend die Seele der Kanüle zuvor entfernt werden. Während das Absauggerät betriebsbereit bleibt, werden das **Kanülenbändchen** durchschnitten und die **Kanüle vorsichtig**, aber **zügig entfernt**.

Das Herausziehen der Kanüle aus dem Tracheostomakanal bewirkt bei vielen Kindern einen **Hustenreiz**.

Unter exakter **Beobachtung** des Kindes (Zyanose?) wird ihm **Zeit** zum **Abhusten** gegeben. Eventuell ist es notwendig, noch einmal abzusaugen.
– Tracheostoma mit sterilen Kompressen und sterilem Aqua dest. reinigen und abtrocknen
– Hautschutzsalbe zirkulär um den Tracheostomaeingang auftragen
– intakte Haut mit wenig Öl einreiben
– neue, vorbereitete Kanüle in Tracheostoma einführen
– sofort mit Kanülenbändchen fixieren
– Kanülenbändchen doppelt knoten, **nie** mit

27

Schleife verschließen (Gefahr der Dekanülierung)
– Absauggerät abschalten, bei Bedarf Kanülennase aufstecken

 Zwei Finger sollten sich knapp unter das Bändchen schieben lassen, bei kräftigen Männerfingern ist das Bändchen in der Regel ausreichend straff verknotet, wenn sich ein Finger hineinschieben läßt.

Es ist darauf zu achten, daß weder Hautschutzsalbe noch Öl in die Trachea gelangen kann.

■ **Aufbereiten der Kanüle**

Die verschmutzte Kanüle wird in eine **Desinfektionslösung** für Instrumente eingelegt (Angaben des Herstellers beachten). Bei Doppelrohrkanülen dürfen die Seele und das Außenrohr während der Desinfektion nicht ineinandergesteckt sein. Anschließend ist die Kanüle unter **fließendem Wasser** (Einmalhandschuhe) mit einem speziellen, **patienteneigenen Bürstchen** zu reinigen. Das Kanülenbürstchen wird in der Regel in einem mit Desinfektionlösung gefüllten **Behälter** aufbewahrt und sollte mit dem **Namen** des Kindes versehen sein.

Nach der Reinigung wird die Kanüle erneut in eine **Desinfektionslösung** gelegt und nach Ablauf der vorgeschriebenen Zeit gründlich abgespült und abgetrocknet.

Das Außenrohr der Kanüle und die Seele werden wieder zusammengesteckt, die Kanüle mit dem **Kanülenbändchen** und einer **Schlitzkompresse** versehen. Die aufbereitete Kanüle liegt dann stets griffbereit in einem sauberen, **verschließbaren Behälter** am Bett des Kindes.

Das Verwenden von sterilisierten Trachealkanülen ist in der ersten Zeit postoperativ oder auch beim immunsuppressiven, besonders infektgefährdeten Kind berechtigt. Beim sonst gesunden Kind ist die Verwendung von sterilen Trachealkanülen nicht notwendig.

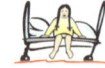 ## 27.6 Pflege und Operationen Kieferchirurgie

27.6.1 Lippen-Kiefer-Gaumen-Spalten

Zu den häufigsten angeborenen Fehlbildungen gehören die **Spaltbildungen** im Bereich von Lippe, Kiefer und Gaumen (LKG). Auf etwa 500 gesund geborene Kinder kommt ein Neugeborenes, bei dem eine Spaltbildung dieser Art vorliegt. Neben der am häufigsten vorkommenden Form, der **einseitig vollständigen Lippen-Kiefer-Gaumen-Spalte**, können **isolierte** Spalten nur an Lippe oder Kiefer oder Gaumen sowie andere **Kombinationsformen** auftreten.

Unabhängig davon, ob es sich um eine isolierte oder kombinierte Spalte handelt, kann die Fehlbildung ein- oder doppelseitig vorliegen, vollständig (total) oder unvollständig (partiell) auftreten (Abb. 27-7).

Das Gesicht des Ungeborenen entwickelt sich in den ersten Wochen der Schwangerschaft. Mit der achten Embryonalwoche ist die Gesichtsentwicklung in der Regel abgeschlossen. Die kritische Phase für die Entstehung von **Lippen-Kiefer-Spalten** liegt zwischen der **fünften** und **siebten Embryonalwoche**. **Gaumenspalten** entstehen um die **achte Embryonalwoche**. Die Ursachendiskussion ist nicht abgeschlossen. Ein großer Teil aller Spaltbildungen beruht auf genetischen Faktoren. Es sind aber auch exogene Noxen bekannt, die die Entstehung einer Spaltbildung begünstigen können.
• **Exogene Noxen**
– Mangelernährung
– Vitaminmangel sowie auch -überdosierung

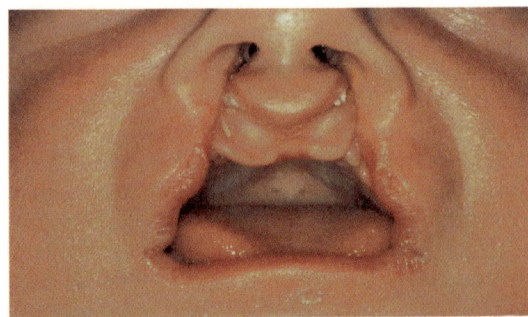

Abb. 27-7 Vollständige, beidseitige Lippenspalte mit Kieferkerbe

– Sauerstoffmangel
– ionisierende Strahlen
– Hypoglykämien der Mutter
– Medikamenteneinnahme, Umweltgifte
– Nikotin- und Alkoholabusus

Die Entstehung von Lippen-Kiefer-Gaumen-Spalten allein durch die Einwirkung exogener Noxen ist nicht nachgewiesen. Es wird das Zusammentreffen von exogener Noxeneinwirkung bei bestehender genetischer Disposition angenommen.

Darüber hinaus wird als Ursache auch das **Alter** der **Eltern** diskutiert. Einige Studien, bei denen Risikoschwangere (Familienanamnese) in den ersten drei Schwangerschaftsmonaten mit Vitaminpräparaten und sauerstoffaktivierenden Medikamenten behandelt wurden, weisen erste positive Ergebnisse auf. Das Risiko, ein Kind mit Spaltbildung zu gebären, konnte minimal gesenkt werden.

Therapieziel

Das Behandlungsziel ist, die spaltbehafteten Kinder so weit zu rehabilitieren, daß sie bis zur Einschulung äußerlich weitgehend unauffällig aussehen und sprachlich soweit entwickelt sind, daß sie den Anforderungen einer Regelschule gerecht werden. Über den Einschulungszeitpunkt hinaus sollten, sofern möglich, nur noch korrigierende bzw. sprachverbessernde Operationen notwendig sein.

Zur Erlangung dieses Ziels ist es erforderlich, daß verschiedene **Fachdisziplinen** gut koordiniert zusammenwirken:
– Kiefer- und Gesichtschirurgie
– Kieferorthopädie
– Logopädie/Phoniatrie
– HNO
– Zahnmedizin inklusive Prothetik
– Kinderheilkunde
– evtl. Kinderpsychologie

Ein einheitliches Schema für die Behandlung von Kindern mit LKG-Spalten gibt es nicht. Durch die ständige Aktualisierung medizinischer Kenntnisse, Bevorzugung spezieller Operationsmethoden und -techniken sowie unterschiedliche Lehrmeinungen weisen die **Behandlungskonzepte** der verschiedenen Spaltzentren Abweichungen auf. Die allgemeinen Tendenzen gehen dahin, die Spalten immer früher vollständig zu verschließen. Ein möglichst früher **Verschluß** des **harten Gaumens** schafft die besten Voraussetzungen für die ungestörte Sprachentwicklung, denn nur der vollständige Luftabschluß zwischen

Mundhöhle und Nasenraum sowie ein funktionstüchtiges Gaumensegel ermöglichen eine normale Sprachentwicklung. Andererseits ist die Gefahr groß, daß es bei zu frühem Verschluß des harten Gaumens zu **Wachstumsstörungen** des Oberkiefers kommen kann.

Der im folgenden exemplarisch dargestellte **Behandlungsplan** zeigt die Grundprinzipien der Behandlung von LKG-Spalten auf.

• **Neugeborenes bis zur vierten Lebenswoche**
Bei uni- und bilateralen LKG-Spalten sowie vollständigen, isolierten Gaumenspalten
– Einpassung einer Trink- und Retentionsplatte, so früh als möglich (erleichterte Nahrungsaufnahme, normalisierte Zungenmotorik und Zungenlage) Formung des Kieferbogens als Vorbereitung für kommende Operationen

• **Säugling zwei bis sechs Monate**
– Verschluß der Lippenspalte, bei beidseitiger Lippenspalte möglichst gleichzeitig
Der Verschluß führt zur Herstellung eines unauffälligen Äußeren des Kindes. Die psychosoziale Integration von Kind und Angehörigen wird dadurch wesentlich verbessert. Mit der ersten Operation Behandlung mit Parazentese/Paukendrainage, Hörtest bei Verdacht auf bestehende Hörminderung.

• **Säugling und Kleinkind acht Monate bis eineinhalb Jahre**
– Verschluß des weichen Gaumens
– Kontrolle der Parazentese, Paukendrainage
– bei Bedarf Hörtest in Narkose

• **Kleinkind ab zweitem Lebensjahr**
– regelmäßige Vorstellung im Behandlungszentrum für Lippen-Kiefer-Gaumen-Spalten
– Kontrolle des Milchgebisses (Zahndurchtritt) durch Zahnarzt und Prophylaxeassistenten
– Anleitung zu korrekter Zahnpflege, gegebenenfalls konservierende Behandlung (Füllungen) der Zähne und Zahnversiegelung (nur sinnvoll bei korrekt praktizierter Mundhygiene)
– kieferorthopädische Behandlung von Fehlbildungen im Milchgebiß
– Beginn der logopädischen Behandlung (in der Regel über das Einschulungsalter hinausgehend)

Zwischen dem dritten und sechsten Lebensjahr, nach Absprache mit den Logopäden und Phoniatern, Verschluß des harten Gaumens, Restspaltverschluß.

● **Schulkind ab sechstem Lebensjahr**
- Kontrolle und Behandlung des Wechselgebisses durch Zahnmedizin und Kieferorthopädie
- nach vollständigem Durchtritt der bleibenden Zähne Einstellung der permanenten Dentition
- Fortsetzung der logopädischen Sprachbehandlung
- Kieferspaltosteoplastik vor Durchbruch der bleibenden Eckzähne (siebtes bis zehntes Jahr)
- evtl. sprachverbessernde Operationen, Lippenkorrekturen

● **Jugendliche ab dem zwölften Lebensjahr**
- Fortsetzung der kieferorthopädischen Behandlung, Zahnersatz
- Korrekturoperationen im Bereich von Lippe, Nase und Kiefer – abschließende Korrektur der Nase und Nasenscheidewand zur Behebung einer eventuellen Asymmetrie (meist nicht vor dem 16. bis 17. Lebensjahr)

27.6.1.1 Pflege bei Kindern mit Lippen-Kiefer-Gaumen-Spalten

Jede Pflegekraft, die für die Betreuung eines Kindes mit Lippen-Kiefer-Gaumen-Spalte verantwortlich ist, sollte vor dem Umgang mit dem betroffenen Kind die eigene Einstellung zu äußerlich entstellten Menschen überprüfen. Wer beim Anblick eines „Spaltkindes" seine persönlichen **ästhetischen Grenzen** erfährt, dem wird es kaum gelingen, eine unbelastete Beziehung zum Kind aufzubauen. Sofern dies möglich ist, sollte die Versorgung des Kindes dann anderen überlassen werden. Falscher Ehrgeiz kann dem Kind und seinen Angehörigen nur schaden.

Besondere Bedeutung ist der Pflegekraft beizumessen, die als erste nach der **Geburt** für die Versorgung von Mutter und Kind verantwortlich ist. Heute ist durch die pränatale Ultraschalldiagnostik fast immer im voraus festzustellen, ob eine LKG-Spalte besteht. Die frühzeitige Auseinandersetzung der Eltern mit dieser Fehlbildung mindert jedoch nicht zwingend das **psychische Trauma** beim ersten Anblick des Kindes. Erfahrungsgemäß müssen die betroffenen Eltern verschiedene **Phasen** durchlaufen, um ihr Problem, ein „Spaltkind" geboren zu haben, verarbeiten zu können. Dazu gehören Entsetzen, Negieren, Unverständnis, Schuldzuweisungen, Beruhigung und Akzeptanz. Neben der **fachgerechten An-**leitung zur Versorgung des Kindes ist es wesentliche Aufgabe der Pflege, den Eltern zu helfen, ihr entstelltes Kind liebevoll **anzunehmen** und sie in ihrem Verarbeitungsprozeß zu unterstützen. Eigener, **selbstverständlicher** Umgang mit dem Kind ist hierfür Voraussetzung. Hilfreich kann es sein, den Eltern durch Fotos Eindrücke von erfolgreich operierten Kindern zu vermitteln. Kontakte zu anderen Betroffenen oder Selbsthilfegruppen unterstützen die Eltern ebenfalls.

Das Lutschen und Saugen ist ein **Grundbedürfnis** aller Säuglinge und hat eine wichtige Funktion bei der Entwicklung der orofazialen Muskulatur. Eine gut ausgebildete Muskulatur ist Bedingung für die spätere Fähigkeit, feste Nahrung aufzunehmen und zu sprechen. Als beste Form der **Nahrungsaufnahme** erweist sich die, bei der das Kind aktiv seine Mundmuskulatur und die Zunge einsetzt.

Das Trinken an der Brust oder aus der Flasche gelingt nur, wenn das Kind einen **intraoralen Unterdruck** herstellen kann und in der Lage ist, durch mechanisches Auf- und Abwärtsbewegen die Milch aus Brust oder Flasche herauszupressen. Ein intraoraler Unterdruck ist nur dann herstellbar, wenn Mund- und Nasenraum vollständig gegeneinander abgedichtet werden können und die Lippen des Kindes den Sauger bzw. die Brust luftdicht umschließen. Bei Kindern mit einer angeborenen Spalte fehlen diese Fähigkeiten je nach Art und Ausmaß der Beeinträchtigung völlig oder teilweise.

Prophylaktisch sollte bei diesen Kindern nie eine Magensonde gelegt werden. Durch das Einpassen einer **Trinkplatte**, auch **Gaumenplatte** genannt, werden Mund- und Nasenhöhle voneinander getrennt. Die Zunge des Kindes, die sich ohne Trinkplatte automatisch in die Spalte verlegt, wird durch die Platte aus der Spalte heraus in ihre normale Position gebracht. Die Trinkplatte dichtet die Gaumenspalte ab und bildet ein **künstliches Gaumendach**. Dies verbessert die Ernährungssituation des Kindes. Die Trinkplatte ermöglicht dem Kind ein problemloses Pressen und Melken des Saugers oder der Brustwarze, sie befähigt aber nicht zum Herstellen eines intraoralen Unterdrucks. Ein echtes Saugen, erkennbar an den Einziehungen der Wangen, ist also auch nach Einsetzen der Trinkplatte nicht möglich. Die Gaumenplatte, bestehend aus Kunststoff, richtet sich nach einem Abdruck des Oberkiefers. Durch das Wachstum des Kiefers muß sie in regelmäßigen Abständen den veränderten Größenverhältnissen angepaßt bzw. neu angefertigt werden. Sie ist **kontinuierlich**, Tag und Nacht, zu tragen. **Einmal täglich** wird sie herausgenommen und gründlich mit einer weichen Zahnbürste oder Watteträgern und klarem Wasser **gereinigt**.

Bei vollständigen ein- oder beidseitigen Lippen-Kiefer-Gaumen-Spalten ohne Trinkplatte ist das **Stillen** meist unmöglich. Sobald sie eingesetzt ist, sollten Stillversuche unternommen und unterstützt werden. Bei entsprechender Anleitung und dem Wunsch der Mutter, ihr Kind zu stillen, gelingt es dem Kind in der Regel, an der Brust trinken zu lernen. Säuglinge mit isolierter Lippen- oder Gaumenspalte können mit einer Gaumenplatte fast immer erfolgreich an der Brust trinken. Dennoch erfordert das Stillen eines Kindes mit Spaltbildung Übung und Geduld. Die Mutter soll sich von **anfänglichen Mißerfolgen** nicht einschüchtern lassen. In der **Selbsthilfegruppe**, in einer der vielen **Stillgruppen** oder bei der Stillberaterin kann sie Ermutigung und Beratung finden. Selbst wenn das Kind nicht in der Lage ist, an der Brust zu trinken, fördert regelmäßiges Anlegen die Mutter-Kind-Beziehung und hilft, die Milchproduktion zu stimulieren und aufrechtzuerhalten. Die Milch kann abgepumpt und dem Kind mit der Flasche verabreicht werden. Im Hinblick auf die erhöhte **Infektanfälligkeit** von Kindern mit Spaltbildungen ist die Ernährung mit Muttermilch unbedingt zu fördern.

Das Neugeborene mit unversorgter Gaumenspalte muß zum Schutz vor **Aspiration** und Nahrungsaustritt durch die Nase in **halbaufrechter Position** angelegt werden. Stillen im Liegen empfiehlt sich nicht. Die Mutter muß darauf achten, daß sie selbst bequem sitzt und die Arme nicht verkrampft hält (Kissen unter die Arme legen, Stuhl mit Armlehnen). Nach Einpassen der Trinkplatte und bei Vorliegen einer isolierten Lippenspalte können Mutter und Kind ausprobieren, welche Lage sich am günstigsten erweist. Das Kind sollte die Brustwarze und den Warzenhof mit dem Mund aufnehmen können, die Lippenspalte wird durch das Volumen der Brust ausgefüllt und somit ein relativ luftdichter Abschluß der Mundhöhle des Säuglings erreicht. Die Brust darf hierfür nicht zu fest und prall sein, evtl. ist vor dem Anlegen etwas Milch manuell auszustreichen. Gegebenenfalls muß

die Mutter das Abdichten der Lippenspalte mit den Fingern unterstützen.

Häufig sind Säuglinge mit Spaltbildungen nicht in der Lage, kräftig genug zu saugen, um den **Milchflußreflex** auszulösen (Kap. 12.2.1). Die Mutter hilft ihrem Kind, indem sie den Milchflußreflex manuell auslöst. Fließt die Milch frei, dann muß das Kind die Nahrung nur noch durch mechanische Auf- und Abwärtsbewegungen des Unterkiefers aus der Brust herauspressen. Geeignete Maßnahmen zum **Auslösen des Milchflußreflexes** sind:
– Massagen der Brust, vom Brustansatz zur Brustwarze hin
– vor dem Anlegen heiß duschen oder Brust heiß abwaschen
– Wärmflasche auf die Brust legen

Auch bei der **Ernährung** mit der **Flasche** sind Geduld und Ausdauer notwendig. Um einem Nahrungsaustritt durch die Nase vorzubeugen, hilft das Verabreichen der Nahrung in möglichst aufrechter Position des Kindes. Der Sauger darf niemals direkt in der Spalte plaziert werden. Die Dauer der Nahrungsaufnahme sollte **dreißig Minuten** nicht überschreiten. Benötigt das Kind zuviel Zeit, wenn z.B. die einzelne Nahrungsportion zu groß ist, dann strengt es sich in der Regel zu sehr an und verbrennt die zugeführten Kalorien für die Trinkarbeit und nicht für sein Wachstum. Durch Anbieten vieler kleiner Mahlzeiten läßt sich die Dauer der einzelnen Mahlzeit positiv beeinflussen. Maßgebend ist jedoch auch das Sättigungsgefühl des Kindes. Es sollte zunächst immer versucht werden, dem Kind mit einem ganz **gewöhnlichen Sauger** die Nahrung zu verabreichen. Grundsätzlich sind **Latexsauger** zu bevorzugen, da sie weicher sind als Sauger aus Silicon. Durch mehrfaches Auskochen (Sterilisieren) können neue Sauger, die zu hart erscheinen, weich gemacht werden. Als vorteilhaft erweisen sich die sogenannten **Ventilsauger**. Durch das Ventil fließt die Milch kontinuierlich, das Kind kann sich ausschließlich auf das Trinken konzentrieren und muß nicht selbst dafür sorgen, daß ausreichend Luft in den Sauger gelangt. Das Trinken ist dadurch weniger anstrengend.

Bei gewöhnlichen Saugern befindet sich das **Saugloch** in der Regel an der Saugerspitze oder an der Oberseite des Saugers. Bei einer Gaumenspalte ist es günstiger, wenn die Lochung an der Seite des Saugers, zur Wangentasche hin, oder an der Unterseite des Saugers, zur Zunge hin, plaziert ist, um den Nah-

rungsaustritt durch die Nase und eine Aspiration zu verhindern. Der Sauger muß deshalb präpariert werden:
– Sauger mit der kleinsten Lochung (Teesauger)
– Sauger mehrfach Auskochen (Sterilisieren) Loch verschließt sich (Latex verklebt bei Hitze)
– neue Lochung, den anatomischen Gegebenheiten angepaßt

Bei **einseitigen Spalten** erfolgt die Lochung auf der **entgegengesetzten Seite**, weg von der Spalte.

Die **speziellen Trinkhilfen** (Spezialsauger) zeichnen sich dadurch aus, daß ihre Form und die entsprechend individuelle Anbringung der Lochung das bestehende Defizit des Kindes kompensieren oder umgehen. Bedauerlicherweise gibt es im deutschen Handel nur eine geringe Auswahl.

Der **Lippenspalt-Sauger** (Abb. 27-8) ist geeignet für Kinder mit vollständiger LKG-Spalte, vorausgesetzt die Gaumenspalte ist mit einer Trinkplatte versorgt. Eine Vorwölbung an der Oberseite des Saugers bedeckt die Lippen-Kiefer-Spalte und bewirkt so einen relativ luftdichten Abschluß der Mundhöhle, das Kind schluckt beim Trinken weniger Luft.

Der **Gaumenspalt-Sauger** (Abb. 27-9) ist für Kinder geeignet, deren Gaumenspalte nicht mit einer Trinkplatte versorgt ist. Der Sauger selbst dichtet durch seine gewölbte Form die

Gaumenspalte ab. Die Lochung ist nicht vorgegeben, sie wird den individuellen Bedürfnissen des Kindes entsprechend nachträglich angebracht.

Die **erfolgreiche Nahrungsverabreichung** läßt sich beim Neugeborenen und Säugling neben der **Zufriedenheit** des Kindes immer an einer **positiven Gewichtsbilanz** ablesen. Wenn es nicht gelingt, das Kind zu stillen oder mit der Flasche zu ernähren, ist das Verabreichen der Nahrung mit dem **Löffel** eine Alternative. Das Verabreichen von dünnflüssiger Nahrung mit dem Löffel ist sehr mühsam und nur für geduldige Kinder geeignet. Die meisten Kinder stimmt die Nahrungsaufnahme mit dem Löffel eher unzufrieden, weil die Nahrung nicht kontinuierlich fließt und das Verabreichen zu lange dauert. Es bleibt die Möglichkeit, dem Kind die Nahrung vorsichtig mit einer **Pipette** oder **Einwegspritze** in die Wangentaschen zu träufeln.

Beim **Versorgungsamt** können betroffene Eltern einen Antrag auf Anerkennung einer **Schwerbehinderung** stellen, dem in der Regel entsprochen wird (lange Bearbeitungszeiten). Dadurch können die Eltern **steuerliche Freibeträge** geltend machen. Beim **Jugendamt** des zuständigen Bezirks oder der Gemeinde, **Bereich Behindertenhilfe**, können Betroffene sich über weitere Hilfeleistungen beraten lassen. Speziell einkommensschwache Familien sollten es nicht versäumen, diese Beratung in Anspruch zu nehmen und ihre Rechte geltend zu machen. Das **Bundessozialhilfegesetz** (BSHG) sieht einige wenige Möglichkeiten der Hilfeleistung vor. Beispielsweise können durch § 39 BSHG, Eingliederungshilfe für Behinderte, Kostenermäßigungen für Betreuungseinrichtungen (Tagespflege, Kindertagesstätte) bewirkt werden.

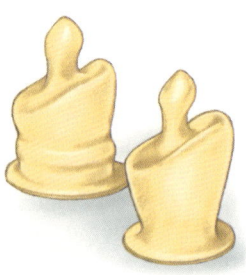

Abb. 27-8 Lippenspalt-Sauger

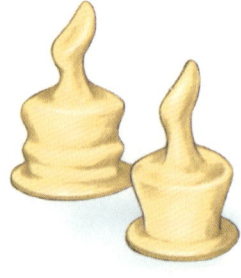

Abb. 27-9 Gaumenspalt-Sauger

27.6.1.2 Pflege bei Kindern nach operativen Korrekturen der Lippen-Kiefer-Gaumen-Spalten

Dem **Behandlungskonzept** (Kap. 27.6.1) ist zu entnehmen, daß die operative Korrektur bei Spaltbildungen in mehreren Sitzungen abläuft, die überwiegend im Säuglings- und Kleinkindalter stattfinden. In dieser Phase vollzieht sich nicht nur ein Großteil der statomotorischen Entwicklung des Kindes, sondern auch die Ausbildung **persönlichkeitsprägender Merkmale**. Das Kind ist in diesem Alter in besonderem Maße abhängig von der Bezugsperson und empfänglich für **alle** Arten **äußerer Reize**.

Durch die **verstärkte Einbeziehung** der **Eltern** in Therapie und Pflege und die gute interdisziplinäre Zusammenarbeit und Förderung in den Spaltzentren entwickeln sich die Kinder in den meisten Fällen zu recht selbstbewußten und lebenstüchtigen Jugendlichen. Die Pflegenden müssen sich dennoch darüber bewußt sein, welche Bedeutung und **Auswirkung regelmäßige Krankenhausaufenthalte**, auch bei optimaler Betreuung, für einen Säugling oder das Kleinkind haben können.

Deshalb sind mit der Pflegeanamnese nicht nur die Fähigkeiten und Gewohnheiten des Kindes zu erfragen, sondern auch soweit als möglich zu berücksichtigen. Die Lebensgewohnheiten dürfen nicht ignoriert werden. Die **Einbeziehung** der Bezugspersonen bzw. Eltern in die Pflege ist eine Voraussetzung für die Entwicklung der Kinder.

Zu den **Pflegezielen** gehören unter anderem:
- Hilfestellung bei der Annahme der vorübergehenden Veränderungen der Lebensgewohnheiten
- den stationären Aufenthalt so angenehm wie möglich zu gestalten (Beteiligung an einer geeigneten Schmerztherapie)
- Integration fördern

Die **postoperative Pflege** der Kinder erweist sich in der Regel als relativ zeitaufwendig und schwierig. Die Kinder machen keinen Hehl aus ihrer **Unzufriedenheit**. Sie zeigen der Pflegeperson ihren Unmut über die operationsbedingten Veränderungen (z.B. Ernährungssonde, Schnullerverbot) ihrer Lebensgewohnheiten meist sehr deutlich. **Weinen** und **Zornesausbrüche** sind nicht selten zu beobachten. Die Individualität von Kind und Pflegekraft ist entscheidend bei der Bewältigung dieses Problems, aber auch die Fähigkeit, Beziehung zueinander aufzubauen. Weitere **pflegerelevante Probleme**:

■ Atmung

Das Kind mit einer Spaltbildung ist an seine persönlichen anatomischen Verhältnisse adaptiert und hat präoperativ keine Probleme bei der Atmung. Schwierigkeiten ergeben sich aus der operationsbedingten **Traumatisierung** des **Gewebes** in der kindlichen Mundhöhle. Die **Schleimhäute** in Mund und Nase **schwellen** an, sie reagieren mit **verstärkter Sekretion** und **verlegen** entsprechend die **Atemwege**.

Zusätzlich verlegt eine intraoperativ gelegte Ernährungssonde einen Nasengang und verhindert eine freie Nasenatmung.
- Beobachtung und Dokumentation von Atemfrequenz, Atemtyp und Atemqualität
- Freihalten der Atemwege
- Nase regelmäßig reinigen, Borken und Sekret mit gedrehten Zellstofftupfern entfernen, evtl. vorher Instillation von NaCl 0,9 % oder regelmäßiges Inhalieren
- herauslaufendes Sekret oder Speichel mit Zellstoff abwischen
- Oberkörperhochlagerung (30 Grad)
- regelmäßige Frischluftzufuhr
- Räume nicht überheizen

🚦 **Große Zurückhaltung ist geboten mit dem Absaugen von Sekret und/oder Speichel aus Mundhöhle und Nase. Jedes Absaugen reizt die Schleimhäute und bewirkt erneut eine verstärkte Sekretion. Nach Eingriffen am Gaumen kann durch orales Absaugen der Operationserfolg gefährdet werden, die Verletzungsgefahr ist erhöht.**

■ Ernährung

Das intraoperative Legen einer **Ernährungssonde** ist bei allen chirurgischen Eingriffen zur Korrektur der Lippen-Kiefer-Gaumen-Spalte obligat. Die Ernährungssonde gewährleistet bei bestehenden Wundschmerzen und Wundödem eine adäquate Nahrungszufuhr. Sie schützt vor mechanischer Überbelastung durch zu heftiges Saugen und Kauen und verhindert, daß Nahrung mit der Wunde in Berührung kommt und somit eine Wundinfektion begünstigt. In den meisten Kliniken gibt es streng festgelegte Standards, wie lange die Ernährungssonde nach dem jeweiligen Eingriff verbleibt und das Kind seine Nahrung ausschließlich durch die Sonde erhält.

Durch neue Erkenntnisse wird in vielen sog. Spaltzentren den Kindern heute bereits nach drei oder vier Tagen eine **orale Nahrungsaufnahme** ermöglicht. Dies entspricht insbesondere im Säuglings- und Kleinkindalter den Grundbedürfnissen des Kindes, fördert das Wohlbefinden des Kindes und trägt somit zu einem zügigen Genesungsprozeß bei.

Die mechanische Belastung der Wundverhältnisse durch eine frühe orale Nahrungsaufnahme läßt sich durch die Konsistenz der angebotenen Nahrung und ihre Applikationsart positiv beeinflussen. Ein Einsatz der Kaumus-

27

kulatur ist bei **flüssiger** und **breiiger Kost** nicht nötig, heftiges Saugen läßt sich vermeiden, wenn ein **großes Saugerloch** besteht oder die Nahrung mit **Löffel**, **Spritze** oder **Pipette** verabreicht wird.

 Damit die Nahrung nicht an den intraoralen Fäden haften bleibt, wird nach jeder oralen Nahrungsaufnahme zum Spülen der Wunde Wasser oder Tee aus dem Glas oder der Flasche gegeben.

Unabhängig davon, ob die Ernährung des Kindes durch die Sonde erfolgt oder auf natürliche Art und Weise, muß die Pflegeperson die **Einfuhr** bilanzieren und das **Gewicht** des Kindes kontrollieren. Die angebotene Nahrungsmenge muß den Bedürfnissen des Kindes entsprechen. Bei bestehender **Nahrungsintoleranz** und Flüssigkeitsdefizit (meist innerhalb der ersten 24 Stunden nach dem Eingriff) kann eine substituierende Infusionstherapie nötig sein.

■ Mobilisation

Damit das Kind sich selbst und den Operationserfolg nicht dadurch gefährdet, daß es sich Spielzeug und andere Gegenstände in den Mund steckt oder die Ernährungssonde zieht, ist es notwendig, die **Bewegungsfreiheit** der **Arme** postoperativ **einzuschränken**. Armstulpen bzw. Armröhren verhindern ein Beugen des Ellenbogengelenkes. Die Hände sind frei zum Greifen und Spielen.

 Eine zusätzliche Fixierung des Kindes, die über die Anlage von Armstulpen hinausgeht, ist nicht notwendig.

Nach fast allen Eingriffen zur Korrektur der LKG-Spalte ist das Verwenden von **Beruhigungssaugern verboten**. Permanentes Saugen am Schnuller ist eine mechanische Belastung und behindert eine unproblematische Wundheilung. Eine **Ausnahme** bildet hier die **isolierte Lippenplastik**, vorausgesetzt der Schnuller ist entsprechend **präpariert**. Das Lippenschild des Schnullers muß so ausgeschnitten werden, daß die Naht im Bereich der Oberlippe nicht mit den Plastikanteilen in Berührung kommt. Die Schnittlinie am Lippenschild darf nicht scharfkantig sein, bei Bedarf muß sie glattgefeilt werden. Zum Schneiden des Lippenschildes bietet sich die Verwendung eines Einmalskalpells an.

Wenn das Kind sich wohlfühlt, ist **keine Bettruhe** nötig.

■ Körperpflege

Abhängig vom **Wohlbefinden** kann das Kind nach der Operation **gebadet** oder **gewaschen** werden. Die **Armfixierungen** sind dafür zu entfernen. Die Pflegeperson muß einschätzen, welche Maßnahme ohne die sichernden Armstulpen gefahrlos möglich ist, oder eine zweite Pflegeperson zum Ablenken und Sichern des Kindes hinzuziehen.

 Beim Baden ist darauf zu achten, daß kein Wasser in die Ohren dringt, wenn eine Parazentese und Paukendrainage gleichzeitig mit der kieferchirurgischen Operation erfolgt ist.

Berührungen am **Kopf** akzeptieren die meisten Kinder postoperativ nicht oder schlecht. Vorsichtiges, **spielerisches Gewöhnen** an die **Gesichtswäsche** ist angezeigt. Nur im äußersten Notfall sollte eine zweite Pflegeperson zum Fixieren des Kindes herangezogen werden, um eine weitere Traumatisierung des Kindes zu vermeiden.

Als Oberbekleidung eignen sich Blusen, Hemden und Strickjacken, die mit Knöpfen versehen sind und deshalb nicht über den Kopf des Kindes gezogen werden müssen.

■ Mundpflege

Zum Aufhalten des Mundes während der Operation wird dem Kind ein Kiefersperrer eingesetzt, der zu eingerissenen Mundwinkeln und Verletzungen an den Lippen führen kann.

– Lippen und Mundwinkel nach Bedarf, mindestens dreimal täglich, feucht abwischen und eincremen (z.B. Panthenolsalbe)
– Mundhöhle ein- bis zweimal täglich inspizieren
– Wangentaschen und Zähne mit feuchten (NaCl 0,9% oder Aqua dest.) Kompressen vorsichtig aus- und abwischen
– ältere Kinder können den Mund mit Wasser, Kamillen-, Salbei oder Panthenollösung spülen, sie dürfen nicht gurgeln

 Das Verwenden von Zahnbürsten ist wegen der Verletzungsgefahr verboten.

■ Kommunikation

Ab dem späten Säuglingsalter ist bei einem Kind mit Spaltbildung häufig eine starke Ausprägung der **Körpersprache** zu beobachten. Die Kinder kompensieren die Störung der Sprachentwicklung durch **nonverbale Kommunikationsformen**. Postoperativ sind die Lautbildung und Aussprache durch Schwellung der Schleimhäute im Bereich von Mund und Nase erschwert. Für die Pflege bedeutet dies, ein besonderes Augenmerk auf **Mimik** und **Gestik** des Kindes zu richten. Es ist immer sinnvoll, sich von der Bezugsperson spezielle Körperzeichen erklären zu lassen, um sie nicht falsch zu interpretieren. Damit das Interesse des Kindes an Sprache und Sprechen aktiv bleibt, muß grundsätzlich viel mit dem Kind gesprochen werden, pflegerische Handlungen sind verbal zu begleiten. Ist ein längerer Krankenhausaufenthalt abzusehen, dann sind nach Absprache und Anleitung (Logopädie, Phoniatrie, Operateur) spielerische **Sprechübungen** in den pflegerischen Alltag zu integrieren.

> **Das Kind soll Sprache positiv erleben. Die Sprechübungen müssen Freude und Spaß bereiten, keinen Streß. Permanentes Auffordern zum Sprechen und Abfragen sind nicht sinnvoll.**

Insbesondere ist in der postoperativen Phase darauf zu achten, daß die eingeschränkte Kommunikationsfähigkeit nicht zu einer **Isolierung** führt und das Kind von sprachlich versierten Gleichaltrigen womöglich ausgegrenzt wird. **Soziale Integration** fördert das Wohlbefinden und trägt somit wesentlich zu einem schnelleren Genesungsprozeß bei. Die Pflegeperson muß **Kontakte** herstellen und bei der Kommunikation vermitteln können. Bei der Zimmer- und Bettenverteilung kann bereits eine entsprechend günstige Konstellation berücksichtigt werden.

Literaturverzeichnis

Bartsch, J.K.: Zahn-, Mund- und Kiefererkrankungen (3.Aufl.). Ferdinand Enke Verlag, Stuttgart 1992

Beck, C.: Hals-Nasen-Ohren-Krankheiten, Studienbücher Krankenpflege (5.Aufl.). Verlag W.Kohlhammer, Stuttgart 1989

Biesalski, P., D.Collo: Hals-Nasen-Ohren-Krankheiten im Kindesalter (2.Aufl.). Thieme Verlag, Stuttgart 1991

Boots, F.: HNO-Erkrankungen in der Pädiatrie. Wissenschaftliche Verlagsgesellschaft mbH, Stuttgart 1995

Carlin, M., J.Corbett et al.: The first Four Years, in: Cleft Lift and Cleft Palate (2.Aufl.). Pittsburgh 1989

Fleischer, K.: Hals-Nasen-Ohren-Heilkunde für Krankenpflegeberufe (5.Aufl.). Thieme Verlag, Stuttgart 1988

Hartenauer, U., P.Diestelhorst et al.: Hygienebewußte Intensivpflege (3.Aufl.). W.Zuckschwert Verlag, München 1993

Kriesten, U., H.P.Wolf: Übungshandbuch zur Pflegeplanung, Band II (2.Aufl.). Brigitte Kunz Verlag, Hagen 1993

Larsen, R.: Anästhesie und Intensivmedizin für Schwestern und Pfleger (4.Aufl.). Springer-Verlag, Berlin 1994

Lorenz, R.: Intensivmedizin, Studienbücher Krankenpflege (3.Aufl.). Verlag W.Kohlhammer, Stuttgart 1988

McGuire, G.A.: Pflegeproblem Intensivmedizin. Springer-Verlag, Berlin 1994

Schwenzer, N., G.Grimm (Hrsg.): Zahn-Mund-Kiefer-Heilkunde, Band II (2.Aufl.). Thieme Verlag, Stuttgart 1990

Theissing, J.: Mund-, Hals- und Nasenoperationen, kurzgefaßte Operationslehre (2.Aufl.). Thieme Verlag, Stuttgart 1988

Voy, E.D., W.R.Ude: Klinische Zahn-, Mund- und Kieferheilkunde, Kiefer- und Gesichtschirurgie, Studienbücher Krankenpflege. Verlag W.Kohlhammer, Stuttgart 1980

Wichmann, V.: Kinderkrankenpflege (3. Aufl.). Georg Thieme Verlag, Stuttgart 1991

27

28 Pflege bei Kindern mit orthopädischen Erkrankungen

Carola Rau, Christel Schützner, Hedwig Wegmann

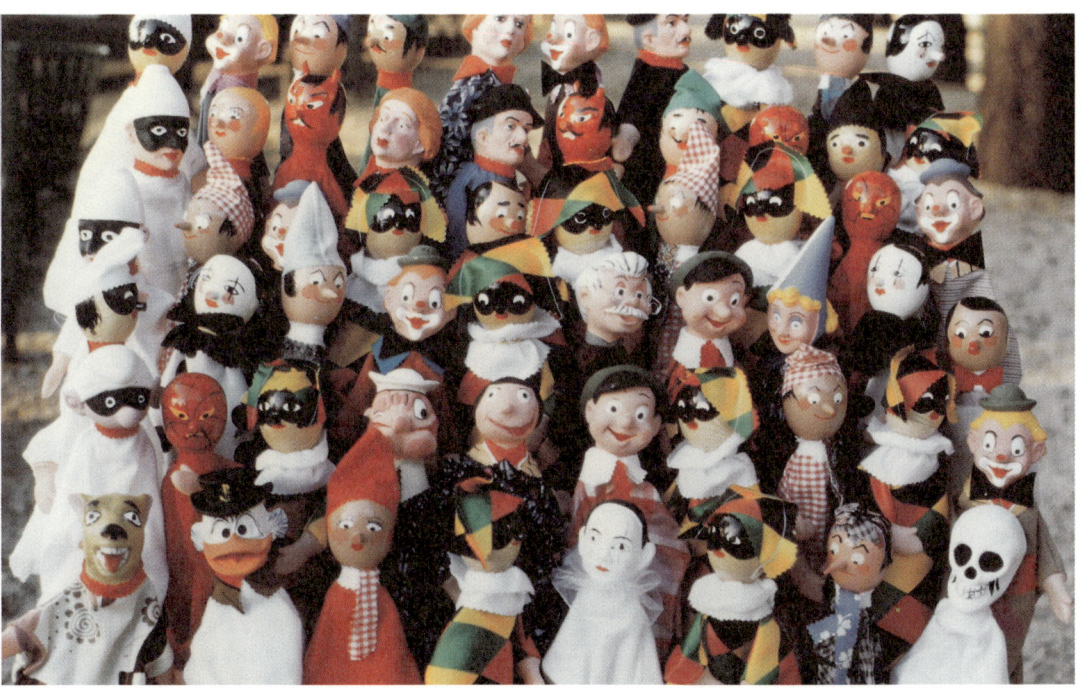

28.1	**Anatomie, Physiologie**	650
28.2	**Maßnahmen zur Diagnostik und Therapie**	650
28.3	**Pflege und Krankheitsbilder Orthopädische Erkrankungen**	650
28.3.1	Skoliose	650
28.3.1.1	Pflege bei Kindern mit Skoliose	651
28.3.1.2	Pflegeplanung bei einem Kind mit Skoliose	652
28.3.2	Hüftdysplasie	655
28.3.2.1	Pflege bei Kindern mit Hüftdysplasie und Hüftluxation	656
28.3.3	Kongenitaler Klumpfuß	657
28.3.3.1	Pflege bei Kindern mit kongenitalem Klumpfuß	657
28.3.4	Epiphysiolysis capitis femoris	657
28.3.4.1	Pflege bei Kindern mit Epiphysiolysis capitis femoris	658

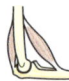

28.1 Anatomie, Physiologie

Das knöcherne Skelett hat gegenüber den Weichteilen des Körpers eine **Stütz- und Schutzfunktion**. Die **Osteoblasten** (Knochenzellen) bilden die Grundsubstanz des Knochens, in welche sich Calcium-, Phosphat- und andere Ionen einlagern. Die organische Grundsubstanz verleiht dem Knochen eine gewisse **Elastizität**, während ihm die Mineralsalze **Härte** und **Festigkeit** geben.

Der Abbau der Grundsubstanz des Knochens erfolgt durch die **Osteoklasten**. Der Mineralstoffwechsel wird durch das **Parathormon** der Nebenschilddrüse und durch das **Vitamin D** reguliert. Das **Knochengerüst** (Skelett) besteht aus einzelnen Knochen, die untereinander durch **Gelenke** verbunden sind, die einen unterschiedlichen Bewegungsgrad zulassen.

Die wichtigsten orthopädischen Leiden im Kindesalter betreffen die Wirbelsäule und die untere Extremität. Allgemein ist das stärkste Skelettwachstum bis zum vierten Lebensjahr (mehr als acht Zentimeter pro Jahr) und zwischen dem 12. bis 16. Lebensjahr (zwölf Zentimeter pro Jahr) zu verzeichnen. Der Wachstumsabschluß liegt bei Mädchen zwischen dem 17. und 18. Lebensjahr und bei Knaben zwischen dem 20. und 21. Lebensjahr. Die Orthopäden nutzen die rasche Wachstumsphase aus, um Deformitäten des Bewegungsapparates zu korrigieren und somit weiteren Schädigungen am Skelett vorzubeugen.

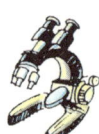

28.2 Maßnahmen zur Diagnostik und Therapie

Die stationäre Aufnahme in einer orthopädischen Abteilung erfolgt meist mit einer gesicherten Diagnose zur konservativen oder operativen Therapie. Das hat den Vorteil, daß die Kinder auf den Krankenhausaufenthalt vorbereitet werden können. Bei Notfalleinweisungen stehen die schnelle Diagnostik und die Klärung einer Operationsindikation im Vordergrund.

Diagnostik

– eine sorgfältig ausgeführte Anamnese
– Beachtung der motorischen Entwicklungsstadien
– Inspektion des Gangbildes, von Deformitä-

ten des Skeletts, der Muskulatur, der Hautoberfläche
– funktionelle Untersuchungen und Messungen, z.B. Beweglichkeit eines Gelenkes
– bildgebende Verfahren, z.B. Tomographie
– Punktion des Gelenkspaltes

Therapie

Die Therapie bei orthopädischen Erkrankungen erfolgt konservativ oder operativ. Beide Arten der Behandlung werden mit physikalischen Maßnahmen und/oder Medikamenten unterstützt. Die orthopädischen Eingriffe bzw. Maßnahmen sind meist langwierig.

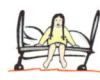

28.3 Pflege und Krankheitsbilder Orthopädische Erkrankungen

28.3.1 Skoliose

Unter Skoliose versteht man eine dauerhafte (fixierte) seitliche **Rückgratverbiegung**. Echte (strukturelle) Skoliosen sind von funktionellen skoliotischen Fehlhaltungen zu unterscheiden, die sich durch aktive muskuläre Anstrengung oder Beseitigung der Ursache ausgleichen lassen. Das ist bei einer strukturellen Skoliose nicht möglich. Skoliotische Fehlhaltungen kommen aus verschiedenen Gründen zustande. Sie können lediglich Ausdruck einer schlechten oder labilen Haltung sein oder durch statische Fehler wie eine Beinverkürzung, einen fixierten Beckenschiefstand, Abduktions- oder Adduktionskontraktur eines Hüftgelenks auftreten. Wichtigste Kriterien zur Beurteilung einer Skoliose sind ihre Ätiologie (zugrundeliegender ursächlicher Zusammenhang) und die Altersstufen ihres Auftretens. Nur etwa 10 Prozent aller Skoliosen lassen ihre Herkunft erkennen.
- **Ostheopatische Skoliose**
– nicht angeborene Skelettfehlbildungen
- **Myopathische Skoliose**
– sie beruht auf einer primären Muskelerkrankung
- **Neuropathische Skoliosen**
– sind Folgen schlaffer Lähmungen
- **Idiopathische Skoliose teilt sich in**
– Säuglingsskoliose angeboren
– infantile individuelle Skoliose, tritt vor dem dritten Lebensjahr auf

– juvenile Skoliose zwischen dem vierten Lebensjahr und der Pubertät, überwiegend bei Mädchen
– adoleszente Skoliose zwischen Pubertät und dem Ende der Skelettreifung

Symptome

– Schmerzen
– Funktionseinschränkung, -störung, -ausfall einzelner Körperabschnitte
– Kribbeln bis Taubheit einzelner Körperabschnitte
– psychische Belastungen

Diagnostik

– ausführliche Anamnese, einschließlich Entwicklungsanamnese
– Inspektion des Schulterstands, der Taillendreiecke, des Beckenstands
– Beobachtung auf Hautveränderungen im Bereich der Wirbelsäule
– Messen von Körperlänge, Körpergewicht und Armspannweite
– Röntgen der Wirbelsäule

Therapie

Die konservative Therapie besteht im Tragen eines **Korsetts** (Orthese). Um einen Behandlungserfolg zu erzielen, darf das Korsett nur für eine Stunde innerhalb von 24 Stunden abgelegt werden. Als Erfolg gilt schon das Aufhalten der Progression (Fortschreiten) der Skoliose. Begleitend zur Therapie erfolgt eine **Krankengymnastik**. Bei der operativen Therapie wird mit unterschiedlichen Verfahren versucht, die verkrümmte Wirbelsäule durch Einsetzen von **Metallimplantaten** zu korrigieren und zu stabilisieren. Man unterscheidet zwischen **ventralkomprimierenden** (ventral: zum Bauch hin gerichtet) und **derotierenden** (nach Dwyer, Zielke) und **dorsal** (dorsal: den Rücken betreffend, Rückseite) angewandten Verfahren (nach Harrington, Luque, Cotrel-Dubousset: CD).

Komplikationen

– hoher Blutverlust
– Hämothorax, Pneumothorax
– Läsion von Hirn- und peripheren Nerven
– Wundinfektion
– Streßulkus

Prognose

Die Prognose hängt hauptsächlich von der Ursache und von dem Fortschreiten der Erkrankung ab. Die Prognose ist um so schlechter, je **jünger** das Kind ist, je **höher** die **Krümmung** liegt und je **ausgeprägter** diese ist.

Eine fortschreitende Skoliose kann sich zu einem kosmetischen, psychosozialen und körperlichen Problem entwickeln. Unbehandelt führt eine fortschreitende Skoliose durch Thoraxdeformation zu Lungenfunktionsstörung mit eingeschränkter Vitalkapazität und daraus resultierender herabgesetzter Lebenserwartung. Operative Korrekturen sind zu 50 bis 60 Prozent erfolgreich.

28.3.1.1 Pflege bei Kindern mit Skoliose

Das Ziel der Pflege liegt bei diesen Patienten in der Unterstützung der Therapie, um den Kindern wieder zu einer soweit als möglich geraden Körperhaltung und Beweglichkeit zu verhelfen. Das beinhaltet eine intensive Anleitung bei den Aktivitäten des täglichen Lebens.

Nach einer Skolioseoperation müssen die Patienten **flach** auf den **Rücken** gelagert und bei den Pflegemaßnahmen von zwei Pflegepersonen **achsengerecht gedreht** werden. Das Kind soll dabei die Arme über seine Brust verschränken und sich steif machen. Die erste Pflegeperson hält den Patienten an Schultern und Becken und dreht ihn zu sich hin. Die zweite Pflegeperson übernimmt die Pflege. Bei dem Pflegeablauf ist auf rückenschonende Arbeitsweise zu achten.

Am siebten postoperativen Tag erhalten die Kinder einen **Thorax-Rumpf-Gips**, der durch ein Tg-Hemd saubergehalten wird. Beim „Hemdwechsel" wird eine Endlos-Hemdrolle von unten an das alte Hemd angenäht und nach oben hin durchgezogen. Damit die Eltern den Hemdwechsel übernehmen können, werden sie dabei angeleitet. Die gesamten Aktivitäten des täglichen Lebens des Patienten sind in dieser Lagerung erschwert. Alle **prophylaktischen Maßnahmen** (Kap. 9) müssen berücksichtigt und individuell dem Patienten angepaßt werden. Die persönlichen Gegenstände des Kindes sind in seine Reichweite zu legen, ein Tisch und eine Lampe sind so zu installieren, daß der Patient sie bequem erreicht. Durch den mehrwöchigen Krankenhausaufenthalt benötigen diese Patienten, außer dem Kontakt zu den Eltern, auch Besuche ihrer Geschwister und Freunde. Wichtig für die schulpflichtigen Kinder ist die Betreuung durch **Lehrpersonal**, damit sie den Anschluß zu den geforderten Schulleistungen aufrechterhalten können.

Durch die veränderte Lebenssituation im Krankenhaus und die operationsbedingten Schmerzen und Bewegungseinschränkungen durchlebt das Kind eine Zeit voller **Angst** und **Unsicherheit.** Um Vertrauen aufbauen zu können, benötigt es feste Bezugspersonen, Informationen über Pflegehandlungen und Geduld bei der Anleitung und Ausübung von pflegerischen Maßnahmen. Die Angehörigen sind in die Pflege ihres Kindes miteinzubeziehen.

Durch die Bewegungseinschränkung können Aggressionen nicht abreagiert werden, wie es sonst bei Kindern häufig z.B. durch Toben geschieht. Durch entsprechende **Beschäftigung** kann dieses Bewegungsdefizit ausgeglichen werden.

Nach vier Monaten erhalten die Patienten ein Korsett, das saubergehalten werden soll.

Es ist darauf zu achten, daß es jeweils der **Größe** und dem **Umfang** des **Thorax** angepaßt ist und die Haut des Kindes nicht verletzt. Die Lagerung im Bett ist flach, auf fester Unterlage. Der Kopf liegt auf einem kleinen Kissen, die Schultern liegen frei. Zur Entspannung der Bauchmuskulatur kann stundenweise eine Knierolle angewandt werden.

Bei der **Mobilisation** muß der Patient lernen:
– sich von der Rücken- über die Seitenlage aufzurichten
– eine korrekte Sitz-Bück-Technik vorzunehmen
– seine Körperhaltung öfter zu wechseln, um Schmerzen und Ermüdungserscheinungen zu vermeiden
– die richtige Körperhaltung mit geradem Rücken und lockeren Knien einzunehmen

28.3.1.2 Pflegeplanung bei einem Kind mit Skoliose

Informationssammlung vom 31. Oktober 19..

Name:	Volker B. (männlich)
Geburtsdatum/Alter:	7. März 19.., 16 Jahre alt
Staatsangehörigkeit:	deutsch
Familiensituation:	Einzelkind, lebt bei seinen Eltern, besucht das Gymnasium
Aufnahme:	28. Oktober 19…, einbestellt zur Operation
Körpergewicht:	52 Kilogramm
Körperlänge:	158 Zentimeter
Vitalzeichen:	Herzfrequenz 98/Minute
	Atemfrequenz 20/Minute
	Blutdruck 110/70 mmHg
	Körpertemperatur 37,2 °C
Diagnose:	idiopathische linkskonvexe hochthorakale Skoliose

Bisheriger Krankheitsverlauf

1984 fiel im Rahmen einer Schuluntersuchung erstmals eine Wirbelsäulenverbiegung auf, keine Beschwerden. Thorakalauskrümmung 49 Grad (Th 8 bis GL 1). Vier Tage später stationäre Aufnahme zur Keilgipsbehandlung. Nach drei Monaten Gipsabnahme Cheneau-Korsett-Versorgung (rechtskonvex). Röntgen Brustwirbelsäule (BWS) 20 Grad nach Cobb (Skoliosenmessung am Röntgenbild), Lendenwirbelsäule (LWS) 20 Grad. Zweimal wöchentlich Krankengymnastik.
Zwei Jahre später linkskonvexe Seitenverbiegung der Wirbelsäu-
le (WS) lumbal 12 Grad, thorakal 22 Grad. Nach weiteren fünf Jahren idiopathische seitlich konvexe Thorakallumbalskoliose mit linkskonvex-hochthorakaler Gegenkrümmung, ständiges Tragen eines Cheneau-Korsetts. Drei Jahre später WS-Krümmung 57 Grad nach Cobb (Operationsindikation). Geplante Operation bei der jetzigen Aufnahme: Harrington-Distraktionsspondylodese (innere Fixation der WS mit extendierendem Metallstab).

Istzustand

Dritter postoperativer Tag, nach Übernahme aus dem Wachzimmer. Oberflächliche Atmung, bedingt durch flache Rückenlage. Er schläft am liebsten auf dem Bauch, fühlt sich in der Klinik nachts nicht richtig müde. Volker ist es durch das jahrelange Tragen des Cheneau-Korsetts gewöhnt, körperlich nicht sehr aktiv zu sein, muß nun aber, bedingt durch die Operation, flach auf dem Rücken liegen und darf nur bei der Körperpflege achsengerecht bis 40 Grad gedreht werden. Volker ist es gewohnt, seine Körperpflege allein und ungestört vorzunehmen. Nun ist er
darauf angewiesen, sich vom Pflegepersonal im Bett waschen zu lassen, auch im Intimbereich. Er empfindet es als unangenehm, sich nicht wie gewohnt kleiden zu können. Volker hatte immer einen gesunden Appetit. Zur Zeit Kostaufbau mit leicht verdaulicher und ballaststoffarmer Nahrung. Er hat keinen Appetit, ihm ist übel. Volker hatte keine bekannten Verdauungsprobleme. Er hat das erstmalige Abführen mit einem Darmrohr und salinischem Klysma als unangenehm empfunden. Volker hat nach Ziehen des Blasenverweilkatheters Spontanurin.

Pflegeplan

Pflegeprobleme/Ressourcen	Pflegeziele	Pflegemaßnahmen
1 Schlafen • Unruhe vor allem nachts • ungewohnte Schlafposition • vermehrtes Schmerzempfinden	• ungestörter Schlaf • Schmerzlinderung, Schmerzfreiheit	• für Ruhe sorgen • Eingehen auf Lagewechsel, Lagerungshilfen soweit erlaubt benutzen • Abreiben der aufliegenden Körperstellen mit Franzbranntwein • Gefühl geben, daß er nicht alleine ist • viel Verständnis für die Situation zeigen • Medikamente zur Schmerzbekämpfung nach Verordnung verabreichen
2 Sich bewegen • mögliche Druckgeschwüre durch strenge Bettruhe • Thrombosegefahr durch Inmobilität • kann sich nicht beschäftigen durch Bewegungseinschränkung • psychische Belastung durch permanentes Betrachten der Zimmerdecke	• intakte Haut • keine Thrombose erleiden • Aktivität soweit als möglich trotz Bettruhe erhalten • Wohlbefinden	• Lagerung auf Fell oder Gelkissen • Knierolle unter beide Beine • Fersen frei lagern • Einreiben mit pflegenden und durchblutungsfördernden Ölen, an den exponierten Stellen wie Fersen, Steißbein, Gesäß und Schulterblättern • Antithrombosestrümpfe • Heparinisierung nach ärztlicher Verordnung • für ausreichende Beschäftigung sorgen durch Einbeziehung von Erzieherinnen und Krankengymnasten • Anbringen eines Bettspiegels für eigene Aktivitäten, wie Essen, Spielen, Lesen und Schreiben
3 Sich sauberhalten und kleiden • sich ausgeliefert fühlen • Dekubitusgefahr • feuchte irritierte Haut durch Schwitzen und mangelnde Durchblutung	• Selbständigkeit soweit wie möglich erhalten • intakte Haut erhalten • Wohlfühlen und Intimität durch eigene Kleidung	• Ganzkörperwaschung im Bett unter Einbeziehen des Patienten und seiner individuellen Wünsche • Inspektion der Haut, Dekubitusprophylaxe (Punkt **2**) • Wäschewechsel nach Bedarf • Haut trockenhalten
4 Essen und Trinken • Appetitlosigkeit • Übelkeit durch längere Nahrungskarenz • Kostaufbau, ißt zu Hause gut	• soll Appetit entwickeln • ausreichender Wasserhaushalt	• öfter kleine Mahlzeiten anbieten • Wünsche berücksichtigen • zum regelmäßigen Trinken auffordern
5 Ausscheiden • Obstipation durch Bettruhe, Stuhlverhalten, weil Abführen im Bett unangenehm • Blähungen • Spontanurin	• ausreichende Stuhlausscheidung • normale Darmtätigkeit ohne Blähungen • ausgeglichene Flüssigkeitsbilanz	• ausreichende Flüssigkeitszufuhr • ballaststoffarme Kost • Gabe von Laxanzien nach Verordnung • Notwendigkeit des Abführens im Bett altersgemäß erklären • spätestens am dritten Tag ohne Stuhlgang mechanische Maßnahmen ergreifen (z.B. Einlauf) • Ein- und Ausfuhrkontrolle

28

Pflegeplan

Pflegeprobleme/Ressourcen	Pflegeziele	Pflegemaßnahmen
6 Körpertemperatur regulieren • Infektion der Wunde • Gefahr der Pneumonie • Blasenentzündung durch Blasenverweilkatheter • zur Zeit Körpertemperatur im Normbereich	• Infektionsfreiheit • ausgeglichene Körpertemperatur	• regelmäßige Kontrollen der Körpertemperatur • Konrolle der Wunde auf Nachbluten, Schwellung, Rötung, Überwärmung, Sekretabsonderung • Pneumonieprophylaxe (Punkt **2**) • Kontrolle des Urins auf Menge, Farbe und Geruch
7 Atmen • flache Atmung, bedingt durch Immobilität und flache Rückenlagerung, Schmerzen im Wundgebiet, Verschleimung durch lange Intubationsnarkose • Gefahr der Pneumonie • erhöhter Puls	• regelrechte Atmung mit ausreichender Belüftung der Lunge • Erkennen von pathologischen Veränderungen	• dreimal täglich Kontrollen der Vitalzeichen, bei Abweichungen nach Bedarf häufiger • zur Pneumonieprophylaxe freie Stellen am Rücken mit Franzbranntwein abreiben, leichte Vibration mit hohler Hand, Einreiben des Brustbereichs mit Pinimenthol, Atemgymnastik mit dem Giebelrohr und Aufblasen von Luftballons • schleimlösende Medikamente nach Verordnung • Patienten auffordern, seine Schmerzen frühzeitig mitzuteilen
8 Für eine sichere Umgebung sorgen • ist altersgemäß verständig und vorsichtig	• erleidet keine zusätzlichen Verletzungen	• persönliche Gegenstände und Klingel in Reichweite legen, damit er sich nicht überanstrengen muß und dabei verletzt
9 Arbeiten und Spielen • beschäftigt sich gerne alleine • kann auf dem Tisch am Bett gut schreiben • erhält Schulunterricht • erhält täglich Besuch von seinen Eltern und Schulkameraden (Punkt **10**)	• bestehende Kontakte aufrechterhalten	• nicht über- oder unterfordern durch Lernen, Spiele und Besuche
10 Kommunizieren • ist ruhig und etwas schüchtern • bei Vertrauen spricht er über sein Leben und die krankheitsbetreffenden Ängste	• Vertrauen gewinnen • Ängste abbauen und sich entspannen	• Bezugspersonen bestimmen • sich Zeit für Gespräche nehmen • offen über Ängste diskutieren
11 Sich als Mann oder Frau fühlen und verhalten • Volker schämt sich bei der Körperpflege (Punkt **3**)	• Intimsphäre wahren	• während der Ganzkörperwäsche den Intimbereich solange wie möglich zudecken
12 Sterben • nicht relevant		

28.3.2 Hüftdysplasie

Bei diesem Krankheitsbild handelt es sich um eine **Ossifikationsstörung** (Störung der Knochenbildung) der Hüftpfanne (Pfanne zu steil abgeflacht, nach kranial ausgezogen) ohne Dislokation des Hüftkopfes. Die **Hüftluxation** (Luxation: Verrenkung) ist eine Dislokation des Hüftkopfes aus der dysplastischen Pfanne. Sekundär können sich bei zunehmender Luxation folgende Veränderungen an Hüftpfanne, Hüftkopf, Gelenkkapsel und Muskulatur entwickeln:
– verzögerte Ossifikation des Hüftkopfkerns
– Coxa valga antetorta (Fehlstellung des Hüftgelenks)
– Bildung einer Sekundärpfanne
– Weichteilveränderungen (Repositionshindernis)
Bei Spontanverlauf entsteht langfristig eine sekundäre **Coxarthrose** (deformierende chronische Erkrankung des Hüftgelenks).

Diagnostik
– Anamnese, einschließlich Familien- und Geburtsanamnese
– körperliche Untersuchung auf Instabilitätszeichen, Abspreizbehinderung, Faltenasymmetrie, Beinverkürzung, Gangbild
– Sonographie, Röntgen

Therapie
Bei einer instabilen Hüfte erhält das Kind über längere Zeit (Überwachung durch Sonographie) eine Spreizhose (Abb. 28-1 a). Bei Luxationsgefahr erfolgt eine Ruhigstellung des Hüftgelenks mit einer Schienen- oder Gipsbehandlung.

Die **konservativ-funktionelle** Therapie besteht aus:
– schonender, langsamer Reposition des Hüftkopfes mit einer Pavlik-Bandage (Abb. 28-1 b) oder einer Overhead-Extension (Abb. 28-1 d)
– Retention (Bewahren des Zustandes bis zur Normalisierung der Hüftpfanne) mit der Braun-Schiene (Abb. 28-1 c) oder durch einen Becken-Bein-Gips (BBG, Abb. 28-1 e und f)
Eine **operative** Maßnahme zur Vorbeugung ist die **Hüftkopfüberdachung** nach R. B. Salter (Querdurchtrennung des Beckenringes oberhalb der Hüftpfanne). Bei diesem Operationsverfahren erfolgt eine Osteotomie (Knochendurchtrennung) des proximalen Os ilium des Pfannenerkers. Das distale Osteotomfragment wird ventralisiert und lateralisiert. Der Drehpunkt liegt im Bereich der Symphyse. Daran schließt sich eine Überbrückung des Osteotomiespaltes mit autologem Beckenkammspan zur besseren Überdachung des Femurkopfes an. Zur Sicherung des Hüftgelenks erhält das Kind für sechs Wochen einen **Becken-Bein-Gips**. Danach Gipsentfernung, Röntgenkontrolle und langsam entlastende Mobilisation.

28

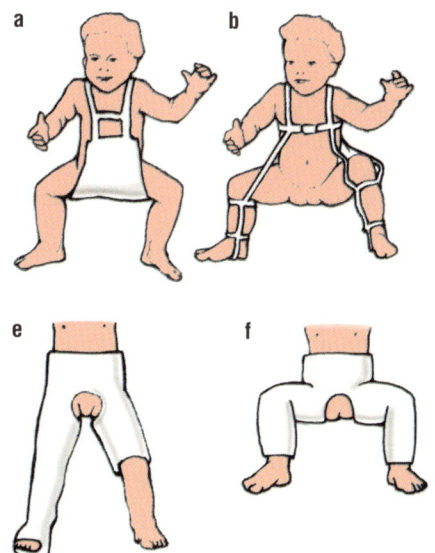
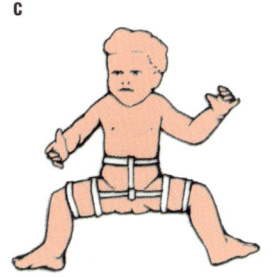
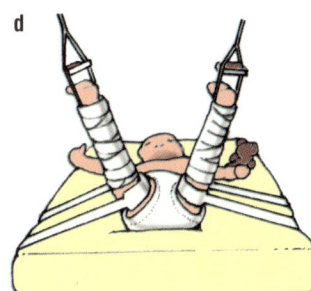

Abb. 28-1 a bis f Therapieformen bei Hüftdysplasie und -luxationen. a) Spreizhöschen, b) Pavlik-Bandage, c) Braun-Schiene, d) Extensions-Repositions-Behandlung, e) Becken-Bein-Gips, lange Stellung, f) Gipsretention im modifizierten Fettweis-Gips

28

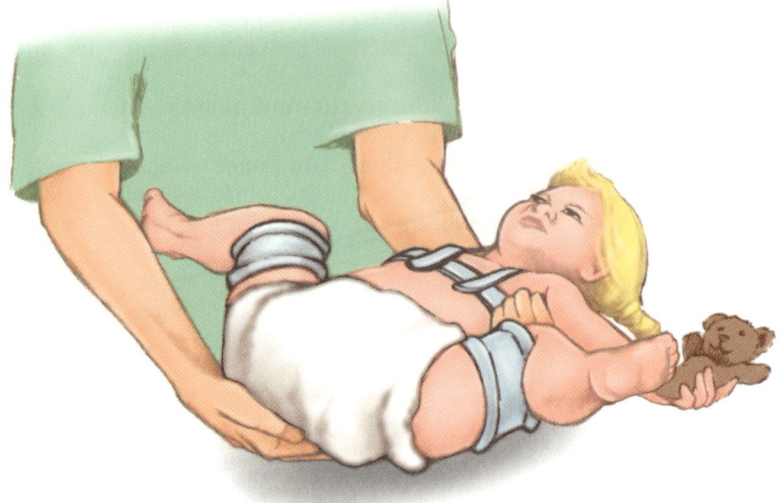

a

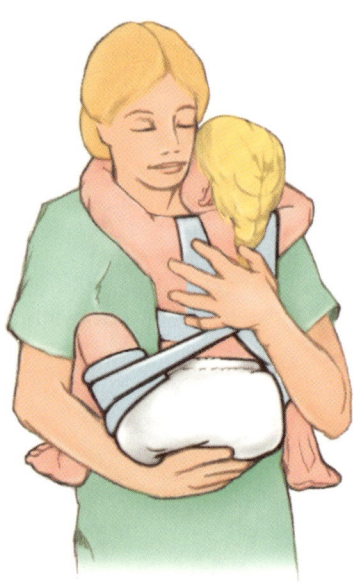

b

Abb. 28-2 a und b Unterstützung des Kindes mit Hüftdysplasie. a) Hochnehmen des Kindes, b) Unterstützung des Beckens

Komplikationen
Blutung, Infektion.

Prognose
Entscheidend ist die Frühbehandlung unmittelbar nach der Geburt. Keine oder eine zu spät einsetzende Therapie führt zu einer fortschreitenden Deformität.

28.3.2.1 Pflege bei Kinder mit Hüftdysplasie und Hüftluxation

Die konservative Therapie erfolgt in der Regel ambulant. Zum Anlegen einer Pavlik-Bandage oder eines Gipsverbandes wird das Kind für kurze Zeit stationär aufgenommen. Zu den Aufgaben des Pflegepersonals gehören hier verstärkt das **Anleiten** der Bezugspersonen im Handling des Kindes sowie die Unterstützung bei den Aktivitäten des täglichen Lebens.

Die **Eltern** sind über folgendes zu **informieren**:
– nie an den unteren Extremitäten des Kindes Zug ausüben
– das Kind beim Hochnehmen am Kopf bzw. an den Schultern und am Becken unterstützen (Abb. 28-2 a und b)
– Kleidung darf die Hüfte nicht einengen
– keine schweren Decken zum Zudecken verwenden
– viel Beschäftigung anbieten, Langeweile mindern, Entwicklung fördern
– viel Zuwendung geben
– das Kind nicht in sitzende Position bringen

Bei der Übernahme des Patienten nach der Operation gelten die üblichen Überwachungsparameter von Wunddrainagen (Kap. 26.2.10) und Infusionen (Kap. 24.2.3.4).

Durch den Gips ist die Hüfte fixiert, und die Beine sind unbeweglich. Je nach Größe des Kindes werden die Unterschenkel mit Kissen und Sandsäcken so gelagert, daß die Fersen nicht auf der Matratze aufliegen. Zunächst liegt das Kind in Rückenlage im Bett. Nach dem Ziehen der Drains aus dem Wundgebiet ist auch eine Bauchlage möglich. Da sich die Patienten in den ersten postoperativen Tagen aus schmerzbedingten Gründen nicht wohlfühlen, sollte die Bauchlage je nach ihrer Befindlichkeit vorgenommen werden.

Andauernde starke Schmerzen sind meist ein Zeichen, daß der Gipsverband nicht richtig angelegt ist (Druckschmerz) oder **Komplikationen** wie Blutung oder Infektion eingetreten sind.

Überwachung des Gipsverbandes durch **Kontrollen** von:
- Motorik
- Sensibilität
- Hautfarbe
- Hauttemperatur der Zehen

Um die **Wundversorgung** zu gewährleisten, wird am dritten postoperativen Tag ein **Fenster** (am Wundgebiet) in den Gips geschnitten. Zur Wundversorgung wird das Fenster **geöffnet** und anschließend wieder verschlossen und mit einer Binde **fixiert**.

Falls der Gipsrand zu eng am Körper anliegt, muß er **geweitet** und **gepolstert** werden. Um die Stabilität des Körpergliedes zu gewährleisten, ist der **Gips trockenzuhalten**.

Die Eltern sind anzuleiten, wie sie ihr Kind bei den Aktivitäten des täglichen Lebens bei eingeschränkter Beweglichkeit unterstützen können, damit sie bei der Pflege ihres Kindes zu Hause sicher sind.

Zur Abnahme des Becken-Bein-Gipses erfolgt eine erneute Krankenhausaufnahme. Danach stehen die Hautpflege und die Mobilisation der unteren Extremitäten im Vordergrund.

28.3.3 Kongenitaler Klumpfuß

Ein kongenitaler Klumpfuß ist eine passiv nicht ausgleichbare **Fußdeformität** mit den Komponenten Spitzfuß, Varusstellung der Ferse, Hohlfuß und Adduktus im Mittel- und Vorfuß.

Therapie
- **Konservative Therapie**
  - schrittweise, zunächst manuelle Korrektur, dann redressierende (unblutige) Oberschenkelgipsverbände in 90-Grad-Kniebeugung
  - anschließend Schienenbehandlung

- **Operative Therapie**
Die Operation erfolgt im Alter von zwei und drei Monaten. Da der Spitzfuß selten durch das Etappenredressement (Redressement: Korrektur) vollständig behebbar ist, wird meist eine Achillessehnenverlängerung mit evtl. dorsaler Kapsulotomie (operative Eröffnung einer Gelenkkapsel) im oberen Sprunggelenk nötig.

Prognose
Entscheidend ist die frühe Behandlung unmittelbar nach der Geburt. Keine oder eine zu spät einsetzende Therapie führt zu einer fortschreitenden Deformität.

28.3.3.1 Pflege bei Kindern mit kongenitalem Klumpfuß

Eine Besonderheit bei der Pflege des Kindes liegt in der Lagerung der Beine. Sie sollen im Winkel von 45 Grad hochgelagert werden, um Stauungen der Beinvenen zu vermeiden und eine ausreichende Blutzirkulation zu gewährleisten. Die Zehen des Kindes müssen regelmäßig auf die Durchblutung, die Sensibilität und die Beweglichkeit beobachtet werden. Der Gipsverband darf nicht drücken und ist sauber- und trockenzuhalten.

Beim Hochnehmen des Kindes sind stets beide Beine anzuheben, damit auf das Hüftgelenk kein Zug ausgeübt wird.

28.3.4 Epiphysiolysis capitis femoris

Bei diesem Krankheitsbild handelt es sich um ein meist langsames Gleiten bzw. Kippen über Wochen und Monate, aber auch um akute Lösung der proximalen Femurkopfepiphyse während der Pubertät. Das Gleiten kann auf jeder Stufe stehenbleiben, aber auch plötzlich in ein akutes Abgleiten übergehen. Es besteht die Gefahr der **Zerstörung** der **Epiphysengefäße** und einer **Kopfnekrose**.

Therapie
Eine akute Epiphysenlösung ist ein orthopädischer Notfall. Sofortige Bettruhe, Belastungsverbot, evtl. kurzzeitige Extension sind angezeigt. Die Epiphyse muß möglichst schnell reponiert werden. Das Operationsverfahren hängt vom Ausmaß des Abkippens des Femurkopfes ab:

- bis 20 Grad In-situ-Spickung, z.B. mit Kirschner-Drähten

28

– bis 50 Grad intertrochantäre Korrektur-
osteotomie nach Imhäuser
– meist erfolgt eine prophylaktische Spickung
der Gegenseite

Prognose

Gute Prognose bei Frühdiagnose und operativ
entsprechender Korrektur. Bei Nichtbehand-
lung kann eine Hüftkopfnekrose auftreten,
die zu einer Coxarthrose führen kann.

28.3.4.1 Pflege bei Kindern mit Epiphysiolysis capitis femoris

Häufig brechen die Kinder mit einer Epiphysiolysis capitis femoris beim Sport oder Spiel
zusammen und können nicht mehr laufen. Da
daraufhin eine akute Einweisung in die Klinik
erfolgt, sind die Kinder aufgeregt und akzeptieren nicht, daß sie sofort operiert und für
längere Zeit im Krankenhaus bleiben müssen.
Hier ist es die Aufgabe der Pflegeperson, das
Kind und die Eltern über den Tages- und Pflegeablauf zu informieren, ihnen die Station zu
zeigen und die Mitpatienten vorzustellen, um
damit Ängste zu mindern. Von diesem Krankheitsbild sind meist adipöse und antriebsarme
Kinder betroffen, deshalb bedarf es großer
Motivation, sie zu aktivieren. Es ist wichtig,
ihren Tagesablauf interessant zu gestalten, um
ihre Entwicklung und Genesung zu fördern
und zu unterstützen.

Der Patient ist durch die beidseitige Operation zunächst **immobil**. Er liegt auf dem
Rücken, seine Beine lagern in Schaumstoffschienen. Der Patient ist in seiner eingeschränkten Beweglichkeit bei den ATLs anzuleiten und zu unterstützen. Die **Mobilisation**
beginnt am zweiten postoperativen Tag am
Gehwagen. Die abgerutschte Seite soll entlastet und das prophylaktisch gespickte Bein
voll belastet werden. Die Kinder sind zu motivieren, da sie häufig den Ausgleich der Belastung nicht nachvollziehen können.

Literaturverzeichnis

Baumgartner, R., P. E. Ochsner, A. Schreiber:
Checkliste Orthopädie. Georg Thieme Verlag,
Stuttgart 1986

Krämer, K.-L., M. Stock, M. Weuter: Klinikleitfaden Orthopädie (2. Aufl.). Jungjohann Verlagsgesellschaft, Neckarsulm–Stuttgart 1993

Pitzen/Rössler: Orthopädie. Urban & Schwarzenberg, München–Wien–Baltimore 1989

29 Häusliche Kinderkrankenpflege

Angelika Körner, Karin Vater

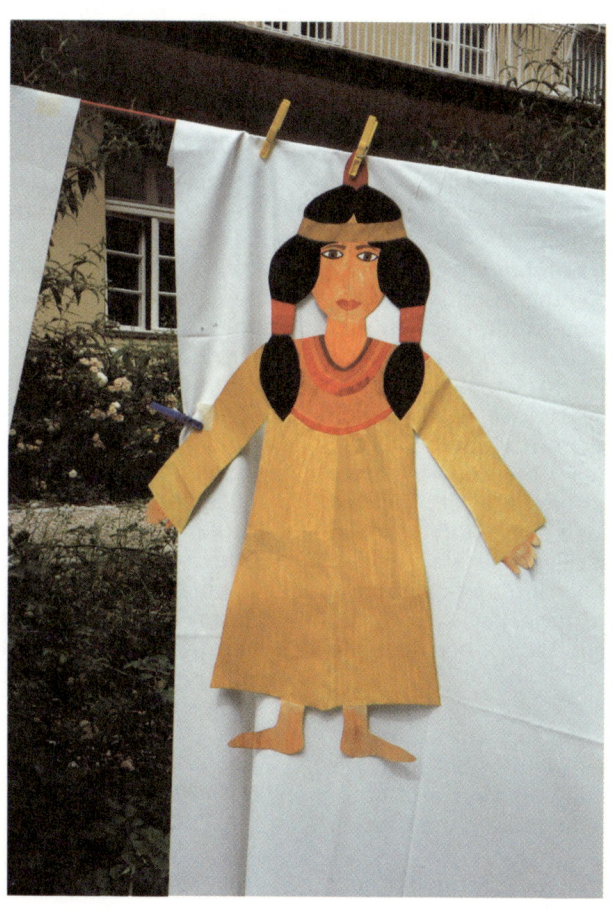

29.1	**Entwicklung der Häuslichen Kinderkrankenpflege**	660
29.2	**Rechtliche Grundlagen**	660
29.3	**Organisationsformen**	661
29.4	**Interne Organisation**	661
29.4.1	Dienstplangestaltung	661
29.5	**Aufgaben der Häuslichen Kinderkrankenpflege**	662
29.5.1	Übernahmebesuch	662
29.5.2	Exemplarisches Beispiel für eine Häusliche Kinderkrankenpflege	662

29.6	**Pflege und Begleitung eines sterbenden Kindes zu Hause**	663
29.6.1	Pflege des sterbenden Kindes	664
29.6.2	Ernährung	665
29.6.3	Schmerztherapie	665
29.6.4	Familie und Angehörige	665
29.6.5	Ärztliche Betreuung	666
29.6.6	Versorgen des verstorbenen Kindes	666
29.6.7	Trauerarbeit	666
29.6.8	Umgang mit verschiedenen Kulturen und Religionen	667

29

29.1 Entwicklung der Häuslichen Kinderkrankenpflege

In den letzten fünfundzwanzig Jahren entwickelte sich unter dem Aspekt der Kostendämpfung im Gesundheitswesen und unter dem Motto „Soviel ambulant wie möglich, soviel stationär wie notwendig" der flächendeckende Ausbau der häuslichen Krankenpflege und weiterer gesundheits- und sozialpflegerischer Dienste.

Zunächst betraf diese Entwicklung die Pflege von Erwachsenen. Bereits 1975 wies die Kinderkrankenschwester Mechthild Olbrich in der Fachpresse auch auf die Möglichkeit der **Häuslichen Kinderkrankenpflege** hin.

Ausgehend vom Rooming-in und ganztägigen Besuchszeiten in den Kinderkliniken, hat sich der Kontakt zu den Eltern der kranken Kinder intensiviert. Eltern signalisierten die Bereitschaft, viele pflegerische Maßnahmen bei sachgerechtem Anleiten zu übernehmen.

So entstand zwischen 1977 und 1978 eine Pilotstudie an dem Kaiserin Auguste Victoria Haus, Kinderklinik der Freien Universität in Berlin. Mit der Unterstützung des ärztlichen Leiters und der Pflegedienstleitung übernahm zunächst eine Kinderkrankenschwester der Klinik die notwendige Pflege bei kranken Kindern zu Hause.

1979 wurde die Häusliche Kinderkrankenpflege, zeitgleich in Frankfurt am Main und im damaligen Westberlin, als Angebot zur pflegerischen Betreuung von akut und chronisch kranken Kindern im häuslichen Bereich aufgebaut.

1979 bis 1983 wurde das Modellprojekt „Externer Pflegedienst in Berlin" mit finanzieller Unterstützung durch die Robert-Bosch-Stiftung und einer wissenschaftlichen Begleitung fortgeführt. Seit 1983 ist die Häusliche Kinderkrankenpflege in Berlin in die Regelversorgung übernommen und ist ein fester Bestandteil in der pflegerischen Versorgung von akut und chronisch kranken Kindern im häuslichen Bereich.

Zur Zeit sind in Deutschland ungefähr 50 Einrichtungen bekannt, die Häusliche Kinderkrankenpflege anbieten. Die verordnenden Instanzen sind die Kinderkliniken, Fachabteilungen, Polikliniken, niedergelassene Kinderärzte oder Allgemeinmediziner und die Einrichtungen des öffentlichen Gesundheitswesen.

Die Häusliche Kinderkrankenpflege wird zukünftig durch die Forderung der **Kostendämpfung** im Gesundheitswesen und unter dem Aspekt der **geforderten Lebensqualität** bei kranken Kindern einen breiteren Diskussionsumfang erfahren.

Zunehmend müssen auch die Sozialpolitiker und Kostenträger über neue Wege der häuslichen Krankenversorgung nachdenken. Das 1994 in Kraft getretene **Pflegeversicherungsgesetz** zeigt erste Ergebnisse dieser Diskussion. Jedoch nimmt die Gesellschaft immer noch zu wenig wahr, daß auch Kinder mit Behinderungen und chronischer Krankheit leben müssen und somit Hilfe und professionelle Pflege benötigen.

Die derzeitige Umstrukturierung in den Krankenhäusern, hin zur ambulanten Versorgung, sowie der Aufbau von sozialpädiatrischen Zentren, zum Betreuen von Kindern mit chronischen Krankheiten, setzen voraus, daß Kinderkrankenschwestern im häuslichen Umfeld den Eltern sachgerechte Anleitung zur Pflege geben und je nach Alter die Kinder schulen (Abb. 29-1).

In Zusammenarbeit mit der Deutschen Akademie für Entwicklungs-Rehabilitation e.V. wurde eine **Weiterbildung zur Fachkinderkrankenschwester/-pfleger in der ambulanten Kinderkrankenpflege** entwickelt. Dieser Lehrgang dauert zwei Jahre und findet berufsbegleitend statt.

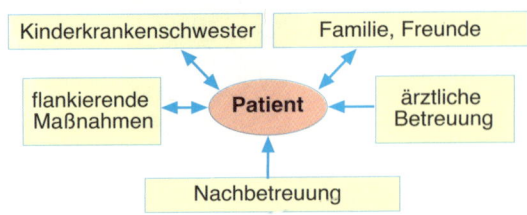

Abb. 29-1 Der Patient als Mittelpunkt der Betreuung

29.2 Rechtliche Grundlagen

Die rechtlichen Grundlagen für die Häusliche Kinderkrankenpflege sind im **Sozialgesetzbuch** (SGB) V § 37 Absatz 1 und 2 sowie im Sozialgesetzbuch XI § 72 (Pflegeversicherungsgesetz) des **Gesundheitsreformgesetzes** und in den ergänzenden Leistungen des **Bundessozialgesetzbuchs** geregelt.

Die Häusliche Kinderkrankenpflege nach SGB V kann erfolgen, wenn dadurch ein Krankenhausaufenthalt vermieden, abgekürzt oder wenn das Ziel der ärztlichen Behandlung dadurch gesichert wird. Die Leistungen nach SGB XI betreffen die Grundpflege bei **anerkannter Pflegebedürftigkeit**.

29.3 Organisationsformen

Bei der Häuslichen Kinderkrankenpflege sind vor allem zwei Organisationsformen bekannt.
• **Sozialstation**
Träger sind freie Wohlfahrtsverbände oder private Betreiber, die neben der häuslichen Krankenpflege auch die Kinderkrankenpflege anbieten.
• **Gemeinnützige Vereine der Häuslichen Kinderkrankenpflege**
Diese Institutionen bieten ausschließlich häusliche Kinderkrankenpflege an und sind dem Deutschen Paritätischen Wohlfahrtsverband angeschlossen.

29.4 Interne Organisation

Der Pflegedienstleitung obliegt das Management des Vereins oder der Sozialstation. Zu ihren **Aufgaben** gehören:
– Personalführung
– Pflegeaufsicht
– Überprüfen der Wirtschaftlichkeit
– Erarbeiten von Pflegestandards, gemeinsam mit dem Team
– Öffentlichkeitsarbeit
– Vorstellung der Häuslichen Kinderkrankenpflege in Kliniken, Kranken- und Kinderkrankenpflegeschulen und bei Weiterbildungsinstitutionen
– Informationen der Institutionen, die Häusliche Kinderkrankenpflege anbieten wollen
– Praktikantenbetreuung
– Teilnahme an Sitzungen der Berufsverbände
– Arbeitskreistreffen der ambulanten Dienste
Gegenüber den Kostenträgern müssen die Inhalte der Häuslichen Kinderkrankenpflege durch die Jahresberichte und Falldarstellungen deutlich gemacht werden.
Eine umfassende **Organisation** in der **Zentrale** ist die Voraussetzung für ein gutes Gelingen der gestellten Aufgaben. Büroräume sowie die entsprechenden Materialien und eine geschulte Verwaltungskraft, z.B. eine Arzthelferin, sind unentbehrlich. In der Zentrale müssen Pflegehilfsmittel, Fachliteratur, Informationen über soziale Einrichtungen und den öffentlichen Gesundheitsdienst vorhanden sein.

Die erste **Anlaufstelle** für eine Übernahme von kranken Kindern ist die Zentrale. Meist erfolgen die ersten Kontakte telefonisch. Das macht es notwendig, daß feste Bürozeiten vorgegeben sind. Die zuständige Verwaltungsangestellte nimmt die Anmeldungen der Kinder entgegen, übernimmt die Antrags- und Abrechnungsformalitäten mit den jeweiligen Kostenträgern, sorgt für die Bestellung der Pflegehilfsmittel und Büromaterialien und achtet auf die Vollständigkeit der Aktenführung sowie auf alle weiteren verwaltungstechnischen Abläufe.

Sie ist ebenfalls Ansprechpartnerin für die Eltern der betreuten Kinder, wenn telefonisch gestellte Fragen geklärt werden müssen.

Sie kann durch die in der Zentrale befindlichen Dienstpläne jederzeit die Kinderkrankenschwestern telefonisch erreichen, um Terminveränderungen oder einen sofortigen Einsatz in einer Familie zu organisieren.

29.4.1 Dienstplangestaltung

Die Institutionen müssen so strukturiert sein, daß Zeiten für **Fall- und Teambesprechungen** festgelegt sind, sowie für die **Kontaktaufnahme** zu den betreuenden Ärzten und weiterer Therapeuten, Supervision und Fortbildungen.

An Wochenenden und Feiertagen muß eine **Rufbereitschaft** gewährleistet sein, damit die betreuten Patienten, aber auch die Kinderärzte und -kliniken die diensthabenden Kinderkrankenschwestern erreichen können.

Die Dienstplangestaltung erfolgt gemeinsam mit dem gesamten Team. Bei der Verteilung der Patienten auf die Kinderkrankenschwestern müssen eine gute regionale Aufteilung, der Umfang der pflegerischen Leistung und die voraussichtliche Dauer der Pflege berücksichtigt werden.

Es gibt für die einzelnen Patientengruppen kein einheitliches Schema über die Dauer der Betreuung und Häufigkeit der Hausbesuche, sondern nur ein Ziel, das verfolgt wird. Kinder und Eltern sollen Anleitung in der sachgerechten Pflege erfahren und diese schrittweise selbst übernehmen. Damit dieses erreicht

29

werden kann, sind bei der Betreuung **personelle Kontinuität** und die **Pflegeplanung** von entscheidender Bedeutung:
- Feststellen des Pflegebedarfs
- Zielformulierung und Pflegeplanung
- Umsetzen des Pflegeplans unter Berücksichtigung häuslicher Gegebenheiten
- Erfolgskontrolle und evtl. Anpassung an familiäre Verhältnisse

 29.5 Aufgaben der Häuslichen Kinderkrankenpflege

Die Aufgaben der Institutionen der Häuslichen Kinderkrankenpflege sind vielfältig und haben zum Ziel:
- Anleitung und Umsetzung von pflegerischen Maßnahmen
- die Pflegekompetenz der Familie zu stärken und sie dadurch zur Selbständigkeit zu führen
- die Kinder ihrem Alter und ihren Fähigkeiten entsprechend zu schulen
- das Krankheitsverständnis zu verbessern
- Hilfestellung bei der Integration von Kindern mit chronischer Erkrankung in das familiäre und soziale Umfeld
- gesundheitliche Beratung und Aufklärung
- Beratung und Hilfestellung bei der Organisation von Pflegehilfsmitteln
- Kooperation mit den behandelnden Ärzten und Therapeuten
- Kooperation mit den Einrichtungen des öffentlichen Gesundheitswesen

Um diese Ziele zu erreichen, sind neben einer guten Organisation und ausreichender Finanzierung berufserfahrene Kinderkrankenschwestern notwendig.

Die Kinder werden aus den unterschiedlichsten pädiatrischen Bereichen in die ambulante Kinderkrankenpflege überwiesen.
- **Kinder mit akuten Erkrankungen**
- Hauterkrankungen
- Verbrennungen und Verbrühungen
- Ernährungsstörungen
- Infekte der oberen Luftwege
- nach Operationen und chirurgischen Eingriffen
- **Kinder mit chronischen Erkrankungen**
- Frühgeborene mit Ernährungsproblemen, Monitorüberwachung, Sauerstoffabhängigkeit
- neuropädiatrische Erkrankungen

- Fehlbildungen
- Stoffwechselerkrankungen
- Nierenerkrankungen
- onkologische und hämatologische Erkrankungen
- Aids
- allergische Erkrankungen
- Sterbebegleitung
- **Prävention**
- Anleitung zur Säuglingspflege
- Anleitung zum Stillen und Ernähren von Neugeborenen

Um die pflegerischen Aufgaben und die Ziele der Häuslichen Kinderkrankenpflege zu gewährleisten, sind die Pflegeplanung und Dokumentation, aber auch Fort- und Weiterbildung, Team- und Fallbesprechungen sowie Supervision Bestandteile der kontinuierlichen Arbeit.

29.5.1 Übernahmebesuch

Nach der Anmeldung eines Kindes zur Häuslichen Kinderkrankenpflege wird ein persönliches Übernahmegespräch durch die Kinderkrankenschwester, entweder im stationären Bereich oder in der Kinderarztpraxis, vereinbart. In diesem Übernahmegespräch stellt sich die betreuende Kinderkrankenschwester den Eltern und dem Kind vor. Gleichzeitig bespricht sie mit dem behandelnden Arzt und den zuständigen Pflegefachkräften die notwendige Pflege zu Hause und fixiert sie schriftlich. Die Eltern müssen ein freiwilliges Einverständnis zur häuslichen Betreuung abgeben.

29.5.2 Exemplarisches Beispiel für eine Häusliche Kinderkrankenpflege

Telefonische **Anmeldung** aus einer Kinderarztpraxis am Vormittag.

Sechsjähriger türkischer Junge mit der chronischen Grunderkrankung Leukodystrophie Typ Canavan, mit schwerster mentaler und statomotorischer Behinderung. Er ist akut an einer Bronchopneumonie erkrankt. Die Eltern lehnen einen Krankenhausaufenthalt strikt ab, sind mit der Betreuung durch eine Kinderkrankenschwester zu Hause einverstanden. Die erste Antibiotikaverabreichung erfolgte bereits in der Praxis.

Übernahmegespräch der Kinderkrankenschwester in der Kinderarztpraxis. Gemeinsam mit der Kinderärztin werden die notwendige Pflege und Therapie abgesprochen und auf einem **Pflegeauftragsbogen** schriftlich fixiert:

– Verabreichen der Medikamente
– Kontrolle der Körpertemperatur
– Kontrolle von Puls und Atmung
– Legen einer Magenverweilsonde bei nicht ausreichender oraler Flüssigkeitszufuhr
– Anleitung zum Sondieren
– Flüssigkeitsbilanz
– Anleitung zum Inhalieren
– Lagerung

Erster Hausbesuch gegen Mittag des gleichen Tages.

Die Eltern sind bereits durch die Grunderkrankung in der Versorgung ihres Kindes sehr kompetent und können seinen Allgemeinzustand gut schildern, so daß die Kinderkrankenschwester sie nur bei der Pflege in der jetzigen, akuten Situation unterstützen muß. Körpertemperatur, Atmung und Pulsfrequenz sind erhöht. Es wird mit der Mutter die regelmäßige Kontrolle der Körpertemperatur besprochen und daß sie bei einer Körpertemperatur über 39,5 °C ein Fieberzäpfchen verabreichen soll.

Die Flüssigkeitsaufnahme ist unzureichend, so daß die Kinderkrankenschwester eine Magenverweilsonde legt. Die Mutter wird beim sachgerechten Sondieren von Flüssigkeiten angeleitet und lernt, eine Bilanzierung zu erstellen. Der Junge erhält die Medikamente in verordneter Dosierung.

Gemeinsam mit der Mutter wird das Kind mit Hilfe von Kissen in seinem Bett hochgelagert. Anschließend zeigt und erklärt die Kinderkrankenschwester das Inhalieren von Kochsalzlösung mit einem mitgebrachten Inhalationsgerät.

Durch das Gespräch mit der Mutter erfährt die Kinderkrankenschwester, daß der Junge sehr häufig aus verschiedenen Gründen in der Klinik lag. Die Eltern berichteten, daß er nach den Krankenhausaufenthalten häufig große Probleme mit seiner Nahrungsaufnahme hatte und er aus ihrer Sicht sehr unglücklich war. Sie möchten ihm nicht erneut einen Klinikaufenthalt zumuten. Die Eltern sind sehr bemüht und bereit, die notwendigen pflegerischen Maßnahmen vorzunehmen.

Die Kinderkrankenschwester vereinbart mit der Familie einen weiteren Hausbesuch am Abend.

Zweiter Hausbesuch am Abend.

Der Zustand des Jungen hat sich etwas gebessert. Die Körpertemperatur ist nur noch leicht erhöht, er hat ausreichend Flüssigkeit über die Magenverweilsonde erhalten. Die Mutter hat ihn bereits inhalieren lassen und das verordnete Medikament über die Magenverweilsonde verabreicht. Puls- und Atemkontrolle erfolgen durch die Kinderkrankenschwester.

Die Mutter bettet und lagert ihren Sohn mit Unterstützung der Kinderkrankenschwester. Gemeinsam mit der Familie bespricht sie, daß bei einer evtl. Verschlechterung des Allgemeinzustandes, Anstieg der Körpertemperatur, erschwerter Atmung, Unruhe oder Erbrechen, die Kinderärztin zu informieren ist, die dann einen Hausbesuch einplanen kann. Für den nächsten Hausbesuch am folgenden Tag morgens wird ein Termin vereinbart.

Die Kinderkrankenschwester telefoniert noch am Abend mit der Kinderärztin und berichtet über den Zustand des Kindes.

Am dritten Tag nach Diagnosestellung konnte die Kinderärztin eine deutliche Verbesserung der Bronchopneumonie feststellen.

Es folgten weitere **sechs Hausbesuche einmal täglich**. Der Allgemeinzustand des Jungen verbesserte sich zunehmend, so daß er bereits am fünften Tag nach seiner akuten Erkrankung wieder Nahrung in ausreichendem Maße und das Medikament oral zu sich nahm, die Magenverweilsonde deshalb gezogen werden konnte. Der Einsatz durch die Kinderkrankenschwester war nach insgesamt sieben Tagen beendet.

29.6 Pflege und Begleitung eines sterbenden Kindes zu Hause

In den letzten Jahren nimmt in unserer Gesellschaft die öffentliche Diskussion über Sterben und Tod immer mehr zu. Nicht zuletzt hat die Hospizbewegung dazu beigetragen, daß das Sterben in häuslicher Umgebung wieder denkbar ist.

Die ambulante Kinderkrankenpflege ist eine Möglichkeit, schwerkranke Kinder beim Sterben in der Familie und ihrer vertrauten Umgebung zu begleiten. Sie schließt alle Altersstufen, Säuglinge, Kinder, Jugendliche, und die jeweiligen Nationalitäten und soziokulturellen Strukturen der Kinder ein.

Kinderkrankenschwestern müssen sich mit der Thematik auseinandersetzen und dabei folgendes in Betracht ziehen:
- zu **akzeptieren**, daß die Pflege und Begleitung eines sterbenden Kindes zu Hause machbar sind
- zu **erkennen**, daß Familien mit entsprechender Begleitung nichtgeahnte Ressourcen mobilisieren können
- **eigene Ängste** und Verhaltensweisen zu erkennen und zu **benennen**, um die Handlungen danach ausrichten zu können
- sich damit **auseinandersetzen**, daß **Leben und Tod** zum **menschlichen Dasein** gehören

Bevor feststeht, daß ein Kind sterben wird, müssen sich der Patient (altersabhängig), die Eltern und Angehörigen bereits mit der Krankheitsdiagnose, dem Krankheitsverlauf, einer kurativen, evtl. palliativen, Therapie auseinandersetzen.

In dieser Zeit erlangen die **Eltern** teilweise eine **pflegerische Kompetenz**, bedingt durch die notwendige Pflege und die vorausgegangenen Therapien. Auch die Kinder erleben Krankheit und lernen, mit ihr umzugehen und sie zu akzeptieren. Die daraus resultierenden Erfahrungen führen zu einer veränderten Lebensqualität. Diese Kompetenzen fließen selbstverständlich auch in die Sterbebegleitung mit ein.

Bevor die Pflege und Begleitung der ambulanten Kinderkrankenpflege einsetzen, besprechen der behandelnde Arzt und die Eltern in der Regel **folgende Aspekte**:
- wie lange das Kind wahrscheinlich noch leben wird
- Ängste vor dem Verschlechtern des allgemeinen Zustandes
- der zu erwartende Ablauf der Sterbephase
- Möglichkeiten der Schmerztherapie
- mögliche Unterstützung durch die ambulante Kinderkrankenpflege
- daß das Kind jederzeit wieder stationär aufgenommen werden kann

Nehmen die Eltern das Angebot einer pflegerischen Betreuung zu Hause an, ist es Aufgabe des Arztes, die Institution der Häuslichen Kinderkrankenpflege zu informieren und folgendes zu besprechen:
- Diagnose
- Krankheitsverlauf
- Familienanamnese
- physische und psychische Verfassung des Kindes
- Therapien

- ärztliche Begleitung
- psychosoziale Betreuung

Die Institution Häusliche Kinderkrankenpflege muß personelle **Kontinuität** und eine **Rufbereitschaft** über 24 Stunden gewährleisten.

Die Auseinandersetzung mit Sterben und Tod setzt im **Kleinkindesalter** ein. Zu diesem Zeitpunkt setzen die Kinder Tod mit Schlaf und Verreisen in Verbindung.

Im Alter von **vier bis sieben Jahren** interpretieren Kinder den Tod als Unterbrechung von Herz- und Atemtätigkeit und glauben, daß diese Funktionen wieder einsetzen können.

Zwischen **acht und elf Jahren** wird ihnen bewußt, daß der Tod unvermeidbar ist und daß es auch sie betreffen kann.

Jugendliche erkennen den Tod als etwas Endgültiges an und setzen sich bewußt mit dem Sterben auseinander.

Die Konfrontation mit Tod und Sterben ist in jeder Altersgruppe mit Trauer, Wut, Zorn, Ängsten sowie mit Verleugnen verbunden.

Die Kinderkrankenschwester muß sich auf die **unterschiedlichen Phasen** einstellen und einlassen können. Sie muß lernen, ehrlich zu den Familien und zu sich selbst zu sein. Zuhören, offen sein für Gespräche, zwischen Eltern und Kindern bei unterschiedlichen Bedürfnissen vermitteln und ausreichend Zeit haben, sind neben der Pflege ebenfalls Grundlagen der Arbeit.

So lange wie möglich sind die **Eigenständigkeit** und **Selbstbestimmung** des Kindes zu fördern und zu akzeptieren. Der Freundeskreis, Aktivitäten nach außen, die eigenen Ziele und Wünsche sollten zugelassen und wenn möglich auch verwirklicht werden.

29.6.1 Pflege des sterbenden Kindes

Die umfassenden pflegerischen Aufgaben bei einem sterbenden Kind daheim orientieren sich immer an seinen körperlichen und psychischen Möglichkeiten. Unter Berücksichtigung dieses Aspektes ist es Aufgabe der Kinderkrankenschwester, die vorhandene Pflegekompetenz der Eltern zu unterstützen und gegebenenfalls zu korrigieren.

- **Allgemeine Pflege**
- Körperpflege
- Dekubitusprophylaxe
- Kontrakturprophylaxe
- Mobilisation
- Lagerung

– Kontrolle der Ausscheidungsfunktionen
– Ernährungsberatung
– psychische Unterstützung
– Krankenbeobachtung und Dokumentation
– Pflegehilfsmittel bei Bedarf zur Verfügung stellen
• **Spezielle Pflege**
– Medikamentengabe, Verabreichung, Überwachung der Einnahme und Wirkung
– Puls-, Atem-, Blutdruckkontrollen
– Temperaturkontrollen
– Hautbeobachtung
– Magenverweilsonde; Sondierung der Nahrung
– Katheterpflege; zentraler Venenkatheter; Blasenkatheter
– Dekubituspflege
– Inhalation
– Absaugen
– Vorbereitung, Anlegen, Überwachung von Infusionen
– Umgang mit prothetischer Versorgung
– Anus-praeter-Pflege

Bei allen unterschiedlichen Pflegemaßnahmen ist das vorrangige Ziel der Kinderkrankenschwester, die **Eigenaktivität** des Kindes je nach Alter zu **fördern**. Sie leitet die Eltern in der selbständigen Pflege an und berücksichtigt die Grenzen ihrer **Belastbarkeit**.

Für diesen Prozeß ist große **Sensibilität** notwendig, besonders wenn die Pflegeperson in den Ablauf der Pflege eingreifen muß.

Die Kinderkrankenschwester muß manchmal zwischen Kind und Eltern vermitteln oder bestimmte Pflegemaßnahmen zur Entlastung der Eltern übernehmen.

29.6.2 Ernährung

Für die meisten Menschen bedeutet die Nahrungsaufnahme Leben, Lebensfreude und Lebensqualität. Für viele Eltern ist es schwer zu akzeptieren, daß ihr Kind das Essen einschränkt oder sogar vollständig verweigert, obwohl die Essenswünsche berücksichtigt werden. Trotz einer verminderten Kalorienzufuhr ist das körperliche Wohlbefinden längere Zeit wenig beeinträchtigt, solange die **Flüssigkeitszufuhr** ausreichend ist. Hier sind Verständnis, einfühlende Gespräche, die Vermittlerrolle zwischen Kind und Eltern, die Ernährungsberatung sowie die Krankenbeobachtung erforderlich.

Bei Kindern, die aufgrund einer Schlucklähmung oder Bewußtlosigkeit unfähig sind, Flüssigkeit aufzunehmen, ist das Sondieren über eine Magenverweilsonde oder das Infundieren von Lösungen geboten. Diese Entscheidung treffen die Eltern, der behandelnde Arzt und die Kinderkrankenschwester gemeinsam.

29.6.3 Schmerztherapie

Bei der Sterbebegleitung ist eine gute und wirksame Schmerztherapie unerläßlich. Schmerztherapie ist nicht gleichzusetzen mit Inaktivität und mentaler Einschränkung.

Die ärztliche Anweisung muß schriftlich vorliegen und die jeweiligen Medikamente vorhanden sein.

Schmerzmedikamente müssen rechtzeitig, regelmäßig und in ausreichender Dosierung verabreicht werden.

Die Krankenbeobachtung, das Wissen über Wirkungsweise von starken Schmerzmedikamenten und/oder Beruhigungsmedikamenten (wie Morphinen, Luminal), die verschiedenen Applikationsarten (oral, rektal, subkutan oder intravenös) und die Aufbewahrung der Medikamente zählen zu den Aufgaben der Kinderkrankenschwester.

Für die Eltern und den Patienten muß sie für Gespräche, Information und Anleitung der Medikamentengabe **jederzeit** zur Verfügung stehen.

Gemeinsam mit dem betreuenden Arzt müssen die Eltern und Patienten bei Ängsten vor einer Abhängigkeit beraten und bei veränderten Schmerzsituationen unterstützt werden.

Es besteht die Möglichkeit, Schmerzmedikamente mit einer kleinen **Infusionspumpe** zu verabreichen, wodurch Eltern und Kinder schnell auf akut auftretende Schmerzen reagieren können.

Die ausreichende Schmerzbekämpfung trägt erheblich zur verbesserten Lebensqualität des Kindes bei.

29.6.4 Familie und Angehörige

Die Kinderkrankenschwester widmet dem Umfeld des sterbenden Kindes ihre besondere Aufmerksamkeit. Nicht nur das Kind und die Eltern bedürfen eines Heranführens an die außergewöhnliche Situation, sondern ebenso die Geschwister und nahe Angehörige.

Die Aufgabe der Kinderkrankenschwester besteht vorrangig darin, den körperlichen und psychischen Kontakt der Familie zu dem sterbenden Kind zu fördern, um damit die Distanz zu verringern. Durch gemeinsames Spielen oder kleine Handreichungen der Geschwister bei der Körperpflege gelingt es, die anfängliche Scheu vor dem Kranken zu überwinden. Aber auch Gespräche und konkrete Antworten auf Fragen nach der Erkrankung und dem Befinden des Kindes, dem Tod und dem Sterben sind ein Bestandteil der Arbeit.

Bei Bedarf ist dafür zu sorgen, daß besonders die Geschwister durch professionelle Begleitung unterstützt werden (Einzelfallhilfe, psychologische Betreuung).

29.6.5 Ärztliche Betreuung

Für die Familie und das sterbende Kind ist es notwendig, zu dem betreuenden Kinderarzt Vertrauen zu haben. Der Arzt muß die Familie begleiten, evtl. Therapien verordnen und für Gespräche über den Ablauf der Erkrankung und das Sterben zur Verfügung stehen. Die **Zusammenarbeit** zwischen der Kinderkrankenschwester und dem Arzt muß gewährleistet sein. Sie müssen regelmäßig über den Allgemeinzustand des Patienten, die psychische Situation des Kindes und der Familie kommunizieren.

Die Kinderkrankenschwester benötigt klare Anweisungen, wie sie bei **Handlungsbedarf** (wie Schmerztherapie) vorzugehen hat. Daraus erfolgen ein gemeinsames Vorgehen bei den jeweiligen Situationen sowie notwendige Korrekturen in der Pflege und Therapie. Anweisungen des Arztes müssen schriftlich vorliegen.

29.6.6 Versorgen des verstorbenen Kindes

Ein besonderes Maß an **Sensibilität** benötigt die Kinderkrankenschwester nach Eintritt des Todes.

Nachdem das Kind gestorben ist, werden alle Infusionen, Verbände, Pflaster etc. entfernt. Im Zimmer ist für eine entsprechende Belüftung zu sorgen.

Das Versorgen des Kindes erfolgt, wenn die Eltern es wünschen, mit ihnen gemeinsam. Die Kinderkrankenschwester wäscht das Kind und zieht ihm seine Lieblingskleidung an, bettet es. Sie schließt seine Augenlider und den Mund. Bei Bedarf beschwert sie die Augen mit einem feuchten Wattebausch. Unter das Kinn kann ein gerolltes Tuch gelegt werden.

Die Todeszeit ist zu dokumentieren und der Arzt zu informieren. Nachdem dieser den Tod festgestellt hat, füllt er den Totenschein aus.

Abhängig davon, ob die Angehörigen Gespräche über das „Danach" zugelassen haben, ist es dann möglich, die Bedürfnisse der Familie zu berücksichtigen. Dazu kann gehören, daß Verwandte, Freunde und weitere Betreuer informiert werden, um Abschied von dem Kind zu nehmen. Geschwisterkinder wollen sich ebenfalls von der Schwester oder dem Bruder verabschieden. Hier unterstützt die Kinderkrankenschwester und steht für Fragen zur Verfügung.

Geregelt durch die Bestattungsgesetze der Länder ist es möglich, das Kind nach seinem Tod bis zu 36 Stunden zu Hause zu behalten. Die Eltern sind über diese Grundlagen zu informieren, ihre Entscheidung zu respektieren.

Falls das Kind bald nach dem Tod abgeholt werden soll, wartet die Kinderkrankenschwester auf Wunsch der Familie gemeinsam mit den Angehörigen, bis die Angestellten des Bestattungsinstitutes kommen.

Entschließen sich die Eltern, das Kind so lange wie möglich zu Hause zu behalten, ist es hilfreich, das Angebot auszusprechen, ebenfalls dabei zu sein, wenn das Kind abgeholt wird. Wichtig ist, die Wünsche der Familie zu berücksichtigen und sich entsprechend zu verhalten. So kann die Anwesenheit der Kinderkrankenschwester, ohne aktiv einzugreifen, unterstützen.

Ebenso sollte die Familie die Versorgung nach dem Eintreten des Todes und auch das Abholen durch das Bestattungsinstitut an die Kinderkrankenschwester abgeben können.

29.6.7 Trauerarbeit

Häufig wünschen sich die Eltern, daß die Kinderkrankenschwester an der Beerdigung teilnimmt, dies trägt einen Teil zur Trauerverarbeitung bei.

Einige Zeit nach dem Tod ist ein weiteres Gespräch zwischen Eltern und Kinderkrankenschwester wichtig, um die vorausgegangenen intensiven Erlebnisse und Abläufe zu reflektieren. Meistens erleben die Eltern dann alle Phasen der Krankheit, Hoffnung auf Heilung, Therapien und die Zeit bis zum Tod erneut und können davon erzählen.

Das Sterben eines Kindes und die Unterstützung der Familie können mit professioneller Hilfe zu Hause geschehen. Die Kinderkrankenschwester trägt dazu bei, daß das Kind, die Eltern, Geschwister und Angehörige dieses elementare Erlebnis bewältigen können.

Die Zeit, die die Kinderkrankenschwester gemeinsam mit der Familie verbringt, ist geprägt durch eine besondere Nähe und Intimität. Gleichzeitig muß die Distanz, die professionelles Handeln erfordert, gewährleistet sein.

29.6.8 Umgang mit verschiedenen Kulturen und Religionen

Im Umgang mit unterschiedlichen Kulturkreisen ist das Wissen über Landessitten, Verhalten, Religionen und Familienstruktur unerläßlich.

Auf dem Hintergrund eines umfassenden Menschenbildes muß die Kinderkrankenschwester fähig sein, ihre eigenen Wertvorstellungen und Abläufe über das Sterben und den Tod zurückzunehmen und nicht als ultimativ in die Familien einzubringen.

Es ist besonders wichtig, mit den Angehörigen bereits bei Beginn der Erkrankung, Pflege und Therapie über unterschiedliche Riten, religiöse Handlungen und Verhaltensweisen in der Sterbephase, nach dem Tod und der Trauerarbeit zu sprechen und diese in der Arbeit zu integrieren.

29

30 Notfälle im Kindesalter

Birgitt Killersreiter, Peter Reinicke, Hedwig Wegmann

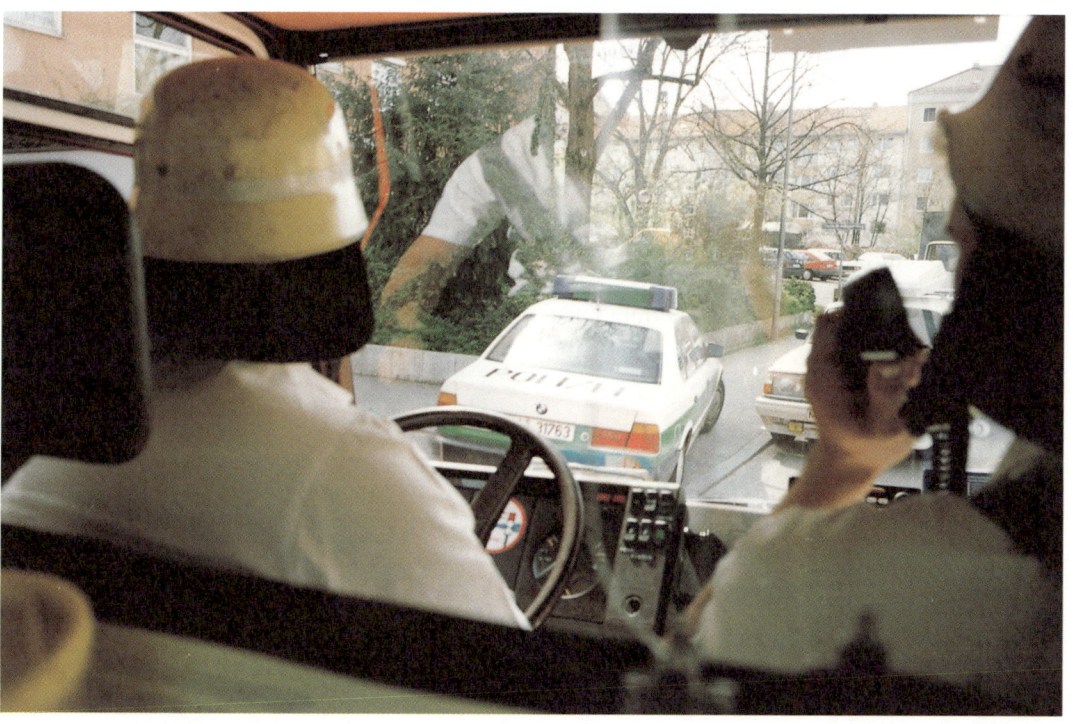

30.1	**Vergiftungen im Kindesalter**		30.2.1.4	D Drogen (Medikamente)	675
	Hedwig Wegmann	670	30.2.1.5	E EKG	676
30.1.1	Vergiftungssubstanzen	670			
30.1.2	Prävention	670	**30.3**	**Kindesmißhandlung und**	
30.1.3	Vorgehen bei Ingestions-			**-vernachlässigung**	
	unfällen	670		*Peter Reinicke*	677
30.1.3.1	Erste Hilfe bei Vergiftungen	671	30.3.1	Ursachen für Kindesmißhandlungen	677
30.1.3.2	Weitere Betreuung von Patienten		30.3.2	Kinderschutz	678
	und Bezugspersonen	672	30.3.3	Aufnahme des Kindes im	
				Krankenhaus	678
30.2	**Kardiopulmonale Reanimation**		30.3.3.1	Fragen, bezogen auf das Kind	678
	Birgitt Killersreiter	673	30.3.3.2	Fragen, bezogen auf die Eltern	678
30.2.1	Ablauf der Reanimation	673	30.3.4	Sozialdienst	679
30.2.1.1	A Atemwege freimachen	673	30.3.5	Einleitung von Maßnahmen	681
30.2.1.2	B Beatmung	673	30.3.6	Hilfen für Pflegekräfte für die Zeit	
30.2.1.3	C Circulation (Herzmassage)	674		des Krankenhausaufenthaltes	681

30

30.1 Vergiftungen im Kindesalter

Vergiftungen (Ingestionsunfälle) bei Kindern ereignen sich sehr häufig, in Deutschland bis zu zweihunderttausendmal pro Jahr. Davon werden bis zu zwei Prozent der Kinder in Kliniken aufgenommen. Die Altersverteilung liegt zwischen dem achten Lebensmonat und dem sechsten Lebensjahr, dem sog. Krabbel- und Entdeckungsalter. Der Altersgipfel liegt bei ein- bis zweieinhalbjährigen Kindern. Viele Kinder erkunden ihre Umwelt mit dem Mund. Die gefährlichsten Räume in der Wohnung sind Badezimmer und Küche, die schädigenden Mittel stehen oft in greifbarer Höhe der Kinder.

Suizidale Vergiftungen kommen bei Kindern und Jugendlichen im Alter von zehn bis neunzehn Jahren vor. Personen mit suizidalen Ingestionen sind umfassender zu betreuen als Kinder mit versehentlichen Vergiftungen.

30.1.1 Vergiftungssubstanzen

Die folgenden Substanzen führen am häufigsten zu Vergiftungsunfällen bei Kindern:
Publikumsmittel wie Spülmittel, Schreib- und Malutensilien, Kosmetika, Duftöle, Petroleum, Benzin.
Medikamente wie Amphetamine, Analgetika, Antiarrhythmika, Antidepressiva, Antihypertensiva, Antikonvulsiva, Antipyretika (Paracetamol®).
Pflanzen von Wiesen und Wald wie Bilsenkraut, Stechapfel, Tollkirsche, Schierlingsarten.
Pflanzen in Gärten wie Eisenhut oder Herbstzeitlose.
Pflanzen auf Balkonen oder Terrassen wie Engelstrompete, Rizinus oder Wunderbaum.
Fremdkörper wie Streichholzköpfe (Schwefel), Heizkostenverteilerröhrchen, Styroporkügelchen, Knopfbatterien.
Genußmittel wie Alkohol, Süßstofftabletten, Nikotin.

30.1.2 Prävention

Ingestionsunfälle sind bei Kleinkindern vermeidbare Ereignisse. Um Vergiftungen generell zu verhindern, sind folgende Ansatzpunkt denkbar:

– Verzicht, gefährliche Substanzen auf den Markt zu bringen und/oder für den Haushalt zu kaufen
– Verpackung mit kindgesicherten Verschlüssen; bei einigen Medikamenten sind bereits kindgesicherte Verpackungen gesetzlich vorgeschrieben
– gefährliche Substanzen müssen allgemein so aufbewahrt werden, daß Kleinkinder keinen Zugang zu diesen haben, z.B. in abschließbaren Arzneimittelschränken

Informationen über Vergiftungsunfälle und deren **Prävention** erhalten Eltern z.B. in **Arztpraxen** oder in **Gesundheitsämtern** bei der sechsten Vorsorgeuntersuchung ihres Kindes. Von den **Giftnotrufzentren** werden jährlich wiederkehrende gesundheitliche Aufklärungsveranstaltungen in Kindergärten als günstig und für notwendig erachtet. Präventive Ratschläge zum Thema Vergiftungsunfälle erhalten Bezugspersonen des Kindes auch über Zeitschriften, Radio, Fernsehen und Merkblätter.

Die Telekom hat bundeseinheitlich für Giftnotrufzentren die **Rufnummer 1 92 40** reserviert. Die jeweilige Vorwahlnummer muß zusätzlich vorangestellt werden.
Direkte Rufnummern der Giftnotrufzentren

Berlin	0 30/1 92 40
Bonn	02 28/2 87 32 11
Erfurt	03 61/73 07 30
Freiburg	07 61/2 70 43 61
Göttingen	05 51/39 21 32
Homburg	0 68 41/16 22 57
Mainz	0 61 31/23 24 66
München	0 89/41 40 22 11
Nürnberg	09 11/3 98 24 51
Wien	01–4 06 43 43
Zürich	01–12 51 51 51

30.1.3 Vorgehen bei Ingestionsunfällen

Bei einem Giftunfall rufen die Bezugspersonen der Kinder häufig die bekannte Telefonnummer einer Arztpraxis oder eines Krankenhauses an. Bei diesem Gespräch ist es wichtig, die betreuende Person zu beruhigen und ihr die Telefonnummer des Giftnotrufzentrums zu geben.

Die Anamneseerhebung im Giftnotrufzentrum hat zum Ziel, herauszufinden, ob die Ingestion harmlos, wahrscheinlich nicht bedrohlich oder bedrohlich ist.

Um die Situation einschätzen zu können, sind folgende **Angaben** notwendig:
- Alter und Gewicht des Kindes
- Noxe(n), vermutete Menge (maximale Mengenangabe)
- Zeitpunkt
- Zufuhrweg (Aufnahmeweg)
- zufällige (akzidentelle) Ingestion oder Suizid
- beobachtete Symptome
- eingeleitete Maßnahmen
- Name, Wohnort sowie Telefonnummer
- Hinweis, daß Originalpackungen, Medikamentenreste oder Pflanzen ggf. mitgebracht werden sollen

Wenn eine Ingestion für harmlos befunden wird, ist die Bezugsperson des Kindes zu beruhigen, weitere Maßnahmen sind nicht erforderlich.

Bei einer wahrscheinlich unbedenklichen Ingestion sollen die Eltern:
- mit dem Kind den Kinder- oder Hausarzt aufsuchen oder
- mit dem Kind die nächste Kinderklinik oder Klinik aufsuchen oder

bei einer wahrscheinlich bedrohlichen Ingestion ist ein dringlicher Transport zur nächsten Kinderklinik oder Klinik zu veranlassen.

Manchmal sind sofort **therapeutische Ratschläge** angebracht, z.B.:
- Trinken lassen bei ätzenden Substanzen
- Kohlenkompretten verabreichen (rezeptfrei in Apotheken erhältlich), häufig reicht die zehnfache Dosis der eingenommenen Giftmenge
- stabile Seitenlage

Wenn die Dosis und Art des Giftes oder die beobachtete Symptomatik vermuten lassen, daß das Kind während des Transportes komatös werden könnte oder es bereits komatös ist, muß der **Transport in ärztlicher Begleitung** (Haus-, Notarzt-Rettungsteam) erfolgen.

In der Giftnotrufzentrale werden (weitere) Informationen eingeholt und nachgelesen, die eine adäquate Einschätzung der Situation erlauben. Anschließend erfolgt ein weiterer Informationsaustausch mit dem behandelnden Arzt.

30.1.3.1 Erste Hilfe bei Vergiftungen

Die ersten Maßnahmen zielen auf eine Giftentfernung, bevor die Noxe aus dem Magen-Darm-Trakt resorbiert werden kann.

- **Primäre Giftentfernung**
- Verabreichen von Aktivkohle (bindet Gift und entfernt es durch die Defäkation)
oder
- Magenentleerung durch eine Magenausheberung und anschließende Magenspülung (Kap. 20.2.2)
oder
- **Sekundäre Giftentfernung**
- wiederholte Kohlegabe
- forcierte Diurese
- evtl. Hämodialyse oder Peritonealdialyse

Erbrechen oder **Magenausheberung** mit anschließender Spülung sind in der Regel innerhalb der ersten 20 bis 30 Minuten am wirksamsten. Aktivkohle sollte so früh wie möglich gegeben werden, kann aber auch später verabreicht werden.

Erbrechenlassen und Magenausheberung und -spülung werden seltener, primäre Kohlegabe häufiger angewandt. Zahlreiche internationale Untersuchungen zeigen, daß Aktivkohle, wenn diese frühzeitig eingesetzt wird, gleich effektiv, teilweise sogar wirksamer ist als die Magenausheberung und -spülung.

Zum **Einleiten von Erbrechen** ist Orpec® als Fertigprodukt des **Ipecacuanhafluidextraktes** das Mittel der Wahl. Anschließend sollen die Patienten reichlich trinken (ungefähr 10 ml pro Kilogramm Körpergewicht). Bei den meisten Patienten führt Orpec® innerhalb von 15 bis 30 Minuten nach Einnahme zu zwei- bis dreimaligem Erbrechen. Ungefähr die Hälfte der Kinder benötigt zusätzlich nochmals die Hälfte der Orpec®-Dosis, um erbrechen zu können.

Aktivkohle bindet das Gift im Magen-Darm-Trakt und ist nicht toxisch. Meist wird eine Gabe von 0,5 bis 1 Gramm pro Kilogramm Körpergewicht empfohlen. Aktivkohle ist schwarz, ohne Geschmack und sämig-körnig. Geschmacks- und Konsistenzkorrigenzien würden die Bindungsfähigkeit der Aktivkohle herabsetzen.

Wenn das Kind die Einnahme der Aktivkohle verweigert, evtl. auch Brechreiz besteht, empfiehlt es sich, die in Wasser aufgeschwemmte Aktivkohle über eine Magenverweilsonde langsam und im Sitzen zu verabreichen. Eine Aspiration von Aktivkohle, wie von öligen Noxen, ist weit gefährlicher als die resorptive Symptomatik.

Um das Entfernen des Giftes aus dem Körper zu fördern, wird vielfach routinemäßig die

30

Gabe von Abführmitteln zusammen mit Aktivkohle empfohlen. Die Zugabe von Glaubersalz oder von Sorbit (0,25 bis 0,5 Gramm pro Kilogramm Körpergewicht) setzt die Absorption von eingenommenem Gift nicht wesentlich herab. Bei dieser Therapie ist auf den Flüssigkeitshaushalt sowie auf Elektrolytverschiebungen beim Patienten zu achten.

 Die Flüssigkeit mit Aktivkohle und Glaubersalz darf nicht geschüttelt werden, da sich dadurch Schaum bildet und das Kind diese Lösung nicht trinkt.

Die Kontraindikationen zu Magenspülung und Erbrechen sind der Tabelle 30-1 zu entnehmen.

Bei einigen Vergiftungen mit lebensbedrohlichen Substanzen und bei zu erwartenden gesundheitlichen Spätfolgen durch eine Vergif-

tung ist eine Antidotgabe (Digitalis-Antidot) nach Empfehlung des Giftnotrufzentrums erforderlich.

30.1.3.2 Weitere Betreuung von Patienten und Bezugspersonen

Um ein Kind mit einer Vergiftung und seine Bezugsperson in dieser Situation zu unterstützen, sind folgende Aspekte zu beachten:
– ruhiger Umgang mit dem Kind und seiner Bezugsperson, trotzdem schnelles und sicheres Handeln
– Beobachtung und Überwachung des Kindes, evtl. über 24 Stunden
– freundliche Betreuung der Eltern (Bezugspersonen), um keine Schuldgefühle zu vermitteln oder zu fördern
– Aufklärung und Beratung von Kind und Eltern zur Verhütung von weiteren Ingestionsunfällen

Tab. 30-1 Kontraindikationen zu Magenspülung und induziertem Erbrechen

Kontraindikationen	Maßnahmen
bei benommenen, eingetrübten oder bewußtlosen Patienten	– eine Giftentfernung kann bei bestehender Benommenheit erst nach Intubation (abgedichtete Trachea) erfolgen
bei ätzenden Substanzen	**Ausnahme:** – bei Einnahme von größeren Mengen einer starken Säure oder Lötwasser entwickeln sich evtl. langsam Nekrosen an Magenwand und Duodenum mit anschließender Perforation oder schwersten Stenosen, in diesen Situationen ist ein vorsichtiges Abziehen des Mageninhaltes über eine weiche dünne Sonde möglich **Beachte:** – ein Erbrechen soll möglichst vermieden werden
bei den meisten organischen Lösemitteln	– die topische Schädlichkeit der meisten dieser Substanzen ist größer als die systemische Toxizität, sie breiten sich schnell auf Oberflächen aus und führen bei einer Aspiration während des Erbrechens zu einer schweren chemischen Pneumonitis **Beachte:** – bei einer Vergiftung mit hochtoxischen halogenierten Kohlenwasserstoffen ist eine sehr schnelle und möglichst vollständige Magenentleerung anzustreben
bei schäumenden Substanzen	– selten eine Giftentleerung, da die Stoffe nur gering systemisch toxisch wirken – im Ausnahmefall zuvor Gabe von Dimeticon zur Entschäumung

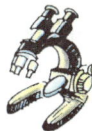

30.2 Kardiopulmonale Reanimation

Eine der schwersten Störungen der Vitalfunktionen ist der Herz-Kreislauf-Stillstand. Ursache hierfür können Störungen des Wasser-Elektrolyt-Haushaltes, Herzerkrankungen oder Unfälle sein (Besonderheiten beim Neugeborenen s. Kap. 11.3.1). In dem vorliegenden Kapitel werden die Reanimationsmaßnahmen beim Säugling, Klein- und Schulkind sowie Jugendlichen behandelt. Für Beatmung, Herzmassage, Vorbereiten, Dokumentation und Verabreichen der Medikamente sind mehrere Personen erforderlich, die professionell und überlegt zusammenarbeiten. Der Beginn und das Beenden der Reanimation müssen dokumentiert werden.

Symptome bei einem Herz-Kreislauf-Stillstand
– Bewußtlosigkeit
– blaß-zyanotische Hautfarbe
– weite, lichtstarre Pupillen
– Pulslosigkeit
– Atemstillstand

Therapie
Im Vordergrund stehen die sogenannten **ABCDE-Maßnahmen**, die bei der kardiopulmonalen Reanimation sofort eingeleitet werden müssen.

Erkennen des Herz-Atem-Stillstandes
- **Atmung**
– hebt sich der Thorax?
– sind Atemgeräusche hörbar?
- **Puls**
– Ertasten des Pulses an der Halsschlagader
- **Hautfarbe**
– blaß?
– weiß?
– zyanotisch?
- **Pupillenreaktion**
– Pupille eng oder weit?

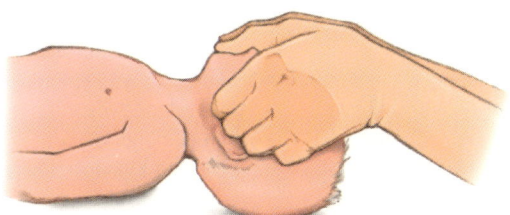

Abb. 30-1 Überstrecken des Kopfes beim Säugling

- **Bewußtseinszustand**
– reagiert der Patient auf Ansprache?
– reagiert er auf Schmerzreize?

30.2.1 Ablauf der Reanimation

30.2.1.1 A Atemwege freimachen

Um die Atemwege des Kindes freizumachen, werden sein **Kopf überstreckt** (Abb. 30-1) und die **Mundhöhle inspiziert**. Sind die Atemwege durch Erbrochenes verlegt, muß die Mundhöhle **ausgeräumt** werden. Dies kann mit einem Taschentuch oder in der Klinik mit einem Absauggerät geschehen.

Setzt die Atmung wieder ein, erfolgt die Lagerung in **stabiler Seitenlage**.

■ Stabile Seitenlage

Bei der stabilen Seitenlage liegt der Patient auf der Seite. Sein Kopf ist nackenwärts überstreckt. Der obenliegende Arm ist angewinkelt, die Hand unter dem Kinn des Patienten. Der andere Arm ist hinter dem Oberkörper angelegt. Das untere Bein wird angewinkelt, das obere gestreckt darüber gelegt. Durch diese Lagerung können die Luftwege freigehalten und eine Aspiration vermieden werden.

30.2.1.2 B Beatmung

Bei anhaltendem Atemstillstand erfolgt die Atemspende als Beatmung von **Mund-zu-Nase** oder von **Mund-zu-Mund**.
- **Beim Neugeborenen, Säugling und Kleinkind**
– der Mund des Atemspenders überdeckt Mund und Nase des Kindes
- **Beim Schulkind und Jugendlichen**
– meistens Mund-zu-Nase-Beatmung
– der Unterkiefer wird hochgezogen, der Kopf überstreckt
– der Atemspender bläst dem Kind die Luft über die Nase ein

■ Hilfsmittel in der Klinik

Als Hilfsmittel dient ein Beatmungsbeutel mit passender Maske. Die Maske bedeckt Mund und Nase des Kindes, der Kopf ist überstreckt.

Atmet das Kind nach zwei bis drei Beatmungen nicht selbständig oder ist die Atmung insuffizient, so ist eine Intubation durch den Arzt notwendig. Das Kind kann anschließend über den Tubus weiterbeatmet werden.

Vorgehen

Zuerst erfolgen zwei Beatmungen mit einer Inspirationszeit von ein bis zwei Sekunden pro Atemzug.

- **Beatmungsfrequenz im weiteren Verlauf**
- Neugeborene   40- bis 60mal pro Minute
- Säuglinge   20mal pro Minute
- Kinder, Jugendliche   15- bis 20mal pro Minute

> **Zwischendurch die Atmung kontrollieren. Atmet das Kind wieder selbständig, ist die Beatmung effektiv (hebt sich der Thorax, Hautfarbe?).**

> **Ist kein Beatmungsbeutel zur Hand und muß das Kind von Mund-zu-Nase beatmet werden, so kann ein Textiltaschentuch auf das Gesicht des Patienten gelegt werden. Dies bietet dem Helfer einen gewissen hygienischen Schutz vor Blut oder Erbrochenem.**

Ist nach zwei Beatmungen der Puls wieder tastbar, so wird die Atemspende fortgeführt.

Ist kein Puls tastbar, erfolgt die **Herzdruckmassage**.

30.2.1.3 C Circulation (Herzmassage)

Zur Herzdruckmassage wird das Kind auf eine feste, flache Unterlage gelagert. Das Aufsuchen des Druckpunktes, Tiefe, Häufigkeit und Technik der Kompression sind Tabelle 30-2 zu entnehmen.

> **Ist die Herzdruckmassage effektiv, so ist der Karotispuls tastbar.**

■ **Einhelfer-Methode**

Ist bei einer kardiopulmonalen Reanimation nur eine Person anwesend, so wird die Einhelfer-Methode angewendet. Hierbei werden beispielsweise 15 Kompressionen mit einer Frequenz von 80 pro Minute, gefolgt von zwei Beatmungen, vorgenommen.

■ **Zweihelfer-Methode**

Ein Helfer komprimiert den Thorax, der andere gibt die Atemspende. Das Verhältnis von

Tab. 30-2 Aufsuchen des Druckpunktes, Tiefe, Häufigkeit und Technik der Kompression

Alter des Kindes	Aufsuchen des Druckpunktes	Tiefe der Kompression	Häufigkeit der Kompression	Technik der Kompression
Neugeborenes	Sternummitte, unterhalb der Mamillenlinie	ein bis zwei Zentimeter	120mal pro Minute	zwei bis drei Finger auf den Druckpunkt auflegen oder Thorax mit beiden Händen umfassen und beide Daumen auflegen (Abb. 30-2)
Säugling	ein Querfinger unterhalb der Mamillenlinie	zwei bis drei Zentimeter	100mal pro Minute	wie beim Neugeborenen
Klein- und Schulkind	zwei Querfinger unterhalb der Mamillenlinie	drei bis vier Zentimeter	80- bis 100mal Minute	Handballen einer Hand auf den Druckpunkt auflegen
Jugendlicher	drei Querfinger unterhalb der Mamillenlinie	vier bis fünf Zentimeter	80mal pro Minute	den Handballen einer Hand auf den Druckpunkt auflegen, die andere Hand darüberlegen

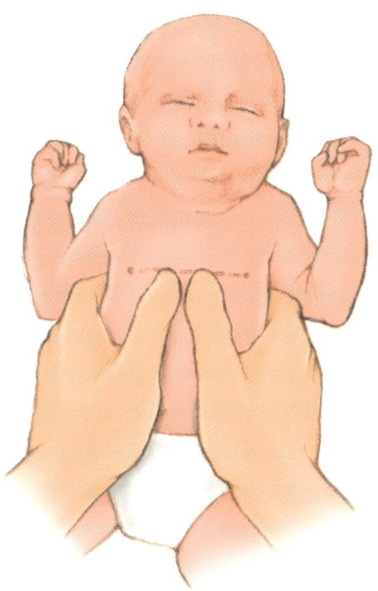

Abb. 30-2 Herzmassage beim Säugling

Herzdruckmassage zu Beatmung ist ebenfalls vom Alter des Kindes abhängig.

Das Verhältnis von Kompression zu Beatmung ist der Tabelle 30-3 zu entnehmen.

Bei effektiven Basismaßnahmen lassen sich ein Engerwerden der Pupillen und eine verbesserte Schleimhautdurchblutung feststellen, das Kind wird rosig.

In der Klinik erfolgt die Überwachung des Kindes während der Reanimation mit einem EKG-Monitor und einem Sauerstoffsättigungsgerät.

Komplikationen
– Pneumothorax
– Hämothorax
– Rippenfrakturen
– Sternumfraktur

Tab. 30-3 Verhältnis von Kompression zu Beatmung

	Kompression		Beatmung
Neugeborenes	3	zu	1
Säugling	5	zu	1
Klein- und Schulkind	5	zu	1
Jugendlicher	5	zu	1

– Verletzungen von Herz, Lunge, Leber und Milz mit folgenden Blutungen

30.2.1.4 D Drogen (Medikamente)

Die zur Reanimation benötigten Medikamente werden nach dem **Körpergewicht** des Kindes dosiert und **intravenös** oder **intratracheal** (Adrenalin, Atropin) verabreicht. Eine **intrakardiale** Injektion wird wegen der hohen Komplikationsrate (Perikarderguß) nicht mehr vorgenommen. Eine seltene Methode ist die **intraossäre** Injektion, bei der das Medikament in den Tibiakopf injiziert wird. Die Beatmung mit dem Beatmungsbeutel erfolgt mit **100 Prozent Sauerstoff**.

Anschließend folgen die wichtigsten **Notfallmedikamente**.

 Durch die schlechten Kreislaufverhältnisse ist das Legen eines peripher-venösen Zugangs sehr schwierig.

■ Adrenalin

Indikation
– Asystolie (Herzstillstand)
– Bradyarrhythmie (verlangsamter, unregelmäßiger Herzschlag)

Dosierung
– 0,01 bis 0,05 mg pro Kilogramm Körpergewicht
– bei der Suprarenin®-Injektionslösung 1 : 10000 (10 ml) entspricht dies einer Menge von 0,1 bis 0,5 ml pro Kilogramm Körpergewicht
– bei Bedarf sind mehrmalige Applikationen möglich

■ Natriumbicarbonat

Indikation
– bei einem Herz-Atem-Stillstand sinkt immer der pH-Wert im Blut ab
– Adrenalin wirkt aber nur, wenn der pH-Wert über 7,0 liegt, deshalb muß mit Natriumbicarbonat gepuffert werden

Dosierung
– 1 mmol pro Kilogramm Körpergewicht (entspricht einem Milliliter der Natriumbicarbonatlösung 8,4 %) 1 : 1 mit Aqua dest. verdünnt intravenös injiziert (Blindpufferung)

30

– nach zehn Minuten evtl. erneute Applikation
– nach einer Blutgasanalyse rechnet der Arzt die Dosierung nach dem aktuellen pH-Wert und dem Base-excess (BE) aus (Kap. 11.9.4.2)

> **Natriumbicarbonat möglichst separat zu anderen intravenösen Mitteln verabreichen, oder den Venenzugang vor und nach der Gabe von Adrenalin mit NaCl 0,9% freispülen. Vermischt sich Adrenalin mit Natriumbicarbonat, so beeinträchtigt dies evtl. die Wirkung.**

■ Atropin

Indikation
– bei extremen Bradykardien oder einer Asystolie zusätzlich zum Adrenalin

Dosierung
– 0,2 mg pro Kilogramm Körpergewicht

■ Calcium

Indikation
– für eine ausreichende Herzfunktion benötigt der Körper Calcium
– der Herzmuskel wird durch die intravenöse Applikation von Calcium in seiner Tätigkeit unterstützt

Dosierung
– 0,2 ml pro Kilogramm Körpergewicht der 10%igen Calciumlösung

■ Lidocain

Indikation
– bei Kammerflimmern

Dosierung
– initial 1 mg pro Kilogramm Körpergewicht

30.2.1.5 E EKG

Bei einem Kammerflimmern ist der Herzschlag unregelmäßig, das EKG nicht mehr ablesbar oder sichtbar nicht mehr normal. Die Herzmuskeln ziehen sich unkontrolliert zusammen. Die Herzfrequenz beträgt in diesem Zustand über 300 Schläge pro Minute. Die Herzleistung ist nicht mehr effektiv, das Blut kann nicht mehr ausreichend in den Kreislauf gepumpt werden.

Therapie
– Defibrillation

Vorgehen
– Elektroden entsprechend der Größe des Kindes auswählen; beim Säugling 4,5 Zentimeter, beim Schulkind 8 Zentimeter
– zwei Elektroden auf der Thoraxvorderwand plazieren
– erste Elektrode liegt rechts unterhalb der Klavikula
– zweite Elektrode liegt unterhalb der linken Mamille
– der Strom muß von der Elektrode unterhalb der Klavikula über den linken Ventrikel zur Elektrode unterhalb der Mamille fließen
– Elektrodenpaste zwischen Haut und Elektrode auftragen oder mit NaCl-0,9%-getränktem Tupfer dazwischenlegen (bessere Leitung)
– Dosierung initial zwei Joule pro Kilogramm Körpergewicht, bei Wiederholung vier Joule pro Kilogramm Körpergewicht (Einstellung am Gerät)

> **Vom Bett des Kindes wegtreten, den Patienten nicht berühren (Stromschlag).**

Die Defibrillation erfolgt während der Exspirationsphase und kann mehrmals wiederholt werden.

> **Niemals die Elektroden trocken auf der Haut plazieren. Der Stromstoß führt bei trockener Haut zu Verbrennungen.**

Die Defibrillation ist eine ärztliche Aufgabe. Ärzte und Pflegepersonal sollten **regelmäßig** in der Handhabung des Gerätes **unterwiesen** werden. Damit keine Funktionsstörung eine notfallmäßige Defibrillation unmöglich macht, ist das Gerät regelmäßig vom technischen Dienst der Klinik zu überprüfen und zu warten.

Bei einer nichtvorhandenen Herztätigkeit von mehr als 30 Minuten, bei weiten, lichtstarren Pupillen, Bewußtlosigkeit oder Reflexlosigkeit (Hirntod) über 20 Minuten ist die Reanimation erfolglos und kann beendet werden. Diese Zeiten verlängern sich erheblich bei unterkühlten Patienten (z.B. Ertrinkungsunfall im Winter).

Die Entscheidung, **wann** die Reanimation beendet wird, ist sehr schwierig. Oft ist den beteiligten Personen die Dauer der Reanimation nicht bewußt. Bei einer erfolglos beende-

30

ten Reanimation bedeutet dies für den Arzt, den Tod des Kindes festzustellen.

Aspekte, die den Abbruch der Reanimation beeinflussen

– persönliche Einstellung des Arztes
– Unterstützung der Mitarbeiter
– Beziehung zum Patienten
– Grunderkrankung, die zur Reanimation geführt hat
– Erfahrung des Arztes

30.3 Kindesmißhandlung und -vernachlässigung

Josef Faltermeier definierte **Kindesmißhandlung** 1993 wie folgt: „Mit Kindesmißhandlung in Familien sind einmal jene situativen physischen und psychischen Gewalthandlungen gegen Kinder gemeint, die entweder körperliche Verletzungen (oder sogar den Tod) zur Folge haben oder/und im Kind existenzbedrohende Angstgefühle hervorrufen; von ‚familiengeschichtlicher' Kindesmißhandlung sprechen wir dann, wenn die Eltern dem Kind dauerhaft eher ablehnend gegenüberstehen und damit ein Familienklima erzeugen, in dem sich das Kind nicht mehr menschenwürdig entfalten kann. Kindesvernachlässigung gilt als eine weitere Form der Kindesmißhandlung. Der sexuelle Mißbrauch von Kindern in Familien stellt ein besonderes Problem dar, da hier die Dunkelziffer überaus groß ist. Dies ist u.a. darauf zurückzuführen, daß die Betroffenen insbesondere aus Angst, den Familienverband und -status zu gefährden, schweigen. Die psychischen Folgewirkungen (Langzeitfolgen) sind in der Regel erheblich. Sieht man von den sogenannten eindeutigen Fällen ab, ist es meist schwierig, sexuelle Kindesmißhandlung im Frühstadium zu erkennen und so zu definieren, daß sich die gewünschte elterliche Liebe und Zuneigung von mißbräuchlichem Handeln abgrenzen läßt."

Kindesvernachlässigung definiert Josef Faltermeier: „Es wird unterschieden zwischen körperlicher und psychischer Kindesvernachlässigung. Zur körperlichen Kindesvernachlässigung wird insbesondere der Nahrungsentzug, die unterlassene bzw. unzureichende hygienische Pflege (das Kind wird nicht von Kot und Urin gesäubert), das Frierenlassen und Unterkühlenlassen anderer Art (z.B., wenn das Kind im kalten Wasser liegen bleibt)

gerechnet (vgl. hierzu Elisabeth Trube-Becker). Von psychischer Kindesvernachlässigung ist dann zu sprechen, wenn das Kind ignoriert, links liegengelassen und übergangen wird. Für beide Formen der Kindesvernachlässigung gibt es historische Wurzeln. (…) Eine heute sehr weit verbreitete Form der Kindesvernachlässigung ist wohl die psychische Kindesvernachlässigung; hierzu zählen z.B. die unzureichende Gesprächsbereitschaft der Erwachsenen, die nur geringe Neigung, sich auf die Gefühlswelt der Kinder einzulassen, und die Ignoranz gegenüber kindlichen Bedürfnissen. Die Ursachen hierfür sind nicht nur individueller, sondern auch gesellschaftlicher Natur. Kindesvernachlässigungen stellen immer auch eine besondere Form der Kindesmißhandlung dar."

30.3.1 Ursachen für Kindesmißhandlungen

In der theoretischen Auseinandersetzung über die Ursachen von Kindesmißhandlung sind vier Erklärungsmodelle bedeutsam. Das **kriminologisch-medizinische Modell** nach Elisabeth Trube-Becker sieht die Ursache in einer gestörten (kranken) Täterpersönlichkeit. Im **psychodynamischen Modell**, das Amon, Stell und Pollock entwickelten, sind es frühkindliche Deprivationen, beispielsweise Erfahrungen des Verlassenseins, der Trennung, des Liebesentzugs durch die eigene Mutter oder Erfahrungen eigener Mißhandlungen, die zu Verunsicherungen in der Elternrolle führen und in deren Folge Mißhandlungen auftreten können. Das **pädagogische Modell** von Faltermeier verweist auf den engen Zusammenhang von Gewalterfahrungen und Familienklima der betroffenen Eltern. Im **sozialwissenschaftlichen Modell** von Reinhard Wolff wird erklärt, daß Kindesmißhandlung mit autoritären Erziehungstraditionen, sozialem Druck auf die Familie und intrapersonalen Konflikten der Eltern korrespondiert. Es bezieht sowohl historische als auch pädagogisch-psychologische und soziale Erklärungszusammenhänge ein. Dieses Modell wird heute, vor allem unter dem Gesichtspunkt der Hilfemöglichkeiten, als das am weitesten entwickelte Modell angesehen.

Viele Kinder und Jugendliche erleben in ihren Familien Gewalt, die körperliche und seelische Verletzungen hervorrufen kann. Schwierige Lebensbedingungen sowie gesellschaftliche Faktoren, Arbeitslosigkeit, ungünstige Wohnverhältnisse, gestörte Partnerbeziehungen, persönliche und materielle Belastungen der Eltern und dadurch hervorgerufene Überforderungen, überstrenge Erziehungs- und Ordnungsvorstellungen, um nur einige Beispiele zu nennen, können die Ursache dafür sein. Auslöser ist häufig das Zusammentreffen verschiedener Belastungen und die daraus resultierende Überforderung von Eltern. Die Dunkelziffer ist sehr hoch. Den jährlich etwa 30000 erfaßten Kindesmißhandlungen steht laut J. Faltermeier eine Dunkelziffer von über 500000 gegenüber.

30.3.2 Kinderschutz

Die Aufgabe des Kinderschutzes in der Bundesrepublik obliegt vor allem dem Staat, vertreten durch das Jugendamt. Er hat das „Wächteramt" inne gemäß § 1 Abs. 2 Kinder- und Jugendhilfegesetz: „Pflege und Erziehung der Kinder sind das natürliche Recht der Eltern und die zuvörderst ihnen obliegende Pflicht. Über ihre Betätigung wacht die staatliche Gemeinschaft." Unterstützung beim Kinderschutz leisten beispielsweise der Deutsche Kinderschutzbund e.V. (DKSB), die in vielen Städten entstandenen Kinderschutzzentren, die Beratungsstellen und Hilfeeinrichtungen der freien und öffentlichen Träger der Gesundheits- und Jugendhilfe und Selbsthilfegruppen. Seit etwa 25 Jahren haben sich in Deutschland die bis dahin im Vordergrund stehenden strafrechtlichen Eingriffe als Hilfemaßnahmen gegenüber den mißhandelnden Tätern zu mehr sozialpädagogisch orientierten Hilfen weiterentwickelt. Die Erfahrungen zeigen, daß sozialpädagogische und psychosoziale Hilfeangebote größere Veränderungen als Strafen erreichen.

30.3.3 Aufnahme des Kindes im Krankenhaus

Eine Diagnose „Mißhandlung" gibt es nicht. Sie kann aber Anlaß für eine Einweisung in das Krankenhaus sein. Bei der Aufnahme eines Kindes ist die Frage zu prüfen, ob Verletzungen von einer Mißhandlung herrühren könnten. Ärzte und Pflegekräfte sollten gegenseitig ihre Verdachtsmomente austauschen. Im Mittelpunkt muß das Bemühen stehen, Daten zusammenzutragen und Hilfemöglichkeiten zum Nutzen des betroffenen Kindes zu entwickeln. Die folgenden Fragen können helfen, einzuschätzen, ob es sich um eine erlittene Verletzung, eine Mißhandlung oder Vernachlässigung handelt.

30.3.3.1 Fragen, bezogen auf das Kind

Ergeben sich bei der Anamnese Hinweise, die den Verdacht auf eine Mißhandlung zulassen, müssen diese genau überprüft werden. Verdachtshinweise können sein:
- das Kind wird mit nicht mehr frischen Verletzungen vorgestellt, die Eltern stellen die erkennbaren alten Verletzungen als frische hin
- Mehrfachverletzungen, verschieden in Alter und Art, sind erkennbar
- die abgegebene Erklärung für einen Verletzungshergang gibt zu Zweifeln Anlaß, und Hinweise auf eine mögliche Selbstverletzung durch das Kind erscheinen unglaubwürdig
- das Kind hat weitere Verletzungen, auf die die Eltern nicht hingewiesen haben, es ist unterernährt oder zeigt erhebliche Austrocknungen oder Auszehrungen, für die es keine zufriedenstellenden Erklärungen gibt
- das Kind hat ungeeignete Nahrung, falsche Getränke oder Drogen zu sich genommen
- erkennbare schwerwiegende Pflegeschäden oder Entwicklungsverzögerungen
- das Kind ist außergewöhnlich ängstlich, es ist sehr schreckhaft, wirkt nervös, manchmal sehr provozierend oder übermäßig gehorsam, versteinert, stark apathisch oder depressiv
- das Kind wird mit neuer bzw. frischer Kleidung, eventuell auch frisch gebadet zur Untersuchung gebracht

30.3.3.2 Fragen, bezogen auf die Eltern

Folgenden Fragen sind ebenfalls genau zu prüfen:
- Hinweise, daß ein Elternteil oder beide leicht die Kontrolle über sich verlieren
- die Eltern geben unterschiedliche Berichte, verschiedene Versionen über das Entstehen der Verletzung ab, sie geben anderen Personen Schuld für die Verletzungen des Kindes, sie lassen das Kind mit einer unbegründeten Verspätung ärztlich versorgen

- die Eltern zeigen Über- oder Unterreaktionen auf die Verletzungen ihres Kindes
- sie bringen wortreich Klagen vor, die mit der Verletzung nichts zu tun haben
- die Eltern verweigern weitere ärztliche oder psychologische Untersuchungen
- sie haben häufig den Arzt oder das Krankenhaus gewechselt
- Alkohol- oder Drogenkonsum
- Hinweise, daß die Eltern die mit der Erziehung verbundenen Probleme nicht alleine schaffen
- erleben die Mitarbeiter des Krankenhauses Ablehnung, oder lehnen sie selbst die Eltern spürbar ab
- Reaktionen des Kindes auf Mitarbeiter der Klinik und auf Besuche der Eltern
- Interaktion zwischen Eltern und Kind bei den Besuchen, welche Erwartungshaltungen drücken Eltern gegenüber dem Kind aus
- wie gehen die Eltern miteinander um, wie reagieren sie auf Klinikmitarbeiter und umgekehrt
- wie bewerten die Klinikmitarbeiter den Entwicklungsstand des Kindes und wie sehen ihn die Eltern

30.3.4 Sozialdienst

Bei einem Verdacht oder einer erkennbaren Mißhandlung sollte rechtzeitig der **Sozialdienst** im Krankenhaus einbezogen werden. Zu den Aufgaben des Sozialdienstes gehören die **Beratung** und **Betreuung** aufgenommener Kinder und ihrer Eltern. Häufig gibt es Fragen und Probleme im sozialen Umfeld eines Kindes, die seine weitere Versorgung erschweren, in Einzelfällen sogar gefährden oder verhindern können. In den meisten Fällen werden den Eltern Beratungsgespräche angeboten, die Informationen über materielle und persönliche Hilfen und Fragen zur Erziehung beinhalten. Die Arbeit des Sozialdienstes mit Patienten im Kindesalter setzt eine **intensive Zusammenarbeit** zwischen **medizinischem, pflegerischem und sozialem Bereich** voraus. Der Patient ist in der Regel nicht der Gesprächspartner des Sozialarbeiters, sondern seine Angehörigen. Die Begleitung der Angehörigen durch intensive Beratung und Betreuung im Krankenhaus kann aufgrund gewachsenen Vertrauens eine große Hilfe sein. Die Beratung und psychosoziale Betreuung

von Familien bei der Bewältigung persönlicher, familiärer und sozialer Probleme, die durch die Krankheit oder Behinderung eines Kindes auftreten, kann ein Schwerpunkt der Arbeit sein. Zu den Aufgaben des Sozialdienstes gehören auch die Ergänzung der medizinischen Anamnese durch eine **soziale Anamnese**, Beratung der Eltern und Kinder, gemeinsam mit dem Klinikteam, bei bevorstehender Entlassung. Zu prüfen sind, ob die Unterbringung in einer Pflegefamilie oder im Kinderheim erforderlich ist, die Vermittlung wirtschaftlicher Hilfen unter Ausschöpfung der gesetzlichen Möglichkeiten aus dem System der Sozialgesetzgebung, beispielsweise Bundessozialhilfegesetz, Kinder- und Jugendhilfegesetz, Arbeitsförderungsgesetz. Die Zusammenarbeit mit sozialen Diensten außerhalb des Krankenhauses und Selbsthilfegruppen gehört ebenfalls zu den Aufgaben.

Kindesmißhandlungen und der Umgang damit sind im Krankenhaus noch oft mit Unsicherheiten verbunden. Wie geht man mit dem betreffenden Kind um, vor allem mit seinen Eltern? Wie spricht man mit ihnen, spricht man das Thema an, welche Hilfen für das Kind und seine Eltern sollen bzw. können eingeleitet werden?

■ **Inhalt der Gespräche**

- wie können Eltern mit ihren mißhandelten Kindern leben
- welche Hilfen und Wege bieten sich im Rahmen der Familie und im sozialen Umfeld an
- möglicher Partner
- muß das zuständige Jugendamt informiert werden
- ist möglicherweise eine Anzeige bei der Kriminalpolizei zu erstatten

Bei allen vorzunehmenden Schritten geht es nicht nur um den **Schutz vor Mißhandlungen**, sondern auch immer um **Entwicklungschancen** und um die **Förderung** dieser Kinder.

Wer am **Erstgespräch** mit den Eltern teilnimmt, sollte im Team geklärt werden. Sinnvoll ist es, das Gespräch 24 Stunden nach der Aufnahme zu führen. Die Mitteilung der Diagnose sollte neutral erfolgen, also ohne Wertung. Danach kann die Abklärung der psychosozialen Anamnese und Diagnose erfolgen, die Planung, Einleitung, Begleitung, das Vorgehen und die Kontrolle des Hilfeplanes. Über die **Risikoabschätzung** für eine wiederholte Mißhandlung sollte zwischen Ärzten, Pflegepersonal und Sozialarbeiter ein Aus-

30

tausch stattfinden, ebenso über die Gesprächsbereitschaft der Eltern. Der Sozialarbeiter ist zuständig für die **Kooperation** mit anderen Fachleuten und Diensten, beispielsweise dem Jugendamt, Kinderschutzzentren und Selbsthilfegruppen.

Vielfach ist Mißhandlung als ein **Hilferuf von Eltern** zu bewerten: Die scheinbare Ohnmacht führt Eltern mit mangelnden Voraussetzungen für eine Konfliktbewältigung und nur geringen Hilfeangeboten im Umgang mit Problemen zur Gewaltbereitschaft und Gewaltausübung. Das Grundprinzip der meisten Institutionen, die in Fällen von Kindesmißhandlung Hilfe anbieten, ist „Hilfe vor Strafe". Die Eltern bekommen Unterstützung, damit sie ihren Aufgaben gerecht werden können, um somit einer Wiederholung der Mißhandlung vorzubeugen. Eine spontane Begegnung und Konfrontation der betroffenen Eltern mit den Institutionen ist zu vermeiden. Es könnte das für den folgenden Hilfeprozeß nötige und wichtige Vertrauensverhältnis belasten und eine vertrauensvolle Zusammenarbeit möglicherweise verhindern.

Die Institutionen haben die Aufgabe, zu beraten und gemeinsam mit den Betroffenen Hilfen zu entwickeln. Ob dieses möglich ist, hängt ganz entscheidend davon ab, ob ein Vertrauensverhältnis zwischen Klienten und Helfern aufgebaut werden kann. Der Grundstein hierfür wird im Erstgespräch im Krankenhaus gelegt. Deshalb ist es notwendig, den Eltern bereits zu diesem Zeitpunkt offen entgegenzutreten. Dazu gehören für den Sozialdienst das Vorstellen der eigenen Person, der Funktion und Institution, die Darlegung des Grundes für die Kontaktaufnahme und das Abstimmen des Umgangs mit Informationen, die die Betroffenen preisgeben. Es sollte hingewiesen werden auf die bestehende gesetzliche **Schweigepflicht** und das **Sozialgeheimnis**, die unterschiedlichen Aufgaben und Abgrenzungen gegenüber Polizei und Vormundschaftsgericht, die Hilfs- und Beratungsangebote. Abgeklärt werden sollte auch, welchen Personen bzw. Institutionen dem Sozialarbeiter gegenüber die Eltern eine **Offenbarungsbefugnis** erteilen, um die Hilfen für die Zeit nach dem Krankenhausaufenthalt zu gewährleisten. Zu klären sind auch die Fragen, ob ein Schutz vor Mißhandlung und die Versorgung des Kindes nach der Entlassung gegeben sind. Eine Entscheidung, ob sorgerecht-

liche und/ oder strafrechtliche Maßnahmen einzuleiten sind, sollte noch während des Krankenhausaufenthaltes erfolgen.

■ **Hinweise für ein Erstgespräch**

Das Gespräch ist ein wichtiger Schritt für eine künftige vertrauensvolle Zusammenarbeit. Eine **Vorbereitung** ist wichtig, weil mißhandelnde Eltern sich oft innerlich zurückziehen und sich vor Vorwürfen fürchten. Sie sollten per Händedruck begrüßt und es sollte geäußert werden, soweit es wirklich empfunden wird, daß man sich über ihren Besuch freut. Für solche Gespräche ist ein **ruhiger Raum** zu wählen, Störungen sind auszuschließen. Da die Klinik häufig der erste Ort ist, an dem betroffene Eltern anderen begegnen, die Informationen über ihre Erlebnisse mit ihrem Kind haben wollen, ist es notwendig, sie nicht mit Vorwürfen zu empfangen. Sie werden sich sonst aus dem schlechten Gewissen heraus nicht öffnen. Eltern fühlen schnell, ob „helfen oder strafen" angesagt ist. Fragen, die strafrechtlichen Charakter haben, sind zu vermeiden. Sachliche Diagnosen und der Verdacht sollten formuliert werden. Im Vordergrund muß das Bemühen um den Aufbau eines **Kontaktes** und um **Hilfen** für das Kind und die Eltern stehen. Eltern haben ambivalente Gefühle. Im Vordergrund steht bei ihnen vielfach **Angst**. Aus geschilderten Lebenssituationen wird häufig der Grund von Mißhandlungen deutlicher. Mißhandlungen erfolgen oftmals in **Überlastungs- und Streßsituationen**. Auch können solche Darstellungen es erleichtern, mit eigenen Gefühlen, Wut und Zorn gegenüber den Eltern, umzugehen. Wenn vermeintlich nur ein Elternteil mißhandelt hat, liegt es nahe, diesen als „Täter festzumachen" und sich mit dem anderen zu verbünden. Oft geschehen Kindesmißhandlungen in einem **familiär angespannten Klima**, das von beiden Elternteilen geprägt ist. Von daher sollte man sich bemühen, mit beiden gemeinsam zu reden.

Gespräche mit Eltern mißhandelter Kinder erfordern Vorbereitung, vor allem Zeit. Wenn sie stattfinden, sollten sie zu zweit, aus ärztlicher und pflegerischer Sicht, geführt werden. Die Teilnahme der Pflegekräfte ist wichtig, weil sie die häufigsten Ansprechpartner sind und ihre Erfahrungen im Umgang mit den Eltern und dem Kind einbringen können. Geprüft werden sollte immer die Teilnahme des Sozialdienstes. Dabei ist zu beachten:

Mißhandelnde Eltern sind nicht selten in ungünstigen, von Gewalt geprägten Familien aufgewachsen, haben oft Erfahrungen mit Sozialarbeitern und diese in ihrer Funktion als Vertreter einer Institution negativ erlebt. Zu empfehlen ist der Hinweis, daß der Sozialarbeiter der Schweigepflicht gemäß § 203 Abs. 1 Nr. 5 StGB unterliegt und davon nur von den Eltern entbunden werden kann, und daß er zum Krankenhauspersonal gehört. Hilfreich könnte sein, daß die Pflegekräfte den Eltern anbieten, am ersten Gespräch mit dem Sozialarbeiter teilzunehmen. Weitere schwierige Fragen sind: Wann wird das **Jugendamt** benachrichtigt, und wie ist die **strafrechtliche Frage** zu behandeln? Dafür gibt es kein Patentrezept. Die Schwere der Verletzung sowie die Bedingungen des sozialen Umfelds des Kindes und eine weiterhin bestehende Gefährdung spielen eine ganz wesentliche Rolle. Eine Zusammenarbeit mit dem Jugendamt ist in jedem Fall anzustreben, da ja eine Betreuung nach der Entlassung des Kindes sicherzustellen ist. Das Jugendamt ist nach den gesetzlichen Vorschriften, neben den Eltern, der Interessenvertreter des Kindes. Die Einbeziehung des Jugendamtes bedeutet vielfach auch, daß die betroffenen Eltern damit in einem Sozialarbeiter einen Ansprechpartner und Helfer erhalten. Dieser Weg ist notwendig und sinnvoll. Den Eltern steht ein professioneller Helfer zur Seite, der ihnen in dieser schwierigen Lebensphase behilflich sein kann, die damit verbundenen Probleme zu erkennen und gemeinsam nach **Lösungen** zu suchen. Er könnte wirtschaftliche Hilfen, beispielsweise Sozialhilfe, einleiten, die Beratung in erzieherischen Fragen aufgreifen, Gespräche zwischen den Eheleuten anregen, um über die **Verantwortung** für die Kinder zu sprechen, Unterhaltszahlungen regeln usw. und therapeutische Hilfen einleiten. Die Verhandlungen mit dem Jugendamt sollten dem Sozialdienst übertragen und die Eltern von diesem Schritt unterrichtet werden.

30.3.5 Einleitung von Maßnahmen

Die Mißhandlung eines Kindes, welcher Art auch immer, muß nicht zwangsläufig ein Grund für seine Herausnahme aus der Familie sein. Die Entscheidung, ob Sozialarbeiter eine Unterbringung in einer Pflegefamilie, im Kinderheim usw. veranlassen, stellt immer eine Gratwanderung dar. Abzuwägen ist zwischen Gefährdungen des Kindes in der Familie, unter Berücksichtigung einer Wiederholungstat, und der psychischen Belastung für das Kind und deren Folgen, die durch die Trennung von den Eltern, Geschwistern und seinem sozialen Umfeld entstehen können.

Nach einer ausführlichen Analyse der Familiensituation, deshalb ist eine Zusammenarbeit zwischen Krankenhaus und Institutionen außerhalb zwingend, läßt sich nach Paulus Fleige folgender Grundsatz als Orientierungshilfe ableiten: „Je mehr Faktoren zur Verschärfung der Familiensituation und damit zur Mißhandlung beigetragen haben, je weniger also auf manifeste psychische Störungen bei den Eltern zu schließen ist, um so eher sollte man abwägen, das Kind in der Familie zu belassen (Faltermeier 1983). Eine Herausnahme des Kindes und die weitere Perspektive müssen auf jeden Fall mit allen Beteiligten intensiv durchgesprochen werden.“

30.3.6 Hilfen für Pflegekräfte für die Zeit des Krankenhausaufenthaltes

Während des Krankenhausaufenthalts sind entwicklungsfördernde Therapieformen und Beschäftigungen anzubieten. Betreuungsformen während des Krankenhausaufenthaltes müßten zur Vorbereitung „für ein Leben außerhalb des Krankenhauses" hinterfragt, Freizeit- und Sportangebote einbezogen werden. Ziel sollte es auch sein, daß die Kinder nicht zuviel sich selbst überlassen bleiben.

Die **Zusammenarbeit** zwischen den Pflegepersonen, dem Sozialdienst und den sozialen Diensten außerhalb des Krankenhauses (z.B. Allgemeinen Sozialdiensten) in den Landkreisen und Städten, mit den Beratungsdiensten der freien und öffentlichen Wohlfahrtspflege und den Kinderschutzzentren ist notwendig. Dieser Aufbau von Ansprechpartnern ist vor allem bedeutsam, wenn kein Sozialdienst im Krankenhaus vorhanden ist. Die Zeit im Krankenhaus bietet die Möglichkeit des Aufbaus von Kontakten zu den Eltern, ihr Vertrautmachen mit den möglichen Hilfen für sie und ihr Kind im Krankenhaus und außerhalb. Vielfach besteht auch die Möglichkeit zum Aufbau integrierter Hilfeangebote, die die Entlassung des Kindes unterstützen und begleiten können.

Literaturverzeichnis

Badinter, E.: Die Mutterliebe. Geschichte eines Gefühls im 17. Jahrhundert bis heute (2. Aufl.). Piper, München 1985

Bast, H., A. Bernecker, Kastien, I., G. Schmitt, Wolff, R. (Hrsg.): Gewalt gegen Kinder. Kindesmißhandlungen und ihre Ursachen. Rowohlt, Reinbek 1975

Bundesministerium für Jugend, Familie, Frauen und Gesundheit (Hrsg.): Kindesmißhandlung – Erkennen und Helfen. Bonn 1979

Bundesministerium für Jugend, Familie, Frauen und Gesundheit (Hrsg.): Kindesmißhandlung – Kinderschutz, ein Überblick. Berlin 1980

Bundeszentrale für gesundheitliche Aufklärung: Sicherheitsfibel – Ratgeber für Eltern zur Verhütung von Kinderunfällen, Postfach 910152, 51071 Köln

Emmrich, P., F. C. Sitzmann, Truckenbrodt, H.: Kinderärztliche Notfälle (11. Aufl.). Georg Thieme Verlag, Stuttgart 1989

Enders, U. (Hrsg.): Zart war ich – bitter war's. Sexueller Mißbrauch an Mädchen und Jungen. Kölner Volksblatt-Verlag, Köln 1990

Faltermeier, J., D. Sengling u. a.: Wenn Kinder und Jugendliche an ihren Lebenswelten scheitern – Herausforderung an die Sozialpädagogik. Schriften des Deutschen Vereins für öffentliche und private Fürsorge. Frankfurt 1983

Faltermeier, J.: Kindesmißhandlung, Kindesvernachlässigung (Stichworte). In: Fachlexikon der sozialen Arbeit. Frankfurt/Main 1993. Vgl. Kindesvernachlässigung (Stichworte) in: Roche Lexikon Medizin (3. Aufl.). Urban & Schwarzenberg, München–Wien–Baltimore 1993

Fleige, P.: Hilfen bei Gewalt. In: Textor, M. R. (Hrsg.): Allgemeiner Sozialdienst. Beltz-Verlag, Weinheim und Basel 1994

Gutjahr, K., A. Schrader: Sexueller Mädchenmißbrauch. Kölner Volksblatt-Verlag, Köln 1990

Hoffmann, K.: Kindesmißhandlung – Zusammenarbeit zwischen Kinderkrankenschwestern, Ärzten und Sozialarbeitern. In: Die Berufliche Sozialarbeit, Nr. 1/1990

Kretz, F.-J., J. Schäffer, Eyrich, K.: Anästhesie, Intensivmedizin, Notfallmedizin. Springer Verlag, Berlin 1989

v. Mühlendahl, K. E., U. Oberdisse, Bunjes, R., S. Ritter: Vergiftungen im Kindesalter (3. Aufl.). Ferdinand Enke Verlag, Stuttgart 1995

Reinicke, P.: Krankenhaus – Sozialarbeiter als Partner in der Gesundheitsversorgung. Beltz-Verlag, Weinheim–Basel 1994

Rose, J.: Erkennen von Kindesmißhandlungen. Hippokrates-Verlag, Stuttgart 1986

Rush, F.: Das bestgehütete Geheimnis: Sexueller Kindesmißbrauch (2. Aufl.). Orlanda Frauenverlag, Berlin 1984

Stopfkuchen, H. (Hrsg.): Pädiatrische Intensivpflege. Wissenschaftliche Verlagsgesellschaft, Stuttgart 1991

Trube-Becker, E.: Gewalt gegen das Kind. Vernachlässigung, Mißhandlung, sexueller Mißbrauch und Tötung von Kindern. Kriminalistik-Verlag, Heidelberg 1982

Wolff, R.: Kinderschutz. In: Wörterbuch soziale Arbeit. Hrsg. D. Kreft und I. Mielenz (4. Aufl.). Beltz-Verlag, Weinheim-Basel 1996

Zenz, G.: Kindesmißhandlung und Kindesrechte. Erfahrungswissen, Normstruktur und Entscheidungsrationalität. Suhrkamp, Frankfurt 1981

Anhang

Selbsthilfegruppen bzw. Kontaktadressen

Arbeitsgemeinschaft Allergiekrankes Kind
Hauptstraße 29
35745 Herborn
Tel.: 02772/9287-30
Fax: 02772/9287-48

Arbeitsgemeinschaft Freier Stillgruppen
Postfach 1112
76141 Karlsruhe

Bund Deutscher Hebammen e.V.
Geschäftsstelle
Steinhäuser Straße 22
76135 Karlsruhe

Bundesverband
„Das frühgeborene Kind e.V."
Eva Vonderlin
Von-der-Tann-Straße 7
69126 Heidelberg

Bundesverband
Herzkranke Kinder e.V.
Kullenhofwinkel 24a
52074 Aachen
Tel./Fax: 0241/82328

Deutsche Gesellschaft zur Bekämpfung
der Mukoviszidose e.V.
Bendenweg 101
53121 Bonn
Tel.: 0228/987800

Deutsche Hämophiliegesellschaft DHG
Halenseering 3
22149 Hamburg
Tel.: 040/6722970

Deutsche Leukämie-Forschungshilfe
Aktion für krebskranke Kinder
Joachimstraße 20
53133 Bonn
Tel.: 0228/221833

Deutsche Morbus Crohn-,
Colitis ulcerosa-Vereinigung DCCV-e.V.
Schwabstraße 68
72074 Tübingen

Deutsche Thalassämie-Selbsthilfegruppe
Ansprechpartner:
Herr Bajaj
Walserstraße 78
87569 Mittelberg
Tel.: 08329/3120

oder

Frau Nieddu
Carl-Benz-Straße 8
73037 Göppingen
Tel.: 07161/73221

Deutsche Zöliakiegesellschaft e.V.
Filderhauptstraße 61
70599 Stuttgart

Deutscher Diabetiker-Bund e.V.
Bundesgeschäftsstelle
Danziger Weg 1
58511 Lüdenscheid
Tel.: 02351/989153

Elterninitiative brandverletzte Kinder e.V.
Postfach 126
90604 Rückersdorf
Tel./Fax: 0911/5075718

Elternselbsthilfe Hypospadie
Ansprechpartner Thomas Röderer
Viernheimerweg 16
69123 Heidelberg
Tel.: 06221/834202

Ethno-Medizinisches Zentrum
Egestorfer Straße 2
30449 Hannover
Tel.: 0511/447653/54

Gesellschaft zur Förderung behinderter
türkischer Kinder e.V.
Stiftstraße 3/4
30159 Hannover
Tel.: 0511/632142

Initiativgruppe für ausländische Kinder
Landwehrstraße 32 b
80336 München

Kreis für Eltern von Kindern mit
Speiseröhrenmißbildungen
(Keks e.V.)
Ansprechpartner:
Willi Michel
Sommerrainstraße 57
70374 Stuttgart
Tel. 0711/535733 und 537896
Fax: 0711/539267

Wolfgang-Rosenthal-Gesellschaft e.V.
Selbsthilfevereinigung für Menschen mit
Lippen-, Kiefer-, Gaumen-, Segel-
Fehlbildungen und deren Familien
Geschäftsstelle:
Händelstraße 14
35625 Hüttenberg
Tel.: 06403/5575

Abbildungsnachweis

Kapitel 5 Fotos Ina Citron, Hannover

Kapitel 6 Fotos Birgitt Killersreiter, Berlin

Kapitel 7 Abb. 7-1 bis 7-3 stellte Firma Arnold, Kempen, zur Verfügung

Kapitel 8 Abb. 8-4, 8-5 stellte Firma Johnson & Johnson, Norderstedt, zur Verfügung

Kapitel 9 Abb. 9-6 Birgitt Killersreiter, Berlin
Abb. 9-9 Elkmar Schulze, Berlin

Kapitel 11 Abb. 11-1, 11-2, 11-4 bis 11-8 und 11-11 Birgitt Killersreiter, Berlin
Abb. 11-3 stellte Firma Dräger, Lübeck, zur Verfügung
Abb. 11-9 stellte Firma Stephan, Gackenbach, zur Verfügung

Kapitel 12 12-3, 12-6, 12-8 Birgitt Killersreiter, Berlin

Kapitel 14 Abb. 14-4 b stellte Firma Boehringer, Mannheim, zur Verfügung

Kapitel 17 Abb. 17-3 bis 17-6 Birgit Wochele, Berlin

Kapitel 18 Abb. 18-1 aus Rassner, Dermatologie, 3. Aufl. U & S, S. 98, Abb. 7.71
Abb. 18-2 aus Rassner, S. 102, Abb. 7.75
Abb. 18-4 aus Rassner, S. 328, Abb. 18.8
Abb. 18-6 aus Rassner, S. 75, Abb. 7.49
Abb. 18-3 aus Christophers/Ständer, Haut- und Geschlechtskrankheiten, 5. Aufl. U&S, Tafel 22
Abb. 18-9 aus Christophers/Ständer, Tafel 24

Kapitel 21 Abb. 21-5 Kirsten Prisett, Berlin

Kapitel 22 Abb. 22-4 bis 22-6 Christine Reschke, Berlin

Kapitel 23 Abb. 23-1 stellte Firma Meyra, Kalldorf, zur Verfügung
Abb. 23-2, 23-3, 23-9 Heidi Fiebelkorn, Berlin

Kapitel 24 Abb. 24-2, 24-11, 24-13 bis 24-15 Karin Semmler und Gabriele Schepker

Abb. 24-9, 24-10 stellte Firma Braun, Melsungen, zur Verfügung
Abb. 24-3 stellte Firma Berner, Elmshorn, zur Verfügung

Kapitel 25 Abb. 25-4 bis 25-9 stellte die Universitäts-Kinderklinik Rudolf Virchow, Berlin, zur Verfügung

Kapitel 26 Abb. 26-13 bis 26-26 Axel Hennenberger, Hamburg

Kapitel 27 Abb. 27-6 und 27-7 Birgit Schmitt-Dettmann, Berlin

Die **Zeichnungen** wurden vom Atelier für wissenschaftliche Illustrationen, Rüdiger Himmelhan, Heidelberg, hergestellt.

Kapitelaufmacher

Kap. 1, 2, 3, 4, 7, 14, 16, 19, 20, 22, 24, 26 und 29 stellte uns freundlicherweise Frau Gantenberg, Leiterin der Schule für kranke Kinder in München zur Verfügung

Kap. 5 Stefan Unger, München

Kap. 6 und 11 Birgitt Killersreiter, Berlin

Kap. 8 Frank Röhrich, München

Kap. 9 Felix Kriechbaum, Bezirksverband der Imker Obb. e.V., München

Kap. 10 Robert Schäfer, München

Kap. 12 Frank Röhrich, München

Kap. 13 Gerhard Bäuerle, Gärtringen

Kap. 15 Robert Schäfer, München

Kap. 17 Margit Büttner, München

Kap. 18 Frank Röhrich, München

Kap. 21 Margit Büttner, München

Kap. 23 Firma Meyra, Kalldorf

Kap. 25 Universitäts-Kinderklinik Rudolf Virchow, Berlin

Kap. 27 Birgit Krauter, Crailsheim

Kap. 28 Robert Schäfer, München

Kap. 30 Frank Röhrich, München

Die Abbildungen stellte die Redaktion zusammen.

Register

ABCDE-Maßnahmen, Reanimation 673
Abdomen
– s.a. Bauch...
– aufgeblähtes 141
– – Enterokolitis, nekrotisierende 168
– – Glykogenose Typ I 270
– – Invagination 581
– – Meningitis 223
– – schmerzunempfindliches 141
– – weiches 270
– Druckempfindlichkeit 142
– Flecken, rötliche 142
– Frühgeborene 141–142
– Neugeborene 141
– Veränderungen 141
Ablagen 125
Ablösungsblutung, Tonsillektomie 629
Abmagerung, Anorexia nervosa 541
Abpumpen, Muttermilch
– Hygiene 196
– Mastitis 194
– Technik 196
Absaugeeinheit 124
Absaugen
– endotracheales 165–166
– – Bradykardie 166
– – Granulationen 165
– – Intubation 165
– – Nachsorge 166
– – Reanimation 166
– – Sauerstoffsättigung 166
– – Schleimhautblutungen 165
– – Tracheostoma 639
– Epiglottitis 241
– intratracheales, Mekoniumaspirationssyndrom 207
– nasales 164–165
– – Vorgehen 165
– orales 164–165
– – Magensonde 145
– – Nachsorge 165
– – Vorgehen 165
– sterbendes Kind 181, 665
– Werdnig-Hoffmann-Muskelatrophie 447

Absauggeräte 94
– Unterdruck 94
– Wasserstrahlpumpen-Prinzip 94
Absaugkatheter
– Durchmesser 164
– Größe 164
– Vagusreiz 164
Absencen
– atypische 442
– – Lennox-Gastaut-Syndrom 442
– Epilepsie 442
– Pflegeplanung 483–486
Absorption, Gift 672
Abstrich, Soormykose 168
Abszeß, Mastitis 194
Abwechslung, Bewußtwerden 46
Abwehrfunktion, Blut 408
Abwehrspannung 141
Acetongeruch
– Atemluft, Diabetes mellitus 260
– Urin 79
Acne vulgaris 341, 356–357
– Pflege 357
Acquired immunodeficiency syndrome s. Aids
ACTH (adrenocorticotropes Hormon) 274
ACTH-Bestimmung, Cushing-Syndrom 287
ACTH-Stimulationstest, Addison-Syndrom 288
Actinomycin D 491
Addison-Krise 288–289
Addison-Syndrom 288–289
– ACTH-Stimulationstest 288
Adenoide, hyperplastische 627–628
adenoide Vegetation 628
Adenotomie 627–629
– Analgesie 628
– Komplikationen 628
– Nahrungskarenz 628
– Nasenemulsion 629
– Paukendrainage 623
– Pflege 628
Adhäsivstoffe, Verbände 561
ADH-Mangel 281

Adipositas
– Behandlung, stationäre 536
– Cushing-Syndrom 287
– Dekubitusgefahr 90
– Klinefelter-Syndrom 291
Adiuretin 274, 294
Adoleszenz
– Homosexualität 536
– psychische Störungen 536
Adrenalin 275
– PFC-Syndrom 220
– Reanimation 675
adrenogenitales Syndrom
– mit Salzverlust 288
– Notfallausweis 288
– ohne Salzverlust 287
Aerosolinhalation 116
– Keuchhusten 371
Affektinkontinenz, Hyperthyreose 286
Agglutination, Antikörper 408
AGS s. adrenogenitales Syndrom
Ahornsirupkrankheit, Guthrie-Test 258
Aids (Acquired immunodeficiency syndrome)
– Blutentnahme 275
– Bluttransfusionen 409, 411
– Hygiene 381
– Infektionen, opportunistische 380
– Neugeborene 380
– Pflege 381
– Pneumonie 381
– Säuglinge 380
– Toilettenartikel, eigene 381
AKIK (Aktionskomitee Kind im Krankenhaus) 18
Akne 341, 356–357
– im Jugendalter 341
– Neugeborene 86
Akromikrie 281
Akrozyanose 84
Aktionskomitee Kind im Krankenhaus (AKIK) 18
Aktivitäten des täglichen Lebens (ATLs)
– Pflegeplanung 461
– Selbsthilfemodell von Dorothea Orem 461–462
akut krankes Kind 26

Albuminurie, Nierenversagen, akutes 302
Aldosteron 274, 294
Aldosteronbildung, gestörte 288
Alkalisierung, PFC-Syndrom 220
Alkalose
– hypochlorämische, Pylorusstenose, hypertrophe 395
– metabolische 155
– respiratorische 155
Alkohol, Muttermilch 194
Alkoholumschläge
– Nasenoperationen 636
– Phlebitis 495
– Thrombophlebitis 495
Alkylanzien 489–490
ALL (akute lymphoblastische Leukämie) 507
Allergene, Asthma bronchiale 243
Allergie
– Gluten 396
– Konservierungsstoffe 341
– Muttermilch 194
– Neurodermitis 344
allergische Reaktionen
– Bluttransfusionen 413
– injektionsbedingte 568
– Kamillebäder 108
– Verbrennungen 598
Allgemeinbefinden, Beurteilung, Früh-/Neugeborene 138
Alltagsaktivitäten, Bewegungsinteraktion, entwicklungsfördernde 33
Alopezie s. Haarausfall
Alpha-$_1$-Antitrypsinmangel, Leberzirrhose 403
Altinsulin 263
Alveolen 232
Amenorrhö, adrenogenitales Syndrom 287
Amethopterin 490
Aminosäuren 385
AML (akute myeloische Leukämie) 508
Ammoniakgeruch, Urin 79
Amnesie, retrograde, Schädel-Hirn-Trauma 436
Amnioinfektsyndrom, Frühgeburtlichkeit 121
Ampho-Moronal®, Mundsoor 350
Amylase 254
– Pankreatitis, akute 404
An- und Ausziehtraining, Rehabilitation 467
Anämie
– Asphyxie 218
– Blutverlust 413–414

Anämie, Blutverlust
– – akuter 414
– – chronischer 414
– – Pflege 414
– Hämoglobin 507
– Hämolysekrankheit 211
– hämolytische, angeborene 415–417
– Hydrops fetalis 211
– Neuroblastom 518
– Niereninsuffizienz, chronische 303
– Nierenversagen, akutes 302
– Volumenmangelschock 413–414
– Zöliakie 396
Analatresie 578
– Bougierung 578
– Pflege 578
– Stuhlinkontinenz 578
anale Phase 531, 534
Analgesie, Adenotomie 628
Analgetika, Prämedikation 552
Analgosedierung, Verbrennungen 597, 600
Anastomoseninsuffizienz, Ösophagusatresie 574
Anatomie, funktionale
– Orientierungsfähigkeit 34
– Orientierungsfaktoren 34
Androgene 275
Anerkennung, Erleben 46
Anfälle
– astatische 442
– klonisch-tonische, Epilepsie 442
– zyanotische, bronchopulmonale Dysplasie 172
Anfallsleiden 441–443
– Rehabilitation 483
Anfangsnahrungen 197
Angenommensein 45–46
Angina
– Pfeiffer-Drüsenfieber 372
– Scharlach 368
Angst
– Behandlung, stationäre 536
– Bronchiolitis 245
– Phäochromozytom 289
Ankleidetraining 467
Anorchie
– doppelseitige 588
– einseitige 588
Anorexia nervosa 540–544
– Behandlung, stationäre 536
– Eßverhalten 543
– Gewichtssteigerung, physiologische 543
– Lanugobehaarung 542
– Laxantienabusus 543

Anorexia nervosa
– Pflege 541–544
– Pubertas tarda 290
– Vulnerabilität 540
Anorexie, Diabetes insipidus renalis 309
Anregung, Bewußtwerden 46
Anstrengung als Kommunikationsmittel, Kinästhetik 39–40
Anstrengungsasthma 243
Antazida, Pankreatitis, akute 404
Anti-A, Blutgruppe B/0 408
Anti-B, Blutgruppe A/0 408
Antibiotika
– Bronchitis, akute 241
– bronchopulmonale Dysplasie 173
– Durchfallerkrankungen, infektiöse 377
– Impetigo contagiosa 348
– Keuchhusten 370
– Panaritium 350
– tumorhemmende 489, 491
– Verbrennungen 599
Antidekubitusmatratze 91
Anti-D-Immunglobulin, Hämolysekrankheit 211
Antiepileptika
– Epilepsie 442
– Eßtraining 433
– Mund- und Zahnpflege 433
– Nahrungsverabreichung 433
– Überdosierungserscheinungen 443
Antigene, Blutgruppen 408
Antikörper
– Agglutination 408
– Blutgruppe AB 408
– Hämolysekrankheit 210
– natürliche, Blutplasma 408
– Plazentaschranke 210
Antimetabolite 489–490
Antimykotika
– Hand-/Fußpilzerkrankungen 351
– Mundsoor 350
– Soormykose 167
Antiphlogistika, Kataplasma 104
Antipyretika, Fieber 75
Antiscabiosum 352
– Fäustlinge 352
– pflegerische Maßnahmen 352
Antithrombosestrümpfe 563
Antitussiva
– Bronchitis, akute 241
– Laryngitis 239
Antriebsarmut, Eisenmangelanämie 415

Anurie 78
- Asphyxie 218
- Diabetes insipidus renalis 309
- Glomerulonephritis, akute 304
- Hydronephrose 584
- Niereninsuffizienz, chronische 303
- Nierenversagen, akutes 302
Anus praeter
- s.a. Stoma
- Adaptationsschwierigkeiten 560
- Analatresie 578
- Anlage, linksseitige 558
-- rechtsseitige 558
- Betreuung 560
- Darmtraining 558
- Hirschsprung-Krankheit 580–581
- Invagination 582
- Karaya-Paste 560
- psychische Betreuung 560
Anus-praeter-Pflege 558–560
- Enterokolitis, nekrotisierende 170
- sterbendes Kind 665
- mit Stomabeutel und Basisplatte 559–560
Aorteninsuffizienz, Puls, springender 66
Aortenklappe 318
apallische Phase 458
Apathie 86–87
- Addison-Krise 289
- Hirntumoren 437
Apgar-Schema 188–189
- Asphyxie 218
Aphonie, Laryngitis 239
Aphthen 86, 96
Apnoe
- Atemfrequenz 62
- Enterokolitis, nekrotisierende 168
- Hirnblutung, intraventrikuläre 177
- Hydrozephalus 435
- Magensonde 143, 145
- Meningitis 223
- Sauerstofftherapie 171
- Tubuswechsel, CPAP 163
- Ursache 172
Appendektomie, endoskopische, Pflege 583
Appendizitis 582–583
- Bauchwickel, warmer 102
- chronische 582
- katarrhalische 582
-- Pflege 583
- Loslaßschmerz 582
- Magensonde 583

Appendizitis
- McBurney-Punkt 582
- Meckel-Divertikel 579
- Nahrungsaufbau 583
- perforierte 582–583
-- Pflege 583
- phlegmonöse 582
-- Pflege 583
- Schmerztherapie 583
- Sepsis 583
- Venenkatheter, zentraler 583
- Wunddrainagen 583
Appetitlosigkeit
- Addison-Syndrom 288
- Colitis ulcerosa 398
- Crohn-Krankheit 398
- Eisenmangelanämie 415
- Epileptikaüberdosierung 443
- Pankreatitis, akute 404
- Zöliakie 396
- Zytostatika 491
Arbeitsumsatz 385
Arginin-Stimulationstest
- Kleinwuchs, endokriner 281
- Minderwuchs, hypophysärer 281
Arrhythmie
- absolute 66
- Broncholytika 116
- extrasystolische 66
Arrosionsblutungen, Tracheotomie 637
Arteria pulmonalis 319
Arteriosklerose, Puls, harter 66
Arthritis
- Crohn-Krankheit 398
- psoriatica 355
-- Pflege 356
Arzttermine, Frühgeborene 179
Ascaris lumbricoides 82
Asparaginase (L-ASP) 491
Asphyxie 217
- Apgar-Schema 218
- blaue 218
- Blutgasanalysen 218
- Blutzuckerkontrolle 218
- Elektrolytkontrolle 218
- Gehirnschaden 218
- Herzfrequenz 218
- Herztöne, kindliche 219
- Hirnblutung, intraventrikuläre 177
- Hirnödem 219
- Hirntod 218
- Krämpfe 218
- Lungenreife 219
- Magensonde 143
- Nahrungskarenz 219
- Pflege 219
- pH-Wert 217

Asphyxie
- Prophylaxe 219
- Reanimation 219
- Sauerstoffmangel 217
- Schnappatmung 218
- Symptome 218
- Ursachen 218
- weiße 218
Aspiration 145
- Erbrechen 83, 141
- Lippen-Kiefer-Gaumen-Spalten 643
- Magensonde 143, 145
- Magenspülung 388–389
- Magenverweilsonde 146
- Puder 202
- Sondierung 387
- Werdnig-Hoffmann-Muskelatrophie 447
Aspirationsprobe, Injektionen, intramuskuläre 571
Asthma bronchiale 243–245
- Atemgymnastik 245
- Bauchlage 245
- Behandlung, stationäre 536
- Bronchiektasen 246
- Bronchoskopie 243
- Erscheinungsformen 243
- Glukokortikoide 244
- Knie-Ellenbogen-Lage 245
- Lagerung 245
- latentes 243
- Lippenbremse 244
- Pflege 244–245
- Prophylaxen 245
- Schneidersitz 245
- Vibrationen 93
Asthmaanfall 243
- Hyperventilation 244
- Lagerung 245
- schwerer 244
Asthmaepisode 243
Astrozytom 480
Asylverfahren 23
Aszites 392
- blutiger, Bauchtrauma 591
- Galaktosämie 270
- Hydrops fetalis 211
- Leberzirrhose 403
- nephrotisches Syndrom 308
Aszitespunktion 392–393
- Information 392
- Komplikationen 393
- Lagerung 392
- Lokalanästhesie 392
- Nachsorge 393
Ataxie 454
- Bewegungsstörungen, zerebrale 480
- Hirntumoren 437

Ataxie
- Medulloblastom 524
- Mobilisation 454
- Muskelhypotonie 454
- Pflege 454
- Rehabilitation 460
Atelektasen
- Ösophagusatresie 574
- Pneumonieprophylaxe 93
atemanregende Maßnahmen 93
Atembehinderung
- inspiratorische 239
- Pleuritis exsudativa 251
Atembeschwerden, rezidivierende, Asthma bronchiale 243
Atemfrequenz 62–63
- Apnoe 62
- Beatmung, Frühgeborene 154
- Beobachtung 62–63
- Blutverlust 414
- Bradypnoe 62
- bronchopulmonale Dysplasie 174
- Dyspnoe 62
- Ermittlung 63
- Tachypnoe 62
- Veränderungen 62
Atemgasbewegungen, Beatmung, Frühgeborene 154
Atemgastemperatur, Beatmungsgeräte 152
Atemgeräusche 63–64
- Zwerchfellhernie 572
Atemgymnastik
- Asthma bronchiale 245
- Bronchiektasen 246
- Pneumonie 247
- Pneumonieprophylaxe 92
Ateminsuffizienz
- Fremdkörperaspiration 242
- Neugeborene 192
Atemlähmung, Asphyxie 218
Atemluft, Acetongeruch, Diabetes mellitus 260
Atemnot 61, 414
- Asthma bronchiale 243
- bronchopulmonale Dysplasie 172
- Fremdkörperaspiration 242
- Hyperventilation 61
- Krupp-Syndrom 239
- Mundbodenatmung 61
- Nasenflügeln 61
Atemnotsyndrom 174–176
- Diagnostik 175
- Eiweißzufuhr 175
- Fetopathia diabetica 228

Atemnotsyndrom
- Intensivtherapie 175
- Nasen-CPAP 175
- Pflege 175–176
- Pneumonieprophylaxe 175
- Sauerstofftherapie 175
- Schräglage 175
- Schweregrade 175
- Surfactant 175
- Surfactant-Mangelkrankheit 174
- Symptome 174
- Therapie 175
- Vibrationen 175
Atemqualität 61
- Veränderungen 61
Atemrhythmus 63
Atemstillstand
- Herz-Kreislauf-Stillstand 673
- Refluxösophagitis 394
Atemstörungen 444
- Commotio cerebri 472
- Hirnblutung, intraventrikuläre 177
- Hirntumoren 437
- Werdnig-Hoffmann-Muskelatrophie 446
Atemtherapie
- Influenzavirus-Infektion 372
- Inhalationstrauma 604
- Pneumonieprophylaxe 91–92
Atemtypen 61
Atemüberwachung
- Impedanzpneumographie 154
- Respirationskurve 154
Atemwege
- Freimachen, Reanimation 673
- obere 232
- untere 232
Atemwegserkrankungen 231–251
- chronische 172
Atemzentrum 233
- Unreife, Asphyxie 218
Athetose 453
Athetosis duplex
- Bewegungsstörungen, zerebrale 480
- Rehabilitation 460
Athyreose 285
Atmung 233
- abdominelle 61
- Beobachtung 61–65
- Chemorezeptoren 233
- eingeschränkte, Nabelbinde 202
- Frühgeborene 139
- hechelnde 63
- Normalwerte 62
- periodische 63

Atmung
- pfeifende, Fremdkörperaspiration 242
- postoperative, Lippen-Kiefer-Gaumen-Spalten 645
- Rehabilitation 468
- richtige, Umlagern 57
- seitendifferente 62
- thorakale 61
Atmungsorgan 232
Atropin, Reanimation 676
Audiometrie 470, 621
- Innenohrschwerhörigkeit 621
- Kooperation des Kindes 621
- Schalleitungsschwerhörigkeit 621
Auffangen, Sputum 65
Aufklärungsgespräche, sterbendes Kind 182
Aufmerksamkeitsdauer, Verlängerung, Entwicklung 31
Aufnahmegespräch, operative Eingriffe 551
Aufstellen, Krankenbett 52–53
Aufwachraum 553
Augen, Früh-/Neugeborene 141
Augenpflege
- Brandverletzungen 605
- Neugeborene 202–203
- PFC-Syndrom 220
Aura, Epilepsie 443
Ausatmung 233
Ausdrucksmöglichkeiten, Früh-/Neugeborene 138
Ausfluß, Beobachtung 79
Ausfuhr-Bilanzierung, Enzephalitis 441
Auskühlung, Frühgeborene 137
Auskultation, Blutdruckmessung 69
ausländische Kinder
- Hierarchie innerhalb der Familie 22
- Situationsanalyse 22
- Sprachunterschiede 22
Ausscheider, Übertragung 360
Ausscheidungen 467–468
- Beatmung 157
- Brandverletzungen 606
- Frühgeborene 140–141
Aussehen
- blasses 84
- weißes, Schock 84
- – Unterkühlung 84
Auswurf 64–65
- Beobachtung 61–65
- Tuberkulose 374
Autoimmunhepatitis, Leberzirrhose 403
Automatismen, Epilepsie 442

Autonomie 534
A-Zellen 254
Azidose
– Diabetes mellitus 259
– metabolische 155
– – Hirnblutung, intraventrikuläre 177
– – respiratorisch kompensierte 155
– respiratorische, metabolisch kompensierte 156

Babyseifen, pH-neutrale 340
Baden 340–341, 433
Badewasser, Temperatur 340
Badezusätze 340
– desinfizierende, Furunkulose 349
Bäder
– desinfizierende, Knochenmarktransplantation 504
– Frühgeborene 131
– mit Kaliumpermanganat 108
– mit Kamille 108
– medikamentöse 107–109
– warme 106
Balancestörungen
– Bewegungsstörungen, zerebrale 480
– Rehabilitation 460
Balanitis 590
– Phimose 590
Ballaststoffe 385
Ballonatrioseptostomie nach Rashkind, Transposition der großen Arterien 330
Balneotherapie 100
Balneum-Hermal®-Bad, Ekzem, endogenes 345
Banding, Transposition der großen Arterien 331
Bandwürmer, Stuhl 82
Barotrauma, bronchopulmonale Dysplasie 172
Basale Stimulation® 43
– Berührung 47
– Bewegung 47
– Geruch 48
– Geschmack 48
– Kleidung 47
– Körperpflege 48
– Kommunikationsmodell 44
– Lagerung 47
– Reiz, Eindeutigkeit 49
– Umgebung, Gestaltung 49
– Umsetzung 46–49
– Vibrationen 47
– Wahrnehmung 44

Basedow-Syndrom 286
Basis-Bolus-Konzept, Insulintherapie 264
Basisplatte, Stoma 559
Bauchatmung 61
Bauchdeckenspannung 141
– Leistenhernie 587
– Pankreatitis, akute 404
Bauchhoden 588
Bauchlage, Asthma bronchiale 245
Bauchliegebrett 466
Bauchmassage 118
Bauchschmerzen
– Addison-Syndrom 288
– Appendizitis 582
– Bauchtrauma 591
– Bauchwickel, warmer 102
– Colitis ulcerosa 398
– Crohn-Krankheit 398
– Diabetes mellitus 260
– Erbrechen 83
– Kohlenhydratmalabsorption 397
– kolikartige, Appendizitis 582
– Obstipation, chronische, habituelle 399
– Pankreatitis, akute 404
– Wilms-Tumor 522
– zystische Fibrose 405
Bauchspeicheldrüse 254, 384
– Langerhans-Inseln 275
Bauchtrauma
– Pflege 592
– stumpfes 591
Bauchumfang, Ermittlung 142
Bauchvenenzeichnung 141
– Meningitis 223
Bauchwandhernie, Bauchtrauma 592
Bauchwassersucht s. Aszites
Bauchwickel
– Pankreatitis, akute 405
– warmer 102–103
Bauch... s.a. Abdomen
Baumwollhandschuh, Panaritium 350
Baumwollkleidung, weiche, Hautreizungen 342
BCNU (Bis-Chloroethyl-Nitrosourea) 490
Beatmung
– Absaugen, endotracheales 157
– Ausscheidungen 157
– Brandverletzungen 607
– Enterokolitis, nekrotisierende 169–170
– Frühgeborene 148–166
– – Atemfrequenz 154
– – Atemgasbewegungen 154

Beatmung, Frühgeborene
– – EKG-Elektroden 153
– – EKG-Monitor 153
– – Herzfrequenz 153
– – Kohlendioxidpartialdruck 154
– – Monitoring 153
– – Pflege 157
– – Sauerstoffpartialdruck 154
– – Überwachung 153–157
– Gastroschisis 576
– Kopflagerung 157
– Magenverweilsonde 157
– Neugeborene 148–166
– Ösophagusatresie 574
– Reanimation 673, 675
– Stimulation, sanfte 157
– Zwerchfellhernie 572
Beatmungsbeutel 124–125
– Anforderungen 124
– Beatmungsmasken 124
– Bestandteile 124
Beatmungsbogen 157
Beatmungsdruck
– Beatmungsgeräte 152
– bronchopulmonale Dysplasie 172
Beatmungsfrequenz
– Beatmungsgeräte 152
– Reanimation 674
Beatmungsgeräte 125, 150–153
– Atemgastemperatur 152
– Beatmungsdruck 152
– Beatmungsfrequenz 152
– Druckschlauch 151
– Exspirationsschlauch 151
– Exspirationsverhältnis 152
– Flow 152
– Funktionsprinzip 151
– Gasfluß, kontinuierlicher 151
– Heizung 151
– Inspirationsschlauch 151
– Inspirationsverhältnis 152
– PEEP 152
– Sauerstoffkonzentration 152
– Umgang 152–153
Beatmungsmasken 124
Beatmungsparameter, sterbendes Kind 181
Beatmungsschläuche
– Kondenswasser 157
– Nekrosenbildung 157
– Zusammenbau 151
Beckenbeingips, Hüftdysplasie 655
Becker-Kiener-Muskeldystrophie 444
Bed-side-Test
– Bluttransfusionen 410–411
– Dokumentation 411

Bedürfnisse 30
Begleitpapiere, Blutkonserven 411
Begleitung, verbale, Eßtherapie 463
Behindertenhilfe, Lippen-Kiefer-Gaumen-Spalten 644
behindertes Kind
– Bewegungsinteraktion 29–41
– Familiensituation 27
– Toilettentraining 434
– Umgang, entwicklungsfördernder 29–41
– Verarbeitung 27
Beinlähmungen s. Lähmungen
Beinschmerzen, Leukämie 507
Bellismus 453
Beobachtung 59–88
– Atemfrequenz 62–63
– Atmung 61–65
– Ausfluß 79
– Auswurf 61–65
– Bewußtsein 86–88
– Darmentleerung 79–82
– Erbrechen 82–84
– fieberndes Kind 73
– Haut 84–86
– Körpertemperatur 71–77
– Kontrakturen 94
– Mundschleimhaut 86
– Schlaf 86
– – gestörter/ungestörter 88
– Stuhl 79–82
– Thoraxveränderungen 62
– Urin 77–79
– Zunge 86
Bepanthen®-Mundlösung 96–97
Berner-Box, Zytostatika 493
Berührung, Basale Stimulation® 47
Berührungsempfindlichkeit
– Frühgeborene 138
– Hirnhautentzündung, tuberkulöse 375
– Hirntumoren 437
– Meningitis 223
– Neugeborene 138
Beruhigungssauger, Lippen-Kiefer-Gaumen-Spalten 646
Betaisodona®, Mundpflege 97
Beta-Thalassämie 415
– Deferoxamin 416
– Komplikationen 416
– Milzentfernung 416
– Penicillinprophylaxe 416
– Pflege 416
– Pflegeplanung 417–419
– Pneumokokkenimpfung 416
– Selbsthilfegruppen 416
– Vitamin C 416

Betten 51–58
– krankes Kind 52–54
– Patienten, belastbare 55
– – bettlägerige 55–56
– – mobile 55
– Regeln, allgemeine 54
– Richtlinien, hygienische 54
Bettenbogen
– Hypospadie 590
– Orchitis 315
– Phimose 591
Bettenzentrale 54
Bettkanten-Test s. Bed-side-Test
Bettlägrigkeit
– Bettlakenwechseln 55
– Dekubitusgefahr 90
– Umlagern 56–58
Bettlaken 54
– Wechsel 55
Bettnässen s. Enuresis
Bett-Typen 53
Bettwäsche
– frische 55
– gebrauchte 55
– Inkubator 136
Bettzubehör 53
Beugekontraktur 95
Beugenekzem, Neurodermitis 344
Bewegung
– am Ort 38
– Basale Stimulation® 47
– Bewußtwerden 46
– Diabetes mellitus 264
– Rehabilitation 464
– sinnhafte 38
– Synchronisation 33
– zielgerichtete 38
– zweckmäßige 38
Bewegungen, menschliche, Kinästhetik 36–38
Bewegungsapparat, Überlastungsschäden 40
Bewegungseinschränkung
– Paresen 452
– Plegien 452
– Spiele 468
Bewegungsinformationen, Kinästhetik 33
Bewegungsinteraktion
– behindertes Kind 29–41
– entwicklungsfördernde, Alltagsaktivitäten 33
– – Kinästhetik 32–33
– Gestaltung 40
– wechselseitig-gemeinsame 39
Bewegungskontolle, eigenständige, Kinästhetik 32

Bewegungsmuster
– eigene, Erkennen 33
– parallele 37
– spiralige 37–38
Bewegungsprozeß, gemeinsamer 33
Bewegungsstörungen
– Dekubitusgefahr 90
– extrapyramidale 453
– zerebrale 451–455, 480
Bewegungstherapie 100
– Brandverletzungen 604–605
– Kontrakturprophylaxe 95
Bewegungsunruhen 453
Bewußtlosigkeit 86
– Contusio cerebri 472
– Herz-Kreislauf-Stillstand 673
– Schädel-Hirn-Trauma 436
Bewußtsein, Beobachtung 86–88
Bewußtseinslage
– Glasgow-Coma-Scale 554
– Prüfen 86
– Überprüfung, postoperative 554
Bewußtseinsstörungen
– Commotio cerebri 472
– Diabetes mellitus 260
– Hirntumoren 437
– Kontrakturen 94
Bewußtseinsstufen 86–87
Bewußtseinstrübung 86
– Meningitis 440
Bewußtwerden
– Abwechslung 46
– Anregung 46
– Bewegung 46
Beziehung(en)
– soziale 30
– synchronisierte 31
Beziehungsfähigkeit 30
Bezugsperson, sterbendes Kind 183
Bigeminus 66
Bildmotive, Orientierung 470
Bilirubin
– Blut-Hirn-Schranke 209
– direktes 208
– indirektes 208
– – Anstieg 209
– Nervenzellen 209
Bilirubinenzephalopathie 209
Bilirubinstoffwechsel, normaler 208
Bindenverbände 561–562
– Achtertour 562
– Schrauben- oder Spiraltour 562
– Wickeltechniken 562
Biokatalysator 254

biologisch orientierte Theorie, Entwicklung 530
Biot-Atmung 63
Blähungen
– Bauchmassagen 118
– Kohlenhydratmalabsorption 397
– Obstipation, chronische, habituelle 399
– zystische Fibrose 405
Blässe 84
– Leukämie 507
Blasen durchs Giebelrohr, Totraumvergrößerung 93
Blase... s. Harnblase...
Blaufärbung, Haut s. Zyanose
Blender 123
Bleomycin 491
Blickrichtungsnystagmus, Medulloblastom 524
Blindheit, Retinopathie 171
Bliss-Methode 468
Bliss-Symbole 469
Blockmanschette (Cuff), Trachealkanülen 637
Blut
– Abwehrfunktion 408
– Atmungsfunktion 408
– Bestandteile, feste 408
– Entschlackung 408
– erbrochenes 83
– Hormontransport 408
– Nährfunktion 408
– Regulation, osmotische 408
– Temperaturregulation 408
– Umgang 275
Blutaustauschbesteck 213
Blutaustauschtransfusion
– Embolie 216
– Hämolysekrankheit 211–216
– Infektionen 216
– Lagerung 212
– Nabelarterienkatheter 216
– Nabelvenenkatheter 213, 216
– Nachsorge 217
– OP-Tuch 213
– Protokoll 214
– Reanimationstisch 212
– Schock 216
– Überwachung 213, 216
– Vitalparameter 215
– Vorgehen 213
Blutdruck
– arterieller 68
– – Normwerte 68
– Beobachtung 67–71
– Blutvolumen 67
– diastolischer 67
– Faktoren, neurogene 67

Blutdruck
– Frühgeborene 139
– Knochenmarkpunktion 503
– Meßarten 68
– Meßstellen zum Ermitteln 69
– Neugeborene 139
– systolischer 67
Blutdruckabfall
– Adenotomie 628
– Blutverlust 414
– Hirnblutung, intraventrikuläre 177
– Hirntumoren 437
Blutdruckmanschetten 69
Blutdruckmeßgerät
– elektrisches 70, 125
– manuelles 70
Blutdruckmessung 69–71
– Auskultation 69
– Blutdruckgerät, elektrisches 70
– – manuelles 70
– Fehlerquellen 70–71
– Frühgeborene 70
– Geräte 68
– invasive (blutige) 125
– – arterielle 321–322
– – Bauchtrauma 592
– – Lagerung 322
– Oszillometrie 69–70
– Palpation 69
Blutdruckwerte
– altersabhängige 68
– Veränderungen 68
Blutentnahme 275–280
– Aids 275
– arterielle 279–280
– – Lagerung 279
– – Sandsack 279
– Aufklärung 276
– Blutkulturen 280
– Handrückenvene 277
– Hepatitis B 275
– kapilläre 276–277
– – Lagerung 277
– – Neugeborene 276
– Kopfvene 277
– Kubitalvene 277
– Materialvorbereitung 276
– Nachsorge 276
– operative Eingriffe 553
– Schutz der eigenen Person 275
– Stauung 276
– venöse 277–278
– – Lagerung 278
Bluter
– s.a. Hämophilie A/B
– Hämatome 85
Blutergelenke, Koagulopathien 420

Blutgasanalyse
– arterielle, Frühgeborene 155
– – Nabelarterienkatheter 156
– – Neugeborene 155
– – Venenpunktionsnadel 156
– – Verweilkatheter 156
– Asphyxie 218
– Bronchiolitis 245
– Fetopathia diabetica 229
– kapilläre 156
– – Blutwerte, verfälschte 156
– Verbrennungen 599
Blutgerinnsel s. Gerinnsel
Blutgerinnung s. Gerinnung
Blutgruppe 0
– Anti-A 408
– Anti-B 408
Blutgruppe A, Anti-B 408
Blutgruppe B, Anti-A 408
Blutgruppen 408
– Antigene 408
Blut-Hirn-Schranke, Bilirubin 209
Blutkörperchen, rote s. Erythrozyten
Blutkonserven
– ACD-behandelte 409
– Begleitpapiere 411
– Diagnostik 214
– Kühlkette 410
– Lagerung 410
– operative Eingriffe 553
– Patientendaten 411
– Sichtkontrolle 411
– Transport 410
– Vorbereitung 212, 412
Blutkulturen
– aerobe 280
– anaerobe 280
– Blutentnahme 280
Blutplasma
– Antikörper, natürliche 408
– Isoagglutinine 408
Blutproben, gewonnene, Umgang 276
Blutschwamm 85
Blutsenkungsgeschwindigkeit, Crohn-Krankheit 398
Blutspucken, Adenotomie 628
Blutstillung
– Blutverlust 414
– sterbendes Kind 526
Blutstühle, Thrombozytopathie 421
Bluttransfusionen 403–413
– Aids 409, 411
– allergische Reaktionen 413
– Bed-side-Test 410–411
– Blutverlust 414
– Blutzentrale 412

Bluttransfusionen
- Dokumentation 412
- Einmalhandschuhe 411
- Einverständniserklärung, schriftliche 411
- Hämolyse 413
- Hepatitis 409, 411
- Hepatitis C 409
- HIV-Infektion 411
- Hygiene 411
- Indikationen 409
- intrauterine, Hämolysekrankheit 211
- Krankenblatt 412
- Lagerung 411
- Leukämie 510
- Material, Eentsorgen 412
- Nachsorge 412
- Neugeborene 409
- Ösophagusblutungen 403
- pyrogene Reaktion, bakterielle 413
- Risiken 409
- Überwachung 412
- Unverträglichkeiten 409
- Unverträglichkeitsreaktionen 412–413
- Venenpunktion 411
- Venenverweilkanüle 411
- Vorbereitung 410
Blutungen
- gastrointestinale, Thrombozytopathie 421
- - Vasopathien 422
- innere, Eisauflagen 113
- intrakranielle, Bewußtseinstrübung 86
- intraventrikuläre 177
- intrazerebrale 480
- Leberpunktion 394
- Thrombozytopathie 421
Blutungsneigung
- s.a. hämorrhagische Diathese
- Epileptikaüberdosierung 443
- Glykogenose Typ I 270
- Knochenmarktransplantation 504
Blutverlust
- Anämie 413–414
- Blutstillung 414
- Bluttransfusionen 414
- Eisensubstitution 414
- Hämatokrit 414
- Hämoglobingehalt 414
- Volumenersatz 414
Blutvolumen 65
- Blutdruck 67
Blutwerte, verfälschte, Blutgasanalyse, kapilläre 156

Blutzentrale, Bluttransfusionen 412
Blutzucker
- Tagesprofile 257
- Verbrennungen 599
Blutzuckerbestimmung 257
- Asphyxie 218
- Glukosetoleranztest 257
- Reflektometer 257
Blutzuckertagesprofil, Diabetes insipidus 281
Blutzuckertest, Fetopathia diabetica 229
Bobath-Technik 464–466
Bordetella pertussis 369
Borggreve-Umkehrplastik 514
Bougierung
- Analatresie 578
- Ösophagusatresie 574–575
BPD s. bronchopulmonale Dysplasie
Bradykardie
- Absaugen, endotracheales 166
- Addison-Syndrom 288
- Apnoe 139
- Enterokolitis, nekrotisierende 168
- Frühgeborene 139
- Magensonde 145
- Neugeborene 139
- Pulsfrequenz 66
- Tubuswechsel, CPAP 163
Bradypnoe, Atemfrequenz 62
Brandverletzungen 595–615
- s.a. Verbrennungen
- s.a. Verbrühungen
- Arbeiten und Spielen 609
- Atmung und Kreislauf 607
- Aufnahme, stationäre 596
- Augenpflege 605
- Ausscheidungen 606
- Beatmung 607
- Bewegungstherapie 604–605
- Darmmotilität 607
- Dekubitusprophylaxe 607
- Druckverband 603
- Einteilung 595
- Ergotherapie 609
- Ernährung, enterale 606
- Erstversorgung 596
- Essen und Trinken 606
- Gespräche über den Krankheitsverlauf 610
- Grundpflege 605
- Intensivbett 606
- Intimsphäre 610
- Intubation 607
- Katheterpflege 608
- Kindesalter 595
- Körperbewußtsein, neues 605

Brandverletzungen
- Körpertemperatur 607
- Kompressionsanzüge 604
- Kontrakturprophylaxe 604
- Krankengymnastik 609
- Kühlen 597
- Lagerung 605, 608
- Lagerungsschienen 604
- Lavage, intermittierende 607
- Low-flow-Bett 606
- Luftkissenbett 606
- Magensonde 605–606
- Metalline-Auflage 606
- Mikroglaskugelbett 606
- Mikrozirkulationsstörungen 607
- Nachsorge 608
- Ohrenpflege 605
- Panzerung mit PVP-Jod-Lösung 602
- Pflege 604–610
- Pflegeplanung 611–615
- Physiotherapie 604
- Postaggressionsstoffwechsel 606
- Salbentüll 602
- Schaumstoffauflagen 606
- Schlafen und Wachsein 604
- Silikonmasken 604
- Spalthaut, autologe 603
- Spitzfußprophylaxe 604
- stationäre Behandlung 598
- Streßulkusprophylaxe 606
- Thromboseprophylaxe 605
- Tracheotomie 607
- Umgebung, sichere 607–608
- Verbandwechsel 603–604, 607–608
- Verschorfung nach Grob 602
- Wiedereingliederung in die Familie 610
- Wundbehandlung 601–603
- - operative 603
- Wundödem 605
- Zugang, arterieller 608
Braun-Schiene, Hüftdysplasie 655
Brechreiz s. Erbrechen
Breiumschläge 104
Bronchialstenosen, Bronchiektasen 246
Bronchiektasen 246
- Atemgymnastik 246
- Bronchographie 246
- Bronchoskopie 246
- Fremdkörperaspiration 242
- Lagerungsdrainage 246
- Pflege 246
- Quincke-Hängelage 246

Bronchiektasen
- Sputum, dreischichtiges 65
- – eitriges 64
Bronchien, Erweiterungen, irreversible 246
Bronchiolitis 245–246
- Blutgasanalyse 245
- Pflege 245–246
Bronchitis
- akute 241–242
- – Pflege 242
- rezidivierende, Fremdkörperaspiration 242
- zystische Fibrose 405
Bronchographie, Bronchiektasen 246
Broncholytika
- Arrhythmien 116
- Inhalation 116
- Pulskontrolle 116
- Tachykardie 116
Bronchopneumonie
- Fremdkörperaspiration 242
- Pflegeplanung 248–250
- Reflux, gastroösophagealer 394
bronchopulmonale Dysplasie 172–174
- Antibiotika 173
- Atemfrequenz 174
- Atemnotsyndrom 175
- Diagnostik 173
- Digitalisierung 173
- Diuretika 173
- Ernährung 174
- Ganzkörpermassagen 174
- Inhalationen 174
- Kortikosteroide 173
- Nasen-CPAP 173
- Oberkörperhochlagerung 174
- Pflege 173–174
- Physiotherapie 174
- Prognose 173
- Prophylaxe 173
- Pulsfrequenz 174
- Rechtsherzinsuffizienz 173
- Therapie 173
Bronchoskopie 237–239, 622
- Asthma bronchiale 243
- Bronchiektasen 246
- Fremdkörperaspiration 242
- Lagerung 237
- Laryngitis 239
- Lokalanästhetika 237
- Nachsorge 237
- Patientenvorbereitung 237
- Prämedikation 237
- Probleme und Gefahren 238
- Vollnarkose 237

Bronchospasmus
- Asthma bronchiale 243
- Vibrationen 93
Broteinheit, Diabetes mellitus 264
Broviac-Katheter
- Händedesinfektion 497
- Lage 497
- Verbandwechsel 505
- Zytostatikatherapie 496
Brudzinski-Zeichen, Meningitis 440
Brummen, Asthma bronchiale 243
Brust
- Vorbereitung während der Schwangerschaft 193
- weibliche, Anatomie 189
Brustatmung 61
Brustdrüse, Entzündungen s. Mastitis
Brustfell 232
Brustpflege, Stillen 193
Brust-Suchreflex 191
Brustwarzen, Infektionen 193
Brustwickel
- Fieber 75
- Gelegenheitskrämpfe 442
- kalter, nach Kneipp 110
B-Streptokokken-Sepsis 223
B-Symptome, Hodgkin-Syndrom 513
Büffelnacken, Cushing-Syndrom 287
Buelau-Saugdrainage 235–237
- Pleuritis 251
- Pneumothorax 235
- Thoraxdrainage 235
Bürste 342
Bulimie, Behandlung, stationäre 536
Bundessozialgesetzbuch, häusliche Kinderkrankenpflege 660
Bundessozialhilfegesetz, Lippen-Kiefer-Gaumen-Spalten 644
Busulfan 490
Butterfly-Kanüle 494
B-Zellen 254

Calcium 200
Calciumglukonat 197
Calcium-Nierensteine 312
Candidainfektion 95, 167
- Mundsoor 350
- Sepsis 350
- Windeldermatitis 347
Caput medusae, Leberzirrhose 403
Carboplatin 490

Cava-Katheter, Zytostatikatherapie 495
CCNU (Cyclohexylchloroethyl-Nitrosourea) 490
Charta für Kinder im Krankenhaus 12
chemische Sterilisation
- Flasche 200
- Sauger 200
Chemorezeptoren, Atmung 233
Chemotherapie 488–493
- Ewing-Sarkom 518
- Hodgkin-Lymphom 514
- Knochenmarktransplantation 505
- Medulloblastom 524
- Neuroblastom 519
- Osteosarkom 514
- Wilms-Tumor 522
Cheyne-Stokes-Atmung 63
Chiasmagliome 437
chirurgische Erkrankungen 549–615
- Pflege 572–583
Choanalatresie
- Asphyxie 218
- Magensonde 143, 146
Cholecalciferol 200
Cholesteatom, Tympanoplastik 623
Chorea 453
- Huntington 453
- minor 453
Choreoathetosen 453–454
- Pflege 454
Chromosomenanalyse
- Klinefelter-Syndrom 291
- Ullrich-Turner-Syndrom 291
chronisch krankes Kind 26
Chymotrypsinogen 254
Cimino-Brescia-Fistel, Hämodialyse 314
Circulation, Reanimation 674
Cis-Platin (Cis-Pt) 490
Clinitron®-Bett 53
Cold-Pack 111
Coli-Dyspepsie 377
Colitis ulcerosa 398
- Ernährungsberatung 398
- Glukokortikoide 398
- Pflege 398
- Salazosulfapyridin 398
Coma
- diabeticum 260–261
- vigile 458
Commotio cerebri 436
- Bewußtseinstrübung 86
- Rehabilitation 472
Compressio cerebri 436

Contusio cerebri 436
– Rehabilitation 472
Cor pulmonale
– Asthma bronchiale 244
– Bronchiektasen 246
Corticosteroide s. Kortikosteroide
Cortisol 274
– Bildungsstörung, angeborene 287
– Infektionen 288
– Spiegel, permanent hoher 287
Cortison, Fetopathia diabetica 229
Coxa valga
– antetorta, Hüftdysplasie 655
– Tetraparese 452
Coxarthrose
– Epiphysiolysis capitis femoris 658
– Hüftdysplasie 655
Coxsackie-Viren, Diabetes mellitus 260
C-reaktives Protein (CRP)
– Harnwegsinfektionen 310
– Neugeboreneninfektion 223
Crista-Methode nach Sachtleben 570
Crohn-Krankheit 397–399
– Ernährungsberatung 398
– Pflege 398
– Pubertas tarda 290
Cushing-Syndrom 287
– ACTH-Bestimmung 287
– Dexamethason-Test 287
– Pflege 289
– Sekretionshemmtest 287
Cyclophosphamid 490
Cytosin-Arabinosid (ARA-C) 490

Dacarbazin (DTIC) 490
Dachziegelverband, Pleuradrainage 237
Dämmerzustand, sterbendes Kind 181
Dämpfe, Anwendung 115
Daktar®-Mundgel, Mundsoor 350
Dampfbad, Kamille 117
Dampfkompressen 103–104
– heiße 103–104
– Material 104
– warme 103–104
Darm, Lageanomalie, Zwerchfellhernie 572
Darmatonie, postoperative 556
Darmentleerung
– Beobachtung 79–82
– Häufigkeit 80
– operative Eingriffe 552
– regelmäßige 79

Darminkontinenz, Hirntumoren 437
Darmkrämpfe, Bauchwickel, warmer 102
Darmmotilität, Brandverletzungen 607
Darmpassage 81
Darmpassagestörungen, Hirschsprung-Krankheit 580
Darmpolypen, Invagination 581
Darmreinigung, operative Eingriffe 552
Darmrohr legen 389–390
– Lagerung 389
– Nachsorge 390
– Omphalozele 576
Darmspülung, orthograde, Hirschsprung-Krankheit 580
Darmtraining, Anus praeter 558
Dauerasthma 243
Dauerernährungssonde 144
Dauermedikamente, operative Eingriffe 552
Dauertropfinfusion, operative Eingriffe 553
Dauerzug-Pflasterextension, Frakturen 593
Daunenkissen 54
Daunorubicin 491
Debanding, Transposition der großen Arterien 331
Decke 54
Defäkation, Häufigkeit 80
Deferoxamin, Beta-Thalassämie 416
Dehnlagerungen, Pneumonieprophylaxe 93
Dehnungszeichen
– nach Brudzinski, Meningitis 440
– nach Kernig, Meningitis 440
Dehydratation
– Addison-Krise 289
– Diabetes insipidus 281
– – renalis 309
– Pylorusstenose, hypertrophe 395
Dekanülierung, Tracheostoma 638
Dekubitus 90
– Körperstellen, gefährdete 90
– Schweregrade 90
Dekubitusprophylaxe 90–91
– Brandverletzungen 607
– Druckentlastung 91
– Ellenbogenschoner 91
– Ernährung 91
– Fersenschoner 91
– Fieber 75

Dekubitusprophylaxe
– Hautdurchblutung 91
– Hautpflege 90
– Herzinsuffizienz 330
– Herzoperationen 336
– Hydrozephalus 435
– Kinderlähmung 376
– Medulloblastom 525
– Meningitis 440
– Muskelhypotonie 455
– onkologische Erkrankungen 506
– PFC-Syndrom 221
– Pneumonie 247
– postoperative 556
– Schädel-Hirn-Trauma 437
– Spastiken 453
– Spina bifida 446
– sterbendes Kind 526, 664–665
– Tuberkulose 376
– Werdnig-Hoffmann-Muskelatrophie 447
Delta-Hepatitis, Leberzirrhose 403
Demineralisierung
– Knochenbrüche 195
– Skelettdeformierungen 195
Depression, Proteststadium 18
Depressionen, sterbendes Kind 526
Deprivationssyndrom 534
Dermatitis
– s.a. Soordermatitis
– s.a. Windeldermatitis
– atopische 344
– psoriasiformis 343
– seborrhoische 343
– – erste Lebensmonate 342
– Tracheostoma 638–639
Desinfektion
– Hände s. Handdesinfektion
– Infektionsprophylaxe 362
– Inkubator 127
– laufende 362–363
– – Hepatitis 374
– Schlußdesinfektion 363
– Tracheostoma 640
– Tuberkulose 375
Desinfektionsmittel, Injektionen, subkutane 255
Desorientierung 534
Deviationen, Nasenseptum 634
Dexamethason-Test, Cushing-Syndrom 287
Diabetes insipidus
– Blutzuckertagesprofil 281
– centralis 281
– – Pflege 282
– – Pflegeplanung 282–285
– Durstversuch 281

Diabetes insipidus
- Hirntumoren 437
- renalis 309–310
- – Pflege 310
Diabetes mellitus 258–269
- Atemluft, Acetongeruch 260
- Ausatemluft, Acetongeruch 260
- Azidose 259–260
- Bauchschmerzen 260
- Behandlung, stationäre 536
- Bewegung 264
- Bewußtseinsstörungen 260
- Blutzuckerbestimmung 257–258
- Broteinheit 264
- Coxsackie-Viren 260
- Cushing-Syndrom 287
- Diät 264–265
- Enuresis 260
- Erbrechen 260
- Exsikkose 260
- Glukosemangel 260
- Glukosurie 258
- HbA$_1$-Wert 257
- Hypoglykämie 261
- – leichte 264
- – schwere 264
- Insulintherapie 262–264
- Juckreiz 260
- Ketonkörperbestimmung 258
- Koma 260
- Komplikationen 260
- Kopfschmerzen 260
- Kussmaul-Atmung 260
- Lipolyse 259
- Mischkost, ballaststoffreiche 264
- Mumpsviren 260
- Muskelarbeit 264
- Nahrungsmittelaustauschtabellen 264
- Pflegeplanung 266–270
- Pilzinfekte 260
- Polydipsie 258, 260
- Polyurie 258, 260
- sekundärer 259
- Typ I 259–260
- – Insulinbedarf 263
- – Pflege 262
- Typ II 259
- – vom MODY-Typ 259
- Übelkeit 260
- Urinzuckerbestimmung 257–258
Diabetesschulung 262
Diät
- Diabetes mellitus 264–265
- Durchfallerkrankungen, infektiöse 378–379

Diät
- kohlenhydratarme, Kohlenhydratmalabsorption 397
- Nierensteine 312
- Pankreatitis, akute 405
- phenylalaninarme 271
Diätberatung, Zöliakie 396
Diätnahrungen 197
- Laktose 197
- Osmolarität 197
- Triglyceride 197
Diagnostik, Rehabilitation 471–472
Dialyseformen 312–314
Diarrhö s. Durchfall(erkrankungen)
Diastole 67
Dickdarm 384
Dienstplanung, häusliche Kinderkrankenpflege 661
Differentialblutbild
- Epiglottitis 241
- Rhinitis 238
Digitalisierung, bronchopulmonale Dysplasie 173
Digitalisüberdosierung, Herzinsuffizienz 330
Digitalthermometer 73
Dihydroxycholecalciferol 200
Diparese 452
- spastische 452
Diphtherie
- Auffrischimpfung 361
- Tracheotomie 636
Diphtherie-Pertussis-Tetanus-Impfung 361
Diphtherie-Tetanus-Impfung 361
Diplegie
- spastische, Bewegungsstörungen, zerebrale 480
- – Rehabilitation 460
Distanzlosigkeit, Rehabilitation 470
Diurese, forcierte, Vergiftungen 671
Diuretika
- bronchopulmonale Dysplasie 173
- Herzinsuffizienz 330
- Leberzirrhose 403
Divertikulitis, Meckel-Divertikel 579
Dobutrex®, PFC-Syndrom 220
Dopamin, PFC-Syndrom 220
Doppelbilder, Epileptikaüberdosierung 443
Doppelniere, Megaureter 585

Doppelrohrkanüle, Trachealkanülen 637
Dosier-Aerosol, Asthma bronchiale 244
Dosieraerosole 115–116
Double-bubble-Zeichen, Duodenalatresie 577
Doxorubicin 491
Drainage
- autogene 405
- zystische Fibrose 405
Drainagearten 556–557
Drainagen
- s.a. Wunddrainagen
- Entfernen 557–558
- Herzoperationen 336
- Komplikationen 558
- Kürzen 557
- ohne Sogsystem 556
- Verschieben 557
Drehbett 53
Dreitage-Fieber, Exanthem 85
Drogen, Muttermilch 194
Drogenentzug
- Finnegan-Score 221–222
- neonataler 221
Druck s. Blutdruck
Druckempfindlichkeit, Bauch 142
Druckentlastung, Dekubitusprophylaxe 91
Druckgeschwür 90
Druckpuls 66
- Hirntumoren 437
Druckschlauch, Beatmungsgeräte 151
Druckschmerz am McBurney-Punkt, Appendizitis 582
Druckstellen, Magensonde 387
Druckverband, Brandwunden 603
Druckwelle 67
Duchenne-Muskeldystrophie 444, 450–451
Ductus venosus Arantii 319
Ductus arteriosus Botalli, persistierender 176–177
- bronchopulmonale Dysplasie 172
- Echokardiographie 176
- Enterokolitis, nekrotisierende 176
- Links-rechts-Shunt 176
- Maschinengeräusche 176
- PFC-Syndrom 219
- Pflege 177
- Physiotherapie 177
- Puls, springender 66
- Retinopathie 176
- Schmerztherapie 177
- Wunddrainage 177

Dünndarm 384
Dünndarmschleimhaut, obere, Entzündung 396
Dünndarmsonde 385
– Legen 386
Duodenalatresie 577
– Double-bubble-Zeichen 577
– Ernährung, parenterale 147
– Pflege 577
Duodenalsaft, Magensonde 146
Duodenalstenose 577
– Pflege 577
Duodendum 384
Duodenoduodenostomie 577
Durchblutungsstörungen, Dekubitusgefahr 90
Durchfall(erkrankungen) 81
– Addison-Syndrom 288
– adrenogenitales Syndrom 288
– Appendizitis 582
– blutig-eitrig-schleimiger, Colitis ulcerosa 398
– chronische, Crohn-Krankheit 398
– Galaktosämie 270
– Hirschsprung-Krankheit 580
– Hyperthyreose 286
– infektiöse 377
– – Antibiotika 377
– – Diät 378–379
– – Heilnahrung 380
– – Hygiene 377
– – Karottenreisschleim 380
– – Karottensuppe nach Moro 380
– – Pflege 377
– – Reisschleim 380
– – Säugling 377
– – Tee 378
– – Traubenzuckerlösung 378
– Knochenmarktransplantation 503
– nephrotisches Syndrom 308
– Nierenversagen, akutes 302
– paradoxer, Obstipation, chronische, habituelle 81, 399
– säuerlich riechender, Kohlenhydratmalabsorption 397
– wäßriger, Kohlenhydratmalabsorption 397
– Wilms-Tumor 522
Durchgangssyndrom, Rehabilitation 459
Durchschlafstörungen 88
Durchzugsoperation, Analatresie 578
Durst, Erleben 46
Durstfieber 72
– Diabetes insipidus 281

Durstversuch
– Diabetes insipidus 281
– Kreislaufkollaps 282
Duschen 48, 340–341
Dysdiadochokinese, Medulloblastom 524
Dyspepsie 81
– Harnwegsinfektionen 310
– Stuhl, Geruch 81
Dysphagie, Reflux, gastroösophagealer 394
Dyspnoe 61
– Atemfrequenz 62
– Atemnotsyndrom 174
– bronchopulmonale Dysplasie 172
– exspiratorische 61
– – Asthma bronchiale 243
– – Bronchiolitis 245
– – Herzinsuffizienz 329
– – inspiratorische 61
– – Zwerchfellhernie 572
Dystonie
– Bewegungsstörungen, zerebrale 480
– Rehabilitation 460
Dysurie 78
– Harnwegsinfektionen 310

Echokardiographie, Ductus arteriosus Botalli, persistierender 176
ECMO, PFC-Syndrom 220
Eichenrinde, Sitzbad 107
Eierstöcke 275
Eigenblutspende 410
Eigenständigkeit, Sterben 664
Einatmung 233
Einbein-Kniestand 38
Einhelfer-Methode, Reanimation 674
Einkoten s. Enkopresis
Einläufe 390–391
– Erbrechen 390
– Flüssigkeiten, körperwarme 390
– Lagerung 390
– Nachsorge 391
– Säuglinge 390
– Vorgehen 390
Einmalhandschuhe
– Bluttransfusionen 411
– flüssigkeitsdichte 362
Einmalkatheterismus, Harnblase 298–299
Einmalwindeln
– Hautschutzcreme 204
– Nachteile 203
– Vorteile 203

Einnässen s. Enuresis
Einschlafstörungen 88
– Rückenmassage 118
Einstellung, Rehabilitation 470
Einverständniserklärung, schriftliche, Bluttransfusionen 411
Einverständniserklärungen, operative Eingriffe 551
Einwegflaschen, Flaschennahrung, gebrauchsfertige 199
Einwegsauger, Flaschennahrung, gebrauchsfertige 199
Einwegspritzen 568
Einziehung
– interkostale 62
– sternale 62
Einziehungen
– interkostale, Atemnotsyndrom 174
– jugulare, Neugeboreneninfektion 223
– thorakale, Asthma bronchiale 243
– – Bronchiolitis 245
– – Krupp-Syndrom 239
Eisbeutel 110
Eisblase 113
Eisenmangelanämie 414–415
– Ernährungsberatung 415
– Pflege 415
Eisensubstitution, Blutverlust 414
Eiskompresse 113
Eiskrawatte 111
Eis-Plastikkompresse 111
Eiswasserwickel 110
Eiswickel 110
Eiweiß 385
Eiweißbedarf, Frühgeborene 195
Eiweißmangelernährung, Ödeme 85
Eiweißverlust, Aszitespunktion 393
Eiweißzufuhr, Atemnotsyndrom 175
EKG, Reanimation 676–677
EKG-Elektroden, Beatmung, Frühgeborene 153
EKG-Monitor, Beatmung, Frühgeborene 153
Eklampsie, Frühgeburtlichkeit 121
Ekzem(e) 342–346
– s.a. Kontaktekzem
– atopisches 343
– – Frühform 342
– endogenes 343–344
– – s.a. Neurodermitis
– – Balneum-Hermal®-Bad 345
– – Pflege 344

Ekzem(e), endogenes
– – Rezidive 344
– endogens, Linola®-Fettsalbe
345
ELBWI (extremely low birth weight
infants) 120
Elektrolyte, Verbrennungen
599
Elektrolytkontrolle, Asphyxie
218
Elektrolytverlust, Aszitespunktion
393
Elektrostichkoagulation, Mu-
schelkaustik 635
Ellenbogenschoner, Dekubituspro-
phylaxe 91
Eltern, Umgang, Frühgeborene
133–136
Elternberatung, Kinästhetik 32
Elterngespräche, Rehabilitation
460
Elterngruppen, Frühgeborene
135–136
Eltern-Kind-Interaktion
– frühe 30
– Teilnehmer, aktiver 31
Embolie, Blutaustauschtransfusion
216
Embryogenese 530
Embryonalstellung, Lagerungskis-
sen in U-Form, Frühgeborene
131
Embryonalzeit 531
emotionale Störungen, Behand-
lung, stationäre 536
Emphysem
– Asthma bronchiale 244
– Fremdkörperaspiration 242
– interstitielles, Atemnotsyndrom
175
– – bronchopulmonale Dysplasie
172
endokrine Drüsen, Erkrankungen
273–291
endokrines System 274
Endoprothese, Osteosarkom
514
Enelbin® Kataplasma 104
– Halswickel 104
Energiebedarf 385
Englische Krankheit 200
Enkopresis 544–545
– s.a. Stuhlinkontinenz
– Behandlung, stationäre 536
– Obstipation, chronische, habitu-
elle 399
– Pflege 544–545
– Psychotherapie 544
Enolase, neuronspezifische, Neuro-
blastom 518

Enteritis
– chronische, Eisenmangelanämie
414
– Muttermilch 377
enterohepatischer Kreislauf
208–209
Enterokolitis, nekrotisierende
168–171
– Anus-praeter-Pflege 170
– Asphyxie 218
– Beatmung 170
– Diagnostik 169
– Ductus arteriosus Botalli, persi-
stierender 176
– Erbrechen 141
– Hirschsprung-Krankheit 580
– Infusionstherapie 170
– Komplikatonen 169
– Lactobacillus bifidus 195
– Lagerung 170
– Magen(ablauf)sonde 143, 170
– Nahrungskarenz 170
– Operationswunde 171
– Pflege 170
– Pneumonieprophylaxe 170
– Prognose 169
– Prophylaxe 169
– Sauerstofftherapie 170
– Schmerztherapie 170
– Stomabeutel 170
– Symptome 168–169
Entlassungsgespräch 179
– Frühgeborene 179–180
– Inhalte 179
Entlassungsvorgespräch 179
Entwicklung
– Aufmerksamkeitsdauer, Verlän-
gerung 31
– Grenzen, Erprobung 31
– kindliche, soziale Beziehungen
30
– körperliche und geistige
427–431
– menschliche 30
– motorische 533
– psychodynamische Theorien
530
– psychosoziale 536
– Selbständigkeit 31–32
Entwicklungspsychologie
530–531
Entwicklungsstörungen, Behand-
lung, stationäre 536
Entwicklungsstufen 531
– homöostatische Kontrolle
31
– Interaktion, frühe nach Brazelton 31
Entwicklungsverzögerung 426
– Rehabilitation 486

Enuresis 78, 545–548
– Behandlung, stationäre
536
– Diabetes insipidus 281
– – mellitus 260
– diurna 78
– diurna 545
– Einnäßfrequenz 546
– Harnblasentraining 547
– Hydronephrose 584
– nocturna 78
– nocturna 545
– – Klingelgerät 547–548
– – – Behandlung 548
– – – Training 547–548
– Pflege 546
– Reflux, vesiko-ureterorenaler
586
Enzephalitis 440–441
– Gelegenheitskrämpfe 441
– Hirnödem 441
– Meningitis 440
– Pflege 441
– Pflegeplanung 476–480
– Rehabilitation 476
Enzephalopathie
– hepatische, Leberzirrhose 403
– Keuchhusten 370
– Kost, eiweißarme 403
Enzyme
– eiweißspaltende 254
– fettspaltende 254
– kohlenhydratspaltende 254
– tumorhemmende 489, 491
EPH-Gestose
– Asphyxie 218
– Frühgeburtlichkeit 121
Epiglottitis 240–241
– Absaugen 241
– Differentialblutbild 241
– Intubation 241
– Linksverschiebung 241
– Pflege 241
– Pneumonieprophylaxe 241
– Tracheotomie 241, 636
Epilepsie 442–443
– Antiepileptika 442
– Aura 443
– Behandlung, stationäre 536
– Pflege 443
– Rehabilitation 483
– Zuckungen 443
epileptische Anfälle
– Choreoathetosen 453
– Coma vigile 458
– Hirntumoren 437
Epiphysiolysis capitis femoris
657–658
– Coxarthrose 658
– Hüftkopfnekrose 658

Epiphysiolysis capitis femoris
- Kopfnekrose 657
- Mobilisation 658
- Pflege 658
Epstein-Barr-Virus
- Hepatitis 372
- Pfeiffer-Drüsenfieber 372
Erbrechen 444
- Addison-Syndrom 288
- Adenotomie 628
- adrenogenitales Syndrom 288
- Appendizitis 582
- Aspiration 141
- Aspirationsgefahr 83
- atonisches 82
- Begleitsymptome 83
- Beobachtungen 82–84
- Commotio cerebri 472
- Crohn-Krankheit 398
- Diabetes insipidus renalis 309
- - mellitus 260
- Einläufe 390
- Epileptikaüberdosierung 443
- Flüssigkeitsverlust 141
- Formen 82
- Frühgeborene 140–141
- Galaktosämie 270
- galleartiges, Invagination 581
- Glomerulonephritis, akute 304
- hämatinhaltiges, Reflux, gastro-
  ösophagealer 394
- Hämatom, subdurales 436
- Häufigkeit 83
- Hirntumoren 437
- Hirschsprung-Krankheit 580
- hörverbessernde Operationen
  625
- Hydrozephalus 435
- Hypoglykämie 261
- in hohem Bogen 82
- induziertes, Ipecacuanhafluidex-
  trakt 671
- - Kontraindikationen 672
- Ketoazidose 260
- Komplikation 141
- Leistenhernie 587
- Magenspülung 389
- Medulloblastom 524
- Meningitis 223, 440
- nephrotisches Syndrom 308
- Neugeborene 140–141
- Niereninsuffizienz, chronische
  303
- Nierenversagen, akutes 302
- Obstipation, chronische, habitu-
  elle 399
- Orchitis 315
- Pankreatitis, akute 404
- pflegerische Maßnahmen
  83–84

Erbrechen
- Pneumonie 247
- postnarkotisches 553
- reflektorisches, Hodentorsion
  589
- Reflux, gastroösophagealer 394
- Rhinitis 238
- Schädel-Hirn-Trauma 436
- schwallartiges, Pylorusstenose,
  hypertrophe 395
- Sondierung 387
- spastisches 82
- unstillbares, Exsikkose
  84
- Ursachen 82
- Vergiftungen 671
- Zeitpunkt 83
- Zytostatika 491
Erbrochenes
- Beimengungen 83
- Farbe 83
- Menge 83
Erfahrungen
- Beziehungen, Verläßlichkeit 46
- Sicherheit 46
- Stabilität 46
Ergotherapie
- Ataxien 454
- Brandverletzungen 609
- Muskelhypotonie 454
Ergüsse, Eisauflagen 113
Erkrankungen, neuromuskuläre
  444–450
Erleben
- Anerkennung 46
- Durst 46
- Hunger 46
- Schmerzen 46
- Selbstachtung 46
- Selbständigkeit 46
- Selbstbewußtsein 46
- Unabhängigkeit 46
- Vorbilder 530
Erlernen, Fähigkeiten 530
Ermüden 444
Ernährung 384–385
- Bauchtrauma 592
- bronchopulmonale Dysplasie
  174
- Dekubitusprophylaxe 91
- enterale, Brandverletzungen
  606
- - Duodenalstenose/-atresie
  577
- Enzephalitis 441
- Fieber 76
- galaktosefreie 270
- hörverbessernde Operationen
  625
- komplette parenterale 147

Ernährung
- künstliche, Neugeborene
  197–200
- Lippen-Kiefer-Gaumen-Spalten
  643
- Magensonde 143, 146
- Nasenoperationen 636
- natürliche, Neugeborene
  188–197
- parenterale, Aufbau 147
- - Duodenalstenose/-atresie
  577
- - Fettemulsionen 147
- - Gastroschisis 576
- - Hautturgor 148
- - Indikationen 147
- - Infusionslösungen, Zuberei-
  tung 147
- - Inhaltsstoffe 147
- - Knochenmarktransplantation
  505
- - Komplikationen 148
- - Kontraindikationen 147
- - Kontrollparameter 148
- - Meckel-Divertikel 579
- - Nachsorge 148
- - Ödeme 148
- - Omphalozele 576
- - Pneumonie 247
- - Venenkatheter, zentraler 148
- - Vitamine, fettlösliche 147
- - - lichtempfindliche 147
- - Wohlbefinden, allgemeines
  148
- postoperative, Lippen-Kiefer-
  Gaumen-Spalten 645–646
- Rehabilitation 462
- sterbendes Kind 665
- Stillzeit 194
- Tonsillektomie 630
Ernährungsberatung
- Colitis ulcerosa 398
- Crohn-Krankheit 398
- Eisenmangelanämie 415
- Glykogenose 270
- Kohlenhydratmalabsorption
  397
- Leberzirrhose 403
- Pankreatitis, akute 405
Ernährungssonde
- Aufbau 144
- Einlegen 385
- Lagerung 385
- Patientenvorbereitung 385
Ernährungsumstellung, Neuroder-
  mitis 344
Ernährungszeiten, Neugeborene
  199
Ersatzbauchdecke, Omphalozele
  575

Ersatzmilch, galaktosefreie 271
Erste Hilfe, Vergiftungen 671–672
Erstversorgung im Kreißsaal
  127–129
– Früh-/Neugeborene 127–129
Erwachsenenbett 53
Erythema nodosum, Crohn-Krankheit 398
Erythema toxicum 85
– neonatorum 210
Erythropoietin, Fetopathia diabetica 228
Erythrozyten 408
– gewaschene 409
– Lebendauer 209
Erythrozytenkonzentrat
  409
Erythrozytentransfusionen, Knochenmarkdepression 504
Es 530
Eßbesteck, Rehabilitation 462
Eßgeschirr, Infektionsprophylaxe
  363
Essiglösung, Nissen 354
Eßstörungen, Behandlung, stationäre 536
Eßtherapie
– Begleitung, verbale 463
– Gabelgriff, seitlicher
  463
– Hilfsmittel 462
– Koordinationsstörungen 462
– Schluckstörungen 462
– Sitzposition 462
Eßtraining, Antiepileptika 433
Eßverhalten
– Anorexia nervosa 543
– Wilms-Tumor 523
Etoposid 491
Eupnoe 61
Evaluation, Pflegeergebnisse 14
Ewing-Sarkom 518
– Chemotherapie 518
– Strahlentherapie 518
Exanthem 85
– Masern 366
– Pfeiffer-Drüsenfieber 372
– Röteln 365
– Scharlach 368
Exkrement 79
Exophthalmus, Hyperthyreose
  286
Expektoranzien, Bronchitis, akute
  241
Expektoration 64
– Bronchiektasen 246
Exsikkose
– adrenogenitales Syndrom 288
– Appendizitis 582
– Colitis ulcerosa 398

Exsikkose
– Dekubitusgefahr 90
– Diabetes insipidus 281
– – mellitus 260
– Erbrechen, unstillbares 84
Exspiration 233
– Beatmungsgeräte 152
Exspirationsschlauch, Beatmungsgeräte 151
Extensions-Repositions-Behandlung, Hüftdysplasie 655
extremely low birth weight infants
  (ELBW) 120
Extremität, überlange, Frakturen
  593
Extremitätenataxie, Medulloblastom 524
Extubation 150
– Nachsorge 150
– Physiotherapie 150

FAB-Klassifikation
– Leukämie, akute, lymphoblastische 508
– – – myeloische 508
Facies mongoloides, Beta-Thalassämie 415
Fähigkeiten, Erlernen 530
Fäulnisdyspepsie 81
Fäustlinge, Antiscabiosum 352
Fäzes 79
Faktor-VIII-Mangel 420
Faktor-IX-Mangel 420
Familiensituation, behindertes
  Kind 27
Fanconi-Anämie, Knochenmarktransplantation 503
Farbe
– Erbrochenes 83
– Stuhl 81
– Urin 78
Federkissen 54
Fehlbildungen
– Bronchiektasen 246
– Nasen-Rachen-Raum, Asphyxie
  218
– Speiseröhre 573
– Zwerchfellhernie 572
Fehlerquellen, Blutdruckmessen
  70–71
Fehlgeburt 183
Feinnadeljejunostomie
  385
Felle, sterbendes Kind 526
Femurschaftfraktur, Weber-Bank
  594
Fencheltee 198
Fernmetastasen, Neuroblastom
  519

Fersenschoner, Dekubitusprophylaxe 91
Fetalzeit 531
fetomaternale Transfusion, Asphyxie 218
Fetopathia diabetica 192,
  228–229
– Blutgasanalyse 229
– Blutzuckertest 229
– Cortison 229
– Hämoglobin 229
– Infusionstherapie 229
– Krämpfe 229
– Nahrungsaufbau 229
– Pflege 229
– Phototherapie 229
– Vitalparameter 229
– Wärmebett 229
Fette 385
Fettemulsionen, Ernährung, parenterale 147
Fettsäuren, essentielle, ungesättigte
  385
Fettstuhl 80
– Hepatitis 372
Fettweis-Gips, modifizierter, Hüftdysplasie 655
feuchte Kammer, Hautfalten 340
Feuchtigkeitsverlust, Asthma bronchiale 243
Fibrin 408
Fibrinogen 408
Fieber 71–73
– Abfall 72
– Anstieg, Schüttelfrost 72
– Antipyretika 75
– aseptisches 72
– bakterielles 72
– Beobachtung 73
– Bronchiektasen 246
– Bronchiolitis 245
– Brustwickel 75
– Contusio cerebri 472
– Dekubitusgefahr 90
– Dekubitusprophylaxe 75
– Diabetes insipidus renalis 309
– Enzephalitis 441
– Epiglottitis 241
– Ernährung 76
– Frühgeborene 138
– Ganzkörperwäsche 75
– Hämatom, subdurales 436
– Harnwegsinfektionen 310
– hohes 71
– hyperpyretisches 71
– infektionsbedingtes 72
– Komplikationen 76–77
– Krisis 72, 76
– Krupp-Syndrom 239
– Lagerung 76

Fieber
- Laryngitis 239
- leichtes 71
- Leukämie 507
- Lysis 72, 76
- mäßiges 71
- Mastoidektomie 625
- Meningitis 440
- Neuroblastom 518
- Nierensteine 311
- Nierenversagen, akutes 302
- Obstipationsprophylaxe 76
- Orchitis 315
- Pankreatitis, akute 404
- Parotitisprophylaxe 76
- periodisches, Hodgkin-Syndrom 513
- pflegerische Maßnahmen 75
- Phasen 76
- Pleuritis exsudativa 251
- - sicca 250
- Pneumonie 247
- Pneumonieprophylaxe 76
- Puls, weicher 66
- Purpura Schoenlein-Henoch 422
- rheumatisches, Tonsillektomie 629
- Rhinitis 238
- Schüttelfrost 76
- Soorprophylaxe 76
- Thromboseprophylaxe 75
- Wadenwickel 110
- Wickel 75
- zentrales 72
Fieberdelir 77
- Wickel 77
Fieberkrampf 76–77, 441
Fieberphantasien 77
fiebersenkende Maßnahmen 75
Fieberverlauf 72
- intermittierender 73
- kontinuierlicher 72
- remittierender 72
- vom Dromedartyp 73
Findelhaus 4
Fingerkuppen, Blutentnahme 276
Fingernägel, Neugeborene, übertragene 206
Finger- und Zehennägel, Neugeborene 206
Finkelstein-Regel, Trinkmenge, Neugeborene 198
Finnström-Gestationsaltersbestimmung 121–122
Fixierung, operative Eingriffe 553
Fixierung des Patienten, Lumbalpunktion 501
Flachwarzen 193

Flankenschmerz, Bauchtrauma 591
Flaschen
- chemische Sterilisation 200
- Infektionsprophylaxe 363
- Nachbereitung 200
Flaschenbürste 200
Flaschennahrung
- gebrauchsfertige, Einwegflaschen 199
- - Einwegsauger 199
- Verabreichung 199–200
Flaschenwärmer, Nahrung 199
Flaschenwechsel, Redon-Drainage 557
Flow, Beatmungsgeräte 152
Flowmeter 123
Fluchtreflex 532
Flügelfell, Ullrich-Turner-Syndrom 291
Flüssigkeitsbedarf, Hyperbilirubinämie 210
Flüssigkeitsbilanzierung, onkologische Erkrankungen 500
Flüssigkeitsintoxikation, Magenspülung 389
Flüssigkeitstherapie
- Bronchitis, akute 242
- Krupp-Syndrom 240
- Rehabilitation 462
- Verbrennungen 596
Flüssigkeitsverlust, Erbrechen 141
Flüssigkeitsverschiebung 597
Fluor vaginalis 79
Folgenahrung 198
Follikulin 188
Fontanelle
- vorgewölbte, Hämatom, subdurales 436
- - Hirnblutung, intraventrikuläre 177
- - Hirntumoren 437
- - Meningitis 440
Foramen ovale 219, 319
Fortbewegung 38
- Raum, horizontaler 38
- - vertikaler 38
Fragealter 534
Frakturen 592–595
- Dauerzug-Pflasterextension 593
- Extremität, überlange 593
- Fußpulse 594
- Fußsohlenmassage 594
- Gipsverband 594
- Juckreiz 594
- Kindesalter 593
- Körperpflege 594
- Komplikationen 593

Frakturen
- Pflasterextension 594
- Pseudarthrose 593
- Versorgung, operative, Pflege 594
- Zeichen, sichere 592
Frauenmilch 190
Freiluftbehandlung 115
- Krupp-Syndrom 240
Freilufttherapie, Laryngitis 239
Fremdkörperaspiration 242–243
- Bronchoskopie 242
- Pflege 242–243
Fresh-frozen-Plasma 410
Frischluft, Anwendung 115
Frösteln, Meningitis 440
Fruchthöhle, Infektion, Frühgeburtlichkeit 121
Fruchtwasser
- erbsbreiartiges, Mekoniumaspirationssyndrom 207
- Tuberkulose 374
Frühform, Ekzem, atopisches 342
Frühgeborene 120
- Abdomen 141–142
- Allgemeinbefinden, Beurteilung 138
- Arzttermine 179
- Atemnotsyndrom 174–176
- Atmung 139
- Aufnahme 129–130
- Augen 141
- Ausdrucksmöglichkeiten 138
- Auskühlung 137
- Ausscheidungen 140–141
- Bäder 131
- Beatmung 129, 148–166
- Berührungsempfindlichkeit 138
- Besuchszeiten, uneingeschränkte 135
- Blutdruck 139
- Blutdruckmessen 70
- Blutgasanalyse, arterielle 155
- Bradykardie 139
- bronchopulmonale Dysplasie 172–174
- Definition 120
- Ductus arteriosus Botalli, persistierender 176
- Eiweißbedarf 195
- Eltern, Betreuung, psychologische 134
- - Erstkontakt zum Kind 133
- - Kinderarztvisite 134
- - Krankenpflegepersonal, Kommunikation 135
- - Partnerschaft 133
- - Selbstzweifel 133
- - Umgang 133–136

Frühgeborene
– Elterngruppen 135–136
– Embryonalstellung, Lagerungskissen in U-Form 131
– Enterokolitis, nekrotisierende 168–171
– Entlassungsgespräch 179–180
– Erbrechen 140–141
– Erstversorgung im Kreißsaal 127–129
– extrem unreife, Pflegeplanung 157–163
– Fieber 138
– Geburtsklinik 134
– Geräuschkulisse 131
– Hängematte aus Moltontüchern 131
– Haut und Schleimhäute 141
– Herzfrequenz 139
– Hygiene 134
– Hyperthermie 138
– Hypothermie 138
– Informationsaustausch 134
– Informationsbesuche 134
– Informationsheft 135
– Injektionen, intramuskuläre 570
– Inkubator 126–127, 129
– Intensivstation 123–127
– – Alltag 134
– Känguruh-Methode 131–133
– Körpertemperatur 71
– – Kontrolle 137–138
– Krankheitsbilder 167
– Lagerung 131
– langzeitbeatmete, Känguruh-Methode 132
– Lichteinwirkung 131
– Lidschluß, unvollständiger 202
– Magen, Fassungsvermögen 146
– Magensonde 143
– Magenverweilsonde 144
– Maßnahmen, unterstützende 134
– Minimal Handling 130
– Mundpflege 96
– Nahrungen 197
– Nahrungsaufbau 198
– neonatologische Intensivstation 180
– Pflege 119–185
– – Inkubator 136
– – sanfte 130
– Pflegedienst, externer 179
– Polaroidbild 135
– Puls 139
– Pulszählen 67
– Retinopathie 171–172
– Säure-Basen-Haushalt, Störungen 155

Frühgeborene
– Schmerzscore 555
– Skelett, Demineralisierung 195
– Soormykose 167
– Stillen 195–198
– Streß 130
– Temperaturmessung, rektale 138
– Thermoneutralpflege 136–137
– Unterkühlung 137
– Urinausscheidung 140
– Verlegung in ein Perinatalzentrum 129
– Vitalzeichen 139
– Wärmebett 138
– Wärmeverluste 137
– Wärmflaschen 106
Frühgeborenenintensivstation, Versorgungsschiene 123
Frühgeburt(lichkeit)
– Hirnblutung, intraventrikuläre 177
– Tokolyse 219
– Ursachen 121
Frühschwangerschaft, Aids 380
Frühsommer-Meningoenzephalitis (FSME) 440
Fruktosemalabsorption 397
FSH (follikelstimulierendes Hormon) 188, 274
FSME (Frühsommer-Meningoenzephalitis) 440
Funktion, menschliche, Kinästhetik 38
Furunkel 349
– Infrarotbestrahlung 349
Furunkulose 349
– Badezusätze, desinfizierende 349
– Hirnvenenthrombose 349
– Meningitis 349
– Pflege 349
– Sepsis 349
– Sinusthrombose 349
Fußbad, wechselwarmes 107
Fußdeformität 657
Fußmassage 118
Fußpilzerkrankungen 350–351
– Pflege 351
Fußpilzprophylaxe 350
Fußpulse, Frakturen 594
Fußsohlenmassage, Frakturen 594
Fußwanne 107

Gabelgriff, seitlicher, Eß-/Trinktherapie 463
Gärungsdyspepsie 81
Gärungsstuhl 81
Galaktosämie 270–271
– Guthrie-Test 258, 270

Galaktosämie
– Pflege 271
Gallengangsatresie, Leberzirrhose 403
Gammaglobuline, Thrombozytopenie und -pathie 421
Gang, taumeliger, Ataxien 454
Gangataxie, Epileptikaüberdosierung 443
Ganzkörperbestrahlung, Knochenmarktransplantation 505
Ganzkörpermassagen, bronchopulmonale Dysplasie 174
Ganzkörperwäsche
– aktivierende 48
– beruhigende 48
– Fieber 75
– Inkubator 136
– Knochenmarktransplantation 505
– Neugeborene 206–207
– – kranke 206–207
– Pflege 207
– Vorgehen 206
Gase, Anwendung 115
Gasfluß, kontinuierlicher, Beatmungsgeräte 151
Gastroenteritis 377
– hämorrhagische, hämolytisch-urämisches Syndrom 303
gastroösophagealer Reflux 394–395
Gastroschisis 576
– Ernährung, parenterale 147
– Pflege 576
Gaumenmandeln 232
Gaumenplatte, Lippen-Kiefer-Gaumen-Spalten 642
Gaumensegel 232
Gaumenspalten 640
Gaumenspalt-Sauger, Lippen-Kiefer-Gaumen-Spalte 644
Gazekompresse, Omphalozele 575
Geburt, Lippen-Kiefer-Gaumen-Spalte 642
Geburtsgeschwulst 85
Geburtsgewicht, niedriges, Neugeborene 120
Geburtstermin, zu erwartender, Naegele-Regel 120
Geburtrauma, Hämatom, subdurales 436
Geburtsverletzungen, Fetopathia diabetica 228
Gedeihstörungen
– Behandlung, stationäre 536
– Diabetes insipidus 281
– Eisenmangelanämie 415

Gedeihstörungen
- Galaktosämie 270
- Zöliakie 396
- zystische Fibrose 405
Gefäßdurchlässigkeit, vermehrte 422
Gefäße, Elastizität 67
Gefäßkrampf, Kälteeinwirkung 100
Gefäßtonus 100
Gehirnabszeß, septischer, Bronchiektasen 246
Gehirnentzündung s. Enzephalitis
Gehirnerschütterung 436
Gehirnprellung 436
Gehirnschaden, Asphyxie 218
Gehörgänge, Wattestäbchen 203
Gehörprüfungen 620–621
Gehversuche, Rehabilitation 466
Gelbeutel 110–111
Gelbfärbung, Haut 84
Gelegenheitskrämpfe 441–442
- Brustwickel 442
- Pflege 442
- Wadenwickel 442
Gelenkblutungen, Koagulopathien 420
Gelenkschmerzen, Eisauflagen 113
Gelenkschwellungen, Purpura Schoenlein-Henoch 422
Gelenkerkrankungen, Kontrakturen 94
Gelenkveränderungen
- rheumatoide 369
- Scharlach 369
Genitalbereich, Neugeborene, Pflege 203–204
Genitalhypoplasien, Wachstumshormonmangel 281
Geräuschkulisse, Frühgeborene 131
Gerinnsel, Blutgasanalyse, kapilläre 157
Gerinnung 408
- Leberzirrhose 403
- Verbrennungen 599
Gerinnungsfaktoren 201, 408
Gerinnungspräparate 410
Gerinnungsstörungen, Leukämie 509
Geruch
- Stuhl 81
- Urin 79
Geruchsstimulation 48
Gesäßmuskel, mittlerer, Injektionen, intramuskuläre 570
Geschlechtsdrüsen 275

Geschlechtsentwicklung
- Störungen 290–291
- - Pflege 291
Geschlechtsmerkmale
- primäre, Reifung 535
- sekundäre 275
- - adrenogenitales Syndrom 287
- - Pubertas praecox 290
- - Reifung 535
Geschmacksstimulation 48
Geschmacksveränderungen, Muttermilch 194
Gesicht, Pflegecreme 340
Gesichtsausdruck
- Athyreose 285
- maskenhafter, Enzephalitis 441
- Pylorusstenose, hypertrophe 395
Gesprächsverlauf, Dokumentation, operative Eingriffe 551
Gestationsalter
- Bestimmung nach Finnström 121–122
- Neugeborene 188
Gesundheitsaufklärung 7
Gesundheitsreformgesetz, häusliche Kinderkrankenpflege 660
Gewebereaktionen, lokale, injektionsbedingte 568
Gewichtsabnahme/-verlust
- Colitis ulcerosa 398
- Crohn-Krankheit 398
- Neugeborene 192
- Neuroblastom 518
- neuromuskuläre Erkrankungen 444
- Phäochromozytom 289
- physiologische, Neugeborene 533
- Pylorusstenose, hypertrophe 395
- Wilms-Tumor 522
Gewichtskontrolle, onkologische Erkrankungen 500
Gewichtssteigerung, physiologische, Anorexia nervosa 543
Giebelrohr 93
Giemen 64
- Asthma bronchiale 243
von Gierke-Krankheit 270
Gift, Absorption 672
Giftentfernung
- primäre 671
- sekundäre 671
Giftnotrufzentren, Rufnummer 670
Gingivitis 95
Gipsretention, Hüftdysplasie 655

Gipsverband 563–564
- Frakturen 594
- Klumpfuß, kongenitaler 657
Gitterbetten, Abstand der einzelnen Gitterstäbe 52
Glasampullen, Injektionen, subkutane 255
Glasgow-Coma-Scale 86
- Bewußtseinslage 554
- Schädel-Hirn-Trauma 437–438
Glasspritzen 568
Gleichgewicht
- emotionales 470
- Rehabilitation 470
Gliadin 396
Gliederschmerzen
- Cushing-Syndrom 287
- Meningitis 440
Glomerula 294
Glomerulonephritis, akute 304–308
- Pflege 304–305
- Pflegeplanung 305–308
- Tonsillektomie 629
- Vasopathien 422
Glomerulopathien 304–305
Glukagon 254
- Hypoglykämie 261
Glukokortikoide 274
- allergische Reaktionen 274
- Asthma bronchiale 244
- Colitis ulcerosa 398
Glukose
- Fetopathia diabetica 228
- Hypoglykämie 261
Glukoselösung, Neugeborene 198
Glukosetoleranztest, Blutzuckerbestimmung 257
Glukosurie, Diabetes mellitus 258
Glukuronsäure 208
Gluten, Allergie 396
Glycerin-Lemon-Stäbchen, Mundpflege 96
Glykogenose 270
- Ernährungsberatung 270
- Pflege 270
- Typ I von Gierke 270
GÖR s. Reflux, gastroösophagealer
Goldgeist®, Kopfläuse 355
Graft-versus-host reaction, Knochenmarktransplantation 503
Greifreflex 532
Grenzen, Erprobung, Entwicklung 31
Grünholzfraktur 593
Grundbedürfnisse 45–46
Grundpositionen 38
Grundrhythmus, geregelter 46
Grundumsatz 385

Gürtelrose, Windpocken 365
Gummibauch, Pankreatitis, akute 404
Gummi- oder Plastikunterlage 54
Gummiwärmflasche 105
Guthrie-Test 258
– Ahornsirupkrankheit 258
– Galaktosämie 258, 270
– Phenylketonurie 258, 271
Gynäkomastie, Klinefelter-Syndrom 291

H$_2$-Blocker
– Pankreatitis, akute 404
– Reflux, gastroösophagealer 394
Haarausfall
– Eisenmangelanämie 415
– Epileptikaüberdosierung 443
– Hyperthyreose 286
– Zytostatikatherapie 491
Haarpflege 342
Haarwäsche
– aktivierende 48
– beruhigende 48
Hämangiom, kutanes 85
Hämaskos, Bauchtrauma 591
Hämatokrit
– Blutverlust 414
– Hirnblutung, intraventrikuläre 177
– Verbrennungen 599
Hämatom(e) 85
– Blutentnahme 280
– Bluter 85
– Hypospadie 590
– injektionsbedingte 568
– Kindesmißhandlung 85
– Leukämie 507
– subdurale 436
– – Pflege 436
Hämaturie
– Bauchtrauma 591
– Glomerulonephritis, akute 304
– Hydronephrose 584
– Koagulopathien 420
– Niereninsuffizienz, chronische 303
– Nierensteine 311
– Nierenversagen, akutes 302
– Thrombozytopathie 421
– Wilms-Tumor 522
Hämodialyse 314
– Cimino-Brescia-Fistel 314
– – Pflege 314
– Vergiftungen 671
Hämoglobin
– Anämie 507
– Fetopathia diabetica 229
– Verbrennungen 599

Hämoglobinämie, Nierenversagen, akutes 302
Hämoglobingehalt, Blutverlust 414
Hämoglobinurie, Nierenversagen, akutes 302
Hämolyse 408
– Bluttransfusionen 413
Hämolysekrankheit 210–217
– Anti-D-Immunglobulin 211
– Antikörper 210
– Blutaustauschtransfusion 212–216
– Bluttransfusion, intrauterine 211
– Herzinsuffizienz 211
– Ödeme 211
– Pflege 211
hämolytisch-urämisches Syndrom 303
– Pflege 303
Hämophilie
– Notfallausweis 420
– Pflege 420
Hämophilie A 420
Hämophilie A/B s.a. Bluter
Hämophilie B 420
Haemophilus
– influenzae, Epiglottitis 240
– pertussis 369
hämorrhagische Diathese 420
– s.a. Blutungsneigung
Hämothorax
– Reanimation 675
– Skoliose 651
Händedesinfektion 362
– Broviac-Katheter 497
– hygienische 362
– Inkubatorpflege 136
– Knochenmarktransplantation 505
– Pleurapunktion 233
– Verbandwechsel 567
Hängematte aus Moltontüchern, Frühgeborene 131
häusliche Kinderkrankenpflege 560–569, 659
– Aufgaben 662–663
– Beispiele 662
– Bundessozialgesetzbuch 660
– Dienstplanung 661
– Entwicklung 660
– Gesundheitsreformgesetz 660
– Hausbesuch, erster 663
– – zweiter 663
– Organisation, interne 661
– Organisationsformen 661
– Pflegeauftragsbogen 663
– Pflegeversicherung 660

häusliche Kinderkrankenpflege
– rechtliche Grundlagen 660–661
– Sozialgesetzbuch 660
– Sozialstation 661
– sterbendes Kind 663–667
– Übernahmebesuch 662
– Übernahmegespräch 663
– Vereine, gemeinnützige 661
Halbbad 106
Halbseitenlähmung
– Bewegungsstörungen, zerebrale 480
– doppelseitige, Bewegungsstörungen, zerebrale 480
– – Rehabilitation 460
– Rehabilitation 460
Hals
– Inspektion 622
– Operationen 636–640
– Palpation 622
– Untersuchungen 621–622
Halswickel
– kalter 111
– Mumps 368
Halten des Kindes
– Untersuchungen und Eingriffe in Nase und Hals 618
– – am Ohr 618
Haltungsbewegung 36–37
Handdesinfektion s. Händedesinfektion
Handerkrankungen 350–351
Handgriffe, festgelegte, Kinästhetik 33
Handotoskop, Ohrspiegelung 620
Handpilzerkrankungen, Pflege 351
Handrückenvene
– Blutentnahme 277
– Punktion 278
Handschuhe
– Infektionsprophylaxe 362
– sterile 362
Handtücher 341
Harn
– Ammoniakgeruch 79
– Aussehen 78
– Azetongeruch 79
– Beobachtung 77–79
– bierbrauner 79
– – Hepatitis 372
– – Hyperbilirubinämie 209
– dunkelgelber 79
– – Hyperbilirubinämie 209
– Farbe 78
– fleischwasserfarbener 79
– Geruch 79
– – obstartiger 79

Harn
- Konzentration 78
- pH-Wert 79
-- Leukämie 509
- rostbrauner 79
- Schnellteststreifen 140
- spezifisches Gewicht 78
- übelriechender 79
- wasserklarer, Diabetes insipidus 281
Harnamylase, Pankreatitis, akute 404
Harnausscheidung
- Frühgeborene 140
- nächtliche 78
- Neugeborene 140
- postoperative 555–556
- sterbendes Kind 181
- Verbrennungen 599
- vermehrte 78
- verminderte 77
Harnblase 294
- Abflußbehinderung 584
- Einmalkatheterismus 298–299
Harnblasenableitung, supra-
  pubische, Verbrennungen 598
Harnblasenentleerungsstörung,
  Megaureter 585
Harnblasenfunktion Coma vigile 458
Harnblaseninstillation 300
Harnblasenkatheter 298–301, 558
- s.a. Katheter
- beim Jungen 299
- Lagerung 299
- beim Mädchen 299
- sterbendes Kind 665
- suprapubischer 301–302, 558
-- Lagerung 301
- transurethraler, Hypospadie 590
- Verbrennungen 598
Harnblasenpunktion 296
- Lagerung 296
Harnblasenspülung 300
Harnblasensteine 584
Harnblasentraining, Enuresis 547
Harnblasenverweilkatheter
  299–301, 584
- Desinfektionslösung 300
- Entfernen 301
- Katheterwechsel 300
- Umgang 300
Harndrang 294
- häufiger 78
Harnentleerung 78
Harngewinnung, Methoden 297
Harninkontinenz 78
- Hirntumoren 437

Harninkontinenz
- Hydronephrose 584
- Rehabilitation 467
Harnkultur 140
- Harnwegsinfektionen 310
Harnleiter 294
Harnleiterausgang, künstlicher,
  Megaureter 586
Harnmenge 77
- durchschnittliche, altersabhängi-
  ge 77
- Veränderungen 77–78
harnpflichtige Substanzen 295
Harnproduktion, fehlende 78
Harnretention 78
Harnröhre 294–295
Harnsäure 295
Harnsediment 295
Harn-Stix 297
Harnstoff 295
Harnstundenmenge, Verbrennun-
  gen 598
Harnvergiftung 78
Harnverhalten 78
Harnwegsinfektionen 310–311
- Pflege 311
- Wilms-Tumor 522
Harnzuckerbestimmung 257–258
Hauptblutgruppen 408
Hauptbronchien 232
Haut
- Anatomie 338
- Basalschicht 338
- Beobachtung 84–86
- Blaufärbung 84
- Feuchtigkeit, Veränderung 85
- Früh-/Neugeborene 141
- Gelbfärbung 84
- kaltschweißige, bronchopulmo-
  nale Dysplasie 172
- Keratin- bzw. Hornschicht 338
- Marmorierung 84
- Melanin 338
- Phagozyten 338
- Physiologie 338
- Rezeptoren 338
- Rötung 84
- Rückfettung 341
- Säuremantel 338
- Tastkörperchen 338
- trockene, schuppige 85
- Verhornungsstörung 355
Hautabstrich 338
Hautabszesse 349
- Pflege 349
- Staphylokokken 349
Hautbeobachtung, sterbendes Kind 181
Hautbiopsie 339

Hautblutungen
- punktförmige 85
-- Purpura Schoenlein-Henoch 422
Hautdurchblutung
- Dekubitusprophylaxe 91
- vermehrte 100
- verminderte 100
Hautemphysem, Tracheotomie 636
Hauterkrankungen
- Dekubitusgefahr 90
- Pflege 342–357
Hautfarbe
- Herz-Kreislauf-Stillstand 673
- Veränderungen 84
Hautirritationen, Inhaltsstoffe 341
Hautkolorit
- schmutziges 84
- wächsernes 84
Hautmetastasen, Neuroblastom 519
Hautöle, Milcheinschuß 193
Hautpflege
- Dekubitusprophylaxe 90
- Hyperbilirubinämie 210
- bei Jugendlichen 340
- beim Kind 339
- beim Klein-und Schulkind 340
- Materialien 341–342
- beim Säugling 339–340
Hautpigmentierung, Addison-Syn-
  drom 288
Hautreizungen
- Baumwollkleidung, weiche 342
- Seifenreste 342
- Waschmittel, scharfe 342
Hautrötung 100
Hautschädigungen
- Radikale, freie 340
- UV-Bestrahlung 114
Hautschuppen, Entnahme 338–339
Hautschutz, Sonnenbad 114
Hautschutzcreme, Einmalwindeln 204
Haut-Stanzbiopsie 339
Hauttherapeutika, Körperpflege-
  mittel 342
Hauttransplantation
- Juckreiz 603
- Keloidbildung 603
- Pflege 603
- Verbrennungen 603
- Verbrühungen 603
Hautturgor
- Ernährung, parenterale 148
- schlechter 85
- Veränderungen 85

Hautveränderungen, chronisch-
entzündliche 344
Hautzustand 84
– Rehabilitation 468
HbA1-Wert, Diabetes mellitus
257
HbS-Anomalie 416
Hebamme 4
Heben, Abstimmen der Rhythmik
57
Heberdrainage 556
Hecheln 63
Heilbäder, desinfizierende, Impeti-
go contagiosa 348
Heilnahrung, Durchfallerkrankun-
gen, infektiöse 378
Heiserkeit
– Krupp-Syndrom 239
– Laryngitis 239
Heizdecke 109
Heizkissen 109
Heizung, Beatmungsgeräte 151
Heliotherapie 100
Hemiparese 452
– spastische 452
Hemiplegie, spastische
– Bewegungsstörungen, zerebrale
480
– Rehabilitation 460
Hemmungsfehlbildung, Omphalo-
zele 575
Heparinsalbenverband
– Phlebitis 495
– Thrombophlebitis 495
Hepatitis 372–374
– Bluttransfusionen 409, 411
– chronische, Crohn-Krankheit
398
– Desinfektion, laufende 374
– epidemica 372
– Isolierung 373
– Pflege 373–374
– Schlußdesinfektion 374
Hepatitis A 372–373
Hepatitis B 372–373
– Blutentnahme 275
– Koagulopathien 420
– Leberzirrhose 403
– Muttermilch 194
Hepatitis C 373
– Bluttransfusionen 409
– Leberzirrhose 403
– Muttermilch 194
– Non-A-Non-B-Hepatitis 372
Hepatitis D 372–373
Hepatoblastome 488
Hepatomegalie, Galaktosämie
270
Herausnehmen des Kindes aus dem
Bett nach Bobath 464–466

Herpes labialis 96
Herpesinfektion
– Aids 380
– onkologische Erkrankungen
506
– Windpocken 365
Herz-Atem-Stillstand, Erkennen
673
Herzdruckmassage s. Herzmassage
Herzerkrankungen
– Neugeborene 192
– Spezialbett 53
Herzfehler, Ullrich-Turner-Syn-
drom 291
Herzfrequenz
– Asphyxie 218
– Frühgeborene 139
– – Beatmung 153
– Neugeborene 139
– Verbrennungen 599
Herzinsuffizienz 329–330
– Digitalisüberdosierung 330
– Diuretika 330
– Hämolysekrankheit 211
– Kardiomyopathie, dilatative
334
– Lagerung 330
– Myokarditis 334
– Niereninsuffizienz, chronische
303
– Pflege 329–330
– Puls, schlecht gefüllter 66
– – weicher 66
Herzkatheterlabor 326
Herzkatheteruntersuchung
326–327
– Pflege 327
Herz-Kreislauf-Stillstand
– Sondierung 387
– Symptome 673
Herz-Lungen-Maschine
334–335
Herz-Lungen-Maschine
– Mekoniumaspirationssyndrom
207
– PFC-Syndrom 220
Herzmassage
– Reanimation 674
– Säuglinge 675
Herzoperationen
– Dekubitusprophylaxe 336
– Drainagen 336
– Pflege 334–336
– – postoperative 335–336
– – präoperative 335
– Venenkatheter, zentraler
336
– Verbandwechsel 336
Herzrhythmusstörungen, Herzin-
suffizienz 329

Herzschrittmacher 328
– interner 328
– Pacerkabel, Ziehen 328
– Zwei-Kammer-Systeme 328
Herztöne, kindliche, Asphyxie
219
Herztransplantation, Kardio-
myopathie, dilatative 334
Herzwand 318
HGH (human growth hormone)
274
HHL (Hypophysenhinterlappen)
274
Hickman-Katheter, Zytostatikathe-
rapie 496
Hierarchie innerhalb der Familie,
ausländische Kinder 22
Hilfsmittel
– in der Klinik, Reanimation
673–674
– Eßtherapie 462
Hilusdrüsen-Tuberkulose 374
Himbeerzunge, Scharlach 86,
368
Hinfallen 444
Hirnanhangsdrüse 274
Hirnbasisgliome 437
Hirnblutung 480
– Asphyxie 218
– intraventrikuläre 177–179
– – Hydrozephalus 178
– – Krankengymnastik 178
– – Lumbalpunktion 178
– – Pflege 178
– – Physiotherapie 178
– – Rooming-in 178
– Krampfanfall mit Apnoe 172
– periventrikuläre 177–179
– Risikofaktoren 177
– Thrombozytopenie 421
Hirndrucksteigerung/-zeichen
– Contusio cerebri 472
– Erbrechen 141
– Hirntumoren 437, 439
– Hydrozephalus 435
– Medulloblastom 524
– Meningitis, tuberkulöse 375
– Puls, gut gefüllter 66
Hirnhautentzündung s. Meningitis
Hirnödem
– Asphyxie 219
– Enzephalitis 441
Hirnquetschung 436
Hirnschädigung
– hypoxisch-ischämische 177
– Tetraparese 452
Hirnstammaudiometrie (BERA)
621
Hirnstammtumoren 437
Hirntod, Asphyxie 218

Hirntumoren   437–439, 480
– Bewußtseinstrübung   86
– Gelegenheitskrämpfe   441
– Pflege   439
Hirnvenenthrombose, Furunkulose
   349
Hirschsprung-Krankheit   580–581
– Anus praeter   580
– Darmspülung, orthograde   580
– Enterokolitis   580
– Komplikationen   580
– Pflege   580–581
– Rektoskopie   580
– Rektummanometrie   580
Hirsutismus, Cushing-Syndrom
   287
Histokompatibilitätsantigene, Kno-
   chenmarktransplantation   503
HIV-Infektion
– Bluttransfusionen   411
– Koagulopathien   420
HIV-positive Mütter
– Aids   380
– Muttermilch   194
HLA (human leucocyte antigen),
   Leukämie   510
Hochlagerung, Reflux, gastroöso-
   phagealer   395
Hochnehmen des Kindes   465
Hochstetter-Methode, Injektionen
   570–571
Hoden   275
– ektopischer   588
Hodenbänkchen, Hodenhochstand
   588
Hodenentzündung s. Orchitis
Hodenhochstand   588–589
– Hodenbänkchen   588
– Hodentorsion   588
– Hormonkur   588
– Orchitis   588
– Pflege   588
Hodenlagerung, Leistenhernie
   587
Hodentorsion   589
– Hodenhochstand   588
– Pflege   589
Hodgkin-Lymphom   513–514
– Klassifikation   513
– noduläre Sklerose   513
– Prognose   514
– Splenektomie   514
– Sternberg-Reed-Zellen   513
Höhensonne, Umgang   114
Hörmeßverfahren, apparatives
   621
Hörstörungen
– Bewegungsstörungen, zerebrale
   480
– Entwicklungsverzögerung   486

Hörstörungen
– Frühförderung   620
– Sprachstörungen   620
hörverbessernde Operationen
   623–625
– Ohrenschmerzen   624
– Perichondritis   624
– Pflege   624
Hörvermögen
– Rehabilitation   468–469
– Störungen   469
Hohlfuß   657
Hohlnadeln, scharf geschliffene
   568
Hohlwarzen   193
homöostatische Kontrolle, Ent-
   wicklungsstufen   31
Homosexualität
– Adoleszenz   536
– Pubertät   536
Honeymoon-Periode, Zwerchfell-
   hernie   572
Hopital des enfants malades
   6
Hormone   274
Hormonkur, Hodenhochstand
   588
Hormonstörungen, Beta-Thalass-
   ämie   415
Hormontransport, Blut   408
Hospitalismuserscheinungen, Pro-
   teststadium   18
Hüftdysplasie   655–657
– Beckenbeingips   655
– Braun-Schiene   655
– Extensions-Repositions-Behand-
   lung   655
– Fettweis-Gips, modifizierter
   655
– Gipsretention   655
– Hüftkopfüberdachung nach Sal-
   ter   655
– Pavlik-Bandage   655
– Pflege   656–657
– Spreizhöschen   655
– Therapieformen   655
Hüftkopfnekrose, Epiphysiolysis
   capitis femoris   658
Hüftkopfüberdachung nach Salter,
   Hüftdysplasie   655
Hüftluxation
– Pflege   656–657
– Spina bifida   444
– Tetraparese   452
Humanalbumin   410
– Schock, anaphylaktischer
   413
Humaninsulin   262
Hummerschwanzkanüle, Tracheal-
   kanülen   637

Hunger
– Erleben   46
– Pylorusstenose, hypertrophe
   395
Hungerstuhl   80
Husten   64
– bellender, Krupp-Syndrom
   239
– – Tracheitis   239
– Bronchiektasen   246
– Herzinsuffizienz   329
– keuchhustenähnlicher   405
– Pleuritis exsudativa   251
– trockener, Bronchitis, akute
   241
– – Fremdkörperaspiration
   242
– – Krupp-Syndrom   239
– zystische Fibrose   405
Hustenreiz
– Magensonde   145
– Tracheostoma   639
HVL (Hypophysenvorderlappen)
   274
HVL-Hormone   274
Hydramnion
– Duodenalatresie   577
– Ösophagusatresie   574
Hydrocephalus
– s.a. Hydrozephalus
– internus   434
Hydronephrose   583–585
– Pflege   584
Hydrops fetalis   211
– Anämie   211
– Asphyxie   218
– Pflege   212
– Pleuradrainage   212
– Venenverweilkatheter   212
Hydrotherapie   100
Hydrozele   587–588
– Pflege   587
Hydrozephalus   434–436
– s.a. Hydrocephalus
– Dekubitusprophylaxe   435
– Erbrechen   141
– externus   434
– Hirnblutung, intraventrikuläre
   178
– Liquordrainage   178
– Mundpflege   436
– Nahrungsaufbau   436
– Parotitisprophylaxe   436
– Pflege   435
– Pneumonieprophylaxe
   436
– Spina bifida   446
– – cystica   444
– Ventildrainage   435
– Ventrikelpunktion   431

Hygiene
- Abpumpen, Muttermilch 196
- Aids 381
- Bluttransfusionen 411
- Durchfallerkrankungen, infektiöse 377
- Impetigo contagiosa 348
- Infektionen 360–362
- Kinderlähmung 376
- Mykosen 351
- Phimose 591
- Skabies 352
- Stillen 193
Hygieneplan, Schlußdesinfektion 363
Hyperämie 100
- lokale 93
- reaktive 100
Hyperbilirubinämie 208–210
- Flüssigkeitsbedarf 210
- hämolytische 211
- Hautpflege 210
- Hydrops fetalis 211
- Komplikationen 209
- Pflege 210
- Phototherapielampe 209
- Schlafbedürfnis 209
- Schlappheit 209
- Trinkschwäche 210
- Trinkunlust 209
- Urin, bierbrauner 209
- - dunkelgelber 209
Hyperchlorämie, Diabetes insipidus renalis 310
Hyperglykämie 254, 257
- Ernährung, parenterale 147
Hyperkaliämie, Addison-Krise 289
Hyperkortisolismus 287
Hypernatriämie, Diabetes insipidus renalis 309
Hyperpyrexie, Enzephalitis 441
Hyperthermie 71
- Frühgeborene 138
Hyperthyreose 286
- Pflege 287
- Schilddrüsenhormone 286
- TRH-Stimulationstest 286
Hypertonie
- arterielle 309
- - Pflege 309
- Blutdruck 68
- Cushing-Syndrom 287
- Glomerulonephritis, akute 304
- Niereninsuffizienz, chronische 303
- Nierenversagen, akutes 302
- Phäochromozytom 289
- pulmonalarterielle, Bronchiektasen 246

Hypertonie
- Puls, gut gefüllter 66
- - harter 66
Hyperventilation
- Asthmaanfall 244
- Atemnot 61
- Blutgasanalyse, kapilläre 157
- PFC-Syndrom 220
Hypervolämie, Venendruck, zentraler 319
Hypoglykämie 254, 257
- Addison-Krise 289
- Addison-Syndrom 288
- Diabetes mellitus 261, 264
- Glukagon 261
- Glukose 261
- Glykogenose Typ I 270
- operative Eingriffe 553
- Wachstumshormonmangel 281
Hypogonadismus, Pubertas tarda 290
Hypokalzämie 216
- Asphyxie 218
- Fetopathia diabetica 228
- Gelegenheitskrämpfe 441
Hypokinese, Choreathetosen 453
Hypophyse 274
Hypophysenerkrankungen 280–285
- Pflege 282
Hypophysenhinterlappen (HHL) 274
Hypophysenhinterlappenhormone 274
Hypophysenvorderlappen (HVL) 274
- Prolaktin 189
Hypoproteinämie
- nephrotisches Syndrom 308
- Verbrennungen 598
Hypospadie 589–590
- Bettenbogen 590
- Hämatome 590
- Katheter, transurethraler 590
- Meatusstenose 589
- Nachblutungen 590
- Nahrungsaufbau 590
- Pflege 590
- Schmerztherapie 590
- Sitzbad, tägliches 590
- Verbandwechsel 590
Hypothalamus 274
Hypothermie
- Frühgeborene 138
- Hirnblutung, intraventrikuläre 177
- Postaggressionsstoffwechsel 599

Hypothyreose 285
- angeborene 285
- Pflege 286
- postnatal erworbene 285
- Pubertas tarda 290
- sekundäre, hypophysäre 285
- TSH-Screening 286
Hypotonie
- Addison-Syndrom 288
- Blutdruck 68
- Medulloblastom 524
- Puls, schlecht gefüllter 66
- Werdnig-Hoffmann-Muskelatrophie 446
Hypoventilation, Sauerstofftherapie 323
Hypovolämie
- operative Eingriffe 553
- Venendruck, zentraler 319
Hypoxämie, Sauerstofftherapie 323
Hypoxie, Hydrops fetalis 211

Ich 530
Icterus
- s.a. Ikterus
- neonatorum 209
Identitätskonflikte, Pubertät 536
Ifosfamid 490
IH (Inhibiting-Hormone) 274
Ikterus
- s.a. Icterus
- Athyreose 285
- Beta-Thalassämie 415
- Hepatitis 372
- Leberzirrhose 403
- Neugeborene 192
Ileostomie 558
Ileum 384
Ileus
- mechanischer, Omphalozele 575
- paralytischer, Appendizitis 582
- - Omphalozele 575
- - postoperativer 556
Immunglobuline 410
- Mineralien 195
- Nährstoffe 195
Immunphänotypisierung, Leukämie 508
Immunsuppressiva, Knochenmarktransplantation 504
Impedanzpneumographie, Atemüberwachung 154
Impetiginisation 348
Impetigo contagiosa 347–348
- Antibiotika 348
- Heilbäder, desinfizierende 348

Impetigo contagiosa
- Hygiene 348
- Kaliumpermanganatbäder 348
- Pflege 348
- Salizylvaseline 348
- Staphylokokken 347
- Streptokokken 347
- Streptokokkennephritis 348
Impffieber 72
Impfplan, Kinder 361
Inappetenz, Neuroblastom 518
infantil-genitale Phase 534
Infektanfälligkeit, Beta-Thalass-
  ämie 415
Infektionskrankheiten 359–381
- Asthma bronchiale 243
- Blutaustauschtransfusion 216
- Cortisolmangel 288
- endogene 360
- exogene 360
- Hygiene 360–362
- injektionsbedingte 568
- Isolierung 360–369
- Neugeborene 192
- Pflege 364–381
- Pleurapunktion 235
- Übertragungswege 360
Infektionsprophylaxe 361–363
- Desinfektion 362
- Eßgeschirr 363
- Flaschen 363
- Handschuhe 362
- Müll 363
- Patientenwäsche 362
- Pflegekittel 362
- Pflegematerial 363
- Pflegeutensilien 363
- Reinigung des Zimmers 363
- Sauger 363
- Spielzeug 363
- Untersuchungsmaterial 363
Infektionsrisiko, hohes, Isolierung
  361
Infektionsschutz, Zytostatikathera-
  pie 496
Influenzavirus-Infektion 371–372
- Atemtherapie 372
- Inkubationszeit 371
- Pflege 371–372
- Pneumonieprophylaxe 372
- Salbei 371
- Tröpfcheninfektion 371
- Vibrationsmassage 372
Information, Aszitespunktion
  392
Informationsaustausch, wechselsei-
  tiger, Kinästhetik 33
Infrarotbestrahlung, Furunkel
  349
Infrarotlichtbestrahlung 109

Infusionen
- Hydronephrose 584
- paravenöse, Zytostatikatherapie
  495
- sterbendes Kind 181
- Zytostatikatherapie 494–500
Infusionslösungen, Zubereitung,
  Ernährung, parenterale 147
Infusionspumpen, Zytostatikathe-
  rapie 499–500
Infusionsspritzpumpen, Zytostati-
  katherapie 500
Infusionstechnik, Zytostatikathera-
  pie 499
Infusionstherapie 211
- Enterokolitis, nekrotisierende
  170
- Fetopathia diabetica 229
- operative Eingriffe 553
- Verbrennungen 597–598
Infusomaten, Zytostatikatherapie
  499
Ingestionsunfälle
- s.a. Vergiftungen
- Vorgehen 670–671
Inhalationen 100, 115–117
- Asthma bronchiale 244
- bronchopulmonale Dysplasie
  174
- Inhalationsmaske 116
- Kamillendampfbad 117
- Laryngitis 239
- mit einem Mundstück 117
- Pneumonieprophylaxe
  93
- sterbendes Kind 665
Inhalationsgeräte 116
- Gasversorgung, zentrale, Druck-
  luftgeräte 116
Inhalationsmaske, Inhalationen
  116
Inhalationstrauma
- Atemtherapie 604
- Verbrennungen 598, 600
Inhalationszusätze 116
Inhibiting-Hormone (IH) 274
Injektionen 567–572
- Arten 568
- Crista-Methode nach Sachtleben
  570
- intramuskuläre 569–572
-- Aspirationsprobe 571
-- Aufsuchen der Stelle
  569–570
-- Gesäßmuskel, mittlerer 570
-- Lagerung 571–572
-- Oberschenkel 569
-- Verabreichen 571
- Koagulopathien 421
- Komplikationen 568

Injektionen
- Materialien 568–569
- Medikamentengabe 567
- paravasale, Zytostatikatherapie
  496
- subkutane 254–256
-- Desinfektionsmittel 255
-- Glasampullen 255
-- Lagerung 255
-- Nachsorge 255
-- Stechampullen 255
- ventroglutäale nach von Hoch-
  stetter 570–571
Inkubationszeit
- Influenzavirus-Infektion 371
- Keuchhusten 369
- Masern 366
- Mumps 368
- Pfeiffer-Drüsenfieber 372
- Rhinitis 238
- Röteln 365
- Scharlach 368
- Windpocken 365
Inkubator 126–127
- Analatresie 578
- Aufbau 126
- Bettwäsche 136
- Desinfektion 127
- Frühgeborene 126–127, 129
- Funktion 126
- Ganzkörperwaschung 136
- Gastroschisis 576
- Ösophagusatresie 574
- Reinigung 127
- Transportinkubator 129
- Vollbad 136
Inkubatorpflege, Händedesinfekti-
  on 136
Innenknöchelschlagader, Pulskon-
  trolle, Stellen, geeignete 67
Innenohrschwerhörigkeit, Audio-
  metrie 621
Inspektion
- Hals 622
- Mundhöhle 621
Inspiration 233
Inspirationsschlauch, Beatmungs-
  geräte 151
Inspirationsverhältnis, Beatmungs-
  geräte 152
Insulin 254
- Fetopathia diabetica 228
- kristallines 263
- reines 262
Insulinbedarf, Diabetes mellitus
  Typ I 263
Insulininjektion
- Nachsorge 256
- Pen 256
- subkutane 256, 262

Insulinmangel 258
– Auswirkungen 259
Insulinpräparate 263
Insulinpumpen 264
Insulinspritzen 568
Insulin-Stimulationstest
– Kleinwuchs, endokriner 281
– Minderwuchs, hypophysärer
  281
Insulintherapie
– Basis-Bolus-Konzept 264
– Diabetes mellitus 262–264
– Einmalplastikspritzen 262
– intensivierte 264
– Spritz-Eß-Abstand 263
Integrationsstadium, Rehabilitation
459
Intensivbett 53
– Brandverletzungen 606
intensivpflichtige Kinder, Überwa-
chung 554
Intensivstation
– Frühgeborene 123–127
– Neugeborene 123–127
– Versorgungsschiene 123
Intensivtherapie, Atemnotsyndrom
175
Intentionstremor, Medulloblastom
524
Interaktionen
– Bezugspersonen, Kinästhetik 33
– Kinästhetik 33
– menschliche 31
Interaktionsfähigkeit 30
– taktil-kinästhetische 40
Interaktions- und Lernfähigkeit,
menschliche, Kinästhetik 32
Interaktionspartner 30
Intertrigo 343, 346–347
– Kamillebäder 108
Intrakutantest nach Mendel-Man-
toux 364
Intubation 148–150
– Absaugen, endotracheales 165
– Brandverletzungen 607
– Epiglottitis 241
– Laryngoskop 149
– Laryngoskopspatel 149
– Magill-Zange 149
– Reanimation 129
– Tuben 149
– Vorgehen 149
Intubationsnarkose
– Tonsillektomie 629
– Verbrennungen 600
– Verbrühungen 600
Invagination 581–582
– Anus praeter 582
– Darmpolypen 581
– Kolonkontrasteinlauf 581

Invagination
– Meckel-Divertikel 579, 581
– Nahrungskarenz 581
– Pflege 581
– Vitalzeichen 581
Ipecacuanhafluidextrakt, Erbre-
chen, induziertes 671
Isoagglutinine, Blutplasma 408
Isolierung
– Hepatitis 373
– Infektionen 360–369
– Infektionsrisiko, hohes 361
– Keuchhusten 370
– Masern 367
– Pfeiffer-Drüsenfieber 372
– psychische Belastung 360
– Scharlach 369
– Skabies 352
– Windpocken 365
Isolierung des Patienten, Knochen-
marktransplantation 504
Isosthenurie 78

Jacutin®
– Einwirkzeit 353
– Kopfläuse 354
– Krätze/Skabies 352
– Säuglinge 352
Jamshidi-Nadel, Knochenmark-
punktion 503
Jejunalsonde, Duodenalstenose/
-atresie 577
Jejunum 384
Jodverwertungsstörung 285
Juckreiz
– Diabetes mellitus 260
– Frakturen 594
– Hauttransplantation 603
– Hodgkin-Syndrom 513
– Leberzirrhose 403
– Neurodermitis 344
Jugendalter 535–536
Jugendamt
– Kindesmißhandlung 681
– Kindesvernachlässigung 681
Jugendbett 53
Jugendliche, Lippen-Kiefer-Gau-
men-Spalten 642

Kachexie, Anorexia nervosa 541
Kälteanwendung 110–113
– Brustwickel nach Kneipp 110
– Eisblase 113
– Eiskompresse 113
– Eiskrawatte 111
– Eis-Plastikkompresse 111
– Gelbeutel 111
– Halswickel 111

Kälteanwendung
– Vasokonstriktion 100
– Wadenwickel 112
– Wickel 110
– Zitronenwickel 111–112
Kälteeinwirkung
– Gefäßkrampf 100
– Schmerzen 100
– Sympathikus 100
Kälteempfinden 100
Känguruh-Methode
– Frühgeborene 131–133
– – langzeitbeatmete 132
– Voraussetzungen, personelle
  132–133
– – räumliche 132
Känguruh-Mutter 132
Kahnbauch, Hirnhautentzündung,
tuberkulöse 375
Kaliumpermanganat(bad) 108
– Hand-/Fußpilzerkrankungen
  351
– Impetigo contagiosa 348
– Sitzbad 107
Kalkseifenstuhl 81
Kamillenbad 108
– Phimose 591
– Sitzbad 107
– Windeldermatitis 347
Kamillenblüten, Milcheinschuß
193
Kamillendampfbad 117
Kamillenextrakt 108
Kamillenlösung 108
Kamillentee, Mundpflege 97
Kamillosan® 108
Kamm 342
Kammer 318
Kanülen 568–569
– Ansatz 568
– Farbcode 569
– Schaft 568
– Stärken 569
Kanülenwechsel, Tracheostoma
639–640
Kapnode 125
Karaya-Paste, Anus praeter
560
Kardiomyopathie
– dilatative 334
– – Pflege 334
– Herzinsuffizienz 329
kardiorespiratorische Insuffizienz,
Bronchiektasen 246
Karditis
– Scharlach 369
– Tonsillektomie 629
Karies 95
Karottengemüse, Ernährung, Neu-
geborene 198

Karottenreisschleim, Durchfaller-
krankungen, infektiöse 378
Karottensaft, Neugeborene 198
Karottenstuhl 80
Karottensuppe
– Durchfallerkrankungen, infek-
tiöse 378
– nach Moro 380
Karzinome 488
Kataplasma 104–105
– Enelbin®-Halswickel 104
– Mumps 368
– Nachsorge 105
Katarrh der Nasenschleimhaut
238
Katecholamine 275
– PFC-Syndrom 220
– Phäochromozytom 289
Katheter s. Harnblasen-/Herz- bzw.
Nabelarterienkatheter
Katheterpflege
– Brandverletzungen 608
– sterbendes Kind 665
Kathetersysteme
– implantierbare, Zytostatikathera-
pie 496–498
– Zytostatikatherapie 497
Kehldeckel 232
– Entzündung 240–241
Kehlkopfentzündung 239
Kehlkopfspiegelung 621
Keimzelltumoren 488
Keloidbildung, Hauttransplantati-
on 603
Kephalhämatom 85
Keratin- bzw. Hornschicht, Haut
338
Kernig-Zeichen, Meningitis 440
Kernikterus 209
Ketoazidose, diabetische 260,
265
Ketonkörperbestimmung 258
Keuchhusten 369–371
– Antibiotika 370
– Enzephalopathie 370
– Inkubationszeit 369
– Isolierung 370
– Krampfstadium 369
– Pflege 370
– Prodromalstadium 369
– Säugling 370
– Sputum, glasiges 65
– Stadium catarrhale 369
– – convulsivum 369
– – decrementi 370
– Tröpfcheninfektion 369
Kieferchirurgie, Operationen
617–620, 640–647
kieferchirurgische Operationen
621–647

Kieferkontrolle, motorische Ein-
schränkungen 433
Kinästhetik 32–41, 464
– Anatomie, funktionale 34–36
– Anstrengung als Kommunikati-
onsmittel 39–40
– Austausch, taktil-kinästhetischer
32
– Bewegungen, menschliche
36–38
– Bewegungsinformationen 33
– Bewegungsinteraktionen, ent-
wicklungsfördernde 32–33
– Bewegungskontolle, eigenständi-
ge 32
– Elternberatung 32
– Funktion, menschliche 38
– Handgriffe, festgelegte 33
– Infant-Handling nach Bobath
464
– Informationsaustausch, wechsel-
seitiger 33
– Inhalte 33
– Interaktionen 33
– – Bezugspersonen 33
– – einseitige 34
– – schrittweise 33
– – wechselseitig gemeinsame 33
– Interaktions- und Lernfähigkeit,
menschliche 32
– Kinderkrankenpflege 40–41
– Lernmethode, effiziente
41
– sensorische Signale, gegenseitige
33
– Themenbereiche 33–40
– Umgebung, Gestaltung 39–40
– Verhaltensweisen, fehlorientierte
34
Kinder, Impfplan 361
Kinderarztvisite, Frühgeborene, El-
tern 134
Kinderbesprechungsgruppe 538
Kinderkosmetik, Duftlotionen
340
Kinderkrankenhaus
– Aufenthalt, Mutter und Kind
19
– Kinderkrankenschwestern und
-pfleger, ausländische 23
Kinderkrankenpflege
– Ausbildungsstätten, erste 7
– häusliche s. häusliche Kinder-
krankenpflege
– Historie 2
– – Griechenland 3
– – Indien 2
– – Mitelalter 4–5
– – Mittelalter 3
– – Neuzeit 5–11

Kinderkrankenpflege, Historie
– – Römisches Reich 3
– in den Jahren 1950–1980 9
– Kinästhetik 40–41
– Nationalsozialismus 8
Kinderkrankenpflegeausbildung,
Entwicklung in der DDR 11
Kinderkrankenschwestern und
-pfleger, ausländische, Kinder-
krankenhaus 23
Kinderlähmung s. Poliomyelitis
Kinderschutz
– Kindesmißhandlung 678
– Kindesvernachlässigung 678
Kinderstation, psychiatrische
536–537
Kinderzahnbürste 97–98
Kinderzahncreme/-pasta 98,
342
Kindesmißhandlung 677–681
– Behandlung, stationäre 536
– Erstgespräch, Hinweise 680
– Fragen, bezogen auf die Eltern
678–679
– – bezogen auf das Kind 678
– Hämatom, subdurales 436
– Hämatome 85
– Hilferuf von Eltern 680
– Jugendamt 681
– Kinderschutz 678
– Krankenhausaufenthalt 681
– Krankenhausaufnahme 678
– Maßnahmen, Einleitung 681
– Offenbarungsbefugnis 680
– Risikoabschätzung 679
– Schweigepflicht 680
– Sozialdienst 679–680
– – Inhalt der Gespräche 679
– Sozialgeheimnis 680
– Strafrecht 681
– Ursachen 677–678
Kindesvernachlässigung
677–681
– Erstgespräch, Hinweise 680
– Fragen bezogen auf die Eltern
678–679
– – bezogen auf das Kind 678
– Hilferuf von Eltern 680
– Jugendamt 681
– Kinderschutz 678
– Krankenhausaufenthalt 681
– Krankenhausaufnahme 678
– Maßnahmen, Einleitung 681
– Offenbarungsbefugnis 680
– Risikoabschätzung 679
– Schweigepflicht 680
– Sozialdienst 679–680
– – Inhalt der Gespräche 679
– Sozialgeheimnis 680
– Strafrecht 681

Klassifikation
- Hodgkin-Syndrom 513
- Leukämie 507
Kleidung
- Basale Stimulation® 47
- Rehabilitation 466–467
Kleiebäder, Milchschorf 346
Kleinhirnhemisphärentumor, Medulloblastom 524
Kleinhirntumoren 437
Kleinkinderbett 53
Kleinkindesalter 534
- Gelegenheitskrämpfe 441
- Lippen-Kiefer-Gaumen-Spalten 641
- Wassertemperatur 102
Kleinwuchs
- endokriner 280–282
-- Arginin-Stimulationstest 281
-- Insulin-Stimulationstest 281
- Glykogenose Typ I 270
- Pubertas tarda 290
Klimatherapie, Psoriasis 355
Klinefelter-Syndrom 291
- Chromosomenanalyse 291
Klingelgerät, Enuresis nocturna 547–548
Klinik, Vollbad, Neugeborene 205
Klistiere 391–392
- Lagerung 391
- Nachsorge 391
Klitorishypertrophie, adrenogenitales Syndrom 287
Klopfschmerzen, Mastoidektomie 625
Klüver-Bucy-Phase, Rehabilitation 459
Klumpfuß, kongenitaler 657
- Gipsverband 657
- Pflege 657
- Spina bifida 444
Klysma 391
KMP s. Knochenmarkpunktion
KMT s. Knochenmarktransplantation
Kneipp-Brustwickel 110
Knie-Ellenbogen-Lage, Asthma bronchiale 245
Kniekehlenschlagader, Pulskontrolle, Stellen, geeignete 67
Knochenbrüche, Demineralisierung 195
Knochendeformierung, Beta-Thalassämie 415
Knochengerüst 650
Knochenleitung 621
Knochenmarkdepression
- Erythrozytentransfusionen 504
- Patientenbeobachtung 504

Knochenmarkdepression
- Pilzinfektion 504
- Pneumocystis-carinii-Pneumonie 504
- Sepsis 504
- Thyreostatika 287
Knochenmarkmetastasen, Neuroblastom 519
Knochenmarkpunktion
- Blutdruck 503
- Jamshidi-Nadel 503
- Kurznarkose 503
- Lagerung 502
- Leukämie 502
- Nachbluten 503
- Nachsorge 503
- onkologische Erkrankungen 502–503
- Pulsfrequenz 503
- Thrombozytopenie 503
Knochenmarkpunktionsnadel 502
Knochenmarksuppression, Zytostatika 491
Knochenmarktransplantation 503–505
- allogene 503
- autologe 503
- Bad, desinfizierendes 504
- Betreuung 504–505
- Blutungsneigung 504
- Diarrhö 503
- Fanconi-Anämie 503
- Ganzkörperwaschung 505
- Graft-versus-host reaction 503
- Händedesinfektion 505
- Histokompatibilitätsantigene 503
- Immunsuppressiva 504
- Isolierung des Patienten 504
- Leukämie 503
- Life-island-Zelt 505
- Neuroblastom 503
- Non-Hodgkin-Lymphome 503
- Osteopetrose 503
- Pflege 504
- Schleimhautläsionen 504
- syngene 503
Knochenreibung, Frakturen 592
Knochenschallgeber 621
Knötchenbildung, Neurodermitis 344
Koagulopathien 420–421
- Hepatitis B 420
- HIV-Infektion 420
- Injektionen 421
- Komplikationen 420
- Pflege 420
- Selbsthilfegruppen 420

Kochsalzlösung, physiologische
- hörverbessernde Operationen 625
- Inhalation 116
Körperabschnitte, blasse/weiße 84
Körpergewicht
- Ermittlung 472
-- Früh- oder Neugeborene 142
- Rehabilitation 472
Körperhaltung
- Skoliose 652
- Umlagern 56
Körperlänge, Ermittlung 143, 471
- im Inkubator 143
- beim liegenden Kind 471
- mit Meßbrett 143
- beim Säugling 471
- beim stehenden Kind 471
Körperpflege
- aktivierende, Neugeborene 204
- Basale Stimulation® 48
- entspannende, Neugeborene 206
- Frakturen 594
- Hauttherapeutika 342
- Materialien 341–342
- Neugeborene 201
- operative Eingriffe 551
- postoperative, Lippen-Kiefer-Gaumen-Spalten 646
- Rehabilitation 466–467
- sterbendes Kind 181, 664
Körperpositionen, Halten 38
Körperstatik, Unterstützung, Umlagern 57
Körperstellen, gefährdete, Kontraktur 94
Körpertemperatur 71
- adrenogenitales Syndrom 288
- Beobachtung 71–77
- Beurteilung 71
- Brandverletzungen 607
- erhöhte 71
- febrile, Crohn-Krankheit 398
- Frühgeborene 71
-- Kontrolle 137–138
- Kontrolle 73
- Messen, kontinuierliches 74
- Meßmethoden 74–75
- Neugeborene 71
- normale 71
- Reifgeborene 71
- sterbendes Kind 181
- Verbrennungen 599
- Wärmeproduktion 100
Körperwahrnehmung, Rehabilitation 465
Kohlendioxidanstieg, Blutgasanalyse, kapilläre 157

Kohlendioxidpartialdruck
- Beatmung, Frühgeborene 154
- Messung, transkutane 154–155
Kohlenhydrate 384–385
Kohlenhydratmalabsorption 397
- Diät, kohlenhydratarme 397
- Ernährungsberatung 397
- Pflege 397
- Wasserstoff-Atemtest 397
Kollaps
- Magenspülung 389
- Wärmestrahler 109
Kolon 384
Kolonkontrasteinlauf, Invagination 581
Kolostomie 558
Kolostrum 190–191
Koma 86–87, 458
- Diabetes mellitus 260
- diabetisches 261
- Hautkolorit, wächsernes 84
- Hirnblutung, intraventrikuläre 177
- hypoglykämisches 261, 265
- Kontrakturen 94
- Leberzirrhose 403
Komedonen 356
Kommunikation
- frühe 30
- nonverbale 33
- Rehabilitation 468–469
- sterbendes Kind 181
- verbale 33
- Wahrnehmung 44
Kommunikationsfähigkeit 30
- Neugeborene 45
Kommunikationsmodell, Basale Stimulation® 44
Komplikationen, Ernährung, parenterale 148
Kompressen 102
- warme 101–102
Kompressionsanzüge, Brandverletzungen 604
Kompressionsstrümpfe 563
Konchotomie 634–635
Kondenswasser, Beatmungsschläuche 157
Konditionierung
- klassische 530
- Knochenmarktransplantation 505
- operante 530
Koniotomie 636
Konjunktivitis, Meningitis 440
Kontaktarmut, Athyreose 285
Kontaktekzem
- s.a. Ekzem
- allergisches 344
Kontaktinfektion 360

Kontaktinsektizide, lindanhaltige, Skabies 352
Kontaktmatratze, Sensor, pneumatischer, Beatmung 154
Kontaktzonen, Körper, menschlicher 34
Kontrakturen 95
- Beobachtung 94
- Körperstellen, gefährdete 94
- Spastiken 453
- Ursachen 94
Kontrakturprophylaxe 94–95
- Bewegungsübungen 95
- Brandverletzungen 604
- Hilfsmittel 95
- Kinderlähmung 376
- Lagerung 94
- Pneumonie 247
- Schädel-Hirn-Trauma 437
- Spastiken 453
- Spina bifida 446
- Spitzfuß 95
- sterbendes Kind 664
- Tuberkulose 376
- Werdnig-Hoffmann-Muskelatrophie 447
Konversionssyndrom, Behandlung, stationäre 536
Koordinationsstörungen, Eßtherapie 462
Kopfgneis 343
Kopfkissen 54
Kopfkissenbezüge, Knopfleisten 55
Kopfläuse 353–355
- Entwicklung 354
- Kittsubstanz 354
- Nissen 353
- Pflege 354–355
- Schlauchmull-Kopfverband 354
- Staubkamm 354
Kopflagerung, Beatmung 157
Kopfnekrose, Epiphysiolysis capitis femoris 657
Kopfschiefhaltung, Medulloblastom 524
Kopfschmerzen
- Diabetes mellitus 260
- Hirntumoren 437
- Hydrozephalus 435
- Hypertonie, arterielle 309
- Hypoglykämie 261
- Ketoazidose 260
- Laryngitis 239
- Medulloblastom 524
- Meningitis 440
- Niereninsuffizienz, chronische 303

Kopfschmerzen
- Phäochromozytom 289
- Schädel-Hirn-Trauma 436
Kopfsicherung, Muskelhypotonie 455
Kopfumfang, Ermittlung 143
Kopfvenen
- Blutentnahme 277
- gestaute, Hirntumoren 437
Kopfverband, Gipsbinden, Ohranlegung 626
Koplik-Flecken, Masern 86, 366
Kornährenverband 562–563
Korsakow-Phase, Rehabilitation 459
Korsett, Skoliose 651
Kortikosteroide
- bronchopulmonale Dysplasie 173
- Krupp-Syndrom 240
Kost
- ballaststoffreiche, Obstipation 399
- eiweißarme, Enzephalopathie 403
Kot 79, 384
Krabbelposition 38
Krabblerbett 53
Krämpfe
- Asphyxie 218
- Bewegungsstörungen, zerebrale 480
- Fetopathia diabetica 229
- generalisierte 441
- Hämatom, subdurales 436
- Hydrozephalus 435
- klonische 441
- Meningitis 224
- Schädel-Hirn-Trauma 436
- tonische 441
Krätze 351–353
- s.a. Skabies
- Jacutin® 352
Krampfanfälle
- Enzephalitis 441
- der Mutter, Asphyxie 218
- Niereninsuffizienz, chronische 303
- Phenylketonurie 271
- tonische, Hirnblutung, intraventrikuläre 177
- Wachstumshormonmangel 281
Krampfbereitschaft, Magenspülung 388
krampfendes Kind, Pflege 443
Krampfstadium, Keuchhusten 369
kranke Personen, Übertragung 360

Krankenbett 52
– Anforderungen 52
– – hygienische 52
– Aufstellen 52–53
– Ausstattung 54
Krankenblatt, Bluttransfusionen 412
Krankengymnastik
– nach Bobath 464
– Brandverletzungen 609
– Hirnblutung, intraventrikuläre 178
– Obstipation 399
– Skoliose 651
Krankenhausaufenthalt
– Kinder, ausländische 21–23
– Kindesmißhandlung 681
– Kindesvernachlässigung 681
– Reaktionen der Kinder 18–19
– Trennungstrauma 18
Krankenhausaufnahme
– Kindesmißhandlung 678
– Kindesvernachlässigung 678
Krankentisch 53
krankes Kind
– s. akut krankes Kind
– s. chronisch krankes Kind
– Bett 52–54
Krankheitsbilder, Frühgeborene 167
Kreatinin 295
Kreislauf
– enterohepatischer 208–209
– fetaler 318–319
Kreislaufkollaps
– Diabetes insipidus 281
– Durstversuch 282
– Nierenbiopsie 296
– Pleurapunktion 235
Kreislaufschock, adrenogenitales Syndrom 288
Kreislaufversagen, Addison-Krise 289
Kreißsaal
– Erstversorgung, Früh- und Neugeborene 127–129
– Reanimation 128–129
Kriechposition 38
Krippentod, Refluxösophagitis 394
Krisis, Fieber 72, 76
Krupp-Syndrom 239–240
– Komplikationen 240
– Pflege 240
Kryptorchismus 588
Kubitalvene
– Blutentnahme 277
– Punktion 278

Kühlen
– Brandverletzungen 597
– Verbrennungen 597
Kümmeltee 198
Kugelberg-Welander-Muskelatrophie 444
Kuhmilch 190, 197
Kuhmilchallergie, Nahrungen, hypoallergene 197
Kunststoffverband 564–565
Kupferspeicherkrankheit, Leberzirrhose 403
Kurzatmigkeit, Bronchiektasen 246
Kurzdarmsyndrom, Ernährung, parenterale 147
Kurznarkose, Knochenmarkpunktion 503
Kussmaul-Atmung 63
– Diabetes mellitus 260

LA (Lebensaktivitäten) 13
Lactobacillus bifidus 191
– Mineralien 195
– Nährstoffe 195
Ladd-Bänder, Duodenalatresie 577
Lähmungen
– Bewegungsstörungen, zerebrale 480
– inkomplette 451
– Kontrakturen 94
– Rehabilitation 460
– spastische, Kernikterus 209
– Spina bifida 444
– vollständige 451
Läuseekzem 353
Läuselarven 353
Lagerung 51–58
– Asthma bronchiale 245
– Asthmaanfall 245
– Aszitespunktion 392
– Basale Stimulation® 47
– Blutaustauschtransfusion 212
– Blutdruckmessung, invasive, arterielle 322
– Blutentnahme 276
– – arterielle 279
– – kapilläre 277
– – venöse 278
– Blutkonserven 410
– Bluttransfusionen 411
– Brandverletzungen 605, 608
– Bronchoskopie 237
– Brustwickel 110
– Darmrohr 389
– Einläufe 390
– Enterokolitis, nekrotisierende 170

Lagerung
– Ernährungssonde 385
– Fieber 76
– Frühgeborene 131
– Harnblasenkatheter 299
– – suprapubischer 301
– Harnblasenpunktion 296
– Herzinsuffizienz 330
– Injektionen, intramuskuläre 571–572
– – subkutane 255
– Klistiere 391
– Knochenmarkpunktion 502
– Kontrakturprophylaxe 94
– Leberbiopsie 393
– Lumbalpunktion 501
– Magenspülung 388
– Magenverweilsonde 144
– Mundpflege 97
– Muskelbiopsie 431
– Nabelarterienkatheter 217
– Nabelvenenkatheter 217
– Nierenbiopsie 295
– Ohrspülung 620
– onkologische Erkrankungen 506
– operative Eingriffe 553
– Paresen 452
– Peritonealdialyse 312
– PFC-Syndrom 220
– Plasmafraktionen 413
– Plegien 452
– Pleuradrainage 236
– Pleurapunktion 233
– Redon-Drainage 557
– Rehabilitation 464, 466
– Skoliose 651
– Sondenkost 387
– sterbendes Kind 664
– Venendruck, Messung 319
– – zentraler 321
– Ventrikelpunktion 431
– Zytostatikatherapie 495
Lagerungsdrainage, Bronchiektasen 246
Lagerungsschienen, Brandverletzungen 604
Laktasemangel 397
Laktation 188–190
Laktose 191
– Diätnahrungen 197
Laktulose, Leberzirrhose 403
Laminar-Flow, Zytostatika 492–493
Langerhans-Inseln 254
– Bauchspeicheldrüse 275
Langzeitpflege, Neuropädiatrie 457–486
Lanugobehaarung, Anorexia nervosa 542

Lappenbronchien 232
Lappenpneumonie, Sputum, rostbraunes 64
Laryngitis 239
– Bronchoskopie 239
– Pflege 239
– Tracheitis 239
Laryngoskop, Intubation 149
Laryngoskopie 622
Laryngoskopspatel, Intubation 149
Laryngotracheitis
– stenosierende 239
– – Schweregrade 240
– – Symptome 240
– Tracheotomie 636
Laser-Koagulation, Muschelkaustik 635
Laufauffälligkeiten 444
Lavage, intermittierende, Brandverletzungen 607
Laxantienabusus, Anorexia nervosa 543
LBWI (low birth weight infants) 120
Lebensaktivitäten (LA) 13
Lebensjahr
– erstes 531–532
– zweites und drittes 534
– viertes und fünftes 534–535
– sechstes bis zwölftes 535
– zwölftes bis achzehntes 535–536
Lebenssituation, aktuelle, Rehabilitation 470
Leber 384
Leberbiopsie 393–394
– Lagerung 393
– perkutane 393
– Venenverweilkanüle 393
Leberinsuffizienz, Ödeme 85
Lebermetastasen, Neuroblastom 519
Leberpunktion
– Komplikationen 394
– Nachsorge 394
Leberruptur, Bauchtrauma 591
Lebertran 200
Lebertransplantation, Leberzirrhose 403
Leberversagen, Pankreatitis, akute 404
Leberzirrhose 403–404
– Diuretika 403
– Ernährungsberatung 403
– Laktulose 403
– Lebertransplantation 403
– Pflege 403
– Selbsthilfegruppen 403

Leberzirrhose
– Vitamin K 403
– zystische Fibrose 405
Leibwickel s. Bauchwickel
Leistenbruch/-hernie 142, 587–588
– direkte 587
– indirekte 587
– inkarzerierte (eingeklemmte) 587
– Pflege 587
Lennox-Gastaut-Syndrom 442
Lernfähigkeit 30
Leukämie 488, 507–512
– akute, lymphoblastische, FAB-Klassifikation 508
– – – Pflegeplanung 510–512
– – myeloische, FAB-Klassifikation 508
– Bluttransfusionen 510
– HLA (human leucocyte antigen) 510
– Immunphänotypisierung 508
– Induktionstherapie 509
– Intervalltherapie 509
– Klassifizierung 507
– Knochenmarkpunktion 502
– Knochenmarktransplantation 503
– Komplikation 509
– Konsolidierungstherapie 509
– Lumbalpunktion 508
– lymphoblastische 507
– myeloische 507
– Prognose 509
– Remission 509
– Sepsis 510
– Serum-Lactatdehydrogenase (LDH) 508
– Thrombozytopenie 421
– Urin-pH-Wert 509
– ZNS-Behandlung, zytostatische 509
Leukomalazie, periventrikuläre 177
Leukozyten 408
– Neugeboreneninfektion 223
Leukozyturie, Glomerulonephritis, akute 304
LH (luteinisierendes Hormon) 188, 274
Lichteinwirkung, Frühgeborene 131
Lichtscheuheit, Meningitis 440
Lichtschutzfaktor, Sonnenschutzmittel 339
Lichttherapie 113–115
Lidocain, Reanimation 676
Lidödeme, Glomerulonephritis, akute 304

Lidschluß
– unvollständiger, Frühgeborene 202
– – Neugeborene 202
Life-island-Zelt, Knochenmarktransplantation 505
Links-rechts-Shunt, Ductus arteriosus Botalli, persistierender 176
Linksverschiebung
– Epiglottitis 241
– Neugeboreneninfektion 223
Linola®-Fettsalbe, Ekzem, endogenes 345
Lipase
– Muttermilch 190
– Pankreatitis, akute 404
Lipolyse, Diabetes mellitus 259
Lippen, bläuliche 141
Lippenbremse, Asthma bronchiale 244
Lippen-Kiefer-Gaumen-Spalten 640–647
– Aspiration 643
– Atmung, postoperative 645
– Behandlungskonzepte 641
– Behindertenhilfe 644
– Beruhigungssauger 646
– Bundessozialhilfegesetz 644
– einseitig vollständige 640
– Ernährung 643
– – postoperative 645–646
– Gaumen, harter, Verschluß 641
– Gaumendach, künstliches 642
– Gaumenplatte 642
– Gaumenspalt-Sauger 644
– Geburt 642
– Integration, soziale 647
– Jugendliche 642
– Kleinkinder 641
– Körperpflege, postoperative 646
– Kommunikation 647
– Lippenplastik, isolierte 646
– Lippenspalt-Sauger 644
– Magensonde 642
– Milchflußreflex 643
– Mobilisation, postoperative 646
– Mundpflege 646
– Nahrungsaufnahme 642
– – orale 645
– Nahrungsverabreichung 644
– Neugeborene 641
– Noxen, exogene 640
– Pflege 642–647
– – postoperative 644–647
– Säuglinge 641
– Sauger 643
– Schulkinder 642

Lippen-Kiefer-Gaumen-Spalten
- Schwerbehinderung 644
- Selbsthilfegruppen 643
- Stillen 643
- Stillgruppen 643
- Therapieziel 641
- Trinkhilfen 644
- Trinkplatte 642
Lippen-Kiefer-Spalten 640
Lippenplastik, isolierte, Lippen-
  Kiefer-Gaumen-Spalten 646
Lippenspalte 640
Lippenspalt-Sauger, Lippen-Kiefer-
  Gaumen-Spalten 644
Lippenzyanose, zystische Fibrose
  405
Liquorabflußstörung, Medullobla-
  stom 524
Liquordrainage
- Hydrozephalus 178
- Meningitis 178
Liquorgewinnung 426
Lobärpneumonie 247
- Lungenabszeß 247
Lokalanästhesie
- Aszitespunktion 392
- Tonsillektomie 629
Lokalanästhetika
- Bronchoskopie 237
- Pleuradrainage 236
- Pleurapunktion 233
Loslaßschmerz, Appendizitis 582
low birth weight infants (LBWI)
  120
Low-flow-Bett, Brandverletzungen
  606
L-Thyroxin 286
Luer-Ansatz, Spritzen 568
Luer-Lock-Ansatz, Spritzen 568
Lues, Muttermilch 194
Luftdurchgängigkeit, Nase 622
Lufthunger, Epiglottitis
  241
Luftkissenbett, Brandverletzungen
  606
Luftleitung 621
Luftröhre 232
- Entzündung 239
Luftröhrenschnitt 636
Lumbalpunktion 426
- Fixierung des Patienten 501
- Hirnblutung, intraventrikuläre
  178
- Katzenbuckel 501
- Lagerung 501
- Leukämie 508
- im Liegen 501
- Medikamentengabe, intrathekale
  502
- Nachsorge 502

Lumbalpunktion
- onkologische Erkrankungen
  500–502
- Schneidersitz 501
- im Sitzen 501
Lungen 232
- unreife, Fetopathia diabetica
  228
Lungenabszeß
- Lobärpneumonie 247
- Sputum, eitriges 64
Lungenentzündung s. Pneumonie
Lungenfell 232
Lungenflügel 232
Lungengefäßwiderstand 319
Lungenhilus 233
Lungenödem
- Pleurapunktion 235
- Sputum, schaumiges 64
Lungenreife, Asphyxie 219
Lungentuberkulose 374
Lungenvenen 318
Lungenverletzungen, Pleurapunkti-
  on 235
Lungenversagen (ARDS), Verbren-
  nungen 598
Lungenwurzel 232
Lutein 188
Lymphadenitis
- Kataplasma 104
- Scharlach 369
Lymphknotenschwellung, Neuro-
  dermitis 344
Lymphknotenschwellungen, Hodg-
  kin-Syndrom 513
Lymphödeme, Ullrich-Turner-Syn-
  drom 291
Lymphogranulomatose 513–514
Lymphome, maligne 488
Lysis, Fieber 72, 76

M

MAD (mittlerer arterieller Druck)
  68, 321
Madenwürmer, Stuhl 82
Magenablaufsonde
- Enterokolitis, nekrotisierende
  170
- Magensonde 143
Magenaushebung, Vergiftungen
  671
Magenblutung, Magenspülung
  389
Magen-Darm-Trakt
- Blutungen, Meckel-Divertikel
  579
- Fehlbildungen, Erbrechen 141
-- Ernährung, parenterale 147
- Funktionen 384
- Störungen 384

Magenentleerung, Vergiftungen
  671
Magenperistaltik, Pylorusstenose,
  hypertrophe 395
Magenreflux, Erbrechen 141
Magensaft
- galliger, Enterokolitis, nekrotisie-
  rende 168
- Magensonde 146
- pH-Wert 386
Magensonde 385
- Absaugen, orales 145
- Apnoe 145
- Appendizitis 583
- Bradykardie 145
- Brandverletzungen 605–606
- Entfernen 145
- Erbrechen 141
- Ernährung 143
- Fixieren 145
- Frühgeborene 143
- Gastroschisis 576
- Hustenreiz 145
- Legen 386
-- Gefahren 145
- Lippen-Kiefer-Gaumen-Spalten
  642
- nasogastrale 385
- Omphalozele 575–576
- orale 385
- Pankreatitis, akute 405
- Pflege 387–388
- Pneumonie 247
- Vagusreiz 145
- Zwerchfellhernie 572–573
- Zyanose 145
Magenspülung 388–389
- Aspirationsgefahr 388
- Erbrechen 389
- Flüssigkeitsmenge, verabreichte
  389
- Komplikationen 389
- Kontraindikationen 672
- Krampfbereitschaft 388
- Lagerung 388
- Nachsorge 389
- Säugling 389
- Vergiftungen 671
- Vorgehen 388
Magenverweilsonde 144
- Aspirationsgefahr 146
- Beatmung 157
- Ernährung 146–147
- Legen über den Mund 145–146
-- über die Nase 144–145
- Nahrungskarenz 147
- Nahrungsreste im Magen 147
- nasale, Pflege 145
- Sondiergeschwindigkeit 146
Magill-Zange, Intubation 149

Makrohämaturie, Glomerulo-
nephritis, akute   304
Malrotation
– Duodenalatresie   577
– Zwerchfellhernie   572
Mangelernährung, Entwicklungs-
verzögerung   486
Manometer   124
Marmorierung, Haut   84
Maschinengeräusche, Ductus arte-
riosus Botalli, persistierender
176
Masern   366
– Exanthem   85, 366
– Fieber, zweigipfeliges   73
– Inkubationszeit   366
– Isolierung   367
– Koplik-Flecken   86, 366
– Pflege   367
– Pneumonieprophylaxe   367
– Prodromalstadium   366
– Tröpfcheninfektion   366
– Verlauf   367
Masern-Mumps-Röteln-Impfung
361
Massagen   100, 118
– Methoden   118
– Milcheinschuß   193
Mastdarm   384
Mastitis   193
– Abpumpen   194
– Abszeß   194
– Milchstau   193
– Quarkumschläge   194
Mastoidektomie   625–626
– Komplikationen   626
– Pflege   626
Mastoiditis   625
Matratze   54
Mattigkeit, Leukämie   507
McBurney-Punkt, Appendizitis
582
Meatusstenose, Hypospadie   589
Meckel-Divertikel   579–580
– Ernährung, parenterale   579
– Invagination   581
– Pflege   579
Mediastinitis
– Ösophagusatresie   574
– Tracheotomie   637
Medikamente, Reanimation   675
Medikamentengabe
– Injektionen   567
– intrathekale, Lumbalpunktion
502
Medulloblastom   480, 524–525
– Chemotherapie   524
– Liquorabflußstörung   524
– Pflege   525
– Strahlentherapie   524

Megacolon congenitum   580–581
Megakolon, toxisches   398
Megaureter   585–586
– Pflege   586
Mehrfachbehinderung   30
Mehrlingsschwangerschaften,
Frühgeburtlichkeit   121
Mekonium   79, 140
Mekoniumaspirationssyndrom
207–208
– Absaugung, intratracheale   207
– Asphyxie   218
– Fruchtwasser, erbsbreiartiges
207
– Herz-Lungen-Maschine   207
– Membranoxygenierung, extra-
korporale   207
– Pflege   207–208
Mekoniumpfropf, zystische Fibrose
140
Melaena   201
Melanin, Haut   338
Meldepflicht, Tuberkulose   374
Melphalan   490
Membranoxygenierung, extrakor-
porale, Mekoniumaspirations-
syndrom   207
Mendel-Mantoux-Test   364
Meningismus, Hirnhautentzün-
dung, tuberkulöse   375
Meningitis   223, 440
– Aids   380
– Furunkulose   349
– Krämpfe   224
– Liquordrainage   178
– Pflege   440
– Rehabilitation   476
– Schmierinfektionen   223
– tuberculosa   375–376
– tuberkulöse   375–376
– – Berührungsempfindlichkeit
375
– – Hirndruckzeichen   375
– – Kahnbauch   375
– – Meningismus   375
– – Nackensteifheit   375
– – Pflege   375–376
– – Stauungspapille   375
Meningoenzephalitis, Mumps
368
Meningozele, Spina bifida   444
Menstruation, Körperpflege
341
6-Mercaptopurin (6 MP)   491
Meßarten, Blutdruck   68
Meßbrett   471
Messen   471
– Körperlänge   471–472
Metaline-Auflage, Brandverletzun-
gen   606

Metaline-Schlitzkompressen, Tra-
cheostoma   639
Metallimplantate, Skoliose   651
Metallwärmflasche   106
Meteorismus, Pankreatitis, akute
404
Methadon, Muttermilch   194
Microklist®   391–392
– Obstipation   140
mikrobiologische Diagnostik   364
Mikroglaskugelbett, Brandverlet-
zungen   606
Mikrohämaturie, Glomerulo-
nephritis, akute   304
Mikrozirkulationsstörungen,
Brandverletzungen   607
Miktion   78
– Veränderungen   78
miktionsanregende Maßnahmen
555–556
Miktionszystourethrographie   296
– Reflux, vesiko-ureterorenaler
586
Milben s. Krätze
Milch
– Sojamilchbasis   197
– teiladaptierte   198
Milchausscheidungsreflex   189,
193
Milchbildungshormon   190
Milchbildungsreflex   189–190
Milchdrüsenläppchen   189
Milcheinschuß   190, 193
Milchfluß, Förderung   196
Milchflußreflex, Lippen-Kiefer-
Gaumen-Spalten   643
Milchküche   199
Milchproduktion, Salbeitee   194
Milchpumpe
– elektrische   196
– Nachbereitung   197
Milchschorf   343
– Olivenöl   346
– Pflege   345–346
– Säugling, junger   342
– Wollwachs   346
Milchstau, Mastitis   193
Milchzucker   191
Milieutheorien, traditionelle   530
Milium neonatorum   86
Milzentfernung, Beta-Thalassämie
416
Milzruptur, Bauchtrauma   591
Milzvergrößerung, Beta-Thalass-
ämie   415
Minderwuchs
– Cushing-Syndrom   287
– hypophysärer   280–282
– – Arginin-Stimulationstest   281
– – Insulin-Stimulationstest   281

Minderwuchs, hypophysärer
– – Pflege 282
– psychosozialer, Behandlung, stationäre 536
– Ullrich-Turner-Syndrom 291
Mineralien
– Immunglobuline 195
– Lactobacillus bifidus 195
Mineralokortikoide 274
Mineralsalze, Muttermilch 191
Mineralstoffe 385
Minimal Handling, Frühgeborene 130
Mischbox 123
Mischinsulin 262
– Aufziehen 256
Mitesser 356
Mitralklappe 318
Mittelohrentzündung, chronische, Tympanoplastik 623
Mittelstrahlurin 297–298
Mobilisation
– Ataxien 454
– Epiphysiolysis capitis femoris 658
– Pneumonieprophylaxe 93
– Skoliose 652
– sterbendes Kind 664
MODY (Maturity-onset-diabetes in the young) 259
Monoblastenleukämie 509
Mononukleose 372
Morbilli 366
Morbus
– Addison 288–289
– Basedow 286
– Crohn 397–399
– – Pflege 398
– haemolyticus 210–217
– haemorrhagicus neonatorum 201
– Hirschsprung 580–581
– Hodgkin 513–514
– Wilson, Leberzirrhose 403
Morgensteifheit, Psoriasis 355
Moro-Karottensuppe 380
Moronal®, Mundsoor 350
Moro-Reaktion 34
Moro-Reflex 532
Moro-Tuberkulinprobe 364
Motorik
– Entwicklung 533
– Tetraparese 452
motorische Einschränkungen, Kieferkontrolle 433
Müll, Infektionsprophylaxe 363
Mukoviszidose s. zystische Fibrose
Multiorganversagen
– Hämolysekrankheit 211
– Verbrennungen 599

Multiple Sklerose, Ataxien 454
Mumps 367–368
– Inkubationszeit 368
– Meningoenzephalitis 368
– Orchitis 368
– Pankreatitis 368
– Pflege 368
– Tröpfcheninfektion 368
Mumpsviren, Diabetes mellitus 260
Mundatmung, Asthma bronchiale 243
Mundbodenatmung, Atemnot 61
Mundgeruch, Nasenoperationen 635
Mundhöhle
– Inspektion 96, 621
– Untersuchungen 621–622
Mundhöhlenbereich, Operationen 627–633
Mundpflege
– älteres Kind 96
– Antiepileptika 433
– Bepanthen®-Mundlösung 97
– Betaisodona 97
– Frühgeborene 96
– Glycerin-Lemon-Stäbchen 96
– Hydrozephalus 436
– Kamillentee 97
– Lagerung 97
– Lippen-Kiefer-Gaumen-Spalten 646
– Material, Vorbereitung 97
– Nasenoperationen 635
– onkologische Erkrankungen 507
– PFC-Syndrom 220
– Salbeitee 97
– Tonsillektomie 630
– Zitronensaft, verdünnter 97
Mundpflegeset 97
Mundschleimhaut
– Beobachtung 86
– Defekte, Knochenmarktransplantation 505
– Entzündung 95
– trockene 96
Mundsoor 350
– Pflege 351
Mundspülungen
– Knochenmarktransplantation 505
– Tonsillektomie 630
– Werdnig-Hoffmann-Muskelatrophie 447
Mundwinkelrhagaden, Eisenmangelanämie 415
Muschelkaustik 634–635
– Elektrostichkoagulation 635
– Laserkoagulation 635

Muskelarbeit, Diabetes mellitus 264
Muskelatrophie
– Muskelbiopsie 431
– spinale, Typ Werdnig-Hoffmann 444, 446–450
Muskelbiopsie 431
– Lagerung 431
– Muskelatrophie 431
Muskeldystrophie
– Typ Becker-Kiener 444
– Typ Duchenne 444, 450–451
– – Pflege 450–451
Muskelhämatome, Koagulopathien 420
Muskelhypertonie, Phenylketonurie 271
Muskelhypotonie 454–455
– Ataxien 454
– Pflege 455
Muskelschlaffheit, Athyreose 285
Muskelschwäche
– Addison-Syndrom 288
– Cushing-Syndrom 287
– Werdnig-Hoffmann-Muskelatrophie 446
Muskeltonusstörungen
– Bewegungsstörungen, zerebrale 480
– Rehabilitation 460
Muskelzittern 100
Mutter-Kind-Bindung 192
Muttermilch 190–191
– abgepumpte, Aufbewahrung 197
– – Einfrieren 197
– – Keimvermehrung 197
– Abpumpen 195–197
– – Hygiene 196
– Alkohol 194
– Allergien 194
– Drogen 194
– Enteritis 377
– Geschmacksveränderungen 194
– Hepatitis B 194
– Hepatitis C 194
– HIV-positive Mütter 194
– Immunglobulin A 191
– Lipase 190
– Lues 194
– Methadon 194
– Mineralsalze 191
– Nikotin 194
– Polamidon 194
– reife 190
– Stuhlkeime 196
– Supplementierung 195
– Tuberkulose 194

Muttermilch
– Vitamine 191
– Vorteile 191
Muttermilchstuhl 80, 195
Muttermundschwäche, Frühgeburtlichkeit 121
Myasthenia gravis 444
Mycobacterium tuberculosis 374
Myelomeningozele, Spina bifida 444
Myelose, Ataxien 454
Mykosen s. Pilzinfektionen
Myokard 318
Myokarditis 333–334
– Pflege 334
Myoklonie 442
– Lennox-Gastaut-Syndrom 442
Myome, Frühgeburtlichkeit 121
Myxödem, Athyreose 285
Myxoviren
– Influenza 371
– Masern 366
– Mumps 367–368

N

Nabelarterienkatheter 201
– Blutaustauschtransfusion 216
– Blutgasanalyse, arterielle 156
– Lagerung 217
– Legen 216
Nabelbinde
– Atmung, eingeschränkte 202
– Verdauungsbeschwerden 202
Nabelbruch/-hernie 142, 578–579
– Pflege 579
– physiologischer 575
Nabelgranulome 201
Nabelpflege 201–202
– geschlossene 202
– halboffene 202
– offene 130, 201–202
Nabelreinigung, Nabelhernie 579
Nabelschnurbruch 575–576
Nabelschnurkompression, Asphyxie 218
Nabelvenenkatheter 201
– Blutaustauschtransfusion 213, 216
– Lagerung 217
– Legen 216
Nachbereitung
– Flasche 200
– Sauger 200
Nachbluten, Knochenmarkpunktion 503
Nachblutungen
– Koagulopathien 420
– Nasenoperationen 636
– Tonsillektomie 630
Nachgreifen, Rehabilitation 458

Nachtschweiß, Hodgkin-Syndrom 513
Nachttisch 53
Nackensteifheit
– Hirnhautentzündung, tuberkulöse 375
– Medulloblastom 524
– Mumps 368
Nackensteifigkeit
– Hirntumoren 437
– Meningitis 440
Nägel, blutige, Eisenmangelanämie 415
Naegele-Regel, Geburtstermin, zu erwartender 120
Nährstoffe
– Immunglobuline 195
– Lactobacillus bifidus 195
Nagelbett, Entzündung 349
Nahrung
– Flaschenwärmer 199
– Frühgeborene 197
– hypoallergene, Kuhmilchallergie 197
– sterbendes Kind 181
– Supplementierung 197
Nahrungsaufbau
– Analatresie 578
– Appendizitis 583
– Enzephalitis 441
– Fetopathia diabetica 229
– Hirschsprung-Krankheit 581
– Hydrozephalus 436
– Hypospadie 590
– Leistenhernie 587
– Nabelhernie 579
– Neugeborene, reife 198
Nahrungsaufnahme, Lippen-Kiefer-Gaumen-Spalten 642, 645
Nahrungskarenz
– Adenotomie 628
– Asphyxie 219
– Enterokolitis, nekrotisierende 170
– Enzephalitis 441
– Invagination 581
– Magenverweilsonde 147
– operative Eingriffe 552
Nahrungsmittel, Knochenmarktransplantation 505
Nahrungsmittelaustauschtabellen, Diabetes mellitus 264
Nahrungsreste im Magen, Magenverweilsonde 147
Nahrungsstuhl 80
Nahrungsunverträglichkeit, Milchschorf 346
Nahrungsverabreichung, Antiepileptika 433

Nahrungsverweigerung, Anorexia nervosa 541
Nahtinsuffizienz, Nephrostoma 585
Narkoseeinleitung, operative Eingriffe 551
Nasal continuous positive airway pressure s. Nasen-CPAP
Nase
– Aufgaben 232
– Luftdurchgängigkeit 622
– Untersuchungen 622
Nasenbluten
– Adenotomie 628
– Eisauflagen 113
– Hypertonie, arterielle 309
Nasen-CPAP 152
– bronchopulmonale Dysplasie 173
– Magensonde 143
– Nachsorge 163
– Pflege 163–164
– Tubuswechsel 163
Nasenemulsion, Adenotomie 629
Nasenflügeln, Atemnot 61
Nasennebenhöhlenveränderungen, zystische Fibrose 405
Nasenoperationen 634–636
– Alkoholumschläge 636
– Ernährung 636
– Mundgeruch 635
– Mundpflege 635
– Nachblutungen 636
– Nasenpflege 635
– Nasensalbe 635
– Nasenschleuder 635
– Nasentamponaden 635
– Pflege 635–636
– Weichteilgewebe, Schwellung 635
Nasenpflege
– Magensonde 387
– Nasenoperationen 635
– Neugeborene 203
Nasen-Rachen-Raum
– Absaugen, Pneumonieprophylaxe 93
– Fehlbildungen, Asphyxie 218
Nasensalbe 203
– Nasenoperationen 635
Nasenschleuder, Nasenoperationen 635
Nasenseptum
– Deviationen 634
– Stellungsanomalie 634
Nasensonde, Sauerstofftherapie 325

Nasenspiegelung
- hintere 622
- vordere 622
Nasentamponaden, Nasenoperationen 635
Nasentropfen, Rhinitis 238
Natriumbikarbonat
- Infusion, Hirnblutung, intraventrikuläre 177
- Reanimation 675
Natrium-Glycerophosphat 197
Nebennieren 274
Nebennierenmark (NNM) 274
- Störungen 289–290
-- Pflege 289–290
Nebennierenrinde (NNR) 274
Nebennierenrindeninsuffizienz 288
Nebennierenrindeninsuffizienz
- akute 289
- Pflege 289
Nebenschilddrüse 274
NEC s. Enterokolitis, nekrotisierende
Nekrosenbildung, Beatmungsschläuche 157
Nephritis, Scharlach 369
Nephroblastom 522–524
Nephrolithiasis 311–312
- Pflege 311–312
Nephrostoma 585
- s.a. Stoma
- Nahtinsuffizienz 585
- Pflege 586
nephrotisches Syndrom 308–309
- Ödeme 85
- Pflege 308–309
- Pubertas tarda 290
Nervensystem
- Erkrankungen 425–455
-- Pflege 432–434
Nervenverletzungen, injektionsbedingte 568
Nesteln, Epilepsie 442
Netzhauterkrankung, degenerative 171
Neugeborene
- Abdomen 141–142
- Aids 380
- Allgemeinbefinden, Beurteilung 138
- Asphyxie 217–219
- Ateminsuffizienz 192
- Augen 141
- Augenpflege 202–203
- Ausdrucksmöglichkeiten 138
- Beatmung 148–166
- Berührungsempfindlichkeit 138
- Blutdruck 139

Neugeborene
- Blutentnahme, kapilläre 276
- Blutgasanalyse, arterielle 155
- Bluttransfusionen 409
- Bradykardie 139
- Definition 120
- Drogenentzug 221
- Erbrechen 140–141
- Ernährung, künstliche 197
-- natürliche 188–197
- Ernährungszeiten 199
- Erstversorgung im Kreißsaal 127–129
- eutrophe 121
- extrem untergewichtige 120
- Finger- und Zehennägel 206
- Ganzkörperwaschung 206–207
- Geburtsgewicht, niedriges 120
- Genitalbereich, Pflege 203–204
- Gestationsalter 188
- Gewichtsabnahme, physiologische 533
- Gewichtsverlust 192
- Glukoselösung 198
- Hämolysekrankheit 210–217
- Haut und Schleimhäute 141
- Herzerkrankungen 192
- Herzfrequenz 139
- Hydrops fetalis 211
- Hyperbilirubinämie 208–210
- hypertrophe 121
- hypotrophe 121
- Injektionen, intramuskuläre 570
- Intensivstation 123–127
- Karottensaft 198
- Körperpflege 201
-- aktivierende 204
-- entspannende 206
- Körpertemperatur 71
- Kommunikationsfähigkeit 45
- kranke, Ganzkörperwaschung 206–207
- Krankheitsbilder 207
- Lidschluß, unvollständiger 202
- Lippen-Kiefer-Gaumen-Spalten 641
- Magenverweilsonde 144
- Mekoniumaspirationssyndrom 207–208
- Nasenpflege 203
- Obstipation 140
- Ohrenpflege 203
- PFC-Syndrom 219
- Pflege 187–229
-- Genitalbereich 203–204
- Pflegemittel 206
- Pneumonie 247
- reife 121
-- Nahrungsaufbau 198

Neugeborene
- Reifezeichen 130, 188
- Säure-Basen-Haushalt, Störungen 155
- Sauerstofftherapie 224–228
- Schmerzscore 555
- Streß 130
- Stuhlausscheidung 140
- Trinkmenge, tägliche 198
- TSH-Bestimmung 258
- übertragene 121
-- Fingernägel 206
- untergewichtige 120
- Urinausscheidung 140
- Vitaminprophylaxe 200
- Vollbad 204–206
- Wärmflaschen 106
Neugeborenenakne 86
Neugeborenenikterus 192
- Asphyxie 218
- Magensonde 143
- verlängerter, Meningitis 223
Neugeboreneninfektion 221–228
- C-reaktives Protein 223
- vor der Geburt 223
- Leukozyten 223
- Linksverschiebung 223
- Magensonde 143
- Schmierinfektionen 223
- Thrombozyten 223
Neugeborenenperiode 120
- frühe/späte 120
Neugeborenen-Screening, Stoffwechselerkrankungen 258
Neugeborenenzeit 531
Neugierde 534
Neuroblastom 518–522
- Chemotherapie 519
- Enolase, neuronspezifische 518
- Fernmetastasen 519
- Hautmetastasen 519
- Knochenmarkmetastasen 519
- Knochenmarktransplantation 503
- Lebermetastasen 519
- Pflegeplanung 520–522
- Stadieneinteilung, internationale 519
- Strahlentherapie 519
Neurodermitis 343–344
- s.a. Ekzem, endogenes
- Allergie 344
- Beugenekzem 344
- diffusa 343
- Ernährungsumstellung 344
- Juckreiz 344
- Knötchenbildung 344
- Lymphknotenschwellung 344
- psychische Faktoren 344
- Schuppenbildung 344

Neurodermitis-Overall 345
Neuropädiatrie 458
– Langzeitpflege 457–486
– Rehabilitation 457–486
neurotische Störungen, Behandlung, stationäre 536
Neutropenie, Leukämie 507
Nickelallergie 344
Nieren 294
Nierenbeckenerweiterungen, Hydronephrose 584
Nierenbiopsie 295–296
– Lagerung 295
Nierendiät 304
Nierenfehlbildungen, Ullrich-Turner-Syndrom 291
Niereninsuffizienz
– akute 302–303
– – Peritonealdialyse 312
– chronische 303–304
– – Peritonealdialyse 312
– – Pflege 303–304
– Ödeme 85
– postrenale 303
– prärenale 303
– Puls, harter 66
Nierenruptur, Bauchtrauma 591–592
Nierensteine 311–312, 584
– Diät 312
Nierenversagen
– akutes 302
– Pankreatitis, akute 404
Nikotin, Muttermilch 194
Nissen
– Essiglösung 354
– Kopfläuse 353
Nitroharnstoffderivate 490
noduläre Sklerose, Hodgkin-Lymphom 513
Non-Hodgkin-Lymphome 488
– Knochenmarktransplantation 503
Nonrotation
– Duodenalatresie 577
– Zwerchfellhernie 572
Noradrenalin 275
– PFC-Syndrom 220
Normalinsulin 256, 263
Normalwerte
– Atmung 62
– Blutdruck, arterieller 68
– Pulsschläge 65
Notfälle 669–682
Notfallausweis
– adrenogenitales Syndrom 288
– Hämophilie 420
Notfalloperation 551
Nottaufe, sterbendes Kind 182
NPH-Insulin 263

NSE s. Enolase, neuronspezifische
Nüchternheitsphase, präoperative 552
Nykturie 78
Nystagmus
– Bewegungsstörungen, zerebrale 480
– Epileptikaüberdosierung 443
– Rehabilitation 460
– Schädel-Hirn-Trauma 436

Oberkörperhochlagerung
– bronchopulmonale Dysplasie 174
– Pneumonie 247
– Werdnig-Hoffmann-Muskelatrophie 447
Oberschenkel, Injektionen, intramuskuläre 569
Oberschenkelfraktur 593
Oberschenkelschlagader, Pulskontrolle, Stellen, geeignete 67
Oberschenkeltrümmerbruch 593
Obst, Ernährung, Neugeborene 198
Obstipation 80
– Appendizitis 582
– Athyreose 285
– Bauchmassagen 118
– chronische, habituelle 399–402
– – – Pflege 399
– – – Pflegeplanung 400–402
– Diabetes insipidus 281
– – renalis 309
– Hirschsprung-Krankheit 580
– hörverbessernde Operationen 625
– Kost, ballaststoffreiche 399
– Krankengymnastik 399
– Neugeborene 140
– Stuhl, Geruch 81
– Toilettentraining 399
– Wilms-Tumor 522
Obstipationsprophylaxe
– Fieber 76
– Medulloblastom 525
– postoperative 556
– Werdnig-Hoffmann-Muskelatrophie 447
Obstruktion, Asthma bronchiale 243
Ödeme 85
– Ernährung, parenterale 148
– Glomerulonephritis, akute 304
– Hämolysekrankheit 211
– Herzinsuffizienz 329
– Hydrops fetalis 211
– nephrotisches Syndrom 308

Ödeme
– Niereninsuffizienz, chronische 303
– Nierenversagen, akutes 302
– Purpura Schoenlein-Henoch 422
– Zöliakie 396
ödipale Phase 531, 534
Ölbäder, Milchschorf 346
Öle, ätherische 93
Ösophagus 384
Ösophagusatresie 573–575
– Analatresie 578
– Beatmung 574
– Bougierung 574–575
– Ernährung, parenterale 147
– Hydramnion 574
– Inkubator 574
– Komplikationen 574
– Magensonde 143, 146
– Pflege 574–575
– Pleuradrainage 574–575
– Pneumonieprophylaxe 574
– Reploglesonde 574
– Schienen der Naht 574
– Schmerztherapie 575
Ösophagusblutungen, Bluttransfusion 403
Ösophagussphinkter, unterer, Insuffizienz 394–395
Ösophagusstriktur, Ösophagusatresie 574
Ösophagusvarizen
– Leberzirrhose 403
– Veröden, endoskopisches 403
Ösophagusvarizenblutungen, Leberzirrhose 403
Östrogen 275
Offenbarungsbefugnis
– Kindesmißhandlung 680
– Kindesvernachlässigung 680
Ohranlegung
– Kopfverband, Gipsbinden 626
– Ohren, abstehende 626–627
– Pflege 626–627
Ohren, abstehende, Ohranlegung 626–627
Ohrenpflege
– Brandverletzungen 605
– Neugeborenc 203
Ohrenschmerzen, hörverbessernde Operationen 624
Ohrinspektion 619–620
Ohrläppchen, Blutentnahme 276
Ohrmuscheln, Hautstellen, Inspektion 203
Ohroperationen, Rasur, präoperative 627
Ohrpflege, Wattestäbchen 203

Ohrspeicheldrüse, Entzündung
95
Ohrspiegelung 619–620
– Handotoskop 620
– Stirnreflektor 619
– Technik 619–620
Ohrspülung 620
– Lagerung 620
– Schwindelgefühle 620
Ohrtrompete 232, 623
Okklusionsschutz, Zytostatikathe-
rapie 497
Oligurie 77
– Glomerulonephritis, akute 304
– Hydronephrose 584
– Nierenversagen, akutes 302
Olivenöl, Milchschorf 346
Omphalozele 575–576
– Ernährung, parenterale 147
– Ersatzbauchdecke 575
– Gazekompresse 575
– Hemmungsfehlbildung 575
– Ileus, mechanischer 575
– – paralytischer 575
– Komplikationen 575
– Magensonde 575
– Pflege 576
Onkogene 488
onkologische Erkrankungen
487–527
– Flüssigkeitsbilanzierung 500
– Gewichtskontrolle 500
– Herpesinfektion 506
– Knochenmarkpunktion
502–503
– Krankenbeobachtung 506
– Lumbalpunktion 500–502
– Mundpflege 507
– Pflege 506–527
– Pflegeplanung 506
– Prädisposition, genetische 506
– Prognose 506
– Punktionen 500–503
– Zahnpflege 507
operative Eingriffe
– Aufnahmegespräch 551
– Ausscheidungen 555–556
– Bewußtseinslage, postoperative
554
– Blutentnahmen 553
– Blutkonserven 553
– Darmentleerung 552
– Darmreinigung 552
– Dauermedikamente 552
– Dauertropfinfusion 553
– Einverständniserklärung 551
– Fixierung 553
– geplante 551
– Gesprächsverlauf, Dokumenta-
tion 551

operative Eingriffe
– Hypoglykämie 553
– Hypovolämie 553
– Infusionstherapie 553
– Körperpflege 551
– Kommunikation 560
– Lagerung 553
– Nahrungsaufbau 555
– Nahrungskarenz 552
– Narkoseeinleitung 551
– Pflegeanamnese 551
– Prämedikation 552–553
– Schmerztherapie, postoperative
554
– stationäre Aufnahme 551
– Vitalzeichen, Überwachung
554
– Vorbereitung des Kindes 551
Opisthotonus, Meningitis 440
Optikusgliome 437
OP-Tuch, Blutaustauschtransfusion
213
orale Phase 531, 533
Orchitis 315
– Hodenhochstand 588
– Mumps 368
– Pflege 315
Organisationsformen, häusliche
Kinderkrankenpflege 661
Orientierung
– Anatomie, funktionale 34
– Bildmotive 470
– räumliche 470
– Rehabilitation 470
– situative 470
Orthese, Skoliose 651
orthopädische Erkrankungen
649–658
Orthopnoe 61
Osmolalität, Verbrennungen
599
Osmolarität, Diätnahrungen
197
Osteoblasten 650
Osteoklasten 650
Osteopenia praematurorum 195
Osteopetrose, Knochenmarktrans-
plantation 503
Osteoporose, Cushing-Syndrom
287
Osteosarkom 514–517
– Chemotherapie 514
– Endoprothese 514
– Pflegeplanung 515–517
– Strahlentherapie 515
– Umkehrplastik nach Borggreve
514
Oszillometrie 125
– Blutdruckmessen 70
– Blutdruckmessung 69

Otitis media
– chronica, Tympanoplastik
623
– Scharlach 369
Otorrhö, Mastoidektomie 625
Otosklerose 624
Otoskopie 619
Ovarien 275
Oxalat-Nierensteine 312
Oxymetrie 125
Oxytocin 189–190, 274
Oxyuris vermicularis 82

Pädaudiologie 620
Palmarerythem, Leberzirrhose
403
Palpation
– Blutdruckmessung 69
– Hals 622
Panaritium 349–350
– Antibiotika 350
– Baumwollhandschuh 350
– Pflege 350
– Salbenverband 350
Pankreas 254, 384
Pankreasenzyme, Pankreatitis, aku-
te 404
Pankreasinsuffizienz, Mukoviszi-
dose 405
Pankreaslipase 254
Pankreasnekrose, Pankreatitis,
akute 404
Pankreatektomie, Pankreatitis,
akute 404
Pankreatitis
– akute 404–405
– – Amylase 404
– – Antazida 404
– – Diät 405
– – Ernährungsberatung 405
– – H$_2$-Blocker 404
– – Leberversagen 404
– – Leibwickel 405
– – Lipase 404
– – Magensonde 405
– – Nierenversagen 404
– – pulmonale Insuffizienz 404
– – Schock 404
– – Sepsis 404
– – Urinamylase 404
– hämorrhagisch-nekrotisierende
404
– Mumps 368
Pantothensäure, Inhalation 116
Panzerung mit PVP-Jod-Lösung,
Brandwunden 602
Parathormon (PTH) 274, 294, 650
– Fetopathia diabetica 228
Paratyphus 377

Parazentese 623
- Pflege 623
- Schalleitungsschwerhörigkeit 623
Paresen 451–452
- Hirntumoren 437
- Lagerung 452
- periphere 451
- Pflege 452
- zentrale 451
Parotitis 95
- epidemica 367–368
Parotitisprophylaxe 95, 98
- Fieber 76
- Hydrozephalus 436
- Kinderlähmung 377
- Meningitis 440
- postoperative 556
- Tuberkulose 376
Patienten
- belastbare, Betten 55
- bettlägerige, Betten 55–56
- Gefährdungsskala nach Norton 91
- mobile, Betten 55
- Umlagern 56–58
Patientendaten, Blutkonserven 411
Patientenüberwachung, Zytostatikatherapie 493
Patientenvorbereitung, Zytostatikatherapie 495
Patientenwäsche, Infektionsprophylaxe 362
Paukendrainage 623
- Adenotomie 623
- Pflege 623
Paukenhöhle 623
Paukenhöhlenerguß 623
Pavlik-Bandage, Hüftdysplasie 655
Pediculose 353–355
PEEP (Positive End-Expiratory Pressure) 152
- Beatmungsgeräte 152
PEEP-Ventil 125
PEG (perkutane endoskopisch kontrollierte Gastrostomie) 385
Pel-Ebstein-Fieber, Hodgkin-Syndrom 513
Pen, Insulininjektion 256
Pendelhoden 588
Penicillin, Scharlach 369
Penicillinprophylaxe, Beta-Thalassämie 416
Penishypertrophie, adrenogenitales Syndrom 287
Penrose-Drain 556
Perfusoren, Zytostatikatherapie 500

Perichondritis, hörverbessernde Operationen 624
Perikard 318
Perikarderguß
- Hydrops fetalis 211
- Venendruck, zentraler 319
Perinatalperiode 531
Perinatalzentrum 122
Periostverletzungen, injektionsbedingte 568
Peritonealdialyse 312–314
- ambulante, kontinuierliche 313
- Komplikationen 314
- Lagerung 312
- Vergiftungen 671
Peritonitis
- Appendizitis 582
- Aszitespunktion 393
- Bauchtrauma 591–592
- Enterokolitis, nekrotisierende 169
- Peritonealdialyse 314
Peritonsillarabszeß, Tonsillektomie 629
perkutane endoskopisch kontrollierte Gastrostomie (PEG) 385
Pertussis 369–371
Pertussisenzephalopathie 371
Petechien 85
- Purpura Schoenlein-Henoch 422
PFC-Syndrom 219–221
- Augenpflege 220
- Dekubitusprophylaxe 221
- Lagerung 220
- Mundpflege 220
- Pflege 220
- Pneumothorax 220
- Therapie 220
Pfeifen, Asthma bronchiale 243
Pfeiffer-Drüsenfieber 372
- Angina 372
- Exanthem 372
- Inkubationszeit 372
- Isolierung 372
- Pflege 372
- Tröpfcheninfektion 372
Pflasterextension, Frakturen 594
Pflege
- Acne vulgaris 357
- Adenotomie 628
- Aids 381
- Anämie durch Blutverlust 414
-- hämolytische, angeborene 416
- Analatresie 578
- Anorexia nervosa 541–544
- Anus praeter 558–560

Pflege, Anus praeter
-- mit Stomabeutel und Basisplatte 559
- Appendektomie, endoskopische 583
- Appendizitis, katarrhalische 583
-- perforierte 583
-- phlegmonöse 583
- Arthritis psoriatica 356
- Asphyxie 219
- Asthma bronchiale 244–245
- Ataxien 454
- Atemnotsyndrom 175–176
- Aufbau am Ende des 20. Jahrhunderts 11
- Bauchtrauma 592
- Beatmung, Frühgeborene 157
- Beta-Thalassämie 416
- Brandverletzungen 604–610
- Bronchiektasen 246
- Bronchiolitis 245–246
- Bronchitis, akute 242
- bronchopulmonale Dysplasie 173–174
- chirurgische Erkrankungen 572–583
- Choreoathetosen 454
- Colitis ulcerosa 398
- Crohn-Krankheit 398
- Cushing-Syndrom 289
- Diabetes insipidus centralis 282
-- renalis 310
- Diabetes mellitus Typ I 262
- Drogenentzug, neonataler 221
- Ductus arteriosus Botalli, persistierender 177
- Duodenalatresie/-stenose 577
- Durchfallerkrankungen, infektiöse 377
- Eisenmangelanämie 415
- Ekzem, endogenes 344
- Enkopresis 544–545
- Enterokolitis, nekrotisierende 170
- Enuresis 546
- Enzephalitis 441
- Epiglottitis 241
- Epilepsie 443
- Epiphysiolysis capitis femoris 658
- Fetopathia diabetica 229
- Frakturen, Versorgung, operative 594
- Fremdkörperaspiration 242–243
- Frühgeborene 119–185
-- im Inkubator 136
- Furunkulose 349

Pflege
- Fußpilzerkrankungen 351
- Galaktosämie 271
- Ganzkörperwäsche 207
- Gastroschisis 576
- Gelegenheitskrämpfe 442
- Geschlechtsentwicklung, Störungen 291
- Glomerulonephritis, akute 304–305
- Glykogenose 270
- Hämatom, subdurales 436
- Hämodialyse 314
- Hämolysekrankheit 211
- hämolytisch-urämisches Syndrom 303
- Hämophilie 420
- Handpilzerkrankungen 351
- Harnwegsinfektionen 311
- Hautabszesse 349
- Hauterkrankungen 342–357
- Hauttransplantation 603
- Hepatitis 373–374
- Herzinsuffizienz 329–330
- Herzkatheteruntersuchung 327
- Herzoperationen 334–336
- Hirnblutung, intraventrikuläre 178
- Hirnhautentzündung, tuberkulöse 375–376
- Hirntumoren 439
- Hirschsprung-Krankheit 580–581
- Hodenhochstand 588
- Hodentorsion 589
- hörverbessernde Operationen 624
- Hüftdysplasie 656–657
- Hüftluxation 656–657
- Hydronephrose 584
- Hydrops fetalis 212
- Hydrozele 587
- Hydrozephalus 435
- Hyperbilirubinämie 210
- Hyperthyreose 287
- Hypertonie, arterielle 309
- Hypophysenerkrankungen 282
- Hypospadie 590
- Hypothyreose 286
- Impetigo contagiosa 348
- Influenzavirus-Infektion 371–372
- Invagination 581
- Kardiomyopathie, dilatative 334
- Keuchhusten 370
- Kinderlähmung 376
- Klumpfuß, kongenitaler 657
- Knochenmarktransplantation 504

Pflege
- Koagulopathien 420
- Kohlenhydratmalabsorption 397
- Kopfläuse 354–355
- krampfendes Kind 443
- Krupp-Syndrom 240
- Laryngitis 239
- Leberzirrhose 403
- Leistenhernie 587
- Lippen-Kiefer-Gaumen-Spalten 642–647
- Magensonde 387–388
- Magenverweilsonde, nasale 145
- Masern 367
- Mastoidektomie 626
- Meckel-Divertikel 579
- Medulloblastom 525
- Megaureter 586
- Mekoniumaspirationssyndrom 207–208
- Meningitis 440
- Milchschorf 345–346
- Minderwuchs, hypophysärer 282
- Mumps 368
- Mundsoor 351
- Muskeldystrophie, Typ Duchenne 450–451
- Muskelhypotonie 455
- Mykosen 351
- Myokarditis 334
- Nabelhernie 579
- Nasen-CPAP 163–164
- Nasenoperationen 635–636
- Nebennierenmark, Störungen 289–290
- Nebennierenrindeninsuffizienz 289
- Nephrostoma 586
- nephrotisches Syndrom 308–309
- Nervensystem, Erkrankungen 432–434
- Neugeborene 187–229
- Niereninsuffizienz, chronische 303–304
- Nierensteine 311–312
- Obstipation, chronische, habituelle 399
- Ösophagusatresie 574–575
- Ohranlegung 626–627
- Omphalozele 576
- onkologische Erkrankungen 506–527
- Orchitis 315
- Panaritium 350
- Parazentese 623

Pflege
- Paresen 452
- Paukendrainage 623
- PFC-Syndrom 220
- Pfeiffer-Drüsenfieber 372
- Phenylketonurie 271
- Phimose 590–591
- Plegien 452
- Pleuritis 251
- Pneumonie 247
- postoperative 553–560
- – – Lippen-Kiefer-Gaumen-Spalten 644–647
- präoperative 551–553
- Psoriasis 355–356
- Pylorusstenose, hypertrophe 395–396
- raumfordernde Prozesse 434–436
- Reflux, gastroösophagealer 395
- Rehabilitation 472–476
- Retinopathie 171–172
- Rhinitis 238
- Röteln 366
- sanfte, Frühgeborene 130
- Schädel-Hirn-Trauma 437
- Scharlach 369
- Schilddrüsenstörungen 286–287
- Sepsis 224
- Sichelzellanämie 416
- Skabies 352
- Skoliose 651–654
- Soordermatitis 351
- Soormykose 167–168
- Spastiken 453
- spina bifida 445
- Spina bifida 446
- Thrombozytopathie 421
- Thrombozytopenie 421
- Tonsillektomie 629–631
- Tracheostoma 638–640
- Transposition der großen Arterien 331
- Tuberkulose 374–375
- Vasopathien 422
- Verbrennungen 603–610
- Verbrühungen 603–610
- vesiko-ureterorenaler Reflux (VUR) 586
- Vollbad, Neugeborene 205
- Vulvovaginitis 315–316
- Werdnig-Hoffmann-Muskelatrophie 446–450
- Wilms-Tumor 523–524
- Windeldermatitis 347
- Windpocken 365
- Zöliakie 396
- Zwerchfellhernie 573
- zystische Fibrose 406

Pflegeanamnese 13, 537–538
- operative Eingriffe 551
- Rehabilitation 460
Pflegeauftragsbogen, häusliche Kinderkrankenpflege 663
Pflegebericht 14
Pflegecreme, Gesicht 340
Pflegeergebnisse, Evaluation 14
Pflege-Erstgespräch 13
Pflegekittel, Infektionsprophylaxe 362
Pflegemaßnahmen 14
Pflegematerial 125
- Infektionsprophylaxe 363
Pflegemittel, Neugeborene 206
Pflegemodelle, Kritik 14
Pflegepaste, Windelbereich 340
Pflegephilosophie 11
Pflegeplanung 537–538
- Absencen 483–486
- Aktivitäten des täglichen Lebens 461
- Bronchopneumonie 248–250
- Diabetes insipidus centralis 282–285
- Diabetes mellitus 265–270
- Enzephalitis 476–480
- Frühgeborene, extrem unreife 157–163
- Glomerulonephritis, akute 305–308
- Leukämie, akute, lymphoblastische 510–512
- Neuroblastom 520–522
- Obstipation, chronische, habituelle 400–402
- onkologische Erkrankungen 506
- Osteosarkom 515–517
- Schädel-Hirn-Trauma 473–476
- Sepsis 224–228
- Skoliose 652–654
- Tonsillektomie 631–634
- Transposition der großen Arterien 331–333
- Werdnig-Hoffmann-Muskelatrophie 447–450
- Zerebralparese 480–483
Pflegeprobleme 13–14
- Ressourcen 13–14
Pflegeprozeß 11–14
- psychiatrische und psychosomatische Kinderkrankenpflege 537–538
pflegerische Maßnahmen
- Antiscabiosum 352
- Fieber 75
Pflegeversicherung, häusliche Kinderkrankenpflege 660
Pflegeziele 14, 538

Phäochromozytom 289–290
- Katecholamine 289
- Vanillinmandelsäure 289
Phagozyten, Haut 338
Phenylketonurie 271–272
- Behandlung, stationäre 536
- Guthrie-Test 258, 271
- Pflege 271
Phimose 204, 590–591
- angeborene 590
- Balanitis 590
- Bettenbogen 591
- erworbene 590
- Hygiene 591
- Kamille-Sitzbad 591
- Pflege 590–591
- physiologische 590
- Zirkumzision 590
Phlebitis
- Alkoholumschläge 495
- Heparinsalbenverband 495
- Zytostatikatherapie 495
Phosphat-Nierensteine 312
Phototherapie 114
- Fetopathia diabetica 229
Phototherapielampe
- Hyperbilirubinämie 209
- Schlafrhythmus 210
- Schutzbrille 210
pH-Wert
- Asphyxie 217
- Magensaft 386
- Magensonde, Lackmuspapier 386
- Stuhl 79, 81
- Urin 79
physikalische Therapie 99–118
- Grundlagen 100–101
- Laryngitis 239
Physiotherapie
- Ataxien 454
- Brandverletzungen 604
- bronchopulmonale Dysplasie 174
- Ductus arteriosus Botalli, persistierender 177
- Extubation 150
- Hirnblutung, intraventrikuläre 178
- Muskeldystrophie Typ Duchenne 450
- Muskelhypotonie 454
- Pneumonie 247
- zystische Fibrose 406
Pierre-Robin-Syndrom, Magensonde 143
Pilzinfektionen 350–351
- Aids 380
- Diabetes mellitus 260
- Haut 350

Pilzinfektionen
- Hygiene 351
- Knochenmarkdepression 504
- Pflege 351
- Schmierinfektion 351
PKU s. Phenylketonurie
Plaquebildung 95
Plasmafraktionen
- Lagerung 413
- Verabreichen 413
- Verfalldatum 413
Plastikkompresse 106
Platinderivate 490
Plazentainsuffizienz, Asphyxie 218
Plazentalösung, vorzeitige, Asphyxie 218
Plazentaschranke, Antikörper 210
Plegien 451–452
- Lagerung 452
- Pflege 452
Pleura, Verletzung, Leberpunktion 394
Pleuradrainage 235–237
- Auswirkungen auf den Patienten 237
- Dachziegelverband 237
- Entfernen 237
- Hydrops fetalis 212
- Komplikationen 237
- Kreislaufkollaps 237
- Lagerung 236
- Lungenödem 237
- Nachsorge 236
- Ösophagusatresie 574–575
- Patientenvorbereitung 236
- Schmerzen 237
Pleuraerguß
- Hydrops fetalis 211
- Pleuritis 250
- – exsudativa 251
Pleurapunktion 233–235
- Händedesinfektion 233
- Infektionen 235
- Krankenbeobachtung 235
- Kreislaufkollaps 235
- Lagerung 233
- im Liegen 233–234
- Lokalanästhetika 233
- Lungenödem 235
- Lungenverletzungen 235
- Mundschutz 234
- Nachsorge 235
- Patientenvorbereitung 233
- Pneumothorax 235
- Probleme und Gefahren 235
- Schutzkleidung 234
- im Sitzen 233–234
Pleuraspalt 233

Pleuritis 250–251
- Buelau-Saugdrainage 251
- exsudativa 250
- Pflege 251
- Pleuraerguß 250
- Pneumonie 251
- Pneumothorax 251
- sicca 250
Pneumocystis-carinii-Pneumonie,
  Knochenmarkdepression
  504
Pneumokokkenimpfung, Beta-Tha-
  lassämie 416
Pneumonie 247–250
- Aids 381
- atypische 247
- Bronchiektasen 246
- Dekubitusprophylaxe 247
- Fieber, kontinuierliches 72
- interstitielle, Aids 380
- Kontrakturenprophylaxe 247
- Ösophagusatresie 574
- Pflege 247
- Pleuritis 251
- postoperative 554
- Tracheotomie 637
- Ursachen 91
- zystische Fibrose 405
Pneumonieprophylaxe 91–94
- Atelektasen 93
- Atemgymnastik 92
- Atemnotsyndrom 175
- Atemtherapie 91
- Dehnlagerungen 93
- Enterokolitis, nekrotisierende
  170
- Epiglottitis 241
- Fieber 76
- Hydrozephalus 436
- Hyperämie, lokale 93
- Influenzavirus-Infektion
  372
- Inhalationen 93
- Kinderlähmung 376
- Lagerung 91–92
- Masern 367
- Medulloblastom 525
- Mobilisation 93
- Muskelhypotonie 455
- Nasen-Rachen-Raum, Absaugen
  93
- Öle, ätherische 93
- Ösophagusatresie 574
- onkologische Erkrankungen
  506
- Positionswechsel 93
- postoperative 556
- Schädel-Hirn-Trauma 437
- Tuberkulose 376
- Vibrationen 92

Pneumonieprophylaxe,
  Vibrationen
- – manuelle 92–93
- Werdnig-Hoffmann-Muskelatro-
  phie 447
Pneumothorax
- Atemnotsyndrom 175
- Atmung, seitendifferente 62
- bronchopulmonale Dysplasie
  172
- Buelau-Saugdrainage 235
- Hirnblutung, intraventrikuläre
  177
- Ösophagusatresie 574
- PFC-Syndrom 220
- Pleurapunktion 235
- Pleuritis 251
- Reanimation 675
- Skoliose 651
Polamidon®, Muttermilch 194
Poliomyelitis 376–377
- Dekubitusprophylaxe 376
- Fieber, zweigipfeliges 73
- Hygiene 376
- Kontrakturprophylaxe 376
- Parotitisprophylaxe 377
- Pflege 376
- Pneumonieprophylaxe 376
- Schmierinfektion 376
- Schmutzinfektion 376
- Soorprophylaxe 377
- Tröpfcheninfektion 376
Polio-Schluck-/Schutzimpfung
  361, 376
Pollakisurie 78
- Harnwegsinfektionen 310
- physiologische 78
Polstermaterial, Verbände 561
Polydipsie
- Diabetes insipidus 281
- – renalis 309
- Diabetes mellitus 258, 260
- Niereninsuffizienz, chronische
  303
Polyglobulie
- Fetopathia diabetica 228
- Herzinsuffizienz 329
Polytrauma, Tracheotomie 636
Polyurie 78
- Diabetes insipidus 281
- Diabetes mellitus 258, 260
- Niereninsuffizienz, chronische
  303
Polyzythämie, Fetopathia diabetica
  228
portale Hypertension
- Leberzirrhose 403
- zystische Fibrose 405
Port-Systeme, Zytostatikatherapie
  496

Positionswechsel, Pneumoniepro-
  phylaxe 93
Positive End-Expiratory Pressure
  (PEEP) 152
Postaggressionsstoffwechsel
- Brandverletzungen 606
- Hypothermie 599
- Verbrennungen 599
postoperative Pflege 553–560
Prämedikation
- Analgetika 552
- operative Eingriffe 552–553
- Sedativa 552
präoperative Pflege 551–553
Prednisol, Thrombozytopenie und
  -pathie 421
Prellmarken, Bauchtrauma 591
Primärtuberkulose 374
primitiv-psychomotorische Phase,
  Rehabilitation 458
Procarbazin 490
Progesteron 275
Prolaktin 190, 274
- Hypophysenvorderlappen 189
Promyelozytenleukämie 509
Prophylaxen 89–98
Prostacyclin, PFC-Syndrom 220
Prostaglandin E_1, Transposition der
  großen Arterien 330
Proteinurie
- Glomerulonephritis, akute 304
- nephrotisches Syndrom 308
- Niereninsuffizienz, chronische
  303
Proteststadium
- Depression 18
- Hospitalismuserscheinungen
  18
- Regression 18
- Stabilisierung und Normalisie-
  rung 18
- Trennungsreaktionen 18
Prothrombin 201, 408
Protonenpumpenhemmer, Reflux,
  gastroösophagealer 394
Provitamin D, UV-Bestrahlung
  114
Pseudarthrose, Frakturen 593
Pseudoobstipation 81
Psoriasis 355–356
- Morgensteifheit 355
- Pflege 355–356
- UV-Bestrahlung 114
- Verlauf 355
- vulgaris 355
Psoriasisarthritis 355
Psychiatrie-Personalverordnung
  539–540
- Behandlung, gruppenbezogene
  540

Psychiatrie-Personalverordnung
– Betreuung 539–540
– Pflege 539
– – kinder- und jugendpsychiatrische 539
– – somatische 539
– Stationsorganisation 540
– Tätigkeiten, mittelbar patientenbezogene 540
psychiatrische und psychosomatische Kinderkrankenpflege
– Aufgaben 538
– Pflegeprozeß 537–538
– Pflegeziele 538
– stationäre Aufnahme 538
psychische Belastung
– Asthma bronchiale 243
– Isolierung 360
psychische Betreuung, Anus praeter 560
psychische Störungen 535
– Adoleszenz 536
– Contusio cerebri 472
psychodynamische Theorien, Entwicklung 530
Psychosomatik 536–537
psychosomatische Erkrankungen 540–541
psychosomatische Kinderkrankenpflege s. unter psychiatrische und psychosomatische Kinderkrankenpflege
Psychotherapie, Enkopresis 544
Psych-PV s. Psychiatrie-Personalverordnung
Pubertät 535
– ausbleibende 290
– Homosexualität 536
– Identitätskonflikte 536
– sexuelle Erfahrungen 536
– unvollständige 290
– verspätet einsetzende 290
Pubertas
– praecox 290
– tarda 290
Puder, Aspirationsgefahr 202
pulmonale Insuffizienz, Pankreatitis, akute 404
pulmonale Überblähung, Asthma bronchiale 243
Pulmonalklappe 318
Puls 65
– Beobachtung 65–66
– fadenförmiger 66
– gut gefüllter 66
– harter 66
– schlecht gefüllter 66
– springender 66
– weicher 66
Pulsdefizit 66

Pulsfrequenz 65–66
– Beobachtung 67
– bronchopulmonale Dysplasie 174
– Frühgeborene 139
– Hyperthyreose 286
– Knochenmarkpunktion 503
– Veränderungen 65
Pulskontrolle 67
– Broncholytika 116
– manuelle 67
– Stellen, geeignete 67
Pulslosigkeit, Herz-Kreislauf-Stillstand 673
Pulsoxymeter 125
Pulsoxymetrie 325–326
– Sensor 325
Pulsqualität 66
– Veränderungen 66
Pulsrhythmus 66
– Veränderungen 66
Pulsschläge, Normalwerte 65
Pulsus
– durus 66
– mollis 66
Pulswelle 65
Pulszählen, Frühgeborene 67
Punktionen
– Handrückenvene 278
– Kubitalvene 278
– onkologische Erkrankungen 500–503
Pupillenreaktion
– Contusio cerebri 472
– Herz-Kreislauf-Stillstand 673
– Hirnblutung, intraventrikuläre 177
Pupillenreflex 86
Puppengesicht, Glykogenose Typ I 270
Purpura
– Schoenlein-Henoch 422
– Thrombozytopathie 421
– thrombozytopenische, Petechien 85
i.v. Pyelogramm 295
Pyelonephritis, Reflux, vesikoureterorenaler 586
Pylorusstenose
– Erbrechen 141
– hypertrophe 395–396
– – Pflege 395–396
Pyodermien 85
Pyrogene
– endogene 71
– exogene 71
pyrogene Reaktion, bakterielle, Bluttransfusionen 413
Pyurie, Nierensteine 311

Quarkumschläge, Mastitis 194
Quecksilberintoxikation, Silbernitratlösung 602
Querschnittslähmung, Dekubitusgefahr 90
Quincke-Hängelage, Bronchiektasen 246

Rachen 232
Rachenmandel 232
Rachitis, Vitamin-D-Mangel 200
Radikale, freie, Hautschädigungen 340
Rashkind-Ballonatrioseptostomie, Transposition der großen Arterien 333
Rasselgeräusche, feinblasige, Herzinsuffizienz 329
Rasseln 64
Rauchgasvergiftung, Verbrennungen 598
raumfordernde Prozesse, Pflege 434–436
RDS (respiratory distress syndrome) 174
Reanimation
– Abbruch 677
– ABCDE-Maßnahmen 673
– Ablauf 673–677
– Absaugen, endotracheales 166
– Adrenalin 675
– Asphyxie 219
– Atemwege, Freimachen 673
– Atropin 676
– Beatmung 673, 675
– Beatmungsfrequenz 674
– Circulation 674
– Einhelfer-Methode 674
– EKG 676–677
– Herz(druck)massage 674
– Hilfsmittel in der Klinik 673–674
– Intubation 129
– kardiopulmonale 673–677
– Kreißsaal 128–129
– Lidocain 676
– Medikamente 675
– Natriumbicarbonat 675
– Seitenlage, stabile 673
– Vitalparameter, Kontrolle 128
– Zweihelfer-Methode 674
Reanimationstisch, Blutaustauschtransfusion 212
Rechtsherzinsuffizienz
– bronchopulmonale Dysplasie 173
– Venendruck, zentraler 319
Rechts-links-Shunt 219–220

Recklinghausen-Blutdruckgerät 69
Reden im Schlaf 88
Redon-Drainage 556
– Flaschenwechsel 557
– Lagerung 557
Reflektometer, Blutzuckerbestimmung 257
Reflexaudiometrie 621
Reflexprüfung 86
Reflux
– gastroösophagealer 394–395
– – H$_2$-Blocker 394
– – Hochlagerung 395
– – Ösophagusatresie 574
– – Pflege 395
– – Protonenpumpenhemmer 394
– – 24-Stunden-pH-Metrie 394
– vesiko-ureterorenaler 586
Refluxösophagitis
– Atemstillstand 394
– Krippentod 394
– Reflux, gastroösophagealer 394
– SIDS 394
Regression, Proteststadium 18
Regurgitation 82
– Reflux, gastroösophagealer 394
Rehabilitation 458
– An- und Ausziehtraining 467
– Anfallsleiden 483
– Atmung 468
– Aufnahme 459–461
– Ausscheidung 467
– Bewegung 464
– Commotio cerebri 472
– Contusio cerebri 472
– Diagnostik 471–472
– Distanzlosigkeit 470
– Durchgangssyndrom 459
– Einstellung 470
– Elterngespräche 460
– Entwicklungsverzögerung 486
– Enzephalitis 476
– Epilepsie 483
– Ernährung 462
– Eßbesteck 462
– Flüssigkeitszufuhr 462
– Gehversuche 466
– Gleichgewicht, emotionales 470
– Gruppenpflegesystem 460
– Harninkontinenz 467
– Hautzustand 468
– Hörvermögen 468–469
– Integrationsstadium 459
– Kleidung 466–467
– Klüver-Bucy-Phase 459
– Körpergewicht 472
– Körperpflege 466–467

Rehabilitation
– Körperwahrnehmung 465
– Kommunikation 468–469
– Korsakow-Phase 459
– Lagerung 464, 466
– Lebenssituation, aktuelle 470
– Meningitis 476
– Neuropädiatrie 457–486
– Orientierung 470
– Pflege 472–476
– Pflegeanamnese 460
– Phase des Nachgreifens 458
– primitiv-psychomotorische Phase 458
– Remissionsphase 460
– Ressourcen 460
– Rollstuhltraining 465
– Rückzug 470
– Ruhe 470
– Schädel-Hirn-Trauma 472
– Schlaf 470
– Schöneberger Konzept 458
– Sehvermögen 468–469
– Selbständigkeit 470
– Sensibilitätsstörungen 468
– Sprachstörungen 469
– Sprachverlust 468–469
– Sprachverständnis 469
– Stuhlinkontinenz 467
– Tagesablauf 460
– Therapieplan 460
– Waschtraining 466
– Wortfindungsstörungen 469
– Zahnpflegetraining 467
Reichsverband der Säuglings- und Kleinkinderschwestern (RSK) 8
Reifezeichen, Neugeborene 188
Reifgeborene, Körpertemperatur 71
Reinigung
– Inkubator 127
– des Zimmers, Infektionsprophylaxe 363
Reinigungseinlauf 390
Reisehepatitis 372
Reisschleim, Durchfallerkrankungen, infektiöse 378
Reiz, Eindeutigkeit, Basale Stimulation® 49
Reize, unspezifische, Asthma bronchiale 243
Reizhusten
– Asthma bronchiale 243
– Laryngitis 239
– Pleuritis sicca 250
– Pneumonie 247
Reizleitungssystem 318
Rektoskopie, Hirschsprung-Krankheit 580

Rektum 384
Rektummanometrie, Hirschsprung-Krankheit 580
Rektumprolaps, zystische Fibrose 405
Releasing-Hormone (RH) 274
Remissionsphase, Rehabilitation 460
Reploglesonde 144
– Magensonde 143
– Ösophagusatresie 574
– Zwerchfellhernie 572
Reservoirbeutel 124–125
Resorptionsfieber 72
Respirationskurve, Atemüberwachung 154
Respirator s. Beatmungsgeräte
Respiratory distress syndrome (RDS) 174
Ressourcen
– Pflegeprobleme 13–14
– Rehabilitation 460
Retardierung 426
– Phenylketonurie 271
– statomotorische, Ataxien 454
Retentio testis 588
Retinopathie 171–172
– Blindheit 171
– Ductus arteriosus Botalli, persistierender 176
– Pflege 171–172
– Sauerstofftherapie 171–172
Rezeptoren, Haut 338
Rezidivfistel, Ösophagusatresie 574
RH (Releasing-Hormone) 274
Rhagaden 96
Rhesus-Antigene 211
Rhesusfaktor 409
– Antikörper 211
Rhinitis 238
– Differentialblutbild 238
– Inkubationszeit 238
– Nasentropfen 238
– Pflege 238
– Pharyngitis 239
Rh-Inkompatibilität 211
– Rh-negativ 409
– Rh-positiv 409
Rhinopharyngitis 241
Rickham-Punktion 431
Riechvermögen, Überprüfung 622
Rigor, Choreoathetosen 453
Ringelröteln, Exanthem 85
Rippenfell 233
Rippenfrakturen
– Bauchtrauma 591
– Reanimation 675
Risiken, Bluttransfusionen 409
Riva-Rocci-(RR-)Meßgerät 68

Röntgenkontrastmittel, Magenson-
de 146
Röntgenplatte 126
Röteln 365–366
– Auffrischimpfung 361
– Effloreszenzen 366
– Exanthem 85, 365
– Inkubationszeit 365
– Pflege 366
– Schwangere 366
– Tröpfcheninfektion 365
Rötelnschutzimpfung 366
Rötung, Haut 84
Rollstuhl, Spastiken 453
Rollstuhltraining, Rehabilitation
465
Rooming-in 18
– Hirnblutung, intraventrikuläre
178
Rosenthal-Tine-Test 364
Rotaviren, Erbrechen 141
Rotavirenenteritis 377
Rotlichtbestrahlung 109
– Windeldermatitis 347
RSK (Reichsverband der Säuglings-
und Kleinkinderschwestern)
8
Rubeola 365
Rückenlähmungen
– Bewegungsstörungen, zerebrale
480
– Rehabilitation 460
Rückenlage 38
Rückenmassage 118
Rückenschmerzen
– Cushing-Syndrom 287
– Nierensteine 311
Rückfettung, Haut 341
Rückgratreflex 532
Rückzug, Rehabilitation 470
Ruhe, Rehabilitation 470
Ruhr 377
Rumination 82
Rumpfataxie, Medulloblastom
524

Saccharasemangel 397
Sachtleben-Methode, Injektionen
570
Säuglinge
– Aids 380
– Durchfallerkrankungen, infek-
tiöse 377
– Einläufe 390
– Herzmassage 675
– Injektionen, intramuskuläre
570
– Jacutin® 352
– Keuchhusten 370

Säuglinge
– Lippen-Kiefer-Gaumen-Spalte
641
– Magenspülung 389
– Milchschorf 342
– Pneumonie 247
– Rhinitis 238
– Speien 82
– Wassertemperatur 102
Säuglingsalter, Stuhl 79–80
Säuglingsbett 53
Säuglingsnahrung, Zubereitung
199
Säure-Basen-Haushalt, Störungen
– Früh-/Neugeborene 155
Salazosulfapyridin, Colitis ulcerosa
398
Salbei(tee)
– Influenzavirus-Infektion 371
– Milchproduktion 194
– Mundpflege 97
Salbentüll, Brandwunden 602
Salbenverband
– Panaritium 350
– Verbrennungen 601
– Verbrühungen 601
Salizylvaseline
– Impetigo contagiosa 348
– Milchschorf 346
– Psoriasis 356
Salmonellose 377
– Aids 380
Salzwasserkompressen 110
Sandsack, Blutentnahme, arterielle
279
Sauberkeitstraining 467
Sauerstoffabfall, Blutgasanalyse,
kapilläre 157
Sauerstoffbrille 324
Sauerstoffgabe, Krupp-Syndrom
240
Sauerstoffhaube 325
Sauerstoffkonzentration, Beat-
mungsgeräte 152
Sauerstoffleitungen, zentrale
322–323
Sauerstoffmangel, Asphyxie 217
Sauerstoffpartialdruck
– Beatmung, Frühgeborene 154
– Messung, transkutane 155
Sauerstoffsättigung
– Absaugen, endotracheales 166
– arterielle 220
– Ermittlung, spektralphotometri-
sche 125
Sauerstofftherapie 117, 322–326
– Apnoe 171
– Atemnotsyndrom 175
– Enterokolitis, nekrotisierende
170

Sauerstofftherapie
– Nasensonde 325
– Nebenwirkungen 323
– Neugeborene 224–228
– Pulsoxymetrie 325–326
– Retinopathie 171–172
– Sauerstoff-Flasche, Anschließen
323
– Überwachung 323
– Umgang mit Gasflaschen 323
– Wandanschluß, zentraler 323
Sauger
– Ausreiben mit Salz 200
– Infektionsprophylaxe 363
– Lippen-Kiefer-Gaumen-Spalten
643
– Nachbereitung 200
– Sterilisation, chemische 200
Saugerloch 199
Saugreflex 86, 191
Saugstörungen, Werdnig-Hoff-
mann-Muskelatrophie 446
Saugverwirrung 192
Saugvorgang, Stillen 192
Schablonen, orale, Coma vigile
458
Schädeldeformierung, Beta-
Thalassämie 415
Schädel-Hirn-Trauma 436–437
– Bewußtseinstrübung 86
– gedecktes 472
– Glasgow-Coma-Scale 437–438
– Gradeinteilung 437
– Hämatom, subdurales 436
– Kontrakturprophylaxe 437
– offenes 472
– Pflege 437
– Pflegeplanung 473–476
– Rehabilitation 472
Schädelvenenzeichnung, Hydroze-
phalus 435
Schalleitungsschwerhörigkeit
– Audiometrie 621
– Parazentese 623
– Stapesplastik 624
Scharlach 368–369
– Angina 368
– Exanthem 85, 368
– Fieber, kontinuierliches 72
– Gelenkveränderungen, rheuma-
toide 369
– Himbeerzunge 86, 368
– Inkubationszeit 368
– Isolierung 369
– Karditis 369
– Lymphadenitis 369
– Nephritis 369
– Otitis media 369
– Pflege 369
– Tröpfcheninfektion 368

Scharlachfriesel 368
Scharlachschuppung 369
Schaumstoffauflagen, Brandverletzungen 606
Schaumstoffkissen 54
Scheidensekret, Aussehen 79
Schienen der Naht, Ösophagusatresie 574
Schienenverbände 563
Schilddrüse 274
Schilddrüsenaplasie/-dysplasie 285
Schilddrüsenhormone, Hyperthyreose 286
Schilddrüsenstörungen 285–287
– Pflege 286–287
Schildkrötenverband 562
– auswärts-/einwärtsgerichteter 562
Schläfenschlagader, Pulskontrolle, Stellen, geeignete 67
Schläfrigkeit 86
Schlaf
– Beobachtung 86, 88
– erholsamer 88
– gestörter 88
– Non-REM-Phasen 87
– Reden im 88
– Rehabilitation 470
– REM-Phasen 87
– ungestörter 88
– unruhiger 88
schlafähnlicher Zustand 86
Schlafbedürfnis 87
– Athyreose 285
– Hyperbilirubinämie 209
– physiologisches 87
Schlafdauer, veränderte 88
Schlafentzug, Gelegenheitskrämpfe 441
Schlaflosigkeit, Hyperthyreose 286
Schlafrhythmus 87
– Phototherapielampe 210
Schlafstörungen
– Behandlung, stationäre 536
– Epileptikaüberdosierung 443
– Rhinitis 238
Schlaftiefe 87
Schlaf-Wach-Rhythmusstörungen
– Coma vigile 458
– Hirntumoren 437
Schlafwandeln 88
Schlagvolumen 65
Schlappheit, Hyperbilirubinämie 209
Schlauchmull-Kopfverband, Kopfläuse 354
Schlauchmullverband, Psoriasis 356

Schlauchverbände 562–563
Schleimhäute, blasse 141
Schleimhautblutungen
– Leukämie 507
– Purpura Schoenlein-Henoch 422
Schleimhautdefekte 96
Schleimhautveränderungen
– Eisenmangelanämie 415
– Knochenmarktransplantation 504
Schlitzkompressen, Tracheostoma 639
Schluckauf 64, 200
Schlucken, schmerzhaftes, Tonsillektomie 629
Schluckreflex 86
– Adenotomie 628
– Coma vigile 458
Schluckstörungen
– Eßtherapie 462
– Hirntumoren 437
– Werdnig-Hoffmann-Muskelatrophie 446
Schlürfsonde, Zwerchfellhernie 572
Schlußdesinfektion 363
– Hepatitis 374
– Hygieneplan 363
– Tuberkulose 375
Schmerzen
– abdominelle, Sichelzellanämie 416
– Blutgasanalyse, kapilläre 157
– Erleben 46
– Frakturen 592
– Hodentorsion 589
– Kälteeinwirkung 100
– postoperative, Hüftdysplasie 657
– retrosternale, Tracheitis 239
Schmerzreaktionen, sterbendes Kind 181
Schmerzscore
– Früh-/Neugeborene 555
Schmerztherapie
– Appendizitis 583
– Ductus arteriosus Botalli, persistierender 177
– Enterokolitis, nekrotisierende 170
– Hypospadie 590
– Knochenmarktransplantation 505
– Ösophagusatresie 575
– postoperative 554
– Schädel-Hirn-Trauma 437
– sterbendes Kind 181, 526, 665
– Tonsillektomie 630

Schmierinfektion 360
– Mykosen 351
– Neugeboreneninfektion 223
– Poliomyelitis 376
Schmierkopf, Psoriasis 356
Schmutzinfektion, Poliomyelitis 376
Schnappatmung 63
– Asphyxie 218
Schnarchen 64
Schneidersitz
– Asthma bronchiale 245
– Lumbalpunktion 501
Schniefen 64
Schock
– Adenotomie 628
– anaphylaktischer, Humanalbumin 413
– – injektionsbedingter 568
– Aussehen, weißes 84
– Bauchtrauma 591
– Blutaustauschtransfusion 216
– Hautkolorit, wächsernes 84
– hypoglykämischer 261
– Nierenbiopsie 296
– Ödeme 85
– Pankreatitis, akute 404
– Peritonealdialyse 314
– Puls, fadenförmiger 66
– – schlecht gefüllter 66
– septischer, Enterokolitis, nekrotisierende 169
– Venendruck, zentraler 319
– Verbrennungen 596
– Wärmestrahler 109
Schöneberger Konzept, Rehabilitation 458
Schoenlein-Henoch-Purpura 422
Schonatmung 62
Schräglage, Atemnotsyndrom 175
Schreien
– schrilles, Enzephalitis 441
– – Leistenhernie 587
– – Meningitis 223
Schreitphänomen 532
Schrittposition 38
Schüttelfrost
– Fieber 76
– Fieberanstieg 72
– Pleuritis exsudativa 251
Schütteltrauma, Hämatom, subdurales 436
Schulkindalter 535
– Lippen-Kiefer-Gaumen-Spalten 642
Schulreife 535
Schuppenbildung, Neurodermitis 344
Schutzbrille, Phototherapielampe 210

Schutzkleidung, Pleurapunktion 234

Schwangere, Röteln 366

Schweigepflicht
- Kindesmißhandlung 680
- Kindesvernachlässigung 680

Schweiß, kalter 85

Schweißausbruch, Asthma bronchiale 243

Schweißdrüsen, Entzündungen 349

Schwellungen, Eisauflagen 113

Schwerbehinderung, Lippen-Kiefer-Gaumen-Spalten 644

Schwester-Liselotte-Stellung 433

Schwindel
- Epileptikaüberdosierung 443
- Schädel-Hirn-Trauma 436

Schwindelgefühle, Ohrspülung 620

Schwitzen 85, 338

Sedativa
- Krupp-Syndrom 240
- Prämedikation 552

Sedierung, PFC-Syndrom 220

Segmentbronchien 232

Sehnenreflexe, Werdnig-Hoffmann-Muskelatrophie 446

Sehstörungen
- Bewegungsstörungen, zerebrale 480
- Entwicklungsverzögerung 486
- Hirntumoren 437
- Hydrozephalus 435
- Medulloblastom 524

Sehvermögen
- gestörtes 469
- Rehabilitation 468–469

Seifenreste, Hautreizungen 342

Seitenlage, stabile, Reanimation 673

Sekretdrainagen 556

Sekretionshemmtest, Cushing-Syndrom 287

Sekretolytika, Inhalation 116

Selbstachtung, Erleben 46

Selbständigkeit
- Entwicklung 31–32
- Erleben 46
- Rehabilitation 470

Selbstbestimmung, Sterben 664

Selbstbewußtsein
- Erleben 46
- gestörtes 535

Selbsterfahrung, körperliche 40

Selbsthilfegruppen
- Beta-Thalassämie 416
- Koagulopathien 420
- Leberzirrhose 403

Selbsthilfegruppen
- Lippen-Kiefer-Gaumen-Spalten 643
- Spastiken 453
- Spina bifida 445
- Zöliakie 396
- zystische Fibrose 406

Selbsthilfemodell von Dorothea Orem 461–462
- Aktivitäten des täglichen Lebens (ATLs) 461–462

Selbst-Konzept, chronisch krankes Kind 26

Sensibilitätsstörungen
- Dekubitusgefahr 90
- Hirntumoren 437
- Paresen 452
- Plegien 452
- Rehabilitation 460, 468

sensorische Signale, gegenseitige, Kinästhetik 33

Sepsis 221–228
- Appendizitis 582–583
- Fieber, remittierendes 73
- Furunkulose 349
- Hautkolorit 84
- – wächsernes 84
- Knochenmarkdepression 504
- Leukämie 510
- nephrotisches Syndrom 308
- Pankreatitis, akute 404
- Pflege 224
- Pflegeplanung 224–228
- Schmierinfektionen 223

Septumkorrektur
- Indikationen 634
- Tamponade 634

Septumplastik 634

Septumresektion 634

Septumsplints 634

Seromukotympanum 623

Serumbilirubin, Höchstgrenzen 209

Serumhepatitis 372

Serumlactatdehydrogenase (LDH), Leukämie 508

Serumproteine, Verbrennungen 599

Sexualbehaarung 275

Sexualhormone, männliche 275

sexuelle Erfahrungen, Pubertät 536

Shigellenruhr, Aids 380

SHT s. Schädel-Hirn-Trauma

Shuntinsuffizienz, Ventrikelpunktion 431

Sichelzellanämie 416
- Pflege 416

Sichtkontrolle, Blutkonserven 411

SIDS, Refluxösophagitis 394

Silbernitratlösung, Quecksilberintoxikation 602

Silicontrennschutz-Katheter, Zytostatikatherapie 496

Silikonmasken, Brandverletzungen 604

Silikonmembran
- Verbrennungen 601
- Verbrühungen 601

SIMV-Beatmung 152

Singultus 64

Sinusthrombose, Furunkulose 349

Situationsanalyse, ausländische Kinder 22

Sitz mit gekreuzten Beinen 38

Sitzbad 107
- tägliches, Hypospadie 590

Sitzbadewannen 107

Sitz-Bück-Technik, Skoliose 652

Sitzposition, Eßtherapie 462

Skabies 351–353
- s.a. Krätze
- Hygiene 352
- Isolierung 352
- Pflege 352

Skelett, Demineralisierung, Frühgeborene 195

Skelettdeformierung, Muskeldystrophie Typ Duchenne 450

Skelettdeformierungen, Demineralisierung 195

Skoliose 650–655
- adoleszente 651
- idiopathische 650
- juvenile 651
- Körperhaltung 652
- Komplikationen 651
- Korsetts 651
- Krankengymnastik 651
- Lagerung 651
- Metallimplantate 651
- Mobilisation 652
- myopathische 650
- neuropathische 650
- Orthese 651
- osteopathische 650
- Pflege 651–654
- Pflegeplanung 652–654
- Sitz-Bück-Technik 652
- Tetraparese 452
- Thorax-Rumpf-Gips 651

Skrotum, Schwellung, Hodentorsion 589

Smegma 590

Sodbrennen, Reflux, gastroösophagealer 394

Sojamilchbasis, Milch 197
Somatisierungssyndrome, Behandlung, stationäre 536
somatoforme Störungen, Behandlung, stationäre 536
Somnolenz 86–87
– Epileptikaüberdosierung 443
Sonden, Entfernung 388
Sondenkost
– Lagerung 387
– Nachsorge 387
– Patientenvorbereitung 387
– Verabreichen 387
Sondenlage, Kontrolle 386
Sondennahrung
– Einzelportionen 387
– kontinuierliche 387
– Vorbereitung des Materials 387
Sondiergeschwindigkeit, Magenverweilsonde 146
Sondierung
– Komplikationen 387
– Lagerung 385
– nasale, Vorgehen 386
– nasogastrale 385
– orale 385
– – Vorgehen 386
– Patientenvorbereitung 385
Sonnenbad 114
– Hautschutz 114
Sonnenbrand, UV-Licht 114
Sonnenschutzcreme 114
Sonnenschutzmittel, Lichtschutzfaktor 339
Sonnenuntergangsphänomen, Hydrozephalus 435
Soor 95
– Windelbereich 350
Soorbeläge 96
Soordermatitis 350
– s.a. Dermatitis
– Pflege 351
Soorinfektion, systemische 167
Soormykose
– Abstriche 168
– Fotodokumentationen 168
– Frühgeborene 167
– Komplikationen 167
– Pflege 167–168
– Windelbereich 168
Soorprophylaxe 95, 167
– Fieber 76
– Kinderlähmung 377
– Meningitis 440
Soorsepsis 167, 350
Sopor 86–87
Sozialdienst
– Kindesmißhandlung 679–680
– Kindesvernachlässigung 679–680

soziale Beziehungen 534
– Entwicklung, kindliche 30
sozialer Rückzug 535
Sozialgeheimnis
– Kindesmißhandlung 680
– Kindesvernachlässigung 680
Sozialgesetzbuch, häusliche Kinderkrankenpflege 660
Sozialisation 45–46
sozialpädiatrische Zentren, Spastiken 453
Sozialstation, häusliche Kinderkrankenpflege 661
Spalthaut, autologe, Brandwunden 603
Spannlaken 54
Spastik 452–453
– Muskelhypotonie 454
– Pflege 453
– Selbsthilfegruppen 453
Speichelfluß
– Enzephalitis 441
– Epiglottitis 241
– Epilepsie 442
– Erbrechen 83
Speichenschlagader
– Pulskontrolle 67
– – Stellen, geeignete 67
Speien, Säuglinge 82
Speiseröhre 384
– Fehlbildungen 573
Spezialbetten 53
– Herzerkrankungen 53
– sterbendes Kind 526
Spezialthermometer, Untertemperaturen, Messung 73
Spezialverbände 561
spezifisches Gewicht, Urin 78
Spiegelung
– Kehlkopf 621
– Nase 622
– Ohr 619–620
Spiel 33
Spielzeug, Infektionsprophylaxe 363
Spina bifida 444–446
– cystica 444
– Hydrozephalus 446
– occulta 444
– partialis 444
– Pflege 445–446
– Selbsthilfegruppe 445
– totalis 444
Spindelgifte 491
– tumorhemmende 489
Spindeltumoren 437
Spiralbewegungen 37–38
Spitzfuß 657
Spitzfußprophylaxe 95
– Brandverletzungen 604

Splenektomie, Hodgkin-Lymphom 514
Splints 585
Spontaneous Intermittent Mandatory Ventilation s. SIMV-Beatmung
Spontanurin ohne Desinfektion 297
Sprache, kloßige, Epiglottitis 241
Sprachentwicklung 533
Sprachförderung, Medulloblastom 525
Sprachmotorik, Tetraparese 452
Sprachstörungen
– Hörstörungen 620
– Rehabilitation 460, 469
Sprachunterschiede, ausländische Kinder 22
Sprachverlust, Rehabilitation 468–469
Sprachverständnis, Rehabilitation 469
Sprechkanülen, Trachealkanülen 637
Spreizhöschen, Hüftdysplasie 655
Spritzen 568
– Bestandteile 568
– Größen 568
– Luer-Ansatz 568
– Luer-Lock-Ansatz 568
Spritz-Eß-Abstand, Insulintherapie 263
Spulwürmer, Stuhl 82
Sputum 64
– Auffangen 65
– blutiges 64
– dreischichtiges 65
– eitriges, gelbes 64
– – münzenförmiges 64
– glasiges 65
– grüngelbes, Tuberkulose 374
– rostbraunes 64
– schaumiges 64
Stadium
– catarrhale, Keuchhusten 369
– convulsivum, Keuchhusten 369
– decrementi, Keuchhusten 370
Stammbronchien 232
Standunsicherheit, Medulloblastom 524
Stapesplastik 624
– Schalleitungsschwerhörigkeit 624
– Steigbügelfußplatte 624
Staphylokokken
– Hautabszesse 349
– Impetigo contagiosa 347
– Pyodermie 85

stationäre Aufnahme, operative
  Eingriffe 551
Status asthmaticus 243
Status epilepticus 442
Staubkamm, Kopfläuse 354
Stauung, Blutentnahme 276
Stauungspapille
– Hirnhautentzündung, tuberkulö-
  se 375
– Hirntumoren 437
Steatorrhö 80
Stechampullen, Injektionen, sub-
  kutane 255
Stecktuch 54
Stehliegebrett 466
Steigbügelfußplatte, Stapesplastik
  624
Stellungsanomalie, Nasenseptum
  634
Stempel-Test 364
Stenoseatmung
– exspiratorische 62
– inspiratorische 62
Steppbettdecken 54
Sterbebegleitung, sterbendes Kind
  183
Sterben
– Eigenständigkeit 664
– Phasen 664
– Selbstbestimmung 664
Sterben und Trauer, neonatologi-
  sche Intensivstation 180–184
sterbendes Kind
– Absaugen 181
– ärztliche Betreuung 666
– Angehörige 665–666
– Aufklärungsgespräche 182
– Beatmungsparameter 181
– Bezugsperson 183
– Blutstillung 526
– Dämmerzustand 181
– Depressionen 526
– Ernährung 665
– Familie 665–666
– Gesprächstermin, späterer 183
– häusliche Kinderkrankenpflege
  663–667
– Hautbeobachtung 181
– Hilfen für die Eltern während
  des Sterbeprozesses 182–184
– Infusionen 181
– Körperpflege 181
– Körpertemperatur 181
– Kommunikation 181
– im Krankenhaus 525–527
– Menschenwürde 183
– Nahrung 181
– Nottaufe 182
– Pflege 180
– Phasen 526

sterbendes Kind
– Schmerzreaktionen 181
– Schmerztherapie 181, 526,
  665
– Situation 180
– Sterbebegleitung 183
– Stuhlausscheidung 181
– Trauer des Pflegepersonals 184
– Trauerphasen der Eltern 180
– Überwachungsgeräte 181
– Umlagern 181
– Urinausscheidung 181
Sterbeprozeß, Hilfen für die Eltern
  182
Sterkobilin 81
Sternalpunktion 502
Sternberg-Reed-Zellen
– Hodgkin-Lymphom 513
– Hodgkin-Syndrom 513
Sternumfraktur, Reanimation 675
STH (somatotropes Hormon)
  274
Stickstoffmonoxid, PFC-Syndrom
  220
Stickstoffmonoxidbeatmung,
  Zwerchfellhernie 573
Stillbüstenhalter 193
Stilldauer 192–193
Stillen
– Brustpflege 193
– Frühgeborene 195–198
– Hygiene 193
– Lippen-Kiefer-Gaumen-Spalten
  643
– Saugvorgang 192
Stillgruppen, Lippen-Kiefer-Gau-
  men-Spalten 643
Stillhütchen 193
Stillprobleme, mütterliche
  193–194
Stilltechnik 191–192
Stillverbote 194
Stillvertrauen 192
Stillzeiten 192–193
– Ernährung 194
Stimme, heisere, Athyreose 285
Stimulation
– auditive 48–49
– negative 45
– orale 48
– positive 45
– sanfte, Beatmung 157
– taktile 47
– taktil-somatische 46
– visuelle 49
Stirnreflektor, Ohrspiegelung 619
Stöhnen 64
Stoffwechsel 254
– anaboler 254
– kataboler 254

Stoffwechselerkrankungen
  253–272
– Früherkennung 258
– Neugeborenen-Screening 258
Stoffwindeln
– Wickeltechnik 203–204
– Windelabwurfeimer 203
Stoma 558
– s.a. Anus praeter
– s.a. Nephrostoma
– Analatresie 578
– Basisplatte 559
Stomabeutel 559
– Enterokolitis, nekrotisierende
  170
Stomatitis 95
Stomaversorgung, Material 559
Strafrecht
– Kindesmißhandlung 681
– Kindesvernachlässigung 681
Strahlentherapie
– Ewing-Sarkom 518
– Medulloblastom 524
– Neuroblastom 519
– Osteosarkom 515
– Wilms-Tumor 522
Strangbildung, Meckel-Divertikel
  579
Streckkontraktur 95
Streckkrämpfe, Hirntumoren 437
Streptokokken
– b-hämolysierende, Scharlach
  368
– Impetigo contagiosa 347
– Pyodermie 85
Streptokokkennephritis, Impetigo
  contagiosa 348
Streß
– Frühgeborene 130
– Neugeborene 130
Streßulkus, Skoliose 651
Streßulkusprophylaxe, Brandver-
  letzungen 606
Striae, Cushing-Syndrom 287
Stridor
– exspiratorischer 64
– Fremdkörperaspiration 242
– inspiratorischer 64
– – Epiglottitis 241
– – Krupp-Syndrom 239
Stuhl 79, 384
– Bandwürmer 82
– Beimengungen 81–82
– Beobachtung 79–82
– Beschaffenheit 80
– Blut, okkultes 82
– Blutauflagerungen 81
– – hellrote 82
– breiiger, wäßriger 80
– Farbe 81

Stuhl
- fester, harter, Obstipation, chronische, habituelle 399
- fettglänzender, zystische Fibrose 405
- Geruch 81
- himbeerfarbener, Invagination 581
- kleinbröckeliger, schafskotartiger, bleistiftförmiger 80
- Madenwürmer 82
- massiger 80
- Menge 80
- pathogene Keime 82
- pH-Wert 79, 81
- Säuglingsalter 79–80
- Schleim 81
- Schleim-Blut-Eiter 81
- Schleim-Blut-Gemisch 81
- schleimig-blutiger, Enterokolitis, nekrotisierende 168
- Spulwürmer 82
- stinkender, Zöliakie 396
- trockener, harter, knolliger 80
- Veränderungen 80
- Wurmeier 82
Stuhlausscheidung
- Bauchtrauma 592
- Neugeborenes 140
- postoperative 556
- sterbendes Kind 181
Stuhldrang
- schmerzhafter 81
- – Colitis ulcerosa 398
Stuhlentleerung
- schmerzhafte, Obstipation, chronische, habituelle 399
- seltene, Obstipation, chronische, habituelle 399
Stuhlfrequenz 80
- Veränderungen 80
Stuhlgang, regelmäßiger, postoperativer 556
Stuhlinkontinenz 81
- s.a. Enkopresis
- Analatresie 578
- Rehabilitation 467
Stuhlkeime, Muttermilch 196
Stuhlschmieren, Obstipation, chronische, habituelle 399
24-Stunden-pH-Metrie, Reflux, gastroösophagealer 394
Sturzanfälle, Lennox-Gastaut-Syndrom 442
Suchreflex 532
Suizidversuch, Behandlung, stationäre 536
Superinfektion, bakterielle, Bronchitis, akute 241
Supplementierung, Nahrung 197

Surfactant, Atemnotsyndrom 175
Surfactant-Mangel, Asphyxie 218
Switch-Operation, arterielle, Transposition der großen Arterien 331
Symbol-Sprache 468
Sympathikus, Kälteeinwirkung 100
Symptome, Enterokolitis, nekrotisierende 168–169
Synchronisation, Bewegung 33
Syndrom der persistierenden fetalen Zirkulation s. PFC-Syndrom
Synkopen, Bewußtseinstrübung 86
Systole 67

T

Tabaksbeutelgesäß, Zöliakie 396
Tachydyspnoe 61
Tachykardie 414
- Adenotomie 628
- Appendizitis 582
- Blutverlust 414
- Broncholytika 116
- Herzinsuffizienz 329
- Phäochromozytom 289
- Pneumonie 247
- Pulsfrequenz 65
Tachypnoe 61
- Appendizitis 582
- Atemfrequenz 62
- Atemnotsyndrom 174
- Blutverlust 414
- Bronchiolitis 245
- Herzinsuffizienz 329
- Meningitis 223
- Neugeboreneninfektion 223
- Pneumonie 247
Taeniasis 82
taktil-kinästhetischer Austausch 32
Tamponade, Septumkorrektur 634
Tanninlösung 602
Tanz 33
Tastkörperchen, Haut 338
Tee, Durchfallerkrankungen, infektiöse 378
Teershampoo, Psoriasis 356
Teilbad 107
Teilnahmslosigkeit 86
Teleangiektasien, Leberzirrhose 403
Temperaturerhöhung, postoperative 554
Temperaturmessung
- axillare 74
- orale 75

Temperaturmessung
- rektale 74
- – Frühgeborene 138
Temperaturregulation, Blut 408
Tenckhoff-Katheter, Peritonealdialyse 312
Tenesmus 81
Teniposid 491
Testes 275
Testosteron 275
Tetanus, Auffrischimpfung 361
Tetraparese 452
- schlaffe, Hirnblutung, intraventrikuläre 177
Tetraplegie
- spastische, Bewegungsstörungen, zerebrale 480
- – Rehabilitation 460
Tetrazykline, Akne 356
Thermometer
- Einmalschutzhüllen 75
- elektronische 74
Thermometerarten 73
Thermometerhygiene 75
Thermoneutralpflege, Frühgeborene 136–137
Thermotherapie 100
6-Thioguanin (6-TG) 491
Thio-TEPA 490
Thorax
- faßförmiger, zystische Fibrose 405
- Überstrecken, Pneumonie 247
Thoraxdrainage 557
- Buelau-Saugdrainage 235
Thoraxrolle 39
Thorax-Rumpf-Gips, Skoliose 651
Thoraxschmerzen, Reflux, gastroösophagealer 394
Thoraxveränderungen, Beobachtung 62
Thoraxverformung, Asthma bronchiale 244
Thrombin 408
Thrombophlebitis
- Alkoholumschläge 495
- Heparinsalbenverband 495
- Zytostatikatherapie 495
Thromboseprophylaxe
- Brandverletzungen 605
- Fieber 75
- postoperative 556
- Verbände 561
Thrombozyten 408
- Mangel 421
- Neugeboreneninfektion 223
Thrombozytenkonzentrat 410

Thrombozytentransfusionen,
Thrombozytopenie und -pathie
421
Thrombozytopathie 421–422
– Pflege 421
Thrombozytopenie 421
– akute, postinfektiöse 421
– Ernährung, parenterale 147
– Hirnblutungen 421
– Knochenmarkpunktion 503
– Komplikationen 421
– Leukämie 421
– Nierenversagen, akutes 302
– Petechien 85
– Pflege 421
Thyreostatika 286
– Knochenmarkdepression 287
Thyroxin (T_4) 274
Tibiafraktur, subperiostale 593
Tiefkühlkost, Knochenmarktrans-
plantation 505
Tine-Test 364
Toilettenartikel, eigene, Aids 381
Toilettentraining
– Behinderungen 434
– Obstipation 399
Tokolyse, Frühgeburt 219
Tonaudiometrie 621
Tonsillektomie 629–634
– Ablösungsblutung 629
– Ernährung 630
– Intubationsnarkose 629
– Lokalanästhesie 629
– Mundpflege 630
– Mundspülungen 630
– Nachblutungen 630
– Nachblutungsgefahr 630
– Pflege 629–631
– Pflegeplanung 631–634
– Schlucken, schmerzhaftes
629
– Schmerztherapie 630
– Wundschmerzen 629
Tonsillenhyperplasie, Tonsillekto-
mie 629
Tonsillitis, Tonsillektomie 629
Totalkorrektur mit Debanding,
Transposition der großen Arte-
rien 331
Totgeburt 183
Totraumvergrößerung, Blasen
durchs Giebelrohr 93
Trachealkanülen 637–638
– Blockmanschette (Cuff) 637
– Doppelrohrkanüle 637
– Hummerschwanzkanüle 637
– Sprechkanülen 637
– Tracheotomie 637
Trachealschleim, Tracheostoma
638

Tracheitis 239
– Laryngitis 239
– Tracheotomie 637
Tracheobronchitis, Tracheotomie
636
Tracheomalazie, Ösophagusatresie
574
tracheoösophageale Fistel, Tra-
cheotomie 637
Tracheoskopie 622
Tracheostoma
– Absaugung, endotracheale
639
– Atemwege, obere, Ausfall der
Funktionen 638
– Dekanülierung 638
– Dermatitis 638–639
– Desinfektion 640
– epithelisiertes 636
– Hustenreiz 639
– Kanalverlegung 638
– Kanüle, Aufbereiten 640
– Kanülenwechsel 639–640
– Kommunikation, verbale 639
– Metalineschlitzkompressen
639
– Pflege 638–640
– Schleimhaut, Austrocknung
638
– Schlitzkompressen 639
– Sprachfunktion, Verlust 639
– Trachealschleim 638
– Verbandwechsel 639
– Wundsekretion 638
Tracheotomie 636
– Brandverletzungen 607
– Epiglottitis 241
– Hautemphysem 636
– Indikationen 636
– Komplikationen 637
– Trachealkanülen 637
Tragetechnik
– Abstimmen der Rhythmik 57
– auf dem Arm 465
Transfusion, Verbrennungen 598
Transoxode 125
Transportbewegung 36–37
Transportinkubator 129
Transposition der großen Arterien
330–333
– Ballonatrioseptostomie nach
Rashkind 330
– Banding 331
– Pflege 331
– Pflegeplanung 331–333
– Prostaglandin E_1 330
– Switch-Operation, arterielle
331
– Totalkorrektur mit Debanding
331

Traubenzuckerlösung, Durchfaller-
krankungen, infektiöse 378
Trauerarbeit, verstorbenes Kind
666
Traumatologie 591–595
Tremor 453
– Bewegungsstörungen, zerebrale
480
– Epileptikaüberdosierung 443
– Phäochromozytom 289
– Phenylketonurie 271
– Rehabilitation 460
Trennungsreaktionen
– Phasen 18
– Proteststadium 18
Trennungstrauma, Krankenhaus-
aufenthalt 18
TRH-Stimulationstest, Hyperthy-
reose 286
Triglyceride, Diätnahrungen 197
Trijodthyronin (T_3) 274
Trikuspidalklappe 318
Trinkhilfen, Lippen-Kiefer-Gau-
men-Spalten 644
Trinkmenge, tägliche, Neugeborene
198
Trinkplatte, Lippen-Kiefer-Gau-
men-Spalten 642
Trinkschwäche 444
– adrenogenitales Syndrom 288
– Galaktosämie 270
– Herzinsuffizienz 329
– Hyperbilirubinämie 210
– Magensonde 143
Trinkstörungen, Rhinitis 238
Trinktherapie, Gabelgriff, seitlicher
463
Trinkunlust
– Athyreose 285
– Harnwegsinfektionen 310
– Hyperbilirubinämie 209
– Laryngitis 239
– Meningitis 223
Trisomie 21, Duodenalatresie 577
Tröpfcheninfektion 360
– Influenzavirus-Infektion 371
– Keuchhusten 369
– Masern 366
– Mumps 368
– Pfeiffer-Drüsenfieber 372
– Poliomyelitis 376
– Röteln 365
– Scharlach 368
– Tuberkulose 374
– Windpocken 365
Trommelfellperforation, Tympano-
plastik 623
Trommelschlegelfinger
– Herzinsuffizienz 329
– zystische Fibrose 405

Trypsin, immunreaktives, zystische Fibrose 405
Trypsinogen 254
TSH (thyreoideastimulierendes Hormon) 274
TSH-Bestimmung, Neugeborene 258
TSH-Mangel 285
TSH-Screening, Hypothyreose 286
Tube 623
Tuben
– Graduierung 149
– Intubation 149
Tubenverschluß 623
Tuberkulinprobe nach Moro 364
Tuberkulintest 363–364
Tuberkulin-Tine-Test nach Rosenthal 364
tuberkulöse Hirnhautentzündung 375–376
Tuberkulose 374–376
– Aids 380
– altersentsprechende Prophylaxe 376
– Auswurf 374
– Dekubitusprophylaxe 376
– Desinfektion 375
– Fieber, remittierendes 73
– Generalisation, hämatogene 374
– Kontrakturprophylaxe 376
– Meldepflicht 374
– Muttermilch 194
– Parotitisprophylaxe 376
– Pflege 374–375
– Pneumonieprophylaxe 376
– Prophylaxe, altersentsprechende 376
– Schlußdesinfektion 375
– Tröpfcheninfektion 374
Tubuswechsel, Nasen-CPAP 163
Tympanoplastik 623–624
Typ-I-Diabetes 259–260
Typ-II-Diabetes 259
Typhus 377
– Fieber, kontinuierliches 72

Ü

Übelkeit
– Adenotomie 628
– Appendizitis 582
– Commotio cerebri 472
– Crohn-Krankheit 398
– Diabetes mellitus 260
– Erbrechen 83
– hörverbessernde Operationen 625
– Hypoglykämie 261
– Ketoazidose 260

Übelkeit
– Knochenmarktransplantation 505
– Mastoidektomie 625
– Pankreatitis, akute 404
– Schädel-Hirn-Trauma 436
– Zytostatika 491
Übergangsmilch 190
Übergangsstuhl 79
Über-Ich 530
Überlastungsschäden, Bewegungsapparat 40
Übernahmebesuch, häusliche Kinderkrankenpflege 662
Übernahmegespräch, häusliche Kinderkrankenpflege 663
Übertragung
– Ausscheider 360
– direkte 360
– indirekte 360
– kranke Personen 360
Übertragungswege, Infektionen 360
Überwachung, intensivpflichtige Kinder 554
Überwachungsgeräte, sterbendes Kind 181
Uhrglasnägel, Herzinsuffizienz 329
Ulkus 145
Ullrich-Turner-Syndrom 291
– Chromosomenanalyse 291
Umgang, entwicklungsfördernder, behindertes Kind 29–41
Umgebung
– Gestaltung, Basale Stimulation® 49
– – Kinästhetik 39–40
Umkehrplastik, nach Borggreve, Osteosarkom 514
Umlagern
– mit einer bzw. drei Pflegepersonen 58
– Atmen, richtiges 57
– Ausgangsstellung, entlastende 56–58
– Körperhaltung 56
– Körperstatik, Unterstützung 57
– Patienten, bettlägerige 56–58
– sterbendes Kind 181
Unabhängigkeit, Erleben 46
Unfallverhütungsvorschrift, Zytostatika 492
ungeborenes Kind, Wahrnehmung 45
Unruhe
– Contusio cerebri 472
– Hyperthyreose 286
– Rückenmassage 118
Unterdruck, Absauggeräte 94

Unterkühlung
– Aussehen, weißes 84
– Frühgeborene 137
Untersuchungen und Eingriffe
– in Nase und Hals, Halten des Kindes 618
– am Ohr, Halten des Kindes 618
Untersuchungsmaterial, Infektionsprophylaxe 363
Untertemperatur, Messung, Spezialthermometer 73
Unverträglichkeitsreaktionen, Bluttransfusionen 409, 412–413
Urämie 78
Ureter 294
Ureterabgangsstenose 583
Ureterdrainage, transvesikale 584
Ureterkatheter 584
Uretermündungsstenose 584
Ureterokutaneostomie, Megaureter 586
Ureterostiumstenose, Megaureter 585
Ureterozele 584
Urethra 294–295
Urin s. Harn
Urmißtrauen 533
Urogenitalbereich, Erkrankungen 583–591
Urvertrauen 533
Uterusruptur, Asphyxie 218
UV-Bestrahlung 114
– Psoriasis 355–356
UV-Lampe 114
– Umgang 114

V

Vagusreiz
– Absaugkatheter 164
– Magensonde 145
– Sondierung 387
Vakuumextraktion, Hämatom 85
Vanillinmandelsäure, Phäochromozytom 289
Varizellen 365
Vaskulitis, allergische 422
Vasodilatation, Wärmeeinwirkung 100
Vasokonstriktion, Kälteanwendung 100
Vasopathien 422–423
– Blutungen, gastrointestinale 422
– Glomerulonephritis 422
– Komplikationen 422
– Pflege 422
Vasopressin s. Adiuretin
Venendruck, zentraler
– Messung 319–321
– – invasive (blutige) 125

Venendruck, zentraler, Messung
– – Lagerung 319
– – Zytostatikatherapie 496
– Nullpunkt 319–320
– Omphalozele 576
– Verbrennungen 599
– Verwendung eines Druckwandlers 321
Venenkatheter, zentraler
– Appendizitis 583
– Ernährung, parenterale 148
– Herzoperationen 336
– Verbrennungen 598
Venenpunktion
– Bluttransfusionen 411
– periphere, Zytostatikatherapie 494
Venenpunktionsnadel, Blutgasanalyse, arterielle 156
Venenreaktionen, örtliche, Zytostatikatherapie 495
Venenverweilkanüle 494
– Bluttransfusionen 411
– Leberbiopsie 393
– Zytostatikatherapie 494–495
Venenverweilkatheter
– Hydrops fetalis 212
– Zytostatikatherapie 496
Venenzeichnung, Enterokolitis, nekrotisierende 168
Venenzugang, zentraler
– Gastroschisis 576
– Omphalozele 576
– Zytostatikatherapie 496
Ventildrainage, Hydrozephalus 435
Ventrikelpunktion 426–431
– Hydrozephalus 431
– Lagerung 431
– Shuntinsuffizienz 431
Verätzungen 595
– Tracheotomie 636
Verarbeitung, behindertes Kind 27
Verbände 561–566
– Adhäsivstoffe 561
– Druckentlastung 561
– Funktion 560
– Materialien 561
– Polstermaterial 561
– Polsterung 561
– Thromboseprophylaxe 561
– Wundauflage 561
Verbandlehre 560–567
Verbandwechsel 566–567
– Brandverletzungen 603–604, 607–608
– Broviac-Katheter 505
– Händedesinfektion 567
– Herzoperationen 336

Verbandwechsel
– steriles Material 566
– Tracheostoma 639
– unsteriles Material 566
– Verbrennungen 601
– Verbrühungen 601
Verbrennungen 595
– s.a. Brandverletzungen
– allergische Reaktionen 598
– Analgosedierung 597
– – stationäre 600
– Antibiotikaprophylaxe 599
– Ausdehnung 597
– – der Fläche 596
– Basismaßnahmen 600–601
– Behandlungsraum, Vorbereitung 600
– Blasenableitung, suprapubische 598
– Blutgasanalyse 599
– Erstversorgung 596
– – stationäre 600–603
– Flüssigkeitstherapie 596
– Gaspartialdruckmessung, transkutane 155
– Gradeinteilung 595–596
– Harnblasenkatheter 598
– Hauttransplantation 603
– Herzfrequenz 599
– Hypoproteinämie 598
– Infusionstherapie 597–598
– – stationäre 598
– Inhalationstrauma 598, 600
– Intubationsnarkose 600
– Körpertemperatur 599
– Kontrakturen 94
– Kontrollparameter 598–599
– Kühlen 597
– Lungenversagen (ARDS) 598
– Multiorganversagen 599
– Patientenzimmer, Vorbereitung 600
– Pflege 603–610
– Postaggressionsstoffwechsel 599
– Rauchgasvergiftung 598
– Salbenverband 601
– Schock 596
– Silikonmembran 601
– stationäre Behandlung 598
– Tracheotomie 636
– Transfusion 598
– Urinausscheidung 599
– Urinstundenmenge 598
– UV-Licht 114
– Venendruck, zentraler 599
– Venenkatheter, zentraler 598
– Verbandwechsel 601
– Vitalparameter 599
– Wärmestrahler 109

Verbrennungen
– Wundbehandlung, geschlossene 601
– – lokale 601
– – offene 602
– – operative 603
– Wundexsudation 597
– Wundödem 597
Verbrennungsbett 53
Verbrennungsschock 597
Verbrennungstoxine 603
Verbrühungen 595
– s.a. Brandverletzungen
– Basismaßnahmen 600–601
– Behandlungsraum, Vorbereitung 600
– Erstversorgung, stationäre 600–603
– Hauttransplantation 603
– Intubationsnarkose 600
– Patientenzimmer, Vorbereitung 600
– Pflege 603–610
– Salbenverband 601
– Silikonmembran 601
– Verbandwechsel 601
– Wundbehandlung, geschlossene 601
– – lokale 601
– – offene 602
– – operative 603
Verdauungsbeschwerden, Nabelbinde 202
Verdauungsstörungen, Wilms-Tumor 523
Verdrehung, Meckel-Divertikel 579
Vergiftungen 670
– s.a. Ingestionsunfälle
– Bewußtseinstrübung 86
– Erbrechen, induziertes, Kontraindikationen 672
– Erste Hilfe 671–672
– Giftentfernung 671–672
– Giftnotrufzentren 670
– Magenspülung, Kontraindikationen 672
– Patientenbetreuung 672
– Prävention 670
– Transport 671
Vergiftungssubstanzen 670
Verhaltensaudiometrie 621
Verhaltensauffälligkeiten, Hyperthyreose 286
Verhaltensstörungen, Rehabilitation 460
Verhaltensweisen, fehlorientierte, Kinästhetik 34
Verhornungsstörung, Haut 355
Verlassenheitsängste 534

Verleugnen, Anorexia nervosa
541
Verlustängste 534–535
Verneblerheizung 124
Veröden, endoskopisches, Ösopha-
gusvarizen 403
Verschorfung nach Grob, Brand-
wunden 602
Versorgungsschiene
– Frühgeborenenintensivstation
123
– Intensivstation 123
Verstopfung 80
verstorbenes Kind
– Formalitäten 527
– Trauerarbeit 666
– Umgang mit verschiedenen Kul-
turen und Religionen 667
– Versorgen 526–527, 666
Vertrautheit 45–46
Verweilkanülen, intravenöse, Zy-
tostatikatherapie 494–495
Verweilkatheter
– arterieller 156
– Blutgasanalyse, arterielle
156
– zentralvenöser, Zytostatikathera-
pie 495–496
Verwirrtheitszustände, Addison-
Krise 289
very low birth weight infants
(VLBWI) 120
Verzögerungsinsulin 256,
262–263
Vesicula urinaria 294
vesiko-ureterorenaler Reflux (VUR)
586
– Pflege 586
Vibrationen/ Vibrationsmassage
– Asthma bronchiale 93
– Atemnotsyndrom 175
– Basale Stimulation® 47
– Bronchospasmus 93
– Influenzavirus-Infektion 372
– manuelle, Pneumonieprophylaxe
92–93
– Pneumonie, Aids 381
– Pneumonieprophylaxe 92
Vinblastin 491
Vincristin 491
Vindesin 491
Virilisierung, adrenogenitales Syn-
drom 287
Virusenzephalitis 441
Vitalparameter
– Blutaustauschtransfusion 215
– Fetopathia diabetica 229
– Kontrolle, Reanimation 128
– Messung 127
– Verbrennungen 599

Vitalzeichen 554
– Frühgeborene 139
– Invagination 581
– Überwachung, postoperative
554
– Zwerchfellhernie 573
Vitalzeichenkontrolle 435
Vitamin-A-Säure, Akne 356
Vitamin C, Beta-Thalassämie
416
Vitamin D 650
Vitamin-D-Mangel, Rachitis 200
Vitamin-D-Prophylaxe 200
Vitamin D_3 200
Vitamin K 201
– Leberzirrhose 403
Vitamin-K-Prophylaxe 201
Vitamine 385
– fettlösliche 385
– – Ernährung, parenterale 147
– Immunglobulin A 191
– lichtempfindliche, Ernährung,
parenterale 147
– Muttermilch 191
VLBW (very low birth weight
infants) 120
Vollbad 106–107, 339, 341
– Inkubator 136
– Neugeborene 204–206
– – Klinik 205
– – Pflege, anschließende 205
– – Vorbereitung 205
Vollblutkonserve 409
Vollmondgesicht, Cushing-Syn-
drom 287
Vollnarkose, Bronchoskopie 237
Volumenersatz, Blutverlust 414
Volumenmangelschock 597
– Anämie 413–414
Vorbilder, Erleben 530
Vorhaut zurückschieben 204
Vorhof 318
Vormilch 190–191
Vorschulalter 534–535
Vulvovaginitis 315–316
– Pflege 315–316
VUR (vesiko-ureterorenaler Reflux)
586

Waage 126
Wachstumshemmung, Cushing-
Syndrom 287
Wachstumshormon, Spontansekre-
tion 281
Wachstumshormonmangel 280
– Genitalhypoplasien 281
– Hypoglykämie 281
– Krampfanfälle 281
– Pubertas tarda 290

Wachstumsretardierung 281
– Glykogenose Typ I 270
– Zöliakie 396
Wachstumsstillstand, Colitis ul-
cerosa 398
Wachstumsstörungen, Hirntumo-
ren 437
Wadenwickel
– Fieber 110
– Gelegenheitskrämpfe 442
– kalter 112
– Meningitis 440
Wärmeanwendung 101–109
– Bäder 107–109
– Bauchwickel 101–102
– Dampfkompressen 103
– Fußbad, wechselwarmes 107
– Heizdecke 109
– Heizkissen 109
– Infrarotlicht 109
– Kataplasma 104–105
– Kompressen 101–102
– Lampen 109
– Plasikkompresse 106
– Richtlinien 101
– Rotlicht 109
– Strahler 109
– Wärmeelemente 105–106
– Wickel 101–102
Wärmebett
– Anforderungen 138
– Fetopathia diabetica 229
– Frühgeborene 138
Wärmeeinwirkung, Vasodilatation
100
Wärmeelemente 105
Wärmeempfinden 100
Wärmegefühl 100
Wärme-Kälte-Empfinden, Rehabili-
tation 468
Wärmelampe 109
– Frühgeborene 126
Wärmestrahler 109
Wärmeverluste, Frühgeborene
137
Wärmflaschen
– Früh-/Neugeborene 106
– Gummi 105
– Metall 106
Wahrnehmen 59–88
Wahrnehmung
– auditive 44
– Basale Stimulation® 44
– gustatorische 44
– kinästhetische 44
– Kommunikation 44
– olfaktorische 44
– somatische 44
– taktile 44
– thermische 44

Wahrnehmung
– ungeborenes Kind 45
– vestibuläre 44
– visuelle 44
Wahrnehmungen, realistische 535
Wahrnehmungsfähigkeit, Einschränkung 45
Wahrnehmungskanäle
– Intimität 44
– wichtigste 44
Wahrnehmungsreize, unphysiologische 45
Wahrnehmungsstörungen, Rehabilitation 460
Waschlappen 341
Waschlotion 339
Waschmittel, scharfe, Hautreizungen 342
Waschsyndet 340
Waschtraining, Rehabilitation 466
Wasserlassen
– in kleinen Mengen 78
– schmerzhaftes 78
Wassermatratzen, sterbendes Kind 526
Wasserstoff-Atemtest, Kohlenhydratmalabsorption 397
Wasserstrahlpumpen-Prinzip, Absauggeräte 94
Wassertemperatur
– Kleinkinder 102
– Säuglinge 102
Wattestäbchen
– Gehörgänge 203
– Ohrpflege 203
Weber-Bank, Femurschaftfraktur 594
Wechselduschen, Milcheinschuß 193
Wehen, vorzeitige, Frühgeburtlichkeit 121
Wehenhemmung s. Tokolyse
Weichteilveränderungen, Hüftdysplasie 655
Werdnig-Hoffmann-Muskelatrophie 444, 446–450
– Pflege 446–450
– Pflegeplanung 447–450
Wesensveränderungen, Epileptikaüberdosierung 443
Wickel 102
– Einwirkdauer 102
– Fieber 75, 77
– heiße 101–102
– kalte 110
– warme 101–102
– – Anwendung 102
– Zitronenwickel 111–112

Wickeltechnik, Stoffwindeln 203–204
Wickelunterlage 204
Wiegen
– außerhalb des Inkubators 142
– beatmetes Kind, außerhalb des Inkubators 142
– im Inkubator 142
Wilms-Tumor 522–524
– Chemotherapie 522
– Eßverhalten 523
– Pflege 523–524
– Stadieneinteilung, klinische 523
– Strahlentherapie 522
– Verdauungsstörungen 523
Wilson-Syndrom, Leberzirrhose 403
Windelbereich
– Pflegepaste 340
– Soor(mykose) 168, 350
Windeldermatitis 346–347
– s.a. Dermatitis
– Candidainfektion 347
– Kamillebad 108, 347
– Mazeration 346–347
– Pflege 347
– Rotlichtbestrahlung 347
Windkesselfunktion 68
Windpocken 365
– Inkubationszeit 365
– Isolierung 365
– Pflege 365
– Tröpfcheninfektion 365
Windverhalten, Hirschsprung-Krankheit 580
Wohlbefinden, allgemeines, Ernährung, parenterale 148
Wolldecke, zusätzliche 54
Wollwachs, Milchschorf 346
Wortfindungsstörungen
– Medulloblastom 525
– Rehabilitation 469
Wundauflagen 561
– Materialien zum Fixieren 561
– Verbände 561
Wundbehandlung, Verbrennungen/Verbrühungen 601–603
Wundbeobachtung 565–566
Wunddesinfektion 566–567
– Wunden, aseptische 566
– – sezernierende (septische) 566
Wunddrainage, Ductus arteriosus Botalli, persistierender 177
Wunddrainagen
– s.a. Drainagen
– Appendizitis 583
– Bauchtrauma 592
– postoperative 556–558

Wunden 565–566
– aseptische 565
– – Wunddesinfektion 566
– septische (infizierte) 565
– sezernierende (septische), Wunddesinfektion 566
Wundexsudation, Verbrennungen 597
Wundheilung 565
– erschwerte 565
– primäre (per primam) 565
– problemlose unter Schorf 565
– sekundäre (per secundam) 565
Wundinfektion 565
– postoperative 554
– Skoliose 651
Wundödem, Brandverletzungen 605
Wundschmerz, Zytostatikatherapie 497
Wundschmerzen, Tonsillektomie 629
Wundschnellverbände 561
Wundsein s. Intertrigo
Wundsekretion, Tracheostoma 638
Wundversorgung
– postoperative 556
– – Hüftdysplasie 657
Wurmeier, Stuhl 82

Zähneknirschen 88
Zähneputzen 97
Zärtlichkeit 45–46
Zahnarztbesuch, halbjährlicher 98
Zahnbelag 95
Zahnbürste
– harte 98
– weiche 97, 342
Zahnextraktionen, Eisauflagen 113
Zahnfäule 95
Zahnfleisch, Entzündung 95
Zahnpflege 97–98, 341
– Material, Vorbereitung 98
– onkologische Erkrankungen 507
Zahnpflegetraining, Rehabilitation 467
Zellen, pneumatisierte 625
Zellteilung, Zytostatikatherapie 488–489
Zerebralparese
– Pflegeplanung 480–483
– Reflux, gastroösophagealer 394
Zervixinsuffizienz, Frühgeburtlichkeit 121
Zirkumzision, Phimose 590

Zitronensaft, verdünnter, Mund-
pflege 97
Zitronenwickel 111–112
Zöliakie 396–397
– Diätberatung 396
– Eisenmangelanämie 414
– Pflege 396
– Pubertas tarda 290
– Selbsthilfegruppen 396
Zuckungen, Epilepsie 443
Zugang, arterieller, Brandverlet-
zungen 608
Zunge, Beobachtung 86
Zungenbiß, Epilepsie 442
Zungenbrennen, Eisenmangelan-
ämie 415
Zungengrund 232
Zungenspatel 96
ZVD (zentraler Venendruck), Mes-
sung 319–321
Zweibeinstand 38
Zweihelfer-Methode, Reanimation
674
Zwei-Wort-Sätze 534
Zwerchfell 233
Zwerchfellhernie 572–573
– Beatmung 572
– Bruchpforte 572
– Darm, Lageanomalie 572
– Darmrohr 573
– Fehlbildungen 572
– Honeymoon-Periode 572
– Komplikationen 572
– Magensonde 572–573
– Malrotation 572
– Nonrotation 572
– Pflege 573
– Reploglesonde 572
– Schlürfsonde 572
– Stickstoffmonoxidbeatmung
573
– Vitalzeichen 573
Zwillingspuls 66
Zwischenrippenmuskulatur 232

Zwölffingerdarm 384
Zyanose 84
– Asthma bronchiale 243
– Atemnotsyndrom 174
– Bronchiektasen 246
– Bronchiolitis 245
– Epiglottitis 241
– Fremdkörperaspiration 242
– generalisierte 84
– Magensonde 145
– periorale 84
– Pneumonie 247
– Transposition der großen Arte-
rien 330
– Zwerchfellhernie 572
Zylindrurie
– Glomerulonephritis, akute 304
– Nierenversagen, akutes 302
zystische Fibrose 405–406
– Bronchiektasen 246
– Drainage, autogene 405
– Komplikationen 406
– Mekoniumpfropf 140
– Pflege 406
– Physiotherapie 406
– Selbsthilfegruppen 406
– Trypsin, immunreaktives 405
Zytomegalievirus, Hepatitis 372
Zytostatika
– Aufziehen des Medikaments
493
– Berner-Box 493
– Gruppen 489
– Laminar-Flow 492–493
– Langzeitwirkungen 491
– Nebenwirkungen 489–492
– Tumorrisiko 491
– Umgang 492–493
– Unfallverhütungsvorschrift 492
– Unterweisung der Beschäftigten
492
Zytostatikatherapie 488–493
– Applikationsorte 494
– Broviac-Katheter 496

Zytostatikatherapie
– Cava-Katheter 495
– Hickman-Katheter 496
– Infektionsschutz 496
– Infusionen 494–500
– – paravenöse 495
– – Überwachen 499
– – Umgang 498–499
– – Zusätze 498
– Infusionsbehälter, Wechsel 499
– Infusionspumpen 499–500
– Infusionsspritzpumpen 500
– Infusionstechnik 499
– Infusomaten 499
– Injektionen, paravasale 496
– Kathetersysteme 497
– – implantierbare 496–498
– – Umgang 497
– Lagerung 495
– Okklusionsschutz 497
– orale 493–494
– Patientenüberwachung 493
– Patientenvorbereitung 495
– Perfusoren 500
– Phlebitis 495
– Port-Systeme 496
– Silicontrennschutz-Katheter
496
– Thrombophlebitis 495
– Venendruckmessung, zentrale
496
– Venenpunktion, periphere 494
– Venenreaktionen, örtliche 495
– Venenverweilkanüle 494–495
– Venenverweilkatheter 496
– Venenzugang, zentraler 496
– Verweilkanülen, intravenöse
494–495
– Verweilkatheter, zentralvenöser
495–496
– Wundschmerz 497
– Zellteilung 488–489
– Ziele 492
Zytostatika-Werkbank 49